主编　王炜

中国整形外科学

VOLUME I

Chinese
Plastic
Surgery

浙江科学技术出版社

图书在版编目(CIP)数据

中国整形外科学：4卷/王炜主编．— 杭州：浙江科学技术出版社，2019.12
ISBN 978-7-5341-8711-7

Ⅰ．①中… Ⅱ．①王… Ⅲ．①整形外科学 Ⅳ．①R62

中国版本图书馆CIP数据核字(2019)第119233号

书　　名	中国整形外科学(4卷)
主　　编	王炜
出版发行	浙江科学技术出版社 杭州市体育场路347号　邮政编码：310006 办公室电话：0571-85176593 销售部电话：0571-85062597 网　　址：www.zkpress.com E-mail：zkpress@zkpress.com
排　　版	杭州兴邦电子印务有限公司
印　　刷	浙江海虹彩色印务有限公司
开　　本	880×1230　1/16　　　印　张　287.25
字　　数	8 300 000
版　　次	2019年12月第1版　　　印　次　2019年12月第1次印刷
书　　号	ISBN 978-7-5341-8711-7　定　价　3000.00元(4卷)

版权所有　翻印必究
(图书出现倒装、缺页等印装质量问题，本社销售部负责调换)

责任编辑　刘丹　王群　唐玲　梁峥　　**装帧设计**　孙菁
责任校对　张宁　赵艳　马融　　　　　　**责任印务**　田文

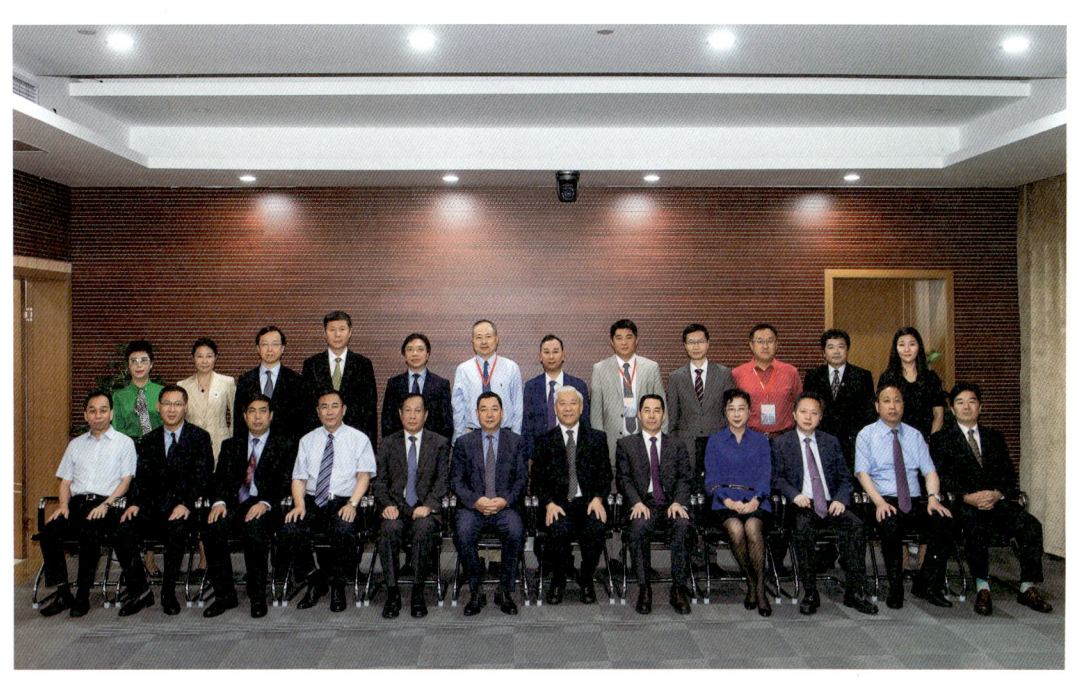

《中国整形外科学》主编和分卷主编、副主编(部分)合影

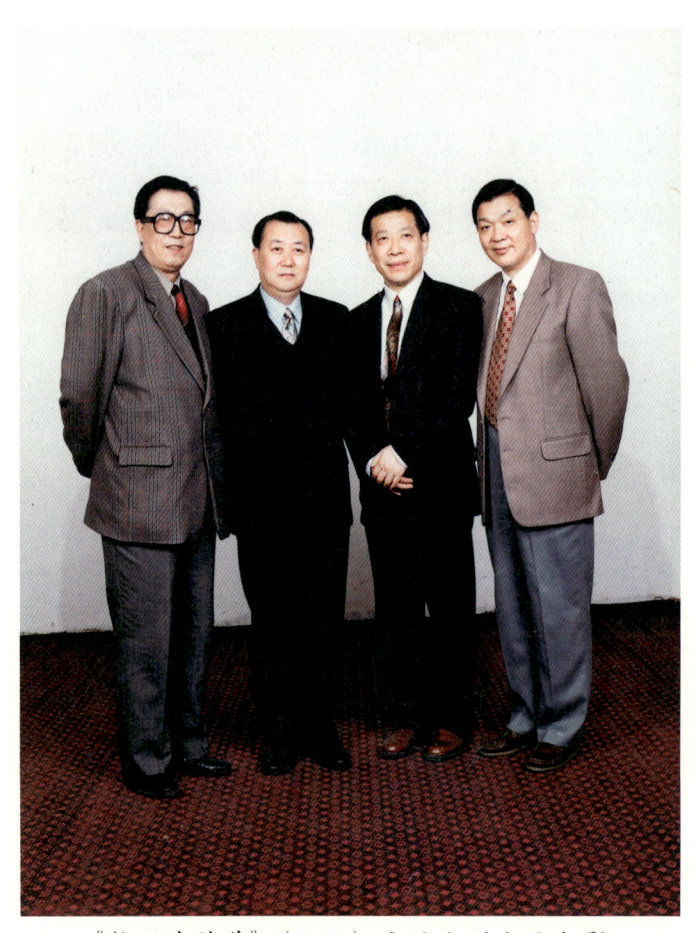

《整形外科学》(1999)主编和副主编合影
(左起:高景恒、鲁开化、王炜、马奇)

主编简介
王 炜

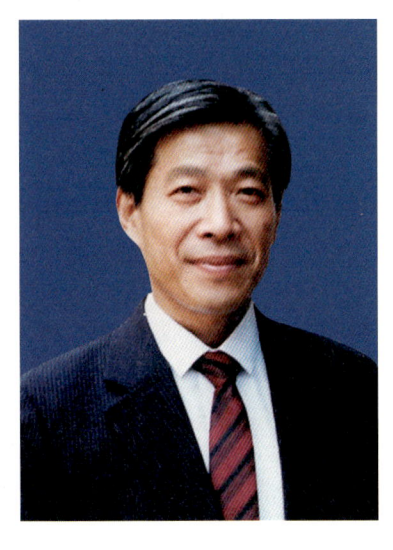

王炜（王寿禄），1937年生，江苏镇江人。

主任医师，博士生导师，上海交通大学医学院附属第九人民医院终身教授。中华医学会整形外科学分会副主任委员（两届），上海市医学会整形外科学分会主任委员（三届），中国修复重建外科学会主任委员（两届），华东六省一市整形学会主任委员。

组建中国修复重建外科学会、华东六省一市整形学会，参建中国医师协会美容整形分会、中华医学会手外科分会。

曾受邀美国《整形再造外科杂志》国际编委、"世界交流"栏目编委，《国际整形外科影像杂志》、美国《修复重建康复杂志》编委，《中国修复重建外科杂志》《中华整形外科杂志》《中国美容整形外科杂志》《中国康复医学杂志》副主编。卫生部科技进步奖评审委员。

1961年上海第二医学院医学系本科毕业，1968年研究生毕业（副博士研究生）。1981—1982年为美国贝勒医学院、路易维尔医学院交流学者、客座教授。

自幼崇敬医师职业："医心至善，上善若水。"1955—1976年，七次到江苏、上海、安徽农村，治疗血吸虫病及为农民治病。1958年参加上海青浦血吸虫病防治后，编写了《乡村医生》剧本，请孙道临先生指导演出。

1958年参加烧伤败血症动物模型体外循环辅助治疗、肠梗阻、肾上腺皮质激素研究等。1959—1960年见习期间因上海广慈医院内科多名医师得肝炎病倒，被医学系主任胡曾吉教授从几百名见习、实习医师中选中担任心内科医师（代理），在杨琪娜老师病区管理26张床位，并在杨老师指导下负责心电图检查及报告。1961年分配到刚建立的广慈医院整形外科。

开启显微再造外科研究：1964年4月离开临床，负责游离皮瓣移植实验研究，自制微血管缝针，比市购缝针小1/2～2/3，制备缝线直径为54μm，探索微血管吻合、游离皮瓣再植和移植、术后冬眠疗法处理等。进行了50只家犬实验，撰写论文，1965年刊登于《中华外科杂志》，是游离皮瓣再植、0.6mm血管吻合、微血管套环用于皮瓣移植的世界最先报告之一。

主导学科显微再造外科的应用：1966年学科迁到上海第九人民医院。1973年成功进行第2足趾移植拇指再造；1974年取腹股沟游离皮瓣修复手腕缺损；1975—1977年率先应用和报告足背岛状、游离皮瓣；1977—1979年创用足底岛状、游离皮瓣，小腿浅表淋巴管（0.3mm）-静脉吻合治疗肢体淋巴水肿30例。1978年在中华医学会第九届全国外科学术会议（武汉）上成立了显微外科学组，选陈中伟、杨东岳、王炜分别为组长和秘书。会议统计上海第九人民医院完成显微再造外科200多例，列全国第一。1979年将前臂游离皮瓣应用于手外科；1980年创造前臂桡侧逆行岛状皮瓣；1984年创造前臂桡侧逆行岛状皮瓣做虎口再造，报告肩胛分叶皮瓣、背阔肌串联皮瓣等。

发明手再造供区：创造了扩大第2足趾游离移植的五种手和手指缺损再造术式（足趾、跖趾关节、足背皮瓣一期移植），1978—1985年在国内外报告。

发明带血管神经、皮肤的跖趾关节移植：用于掌指关节再造（1979）、颞颌关节再造（1984），带神经是为预防移植关节失神经萎缩，带皮肤则为术后监测移植关节血供。

开拓中国显微外科肠移植食管再造：1977年春在动物实验和尸体解剖研究基础上，实现显微外科空肠移植颈胸食管再造，分别在上海第九人民医院、宏仁医院、胸科医院、455医院等历经14年，创造和改进八种显微外科颈、胸段食管再造术式，救治食管化学灼伤或行食管癌切除后食管缺损再造，取得了吻合血管的52cm长空肠移植颈胸食管一期再造（1977）、胸大肌肌皮瓣颈食管再造（1989）和管状背阔肌肌皮瓣颈食管再造（1991）等20余项创新，撰写多篇论文，报告于国内外。

关于预制预构移植：1979年报告颞浅血管筋膜载体加植皮制造超薄游离皮瓣治疗烧伤爪形手；1983年以兔前肢静脉筋膜载体游离移植动脉化，预制腹股沟游离皮瓣取得3例成功，取得前臂静脉筋膜载体动脉化"三明治"末节断指再植成功，1983—1984年在中国、法国报告；1988年，带教研究生进行显微外科游离皮瓣移植供区组织扩张器预扩张改造，"减少供区缺损，改造皮瓣性质"；1994—1995年带教研究生在前臂预构"外耳郭"，成功进行外耳缺损再造。

率先应用超显微外科：1976年开始进行0.3mm直径淋巴管-静脉吻合；1984—1985年在中国、美国杂志上报告0.3mm Y形血管吻合；20世纪80年代初期，采用超显微外科技术救活断成13节的下肢、绞肉机绞轧断裂十多节的上肢，以及多例严重创伤和严重头面撕脱伤等。

发明一期神经、肌肉移植治疗晚期面瘫：设计超长血管神经蒂断层、节段背阔肌瓣一期跨面神经移植治疗晚期面瘫（1986），多神经蒂腹内斜肌瓣移植治疗晚期面瘫（1995）。

开启"肿瘤整形外科"：1975年起和上海肿瘤医院等合作，为几十例巨大胸腹壁、头面或四肢肿瘤切除后进行胸腹壁再造，颜面和肢体结构、功能、形态再造；1980年进行臀大肌转移肛门括约肌再造，参与青岛同行直肠癌术后臀大肌瓣原位肛门括约肌再造。指导并参与编著《肿瘤整形外科学》。

开展手部先天性畸形及手功能、美学整形：1982年起连续五年在各地报告手部先天性畸形整形和手术示范，建立分专业。主编中国首部《手部先天性畸形》，编著该书70%内容；主编《手及上肢先天性畸形》（中、英文版）。1983年和2005年在美国和中国报告足趾移植拇指及手指再造和美学整形，取得230例100%成功。

推进中国现代美容外科发展：1982年从美国回来后，在多处报告、示范现代隆乳，乳房缩小、再造，腹壁整形，面部除皱，保感觉乳头凹陷矫正等。报告了三瓣法乳房缩小、新月瓣乳头凹陷矫正。创建"美容内科"。1992—2004年分别在中国、美国等国报告"面部轮廓美学再造""分层分区进眶腔骨膜下除皱""眶区年轻化策略——眶肌筋膜韧带松解眼袋整形"，在韩国做手术演示。1962年自制医用聚合物假体以隆鼻，1974年用医用硅橡胶隆鼻和进行面部畸形矫正，1993年应用自体真皮辅助隆鼻。从1964年开始和工程师合作，开发国产四肢显微外科和鼻、眼睑、乳房手术器械十多套。

报告中国美容外科源于3800~4800年前，将中国整形历史提前两千年；考证发现"整形内科"最早记载在出土的西汉文物《五十二病方》中，距今两千余年。

为了学科的建设，常常把创新成果以张涤生为第一作者或唯一作者发表。

半个多世纪承担学科院内外重危或特殊患者救治逾千，会诊涉及整形、胸科、普外、儿外、肿瘤、骨科、泌尿、烧伤、妇产、颌面等科，上海会诊医院达到55所，仅史济湘、高学书、黄偶麟等年长10~20岁的十几位老师，请求高难度手术会诊就有百余次。感动的是：史老师、高老师等直到手术结束才下手术台。

1973年申办"全国整复外科医师进修班"成功，带教专业医师逾千，含美国、英国、法国、意大利等国医师、教授20余人。Peterson医师回美国后，常被邀请来华讲学；葛竞医师成功进行了世界首例十指断指再植；罗力生发明大腿前外侧游离皮瓣移植，为穿支皮瓣最早报告之一。多人成为中国多个整形外科学分会主委、副主委，省、市学界领袖，医学院校教授、博士生导师，美国大学终身教授和世界著名教授等。

1982年在美国著名的威拉姆特（Willamette）大学报告"显微外科在整形外科的应用"，当地报纸以半个版面报道。

1984年，法国手外科学会主席Michon教授在法国南锡召开的法中显微外科学术交流会上，展示了他成功应用笔者创造的"前臂桡侧逆行皮瓣"修复手创伤，以及他培养的研究该皮瓣的博士的研究生论文，给中国主创者审阅。

1994年，在法国举行的欧洲整形外科医师协会学术交流会上，世界著名显微外科、手外科教授Foucher在会议总结时号召："要学习游离皮瓣移植，到中国上海第九人民医院向Dr. Wei Wang学习。"

韩国总统奖获得者Sen Min Back教授团队的金东一教授，2004年来上海交流和手术表演前，请求中方院长先带他到Prof. Wei Wang家造访。他说："现今世界上有三位黄种人整形外科教授最受人尊敬，他们是Prof. William Shaw（美国）、Prof. Sen Min Back（韩国）和Prof. Wei Wang（中国）。"

主编《整形外科学》《中国整形外科学》《整形美容外科学全书》等36部、卷，3000多万字，参编、编著《黄家驷外科学》等书72部，其中7部在国外出版。《整形外科学》(1999)是近20年来临床实践、主任医师晋升、研究生考试的主要参考书。世界著名教授Khoo Boo Chai（张涤生在美国留学时的校友）曾评论："《整形外科学》是包括日本、韩国、印度、澳大利亚等国在内的最好的教科书，是东方整形外科的旗舰。"他还在美国《整形再造外科杂志》上著文推荐。

发表论文300余篇，获国家发明奖和卫生部、上海市科技进步奖等20余次。

被美国《世界显微外科历史》一书及 *Who's Who* 等多个世界名人录收录。

《中国整形外科学》编委会

主 编

王 炜

第Ⅰ卷

分卷主编

付小兵 中国人民解放军总医院第四医学中心
祁佐良 中国医学科学院整形外科医院
林晓曦 上海交通大学医学院附属第九人民医院
吴溯帆 浙江省人民医院

分卷副主编（按姓氏笔画排序）

Bob Peterson 美国火奴鲁鲁雅典娜诊所
尹宁北 中国医学科学院整形外科医院
李圣利 上海交通大学医学院附属第九人民医院
沈卫民 南京医科大学附属儿童医院
沈国芳 上海交通大学医学院附属第九人民医院
张 舵 吉林大学白求恩第一医院
张余光 上海交通大学医学院附属第九人民医院
张金明 中山大学孙逸仙纪念医院
胡志奇 南方医科大学南方医院
夏照帆 中国人民解放军海军军医大学第一附属医院（上海长海医院）
栾 杰 中国医学科学院整形外科医院

郭 澍　中国医科大学附属第一医院
郭树忠　原中国人民解放军空军军医大学西京医院
蒋海越　中国医学科学院整形外科医院
韩　岩　中国人民解放军总医院第一医学中心
程　飚　中国人民解放军南部战区总医院

第Ⅱ卷

分卷主编

周　晓　湖南省肿瘤医院（中南大学湘雅医学院附属肿瘤医院）
曹谊林　上海交通大学医学院附属第九人民医院
李青峰　上海交通大学医学院附属第九人民医院
林李嵩　福建医科大学附属第一医院
章一新　上海交通大学医学院附属第九人民医院

分卷副主编（按姓氏笔画排序）

王炜（青）　上海交通大学医学院附属第九人民医院
王玉新　中国医科大学附属第一医院
王国民　上海交通大学医学院附属第九人民医院
韦　敏　上海交通大学医学院附属第九人民医院
庄洪兴　中国医学科学院整形外科医院
杨　斌　中国医学科学院整形外科医院
杨大平　原哈尔滨医科大学附属第二医院
张如鸿　上海交通大学医学院附属第九人民医院
陈育哲　原北京大学第三医院
郑永生　首都医科大学附属北京同仁医院
胡琼华　成都八大处医疗美容医院
柴　岗　上海交通大学医学院附属第九人民医院

章庆国　中国医学科学院整形外科医院
蔡景龙　原中国医学科学院整形外科医院
穆雄铮　复旦大学附属华山医院

第Ⅲ卷

分卷主编

孙家明　华中科技大学同济医学院附属协和医院
邢　新　中国人民解放军海军军医大学第一附属医院（上海长海医院）
齐向东　中国人民解放军南部战区总医院
余　力　上海交通大学医学院附属第九人民医院
赵启明　浙江医院

分卷副主编（按姓氏笔画排序）

王卫峻　上海交通大学附属第一人民医院
王晓军　中国医学科学院北京协和医院
亓发芝　复旦大学附属中山医院
石　冰　中国人民解放军总医院第八医学中心
刘晓燕　中国人民解放军北部战区总医院
李　勤　原中国人民解放军南部战区总医院
李志海　上海华美医疗美容医院
张天宇　复旦大学附属眼耳鼻喉科医院
张菊芳　杭州市第一人民医院（浙江大学医学院附属杭州市第一人民医院）
欧阳天祥　上海交通大学医学院附属新华医院
赵平萍　上海交通大学医学院附属第九人民医院
郝立君　哈尔滨医科大学附属第一医院
夏　炜　原中国人民解放军空军军医大学西京医院
陶　凯　中国人民解放军北部战区总医院

曹卫刚　上海交通大学医学院附属第九人民医院
戴传昌　上海交通大学医学院附属第九人民医院

第Ⅳ卷

分卷主编

徐靖宏　浙江大学医学院附属第一医院
李世荣　中国人民解放军陆军军医大学
姚建民　杭州整形医院
高建华　南方医科大学南方医院

分卷副主编（按姓氏笔画排序）

马显杰　中国人民解放军空军军医大学西京医院
王　斌　上海交通大学医学院附属第九人民医院
刘　阳　上海交通大学医学院附属第九人民医院
刘宁飞　上海交通大学医学院附属第九人民医院
刘林嶓　郑州大学第一附属医院
安　阳　北京大学第三医院
劳　杰　复旦大学附属华山医院
李　赞　湖南省肿瘤医院（中南大学湘雅医学院附属肿瘤医院）
李森恺　中国医学科学院整形外科医院
杨云霞　上海臻禾医疗美容门诊部
邹丽剑　上海一美整形外科医院
张　晨　原大连大学附属新华医院
董佳生　上海交通大学医学院附属第九人民医院
韩　冬　上海交通大学医学院附属第九人民医院
谭　谦　南京大学医学院附属鼓楼医院

编 委

(按姓氏笔画排序，外国教授优先)

Chin-Ho Wong　新加坡伊丽莎白诺维娜医院

David Daehwan Park（朴大焕）　韩国大邱加图立大学医院

Elizabeth Hall-Findlay　加拿大班夫整形外科诊所

Sam T. Hamra　美国得克萨斯大学达拉斯西南医学中心

陈威帆　美国爱荷华大学

楠本健司　日本关西医科大学

马　刚　上海交通大学医学院附属第九人民医院

马文熙　东南大学附属中大医院

王丹茹　上海交通大学医学院附属第九人民医院

王文进　上海交通大学医学院附属第九人民医院

王东生　吉林大学白求恩第二医院

王达利　遵义医科大学附属医院

龙剑虹　中南大学湘雅医院

冯少清　上海交通大学医学院附属第九人民医院

吕金陵　上海港华医院

刘　凯　上海交通大学医学院附属第九人民医院

刘虎仙　中国人民解放军火箭军特色医学中心

江　华　中国人民解放军海军军医大学第二附属医院（上海长征医院）

孙　坚　上海交通大学医学院附属第九人民医院

李　江　北京大学国际医院

李　强　中国医学科学院整形外科医院

杨　军　上海交通大学医学院附属第九人民医院

杨则安	浙江苍南县卫生健康局
杨松林	上海交通大学附属第六人民医院
吴　珂	青岛大学附属医院
吴　巍	上海交通大学医学院附属第九人民医院
邹晓防	中国人民解放军空军特色医学中心
宋建星	中国人民解放军海军军医大学第一附属医院（上海长海医院）
张　莉	蚌埠医学院第一附属医院
张　路	上海交通大学医学院附属第九人民医院
陈　辉	上海交通大学医学院附属第九人民医院
陈　璧	中国人民解放军空军军医大学西京医院
范巨峰	首都医科大学附属北京朝阳医院
金云波	上海交通大学医学院附属第九人民医院
胡晓洁	上海交通大学医学院附属第九人民医院
胡葵葵	广东省妇幼保健院
钟世镇	南方医科大学
昝　涛	上海交通大学医学院附属第九人民医院
贺全勇	中南大学湘雅三医院
袁　捷	上海交通大学医学院附属第九人民医院
贾赤宇	厦门大学附属翔安医院
钱云良	上海交通大学医学院附属第九人民医院
高凯鸣	复旦大学附属华山医院
郭耐强	厦门大学附属妇女儿童医院（厦门市妇幼保健院）
黄远亮	同济大学附属东方医院
黄金龙	南京中医药大学附属医院
韩军涛	中国人民解放军空军军医大学西京医院
喻建军	湖南省肿瘤医院（中南大学湘雅医学院附属肿瘤医院）

谢　芸　上海交通大学医学院附属第九人民医院
谢　峰　上海交通大学医学院附属第九人民医院
赖西南　中国人民解放军陆军特色医学中心
谭晓燕　杭州整形医院
黎　冻　广西医科大学第二附属医院
薛志辉　温州和平国际医院
魏　皎　上海交通大学医学院附属第九人民医院

编著者

（按姓氏笔画排序）

Chin-Ho Wong　　David Daehwan Park（朴大焕）
Elizabeth Hall-Findlay　　Sam T. Hamra

丁　晟	丁美修	丁寅佳	于一佳	于文心	马　刚
马　奇	马　亮	马文熙	马红彤	王　伟	王　炜
王炜(青)	王　晖	王　娟	王　斌	王　黔	王卫峻
王丹茹	王文进	王玉新	王白石	王达利	王松山
王国民	王晓阳	亓发芝	韦　敏	牛永敢	毛天球
仇雅璟	公美华	乌兰哈斯	计　斌	尹宁北	邓晓明
艾玉峰	左　良	左朝晖	石　冰	石　俊	石杭燕
石重明	龙　云	龙剑虹	龙道畴	卢　笛	田　飞
田　皞	田雅光	付小兵	白宏亮	冯永强	冯胜之
宁金龙	边志超	邢　新	吕东泽	吕金陵	吕春柳
朱　保	朱海男	任　静	华　晨	庄　岩	庄洪兴
刘　军	刘　阳	刘　畅	刘　凯	刘　菲	刘　清
刘　霞	刘宁飞	刘林嶓	刘虎仙	刘晓燕	刘海鹏
齐凤美	齐向东	安　阳	安　洪	安　娟	祁佐良
孙　弘	孙　坚	孙　燚	孙玉蕾	孙宝珊	孙晟君
孙家明	劳　杰	杜子婧	李　丹	李　伟	李　江
李　强	李　勤	李　赞	李小静	李广帅	李世荣
李东平	李圣利	李志海	李青峰	李国庆	李明山
李养群	李峰永	李海洲	李森恺	杨　军	杨　希
杨　超	杨　锋	杨　斌	杨大平	杨云霞	杨则安

杨庆华	杨红岩	杨丽嫦	杨希鏸	杨松林	杨明勇
杨柠泽	来方远	肖苒	肖强	肖新如	时杰
吴华	吴琍	吴震	吴汉江	吴伟恂	吴溯帆
邱胜达	何乐人	何清濂	余力	余文林	邹运
邹丽剑	邹晓防	应涵汝	冷永成	闵沛如	汪淼
沈辉	沈卫民	沈国芳	沈建南	宋达疆	宋建星
宋保强	张波	张莉	张倩	张晨	张舵
张天宇	张龙春	张旭焱	张如鸿	张余光	张言风
张佳琦	张金明	张海林	张涤生	张菊芳	张智勇
张锦程	陈文	陈杭	陈杰	陈彬	陈琳
陈博	陈辉	陈璧	陈小平	陈加亮	陈江萍
陈宇宏	陈守正	陈其庆	陈育哲	陈绍宗	陈威帆
陈昱瑞	陈跃军	陈惠平	陈德松	武继祥	苗勇
苑凯华	林力	林军	林琳	林子豪	林李嵩
林怀安	林晓曦	林蔚茜	欧阳天祥	罗永湘	罗旭松
侍德	金锐	金一涛	金云波	周宇	周佳
周波	周晓	周传德	周晟博	郑丹宁	郑永生
房林	赵风景	赵平萍	赵延勇	赵启明	赵忠芳
赵烨德	赵德梅	郝立君	胡丽	胡志奇	胡晓洁
胡琼华	胡葵葵	柳大烈	钟世镇	钟德才	侯明钟
侯春林	昝涛	施耀明	姜平	姜珊	洪光祥
宫旭	姚平	姚旺祥	姚建民	贺全勇	秦建增
袁捷	袁湘斌	贾赤宇	夏炜	夏成俊	夏照帆
夏穗生	顾斌	顾豪	顾玉东	柴岗	柴密
钱云良	倪锋	徐苗	徐文莉	徐达传	徐建国
徐真晔	徐海倩	徐靖宏	高阳	高凯鸣	高建华

高景恒	郭 澍	郭子懿	郭光昭	郭学平	郭耐强
唐 勇	唐 琪	唐来坤	唐建兵	唐晓军	展 望
陶 灵	陶 凯	陶 然	陶志平	陶锦淳	黄文孝
黄如林	黄进军	黄远亮	黄金龙	黄莹滢	黄绿萍
黄惠真	黄渭清	曹 怡	曹 梁	曹卫刚	曹谊林
常 雷	常梦玲	章一新	章庆国	梁伟强	彭小伟
彭田红	董佳生	蒋海越	韩 冬	韩 岩	韩军涛
喻建军	程 辰	程 健	程 飚	程大胜	鲁开化
曾 玮	曾 勇	曾伟锋	曾海峰	温 超	谢 芸
谢 峰	谢庆平	楠本健司	赖西南	虞 杰	路来金
蔡 旭	蔡 鸣	蔡景龙	谭 军	谭 谦	黎 冻
黎小间	滕 利	颜 玲	潘 贰	潘 博	薛 淼
薛志辉	薛春雨	薛紫涵	冀晨阳	穆雄铮	戴 捷
戴传昌	瞿 伟				

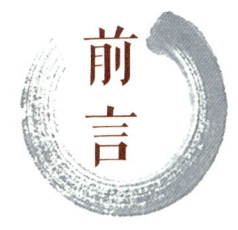

前言

滚滚长江东逝水，浪花淘尽英雄……

整形外科命名繁多，朱洪荫命名为"成形外科"，多数学者命名为"整形外科"，另外还有"美容外科""医学美容""烧伤整形""修复重建"等。1967年笔者将上海第九人民医院"整形外科"更名为"整复外科"，避免学科在"文化大革命"中被解散。

张涤生曾概括整形外科为"修残补缺"；1983年及以后笔者定义整形外科是"救死扶伤，使伤者不残、残者不废，使人英俊、美丽、年轻、愉悦"。

整形外科医疗受益人群包括患者和正常人。整形外科医学是根，修复重建理论实践是树干，顶部生长着"花朵和果实"，一束是"救死扶伤，使伤者不残、残者不废"，另一束是"使人英俊、美丽、年轻、愉悦"。这两类医疗互相交叉和转化，伤畸病残者经过医疗可以英俊、美丽、年轻、愉悦，对正常人过度医疗会造成伤畸病残，两种医疗采用同样的理论、方法和路径，并有相关的艺术和哲学内涵。

艺术和哲学是整形外科学科之魂。

不爱艺术的人，请不要选择整形外科专业。

做一个好的整形外科医师，不仅是依靠读破万卷书，做成千上万个手术，而且还在于同时具备艺术和哲学思维，贯穿于整形外科医疗决策、路径和终结的全过程之中；艺术又体现在外科医师的每一步刺、切、剪、夹、扎、缝操作之中。

当今世界整形外科发展最活跃的地方是中国。以上海交通大学医学院附属第九人民医院整复外科为例，2017年门诊量达30万人次，年手术和治疗量达10万人次。作为当今中国整形外科医教研的主要参考书《整形外科学》（1999）出版已近20年，多年来全国同行多次要求和期盼笔者主编出版第二版，这是《中国整形外科学》编著出版的背景。

中国现代整形外科教科书已出版百余种，其中1959年朱洪荫主编的《成形外科学概要》（15万字）、1979年张涤生主编的《整复外科学》（86万字）、1989年汪良能和高学书主编的《整形外科学》（160万字），以及我们主编的《整形外科学》（340万字），在不同时期被全国同行广泛推荐和选用。还有倪葆春、宋儒耀、王大玫、孔繁祜、陈中伟、朱盛修、王澍寰、钟世镇、郭恩覃等编著的相关著作，使中国整形外科参考书繁花似锦。

《中国整形外科学》从2013年5月开始编著，历经五次全国性汇稿审稿会，共100章，800多万字，编著者不仅有全国各地的专家、教授，还邀请了欧美和东亚的教授、学者参与。它汲取中国和世界文献精华数以万篇计，参阅所有能买得到的英文整形教科书，包括Converse J. M.、McCarthy J.、Russell R.、Mathes S. J.、Guyuron B.等主编的整形外科世界名著30余部、册，对于

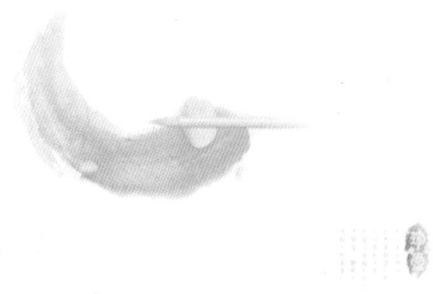

精准整形外科基础和临床、显微再造外科、器官修复再造、创伤修复以及手外科等均有详尽的论述。

美容医疗近30多年来在中国得到较大发展,现已占整形外科就医人群之大半,美容医疗成为民众对幸福生活的追求之一。为此本书大篇幅并全面阐述了东方美容外科基础、临床各个领域及其最新进展,注意汲取Nahai F.主编的 The Art of Aesthetic Surgery: Principles and Techniques、Gunter J. P.等主编的 Dallas Rhinoplasty 以及 Hall-Findlay E. J.主编的 Aesthetic Breast Surgery 等书精华,记录了编著者们半个多世纪的实践及数以万计中国案例的经验积累和提炼,并对内镜、激光、射频、软组织充填、脂肪移植和注射以及延缓衰老医疗,做了全面和深入论述,美容医疗知识和技巧贯穿于全书之中。本书增加了具有中国特色的面部轮廓美容外科、肿瘤整形外科、颅底修复重建、预制预构和寄养组织器官移植修复重建等,并对循证医学、数字医学、战伤修复、再生医学、胎儿及儿童整形外科、同种异体移植等做了深入论述。

本书编著力求达到经典、科学、先进、全面、实用、精准和可读。编著者除了撰写自身经验外,还尽可能撷取国内外一切优良成果。例如为了写好某一章节,主编曾为一主任医师作者提供中、英文参考书千余万字,文献1700多篇。

如今编写巨著耗资、耗神巨大,但是,众多中华整形人仍积极参与其中,以博学和责任写作。在这充满诱惑的年代,编著者们放弃了许多唾手可得的利益,谢绝了无数次欢聚,抵制了来自各方面的种种谬误、傲慢和偏见,在无数不眠之夜默默耕耘,为中国整形外科事业发展而登峰的人们"准备粮草,树立路标,在新的高地上前进"。编著者们认真"写世界,写自己,写良知",正所谓"著作如人"。付院士最先完成"创伤修复基础和临床"等七章的编著。主编深深地感谢你们,历史也将永远铭记着你们的奋斗业绩和对社会的奉献。期望《中国整形外科学》献给读者的是:"千江有水千江月,万里河山万般景。"

这是一部几百学者费尽心血写作的医书,为的是"授业,解惑,传道"。提及"传道",只是重述"真诚为人民服务"。真正能称为传道者,应该是鲁迅先生,他出远洋学医,但没有行医。

在2013年的策划编著会议上,立主编及副主编2~4人;完成4卷95%以上的编著后,于2016年在浙江金华召开了包括院士、教授和学者共几十人参加的终稿编审会。为了发展、扶新、应势,本书安排了较多的分卷主编、副主编及编委。

本书虽经努力编著,但谬误、缺失难免存在,恳请读者指正。

于上海海伦
2019年7月18日

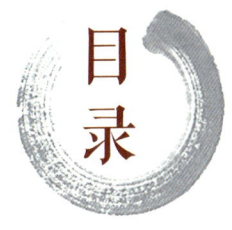

目录

第Ⅰ卷

第一章 整形外科医学和整形外科历史　　1
- 第一节 整形外科学绪论 ·········1
- 第二节 整形外科发展简史 ·········5

第二章 整形外科基本技术和原则　　25
- 第一节 整形外科的基本原则 ·········26
- 第二节 整形外科的基本操作 ·········29
- 第三节 整形外科的基本技术 ·········37

第三章 整形外科中的循证医学　　50

第四章 整形外科研究资料和图片收集　　56

第五章 畸形学、综合征学及遗传学　　70
- 第一节 畸形学 ·········70
- 第二节 综合征学 ·········75
- 第三节 整形外科有关综合征提要 ·········77
- 第四节 发育遗传学 ·········103
- 第五节 染色体病及基因病 ·········106

第六章 整形外科数字技术　　116

第七章 计算机辅助外科及手术机器人应用　　131
- 第一节 医用机器人与计算机辅助外科的概念 ·········131
- 第二节 发展历史 ·········132
- 第三节 技术组成 ·········134
- 第四节 临床应用新进展 ·········152

第八章　整形外科手术麻醉　　161

- 第一节　整形外科手术麻醉特点　　161
- 第二节　整形外科手术常用麻醉方法　　163
- 第三节　整形外科手术的常用麻醉技术　　168
- 第四节　处理困难气管插管的常用方法　　172
- 第五节　特殊手术麻醉　　178

第九章　胎儿外科学概论　　181

- 第一节　胎儿外科的概念及其发展史　　181
- 第二节　胎儿外科的适应证　　183
- 第三节　胎儿外科的治疗技术　　183
- 第四节　胎儿外科技术在整形外科的应用　　185
- 第五节　胎儿外科的风险和产科配合　　188
- 第六节　胎儿外科与其他外科疾病　　190

第十章　儿童整形外科学概论　　193

- 第一节　儿童整形外科的范畴　　193
- 第二节　新生儿期必须治疗的体表先天性畸形　　194
- 第三节　舌畸形　　205
- 第四节　儿童常见的体表肿块　　208
- 第五节　乳房先天性疾病　　215
- 第六节　先天性脐部畸形　　218
- 第七节　联体畸形　　221

第十一章　组织移植生物学概论　　228

- 第一节　移植的基本概念与分类　　228
- 第二节　同种移植　　230
- 第三节　移植与免疫　　237
- 第四节　异种移植　　243

第十二章　异体复合组织及器官移植　　248

- 第一节　血管吻合异体复合组织移植的历史　　248
- 第二节　面部复合组织移植　　249
- 第三节　手-上肢复合组织移植　　252
- 第四节　喉-气管异体移植　　254
- 第五节　阴茎移植　　255
- 第六节　头移植　　256
- 第七节　皮肤复合组织移植　　257
- 第八节　免疫抑制剂的应用　　258
- 第九节　异体复合组织移植的主要并发症　　259

| 第十节 | 异体复合组织移植的康复治疗 | 261 |

第十三章　皮片移植　266

第一节	皮肤的组织解剖学	266
第二节	皮肤的生理功能	273
第三节	皮片移植的适应证与分类	276
第四节	皮片移植术	278
第五节	皮片的成活与生长	285
第六节	皮片分类移植	287

第十四章　真皮替代物的研究和应用　292

第十五章　皮瓣移植和穿支皮瓣　298

第一节	概述	298
第二节	皮瓣发展简史	299
第三节	皮瓣的分类	301
第四节	随意皮瓣	303
第五节	轴型皮瓣	313
第六节	筋膜皮瓣	314
第七节	穿支皮瓣	315
第八节	各种皮瓣移植	321

第十六章　筋膜瓣移植　401

第一节	概述	401
第二节	颞筋膜瓣移植	405
第三节	肩胛筋膜瓣移植	410
第四节	胸三角筋膜皮瓣移植	412
第五节	腹部筋膜皮瓣移植	415
第六节	前臂筋膜瓣移植	418
第七节	小腿筋膜瓣及小腿后筋膜瓣移植	421

第十七章　肌瓣和肌皮瓣移植　424

第一节	颈阔肌肌皮瓣	424
第二节	颈前肌肌皮瓣	428
第三节	胸锁乳突肌肌皮瓣	433
第四节	胸大肌肌皮瓣	437
第五节	背阔肌肌皮瓣	442
第六节	斜方肌肌皮瓣	451
第七节	腹直肌肌皮瓣	456
第八节	阔筋膜张肌肌皮瓣	460
第九节	臀大肌肌皮瓣	463

第十节	股前外侧皮瓣	467
第十一节	股薄肌肌皮瓣	472
第十二节	腓肠肌肌皮瓣	474
第十三节	腓骨（肌）皮瓣	476
第十四节	踇展肌肌皮瓣	481

第十八章　其他组织移植　484

第一节	黏膜移植	484
第二节	脂肪移植	487
第三节	筋膜移植	490
第四节	软骨移植	492
第五节	骨移植	497
第六节	神经移植	500
第七节	肌肉移植	505
第八节	肌腱移植	507
第九节	血管移植	511
第十节	毛发移植	514
第十一节	大网膜移植	518

第十九章　显微再造外科技术在整形外科的应用　525

第一节	显微外科的形成阶段（1950—1970）	526
第二节	显微外科的发展阶段（1971—1980）	529
第三节	显微外科的成熟阶段（1981—1997）	530
第四节	显微外科的优化阶段（1998年至今）	530
第五节	显微血管吻合技术	559

第二十章　超级显微外科技术和穿支皮瓣的解剖研究　580

第一节	超级显微外科技术	580
第二节	穿支皮瓣的解剖研究	583

第二十一章　皮肤软组织扩张术　590

第一节	概述	590
第二节	扩张器的类型、结构与原理	591
第三节	扩张皮肤再生机制的实验研究和进展	595
第四节	皮肤软组织扩张术的基本操作方法与注意事项	597
第五节	皮肤软组织扩张术的临床应用	604
第六节	预扩张皮瓣	623
第七节	儿童皮肤软组织扩张术	625
第八节	皮肤软组织扩张术的并发症及防治	626

第二十二章　创伤修复基础和临床　632

- 第一节　创伤修复的历史　632
- 第二节　创伤修复的基本过程　650
- 第三节　影响创伤修复的主要因素　655
- 第四节　创伤修复的基础研究　666
- 第五节　创伤修复的临床应用　700
- 第六节　创伤修复的发展方向　719

第二十三章　深度烧伤的早期修复　724

- 第一节　深度烧伤焦痂组织的清除方法　725
- 第二节　深度烧伤创面皮肤移植术　730
- 第三节　特殊部位深度烧伤创面的修复　745
- 第四节　电烧伤的治疗　760

第二十四章　皮肤放射性烧伤　778

- 第一节　概述　778
- 第二节　病理生理　779
- 第三节　烧伤程度的影响因素　780
- 第四节　临床表现　781
- 第五节　诊断与鉴别诊断　783
- 第六节　治疗　784
- 第七节　展望　787

第二十五章　冷伤　789

- 第一节　概述　789
- 第二节　致病因素　789
- 第三节　分类　790
- 第四节　发生机制　791
- 第五节　病理生理变化　792
- 第六节　临床表现　793
- 第七节　诊断与鉴别诊断　795
- 第八节　治疗和预防　796
- 第九节　展望　797

第二十六章　四肢武器伤　799

- 第一节　现代武器的特点及其致伤机制　799
- 第二节　四肢武器伤的流行病学及损伤特点　805
- 第三节　四肢武器伤的救治原则与措施　809

第二十七章　难愈性创面　822

- 第一节　慢性溃疡概述　822
- 第二节　结核性创面　832
- 第三节　残余创面　837

第二十八章　褥疮　842

第二十九章　再生医学和组织工程　850

- 第一节　概述　850
- 第二节　组织工程　851
- 第三节　干细胞　859
- 第四节　基因治疗　862

第三十章　生物材料在整形外科的应用　868

- 第一节　整形外科常用生物材料概况　868
- 第二节　整形外科常用生物材料的种类与特点　869
- 第三节　高分子生物材料在整形外科的应用　871
- 第四节　同种异体脱细胞真皮　887
- 第五节　无机非金属生物材料及其应用　889
- 第六节　金属类生物材料及其应用　893
- 第七节　整形外科生物材料应用展望　897
- 第八节　体表人工修复体　898

第三十一章　骨内种植体在整形外科的应用　903

- 第一节　概述　903
- 第二节　骨内种植体的形态结构和种类　906
- 第三节　种植体系统　909
- 第四节　骨内种植体植入术　913
- 第五节　颅颌面重建与种植修复　920
- 第六节　颅颌面种植修复的前景与展望　926

第三十二章　瘢痕和瘢痕疙瘩　928

- 第一节　概述　928
- 第二节　病因与病理　933
- 第三节　分类与临床表现　952
- 第四节　诊断与鉴别诊断　964
- 第五节　预防　975
- 第六节　手术治疗　978
- 第七节　非手术治疗　993
- 第八节　瘢痕的诊疗思路与瘢痕防治动态综合治疗　1014

第 II 卷

第三十三章　肿瘤整形外科学概论　　1019

- 第一节　肿瘤整形外科学概论 1019
- 第二节　肿瘤整形外科学的命名、性质和范围 1022
- 第三节　肿瘤整形外科的治疗原则 1024
- 第四节　肿瘤诊断及TNM分期 1025
- 第五节　放、化疗对肿瘤整形外科皮瓣修复的影响 1026
- 第六节　术后放疗对肿瘤整形外科皮瓣修复的影响 1028
- 第七节　化疗对生物组织的影响 1033
- 第八节　肿瘤整形外科人才培养问题与对策 1035

第三十四章　体表色素性斑痣和文身　　1040

- 第一节　表皮内良性黑色素细胞增生疾病 1040
- 第二节　真皮良性黑色素细胞增生疾病 1043
- 第三节　黑色素细胞痣 1045
- 第四节　文身 1056

第三十五章　常见体表良性肿瘤与新生物　　1065

- 第一节　皮肤囊肿 1065
- 第二节　脂肪瘤 1067
- 第三节　黄色瘤 1068
- 第四节　皮脂腺痣 1071
- 第五节　疣状痣 1072
- 第六节　钙化上皮瘤 1073
- 第七节　血管球瘤 1074
- 第八节　神经纤维瘤和神经纤维瘤病 1076
- 第九节　皮肤纤维瘤 1076
- 第十节　骨纤维异常增殖症 1077

第三十六章　血管瘤和脉管畸形　　1086

- 第一节　血管瘤和脉管畸形的分类 1086
- 第二节　婴幼儿血管瘤 1095
- 第三节　葡萄酒色斑 1100
- 第四节　静脉畸形 1115
- 第五节　动静脉畸形 1123
- 第六节　淋巴管畸形 1134

第三十七章 神经纤维瘤和神经纤维瘤病　　1143

　　第一节　神经纤维瘤 ················1143
　　第二节　神经纤维瘤病 ··············1145

第三十八章 体表恶性肿瘤　　1158

　　第一节　皮肤鳞状细胞癌 ············1158
　　第二节　基底细胞癌 ················1161
　　第三节　皮肤瘢痕癌 ················1163
　　第四节　恶性黑色素瘤 ··············1171
　　第五节　隆突性皮肤纤维肉瘤 ········1181
　　第六节　体表恶性肿瘤和头皮肿瘤缺损后的修复 ···1185

第三十九章 头皮和颅骨缺损　　1192

　　第一节　应用解剖 ··················1192
　　第二节　急性头皮撕脱伤及处理 ······1194
　　第三节　头皮撕脱再植坏死的治疗 ····1200
　　第四节　头皮缺损、瘢痕及秃发 ······1202
　　第五节　大网膜游离移植加植皮修复头皮撕脱伤和头皮缺损 ···1209
　　第六节　颅骨缺损的修复 ············1214

第四十章 颌面损伤　　1222

　　第一节　概述 ······················1222
　　第二节　颌面损伤的特点 ············1222
　　第三节　颌面损伤的检查与诊断 ······1224
　　第四节　颌面损伤的急救 ············1230
　　第五节　颌面部软组织损伤 ··········1236
　　第六节　颌面骨损伤 ················1244
　　第七节　小儿面部创伤 ··············1274
　　第八节　颌面部火器伤 ··············1277

第四十一章 唇颊部畸形和缺损　　1282

　　第一节　概述 ······················1282
　　第二节　唇颊部手术麻醉选择 ········1283
　　第三节　唇颊部畸形修复的原则及术前、术中与术后处理 ···1289
　　第四节　上唇缺损畸形 ··············1292
　　第五节　下唇缺损畸形 ··············1301
　　第六节　唇红缺损畸形 ··············1309
　　第七节　唇外翻畸形 ················1315
　　第八节　口角歪斜畸形 ··············1317
　　第九节　小口畸形 ··················1318

第十节　大口畸形 ··· 1322
　　第十一节　面颊部皮肤缺损与畸形 ··· 1324
　　第十二节　颊黏膜缺损 ·· 1328
　　第十三节　唇颊沟缺失 ·· 1334
　　第十四节　面颊部洞穿性缺损畸形 ··· 1338
　　第十五节　口唇美容术 ·· 1344

第四十二章　先天性唇裂和腭裂　　1351

　　第一节　唇腭裂的流行病学与相关基因的研究 ··· 1351
　　第二节　唇腭裂与分子遗传学 ·· 1357
　　第三节　唇腭裂患儿的解剖与生理特点 ·· 1361
　　第四节　唇腭裂的临床分类 ··· 1367
　　第五节　唇裂修复术 ··· 1376
　　第六节　微小唇裂整复术 ··· 1387
　　第七节　腭裂修复术 ··· 1391
　　第八节　腭裂术后语音障碍的诊断与治疗 ··· 1400
　　第九节　唇鼻肌肉张力带概念和唇裂修复 ··· 1412
　　第十节　唇腭裂鼻畸形的整形美容 ··· 1427

第四十三章　面部烧伤后期整形　　1455

　　第一节　面颈部的解剖与功能 ·· 1455
　　第二节　头面部烧伤的特点 ··· 1466
　　第三节　面部烧伤畸形的治疗发展 ··· 1467
　　第四节　面部烧伤的修复原则 ·· 1472
　　第五节　面部烧伤畸形的分型及修复方法 ··· 1473
　　第六节　头面部烧伤修复的疗效评估 ··· 1476
　　第七节　全面部烧伤后期缺损的预构重建 ··· 1477
　　第八节　头面部烧伤后的器官修复与重建 ··· 1484
　　第九节　面部同种异体颜面复合组织移植 ··· 1502

第四十四章　颈部畸形和缺损　　1514

　　第一节　颈部烧伤后期整形 ··· 1514
　　第二节　蹼颈 ··· 1527
　　第三节　甲状舌管瘘（囊肿）·· 1529
　　第四节　斜颈 ··· 1531
　　第五节　咽部狭窄及闭锁 ··· 1534
　　第六节　喉气管狭窄及缺损 ··· 1538
　　第七节　颈段食管缺损 ·· 1541

第四十五章　组织预构、器官预构和寄养移植　　1545

　　第一节　预构移植和寄养移植是修复重建外科发展的新阶段 ································· 1545

第二节	预构皮瓣概述	1548
第三节	三种常用的预构皮瓣及手术方法	1552
第四节	利用预构皮瓣的器官再造	1557

第四十六章　面颈部肿瘤整形　　1565

第一节	眼睑肿瘤术后缺损的修复	1565
第二节	外鼻肿瘤术后缺损的修复	1571
第三节	上颌骨缺损的修复重建	1584
第四节	下颌骨肿瘤术后缺损的修复重建	1596
第五节	唇癌术后缺损的修复	1611
第六节	舌癌术后缺损的修复	1619
第七节	口腔颌面部洞穿性缺损的修复重建	1627
第八节	下咽癌术中咽部黏膜和颈部皮肤缺损的修复	1634

第四十七章　颅底畸形和缺损　　1647

第一节	概述	1647
第二节	颅底缺损修复重建的一般原则	1647
第三节	前颅底缺损的重建	1648
第四节	中颅底缺损的重建	1652
第五节	后颅底缺损的重建	1656

第四十八章　颅面外科　　1658

第一节	颅面外科的一般概念	1658
第二节	颅面外科的特点、基本条件及基本技术	1670
第三节	颅面畸形的诊断技术	1681
第四节	眶距增宽症	1685
第五节	颅缝早闭症	1694
第六节	颅面裂隙畸形	1704
第七节	颅面短小症	1713
第八节	颅面部综合征	1719
第九节	脑膨出症	1734

第四十九章　进行性半侧颜面萎缩　　1740

第五十章　眶颧外科概论　　1747

第一节	概述	1747
第二节	眶颧外科解剖	1747
第三节	眶颧整复的目的和外科原则	1748
第四节	眶颧整复外科技术	1749
第五节	眶颧外伤畸形的整复重建	1750
第六节	肿瘤根治术后眶颧缺损畸形的整复	1765

第五十一章　正颌外科概论　　**1772**

- 第一节　概述 1772
- 第二节　牙颌面畸形的诊断与治疗设计 1775
- 第三节　牙颌面畸形的术前术后正畸治疗 1786
- 第四节　常用正颌外科术式 1788
- 第五节　新技术在正颌外科中的应用 1799

第五十二章　面神经瘫痪　　**1806**

- 第一节　面神经瘫痪整形外科治疗总论 1806
- 第二节　面神经和面部表情肌解剖 1807
- 第三节　面神经瘫痪的分类 1813
- 第四节　面神经瘫痪的临床表现和诊断 1816
- 第五节　面神经瘫痪的治疗原则 1824
- 第六节　面神经损伤早期治疗 1827
- 第七节　跨面神经移植术 1829
- 第八节　神经转移术治疗面神经瘫痪 1831
- 第九节　面神经瘫痪静力悬吊和面部松垂矫正 1835
- 第十节　陈旧性面瘫面部松弛、眼睑畸形和面肌联动治疗 1842
- 第十一节　陈旧性面神经瘫痪面部轮廓动态美学再造 1848
- 第十二节　节段断层背阔肌肌瓣一期游离移植治疗陈旧性面瘫 1854
- 第十三节　多神经血管蒂的腹内斜肌瓣一期移植治疗陈旧性面瘫 1865
- 第十四节　面瘫整形治疗的历史和展望 1873

第五十三章　食管狭窄和缺损　　**1877**

- 第一节　食管狭窄及缺损的整形修复概论 1877
- 第二节　食管狭窄和缺损修复的上海九院经验 1889
- 第三节　空肠部分带蒂，远端空肠吻接血管颈胸段食管缺损再造 1893
- 第四节　颈段食管狭窄和缺损皮瓣移植修复和再造的上海九院经验 1896
- 第五节　吻合血管空肠游离移植食管再造并发症及其处理 1898

第五十四章　胸壁畸形和缺损　　**1902**

- 第一节　概述 1902
- 第二节　胸壁应用解剖 1903
- 第三节　漏斗胸 1905
- 第四节　鸡胸 1911
- 第五节　胸骨裂 1914
- 第六节　胸骨裂-心脏异位的外科治疗 1915
- 第七节　胸廓外异位心 1917
- 第八节　Cantrell 五联症 1918
- 第九节　窒息性胸廓发育不良 1919

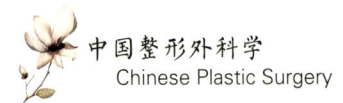

| 第十节 | 后天性胸壁缺损和畸形 | 1922 |
| 第十一节 | 胸腔内缺损的修复 | 1934 |

第五十五章　腹壁畸形和缺损　1941

第一节	腹壁应用解剖	1941
第二节	先天性腹壁畸形与缺损及修复	1943
第三节	后天性腹壁缺损和畸形	1946

第五十六章　躯干部畸形和缺损　1955

第一节	脊柱裂	1955
第二节	躯干广泛瘢痕及修复	1958
第三节	背部缺损重建	1961

第Ⅲ卷

第五十七章　整形美容心理学　1975

第一节	整形美容心理学概述	1975
第二节	整形美容求术者的心理	1979
第三节	整形美容常用的心理测量表	1984
第四节	整形美容求美者的心理咨询和心理治疗	1991

第五十八章　正常人体美学评估和整形外科数字技术　2000

| 第一节 | 正常人体美学评估 | 2000 |
| 第二节 | 整形外科数字技术 | 2032 |

第五十九章　注射性软组织充填剂的应用　2047

第一节	软组织充填剂概述	2047
第二节	透明质酸类充填剂	2053
第三节	充填剂的临床应用及注意事项	2056
第四节	常用注射部位的临床操作技术	2060
第五节	皮肤充填剂的不良反应及处理	2078
第六节	生物膜与注射充填剂引起的并发症	2099
第七节	聚甲基丙烯酸甲酯微球与并发症	2102
第八节	聚丙烯酰胺水凝胶与并发症	2104
第九节	硅油与并发症	2109
第十节	其他注射充填剂与并发症	2111
第十一节	不明注射物引起的并发症	2113

第六十章　肉毒毒素的应用　2124

第一节　肉毒毒素及其作用机制 ················2124
第二节　肉毒毒素的剂型和剂量 ················2126
第三节　肉毒毒素在美容整形应用中的适应证及禁忌证 ················2128
第四节　肉毒毒素注射前后的注意事项 ················2128
第五节　肉毒毒素注射各部位解剖和注射要点 ················2130
第六节　肉毒毒素的不良反应 ················2157
第七节　肉毒毒素和注射充填材料的联合应用 ················2161
第八节　肉毒毒素和光电疗法的联合应用 ················2163
第九节　肉毒毒素用于面部年轻化的应用汇总 ················2163

第六十一章　激光与光电治疗在整形外科中的应用　2168

第一节　激光的基本原理 ················2168
第二节　激光发生器的基本知识 ················2170
第三节　激光与组织的相互作用 ················2174
第四节　常用激光器及其特点 ················2178
第五节　激光在整形外科中的应用 ················2184
第六节　强脉冲光在整形外科中的应用 ················2211
第七节　等离子体在整形外科中的应用 ················2213
第八节　超声技术在整形外科中的应用 ················2216

第六十二章　射频技术在整形外科中的应用　2222

第一节　射频技术的作用原理 ················2222
第二节　射频设备的分类 ················2225
第三节　射频技术在皮肤紧致中的应用 ················2227
第四节　射频减脂与射频辅助吸脂 ················2228
第五节　射频技术在整形外科其他方面的应用 ················2229
第六节　射频治疗的禁忌证及不良反应 ················2230

第六十三章　内镜的应用　2233

第一节　概述 ················2233
第二节　内镜整形美容外科的设备 ················2236
第三节　内镜下额部除皱术 ················2241
第四节　内镜下中面部提升术 ················2251
第五节　内镜在乳房整形美容中的应用 ················2257
第六节　内镜在腹壁整形中的应用 ················2276

第六十四章　毛发移植和毛发缺损整形　2282

第一节　概述 ················2282
第二节　毛发的基本概念 ················2282

节	标题	页码
第三节	毛发缺损的分类及诊断	2287
第四节	毛发缺损的非手术治疗	2290
第五节	毛发缺损的手术治疗	2292
第六节	毛发移植术	2294

第六十五章　眼部整形美容　2315

第一节	应用解剖	2315
第二节	眉缺损和畸形	2322
第三节	睫毛缺损和畸形	2333
第四节	睑外翻	2338
第五节	眼睑缺损	2354
第六节	上睑下垂	2363
第七节	睑球粘连	2380
第八节	眼窝狭窄及闭锁	2383
第九节	眼睑肿瘤术后缺损的修复	2388
第十节	上睑凹陷	2395
第十一节	眼球突出	2404
第十二节	内、外眦韧带损伤与睑裂畸形	2418
第十三节	眶畸形	2430
第十四节	泪道损伤及畸形	2434
第十五节	眼睛的美学	2439
第十六节	重睑成形术	2443
第十七节	内眦赘皮	2461
第十八节	外眦锚着术	2469
第十九节	上睑皮肤松弛	2474
第二十节	睑袋与下睑皮肤松弛	2484
第二十一节	上睑和眉年轻化成形术韩国经验	2491
第二十二节	泪槽畸形矫正术	2502
第二十三节	下睑缘眼轮匝肌肥厚整形术	2505
第二十四节	眼睑和眼眶的重建	2506

第六十六章　鼻部整形美容　2523

第一节	对整形医师的要求和对求医者的术前评估	2524
第二节	鼻的生理及解剖	2532
第三节	鼻的功能与检查	2547
第四节	鼻的测量和美学分析	2550
第五节	鼻整形外科临床资料收集和记录	2559
第六节	鼻整形手术器械、围手术期处理、手术入路和自体组织切取	2567
第七节	鼻外伤	2583
第八节	歪鼻畸形	2589
第九节	3D技术在鼻整形中的应用	2609

第十节	隆鼻整形	2614
第十一节	注射隆鼻	2635
第十二节	阔鼻、宽鼻和大鼻缩小整形	2646
第十三节	驼峰鼻畸形	2650
第十四节	鼻尖结构和鼻尖整形技巧基础	2661
第十五节	鼻尖整形术	2677
第十六节	鼻尖小叶美学再造	2696
第十七节	短鼻及其延长整形	2697
第十八节	盒形鼻尖和球形鼻尖	2703
第十九节	鼻孔狭窄或闭锁整形	2718
第二十节	鼻缺损和再造术	2722
第二十一节	鼻尾亚单位缺损与再造	2747
第二十二节	鼻小柱整形及美容	2751
第二十三节	鼻基底凹陷畸形	2758
第二十四节	酒渣鼻的诊治	2760
第二十五节	外鼻肿瘤	2765

第六十七章　唇部整形美容　2777

第六十八章　耳郭整形美容　2789

第一节	应用解剖	2789
第二节	胚胎发育障碍与耳畸形	2791
第三节	新生儿先天性耳郭畸形	2793
第四节	先天性小耳畸形	2799
第五节	附耳及耳前瘘管	2840
第六节	招风耳	2841
第七节	杯状耳	2844
第八节	隐耳	2846
第九节	猿耳	2847
第十节	耳垂畸形	2849
第十一节	耳郭外伤与耳郭缺损	2853
第十二节	菜花耳	2859
第十三节	瘢痕性耳道狭窄与闭锁	2860
第十四节	烧伤后耳郭畸形	2860

第六十九章　面部年轻化和抗衰老　2866

第一节	面部老化表现和年轻化手术应用解剖	2866
第二节	面部年轻化术前评估与治疗路径甄选	2885
第三节	眶上区年轻化	2901
第四节	眶下区年轻化	2908
第五节	SMAS双向提紧、颞眶颧骨膜下除皱和现代面部除皱术	2926

	第六节	埋线微创面颈部提升术	2941
	第七节	化学剥脱术	2957
	第八节	抗衰老应用技术及进展	2971

第七十章　面部轮廓美学评估及个性化整形美容　2983

	第一节	面部轮廓概述	2983
	第二节	面部轮廓测量及美学评估	2991
	第三节	衰老对面部轮廓的影响	3010
	第四节	面部轮廓重塑	3014
	第五节	面部轮廓美学评价及美学重塑进展	3024

第七十一章　面部轮廓整形美容　3027

	第一节	面部轮廓结构美学特征与整形美容应用解剖	3027
	第二节	颞部与颧骨复合体及面中部整形	3033
	第三节	颧弓缩小整形	3034
	第四节	颧弓扩大与面中部扩张整形	3040
	第五节	颏成形和下颌角肥大	3042

第七十二章　颧骨缩小面部轮廓苹果弧整形美容　3047

第七十三章　下颌角肥大整形美容　3055

	第一节	下颌角肥大的致病原因	3055
	第二节	下颌角肥大的诊断及分类	3055
	第三节	分型与矫治手术方法	3056
	第四节	下颌角肥大口内切口矫治术	3056
	第五节	耳后切口入路下颌角截骨术	3062
	第六节	口内外联合入路下颌角截骨术	3067
	第七节	并发症及预防	3069

第七十四章　乳房整形美容　3074

	第一节	女性乳房应用解剖	3074
	第二节	假体隆乳术	3079
	第三节	管状乳房	3106
	第四节	内镜在乳房整形中的应用	3116
	第五节	乳房缩小整形基础	3126
	第六节	上内侧蒂垂直乳房缩小术	3142
	第七节	乳房肥大及其缩小技术	3156
	第八节	乳房下垂提升术	3174
	第九节	乳房再造	3180
	第十节	乳腺癌切除后立即乳房再造	3202
	第十一节	乳头及乳晕的再造	3222

第十二节　男性乳房发育症 ··· 3229

第七十五章　脂肪抽吸和体形整形美容　3242

第一节　脂肪抽吸和体形雕塑历史及进展 ··· 3242
第二节　脂肪抽吸术的基本设备及技术 ·· 3247
第三节　激光辅助溶脂紧肤抽吸术 ·· 3281
第四节　射频溶脂紧肤 ·· 3286
第五节　超声辅助吸脂和高能聚焦超声溶脂紧肤 ··· 3290
第六节　冷冻溶脂 ·· 3294

第七十六章　脂肪移植在整形美容外科的应用　3300

第一节　脂肪移植概述 ·· 3300
第二节　常见各部位的脂肪移植及手术方法 ·· 3313
第三节　SVF辅助的自体脂肪移植 ··· 3333
第四节　联合细胞活性物质的自体脂肪移植 ·· 3337

第Ⅳ卷

第七十七章　生长因子、干细胞和整形外科　3351

第一节　生长因子与整形外科 ·· 3351
第二节　干细胞与整形外科 ·· 3366

第七十八章　脂肪源性干细胞和整形美容外科　3398

第一节　干细胞的基本概念 ·· 3398
第二节　干细胞的分类 ·· 3402
第三节　干细胞的研究与应用 ·· 3407
第四节　脂肪源性干细胞的基本概念 ··· 3410
第五节　脂肪源性干细胞的研究 ··· 3412
第六节　脂肪源性干细胞的应用方式 ··· 3420
第七节　脂肪源性干细胞在整形美容中的应用 ·· 3428
第八节　脂肪源性干细胞的问题与展望 ·· 3437

第七十九章　腹壁、臀部和肢体美容整形　3441

第一节　腹壁整形相关解剖 ·· 3441
第二节　脂肪抽吸法腹部形体雕塑 ·· 3443
第三节　内镜腹壁整形术 ··· 3445
第四节　脂肪抽吸腹壁整形术 ·· 3446
第五节　小范围腹壁整形术（迷你腹壁整形术） ··· 3448

第六节	全腹壁整形术	3449
第七节	扩大腹壁整形术	3451
第八节	环状腹壁整形术	3451
第九节	反向腹壁整形术	3452
第十节	鸢尾式腹壁整形术	3453
第十一节	外侧高张力腹壁整形术	3454
第十二节	全腹壁松弛整形王炜经验	3455
第十三节	脐整形术	3460
第十四节	腹壁整形术的并发症	3462
第十五节	隆臀术	3465
第十六节	臀部提升术	3477
第十七节	肢体美容整形	3479

第八十章　肢体淋巴水肿　3482

第一节	肢体淋巴水肿	3482
第二节	淋巴水肿外科治疗21世纪新理念	3506

第八十一章　下肢畸形与缺损　3535

第一节	下肢应用解剖	3536
第二节	下肢创伤	3546
第三节	下肢瘢痕和瘢痕挛缩的后期修复	3552
第四节	足部软组织缺损的修复	3554
第五节	下肢慢性溃疡	3556
第六节	下肢断肢再植	3560
第七节	Klippel-Trénaunay综合征	3562
第八节	Proteus综合征	3567

第八十二章　踇外翻、足趾畸形和胼胝　3576

第一节	简介	3576
第二节	踇外翻	3576
第三节	其他足趾畸形	3587
第四节	鸡眼和胼胝	3590

第八十三章　尿道下裂和尿道上裂　3593

第一节	尿道下裂	3593
第二节	尿道下裂李森恺经验	3618
第三节	尿道上裂和膀胱外翻	3657

第八十四章　外生殖器、会阴缺损　3663

第一节	断离阴茎再植	3663
第二节	阴茎再造	3665

第三节	女性外阴畸形及阴道损伤的整复	3687
第四节	阴道缺损、闭锁与阴道再造	3690
第五节	尿道狭窄、尿瘘及阴道直肠瘘	3704
第六节	会阴部烧伤瘢痕挛缩畸形	3722

第八十五章　生殖器美学整形　3731

第一节	男性生殖器美学整形	3731
第二节	女性生殖器美学整形	3758
第三节	阴阜下垂与脂肪堆积矫正术	3770
第四节	盆底功能与女性性功能障碍	3770

第八十六章　先天性直肠肛门发育畸形与肛门失禁　3785

第八十七章　性发育障碍及性别认同障碍　3800

| 第一节 | 性发育障碍 | 3800 |
| 第二节 | 性别认同障碍 | 3826 |

第八十八章　康复治疗在整形外科的应用　3834

第一节	康复医学概述	3834
第二节	康复评定	3836
第三节	物理疗法	3840
第四节	运动疗法	3852
第五节	作业疗法	3858
第六节	烧伤瘢痕的康复治疗	3861

第八十九章　手部检查及诊断　3872

第九十章　手部功能评定　3879

第九十一章　先天性手及上肢畸形　3902

第一节	手及上肢的胚胎发育学、病因学和病理学	3902
第二节	手及上肢先天性畸形的病因、发病机制、病理学和遗传学	3908
第三节	手及上肢先天性畸形的分类	3913
第四节	手及上肢先天性畸形的治疗时机选择	3918
第五节	先天性拇指发育不良	3920
第六节	先天性拇指内收和屈曲畸形	3948
第七节	扳机指	3952
第八节	复拇指畸形-桡侧多指畸形	3955
第九节	尺侧多指畸形	3975
第十节	多节指骨畸形	3979
第十一节	双尺骨畸形和镜影手畸形	3981

第十二节	先天性赘生手畸形	3987
第十三节	先天性并指畸形和综合征伴发的并指畸形	3988
第十四节	中央纵列缺损——分裂手	4002
第十五节	桡侧纵列缺损	4009
第十六节	尺侧纵列缺损	4022
第十七节	先天性尺偏手畸形	4025
第十八节	先天性手指屈曲畸形	4035
第十九节	短指畸形	4037
第二十节	短并指畸形	4041
第二十一节	手屈肌、伸肌发育不良	4043
第二十二节	Madelung畸形	4045
第二十三节	先天性手发育不良	4051
第二十四节	先天性巨肢（指）畸形	4054
第二十五节	环状缩窄带综合征	4058
第二十六节	先天性缺肢（指）畸形	4066
第二十七节	手及上肢先天性畸形和综合征	4067
第二十八节	手及上肢畸形与全身骨骼畸形和综合征	4069

第九十二章　手及上肢外伤　4084

第一节	麻醉选择	4084
第二节	术前准备及止血带的应用	4089
第三节	开放性外伤的清创术	4093
第四节	手部皮肤缺损的修复	4095
第五节	断指（肢）再植	4111
第六节	前臂与手骨筋膜间室综合征	4128
第七节	手部的骨关节损伤处理	4136
第八节	指甲损伤的治疗	4161

第九十三章　手及上肢肌腱损伤　4168

第一节	肌腱的解剖与生理	4168
第二节	肌腱损伤修复的条件和方法选择	4174
第三节	屈肌腱损伤	4176
第四节	伸肌腱损伤	4188
第五节	肌腱手术后的康复治疗	4197

第九十四章　手及上肢神经损伤　4201

第一节	神经损伤的原因与分类	4201
第二节	神经损伤的变性与再生	4203
第三节	周围神经的生物力学	4203
第四节	周围神经损伤的检查	4206
第五节	神经损伤的治疗	4210

第六节	正中神经损伤	4217
第七节	尺神经损伤	4219
第八节	桡神经损伤	4222
第九节	臂丛神经损伤	4225
第十节	胸廓出口综合征	4238
第十一节	影响神经功能恢复的因素	4251
第十二节	组织工程在神经修复中的应用	4252

第九十五章　手及上肢神经卡压综合征　4257

第一节	概述	4257
第二节	肱骨肌管综合征	4259
第三节	桡管综合征	4262
第四节	旋后肌综合征	4266
第五节	旋前圆肌综合征	4268
第六节	骨间前神经综合征	4271
第七节	腕管综合征	4273
第八节	正中神经返支综合征	4278
第九节	肘管综合征	4281
第十节	腕尺管综合征	4284

第九十六章　手及上肢瘫痪　4288

第一节	运动功能重建的一般原则	4288
第二节	正中神经瘫痪后的运动功能重建	4289
第三节	桡神经瘫痪后的运动功能重建	4293
第四节	尺神经瘫痪后的运动功能重建	4295
第五节	多条神经瘫痪	4299

第九十七章　拇指及其他手指缺损　4308

第一节	拇指的功能及解剖	4308
第二节	拇指缺损及拇指再造总论	4313
第三节	第2足趾游离移植再造拇指	4316
第四节	扩大第2足趾移植、V形皮瓣移植拇指再造	4329
第五节	踇趾移植拇指再造	4332
第六节	踇甲瓣移植拇指再造	4334
第七节	拇指延长术	4336
第八节	手指转位拇指再造	4339
第九节	皮管植骨拇指再造	4342
第十节	前臂皮瓣加植骨拇指再造	4343
第十一节	异体手指移植拇指再造	4345

| 第九十八章 | 掌腱膜挛缩症 | 4356 |

第九十九章　手及上肢瘢痕、瘢痕挛缩畸形　4366

- 第一节　概述 …… 4366
- 第二节　腋胸部及上臂瘢痕、瘢痕挛缩畸形 …… 4369
- 第三节　肘部及前臂瘢痕、瘢痕挛缩畸形 …… 4375
- 第四节　烧伤后肘及前臂异位骨化症 …… 4378
- 第五节　手部瘢痕及瘢痕挛缩畸形 …… 4381
- 第六节　瘢痕性并指及瘢痕性拇指内收畸形 …… 4382
- 第七节　手背烧伤瘢痕挛缩畸形和烧伤手功能评估 …… 4387
- 第八节　手掌烧伤瘢痕及瘢痕挛缩畸形 …… 4398
- 第九节　烧伤后手残缺畸形 …… 4400
- 第十节　前臂分叉术 …… 4401

第一百章　线技术面部年轻化及形体塑造　4405

- 第一节　线技术面部年轻化发展史 …… 4405
- 第二节　线技术面部年轻化原理、技术优势、适应证选择及主要并发症 …… 4407
- 第三节　面部年轻化线材埋置外科技术 …… 4408
- 第四节　颈部埋线 …… 4416
- 第五节　上臂埋线 …… 4418
- 第六节　乳房下垂埋线提升 …… 4419
- 第七节　腹部埋线 …… 4421
- 第八节　会阴埋线 …… 4421

第一章
整形外科医学和整形外科历史

第一节 整形外科学绪论

一 定义和命名

整形外科学（plastic surgery）是研究防治人类创伤、疾病所致先天和后天缺损、畸形、功能障碍，满足美丽、社会需求、情感渴望和愉悦的医学科学。

整形外科的医疗对象包含疾病患者和正常人群。现代整形外科学的医疗范畴已经难以用外科学分支来界定，将其命名为"整形外科医学"（medicine of plastic surgery）较为准确。

整形外科医学的医疗目的是：救死扶伤，使伤者不残、残者不废，使人英俊、美丽、年轻、愉悦，提高人类对健康、美丽的认知。

整形外科学是用外科、内科和相关医疗手段，对人体组织、器官的缺损、畸形、疾病损害进行结构、功能、外形的修复和重建，对正常人体组织、器官进行结构、功能、外形的改造，以达到容颜、形体的美学塑造，满足社会需求、情感渴望和愉悦的目的，前者称为再造整形外科学（reconstructive plastic surgery），后者称为美容整形外科学（aesthetic plastic surgery）。此外，应用内科或康复等医疗手段达到上述医疗目的称为整形内科学（internal medicine of plastic surgery）。整形外科的就医者包括伤病残者和正常人群两类群体，因此，提高人群对健康、美丽相关的认知也是学科的重要议题。

再造整形和美容整形同属于整形外科医学体系，两者是不可分割的。

1. 再造整形和美容整形的医疗需求，都是采用组织或代用品移植修复重建，或以医疗设备应用为主要医疗手段。

2. 再造整形和美容整形的医疗效果评价，都是对治疗后的人体结构、功能、外形修复重建和美学塑造进行评定。

3. 再造整形和美容整形的医疗目的、过程和结果是相互渗透的，如重睑、眼袋手术是美容整形，但重睑术后并发症上睑下垂、眼袋术后并发症睑外翻的矫正治疗是再造整形；隆鼻是美容整形，但隆鼻术后的歪鼻矫正和隆鼻挤出综合征的治疗是再造整形；隆乳术是美容整形，但乳房缩小术、乳房再造术是再造整形；腹壁脂肪抽吸是美容整形，但腹壁整形、腹壁脂肪抽吸后腹壁畸形的矫正是再造整形。

4. 再造整形和美容整形在医务人员的培养、临床和基础研究方法方面是互相依存和渗透的，只有具备了再造整形的丰富知识和技能，才能在正常人体美学再造的实践中取得良好的效果，才可能有所创新；同样，通过对正常人群的美学再造的实践积累，增加了再造整形医疗过程中的美学塑造及人体美学评定的认知和才能。

5. 再造整形和美容整形两者的临床和基础研究相互关联、相互依存，其在相关的人文和社会学研究的创新和普及，以及提高人类对健康、美丽的认知方面也是融会贯通的。

6. 伤畸病残者经过精准医疗能够变得年轻美丽，正常人由于过度医疗可造成伤畸病残（图1-1）。

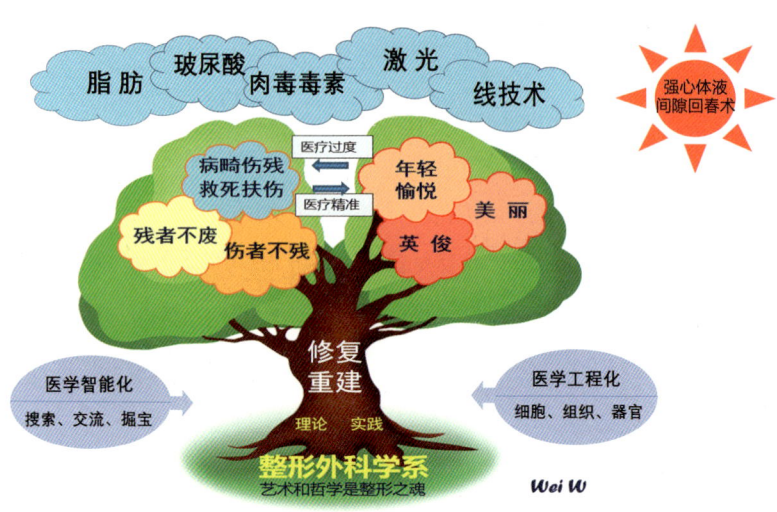

图 1-1　整形美容不可分割

二　关于整形外科医学体系

整形外科的医学分类学原属于外科学分支，现在已经发生了深刻变化。当今的整形外科难以再用外科学分支来概括，应以"整形外科医学"命名较为合适。

1. 外科学是以人体解剖学的系统及部位为依据而分科的，如胸外科、脑外科、普外科、骨科、眼科、耳鼻喉科等；整形外科的医疗范围涉及人体的各个部位、各个系统，即从头到脚、从体表到内脏。

2. 外科学常以切除病变组织、器官为主要治疗手段；整形外科则是研究和实践人体组织、器官缺损、畸形的结构、功能和外形的修复重建，并逐步研究和实践对产生伤害的预防、健康美丽的保健，以及相关人文和艺术的积累。

3. 外科学的医疗对象仅针对疾病患者；整形外科的医疗对象涉及全体人类，包括疾病患者和正常人群，即对其容貌、躯干、肢体的结构、功能、外形进行改造、美化和年轻化，研究人体健康、外形美学的先天性调控。

4. 整形外科医疗不仅包含外科医疗手段，还包含内科医疗、传统医学、康复医疗、预防医学、工程技术设备医疗、代谢调控、生物材料、医学遗传学、再生医学等相关医学医疗手段的综合研究和实践。

5. 整形外科医疗区别于一般医学专科的特点是它的艺术内涵，目前对人体结构、功能、外形的修复重建已有一定的评估标准，但对人体的容貌、躯干、肢体的结构及外形美化、年轻化和达到情感愉悦的结构改造，则是一类难以量化的医疗内容，其终结效果与求美者自身的审美需求、愉悦判断以及医疗执行者的美学修养、医学美学塑造的艺术造诣积累和灵感相关，并逐步形成公认的和完善的人体形体医学美学再造评价体系。

整形外科的发展和实践远远超越了"外科学分支"的概念，如今它已成为一个独特的整形外科医学体系，形成了以医学、艺术学、物理学、化学、数字学、心理学、天文气象学和哲学等学科协同共享的医疗学科体系，为人体畸形、缺损的预防、修复、重建和人体健康、美学塑造、年轻化和情感愉悦服务。整形外科学虽然起源于欧美，但中国同行已经取得了许多超越西方的成果。美国学者、诺贝尔经济学奖得主斯蒂格利茨誉称"2015年是世界进步带有标志性变化的中国元年"，其结论虽不完全确实，但国人可以将此作为新的起点。可以想象，中国整形同行在发展和创新整形外科医学的过程中，是能够书写出新篇章的，并可能成为旗手。但是，中国整形新篇章不是唾手可得的，不根除骄傲和伪善、虚假学术荣誉的积累和编造、宗派割裂、商业欺骗和轻视国内外学习交流合作等，中国整形外科医学的创新性发展是不可能实现的，成为旗手也只能是美丽的童话。

三 整形外科临床医疗和研究

整形外科的临床治疗和研究内容是发展的和不断创新前进的。从整形外科诞生之日起，它就是医学和美学兼顾的医疗学科。

整形外科从起始到20世纪60年代，是以颌面部整形为主要内容的，经历了两次世界大战。20世纪60年代以后，由于显微再造外科等在整形外科的应用，扩展了其深度及广度，从以颌面医疗为主扩展到全身，从以体表整形为主扩展到部分体内脏器缺损、畸形的修复重建，从以外科医疗为主扩展到兼顾内科医疗，从创伤修复到微创整形，从缺损、畸形的修复到结构、功能的修复重建和外形的美学再造。1987年，在创建中国康复医学会修复重建外科学会之初，笔者曾在《中国修复重建外科杂志》1987年第1卷第1期的创刊词中概括了修复重建外科学的内容：①研究各类创伤、疾病、肿瘤切除、医源性损害、先天性畸形等所引起的缺损、畸形的修复与再造的理论与外科技术；②研究各类组织、器官的自体、异体移植在修复与重建中的应用的理论与实践；③研究各种生物性或非生物性制品在修复与重建中的应用的理论与实践；④研究各类创伤、畸形在修复与重建手术治疗前、后的康复治疗的理论与实践；⑤研究各类组织、器官移植及其他修复与重建外科术前及术后的监护手段；⑥研究各种畸形、缺损的功能、外形损害的评定标准等。

在20世纪后期，中国整形外科完成了下列转化：①从口腔颌面整形向全身整形转化；②从多次整形修复向一次修复再造转化；③从带蒂移植向游离移植修复再造转化；④从体表整形向器官畸形、缺损的修复再造转化；⑤从修残补缺，向结构、功能、外形美学再造，微创修复重建和正常人体微创美学重建转化；⑥从以外科医疗为主，向外科、内科、医疗设备、中西医结合和康复等综合医疗发展；⑦从学习模仿西方技术，向学习和自我研究创新并进转化，创建了中国特色的整形外科医学体系；⑧从医疗、预防、康复，到兼顾人类心理健康、美丽、年轻化认知的积累和提升。

随着临床和基础医学的发展，随着经济的发展和实力的增加，随着人们对容貌、形体美的不断追求和日益重视，整形外科的发展已具备两大特征：①整形外科除了对创伤、疾病、肿瘤切除后的缺损畸形，先天性畸形的组织、器官的缺损和畸形的结构、功能及外形进行修复、重建、美化外，正常人群的容貌、躯干、肢体、形体的美化、年轻化及情感愉悦和功能改善的医疗需求也日益增长；②随着临床医学、再生医学、医学工程学、生物材料、药物学、数字医学等学科的进展，及其在整形外科和内科诊断、治疗、康复、功能评定和基础研究等方面的创新和扩展应用，已经在现代整形医疗和研究范畴形成了"整形外科医学"（或称"整形美容医学"）。近年来笔者等编著的《整形美容外科学全书》，是由来自世界各地的整形外科学者参加编写的，力图涵盖当今整形美容外科的临床医疗、基础研究以及创新探索。该全书计划出版24分册，包括《鼻部整形美容外科学》《形体雕塑与脂肪移植外科学》《皮肤外科学》《乳房整形美容外科学》《正颌外科学》《激光整形美容外科学》《毛发整形美容学》《眶颧整形外科学》《肿瘤整形外科学》《微创美容外科学》（原名《整形美容内科学》）《唇腭裂序列治疗学》《瘢痕整形美容外科学》《面部轮廓整形美容外科学》《眼睑整形美容外科学》《外耳修复再造学》《头颈部肿瘤和创伤缺损修复外科学》《手及上肢先天性畸形》《面部年轻化美容外科学》《显微修复重建外科学》《血管瘤和脉管畸形》《儿童整形外科学》《整形美容外科研究和创新探索》《泌尿生殖器整形外科学》《整形外科名词汇编》。除了《泌尿生殖器整形外科学》没有完成外，其他23分册已陆续出版，有近2000万字，8000余幅图片，基本涵盖了现代整形美容外科学的主体内容，或许是世界上该专业信息量最大的教科书之一。

四 关于整形美容内科学

整形美容内科学，是研究采取非手术治疗手段，对人体组织或器官的畸形、缺损进行结构、功能和形态的修复重建和美化，以及使正常人的容貌和躯体的结构、功能及外形达到美化、年轻化和情感愉悦的医学学科，隶属于整形外科学。

关于中国整形美容内科学的实践，可以追溯到2000多年前。早在《山海经》中就有记载："天婴……可以已痤""滑鱼……食之已疣""鳖鱼……食之不骄""苟草，服之美人色"。意思是：草药天婴可以治疗痤疮，口服滑鱼能治疗肿块，口服鳖鱼可治疗腋臭（骄，臊也，即腋臭），服苟草可以美容。马王堆出土的《五十二病方》中也有用内科医疗方法达到体表组织美化的记载，包括白癜风的治疗和体表肿块的非手术治疗等。

现代"整形内科"是笔者1983年率先予以命名和实践的。1983年，上海第九人民医院整形外科的一位女医师由于某种原因，被迫停止参加整形手术，情绪极度低落，笔者建议并协助其开展整形内科的临床实践：①用中药"黑布膏"为主要方剂进行加压包扎，配合使用5-氟尿嘧啶、激素等，治疗增生性瘢痕；②用三氯醋酸化学剥脱治疗体表斑块、痣；③通过高压氧舱治疗，提高皮瓣移植的成活率和皮瓣移植后血循环障碍等。这是早期的整形内科实践。随着美容外科的迅速发展，1990年，笔者在上海第九人民医院整形外科建立了美容（内科）治疗室，采用磨削、化学剥脱、电灼、超声、皮肤温热和按摩等内科手段，治疗增生性瘢痕、色素痣、老年斑，并进行面部年轻化治疗以及整形美容手术前后的辅助治疗等。现代整形美容内科迅速发展，在世界整形外科医疗业务中已占据半壁江山。

五 整形外科医师应具备的素质

整形外科医师是执行整形美容医疗的主体，包括全科医师和整形外科专科医师，其医疗范围包括眼、鼻、颅颌面整形，乳房、手、足、生殖器整形，内脏畸形缺损整形，瘢痕、烧伤整形，儿童整形，肿瘤切除整形，激光射频和康复医疗等。

（一）医学博学

整形外科医师应接受基础外科、显微外科和整形外科的基础培训，兼习颌面外科、手外科、足外科、胸外科、泌尿科、妇产科、小儿外科、眼科、耳鼻喉科、皮肤科、遗传学、再生医学、心理学、中医药学、康复医学和美学等学科的知识，"能治重病，会开大刀，精通美容，有一专长"，在"切、剪、缝、扎"中，精确到0.1mm。

（二）社会学、科学博学

整形外科医师应具备深厚的心理学和美学造诣，并对艺术、文学、人文社会学、哲学、生物、物理、化学、数学等学科有所知晓和感兴趣。

(三)厚德,良知,爱己爱人

修复重建是"救人一命,胜造七级浮屠"。满足求美者的医疗需求,是融入市场的一种医疗服务,生命攸关。医患之间需要彼此信任,真诚相处。整形外科医师应该记住:"您的每一次治疗和手术,都是将您的最佳技术、艺术造诣、人品和您的姓名雕刻在受医者的身上。您要爱护受医者,要爱护您自己。"无为固然遗憾,但是不良医疗目的和无知给就医者造成的损害,是医师人性的缺陷,应该受到处罚。

(四)斯文,严谨

1. 衣冠端正,行为儒雅,语言简练,动作轻准,思、言、行一致。
2. 正确地选择和制定医疗方案,正确进行医疗处置。
3. 对于偏执、妄想等心理不健康和无事生非的就医者,特别是求美者的认识和处置需足够重视。
4. 细致深入的沟通和检查评定是认识就医者需求的真伪、选择治疗方案所必需的。
5. 在诊疗过程中应有完整的文字和影像记录,并永久保存。
6. 对于前人的医疗结果不经调查不要轻易评述。

(五)团结,民主治学

建设合作团队,反对宗派对抗割裂;学术民主,反对"遮住别人阳光";终身学习创新,学术结果按贡献排序并传播于众。

第二节 整形外科发展简史

一 世界整形外科发展简史

整形外科起源于人类对于创伤修复和容貌美丽的需求。

公元前3000年左右,古埃及莎草纸记载了面部创伤修复,包括下颌骨和鼻骨骨折修复,这是迄今为止最早的颌面创伤修复记录。公元前600年左右,古印度医学之父Samhita在他的*Sushruta*一书中提到割鼻再造技术,被作为整形外科的起始标志。

在欧洲文化中,有关整形手术的记载最早见于7世纪的古罗马,15世纪的意大利西西里Branca家族以及后来的Antonio Branca在鼻再造中应用上臂皮瓣移植。整形外科作为一个专科成立于何时,尚难考证。法国的Labat(1834)和Blandin(1836)编写了整形外科论著,德国Zeis的《整形外科手册》于1838年出版,法国Jobert的《整形外科治疗》于1849年出版。可以推测,本学科成为一门独立的专科,可能始于19世纪初的欧洲。

近代整形外科是从20世纪初开始发展起来的。在这一过程中,19世纪发展了皮肤移植;20世纪初,俄罗斯的Filatov(1917)和英国的Gillies(1920)在各自国家发明了皮管移植修复缺损,是近代整形外科发展中组织带蒂移植的起始阶段。在第一次世界大战和第二次世界大战中,颌面部、手及四肢创伤的整形修复技术得到了发展,促进了相关国家现代整形外科的建立。另一个重要标志是1920年Ferries Smith的《再造外科学》问世。有了专科之后,1936年10月,在比利时布鲁塞尔召开了第一次欧洲结构外科（structive surgery）学术交流会议；1938年2月，美国第一次整形外科医师年会在得克萨斯州Galveston召开。以上是整形外科在欧洲和美国成为一个独立学科并已经成熟的标志。1896年，第一篇整形外科论文在中国以英文的形式发表；1929年，倪葆春在上海同仁医院建立了整形外科，这是中国现代整形外科起始的标志。

20世纪初Gillies的贡献是空前的，他著有 Plastic Surgery of the Face、Principles and Art of Plastic Surgery 等。整形外科的发展历史和创伤修复的历史是相并行的（详见第二十二章"创伤修复基础和临床"的历史记述）。

20世纪60年代显微外科、颅颌面外科的开创与发展，使整形外科取得了划时代的进展，这种进展一直持续至今。物质生活和文化生活的丰富促进了美容外科学的发展，1970年成立了国际美容整形外科学会（ISAPS）。其后，激光、超声、光学放大等技术在整形外科的应用，医学工程学赝复体工程、种植体工程及各种组织代用品的研究和发展，整形美容内科、康复医学的发展，以及20世纪80年代末期兴起的组织工程等再生医学，使整形外科发展到前所未有的水平。

二 中国古代整形外科发展简史

早在远古时期，我们的祖先就试图对身体进行修饰美容。在河南博物院展出的6000~8000年前新石器时代中国中原地区人们使用的细长骨针，应该是作为发簪用于装饰的。我国古代注重美容，特别是女性。据记载："夏姬得道，鸡皮三少。"夏姬是春秋时期郑穆公之女，鸡皮则形容老年人粗松的皮肤之状。这句话的意思是夏姬掌握了正确的养生美容方法，皮肤的褶皱都消失了，变得像少女那样细嫩。

几乎所有的关于国内外整形外科历史的记载，都记录了整形外科是从公元前600年左右的古印度的鼻再造开始的。笔者研究发现，中国也是世界整形美容外科实践的重要历史源头之一。中国美容外科的实践早于古印度的鼻再造，至少应是和古印度的鼻再造发生在同一历史阶段。在四川广汉发现的三星堆遗址，有上千件稀世珍宝出土。文物中有众多的三星堆铜人，高鼻深目，颧面突出，阔嘴大耳，特别是耳垂上都有装饰美容的穿孔，这是人类最早的美容外科实践的记录之一。研究认为，三星堆是中国彝族先民祭祀文化的渊源，是当今中国彝族祭祀文化的风俗遗存。考古研究阐明，三星堆年代上限距今4500±150年，大致延续至距今3000年左右，即从新石器时代晚期至商末周初。由此推论，耳垂穿孔佩戴饰物的美容外科实践，早在4500±150年前已在中国古人的生活中呈现，早于古印度的鼻再造约1000年（图1-2）。

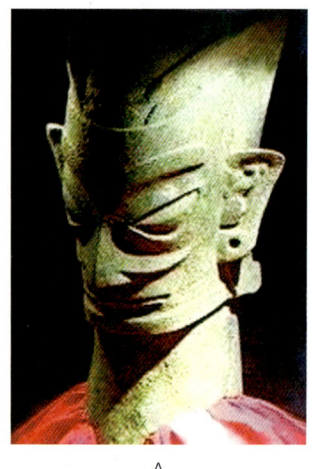
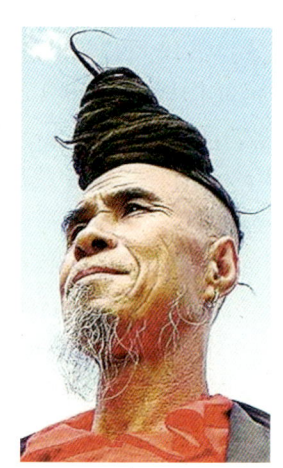

A   B

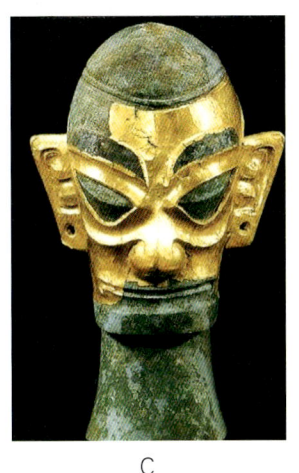 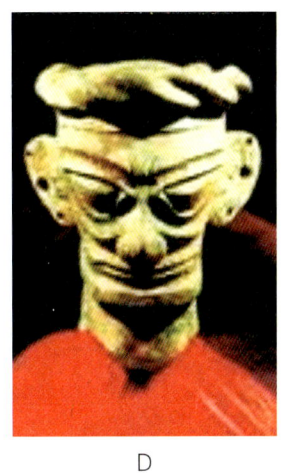 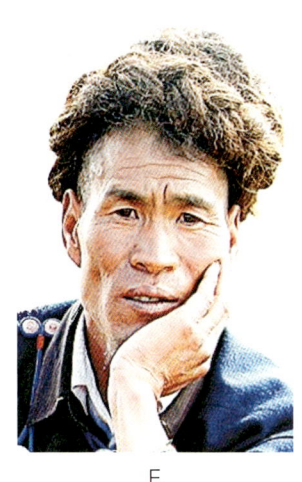

图1-2 三星堆出土的带有耳垂装饰穿孔的铜面人像（A、C、D），和现代生活中的中国彝族人头像比较（B、E），有惊人的相似之处

笔者发现，在马王堆汉墓出土的《五十二病方》中，记载着白癜风处方："白毋奏（腠），取丹沙与鱼血，若以鸡血，皆可"；还发现《五十二病方》记录了多种疣即体表肿块的治法，如大如鸡蛋的体表肿块可用结扎的方法摘除，这就是最早的肿瘤整形外科。

公元前中国关于唇裂的记载如下。《淮南子》（西汉，刘安主持撰写）记载："孕见兔而子缺唇。"《诸病源候论》亦记载："人有生而唇缺，似兔唇，故谓之兔缺。"唇裂修复手术的尝试最早也发生在中国。3—4世纪，西晋《晋书·魏咏之传》记载，魏咏之生而兔缺，年十八闻荆州刺史殷仲堪帐下有名医能疗之，"可割而补之，但须百日进粥，不得笑语"。魏咏之日后官居要职，可以想象当时的唇裂修复手术技术已成熟。笔者查阅那时正是中国古代名医华佗（约145—208）发明麻沸散的时期，麻沸散用于全身麻醉。魏咏之的唇裂修复是否应用麻沸散麻醉不得而知，但可以推论，没有麻醉，是难以完成唇裂修复手术的。到了唐朝（618—907）和宋朝（960—1279），则有制造义眼和酒窝的记载。

三 中国现代整形外科发展简史

（一）起始期：1896—1963年

中国现代整形外科源自西方，孔繁祜研究发现其最早的论文见于1896年的《中国医学传教士杂志》（*CMMJ*），Thomson J. D.发表了阴囊象皮肿一文；1896—1949年发表了整形论文27篇，大部分是由外国医师所著；中国学者倪葆春及其学科成员发表了3篇论文。

中国现代整形外科由20世纪20—40年代医科大学毕业为主的学者所创建，虽然迟于欧美，但是诞生在同一历史时期。

倪葆春（1899—1997），1925年获美国约翰霍普金斯大学医学博士学位，后师从于著名的整形外科专家约翰·戴维斯；1927年回国；1929年在上海圣约翰大学医学院附属同仁医院（St. Luke医院，现上海交通大学医学院附属同仁医院）创建整形外科——第一个由中国人创建的整形外科，兼任上海医学院（现复旦大学医学院）解剖学和整形外科教授，并先后担任上海圣约翰大学代理校长、上海圣约翰大学医学院院长等职务；1932年创造了采用局部麻醉修复先天性唇裂；1933年开设整形外科课程；1934年在《中华医学杂志》（英文版）报告了唇裂手术的眶下孔麻醉，1949年报告鞍鼻整形。

在抗日战争战事处于危急时期，由宋子文直接通知倪葆春赴抗日前线，于1939年11月至我国云南及缅甸等地参加抗日战争的医疗救护,并担任西南地区滇缅公路红十字会医疗救护总队副总队长(总队长由红十字会会长胡兰生兼任)。在1952年的院系调整中,圣约翰大学医学院并入上海第二医学院(现上海交通大学医学院),他担任上海第二医学院副院长,并在1952年成为该院第一位整形外科一级教授。在20世纪50年代初出版的由沈克非主编的《外科学》中,他撰写了整形外科章节,之后多年从事行政管理。1980年,他担负起《烧伤治疗学》一书的英文翻译工作。倪葆春最早在中国建立整形外科,当时撰写的论文最多,并开设了整形外科课程,为中华人民共和国成立后第一批整形外科一级教授,是中国现代整形外科创始人、"中国现代整形外科之父"(图1-3)。

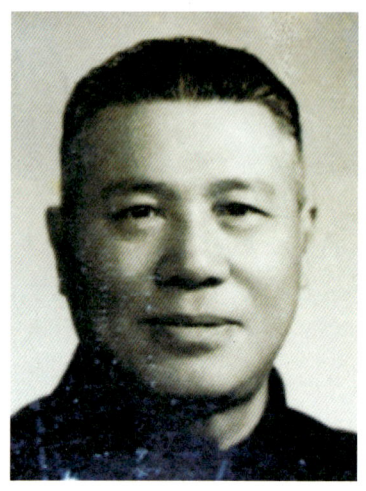

图1-3 "中国现代整形外科之父"——倪葆春

两次世界大战促进了世界整形外科的发展,朝鲜战争的战伤医疗促进了中国整形外科的发展。中国人民解放军总后方勤务部卫生部分别在1952年和1953年主办了两期整形讲习班,1954年在辽阳的中国人民解放军第201医院成立了战伤外科医疗研究组织,下设整形颌面外科小组,有床位40张。倪葆春、张涤生、宋儒耀、郭恩覃等参加了朝鲜战争的医疗救护工作。

1948年9—12月,美国Webster J.医师在上海中山医院举办了整形外科学习班,朱洪荫、张涤生、汪良能等参加了该学习班,后来他们都成了中国整形外科的著名教授。

20世纪30—40年代,石霜湖、杨树荫、石光海等在上海、北平、天津等地开设了美容诊所,开展隆鼻、重睑、天花痘瘢磨削、酒窝形成、斜视矫正等美容整形外科手术(图1-4)。

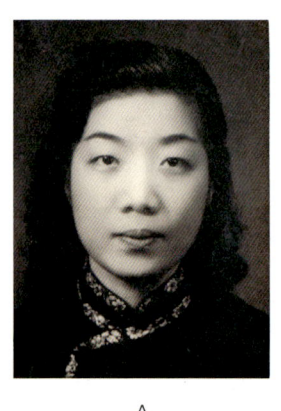 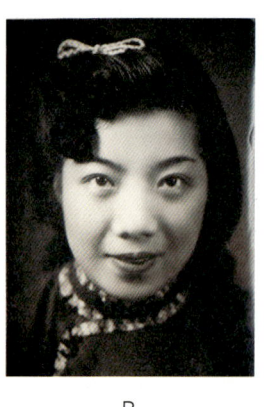 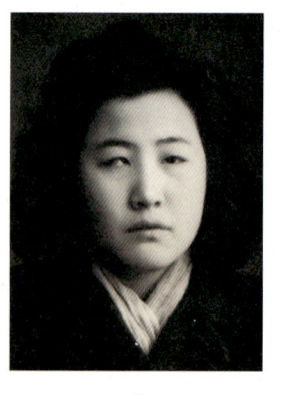 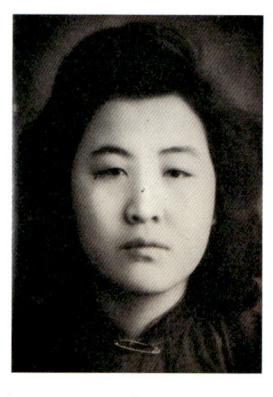

A　　　　　　　B　　　　　　　C　　　　　　　D

图1-4 20世纪40年代,上海学者石光海进行重睑、斜视矫正美容整形手术前后照片(石重明提供)
A、C. 术前　B、D. 术后

陈绍周（1911—2004），是一位早期从事整形外科的教授，1937年毕业于上海震旦大学（上海交通大学医学院前身之一）；1944—1948年在美国学习和担任口腔、整形外科医师；1948年回国后任上海震旦大学口腔、整形外科教授；1951年在上海仁济医院（现上海交通大学医学院附属仁济医院）创建整形外科，任主任，主持领导上海仁济医院整形外科学科多年；2004年在美国逝世。

朱洪荫（1914—2007），1949年在北京医学院附属第三医院建立了成形外科，这是中华人民共和国成立后最早建立的整形外科；在抗美援朝时期举办整形及创伤救治培训班，为救护伤病员培训医务人员；翻译了《修复外科学》（1953），主编了《成形外科学概要》（1959）、《整形外科手术失误及处理》（2000）等；20世纪50年代成为第一位赴东欧参加国际整形外科学术会议的中国代表。他为人谦逊，治学严谨，临床和基础研究兼顾。

宋儒耀（1914—2003），师从美国Henry Ivy教授，获博士学位。他深受Ivy赞赏，Ivy曾在回忆录中用3页著文描述他。1948年他回到成都华西大学，被聘为教授，同年报告鼻再造论文；1952年成为北京协和医学院整形外科一级教授；1957年，创建了中国人民解放军整形外科医院，共有120张床位，1958年更名为"北京整形外科医院"，现有床位300张，是世界上最大的整形外科专科医院；1985年创建中华整形外科学会，并创办了《中华整形烧伤外科杂志》（2000年更名为《中华整形外科杂志》），当选为中华整形外科学会首任主任委员；有《整形外科进修讲义》及整形美容外科、手外科、唇腭裂等相关专著出版，其中直接额肌瓣治疗上睑下垂、器官一期整形再造等多项创新被世界同行广泛推荐。世界著名整形外科学家Joseph G. McCarthy曾评说："北京整形外科医院是世界整形外科医师的朝圣之地。"他对宋儒耀说："你的贡献，不仅造福于你们国家的人民，也促进了世界整形外科的发展。"2003年宋儒耀逝世后，笔者曾著文《纪念宋儒耀教授》，刊登于《中国美容整形外科杂志》；Joseph G. McCarthy撰文纪念宋儒耀，刊登于《美国整形外科杂志》。

汪良能（1916—1989），1949—1954年赴美国学习整形外科；1955年4月在西安第四军医大学西京医院成立了烧伤整形外科，之后分别建立了整形外科和烧伤外科；1989年主编出版了《整形外科学》，该书成为当时学界的学术指南。

张涤生（1916—2015），1946年在美国Henry Ivy处进修整形外科；1961年在上海第二医学院附属广慈医院（后更名为瑞金医院）创建了整形外科（1966年搬到现上海交通大学医学院附属第九人民医院）；1964年立题显微外科皮瓣移植实验性研究；1964年改进泉州同行报告的烘绑治疗肢体淋巴水肿，研制了肢体象皮肿烘疗机，开创了淋巴水肿治疗研究的新阶段；20世纪70年代报告了上睑板缺损修复手术的改进；1976年在中国率先开展眶距增宽症颅面外科手术，并创建了上海颅面外科；1983年报告前臂游离皮瓣移植阴茎再造；20世纪80年代初，请上海中药制剂厂将赵老中医治疗瘢痕的"黑布膏"方改造剂型制成"瘢痕软化膏"，同期广泛开展对外交流，推荐多名中国医师去国外交流学习；主编了《整复外科学》（1979）、《显微整复外科学》（中、英文版，1985）、《颅面外科学》（1997）、《张涤生整复外科学》（2002）、《整复外科基础与临床》（2011）等专著；1996年当选为中国工程院院士。

张光炎（1911—2010），曾在美国学习整形外科，回国后担任北京医学院教授，并参与北京医学院成形外科的筹建工作；是毛主席的保健医师，曾为毛主席拔过牙；1963年在郑州建立了河南医学院第一附属医院整形外科。

石光海（1915—2002），1942年毕业于日本昭和大学并获医学博士学位；20世纪40年代在上海、北平等地开设了美容和皮肤诊所，开展鼻美容整形、重睑、斜视矫正等手术；1956年任上海第十人民医院皮肤科主任，曾创造酒渣鼻五刀刃疗法等，后担任上海中医药大学附属曙光医院终身教授。

董淑芬（1919—1982），1941年毕业于哈尔滨医科大学齿科部；1954年留学苏联；1957年获莫斯科口腔医学院颌面成形外科副博士学位，同年回国，历任西安医学院教授、口腔颌面外科主任。她在颌面器官畸形、缺损的修复和再造，人体组织移植，异体和异种软骨移植等方面的临床研究中获得成果。

张先林（1901—1969），20世纪40年代中期任前国防医学院北平协和医院外科主任，中华人民共和国成立前赴台湾地区继续从事外科事业。张涤生记述其早期曾师从张先林学习整形外科技术。

以从美国学习和工作后回国的一批中国医师为主体，分别在上海、北京、西安和郑州等地创建了整形外科或开展美容医疗，他们是中国现代整形外科起始阶段的代表人物。

笔者有幸和中国现代整形外科创始时的几位教授有过较密切的交往。1966年，笔者见到倪葆春老师并和他交谈，知道他因为"历史问题"，被下放到上海第二医学院打扫游泳池卫生，后经"落实政策"，担任上海第二医科大学图书馆馆长。1995年笔者打算再次访问他时，他已年老失忆。1997年倪老师逝世，遗嘱是将1000多平方米的上海静安区别墅捐赠给国家，遗体捐献用于医学事业，家属捐赠420万元人民币给国家。详阅其全部档案，倪教授学习成绩优异，率先创立中国现代整形外科，学术造诣深，热爱祖国，曾积极奔赴抗日战争、朝鲜战争前线，并担任医疗救护大队领导等，是中国现代整形外科的开拓者。

笔者有幸和汪良能教授有过几次交谈。1983年和他在天津海河边散步时，他告知笔者在美国的工作经历、成果，以及在朝鲜战争之后，为了报效祖国，几次经历特务追踪、遣返，"逃回"中国，为发展祖国的整形烧伤医疗事业而艰苦奋斗。尽管在"文化大革命"中饱受诬陷和冲击，被冠以"特务""反动学术权威"等称号，但他在"文化大革命"后仍积极奋斗，编著出版了当时学术界的高级教科书《整形外科学》。

朱洪荫教授是中华人民共和国成立后整形外科的创始人之一，1984年在北京接受了笔者的专程采访，有关采访记录以"炜庞"的笔名刊登在《家庭医师》杂志上。在1966—1984年间，笔者曾分别和张涤生、王德昭老师三次前往北京医学院附属第三医院成形外科参观学习。朱教授是一位谦逊、治学严谨、临床和基础研究并重的教授。

张涤生教授是一位具有创新思维、著作贡献良多、积极对外交流的学者，是中国工程院院士。笔者和他及其家人亲密交往55年，张教授对笔者的帮助指导良多。在"文化大革命"中，笔者尽力保护老师生命及家庭安全。在医学院党委的支持下，1975年报请批准使其成为第五届全国政协委员。"文化大革命"后张老师积极发展学科，广泛进行对外交流，并选派多名医师护士去国外学习交流（图1-5）。

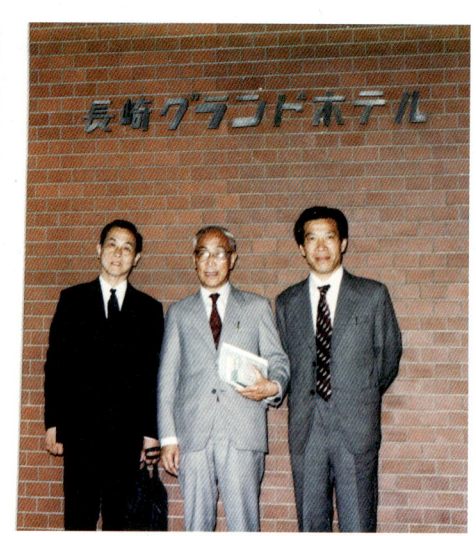

图1-5 1984年，张涤生教授带领中国代表团访问日本长崎大学

1982年张涤生在上海主持召开了中华人民共和国成立后第一次全国整形外科学术交流会，1984年宋儒耀在北京主持召开了第一次国际整形外科学术交流会，两次会议都很成功。宋儒耀在中国整形外科的成立及发展中发挥了中坚作用，张涤生在中国颅面外科、显微外科发展中起着先锋作用。

在这代人中，倪葆春鞠躬尽瘁，把学识和个人的一切，包括金钱、财产、别墅和遗体都献给了祖国；汪良能精忠报国；朱洪荫谦逊，治学严谨；张涤生，睿智创新，文采飘逸，交友国内外，促进学科走向国际，为中国工程院院士；宋儒耀聪明智慧，魄力超群，开创了多种器官的一期整形并创建了医院、学会、杂志。他们是中国现代整形外科第一代学者的杰出代表。宋儒耀还曾经为国家领导人施行过整形手术。

（二）创新和登峰期：1963年至今

1. **特征和概况** 中国现代整形外科发展期主要是由20世纪50—80年代医科大学毕业的学者作出贡献，也有部分40年代毕业的学者。在这一阶段，中国学者在显微再造外科、修复重建外科领域的贡献世界瞩目，促进了世界整形外科的发展。在前国际显微再造外科学会主席Tezis编著的《显微外科历史》一书中记录了部分中国学者的事迹，包括陈中伟、王炜及魏福全等在显微外科应用中的部分成果。中国学者在基础研究和美容外科方面的发展和创新同样是显著的。

20世纪五六十年代的整形外科学科内容匮乏，直到显微修复外科兴起，才使中国和世界整形外科取得了划时代的进展，先是开展了断肢（指）再植、皮瓣游离移植、异体移植、组织再生、组织扩张、预制预构组织移植、器官再造、足趾和扩大足趾移植、神经修复，然后有颅面外科、肿瘤整形外科、眶颧外科、面部轮廓外科、数字医学、延缓衰老的发展，构成了发展创新期的特征，形成了中国整形外科的特色。该阶段完成了九个转化，即：①从口腔颌面整形向全身整形转化；②从多次整形向一次修复再造转化；③从带蒂移植向游离移植修复再造转化；④从体表整形向器官畸形、缺损的修复再造转化；⑤从修残补缺向结构、功能、外形美学再造转化；⑥从创伤修复向微创和正常人体美学重建转化；⑦从以外科医疗为主，向外科、内科医疗，医疗设备医疗，中西医结合医疗和康复医疗等综合医疗发展；⑧从学习模仿西方技术，向学习和自我研究创新并进；⑨从医疗、预防、康复医疗，到兼顾人类美学的心理、健康、年轻化认知的积累和提升，整形外科进入了整形外科医学体系发展阶段。

2. **先锋和先行者** 显微再造外科的兴起和发展，是以1963年1月陈中伟的前臂断肢再植成功为标志。由于显微外科在整形外科中的应用，促进了中国游离组织或器官移植研究和临床实践，是中国整形外科创新发展的起点。

其实在陈中伟的前臂断肢再植成功之前，1956年宋儒耀从苏联考察学习狗的断腿再植和肾移植回国后开展了狗的断腿再植研究，1960年屠开元取得完全断离狗腿再植成功，1963年王澍寰用吻合小血管的方法进行了兔耳再植。

1964年由张涤生命题并领导，王炜（王寿禄）负责课题实验设计、实施和撰写论文，成功实现了家犬腹股沟游离皮瓣再植、移植和0.5～3mm微血管吻合。此次课题对缝合吻合、套管吻合（图1-6）、黏合吻合方法均有研究，除了黏合法因胶水毒性原因未取得成功外，其他都取得成功。1965年实现和报告了世界上最早实验的游离皮瓣移植、再植成功（图1-7）。对于0.5mm直径血管的吻合，在20世纪90年代，国外学者将其划归为超显微外科的范围，其实中国同道在60年代就已涉及。

蚊式血管钳
血管壁
持钩
远齿套管
血管口
无齿
镊子
血管壁
持钩
A
B
C

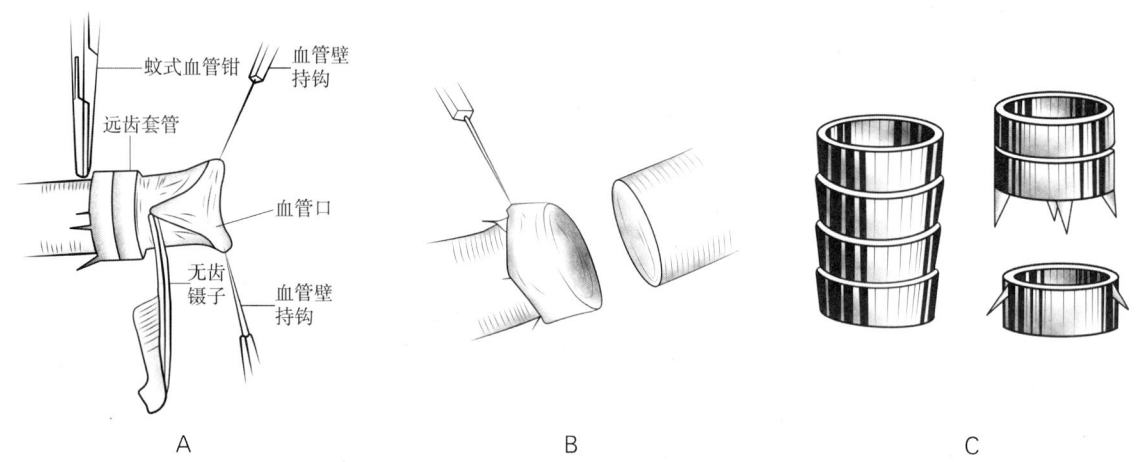

图 1-6　1964 年设计和制造的微血管套管及导环吻合法，1965 年报告
A、B. 微血管导环吻合　C. 微血管套管及导环

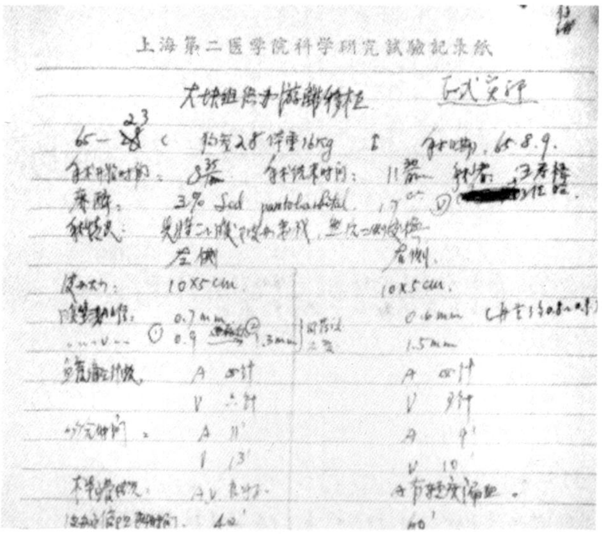

上海第二医学院科学研究試驗記录紙

3% Sod pentobarbital

10x5 cm.　10x5 cm.

0.7 mm　0.6 mm

1.5 mm

[redacted]

图 1-7　1965 年游离皮瓣移植实验性研究的原始实验记录

1966年汤钊猷、杨东岳取得了世界上第一例第2足趾游离移植拇指再造成功，1973年杨东岳等取得了国内第一例腹股沟游离皮瓣移植修复颊部缺损成功，与世界同步。

1963年陈中伟、张涤生在上海成立了显微外科协作组，领导显微外科在矫形外科、整形外科中的应用研究，钱不凡、陶景淳、于仲嘉、鲍约瑟、王炜、丁祖鑫医师以及沈善征工程师等先后成为小组成员。北京的王澍寰、程绪西、卢嘉泽、杨克非、卢世璧、朱盛修，广州的黄成达、朱家恺，安徽的黄恭康、孙雪良等都在各地组织开展显微外科实验研究和临床实践。

1974年，由美国“显微外科之父”Buncke H. J.任领队，Kleinert H. E.、Daniel R. K. C.等参加的北美整形外科显微外科代表团访问上海；中方由陈中伟主持接待，张涤生、杨东岳、王炜等多人参加。双方在和平饭店9楼会议室进行了学术交流。中国和北美双方相互报告了各自的显微外科研究，Buncke报告了蹲趾移植拇指再造的研究和临床实践（图1-8），Kleinert报告了断肢（指）再植的经验，Daniel报告了腹股沟游离皮瓣移植的成功经验；中方代表也报告了相应的显微外科实验性研究和临床实践的经验。当杨东岳报告完腹股沟游离皮瓣移植修复颊部缺损之后，Daniel起立提问：“您的游离皮瓣移植成功是在1973年几月份？”杨东岳回答：“1973年3月份。”Daniel顿时激动地跳起来说：“我比你早。”这一对话引起了哄堂大笑。1974年由王炜撰稿，署名为“上海第九人民医院整复外科护理组”的《显微外科手术护理50例经验》刊登在1975年复刊的《护理杂志》上。

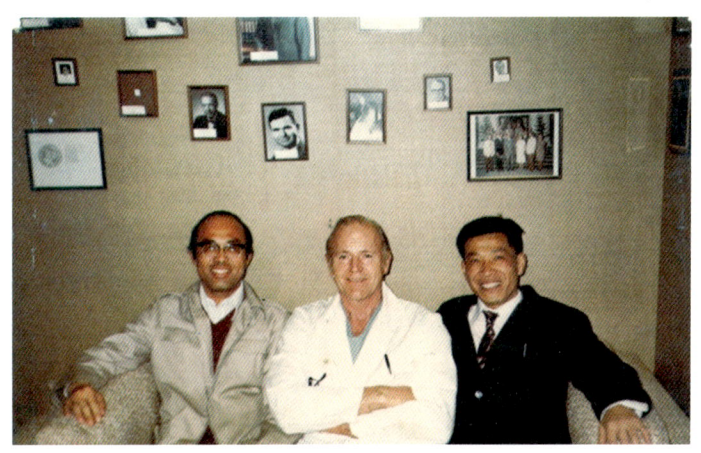

图1-8 1981年，王炜、钱不凡与美国"显微外科之父"Buncke H. J. 在旧金山

3. 创新发展，中国整形外科进入世界先进行列　在中国显微外科、整形外科的应用研究和实践中，张涤生是积极的倡导者、领导者、参与者和国际合作交流的组织者。1976年后，张教授因年逾六旬，较少直接参与显微外科手术，但他常常在手术台下陪伴，故笔者撰写的论文中，常常把老师列为第一作者。

1975年3月王炜成功应用足背岛状皮瓣移植修复足部创伤，1976年取得足背皮瓣游离移植临床应用成功，1979年10月在尸体解剖研究的基础上实现了足底跖弓区岛状皮瓣移植修复足跟缺损；1977年创造了扩大第2足趾移植拇指和手指的手功能再造，1978年、1982年和1985年在国内外报告。1976年，高景恒报告小儿第2足趾吻合血管的游离移植拇指再造。1977年由王炜设计、实践和撰稿，报告了游离空肠或游离空肠襻移植颈部食管再造或部分缺损再造，同年创造了近端空肠带蒂、远端血管吻合移植颈胸段食管同时再造，撰写论文时以老师为第一作者。1979年王炜报告颞浅筋膜游离移植加植皮治疗烧伤爪形手，是早期的超薄游离皮瓣制备。1979年沈祖尧率先提出"预构皮瓣"的概念。1979年王炜设计携带0.8cm×1.5cm皮肤、带血管及神经的跖趾关节移植修复掌指关节缺损，1982年用于颞颌关节强直的颞颌关节再造，1984年在美国报告，携带神经是为了防止移植关节术后失神经萎缩，携带皮肤是为了术后观察移植关节的血供状况。1979年杨果凡和王炜、张涤生同年开展前臂游离皮瓣移植，1981年同年投稿报告了桡动脉前臂游离皮瓣移植（《前臂游离皮瓣移植在手外科的应用》以王炜立题实践和撰写论文，以老师为第一作者）。1980年郭恩覃用跖趾关节移植修复掌指关节。1980年在无锡梅园召开了《中国医学百科全书：外科学基础》编著会议，陈中伟、杨东岳、张涤生、高学书、程绪西、王琰、尹大庆等参加，王炜撰写和报告了前臂游离皮瓣应用于鼻、阴茎和颈部食管再造。1981年程国良报告了25例指间关节离断手指，24例再植成功。1982年钟世镇报告了肌间隙穿支皮瓣。1982年王炜、鲁开化报告了前臂逆行皮瓣移植在手外科的应用。1983年高学书、张涤生分别在美国报告了前臂游离皮瓣移植阴茎再造（高学书施行的再造手术是在1981年10月16日完成的）。1983年刘九洲取得腹壁穿支皮瓣游离移植成功。1983年顾玉东报告了腓动脉皮瓣。1984年张善才报告了小腿外侧肌间隙皮瓣。1984年王炜进行前臂背侧岛状逆行皮瓣移植，为Apert综合征手畸形再造虎口和拇指取得成功。1984年徐达传、罗力生、宋业光等分别报告了股前外侧皮瓣。1984年金一涛报告了不带桡动脉的逆行前臂筋膜皮瓣移植。王炜、徐春阳创造了0.3mm直径微血管Y形吻合法，1985年在美国报告。1985年于仲嘉采用扩大足趾移植等进行全部手指缺失手再造。葛竟于1986年1月在上海第九人民医院显微外科进修半年结束后回西安，成功完成1例双手十指断离再植，十指成活。1987年路来金报告了骨间背侧皮瓣。1987年高景恒报告腹直肌皮瓣、胸三角皮瓣联合移植重建颈胸段食管。1989年王炜报告了超长血管神经蒂节段、断层背阔肌瓣游离移植一期治疗晚期面神经瘫痪，同时发现游离移植的肌肉可使被其覆盖的瘫痪十余年的肌肉再神经化。1992年江华报告吻合血管神经的跗展肌游离移植一期修复面神经瘫痪。1992年朱家恺报告淋巴管静脉吻合法治疗四肢淋巴水肿。1976—1979年王炜应用淋巴管静脉吻合治疗下肢淋巴水肿近30例,部分有效,1981年撰写"淋巴显微外科"章节,1985年发表,以张涤生为第一作者。1992年庄洪兴率先创用软组织扩张术结合自体耳软骨支架的方法行耳再造术,效果显著。1997年王炜、祁佐良等发明和报告了多神经蒂腹内斜肌肌瓣游离移植一期治疗晚期面神经瘫痪。1997年祁佐良报告了腹内斜肌肌瓣游离移植的解剖研究。

1964年颅面外科由Paul Tessier创建,1976年张涤生率先在上海应用于临床(图1-9),之后王大玫、汪良能相继开展。1982年张涤生在上海第九人民医院创建颅面外科,曾分别邀请了Marchac D.、David D.、Kawamoto H. K.、Wolfe A. S.等来上海进行交流和手术示范,并选派整形外科、神经外科和麻醉科人员去澳大利亚进修,使中国颅面外科迅速发展壮大;1997年主编出版了《颅面外科学》专著。1994年,该科发表了17年来进行的135例各类颅颌面外科手术的总结资料,手术成功率为95.45%。21世纪,穆雄铮、郭智霖、鲍南组建了上海地区颅面外科联合中心,成为亚洲颅颌面领域的中心之一。

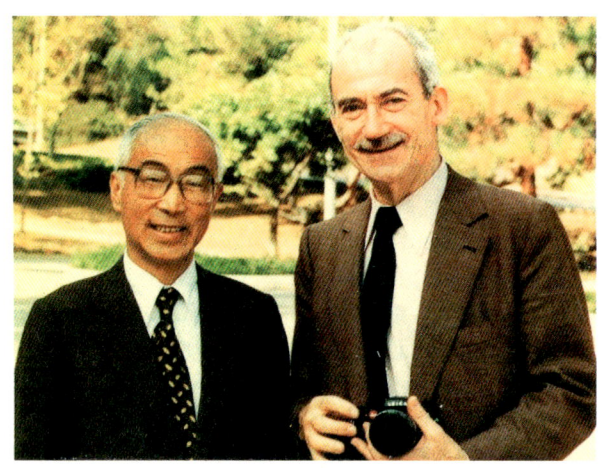

图1-9 国际颅面外科创始人Tessier P.与张涤生教授在美国洛杉矶

在整形临床和基础研究中,中国学者在国外也有多篇论文报告,受到国外同行的赞同,中国学者的多项创新成果也在国外传播和推广(图1-10)。世界最著名的美国《整形再造外科杂志》(*Plastic and Reconstructive Surgery*)2010—2014年有十余名国际编委,其中有4名中国学者(含台湾学者1名);2015年《整形再造外科杂志》国际编委换届,其中有2名中国学者(含台湾学者1名),见图1-11。

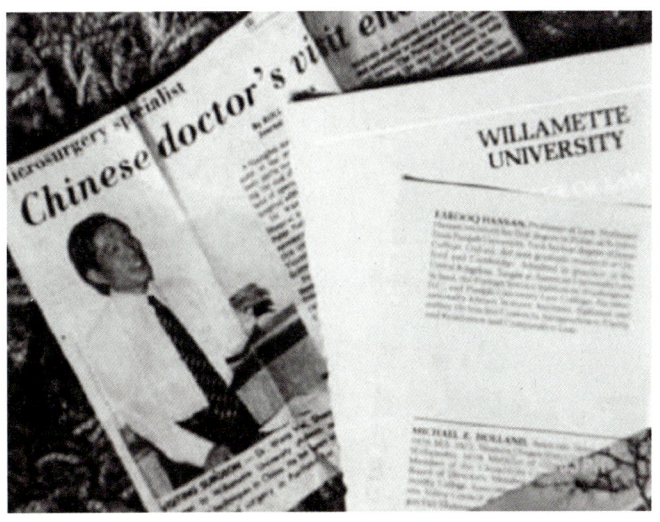

图1-10 1982年6月,王炜在威拉姆特(Willamette)大学报告了肠移植食管再造及足趾移植拇指再造等成果,当地州报用了约1/2版面登载《中国显微外科专家结束美国访问回国》的报道

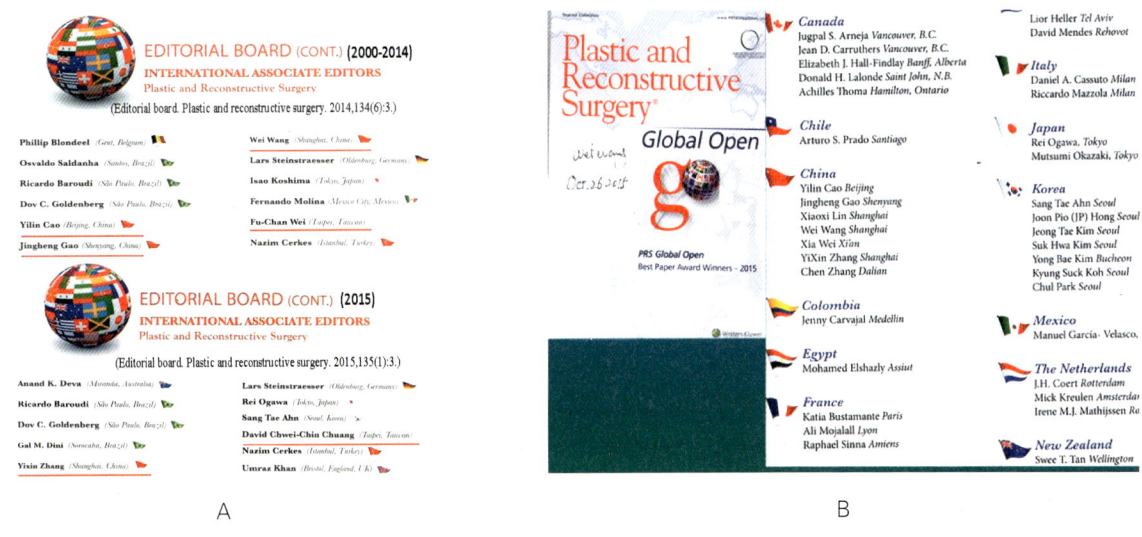

图1-11 美国《整形再造外科杂志》国际编委

4. 学科命名,学科建设　1929年倪葆春在上海建立了整形外科,1949年朱洪荫在北京创建了成形外科,1951年陈绍周在上海仁济医院创立了整形外科,1955年汪良能成立了烧伤整形外科,1957年宋儒耀创建了北京整形外科医院,1961年张涤生建立了上海广慈医院整形外科。"文化大革命"开始后,多处整形外科被歇业,美容整形被禁止。北京整形外科医院被解散,医护人员分别被下放到江西、甘肃等地。1967年夏,张老师被"监督劳动",离开了整形外科。为防止学科被解散和撤销,笔者等将上海第九人民医院的"整形外科"更名为"整复外科"。由于显微再造外科的应用和发展,整形外科不再仅仅是以切除病变组织和器官为治疗手段,对于组织、器官切除后的结构、功能和外形的修复重建成为需要和可能。1985年成立了中华整形外科学会,1986年笔者和杨志明、高景恒倡导并创建了中国修复重建外科学会(图1-12),由张老师担任学会主委。20世纪70年代中期美容外科被解禁,80年代随着中国社会经济的发展,人们生活水平提高,对美容的需求猛增。在这期间,宋儒耀、王大玫、方彰林、张其亮等积极参与美容医学实践,90年代成立了中华医学美学美容外科学会并创办了相应的杂志,张其亮担任主任委员和杂志主编。

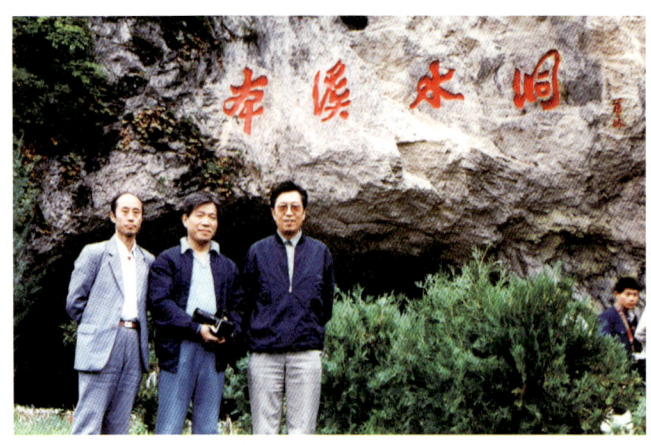

图 1-12 中国修复重建外科学会发起和创建人杨志明、王炜、高景恒

美容外科需求的迅速增长，使各地的整形外科、整复外科、烧伤整形外科、成形外科、美容整形外科等学科的美容案例迅速增加，美容就医者占整形外科全部就医者的80%以上，以美容外科替代整形外科的倾向不时出现，再加上美容医疗具有明显的市场特征，市场经营所存在的各种弊端在整形外科临床医疗中屡屡出现，造成求美者损容、终身残疾，甚至丧失生命，以及医务人员毁容和牺牲生命的事件屡有报道。因此，自上而下地制定整形美容外科的法规、技术原则、实践指南，进行相应的教学培训，编著良好的教科书，成为各省、市中心医院整形外科、整形美容中心、医院及相关医学院校学者们的共同愿望和责任。在各方面的努力下，这些已逐步地得到完善和实现。进入21世纪，民营美容医院迅速发展，一些有志者将"美容医院"更名为"整形外科医院"或"整形美容外科医院"，其目的是准确地界定整形外科的学术内涵和发展趋向势。不少学者认为，现今将中医美容、牙齿美容等作为美容医院的基本构成要素是不专业的。在民营医院工作的整形外科医师，在医、教、研等方面也取得了可喜的成果，因此，主编也邀请了在民营医院工作的著名学者参与《中国整形外科学》有关章节的编写或审稿工作。

美容需求者的增加和市场的扩大是不以人的意志为转移的，这也是新时期学科发展的特征。改革开放以后，上海第九人民医院美容外科业务增长的变化是全国的缩影（表1-1）。

表1-1　1984—2004年上海第九人民医院整复外科手术量统计

部门	1984年	2000年	2004年
门诊部（美容整形外科手术，以美容手术为主）	400~600人次/月	36788人次（人均手术2.02次）	43472人次（人均手术1.25次）
住院部（以再造整形外科手术为主，部分美容手术）	3000余人次	3884人次（人均手术1.25次）	3579人次（人均手术1.25次）
浦东分院（美容整形外科手术，以美容手术为主）		10168人次	11763人次
合计	约9000人次	50840人次	58814人次

注：根据笔者的工作日志和上海第九人民医院整复外科办公室提供的资料，浦东分院的整形手术量是院本部的1/3，但本文作1/4统计。

进入21世纪以后，中国整形外科的发展是全方位的：显微再造外科继续普及和发展，颅面外科（1976）、肿瘤整形外科（1975）、眶颧外科（1994）、面部轮廓美容外科（1991）相继在国内开展。中国整形外科的发展引起了世界的关注。2007年美国《整形再造外科杂志》主编Rohrich R.写信给笔者，希望和上海合作出版该杂志的中文版，由《上海交通大学学报（医学版）》编辑部夏臻老师组织出版事宜，因干扰未成。2010年《中国美容整形外科杂志》和美国《整形再造外科杂志》在沈阳举行了合作出版签约仪式。

在专业书出版方面，自1929年在上海同仁医院成立整形外科以来，有百余本专科教科书或参考书相继出版，其中有些为同行所推荐和广泛应用。1959年朱洪荫主编的《成形外科学概要》（15万字），1979年张涤生主编的《整复外科学》（86万字），1989年汪良能、高学书主编的《整形外科学》（160万字），1999年王炜主编和马奇、鲁开化、高景恒、陈昱瑞副主编的《整形外科学》（340万字）等（图1-13），分别引领几代同行实践。还有宋儒耀主编的《整形外科进修讲义》（7册，20世纪60年代内部发行）、《美容整形外科学》，郭恩覃主编的《现代整形外科学》，朱盛修主编的《现代显微外科学》，曹谊林主编的《组织工程学》，高景恒主编的《美容外科学》，李世荣主编的《现代整形美容外科学》等书，长时间为学术界广泛选用。王炜等总主编的《整形美容外科学全书》共23分册（近2000万字，8000余幅图片），已陆续出版，是当今世界整形学界篇幅最大、信息量最丰富的整形外科专著之一。

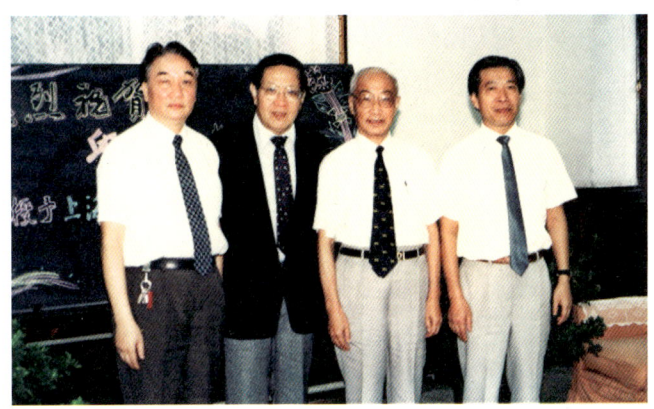

图1-13 1999年新加坡Khoo Boo Chai（邱武才）教授访问中国，和张涤生、邱蔚六、王炜在一起，评述《整形外科学》

上海交通大学医学院附属第九人民医院整形外科的发展是全国整形外科发展的缩影。1972年前后，在上海第九人民医院整复外科登记住院的患者有些甚至要等待数年才能入院。为了发展学科、救治广大伤病员，1973年由笔者策划、草拟文件，经医学院批准，张涤生老师、笔者和高景恒（进修医师）前往卫生部申请成立上海九院"全国整形外科医师进修班"（图1-14），以促进学科人才培养；以后又分别开办了显微外科学习班、美容外科学习班等，并持续多年，为全国培养了约千名整形外科医务人员。许多学员成为多个省、市整形外科的学科带头人。

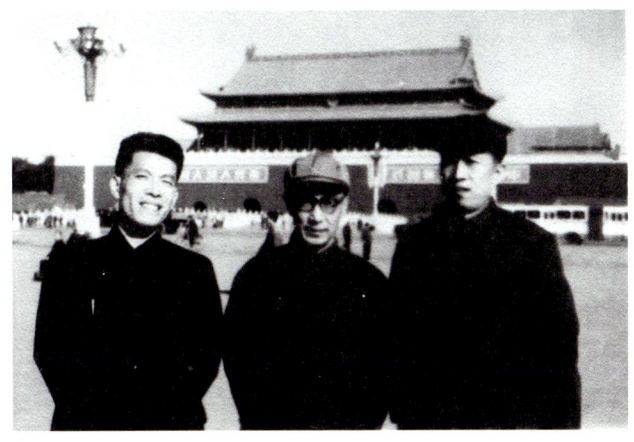

图1-14 张涤生、王炜和高景恒前往卫生部申请成立上海九院"全国整形外科医师进修班"时的合影

1995年，经竞争选拔，上海第二医科大学附属第九人民医院整形外科获得上海市医学重点学科和国家"211工程"重点学科建设的巨额资助，确立了以显微再造外科、器官预制移植、面部瘫痪肌肉动力再造、血管瘤和血管畸形、周围神经损伤、颅面外科、眶颧外科（眶容积测量、眶腔扩大、眶腔缩小、眶腔移位和眶腔再造）、面部轮廓美容外科、骨延长器在面部的应用、组织工程和再生医学、数字医学在整形外科的应用（三维成像打印系统的研究和应用）、内镜面部年轻化的应用研究等为重点，并破格选拔以博士医师和部分在读博士、博士后为主体，在学习和完成任务中培养他们成为新一代分学科的接班人，使学科得到迅速发展。1984—2004年，上海第九人民医院整形美容外科的手术人次快速增长，1984年的手术总数约9000人次，至2004年已达到58814人次；2017年的手术和治疗达10万人次，门诊就诊达30万人次，美容整形手术和治疗数量占全学科手术人次的80%以上。2010—2015年全国有了学科排行榜评定，形成了中国四个整形外科中心，分别是：上海交通大学医学院附属第九人民医院整形外科、中国医学科学院整形外科医院、西安第四军医大学西京整形医院、重庆第三军医大学西南整形美容外科医院。2010—2017年，上海交通大学医学院附属第九人民医院整形外科连续8年名列全国学科排行榜榜首。

20世纪90年代，在卫生部相关领导的参与以及笔者和高景恒等人的协调下，在上海成立了中国医师协会整形美容分会，笔者等参与制定了《中国整形外科医师培养目标细则》。在20多年的发展中，形成了数以千计的专科医师队伍和数以百计的新一代学科领军人物。在显微再造外科临床和基础研究、血管瘤和血管先天性畸形研究、再生医学研究、组织工程研究、同种异体面移植、面部器官缺失预制皮瓣移植再造、耳再造、乳房整形、眼睑美学整形、鼻美容、面部年轻化、面部轮廓美容整形、颅面外科、唇腭裂治疗、手部先天性畸形整形、体表肿瘤整形外科治疗等方面，我国第三代整形外科学者的学术成就得到世界同行的称赞和借鉴。

（三）美容外科

当今中国是世界上美容外科发展最活跃的国家。2017年上海交通大学医学院附属第九人民医院整复外科年就诊人数达30万人次。改革开放以后的20世纪80年代，美容外科和小创伤畸形整形有四类最为多见的就医人群，即隆鼻、重睑、眼袋、点痣切瘢，当今则是玻尿酸、肉毒毒素、脂肪注射和激光整形、线技术。

中国现代美容外科发展道路坎坷，近20年发展空前，但发明创新项目不足。

1. 20世纪30—40年代　在上海、北平、天津、扬州等地有私人开设美容诊所，开展隆鼻、重睑、磨削痘瘢等项目，如采用象牙隆鼻和液体石蜡注射隆鼻等。

2. 中华人民共和国成立后　初期美容诊所多半处于歇业状态，在公立医院开展美容手术的就医者，多半持有单位或市级政府部门介绍信，主要对文艺工作者和特殊工作人群开放。1961年及以后在上海广慈医院整形外科笔者的床位上，收治过某著名演员液体石蜡注射隆鼻术后石蜡瘤治疗，以及多名著名文艺工作者的隆鼻。隆鼻假体全部由笔者制造，经蜡片假体个性化设计制造、石膏模具有机玻璃烧结和磨光等工序制成，消毒备用。笔者也参加或自主施行了痘瘢磨削、肢体肥胖缩小、乳房缩小等美容手术。

3. "文化大革命"时期　全国明文禁止美容外科医疗；北京整形外科医院被解散，医师、护士被下放到边远地区从医。由于创伤畸形整形和美容整形不可分割，到20世纪70年代中期，上海第九人民医院整复外科的医师们在为创伤患者进行修复手术的同时，会"顺便"为其施行重睑和痣、斑切除等免费美容手术。1974年在上海召开了中华人民共和国成立后第一次全国整形外科学术交流会和医用硅橡胶临床应用交流会。同时期笔者和张涤生老师讨论后由笔者主刀，应用海绵硅橡胶种植修复半面萎缩症，用固态硅橡胶充填治疗先天性小颌畸形。卫莲郡等在不公开的环境下为医务人员或朋友开展免费重睑、隆鼻、祛痣、祛斑和瘢痕等手术。在1974年全国会议期间，笔者统计全国全职和兼职的整形外科医师只有60余人，床位170余张，会后向卫生部提交了发展整形外科的申请，其中包括进行移植组织保存和再生研究。1973年见到董淑芬，她告知采用处理后的小牛肋软骨作为整形移植材料，上海采用自体肋软骨硫柳汞酊浸泡存储或煮沸以防止移植软骨变形。

4. 大发展前期　即以改革开放（1978）为起始，到1994年第二届中华医学会整形外科学分会全国学术交流会在上海召开。

改革开放带来美容外科的发展机遇：一是公开允许专科医师开展美容外科医疗；二是人民生活水平提高，有能力追求"英俊、美丽、年轻、愉悦"的医疗。

1982年上海第九人民医院整复外科开设以美容外科为主的病区23张床位，1984年统计医院隆鼻、重睑、眼袋、点痣和切瘢等门诊手术，全年5000多人次，占全科手术的大部分。这些手术范围小、见效快，和救死扶伤及大创伤修复相比，医师操作较为轻松，在技术上又被戏称为"整形外科雕虫小技"。当年笔者将整形外科定义为"使伤者不残、残者不废，使人英俊、美丽"。

1981年，笔者由美中友协主席Grossman C.推荐到美国著名的五大医学中心之一——休斯顿医学中心贝勒医学院参加整形外科临床医疗实践，跟随Spira、Agres、Cronin、Freeman、Gerow等美国最著名的教授，包括乳房假体发明人，最著名的除皱、唇裂、面神经瘫痪和激光治疗原创者等，在四所附属医院任意上手术台参加任何教授的整形手术——隆乳、乳房缩小、乳房再造、腹壁松弛整形、眼袋、除皱、鼻整形、颅面外科、阴道再造、激光美容……回国后，1983年，由笔者主刀、张涤生老师做助手完成了中国第一例假体隆乳，还为著名演员W完成了中国第一例现代腹壁松弛整形手术示范，同年进行了乳房缩小、乳房再造等。1984—1995年期间，笔者和山东新华医院器械厂曹工程师开发了第一套鼻整形手术器械；与手术器械厂沈善征合作生产了第二套鼻整形手术器械，第一、二、三套隆乳手术分离器，四肢整形手术器械，以及包括精细镊、剪持针器等的眼整形手术器械包等。

1984年，张涤生、赵平萍在上海举办了全国第一期美容外科学习班，其后编著出版了全国第一部美容外科教材——《实用美容外科学》；1984年10月，方彰林创办了北京黄寺美容外科医院，床位20张，并在宋儒耀、王大玫等帮助下，出版多本美容外科图书；1988年，沈阳军区总医院开设了美容外科门诊；1990年，杨果凡等创办《实用美容整形外科杂志》，同年王炜在上海第九人民医院开设"美容（内科）治疗室"；1993年，北京黄寺美容外科医院主导出版了美容外科相关杂志，辛时林、夏兆骥、张其亮、彭庆星等筹建美容外科学会；1994年，王炜邀请Marchac教授在上海举办了"内窥镜除皱学习班"；1994—1996年，王炜等在上海、青岛、临沂等地和美国同行进行专题讲座，报告分层分区多平面进眶腔骨膜下除皱。

5. 大发展期　即1995年至今。

（1）队伍扩大：随着人民生活水平日益提高，求美人群猛增，在大、中、小城市开设的美容外科医院和诊所越来越多。据祁佐良统计，全国在编整形外科医师3000人许，而笔者主编的《整形外科学》一书销售在两万册以上，可见从业者大大超过"资格整形外科医师"人数。1996年在南宁召开的美容外科全国交流会上，笔者号召"市场走向学院，学院走向市场"。近年来许多整形外科专家级医师开设了美容外科医院和诊所，这是发展的新趋势。

（2）美容医疗发展：美容医疗规模迅速扩大，对外交往也在大发展。以微创美容外科发展最为活跃，并倡导复杂美学再造手术、乳房再造、躯体整形和生殖器再造等。在再生医学工程学研究中，微创整形迅速发展，玻尿酸、肉毒毒素、脂肪注射和激光整形、线技术，成为当今整形外科小外科的"五大法宝"。在微创美容医疗中，曾有20世纪80年代液体硅胶及90年代聚丙烯酰胺美容外科应用的兴衰史，前者一开始即被制止，后者曾被广泛应用。1997—1998年聚丙烯酰胺传入中国，这是一种低毒性、组织相容性良好的高分子化合物，曾被用作细菌培养基，后来中国人创造出高纯度的制品，取名"奥美定"，也得到过多名权威人士的肯定。在评价会上，笔者曾指出这是一种组织相容性很好的制品，欧美国家在应用和报告，但需注意：①在高净化的手术室内应用；②放在硅胶囊内应用安全；③注入人体后，任何部位的感染均可能在注射区引发感染，要警惕；④最好试用期给医师及就医者予以"保险"；⑤需终身随访，聚合物是否会降解为单体，毒害肝、肾。本品后来曾广泛应用于临床，风行数年后被禁用。

（3）观念创新：创伤畸形和美容外科均以修复重建思维和实践实现。1996年笔者报告了"颧弓缩小面部轮廓美学再造""眶区年轻化策略"等，强调并阐明"美学再造和重建"以及全面评估求美者是美容外科21世纪发展方向，并将该研究和实践作为上海市医学重点学科——整形外科研究和发展的申请内容。全面评估求美者是决定治疗策略的哲学思维方法，有关论文在中美杂志上刊登。2006年在上海市整形外科国际学术交流会上再次报告，世界著名整形外科教授Marchac等多人参加，次年Marchac在美国《美容外科杂志》上撰稿提及"再造外科是美容外科发展方向"，这些思路也为世界同行所共识。2016年《美国整形外科杂志》将阴茎再造综述论文安排在"Cosmetic"栏目中录载，2018年5月将70~80岁人的面部除皱在"Reconstructive"栏目中刊登，中国医师1996年的思路与当今世界同行的认识契合。

近20多年来，民营整形美容医院和诊所发展迅速，并成为一些地区整形美容的主力；每年举办的国内和国际学术交流会有数十次，在国内外发表的整形论文数也大幅增加，在国内以中文发表的整形美容外科论文增长率极大提高（表1-2）。期望中国整形外科的发展会对世界整形外科的发展作出较多贡献。

表1-2　1991—2013年整形美容外科以中文发表的期刊论文（篇）

（据万方数据网站不完全统计）

发表年份	眼袋	重睑	上睑下垂	鞍鼻	歪鼻	鼻再造
1991—1995	1	6	2	1	0	3
1996—2000	2	365	102	57	39	39
2001—2005	160	2410	599	452	326	154
2006—2010	158	2549	642	603	273	173
2011—2013	161	2081	446	318	302	106
合计	482	7411	1791	1431	940	475
2001—2005（与1991—1995或可对比年份相比）						
增长率	15900%	40067%	29850%	45100%	32600%	5033%

发表年份	唇裂	耳畸形	面部年轻化	颧弓缩小	下颌角缩小	肉毒毒素、玻尿酸注射
1991—1995	3	0	1	0	0	0
1996—2000	148	148	2	1	0	55
2001—2005	739	925	27	5	17	462
2006—2010	1056	1247	103	15	45	598
2011—2013	732	883	100	14	25	445
合计	2678	3203	233	35	87	1560
2001—2005（与1991—1995或可对比年份相比）						
增长率	24533%	92500%	2600%	500%	1700%	46200%

发表年份	隆乳	乳房缩小	乳房再造	腹壁整形	生殖器再造	脂肪抽吸
1991—1995	3	4	1	0	0	1
1996—2000	60	24	14	10	0	17
2001—2005	382	181	125	133	18	195
2006—2010	528	199	253	202	28	263
2011—2013	292	133	147	90	32	126

续表

发表年份	隆乳	乳房缩小	乳房再造	腹壁整形	生殖器再造	脂肪抽吸
合计	1265	541	540	435	78	602
2001—2005（与1991—1995或可对比年份相比）						
增长率	12633%	4425%	12400%	13300%	1800%	19400%

（四）向往和未来

中国整形外科的发展是与国家的实力和经济的发展相适应的，整形外科医学的未来在于建设一支学风端正、严谨、勤奋，基础及临床知识丰富，善于对外开放交流，以真诚的良心服务于就医者和求美者的学术队伍。中国整形外科未来的发展方向是：

1. 显微再造外科。
2. 组织器官的预制预构移植和再造。
3. 肿瘤整形外科。
4. 在神经修复再生研究中有所突破。
5. 美容外科、美容内科和医学延缓衰老。
6. 遗传调控、再生医学和干细胞、生长因子以及代谢调控在整形外科中的应用。
7. 同种异体移植、异种移植在人体器官组织缺损修复重建中的应用。
8. 发展3D打印在整形美容外科中的应用和超级人工智能化应用。

整形外科医学体系的构建见图1-15。

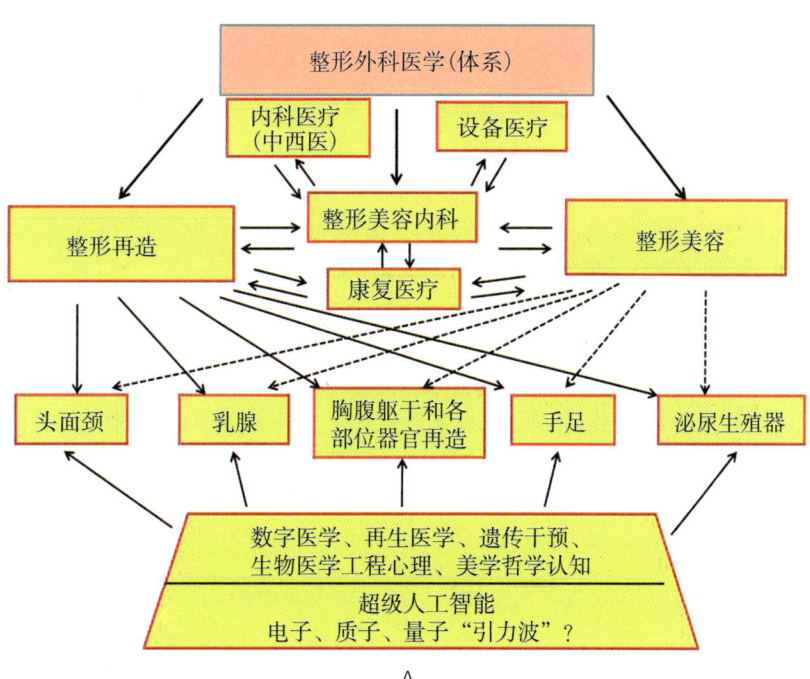

A

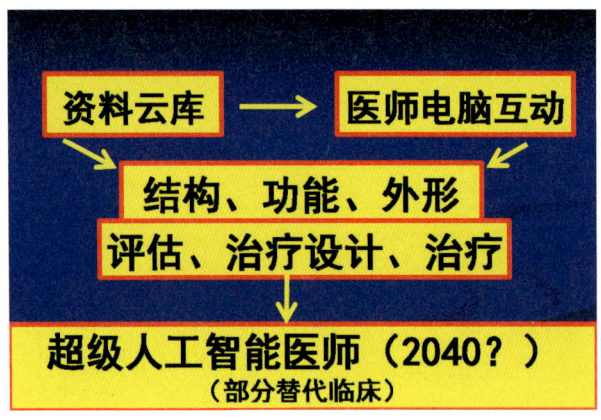

B

图1-15 整形外科医学体系的构建

（王炜）

参考文献

[1] Pao-Chun Nyi. Repair of harelip: under bilateral infra-orbital nerve block at the infra-orbital foramina[J]. Chin Med J,1934,48(4):373.

[2] Tung P C. Cleft palate[J]. Chin Med J,1935,49(1):22.

[3] 沈克非. 外科学[M]. 北京:人民卫生出版社,1956:134.

[4] 陈中伟. 一例前臂创伤性完全截肢再植成功的报告[J]. 人民军医,1963,11(1):14-15.

[5] 张涤生,王德昭,杨增年,等. 大块皮肤组织瓣游离再植的实验研究[J]. 中华外科杂志,1965,13(3):264-267.

[6] 屠开元,徐印坎,周志华,等. 动物肢体离断再植的方法和体会[J]. 人民军医,1965,3:26-29.

[7] 王澍寰,卢家泽. 兔耳血管吻合的动物实验[J]. 北京医学,1965,1:20-22.

[8] Tessier P,Guiot G,Rougerie J,et al. Osteotomies cranio-naso-orbito-faciales: hypertelorism[J]. Ann Chir Plast,1967,12(2):103-118.

[9] 杨东岳. 带血管的游离皮瓣移植修复颊部缺损一例报告[J]. 中华医学杂志,1974,54(3):163.

[10] 杨东岳,顾玉东,吴敏明,等. 第二趾游离移植再造拇指40例报告[J]. 中华外科杂志,1977,15(1):13.

[11] Converse J M. Reconstructive plastic surgery[M]. 2nd ed. Philadelphia:W. B. Saunders Company,1977:3-68.

[12] McDowell F. Plastic surgery in the twentieth century[J]. Ann Plast Surg,1978,1(2):217-224.

[13] 张涤生,黄偶麟,王炜,等. 应用显微外科技术进行空肠移植修复食管缺损(附7例报告)[J]. 中华外科杂志,1979,17(3):154-159.

[14] 张涤生,王炜,吴晋宝. 应用第二足趾、足背皮瓣(包括二者合并)修复手部缺损[J]. 上海医学,1979,2(5):282-284.

[15] 沈祖尧,王澍寰. 大网膜轴型皮瓣——一种形成游离皮瓣的新技术[J]. 中华外科杂志,1979,17(2):151-153.

[16] Chang T S,Wang W,Wu J B. Free transfer of the second toe combined with dorsalis pedis flap using microvascular technique for reconstruction of the thumb and other fingers[J]. Ann Acad Med Singapore,1979,8(4):404-412.

[17] Chang T S,Hwang O L,Wang W. Reconstruction of esophageal defects with microsurgically revascularized jejunal segments: a report of 13 cases[J]. J Microsurg,1980,2(2):83-94.

[18] 杨果凡,陈宝驹,高玉智,等. 前臂皮瓣游离移植术(附56例报告)[J]. 中华医学杂志,1981,61(3):139-141.

[19] 张涤生,王炜,徐春阳,等. 前臂游离皮瓣移植在手外科的应用[J]. 上海医学,1981,4(8):22-26.

[20] 王炜,卫莲郡,胡鸿泰,等. 足部岛状皮瓣在足外科的应用[J]. 上海第二医学院学报,1982,S1:39-43.

[21] 王炜,黄文义,张涤生,等. 前臂岛状皮瓣在手部创伤中的应用[J]. 上海第二医学院学报,1982,S1:31-33.

[22] 郭恩覃,季正伦,赵月珍,等. 吻合血管的跖趾关节游离移植修复掌指关节[J]. 中华外科杂志,1983,21(11):643-645.

[23] 杨果凡,陈宝驹,高玉智,等. 臂外侧游离皮瓣移植术[J]. 中华外科杂志,1983,21(5):272-274.

[24] 高学书. 应用游离皮瓣一次阴茎再造2例报告(摘要)[J]. 第二军医大学学报,1983,3:218.

[25] Wang W. Keys to successful second toe-to-hand transfer: a review of 30 cases[J]. J Hand Surg Am,1983,8(6):902-906.

[26] Gao J H,Xu Z K,Zheng H X. Late result of pediatric thumb reconstruction by free toe transplantation[J]. Chin Med J,1983,96(11):865-867.

[27] 钟世镇. 显微外科解剖学[M]. 北京:人民卫生出版社,1984.

[28] 罗力生,高建华,陈林峰,等. 股前外侧皮瓣及其游离移植的应用[J]. 第一军医大学学报,1984,Z1:1-4.

[29] 金一涛,关文祥,施耀明,等. 前臂逆行岛状筋膜瓣在手外科的应用[J]. 中华外科杂志,1984,22(4):203-205.

[30] 于仲嘉. 手或全手指缺失的再造技术[J]. 医学研究杂志,1985,10:306.

[31] Chang T S,Shi J X,Yang Z J. Recent advances in burns and plastic surgery—the Chinese experience[M]. Lancaster:MTP Press Ltd.,1985:81-89.

[32] Chang T S,Wang W,Hwang O L. One-stage reconstruction of esophageal defect by free transfer of jejunum:treatment and complications[J]. Ann Plast Surg, 1985,15(6):492-496.

[33] Gu Y D,Wu M M,Li H R. Lateral lower leg skin flap[J]. Ann Plast Surg,1985,15(4):319-324.

[34] Ting Z S,Chang T S,Wang W,et al. Vascular metatarsophalangeal to ankylosed temporomandibular joint replacement[J]. Ann Plast Surg,1985,15(6):497-500.

[35] 张善才,李金明. 小腿外侧肌间隙血管皮瓣-腓骨(腓骨皮瓣)移植(附8例报告)[J]. 医学研究杂志,1985,14(2):57.

[36] 张涤生,王炜,黄偶麟. 肠段移植食管再造及其特殊并发症的处理[J]. 中华显微外科杂志,1986,9(4):193-195.

[37] 路来金. 前臂骨间背侧动脉逆行岛状皮瓣(附6例报告)[J]. 手外科杂志,1987,2:34.

[38] 宋儒耀. 我国整形外科发展的历史回顾[J]. 中华整形烧伤外科杂志,1987,3(4):241-243.

[39] 高景恒,刘丹,李万,等. 腹直肌皮瓣胸三角皮瓣联合移植重建颈胸全段食道一例报告及文献复习[J]. 中国修复重建外科杂志,1987,1(1):4-8.

[40] 鲁开化. 皮瓣移植术在手外科的应用[J]. 人民军医,1989,4:10-11.

[41] Chang T S,Wang W,Guan W X,et al. The evolution of the free forearm flap[J]. Eur J Plast Surg,1989,12(2):87-92.

[42] McCarthy J G. Plastic surgery[M]. Philadelphia:W. B. Saunders Company,1990:1-68.

[43] 王炜,张涤生,杨川,等. 超长蒂节段肌瓣移植Ⅰ期治疗晚期面神经瘫痪[J]. 中华医学杂志,1992,72(11):680-682.

[44] 朱家恺. 淋巴管静脉吻合术的实验和临床研究[J]. 中山医科大学学报,1992,4:5.

[45] 王志军,高景恒,李吉. 面部表浅肌肉腱膜系统的解剖学研究[J]. 实用美容整形外科杂志,1992,3(3):115-119.

[46] Liu Y J,Huang H X,Gao J H. Flaps for the repair of bladder exstrophy[J]. Chin Med J,1993,106(3):202-207.

[47] 张涤生,冯胜之,穆雄铮,等. 颅面外科17年回顾与展望[J]. 中华整形烧伤外科杂志,1994,10(6):428-

432.

[48] Jiang H, Guo E T, Ji Z L, et al. One-stage microneurovascular free abductor hallucis muscle transplantation for reanimation of facial paralysis[J]. Plast Reconstr Surg, 1995, 96(1):78-85.

[49] Lascaratos J, Cohen M, Voros D. Plastic surgery of the face in Byzantium in the fourth century[J]. Plast Reconstr Surg, 2000, 106(2):517-518.

[50] 王炜. 整形外科学[M]. 杭州:浙江科学技术出版社, 1999:1062-1094.

[51] Wang W, Qi Z L, Lin X X, et al. Free split and segmental latissimus dorsi muscle transfer in one stage for facial reanimation[J]. Plast Reconstr Surg, 1999, 103(2):473-480; discussion 481-482.

[52] 郭恩覃. 现代整形外科学[M]. 北京:人民军医出版社, 2000:1-23.

[53] 王炜, 祁佐良, 林晓曦, 等. 腹内斜肌游离肌瓣移植一期治疗晚期面瘫[J]. 中华整形外科杂志, 2001, 17(3):161-163.

[54] 郭恩覃. 我国整形外科的历史和展望[J]. 第二军医大学学报, 2005, 26(1):2-3.

[55] 江华, 赵耀忠, 吴宏, 等. 吻合血管神经的踇展肌移植修复晚期面瘫[J]. 组织工程与重建外科杂志, 2005, 1(1):47-50.

[56] 张鹤明, 吴小明. 我国整形外科的回顾与展望[J]. 社区医学杂志, 2009, 7(10):17-19.

[57] Guyuron B, Eriksson E, Persing J A, et al. Plastic surgery: indications and practice[M]. Philadelphia:Saunders Elsevier, 2009:3-5.

[58] 王子尧. 中国古夷人史迹与三星堆文化初探[J]. 贵州民族大学学报(哲学社会科学版), 2010, 4:117-122.

[59] 郝新光. 见证中国现代整形外科发展之路[J]. 中国美容整形外科杂志, 2011, 22(10):I0008-I0011.

[60] 李世荣, 姜世正. 中国整形美容的发展历程(二)[J]. 中华医学美学美容杂志, 2013, 19(5):397-400.

[61] Drolet B C, Phillips B Z, Hoy E A, et al. Finesse in forehead and brow rejuvenation: modern concepts, including endoscopic methods[J]. Plast Reconstr Surg, 2014, 134(6):1141-1150.

[62] 王炜. 整形美容外科研究和创新探索[M]. 杭州:浙江科学技术出版社, 2015.

[63] Vargas C R, Chuang D J, Lee B T. Assessment of patient health literacy: a national survey of plastic surgeons[J]. Plast Reconstr Surg, 2014, 134(6):1405-1414.

[64] Kane M A. Nonsurgical periorbital and brow rejuvenation[J]. Plast Reconstr Surg, 2015, 135(1):63-71.

[65] Zan T, Li H, Gu B, et al. Surgical treatment of facial soft-tissue deformities in postburn patients: a proposed classification based on a retrospective study[J]. Plast Reconstr Surg, 2013, 132(6):1001e-1014e.

[66] Li Q F, Zan T, Li H, et al. Reconstruction of postburn full facial deformities with an integrated method[J]. J Craniofac Surg, 2016, 27(5):1175-1180.

[67] Chang T S, Hwang W Y. Forearm flap in one-stage reconstruction of the penis[J]. Plast Reconstr Surg, 1984, 74(2):251-258.

[68] Morrison S D, Shakir A, Vyas K S, et al. Phalloplasty: a review of techniques and outcomes[J]. Plast Reconstr Surg, 2016, 138(3):594-615.

[69] Hembd A, Harrison B, Rocha C S M, et al. Facial reanimation in the seventh and eighth decades of life[J]. Plast Reconstr Surg, 2018, 141(5):1239-1251.

[70] 王炜, 王卫峻, 祁佐良, 等. 眶区年轻化策略——王韧带松解及提紧的睑袋整形术(待续)[J]. 中国实用美容整形外科杂志, 2005, 16(4):205-208.

[71] Wang W, Wang W J, Qi Z L, et al. The combination of releasing and sling Wang's ligament (fascia ligament of orbital muscle) for lower eyelid blepharoplasty[J]. Chin J Pract Aesthet Plast Surg, 2005, 16(4):268-271.

[72] Rohrich R J, Ghavami A, Mojallal A. The five-step lower blepharoplasty: blending the eyelid-cheek junction[J]. Plast Reconstr Surg, 2011, 128(3):775-783.

第二章
整形外科基本技术和原则

　　整形外科学是外科学的一个分支，是以恢复功能、改善形态为目的的学科。整形外科学与许多学科有交叉，其治疗范围非常广泛，治疗的解剖部位从头到足，涉及的解剖层次从皮到骨，有时甚至到内脏。根据治疗对象和治疗目的的不同，整形外科大致可分为再造整形外科（reconstructive plastic surgery）和美容整形外科（aesthetic plastic surgery）两个组成部分，后者简称美容外科。再造整形外科的主要治疗对象是体表畸形患者，这种畸形可以是先天性的，也可以是后天性的，包括创伤（烧伤）、感染、肿瘤、疾病等原因引起的畸形。畸形的表现形式多种多样，包括组织过多、组织过少、组织缺如、组织移位、组织松弛、组织挛缩等。治疗的思路是切除多余的、补充不足的、再造缺失的、矫正移位的、缩紧松弛的、松解挛缩的，等等。治疗的主要目的是恢复功能和（或）改善形态，当然也包括减轻患者的心理压力；功能是其强调的核心，恢复正常是其追求的终极目标。美容外科的治疗对象是没有体表畸形的个体，其目的是通过对体表正常结构进行重新塑形而美化外观，或使治疗部位显得年轻，从而增加治疗对象的自尊与自信；形态是其关注的重点，超越正常、至善至美是其努力的方向。必须指出，以上关于再造整形外科与美容外科的划分仅仅是理论上的，在临床实际工作中常常很难区分一种手术是属于美容外科还是属于再造整形外科，因为施术的解剖部位是否存在畸形有时很难界定，而且不同的民族往往有不同的标准。此外，多数再造整形外科手术本身也有美化外观的作用。例如，先天性内眦赘皮被西方人视为一种畸形，因此在西方国家先天性内眦赘皮矫正术被视为再造整形外科手术；东方民族中约50%的个体存在内眦赘皮，东方人并不认为这是一种畸形，因此先天性内眦赘皮矫正术在东方国家通常被视为美容外科手术。又如，为乳房发育不良的小乳症患者实施的隆乳术通常被认为是美容外科手术，但乳房发育不良导致的小乳症也是一种典型的乳房畸形（畸形的狭义定义是生物体的某部分发育不正常），从此角度看，隆乳术又是再造整形外科手术。再如，为先天性小耳畸形或后天性耳郭缺损患者实施的耳郭再造术是公认的再造整形外科手术，但这种手术的主要目的是改善外貌，并无多少功能意义。这样的例子不胜枚举。

　　因此，再造整形外科与美容外科的关系似乎是"剪不断，理还乱"，可以说是"你中有我，我中有你"。正如20多年前宋儒耀教授（我国整形外科创始人之一）在《美容整形外科学》一书序言中所说的那样："整形外科在一开始就和美容外科有着密切的关系或包含着美容外科。"他同时指出："再造整形外科是美容整形外科的先驱或基础，没有过去的再造整形外科，就不可能有现在的美容整形外科。""任何人在论及美容外科的成长过程时，都离不开整形外科的发展。"

　　美容外科以外科手术为主要治疗手段，以美化人体外观为主要目的，与其他外科学的分支学科相比，它需要更多地应用医学美学知识，这是毋庸置疑的，因此美容外科也可视为医疗美容或医学美容的组成部分。但是，由于美容外科的基本理论、基本原则和基本技术主要源自再造整形外科，而且最早从事美容外科工作的医师也多为再造整形外科医师，因此在本质上其属于整形外科的范畴。

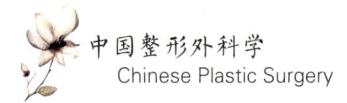

第一节 整形外科的基本原则

一 无菌操作原则

任何手术均应遵守无菌操作原则。整形外科手术操作较为复杂，手术时间较长，手术野广泛，且常涉及两个及以上手术野，因而创面暴露机会多，感染机会也就增多；同时，整形手术中组织移植及假体置入占很大比例，假体易定植微生物，被移植组织相对缺血，对感染的抵抗力弱，一旦感染将会直接影响手术效果，甚至使手术前功尽弃。因此，在整形外科手术中，无菌操作是一项必须严格执行的原则。

无菌操作涉及手术的各个方面及每一个操作细节，故要求每个参与手术和准备手术器械物品的人均应养成严格的无菌观念，自觉遵守与执行无菌操作规范。在口鼻附近的手术中，应做好皮肤黏膜消毒，术中要用纱布遮盖患者的口鼻，以防飞沫污染。手术野消毒范围要大，特别是局麻手术，需保证铺巾后不因体位改变而遭受污染。术区瘢痕凹陷处的积垢不仅要在术前预先清洗，而且在手术过程中还需进一步清洗。

二 无创伤操作原则

任何外科手术对组织都有一定的损伤和破坏作用，无创伤操作原则就是要求每一个手术步骤都要尽量防止不必要的创伤。皮肤组织中所有的细胞、胶原纤维、弹性纤维及脂肪组织均由网状的血管、淋巴管和神经组织包绕，过度夹持、挤压、牵拉和干燥等，均可对一部分细胞和管腔结构造成破坏，由此引起的组织反应还会导致更多细胞和组织的损伤或坏死，而这些受损组织将会成为细菌生长的良好培养基，即使不形成明显的感染，至少在愈合时也会形成瘢痕组织。无创伤操作要求刀、剪、缝针必须锋利精巧，选择合适型号的缝线和缝针以减少组织反应，避免过度牵拉。手术者都要养成爱护组织的观念，操作要稳、准、轻、快，适时以湿盐水纱布覆盖创面，避免创面暴露时间过长，以将组织损伤降到最低限度。手术时术者的手即使轻微震颤也可能给创面带来不利影响，因此术者和助手应尽量保持最稳定的手术姿势。实践证明，弯肘置于身体两旁，像坐在书桌前写字那样的姿势最为稳定。

三 优化程序原则

优化程序就是在遵循逻辑的基础上确立最好的处理顺序。整形外科大师Millard认为，每个患者的治疗或每个整形外科手术应有一个程序单。例如对大面积烧伤患者的治疗，最优先的程序是挽救生命，其次是恢复功能，最后才是改善外观。功能与外观相比较，前者应放在首位，当然，理想的效果必定是同时具备外形和功能的改善，两者是相辅相成的。对需要多次手术矫正多个部位畸形的患者，也应区分轻重缓急，以优化、合理的程序进行治疗，如此方能获得满意效果。如在面部烧伤瘢痕畸形的整复中，应优先矫正睑外翻畸形，保护眼睛这一重要器官的功能，单纯改善形态的手术可在其后实施。在涉及面颈部、躯干、四肢等处大面积烧伤后瘢痕的处理中，应优先矫正小口畸形、鼻孔狭窄、颏胸粘连等阻碍全身插管麻醉的瘢痕畸形，为后续恢复各个部位功能和美观的手术治疗铺平道路。在四肢功能恢复的程序上，手部功能恢复往往是最优先的程序。

即使是多项手术一次完成，其先后顺序也很重要。例如，在同时实施面部除皱和上、下眼睑成形术时，一些医师喜欢先行眼睑手术，后做面部除皱，Millard认为这是不正确的安排，因为眼睑成形术不会影响面部，而面部除皱术则会影响眼睑的形态，所以先行面部除皱术较为合理。

四　手术时机原则

大部分整形外科手术为择期手术，手术时机选择对手术的成败甚为重要，这一问题必须与患者及家属做好充分沟通。手术时机的选择有时以疾病的发展为主要依据，有时则主要考虑疾病对患者生理和心理发育的影响。例如外伤后瘢痕的美容性修复，在瘢痕增殖期实施显然不是最好的时机，在做好沟通的基础上让时间参与治疗往往能够获得意想不到的效果。但对于儿童瘢痕修复的手术时机选择，应以不影响局部生长发育为主要依据，而不应一味强调瘢痕是否软化的问题。同样，对于小耳畸形的整复，过去主要考虑耳和肋软骨的发育情况，多选择在成年前进行手术，而现在普遍认为学龄前耳的发育即可达到成人的85%，应尽量选择在学龄前进行手术，因为这样可以减少畸形耳对患儿心理发育的影响。有时，不同的学者基于不同的考虑，对一些疾病的手术时机选择会有不同看法。如对于先天性多指畸形，一些学者认为18月龄修复效果最好，而另一些学者则认为1岁左右是最好的手术时机。尽管如此，这些争议的背后还是对"手术需要合适的时机"的肯定。

五　避繁就简原则

避繁就简原则是指在能够获得相同或相近的治疗效果的前提下，尽量选择简单的治疗措施，避免复杂的方法。创面的阶梯式重建模式（图2-1）就是避繁就简原则的体现，即创面修复方法应从阶梯底部的直接缝合开始，无法获得满意效果时再选择上级阶梯的修复方法，其顺序依次是皮片移植、局部皮瓣、远位皮瓣、组织扩张术和显微外科手术。这一重建模式的宗旨是尽可能地用简单的手术方法来解决创面修复问题，因为方法越简单，则创伤越小，手术风险越低，恢复时间也越短。但避繁就简绝不是一味追求简单化，当复杂方法的效果显著优于简单方法时，还应以效果为重，选择电梯式重建的复杂方法（图2-2）。例如在下颌骨大块全层缺损的情况下，游离骨移植修复方法虽然较为简单，但容易出现骨吸收或坏死，效果不可靠，因此最好选用比较复杂的

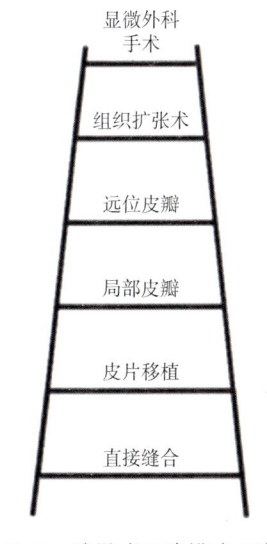

图2-1　阶梯式重建模式示意图

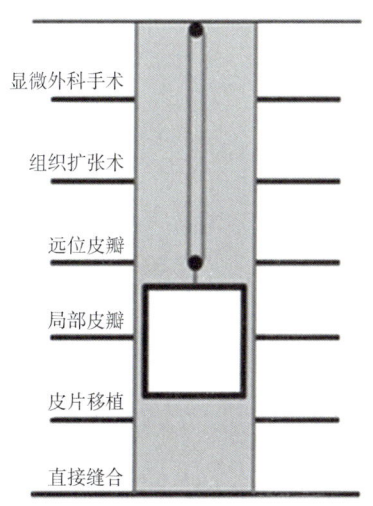

图2-2　电梯式重建模式示意图

吻合血管的骨移植进行重建。"电梯式重建"概念由Gottlieb和Krieger于1994年首先提出，他们认可传统的阶梯式重建，同时也认为为了获得更好的效果，可以自由地选择任何阶梯处的治疗方法。

六　同物相济原则

自体组织移植是整形外科常用的治疗手段，在应用这一手段时应遵循同物相济原则。该原则是指尽可能地用相同的组织修复相同的组织缺损（replace like with like tissues），以获得功能与形态上最为满意的效果，如交叉眼睑瓣修复眼睑全层缺损、交叉唇瓣修复唇全层缺损就是其典型例证。其他如骨移植修复骨缺损、皮肤移植修复皮肤缺损、肌腱移植修复肌腱缺损、脂肪移植补充脂肪容量减少等，都是同物相济原则的体现。用同一美学分区内的局部皮瓣修复同一美学分区内的皮肤软组织缺损也符合同物相济原则，因为同一分区内的局部皮瓣在色泽、质地、厚薄等方面与缺损区的组织基本相同。当然，同物相济也有一定的局限性，当缺损范围广泛或无法切取相同组织时，这一原则则难以实现。在这种情况下，我们只能退而求其次，以相似的组织修复相似的组织缺损，如用皮片修复黏膜缺损、用足趾移植再造手指等。

七　调余补缺原则

调余补缺原则源于"劫富济贫"（Rob Peter to pay Paul.）的思想，也可理解为"拆东墙，补西墙"。整形外科用这一原则修复缺损时，要求在各种轴向上对组织进行旋转、推进或易位，尽量调动周围相对富余的组织，特别是原本要放弃的多余组织，同时将切口放置于隐蔽部位。调余补缺原则下的皮瓣设计是整形外科的一大特色，如以鼻唇沟皮瓣修复鼻部缺损就是典型的做法，即充分利用鼻唇沟区域相对多余的皮肤达到修复目的，同时将瘢痕放在较为隐蔽的部位。Z成形术矫正颈前区蹼状瘢痕畸形、旋转皮瓣修复三角形头皮缺损、菱形皮瓣修复菱形皮肤缺损、双叶皮瓣修复圆形皮肤缺损等，都是调余补缺原则的具体应用。用皮肤扩张术修复皮肤缺损，属于该原则的扩展应用。

八　按美学解剖分区进行修复重建原则

人体可分为七个主要部分：头、颈、躯干和四肢。每一部分又可进一步划分为局部解剖分区，如头部由头皮、面和耳组成。每一个解剖分区可再划分出独特的外形，每一外形有多个较小的亚分区予以分割。每一个解剖分区有着独特的凹凸轮廓，以及由皱襞、角度或峰突表现出的边界。依据这些美学解剖分区进行修复可以在光线阴影和立体感上体现人体的完整感和美感。如对于面部跨局部美学分区的缺损，无论采用皮瓣还是植皮，都需要按分区进行修复才能获得最好的效果。又如，在鼻部缺损中，如果缺损包括一个局部解剖分区或亚分区，该缺损的美观重建是可以直接进行的；如果缺损累及一个局部解剖分区或亚分区的大部，则应将缺损区扩大到全部分区或亚分区，然后进行重建才能获得更好的美容效果。

九　创新性或个体化原则

整形外科的治疗范围非常广泛，而且许多需要手术治疗的疾病通常无固定术式可用，因此在整形外科，通过想象和创意来解决患者具体问题的情况可能要比其他专科多。借助已掌握的知识进行想象，用想象激发灵感，去穿透已知的边界、探索未知的领域、设计具有创新意义的个性化治疗方案，是整形外科不断发展进步的不竭动力，也是应遵循的原则之一。假如没有创新突破和个体化设计原则，整形外科只能不断重复以往做过的事情，而不能有新的进步。

第二节　整形外科的基本操作

一　切口

皮肤切口设计对瘢痕形态及局部功能影响很大，整形外科技术上要求切口瘢痕尽可能细小、隐蔽，不影响功能。

切口处的张力是影响创面愈合的重要因素，如何设计切口使得创缘两侧的张力最小，一直是外科医师所追求的。1861年Langer在尸体皮肤的研究中发现了皮肤最小张力线（Langer线，图2-3），多年来一直是切口线选择的参照标志，但后续的研究表明，该皮肤最小张力线与皮肤纤维组织的张力密切相关，而未考虑皮下肌肉的作用。1935年Webster发现，设计切口时按照褶皱线（皮纹线，图2-4）进行，皮肤的张力最小，术后能获得更好的愈合效果。

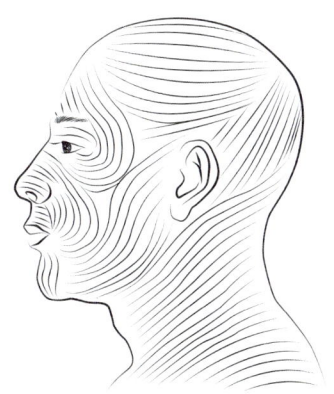
图2-3　面部Langer线

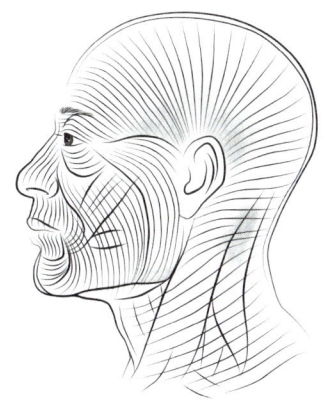
图2-4　面部皮肤褶皱线

皮肤真皮层含有弹性纤维，其方向与皮纹或褶皱线平行，若切口与皮纹垂直，过多的弹性纤维将被切断，创缘周围断裂的弹性纤维就会牵拉切口向两侧裂开，使切口张力增大，愈合后将形成较多的瘢痕组织；若切口与皮纹平行，因切口与弹性纤维的方向一致，就不会有向两侧裂开的张力，可有良好的愈合效果。同时，皮肤组织有纤维束直接与下面的筋膜相连，这些纤维束与肌纤维方向垂直，当瘢痕与皮下纤维束平行时，对局部结构的破坏最小，瘢痕可线性愈合成正常纤维束结构；当瘢痕与肌纤维方向平行时，瘢痕组织成为皮肤与肌肉间异常方向的纤维条索，而且这一瘢痕较为薄弱，在肌肉活动时，必然随皮肤一起被牵拉，瘢痕组织随之不断加强该方向的胶原沉积，结果引起瘢痕组织增多增强。有鉴于此，Rabin提出在面部做切口时应与面部肌肉活动方向垂直，其愈合后瘢痕才能细小而不明显。因此，设计手术切口时，依据皮纹线进行设计是整形外科医师的首选。

大部分皮肤褶皱线与皮肤最小张力线一致，但面部表情肌丰富，部分区域两者不重叠时一般应以皮肤褶皱线为准，同时也要兼顾解剖分区特点，如在下颌缘处应尽可能顺下颌缘支方向设计切口。在发际、皮肤与黏膜交界处、眶缘、耳前轮廓线等隐蔽部位设计切口也利于瘢痕隐蔽。在长度较大的跨关节区域或面部区域应设计S形切口或锯齿样切口，既可避免直线切口线性挛缩影响功能，又可减少线性瘢痕在视觉上的冲击。手部手术尚需注意保护手的感觉功能，尽量避免在手指腹侧、1～4指桡侧及小指尺侧设计切口，因为这些区域是接触频发区，切口愈合后容易留有瘢痕区感觉敏感；虎口处尽量采用四瓣或五瓣Z成形术，以满足不同方向皮纹的需求。

切口设计完成后行皮肤切开时，为尽量减少瘢痕反应，需注意刀片与皮肤垂直，一次达到切开深度，避免反复切割；若在毛发部位做切口，则刀片尽量与毛发生长方向一致，防止损伤毛囊。

二、剥离

剥离是整形外科手术技术中微创操作的技巧之一，只有精通解剖才能做好。皮下剥离在皮肤重建手术中经常使用，皮瓣的形成也离不开剥离，临床及实验也已证明剥离能有效减少创缘张力，所以在整形外科中，剥离是一项基本操作技术。剥离过程中应以锐性剥离为主，并注意剥离的层次，剥离前应用水分离技术（即皮下适当注射生理盐水）有助于剥离的进行。

（一）以锐性剥离为主

锐性剥离是以手术剪或手术刀进行组织切割分离皮下（图2-5）。与钝性分离相比，锐性剥离层次清楚、损伤小、皮下组织平整、无效腔易封闭，但有伤及较粗血管神经的风险，因此需要解剖理论作支撑，特别是在重要的血管神经周围剥离。如在面神经分布区域剥离时，应尽量在直视下进行，一方面在剥离层次上尽量不要突破表浅肌肉腱膜系统（superficial musculoaponeurotic system，SMAS）浅层；另一方面遇有血管神经时，应仔细辨认清楚后再作处理，防止误伤。锐性剥离时可将刀片垂直于皮下进行平推，同时用刀刃锐性剥离，以减少对皮瓣内组织的牵拉损伤。

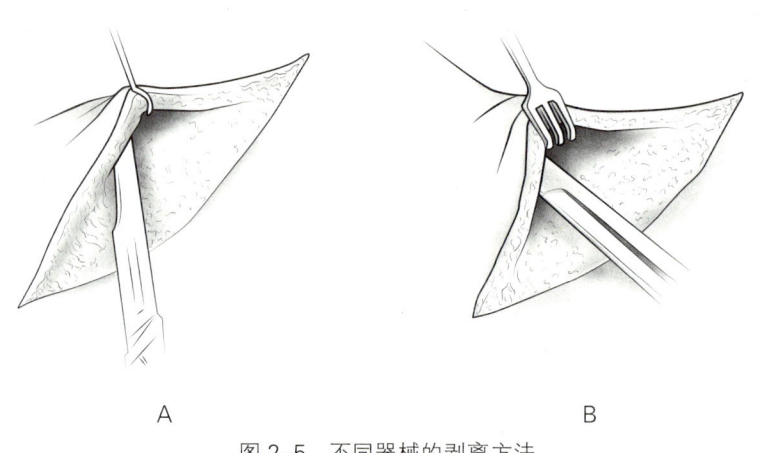

图2-5 不同器械的剥离方法
A. 刀片剥离法 B. 剪刀剥离法

（二）注意剥离层次

剥离应尽量在自然组织分层交界处进行，因为这里的血管神经分布最少，可降低损伤风险，减少出血量。如面部可在皮下深、浅脂肪层之间剥离，躯干和四肢应尽量在深筋膜浅层剥离，头皮应尽量在帽状腱膜下剥离（图2-6）。

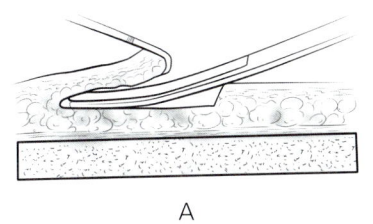 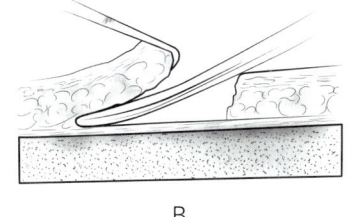 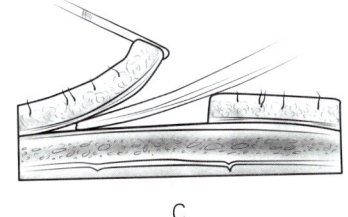

图 2-6　不同部位的剥离层次
A. 面部　B. 躯干和四肢　C. 头皮

（三）水分离技术的使用

剥离前向剥离区域拟分离层次内注射含或不含肾上腺素的生理盐水，能够为剥离提供便利，并有效减少术中出血量，特别是在头皮以及脂肪层中部作剥离时。

三　止血

整形外科手术常涉及较大创面或剥离面，出血较多且广泛，故彻底止血是术中的重要环节。止血不彻底对局部伤口的愈合有直接影响，同时会增加感染风险甚至威胁生命。但止血时必须注意尽量避免对周围组织的损伤。止血的方法包括电凝止血、结扎止血、止血带的应用和压迫止血等。

（一）电凝止血

高频电流可以在局部产生电热作用使血液凝结，这种方法可以使小块组织炭化，在大创面治疗中其止血效率高于结扎止血，并可以大大缩短手术时间。在面部等精细部位的止血中，往往还会用到细小的电凝针或双极电凝，以减少对周围组织的损伤。特别是滴水双极电凝，可在对两极夹住的组织间进行精确止血的同时，通过水滴降低热作用的扩散，在皮肤薄弱及易损伤部位的应用中发挥细化精细操作的作用。

（二）结扎止血

结扎止血包括缝扎止血，是广泛应用于临床外科的传统和经典的止血手段，具有其他方法不可替代的作用。结扎止血时应用小型蚊式钳尖端夹住出血点，露出止血钳尖端，用细丝线结扎即可；不易钳夹部位可采用8字缝合结扎止血，但缝扎止血时因结扎的组织较多，可能引起较多的组织细胞坏死，损伤相对较大（图2-7）。

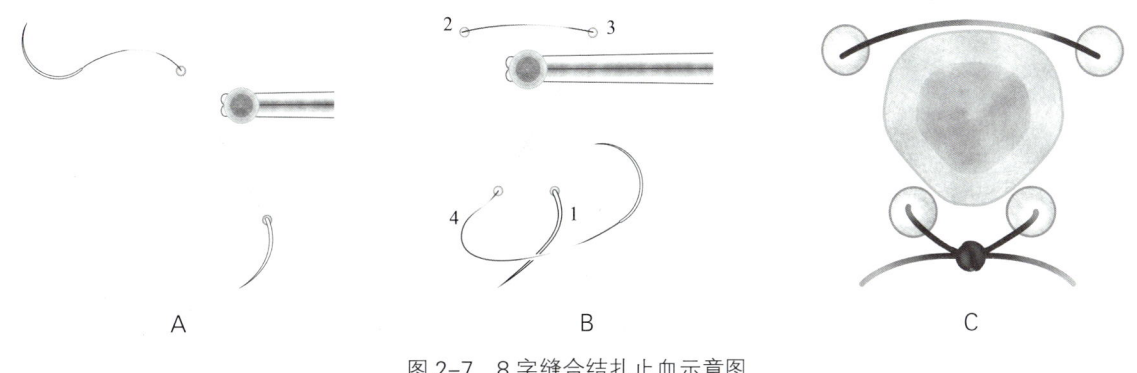

图 2-7　8字缝合结扎止血示意图

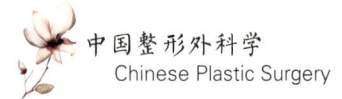

（三）止血带的应用

止血带在四肢手术中较为常用，特别是血循环丰富的手足部手术。通常使用的有充气止血带和橡皮驱血带，手指手术时也可使用细橡皮条缠绕指根部止血。使用中要注意在止血带和皮肤组织之间应垫有足够的敷料，防止缠绕过程中皮肤折叠受压引起局部挫伤。使用止血带前一般需先行驱血，可以应用驱血带驱血或借助重力驱血。需要指出的是，恶性肿瘤切除或感染病灶清除需要使用止血带时，禁用驱血。充气止血带一般在术前放置于上臂上1/3或大腿中上部。目前，关于止血带充气压力的确切数值尚存有争议，临床采用的压力通常是：成人上肢为250～300mm，下肢为400～600mmHg；儿童上肢为200～250mmHg，下肢为300mmHg。针对个体来说，止血带压力除了考虑年龄外，还需要考虑血压和肢体粗细。有学者推荐上肢止血带压力应高于收缩压50～75mmHg，下肢止血带压力应高于收缩压100～150mmHg。橡皮驱血带在没有充气止血带时可在术中临时应用，其固定位置一般同充气止血带。应用止血带时必须记录开始时间，一次使用以不超过1～1.5小时为宜；如需继续使用，可松开5～10分钟，待循环恢复后再重新驱血后上止血带。橡皮驱血带和指根部橡皮条没有明确的压力指示，故存在一定的盲目性，时间过长易造成神经压迫损伤，使用中应特别注意。另外，使用止血带尚需注意以下几点：①止血带仅用于四肢手术；②使用止血带时需有充分的麻醉；③患肢有血栓闭塞性脉管炎、静脉栓塞、严重动脉硬化或其他血管疾病者禁用；④橡皮管止血带仅用于成年患者的大腿上部，上肢或儿童患者不宜使用。

（四）压迫止血

出血创面局部以温湿纱布进行压迫，可使血管闭合而凝结止血，但压迫时间应持续3～5分钟以上。整形外科手术创面较大，在等待过程中可使用此法进行止血。如在微创法腋臭手术中，皮下剥离后常在一侧剥离腔隙内置入温湿纱布压迫于剥离创面进行止血。该方法损伤小，简单易行，除可用于广泛渗血创面外，还可用于其他止血方法易损伤周围重要结构的创面，如轴型皮瓣蒂部出血时。

其他止血方法还包括肾上腺素生理盐水的应用，肾上腺素浓度一般为1:200万～1:20万，局部应用可使血管收缩达到止血的效果，和局部麻醉药同时使用时还可延缓局麻药的吸收代谢。但这种止血是暂时的，一段时间后血管重新扩张可再次出血，因此易致术后出血，故在使用中需格外注意。手术周围皮下局部注射生理盐水进行水分离，使周围组织形成一个"水袋"，也能够起到一定的止血效果，局部软组织肿胀后可降低毛细血管的开放比率，减少渗血。在吸脂术中使用肿胀液以及在取皮术中进行皮下水分离注射，就是利用这些原理来达到减少出血的目的的。

四 封闭无效腔和引流

（一）封闭无效腔

创面有无效腔残留易导致积血积液影响伤口愈合，故要求在整形手术过程中使用正确的缝合方法，按组织层次严密而正确地对合创面，以封闭无效腔。对于皮下分离范围较广、无多余组织缝合封闭的无效腔，可通过皮外贯穿缝合法将皮肤组织固定于皮下，皮外缝线打结于油纱卷上，以封闭皮下无效腔。

（二）引流

广泛的剥离创面，特别是皮瓣转移术后，深部组织内或皮瓣下常遗留无效腔而无法完全闭合，易致积血积液，故在这些手术后引流往往为必要措施。较小的无效腔可将橡皮管剪成条片状引流，面部和手部可用手套边作为引流条，引流条可在术后24~48小时拔除；较大的创面可放置引流管并连接负压装置，必要时可放置多根引流管，且放置时间一般可延长至术后3~4天。

五　缝合

缝合是整形外科手术中一项重要而技巧性较强的操作，组织的重塑和再造最终都需要靠缝合来完成。整形外科注重手术区的外形及功能，在要求皮肤切口对位愈合的基础上，还需要达到切口线平整呈线状，尽量没有增生突起或不规则的异形愈合瘢痕。在缝合操作时，整形外科医师习惯于选择细三角针和细线以减少组织损伤，并以分层（皮下、真皮和表浅皮肤）缝合确保对位准确。临床应用中需要避免不正确的缝合，以免在皮下形成张力，残留无效腔（图2-8）。

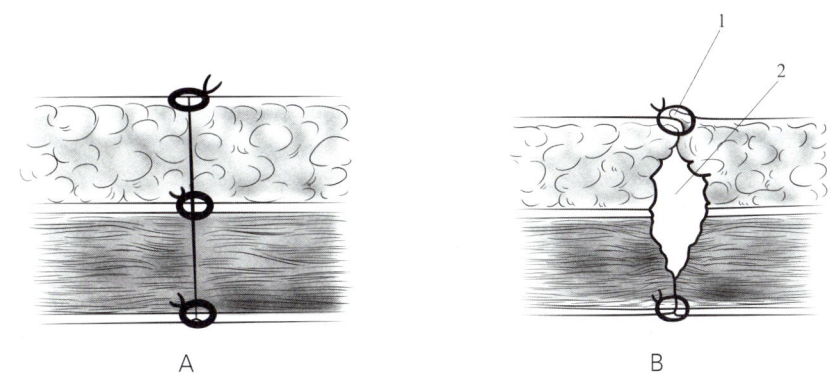

图2-8　分层缝合示意图
A. 分层缝合准确对合　B. 不正确的缝合导致皮下无效腔形成

创面愈合后的瘢痕形态与多种因素相关，如缝合时张力的大小、拆线时间的早晚、缝合时针线的粗细及缝合组织是否过多过紧等。

缝合表浅伤口时，只要使切口皮缘自然对合即可，术后伤口肿胀创缘自然密切对合；如缝合过紧，则肿胀后缝线嵌入组织，易造成损伤而形成明显的缝线痕迹。细线缝合也可减少组织反应。真皮和皮下缝合则可明显减少皮肤表面的张力，减少瘢痕增生。

合适的缝针和缝线可以帮助更好地对合伤口。缝针主要分为圆针和角针，此外还有反向角针、侧方角针（铲针）等。圆针一般适合皮下缝合，相对损伤更小，缝合效率也不受影响。皮肤组织较为致密，一般选择角针缝合。在眼周缝合时，锐利的圆针或反向角针更利于保护眼部深面结构。

缝线一般可分为可吸收和不可吸收两大类。缝线的粗细以号数（如1号、4号、7号、10号线等）和零数（如2-0、3-0、4-0、5-0、7-0等）表示，号数越大缝线越粗，"0"的个数越多缝线越细。缝线的选择需根据缝合的部位、组织层次、伤口张力等因素综合考虑，一般原则是在能够承受伤口张力的前提下，尽量使用抗张强度大、对组织反应小的细缝线。可吸收线常常用于黏膜或阴茎阴囊皮肤组织的缝合以及不便于线结残留部位的皮下的缝合。皮下缝合时一般选用3-0丝线，面部缝合选用5-0丝线，线结应保留在深部，且避免残留无效腔。皮肤的缝合可根据不同的张力选用不同的丝线，面部无张力时可选用6-0或7-0丝线，躯干四肢可选用3-0或4-0丝线，手部可选用4-0或5-0丝线。手部手术不做皮下缝合。

颜面部切口超过7天拆线即可能遗留缝线瘢痕，因此建议术后4~5天拆线，缝线拆除后可以用胶布固定几天，以维持切口的对合；四肢的缝线可在术后7天拆除；而背部或足部由于局部张力较大，可以任其留至术后10~14天拆除，因该部较隐蔽，细小的缝线常不为人所注意。

两侧厚度不等时，缝合针可从对侧厚度相对的位置进针，使创缘对位平整或略外翻。遇有创缘一侧不稳定时应从不稳定侧进针，再从稳定侧穿出。在缝合皮瓣尖端时应采用三点缝合法，即自一侧皮肤穿入创缘，再横行穿过皮瓣尖端的真皮下或皮下，然后从对侧创缘相应厚度处穿出皮肤，轻轻拉拢结扎，使皮瓣尖部在与两侧吻合的同时，其血供不致因缝线影响而发生坏死（图2-9）。

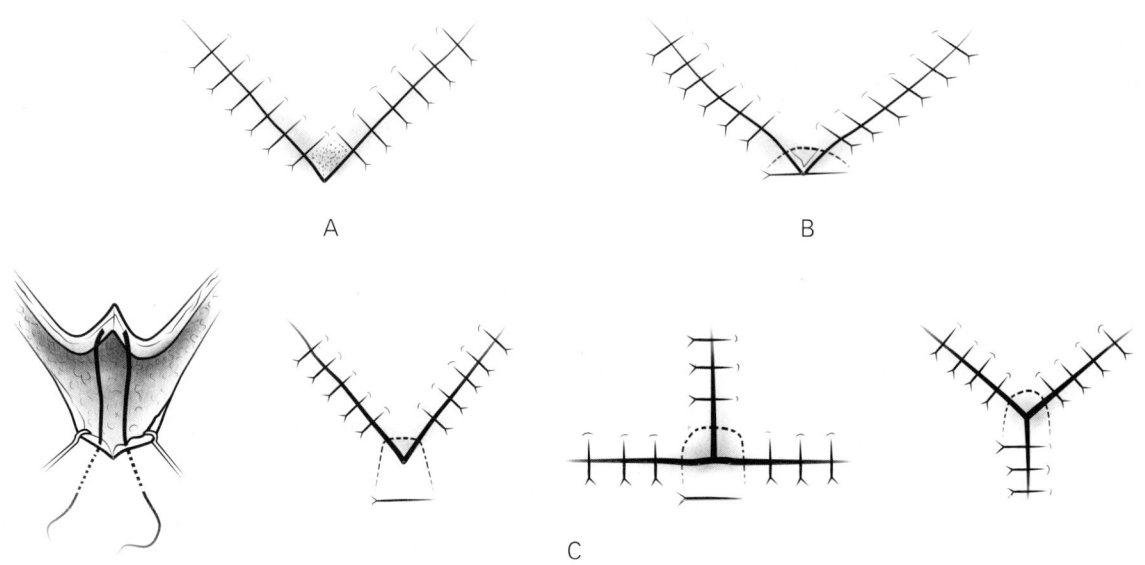

图2-9　三点缝合法示意图
A. 普通间断缝合易致尖端坏死　B. 不合适的间断缝合易致对位不齐　C. 三点缝合法缝合层次及不同形态的应用

常用的缝合方法有间断缝合法、真皮内缝合法、褥式缝合法、连续锁边缝合法等。

（一）间断缝合法

间断缝合法（interrupted suture）是指每缝一针即打成一结，两针之间互不相连。整形外科间断缝合一般针距以4～5mm为宜，且应在表皮无张力或已作皮下缝合后进行。缝合时应在距创缘3～5mm处从皮面垂直进针直达真皮下，在真皮下平面穿过切口，到另一侧相应距离的真皮下平面，与皮面垂直出针，以保持创缘平整或稍外翻。面部缝合时边距以1.5～2mm为宜。有时为保证创缘稍外翻，可在缝针刺入一侧创缘后，稍斜向外侧（不成直角）穿透全层皮肤至皮下后再转向对侧相应部位出针，这样使缝线圈在深部组织处并和浅部组织形成一个较宽的环（图2-10）。

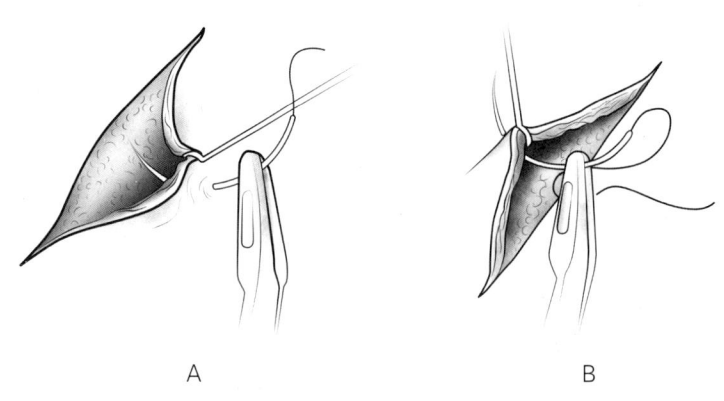

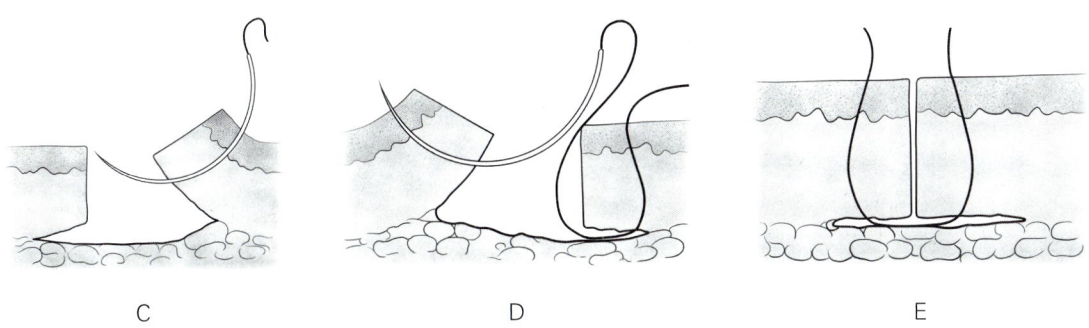

图 2-10　间断缝合法，进出针时可在底部稍多带些组织，以使创缘稍外翻

（二）真皮内缝合法

真皮内缝合法（intradermal suture）是指在真皮层内进行的埋藏缝合，分为间断真皮内缝合和连续真皮内缝合，缝合后可使创缘更紧密地对合。间断真皮内缝合是先将针从一侧真皮深层向其表浅部穿出，再从对侧真皮浅层向深层穿出，然后打结。缝合时应尽量做到层次不要过浅，以避免真皮下出现无效腔或可能发生的线头外露，缝合后可再行间断皮肤缝合。连续真皮内缝合是在皮肤对合平整后，用细丝线在真皮层内进针出针，往复向前作连续缝合。缝合时注意保持进出针在同一平面，以免缝合不平。拆线时可从一端将线抽出，但若线太细或操作不当易断线，故也可以用金属线进行皮内连续缝合（图2-11）。

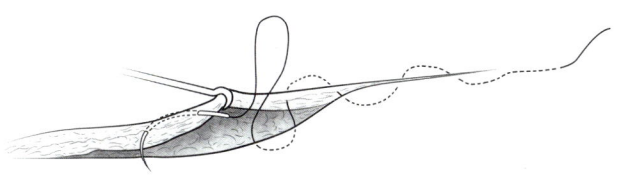

图 2-11　真皮内缝合法

（三）褥式缝合法

褥式缝合法（mattress suture）有垂直褥式（纵褥式）与水平褥式（横褥式）两种，这两种方法均可使创缘外翻，对合良好，可用于阴囊、手部以及凹陷处的创口缝合。垂直褥式缝合为深、浅两层，其缝线在一个平面，适用于有一定张力或皮肤易内翻的创面，同时可以关闭因深部组织缺损引起的无效腔，并起到比间断缝合更好的减少创缘渗血的作用。但其因边距较大、有一定的张力、易产生瘢痕而极少用于面部。双圈式褥式缝合是垂直褥式缝合的一种变异，可达到加强创缘组织接触面缝合力量、使创缘外翻的目的。水平褥式缝合由两个间断缝合结合而成，属于绞窄缝合，其张力可压迫组织，因此通常只在躯干、四肢等部位切口张力较大时采用（图2-12）。

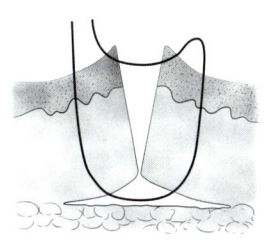 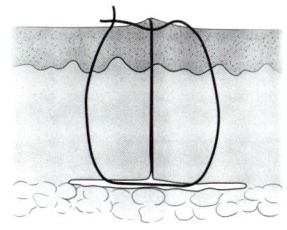

A

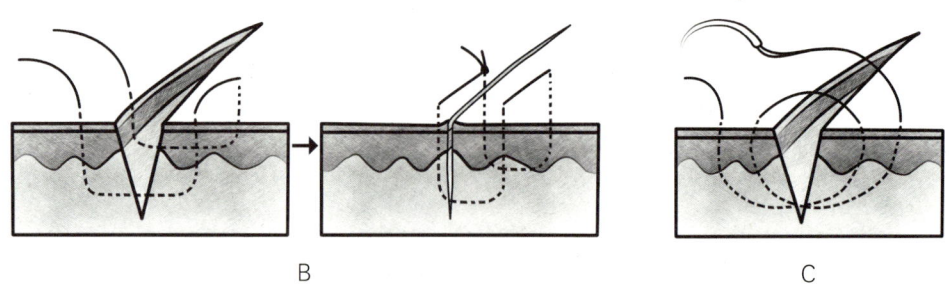

图 2-12　褥式缝合法
A. 垂直褥式缝合　B. 水平褥式缝合　C. 双圈式褥式缝合

（四）连续锁边缝合法

连续锁边缝合法（continuous border-locking suture）是一种连续缝合法，因缝合较快，可节约手术时间，同时有利于控制创缘难以解决的渗血，常用于大面积瘢痕部分切除后的植皮手术、无须打包加压的皮片移植，以及其他创缘对合良好、血供良好的切口。此法的缺点是缝线一旦断裂，整个伤口就可能裂开。由于锁边可减少创缘血供，故该法不适用于血供不良的创面（图2-13）。

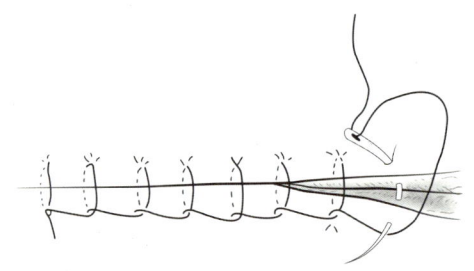

图 2-13　连续锁边缝合法

缝合是整形美容手术的重要技巧，微创、精准是其重要原则，经过显微外科技术训练的整形医师会使多针之间缝合的针距和深度精确到0.1mm。

六　包扎固定

整形外科术后伤口的包扎固定不同于其他外科，因为多数手术局部创面较大，且多涉及解剖上的再造和功能的恢复，术后包扎固定的好坏有时可直接影响手术的效果。术后包扎要稳固，有利于压迫止血、消灭无效腔、促进静脉回流、减轻组织肿胀、保持局部制动、使创面愈合良好。如果游离皮片移植术后皮片局部固定不牢靠，其轻微的错位移动也会导致植皮失败。常用的包扎材料有凡士林纱布、消毒纱布、各种绷带、各种产品化敷料、各种透气胶布，固定材料有石膏、各种夹板、各种负压固定装置等，均可依据具体情况选用。

（一）一般包扎

所有的手术伤口一般均应先盖一层凡士林纱布，再覆以4～6层无菌干纱布。一般要求敷料边缘距创口边缘5～8cm，包扎应确实可靠，以免敷料脱落污染创面。在组织转移或移植术后，包扎尚需更多敷料，以具备一定的厚度和弹性，并通过适当方式加压。适当的压力可消灭无效腔、防止渗出和出血、减少水肿，以利于静脉回流，促进创面愈合。但应避免过大的压力，以免影响血供，一般以4.0kPa（30mmHg）的压力为标准。进行加压包扎时，不同的部位和手术应采用不同的敷料和加压方式。

（二）四肢部位的术后包扎

四肢部位手术可在敷料覆盖后先用胶布将敷料固定于周围皮肤，再用绷带进行固定；在皮肤移植术后尚需用石膏将上下关节处进行固定，防止关节活动牵拉皮肤而影响植皮成活。四肢手术后应抬高患肢，以利于静脉回流，特别是在肢体近端进行加压包扎后。

（三）手部的术后包扎

单独手指手术可在敷料覆盖后用局部绷带加压包扎，植皮后需用夹板固定上下关节。手部整体包扎时，要求各手指间应有纱布隔开，此时可用条状纱布压于指蹼处及手指间。手部植皮或其他较广泛的手部术后，可用大量松散纱布填于手心、手背及空余处，以绷带缠绕，将手及腕部包扎成球状。各手指需分开并露出指端，以便于观察血供。大拇指置于对掌位，其余各指置于功能位，腕部置于功能位且限制活动，必要时包扎后以石膏固定。手部较小区域植皮时，以松散纱布作为打包加压的敷料可以获得更好的加压效果。

（四）颜面部的术后包扎

上面部包扎包括单眼包扎、双眼包扎、单耳包扎、双耳包扎，还有半颜面、全颜面包扎。若要行耳包扎，耳前后可用纱布垫平后再包扎；若行眼包扎，则眼部需涂眼膏，覆盖眼垫后再包扎。用纱布绷带包扎头部时，可在外露耳、外露眼上方纵向放一条纱布，用绷带包扎完毕后将纱布条打结，可在耳、眼外露的同时压紧敷料。鼻部术后，可在鼻两侧放置纱布卷，再以胶布固定，有加压闭合无效腔、减轻水肿反应的良好效果。

近几年，负压封闭引流技术在创面修复中广为应用。作为一种新型的包扎固定方法，其也广泛应用于整形外科领域。其独特的敷料和负压装置可直接用于植皮的固定，减少敷料加压固定的手术时间，且可不用固定四肢的上下关节，提高术后患者的舒适度。在皮瓣转移术的应用中，局部的负压还有利于增加皮瓣血供，封闭皮下无效腔，隔离外在环境污染，促进创面愈合。

第三节　整形外科的基本技术

一　切除方法

（一）梭形切除

单纯梭形切除是最常用的切除方法，切口线设计时需注意切除的长度，如果切除的长度不够，可能会产生"猫耳"畸形。"猫耳"由闭合末端多余的皮肤和皮下脂肪组织形成，有很多方法可以矫正。"猫耳"不会自行消失，整形外科医师必须很娴熟地对其进行修整。

（二）楔形切除

游离缘附近的病灶可以进行楔形切除。对于一些老年患者，下唇的1/3和上唇的1/4可以楔形切除后直接拉拢闭合。

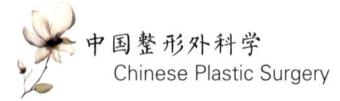

（三）圆形切除

如果需要尽量多保留皮肤组织（如鼻尖部）或要求小瘢痕，可以使用圆形切除。这种切除方法留下的瘢痕最小，但缝合后皮肤常不平整，故恢复时间一般较长。圆形缺损也可以通过荷包缝合闭合，但这种方法会引起明显的皮肤褶皱，并且要很多个月才能消失。较小的圆形缺损直接缝合后可无明显褶皱或"猫耳"，特别是面部。

（四）分次切除

分次切除是指对病灶进行多个阶段的手术切除，适用于较大的良性病灶，如先天性色素痣。分次切除常和皮肤扩张术联合应用，在一次手术切除或扩张器置入后，利用皮肤的延伸性和可扩张性，在获得足够的皮肤组织量后再次进行手术治疗。相对于一期梭形切除病灶，分次切除可以使伤口闭合后形成的瘢痕较短。

二 切口封闭技术

切口皮缘在无张力的情况下精密对合是保证一期愈合、减少瘢痕的重要条件。切口封闭最常见的方法是缝合，皮肤钉合、伤口拉合胶布或皮肤黏合剂在某些条件下也可以很好地起到封闭切口的作用。

（一）缝合

具体的缝合方法如前所述。整形外科更注重缝合方法的综合运用，通过定点缝合确保长切口的精确对位缝合。

（二）皮肤钉合

皮肤钉合适用于切口较长的部位，或在缝合前先暂时固定皮肤，植皮时也可用于固定皮片。皮肤钉合可以节省时间。应用皮肤钉合器时需注意避免皮下无效腔，必要时先作皮下缝合。钉合器还需与皮肤紧密贴合，防止钉合后皮缘内翻。虽然金属钉子不易出现异物反应和感染，但仍需尽早拆除，以免皮肤出现缝线印迹。皮肤钉合特别适用于有毛发的头皮部位。

（三）伤口拉合胶布

伤口拉合胶布适用于创缘对合整齐、皮缘无内翻、无明显出血渗血的伤口。皮肤缝线拆除后也可以使用伤口拉合胶布，以增加闭合的力量，防止伤口裂开。此外，还有一些皮肤伤口拉合装置具有减少皮肤张力的作用，可以作为减张缝合的辅助用具，在术后长期使用还可以起到减少瘢痕增生的作用。

（四）皮肤黏合剂

皮肤黏合剂对无张力伤口可以发挥很好的闭合作用，因其可以完全封闭伤口。此法操作简便，可减少缝合时间，避免缝线对伤口的影响，在临床应用广泛。但皮肤黏合剂使用不当常会出现伤口再次裂开的现象，所以在使用过程中应注意把握适应证。对于存在一定张力、创缘不整齐、局部渗血未控制完全、皮肤内翻明显的伤口，应将伤口进一步处理完善后再用黏合剂闭合或改为缝合闭合。

三 "猫耳"整复技术

近圆形或不对称切口缝合后常常遗留"猫耳"畸形，即在闭合末端形成由多余皮肤和皮下脂肪组织构成的局部畸形。通常情况下"猫耳"不会自行消退，整形外科医师必须很娴熟地对其进行修整。"猫耳"的整复方法有很多，基本操作如下：首先需对整个伤口进行缝合，直到皮肤对合后开始出现明显的隆起，用皮肤拉钩或镊子提拉起创面末端，确定"猫耳"畸形的程度。"猫耳"的去除需要根据局部位置和畸形的程度进行。对于近圆形切口形成的周围无重要结构的"猫耳"，可在创缘末端提起皮肤组织，形成三角形结构后将其拉向创缘一侧，沿原切口线延长切开皮肤全层至"猫耳"基底部远端，再将整个"猫耳"拉向另一侧，然后切开对侧皮肤全层，去除整个"猫耳"畸形（图2-14）。当"猫耳"周围有重要解剖结构而不适宜延长切口时，可通过Y形切口来尽量保留皮肤组织。

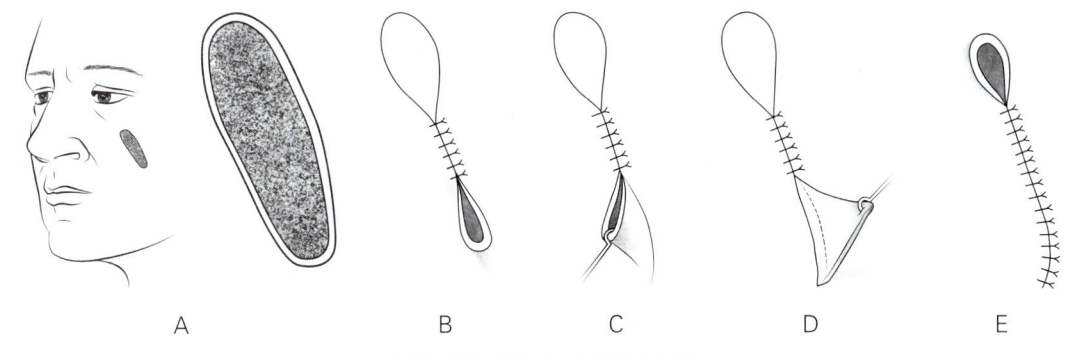

图 2-14 "猫耳"畸形的整复
A. 椭圆形的皮肤缺损创面 B. 从中部作定点缝合 C. 缝合至"猫耳"明显处，通过皮肤拉钩或镊子确定需切除的范围 D. 沿基底部切除"猫耳"组织 E. 最后的缝合效果

对于创缘两侧皮肤组织不对称引起的"猫耳"，可通过以上牵拉方法来确定一侧创缘多余的皮肤组织量，然后进行切除，切除后伤口在另一个方向得到延伸。在Burow皮瓣修复创面的过程中所形成的Burow三角就是这种"猫耳"结构，可通过这种方法去除。

在整复"猫耳"畸形、避免皮下无效腔的同时会引起瘢痕的延长，同时在皮瓣的修复过程中也会破坏皮瓣的部分血供，因此在临床应用过程中还需要权衡利弊。如在长宽比例较大的皮瓣修复中常需尽量保护蒂部血供，术后常遗留局部"猫耳"畸形，可进行二期整复。

整复圆形或椭圆形缺损直接缝合封闭时所形成的"猫耳"的传统方法需向两侧延长切口，扩大切除范围。这种方法的主要缺点是牺牲较多的正常组织，同时留下较长的切口瘢痕。1976年，Webster报告了一种节省正常组织同时避免"猫耳"形成的圆形或椭圆形皮肤缺损封闭技术，因缺损两端或一端的切口设计成M形，故称M成形术（图2-15）。

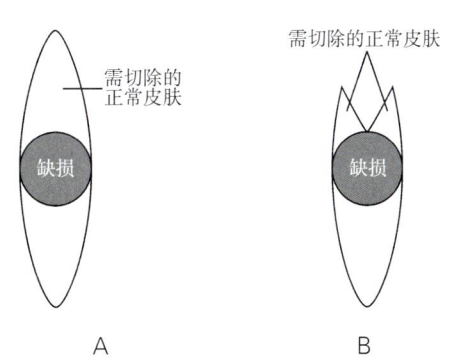

图 2-15 Webster M 成形术示意图
A. 传统方法切口设计示意图 B. M 成形术切口设计示意图

四 基本整形技术

（一）Z成形术

Z成形术又称对偶三角成形术，指的是两个交错三角皮瓣的转位过程。这个名字来源于皮瓣设计时的Z样形状（图2-16）。Z成形术的确切来源已无从可考，20世纪20年代Z成形术的概念开始逐渐流行起来，1973年Borges提出了和现在的Z成形术比较接近的更为完整的概念，并对其发展历程进行了综述。Z成形术是整形外科的一个精妙的基本技术，在整形外科有着最广泛的应用。

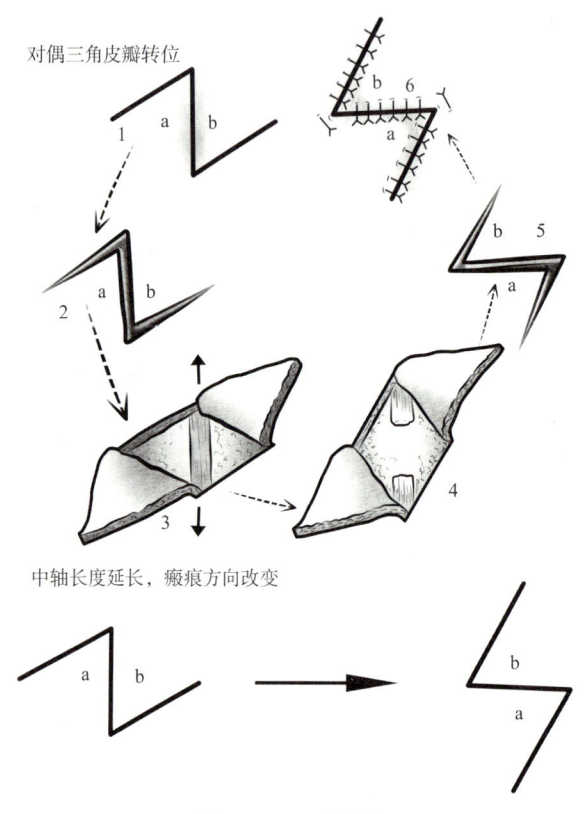

图 2-16　Z成形术

在设计Z成形术时，先画出瘢痕或牵拉轴向上的公共边，再以60°角在两个端点设计等长的臂，术中切开掀起皮瓣后转位缝合。通过这样的操作会产生两个主要的物理作用：①在Z两边三角皮瓣的公共边中轴方向获得了长度的延伸；②在中轴方向上改变了伤口方向。在这两个作用下，Z成形术具备了两个主要的功能：①利用中轴方向上的长度延伸，缓解了局部牵拉作用，临床上可用于松解局部蹼状、条索状挛缩畸形以及肢体、腔道周围的环状狭窄，矫正组织错位；②利用改变中轴的方向，改变了伤口的瘢痕方向，使原来与皮纹垂直的瘢痕转变为顺皮纹瘢痕，也使得直线瘢痕成为非直线瘢痕而在视觉上变得不明显。临床上Z成形术多用于瘢痕修复，特别是面部瘢痕。通常情况下，整形外科医师往往会注重其中一方面的作用，但其同时必然会带来另一方面的作用，有时候这是额外的收获，但有时候也是有害的。

经典的Z成形是两边与中轴等长，角度为60°；通过利用两侧的组织，理论上中轴长度可延长75%。在应用过程中可根据临床需要进行改良设计，如可根据需要延长的长度进行角度的改变（30°~90°），角度变化与增加的长度间的关系见表2-1；还可根据局部解剖错位的程度、松动性、两侧的组织量，将两个三角皮瓣设计成不同的角度，其双臂也有不同的长度和弧度。

表 2-1　Z 成形术的角度和理论增加的长度

Z 成形术的角度(°)	理论增加的长度(%)
30—30	25
45—45	50
60—60	75
75—75	100
90—90	120

Z 成形术还有一些变化类型，可以达到更充分的延长中轴线方向长度的作用，如连续 Z 成形术、四瓣成形术、五瓣成形术等。连续 Z 成形术是利用较小而多的连续 Z 成形设计代替单个 Z 成形，可用于条索状瘢痕较长，且两侧可利用的皮肤宽度有限时，如对于四肢关节和手指等较窄部位瘢痕的修复，常用连续 Z 成形术（图 2-17）。连续 Z 成形的两臂明显缩短，有利于较窄部位的修复，但除两端外，其余皮瓣并非呈三角形，需要在形成皮瓣后进一步修剪。由于连续 Z 皮瓣切口转折较多，皮瓣缝合时应注意分层缝合以封闭无效腔、平整皮肤，同时注意每个皮瓣角部的血供，以免引起坏死。

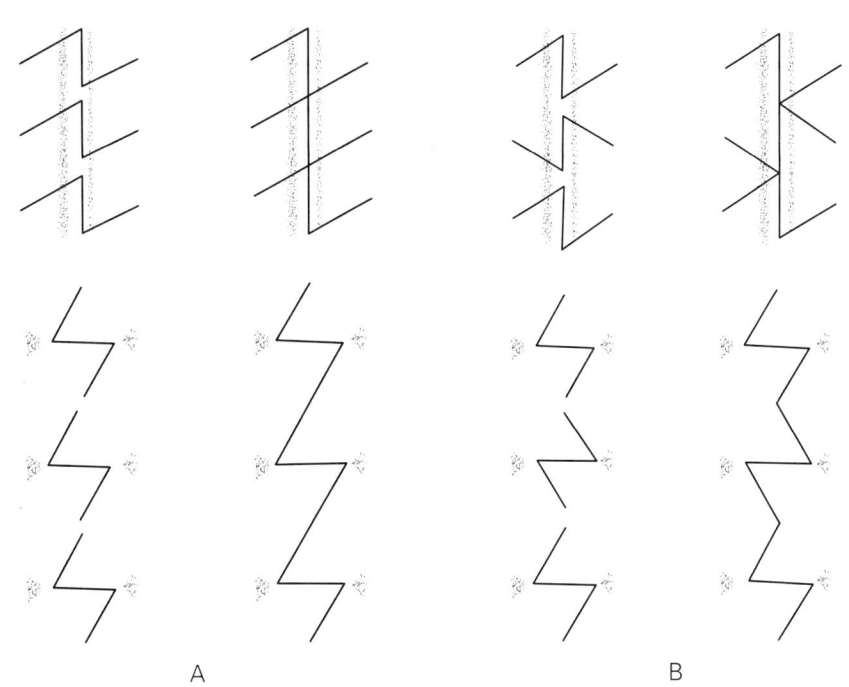

图 2-17　连续 Z 成形的设计和术后效果
A. 平行结构　B. 斜交结构

四瓣成形术是在挛缩的条索状瘢痕两侧先设计两个大角度的皮瓣，然后沿两钝角的角平分线将其一分为二，形成 4 个三角皮瓣，转换位置后可以使中轴方向的距离大大增加，达到松解瘢痕的目的（图 2-18）。

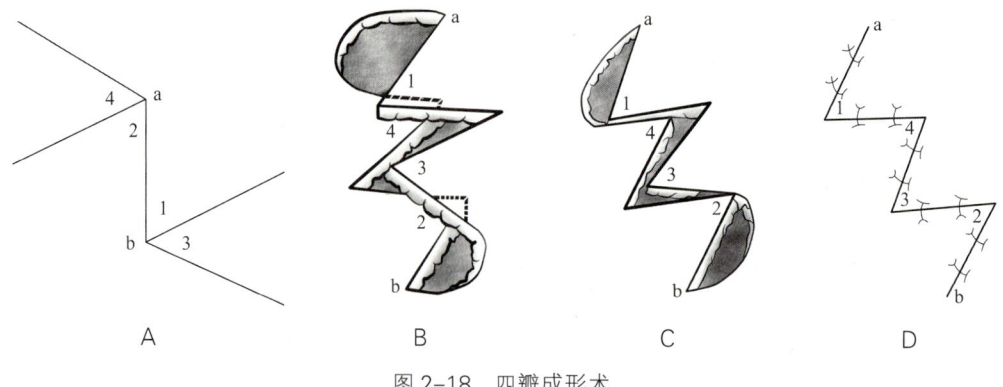

图 2-18 四瓣成形术

五瓣成形术实际上是 Z 成形术和 Y-V 推进术的联合应用，其设计如图 2-19 所示，常用于一边为瘢痕组织，另一边有松动皮肤可以借用的蹼状瘢痕挛缩的松解。

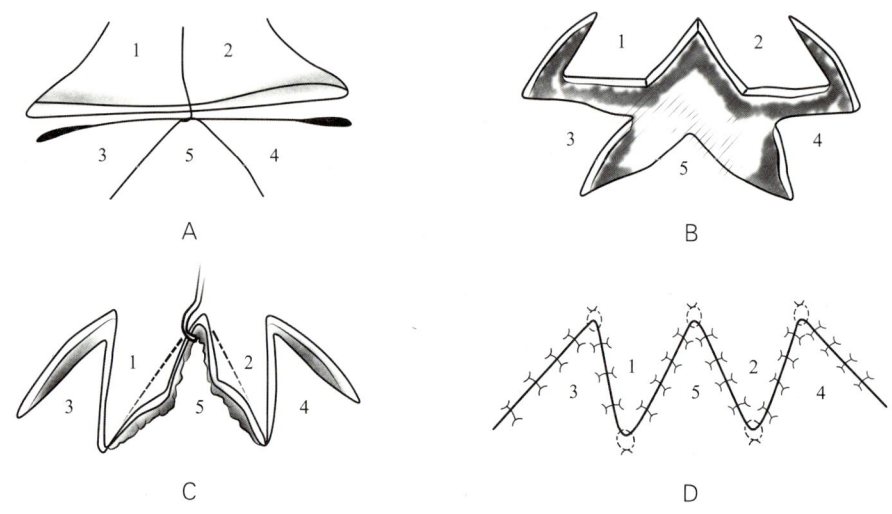

图 2-19 五瓣成形术，是双左右 Z 成形加中央 Y-V 成形

在采用 Z 成形术时还需要注意，其中轴方向上长度的增加是以横轴方向上宽度的缩小为代价的，因此在使用皮瓣前应判断横轴方向上是否有足够的、松动的皮肤用于转移以修复缺损，以及是否会引起相邻重要结构的移位。同时，和所有的皮瓣修复一样，Z 成形术会使得总体瘢痕的长度增加 2 倍以上。这些因素均需在术前统筹考虑。

（二）W 成形术

W 成形术是 Borges 描述的一种应用锯齿形切口进行瘢痕、皮肤痣或肿瘤切除后的整形方法，由于其形态类似于多个 W，故称为 W 成形术。

这种方法是在病损两侧设计互相交叉的多个小三角形，将其切除后进行对位缝合。三角皮瓣的两臂一般长 0.5~0.8cm，也可根据具体情况进行调整。皮瓣夹角为 60°~90°，设计时应注意两侧皮瓣的对合性。W 成形术的设计如图 2-20 所示。W 成形术将具有视觉连续性的长而直的瘢痕，修复成多个视觉非连续性的短瘢痕，既改变了视觉效果，又通过弹簧样结构使局部组织具有一定的弹性，在面部可以使得皮肤活动度增加，便于表情肌运动。但采用 W 成形术时，在锯齿形切口间必然会切除部分正常皮肤，术后通常只有一条轴线恰巧顺皮纹走向；与直接缝合相比，其瘢痕长度也增加了 2 倍以上，所以在应用 W 成形术时，必须权衡把握三角形皮瓣的大小，以免瘢痕更加难看。

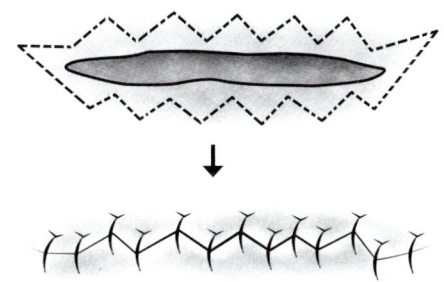

图 2-20 W 成形术

（三）V-Y 推进术

V-Y 推进术又称皮下组织蒂推进皮瓣技术，是在皮肤缺损处的旁边设计一个等边或等腰三角形皮瓣，分离皮下，形成一块岛状皮肤及与之相连的皮下组织，皮肤的血液由皮下组织蒂供应。皮下组织蒂有两种形式，一种是以皮瓣正下方皮下组织为蒂，另一种是以皮瓣两侧的皮下组织为蒂（图 2-21）。皮瓣向前推进闭合缺损，继发缺损区直接进行边对边缝合。由于切口线像字母 V 变为 Y，因此称为 V-Y 推进技术。

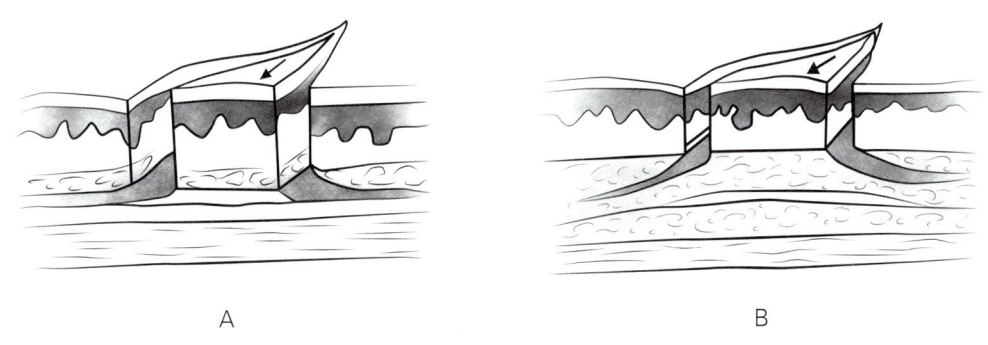

图 2-21 V-Y 推进的两种形式
A. 以皮瓣正下方的皮下组织为蒂的 V-Y 推进皮瓣　B. 以皮瓣两侧的皮下组织为蒂的 V-Y 推进皮瓣

大多数情况下，皮下组织蒂由皮下脂肪组织构成，但在面部常以表情肌作为皮下组织蒂。皮瓣的移动能力由皮下组织蒂的牵伸能力决定，在身体有些部位，皮下组织的牵伸能力要比表面皮肤大得多，如眼睑、鼻侧部及面颊中部。皮瓣设计应选择在皮肤松弛部位，皮瓣推进必须在无张力下进行，还应注意切口方向尽量与皮纹方向一致。由于皮瓣是通过推进皮下蒂的方式覆盖创面的，表面皮肤没有旋转和扭曲，因此转移后局部平整，无"猫耳"等畸形产生，可取得很好的美容效果，特别适用于眼睑及鼻唇沟处缺损的修复。V-Y 推进的难点在于既要充分游离皮瓣便于其无张力地闭合创面，又不能损害其血液供应。

（四）皮瓣设计技术

依据创面大小、位置特点进行皮瓣设计是整形外科修复创面的一大特色，也是整形外科的基本技术之一。依据血供类型，皮瓣可分为随意皮瓣（血供来源于肌皮动脉的肌皮穿支）和轴型皮瓣（血供来源于直接皮动脉或肌间隙、肌间隔皮动脉或动脉干皮穿支网状血管等）。轴型皮瓣一般带有知名动脉，其范围较为固定。这里所介绍的主要是局部随意皮瓣的设计。

随意皮瓣的设计需遵循如下原则：①长宽比例。随意皮瓣的血供完全依赖于蒂部真皮下血管网，其灌注范围有限，一般皮瓣长度与蒂部宽度之比≤1.5∶1，但下肢皮瓣的长宽比例最好不要超过1∶1，头颈部等血供丰富部位可以放宽到3∶1。②顺应血管走向。皮瓣应尽量按血管走行方向设计，蒂部位于血管的近心端。躯干中线一般为血管贫乏区，故设计皮瓣时应尽量避免越过躯干中线。③逆行设计原则。用纱布或纸片按缺损面积和形状拟定缺损情况，试着在皮瓣蒂部固定的情况下将皮瓣转移后观察皮瓣最远端的张力、蒂部位置以及皮瓣大小和方向是否适宜，满意后再作确定标记。设计局部旋转皮瓣时特别要注意，皮瓣旋转轴心点至皮瓣远端的距离要大于或等于其至缺损创缘最远点的距离。④设计的皮瓣应大于创面。皮瓣切取后通常有一定程度的收缩，故设计供区皮瓣的面积应大于受区面积的10%～15%，以防止转移缝合后出现张力而影响血供。但一个皮瓣究竟可以承受多大的张力并没有一个定量的指标，只能依靠经验来判断，皮瓣不能承受任何张力的想法或皮瓣可以任意牵拉的观点都是错误的。

临床上常用的局部皮瓣包括推进皮瓣、旋转皮瓣、双叶易位皮瓣、菱形皮瓣及改良菱形皮瓣、A-T皮瓣、Burow楔形皮瓣、O-Z皮瓣等。

1. 推进皮瓣　推进皮瓣是在缺损创面邻近部位形成的皮瓣，经剥离后向缺损部滑行推进，以修复创面，故又称滑行皮瓣（图2-22）。可将皮瓣设计成舌状、矩形、三角形；亦可设计为单蒂或双蒂，当设计为双蒂时，皮瓣长宽比例可增大至3∶1。

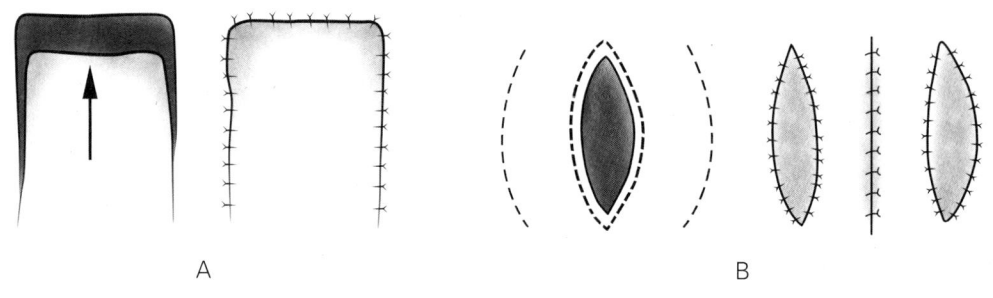

图2-22　推进皮瓣示意图
A. 单蒂推进皮瓣　B. 双蒂推进皮瓣

2. 旋转皮瓣　旋转皮瓣是在缺损创面邻接部位形成的皮瓣，以旋转运动的方式转移至缺损区，主要用于三角形、椭圆形或圆形缺损的修复，可根据需要设计成单侧或双侧旋转皮瓣（图2-23）。这种皮瓣较推进皮瓣灵活多变，应用广泛。设计时应注意，皮瓣旋转轴心点至皮瓣远端的距离必须等于或大于其至缺损创缘最远点的距离，否则皮瓣旋转移植后将不能覆盖整个缺损创面；即使能勉强覆盖，也会因张力过大而影响血供。

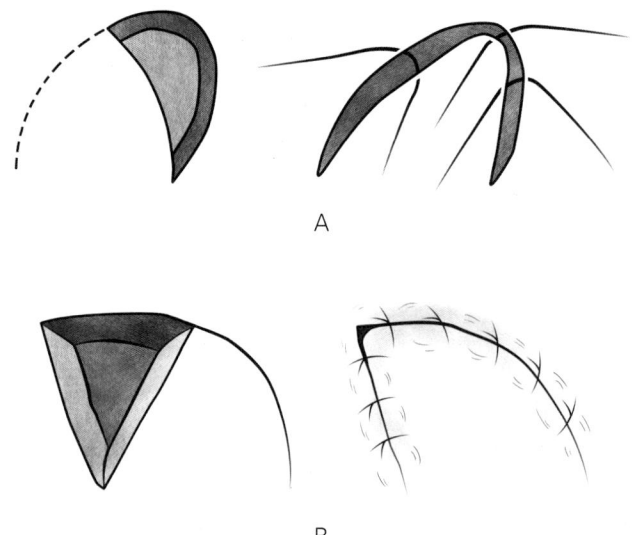

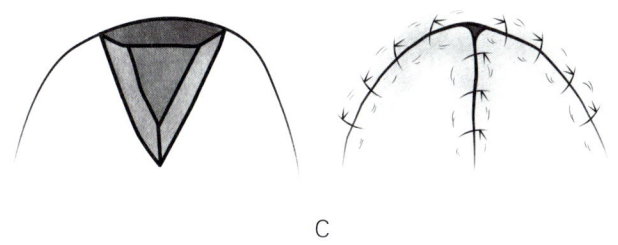

C

图 2-23 旋转皮瓣示意图

3. 双叶易位皮瓣　经典双叶易位皮瓣的设计思路见图 2-24。该皮瓣属于两个并蒂且相互垂直的旋转皮瓣，一般应用于旋转皮瓣的供区在功能部位或暴露部位，且创面较大不能直接缝合时。设计时可在创面一侧先设计一个旋转皮瓣，然后在供区创面邻接部位设计一个与此旋转皮瓣方向垂直的较小皮瓣，再将较小皮瓣旋转移植修复第一个皮瓣的供区创面。较小皮瓣的供区创面一般都能直接缝合。因皮瓣的两个瓣叶共用一蒂，故蒂部应当具有良好的血供支持。临床实际工作中，可根据缺损周围的具体情况选用双叶皮瓣的各种角度和变化形式。

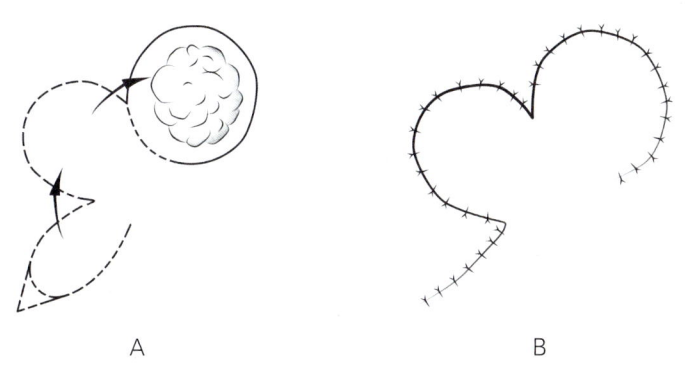

图 2-24 双叶易位皮瓣示意图

4. 菱形皮瓣　标准的菱形皮瓣又称为 Limberg 皮瓣。当受区缺损的形态为菱形时，可将皮瓣设计成菱形进行转移修复，皮瓣的大小与原发缺损相同（图 2-25）。这种皮瓣最适宜设计于颈部，转移修复下面部矩形缺损具有一定的优越性。皮瓣利用了缺损一侧 ad 方向上松弛的皮肤，采取旋转和推进相结合的方式覆盖缺损区，继发缺损则通过 d 点和 f 点的相向运动而闭合。通过皮瓣的作用，将原发缺损即 bd 方向上的缺损转移到了与之垂直的方向上，因此设计时要充分估计垂直方向上的组织是否有足够的松动性。

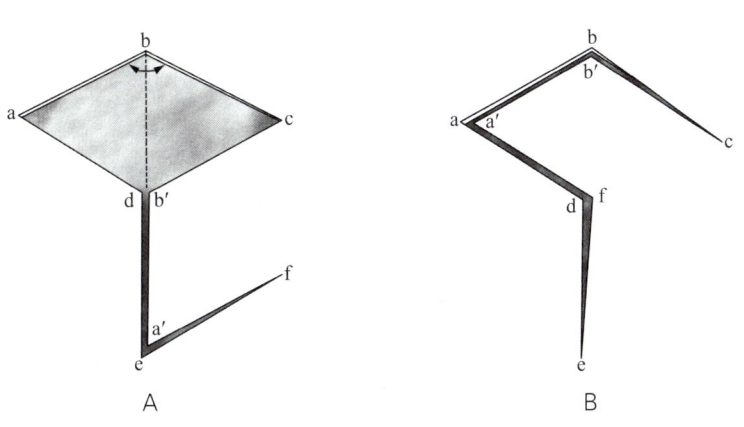

图 2-25 菱形皮瓣（Limberg 皮瓣）示意图

当周围皮肤在某个方向具有更好的松动性时，或局部创面为圆形或椭圆形时，也可将皮瓣设计成近似菱形的多角形皮瓣，并可在一定的角度内进行调整，这种改良菱形皮瓣称为Dufourmentel皮瓣（图2-26）。由于Dufourmentel皮瓣比Limberg皮瓣的旋转角度小，而且角def的大小可以根据局部皮肤的弹性和松动性做相应变化，故在临床实际中有更多的应用。也可以把该皮瓣的方法看成一个大的Z成形术，即角ade与角def交换位置，牺牲了af方向上的宽度，但增加了de方向上的长度，同时达到了闭合缺损的目的。

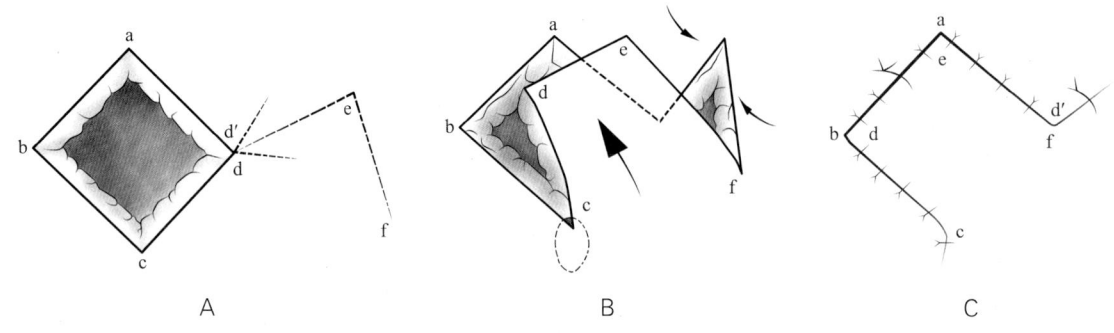

图2-26　改良菱形皮瓣（Dufourmentel皮瓣）示意图

5. A-T皮瓣　A-T皮瓣是一种双侧单边推进皮瓣，常用于三角形皮肤缺损的修复。基本的A-T皮瓣见图2-27。因为创面呈三角形，创面闭合后其切口线呈T形，故有A-T皮瓣之称。该皮瓣适用于发际、鼻翼沟、唇红缘、眉缘等缺损的修复，依据临床情况可改变两侧三角皮瓣的大小。将T的底边设计在交界线处，术后瘢痕不明显，可取得很好的美容效果。但A-T皮瓣遗留的T形瘢痕是相互垂直的，很难做到都与皮纹一致，且皮瓣中央有一个三点会合处，易产生瘢痕，因此只能在特殊部位使用。

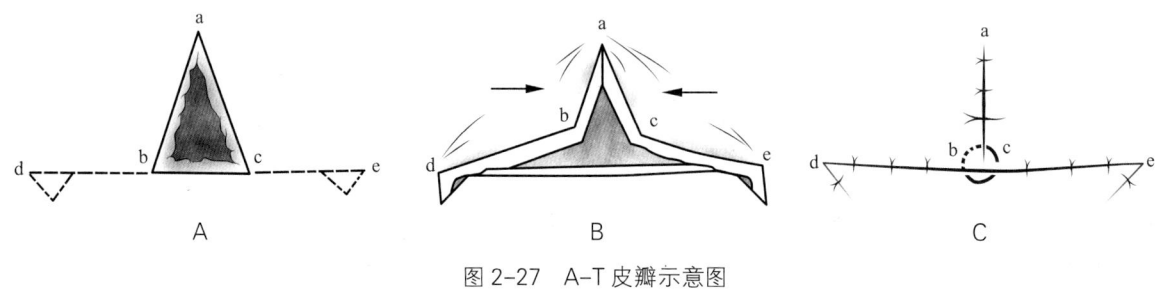

图2-27　A-T皮瓣示意图

6. Burow楔形皮瓣　Burow楔形皮瓣是推进皮瓣的一种常用变化形式，其闭合创面主要是靠推进作用，几乎不包含旋转作用，设计见图2-28。该皮瓣能充分利用缺损一侧的皮肤，且不会对另一侧造成过分的牵拉，因此特别适合于缺损一侧有重要解剖结构者的修复。

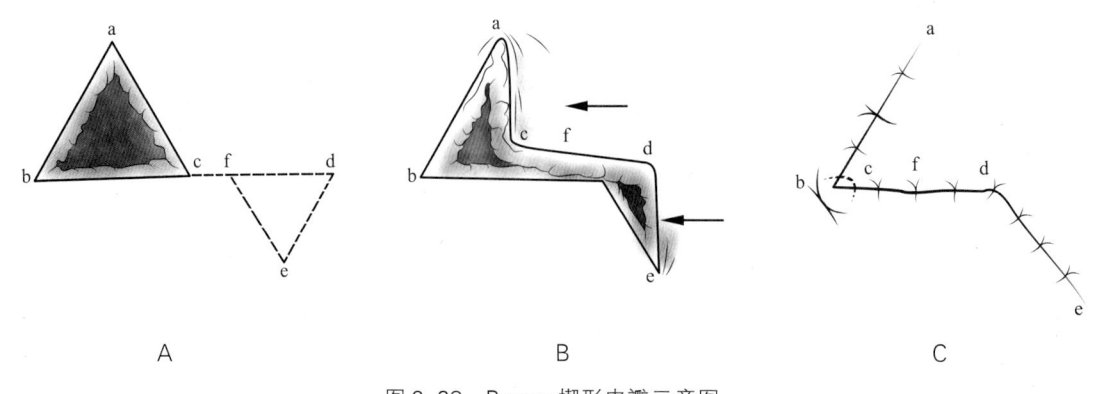

图2-28　Burow楔形皮瓣示意图

7. O-Z皮瓣　O-Z皮瓣是旋转皮瓣的一种变化形式，通常用于圆形或椭圆形创面的修复。经典O-Z皮瓣的设计见图2-29，两个旋转皮瓣分别设计在创面两侧，且方向相反。因为创面呈O形，创面闭合后切口线呈Z形，故有O-Z皮瓣之称。

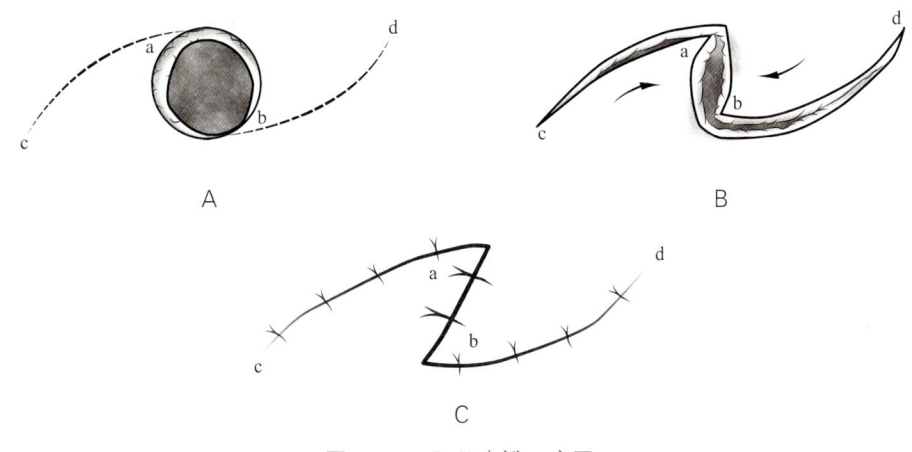

图2-29　O-Z皮瓣示意图

8. 拱顶石皮瓣　设计在缺损旁，紧邻创缘的两侧，顶角为90°。皮瓣的宽度应等于创面的最大宽度，皮瓣外侧的底边长度则由椭圆形缺损的面积决定。皮瓣的头尾两端为两个V-Y推进皮瓣（图2-30）。由于皮瓣形似罗马式拱门的拱顶石样结构，故被形象地称为拱顶石皮瓣，其全称是拱顶石样设计穿支岛状皮瓣。

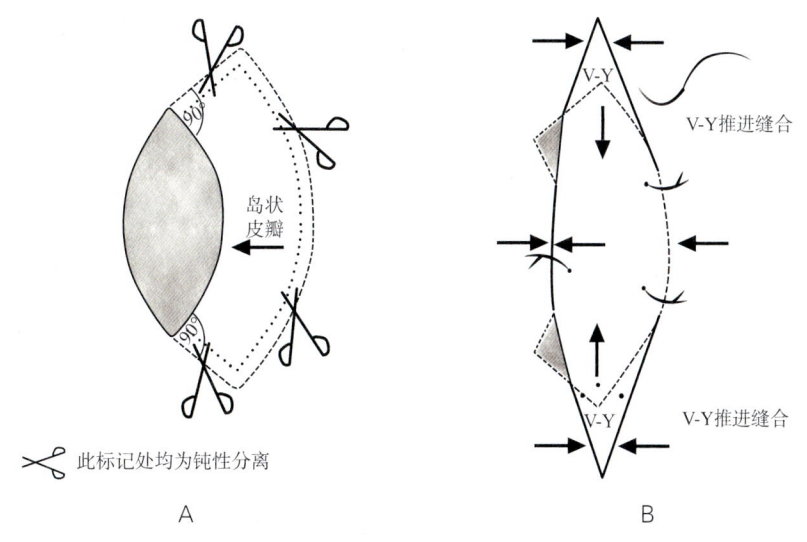

图2-30　拱顶石皮瓣设计示意图
A. 切开皮肤、皮下组织，基底需作钝性分离，分离时避免损伤穿支血管，切勿在岛状皮瓣正下方分离　B. 推进皮瓣至缺损处，间断缝合以固定皮瓣，两侧底角缺损处可视为V形，作V-Y推进缝合，阴影部分为多余组织，可适当切除

五　如何预防和减少整形美容外科手术并发症

整形美容外科手术并发症是指在整形美容外科手术过程中或术后引起的另一种疾病或症状。

整形美容外科手术的目的是使受医者在外形和功能上得到改善和恢复，使伤者不残、残者不废，使人英俊、美丽。整形美容外科手术并发症可使手术目的不能完全达到或完全不能达到，或造成外形丑陋、功能缺失，严重者可危及生命。

整形美容外科手术并发症的严重后果在国内外已有很多报道，预防、减少整形美容外科手术并发症是整形外科医师的毕生责任。一名优秀的整形外科医师可以预防和减少手术并发症的发生，并能在产生并发症后进行有效的处理，化险为夷，而不造成严重的后果。为了尽可能减少整形美容外科手术并发症，整形外科医师应努力做到以下几个方面。

（一）不断学习、研究和实践

整形外科医师在整形美容外科手术中要预防可以避免的并发症；对于难以避免的并发症，应使其发生率大大降低，损害程度也应尽可能降低。很多手术并发症是手术医师知识面狭窄、造诣不深、技能差以及一知半解所造成的，因此，对于手术知识及技能的积累，来不得半点虚假，且没有捷径可走。只有通过不断学习，不断研究和实践，对受医者的全身状况透彻地了解，对手术方法熟练地掌握，对可能发生的并发症有所预测，并具备相应的处理方法，才能将手术并发症减到最少、最轻，甚至杜绝。

（二）术前做好充分准备，严格掌握手术适应证

术前做好充分准备、严格掌握手术适应证是预防手术并发症的首要环节。术前的医患沟通是生物-心理-社会医学模式的治疗要求，在完善各项检查、排除手术禁忌证的同时，尚需做好受术者的心理评估，准确理解其对手术的理解和要求，并告知受术者或家属手术的目的和可能的风险。现代外科技术及麻醉技术可以使受医者"改头换面"，但对每个受医者个体而言，整形外科医师必须回答"能不能手术""需不需要手术""采取何种手术"，并做好个体化的术前准备。同时，整形外科常常需要做多部位的手术，特别是对于多处创伤的整形患者更是如此。整形外科医师在接受受术者之时就应有一个全盘安排，包括手术方法的选择、手术的次数、每次手术之间的康复治疗等。

（三）具备熟练的手术技巧，精心完成术中的每一个操作

要防止手术并发症的发生，就要求整形外科医师具备熟练的手术技巧，并精心完成手术过程中的每一个操作。很多手术并发症往往不是发生在关键性和危险性大的手术操作之中，而是发生在容易被忽视的小的手术操作过程之中。因此术中精心完成每一个操作，既是不断固化术者的手术操作规范和手术基本功的需要，也是防止手术并发症发生的需要。整形外科医师应具有鹰一样的眼睛，能识别整形美容外科手术过程中的丝毫差异；具有微雕艺人的雕琢技巧；具有显微外科医师的无创伤操作能力；具有艺术家的修养。只有这样，才能不断塑造出一个个美学形体，才能降低手术并发症的发生率，并取得满意的手术效果。

（四）加强术后观察护理和随访

整形美容外科的大部分手术位于体表，术后及时观察可以早期发现问题和处理问题，这对于预防手术并发症的发生非常重要。

（邢新　徐建国）

参考文献

[1] 宋儒耀，方彰林. 美容整形外科学[M]. 北京：北京出版社，1990.
[2] Ferreira M. What are we doing and where are we going? [J]. Aesth Plast Surg, 2003, 27(1):5.

[3] 卫生部卫生统计信息中心,北京协和医院世界卫生组织疾病分类合作中心. 国际疾病分类(ICD-10)应用指导手册[M]. 北京:中国协和医科大学出版社,2001.
[4] McCarthy J G. Plastic surgery[M]. Philadelphia:W. B. Saunders Company,1990:1671.
[5] 郭恩覃. 现代整形外科学[M]. 北京:人民军医出版社,2000.
[6] Grabb W C,Smith J W. Plastic surgery[M]. 2nd ed. Boston:Little,Brown and Company,1973.
[7] 戴维·拉尔夫·米拉德. 整形外科原则[M]. 程宁新,王原路,熊斌,译. 广州:广东科技出版社,2004.
[8] Peet E W,Patterson T J S. The essentials of plastic surgery[M]. Oxford:Blackwell Scientific Publications,1963.
[9] McCarthy J G,Galiano R D,Boutros S G. 现代整形外科治疗学[M]. 赵敏,译. 北京:人民卫生出版社,2007.
[10] Simman R. Wound closure and the reconstructive ladder in plastic surgery[J]. J Am Col Certif Wound Spec,2009,1(1):6-11.
[11] 汪良能,高学书. 整形外科学[M]. 北京:人民卫生出版社,1989.
[12] Boyer J D,Zitelli J A,Brodland D G. Undermining in cutaneous surgery[J]. Dermatol Surg,2001,27(1):75-78.
[13] Fomon S. Cosmetic surgery principles and practices[M]. Philadelphia:J. B. Lippincott Company,1960.
[14] 王炜. 整形外科学[M]. 杭州:浙江科学技术出版社,1999.
[15] McGregor I A. Fundamental techniques of plastic surgery[M]. 7th ed. Edinburgh:Churchill Livingstone,1980.
[16] Hove C R,Williams E F 3rd,Rodgers B J. Z-plasty: a concise review[J]. Facial Plast Surg,2001,17(4):289-294.
[17] Salam G A,Amin J P. The basic Z-plasty[J]. Am Fam Physician,2003,67(11):2329-2332.
[18] 邢新. 皮瓣移植实例彩色图谱[M]. 第2版. 沈阳:辽宁科学技术出版社,2011.
[19] Tschoi M,Hoy E A,Granick M S. Skin flaps[J]. Clin Plast Surg,2005,32(2):261-273.

第三章
整形外科中的循证医学

20世纪80年代以前的临床医学是一种经验医学,在实践中,高年资医师凭借多年的临床经验指导下级医师,同时参考教科书与医学刊物上的研究报告来进行临床工作,忽略了新的临床研究结果和知识更新,经常作出错误的判断。20世纪70年代末至80年代中期,医学领域兴起循证实践运动,推动了循证医学概念。"循证医学"(evidence-based medicine,EBM)这一医学名词在1992年诞生,意为"遵循证据的医学",强调利用发表的文献证据进行严格的评价和分级,并以此为基础制定具体的临床实践指南,同时充分考虑患者的需求和意愿以解决具体的临床问题。它被誉为"美国医疗史上的第四次革命"。循证医学的核心思想是任何医疗干预都应建立在新近最佳科学研究结果的基础上,其目的是做到临床医疗决策的科学化。它将医师个人的临床实践经验与科学的证据结合起来,使患者得到最佳的诊治。循证医学不仅是传统的经验医学的延伸,还是经验医学在观念上和方法上的一个质的飞跃。它从根本上克服了经验医学模式下的无序医疗,并使之向着有序医疗的目标迈进。从这个意义上说,循证医学是对经验医学的超越,是医学模式上的一个质的飞跃。

循证治疗是指不管选用何种治疗方法治疗患者,都必须建立在当前最佳研究结果所获得的证据和最佳临床专业知识的基础上,以使患者获得最大的利益。在临床工作中,实践循证治疗的全过程包括:①提出明确的临床问题;②广泛全面检索文献,特别是有系统评价的二次研究结论,包括系统综述、Meta分析以及以循证医学为基础的临床实践指南;③对证据的真实性、可靠性、实用性进行全面严格的评价;④结合患者的具体情况以及患者的意见作出治疗决策;⑤分析和总结患者治疗后的经验。

对于整形外科医师而言,循证医学已不再是一个陌生名词。它被广泛知晓,不仅是因为日益增多的循证文章被刊出,还因为本专业范围内对循证医学的倡议。著名的《整形与重建外科杂志》(Plastic and Reconstructive Surgery)作为领头羊,率先推进了循证医学在本学科中的发展,并帮助其能在临床工作中被广泛运用。对每一篇刊出的文章进行证据评级(表3-1)便是其中的一项措施,通过在刊出论文的首页增添"证据金字塔"标志来标识该文的证据等级。在国家和地区的学术会议上,大量的文章、教学课程和演讲,均阐述了循证医学在临床实践中的应用以及循证医学能带给我们的益处。许多针对整形外科医师的循证医学资源均可在线获得,相关的整形外科组织也在各自的职权范围内实施各种策略以加快循证医学在本领域的发展。例如,Riot等系统回顾了1996—2014年间所发表的有关游离皮瓣的临床研究,Meta分析的结果显示吻合两根静脉的皮瓣其失败率、血栓情况均较吻合一根静脉的皮瓣低,呼吁手术医师对游离皮瓣在可能的情况下,尽量吻合两根静脉。Yalanis等就假体隆胸术中进行碘伏冲洗是否可以降低包膜囊挛缩率进行了Meta分析,结果显示碘伏冲洗较盐水冲洗可以确实降低Baker分类的Ⅲ~Ⅳ型包膜囊挛缩率,但同时也提到了由于纳入的临床研究质量不高,将来需要有更高质量的临床研究来进一步验证。van Leeuwen等就术后放疗对瘢痕疙瘩的预防进行Meta分析,发现术后7小时内进行放疗较24小时后放疗瘢痕疙瘩的复发率低,且高剂量的放疗优于低剂量的放疗。

表 3-1　临床研究证据的分级

推荐级别	证据分级	证据来源（治疗、预防、病因研究等）
A	1a	从多项随机对照试验（randomized controlled trials，RCTs）所做的同质性系统综述
	1b	可信区间窄的单项随机对照试验
	1c	观察结果为"全"或"无"（即一种干预措施推行前某病的病死率为100%，推行后病死率小于100%；或推行前病死率大于0，推行后病死率降至0）
B	2a	从多项队列研究所做的同质性系统综述
	2b	单项队列研究（包括质量较差的RCTs，如随访率＜80%）
	2c	结局研究
	3a	从多项病例对照研究所做的同质性系统综述
	3b	单项病例对照研究
C	4	系列病例分析（包括质量较差的队列和病例对照研究）
D	5	专家意见或基于生理、病理生理和基础研究的证据

实践循证治疗的关键是提高临床治疗研究证据的质量。Becker等回顾了1990—2010年期间在《整形与重建外科杂志》上发表的共计7121篇原创论文，发现仅有2.23%属于符合Cochrane标准的随机对照研究；Sinno等分析了2007年在4本主要整形外科杂志上所发表的论文，仅有2.2%为一级证据；Xu等报道了面部整形手术领域的研究证据，一级证据不到2%。在美容外科方面同样如此，Chuback等分析了5本整形外科杂志中美容外科的相关论文，只有2.5%属于一级证据。这些研究都得出了相同的结论，那就是回顾既往工作，在整形外科领域，真正属于高证据水平的文章很少，这可能与从事全职整形外科临床研究的人员缺乏有关。专职基础医学研究人员相比于临床医师，在研究成果和研究时间方面都有优势。同时，临床医学研究通常需要雇佣一些研究人员去做繁重的资料收集、随机对照、随访等工作，以完成大样本的前瞻性研究。因此，外科医师在做学术研究时，通常选择不需要花费太多经费和时间的回顾性分析和文献复习研究，从而使相应文献的证据水平偏低。

虽然如此，Nguyen等比较了1983年、1993年、2003年和2013年发表在《整形与重建外科杂志》上的文章证据水平（图3-1），其平均证据等级分别是4.42、4.25、4.16和3.4；ANOVA分析达显著差异（$P<0.0001$）。这说明整形外科临床研究的证据质量在近十年有了显著的改善。同时他们认为，此类研究在双盲、统计分析和适当隐藏分配量方面都有了很大进步。

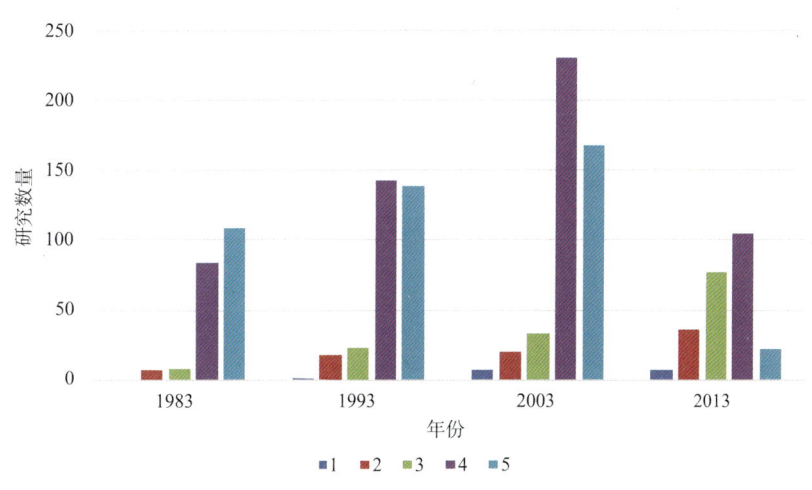

图3-1　30年来发表论文的证据水平分布图

需要指出的是，证据等级并不等同于质量等级，也就是说，不同证据等级的研究发挥不同的作用，回答不同的问题，并且对专业的发展都是有贡献的，因为证据等级较低的研究也许是创造性的，而证据等级较高的研究也许会有缺陷。

对所有证据等级的研究，均应以努力提高其证据的质量为目的。提高临床试验证据等级的关键在于是否实施真正的随机化及随机化隐藏。在随机对照试验中，试验组和对照组的分组是采用真正随机化的分配方法；RCTs设计还可依据是否实行盲法，分为单盲试验、双盲试验和开放试验。随机对照双盲试验被认为是最佳的标准的临床试验，其优点有：①是一种实验性研究、前瞻性研究，是检验一种假设最有力的方法；②试验采用随机化分组，使试验组与对照组之间均衡可比，排除了许多非研究因素的混淆偏倚；③有严格的诊断、纳入和排除标准，入选对象均质性好，观察指标和判断标准统一，在很大程度上减少了偏倚的发生。因此，双盲法的应用大大减少了测量性偏倚。总之，由于研究者可以根据研究目的控制整个试验过程，从而保证了研究质量，提高了研究结果的真实性。

为了能使临床医师清晰明了地实施随机对照研究，避免RCTs报告质量过低，包括《新英格兰医学杂志》《柳叶刀》《美国医学会杂志》在内的许多医学杂志及编辑小组现已接受并支持一份包含有22个条目的清单（表3-2）和一个流程图（图3-2）的试验报告统一标准（Consolidated Standards of Reporting Trials，CONSORT），即CONSORT声明。这一标准的推出距今已近20年，并在2010年进行了修订。尽管它最初被抱以很大的期望，能指导大量高质量的RCTs研究，但事实上，它远没有意料中那么广泛地被使用。根据这一标准，评价整形外科中的RCTs文章，其质量只能称得上是"一般"。这可能与以下两个因素有关：一是将CONSORT声明合并到研究报告中提出可能滞后了；二是杂志对循证医学的倡导就发生在这几年，没有足够的随访时间让我们看到报告形式的改变。我们相信，随着循证医学知识的普及，研究者在报道RCTs时会更好地整合CONSORT声明。

表3-2 CONSORT清单

论文部分和主题	条目	描述
文题和摘要、引言	1	如何将受试者分配到干预组（如"随机分配""随机"或"随机指派"）
背景	2	科学背景和原理解释
方法		
受试者	3	受试者的纳入和排除标准及资料收集
环境与地点干预	4	各组干预措施的细节及实际实施情况
目的	5	特定的目的与假设
测量指标	6	明确定义主要和次要结局的指标，必要时详述提高测量质量的方法（如多次观察、培训评估人员等）
样本量	7	样本量估算方法，必要时解释中期分析及试验中止原则
随机化		
序列产生	8	产生随机分配序列的方法及所有限制细节（如区组、分层）
分配隐藏	9	执行随机分配序列的方法（如编码的容器或中心电话），阐明分配干预前随机序列是否隐藏
实施	10	谁产生分配序列，谁登记受试者，谁分配受试者
盲法	11	受试者、干预措施实施者和结果评估者是否使用盲法，若使用了盲法，如何评价盲法的成功
统计学方法	12	用于比较两组间主要结局的统计学方法，附加分析（如亚组分析、校正分析）

续表

论文部分和主题	条目	描述
结果		
受试者流程	13	极力推荐用流程图报告受试者各阶段的流程,特别是报告随机分配到各小组的病例数,拟接受治疗的病例数,完成研究方案,分析主要结果,描述实施与研究计划不符的情况及原因
募集受试者	14	明确定义募集受试者的时期和随访的时间
基线资料	15	各组的人口学和临床基线特征
分析的人数	16	分析各组的受试者数量(作分母),分析是否采用"意向性分析"。如可能,用绝对数描述结果(如用10/20,而不是50%)
结果和估计值	17	对每一个主要和次要结局,每组应有一个结果总结和效应估计值及其精确性(如5%的可信区间)
辅助分析	18	报告所进行的任何其他分析,包括亚组分析、校正分析以说明方法的多样性,指出哪些是预先制定的、哪些是临时添加的分析
不良事件	19	各组所有重要不良事件或副作用
讨论		
解释	20	结果解释应考虑研究假设、潜在偏倚和不精确的原因以及与结果重复分析相关的危险因素
可推广性	21	试验结果的可推广性(外部真实性)
全部证据	22	根据当前证据,全面解释结果

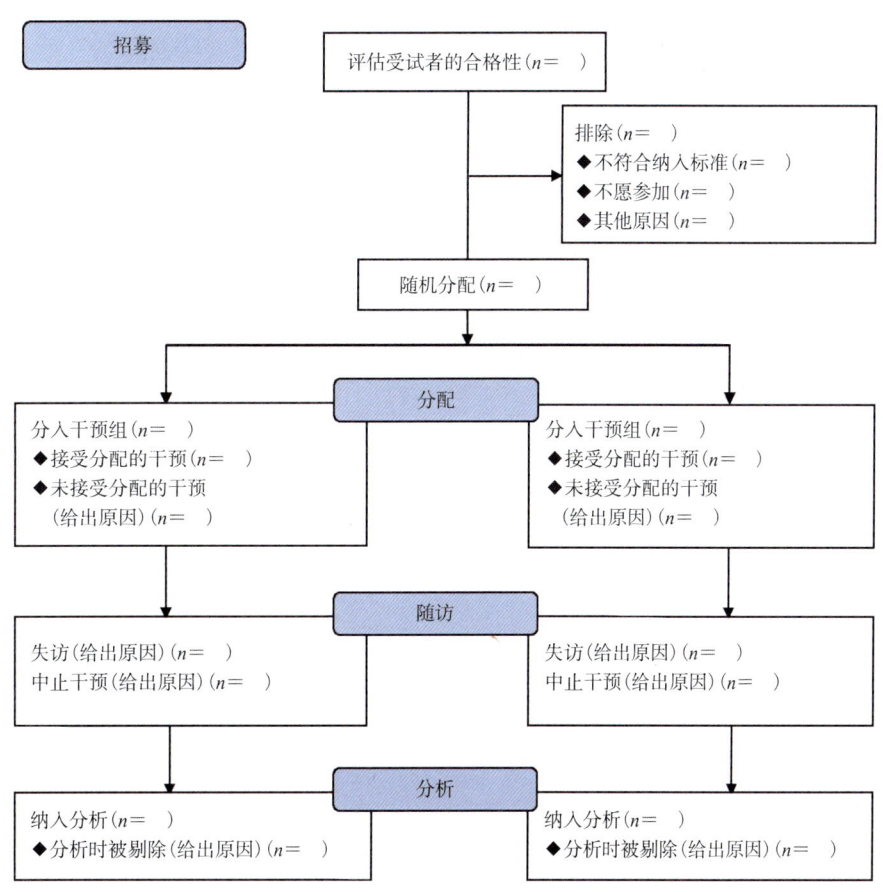

图 3-2 CONSORT 2010 流程图

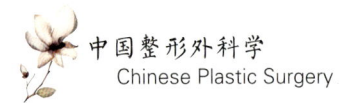

然而，针对RCTs研究也存在着一些质疑。反对者认为，虽然RCTs可以描述药物或者一种干预手段对疾病的作用，但由于疾病的复杂性，它的结论在每一个患者身上的使用并没有那么实用，而且RCTs筛选患者的纳入率很低，存在筛选者偏倚。举个例子，如果将纳入标准定得非常严苛，那么将这个结果用于人群中是不恰当的，而如果将纳入标准定得非常自由，那么试验假阴性的结论就会增加，所以一些临床医师认为这本身就是一种"有效性和普遍性的妥协"。以巨乳缩小手术的RCTs研究为例，它要求纳入的患者为非美容性门诊患者，参加政府支付的健康系统，服从随机化分配所给他们的免费手术，参加临床试验的患者不可以自行支付费用和不服从随机选择，也不能同时进行别的整形手术，这样的选择偏倚其实已经在暗中破坏了随机试验的客观性。

还有一些反对者认为RCTs实施起来很难，需要耗费大量的时间和资金，在所有的临床试验中，几乎近半数都有企业资助。在以营利为目的的前提下，私人企业将重心放在新的药物和设备上，不愿意资助旧方法，而且营利性组织比非营利性组织更希望看到阳性结果，这都会造成系统性偏倚。

此外，对于整形外科而言，并非所有的手术都可以进行随机对照研究，双盲的要求对一些手术医师和患者而言，都是不太现实的。Solomon和McLeod对一些外科手术文献进行了检索，发现只有约40%的手术设计可以进行随机对照研究。而且，许多患者不愿意选择随机手术，因为这样他们就失去了手术方式的选择性，而这种选择可能影响手术的有效性或给术后效果带来负面影响。对于手术医师而言，他们当然也不喜欢这种在术前1小时由电脑随机产生的手术方案，外科医师总是倾向于选择自己所擅长的手术方式。

近些年《新英格兰医学杂志》报道了两篇回顾性文章，指出观察性研究的结论与随机试验接近，而且观察性研究提供了更广大的人群代表，具有更好的同质性。随机试验常常是高于绝大多数整形外科医师能力之上的。幸运的是，设计良好的观察性研究也可以做到，甚至做得更好。由于观察性研究比随机试验花费少，对外界的资金需求少，也就避免了经济偏倚，而这恰恰是现今整形手术中的一个主要问题。Swanson制定了一个针对美容手术的证据等级分类推荐方法（cosmetic level of evidence and recommendation classification，CLEAR classification），其中着重强调了方法学的纳入标准，这在目前的证据等级分类中是没有的，并且在这一证据等级分类中，不仅只有随机试验，高水平的观察试验同样也纳入了A级证据。当然这一分类方法能否被大家所接受，还需要时间的检验。

虽然RCTs不能解决所有的临床问题，并存在花费多、更复杂、可能高于大多数整形外科医师能力之上等问题，但绝对不能因为它困难就不去推进它。整形外科的临床试验研究仍然需要它，由它得出的结论是制定临床指南的可靠证据。我们也很庆幸地看到整形外科领域的RCTs年产量正在稳步增加。当然，对于一些整形外科杂志接受CONSORT声明的决定仍然值得探讨，无论RCTs稿件的正确性如何，拒绝没有达到所有CONSORT标准要求的RCTs稿件将导致大量的文章被拒。但同时，随着CONSORT声明的被熟知和杂志社的坚持，必然会促进RCTs的规范化实施和报告，这在长远看来是有益的。

尽管整形外科的循证医学水平已经有了很大的进步，但是改变我们的文化需要付出巨大的努力并花费大量的时间，并且它仍然有很大的进步空间，没有终点。因此，实践循证整形外科不是终点，而是一个不间断的、终身的过程。我们需要做的是支持、拥护循证医学的理论，而不是畏惧。我们的目标是，克服对改变的抵制和反对心理，在诊治患者的过程中让应用证据变成习惯，这样才可以发展并转变整形外科学。这一过程需要我们所有人的努力。

（林晓曦　仇雅璟）

参考文献

[1] Riot S, Herlin C, Mojallal A, et al. A systematic review and meta-analysis of double venous anastomosis in free flaps[J]. Plast Reconstr Surg, 2015, 136(6): 1299-1311.

[2] Yalanis G C, Liu E W, Cheng H T. Efficacy and safety of povidone-iodine irrigation in reducing the risk of capsular contracture in aesthetic breast augmentation: a systematic review and meta-analysis[J]. Plast Reconstr Surg, 2015, 136(4): 687-698.

[3] van Leeuwen M C, Stokmans S C, Bulstra A E, et al. Surgical excision with adjuvant irradiation for treatment of keloid scars: a systematic review[J]. Plast Reconstr Surg Glob Open, 2015, 3(7): e440.

[4] Becker A, Blümle A, Momeni A. Evidence-based plastic and reconstructive surgery: developments over two decades[J]. Plast Reconstr Surg, 2013, 132(4): 657e-663e.

[5] Sinno H, Neel O F, Lutfy J, et al. Level of evidence in plastic surgery research[J]. Plast Reconstr Surg, 2011, 127(2): 974-980.

[6] Xu C C, Côté D W, Chowdhury R H, et al. Trends in level of evidence in facial plastic surgery research[J]. Plast Reconstr Surg, 2011, 127(4): 1499-1504.

[7] Chuback J E, Yarascavitch B A, Eaves F, et al. Evidence in the aesthetic surgical literature over the past decade: how far have we come?[J]. Plast Reconstr Surg, 2012, 129(1): 126e-134e.

[8] Nguyen A, Mahabir R. An update in level of evidence for plastic surgery research[J]. Plast Reconstr Surg, 2014, 134(1): 60.

[9] Chung K C, Ram A N. Evidence-based medicine: the fourth revolution in American medicine?[J]. Plast Reconstr Surg, 2009, 123(1): 389-398.

[10] Solomon M J, McLeod R S. Should we be performing more randomized controlled trials evaluating surgical operations?[J]. Surgery, 1995, 118(3): 459-467.

[11] Concato J, Shah N, Horwitz R I. Randomized, controlled trials, observational studies, and the hierarchy of research designs[J]. N Engl J Med, 2000, 342(25): 1887-1892.

[12] Benson K, Hartz A J. A comparison of observational studies and randomized, controlled trials[J]. N Engl J Med, 2000, 342(25): 1878-1886.

[13] Swanson E. Levels of evidence in cosmetic surgery: analysis and recommendations using a new CLEAR classification[J]. Plast Reconstr Surg Glob Open, 2013, 1(8): e66.

第四章
整形外科研究资料和图片收集

一 要点

1. 照片具有记录、资料收集、教学、法律效应、研究学习等功能,因此拍照是整形外科临床实践中的标准化流程及必不可少的常规操作。

2. 整形外科高度重视和依赖照片对人体形态的精确反映。它是进行临床功能评估、诊断、诊疗规划、治疗、术后评价及疗效随访的基础。

3. 照片涵盖的信息量远多于一般的文字记录。它能更好地呈现人体的颜色、光泽、质地、形态、血管分布、面积以及解剖结构的空间立体关系。

4. 照片的价值可随时间的增加而不断增长。

5. 如果没有摄影技术对临床实践进行精确的视觉反映,整形外科的发展很可能举步维艰。

二 研究资料

作为医疗记录的工具,照片的首要任务就是客观反映患者术前和术后的状态,类似于医学检查中X线、电子计算机断层扫描（computed tomography,CT）、核素成像或磁共振成像（magnetic resonance imaging,MRI）等。术前照片可以指导评估患者状态,明确解剖关系及各组织器官（如鼻子、眼睛、嘴和手）的生理功能等；术后照片可用于对患者的宣教和进行回顾性的自我评价；术中照片则是对手术操作流程的直观反映。

许多整形外科手术在医学史上都有着不寻常的开端。它的核心和历史始于对自然形态的重建,第一次世界大战期间对大量士兵战伤修复的尝试促进了整形外科的发展。无论是修复重建还是美容,本质上都是对功能和形态的恢复。如今大部分整形外科手术既不是紧急手术,也不是危及健康而必须处理的手术；相反,更多的是为了提高生活质量而作出的有选择性的医疗行为,尤其在美容领域更是如此。向患者展示照片的目的已不仅是医师将术前设计告知患者,而且可能变成医师与患者之间的合作与协商。通过数码影像、建模和影像变形软件,多种术后效果可被呈现出来。当向患者展示可能的术后效果时,应告知其所展示的只是模拟的效果,避免进行含有担保性质的暗示。如一款软件程序"Mirror Image"（镜像）在影像变形屏幕底部就有一条重要的免责声明:"仅为模拟效果,实际结果可能不同。"

医学图像的示教意义不容忽视,几十年前示教时使用的是示意图,随后发展为黑白照片、彩色幻灯片和胶卷,近15~20年则为数码影像。照片有助于手术医师术中很好地回想起患者的术前状态,也可以让患者更好地理解身体组织过多、缺损以及对称性问题。并发症的发生风险影响患者的满意度。耐心的示教包括用合适的照片正确反映患者的术前状态,并向患者解释手术后会得到哪些改善。利用其他病例的术前、术后照片资料,可向前来就诊的患者直观呈现手术效果。根据患者多年连续的相关照片,手术效果的演变过程可以很直观地被呈现出来。通过这些医学照片的展示，患者可了解手术是否能达到他的期望值，同时有助于医师判断就诊者是否适合手术，防范医疗纠纷发生。有些患者很挑剔地查看自己的术后效果时，常回想不起来自己术前的样子，并且会基于术后效果重新定位心理期望值，认为手术效果尚未完全达到，渴望得到进一步的改善。在这些情况下，照片便显得必不可少了。

对术前、术后照片进行系统评价有利于整形医师对手术方案和预后进行选择和预测。合理地保存可以使实体图片经过十几年依旧拥有较高的保真度，在100年或更久的时间内只有轻微的失真。科技的进步已经使数码照片在很大程度上代替了传统的彩色胶卷或幻灯片。建立一个数码照片库，并定期进行数据收集整理，有助于提高临床工作质量。数码照片解决了以往存储空间巨大的问题，并可以进行大批量图片的对比，且不会有图片质量退化的问题，拷贝也十分简单、便捷。然而，数码照片也有自己的特殊性限制，如一些老的读取装置（软盘、CD等）在不久的将来也许很难找到。另外，数码照片很容易产生灾难性故障，例如幻灯片上轻微的划痕只会造成图片质量轻微受损，但同样的划痕可以使大量数码照片无法被读取。因此数码照片必须备份，且因为算法更新促使硬件不断地升级。在过去的20年里，存储方式不断变更，由软盘到磁光盘，到磁带、CD、DVD、DVD-RAM盘、USB、移动硬盘、网络存储，以及最新的云存储。如同商业资料或研究资料的存储一样，照片也必须进行系统的保存，并能正确地被检索获取。考虑到存储成本的迅速下降，通常建议不要用过低的分辨率来存储照片。

照片是整形外科医疗记录的重要组成部分，需要注意患者对自己的照片有知情同意权。在早期咨询时，很多患者希望能看到术前、术后的对比效果，这时候是采集照片的最佳时刻。一些患者有很强的隐私意识，大多数医师此时便不愿为患者采集照片。患者有权选择自己的照片如何被使用，如一些照片只被允许记录在他们自己的病历里，一些人会同意将他们的照片去除识别标志后用于患者咨询，还有一些人很乐意把自己的照片放在互联网、印刷品和电视广告等媒体上。作为具有医疗法律效力的记录，在使用照片时，签订详细周密的知情同意书十分必要。在美国，整形外科医师协会就会向其成员医师提供相关的知情同意书。

在临床工作中，照片可作为研究及效果展示的工具。近几十年来，学术期刊里的图片已经从黑白发展为彩色，甚至发展为在线的数码图片和在线视频。近些年解剖结构的三维展示也逐步实现，一张图片的信息量远超文字。随着电子产品成本的降低，图像资料不断增加。也许在10年内，人工智能就能实现对图像库的自行归档和编辑，包括数码图片中患者的年龄、术前术后资料、治疗方式等。现在很多医师都开始用数码照片作为术后效果评价的参考。随着相机功能的不断完善，未来相机可能会实现自动颜色检测、皮肤评价、皮瓣血运检测等功能。

随着信息的网络化，大众开始习惯于在互联网上寻找整形医师、比较效果、查看并发症以及进行市场营销等。虽然有很多欺骗性营销，但丰富的信息对患者的宣教、市场营销以及扩大治疗范围都十分有用。夸大效果的欺骗性网络营销会误导患者并降低网络可信度，需要相关部门干预管理。

三　图片收集（整形外科医学摄影）

在传统的医疗流程中，诊断、治疗和疗效评价都有典型的客观标准进行判断。患者的主观感觉值得考虑，但处于次要地位。在整形外科中，医疗对象往往是健康的，没有身体疾患，诊断、治疗和疗效评价很可能被患者的主观评价所左右。所以，即使堪称完美的手术，也可能因为审美或心理预期原因导致患者不满。鉴于整形外科手术大部分都会改变患者外观，应用照片客观记录和评价就显得尤为重要。

照片具有记录、资料收集、教学、学术研究、法律保护等功能，是整形外科临床实践标准化流程中不可缺少的部分。照片涵盖的信息量远大于一般的文字记录，能更好地呈现人体的颜色、光泽、质地、形状和解剖结构的空间立体关系。整形外科高度依赖照片对人体形态的精确反映，它是进行临床功能评估、诊断、诊疗规划、治疗、术后评价和疗效随访的基础。

（一）整形外科摄影基本原则

1. 使用高像素相机。高像素相机可以获得更多的细节，有利于更精确地比较图片（推荐使用单反相机，画质高，参数可更方便地手动控制）。

2. 拍摄同一组照片时使用同一部相机。更换数码相机实质上就改变了像素、分辨率、光敏度和图像处理。

3. 应用相对一致的快门速度和光圈，并且根据不同拍摄对象及需要作出参数调整。

4. 拍摄时，患者、摄影师和闪光灯设备的位置根据患者拍摄位置统一化，最好在地上做好标记。

5. 保持光量充足或使用闪光灯。

6. 使用低感光度及小光圈可以保证拍摄画面噪点更少和画面更清晰、锐利。

7. 根据使用光线不同，调整感光度、光圈及快门速度。

8. 准确对焦，保证图片清晰。

9. 快门速度应该快于或等于1/60秒，避免图像失焦。

10. 除了全身照之外均可使用100mm镜头（相当于35mm相机），全身照可使用50mm镜头，合适的焦段可以减少图像的畸变而使其更为精确。

11. 根据使用的光源（如常亮灯、相机机顶闪光灯、影室灯）调整白平衡。

12. 背景布颜色统一，以蓝色为宜。

（二）拍摄器材及场地

1. 照相机　如今绝大多数相机都是数码的，因此此处重点讨论数码相机。和胶卷一样，数码成像通常也包含红、绿、蓝三种滤镜。胶片有连续堆积的色彩胶片层，而数码成像则使用棋盘格式的密集单元格来成像。现在数码相机最常使用的是拜耳阵列（Bayer pattern），在此阵列中，每隔一格颜色为绿，其余红、蓝各占1/4。佳能（Canon）等使用互补金属氧化物半导体（complementary metal oxide semiconductor，CMOS）感光元件，还有的相机使用电荷耦合器件（charge coupled device，CCD）作为感光元件。CMOS中每个像素都直接连着模数转换器（analog-to-digital converter，ADC），电荷信号放大并转换成数字信号。而CCD则将每行的每个像素电荷信号依序传入边缘放大器，再串联ADC输入，电路复杂且速度较慢。但是经过良好改进的相机，无论感光元件是CCD还是CMOS，都能取得很好的拍摄效果。

选择相机时，高像素、先进的图像转化软件、变焦和录像的性能常常备受关注，但相机镜头的质量对整形外科医师拍摄标准照更为重要。事实上整形外科医师只需要50mm镜头和100mm镜头即可。变焦镜头先进的设计也可使袖珍相机在50mm和100mm范围内拍到很好的图片，且使图片质量损失降到最低。因此，无论是专业的相机还是业余的相机，在大多数情况下都能满足临床拍摄要求。

专业的数码单反相机设计精密，可以抵抗潮湿、碰撞，并且可拥有36mm×24mm全画幅感光元件。很多专业相机没有录像功能。大多数业余相机可进行30秒到1分钟的录像，这足以在手术中记录关键的手术步骤了。

2. 摄影室　摄影室需要有足够的空间，可以放置影室闪光灯、背景等，还要满足镜头的焦距。摄影室还需要隔绝天然光，从而不影响白平衡，并且满足患者私密性的需要。准备必要的小物件如发箍、发夹、直尺、卷尺等，配合整形外科摄影的需要。

在专用的摄影室使用专业影室灯可帮助获得更高画质及更准确的图像。在自然光条件下，诸如整形外科常要处理的细纹、毛孔、凹陷等难以被清楚地还原或因光线变化而前后不一，通过在被摄对象左右前45°分别放置闪光灯可避免阴影的产生。建议使用柔光罩使光线柔和自然，同时也能减少高光光斑的产生。在使用专业影室灯时需要使用匹配的引闪器，使闪光灯与快门同步。如果使用相机机内闪光灯，需注意加大被摄对象与背景的距离以减少阴影，并且阴影出现的方向一般与闪光灯相对镜头的位置相反。可翻转照相机以改变阴影方向。

中等蓝色和浅灰色背景对曝光影响最小，摄影可获得最好的皮肤色调。对曝光影响较大的是白色或黑色背景，这种对比强烈的背景色难以获得自然的肤色。术中摄影标准的蓝色手术巾可满足背景要求，但绿色手术巾的摄影效果不如蓝色。

为了避免手持相机带来的抖动及拍摄距离的变化影响拍摄的一致性，非特定角度的特写可使用三脚架。

3. 拍摄参数　许多变量都会影响成像，Galdino将影响因素分为直接和间接两方面。直接的变量包括镜头、取景器、成像芯片、分辨率、相机压缩和软件算法等；间接的变量包括采光、测光、景深、灯光的色温和输出方式等。这两方面都可以通过摄影师保持参数前后一致来进行控制。

光圈是一个用来控制光线透过镜头进入机身内感光面的光量的装置，它通常是在镜头内。表达光圈大小我们是用f值。对于已经制造好的镜头，我们不可能随意改变镜头的直径，但是可以通过在镜头内部加入多边形或者圆形，并且面积可变的孔状光栅来达到控制镜头通光量的目的，这个装置就叫作光圈。f值越小，光圈越大；f值越大，光圈越小，而大光圈会使背景虚化，所以整形外科摄影应使用小光圈值，如$f14$、$f16$、$f18$。

快门是照相机用来控制感光元件有效曝光时间的结构，是照相机的重要组成部分，它的结构、形式及功能是衡量照相机档次的一个重要因素。一般而言，快门的时间范围越大越好。快门速度单位是秒。整形外科摄影配合小光圈的快门速度应不慢于1/60秒，配合闪光灯同步使用时快门速度一般使用1/125秒、1/160秒。

严格来说，逼真的色彩需要依靠图像的白色、灰色、黑色的均匀分布来确保。色彩平衡的图像是保持所有色调在白光下真实再现。不幸的是不同环境的白色参考点是不同的，比如有白炽灯的室内和有阳光的室外相差很大。白平衡通过补偿这些变量来努力还原真实的颜色。现在的数码相机有许多设定比如日光、荧光、自动白平衡等。自动白平衡设定经常容易被头上方的灯光所干扰，并导致不同照片间色彩的差异。因为相机的单一闪光灯不足以消除背景阴影的影响，在摄影室里使用准确及固定值的白平衡可消除以上问题。

（三）构图和定位

整形外科摄影构图至今仍沿用Zarem、Morello等所规定的摄影标准，鲜有变化。

1. 全面部　正位时，头部上方的背景高度大约占照片高度的10%，照片下缘止于胸骨上切迹。在侧位时，患者面朝方向应与相机焦平面成90°，通常侧位照应包含整个头部，但有时也可将枕区置于照片外。45°斜位时，患者的鼻尖应该与对侧颧突轮廓相切或略突出。全面部照片包含正面、左右45°斜位、左右90°侧位五个标准视图。除了一些特别情况，一般照片中患者面部应保持自然放松状态（图4-1）。

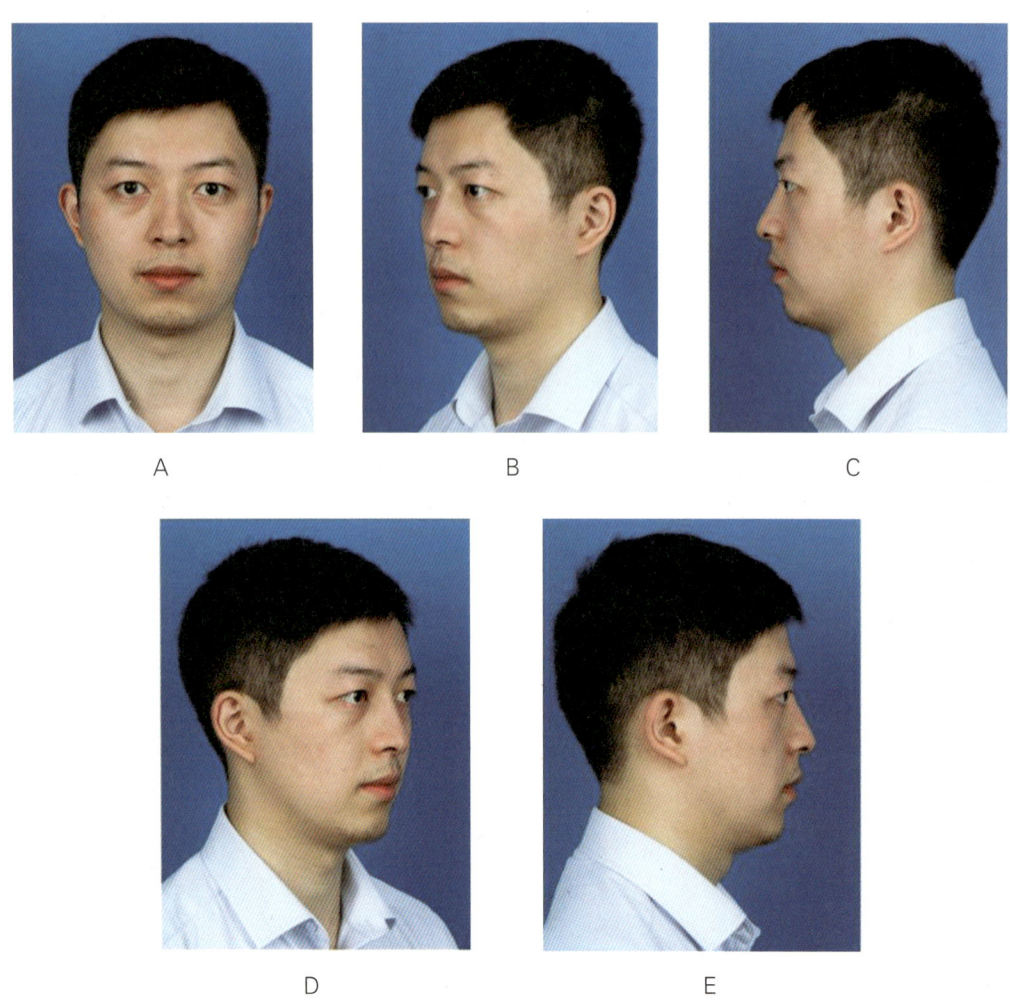

图 4-1　全面部摄影

2. 眼部　与全面部摄影一样，五视角的拍摄也是眼部摄影基本要求的一部分。眼部特写上界包含少量眉弓上方的前额皮肤，下界到上唇鼻棘水平。斜位和侧位的上、下界与全面部的界限相似。除此之外，至少还需要拍摄如下几种视图：①闭眼照，显示上睑沟和重睑线；②向上凝视照，显示下睑袋和下睑缘。另外，可根据某些外科手术特殊要求增加摄影项目，比如通过紧闭眼睑来展示眼轮匝肌功能、向下凝视联合向上凝视检测上睑提肌肌力等（图 4-2）。

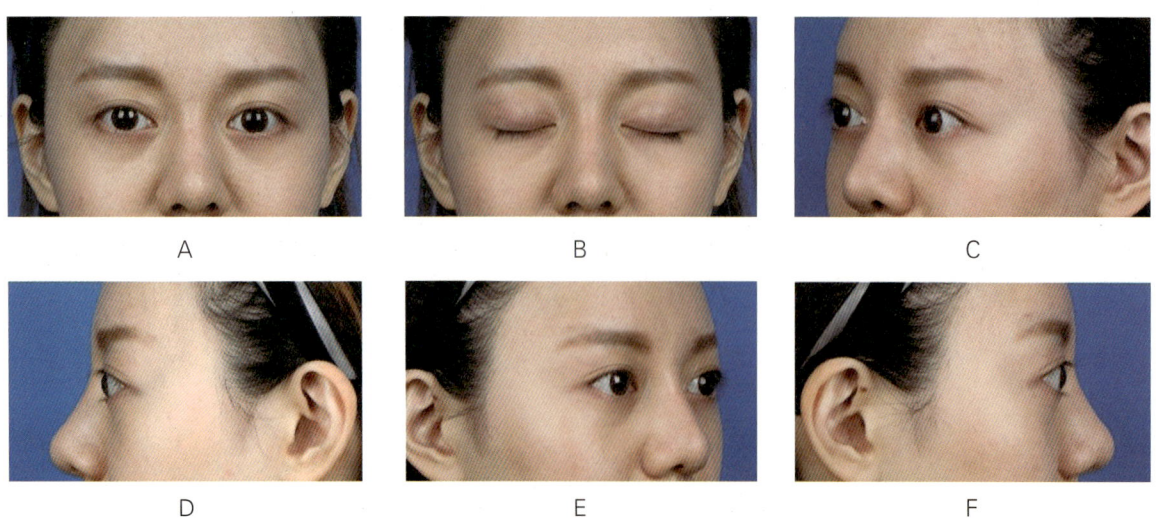

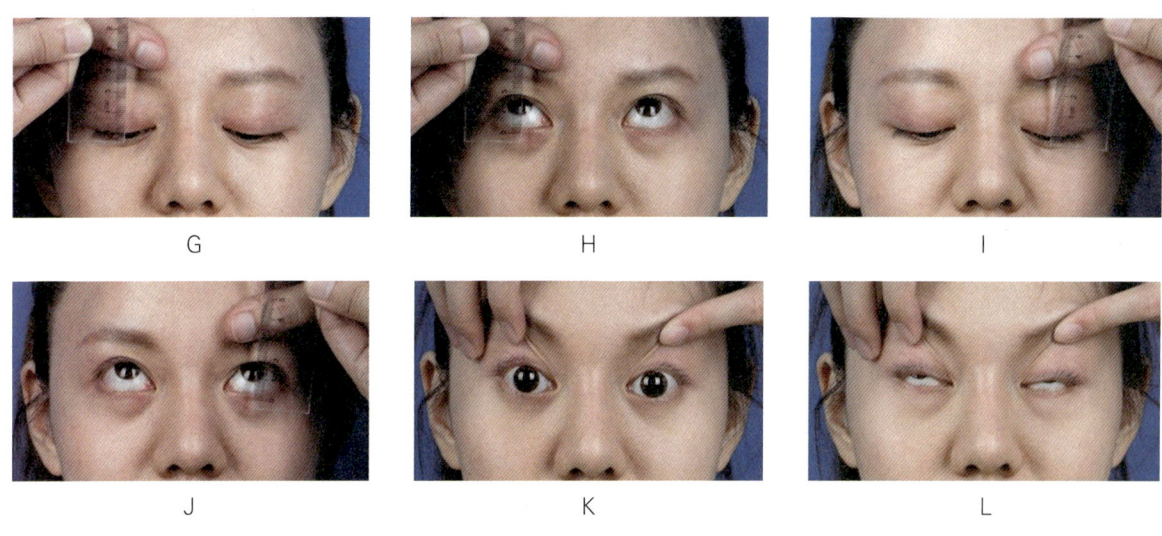

图 4-2　眼部摄影

3. 眉间　通过对眉间皱眉肌放松和收缩的摄影，可以展示眉间皱纹的程度。拍摄视角与面部相同，但是拍摄上界最好与前发际线重叠，下界通常位于鼻棘。近景特写可以表现更详尽的细节、眉弓位置和皮肤纹理（图4-3）。斜位和侧位照通常不需要。

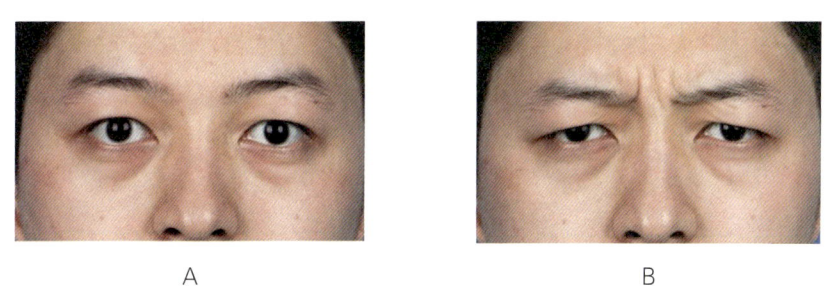

图 4-3　眉间摄影

4. 鼻部　鼻部摄影的上界是露出额部，下缘达颏底，可完整显示鼻部形态及其与面部的关系。除了基本视图以外，仰视照片也需要（图4-4）。当计划在鼻背部或鼻棘行肌肉松解时，动态的鼻部肌肉收缩照片应被记录。

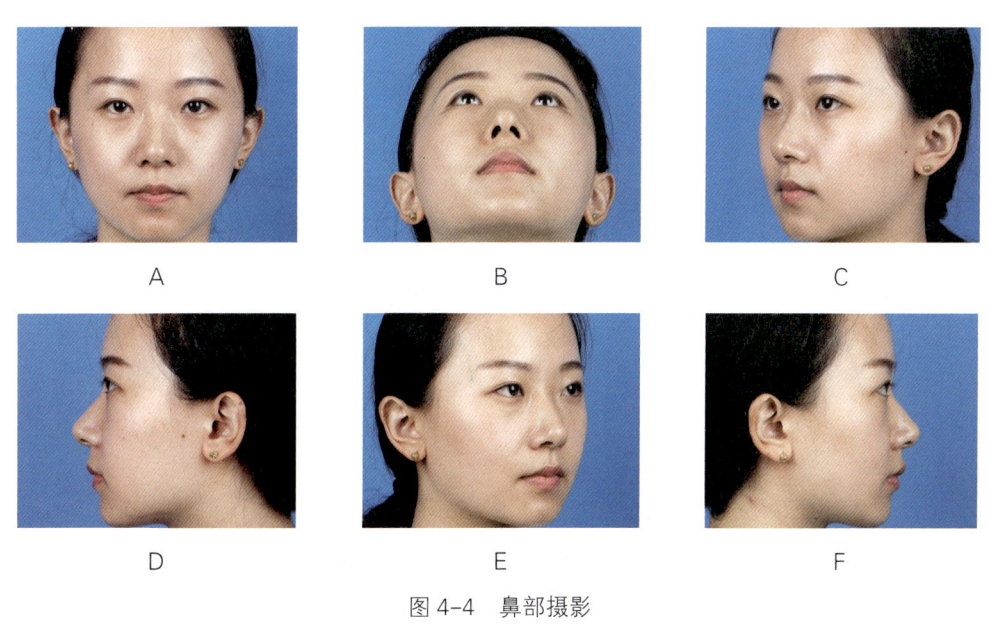

图 4-4　鼻部摄影

5. 唇部、鼻唇沟和颏部　拍摄上界应高出鼻尖并包含鼻翼基底，下界可以低于颏部一小段距离（图4-5）。当唇部有注射治疗时，照片应包含噘嘴或口轮匝肌收缩视图。颏部若有肉毒毒素或软组织充填物治疗，颏部收缩的视图也应拍摄。

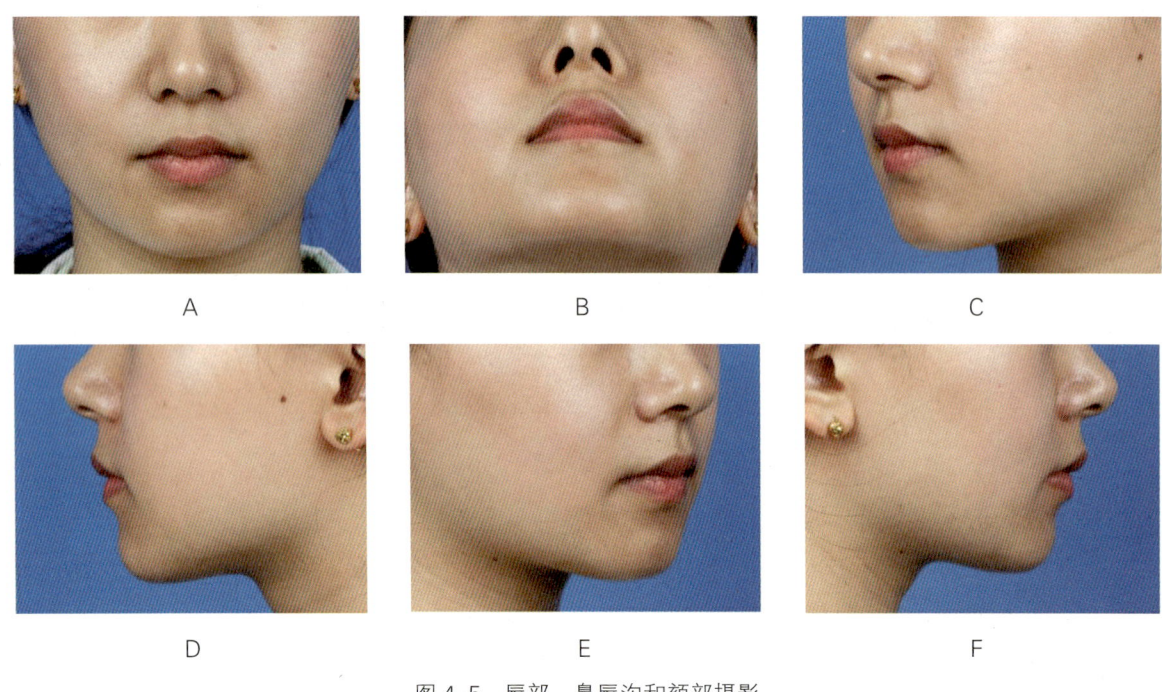

图 4-5　唇部、鼻唇沟和颏部摄影

6. 耳部　移开头发，充分显露耳部。耳部前后位照片应该包含全头颅。为了更全面地显示耳部，补充的局部视图应从上颈部到枕骨上方。侧视图应该包括耳部的特写，垂直高度略为2倍耳的高度。

7. 胸部和乳房　胸部和乳房的轮廓变化极其依赖于邻近的局部解剖。上界应超过胸骨上切迹到颈部下1/3，下界低于肋弓下缘。在胸部摄影中手臂位置有三种变化：①手臂在旁边；②手臂在臀部；③手臂在背后（图4-6）。最常见的为第一种。拍摄正位有时要求把手臂举过头部。

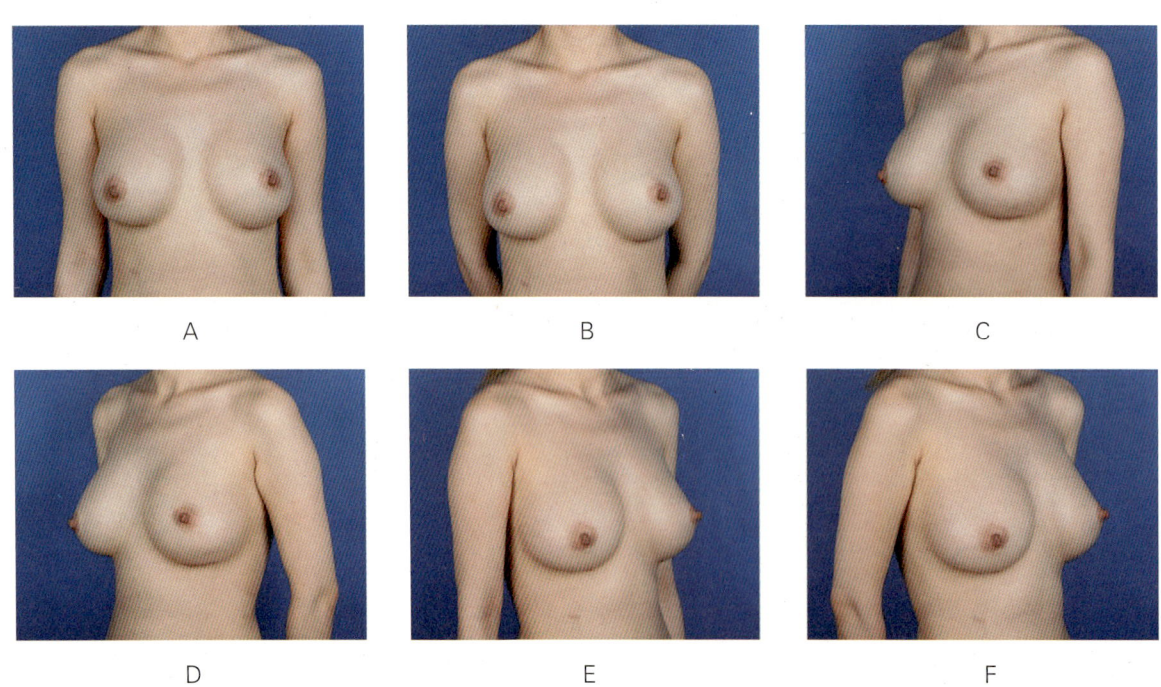

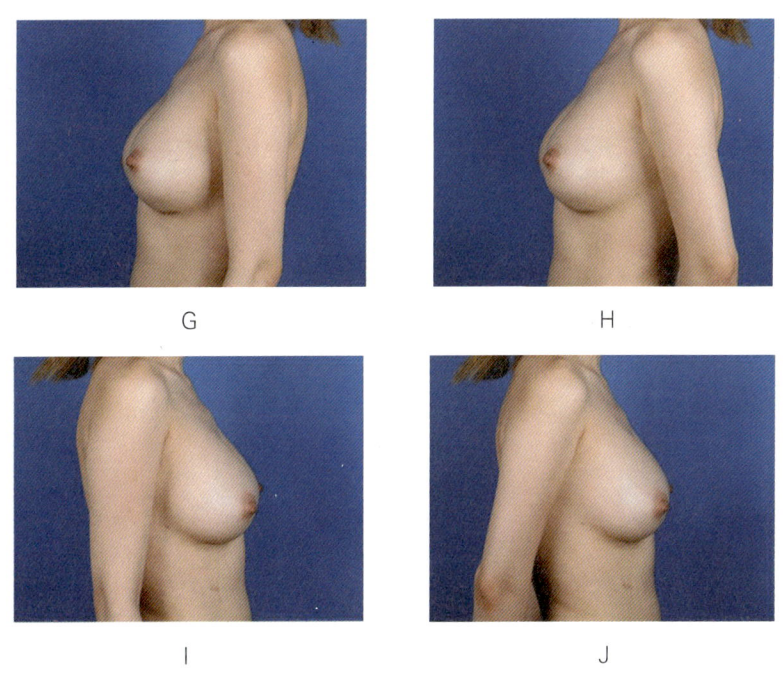

图 4-6 乳房摄影

8. 腹部和臀部　除了五个标准视图外，还需要增加正后位。当拍摄臀部时，最好穿着统一的内裤如摄影用内裤，否则患者很可能会在随后的随访中穿着不同颜色、轮廓和质地的内裤，从而干扰前后的对比。拍摄时双腿应轻微分开，以使腹股沟显露更完全（图4-7）。

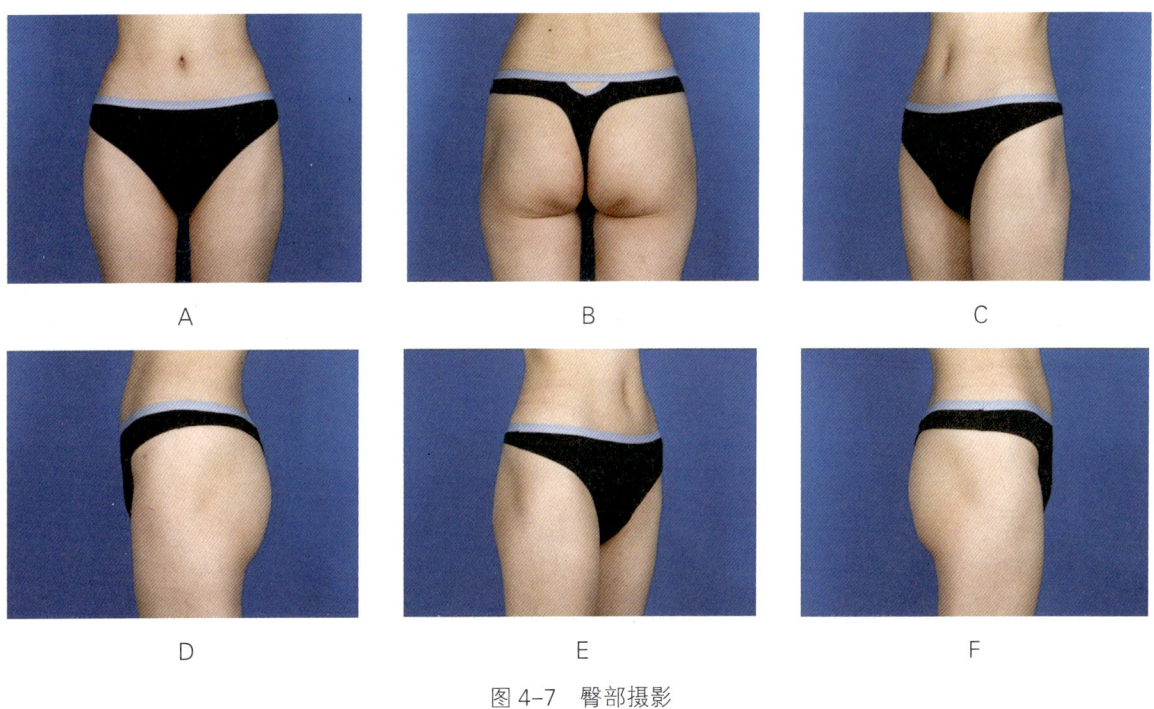

图 4-7 臀部摄影

9. 下肢　下肢需要五个标准视图加后位照片。全景时上界应在肚脐水平，下界应在脚趾或脚后跟下方。拍摄下肢上半部时，下界应低于膝盖和腘窝（图4-8）；拍摄下肢下半部时，上界应高于髌骨水平，拍摄背景要延伸到地上，以确保拍摄视野内看不到背景边界（图4-9）。

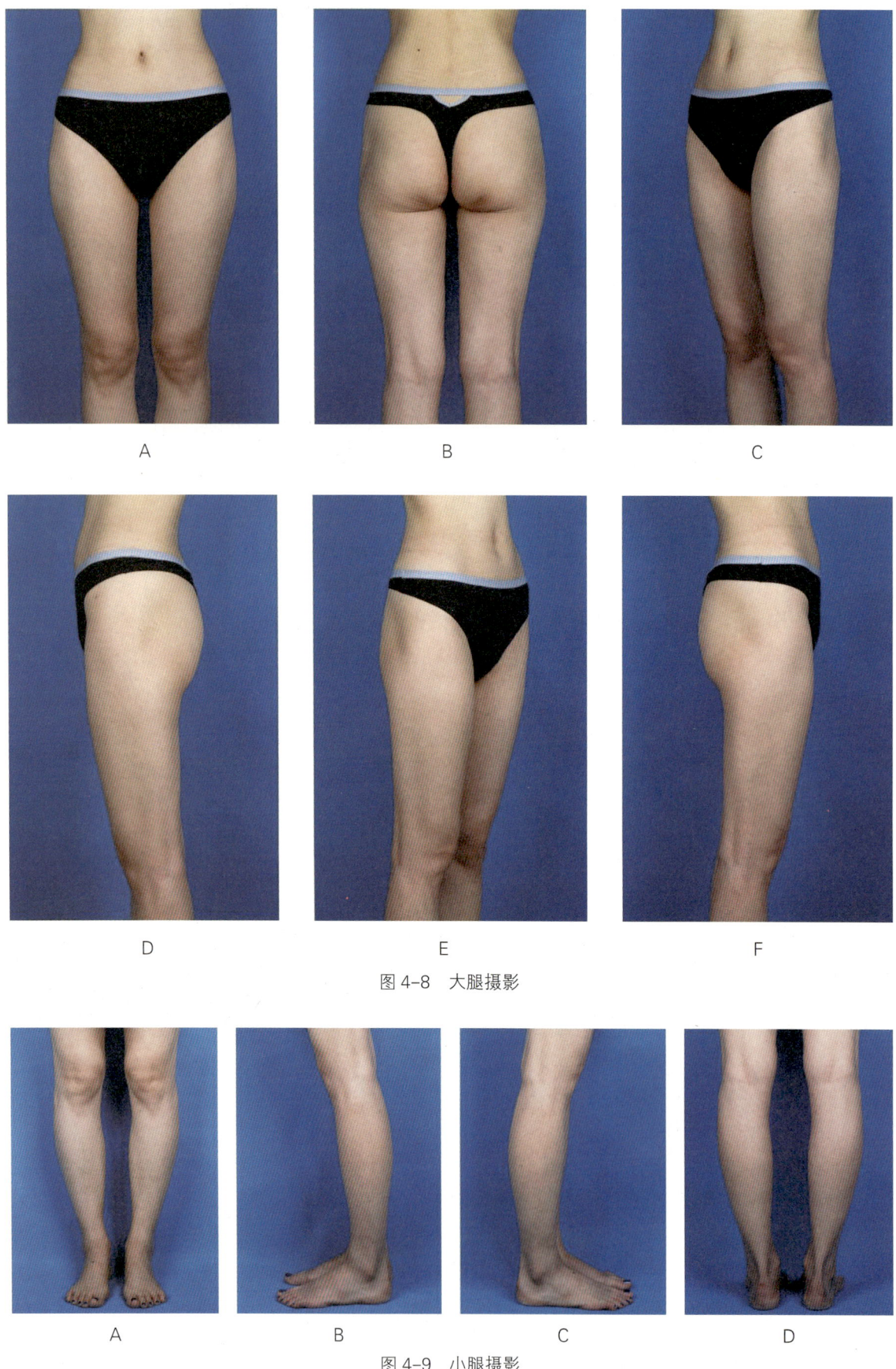

图 4-8 大腿摄影

图 4-9 小腿摄影

10. 手部和足部　手、足部需要掌侧和背侧两个正位照，一些患者还需要拍摄斜位照。此外，还需要记录手部或足部屈伸运动的动态图像（图4-10）。

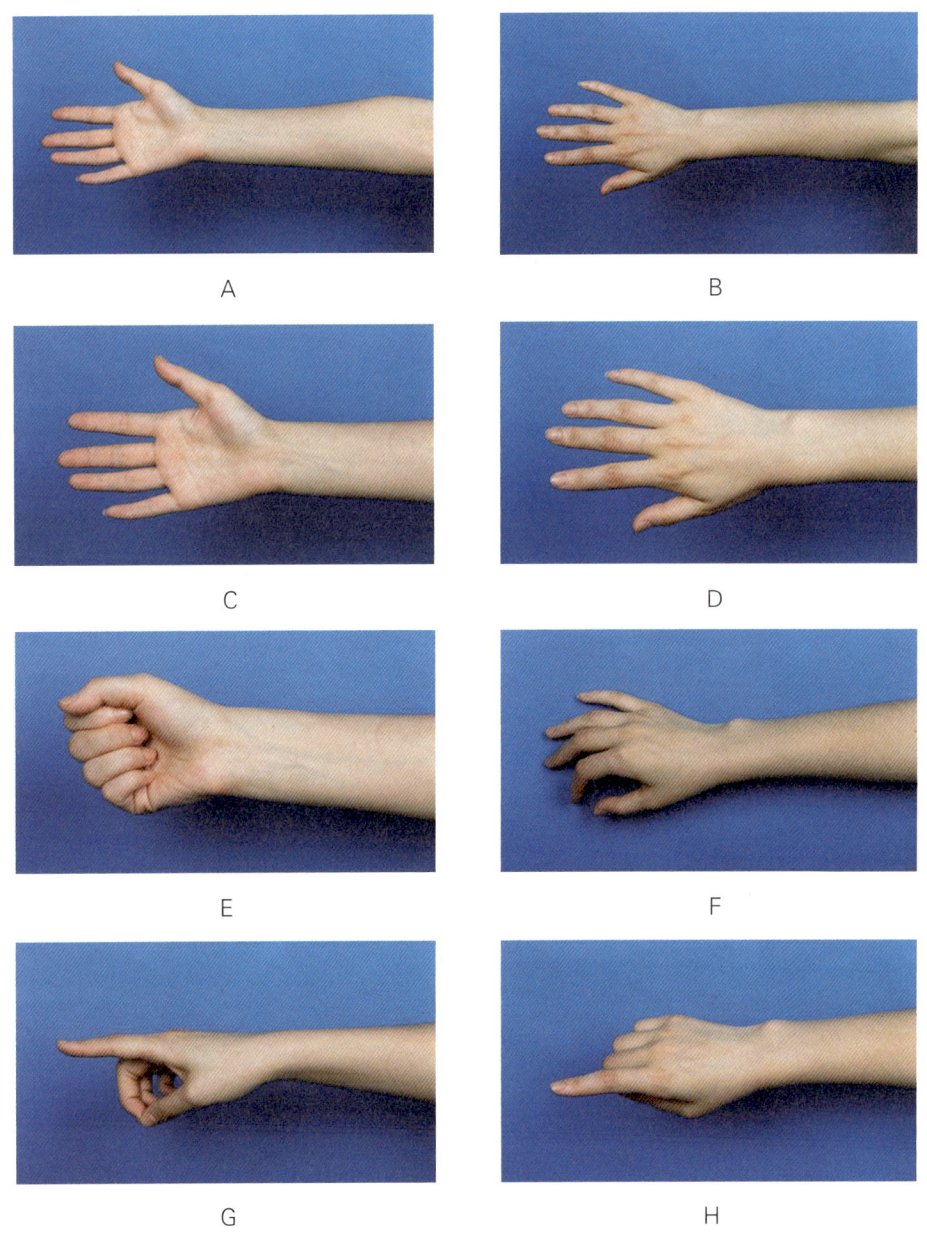

图 4-10　手部摄影

11. 特殊部位　其他解剖区域的摄影也应遵循同样的原则：①背景和邻近解剖结构清晰；②包括前后位、侧位和斜位图；③动态图像根据具体情况选择应用；④为了表现解剖部位的特征，需拍摄特写。

在手术环境或急诊时因拍摄条件所限，取景难以达到如前所述的严格要求，取景的范围应该限于无菌的铺巾区域，画面边缘区应该包含邻近的解剖标志。反光的器械，有污迹的铺巾、纱布或明亮的头顶灯都需要去除或遮挡。一般手术无影灯光线较强，须从视野移除，以免出现过曝。

四 照片归档和管理

（一）存储介质

数字存储卡有多种类型，最常见的是微型闪存（compact flash，CF）卡，体积为43mm×36mm×3.3mm。CF卡不带机械驱动器，因此存储图像数据极为安全，而且拥有30m/s或更高的传输速度，支持高分辨率视频录制的实时存储。但与安全数码（secure digital，SD）卡、Micro-SD卡（即TF卡）相比，CF卡体积较大，价格相对较高，存储空间有限且对环境温度要求高，主要用于一些高端单反相机。SD卡的体积为32mm×24mm×2.1mm，拥有更大的存储空间和更强的便携性，尤其是随后发展的高容量且更安全的SD卡（SDHC卡）拥有更快的传输速度，能满足高分辨率视频录制的实时存储。Micro-SD卡拥有更小的体积（11mm×15mm×1mm），是目前独立成品中最小的存储卡，是手机、相机的标准存储装置。

随着各种太字节（terabyte，TB）硬盘的出现，成千上万张图片的存储已不再是问题，但保持定时的备份操作变得至关重要。采集的图片至少需要备份两份，并存储在防水、防火或防震的地方。

（二）文件格式

现今虽然有几十种图片存储格式，但此处只讨论一些最常用的格式，它们包括TIFF、JPEG、PS、GIF和RAW。虽然软件很容易实现各种图像格式的转化，但了解它们的优缺点是十分重要的。TIFF是一种位图图像格式，能无损地呈现高质量的图像，支持24bit、32bit等色深，可采用LZW无损压缩方式存储，是印刷品最常使用的格式。JPEG（jpg）是最常见的有损图片格式，可以对图片进行不同比例的压缩，相应地其数据质量也会下降。其微小的压缩既能极大地保证原图的质量，又便于图像的传输及存储。JPEG可以很容易地被各种软件打开，且存储具有灵活性。PS是Adobe系统公司的专利格式，支持色彩处理、48bit颜色及图层等功能，文件后缀名为".psd"。RAW格式是通过相机的图像传感器（CCD或CMOS）呈现出原始图像数据，没有经过白平衡、色彩处理、压缩、锐化或其他数据加工等。

视频格式众多，没有统一的标准，即使相同的后缀也可能无法被其他设备读取，比如mp3、mp4有时就需要创建原文件的软件才能读取。视频软件的编码与解码器常常被禁止跨平台操作，如苹果最常用的是".mov"格式，微软最常用的是".wmv"格式，而在网页上以Adobe的".flv"格式最为常见。

（三）图像检索

图像被安全地转移到存储介质之后，为便于检索，必须进行严格的信息记录。如相机使用EXIF（可交换图像文件）对照片的相关拍摄信息进行记录，其中包括相机的型号、镜头、日期、时间、快门、光强及其他项目。对于整形外科医师而言，照片的信息还应包括患者的姓名、年龄、性别、体重、诊断、植入物类型、术前或术后状态、手术日期以及其他重要的医学数据等。

五 面部精细摄影：VISIA设备

VISIA医学成像系统是专用于面部精细摄影的设备，它运用Mirror成像系统、循环面部摄影技术和小型放大镜工具，精确记录面部的影像，并连接电脑，定量分析色沉点、毛孔、肤色均匀度、皱纹、UV反光点，精确诊断最细微的肌肤问题。VISIA会清晰地呈现求美者的皮肤状况指数,是有效的图像交流工具,可较准确地评估皮肤表面的皱纹、斑点、平整度、油脂分布等并作出分级,便于对治疗前、后的皮肤变化进行定量比较。比如肉毒毒素注射毛孔缩小及微针注射面部皮肤的受术者,可以使用VISIA医学成像系统记录操作前、后的皮肤变化(图4-11)。

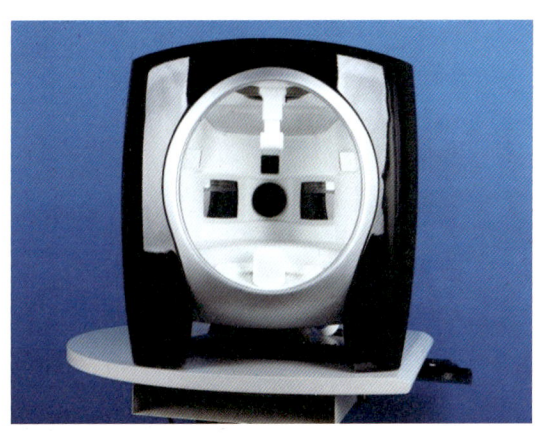

图4-11 VISIA设备

VISIA系统可以测定以下状况:①斑点是棕色或红色的皮损,包括雀斑、痤疮瘢痕、色素沉着及血管病变,由其独特的颜色可以识别出来,而且和皮肤底色有着明显的区别。斑点大小不等,肉眼可以观察到,表面斑点在VISIA的标准白光图像中显示(图4-12A)。②皱纹是皮肤上的犁沟、折叠或褶皱,日晒会使其增多。皱纹也与皮肤弹性降低有关,因为皱纹是高度依赖于顾客的面部表情,这种皮肤特征在图像上有很大的变化(图4-12B)。③纹理主要是分析皮肤的平滑度。纹理是衡量肤色均匀度和平滑度的指标。依据肤色的渐变以及皮肤表面的峰(显示为黄色)和谷(显示为蓝色),从而作出判断(图4-12C)。④毛孔是汗腺导管在表皮的圆形开口。由于阴影,毛孔的颜色看起来比周围的肤色深,根据它们较深的颜色和圆形的形状而被识别。VISIA系统依据面积的大小来区分毛孔与斑点,更准确地说,一个毛孔的面积比一个斑点的面积要小得多(图4-12D)。⑤紫外线色斑。黑色素在表皮下的凝集就会产生紫外线色斑,是皮肤受太阳损伤的结果。紫外线色斑在普通光照下是不可见的,表皮黑色素选择性吸收紫外线,紫外线会增强其显示,被VISIA检测到(图4-12E)。⑥棕色斑。棕色斑点反映表皮和深层,如色素沉着、雀斑、雀斑样痣、黄褐斑等(图4-12F)。⑦红色区。红色区域代表一系列的状况,如痤疮、炎症、酒渣鼻或蜘蛛痣(图4-12G)。⑧紫质。可根据紫质对皮脂腺内引发痤疮的细菌进行分析,从而得出近期内皮肤暴发痤疮的概率。紫质在紫外线下会发生荧光,表现为白色圆点的特征(图4-12H)。

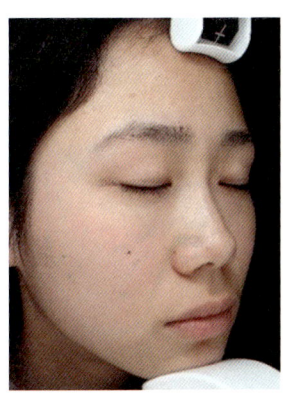
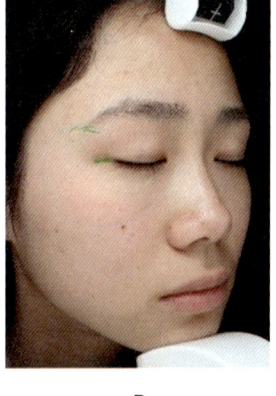
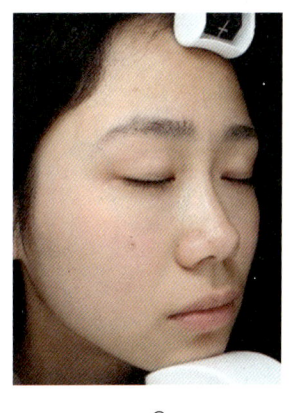
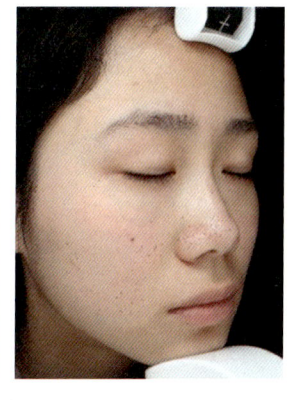

A　　　　　　　　B　　　　　　　　C　　　　　　　　D

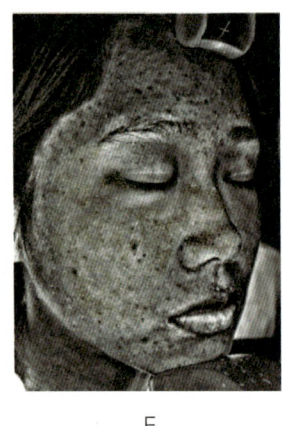 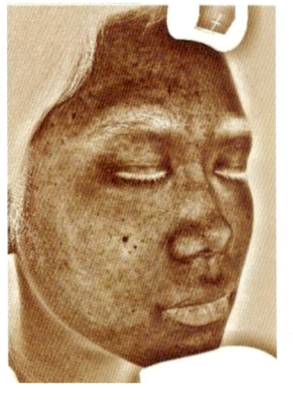 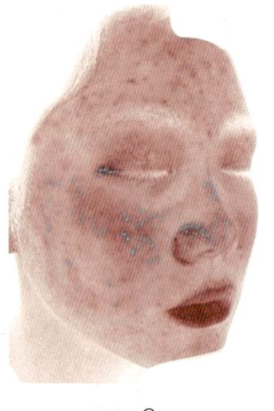 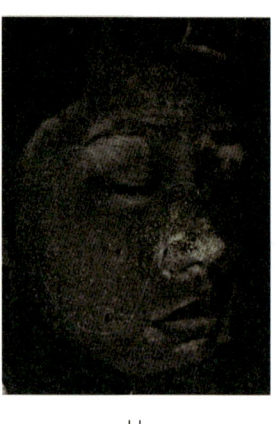

　　E　　　　　　　　　F　　　　　　　　　G　　　　　　　　　H

图 4-12　VISIA 拍摄的面部图片

A. 斑点，可在标准白光图像中显示和计数　B. 皱纹，在白光图像中依据其长而窄的形状而显示和计数　C. 纹理，在标准白光图像中显示和计数，表现为皮肤表面的峰（显示为黄色）和谷（显示为蓝色）　D. 毛孔，在白光图像中显示和计数，呈现为比色斑小的阴影　E. 紫外线色斑，在紫外线照射下的色斑表现和计数　F. 棕色斑，反映表皮和深层的色素沉着　G. 红色区，代表痤疮、炎症、酒渣鼻或蜘蛛痣等红色异常　H. 紫质，在紫外线下会发生荧光，可检测痤疮细菌

六　展望

（一）三维成像

　　3D 技术开始于 1844 年 David Brewster 发明的立体镜，几乎与照相技术同时出现。随后，Louis Jules Duboscq 改进了立体镜技术并用它给维多利亚女王拍照，在 1851 年的大英博览会上展出照片后引起了轰动并予以传播。立体照相机随后被逐渐推广，在第二次世界大战时已相当普及。

　　后来一些商业的 3D 成像技术逐渐在电影中发展起来，如 20 世纪 50 年代的"Natural Vision"、60 年代的"Space Vision"、70 年代的"Stereo Vision"、80 年代的偏光眼镜、90 年代的 IMAX 3D 技术等，而 2010 年电影《阿凡达》的公映更是到了 3D 电影繁荣发展的顶峰。

　　伦琴在 1895 年发现了 X 射线，它可以让医师通过无创的方式透视人体，从而在医学界引起轰动。接下来在医学成像领域取得突破性进展的是 3D CT 技术。3D 成像技术极大地增加了手术精准度，以前医师不得不通过 2D 图片去想象人体的 3D 结构；现在借助立体成像，医师可以很直观地观察人体内部结构并辅助临床诊断。

　　现在，3D 基于物理的有限元素分析（finite element analysis，FEA）技术可以提供患者术后的效果模拟。其他模拟术后效果的方法都有局限性，如展示其他患者的术前、术后照片，从杂志上收集照片，使用变形软件处理照片等，这些方法都需要患者有很强的想象力去想象。现在可以在术前通过 3D 技术让患者从多角度观察自己，从而有助于患者和医师进行充分交流，模拟出最佳的手术结果。

（二）视频

　　视频作为医疗记录的一部分，应用于外科教学已经有几十年的历史，然而数码视频作为医疗记录还是近些年的事，因此尚未形成统一的拍摄标准。现在几乎所有的数码相机都有拍摄较短视频的功能，但大部分镜头都不是为专业视频拍摄设计的。专业视频的录制设备笨重、价格昂贵，拥有强大的数据处理能力。除了一些专业的医疗咨询人员，专业视频的拍摄与应用已超过了大部分整形医师的能力范围。短的视频（小于 1 分钟）可以记录一些要点，包括特定部位的活动范围、张力和色泽、弹力以及运动时的美学等；而长的视频要求专业的拍摄视角、录制技术和后期编辑，以保证作品的品质和连贯性。在未来的整形手术中，数码视频资料的不断增加将成为必然。

（金云波　邹运　徐真晔　林晓曦）

参考文献

[1] Neligan P C. Plastic surgery[M]. 3rd ed. Philadelphia: Elsevier Saunders, 2013: 104-123.

[2] Chávez A E, Dagum P, Koch R J, et al. Legal issues of computer imaging in plastic surgery: a primer[J]. Plast Reconstr Surg, 1997, 100(6): 1601-1608.

[3] DiBernardo B E, Adams R L, Krause J, et al. Photographic standards in plastic surgery[J]. Plast Reconstr Surg, 1998, 102(2): 559-568.

[4] Galdino G M, Vogel J E, Vander Kolk C A. Standardizing digital photography: it's not all in the eye of the beholder[J]. Plast Reconstr Surg, 2001, 108(5): 1334-1344.

[5] Zarem H A. Standards of photography[J]. Plast Reconstr Surg, 1984, 74(1): 137-146.

[6] Smith D M, Oliker A, Carter C R, et al. A virtual reality atlas of craniofacial anatomy[J]. Plast Reconstr Surg, 2007, 120(6): 1641-1646.

第五章
畸形学、综合征学及遗传学

第一节 畸形学

一 畸形学的概念

畸形学（dysmorphology）和畸胎学（teratology）不同。畸胎学是一门古老的学科，是胚胎学和病理学的一个组成部分。虽然它所探讨的也是胚胎发育异常和先天缺陷，但其重点是物理、化学、生物学等致畸致变因素在胚胎孕育过程中对胚胎致畸的影响。我们现在所说的畸形学，则是临床医学中较新的一个分支学科，其主要内容是对新生儿的组织或器官形态结构上的各种缺陷进行分类、分析及阐述，并通过追溯它们的致病原因、发病机制、发展进程和可能的预后，推断它们的遗传关系、亲代素质、同胞及后代的再发风险，以提供防治依据。

由于生活和卫生水平的提高及孕产期防治工作的普及，新生儿早产、滞产、感染等的发病率和死亡率逐渐下降，而先天性畸形、出生缺陷的发生率和死亡率则逐渐上升，大量遗传或环境因素导致的形态发育异常也日益增多，引起了社会对产前胚胎发育情况的特别关注。随着认识的深入，从仅仅是描述性的记录，逐渐转变为从致病原因和发病机制上所进行的探讨；从20世纪70年代中期开始，在儿科、妇产科、口腔科、胚胎学、医学遗传学、环境卫生学、流行病学等各学科领域，由临床、基础到社会等各方面共同参与，逐渐形成了畸形学这一学科。

畸形学探讨的范围只涉及出生缺陷中组织或器官形态结构上的异常，不包括代谢、生化、免疫、功能（聋、哑、盲）、精神（智力）等方面的紊乱或障碍，也不包括产程中出现的损伤。

二 畸形学与整形外科学的关系

缺损和畸形的矫正与整复是整形外科临床的一大专业领域。尽管对身体各部位器官畸形的修复已设计了不少方法，也积累了数十年的经验，并取得了不小的成就，但总的来说，只是在修复观点上就事论事，很少从病因或发病机制上进行探讨；虽然在整形外科专著和杂志文献上对畸形胚胎的形成也做了一些介绍，但只是略为提及，浅尝辄止，没有引起足够的重视，因此，从畸形学的观点来深入认识这些畸形还是具有一定意义的。掌握畸形学知识，可以让整形外科医师面对畸形患者时，从检查到处理再到和家属的接触中多考虑一些问题，而不只是单纯的手术修复。

三 畸形的发生因素

（一）遗传因素

遗传因素包括亲代畸形的血缘遗传、配子或胚胎细胞的染色体畸变和基因突变。染色体数目异常（如Turner综合征、Down综合征等）和结构异常（如猫叫综合征等）均可造成畸变。基因突变发生的次数多，但引起的畸形比染色体畸变引起的畸形少，主要有软骨发育不全、肾上腺肥大、小头畸形、多囊肾、皮肤松弛症等。

（二）环境因素

环境因素包括以下几种：

1. 生物性致畸因子　已明确对人类胚胎有致畸作用的生物因子有风疹病毒、巨细胞病毒、单纯疱疹病毒、梅毒螺旋体、弓形虫等。

2. 物理性致畸因子　已确定对人类胚胎有致畸作用的物理因子有各种射线、机械性压迫、损伤等。高温、严寒、微波等对动物胚胎有致畸作用，对人类胚胎有无致畸作用证据不足。

3. 致畸性药物　多数抗肿瘤药物有致畸作用，如氨蝶呤钠可引起胎儿无脑、小颌、四肢畸形等；某些抗生素亦有致畸作用，如四环素可引起胎儿牙釉质发育不全、大剂量链霉素可引起先天性耳聋、大剂量新霉素可引起胎儿白内障和短指畸形；某些抗惊厥药物、抗精神病药物、抗凝血药物、激素均有不同程度的致畸作用，可引起不同的先天性畸形。

4. 致畸性化学物质　工业废物、农药、食品添加剂和防腐剂中含有一些致畸作用的化学物质，如某些多环芳香族碳氢化合物、亚硝基化合物、烷基化合物、苯类化合物，某些农药、重金属等。

5. 其他致畸因子　酗酒、大量吸烟、缺氧、维生素缺乏、重度营养不良等有致畸作用。

（三）遗传因素与环境因素相互作用

多数先天性畸形是环境因素和遗传因素相互作用的结果，环境致畸因子可引起染色体和基因突变造成先天性畸形，遗传特性也可决定和影响胚胎对致畸因子的易感性。表示遗传因素所起作用大小的指标称为遗传度，遗传度越高，表示遗传因素在该畸形发生中所起的作用越大，如腭裂的遗传度为76%、先天性髋关节脱位的遗传度为70%。

（四）胚胎的致畸敏感期

畸形的发生不仅决定于致畸因子的性质、胚胎的遗传度，还决定于致畸因子作用时胚胎所处的发育阶段。受到致畸因子作用后最易发生畸形的发育阶段称为致畸敏感期。胚前期（受精后2周）受到致畸因子作用后胚胎较少发生畸形，因为此阶段细胞分化程度低，致畸作用强则胚胎死亡，致畸作用弱则少数细胞死亡，多数细胞代偿增强。胚期（受精后3~8周）胚胎细胞增生、分化活跃，器官原基正在发生，最易受到各种致畸因子的作用而发生畸形，故胚期是致畸敏感期。由于各器官发生的时间不同，因此各器官的致畸敏感期也不同。胎儿期（受精后9周至出生）历时最长，此时胎儿发育快，受到致畸因子作用后多发生组织结构和功能方面的缺陷，一般不会出现大的器官畸形，故胎儿期不属于致畸敏感期。

四 先天性结构异常的分类

根据致畸原因和致畸因子的作用时间，先天性结构异常可以分为组织发育异常、畸形、变形、毁形四大类，分述如下。

（一）组织发育异常

组织发育异常（tissue dysplasia）是指在胚胎发育最早时期，即三个胚层形成、细胞分化、组织发生这一阶段出现的异常及由此引发的形态变异，换言之，就是组织发生障碍的过程及其后果。其受累的结构在组织这一层次，可发生血管瘤、色素痣、神经纤维瘤等组织发育异常。

组织发育异常可局限于一个部位，称为局限性组织发育异常（localized tissue dysplasia）；也可以随着组织的移行出现于身体的各个部位，呈多发性或全身性分布，如多发性海绵状血管瘤、巨痣、神经纤维瘤病等。

组织发育异常常带有一些肿瘤的含义，如上述三种疾患其实就是一种错构瘤。组织发育异常有的有较高的恶变倾向，如结肠息肉瘤；有的为永久性，出生后还可继续发展；有的可逐渐自行消失，如海绵状血管瘤；有的在出生时即已存在；有的在出生后才逐渐或迅速显现，如血管瘤、个别畸胎瘤等。

（二）畸形

畸形（malformation）是指在胚胎器官形成和形体建立的阶段，由于某种内源性发育过程异常造成的某一器官或某一组织的结构异常，或身体某一区域的形态缺陷。据估计，在新生儿中约3%带有比较严重的畸形，约1%有多发的畸形。

畸形的种类繁多，根据其发生时期和情况不同，表现亦千差万别。在器官和系统发生早期，器官原基的形成要依赖不同细胞团之间的相互诱导及反应才能正常完成，若诱导因素或反应能力缺乏，可以出现器官不发育，如无眼、无耳、双肾不发育等；若诱导因素或反应能力不足，可以出现小头、小眼、小耳等；若诱导因素或反应能力过盛，可以出现多指、多乳头、多尿道等；若诱导和反应出现时间差，则可造成肾发育不全，这是由于输尿管芽与后肾发生不同步的缘故。

在器官原基形成以后，器官和系统还要进行进一步的发育，如融合、移行、闭管、成腔、分隔、退化、消失等，这期间出现紊乱可发生以下畸形：

1. 融合异常　如唇裂、腭裂、眼睑裂、面裂、尿道下裂等。
2. 移行异常　如肾位异常、睾丸未降、纵隔甲状腺、肠道回转失常等。
3. 闭管异常　如心房、心室间隔缺损，由神经管闭合异常造成的无脑、脑膜脑膨出、脊柱裂、脊髓脊膜膨出等。
4. 管道成腔异常　如食管闭锁、肛门闭锁、外耳道闭锁、阴道闭锁等。
5. 管腔分隔紊乱　如某些类型的心脏畸形、直肠阴道瘘等。
6. 退化消失异常　如动脉导管未闭、梅克尔憩室、脐尿管未闭、残遗尾等。

畸形的表现可轻可重，如悬雍垂裂为腭裂的最轻度表现，单侧上唇皮下裂或上唇切迹是唇裂的最轻度表现，而双侧唇腭完全裂则是两者的最重度表现了。

畸形是非特异性的，每一种畸形都可能是单独发生的一种缺陷，也可能是许多综合征的一个组成部分。如我们熟知的并指、指偏斜、指屈曲、短指等都是常见的单发的手指畸形。但是据统计，并指又是48种不同综合征中的一个表现。同样，有偏指的综合征有36种，有屈曲指的综合征有20种，有短指的综合征则有18种。

（三）变形

变形（distortion）是指非破坏性的机械外力持续作用于胎儿的躯体，使其已经正常发育的某个部分出现了形态或位置的异常。据估计，约2%的新生儿带有这样或那样的变形，如马蹄内翻足、先天性髋关节脱位、先天性姿势性脊柱侧凸等。

引起变形的机械外力最多见的是来自子宫的压力，如首次妊娠的子宫伸展不足、双角子宫、向宫腔内生长的肌瘤等。但是变形发生的基本机制还是胎儿活动缺乏，若胎儿经常活动，即使有外力压迫，也不会持续地作用于一个固定不变的部位，也就难以造成变形。

功能上的障碍或早期发生的畸形也可以间接地或继发地造成变形。如胎儿神经管闭合不全导致的脊柱裂，可引起下肢神经支配不全，造成肌力平衡的丧失，从而限制胎儿下肢的伸展能力，使其不能改变肢体的位置，在长期持续外力的作用下就可以形成髋关节脱位、马蹄内翻足等。早期发生的畸形还包括泌尿系统严重畸形，如双侧肾不发育或发育不全、严重的多囊肾、输尿管闭塞等；也可以继发面部及双上肢的变形，即Potter序列。要使胎儿有良好的活动范围和能力，不受外力的直接压迫，必须有足够的羊水将胎儿悬浮于子宫中。羊水的组成，一部分是跨过羊膜的漏出液，大部分则是胎儿的尿液。任何能严重减少胎儿排尿量的泌尿系统畸形都会造成羊水过少，从而限制胎儿的活动，子宫直接压迫在胎儿身上就会导致变形。据对新生儿位置性变形的调查发现，7.6%的畸形儿伴有变形，而伴有变形的畸形主要涉及中枢神经系统和泌尿系统。

将畸形和变形相比较，归纳起来有以下区别：

1. 发生时间不同　一方面，畸形一般趋向于发生在妊娠早期的胚胎期，是器官形成和形体建立过程中的原发失误；变形则趋向于发生在妊娠后期的胎儿期，是原本已经正常形成的部位继发了形态改变。但要注意这并非绝对，有些畸形如软腭裂、尿道下裂等也发生于胎儿期；动脉导管未闭、睾丸未降则发生在围生期；第3磨牙不发生则出现于成人以后。另一方面，变形除了发生在胎儿期外，也可能发生在出生以后，如进行性脊柱侧凸，严重脑瘫患儿随年龄增长出现的颜面畸形、肢体挛缩，婴儿时期因照顾不周出现的一侧偏头等。

2. 受累层次不同　畸形涉及的是器官水平；变形则发生在身体区域即体部范畴，多涉及骨-关节-肌肉系统。

3. 遗传因素　很多畸形是有遗传因素的，在谱系中可以找到同样的病例，在同胞和后代中也可以出现再发；变形一般没有遗传背景，在家族中不可能出现同病、同胞和后代中的再发，除非是母亲子宫的致变原因保持不变，也可能出现同胞间的再发，但这不是遗传所致。

4. 死亡率不同　在每一个围生期的普查统计中，畸形儿都有一定数量的死亡率，这是由于其中有不少是中枢神经系统异常或心血管系统异常；在变形儿中则很少有发生死亡的。

5. 矫正方法不同　自然发生的矫正或用体位、姿势固定方法的矫正在变形中是可能的。统计资料表明，90%的变形在出生后都能自发得到不同程度的矫正。这本不足为奇，因为在出生后，患儿不再受到子宫的压迫或约束。当然，自然矫正的程度还要取决于在胎儿期致变约束力的作用时间以及变形的严重程度。在脊柱侧凸、先天性髋关节脱位、马蹄内翻足患儿中，在一定范围内和一定程度上都可以用姿势固定的方法来矫正；在畸形患儿中，除了极少数（如房间隔缺损、睾丸未降等）以外，能自发矫正的很少见，一般均需经手术方法修复，用姿势固定方法来矫正的可能性很小。

（四）毁形

毁形（disruption）是指一个器官或一个器官的某一部分，或身体的一个区域原本正常的发育被破坏或干扰而形成的形态缺陷，如宫内迷行的组织索带（一般是羊膜带）缠绕扭结造成的截指、截肢、环状缩窄等。毁形均为散在发生，没有遗传性。

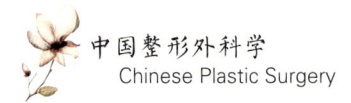

畸形、变形、毁形三者的区别在临床上有其指导意义，但是三者又是互相关联，有时还是互相重叠的。要确定某个缺陷究竟属于哪类有时甚为困难，如有些类型的牙齿咬合既是畸形，又是变形；同样，一个小颌、舌后缩和腭裂的Robin序列，既可以是原发的下颌发育不良引起的畸形，又可以是羊水过少胎头难伸，造成胸骨对下颌的压迫，限制了下颌发育引起的变形；严重的宫内压迫若发生于胚期，可以产生肢体和体壁的同时缺陷，既有变形成分，又有毁形成分；还有些病例可见到在变形的基础上发生了毁形。

（五）轻度异常及其临床意义

先天性异常的轻重主次是有区别的。重度或称主要的异常，如法洛四联症、先天性髋关节脱位、唇裂等，往往存在着功能障碍和形态破坏，其临床意义显著；轻度或称次要的异常，如内眦赘皮、扁平耳等，在功能上没有什么重要性，在形态上妨碍也不大，总的来说是无关大局的。这里列举一个轻度异常的清单，并非包括所有的轻度异常，只是提供一些例证，以作为与重度异常的对比参照。

1. 头部　如头发分布模式异常、枕部扁平、枕部骨刺、第三颅囟。
2. 眼部　如内眦赘皮、倒转型内眦赘皮、睑裂上斜、睑裂下斜、睑裂狭小、眦错位、眶距稍窄、眶距稍宽、上睑轻度下垂。
3. 耳部　如原始形态、扁平耳、两侧耳大小不等、耳后旋、小耳、招风耳、无耳屏、双耳垂、耳赘、耳前窦孔、外耳道狭窄。
4. 鼻部　如鼻孔狭小、鼻翼切迹。
5. 口部　如下颌稍小、不全唇裂、悬雍垂裂、舌系带短缩、牙列畸形。
6. 颈部　如轻度斜颈、轻度颈蹼、鳃裂瘘。
7. 手部　如发育不良的多指，双指甲，通关手，手皮肤纹理异常，小指偏斜，第4、5指短指。
8. 足部　如并趾，第1、2趾间裂，第4、5趾后缩，短蹞，厚趾甲，高跟足。
9. 皮肤　如面颈外的单发血管瘤、色素痣、脱色斑、咖啡牛奶斑、多乳头、乳头异位。
10. 躯体　如腹直肌分离、小型脐疝、骶窝深陷、冠状沟型尿道下裂。
11. 骨　如肘外翻、膝外翻、膝内翻、膝反屈。

有统计表明，轻度异常中以手部异常最多见，约占24%；其次为眼部异常，约占22%；再次为面部（除眼部外）异常，约占13%。71%的轻度畸形发生于头颈及手部。单发的轻度异常在人群中极为普遍，在所有新生儿中约占15%。但是不要忽视了这些轻度异常，虽然不严重，但它们是个信号，起码说明在胚胎发育过程中有偏离正常的情况，提示我们应对患儿做比较全面的检查，看看有没有隐藏的内脏器官的重大缺陷；还要进行严密的随访，看看有没有目前没显示但在成长过程中会逐渐出现的其他问题，如精神发育迟缓；另外还应了解一下，家族中的其他成员是否出现了同样的异常，或者家族中是否有较多的成员带有这样或那样的异常。

要是轻度异常多发地存在于同一个患儿中，那意义就更为重要了。据统计，在带有3个以上轻度异常的新生儿中，90%有重度畸形，包括心、肾、脊柱等。在许多畸形综合征中，多发的轻度异常有很高的出现率，如在21-三体综合征中，临床所能检测出来的所有畸形，有79%是轻度异常；在13-三体综合征中，轻度异常的检出率为50%；在Turner综合征中，其检出率为73%；在原发的精神发育迟缓患者中，42%有3个以上的畸形，其中80%是轻度异常。

第二节　综合征学

一　综合征学的概念

综合征是指一个先天性的在发病机制上相互关联的具有多种不同临床表现的组合。综合征学（syndromology）是对各种先天性异常组合模式，即综合征的病因学、分类学进行研究探讨的学科。

之所以要把综合征界定在具有同一病因或同一发病机制上，是有其临床上，尤其是遗传学上的重要意义的。如果非同一个家族的两个新生儿，同时存在尿道下裂，第2、3趾并趾和腭裂，经仔细检查，一个被诊断为Smith-Lemli-Opitz综合征，另一个则为几种畸形的机遇性偶合，那么这两者的预后是十分不同的。前者是一种常染色体隐性遗传病，除了表面上可见的这几种异常外，还可能有潜在的先天性心脏病，肾、输尿管异常及智力低下，一般多在婴幼儿时期夭折，因此对患儿的养育和治疗就是一个很难处理的问题。再者，隐性遗传病的父母，推断应属杂合子的携带者，如再生育，则患儿同胞再发此病的风险为25%，因此其父母是否适合再生育也是一个需要慎重考虑的问题。而后者存在的三种异常完全是机遇性偶合，其再伴发其他异常的可能性很小，同胞中再发这种三合一的风险基本不存在，而且这三种畸形都是可以治疗并且疗效也是令人满意的。

二　综合征的分类

（一）根据形成及发生层次分类

根据形成及发生层次，综合征可以分为代谢异常综合征、组织发生异常综合征、畸形综合征及变形综合征四类，现分述如下。

1. 代谢异常综合征（dysmetabolic syndrome）　由先天性代谢缺陷所致。具体来说，是由于某种特异性酶的结构缺陷、生成量异常、活性过高或过低引起的代谢紊乱。常见的如乳糖酶缺乏综合征、白化病、高苯丙氨酸血症、某些痛风等。

先天性代谢异常综合征至今已超过千种，它的特点是：①大多数是按常染色体隐性模式遗传的，也可呈显性模式遗传；②与大分子量的代谢异常综合征不同，小分子量的代谢异常综合征因为可以在宫内受到胎盘及母体代谢的补偿，患儿一般在出生时表现正常，随生长其症状逐渐显现；③多数不伴有先天性畸形。

2. 组织发生异常综合征（dyshistogenic syndrome）　相当于前节"畸形学"所述的发育异常，即在细胞分化、组织发生层次上出现的发育紊乱。其又可分为以下两类：

（1）单纯性组织发生异常综合征（simple dyshistogenic syndrome）：发生异常的组织仅涉及一个胚层，可以是常染色体显性模式遗传，也可以是隐性模式遗传，Marfan综合征为其典型代表。Marfan综合征为一常染色体显性遗传病，临床主要表现为细高挑身材、长臂、长腿、蜘蛛指（趾）、晶状体异位、夹层主动脉瘤等。症状虽多样，但其基本病理则为各种组织如心内膜、大血管、骨、腱韧带中有硫酸软骨素A或C等黏多糖堆积，影响了弹性纤维及其他结缔组织的结构和功能，导致相应器官发育不良。追溯其根源，则是先天性中胚层的发育缺陷。

（2）错构瘤性组织发生异常综合征（hamartomaplastic dyshistogenic syndrome）：发生异常的组织可以涉及1~3个胚层，其主要特点为存在错构瘤，并有真正肿瘤形成的趋向。一般都是常染色体显性遗传，但也有些病例为散在发生。如考登综合征（Cowden syndrome，CS），又称多发性错构瘤综合征，过去一直推测与CS有关的基因定位于10q22-q23，PTEN发现后证实其是CS的易感基因。CS是一种常染色体显性遗传性疾病，以累及三胚层分化组织的多器官、多发性错构瘤，包括乳腺、甲状腺、皮肤、中枢神经系统等部位，同时伴有乳腺癌、甲状腺癌、子宫内膜癌高发风险为特征。患有CS的个体，90%以上会在20岁时出现表型，99%会出现皮肤、黏膜征象。CS最常见的表现为皮肤、黏膜损害（毛膜瘤、乳头状丘疹），甲状腺异常，纤维囊性疾病，乳腺癌，多发性、早发性子宫肌瘤和巨头症。

3. 畸形综合征（malformation syndrome） 是指几种发生于器官层次，表现于多处不相邻区域，但是在发病机制上互有关联的畸形组合。一个真正的畸形综合征具有胚胎多向性的特点，在器官形成、体部建立的时期，能使同一发病机制在不同的器官及不相邻近的区域造成缺陷。除少数以外，一般的畸形综合征都不伴有生化紊乱。

4. 变形综合征（deformation syndrome） 是指一组主要由机械原因造成胎儿已经正常发生和形成了的结构的变形和损害。这些损害可能集中在身体的一个区域，也可能分散在多个部位；可能伴有功能上的障碍，也可能只是形态上的问题。由于变形综合征完全是环境因素造成的，所以没有遗传性。

以上综合征的分类为临床提供了一个大致的框架，便于对各种综合征进行分析时有一个可循的思路。需要注意的是，虽然大多数综合征能依此归类，但还是有少数综合征具有双重层次。如双侧肾不发育造成羊水过少引起的Potter综合征，就有变形和畸形两个层次的重叠；又如痣样基底细胞癌综合征，既有基底细胞癌、成神经管细胞瘤组织发生异常综合征的表现，又有眶距增宽、分叉肋骨、隐性颈椎裂、唇裂等畸形综合征的表现，也是两个层次的重叠；再如Bowen-Lee-Zellweger综合征即脑-肝-肾综合征，据认为是铁及氨基酸代谢异常所致，其大脑神经元的移行异常属于组织发生异常，而动脉导管未闭、卵圆孔未闭是真正的畸形；还有由变形造成的肢体挛缩，则是全部四种综合征的交叉重叠。

以上所讨论的综合征是指先天性的在发病机制上相互关联的异常组合。另外还有一种在发病机制上互为因果的异常，即一个原发的单独的异常引出一个或多个继发乃至再续发的异常组合，因为其多少还是与综合征有所不同，故特命名为"异常序列"（anomaly sequence）。如内生软骨瘤病，由于原发的软骨组织发育不良而引发了一系列长管骨及脊椎骨的改变，是为组织发生异常序列。在前脑无裂畸形中，胚胎的前脑不在矢状面上分裂为两个大脑半球，而是在横断面上分裂为端脑和间脑，在冠状面上分裂为嗅球和眼球，由此继发了无嗅脑、独眼、眶距狭窄、长鼻喙吻、唇正中裂、面中部及前颅底骨发育不全等一系列畸形，是为前脑畸形序列。在Robin综合征中，由于子宫局束，胎头伸展受限，下颌长期持续地受到胸骨压迫而引起发育不良，继发舌不能下降，再续发腭裂，则为变形序列，常称之为Robin序列。曾有文献报告一毁形序列，由于羊膜破裂，形成羊膜束带，进一步造成多发异常，如肢指截断、特殊的面裂、不对称的脑膨出等。

和前述综合征一样，一个异常序列有时也可由多种原因引起，如Robin序列，既可以是羊水过少子宫局束、胸骨压迫的结果，也可以是胚胎期内神经性肌张力不良导致下颌运动不足的结果，还可以由整个结缔组织发生异常时原发的下颌骨发育障碍所引起。

这里还要说说异常序列和综合征的关系。一个异常序列可以自成一病，如Robin序列在其单独表现时也称为Robin综合征；也可以作为一个综合征中众多异常表现中的一个组成部分，如在11号染色体长臂部分三体综合征中，有10种单基因遗传病综合征；还有胎儿乙醇综合征、乙内酰脲综合征、三甲双酮综合征，都伴有Robin序列的表现。另外，一个综合征还可以包括不止一个异常序列。

(二)根据致病因素分类

如按致病因素来分,综合征又可分为遗传性综合征、环境因素综合征及多因素综合征。

1. 遗传性综合征(hereditary syndrome)　完全由遗传因素引起,又可分为:①谱系综合征(pedigree syndrome),是在已知的家族谱系的基础上发生的,由基因突变所致,按孟德尔遗传模式传代,可以分为常染色体显性遗传、常染色体隐性遗传或X染色体连锁遗传;②染色体综合征(chromosomal syndrome),由染色体数目或结构异常所致。

2. 环境因素综合征(environmental factor caused syndrome)　由环境中的致畸因素引起。致畸因素种类繁多,物理因素有电离辐射、紫外线、宫内局束等;化学因素有甲基汞(20世纪50年代引起日本的水俣病)、多氯联苯(20世纪60年代日本西部地区的米糠油事件),尤其是作为化学因素之一的药物因素如沙利度胺(反应停)、氨甲蝶呤、雌激素等;生物因素有风疹病毒、巨细胞病毒等。由于这些致畸因素往往作用于胎儿成体或胚胎的体细胞,所以不会遗传给后代。但是要注意,有一些致畸因素如辐射、紫外线及某些化学物质同时又是诱变剂,能作用于人的生殖细胞,引起基因或染色体的突变,这种遗传物质的改变则具有遗传性。

3. 多因素综合征(multifactorial syndrome)　是指在遗传素质的基础上再受到环境因素的作用所引发的综合征。

病因、发病机制和临床表现的不一致性,在前面已讨论过,不同的病因通过相同的发病机制,可以产生同一种综合征的各种临床表现;相同的病因通过相同的发病机制,也可以产生同一综合征的不同临床表现。如甲患儿表现为A、B、C、D四种缺陷,乙患儿表现为C、D、E、F四种缺陷,丙患儿却表现为A、B、E、F四种缺陷。也就是说,在同一综合征中,各种缺陷出现的频率是互不相同的,并不是每一例综合征患儿都会表现出该综合征的全部症状。这是因为:①虽然是同一个综合征中所出现的异常,但每个异常都有其各自的外显率和表现度。②致畸因素作用于胚胎的时间和部位不同。如在反应停综合征中,在胚胎敏感期的早期作用于胚胎的鳃弓部位,将产生头面部尤其是耳的残损;在中期作用于上肢芽,可产生上肢畸形;在后期作用于下肢芽,则产生下肢缺陷。当然,三种缺陷可有不同组合,或全部具备的也有。③遗传背景不同。若Turner综合征发生于高身材家庭,患者就可能没有矮小的表现;Marfan综合征发生于矮身材家庭,患者就可能没有细高挑身材和蜘蛛指的表现。④接诊科室不同。如同为Turner综合征,在心脏科,心脏缺陷的发生频率高;在内分泌科、妇科,则性发育不全、原发性闭经的发生频率高;在儿科、外科,则以颈蹼、肘外翻的发生频率为高。⑤确认偏倚。所谓"确认",是指最初认定作为此综合征的代表病例,在谱系调查中作为先证者。确认偏倚是指最初认定的以此为法的病例没有出现全部应有的表现,实际上不足为法,因此后续报告病例的表现与此多有出入。

界定综合征是将一组多发异常确定为综合征并给予认定、命名。综合征的界定具有重要的临床意义,应用遗传学、分子生物学、环境卫生学、流行病学等的手段与方法,研究其病因、病理、病程、转归、遗传规律、再发风险等,有利于临床医师正确了解及掌握疾病的规律,制定合理的治疗方案。随着社会经济的高速发展,人们的生活环境趋于复杂,受到各种因素的影响也越来越多,因此会出现新的综合征,对其进行正确的界定同样具有重要的临床意义。

第三节　整形外科有关综合征提要

在整形外科临床工作中有时会接触一些比较复杂的畸形或病变,对这些情况如何认识,其临床意义如何，应给以怎样的处理，是否仅凭其体表形态即给予急诊治疗（如唇裂的修复），以及如何减轻患儿父母的心理负担等，这些问题常需要查询资料和仔细斟酌。这里汇集了一些有关的综合征，以备临床检索参考。

一 Apert综合征

Apert综合征又称尖头并指（趾）综合征Ⅰ型，是最常见的颅颌面严重畸形综合征之一。Apert综合征属于常染色体显性遗传性疾病，主要以尖颅、面中部发育不全和对称性的手足并指（趾）畸形为特点。

（一）基因学

Apert综合征为一种常染色体显性遗传病，大部分为散发病例；也可能为隐性遗传，患者后代有50%的遗传率。其发病与胚胎8周时中胚层发育缺陷有关，是由于10q25-10q26的FGFR2基因突变所致。目前发现有FGFR2 Ser252Trp或Pro253Arg两种突变。两种突变的表现型不一致，FGFR2 Ser252Trp突变患者主要表现为严重的颅面部骨骼畸形，而FGFR2 Pro253Arg突变患者的手足并指（趾）畸形更为突出。

（二）典型体征

特异性的尖形头，枕部扁平，颅顶短而尖，几乎所有病例均有颅缝早闭、前额高耸、突眼、面中部严重发育不良、上颌骨发育不全、颅底和眶骨严重不对称等。Apert综合征患者还可伴有第2、3、4手指的严重融合或蹼带（称为"手套手"）以及脚趾的融合或蹼带（图5-1）。临床上此综合征患者还被发现有眼距过宽、突眼、眼球突出导致的角膜溃疡、斜视、弱视、散光、眼睑下垂以及因颅骨发育畸形造成的视神经乳头水肿等眼部体征。

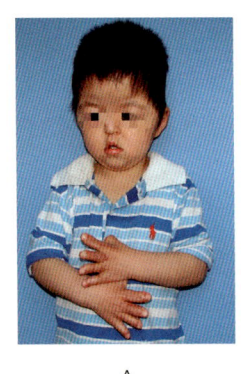
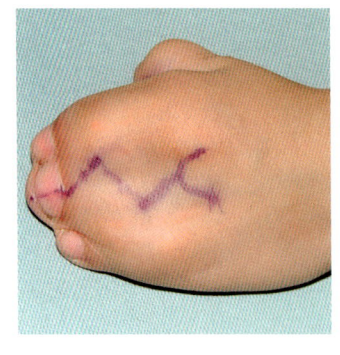
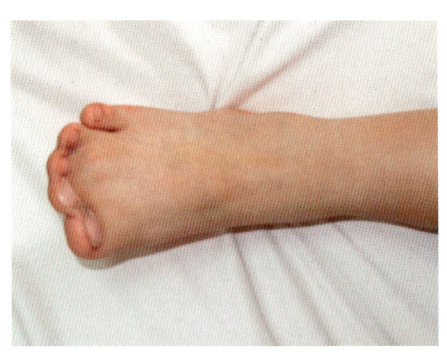

A　　　　　　　　　　B　　　　　　　　　　C

图5-1　Apert综合征的典型体征

A. 头颅前后径短，冠状缝闭合，颅骨软，鹰钩鼻，鼻梁扁平，上腭腭弓较高，双上肢呈屈曲状，不能内收、外展　B. 双手第2～5指骨间由软组织相连，呈对称性并指畸形，手掌呈勺状　C. 双足第2～4趾融合并趾

（三）治疗方法

Apert综合征患儿出生后因颅骨较开阔，不易发生颅内压增高，解决颅缝早闭的手术多在出生后4个月进行。现在的基本手术方法是4～6个月时进行眶骨前移手术，6～12个月时进行后颅延长术，后期视情况再进一步行颌面骨畸形矫正、手足部畸形矫正等手术。

二 Carpenter综合征

Carpenter综合征又称尖头多指（趾）并指（趾）畸形Ⅱ型（acrocephalopolysyndactyly Ⅱ，ACPS Ⅱ），1901年由伦敦的Carpenter报告。

（一）基因学

本病为常染色体隐性遗传病。

（二）典型体征

颅缝早闭，涉及冠状缝、矢状缝、人字缝等多条颅缝；除并指外还有拇指侧多指；下肢畸形，包括漏斗骨盆、耻骨弓发育不良、髋外翻、髋关节脱位、膝外翻等；其他还有肥胖、生殖器发育不全、性功能低下、男性隐睾等（图5-2）。

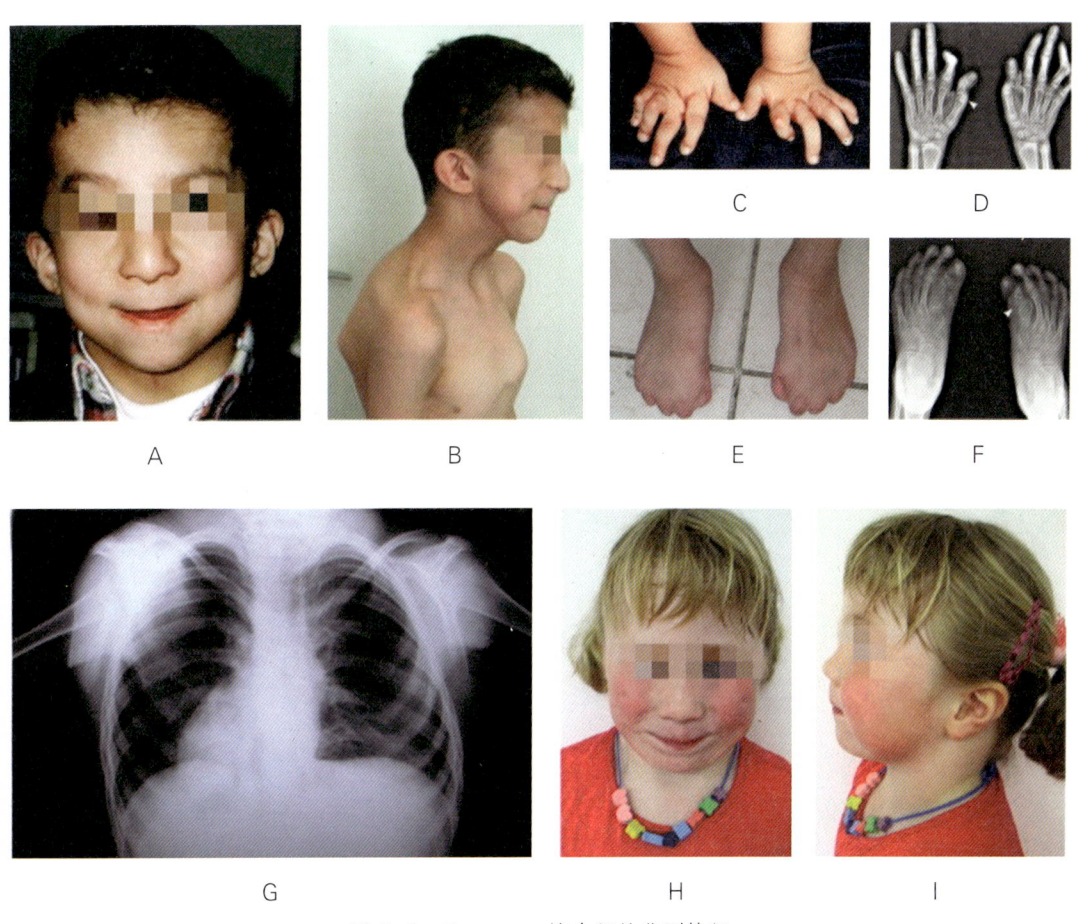

图 5-2 Carpenter综合征的典型体征

三 Crouzon综合征

Crouzon综合征又称遗传性家族性颅面骨发育不全，以颅缝早闭、中面部发育不良及双侧突眼等为主要表现，可引起颅内高压、失明等并发症。1912年Crouzon报道了遗传性头面骨形成不全，其特点为上颌骨形成不良、眼部发育异常和颅骨发育畸形。

（一）基因学

本病为常染色体显性遗传病，但33%~56%的患者为散发。绝大多数Crouzon综合征患者的基因突变位于10号染色体的成纤维细胞生长因子受体（fibroblast growth factor receptor，FGFR）2（FGFR-2）基因，基因突变多发生于父亲的胚系。颅缝融合最早可始于出生前或围生期，也可发生于稍后的婴儿期或儿童期。颅缝融合发生得越早，对儿童颅骨的生长发育影响越大。

（二）典型体征

1. 颅缝早闭　以冠状缝多见，亦可见于矢状缝及人字缝。最常见的表现为短头畸形，亦可见舟状头畸形或三角头畸形等。无明显的颅缝早闭并不能排除Crouzon综合征的诊断。

2. 中面部发育不良、眶腔狭小、颧骨退缩、上颌骨发育不良　75%的Crouzon综合征患者表现为安氏Ⅲ类错𬌗，主要由上颌后缩短小及相对的下颌前突所致，同时上颌后缩常随年龄增长而加重。

3. 眼部畸形　突眼及眶距增宽畸形为Crouzon综合征的普遍表现。由于颞侧及颅底骨缝前后向生长不足，导致眶腔浅小（图5-3）。

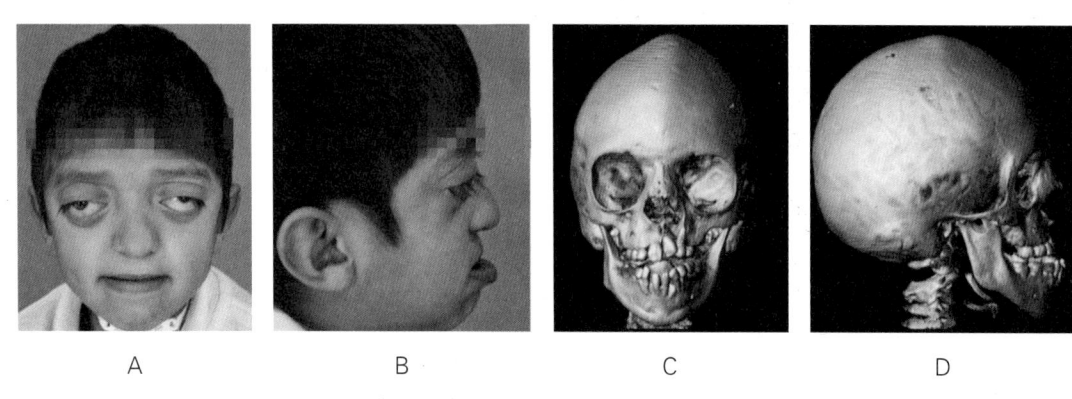

图5-3　未经治疗的6岁患儿的外貌及3D影像表现

（三）治疗方法

1. 急性期处理　针对严重的Crouzon综合征患者，在新生儿及婴儿期即出现多条颅缝早闭，表现出明显的临床症状如呼吸困难、严重突眼、急性颅内压升高等，需立即进行对症治疗，包括维持呼吸道通畅、喂养支持、眼球与视力保护、维持适宜颅内压等方面。针对明显的睡眠呼吸暂停、呼吸困难，需根据呼吸道阻塞的解剖原因选择治疗方法，包括持续正压通气支持、放置鼻咽通气道、扁桃体或腺样体切除术、后鼻孔扩大术等，在紧急情况下亦可选气管切开术。针对严重喂养困难、保守治疗无效的患儿，可予以胃造瘘术。针对明显突眼、眼睑闭合不全所致的暴露性角膜炎，可给予暂时性睑缘缝合术，或早期行中面部前移，以保护眼球及视力。针对颅缝早闭导致的颅内压升高，需根据不同原因采用相应的治疗方案。针对脑积水需行脑室分流术，但注意分流术后应推迟行颅腔扩大术，防止术后硬膜扩张不良。针对颅缝早闭导致的颅脑不相称（craniocerebral disproportion），则需要行颅腔扩大术。当颅内压明显升高而导致小脑扁桃体疝时，则需要急行枕骨大孔减压。

2. 外科手术治疗　第一阶段手术主要包含颅缝松解及额眶前移手术；第二阶段及第三阶段手术主要为中面部前移手术，矫治中面部发育不良。中面部前移手术包括传统的截骨前移和截骨后牵引成骨治疗。截骨的经典术式包括Le FortⅢ型截骨、Monobloc截骨等。

四 Demarquay-Richet综合征

（一）基因学

本病为常染色体显性遗传，外显率为80%。活体新生儿的发病率约为1/10万，发病率估计为1/25000，男女均患。

（二）典型体征

下唇凹陷、唇裂和（或）腭裂或伴其他畸形。在下唇红唇正中线两侧有一对或多个陷窝，一般呈对称性分布，伴有唇裂，少数病例为唇腭裂。大多无症状，也可有少量唾液分泌。病理组织上为复层鳞状上皮瘘管夹有黏液腺泡或浆液腺泡。

（三）治疗方法

切除唇窦，修复唇腭裂，注意应将开口于窦道的黏液腺一并切除。

五 第一、二鳃弓综合征

第一、二鳃弓综合征又称口-下颌-耳综合征，简称鳃弓综合征，是第一、二鳃弓及其间的第一鳃裂和颞骨始基先天性发育异常所引起的一组畸形的总称。它可分为单侧异常（颜面部半侧萎缩和Goldenhar综合征）和双侧异常（下颌骨发育不全和Hallermann-Streiff综合征），临床以单侧异常多见，双侧异常伴对称性发育畸形极为少见。

（一）基因学

本病为常染色体显性遗传，一般男性多于女性。左、右两侧发病率基本相等，极少数可出现双侧畸形，某些患者可能伴有肢体畸形。胚胎发育期间缺氧，孕妇患有高血压，或使用水杨酸盐、抗凝药物、沙利度胺（反应停）等药物，都有可能导致本病的发生。在妊娠第33~40天，由某种原因引起第一、二鳃弓附近的出血或缺血，其后咽升动脉和舌动脉异常吻合形成镫骨动脉干，给第一、二鳃弓始基供血，这种改变导致了第一、二鳃弓及其间的第一鳃裂形成的颜面组织和颞骨始基的先天性发育异常，从而引起本综合征。

（二）典型体征

1. 不同程度的耳畸形。
2. 颌骨畸形，上、下颌骨及颧弓发育不良，两侧面部明显不对称。
3. 巨口畸形。
4. 咀嚼肌及腭肌发育不全。
5. 面神经发育不良。

耳郭从轻度畸形、耳位低置到仅余残存皮赘、痕迹耳垂至完全缺失，外耳道闭锁，中耳听骨发育不全，或锤骨砧骨融合致听力障碍或传导性耳聋。下颌骨畸形轻者仅表现为升支及髁突短小，关节窝平浅；重者整个升支不存，患侧下颌骨体发育不良致面部短小，牙齿咬合面倾斜并有开𬌗，由于咀嚼肌群发育不良致两侧肌力不平衡，开口闭口及下颌前伸时下颌骨向患侧偏斜。有面横裂，形成巨口。从口角到耳屏的连线上，即上颌突与下颌突融合线上有残存的皮赘、软骨赘或鳃裂瘘开口（图5-4）。患侧腮腺不发育可有面神经瘫痪。上颌窦底及鼻底升高，颞骨的鼓室及乳突发育不良。有少数病例还可伴有脊柱畸形，如半椎体、部分椎骨融合、脊柱裂、脊柱侧凸等；也可有智力发育迟缓。

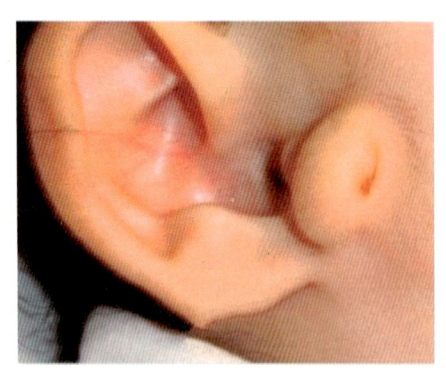
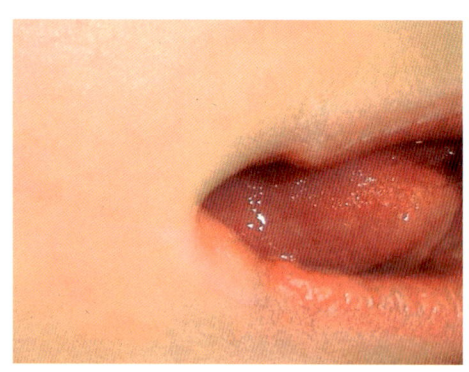

图 5-4　第一、二鳃弓综合征耳部及口部的典型表现

（三）治疗方法

采用传统的分期法行耳郭再造术，具体方法详见相关章节。

六　Edward综合征（18-三体综合征）

Edward综合征又称18-三体综合征，是仅次于先天愚型（21-三体综合征）的常见染色体三体综合征。18-三体综合征的畸形主要包括中胚层及其衍化物的异常（如骨骼、泌尿生殖系统、心脏最明显）。

（一）基因学

18-三体综合征是由于基因组多一条18号染色体的结果，这是产前诊断中常见的染色体三体综合征之一。

18-三体综合征的发生机制主要是在卵细胞减数分裂过程中染色体不分离，并与孕妇的年龄密切相关。其染色体核型为47，XX（XY），+18。镶嵌体型18-三体综合征的染色体不分离发生在体细胞的有丝分裂过程中，形成47，XX（XY），+18/46，XX（XY）核型。此外，接近中胚层的外胚层（如皮肤皱褶、皮嵴及毛发等）及内胚层（如梅克尔憩室、肺及肾等）也发生异常。文献报道，本病在胚胎5周前发育正常，妊娠第6~8周开始出现异常。

（二）典型体征

1. 发育迟缓　生长速度异常延迟，发育延迟，智能障碍，肾脏发育不良。

2. 外貌异常　男性睾丸部分隐藏于腹腔之内，因此导致不育；小头畸形，头颅后部突出；耳朵下垂、变形；小口、小颌畸形，兔唇，腭裂；鼻尖朝上；眼睑出现皱褶（裂缝），双眼间距增宽，上睑下垂；手指重叠、扭曲，拇指发育不全（或者完全消失），指甲发育不全；足部第2趾与第3趾之间出现蹼状物，足部向内弯曲；臀部运动幅度受限制，小型骨盆；胸骨过短。

七 反应停综合征（Lenz综合征）

（一）基因学

主要的致畸影响是在末次月经后第34~50天，即胚胎第3~5周。若在这一时期的前几天，药物作用于胚胎的鳃弓部位，可引发颜面畸形；若在中间几天，药物作用于上肢芽部位，可出现上肢畸形；若在后几天，药物作用于下肢芽部位，则可出现下肢畸形；若药物作用的时间早，且持续时间长，则可出现全面部和四肢畸形。

（二）典型体征

最突出的是面部和上肢畸形，尤其是后者。上肢畸形的程度不等，最轻者可有拇指畸形或缺损，拇、示指或第3~5指变形或融合；中度者有桡骨缺如；严重者前臂及上臂完全缺如，双手直接与肩部相连，形同海豹，故又称海豹肢畸形。下肢也可出现同样的病变（图5-5）。少见的还可表现为颈蹼、脊髓脊膜膨出、消化道狭窄或闭锁、无肾、无肛等。

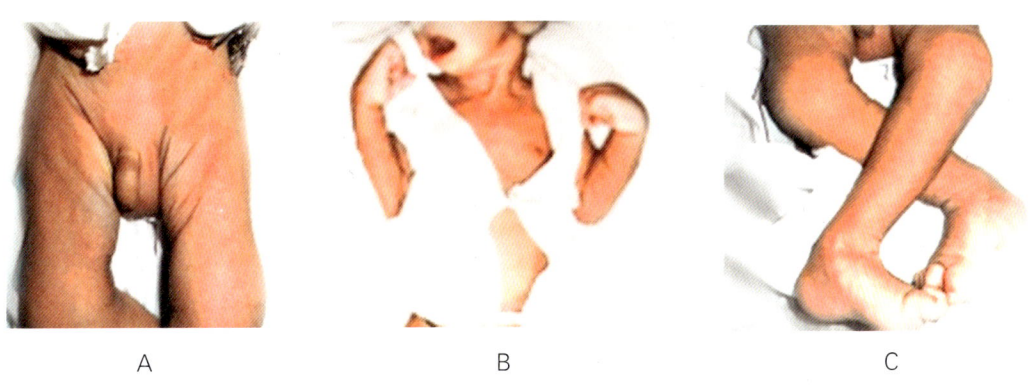

图5-5　反应停综合征的典型体征
A. 运动性髋关节脱位　B. 爪形手畸形　C. 足外翻畸形

八 Frey综合征

Frey综合征又称味觉出汗综合征，是腮腺手术后常见的并发症，主要表现为在咀嚼食物或刺激唾液分泌时，耳前下区皮肤出汗、发热或潮红。出现上述症状的时间不等，大多数在术后3~6个月发生。

（一）临床表现

当味觉刺激存在并伴咀嚼运动时，患侧头颈部皮肤出现潮红及出汗。发生时间早晚不一，最早者术后立即出现，较晚者可在术后1~2年发生，绝大多数在术后3~6个月内发生。皮肤出汗或潮红的范围较常见于耳前区及颞部，也可见于鼻、上唇、耳后及上颈部。出汗的程度轻重不等，轻者仅见少量汗点，严重者可见大量流汗（图5-6）。

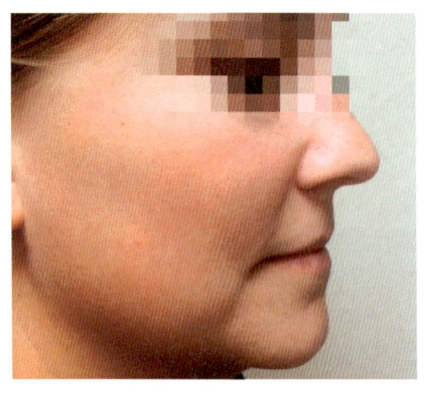 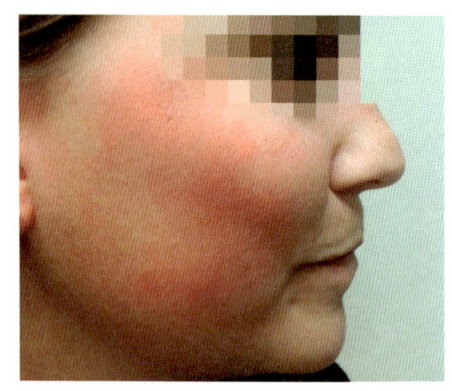

A　　　　　　　　　　　B

图 5-6　Frey 综合征的临床表现：进食后耳前下区皮肤出汗、发热或潮红

（二）治疗方法

现今对 Frey 综合征的治疗包括药物治疗、放射治疗和手术治疗。放射治疗存在口干、照射野皮肤色素沉着、容易复发甚至局部癌变等副作用。手术治疗包括切除一段耳颞神经、切除颅内段舌咽神经、切断鼓室丛等，效果一般，并且存在手术风险大、难度高，容易出现并发症等不利因素。目前主要采用药物治疗，后两者的临床应用较少。

1. 麻醉药　5%利多卡因和5%普鲁卡因混合液 2～3ml，局部注射。

2. 东莨菪碱　过去常用3%东莨菪碱，进餐前涂于患部，但患者常常感到口干，有时还有眼睛发痒、视力模糊。

3. 其他药物　氯化铝酒精溶液、无水酒精局部涂擦都能达到抑制汗腺分泌的目的，但存在疗效差、维持时间短、不良反应大等弊端。此外还有肉毒毒素 A 皮下注射，但可出现不同程度的表情肌功能障碍，而且效果仅持续几个月。目前认为最有效的方法是应用肉毒毒素 A 局部注射。

4. 放射治疗　经放射治疗，萎缩腺体恢复功能后，Frey 综合征仍有复发的可能。虽然放射治疗可预防 Frey 综合征的发生，但放射剂量过大有致癌的危险。

九　睾丸女性化综合征

睾丸女性化综合征（testicular feminization syndrome，TFS）又称雄激素不敏感综合征，是男性假两性畸形的最常见类型。

（一）基因学

睾丸女性化综合征是一种 X 连锁隐性遗传性疾病，突变的雄激素受体基因（TFM）位于 Xq13-Xp11 之间，是在 PGK 基因座的近侧。雄性受体基因缺陷是由于核苷酸变化引起末端终止密码子过早出现或者是由于编码雄激素受体的开放阅读框内单个氨基酸置换，从而导致靶器官对雄激素不敏感，雄激素的正常效应全部或部分丧失，男性第二性征不发育或发育不全。

（二）临床表现

睾丸女性化综合征的临床表现分为以女性表型为主和以男性表型为主两大类。

1. 以女性表型为主者　表型女性，具女性心理，性染色体为 XY，性腺是睾丸，常位于腹股沟、大阴唇或腹腔内，睾丸发育正常。自胚胎期起就分泌足量的副中肾管抑制因子，抑制苗勒管结构，阻止子宫、输卵管及阴道上1/3部分形成，无子宫、输卵管，有短而盲端的阴道、大小阴唇、阴蒂等，青春期乳房发育，阴毛、腋毛稀少或无。具正常女性外阴者称完全型睾丸女性化综合征。

2. 以男性表型为主者　表型男性，虽然睾丸发育正常，睾酮分泌正常或高于正常，但胚胎期和青春期雄激素靶组织对其部分不敏感，中肾管发育不良，附睾、输精管、精囊腺多有结构异常或生精障碍，此类患者多表现为男性化不足现象。临床表现差异甚大，如乳房发育、小阴茎、尿道下裂、隐睾，严重者会有会阴阴囊型尿道下裂，甚至出现盲端阴道，但有的仅表现为男性不育。

（三）治疗方法

睾丸女性化综合征最为严重的并发症是异位睾丸发生恶变和损伤。为避免睾丸恶变和损伤，体内的睾丸应予以切除。完全型睾丸女性化综合征患者在青春期其睾丸除分泌雄激素外还分泌少量雌激素，少部分睾酮也可在体内转化为雌激素。由于睾丸恶变在青春期前极少发生，故手术可在青春期以后进行。不完全型睾丸女性化综合征患者在青春期会发生男性化现象，故应在青春期前切除睾丸组织，避免向男性化发展。性腺切除后须持续服用小剂量雌激素以维持女性特征。盲端阴道一般适宜性生活，必要时可行阴道扩张术或人工阴道成形术。以男性表型为主的患者表现复杂，应视男性化程度做不同处理，一般以睾丸复位和尿道成形术为主。对腹内睾丸、外阴严重女性化畸形者，其处理方法与不完全型睾丸女性化综合征患者相同。

十　Goldenhar综合征

Goldenhar综合征（Goldenhar syndrome，GS）又称眼-耳-脊柱发育不良（oculoauriculovertebral dysplasia，OVAD），面-耳-脊柱序列征，第一、二鳃弓综合征（半侧颜面异常）或半侧颜面短小（hemifacial microsomia，HFM）。这是一种在胚胎早期以眼、耳、颜面和脊柱发育异常为主的遗传性先天缺陷，亦可伴有其他器官系统（如心脏、肾、神经系统等）的异常。

（一）基因学

大多数GS患者的染色体核型是正常的，但也有常染色体异常的文献报道，如del（5p）、不平衡易位t（5；8）（p15.31；p23.1）、5p15.31-5pter单体和8p23.2-8pter三体、18-三体、21环状染色体、22-三体、47-XXY等。位于这些异常染色体区域的基因可能与GS的发生有关。GS的发病机制尚不明确，多数学者认为与胚胎发育第30~45天时第一、二鳃弓，第一鳃裂和颞骨原基的发育异常有关，即位于视杯边缘和外胚叶之间的多发性潜能胚细胞分化受阻，血管异常侵犯第一、二鳃弓，导致眼、颜面、脊柱异常；耳部畸形则是第一鳃弓残余物或耳芽未能愈合所致。也有人认为GS中眼、耳、脊柱及多系统的发育畸形起源于胚胎发育早期外胚层与后继发生的中胚层部分不分离。还有研究表明，在胚胎发育早期，神经鞘细胞迁移的紊乱导致眼角区、鼻、唇、腭、下眼睑的异常发育，以后是嘴和耳的异常发育，或者是负责调节神经鞘发育的基因发生了改变，从而形成GS。

（二）典型体征

1. 眼部畸形　包括眼球皮样囊肿或皮脂瘤、小眼畸形、无眼畸形、内眦赘皮、斜视、眼睑缺损、上睑下垂等。

2. 耳部畸形　包括副耳、小耳、无耳、多耳、耳位低置、外耳道狭窄或闭锁、耳前瘘管、外耳道畸形或缺损、中耳或内耳发育不全、传导性耳聋等。

3. 脊柱畸形　包括脊柱裂、半椎体、脊柱侧弯、椎体融合、椎体缺失等（图5-7）。

4. 颜面畸形　包括半侧颜面短小、左右颜面不对称、颌面骨发育不全、面横裂、巨口畸形、

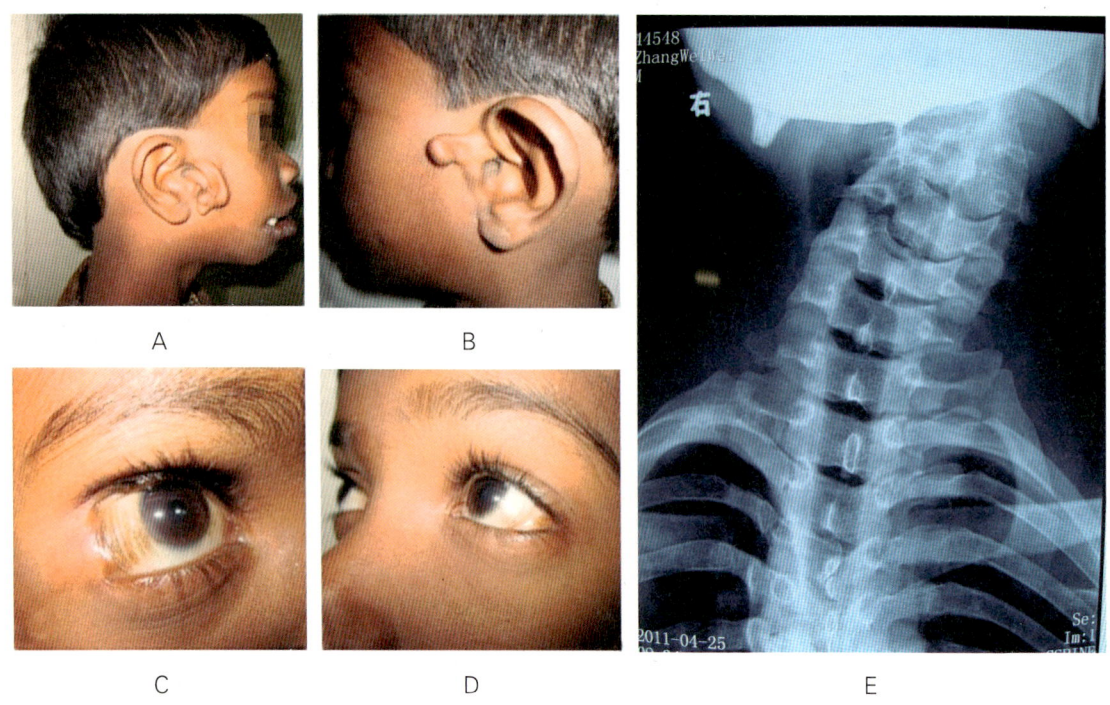

图 5-7 Goldenhar 综合征的典型体征

唇裂和（或）腭裂等。

5. 其他畸形　可伴有先天性心脏病，消化系统畸形包括喂养困难、咽喉部异常、食管闭锁、十二指肠闭锁、肛门闭锁、肠扭转等，泌尿生殖系统畸形包括肾发育不良、多囊肾、尿路狭窄或梗阻、卵巢发育不良等。此外，文献报道 Goldenhar 综合征可伴发许多肿瘤。

（三）治疗方法

Goldenhar 综合征是一种涉及全身多器官系统的先天性畸形，早期发现和正确诊断是治疗的前提。婴幼儿时期注意呼吸、喂养的管理，听力矫正及语言治疗要在学龄前开始。副耳、眼球皮样囊肿、唇腭裂等以整形外科手术为主，对受累组织进行修复重建，在幼儿早期进行手术干预，预后良好。其他颜面不对称及脊柱发育异常如不严重，一般不予处理。对于伴有严重脊柱畸形的 Goldenhar 综合征患者，手术仍然是矫正畸形的有效方法。对伴发畸形如先天性心脏病、消化道畸形、泌尿系统畸形等，需相关科室给予早期有效的治疗。除少数婴幼儿因呼吸衰竭等严重器官功能障碍而死亡外，大多数预后良好。

十一　Kasabach-Merritt 综合征

Kasabach-Merritt 综合征又称血管瘤及血小板减少综合征，是好发于婴幼儿的一组罕见疾病。

（一）典型体征

Kasabach-Merritt 综合征（Kasabach-Merritt syndrome，KMS）表现为体表巨大血管源性肿瘤伴血小板减少，血管瘤亦可发生于内脏，但极少见。罹患 KMS 的患儿死亡率达 20%～30%。发生于纵隔和腹膜后的肿瘤为迅速增长的血管瘤，常伴有不同程度的出血及炎症表现，其死亡率更高。血管瘤多在出生时即存在，可位于皮肤、肌肉，也可位于腹膜后、纵隔、肝脾等实质性脏器、骨骼、眼眶和颅内等。血管瘤可在短期内突然迅速增大，并向周围扩散，其表面紫红、温热、质硬，有触痛，局部有瘀斑（图 5-8）。实验室检查血小板常低于 $20 \times 10^9/L$。发生弥散性血管内凝血（DIC）时，纤维蛋白原明显降低，纤维蛋白降解产物（FDP）或D-二聚体增高，同时有一定程度的微血管病性溶血性贫血。

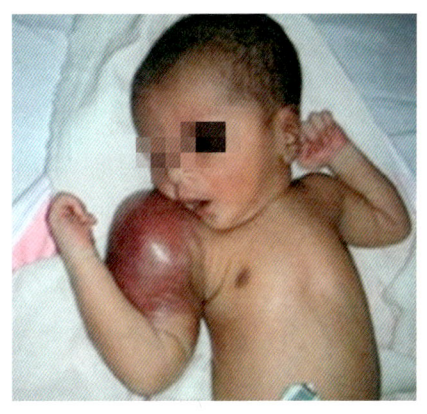
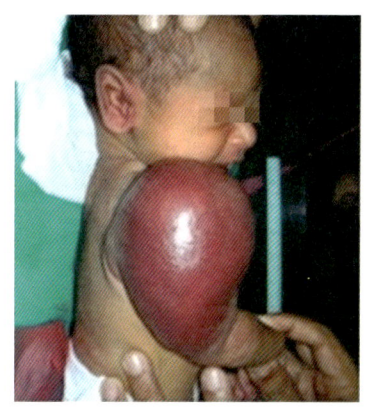

图 5-8　右上肢巨大血管瘤

（二）治疗方法

1. 用注射用甲泼尼龙琥珀酸钠联合长春新碱治疗，并采取积极措施预防出血。护理措施包括对患儿瘤体进行局部护理、观察药物疗效及不良反应、对患儿家长进行心理护理等。

2. 对于婴幼儿KMS，可行经导管动脉硬化栓塞术治疗。

十二　Klinefelter综合征

Klinefelter综合征又称克氏综合征、先天性曲细精管发育不全综合征，是性染色体异常导致男性不育的遗传性疾病，1942年由Klinefelter首次报道。

（一）基因学

Klinefelter综合征由性染色体异常所致，典型的染色体核型是47，XXY，较正常人多了一条X染色体，约占80%；还有其他少见的异常核型，如48，XXXY和48，XXYY及49，XXXXY，或为XXYY染色体嵌合体等。本病诊断的关键是染色体核型分析。

（二）典型体征

发病率在男性中占0.1%～0.2%，以睾丸曲细精管进行性玻璃样变性和无精症为主要特征，表现为睾丸小而硬、乳房女性化、类无睾体型和体毛稀少、第二性征发育不全、性功能减退、不育症。患者身材高（平均身高多在175cm），体型苗条，长腿，短躯干；易患骨质疏松症，青春期延迟，伴有智力障碍、语言能力差、行为及性格异常等。

（三）治疗方法

Klinefelter综合征目前尚无有效的治疗方法。

1. 药物治疗　主要为补充雄激素，每日口服十一酸睾酮80～160mg；或十一酸睾酮500mg肌内注射，每4～6周一次。但要注意，补充雄激素可能会加重乳房发育，因雄激素在外周组织中可被芳香化酶转化为雌激素。

2. 手术治疗　男性乳腺发育一般不会因为睾酮替代治疗而消退，增生的乳腺发生恶变的概率比正常人高18倍，故有人主张应尽早行乳腺成形术。

3. 不育症的治疗　采用卵胞浆内单精子注射，通过睾丸穿刺细胞学检查找精子，可以让患者实现生育的可能。

4. 心理治疗　应重视对患者的心理疏导。

十三　Klippel-Feil综合征

Klippel-Feil综合征又称颈-眼-听综合征、先天性颈椎融合综合征、先天性短颈综合征。

（一）基因学

Klippel-Feil综合征为常染色体显性遗传，外显率低，有的类型为常染色体隐性遗传。有人认为本病是胚胎形成后3～6周胚层分化障碍和抑制所致。新生儿的发病率为1/42000，女性稍多见。

（二）典型体征

本病的典型表现为颈部三联征：颈短、后发际低、颈部活动受限。有40%～50%的患者同时出现颈部三联征，颈部活动受限者更是高达50%～76%（图5-9）。骨骼系统畸形有脊柱侧凸或脊柱后凸（60%），高肩胛症也叫Sprengel畸形（30%）、斜颈等，泌尿系统畸形（35%）如一侧肾发育不全，听力障碍（30%），蹼颈（20%），神经系统症状（20%）如上肢连带运动或镜像运动，先天性心脏病（4.2%～14%），眼部畸形可有眼外肌麻痹、复视、斜视、眼球向内转动时眼球后缩下陷（Duane畸形）等。

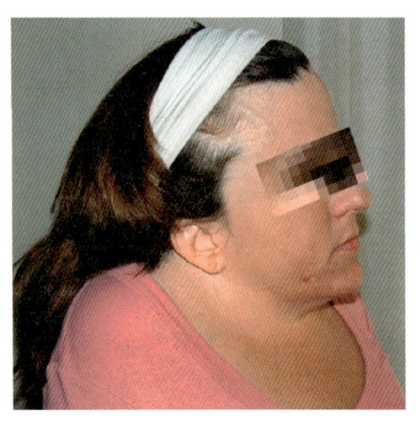
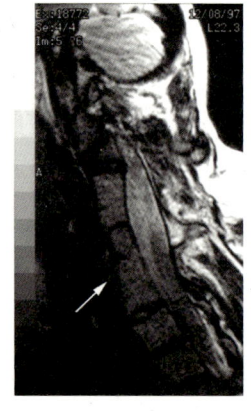

A　　　　　　　　　　　B

图5-9　Klippel-Feil综合征的典型体征

A. 蹼颈及颈椎融合导致的颈部活动受限　B. MRI提示颈椎融合

X线摄片显示颈椎融合和（或）伴有胸椎、腰椎的融合。根据脊椎融合的部位，Hlingworth将本综合征分为三种类型：Ⅰ型，为数个脊椎融合成单个大块的广泛畸形，主要侵犯颈椎和上部胸椎；Ⅱ型，为1～2个颈椎间隙分节不完全而融合；Ⅲ型，为Ⅰ型或Ⅱ型同时出现，并有下部胸腰椎体的融合。

十四　Klippel-Trenaunay综合征

Klippel-Trenaunay综合征（Klippel-Trenaunay syndrome，KTS）又称血管-骨肥大综合征，1900年由法国Klippel和Trenaunay首先报道。

（一）基因学

KTS病因不明，研究发现本病有三个染色体异常，t（5；11）（q13.3；q15.1）、t（8；14）（q22.3；q13）的平衡易位和血管生成因子基因AGGF1中E133K突变。

（二）典型体征

KTS是一种以毛细血管畸形、静脉曲张、骨和（或）软组织肥大为特征的罕见的先天性血管异常性疾病。本病发病率为0.002%~0.005%，男多于女，通常为散发病例。一般于出生时或出生后不久发病，约75%的患者在10岁前发病。KTS可侵犯身体各部位，但90%侵犯四肢，尤以下肢多见，常为单侧性。KTS三联征包括血管畸形、静脉曲张、骨和（或）软组织肥大。

1. 血管畸形　海绵状血管瘤通常最先出现，也可表现为鲜红斑痣。血管畸形一般不超过中线。

2. 静脉曲张　扩张的静脉从足部或小腿向近端扩展，随年龄增长逐渐明显直至青春期，可导致疼痛、淋巴水肿、血栓性静脉炎及溃疡。Sadiq M. F.等报道过1例脑室畸形病例（图5-10）。

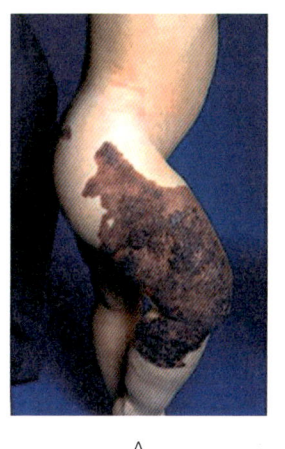
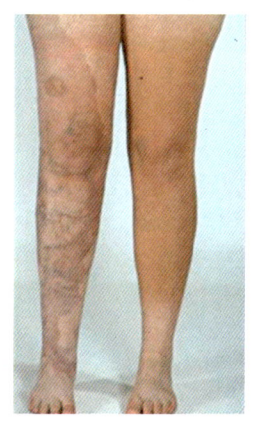
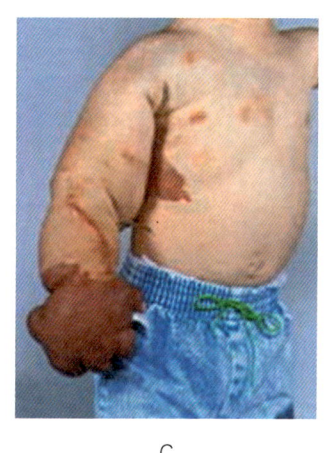

A　　　　　　　　　　　B　　　　　　　　　　　C

图5-10　Klippel-Trenaunay综合征的典型体征
A. 右下肢广泛的毛细血管、淋巴管、静脉畸形　B. 毛细血管畸形（葡萄酒色斑）和静脉曲张
C. 肥厚的右臂和肢端的动静脉畸形

3. 骨和（或）软组织肥大　主要表现为长骨增长和软组织增生，少数累及内脏者可导致内脏移位，也有导致乳房不对称的报道。一般于出生后1年内迅速发展，生长周期完成后肥大的肢体就会停止生长。

血管畸形被认为是骨和软组织肥大的原因。以上三个特征满足两个即可诊断。

十五　Larsen综合征

Larsen综合征又称扁脸关节脱位足异常综合征，是一种少见的先天性骨骼异常，是一大类发生机制不同但临床表现类似的异质性疾病，由胶原合成异常，导致多发性骨关节畸形。

（一）基因学

Larsen综合征为常染色体隐性遗传，呈现家族聚集发病，但基因位点尚不明确；也可为常染色体显性遗传，其中多数病例为基因的新发突变。文献报道可有多个突变位点，如位于3p21.1-14的编码丝蛋白B的LAR1基因，其主要功能为调节肌动蛋白F（F-actin）的组织和结构。

(二)典型体征

1. 大关节脱位 主要累及膝关节、肘关节和髋关节，表现为多发性关节脱位（图5-11）。
2. 特殊面容 表现为面部扁平、前额突出、眼距过宽和小下颌。

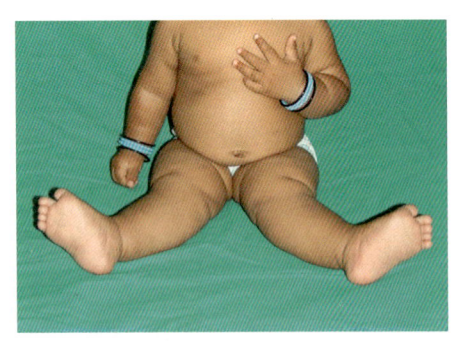
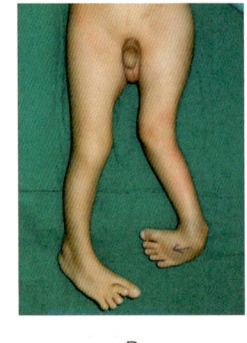
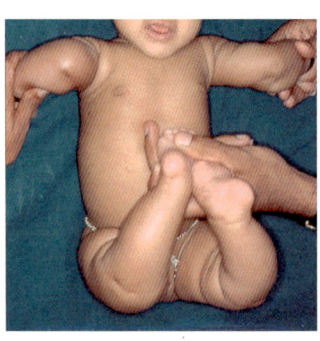

图 5-11 Larsen 综合征的典型体征
A. 先天性膝关节移位 B. 先天性股四头肌收缩导致的关节弯曲 C. 双侧肩关节的过度活动

十六 Marcus Gunn 综合征

Marcus Gunn 综合征又称下颌瞬目综合征、张口提上睑连带运动综合征，由 Rober Marcus Gunn 于 1883 年首次报道。这是一种较少见的先天性上睑下垂和下颌的共同运动。

（一）典型体征

本病多为单眼发病，偶有双眼同时发病。

张口和下颌向左右活动时，睑裂发生不同的变化，上睑提起，睑裂开大甚至超过健眼；闭口时，上睑又恢复下垂位置；咀嚼时，眼睑随下颌的咀嚼运动不停地瞬目。

下颌瞬目综合征的症状不会随年龄的增长而逐渐改善。随着时间的推移，部分患者会逐渐发现，当下颌处于不同的位置时，患眼上睑下垂的程度也不同，同时下颌瞬目联动时上睑跳动的幅度亦受影响；当下颌处于一个合适的位置时，患眼上睑下垂最不明显，同时眼睑跳动的幅度亦最小。随着病程的延长，患者会习惯性地保持这一合适的下颌位置，以减轻眼部外观的缺陷，这种适应性反应称为惯性上睑下垂（图5-12）。

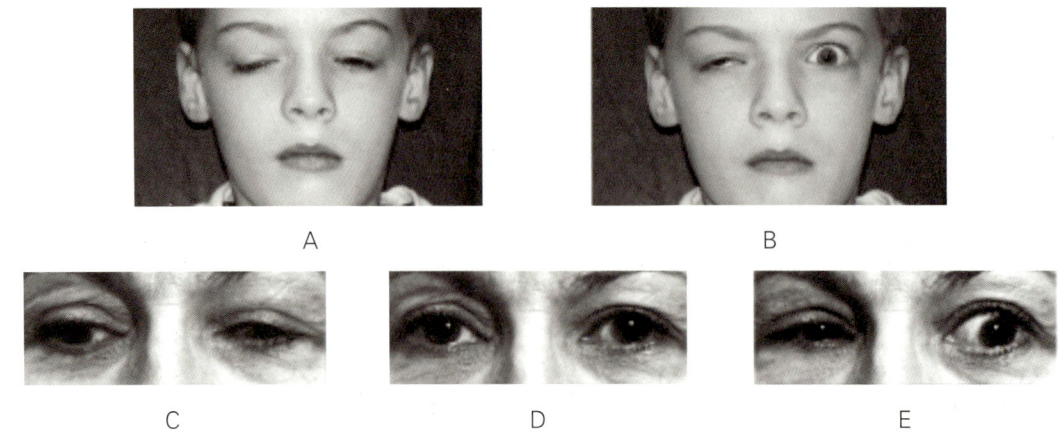

图 5-12 Marcus Gunn 综合征的典型体征

(二)治疗方法

排除手术禁忌证,在全身麻醉或局部麻醉下行上睑提肌断离+额肌瓣悬吊联合手术。

十七　Marfan综合征

Marfan综合征又称蜘蛛足样指(趾)综合征(arachnodactyly syndrome)、指趾过长综合征、长指晶状体半脱位综合征、肢体细长症(dolichostenomelia)、先天性中胚层营养不良(congenital mesodermal dystrophy)等。

(一)基因学

本病为常染色体显性遗传,是一种单纯性中胚层组织的发生异常。

病理基础为骨组织、心血管内膜组织等中胚层发源的组织有硫酸软骨素A或C等黏多糖堆积,影响弹性纤维和其他结缔组织纤维的结构和功能,导致有关器官或组织发育不良。

(二)典型体征

细高挑身材,四肢管状骨均细长,致手长过膝,腿更长,指(趾)如蜘蛛足样。可能有鸡胸、漏斗胸、脊柱后弯或侧凸。各关节韧带弛弱,关节能过度屈伸,表现为双向活动关节,可伴有髋、膝关节脱位(图5-13)。头长,额凸,面容瘦削,塌鼻梁,高腭弓,耳畸形。眼眶凹陷,眶上缘突出,眼裂倾斜,虹膜缺损或变色,严重近视,可发生自发性视网膜剥离、青光眼、斜视,大多数病例有晶状体移位。半数以上患者有心血管异常,最多见为夹层主动脉瘤,还可有心瓣膜异常、房间隔或室间隔缺损。肺部可有肺囊肿、肺叶发育不全等。患者常因夹层主动脉瘤破裂致死。

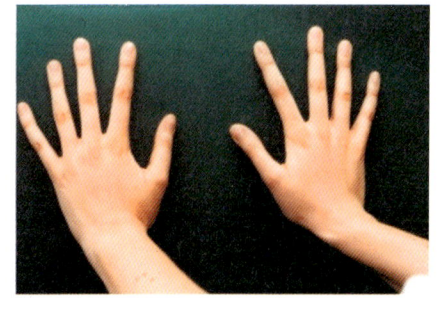
A

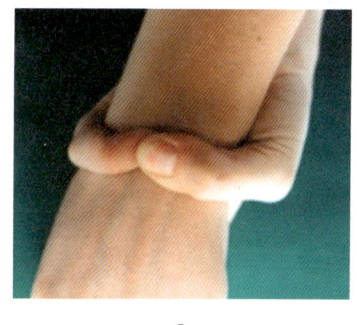
B　　　　　　　　　　　　C

图5-13　Marfan综合征的典型体征:蜘蛛足样指、关节过度活动

十八　Möbius综合征

(一)基因学

细胞遗传学发现,Möbius综合征(又称先天性双侧面神经外展神经瘫痪综合征)患者常有染色体1p22、13q12.2-13相互易位,且已发现了一些与发病有关的基因,如PLEXIN-D1、染色体10q等。

(二)典型体征

面瘫,眼球活动受限,但尚未发现肌无力。根据相关文献报道,今后需注意加强肌力及骨骼发育变化的观察。

(三)治疗方法

1. 对症治疗。
2. 畸形矫治　此方向发展迅猛,包括面肌麻痹、斜视、牙颌畸形及肢体畸形的整复等。
3. 综合康复治疗　目前国际上特别强调对患者实施综合康复治疗,包括运动、认知、心理等多方面功能的康复,提高患者的整体功能和生存质量。提高患者身心和社会生活等方面的能力,消除、减轻其身心和社会功能障碍,增强其自立能力,使其能适应社会,这才是关键所在(图5-14)。

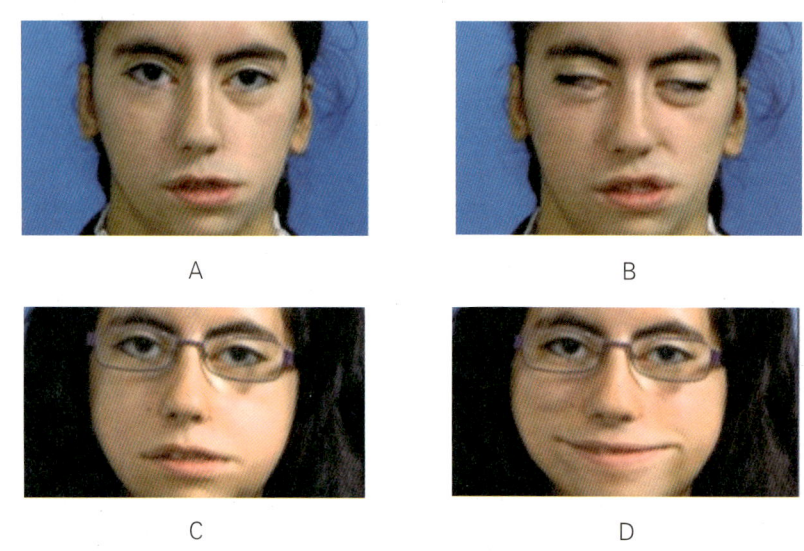

图5-14　Möbius综合征患者术后获得相对正常的外观

十九　Oral-facial-digital综合征

Oral-facial-digital综合征(oral-facial-digital syndrome,OFDS)又称口-面-指综合征,是一种涉及口腔、面部及肢体等部位,具有一定特征性的遗传性疾病,临床罕见,以Ⅰ型和Ⅱ型多见。

(一)基因学

OFDSⅠ型的发病率为1/250000～1/50000,为X性染色体显性遗传,女性发病,男性胎儿致死;口面指畸形变异较大,可能是X染色体随机失活率不同所致。OFDSⅡ型(Mohr综合征)为常染色体隐性遗传,有许多与Ⅰ型相似的表现,但存在细微差异。

(二)典型体征

1. 面部的主要表现　眶距增宽,额部突出,上唇正中假裂或二唇短缩,鼻翼软骨发育不足,人中短,面部粟粒疹。
2. 口腔的主要表现　最特征的表现是裂与系带增生,即唇腭裂、舌裂以及唇颊系带增生等。

非对称性腭裂包括腭部侧向裂开、软腭裂等。舌裂成2个叶者占30%，裂成3个叶或更多者占45%。75%的病例在颊黏膜上有厚纤维束。约70%的病例在舌腹面舌中线两侧或舌叶之间可见一个小而苍白的缺陷瘤团块，其实质为错构瘤。还有各种牙齿发育异常，如上颌尖牙错位、下颌侧切牙发育不全、牙稀少等。

3. 骨骼的主要表现　并指，短指，第2～5指弯曲，25%的病例存在趾畸形。

4. 其他表现　约40%的病例有轻度智力障碍，65%的病例有干、脆的头发或秃顶。

在不同的病例，畸形的主要表现各异且多样（图5-15）。

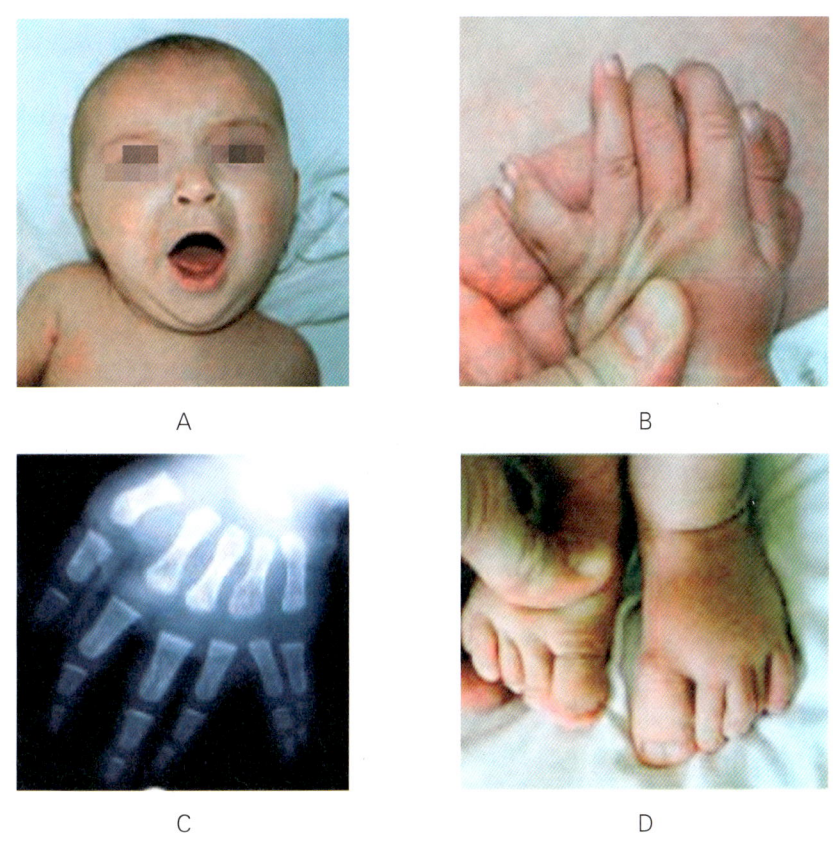

图5-15　Oral-facial-digital综合征的典型体征
A. 面部表现　B、C. 手部多指畸形　D. 足部并趾畸形

（三）治疗方法

OFDS Ⅰ型除外科手术矫正畸形外，无特殊治疗方法。手术方法一般为唇腭裂、舌裂修复，系带修整，指畸形矫正。发生肾衰竭的患者可考虑肾移植。

二十　Parry-Romberg综合征

Parry-Romberg综合征是一种进行性偏侧面部组织营养障碍性疾病，少数患者病变范围累及肢体或躯干，1871年被Eulenberg命名为进行性面偏侧萎缩症（progressive hemifacial atrophy，PHA）。

（一）基因学

本病多于10～20岁时隐匿起病，发病率为1/700000，男性较少见。病因不明确，可继发于脂肪代谢障碍、某些病毒感染（如脊髓灰质炎）、创伤、内分泌紊乱、自身免疫性疾病等。部分患者可并发错构瘤、先天性动脉瘤、脑发育不全等,由此推测本病可能与遗传因素有关。

(二) 典型体征

Parry-Romberg综合征多发于一侧面部,很少超过中线及影响躯干和四肢,表现为一侧面部局灶性的皮下脂肪及结缔组织慢性萎缩,可伴有色素沉着、白斑、毛发脱落、无汗、眼凹陷、舌肌萎缩、牙齿脱落等(图5-16)。大多数病例在进展2~20年后病情趋于缓解,但伴发癫痫者可能持续进展。病情轻重主要取决于发病年龄和脑病理变化程度。

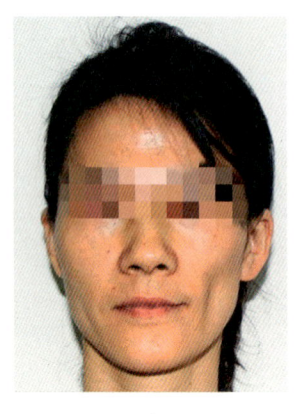
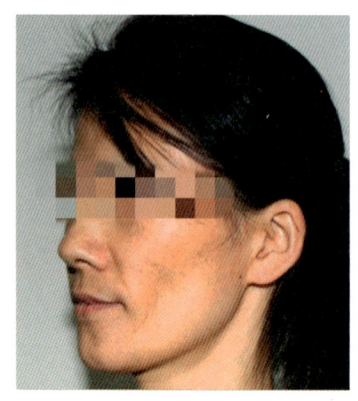

A　　　　　　　　　　B

图5-16　Parry-Romberg综合征的典型体征(左侧颜面萎缩)

(三) 诊断与治疗

Parry-Romberg综合征的诊断是基于患者的病史和体征特点。MRI能区分患者的面部皮下组织是萎缩还是正常肌肉,面部萎缩为本病的早期特征之一,故MRI对于Parry-Romberg综合征的诊断很有意义。本病尚无有效的治疗方法,在进展期以改善营养状态、训练肌肉活动为主,伴有癫痫、偏头痛、三叉神经痛、眼部炎症时给予对症治疗,畸形部位可行整形美容手术。此外,早期诊断和社会心理指导可改善患者的生活质量。

二十一　Patau综合征(13-三体综合征)

Patau综合征是一种染色体病。由于患儿的D组染色体多了一条额外的13号染色体,故又称13-三体综合征。

(一) 基因学

Patau综合征在活产新生儿中的发病率为1/10000,约80%是卵细胞减数分裂时13号染色体不分离所致,其染色体核型为47,XX(或XY),+13。本病的发生与卵子老化有关,孕妇年龄越大,患本病的风险率越高。额外的13号染色体常来源于母亲卵细胞的第一次减数分裂,极少数源自父亲。嵌合体约占5%,报告的染色体核型有46,XX/46,XX,-13,+t(13q)和47,XX,+13/47,XX,+13,-20,+ace/46,XX等。15%~20%是由易位产生的,核型有46,XX,-22,+t(13q22q)pat和45,XY,-13,-14,-15,+t(13q14q),+t(13q15q)等。

(二) 典型体征

本综合征具有中枢神经系统、心血管系统、泌尿生殖系统、颅面及皮肤纹理等多方面的异常，比18-三体综合征及21-三体综合征更严重，可有全前脑型缺损伴前脑、嗅脑及眼神经发育不全，以唇裂、腭裂、小眼及多指（趾）畸形为基本特征。约80%的患儿存在非发绀型先天性心脏病；30%~60%的患儿有泌尿系统畸形，如多囊肾、肾盂积水、双肾及双输尿管。患儿头小，前额后缩，可见小眼、无眼、独眼畸形，眼距宽，有白内障、青光眼、虹膜缺损及视网膜发育异常；耳位低，耳畸形，常有耳聋；头皮缺如，皮肤血管瘤，颈部皮肤松弛；通贯手，手指多弓形纹，手指屈曲重叠，指甲过度凸出；足呈摇椅底样，足跟突出。常有生殖器异常，男性表现为隐睾和阴囊异常，女性可有双角子宫、阴蒂肥大及双阴道。常有喂养困难、生长发育障碍、严重智能低下、精神异常及癫痫样发作等。

二十二 Pierre-Robin序列征

Pierre-Robin序列征（Pierre-Robin sequence，PRS），既往称为Pierre-Robin综合征、小下颌-舌后坠综合征及下颌退缩症，是一种非特异性的常染色体隐性遗传性疾病，于1923年由法国口腔学家Pierre和Robin首先描述并命名，后来由于其被认为是下颌骨发育不良或异常后缩引发的一系列后续的结构变异而改称为PRS，并沿用至今。临床较罕见，大多为个案报道。本病的死亡率高，婴儿的早期死亡率可达30%~60%。早期发现PRS，对改善患儿预后和提高生存质量具有重要意义。

（一）基因学

目前病因不明，一般认为由胚胎6~12周时发育异常所致，可能与宫内巨细胞病毒感染有关。

（二）典型体征

活产新生儿的发生率为1/50000，以先天性下颌短小（小颌畸形或颌后缩）、舌后坠及腭裂三联征为特征。患儿呈现鸟嘴样面容，常表现为呼吸困难，喂养困难，因反复吸入导致肺部感染。部分患儿还伴发其他畸形，如先天性心脏病、先天性青光眼、耳位低、上腭发育不全、身材矮小、小颅畸形、脑积水、听力障碍等，常因反复缺氧导致智力低下。

（三）治疗方法

本病早期无特效治疗方法，症状轻者予侧卧位或俯卧位以减轻舌后坠程度，症状严重者需行气管切开。下颌骨牵张成骨术为根本治疗法，避免了气管切开。在并发严重呼吸道问题时需行下颌骨牵张术，初期可予临时舌唇牵引术。有资料显示，随着下颌骨的生长，患儿在4~6岁可获得基本正常的轮廓，症状也会随之缓解。因此，早期诊断并积极干预能够改善患儿的预后和提高生存质量。

二十三 Poland综合征

Poland综合征是一种少见但并非罕见的先天性畸形，又称为胸大肌缺如、短指并指综合征。它是由伦敦Guy医院的医学生Poland在1841年做尸体解剖时首先发现并报告的；1962年同一医院的整形外科医师Clarkson遇到了同样的病例，并将此畸形命名为Poland综合征。

（一）基因学

本病是由于胚胎第3周上肢胚芽发育受阻或分化障碍所引起的，病因不明。活产新生儿的发病率约为1/30000。多为散发病例，6%~13.5%的并指患儿伴有Poland综合征。

（二）典型体征

主要有两类体征：一是胸部体征，表现为单侧胸大肌缺如或部分缺如，肋软骨（第2～4肋或第3～5肋）发育不良或畸形，导致胸壁畸形，女孩可有乳房发育不良或乳头缺如，还可伴有腋下的脱毛症状（图5-17）；二是手部体征，表现为同侧不同程度的并指、短指及缺指畸形，可伴有指蹼过长、肌腱发育不良或缺如，也可表现为一侧拇指发育不良及前臂发育不全等。X线片显示短指为中节指骨缺如或发育不良，也可有末节、近节指骨及掌骨缺如。

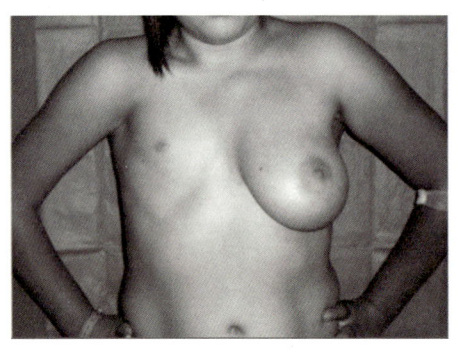
A
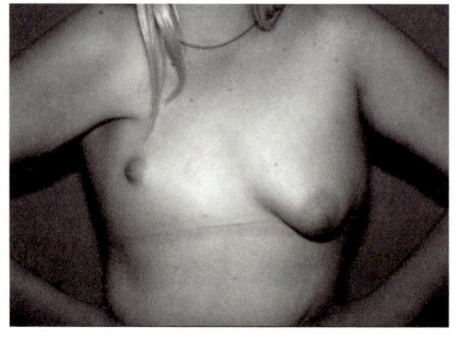
B

图5-17　Poland综合征的胸部体征：完全缺失的胸大肌和乳房结构，伴随上移且发育不良的乳头、乳晕

（三）治疗方法

Poland综合征的手部畸形以手术治疗为主，手术应在2岁以后进行。并指畸形可做分离术，以改善患指的功能和外形。并指多者应进行分期手术，并在学龄前逐步完成。术前应拍X线片，以判断是骨性并指还是皮肤性并指；有条件的还可做彩色超声多普勒检查，以判断并指处是否有两套指掌侧固有动脉供血。术中应注意血管神经的走行，因本征患者的血管神经分布多有变异。并指矫正手术的重点在于指蹼的形成，其方法甚多，一般以局部皮瓣形成指蹼，如有皮肤缺损，应植全厚皮或中厚皮。术中需矫枉过正，即皮瓣尽可能超过正常的指蹼水平线，以争取最大的指间距。若一次分指困难，可分次进行，时间至少间隔6个月。手术分指对于本征多可获得满意的效果，但随着患儿年龄的增长，仍可出现指蹼过长的现象，需再次手术矫正。

二十四　Rubinstein-Taybi综合征

Rubinstein-Taybi综合征又称宽拇指（趾）综合征，1963年由Rubinstein-Taybi首先报道，为先天性代谢性疾病。本病病因不明。

（一）典型体征

本综合征以拇指（趾）宽而短，呈匙状或棒状，以及特殊面容为特点（图5-18）。1岁之内常发生反复呼吸道感染，并有生长发育迟缓，哺乳障碍。可合并其他畸形，如白内障、青光眼、心肾畸形，男孩常有隐睾。

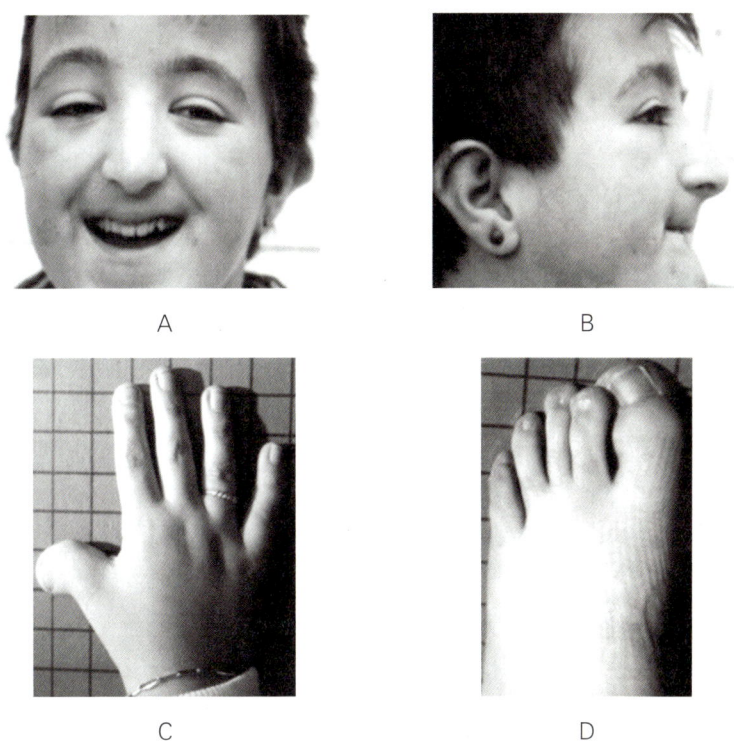

图 5-18 Rubinstein-Taybi 综合征的典型体征
A、B. 特殊面容：下垂的八字眼，长睫毛，鹰钩鼻，轻微移位和向后转位的耳朵　C. 典型的手部体征　D. 典型的足部体征

（二）治疗方法

本病目前无特异性治疗方法，可在智力方面多训练，一般不影响寿命。病死率为10%，其中半数在1岁之内死于呼吸道感染。

二十五　Sjogren 综合征

Sjogren 综合征（Sjogren syndrome，SS）又称干燥综合征，1933年由 Sjogren 首次记载。这是一种泪腺和唾液腺淋巴细胞浸润，以干燥性角膜结膜炎、口腔干燥为主要临床表现的免疫反应介导的慢性炎症性疾病。

（一）基因学

本病可能涉及遗传、免疫、激素和感染等多种因素。90%以上的患者是女性，多发生在30～50岁，国内发病率为0.3%～0.7%，男女之比为1:20～1:9，已成为继类风湿关节炎之后发病率最高的风湿免疫疾病。SS 常作为一种原发性疾病单独存在，但可累及外分泌器官如皮肤、肾脏、肝脏等，甚至发生恶性淋巴瘤。

（二）典型体征

本病的主观症状和临床体征较多，容易引起混淆、误诊或漏诊。当患者明确诊断为SS后若出现皮疹，需要全面仔细地进行查体分析，尽可能用一种疾病来解释众多的临床表现。据报道，约30%的SS患者会出现双下肢皮肤血管炎，表现为结节性红斑、荨麻疹或皮肤溃疡。由于血管壁脆性增加，可以有皮肤出血，其发生与高丙种球蛋白血症有关，大量自身抗体沉积与血管壁淋巴细胞浸润可能是其形成机制。

（三）治疗方法

对于SS的治疗主要是缓解症状，阻止病情进展，延长患者的生存期和提高生活质量。对于SS并发皮肤血管炎的治疗，目前临床上缺乏治疗标准和大规模的随机对照研究，主要根据SS的治疗经验及参考皮肤血管炎的治疗原则，兼顾两者才能取得好的效果。近年来有SS治疗新进展的报道，包括以下几种：

1. 基因治疗　针对SS受累的唾液腺及泪腺组织做特异性靶向治疗。
2. 生物制剂　使用肿瘤坏死因子α拮抗剂、B淋巴细胞靶向生物制剂、B淋巴细胞刺激因子拮抗剂等。
3. 其他　包括自体外周血干细胞移植、免疫净化治疗等。

总之，对于合并皮肤血管病变的SS患者应尽早明确诊断，早期进行联合用药，并根据系统受累的情况及时调整治疗方案，从而提高患者的生活质量。

二十六　Smith-Lemli-Opitz综合征

Smith-Lemli-Opitz综合征又称小头小颌并趾综合征，为一种相对常见并有着复杂分子基础的遗传代谢病。1964年，美国畸形学家Smith、内科医师Lemli及人类遗传学家Opitz分别在三个无血缘关系的男性患者中发现类似的先天性畸形，故用三位发现者的名字命名为Smith-Lemli-Opitz综合征（Smith-Lemli-Opitz syndrome，SLOS）。

（一）基因学

SLOS在白人中的发病率较高，是仅次于囊性纤维性病变的相对常见的遗传代谢病，欧洲多国以及美国、加拿大等国都有病例报道。白人中致病基因的携带频率高达1/30，推测其发生率为1/13400～1/1700。其他如日本人、阿拉伯人和黑人中也有病例报道，但未见发病率统计报道。我国尚未见病例报道。

（二）典型体征

SLOS有多种临床表现，包括智力低下、小头畸形、容貌异常（眼睑下垂、鼻孔外翻、短鼻、腭裂、小颌、低耳位等）、多指、并趾（特别是第2、3趾）、尿道下裂、新生儿巨结肠、内分泌失调、心脏及肾畸形、脂溶性维生素缺乏及皮肤症状、光过敏等，常以不同程度的组合形式出现。SLOS为常染色体隐性遗传，性别不限，男性多有假两性畸形，即染色体核型正常，但呈女性外阴。患者以婴幼儿为主，亦有成人的报道。临床表现轻者仅为第2、3趾并趾，重者有多种内脏畸形甚至死胎（图5-19）。

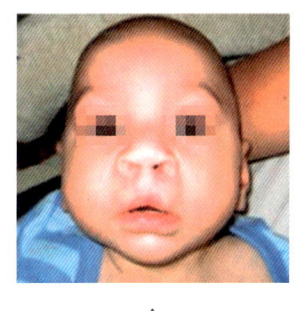
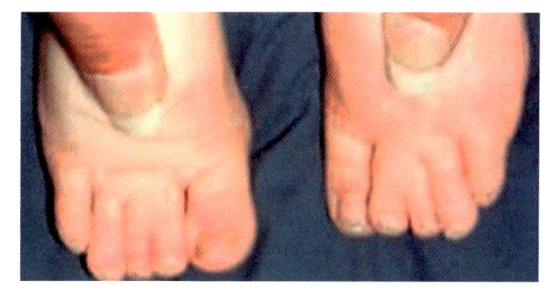

图5-19 SLOS的典型体征

A. 典型面容：小头，双颞部狭窄，上睑下垂，短鼻，鼻孔上倾，小颌 B. 足部并趾畸形

（三）治疗方法

可采用含胆固醇丰富的卵黄进行食补，治疗4～8周，或同时补充胆酸。治疗效果包括生长改善、发育加快、行为问题减轻、更耐感染、胃肠症状减轻、光敏感性和皮疹减少、无不良反应出现。同时，许多畸形可采用手术治疗。

二十七 Sturge-Weber综合征

Sturge-Weber综合征又称脑-面血管瘤病，是一种罕见的神经皮肤综合征，发生率为2/10000或更低。

（一）基因学

一般认为，本病为先天性疾病而非遗传性疾病，但近年来有少量研究支持其是一种神经系统遗传病。因家族性病例较少，缺少同卵双胎临床症状的相似性，因此一般认为本病是由个体基因突变造成的，其确切病因尚不清楚，可能是胚胎发育4～8周时原始血管发育异常所致。也有学者认为，病变区域的脉管扩张是对邻近区域疾病的生理性适应，而非胚胎畸形；皮肤、眶和脑部的表现与静脉压增加有关，而非先天性。

（二）典型体征

面部血管畸形、癫痫和青光眼为Sturge-Weber综合征的三大特征，非典型者可缺少1～2项。临床上可分为三型：Ⅰ型（即经典型），面部、软脑膜和脉络膜血管畸形或合并青光眼；Ⅱ型，以面部血管畸形为主，无颅内病变；Ⅲ型，仅有软脑膜血管畸形。Thomas-Sohl等认为，颅内软脑膜血管瘤的存在是诊断本病的必要条件。面部血管畸形多为出生时即存在，通常沿一侧三叉神经的一支或数支分布，以眼支最常见，下颌支最少，10%～20%可累及双侧，5%～15%可缺如，其他表现有突眼、眼球内陷及眼萎缩等。青光眼多由小梁发生异常和巩膜静脉压升高所致，当面部鲜红斑痣累及上眼睑时其发生率最高，60%在婴儿期发病。

（三）诊断

CT和MRI是目前确诊Sturge-Weber综合征最有价值的检查方法。CT显示颅内钙化方面优于MRI，平扫可见特征性的钙化，患侧大脑半球顶枕区表面有弧线状或锯齿状钙化影，伴有发育不全的脑沟增宽，脑室扩大和体积缩小，颅板增厚；增强扫描可显示皮质表面软脑膜的异常血管呈扭曲状或脑回状增强，并有向深部引流的扭曲静脉。MRI显示脑部异常区域更为清晰，能更准确地反映脑组织容量减少的程度（图5-20）。

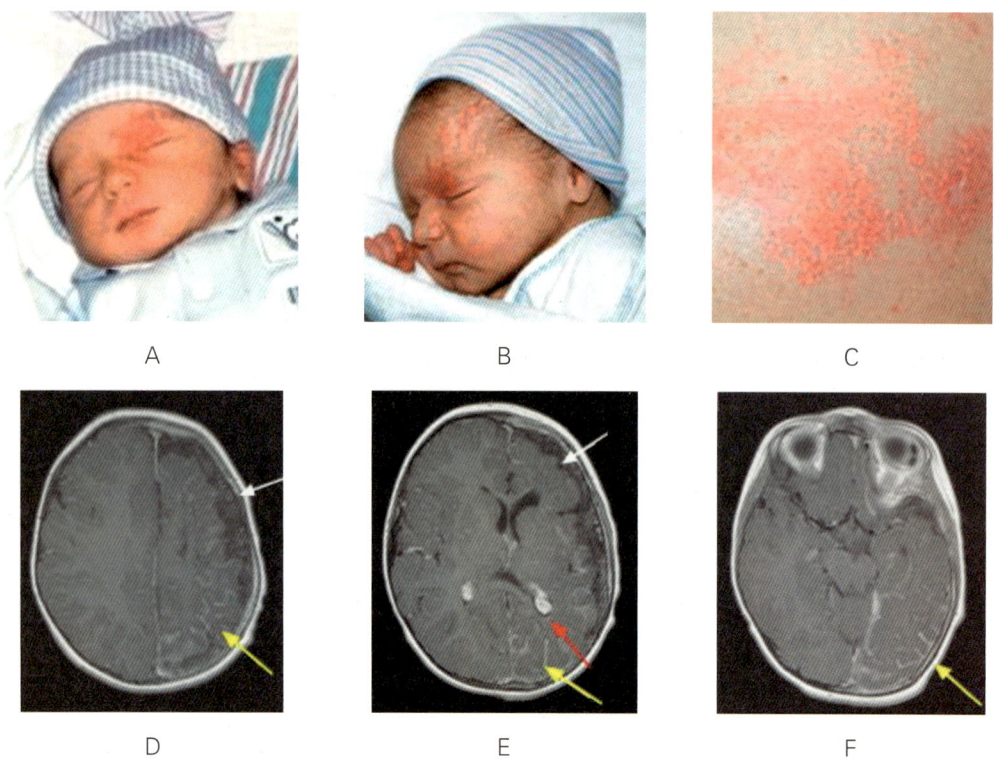

图5-20 Sturge-Weber综合征的典型体征及影像学表现

（四）治疗方法

癫痫以口服药物为主，难治性癫痫采取手术治疗；青光眼可用手术或药物治疗；面部血管畸形可用脉冲染料激光治疗。本病尚无根治方法，部分患儿的治疗较为棘手。

二十八 Taybi综合征

Taybi于1962年首先报告了Taybi综合征。本病又称耳-腭-指综合征（otopalatodigital syndrome）。

（一）基因学

本病病因不明，具有遗传性，但遗传方式尚未有定论。

（二）典型体征

本病以多发性骨发育异常为基础，具有传导性（听小骨畸形）耳聋、腭裂、指趾畸形及特异性面容等表现，常伴有肘、髋等多发性关节活动受限，亦可有不同程度的智能及精神发育障碍（图5-21）。

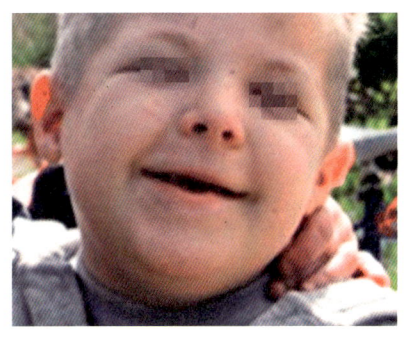
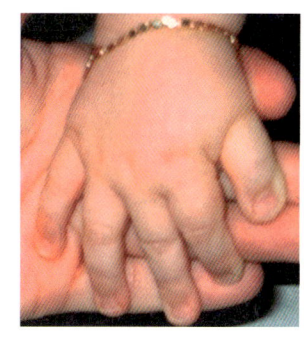

图 5-21　Taybi 综合征的典型体征

A. 典型面容：睑裂较短且斜向侧外方，上翘的鸟嘴样鼻尖，小颌畸形，牙齿畸形，典型的笑容　B. 手部典型表现：增大的拇指和弯曲的小指

（三）治疗方法

腭裂应早期进行手术整形；耳聋可配用助听器改善听力；对智力低下及语言障碍应加强训练，也可试用增智胶囊或复合蛋白锌治疗。

二十九　Treacher Collins 综合征

Treacher Collins 综合征又称多发性面部异常综合征、下颌骨面骨发育不全、下颌骨发育障碍或 Franceschetti-Zwahlen-Klein 综合征。最早于 1889 年由 Berry 报道，1946 年 Treacher Collins 对本病进行了系统描述，1949 年 Franceschetti 将其命名为"下颌骨面骨发育不全"。发病率较低，为 1/50000～1/25000。

（一）基因学

本综合征为常染色体显性遗传，外显率不全，表现程度不同，可有家族史。

（二）典型体征

1. 颅面骨发育不全，呈尖头或舟状头畸形。
2. 双侧睑裂较短，且斜向侧外方，大多数患者眼睑外 1/3 缺如。
3. 耳郭畸形，无外耳道或听小骨而致耳聋。
4. 鼻额角消失，鼻梁隆起，鼻孔狭窄。
5. 可伴发多种骨骼畸形，先天性心脏病并不少见，少数有智力减退。
6. 面容特殊，颧骨和下颌骨因发育不全而呈凹陷状，下颌支或关节可能缺失。由于上颌发育不良，可伴发高腭弓或腭裂。

本综合征表现多样化，不完全型称 Treacher Collins 综合征，完全型称 Franceschetti 综合征（图 5-22）。

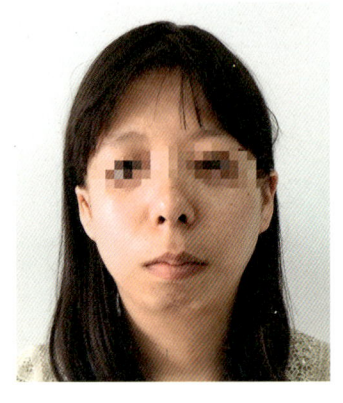
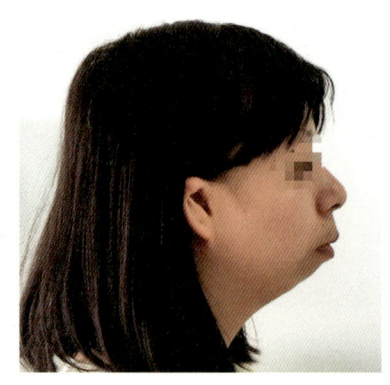

图 5-22 Treacher Collins 综合征的典型体征

(三) 治疗方法

手术的目的是功能重建及整形，应根据不同年龄段采取不同的手术方案，以适应患儿的生长发育。Chong 等通过定量头影测量参数的计算来进行手术方式和年龄段的选择。Kobus 等认为，尽管可以应用大多数外科治疗手段，但效果不尽完美，不能达到理想的目标。近年有学者提出基因工程和组织工程学，用可生长软组织和骨头代替移植体和异质材料，或行颅顶带蒂骨移植。

三十 Turner 综合征

Turner 综合征（Turner syndrome，TS）又称先天性卵巢发育不全综合征、女性性腺发育不全综合征，是一种较为常见的性染色体异常综合征，也是引起女性身材矮小的常见原因之一。其主要临床特征为女性表型、身材矮小、性幼稚、颈蹼、肘外翻、躯体发育异常等。

(一) 基因学

典型染色体核型为 45，X，其发生率约为 55%。亦可有多种嵌合体，如 45，X/46，XX；45，X/47，XXX；或 45，X/46，XX/47，XXX 等。

(二) 典型体征

TS 的典型临床特征为身材矮小、生殖器与第二性征不发育和一组躯体发育异常。身高一般低于 150cm。女性外阴发育幼稚，有阴道，子宫小或缺如。躯体特征为多痣、眼睑下垂、耳大位低、腭弓高、后发际低、颈短而宽、有颈蹼、胸廓呈桶状或盾形、乳头间距大、乳房及乳头均不发育、肘外翻、第 4 或第 5 掌骨或跖骨短、掌纹通贯手、下肢淋巴水肿、肾发育畸形、主动脉弓狭窄等。智力发育程度不一。寿命与正常人相同。母亲年龄似与此种发育异常无关。促黄体生成素（LH）和卵泡刺激素（FSH）从 10～11 岁起显著升高，且 FSH 的升高大于 LH 的升高。Turner 综合征患者的骨密度显著低于正常同龄妇女。

(三) 治疗方法

治疗 Turner 综合征主要是应用基因重组人生长激素（recombinant human growth hormone，rhGH），在儿童期开始使用效果更佳。早期确诊后，每晚临睡前 1 小时在脐周或大腿外侧进行 rhGH 皮下注射，可以促进生长，使患儿的身高增加，甚至达到正常范围。12 岁以后可以开始雌激素替代治疗，持续 1～2 年后再加用孕激素，以促进月经来潮、乳房发育和女性体征的形成。同时也应对患者进行心理治疗，帮助她们树立信心，积极配合治疗，争取达到较理想的疗效。

第四节　发育遗传学

一　发育遗传学的概念

从受精卵到发育成完整的机体，一个人的遗传信息即DNA序列并未发生改变，而遗传信息相同的细胞却有着不同的发育方向，成为不同的细胞，形成不同的组织，构成不同的器官，共同组成完整的个体。在这个过程中，发育遗传学扮演了重要的角色。发育遗传学（epigenetics）是研究不涉及DNA序列改变的基因表达和对可遗传变化的调控，或者说是研究从基因演绎为表型的过程及其机制的一门新兴的遗传学分支。这里有三点需要强调：①发育遗传不涉及DNA序列改变；②发育遗传的最终结果是同一基因型的细胞表型发生不同的变化，从而导致功能的分工；③这种变化是可遗传的，已发生表型改变的细胞发生有丝分裂后，其子代细胞依然有相同的表型变化。

胚胎学与发育遗传学都是研究个体从受精卵开始的生长和发育过程的，但是两者有所不同，前者研究的是这一过程中从细胞到组织、器官、系统再到完整的个体，在形态、结构和功能上是如何演化的，而后者研究的则是这些演化过程是如何受到遗传的控制的。

由于人的胚胎不易观察到，人的孕期、生存期都极长，人的婚配不容随意支配，人的家族成员样本太小，发育和遗传的关系很难在人类身上观察并进行实验，因此大量这方面的认识来自动物尤其是低等动物（如果蝇）和微生物（如细菌、噬菌体等），这些模式动物的共同特点是生命期短、体积小、繁殖力强、易于养殖、易于实验操作、基因信息完备。

除了从动物的观察和实验中得到关于人类的发育知识外，还有大量的认识来自人类本身的出生缺陷、先天性遗传病或流产的死胎。通过各种手段分析、研究这些异常的发育，追溯到染色体、基因DNA分子结构的变异，再反过来说明和印证基因对发育的影响。其实，这种异常发育也是发育遗传学的一个研究范畴。

二　真核生物的基因调控

真核生物的基因调控非常复杂，就目前所知，主要有DNA甲基化、组蛋白修饰和非编码RNA三个方面。

（一）DNA甲基化及其生理生化效应

DNA甲基化（DNA methylation）是目前研究得最清楚的表观遗传修饰方式，通常为高甲基化抑制基因表达，低甲基化促进基因表达。真核细胞内的甲基化状态有三种：①持续的低甲基化状态；②诱导的去甲基化状态；③高度甲基化状态（如人类女性细胞内巴氏小体的甲基化修饰）。

DNA甲基化的具体过程是DNA甲基转移酶（DNA methyltransferase，DNMT）将S-腺苷甲硫氨酸上的甲基转移到DNA双链中胞嘧啶的第5位碳原子上，形成5-甲基胞嘧啶（5-mC），具有调节基因表达和保护DNA在该位点不受特定限制酶降解的作用。催化该反应的DNA甲基转移酶主要有DNMT1、DNMT3A、DNMT3B和DNMT3L四种。在DNA复制完成后，由DNMT1催化甲基转移至新合成的DNA链上的甲基化位点（维持甲基化）；DNMT3A和DNMT3B则负责催化核酸链上新的甲基化位点发生反应（形成甲基化）；DNMT3L为不具有甲基转移酶活性的调节酶，其主要作用是调节其他甲基转移酶的活性。

DNA甲基化对基因表达的调节主要通过两种途径完成：一是通过对CpG二核苷酸甲基化来影响DNA结构，阻碍转录因子与靶基因结合；二是基因中甲基化CpG二核苷酸与甲基化CpG结合区域（methyl-CpG-binding domain，MBD）蛋白家族相结合，诱导染色体状态改变，抑制基因转录，以后者的影响更为普遍。

（二）组蛋白修饰及其生理生化效应

组蛋白修饰（histone modification）是发育遗传修饰的一种重要方式。真核生物中，在细胞分裂间期，DNA以染色质的形式存在于细胞核当中。染色质的主要构成物质是核小体（nucleosome），核小体是由145~147对DNA碱基缠绕在四组组蛋白（H2A、H2B、H3和H4各2个分子）构成的八聚体周围而形成的，每个组蛋白的氨基端都会伸出核小体外，这是发生组蛋白修饰的位点。每个核小体间由长度约为60bp的碱基序列连接，组蛋白连接器（H1）就结合在这些接头DNA（linker DNA）上。它们的结构相似，其结构的稳定性有利于细胞正常的复制和转录进程。

组蛋白可以有很多修饰形式，包括甲基化（methylation）、乙酰化（acetylation）、磷酸化（phosphorylation）、泛素化（ubiquitination）、SUMO化（SUMOylation）、腺苷酸化（adenylation）、ADP核糖基化（ADP ribosylation）、生物素化（biotinylation）和脯氨酸异构化（proline isomerization）等，目前研究得较多的是甲基化和乙酰化。一般来说，甲基化能够增强组蛋白与DNA的亲和力，使某些染色质区域的结构变得紧密，并减弱某些基因表达水平；乙酰化则减弱组蛋白与DNA的亲和力，其效应与甲基化相反。

参与组蛋白修饰的酶主要有组蛋白甲基转移酶（histone methyltransferase，HMT）、组蛋白乙酰转移酶（histone acetyltransferase，HAT）、组蛋白激酶（histone kinase）和组蛋白泛素化酶（histone ubiquitylase）等，它们的作用是催化相应的基团结合到组蛋白氨基残基上。另外还有组蛋白去甲基化酶（histone demethylase，HDM）、组蛋白脱乙酰基酶（histone deacetylase，HDAC）、组蛋白磷酸酶（histone phosphatase）和组蛋白去泛素化酶（histone deubiquitylase）等，它们的作用则是去除结合在组蛋白端氨基残基上的分子基团。

组蛋白修饰的形式繁多，且彼此相关，相互影响，形成一个错综复杂的网络影响基因的表达。一般认为，组蛋白修饰影响基因表达的途径共有三种：①改变其周围电荷量和pH等环境，增强或减弱转录因子或转录辅因子与DNA间的作用；②直接改变染色质结构和凝集状态，进而影响蛋白之间以及蛋白与DNA之间的相互作用；③作为信号分子影响下游蛋白，进而调控基因的表达。除了组蛋白翻译后修饰的不同方式会在相互影响中发挥作用外，外源物质也会通过影响组蛋白修饰来改变基因表达。目前组蛋白翻译后修饰已成为生物学及基础医学的研究热点，也取得了很多成果。

（三）非编码RNA及其生理生化效应

非编码RNA（non-coding RNA，ncRNA）是指没有编码蛋白质的RNA，这些RNA虽然没有编码蛋白质，但是在近期高通量基因组水平的分析中，越来越多的证据表明非编码RNA在调控基因表达的过程中发挥了很大作用。

最近研究表明，真核生物中大约有45万个非编码RNA。在已完成测序的90%的人类基因组中，仅有1.5%的RNA编码蛋白质，其余88.5%都是ncRNA。根据功能分类，ncRNA可以分为基础结构性RNA和调控性RNA，前者包括核糖体RNA（rRNA）、小型核RNA、小核仁RNA，后者包括miRNA、piRNA、siRNA、lncRNA。根据长度分类，ncRNA可以分为long ncRNA（lncRNA）和small ncRNA（sncRNA）。以下具体讲述后一种分类方式。

lncRNA指长度超过200nt的非编码RNA，其长度从50kb到几百kb不等，其序列不具保守性，不与任何目的基因同源，通过顺式作用于沉默基因。目前认为lncRNA的来源主要有：①编码蛋白的基因受多种因素的作用断裂后形成lncRNA；②在染色质重排中两个分开区域紧密靠拢而形成lncRNA；③非编码基因转录形成lncRNA；④sncRNA中某段序列多次复制而形成lncRNA；⑤转录因子中插入一段序列后形成lncRNA。这些lncRNAs虽然不编码蛋白，但可以调节发育遗传过程，多种肿瘤的发生发展与其表达异常有关。

sncRNA的长度通常小于30nt，其包括micro-RNA（miRNA）、small interfering RNA（siRNA）和piwi-interacting RNA（piRNA）三种类型。sncRNA一般在两个水平上对基因表达进行调控：①转录水平，即转录基因沉默（transcriptional gene silencing，TGS）；②转录后水平，即转录后基因沉默（post-TGS，PTGS）。无论是TGS通过染色质修饰和异染色质化（heterochromatinization）抑制转录的发生，还是PTGS通过降解mRNA或阻止mRNA翻译来影响RNA的翻译，最终的效应都是使基因沉默。相对于lncRNA来说，sncRNA调控基因表达的机制简单而单一，不论是TGS还是PTGS，其作用机制都是sncRNA的序列与目的基因配对结合后，使基因不能转录或mRNA不能翻译。

以上列举的这些基因活性调控机制可单独作用，也可互相交织发生于整个发育的不同阶段，从DNA的转录、转译，多肽链的编排，直到蛋白质各级结构的形成；从分子水平到细胞水平再到组织水平，但是如何在器官、系统、形象、体态、功能、思维的发育上进行组织和调控，人们还知之甚少。从许多基因突变引起的遗传病来看，发病年龄很多是在胚胎时期，因此一出生就有所表达，但是还有不少是在出生以后的儿童时期、成年时期，甚至是老年时期才显现，如X染色体上的肌营养不良症基因要到10～15岁才发病，遗传性秃顶要到25～50岁才发病，而慢性进行性舞蹈病（Huntington）要到50岁左右才发病。这些基因是如何调控的，还有待于进一步研究。因此，对人类发育成长的遗传调控问题还不能得出一个系统的、完整的、详尽的说明，现在所能肯定的一点就是，发育的总过程是以基因为主导，在环境的影响下有条不紊地进行的。

三　发育遗传学的现状和前景

"人类基因组的作图与测序"研究计划的完成，揭示了人类基因的数量并非像原先推测的那样有10万个，而是只有2万～3万个，与果蝇的1.4万个、线虫的2万个相差并不悬殊，然而显而易见的是，人类基因的结构比后两者复杂得多。这就提示我们，物种的差异并不是简单地源于基因数量上的差异，而是有更加复杂的基因表达调控的不同，这也是发育遗传学研究的重心。随着后基因组学时代的到来，比较基因组学、药物基因组学、功能基因组学、疾病基因组学以及蛋白质组学等的快速发展，基因表达调控的机制正得到越来越深入的研究。继荧光标记的Sanger法、循环阵列合成测序法、直接测序法之后的下一代测序技术（next generation sequencing，NGS）的问世，更是向我们展示了基因组学广阔的发展前景。将NGS技术引入发育遗传学，便形成了以NGS为基础的各种发育遗传学的测序及研究方法，发育遗传学也迎来了快速发展的黄金时代。近来的研究发现，发育遗传学和肿瘤、糖尿病、心血管疾病以及自身免疫性疾病等均有着密切联系，从而为相应药物的研制和临床治疗提供了新的思路。目前，发育遗传学已经在多个疾病领域处于机制研究阶段，肿瘤表观遗传治疗则取得了初步成果，现已有多个去甲基化药物进入临床试验，其安全性与有效性正在等待时间的考验。相比于经典遗传学，发育遗传学与环境的关系更加密切。更重要的是，与DNA序列改变引起的疾病不同，许多发育遗传变异是可逆的，因此发育遗传异常引发的疾病也相对容易治疗，但这其中的很多相关机制还未完全明确。在今后的研究中，应深入挖掘基因表达与环境变化之间的关系，并进一步研究发育遗传学的机制，为各类疾病的监测、诊断、防治等方面的研究提供更加可靠的理论支持。

第五节 染色体病及基因病

一 染色体及染色体病

（一）染色体

染色体是带有遗传信息编码的基因的载体，存在于细胞核中。不同物种染色体的数目、形态、结构、大小各具特征，同一物种染色体的数目、形态、结构恒定。真核生物的体细胞一般都是二倍体（diploid），即每一号染色体都由相同大小、形态、结构的两条互相配对存在，称为同源染色体（homologous chromosome）。生殖细胞经过减数分裂以后则均为单倍体（monoploid），即配子。其所包含的全套染色体称为染色体组（genome），一个体细胞的全组染色体按一定方式排列起来就构成核型或染色体组型（karyotype）。人类的染色体共有23对，其中1对是决定性别的，在女性为XX，在男性为XY，称为性染色体（sex chromosome）；其余22对则为常染色体（autosome）。

每一个染色体都是由两条染色单体（chromatid）借一个着丝粒（centromere）彼此相连的，着丝粒向两侧的延伸即为染色体的臂，着丝粒几近中央的为中央着丝粒染色体，着丝粒偏向一侧的为亚中着丝粒染色体。染色体的两臂长短不一，分别称为长臂和短臂，以q、p分别代表。在近端染色体短臂的末端常连有一小球形结构，称为随体（satellite）。每一条臂的末端各有一染色粒，称为端粒（telomere），端粒的存在使正常染色体两端间不发生融合，是染色体稳定性的保证（图5-23）。

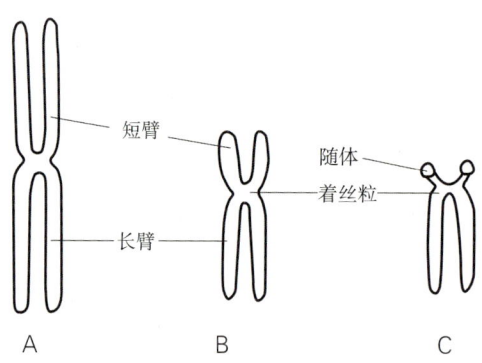

图5-23 人体各型染色体示意图
A. 中央着丝粒染色体　B. 亚中着丝粒染色体　C. 近端着丝粒染色体

23对染色体按其大小次序，并参照其着丝粒的位置、随体的有无，分成七个组：A组为1~3号，B组为4~5号，C组为6~12号，D组为13~15号，E组为16~18号，F组为19~20号，G组为21~22号；X编入C组，Y编入G组。

在染色体显带技术的处理下，每个染色体的长短臂上都会出现一系列染色深浅相间的带，将长臂和短臂又各区分为几个区，一个区中可以包含几个带，一个带中又可包含几个亚带。区、带、亚带都以序号命名，从着丝粒起向两端编号（图5-24），如1p33.1、1p33.2分别代表1号染色体短臂第3区，第3带，第1、第2亚带。这些标志和命名是便于基因的定位和染色体畸变的定位。

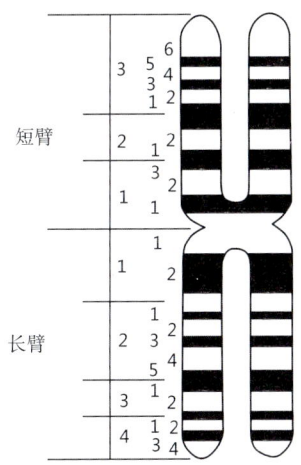

图 5-24　1 号染色体的区、带、亚带界标示意图

（二）染色体病

染色体病又称染色体畸变综合征（chromosomal aberration syndrome），是一类非常严重的疾病，通常表现出多方面的临床异常。染色体病一般具有先天性多发畸形、生长发育迟缓、智力低下等临床特征。自 1959 年发现 Down 综合征是由于 21 号染色体为三体（47，+21）、Turner 综合征是由于一条 X 染色体缺失（45，X）、Klinefelter 综合征是由于 X 染色体重复（47，XXY）以来，每年都不断发现许多疾病与染色体畸变有一定的联系，至今已揭示了 300 余种染色体病。据统计，在活产新生儿中，有 0.5%～1% 的染色体病发生率；在所有的自发流产儿中，有 50% 为染色体异常；在妊娠头 3 个月的自发性流产中，则有 65% 为染色体异常，说明染色体病并不少见。

染色体病主要分为两类，一是染色体数目异常，二是染色体结构异常。不管是哪一类异常，都会造成染色体上基因数目或其排列次序紊乱，破坏基因之间的平衡，引起发育障碍或停滞，造成不同程度的畸形，直到胚胎死亡流产；有些也许自己本身不发病，但是会祸及子孙，给后代遗留严重的染色体畸变。

1. 染色体数目异常　染色体数目异常可以是整个染色体组成倍的增减，称为整倍体（euploid）。人类正常体细胞都是由一精一卵两个单倍体结合而形成的双倍体（2n），不存在孤雌生殖的单倍体。但是在生殖细胞发育的减数分裂过程中，可以出现染色体不分离的情况，从而形成双倍体的精或卵，或在受精时一个卵接受了多个精子的受精，就可以使染色体组成倍增长而出现三倍体（triploid，3n）、四倍体（tetraploid，4n）等多倍体（polyploid）的精或卵。多倍体一般在胚胎时期不能发育而致自发性流产，但是临床上有过与双倍体嵌合而存在的三倍体的报告。

若染色体数目异常不是整组的增减，而是一对染色体或某对染色体的一条有所增减，则形成非整倍体，也称异倍体（aneuploid）。非整倍体中某对染色体全缺者（2n-2）称为缺体型（nullosomy），不见于人类；某对染色体缺失一条者（2n-1）称为单体型（monosomy），在人类比较多见。如前所述的 Turner 综合征（45，XO）在女性新生儿中的发病率为 0.04%（即 1/2500），在 G 组的 21、22 号染色体中也有报告，但在其他各条常染色体中则尚未见到，可能是由于 X 染色体本身就有一条失活。G 组染色体是最小的染色体，其所含基因不多，缺失一条虽不影响胚胎的存活，但可产生不少缺陷。

某对染色体增加一条或多条称为多体型（polysomy），如 2n+1 为三体型（trisomy）、2n+2 为四体型（tetrasomy）。三体型是人类染色体数目异常中最多见的，如 8、9、10、13、14、18、21、22 号常染色体均有三体型的报告。其中有几种是为人们所熟知的，如 21-三体的 Down 综合征，在人群中的发病率为 1‰～2‰，在新生儿中的发病率为 1/700～1/500；又如 18-三体

（47，+18）的Edward综合征，是仅次于21-三体的常见染色体病，在新生儿中的发病率为1/4500，具有多过百项的畸形或缺陷。性染色体的三体型也是常见的，如47，XXY，即Klinefelter综合征，其发病率在男性群体中为1‰，在精神发育不全的男性群体中为1%，在男性不育症患者中为1/10；又如47，XYY，在新生儿中的发病率约为1/3000，并以性格粗暴、富有攻击性、犯罪率高而闻名；还有47，XXX，即超雌综合征，也并非少见。

除了三体型以外，其他多体型在常染色体中未见，但在性染色体中则仍有报告，如四倍体48，XXXX、48，XXXY、48，XXYY、48，XYYY；五倍体49，XXXXX、49，XXXXY。

以二倍体为基准，染色体数目接近二倍体，或比二倍体稍有增减的，如上述的单体型、三体型、四体型，分别称为亚二倍体（hypodiploid）或超二倍体（hyperdiploid）；同样，还有亚或超三倍体、四倍体。还有各对同源染色体多少不一，但染色体总数相当于二倍体的，称为假二倍体（pseudodiploid）。这些核型的变化在先天性畸形中虽少见，但在肿瘤细胞中相当多见。

还有一种染色体数目的变异，就是在同一个体中带有两种或两种以上不同细胞系核型的细胞，称为嵌合体（mosaic），而且经常是一组异常细胞系和一组正常细胞系的嵌合。如嵌合型Turner综合征45，X/46，XX，是一个性染色体单倍体和双倍体的嵌合；嵌合型Down综合征47，XY，+21/46，XY，是一个常染色体双倍体和三倍体的嵌合。

2. 染色体结构异常　由于体内外各种因素的影响，染色体可以断裂成两个或多个节段。断裂后的断端富有黏着性，有些能原位重新愈合；有些不重新愈合，没有着丝粒的节段自行消失，有着丝粒的节段就形成了部分缺失；还有些既不能原位愈合，也不自行消失，而是与其他断端接合，形成了重复、倒位、插入、等臂、环状等各种畸变的染色体。这些畸变通过应用显带技术，不仅能准确定位是在哪一号染色体的长臂还是短臂，甚至在哪一区、哪一带、哪一亚带上，还可以确定其重组的方式。

（1）缺失（deletion，del）：即染色体断裂后，断下的节段消失。可以分为末端缺失（terminal deletion）和中间缺失（intercalary deletion）。

末端缺失相当多见，几乎每号染色体的长臂或短臂都可发生，以p^-与q^-分别代表短臂及长臂缺失。由于部分缺失常造成有关节段的部分单体型，因此又称为某号染色体部分单体综合征（partial monosomy syndrome）。迄今已发现的末端缺失有40余种，最著名的如$22q^-$，即22号染色体长臂缺失。此染色体缺失为1966年费城研究小组在慢性粒细胞白血病患者的白细胞中首次发现，成为该病的标记染色体（marker chromosome），被命名为费城染色体（Philadelphia chromosome，又称Ph染色体），这也是第一个发现的与疾病有关的染色体结构畸变；又如猫叫综合征（cri-du-chat syndrome），又称$5p^-$综合征，其缺失部分为5p11→5pter，即5号染色体从短臂1区1带直到末端部分。

中间缺失为染色体的一臂发生两处断裂，其中间节段丢失，而两头的两断裂节段重新联结造成。迄今已发现的中间缺失有10多种，婴幼儿期常见的眼内恶性肿瘤视网膜母细胞瘤即是13号染色体长臂中间缺失所致。

（2）倒位（inversion，inv）：即一条染色体发生两处断裂形成三个节段，中间的节段颠倒180°后，与两端的节段重新联结。中间节段在染色体的一臂不包括着丝粒时称为臂内倒位（paracentric inversion），在人类尚未见到；中间节段包括着丝粒时称为臂间倒位（pericentric inversion），在人类迄今已发现50余种，除6、12、17、20号染色体外，其他常染色体及X、Y染色体中均有发生。

（3）易位（translocation，t）：即染色体片段的位置发生改变。易位既可发生在一条染色体内，也可发生在两条染色体之间。易位有各种形式，人类常见的易位主要发生在染色体之间，包括单向易位、相互易位、罗伯逊易位等。

1）单向易位（one-sided translocation）：如慢性粒细胞白血病，其22号染色体长臂断裂后，断段易位到9号染色体长臂的末端。

2) 相互易位（reciprocal translocation，rep）：即两条染色体各发生一处断裂，断段互相交换，重新融合。如在非洲儿童中比较多见的Burkitt淋巴瘤，就是8号和14号染色体长臂间的相互易位。相互易位是染色体结构异常中最常见的一种畸变，可以发生于各号染色体之间，多数是在长臂上。迄今有记载的相互易位有150余种，约占全部染色体畸变的一半，在活产新生儿中的发生率为1‰～2‰。在易位畸变中大多数为相互易位，虽然其染色体部分节段的位置有所改变，但是没有或少有遗传物质的丢失，仍保留了它原有基因的数目和作用，对患者的发育和成长一般无严重影响，所以又称为平衡易位（balanced translocation）。但是由于平衡易位携带者的子女有的节段形成单体，有的节段形成三体，则会产生不同程度的影响，甚至引起流产。据估算，在群体中平衡易位的发生率为2‰，即每250对夫妇中就可能有1例，所以不可忽视。

3) 整臂易位（whole-arm translocation）：即两条染色体之间整个长臂或短臂发生易位。

4) 罗伯逊易位（Robertsonian translocation，rob）：又称着丝粒融合（centric fusion），即两个近端着丝粒染色体在着丝粒区发生断裂，两个长臂在着丝粒区相连，形成一个大的中央着丝粒染色体和一个不久将自行消失的小染色体。遗传学家们认为罗伯逊易位是进化过程中核型变化的来源之一。罗伯逊易位多发生在D组的13、14号染色体之间；D组和G组之间较少，如发生则常在14与21号染色体之间。在人类中已记载有15种不同形式的罗伯逊易位。

5) 复杂易位（complex translocation）：即三条以上染色体断裂，并互相交换其断裂的节段。

（4）重复（duplication，dup）：即在同一条染色体上，某一区、带或节段连续两次或多次出现。重复方向与原方向一致的为顺向重复，相反者为反向重复。其实，就整个染色体组而言，多倍体、多体型、部分多体型也都是重复。部分三体型的发生率最高，现已记载有80多种。

（5）其他：包括环状染色体、等臂染色体、双着丝粒染色体等。

（三）染色体检查的适应证

基于上述原因，我们对于临床中遇到的一些情况应建议做染色体检查，其包括：①比较复杂的多发性畸形；②智力发育迟缓，尤其是伴有其他先天性畸形者；③对于先天愚型小儿，染色体检查还应包括其双亲；④家庭成员中有多个先天性畸形者；⑤对于非妇科疾病所致的习惯性或多发性流产者，应检查夫妇双方的染色体；⑥两性畸形、性发育异常、原发性闭经或不育者；⑦确诊为染色体畸变患儿的双亲；⑧怀疑为染色体平衡易位的携带者。

二 基因及基因病

（一）基因

基因（gene）是具有功能的DNA序列片段，存储着大量的遗传信息，并精确编码细胞生长、分裂、分化和对内外环境反应的所有指令。

DNA是结构非常复杂的生物高分子物质，其基本组成单位主要为四种脱氧核糖核苷酸（deoxyribonucleotide）。这些脱氧核糖核苷酸按一定的方式、数量和顺序彼此相连，形成多核苷酸链；两条核苷酸链按严格的规定配对并联，形成一个双螺旋的DNA结构。每分子DNA含有数千到数千万个脱氧核糖核苷酸，基因就是DNA结构上按顺序排列的不同节段。

四种不同的脱氧核糖核苷酸是由四种不同的碱基分别与一个脱氧核糖（deoxyribose），再加一个磷酸缩合而成的。

四种不同的碱基分别为腺嘌呤（adenin，A）、鸟嘌呤（guanin，G）、胸腺嘧啶（thymine，T）和胞嘧啶（cytosine，C）。多脱氧核糖核苷酸的配对就是碱基的配对。碱基的配对有一定的规律，即一个嘌呤必定和一个嘧啶配对，而且必定是A和T、G和C互相配对。就是这样，不同碱基的组成和排列顺序形成了不同的DNA分子。

遗传信息就包含在DNA的碱基序列中，遗传信息的代代相传就是通过DNA分子的复制、增殖而完整地传递到新制的DNA中去的。

同时，DNA上的遗传信息又通过信使核糖核酸（mRNA）的转录和转译，依次决定核苷酸、氨基酸、多肽的形成序列，不同的多肽链组合形成各种不同的蛋白质和酶，而不同的蛋白质在体内行使各种不同的功能，从而决定生物体的各种性状。

据计算，人类23对染色体上共有32亿个碱基对（base pair，bp），分为10万个左右的基因。大多数基因平均含有1000～1500个碱基对，都是单个存在；少部分基因包含较少的碱基对，为100～500个，但它们重复存在，重复次数可为百次、千次甚至万次，称为重复DNA（repetitive DNA），这些DNA不参与编码作用。并非所有的基因都决定蛋白质合成的分子结构。决定蛋白质合成的是一类结构基因（structural gene），此外还有一类控制基因（control gene），起着调控结构基因的作用。结构基因的突变会导致某一特定蛋白质的氨基酸构成或序列改变，而控制基因的突变则影响一个或多个结构基因的功能，因此不论哪类基因的突变都会导致遗传性疾病。

除了前述的染色体病以外，由基因突变引起的基因病构成了人类遗传病的另一大类。基因病的传递方式和正常性状的遗传方式完全相同，要了解基因的遗传方式首先要知道遗传学上的两条基本规律。

（二）遗传的基本规律

1. 分离定律（law of segregation） 遗传性状是由同源染色体相同位点上的一对等位基因（allele）所决定的。在生殖细胞形成过程中，此对基因通过减数分裂（meiosis）彼此分离，进入不同的生殖细胞——配子（gamete）中，所以配子只带有此配对基因中的一个，在卵受精时又合二为一形成一个合子（zygote）。

2. 自由组合定律 又称独立分配定律（law of independent assortment），即在生殖细胞形成过程中，决定不同性状的非等位基因自由组合，分别进入不同的配子中。

分离定律和自由组合定律是孟德尔在1865年提出的假说，当时还不知道有基因这样一个具体物质的存在，只是推论有这样一对遗传因子。经过近一个半世纪的检验，证明这是真理，所以在遗传学上称为孟德尔第一定律和第二定律。

（三）遗传性状和遗传病的传递方式

下面具体论述一下遗传性状和遗传病的传递方式。遗传性状或疾病只关系到一对基因，称为单基因遗传（monogenic inheritance）。与不止一对基因有关的称为多基因遗传（multigenic inheritance）。

1. 单基因遗传

（1）常染色体显性遗传（autosomal dominant inheritance）：是指一种性状或遗传病的基因位于某一对常染色体上，而且这种性状的基因性质是显性的。常规以英文字母A、a分别代表显性基因及隐性基因；亲代基因型理论上可能有AA、aa和Aa三种形式，前两者为纯合子，后者为杂合子。在显性遗传病中，AA和Aa都是患者，aa是正常人。但是在群体中，正常基因a突变成致病基因A的发生率仅为1‰～1%，AA纯合子就更为少见，一般患者多是Aa杂合子。再者，患者与患者婚配的情况也不多，一般多为患者与正常人之间的婚配。按分离定律，患者有两种配子A及a，正常人只有一种配子a，随机结合将有图5-25所示的各种可能。

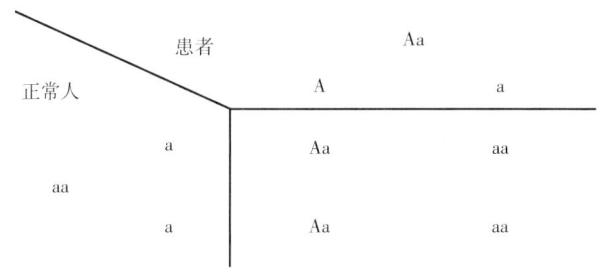

图 5-25　患者与正常人配子的随机组合

当患者与正常人婚配时，其所生子女或为正常人，或为患病的杂合子，因此这种常染色体显性遗传具有下列特点：①患者的双亲之一是患病的杂合子；②患者父母以后每次生育时子女有一半机会是正常人，一半机会是患病的杂合子；③患者的所有同胞中有一半是患病的杂合子，这在一个小家系中可能观察不到，但如将几个婚配方式相同的家系合起来计算，就可显示出近50%发病的现象；④男女发病机会相等；⑤几代人连续不间断发病；⑥双亲无病，则子女也不患病。据统计，截至20世纪80年代末，已记录的常染色体显性遗传性状及疾病已逾2500种。

如果等位基因不存在显性和隐性的关系，而是分别各自表达，则这种遗传模式称为共显性遗传（codominant inheritance）。人类的ABO血型就是典型的共显性遗传例子。ABO血型的基因位点在9号染色体长臂的3区4带（9q34），该位点有三个复等位基因——I^A、I^B和i，I^A和I^B是共显性基因，i为隐性基因；I^A决定抗原A的产生，I^B决定抗原B的产生，而i只产生一种与抗原A或B无关的H物质，因此I^AI^A或I^Ai为A型血型者，I^BI^B或I^Bi为B型血型者，I^AI^B为AB型血型者，而ii则为O型血型者。在显性遗传中，有些个体虽然也带有同样的显性基因，但不发病，这是由于不同的基因有其独特的外显率（penetrance），在不同的内外环境影响下，不发生相应的显现，这种情况称为不完全显性（incomplete dominance）。

显性遗传中还存在不同的表现度（expressivity），即虽然具有同样的显性基因，但各人所表现的程度各异，这是由于个体的遗传背景和环境因素不同所致。

（2）常染色体隐性遗传（autosomal recessive inheritance）：是指一种性状或遗传病的基因位于一个常染色体上，而此基因的性质是隐性的。在杂合子Aa状态下，由于有显性基因A的存在，所以并不发病，只有形成纯合子aa时才出现此性状或遗传病。杂合子本人虽不表现此性状或遗传病，却是隐性基因的携带者，可以将其传递给下一代。按分离定律推算，常染色体隐性遗传病具有以下特点：①由于双亲都是同一性状或患者的机会较少，所以大多数双亲都是隐性基因的携带者；②同胞中有1/4为同一性状或患者，有2/4为隐性基因携带者，有1/4为正常人；③男女发病机会均等；④常为散发，系谱中未见连续遗传；⑤近亲婚配中后代发病风险大增，这是由于近亲间同时承袭上代隐性基因的机会远大于一般群体。迄今已记录的隐性基因性状及遗传病有2000余种。

（3）性连锁遗传（sex-linked inheritance）：是指基因在X或Y染色体上，性状或遗传病随X或Y染色体而传递。

1）X连锁隐性遗传：红绿色盲、血友病A和B是典型的X连锁隐性遗传病。由于女性为致病基因的纯合子极少，而在杂合子的情况下还存在一正常的显性基因，所以也不发病；而男性只有一个X染色体，只要有一个隐性基因就会出现相关的疾病，所以男性的发病率远高于女性。如在我国，红绿色盲的发病率男性为7%，而女性只有0.5%。图5-26显示了X连锁遗传中亲代不同配子间的随机组合在子代中可能出现的情况。就X连锁隐性遗传来看，父为患者母正常，则子代中男性正常，女性均为携带者的杂合子；父为患者母为携带者，则子代中男性1/2正常、1/2发病，女性1/2为携带者、1/2发病；父母均为患者时则子女全部发病；父正常母为携带者，则子代中男性1/2正常、1/2发病，女性1/2正常、1/2为携带者；父正常母为患者，则子代中男性均发病，女性均为携带者。由此可归纳出X连锁隐性遗传的特点：①男性多见，女性少见；②男性患者是由患病的外祖父通过作为携带者的杂合子母亲传递而来，这种遗传方式称为交叉遗传（crisscross inheritance）；③女性患者的父亲一定是患者，母亲可为携带者或患者。绝大多数X连锁隐性遗传病由于基因频率低，病情严重，男性患者一般达不到婚育年龄而早逝，女性患者也极少出现。

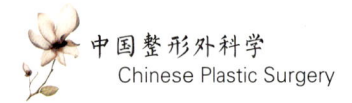

图5-26　亲代不同配子间可能出现的随机组合

2）X连锁显性遗传：即显性基因位于X染色体上。由于女性有两条X染色体，获得此基因的可能性要比男性多1倍，因此这种性状或遗传病的发生率女性多于男性。从图5-26可见，如父亲患病，则所有的女儿均将患病，而所有的儿子均为正常；如母亲患病（一般都是杂合子），则女儿中有一半患病，一半正常。

至今已知的X连锁遗传性状或疾病达300余种，其中绝大多数为隐性遗传，只有极少数为显性遗传。

3）Y连锁遗传：Y染色体最小而且有大部分为异固缩状态，因此所含基因不多。Y染色体上的基因没有与之配对的等位基因，只随Y染色体传递，因此只能是父子相传，并且常呈连续传代。已知的Y染色体基因有睾丸决定因子、外耳道长毛因子。

4）从性遗传（sex-conditioned inheritance）和限性遗传（sex-limited inheritance）：在性连锁遗传中要区别两种发病与性别有关却不是性连锁的遗传，即有关基因不在X或Y染色体上，它们是从性遗传和限性遗传。

从性遗传又称从性性状，其基因在常染色体上，但其表现男女有异，在男性中表现为显性，在女性中表现为隐性或不完全显性，只有在纯合子状态时才有所表现，而且表现很轻微。如早秃为常染色体显性遗传性状，其杂合子在男性就会充分表现，而在女性则很少见，除非是纯合子，但即使是纯合子，表现也很轻微。

限性遗传也称限性性状，其有关基因可在常染色体上，也可在性染色体上；可为显性，也可为隐性，但由于受解剖或生理的限制，只能在一定的性别中表达。不过无论在男性还是女性中表达，其基因都按孟德尔规律向子代传递。如子宫阴道积水由常染色体隐性基因决定，只有在女性纯合子时才能表现出来。男性的须型为常染色体显性遗传，但不在女性中表达。在动物中也有相同的情况，如奶牛的产奶量、鸡的产卵量的基因等。

限性性状与从性性状不同，前者是表现有无的问题，后者是表现轻重的问题。

5）两种单基因性状或遗传病的遗传：两种由不同单基因决定的不同性状或遗传病分别位于两对不同染色体上时，按自由组合规律，两对基因各自独立地分离，也随机自由地组合。当两基因位于同一对染色体上时，则两对基因不能各自独立分离和自由组合，而是一起分离和一起组合，此即连锁（linkage）。但是连锁在一起的基因也并非永远联系在一起，在减数分裂过程中，同源染色体配对之后，四分体的染色体单体的等位基因之间可以发生交叉，并相互交换一个节段，此即交换（exchange）。通过交换，两对连锁的基因又可彼此分开，此即基因的重组（recombination）。连锁和交换是遗传学上的又一基本规律，于20世纪20年代由摩尔根提出。

2. 多基因遗传　有许多性状或遗传病不能按孟德尔遗传规律解释，如身高、体重、血压、血糖等，这是由于这些性状或遗传病不是由单一对基因决定的，不像前面提到的红绿色盲、血友病、ABO血型那样，为或者有、或者无、或者此、或者彼的质量性状（qualitative character）。身高、体重、血压、血糖只有轻重之差、高低之别，在群体中少有极大极小者，绝大多数为中间状态，如按其发生频率绘出曲线，则表现为一个连续的起伏，两头低小、峰值居中，在统计学上称为常态分布或正态分布（normal distribution），这种性状称为数量性状（quantitative character）。另外还有一类称为阈性状（threshold character），如先天性唇裂、脊柱裂等，或者有，或者无，不是患者就是正常人，其表型在群体中也不呈连续变异，也不按孟德尔遗传规律传递，这种性状也属于数量性状的范畴。

数量性状的传递方式极为复杂，它们都有多对基因遗传的基础，但是每一对基因的作用都是微小的，因而称为微效基因（minor gene）。各对微效基因之间并没有显隐之分，但是有正负之别，对此性状或遗传病或起添砖加瓦的作用，或有卸柱移梁的效能。在这些微效基因的累积之下，再加上环境因素的影响，达到一定的阈值时就会出现有关性状或遗传病，因此称为多基因遗传或多因子遗传（multifactorial inheritance）。

就多因子遗传病来说，遗传因素和环境因素的共同作用决定了个体是否易于患病，此称为易患性（liability）。易患性达到一定水平就要发病的此一限度称为易患阈值。在易患性中，遗传因素所占的比重称为遗传度（heritability），用百分率（%）表示。遗传度愈高，遗传因素在该病的易患性中所起的作用愈大。遗传度可以通过对该病在群体中的发病率和在患者一级亲属中的发病率按一定的公式计算出来。遗传度的测算也是判断一个疾病是否有多基因遗传基础的方法。只有在一级亲属中的发病率明显高于群体中的发病率的情况下，才是多基因遗传引起的。

（1）多基因遗传病与单基因遗传病的区别

1）多基因遗传病的易患性属于数量性状，其变异是连续的，呈正态分布；单基因遗传病则属于质量性状，其变异是不连续的。

2）单基因显性遗传的一级亲属发病率为50%，隐性遗传为25%；多基因遗传的一级亲属发病率则远低于此，一般高于0.1%。

（2）多基因遗传病的特点

1）一级亲属发病率与群体发病率及遗传度有关：在遗传度为70%~80%的情况下，患者一级亲属的发病率近于群体发病率的平方根。如唇裂的群体发病率为0.17%，其遗传度为74%，患者一级亲属发病率为$\sqrt{0.17}$，即约为4%。如遗传度为100%，则患者一级亲属的发病率约为9%；如遗传度为50%，则患者一级亲属的发病率将低于2%。

2）亲缘关系愈近，发病率愈高：如唇裂的一级亲属发病率为4%，二级亲属发病率为0.9%，三级亲属发病率为0.4%，一般群体发病率为0.17%。

3）与患病儿童的数量有关：患儿愈多，表明其父母所携带的有关基因也愈多，其易患性也更接近阈值。唇裂患儿的父母第二次再生唇裂患儿的机会为4%；如已生过2例唇裂患儿，则再生唇裂患儿的机会为10%；如已生过3例唇裂患儿，则再生唇裂患儿的机会可增至16%。

4）病情愈严重，表明其所涉及的有关基因也愈多：如单侧唇裂的复发风险为2.6%，双侧唇裂的复发风险增至5.6%。

5）当一种多基因遗传病的发病率有性别差异时，表明不同性别的发病阈值不同：发病率低的性别能够发病，就说明其一定带有较多的易患性基因，因此其一级亲属发病的机会也相应增高。例如先天性幽门狭窄的男女发病率之比为5∶1，但女患者儿子的发病率为20%，而男患者儿子的发病率只有5%，因为男性发病率高，其发病阈值低，所带的发病基因少。

多基因遗传病甚为常见，一些多发的常见病如高血压、冠心病、支气管哮喘、糖尿病、消化性溃疡、类风湿关节炎、精神分裂症、原发性癫痫，以及一些常见的先天性畸形，如无脑儿、唇裂、腭裂、脊柱裂、先天性髋关节脱位、先天性马蹄内翻足、先天性心脏病、先天性幽门狭窄等，都有多基因遗传的基础。随着人们认识的不断提高，将有更多的疾病被检出属于多基因遗传范畴。

3. 散发性　散发性病例并非都不是遗传病，而是许多遗传病可以散发的形式出现。如在常染色体显性遗传病中，有些带有显性基因的杂合子由于受本身减弱修饰基因的影响，或外界表现环境的不具备而不外显（non-penetrance），但是其基因仍按显性遗传规律继续传递，在内外条件均具备时，再由其后代显现出来，就表现为散发性。其实这是一种越代遗传，由不完全的外显率或低的表现度所致。有些显性基因遗传病的散发是因为一个新发生的基因突变引起，如Apert综合征是一个常染色体显性遗传病，患者并不多，存活到青春后期者更少，极少有能到婚育年龄者，因此多为散发病例，患者的双亲年龄都过高，推断是由基因突变所致。在常染色体隐性遗传病中散发的情况更多，两个隐性基因携带者杂合子婚配，每次生育只有1/4的纯合子配对机会，所以完全可能在几代之后出现一散发病例。还有在特殊情况下，隐性基因杂合子也按显性基因方式外显，这种表现必然是散发的。

（郭澍　郭光昭　李明山）

参考文献

[1] 陈竺. 医学遗传学[M]. 第2版. 北京:人民卫生出版社,2010:236-239.

[2] 查锡良. 生物化学[M]. 第2版. 北京:人民卫生出版社,2008:310-329.

[3] 马用信,税青林. 医学遗传学[M]. 北京:科学出版社,2013.

[4] 李集临,徐香玲. 细胞遗传学[M]. 北京:科学出版社,2006.

[5] Fenwick A L, Bowdin S C, Klatt R E, et al. A deletion of FGFR2 creating a chimeric Ⅲb/Ⅲc exon in a child with Apert syndrome[J]. BMC Med Genet,2011,12:122.

[6] Twigg S R, Lloyd D, Jenkins D, et al. Mutations in multidomain protein MEGF8 identify a Carpenter syndrome subtype associated with defective lateralization[J]. Am J Hum Genet,2012,91(5):897-905.

[7] Derderian C, Seaward J. Syndromic craniosynostosis[J]. Semin Plast Surg,2012,26(2):64-75.

[8] Gharehbaghi M M, Ghaemi M R. Goldenhar syndrome in an infant of diabetic mother[J]. Iran J Pediatr,2010,20(1):131-134.

[9] Sohil T, Ketki K, Rukmini M S, et al. A rare case of the Lenz syndrome[J]. J Clin Diagn Res,2013,7(2):347-349.

[10] Humphrey J, Black G, Wild L. Facial flushing with food: the auriculotemporal syndrome[J]. J Gen Intern Med,2013,28(3):475-476.

[11] Ashokan C S, Sreenivasan A, Saraswathy G K. Goldenhar syndrome—review with case series[J]. J Clin Diagn Res,2014,8(4):ZD17-ZD19.

[12] Shah T H, Badve M S, Olajide K O, et al. Dexmedetomidine for an awake fiber-optic intubation of a parturient with Klippel-Feil syndrome, type Ⅰ Arnold Chiari malformation and status post released tethered spinal cord presenting for repeat cesarean section[J]. Clin Pract,2011,1(3):e57.

[13] Timur A A, Driscoll D J, Wang Q. Biomedicine and diseases: the Klippel-Trenaunay syndrome, vascular anomalies and vascular morphogenesis[J]. Cell Mol Life Sci,2005,62(13):1434-1447.

[14] Tercier S, Shah H, Joseph B. Quadricepsplasty for congenital dislocation of the knee and congenital quadriceps contracture[J]. J Child Orthop,2012,6(5):397-410.

[15] Engle E C. Human genetic disorders of axon guidance[J]. Cold Spring Harb Perspect Biol,2010,2(3):

a001784.

[16] Arslan-Kirchner M, von Kodolitsch Y, Schmidtke J. The importance of genetic testing in the clinical management of patients with Marfan syndrome and related disorders[J]. Dtsch Arztebl Int,2008,105(27):483-491.

[17] Siegert R, Magritz R. Malformation and plastic surgery in childhood[J]. GMS Curr Top Otorhinolaryngol Head Neck Surg,2014,13:Doc01.

[18] Sukarova-Angelovska E, Angelkova N, Palcevska-Kocevska S, et al. The many faces of oral-facial-digital syndrome[J]. Balkan J Med Genet,2012,15(1):37-44.

[19] Arunachalam P, Kumar V R, Swathi D. Kasabach-Merritt syndrome with large cutaneous vascular tumors[J]. J Indian Assoc Pediatr Surg,2012,17(1):33-36.

[20] Caouette-Laberge L, Borsuk D. Congenital anomalies of the breast[J]. Semin Plast Surg,2013,27(1):36-41.

[21] van Genderen M M, Kinds G F, Riemslag F C, et al. Ocular features in Rubinstein-Taybi syndrome: investigation of 24 patients and review of the literature[J]. Br J Ophthalmol,2000,84(10):1177-1184.

[22] DeBarber A E, Eroglu Y, Merkens L S, et al. Smith-Lemli-Opitz syndrome[J]. Expert Rev Mol Med,2011,13(2):250.

[23] Shirley M D, Tang H, Gallione C J, et al. Sturge-Weber syndrome and port-wine stains caused by somatic mutation in GNAQ[J]. N Engl J Med,2013,368(21):1971-1979.

[24] Milani D, Manzoni F M, Pezzani L, et al. Rubinstein-Taybi syndrome: clinical features, genetic basis, diagnosis, and management[J]. Ital J Pediatr,2015,41(4):1-9.

第六章
整形外科数字技术

对于整形外科医师而言，数字技术是与解剖、生理、药理、理学诊断、外科技术等一样重要的课题，它能帮助医师在思维扩展、医疗行为设计、医疗方法创新、过程和结果的管理调控、执行智能化推进、医疗效果评估以及医患关系规范化等方面开辟前所未有的灿烂前景，1995年被确立为上海第九人民医院整形外科重点学科发展纲要之一。王炜教授寄语："期望中国同行在整形外科数字医学的研究和应用中开灿烂之花，结丰硕之果。"

数字医学中的数字是指数字化技术，即计算机科学、信息技术已经发展到了数字化的水平和阶段；数字医学是指计算机科学、信息技术、数字化深入应用的具体领域，是经过数字化时代的革命性变化、以数字化技术武装与再造的新医学科学和新医疗技术。

近年来，数字技术在整形外科得到广泛应用，促进了整形外科的定量化和精确化，提高了临床效果。其主要包括：①数字化图像的获取与测量分析；②容貌美的定量评价；③手术设计与模拟；④有限元分析；⑤手术导航与虚拟手术；⑥计算机辅助个性化假体制造。当今整形外科数字技术的发展涵盖了以下几个方面。

一 数字化医学人体测量与美学评估

（一）基于数码照片的测量与评估

1. 数码照片的拍摄与数据转换　采用数码照片进行测量分析，首先需要拍摄标准体位的数码照片，同时为了在分析结果中数据显示为实际数值，需要将数码相机的像素距离转换为实际物理尺寸（mm）。

要想获得变形较小的标准照片，需要控制两方面的因素：一是选择适合拍摄人像的数码相机和镜头，二是采用标准体位。数码相机建议选择全画幅单反相机，例如尼康D3X相机，AF 85/1.4D IF 镜头，拍摄时采用85mm焦距、1/5.6光圈，拍摄头部时物距选择1.5m，这样获得的照片变形较小。

采用标准体位的目的是为后续测量确定坐标系。头部测量需要的标准体位照片包括正面照片和90°侧面照片（图6-1），具体要求如下：

1）头部正面照片：拍摄前在被拍摄者额头平坦处贴数据转换贴，头部保持法兰克福平面与水平面平行，正中矢状面和法兰克福平面交线与镜头轴线重叠，被拍摄者自然注视镜头上缘。

2）头部侧面照片：拍摄前在被拍摄者对耳屏前平坦处贴数据转换贴，头部保持法兰克福平面与水平面平行，过对耳屏点的冠状面和法兰克福平面交线与镜头轴线重叠，被拍摄者自然平视前方。

2. 基于数码照片的容貌测量与评估　其测量点的选择依据传统人体测量点，分析项目也基本按照传统人体美学的分析项目，并根据最近的研究发展，及时补充了部分分析项目和评价标准。

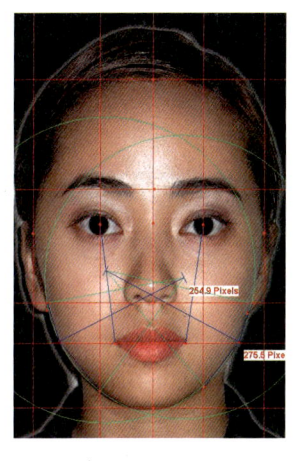 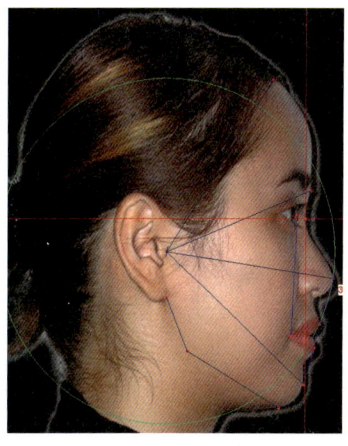

A　　　　　　　　　　　　　B

图 6-1　头部计算机辅助测量分析

进行容貌美学定量分析时，首先要按照标准拍照要求，拍摄测量对象的正面和左右90°侧面照片共三张（图6-2）。其次在Angel定量分析软件系统向导提示下标注部分测量点（全面部美学分析测量点85个），系统自动进行距离、角度、弧度、比例关系等测量项目的测量和计算，得到系列测量结果，并对测量结果按照不同民族、性别、年龄进行美学评价（全面部美学分析评价项目共86项），得到美学分析报告，包括各项测量结果的数值、美学评价结果等内容。这大大提高了测量分析的效率和精确度。

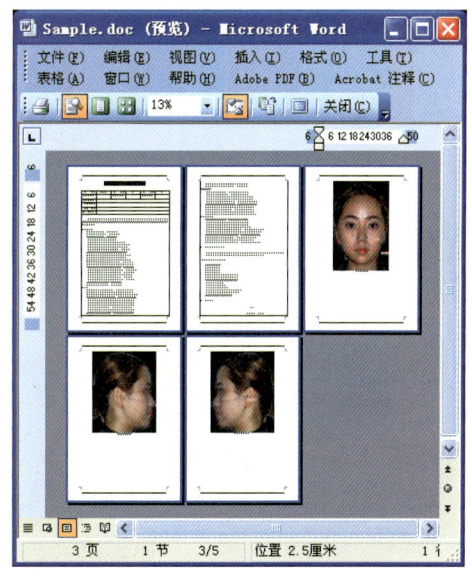

图 6-2　计算机辅助测量分析报告

3. 皮肤色斑的测量与评估　激光进入医学领域是一个可喜的进步。由于分波段高选择性的特点，激光在精确、完美的医疗任务中担任了重要角色，对于整形外科难以治疗的色素性疾病，如太田痣、蒙古斑、血管瘤性疾病的辅助治疗，外伤后色素沉着性疾病的治疗等，其效果都是令医师和患者非常满意的。

怎样评价色素性疾病的严重程度、面积大小以及治疗效果，过去曾有过很多探索，包括采用分光光度计等方法，但都存在使用不方便、测量不准确等问题。随着数码照相技术和计算机自动分析技术的发展，借助计算机颜色分析技术可以快速实现皮肤色素的自动分析评价。

拍摄患者治疗前、治疗中和治疗后的数码照片，利用Angel软件系统提供的向导工具，可手工和自动识别病变区域,自动分析病变区域皮肤与正常皮肤颜色的差别,并形成诊断报告或疗效评价报告,包括病变区域皮肤颜色值、面积大小、与正常皮肤颜色值的差值等内容(图6-3,图6-4)。

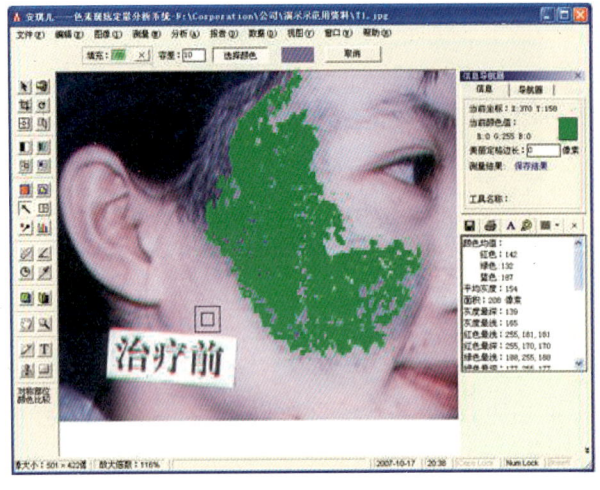

图6-3 色斑分析

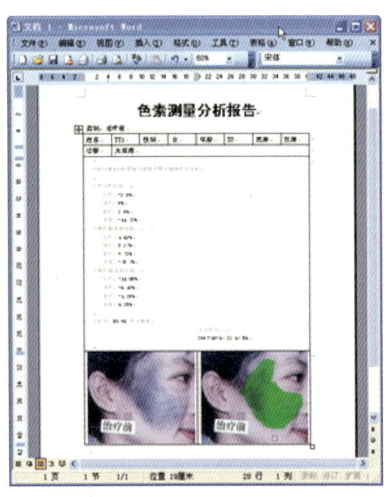

图6-4 分析报告

以色素区域皮肤颜色值与周围正常皮肤颜色值的差值作为疗效和收费标准,解决了由于光线差异造成的标准不统一的问题,可以作为制定皮肤色素斑痣诊断、疗效评价和收费标准的科学参考。

(二)基于三维图像的测量与评估

1. 三维图像的获取　整形外科需要的人体三维图像可以通过以下两种途径获取。

(1)三维扫描(三维照相):利用激光三维扫描仪、可见光三维扫描仪等设备,可以获取人体三维软组织轮廓图像。

早期的激光三维扫描设备需要将受试者的头部固定在背景台的颈托上,在固定距离处用激光三维扫描仪采集受试者的正侧面三幅图像,并输入计算机(图6-5)。

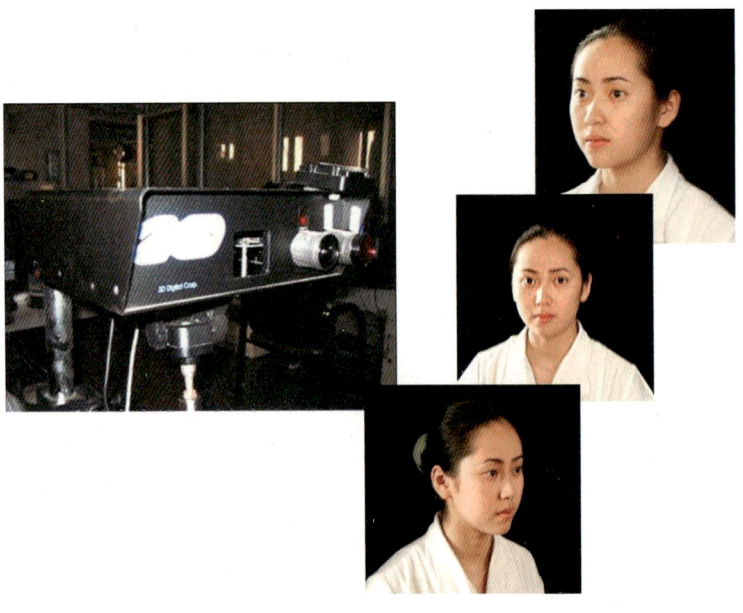

图6-5 早期的软组织激光三维扫描

通过专用软件如Geomagic等进行图像拼合，经过套锁、减噪、建面、拼接、融合、打磨等步骤，合成一个完整的面部三维图像（图6-6）。

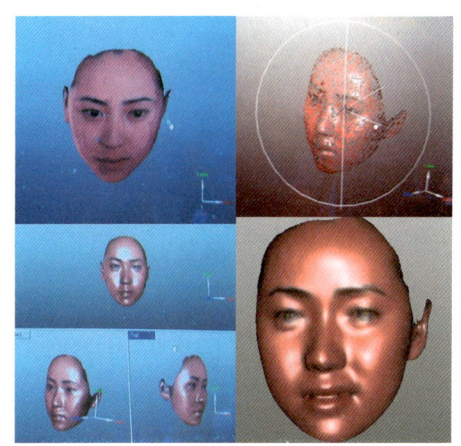

图6-6 通过软件拼合形成的面部软组织三维图像

近年来出现了可见光三维扫描系统，其操作更加便捷，速度更快，精度更高。例如加拿大生产的GoScan设备可以手持扫描，被扫描对象无须作头部固定，扫描三维图像自动拼接，大大提高了三维图像的获取速度（图6-7）。

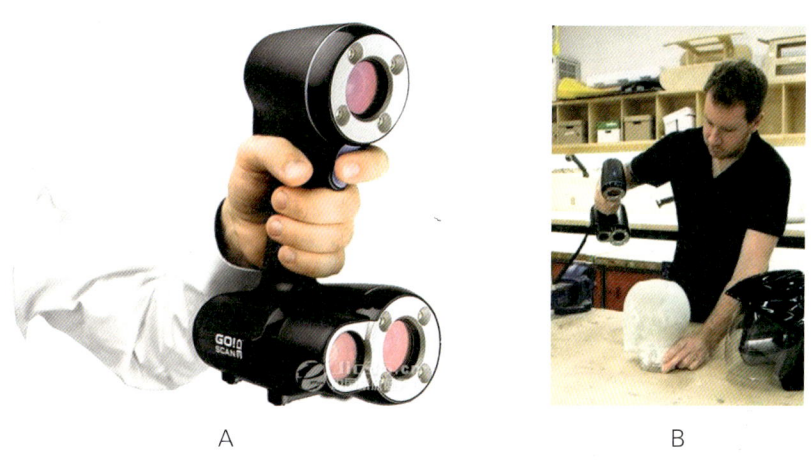

图6-7 手持式三维扫描仪

（2）基于医学图像的三维重建：基于CT、MR等设备获得的DICOM医学图像资料，可以通过第三方软件系统（如Mimics、Amira等），将二维图像重建为三维图像（图6-8）。

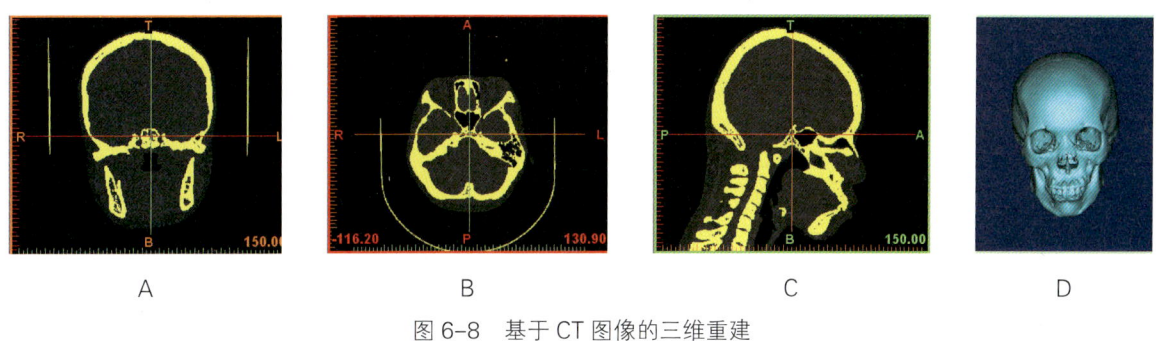

图6-8 基于CT图像的三维重建

基于CT、MR等医学图像的三维重建模型特别适合于骨组织的重建。由于在检查时体位改变会引起部分软组织轮廓变形，在整形美容专科这个精度要求很高的领域，这种重建的模型不能满足要求。

2. 三维测量坐标系的构建　三维测量与二维测量的不同之处在于：二维测量的获取是基于数码照片的，在拍摄照片时就固定了坐标系；三维图像的获取并不需要固定被拍摄者，在获得三维图像后必须建立合适的三维坐标系，才能进行后续的测量和评价。

对于头部测量三维坐标系的构建，目前尚没有统一标准。秦建增、齐向东等探索建立了适合整形外科应用的头部测量三维坐标系。为了尽可能和传统人体测量规范接轨，该坐标系采用法兰克福平面作为XZ轴平面（水平面），正中矢状面作为YZ轴平面（矢状面），经过耳屏点（外耳门上缘点）的平面作为XY平面（冠状面），如图6-9所示。

在整形外科领域，为了方便对不同部位进行测量和评价，可以将XY平面进行平移。例如在进行鼻部美学评价时，可以将XY平面移动到经过鼻眶窝最低点的平面（图6-10）。

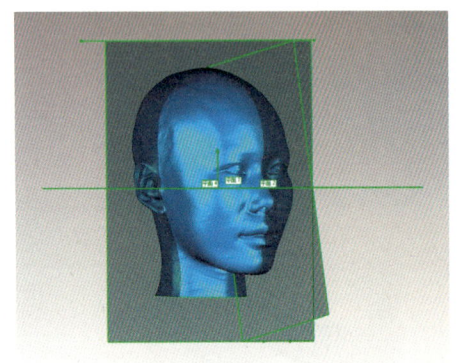

图6-9　头部测量三维坐标系

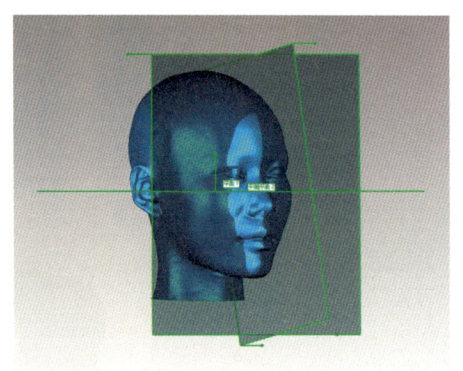

图6-10　头部测量三维坐标系的XY平面平移

骨组织三维坐标系的构建和软组织坐标系相同（图6-11）。

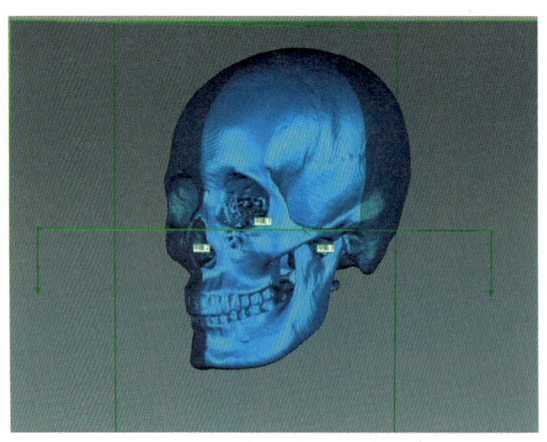

图6-11　头部骨组织测量三维坐标系

3. 容貌的三维测量与评估

（1）三维测量项目：数字化人体三维模型的建立极大地丰富了人体测量学的测量范围，克服了二维测量的许多局限性，并且测量结果更加精准。目前在医学人体美学测量领域，基于人体三维数字模型的测量项目，除了包含传统的人体美学测量的全部内容外，还包含了以下特有的测量项目。

1）极点（最低点、最高点等）：是指某一区域的最低点或最高点，例如鼻眶窝最低点、鼻根最低点、颧骨最高点等。

2）体积（容积）：是指某一区域范围内的三维体积，例如乳房体积、鼻头体积等。

3）三维空间距离、角度和弧度：是指三维空间内的距离、角度和弧度，在二维数码照片上无法测量，例如鼻尖点至XY平面的距离、鼻梁与XY平面的夹角、颧骨的弧度等。

4）曲面形状：是指三维模型局部曲面的形状特征，例如鼻头的曲面特征可以用于评价鼻头类型。

5）曲线长度：是指在曲面上某一曲线的长度。

（2）三维测量与评估：目前，正常人体三维测量数据库系统尚未建立，它应该是体质人类学人体测量领域亟待完成的基础性工作。对于三维美学评价，更是缺乏统一的标准。齐向东带领的科研团队自2005年开始进行人体三维数据库方面的基础性研究工作，并探索建立了部分三维美学评价标准，包括鼻眶窝的美学评价、鼻根点的三维美学评价、颧骨的三维美学评价和容貌随年龄变化的三维评价等（图6-12～图6-15）。

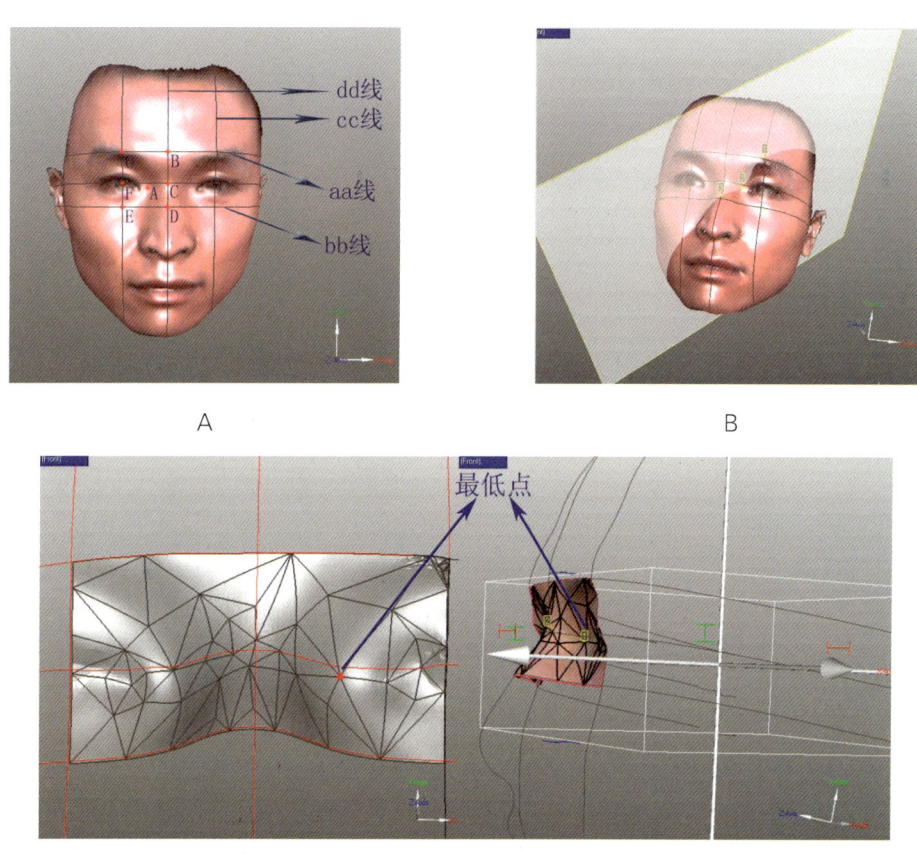

图6-12 鼻眶窝的测量与美学评价

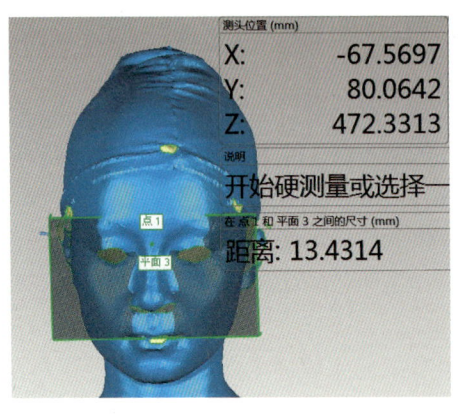
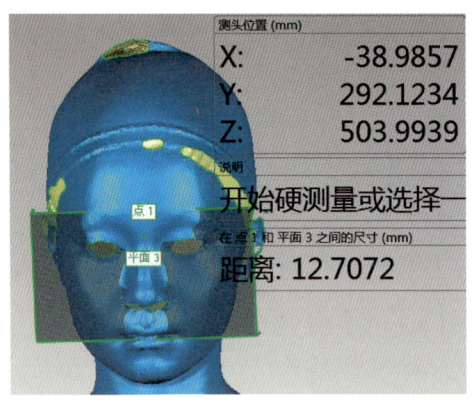

图 6-13 鼻根点的测量与美学评价

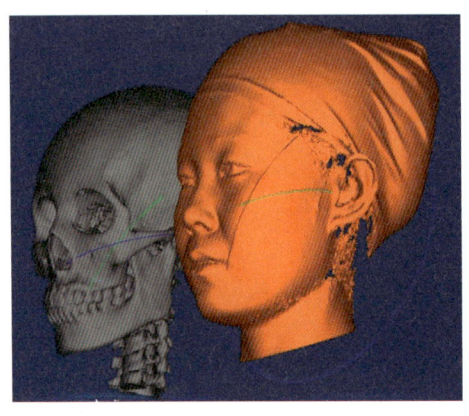
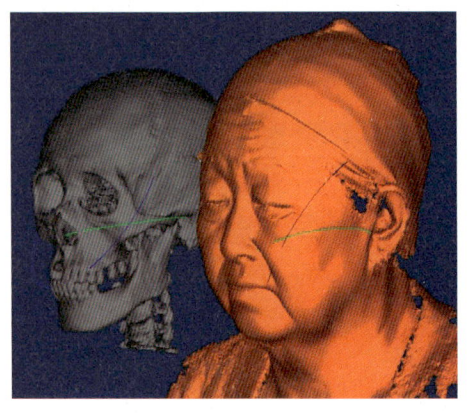

图 6-14 颧骨的测量与美学评价

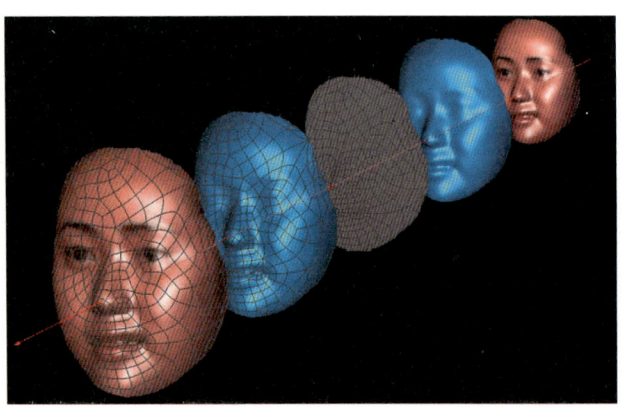

图 6-15 容貌随年龄变化的三维评价

二、计算机辅助手术设计与虚拟手术操作

获取求美者本人的三维图像数据后,即可在计算机系统完成手术的三维设计。通过对三维模型的测量分析、对不同手术方案的模拟和虚拟手术操作,可以实现手术方案的优选;通过手术设计和虚拟手术操作,可以获得手术操作的相关精准数据,指导临床进行实际的手术操作,提高手术的精准程度,降低手术费用,提高手术疗效(图6-16,图6-17)。

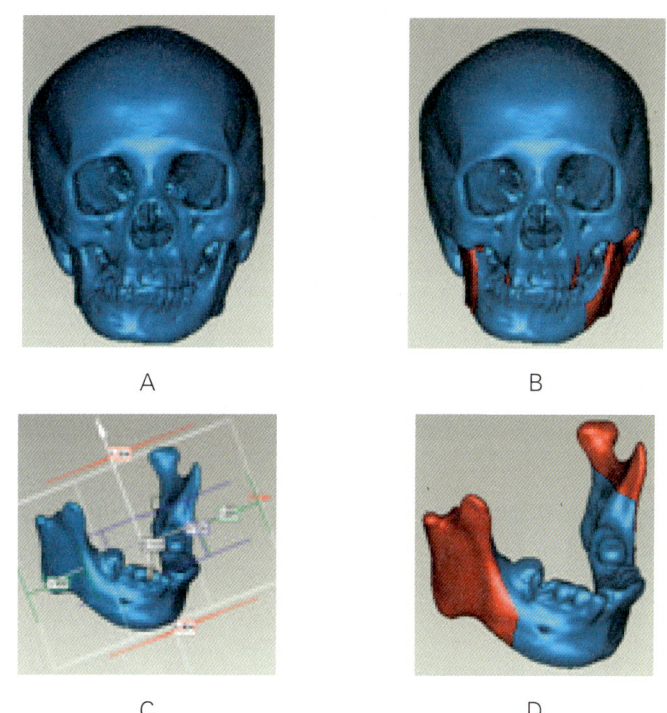

图 6-16 上下颌畸形矫正手术的设计与模拟
A. 下颌偏斜＋咬合不良 B. 手术设计 C. 下颌测量 D. 矢状纵劈方案

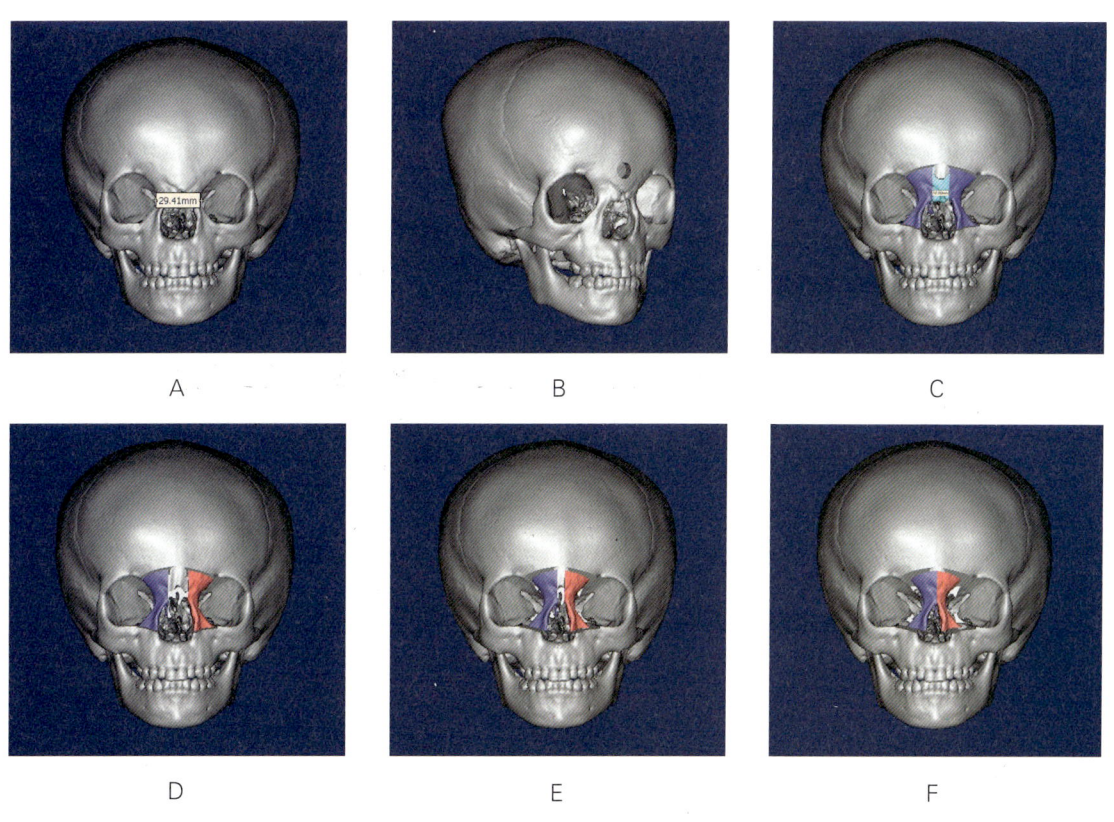

图 6-17 眶距增宽截骨手术模拟
A. 测量 B. 打孔 C. 确定截骨量 D. 截骨 E. 搬移 F. 完成

利用具有力反馈装置的专用设备还可以完成术前的虚拟手术操作，例如使用FreeForm系统进行虚拟手术操作，包括切割、转移、拼接等（图6-18）。

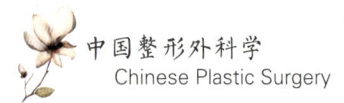

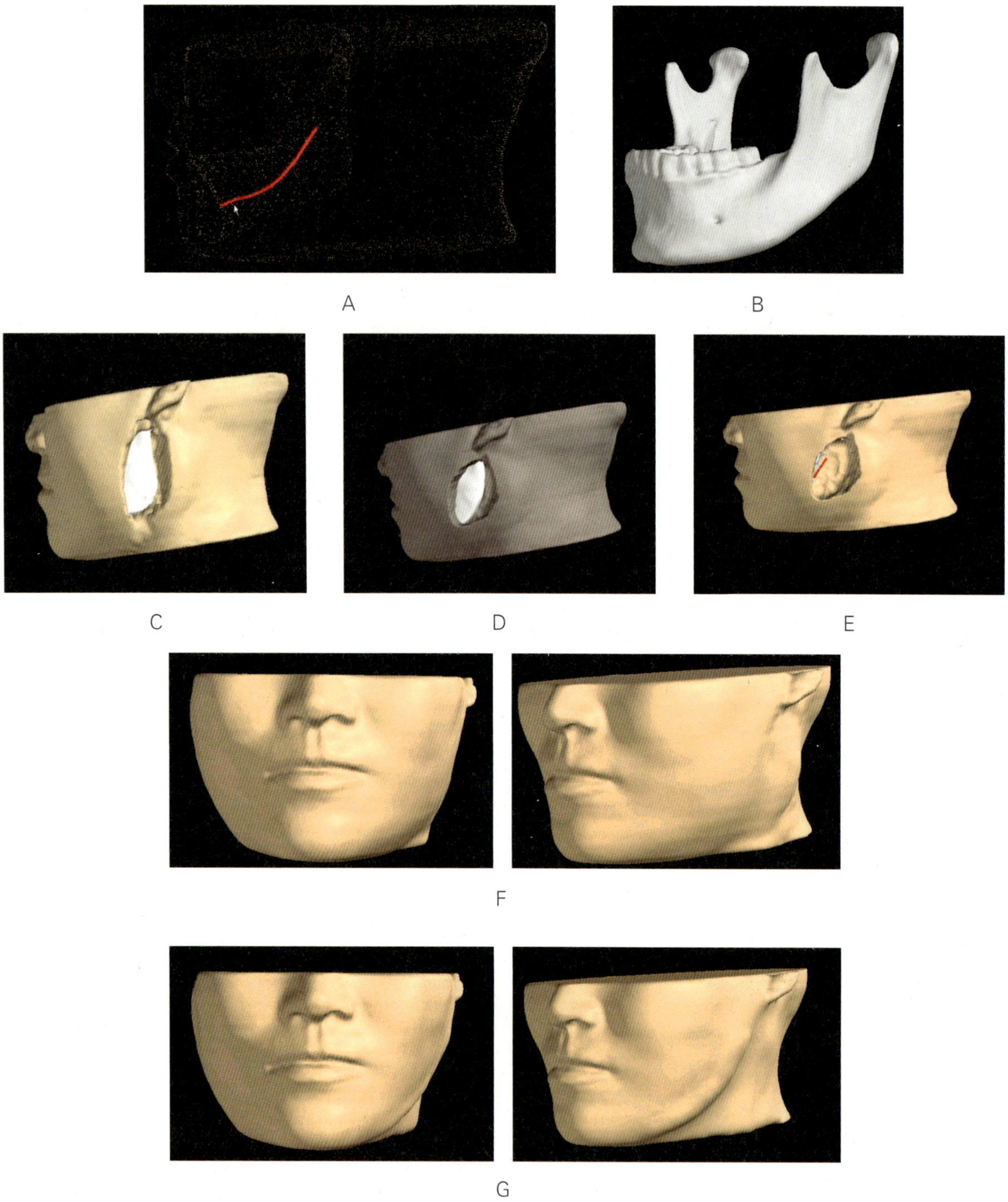

图6-18 下颌骨截骨虚拟手术

A. 颅面、下颌骨及下齿槽血管的3D模型　B. 单纯显示下颌骨模型　C. FreeForm暴露下颌骨　D. 下颌骨截骨　E. 显示损伤血管　F. 截骨前的面部轮廓　G. 截骨后的面部轮廓

三　计算机辅助制造

计算机辅助制造（包括3D打印技术），是近年来发展非常迅猛的领域之一。计算机辅助制造技术在整形外科领域主要是通过三维重建来实现的，可以在术前打印三维模型，用于手术设计和实际模拟，以优化手术方案；也可以通过三维设计实现个性化的假体制作（图6-19，图6-20）。

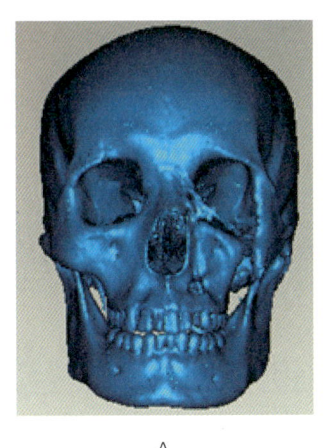
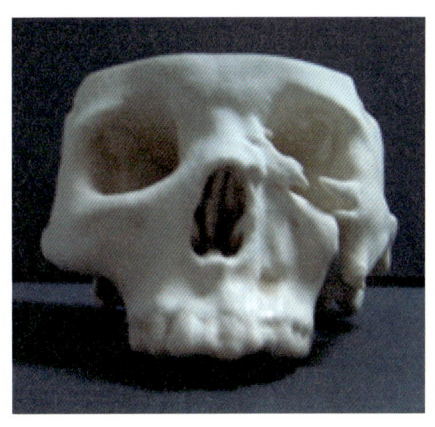

图6-19　模型打印
A. 三维虚拟模型　B. 快速成型实物模型

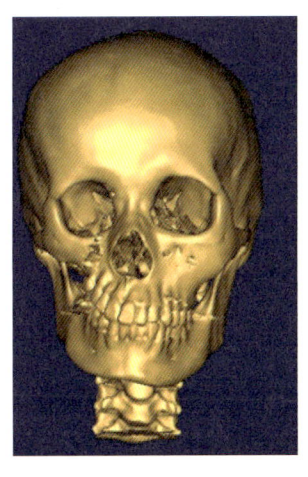
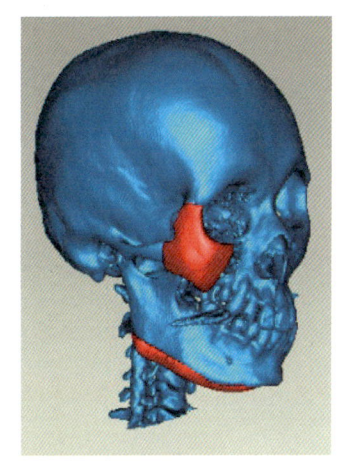
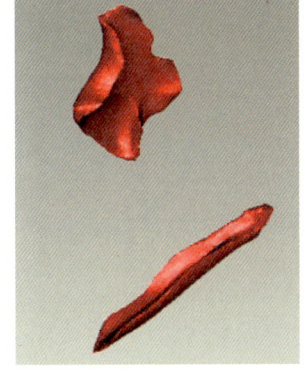
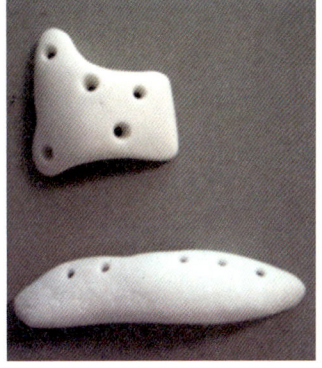

图6-20　计算机辅助设计个性化修复块

四 有限元技术

有限元分析法是一种从工程数学分析发展起来的求解连续介质力学问题的数值分析方法,它与电子计算机技术相结合,能够有效地对结构性能较为复杂的物体进行应力分析。其原理是将连续的弹性体分割成有限个力学单元,以其结合体来代替原弹性体,并逐个研究多个单元的性质,从而获得整个弹性体的性质。这一方法的数学理论基础由Afgris于1954年提出。1956年,Turner等首次将有限元法应用于航空航天工业并获得成功。随后,Clough等于1960年明确提出"有限元方法"(finite element method,FEM)的概念。在生物医学方面,Brekelmans和Rybicki在1972年第一次将有限元方法应用于骨科生物力学的研究。20世纪90年代后,FEM成了解脊柱力学变化非常有用的工具,模拟和分析的结果更有价值。近年来FEM发展非常迅速,尤其是随着计算机和软件技术发展的突飞猛进,在整形外科生物力学研究中具有广阔的发展前景。

Paloc C.在线给活体软组织建模,并应用到整形外科手术中。中国人民解放军总医院张彤等直接将CT断层图像转化为BMP格式数据,在Ansys中利用轮廓线矢量图通过映射等操作建立了上颌骨复合体的三维有限元模型,该模型由2062个单元和4595个节点组成。何黎民建立了包括皮肤、颅骨和颅内容物的中国人头颅三维有限元模型,并利用头颅冲击尸体实验参数对模型的有效性进行了验证。齐向东建立了下颌骨有限元模型,并分析了下颌角截骨术后复发的动力学原因(图6-21~图6-23)。

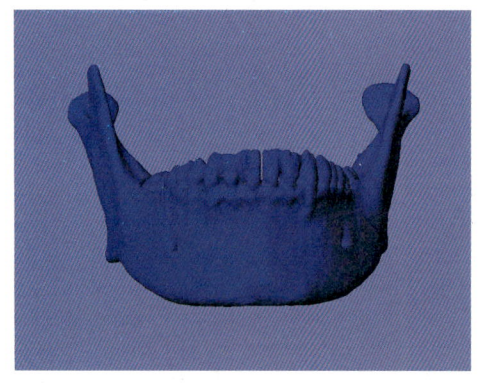
图6-21 三维重建模型

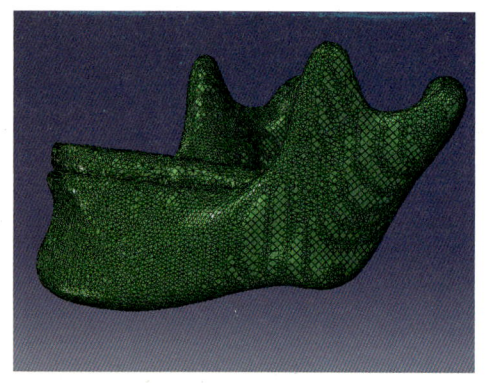
图6-22 有限元网格划分模型

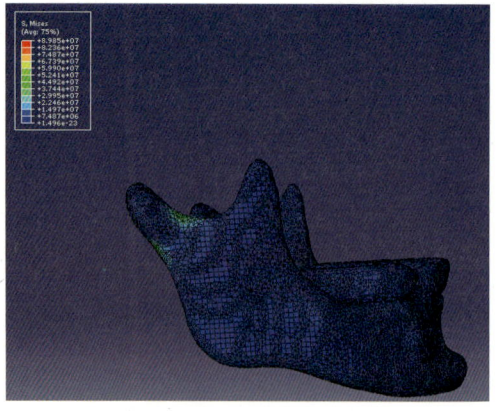
图6-23 有限元分析应力分布模型

将有限元技术引入整形外科领域,扩展了整形外科术前设计的关注范围,实现了从重视形态设计到同时关注功能恢复的变革,特别是涉及力学变化的整形外科手术,更需要进行术前的有限元分析和设计，以达到提高手术疗效和稳固远期疗效的目的。这方面的研究在国内外均处于起步阶段，尤其是在复合组织模型的有限元分析方面具有广阔的研究前景，是数字医学在整形外科中的重要研究领域。

五 3D打印、手术导航和机器人

详见第七章"计算机辅助外科及手术机器人应用"。

六 人工智能技术

人工智能（artificial intelligence，AI）是研究人类智能活动的规律，构造具有一定智能的人工系统，研究如何让计算机去完成以往需要人的智力才能胜任的工作，模拟人类某些智能行为的基本理论、方法和技术。

1956年，几个计算机科学家相聚在达特茅斯，提出了"人工智能"的概念，梦想着用当时刚刚出现的计算机来构造复杂的、拥有与人类智慧同样本质特性的机器。2012年以后，得益于数据量的上涨、运算力的提升和机器学习新算法（深度学习）的出现，人工智能开始大爆发。

人工智能技术应用的细分领域：深度学习、计算机视觉、智能机器人、虚拟个人助理、自然语言处理、情境感知计算、手势控制、视觉内容自动识别、推荐引擎等。

计算机视觉是指计算机从图像中识别出物体、场景和活动的能力。计算机视觉有着广泛的细分应用，其中包括医疗领域成像分析、人脸识别、公关安全、安防监控等。计算机视觉是目前AI领域发展最快、应用较为成熟的领域，在某些领域已经超过人类视觉，特别是2018年4月12日，首款使用人工智能的医疗设备获得美国食品和药物管理局（FDA）批准，用于筛查糖尿病相关眼病。整形美容外科关注容貌和功能，在容貌分析、疗效评价等方面，计算机视觉技术可以发挥其优势。

（一）人工智能在整形美容外科的研究与应用进展

人工智能在整形美容外科的研究和应用已经有些探索，包括：预测烧伤区域的深度和复原时间，以替代传统的三度四分法（Burns，2005）；在显微外科领域，皮瓣移植术后对灌注情况的监测，可以早期发现血管吻合是否成功，有无栓塞迹象；在颅面外科，研究人员尝试开发一套系统用于自动诊断颅缝早闭、对全口义齿修复后的面部形态变化进行预测、对面部进行美貌分级评分，作为美容手术的术后客观评估工具；对某些皮肤病的诊断、辅助植发的机器人等。但是，人工智能在整形美容外科只有局部零散研究，离形成科研成果和临床应用尚远。

（二）AI在整形美容外科研究与以往科研的不同点

1. 以往的新技术研究，医师个人或医师团队可以完成，AI项目需要大量理工科人才深度整合。
2. 需要大量的数据，而且要对数据做大量的准备工作，标签化后计算机才能理解，非医师个人或医师团队可以完成。
3. 需要大量的经费和专业的平台，需要持续的投入和长期的研究。

（三）AI在整形美容外科研究中存在的主要问题

1. 数据不统一　各个单位保存的患者资料数据没有统一标准，无法集中使用。
2. 数据量不足　单病种规范化病例数量级在10万级，单中心数据量不足。
3. 缺乏统一协作云平台　分散研究，信息技术应用不足，缺乏协作支撑。

4. 缺少大数据和人工智能人才深度合作。

5. 缺少专业标注人员和经费支撑 病例数据的测量和标注工作量巨大。

（四）在整形美容外科领域开展AI研究的路径

1. 统一数据标准，建立大数据中心。
2. 与AI科研型企业建立战略合作关系，开展长期研究。
3. 制定研究战略，开展广泛的科研协作。
4. 研究成果应用于临床，形成良性循环。

（五）AI在整形美容外科领域的研究方向

1. 色素斑痣的诊断、治疗方案推荐、疗效预测、疗效评价。
2. 容貌缺陷的分析、治疗方案推荐、疗效预测、疗效评价。
3. 求美心理评估。
4. 整形美容外科诊疗机器人。

（齐向东）

参考文献

[1] 中国解剖学会体质调查委员会. 中国人体质调查（续集）[M]. 上海：上海科学技术出版社，1990.

[2] 邵象清. 人体测量手册[M]. 上海：上海辞书出版社，1985：202.

[3] Covino B G,贺建国,王延涛,等. 局部麻醉进展[J]. 国际麻醉学与复苏杂志，1987，6(4)：325.

[4] 查理士·安·勃拉特倍莱. 人体的解剖与构成[M]. 柴庆翔，译. 第2版. 北京：人民美术出版社，1987：2.

[5] 齐向东,秦建增,钟世镇. 整形外科的数字化研究[J]. 医用生物力学，2006，21(3)：203-207.

[6] Ueda K,Tajima S,Oba S,et al. Mandibular contour reconstruction with three-dimensional computer-assisted models[J]. Ann Plast Surg,2001,46(4):387-393.

[7] Ji Y,Zhang F,Schwartz J,et al. Assessment of facial tissue expansion with three-dimensional digitizer scanning[J]. J Craniofac Surg,2002,13(5):687-692.

[8] Runte C,Dirksen D,Deleré H,et al. Optical data acquisition for computer-assisted design of facial prostheses[J]. Int J Prosthodont,2002,15(2):129-132.

[9] 齐向东,李勤,钟世镇,等. 医学数字化在显微外科领域的应用探讨[J]. 中华显微外科杂志，2006，29(5)：373-374.

[10] 齐向东,秦建增,钟世镇. 面部轮廓修复的快速测量分析诊断系统[J]. 中国实用美容整形外科杂志，2005，16(4)：246-248.

[11] Bibb R,Freeman P,Brown R,et al. An investigation of three-dimensional scanning of human body surfaces and its use in the design and manufacture of prostheses[J]. Proc Inst Mech Eng H,2000,214(6):589-594.

[12] Marquardt S R,Stephen R. Marquardt on the Golden Decagon and human facial beauty, interview by Dr. Gottlieb[J]. J Clin Orthod,2002,36(6):339-347.

[13] 齐向东,殷学民,方建蔺,等. 下颌骨截骨的显微解剖学研究[J]. 中华显微外科杂志，2005，28(2)：150-154.

[14] 齐向东,秦建增,赵卫东,等. 软组织激光全息扫描鼻眶窝的三维数字图像分析[J]. 中华整形外科杂志，2004，20(4)：252-255.

[15] Martin R,Saller K. Lehrbuch der anthropologie[M]. Stuttgart:Gustav Fischer Verlag,1956.

[16] Tapesh S. Lehrbuch der Anthropologie in systematischer Darstellung: mit besonderer Berücksichtigung der anthropologischen Methoden für Studierende, Ärzte und Forschungsreisende[J]. Nature,1915,95:115-116.

[17] Stewart T D. Hrdlicka practical anthropometry[M]. 3rd ed. Philadelphia:Wistar Institute,1947.

[18] Tessier P, Hemmy D. Three-dimensional imaging in medicine, a critique by surgeons[J]. Scand J Plast Reconstr Surg,1986,20(1):3-11.

[19] Farkas L G. Anthropometry of the head and face[M]. 2nd ed. New York:Raven Press,1994.

[20] Grom R M. Clinical and operating room photography[J]. Biomed Photogr,1992,20:251-301.

[21] Roos O, Cederblom S. A standardized system for patient documentation[J]. J Audiov Media Med,1991,14(4):135-138.

[22] DiBernardo B E, Adams R L, Krause J, et al. Photographic standards in plastic surgery[J]. Plast Reconstr Surg,1998,102(2):559-568.

[23] Young S. Maintaining standard scales of reproduction in patient photography using digital cameras[J]. J Audiov Media Med,2001,24(4):162-165.

[24] Vettr J P. Biomedical photography[M]. Boston:Focal Press,1992:258-259.

[25] Thomas J R, Tardy M E Jr, Przekop H. Uniform photographic documentation in facial plastic surgery[J]. Otolaryngol Clin North Am,1980,13(2):367-381.

[26] Sommer D D, Mendelsohn M. Pitfalls of nonstandardized photography in facial plastic surgery patients[J]. Plast Reconstr Surg,2004,114(1):10-14.

[27] Galdino G M, DaSilva D, Gunter J P. Digital photography for rhinoplasty[J]. Plast Reconstr Surg,2002,109(4):1421-1434.

[28] Davidson T M. Photography in facial plastic and reconstructive surgery[J]. J Biol Photogr Assoc,1979,47(2):59-67.

[29] Gherardini G, Matarasso A, Serure A S, et al. Standardization in photography for body contour surgery and suction-assisted lipectomy[J]. Plast Reconstr Surg,1997,100(1):227-237.

[30] LaNasa J J Jr, Smith O, Johnson C M Jr. The cephalic view in nasal photography[J]. J Otolaryngol,1991,20(6):443-445.

[31] Williams A R. Positioning and lighting for patient photography[J]. J Biol Photography,1985,53(4):131-143.

[32] Roach W H Jr. Medical records and the law[M]. 2nd ed. Gaithersbury:Aspen Publication,1994:207-208.

[33] Ma L, Qi X, Qin J, et al. Effects of the closing and opening muscle groups on jaw condyle biomechanics after prominent mandibular angle osteotomy[J]. J Craniomaxillofac Surg,2013,41(5):408-411.

[34] Qi X D, Ma L M, Zhong S Z. The influence of the closing and opening muscle groups of jaw condyle biomechanics after mandible bilateral sagittal split ramus osteotomy[J]. J Craniomaxillofac Surg,2012,40(6):e159-e164.

[35] 齐向东,马立敏,秦建增,等. 计算机辅助头面部畸形个性化修复263例临床报告[J]. 中国数字医学,2012,7(1):8-10.

[36] 褚晶晶,齐向东,秦建增,等. 颌骨前突畸形三维解剖测量与诊断标准的初步建立[J]. 中国临床解剖学杂志,2012,30(3):285-290.

[37] 齐向东,马立敏,张斌,等. 数字化技术对半侧颜面萎缩修复皮瓣的选择应用[J]. 中华显微外科杂志,2011,34(6):454-456.

[38] 齐向东,马立敏,钟世镇. 激光治疗太田痣疗效的计算机辅助定量评价[J]. 中国激光医学杂志,2011,20(2):83-86.

[39] Yeong E K, Hsiao T C, Chiang H K, et al. Prediction of burn healing time using artificial neural networks and reflectance spectrometer[J]. Burns,2005,31(4):415-420.

[40] Kiranantawat K, Sitpahul N, Taeprasartsit P, et al. The first smartphone application for microsurgery monitoring: SilpaRamanitor[J]. Plast Reconstr Surg,2014,134(1):130-139.

[41] Mendoza C S, Safdar N, Okada K, et al. Personalized assessment of craniosynostosis via statistical shape modeling [J]. Med Image Anal, 2014, 18(4): 635-646.

[42] Cheng C, Cheng X, Dai N, et al. Prediction of facial deformation after complete denture prosthesis using BP neural network[J]. Comput Biol Med, 2015, 66: 103-112.

[43] Xiao Y, Taub M A, Ruczinski I, et al. Evidence for SNP-SNP interaction identified through targeted sequencing of cleft case-parent trios[J]. Genet Epidemiol, 2017, 41(3): 244-250.

[44] Gunes H, Piccardi M. Assessing facial beauty through proportion analysis by image processing and supervised learning[J]. Int J Hum-Comput St, 2006, 64(12): 1184-1199.

[45] Andre E, Brett K, Roberto A N, et al. Dermatologist-level classification of skin cancer with deep neural networks[J]. Nature, 2017, 542(7639): 115-118.

[46] Park S, Lim H W, Cho M, et al. Improvement in laser-irradiation efficiency of robot-assisted laser hair removal through pose measurement of skin surface[J]. Photomed Laser Surg, 2016, 34(1): 42-49.

第七章
计算机辅助外科及手术机器人应用

第一节　医用机器人与计算机辅助外科的概念

计算机辅助外科（computer assisted/aided surgery，CAS）是一门新兴的研究学科，综合了电子信息学、图像学、机械学、医学及生物医学工程学等，即利用CT、MRI、PET、DSA等多种类型的图像，帮助医师科学制定手术方案，事先进行手术模拟，并在适当的定位系统下，利用一定的导航系统，进行手术实时显示和辅助操作。计算机辅助外科代表了计算机技术集成了外科手术的规划、指导或操纵等过程。从20世纪80年代以来，还有许多相关概念相继提出并使用，典型的有数字化导航（digital surgery navigation）、图像引导手术（image guided surgery，IGS）、微创手术（minimally invasive surgery，MIS）、计算机集成手术（computer integrated surgery，CIS）、遥外科手术（tele-surgery，TS）等，这些概念之间既有交叉也有融合。

医用机器人技术（medical robotics，MR）或机器人辅助手术（robot assisted surgery，RAS）是集医学、生物力学、机械学、材料学、电子信息学等学科的新型交叉领域，其主要应用于手术规划模拟、微损伤精确定位操作、无损伤诊断与检测、新型手术医学治疗、安全医疗教学、远程手术等方面。

为了统一描述这种由计算机与辅助机器人参与的外科技术手段，在20世纪90年代出现了"医用机器人与计算机辅助外科（medical robotics and computer assisted surgery，MRCAS）"这个概念。其具有较为广泛、精准的定义，即指具有高度精确性和灵活性的、可以进行复杂手术过程的机械设备，通过人机交互的形式，在计算机程序控制下进行建模、设计和执行的一种手术辅助技术，主要包括计算机辅助外科和机器人辅助手术两个部分。

数字化外科学是一门融合了外科学、图形图像处理、计算机辅助设计、计算机辅助制造等多种先进技术的交叉学科，是一个概念范围更为广泛的学科。

第二节 发展历史

一 计算机辅助外科

1873年，Dittmar第一次使用立体定向手术从延髓组织获得样本。1908年，Horsley和Clarke发明了一种神经外科的手术导航方法，即通过使用一个与框架相结合的立体定向导航技术定位颅内结构。1947年，Spiegel第一个使用头部框架进行手术定位，并在人类患者进行了临床试验。20世纪70年代后期，CT和三维影像技术的发展为计算机辅助外科奠定了技术基础。1976年，Bergstram等首先发明可将CT扫描坐标信息转换至立体定向头架中的导航装置。

作为手术导航定位技术的一个重要组成部分，立体框架的作用是牢固地固定患者的头部，以确保患者在手术期间的空间位置相对固定，以利于后续的手术导航；在框架外侧，通过标志物的标定，所有手术相关解剖结构的相对位置都可以被准确地反映出来。在20世纪七八十年代，该项技术的应用非常广泛，这是手术导航技术发展的第一个阶段。

手术导航技术发展的第二个阶段是使用无立体框架的导航系统。1987年，Watanabe最早在神经外科领域应用该项技术，其在手术之前便可以选择性地用CT或MRI将患者的解剖结构标记出来。导航仪器包括有关节的机械臂与计算机工作站，探测机械臂多个关节的相对运动，通过跟踪传感器并计算从而确定机械臂的位置。目前临床上应用广泛的便是此阶段的导航系统。

随后，瑞士Cantonal医院在1986年、美国梅约医疗中心（Mayo Clinic）在1987年和1988年、法国格勒诺布尔大学医院（Grenoble University Hospital）在1987年和1995年、德国亚琛工业大学（Aachen University of Technology）在1990年、芬兰奥卢大学（University of Oulu）在1991年、美国范德堡大学（Vanderbilt University）在1991年和1995年、美国ISG（Innovated Systems Group）公司在1994年、瑞士联邦理工学院（Swiss Federal Institute of Technology）在1995年、飞利浦医疗公司在1996年等又分别提出了几种基于CT、MRI、DSA的CAS系统，并在脑外科手术中得到了应用。在骨科领域，美国卡耐基梅隆大学（Carnegie Mellon University）在1995年研制了HipNav导航系统，采用CT图像进行术前三维规划，引导全髋置换手术；2004年又研制了KneeNav导航系统，同样采用CT图像进行引导，辅助医师完成关节置换和前交叉韧带重建。在国内，1997年，中国人民解放军海军总医院与北京航空航天大学合作开发了计算机辅助神经外科规划系统（CAPN），并成功应用于临床。2005年，上海交通大学开发了计算机辅助正颌外科手术规划与术中导航系统等。

在整形外科领域，Hemmy等于1983年将三维CT技术应用于颅颌面疾病的诊治，开创了计算机辅助技术在颅面骨缺损的修复和颅面部整形中应用的先河。1984年，Vannier和Marsh首先创造性地将CT数据重构为三维影像并进行测量和三维手术设计模拟。1987年，Kelly等在前人研究的基础上做了大量工作，实现了常规手术的实时立体导向操作，在图像引导辅助手术规划和模拟方面具有一定的开创意义。1992年，Fialkov等首次在整形外科手术中应用计算机辅助立体导向技术。1995年，Wagner等首次在整形外科手术中结合虚拟现实技术与影像导航技术，用头盔式显示器实现了虚实结合的影像显示。近几年，三维影像显示、新型手术导航系统、专科医学智能机器人等新技术在国内外整形外科领域均有了广泛的临床应用。

二 医用机器人

1920年，Karel Capek在其作品中第一次提出了"机器人"（robot）这个词。"robot"是从古代斯拉夫语"robota"一词演变而来的，最初的意思是被强制劳动的工人，具有奴隶机器的含义。1942年，艾萨克·阿西莫夫（Isaac Asimov）对机器人进行了定义并在其作品《我，机器人》（*I, robot*）中提出了著名的"机器人三大法则"。1959年，Joe Engelberger和George Devol共同研制了世界上第一台工业机器人并在1961年将其命名为"Unimate"，安装在美国通用汽车公司的一个工厂里使用。

1985年，Kwoh Y. S.等将Puma560工业机器人作为历史上第一台医用机器人，辅助导航定位完成了第一例脑组织活检。1987年，美国ISS（Integrated Surgical Systems）公司推出了专用的外科机器人——NeumMate机器人系统；1991年推出全球第一个骨科手术机器人——RoboDoc，并于1992年辅助完成了第一例全髋关节置换术。1994年，美国摩星（Computer Motion）公司推出了Aesop（伊索）机器人并获得了美国食品和药物管理局（FDA）的认证，成为第一种能够用于微创手术的医用机器人。Aesop机器人拥有机械手臂和声控系统两大部分，其手臂具有7个自由度。1997年，美国直视（Intuitive Surgical）公司推出了Da Vinci（达·芬奇）系统，并在2000年获得了FDA的商业运营许可，目前已成为世界上使用最为广泛的医用机器人系统。达·芬奇机器人系统主要由医师控制台系统（surgeon console）、床旁操作臂系统（patient cart）和成像系统（vision cart）三部分组成，目前广泛应用于临床的是直视公司最新开发出来的第三代产品。1999年2月，美国摩星公司推出了操作机器人Zeus（宙斯）系统，其由1个操作平台以及3个固定在平台上的机械臂组成。Zeus系统因其优良的信号传输性，主要应用于远程手术。2003年，摩星公司被直视公司收购，因此Zeus机器人已完全被直视公司所拥有，目前Zeus系统不再继续生产。

在全球范围内，达·芬奇机器人已经在心胸外科、泌尿外科、妇产科、普外科和头颈外科得到了广泛应用，在移植外科和小儿外科的应用也有一些文献报道。临床上，在机器人辅助下已经开展的手术有心脏外科的全胸腔内心脏搭桥术、二尖瓣置换或修复术、房间隔缺损修补术，胸外科的肺叶切除术、纵隔肿瘤切除术、食管癌切除术，泌尿外科的前列腺切除术、盆腔淋巴结清扫术、膀胱癌切除术、肾切除术、肾移植术、肾盂和输尿管成形术、输精管吻合术，妇科的子宫切除术、卵巢切除术、输卵管结扎或吻合术、阴道脱垂修复术，普外科的胆囊切除术、肝叶切除术、肝移植手术、胰十二指肠切除术、脾切除术、胃癌根治术、结直肠癌切除术等。数以万计的成功案例使得达·芬奇机器人备受广大外科医师的认可和推崇，截至2010年4月底，全球已有33个国家、800多家医院成功开展了60多万例机器人手术。

在美国，排名前100位的医院中有92家医院安装了达·芬奇机器人，其中拥有2台以上的医院达几十家。统计数据还表明，2009年，在《美国新闻与世界报道》杂志评选出来的美国"50家最好的肿瘤外科医院"中有48家使用了该系统，美国"40家最好的泌尿外科医院"中有37家使用了该系统，美国"50家最好的心外科医院"中有48家使用了该系统，美国"50家最好的妇科医院"中有46家使用了该系统。全胸腔内心脏搭桥术和二尖瓣成形术是机器人辅助外科在心胸外科开展的代表性手术，大宗的病例报道证实，机器人辅助外科手术的效果明显好于开放手术和腔镜手术。另有多项研究表明，在机器人辅助下完成的前列腺癌根治术可以减少对患者性生活的影响，术后病理检查和随访都显示了良好的肿瘤切除效果。目前，在北欧国家，一半以上的前列腺癌根治术在机器人的辅助下完成；在美国，这一比例更是高达90%，已成为前列腺癌根治术的最佳手段。最近，一组包括了55例达·芬奇机器人辅助完成的胰十二指肠切除术的随机对照研究数据显示，其平均手术时间、手术死亡率、并发症发生率等方面均优于腹腔镜胰十二指肠切除术。

国内在医用机器人的研发方面起步较晚，但发展势头非常迅猛。1997年，北京航空航天大学和中国人民解放军海军总医院联合研制了基于Puma262的脑外科机器人辅助定位系统，并成功开展了临床应用，填补了我国医用机器人研究的空白。2010年，由天津大学、南开大学和天津医科大学总医院联合研制的妙手A（McroHand A）系统，是国内首次研制成功的具有自主知识产权的手术机械臂，已达到国际领先水平。在整形外科领域，主要研发方向集中在机器人辅助显微外科（robot assisted micro surgery，RAMS）和经口机器人外科（transoral robotic surgery，TORS）。

20世纪90年代后期受微创外科的影响，医用机器人出现了小型化、模块化的趋势。1993年，日本的Narumity研制了一套用于微创血管手术的微型机器人系统，该系统集成了触觉、压力传感器和微型泵，属于灵巧型机器人。2001年，以色列Mazor公司推出了脊柱外科小型并联机器人SpineAssist，其高度不足70mm，重量不过200g，可直接安装在骨骼上，大大提高了定位的精度和稳定性，并已经获得了FDA的认证。2004年，法国Praxim Medivision公司也研制了可直接安装在骨骼上的小型机器人Praxiteles，用于全膝置换的骨骼磨削。2004年，日本东京大学研制了5自由度小型链式机器人，用于前交叉韧带重建手术中的隧道钻孔。2005年，美国匹兹堡大学研制了用于关节成形的Mbars小型并联机器人，同样可安装在骨骼上。此外，韩国、新加坡等国家也着手开展了小型模块化医用机器人的研究。

在我国，2004年，北京航空航天大学与北京积水潭医院联合研制了具有6个自由度的小型模块化机器人系统，在创伤骨科临床上进行了多次成功应用。该机器人结构紧凑，可在术中快速装拆，适合于长骨骨折、股骨颈骨折和骨盆骨折等临床适应证。2004年，上海交通大学与上海第二医科大学合作研制了用于关节置换的小型机器人系统，该系统由5自由度小型串联机器人、7自由度可调式支撑臂和NDI Polaris被动跟踪器组成，可通过骨夹直接固定在患肢上，并已完成模拟测试实验。

手术机器人目前仅为外科医师手的延伸，是一个操作系统，智能化程度很低。随着各领域技术发展的整合集成，将手术机器人与其他影像学资料相结合，具备了更强的兼容性。目前，医用机器人也在朝着小型化、专业化、系统化、自动化、非接触式的方向发展。专科的医用机器人发展十分迅猛，在临床上应用最为广泛的是达·芬奇机器人系统，其他各大医学院校与工科院校合作的产品因其具有相对独立的导航系统作为软件支撑，需要医疗主管机构的批准，在临床上的应用仍受到一定的限制。

第三节　技术组成

MRCAS系统是数字化外科的重要组成部分，其主要由影像处理及虚拟手术系统、定位导航系统、配准标定系统、信息显示系统、机器人辅助系统等部分组成。

一　影像处理及虚拟手术系统

（一）影像处理简述

影像处理技术在MRCAS中处于基础地位，其在二维图像数据的基础上，利用计算机技术将其转化输出为三维立体图像，从而准确地显示解剖结构与病变的空间位置、大小、形状以及相关的空间结构。

在整形外科领域内使用最广泛的是三维CT成像技术，而随着CT螺旋扫描的层数越来越薄，其精度也在不断提升，并且可以根据不同的CT阈值，对骨性结构和软组织结构的数据进行分离。目前有多个图像处理软件能够完成CT、MRI、DSA等图像的处理，其主要应用方式分别为图像导入、三维成像、图像分割、图像旋转、图像测量。在输出方式上，其可导出标准通用的图像格式，并利用三维快速成型技术实现模型的实体制作，其他辅助三维建模软件可以行进一步的图像处理。

（二）医学影像处理的基本原理

广义上的图像处理，按照处理对象和目的的不同，一般可以将相关技术分为三个层次，即图像预处理（image preprocessing）、图像分析（image analysis）和图像理解（image understanding）。

图像预处理主要是为了提高输入图像的质量，改变其可视效果，并进一步提取图像的内部信息进行医学诊断和治疗。图像分析则是为了分析图像目标特征的像素子集，包括点特性、线特性和面特性，进行数据的有效利用和高效处理，为后期的图像理解提供基础。图像理解则是为了研究图像各目标之间的关系，并在此基础上得出对图像内容的理解和解释，为最终的医疗目的提供解释的依据。

在设备支撑上，图像处理系统主要包括硬件结构和软件结构。硬件结构主要由图像输入设备、图像处理设备和图像输出设备三大部分组成，而软件结构主要由操作系统、数据库系统和语言系统构成。

在硬件系统中，其输入设备主要包括光学系统、光-电转换器件和模-数转换器件（analog-to-digital converter，ADC或A/D），其核心器件大多采用电荷耦合器件（charge coupled device，CCD）。图像处理设备是整个处理系统的核心。目前，随着医学图像质量的要求不断增加，数据量呈几何式增长，作为主机进行高性能处理的台式PC机和专用的图形工作站除了对中央处理器（central processing unit，CPU）和内存有高要求外，对传输速度的要求也逐渐增高。除此之外，还应该具有图像的加、减、逻辑计算，灰度直方图统计，灰度变化，卷积运算，快速傅里叶变换和三维显示功能。图像输出设备一般可分为灰度显示器和彩色显示器，其材料主要为阴极射线管（cathode ray tube，CRT）和液晶体（liquid crystal display，LCD）。为了长久地保存数据，可以采用硬盘或光盘等存储介质，在可预见未来，还可将其直接存储在云端。

在软件系统中，对应硬件系统的三个流程有相对应的支持软件，在输入、输出环节中，主要依靠其相应的驱动程序；在处理环节中，有专业软件和通用软件之分，但其设计语言都是在C++、IDL（interactive data language）、AVS（advanced visual systems）等常用工具的基础上进行的。在图像输出格式上有许多应用标准，包括其应用原理和后缀名的差异，目前使用的主流格式是DICOM（digital imaging and communications in medicine），其由美国放射学会和电器制造商协会共同制定，现已被医疗界和设备生产商广泛接受。

（三）常用CT影像技术

20世纪70年代以来，CT技术快速发展，在数字化外科中应用最为广泛，其技术系统主要有以下三种：

1. 传统CT数据系统　该系统自70年代以来逐步发展，在其基础上建立了从二维图像开始向三维图像的过渡。其中Darling等对145例颅颌面畸形患者进行分析，通过对三维影像和常规二维影像的比较后证明，三维影像能提供更多深层次、表面轮廓、容积以及畸形程度的信息。

2. 螺旋CT数据系统　与传统CT数据系统相比，螺旋CT数据系统在三维成像与显示上拥有更高的精确性。有文献报道，最新的螺旋CT在精度上甚至超过了锥形束计算机断层扫描。

3. 锥形束计算机断层扫描（cone-beam computed tomography，CBCT）系统　其原理是以较低的射线量围绕投照体做环形的数字式投照，然后将多次数字式投照所获得的数据在计算机中重组,进而获得三维图像。CBCT与螺旋CT的最大区别在于后者的投影数据是一维的,重建后的图像数据是二维的,重组的三维图像是由连续多个二维切片堆积而成的;而前者的投影数据是二维的,重建后可直接得到三维图像。因此,CBCT具有成像精度高、金属伪影小、辐射剂量小、对头位要求低等优点,在颅颌面外科中的应用非常广泛。Gerlach N. L.等将CBCT与螺旋CT进行了对比,前者在颌骨显示精度上优于后者,对视图上下颌管的位置进行了评估,测得0.76mm的偏差。

(四)计算机辅助软件进展

由于在整个数字化外科领域,对图像的处理需要广泛的计算机辅助软件的参与,对目标区域的重建、改造和计算都依赖于其运算方法,故其在整个图像处理过程中占据着越来越重要的位置。常用的计算机辅助软件有GE、Philips、Siemens等CT制造公司的专业配套软件和Mimics、Simpleware等通用商业软件。

在整形外科应用最为广泛的通用软件当属比利时Materialise公司的Mimics软件,全称为交互式的医学影像控制系统(Materialise's interactive medical image control system),目前最新版本为17.0。Mimics模块化的操作方式对于普通医师具有较为便捷的优势,其主要模块有快速成型切片模块、MedCAD模块、仿真模块、FEA模块、STL文件导入模块。对于一般的数据处理流程来说,其主要包括了图像数据的导入、重建、分割、镜像、测量等过程,在该软件的算法处理上面,基本可以得到满意的效果。

该软件图像数据的导入不仅支持DICOM格式的数据,还可以导入扫描的原始数据,支持BMP、TIFF格式的图片,并可从硬盘、光盘、磁盘等移动介质中引入。如果有一个图像朝向未知,改变"图像朝向"的窗口就会出现在图像的上端,在继续处理之前需要核实一下图像朝向在Mimics中正确的显示图像,朝向参数是必需的。射线图像学方面的专家应该提供这些朝向参数,但有时这些信息并不完整(在这种情况下,"图像朝向"窗口中朝向字符的位置会出现红色的"×")。Mimics需要知道的朝向有左右、前后、上下,在图像中会马上看到,图像朝向字符串"L""R""A""P""T""B",相应地代表了左、右、前、后、上、下。在冠形图像或矢量图像中,移动鼠标箭头到X位置,箭头会变成手形;如果右击,会出现带所有可能朝向字符的菜单。

在高级分割方面,常用的算法命令为阈值分割(thresholding)、邻域增加(region growth)、像素编辑(edit mask)等菜单,其功能几乎可以将所有的组织予以精确分离、提取,并进行三维重建;另一种简便的操作技巧是利用其Boolean算法和减法原则,迅速分离出相对应的目标。上述算法结合镜像的使用在骨修复术中的应用最为广泛,因其在保证中线对称的情况下可以进行精确的辅助人工骨的轮廓重建,并通过快速成型(rapid prototyping,RP)技术,直接通过3D打印机得到修复患者的人工骨填充材料(图7-1)。

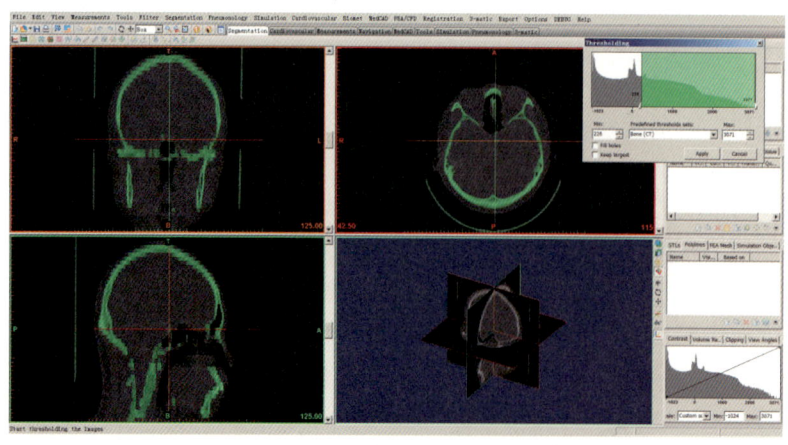

A

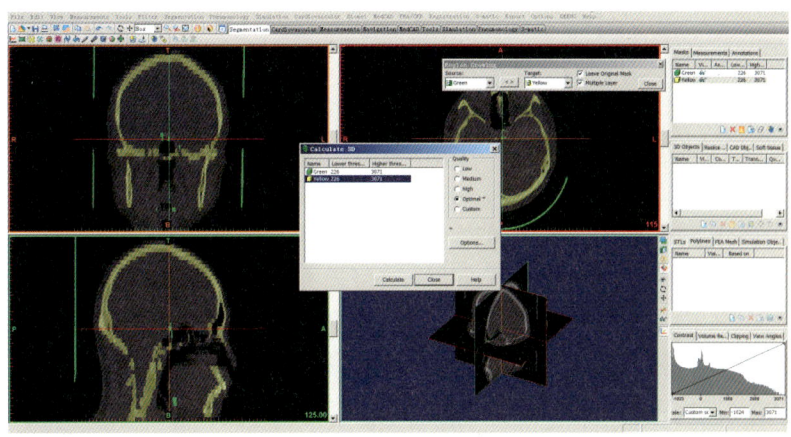

B

图 7-1　图像阈值分割与三维重建
A. 阈值分割　B. 三维重建

分割算法是一种常用的方法,在一些复杂性手术的设计时,需要做一些精细的局部调整,通过使用技巧可以调整到目标的一个侧面,选择平面式切割法可以较为简便地完成预期目标,配合分割算法,可以完整地去除干扰或者移除部分组织(图7-2)。

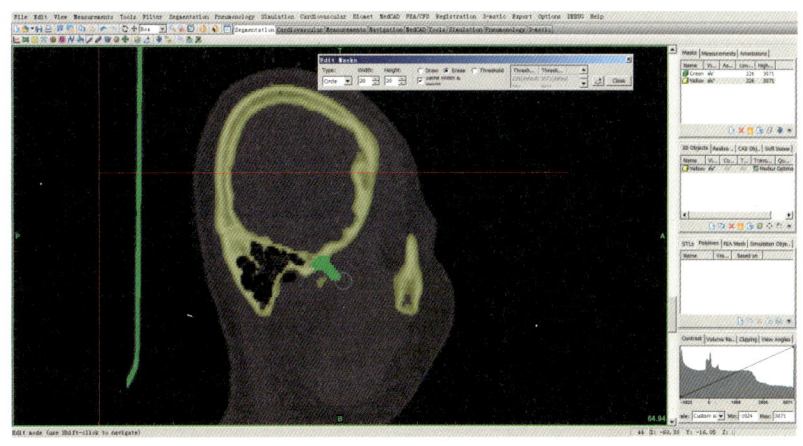

A

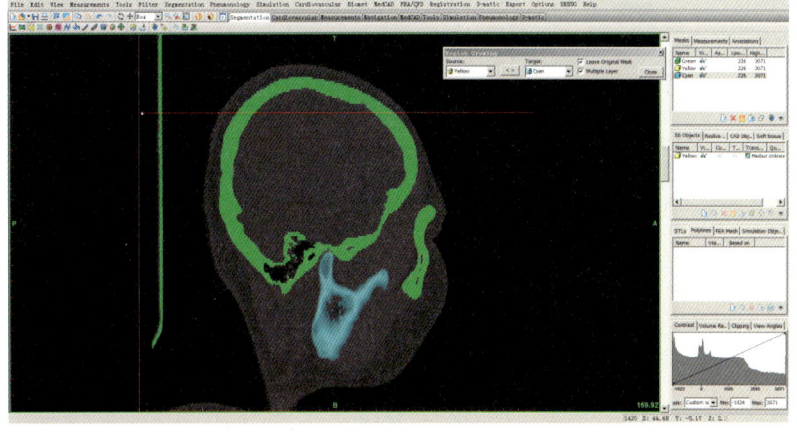

B

图 7-2　邻域增加与像素编辑功能
A. 邻域增加　B. 像素编辑

在测量标定系统中,可以通过建立模板的方法对一些对称性要求较高的手术,如下颌角截骨术、骨牵引术等标定设计标准的测量点,并在此基础上进行定量的距离和角度测算,以增加手术的精确性,为术后效果的评价提供数据支持。在该软件中还自带了配准系统,可以通过点匹配等方法进行配准,为术前术后的数据计算提供精准的方案。

在MedCAD模块中,通过辅助软件的参与,可以对选定目标的形状进行改造和重塑,并且可以增加外置物的模块构建。利用此法还可以对鼻整形的填充设计、唇腭裂修复术的再造等提供建好的手术导板,以利于术中引导,甚至通过快速成型技术直接打印出填充材料。

有限元模块(FEA模块)的Robust算法可以优化分析流体力学或者有限元分析所需要的三角网格,且每一个算子都有独立的选项进行参数调整,使局部的质量优化成为可能。这种有限元的算法对于后期图像的处理可以带来数据量上的简化,使得一些粗糙的误差得到一定程度的模糊消除,有利于数据的对比和其他平台系统的互通。

(五)图像处理技术的应用

以笔者所在的颅颌面数字化中心为下颌角肥大患者所做的术前方案设计为例,设计出一套基于牙模的增强现实配准方法:术前采集患者的牙模,通过牙模制作包含下牙咬合板在内的标志物支架,扫描后获得牙模和标志物的三维数据,与三维重建的下颌骨数字影像拟合后,在实物模型上完成虚实重叠配准。使用模式识别技术(模板匹配)识别视频图像中预先定义好的标志物,通过咬合关系的转移,在术前完成下颌骨虚拟影像与实体(下颌骨的快速成型模型)的配准。未来可以在实际手术中用视频采集器将配准结果实时叠加到手术视野中,对医师进行指引和提醒。

1. 硬件系统　包括Light Speed 16层螺旋CT(美国GE公司)、三维激光扫描仪(美能达910,日本)、Zcorp快速成型打印机510(美国)、高清摄像头、高性能图形工作站。

2. 医学图像数据的获取　对所选病例分别进行三维头颅螺旋CT扫描,在自然咬合位(牙尖交错位)进行螺旋CT扫描(5mm体积扫描),以球管电流180mA、电压120kV、矩阵512×512、1.25mm厚度进行薄层三维重建,数据以DICOM格式刻盘保存(图7-3)。

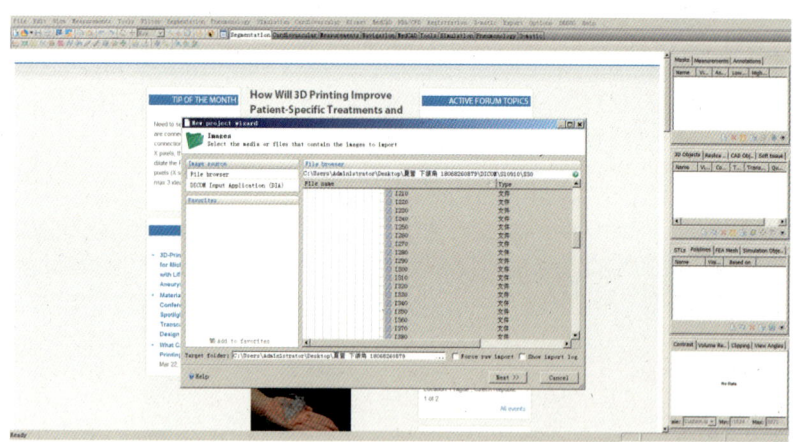

A

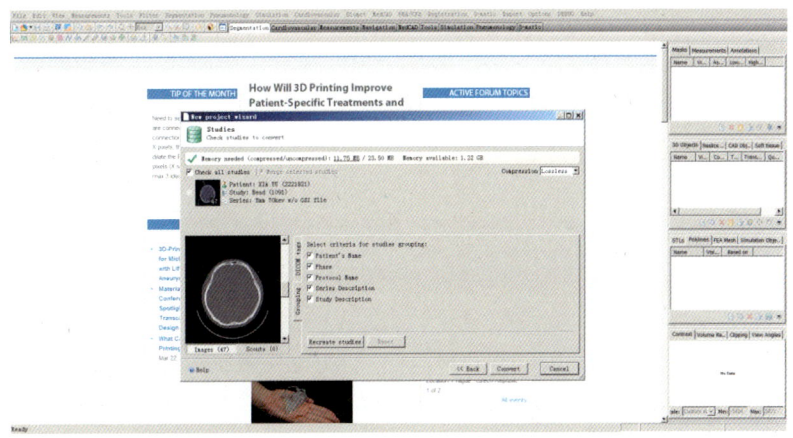

B

图 7-3 DICOM 数据导入
A. DICOM 文件选择 B. 参数设置

3. 三维建模和手术设计　应用上海交通大学医学院附属第九人民医院整形外科手术设计系统，设定一定的阈值范围，利用下牙槽神经与下颌骨组织阈值的不同，逐层分离出下牙槽神经，分别进行三维重建，得到下颌骨的三维数字模型和左右两条下牙槽神经的数字模型，并可看清其在下颌骨中的走行（图7-4）。

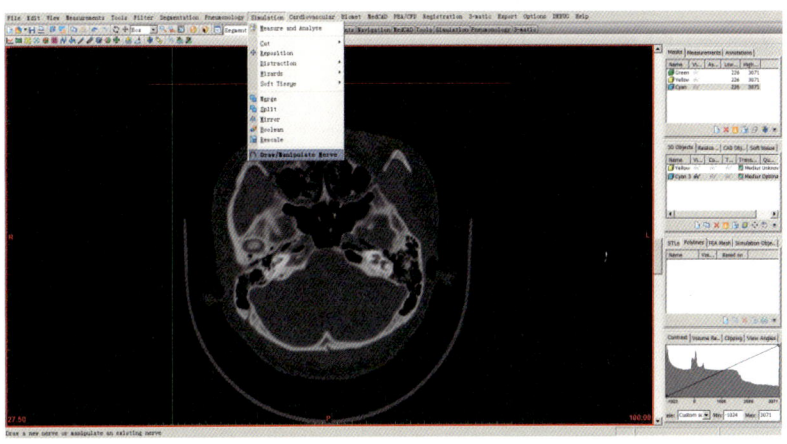

A

B

图 7-4　下牙槽神经的标注识别（A）和重建（B）

依据神经走行、医师经验和患者要求设计出截骨平面，具体做法是让所有患者均行三维CT扫描，获得DICOM数据，输入图形工作站。在设计中，采用口内切口下颌角斜行成骨术，由下牙槽平面与下颌支的交点、新的下颌角点（术前设计的定点与下颌角区内板表面）、第2前磨牙后点在下颌骨下缘的投影点3个点组成截骨平面，截去下颌角及部分外板（图7-5）。

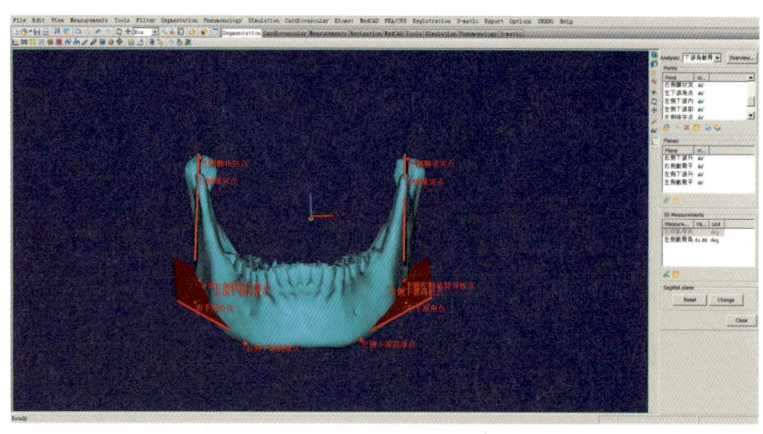

A

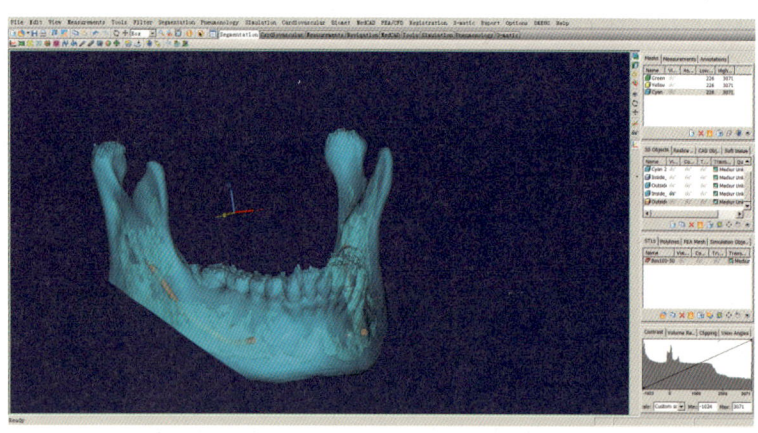

B

图7-5　下颌角截骨术设计方案、关键点标注（A）和虚拟手术（B）

通过Merge功能，使截骨平面与下颌骨合成，导出STL文件，应用快速打印机打印出三维模型，以备术前配准使用（图7-6）。

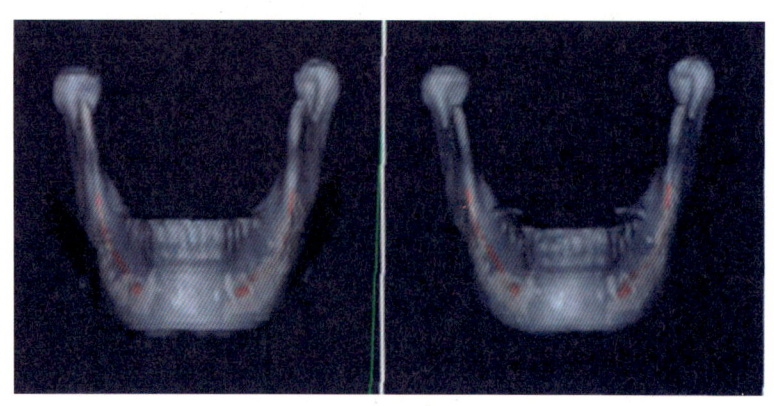

图7-6　术前设计的截骨平面及术后效果（红色为下牙槽神经）

4. 取牙模制作标志物支架　以医用石膏取患者的下牙颌模型，利用前4颗牙（左右各2颗）作为支点固定标志物（以下称标志物复合体），其目的在于精确定位标志物在下颌骨上的位置。为保证术中两者的位置关系不变，支架均采用硬质材料。利用牙模模拟患者的实际骨骼，以使标志物支架可与患者的牙精确匹配，并使标志物得到良好的固定。为了使视频捕捉器更好地识别标志物，且支架不致影响手术操作，我们将支架设计为图7-7的样式。

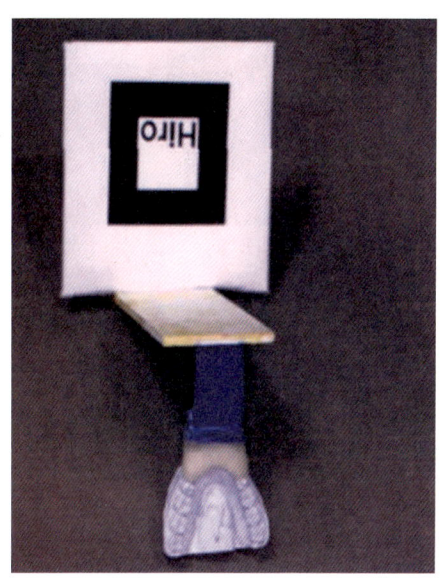

图 7-7　牙模及标志物支架

5. 扫描标志物支架并与下颌骨数据拟合，建立虚拟影像　将标志物复合体与下颌骨文件同时导入三维软件中，以右侧第1磨牙的远中舌尖、第2磨牙的近中舌尖以及左侧第1磨牙的近中舌尖为标志点，使CT扫描的下颌骨数据与标志物复合体数据合并，并转换成WRL文件导出（图7-8）。

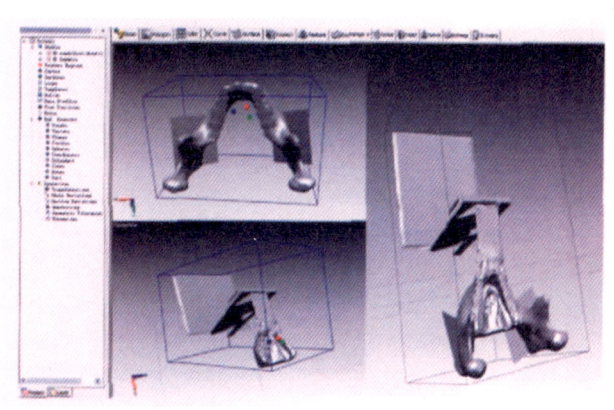

图 7-8　标志物支架与下颌骨拟合过程示意图

6. 术前配准　将标志物支架的下牙咬合板固定于下颌骨快速成型模型上，运行AR Toolkits软件，应用视频检测的原理，当视频捕捉器识别标志物后呈现出虚拟影像，通过3DMax软件调整虚拟影像的位置与姿态，使之与下颌骨的快速成型模型融合叠加，并显示在增强现实平台上，实现虚拟影像与下颌骨快速成型实体模型的配准。应用AR Toolkits软件识别标志物，当其呈现出虚拟影像后，通过3DMax软件调整其空间位置与姿态，使之与下颌骨的快速成型模型重叠，达到配准目的（图7-9）。

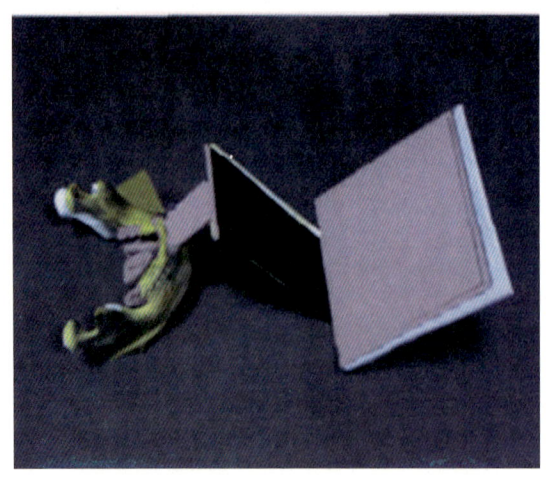

图 7-9 下颌骨实体与三维数字化虚拟影像实现配准

二、定位导航系统

定位导航系统是 MRCAS 技术中重要的一环,通常分为坐标定位系统和导航追踪系统两大块。常规的方法是利用定位系统的原理进行分类,一般可以分为机械、电磁、超声、光学等方式。在技术上,通过提供一个与患者相对应的坐标可以进行精确的定位,而这些坐标点一般是由一些追踪设备对事先预制好的参考点进行实时导航。

(一)基于机械的定位导航系统

基于机械的定位导航系统主要由一个机械导航系统与6自由度关节杆组成,其计算原理是测量半导体的温度变化,由温度传感器装置内可移动的角度位置变化所得。其空间系统是完全自我参照的,在患者身上安装固定臂是导航的重要前提,故早期的机械导航系统又被称为有框架的立体导向技术。

机械系统的优点是精度较高,成功率高;缺点是因外部框架的装配,限制了手术的操作空间,并且影响部分手术的施行,灵活性较差。由于以上缺点和其他定位方式的发展,机械定位导航系统目前基本被更加灵活的电磁和光学定位导航系统所取代。

(二)基于电磁的定位导航系统

基于电磁的定位导航系统的基本测量原理是利用测量工具,对电磁圈变化所导致的电磁场位置变化进行定位追踪。发射器装置一般安装在手术室附近,而接收器装置一般安装在手术设备上。该系统的优势在于其探测线圈的小型化、探测装置与手术装置无须直接接触、快速数字信号处理和容易消毒等。

由于外部磁场的干扰和金属物体的放置,特别是因为钻孔和锯切过程的偏差,致使电磁导航系统的导航精度误差较大。后来的改进是利用一些特殊材料如钛或陶瓷作为传感器设备,以减少不正确的位置偏差。需注意的是,电磁导航系统禁忌在装有心脏起搏器及耳蜗植入设备的患者中使用。

(三)基于超声的定位导航系统

基于超声的定位导航系统的计算原理是通过超声波传送产生的延时数据进行追踪定位,并可以同时追踪多个目标。它是一种非接触式方法,其优点在于简便、创伤性小等,缺点为光路的阻挡问题、易受环境因素的影响、有软组织伪影、精度较差等。

（四）基于光学的定位导航系统

基于光学的定位导航系统主要用于术中导航，其定位运算方式是由两个或三个红外二极管提供其与事先标记好的参考元素之间的距离数据，并使用动态参考系（dynamic reference frame，DRF）对患者与手术工具进行追踪，同时进行实时配准。光学定位导航系统的优点在于精度高、易操作和实时性；缺点是必须要有摄像阵列、动态参考系和手术装置的持续光学联系，其光学识别可能受到在金属表面反射的干扰。

该系统是目前最为精确的定位导航系统，主要分为无光源和有光源两种方式。前者的研究较多，其中Chae Y. S.等利用一种无焦方式的光学手段研究将位置误差控制在0.219mm，角度误差控制在0.093°。

三 配准标定系统

配准（registration）技术的主要作用是将图像系统的虚拟影像与患者的解剖结构进行匹配融合。该技术是MRCAS系统中的重要一环，可以直接影响整套系统最后的精度。其基本原理是将两个不同的三维坐标系中的点与点进行一一映射和变换，故其对应的空间位置数据化是最为关键的要点。

（一）配准流程

图像配准过程一般分为匹配基元、搜索空间、搜索策略和相似性测度。到目前为止，匹配基元的选择主要包括灰度、特征和相位。在基于灰度的图像配准中，特征空间为左右图像中所有像素的灰度值；在利用特征的图像配准中，通常需要提取一些信息，这些信息可能是原始像素点的强度、强度梯度以及立体像素的强度或结构相关统计信息，如套点、边缘、轮廓、图形和表面等；在基于相位的图像配准中，特征空间一般为左右图像的相位。

（二）配准方法

常用医学定位导航系统配准方法有下述几种，其中在整形外科领域使用最广的当属点法和曲线法。

1. 点法（point method） 又分内部点（intrinsic points）和外部点（extrinsic points）两种。内部点是从与患者相关的图像性质中得到的，如解剖标志点（anatomical landmark points）。解剖标志点必须是在三维空间定义的，并在两种扫描模式的图像中可见。外部点则是在受试者颅骨内嵌入的螺钉、皮肤上做的记号或其他在两幅图像中都可检测到的附加标志物。

目前使用最多的便是这种配准方法。对于经典配准的过程，一般认为最为准确的金标准方法是有创的螺钉标志物固定法。在获取CT数据以前，先在患者的一些骨性解剖位置选择固定点，常用的有前额、眶周侧壁，以及口内进路的上颌骨或下颌骨。目前一些商业医疗公司（如德国史赛克公司）可以提供螺钉的配准系统，包括2mm螺纹钛钉以及螺钉尾端的辅助配件，这种辅助配件是为配准所提供的一种标志物，其材质是PMMA塑料，并获得了FDA的批准。配准时，一般要在局部麻醉的情况下对上述提及的部位使用螺钉进行固定，螺钉尾部的标志配件可以在后期拿掉，但是螺钉必须一直保留到术前。这种方法的明显缺点是有创的固定过程以及获取数据的时间过长。该方法在神经外科领域的应用最为广泛，但在整形外科，这些缺点对于想要改善容貌的求美者来说是不能够接受的，其应用只能限制在口内的上颌骨或下颌骨固定法或者用于对容貌要求不高的修复术患者。

另外，一些无创的配准方法可能有更加实用和重要的应用前景。自20世纪90年代以来，随着计算机技术的发展，出现了一种基于解剖位点数据进行配准的方法，其一般利用一些骨性标志的突出点来提供手术配准导航的标志点。这种方法的缺点在于配准时间较长，并且标志点的选择只能由经验主导，不能重复；其精度误差一般在4～6mm之间，对于一些精确度要求较高的整形手术，只能作为一种辅助配准方法。

基于软组织的配准方法，如皮肤标志粘贴法，是在术前将直径1～1.5cm的塑胶板粘贴在患者脸部，并且至少要有4个标志物才可以提供三维的配准数据。为了防止塑胶板脱落，一般要使用防水材料将其固定在皮肤上，有文献报道其配准精度误差在2mm左右。这种方法的缺点在于软组织移位对配准误差带来的影响，故其实际的精度误差可能会偏大。又如头戴式配准法，它是利用类似牙套的方法在患者头部戴上基于面部骨性软组织标志物装置进行配准的一种方法，在鼻窦的内镜手术中报道较多，其精度误差为1.2～2.8mm。同所有基于软组织的配准法一样，软组织移位是其最大的缺点，并且在手术时患者要一直戴着标志物装置，对于一些幼儿患者在术前也是不能忍受的。

基于牙模固定配准法是近年来配准法研究的新思路，基本方法是利用患者的石膏模型，将自凝塑料或硅胶材料紧贴在石膏模型的外侧部位，随着其逐渐硬化，就可以得到一个与患者匹配的固定夹板，且嵌合的范围在1mm左右，固定的效果非常可靠。而后，在这个咬合夹板上进行标志物的添加，如螺钉、光学导航的标志板等，且在上下颌骨中均可使用，系统精度在2mm以内。该方法的缺点在于外置标志物的设计过于复杂，在假牙患者或者发育期幼儿中的应用受到限制。但总体来说，这种方法兼顾了以上有创方法与无创方法的优缺点，是较有发展前景的一种配准固定策略。

2. 曲线法（curve method） 首先用人工的方法在两幅图像中寻找对应的开曲线（open curve），再在两条开曲线中找出曲率最佳拟合的线段，并用相同的采样率找出一组对应点来，然后继续用点法匹配两幅图像。

3. 表面法（surface method） 基于表面的配准技术典型的例子是头帽法。从一幅图像轮廓提取的点集称作"帽子"，从另一幅图像轮廓提取的表面模型称作"头"。一般用体积较大的患者图像，当图像体积差不多时则用分辨率较高的图像来产生头表面模型。

4. 矩和主轴法（moment and principal axes method） 借用经典力学中物体质量分布的概念计算两幅图像像素点的质心和主轴，再通过平移和旋转使两者的质心和主轴对齐，从而达到配准的目的。

5. 相关法（correlation method） 对于同一物体，由于图像获取条件的差异或物体自身发生小改变而产生的图像序列，采用相似性最大化的原理实现图像间的配准，即通过优化两幅图像的相似性准则来估计变换参数，主要是刚体的平移和旋转。

6. 最大互信息配准法（maximization of mutual information） 互信息是信息论的一个基本概念，是两个随机变量统计相关性的测度。如果两幅图像在几何上对齐的话，它们对应体素对的强度值的互信息最大。由于该方法不需要对两种成像模式中图像强度间关系的性质做任何假设，也不需要对图像作分割或任何预处理，所以被广泛地用于CT/MR、PET/MR等多种配准工作。

四　信息显示系统

目前在临床应用最为广泛的信息显示系统有两类：一类是基于软件开发的三维图像显示工作站，可以在手术时将术前设计的图像显示在屏幕中；另一类是应用增强现实技术直接观察的投影技术。本章着重介绍后者。

(一)增强现实技术概述

虚拟现实(virtual reality,VR)技术是指在计算机生成的一个可交互的虚拟环境之下,利用显示技术和其他辅助手段达到人机一体感的一种技术,其基本特点为沉浸(immersion)、交互(interaction)和构想(imagination)。增强现实(augmented reality,AR)技术则是在VR基础上发展起来的新技术,基本手段是将计算机生成的虚拟物体或场景叠加到真实场景中,从而实现对现实感知的增强,其基本特点为虚实结合、实时交互和三维注册。两者的区别在于前者是试图将人的感知完全融入虚拟场景,而后者则是将虚拟场景展示于真实世界以增强人的感知领域。这两种技术大多数是由头盔式显示装置进行场景代入的。

AR系统中一般包含以下四个基本步骤:①获取真实场景信息;②对真实场景和相机位置信息进行分析;③生成虚拟景物;④合并视频或直接显示。构造一个AR系统需要解决很多关键技术问题,主要有显示技术、跟踪和定位技术、界面和可视化技术以及标定(calibration)技术。

1. 显示技术 用于AR的显示器有头盔显示器(head mounted display,HMD)、手持显示器(hand-held display)和投影显示器(projection display)。

光学式头盔显示器是把光学融合器放置在用户眼前来实现增强现实的。这些融合器是部分透光的,以便用户可以通过它直接观察真实世界;同时融合器也是部分反射的,以便使头部监视器投射到融合器上的虚拟物体的光再反射到用户眼里,让用户看到融合有虚拟物体的真实世界。视频式头盔显示器则是把一个封闭的视频头盔同1~2个视频摄像机结合在一起。视频摄像机可以为用户提供真实世界中的场景,这些视频同场景产生器产生的虚拟图像相融合,最后结果由位于用户眼前的封闭式头盔上的监视器表现出来,用户便可以观察到增强的真实世界。

手持显示器是一种平面LCD显示器,使用捆绑的摄像机提供基于视频透视的增强。手持显示器可以充当一个窗口或放大镜,显示用AR覆盖的真实对象。

投影显示器所需的虚拟信息可直接投影到真实对象上进行增强。最简单的情况是,将增强信息直接投影到对象表面上,这样无须戴特殊的眼镜。另一种是头戴式投影显示器,按照观察者视线的方向,把图像投影到真实世界中的目标对象上,目标对象上涂有能向后反射的物质,沿着入射角度再把光线反射回来,这样通过使用各自的HMD系统,多个用户能够同时在同一投影目标上看到不同的图像。但是这种投影显示器比较重。

2. 跟踪和定位技术 跟踪和定位技术又称为三维空间注册技术,即通过对显示场景中的图像或物体进行追踪和定位,再通过计算虚拟世界与现实世界坐标系的对应关系,实现将虚拟物体按照正确的空间透视关系叠加到现实场景中以确定位置。目前有基于光学或深度摄像机的图像实时识别追踪和基于传感器的物体运动追踪两种实现方式。

基于图像识别追踪的三维空间注册技术可使用光学摄像机对平面识别标识图像的特征点进行提取,或使用深度摄像机对现实物体的立体轮廓及距离进行识别追踪。这两种方式都可以实时计算虚拟世界与现实世界坐标系的对应关系,并将虚拟物体准确地叠加到现实场景中的平面识别标识或者物体上。目前通过光学摄像机可实现平面矩形图案、二维编码、自然图像以及立体物体的实时识别追踪。

基于图像识别追踪的三维空间注册技术适用于不需要特殊硬件辅助的增强现实应用,使用者只需要拥有安装摄像头的电脑,用手持移动设备对准现实场景中的平面图像或者物体就可以获得增强现实展示的体验。但此技术对识别追踪的速度、准确性、环境光的适应能力以及对多识别标识同时追踪的容错能力有极高的要求,才能确保增强现实应用的稳定性。

目前用于提高基于图像识别追踪增强现实应用性能的主要方法包括:①使用图像分割与光流法相结合,实现对快速运动模糊图像中识别标识的高效与准确的运动捕捉;②使用位移与旋转运动平滑过滤器减少图像识别误差带来的抖动影响;③通过对现实环境亮度的实时检测并对图像亮

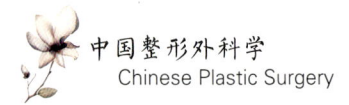

度阈值进行相应调整，实现对不同光线条件的自适应能力；④通过平面自然图像特征点的离线与在线，实时提取提高自然图像识别的速度与适应性。为支持应用的跨平台能力，对无浮点运算能力移动平台设备的算法进行优化，以提高移动平台的图像识别追踪计算速度。

基于传感器实现物体运动追踪的三维空间注册，是将3自由度或者6自由度的运动追踪传感器与摄像机或者现实物体绑定，通过实时的摄像机或者物体的姿态与位置的捕捉来准确计算出需要叠加的数字虚拟物体的相对空间位置。

3. 界面和可视化技术　　AR交互手段研究有两个趋势：一是综合使用不同的设备，发挥综合性系统的优势；二是通过切实可行的界面，使虚拟对象与自然界成为一个整体。对于AR系统中的显示信息，要解决错误估计的可视化、数据密度、真实感绘制和调节现实问题。

Drascis讨论了影响AR显示的18种不同的设计问题，包括实现错误（定标错误）、技术问题（立体显示的图像帧中垂直的错误匹配）以及目前HMD设计中的基本限制（适应性调节）。对于医学应用，Rolland详细分析了不同人的因素与光学和透视HMD之间的关系。我们需要更好地理解人的因素对长期使用AR系统的影响。

这些重要的因素包括反应时间，与所有能够引起错误的源相比，延迟引起的定位误差最大。有研究表明，1ms的延迟会引起1mm的误差；更重要的是，延迟会降低系统的性能。准确的深度感知是很困难的定位问题，立体显示可以帮助深度感知，但目前的显示技术会带来新的问题，包括适应性调节、低分辨率和模糊显示引起对象出现的距离比实际的要远。使用正确的遮挡关系能改进一些深度感知问题。对AR设备的适应能力会从负面影响AR系统的性能。不舒服的AR显示器不适合长期使用，有研究表明，与单目或立体显示器相比，两个眼睛看相同图像的双目显示器会引起眼睛紧张和疲劳。

（二）增强现实技术的临床应用

在下颌角截骨术中，合适的截骨量与术前设计一致是手术成功的关键，但在实际手术操作过程中，口角与下颌骨之间只存在一狭小的视野缝隙，且过度牵拉易造成面神经下颌缘支损伤。手术效果在很大程度上依赖于医师的临床经验，而医师只能根据术前CT图像的阅读和认识来进行操作，无法实时看到下颌骨的组织结构和毗邻关系，如下齿槽神经血管束的走行等，因而增加了手术风险。近十年来，随着增强现实技术的发展，给手术带来了更直观的方法。

目前，经典的手术导航过程如下：术前拍摄带有定位标记（多数为有创的配准标志物）的CT等影像数据，建立包括人体组织结构及预设手术方案在内的虚拟三维数字化模型，然后在实际人体的参考点上另加定位跟踪装置；采集人体的三维空间位置，并将两种空间坐标系在手术中进行配准，同时在手术器械上安装定位跟踪装置，共同显示在另外的显示器中，医师通过显示器中拟合的图像来指导手术器械的运动。

但该技术存在以下不足：①所有的导航信息均显示在另外的显示器中，医师在手术中不得不一边看虚拟的导航图，一边将三维显示与患者的解剖结构进行对照，因此需要在不同视野中转换；②由于显示器是平面的，必须通过二维图像的景深来体现三维的空间位置，实际上是将三维的人体、三维数字化虚拟设计模型、手术器械都平面化，使开放性的三维手术视野转换为类似内镜的二维显示，反而增加了手术操作的难度；③为体现其空间位置，所有的导航使用的手术器械必须安装3个以上的定位跟踪装置，但不是所有的手术器械都能符合安装定位跟踪装置的要求，同时在下颌角截骨手术中，因手术视野狭小，很容易遮挡定位跟踪装置而影响器械的定位，故这种导航技术只适合于特定手术和特定的手术器械。

增强现实将计算机生成的虚拟物体、场景或系统提示信息实时准确地叠加并显示到真实场景中，做到虚实结合，增强使用者对真实世界的观察。同样，将此应用于颅颌面手术时，事先经过三维虚拟设计，在头盔上输出虚拟模型，并与术中患者的实体相结合，医师便可获得肉眼无法看到的器官内部信息，做到虚实结合，实现对现实的增强。手术设计的结果也可反映在患者身上，因而术中术者可同时看到患者和术前设计方案的信息。近年来，由于增强现实的交互性和简便性，被广泛应用于手术培训和预演、临床诊断、远程医疗等。

AR的基本原理和大致步骤为：①获取患者的骨骼信息；②对标志物与真实骨骼信息进行分析；③生成虚拟图像；④进行虚实配准；⑤术中导航。其中虚实配准是关键的一步，决定着增强现实技术的精确性，从而决定了手术的准确性。因此，AR跟踪定位系统必须能够实时地跟踪患者在场景中的位置以及其头部的角度，甚至是运动的方向，以便用来帮助系统决定显示何种虚拟物体。在AR应用中，通常使用的跟踪定位技术有视频检测、光学系统检测、全球卫星定位系统（GPS）、超声波定位系统、惯性导航装置、陀螺仪、磁场导航和机械装置导航等。由于用视频检测方法进行定位，对设备要求低，配准较简便且定位准确，是AR系统中最常见的定位方法。

视频检测方法是通过匹配事先定义好的图形模板来标记各种物体及其基准位置。简单的模板匹配不仅可以提高图像识别的效率，而且可以达到实时性的要求。视频检测中使用的标记一般由黑色封闭的矩形框和内部的图形或文字这两部分构成，其中黑色封闭的矩形框可以使程序在视频场景中快速识别是否存在标记；内部的图形或文字可以表示标记的具体信息，如表示何种目标或在此应显示何种虚拟物体。这样，当系统场景中的定位标记被识别后，根据图形的仿射不变性原理，就可以重建从预定义标记到当前场景中标记的坐标转移矩阵，然后系统就可以根据这个转移矩阵来绘制虚拟物体并进行渲染。本实验即采用视频检测的方法，用下颌骨的快速成型模型模仿术中的真实骨骼，使用标志物支架固定标志物与模型之间的空间位置关系，在术前进行配准。当术中动物佩戴上标志物支架后，标志物被程序识别，虚拟图像便与真实的下颌骨重叠，正如术前与下颌骨模型重叠一样。由于这种方法的配准过程在术前便可完成，无须等到术中，故大大缩减了手术时间。

视频检测方法的关键是将标志物与人体精确拟合，在术中精确地再现术前配置时的位置关系。2006年，Tsuji等首先报道了牙模模型配准法。利用牙齿模型数据作配准，其配准误差无论以中切牙为标准还是以左右上第2磨牙为标准，都可控制在1mm以下，最大值为1.02mm，因此认为用这种配准方法可保证颅面手术的精确性。

近年来，笔者所在的颅颌面数字化治疗中心应用增强现实技术，在下颌角肥大、半面短小等病种的研究和治疗中积累了丰富的经验，整套系统的距离误差不超过1.5mm，角度误差不超过10°。现将主要的技术方法简述如下：

1. 三维数据的获取和术前设计　所有患者在术前均行三维CT重建，数据以DICOM格式保存并导入Mimics软件中进行三维头颅骨及相关软组织的重建。在数字化的三维重建图像中进行下颌骨的分离，标定下牙槽神经，所有的相关组织都可以清晰地预览（图7-10）。在此基础上，我们对不同类型的患者根据临床经验与对称性标准进行个性化的截面设计，并进行牵引器以及电钻切入的术前模拟（图7-11）。

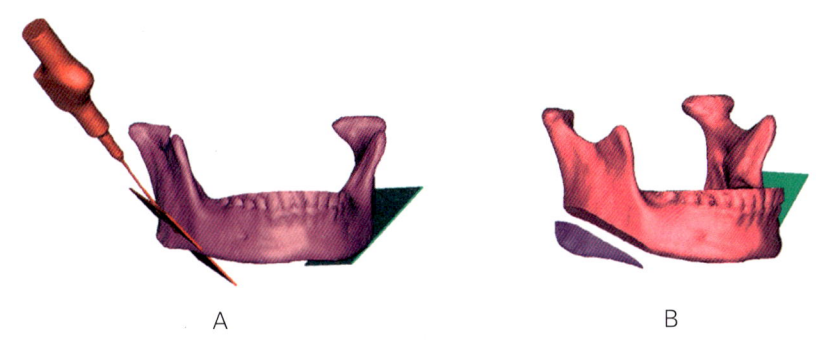

图7-10　下颌角截骨术示意图
A. 虚拟截面与截骨方式　B. 截骨后效果

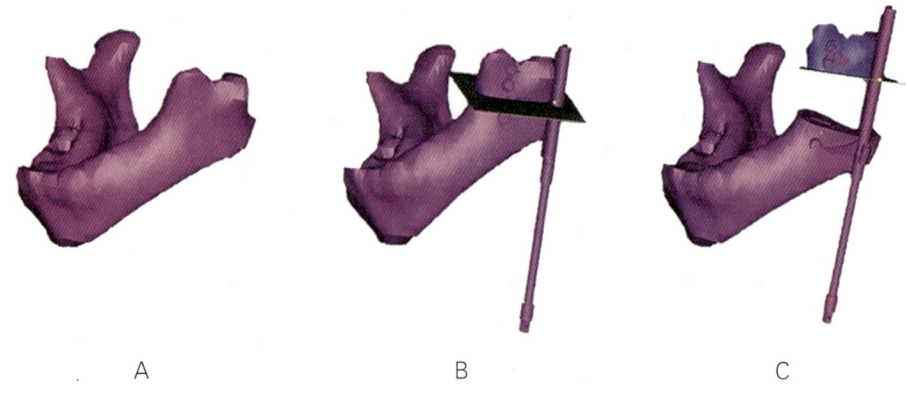

图 7-11 半面短小患者设计示意图
A. 原始下颌骨三维重建 B. 牵引器与成骨平面设计 C. 牵引目标位置仿真

2. 咬合标志板复合体的制作和扫描数据的获取 在上述配准方法的研究中,我们采用了基于牙模的无创性配准方法,对患者的上下颌牙列进行了石膏模型制作,并利用自凝塑料进行了咬合固定物的制作,同时对标志板进行了符合手术方案的定位。为了完成配准过程,利用红外三维扫描的方法对咬合标志板复合体和石膏模型进行了虚拟数据的扫描(图 7-12)。

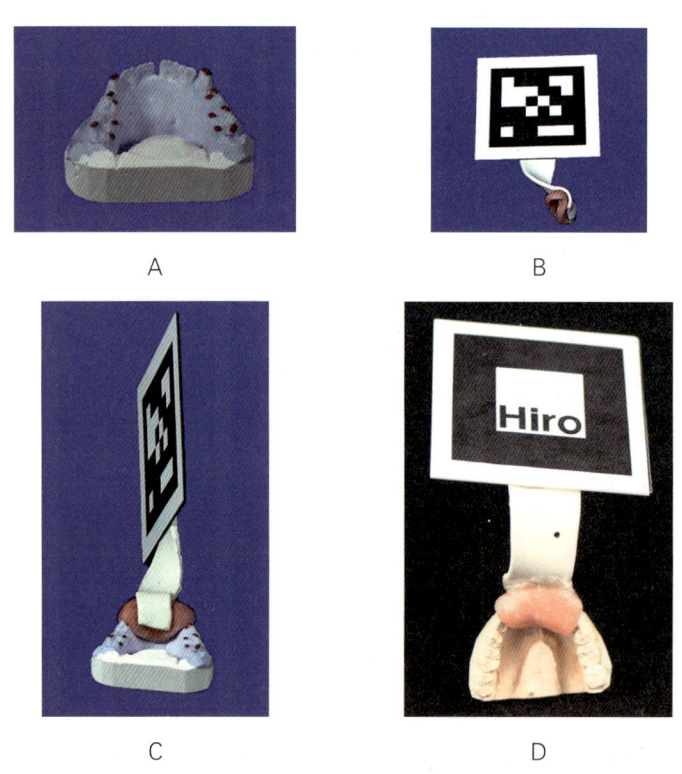

图 7-12 咬合标志板复合物
A. 患者牙模 B. 标志板与咬合固定物 C. 标志板复合物与扫描标志点 D. 标志板复合物

3. 扫描数据与术前设计配准 咬合标志板复合体和石膏模型的扫描数据必须与术前设计的牙列图像配准,才可以进行下一步的增强现实导航系统的使用。故在 Mimics 软件中,我们利用了其自带的配准算法进行了精确的图像融合,具体做法是利用其点注册的算法选取了 4 个标志性的口齿解剖点并实现三维配准。到此步,虚拟数据中包含了咬合物、标志板和截骨平面等所有的导航数据(图 7-13)。

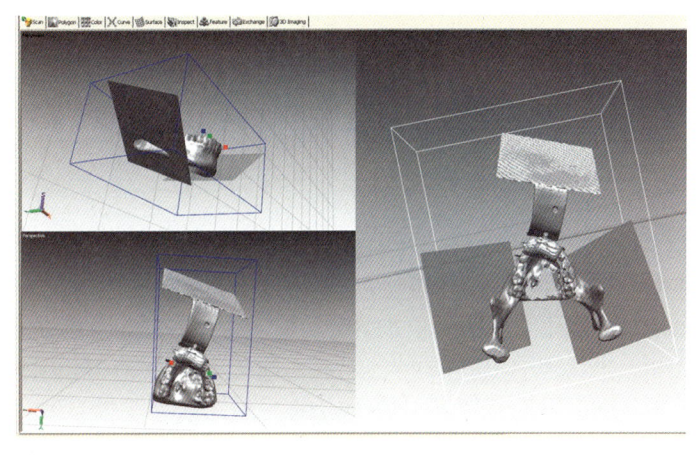

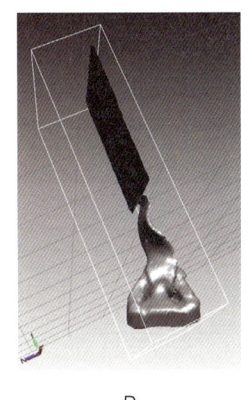

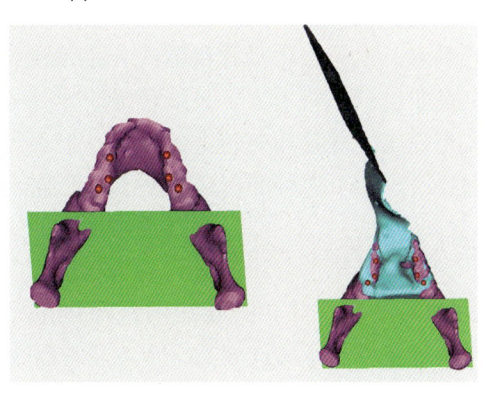

图 7-13　三维扫描数据与配准
A. 三维扫描的咬合板复合物　B. 修复后的三维扫描图　C. 术前设计方案与扫描结果的配准

4. 术前方案的配准与术中导航　我们的导航系统软件是基于 AR Toolkits 开发的一套专用软件，通过 Micron Tracker 三维摄像头（加拿大 Claron 公司）进行标志板识别，并可将三维影像投射在手术视野中，与真实的手术场景进行融合。虚拟的三维影像在 nVisor ST60 头戴式显示器（美国 NVIS 公司）中进行三维成像，避免了手术视野与显示器之间的切换（图 7-14）。通过以上技术手段，实现了三维实时显示导航的过程。

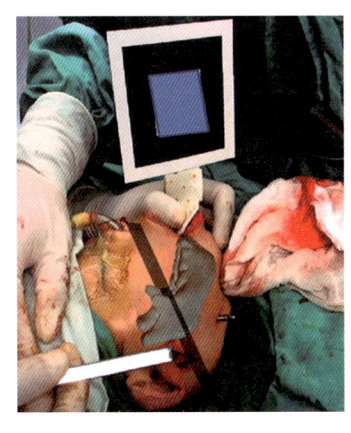

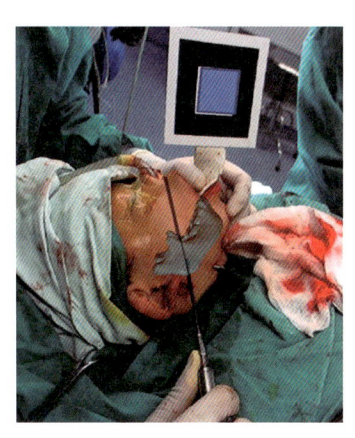

图 7-14　半面短小增强现实导航辅助示意图
A. 显示增强现实导航效果　B. 截骨位置与方向的调整

五 机器人辅助系统

（一）原理和分类

医用机器人辅助系统由固定系统、控制系统、动力系统和外接系统等构成。目前的医用机器人一般拥有6自由度的机械手臂，并且由计算机系统控制，可精确执行复杂动作。

在整形外科领域，对精密性要求极高，而理论上，机器人具备100%消除震颤、大幅度运动扩展和极高精度的能力；当然也有一些不足之处，如缺乏触觉反馈、长时间的设置、学习曲线长、高成本等。另外一个很重要的系统是对着力点的控制，即力反馈系统，Arabagi V.等利用电液体的传热式传感器测得在目标点±2°的接触角和±5.3g的接触力。

根据自动化程度，机器人辅助系统可以分为三种：一是全自动化机器人，可以按照术前规划的程序自动进行手术；二是半自动化机器人，手术操作者可以在术中某个环节输入指令，让机器人进行操作；三是非自动化机器人，只能传导手术操作者的动作。这三种机器人各有优缺点，基于工业的机器人与临床实际应用有较大的差别，已经开始在临床应用的通用医用机器人如达·芬奇机器人则费用高昂，各个学科都在开发基于自己临床所需的专科机器人。

（二）机器人辅助外科的优势

1. 腔镜外科的局限性　自1987年法国医师Philippe Mouret完成首例腹腔镜胆囊切除术以来，微创手术在外科领域获得了革命性成功，成为全球外科发展的主旋律。经过20多年的发展，腔镜外科技术在临床被广泛应用，已成为成熟的微创外科技术和许多疾病治疗的金标准。但随着临床医学的发展，其局限性也日渐显露，主要表现在：①术野显示的是二维平面图像，使医师操作的手眼协调性差；②术者需依靠助手持镜和辅助操作，降低了操作的稳定性；③器械的活动自由度少，限制了需要到达的手术区域；④手部震颤被放大，使操作动作不准确；⑤操作孔的杠杆作用可对抗直觉的反向器械操作；⑥器械尖端的触觉反馈差；⑦很难完成缝合和（显微）吻合等精细操作；⑧由于在三角形状态下手术，故不适合复杂疾病的长时间手术。这些局限性使腔镜外科向复杂手术拓展遇到了瓶颈。

2. 机器人辅助外科的技术优势　当前出现的机器人辅助外科突破了腔镜技术的大部分局限性，将手术精度和难度提升到了新的高度，其优点主要有：①具有高分辨率的三维图像处理设备，超越了人眼的极限，有利于术者清晰地辨认组织和操作；②滤除了人手的生理性震动，增强了操作稳定性；③按比例缩小操作的动作幅度，提高了手术精确性；④术者头部离开目镜，手术器械被原位固定，提高了手术安全性；⑤7个自由度的手术器械提高了操作灵活性；⑥没有杠杆作用，操作更符合直觉；⑦术野被放大了10~15倍，使传统腔镜外科难度较大的缝合和（显微）吻合变得简单易行；⑧手术适应证更加广泛，并拓展了全新的领域——心血管外科；⑨术者可以坐位操作，降低了劳动强度，适合于复杂疾病的长时间手术；⑩操作直观，便于学习掌握，学习曲线比腔镜外科更短；⑪使远程手术成为可能。

（三）机器人辅助外科的不足

机器人辅助外科相对于腔镜外科来说具有明显的技术优势，但并非完美无缺，由于其在临床推广应用时间短，目前还处于发展的初级阶段，存在一些缺陷与限制。

1. 自身存在的不足　手术机器人自身的缺陷主要有：①触觉反馈功能缺失，术者只能依靠视觉信息的反馈弥补；②整套设备的体积过于庞大，安装、调试比较复杂，需要专门的手术房间和各种配套设施；③系统的技术复杂，在使用过程中可能发生各种程序和机械故障；④术前准备及术中更换器械等操作耗时较长；⑤设计不够拟人化，与术者配合需要一定时间的磨合。

2. 费用昂贵　手术机器人的使用成本昂贵，其表现在以下方面：①购置费用高。目前第三代四臂达·芬奇（Da Vinci Si）机器人的总体购置费用在北美地区为100万～200万美元，在中国大陆为2000万人民币以上。②手术成本高。机器人手术中专用的操作器械每用10次就需要进行强制性更换，而更换一个操作器械需花费约2000美元，故每次手术仅耗材就要多花费3万～4万元人民币。③维修费用高。手术机器人每4个月需进行一次预防性维修，其每年的维修保养费用在10万～15万美元之间。造成机器人辅助外科手术成本高的原因是生产商通过收购竞争对手和专利保护等手段在这一领域形成了垄断，而这也成为制约手术机器人进一步发展的一个重要原因。

按照欧美国家的使用现状，我国对手术机器人的需求数量巨大。但由于购置与使用的高昂费用与我国现阶段的基本国情和医疗体制改革目标不符，卫生部已加强管理和督导，明确表示近年内不再审批引进新的达·芬奇机器人系统。同样，由于费用昂贵，日本政府对手术机器人也采取了限制措施。在我国当前的特殊情况下，选择合适的手术适应证，提高手术的性价比显得尤为重要，其适合于：①某些特殊部位的手术，如全腔内心脏搭桥、瓣膜成形、瓣膜置换、前列腺癌根治术、复杂的盆底分离解剖等；②手术时间长而精细的手术，如胰十二指肠切除术、复杂的肝脏和胆道手术等。对比较简单的手术，还是尽量在腔镜下完成，或作为开展机器人辅助外科早期的适应性训练。同时要加紧研制我国具有自主知识产权的各种手术机器人及其辅助设备和耗材，目前在天津研制成功的妙手A机器人系统已顺利通过成果鉴定，鉴定认为这是国内首次研制成功的具有自主知识产权的手术机器人，其技术已达到国际先进水平。从长远来看，手术机器人使用成本的下降是必然趋势。在此过程中，国内已开展机器人辅助外科的单位要紧跟技术发展的潮流，不断积累经验，并探索在我国推广应用的路径；有条件但暂未开展的机器人辅助外科的单位应积极做好各方面的准备工作，待条件成熟后及时介入该领域。

（四）遥外科手术

外科遥操作是在机器人遥操作技术的基础上发展起来的。20世纪40—50年代，美国阿贡国家实验室（Argonne National Laboratory）开发了一台6个自由度的遥操作机械臂，实现了核放射材料的远距离操作；到了20世纪80年代，借助当时兴起的微计算机技术，美国喷气推进实验室（JPL）开发了控制系统，实现了主从式控制，这些都为遥外科系统的出现奠定了技术基础。但遥外科（tele-surgery）出现的直接原动力则来自前线战场中伤员的紧急治疗（因为战场上往往缺乏有经验的外科医师）。受自身技术发展的限制，遥外科在军事（包括战场、太空、核放射环境等）上的发展比较缓慢，直到最近才获得了一些初步应用，但该技术在民用领域得到了充分展示。在遥外科手术中，医师是手术的实际规划者和操作者，他们根据视频传感器反馈的实时图像，用操作手柄直接控制所有手术器械（包括机器人操作终端）的运动。医师和患者之间所有的数据信息交流都是通过各种人机接口进行的。如何有效地设计并实现这些接口，达到规划端和操作端之间的视觉、力触觉、声音等信息的合理通信，是提高遥外科系统性能的关键。

与传统的微创外科相比较，遥外科技术更符合人机工程学和医师的操作习惯。传统的微创外科对医师控制器械的动作要求非常严格，例如，在微创腹腔镜或者关节镜手术中，受小切口处杠杆效应的限制，内镜设备的运动只能有4个自由度（1个直线自由度和3个以切口点为中心的旋转自由度），医师能够感知的操作末端的真实力触觉反馈也非常有限，只能通过观察监视器视频中显示的组织变形和颜色变化来判断；而遥外科系统可以改善甚至消除这些缺点。由于遥外科的主端控制器一般采用6个自由度的机器人设备（主要是操作手柄），医师可以非常灵活地操作主端控制器，并通过从端手术器械在患者体内进行灵巧的手术操作；而且，当医师的主端操作动作传递到从端设备末端（患者体内）时，能够按比例缩小，并自动滤掉人手的颤动，因而可以大大提高手术操作的稳定性、精确性、安全性和可靠性，降低医师的操作疲劳，提高手术质量。

根据医师和患者所处的位置关系，遥外科分为本地遥外科和远程遥外科两种。本地遥外科是指医师和患者同处一室，医师和患者保持一定的距离，通过主端交互设备控制从端机器人进行手术操作；远程遥外科则是指医师和患者分别处在不同的位置，如不同的手术室、不同的医院、不同的地区，甚至远隔千山万水。目前，本地遥外科系统已经有了商业化产品，如Zeus和Da Vinci，而远程遥外科系统仍然处在研究试验阶段。

在远程遥外科方面，1993年，意大利学者在美国喷气推进实验室控制位于米兰的遥操作实验室的SCARA机器人，对猪组织器官进行了异地组织切片检查实验；1995年，他们又在意大利本土控制该机器人，对实际患者的组织进行了类似试验，两次试验均采用了卫星通信和光纤通信。1999年，法国学者通过网络控制斯特拉斯堡大学医院（Strasbourg University Hospital）的Zeus机器人，进行了远程胆囊切除手术；随后的2001年，他们又利用该院的Zeus机器人，通过网络控制，对7000km之外的美国纽约的一位68岁的女性患者成功进行了跨越大西洋的远程胆囊切除手术，该手术仅历时45分钟，术后患者恢复顺利，无任何并发症，此即"林白手术"。林白手术的成功初步证明了远程遥外科手术在技术上和临床上的可行性，被认为是远程外科技术发展的一个重要里程碑。此次手术采用了基于ATM网络的专用虚电路服务，手术过程中虽然出现了通信中断、丢包等问题，但都及时得到了解决。在林白手术之后，德国、以色列、韩国、日本、新加坡等国也陆续开展了此类研究和试验。

我国虽然在20世纪90年代中期就出现了远程会诊，但对遥外科的研究则是近几年才开始的。2001年，中国人民解放军海军总医院与北京航空航天大学合作，通过局域网进行了远程外科手术的初步探索，并于2003年9月利用黎元BH-600主动机器人，在北京和沈阳之间完成了国内第一例脑外科立体定向远程遥操作手术，在视觉标定、ADSL多路视频网络同步传输、基于预览和预测的增强现实等关键技术方面取得了突破性进展。2006年3月，北京积水潭医院与北京航空航天大学合作，利用小型模块化机器人，在北京和延安之间完成了国内第一例长骨骨折髓内钉内固定远程遥操作手术，提出并实现了基于窄带网络的远程规划理念，从而在一定程度上降低了远程遥外科对网络配置的要求。

遥外科技术与系统尽管取得了一定发展，但仍面临诸多问题。首先是网络时延问题，需要将时延降低到人的有效感觉之下，实现临场感手术操作；其次是网络安全问题，需要改善网络通信条件，优化手术所用的数据传输流，提高网络传输的效率，并克服数据丢包、病毒、数据变异等问题，提高手术的安全性；最后是适应证扩展问题，需要进一步扩大遥外科手术的应用范围。

第四节　临床应用新进展

在整形外科，颅颌面部是MRCAS技术应用的主要方面，即利用数字化重建技术，通过计算机辅助的立体定向手术导航系统，主要应用于先天畸形、后天创伤的修复肿瘤切除，正颌手术，异体移植等。

（一）先天畸形

对于先天畸形患者，通过精确的导航系统可识别相关的解剖结构，优化患者的功能和审美的结果，在手术前选择模拟手术方案，并可在术后验证手术的结果。Mercier J. M.等分析了先天面部不对称的骨性基础，并认为计算机仿真和计算机辅助手术具有可靠性和易操作性等特点，将实现更好、更稳定的结果。Uribe F.等则利用CBCT技术可视化分析面部不对称患者的骨骼和牙齿，无须传统石膏模型与计算机辅助制造模型，进行了2例临床应用，达到了较好的功能与美学效果。Crombag G. A.等利用计算机面部计算方法对Apert综合征患儿进行特征向量识别。Mardini S.等应用虚拟手术和图像切割技术更快速、更精确地重建颅骨数据，进行颅缝早闭的矫正。Scolozzi P.等应用计算机辅助设计、制造技术对Parry-Romberg综合征患者进行中唇部严重不对称的矫正。Marron Mendes V.等利用计算机辅助设计技术开发了一套新的系统，用以评估面瘫患者的情况。Movahed R.等用计算机辅助外科手术进行术前模拟，对颞下颌关节畸形进行治疗。Reddy S. G.等利用二维重建影像对比了双侧唇裂采用Afroze术式与Millard术式的优劣，认为前者的临床价值更大。

（二）后天创伤

Murphy R. J.等利用开发的计算机辅助执行系统和基于Le Fort术式的移植［Le Fort-based face-jaw-teeth transplantation（FJTT）］技术，在动物及尸体上进行了实验，通过对比术前术后的CT数据，测得了模拟移植物小于1.25mm和尸体上3.59mm的误差，为颅颌面严重外伤的功能修复提供了一种新思路。Cui J.等应用CT数据设计初步手术计划，利用快速成型技术生产模型，并减少转移距离，优化手术计划，最后植入钛板或网板，对创伤后畸形患者进行修复手术。Broyles J. M.等则在下颌骨创伤修复术中应用计算机辅助设计和制造技术，加强了咬合关系修复的精度。Wolff J.等则应用计算机辅助技术定制修复物，避免了急性眼眶骨折后期修复的并发症。

（三）肿瘤修复

Pierse J.等报道了1例罕见的星形胶质细胞瘤计算机辅助治疗方法。Hohlweg-Majert B.等研究并应用计算机辅助导航技术对107例颅颌面患者进行了肿瘤切除与面中部重建术。

Longfield E. A.等则对应用MRCAS进行头颈部肿瘤切除后的修复进行了综述，提供了一个需要重建患者标准的算法，其基于四个关键标准——肿瘤的位置、肿瘤的范围、术前处理、特定因素。Matros E.等对48例头颈部肿瘤切除后患者进行了计算机辅助设计、制造辅助皮瓣重建术与传统皮瓣重建术的对比，结果表明，前者在延迟时间、前下颌缺陷的矫正、试样变形、三维截骨术的创建和上颌骨重建方面都更有优势。

（四）正颌手术

正颌手术的治疗计划常包括下颌骨的复杂重建计划，腓骨的自由皮瓣重建目前被认为是肿瘤切除术后功能和审美康复的最佳选择，传统手术很难做到术前方案的精确制定；数字化技术与MRCAS技术则非常适合于此类患者的个性化手术方案制订，并可以进行手术导板的制作。下颌骨重建术是重要的术式，也是MRCAS技术使用最早和最成熟的部分。Ueda K.等较早使用MRCAS技术进行了下颌骨重建术，其利用计算机辅助三维固体模型与肩胛皮瓣进行了7例重建，除1例死于转移性癌症外，6例患者均达到较好的功能与审美结果。之后Modabber A.等使用髂嵴骨皮瓣进行下颌骨重建术，并通过实验得出在下颌骨重建术中腓骨游离皮瓣的效果优于髂嵴骨皮瓣的结论。Berrone M.等利用计算机辅助设计与制造技术在术前制作了患者模型与手术模板，并进行了改造，对4例肿瘤患者进行了修复手术。Wilde F.等则在尸体上进行了实验，并制作了导航钛板。Schouman T.、Schepers R. H.等对此也有报道。Kim J. W.等为解决腓骨游离皮瓣在下颌骨重建后的移位问题，在计算机辅助技术下采用矢状截骨术在下颌骨重建。Zinser M. J.等在基于增强现实技术上对比了计算机辅助设计和制造技术与传统的咬合板两种方案，结果显示，前者的精度明显优于后者。

（五）异体移植

Dorafshar A. H.等通过研究发现，计算机辅助设计和制造技术使面部骨骼的位置准确定位，并进行全脸肌皮瓣移植，对5对尸体和1对临床患者进行了实验。术后的误差分析为：ICC 0.520～0.975；横向误差：预测数据2.94±1.31mm，实际位移3.92±2.17mm，ICC 0.243，预测和实际误差倾向于供体或受体的值。Santiago G. F.等利用了鼻突点、颧点、下颌角点、颏下点、牙槽嵴等人体的标记点对软组织进行标定，并在大型动物模型上进行了颌面部异体移植术的实验，增加了手术导航的精度。Gordon C. R.等利用计算机系统平台在手术室进行了面部移植的动物实验，并比较术中及术后CT成像数据，其注册误差在0.6±0.24mm；其还研究了通过计算机辅助技术在跨异性移植的可行性。

（六）其他

Kokemüller H.等利用计算机辅助工作，形成了一个允许定制的生物人工移植的预制流程。Ting J. W.等对MRCAS技术在旋髂深动脉（deep circumflex iliac artery，DCIA）皮瓣手术中的应用进行了文献综述，并论述了其在复杂手术设计上的优势。

Hansson E.等利用一个基于计算机的简单易用的工具，开发了对乳腺增生患者提供护理标准化的方式，并对377例患者进行了评估。Kunos C.等讨论了乳房体积的测量方法，描述了基于磁共振成像数字测量方法的细节，认为乳房体积的测量可以有更好的手术规划，并为乳房重建植入物的选择和均衡提供了新思路。Brown T.等也有类似术前规划系统的研究。Henseler H.等利用微软的Kinect系统开发了一种新型的低成本的便携式三维测量系统，并利用该系统对乳房评估方法进行改进。

Byrd J. K.等进行了图表罗列，回顾性地总结了经口机器人进行咽狭窄修复术的历程。Guijarro-Martínez R.等则应用MRCAS技术融合创造了一个多学科综合应用的网络。

（柴岗　林力）

参考文献

[1] Adebar T K, Fletcher A E, Okamura A M. 3-D ultrasound-guided robotic needle steering in biological tissue [J]. IEEE Trans Biomed Eng, 2014, 61(12):2899-2910.

[2] Wachs J P, Gomez G. Telementoring systems in the operating room: a new approach in medical training [J]. Medicina, 2013, 73(6):539-542.

[3] Haidegger T, Sándor J, Benyó Z. Surgery in space: the future of robotic telesurgery [J]. Surg Endosc, 2011, 25(3):681-690.

[4] Doarn C R, Anvari M, Low T, et al. Evaluation of teleoperated surgical robots in an enclosed undersea environment [J]. Telemed J E-Health, 2009, 15(4):325-335.

[5] Frimberger D, Kavoussi L, Stoianovici D, et al. Telerobotic surgery between Baltimore and Munich [J]. Urologe A, 2002, 41(5):489-492.

[6] Schlöndorff G. Computer-assisted surgery: historical remarks [J]. Comput Aided Surg, 1998, 3(4):150-152.

[7] 费保蔚,庄天戈. 医用机器人与计算机辅助外科手术的进展和应用[J]. 北京生物医学工程, 1998, 17(1):49-55.

[8] 王田苗,刘文勇,胡磊. 医用机器人与计算机辅助手术MRCAS进展[J]. 中国生物医学工程学报, 2008, 27(1):137-145.

[9] Taylor R, Anderson J. MRCAS Ⅱ [M]. Baltimore:Johns Hopkins University Press, 1995.

[10] Satava R M. Surgical robotics: the early chronicles: a personal historical perspective [J]. Surg Laparosc Endosc

Percutan Tech, 2002, 12(1):6-16.

[11] Valero R, Ko Y H, Chauhan S, et al. Robotic surgery: history and teaching impact[J]. Actas Urol Esp, 2011, 35(9):540-545.

[12] Kwoh Y S, Hou J, Jonckheere E A, et al. A robot with improved absolute positioning accuracy for CT guided stereotactic brain surgery[J]. IEEE Trans Biomed Eng, 1988, 35(2):153-160.

[13] Pugin F, Bucher P, Morel P. History of robotic surgery: from AESOP® and ZEUS® to da Vinci®[J]. J Visc Surg, 2011, 148(5 Suppl):e3-e8.

[14] Unger S W, Unger H M, Bass R T. AESOP robotic arm[J]. Surg Endosc, 1994, 8(9):1131.

[15] Camarillo D B, Krummel T M, Salisbury J K Jr. Robotic technology in surgery: past, present, and future[J]. Am J Surg, 2004, 188(4A Suppl):2S-15S.

[16] Lanfranco A R, Castellanos A E, Desai J P, et al. Robotic surgery: a current perspective[J]. Ann Surg, 2004, 239(1):14-21.

[17] Oleynikov D. Robotic surgery[J]. Surg Clin North Am, 2008, 88(5):1121-1130.

[18] Ewing D R, Pigazzi A, Wang Y, et al. Robots in the operating room—the history[J]. Semin Laparosc Surg, 2004, 11(2):63-71.

[19] Panait L, Doarn C R, Merrell R C. Applications of robotics in surgery[J]. Chirurgia(Bucur), 2002, 97(6):549-555.

[20] Pott P, Schwarz M. Robots, navigation, telesurgery: state of the art and market overview[J]. Z Orthop Ihre Grenzgeb, 2002, 140(2):218-231.

[21] 李万刚，崔静，王建军. 机器人辅助外科的历史、现状和展望[J]. 中国现代医学杂志, 2012, 22(36):45-50.

[22] Hassanein A H, Mailey B A, Dobke M K. Robot-assisted plastic surgery[J]. Clin Plast Surg, 2012, 39(4):419-424.

[23] Payne C J, Yang G Z. Hand-held medical robots[J]. Ann Biomed Eng, 2014, 42(8):1594-1605.

[24] Li J, Zhou N, Wang S, et al. Design of an integrated master-slave robotic system for minimally invasive surgery[J]. Int J Med Robot Comput Assist Surg, 2012, 8(1):77-84.

[25] Kuo C H, Dai J S, Dasgupta P. Kinematic design considerations for minimally invasive surgical robots: an overview[J]. Int J Med Robot Comput Assist Surg, 2012, 8(2):127-145.

[26] Moustris G P, Hiridis S C, Deliparaschos K M, et al. Evolution of autonomous and semi-autonomous robotic surgical systems: a review of the literature[J]. Int J Med Robot Comput Assist Surg, 2011, 7(4):375-392.

[27] Kim Y, Leonard S, Shademan A, et al. Kinect technology for hand tracking control of surgical robots: technical and surgical skill comparison to current robotic masters[J]. Surg Endosc, 2014, 28(6):1993-2000.

[28] Hawks J A, Rentschler M E, Farritor S, et al. A modular wireless in vivo surgical robot with multiple surgical applications[J]. Stud Health Technol Inform, 2009, 142:117-121.

[29] Selber J C. Robotics in plastic surgery[J]. Semin Plast Surg, 2014, 28(1):3-4.

[30] Schramm A, Gellrich N C, Schmelzeisen R. Navigational surgery of the facial skeleton[M]. Berlin: Springer, 2007.

[31] Bergström M, Greitz T. Stereotaxic computed tomography[J]. AJR Am J Roentgenol, 1976, 127(1):167-170.

[32] Watanabe E, Watanabe T, Manaka S, et al. Three-dimensional digitizer (neuronavigator): new equipment for computed tomography-guided stereotaxic surgery[J]. Surg Neurol, 1987, 27(6):543-547.

[33] Hemmy D C, David D J, Herman G T. Three-dimensional reconstruction of craniofacial deformity using computed tomography[J]. Neurosurgery, 1983, 13(5):534-541.

[34] Vannier M W, Marsh J L, Warren J O. Three-dimensional CT reconstruction images for craniofacial surgical planning and evaluation[J]. Radiology, 1984, 150(1):179-184.

[35] Kelly P J, Kall B A, Goerss S J. Results of computed tomography-based computer-assisted stereotactic resection of metastatic intracranial tumors[J]. Neurosurgery,1988,22(1 Pt 1):7-17.

[36] Fialkov J A, Phillips J H, Gruss J S, et al. A stereotactic system for guiding complex craniofacial reconstruction[J]. Plast Reconstr Surg,1992,89(2):340-345;discussion 346-348.

[37] Wagner A, Ploder O, Enislidis G, et al. Virtual image guided navigation in tumor surgery—technical innovation[J]. J Craniomaxillofac Surg,1995,23(5):271-273.

[38] Rana M, Essig H, Eckardt A M, et al. Advances and innovations in computer-assisted head and neck oncologic surgery[J]. J Craniofac Surg,2012,23(1):272-278.

[39] Heike C L, Upson K, Stuhaug E, et al. 3D digital stereophotogrammetry: a practical guide to facial image acquisition[J]. Head Face Med,2010,6:18.

[40] Bast P, Popovic A, Wu T, et al. Robot- and computer-assisted craniotomy: resection planning, implant modelling and robot safety[J]. Int J Med Robot Comput Assist Surg,2006,2(2):168-178.

[41] 章鲁,陈瑛,龚著琳,等. 分子成像及医学图像分析[M]. 上海:上海科学技术出版社,2009.

[42] Darling C F, Byrd S E, Allen E D, et al. Three-dimensional computed tomography imaging in the evaluation of craniofacial abnormalities[J]. J Natl Med Assoc,1994,86(9):676-680.

[43] Dillenseger J P, Matern J F, Gros C I, et al. MSCT versus CBCT: evaluation of high-resolution acquisition modes for dento-maxillary and skull-base imaging[J]. Eur Radiol,2015,25(2):505-515.

[44] Annkah J K, Rosenberg I, Hindocha N, et al. Assessment of the dosimetric accuracies of CATPhan 504 and CIRS 062 using kV-CBCT for performing direct calculations[J]. J Med Phys,2014,39(3):133-141.

[45] Hobson M A, Soisson E T, Davis S D, et al. Using the ACR CT accreditation phantom for routine image quality assurance on both CT and CBCT imaging systems in a radiotherapy environment[J]. J Appl Clin Med Phys,2014,15(4):4835.

[46] Gerlach N L, Ghaeminia H, Bronkhorst E M, et al. Accuracy of assessing the mandibular canal on cone-beam computed tomography: a validation study[J]. J Oral Maxillofac Surg,2014,72(4):666-671.

[47] Tzou C H, Artner N M, Pona I, et al. Comparison of three-dimensional surface-imaging systems[J]. J Plast Reconstr Aesthet Surg,2014,67(4):489-497.

[48] Schmutz B, Rahmel B, McNamara Z, et al. Magnetic resonance imaging: an accurate, radiation-free, alternative to computed tomography for the primary imaging and three-dimensional reconstruction of the bony orbit[J]. J Oral Maxillofac Surg,2014,72(3):611-618.

[49] 朱明,柴岗,张艳,等. 基于增强现实的下颌角截骨配准技术的研究[J]. 上海口腔医学,2010,19(6):571-574.

[50] Marmulla R, Hilbert M, Niederdellmann H. Intraoperative precision of mechanical, electromagnetical, infrared and laser-guided navigation systems for computer-assisted surgery[J]. Mund Kiefer Gesichtschir,1998,2(Suppl 1):S145-S148.

[51] Hassfeld S, Mühling J. Computer assisted oral and maxillofacial surgery—a review and an assessment of technology[J]. Int J Oral Maxillofac Surg,2001,30(1):2-13.

[52] 费保蔚,庄天戈. 计算机辅助外科手术(CAS)的方法和进展[J]. 生物医学工程学杂志,1998,15(2):195-202.

[53] Marmulla R, Hilbert M, Niederdellmann H. Inherent precision of mechanical, infrared and laser-guided navigation systems for computer-assisted surgery[J]. J Craniomaxillofac Surg,1997,25(4):192-197.

[54] Hassfeld S, Mühling J. Comparative examination of the accuracy of a mechanical and an optical system in CT and MRT based instrument navigation[J]. Int J Oral Maxillofac Surg,2000,29(6):400-407.

[55] Schkommodau E, Soltau J, de la Fuente M, et al. Examining the accuracy of mechanical stiffness of the C-arm in navigation procedures[J]. Biomed Tech(Berl),2002,47(Suppl 1 Pt 1):41-43.

[56] Richter M. Arthrodesis (with/without correction) of the ankle and subtalar joint: A3 nail fixation with triple bending and mechanical navigation[J]. Oper Orthop Traumatol,2014,26(4):385-394,396-400.

[57] Zamorano L, Jiang Z, Kadi A M. Computer-assisted neurosurgery system: Wayne State University hardware and software configuration[J]. Comput Med Imaging Graph, 1994, 18(4): 257-271.

[58] Hassfeld S, Mühling J. Navigation in maxillofacial and craniofacial surgery[J]. Comput Aided Surg, 1998, 3(4): 183-187.

[59] Suess O, Kombos T, Kurth R, et al. Intracranial image-guided neurosurgery: experience with a new electromagnetic navigation system[J]. Acta Neurochir(Wien), 2001, 143(9): 927-934.

[60] Solomon S B, Magee C A, Acker D E, et al. Experimental nonfluoroscopic placement of inferior vena cava filters: use of an electromagnetic navigation system with previous CT data[J]. J Vasc Interv Radiol, 1999, 10(1): 92-95.

[61] Rosenow J M, Sootsman W K. Application accuracy of an electromagnetic field-based image-guided navigation system[J]. Stereotact Funct Neurosurg, 2007, 85(2-3): 75-81.

[62] Koele W, Stammberger H, Lackner A, et al. Image guided surgery of paranasal sinuses and anterior skull base—five years experience with the InstaTrak-System[J]. Rhinology, 2002, 40(1): 1-9.

[63] Kozak J, Krysztoforski K, Kroll T, et al. Error analysis for determination of accuracy of an ultrasound navigation system for head and neck surgery[J]. Comput Aided Surg, 2009, 14(4-6): 69-82.

[64] Watzinger F, Birkfellner W, Wanschitz F, et al. Positioning of dental implants using computer-aided navigation and an optical tracking system: case report and presentation of a new method[J]. J Craniomaxillofac Surg, 1999, 27(2): 77-81.

[65] Li B, Zhang L, Sun H, et al. A new method of surgical navigation for orthognathic surgery: optical tracking guided free-hand repositioning of the maxillomandibular complex[J]. J Craniofac Surg, 2014, 25(2): 406-411.

[66] Rudolph T, Ebert L, Kowal J. Comparison of three optical tracking systems in a complex navigation scenario[J]. Comput Aided Surg, 2010, 15(4-6): 104-109.

[67] Song E K, Seon J K, Park S J, et al. Accuracy of navigation: a comparative study of infrared optical and electromagnetic navigation[J]. Orthopedics, 2008, 31(10 Suppl 1).

[68] Chae Y S, Lee S H, Lee H K, et al. Optical coordinate tracking system using afocal optics for image-guided surgery[J]. Int J Comput Assist Radiol Surg, 2015, 10(2): 231-241.

[69] Zhe L, Deng D, Guang-Zhi W. Accuracy validation for medical image registration algorithms: a review[J]. Chin Med Sci J, 2012, 27(3): 176-181.

[70] Imran M B, Meo S A, Yousuf M, et al. Medical image registration: basic science and clinical implications[J]. J Ayub Med Coll Abbottabad, 2010, 22(2): 199-204.

[71] Oliveira F P, Tavares J M. Medical image registration: a review[J]. Comput Methods Biomech Biomed Engin, 2014, 17(2): 73-93.

[72] Widmann G, Stoffner R, Bale R. Errors and error management in image-guided craniomaxillofacial surgery[J]. Oral Surg Oral Med Oral Pathol Oral Radiol Endod, 2009, 107(5): 701-715.

[73] Feng L, Guan H, Teng H. Advances in medical image registration based on mutual information[J]. J Biomedical Engin, 2005, 22(5): 1078-1081.

[74] 罗述谦, 吕维雪. 医学图像配准技术[J]. 国外医学: 生物医学工程分册, 1999, 22(1): 1-8.

[75] Wismeijer A A, Vingerhoets A J. The use of virtual reality and audiovisual eyeglass systems as adjunct analgesic techniques: a review of the literature[J]. Ann Behav Med, 2005, 30(3): 268-278.

[76] Botden S M, Buzink S N, Schijven M P, et al. Augmented versus virtual reality laparoscopic simulation: what is the difference? A comparison of the ProMIS augmented reality laparoscopic simulator versus LapSim virtual reality laparoscopic simulator[J]. World J Surg, 2007, 31(4): 764-772.

[77] Baus O, Bouchard S. Moving from virtual reality exposure-based therapy to augmented reality exposure-based therapy: a review[J]. Front Hum Neurosci, 2014, 8: 112.

[78] Berryman D R. Augmented reality: a review[J]. Med Ref Serv Q, 2012, 31(2): 212-218.

[79] 朱淼良,姚远,蒋云良. 增强现实综述[J]. 中国图象图形学报,2004,9(7):767-774.

[80] 齐越,马红妹. 增强现实:特点、关键技术和应用[J]. 小型微型计算机系统,2004,25(5):900-903.

[81] Rolland J P, Fuchs H. Optical versus video see-through head-mounted displays in medical visualization[J]. Presence,2014,9(3):287-309.

[82] Holloway R L. Registration error analysis for augmented reality[J]. Presence Teleoperators and Virtual Environments,1996,6(4):413-432.

[83] Zhu M, Chai G, Zhang Y, et al. Registration strategy using occlusal splint based on augmented reality for mandibular angle oblique split osteotomy[J]. J Craniofac Surg,2011,22(5):1806-1809.

[84] Qu M, Hou Y, Xu Y, et al. Precise positioning of an intraoral distractor using augmented reality in patients with hemifacial microsomia[J]. J Craniomaxillofac Surg,2015,43(1):106-112.

[85] 侯亦康,朱明,柴岗,等. 增强现实导航下颌骨截骨术的实验研究[J]. 组织工程与重建外科杂志,2013,9(2):98-101.

[86] Arabagi V, Gosline A, Wood R J, et al. Simultaneous soft sensing of tissue contact angle and force for millimeter-scale medical robots[J]. IEEE Int Conf Robot Autom,2013.

[87] Bobek S L. Applications of navigation for orthognathic surgery[J]. Oral Maxillofac Surg Clin North Am,2014,26(4):587-598.

[88] Mercier J M, Perrin J P, Longis J, et al. Facial asymmetries and their skeletal component[J]. Rev Stomatol Chir Maxillofac Chir Orale,2014,115(4):219-228.

[89] Uribe F, Janakiraman N, Shafer D, et al. Three-dimensional cone-beam computed tomography-based virtual treatment planning and fabrication of a surgical splint for asymmetric patients: surgery first approach[J]. Am J Orthod Dentofacial Orthop,2013,144(5):748-758.

[90] Crombag G A, Verdoorn M H, Nikkhah D, et al. Assessing the corrective effects of facial bipartition distraction in Apert syndrome using geometric morphometrics[J]. J Plast Reconstr Aesthet Surg,2014,67(6):e151-e161.

[91] Mardini S, Alsubaie S, Cayci C, et al. Three-dimensional preoperative virtual planning and template use for surgical correction of craniosynostosis[J]. J Plast Reconstr Aesthet Surg,2014,67(3):336-343.

[92] Scolozzi P, Herzog G. Total mandibular subapical osteotomy and Le Fort I osteotomy using piezosurgery and computer-aided designed and manufactured surgical splints: a favorable combination of three techniques in the management of severe mouth asymmetry in Parry-Romberg syndrome[J]. J Oral Maxillofac Surg,2014,72(5):991-999.

[93] Marron Mendes V, Lasudry J, Vandermeeren L, et al. Computerised 3D evaluation of the functional eyelid deficit in facial palsy[J]. J Plast Reconstr Aesthet Surg,2014,67(2):178-182.

[94] Movahed R, Teschke M, Wolford L M. Protocol for concomitant temporomandibular joint custom-fitted total joint reconstruction and orthognathic surgery utilizing computer-assisted surgical simulation[J]. J Oral Maxillofac Surg,2013,71(12):2123-2129.

[95] Reddy S G, Reddy R R, Zinser M J, et al. A comparative study of two different techniques for complete bilateral cleft lip repair using two-dimensional photographic analysis[J]. Plast Reconstr Surg,2013,132(3):634-642.

[96] Murphy R J, Gordon C R, Basafa E, et al. Computer-assisted, Le Fort-based, face-jaw-teeth transplantation: a pilot study on system feasibility and translational assessment[J]. Int J Comput Assist Radiol Surg,2015,10(7):1117-1126.

[97] Cui J, Chen L, Guan X, et al. Surgical planning, three-dimensional model surgery and preshaped implants in treatment of bilateral craniomaxillofacial post-traumatic deformities[J]. J Oral Maxillofac Surg,2014,72(6):1138.e1-1138.e14.

[98] Broyles J M, Wallner C, Borsuk D E, et al. The role of computer-assisted design and modeling in an edentulous mandibular malunion reconstruction[J]. J Craniofac Surg,2013,24(5):1835-1838.

[99] Wolff J, Sándor G K, Pyysalo M, et al. Late reconstruction of orbital and naso-orbital deformities[J]. Oral Maxillofac Surg Clin North Am, 2013, 25(4):683-695.

[100] Pierse J, Ying-Peng Wun E, Pellecchia R, et al. Treatment of a rare ganglioneuroma with resection and reconstruction of the mandible: a case report and literature review[J]. J Oral Maxillofac Surg, 2014, 72(4): 748.e1-748.e9.

[101] Hohlweg-Majert B, Schön R, Schmelzeisen R, et al. Navigational maxillofacial surgery using virtual models[J]. World J Surg, 2005, 29(12):1530-1538.

[102] Ueda K, Tajima S, Oba S, et al. Mandibular contour reconstruction with three-dimensional computer-assisted models[J]. Ann Plast Surg, 2001, 46(4):387-393.

[103] Modabber A, Gerressen M, Stiller M B, et al. Computer-assisted mandibular reconstruction with vascularized iliac crest bone graft[J]. Aesthetic Plast Surg, 2012, 36(3):653-659.

[104] Modabber A, Ayoub N, Möhlhenrich S C, et al. The accuracy of computer-assisted primary mandibular reconstruction with vascularized bone flaps: iliac crest bone flap versus osteomyocutaneous fibula flap[J]. Med Devices(Auckl), 2014, 7:211-217.

[105] Berrone M, Crosetti E, Succo G. Repositioning template for mandibular reconstruction with fibular free flaps: an alternative technique to pre-plating and virtual surgical planning[J]. Acta Otorhinolaryngol Ital, 2014, 34(4):278-282.

[106] Wilde F, Cornelius C P, Schramm A. Computer-assisted mandibular reconstruction using a patient-specific reconstruction plate fabricated with computer-aided design and manufacturing techniques[J]. Craniomaxillofac Trauma Reconstr, 2014, 7(2):158-166.

[107] Schouman T, Bertolus C, Chaine C, et al. Surgery guided by customized devices: reconstruction with a free fibula flap[J]. Rev Stomatol Chir Maxillofac Chir Orale, 2014, 115(1):28-36.

[108] Kim J W, Lee C H, Kwon T G. Sagittal split osteotomy on the previously reconstructed mandible with fibula free flap[J]. J Craniofac Surg, 2014, 25(5):1833-1835.

[109] Zinser M J, Sailer H F, Ritter L, et al. A paradigm shift in orthognathic surgery? A comparison of navigation, computer-aided designed/computer-aided manufactured splints, and "classic" intermaxillary splints to surgical transfer of virtual orthognathic planning[J]. J Oral Maxillofac Surg, 2013, 71(12):2151.e1-2151.e21.

[110] Dorafshar A H, Brazio P S, Mundinger G S, et al. Found in space: computer-assisted orthognathic alignment of a total face allograft in six degrees of freedom[J]. J Oral Maxillofac Surg, 2014, 72(9):1788-1800.

[111] Santiago G F, Susarla S M, Al Rakan M, et al. Establishing cephalometric landmarks for the translational study of Le Fort-based facial transplantation in Swine: enhanced applications using computer-assisted surgery and custom cutting guides[J]. Plast Reconstr Surg, 2014, 133(5):1138-1151.

[112] Gordon C R, Murphy R J, Coon D, et al. Preliminary development of a workstation for craniomaxillofacial surgical procedures: introducing a computer-assisted planning and execution system[J]. J Craniofac Surg, 2014, 25(1):273-283.

[113] Gordon C R, Swanson E W, Susarla S M, et al. Overcoming cross-gender differences and challenges in Le Fort-based, craniomaxillofacial transplantation with enhanced computer-assisted technology[J]. Ann Plast Surg, 2013, 71(4):421-428.

[114] Hansson E, Manjer J, Börrén J, et al. A feasible computer-based evaluation tool for reduction mammaplasty patients: indications for operation and monitoring of guidelines[J]. J Plast Reconstr Aesthet Surg, 2014, 67(7):927-931.

[115] Kunos C, Gulyás G, Pesthy P, et al. Methods and importance of volume measurement in reconstructive and aesthetic breast surgery[J]. Orv Hetil, 2014, 155(11):407-413.

[116] Brown T. Patient expectations after breast augmentation: the imperative to audit your sizing system[J]. Aesthetic Plast Surg, 2013, 37(6):1134-1139.

[117] Henseler H, Kuznetsova A, Vogt P, et al. Validation of the Kinect device as a new portable imaging system

for three-dimensional breast assessment[J]. J Plast Reconstr Aesthet Surg,2014,67(4):483-488.
- [118] Byrd J K, Leonardis R L, Bonawitz S C, et al. Transoral robotic surgery for pharyngeal stenosis[J]. Int J Med Robot Comput Assist Surg,2014,10(4):418-422.
- [119] Longfield E A, Holsinger F C, Selber J C. Reconstruction after robotic head and neck surgery: when and why[J]. J Reconstr Microsurg,2012,28(7):445-450.
- [120] Matros E, Albornoz C R, Rensberger M, et al. Computer-assisted design and computer-assisted modeling technique optimization and advantages over traditional methods of osseous flap reconstruction[J]. J Reconstr Microsurg,2014,30(5):289-296.
- [121] Guijarro-Martínez R, Gellrich N C, Witte J, et al. Optimization of the interface between radiology, surgery, radiotherapy, and pathology in head and neck tumor surgery: a navigation-assisted multidisciplinary network[J]. Int J Oral Maxillofac Surg,2014,43(2):156-162.
- [122] Kokemüller H, Jehn P, Spalthoff S, et al. En bloc prefabrication of vascularized bioartificial bone grafts in sheep and complete workflow for custom-made transplants[J]. Int J Oral Maxillofac Surg,2014,43(2):163-172.
- [123] Ting J W, Rozen W M, Niumsawatt V, et al. Developments in image-guided deep circumflex iliac artery flap harvest: a step-by-step guide and literature review[J]. J Oral Maxillofac Surg,2014,72(1):186-197.
- [124] Levine J P, Patel A, Saadeh P B, et al. Computer-aided design and manufacturing in craniomaxillofacial surgery: the new state of the art[J]. J Craniofac Surg,2012,23(1):288-293.

第八章
整形外科手术麻醉

整形外科手术的范围涉及全身各个部位,患者具有年龄跨度大、儿童比例高、头颈颌面手术多、困难气管插管发生率高以及呼吸道管理困难等特点。实施整形外科手术麻醉时不仅要掌握麻醉学的基本理论、基本知识和基本技能,对各种麻醉方式有全面的认识,熟悉儿科麻醉的特点和麻醉技术,还需要对整形外科患者和整形外科手术的特点有全面的了解,并积累丰富的困难气道处理经验。

第一节 整形外科手术麻醉特点

一 患者特点

(一)先天畸形多

各种先天性畸形的外科手术治疗是整形外科手术的重要组成部分,其中以头面部的先天性畸形较为多见,部分患者还合并存在其他部位和器官的先天性畸形。头面部的各种先天性畸形均有不同程度颌骨、口周软组织以及舌的发育异常,容易出现声门位置的变异和喉镜暴露的困难,导致气管插管困难;部分患者还可能出现严重的上呼吸道梗阻,进一步增加麻醉的处理难度。此外,合并重要脏器病变的患者还降低了手术麻醉的耐受力。

(二)困难气道出现率高

烧伤、创伤、感染、肿瘤、颌骨发育异常以及头面部手术等原因均可导致头颈胸部的解剖异常,如面颈部瘢痕导致的小口畸形、颏胸粘连,感染、肿瘤引起的喉部解剖变异,面部扩张器和口周皮管导致的面罩通气困难,下颌骨发育不良引起的舌体肥大、声门位置上移等,均可导致困难气道的出现,引起通气和气管插管困难,大幅度增加麻醉的难度和风险。

(三)年龄跨度大,小儿比例高

整形外科手术患者的年龄跨度大,包括从新生儿到老年人的各个年龄段,其中小儿的比例相对较高,约占整形外科手术总量的50%,包括各种先天性畸形、烧伤和创伤患儿。这些患儿不仅伴有困难气道的问题,还需要早期手术矫正畸形,特别是涉及颅颌面畸形的手术,往往需要在新生儿期和婴儿期完成手术。由于手术时间长、出血多、创伤大,需要麻醉医师对小儿的麻醉生理、药理和麻醉技术有全面的认识和了解。近年来,随着生活水平的提高和平均寿命的延长,高

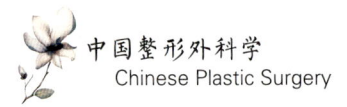

龄患者实施整形外科手术的比例也呈现明显上升的趋势。

（四）美容手术

美容手术患者多数为中青年，因手术相对较小，身体状态好，通常能较好地耐受手术与麻醉。近年来，随着人们经济水平的提高，美容手术的种类和范围不断增加，手术患者的年龄范围也越来越大，并常出现一次实施多个手术的情况，而部分麻醉医师和手术医师对逐渐增加的麻醉和手术风险缺乏足够的认识，术前重视程度不够，准备不充分，术中出现问题时也缺少必要的应急措施，导致了一些严重并发症的发生。由于美容手术本身属于锦上添花手术，患者和家属不理解手术和麻醉存在的风险，出现问题后容易发生医疗纠纷。

二 手术特点

（一）手术范围广

整形外科手术的范围涉及全身各个部位，其中头颈颌面手术的比例较大。头颈颌面部手术时，由于手术野在气道附近，术中麻醉医师需要远离呼吸道，不能近距离观察和管理呼吸，特别是导管和螺纹管被覆盖后，不易早期发现导管打折、接头松动脱落、套囊漏气等情况，明显增加了呼吸管理的难度。手术中需要经常变换头部位置，口内手术时需要经常移动气管导管，从而增加了气管导管脱出的风险。手术后，因口咽部组织肿胀、血液或分泌物堵塞、颌间结扎固定、头面部加压包扎以及急性出血等因素的影响，拔管后容易发生不同程度的上呼吸道梗阻，甚至威胁患者的生命安全。

颅面手术时，开颅后的分离和暴露需要牵拉和推移脑组织，围手术期需要有效控制颅内压增高和防治脑水肿。因颌面、颈部神经丰富，手术操作过程中容易诱发不良神经反射，如颅颌面手术牵拉前移中面部时，可能刺激眼球发生眼心反射；颈部手术时压迫颈动脉窦，一旦发生不良神经反射，就会立即出现心率、血压下降甚至心搏骤停，后果严重。乳房再造和乳房异物清除时，有可能损伤壁胸膜而引起气胸。止血带在四肢整形手术中使用较为广泛，快速松开止血带时还有可能出现止血带休克，因此松开止血带前，手术医师和麻醉医师应及时相互沟通。

（二）手术出血多

面颈部血供丰富，手术部位深，止血困难，加上麻醉药物的扩血管作用，术中容易出现出血异常增多。如颅颌面的截骨手术、肿瘤根治术后的游离组织皮瓣即时修复手术，因创面大、手术时间长，可出现较多的失血；而巨大的神经纤维瘤、口腔颌面部动静脉畸形（如蔓状血管瘤）手术，手术过程中有可能发生难以控制的大出血。

头面部手术的术后出血也是导致严重并发症的主要原因，由于下颌和颈部组织疏松，出血后容易出现血肿逐步挤压咽腔的情况，表现为缓慢加重的呼吸困难，不易早期发现，而后期发现时往往已经出现较为严重的呼吸困难，由于敷料的影响、咽腔的严重变形，使后期的快速处理变得十分困难。

（三）手术部位多、时间长

许多整形外科手术，如恶性肿瘤根治同时行皮瓣修复、大面积瘢痕的切除及植皮、颅颌面严重畸形的整复、巨大缺损的游离组织瓣修复等手术，手术范围十分广泛，常需在多个部位同时实施手术；一些操作精细的手术，如小血管吻合和移植显微外科手术、外耳道成形手术、面部美容手术等，也需要较长时间，因此，长时间、多部位手术也是整形外科手术的主要特点之一。

（四）包扎

整形外科手术的包扎较为特殊，需要使用较多的敷料做加压包扎，特别是头面部的大范围包扎，不仅造成下颌骨后移、咽腔减小，影响上呼吸道的通畅，还使紧急情况下的面罩使用出现困难，甚至无法使用面罩实施加压通气。因此，整形外科手术后应在患者完全清醒时拔管，必要时可以延迟拔管，并常规准备喉罩通气道。

三 麻醉特点

1. 整形外科手术患者多数身体健康，无器质性病变，又多行体表手术，麻醉过程中身体情况相对平稳，麻醉医师容易出现麻痹松懈的情况。同时，患者和家属对麻醉风险的承受力较弱，对麻醉安全的要求较高。

2. 整形外科手术主要为体表手术，对肌松要求不高，而整形外科手术中头面部手术的比例较高，术后容易出现上呼吸道梗阻。因此，手术结束时要求肌松恢复彻底完全，术中应尽量减少肌松药的使用，特别是手术后期应避免使用肌松药，必要时术后使用拮抗药，以最大限度地减少肌松药对咽喉部肌肉的影响。

3. 切口部位可以常规使用局部麻醉药，减少术中全身麻醉药的用量，减轻术后的疼痛程度。局麻药中常规加用肾上腺素可以减少术中出血，但特殊部位应避免使用肾上腺素。

4. 整形外科手术中使用控制性低血压技术，不仅可以达到减少术中出血、避免和节约库血的目的，还能保持术区干净，便于精细操作，缩短手术时间，提高手术效果。

5. 整形外科手术患者的身体条件较好，且多为择期手术，特别适合采用贮存式自身输血和急性等容性血液稀释技术，以减少库血使用。

6. 整形外科手术中困难气道的发生率较高，麻醉医师需要做好术前预测，术前常规准备声门上气道工具，掌握困难气管插管的常用方法，并强调各种困难气管插管新技术、新方法在解决困难气管插管中的重要性；术中加强呼吸道管理；术后需强调在患者清醒、有指令性反应后才能拔管，必要时可以延迟拔管。

7. 整形外科手术患者的年龄跨度大，麻醉医师经常需要在小儿和成人之间交叉实施麻醉，故要求麻醉医师熟悉小儿麻醉的特点、方法，实施麻醉前反复检查、核对麻醉用品和麻醉机，特别是潮气量的设定需要反复确认，避免出现成人潮气量用于小儿的情况。

第二节　整形外科手术常用麻醉方法

实施整形外科手术时，根据手术的范围和患者的配合情况，可以采用局部麻醉、区域神经阻滞麻醉、椎管内麻醉、局部麻醉辅助镇静镇痛技术和全身麻醉等各种麻醉方式。局部麻醉对生理干扰小、易于管理、恢复快，多用于体表和眼、耳、鼻的短小手术；局部麻醉辅助使用镇静镇痛药物，可以减轻患者的焦虑和恐惧，增强局部麻醉的效果，扩大局部麻醉的使用范围；手术范围局限的肢体手术可以选用区域神经阻滞麻醉或硬膜外阻滞麻醉等方法；由于整形外科手术头面部比例大、儿童患者多、手术时间较长、操作精细，较多的手术需要在全身麻醉下完成。

一 麻醉前准备

(一) 麻醉前患者评估

尽管整形美容手术患者多为健康人群，但是充分的术前准备和认真的术前评估仍然十分重要。

1. 病史　了解患者的日常行为，如吸烟、饮酒；询问病史，包括过敏史、恶性高热家族史和手术麻醉史，近期是否有上呼吸道感染病史；了解是否发生过困难气管插管及其解决方法；了解是否合并慢性疾病及是否接受过治疗，目前病情的控制情况以及使用药物的方案和剂量。

2. 体格检查　评估患者的精神状态及生长、发育情况，测量血压、脉率、呼吸频率，仔细进行心肺听诊；了解与麻醉操作相关的情况，如张口度、门齿状态、颌骨的发育情况、舌形态、悬雍垂的能见度、口咽部有无红肿及异常分泌物、甲颏距离、颈部的形态及活动度等。

3. 化验检查　常规检查血型、血常规、出凝血时间、肝肾功能、心电图、X线胸片、电解质等，必要时行CT或MRI检查。

(二) 麻醉前准备

成人择期手术前禁食8个小时，禁饮2个小时；小儿禁食6个小时，禁饮2个小时。牛奶属固体食物，须禁食6个小时。手术前仔细核对患者的姓名、性别、年龄、体重、手术名称、麻醉方法。估计手术较长、失血较多的患者需留置导尿，准备有创动静脉穿刺测压，并准备气管插管的全套设备和物品以及实施麻醉方式所需要的各种物品和药品。

整形外科手术患者特别是美容手术患者多数身体健康，主要是为了解决外形问题，对手术和麻醉的风险有较大的顾虑，术前需要耐心解释。

(三) 麻醉前用药

为了使麻醉过程平稳，减少患者紧张、焦虑、恐惧的情绪，增强镇静镇痛和止涎效果，在麻醉前应使用适当的药物。此外，麻醉前用药还可以增强患者对局麻药的耐受性，减少麻醉药物的用量，维持自主神经的稳定性。临床麻醉前，可根据患者的一般情况、手术种类以及麻醉方式，选择使用2~3种药物，通常使用较多的是镇静安定药物、镇痛药物和抗胆碱药物。

二 局部麻醉

局部麻醉是在患者意识清楚的情况下，将局部麻醉药注射于手术部位，或注射在支配手术区域的神经或神经干，使局部出现神经传导功能阻滞及感觉丧失的麻醉方法。

(一) 局部麻醉的方法

1. 表面麻醉　将高浓度、穿透性强的局麻药涂抹、喷洒于黏膜或皮肤表面，使手术部位产生麻醉作用，多用于眼、鼻腔、口腔等部位。常使用0.5%~1%丁卡因溶液或2%~4%利多卡因溶液。

2. 局部浸润麻醉　将配制好的局麻药沿手术切口进行逐层注射，以阻滞分布于术区组织的神经末梢。常使用加入肾上腺素的0.5%普鲁卡因或氯普鲁卡因溶液，一次最大剂量为0.8~1.0g；或0.25%~0.5%利多卡因溶液，一次最大剂量为400~500mg。

3. 区域阻滞麻醉　围绕手术区域四周及底部注射局麻药，以阻滞支配术区的神经干及神经末梢。

4. 神经及神经丛阻滞 将局麻药注射于神经干、丛、节周围，以阻滞其所支配的手术区域。头面部神经阻滞的麻醉范围可覆盖大部分的头面部手术区域。

（二）常用的局部麻醉药

1. 选择原则 在众多的局部麻醉药中，首先选择对机体影响小、起效快、毒性低、安全系数大的药物。使用时严格遵守安全剂量和安全浓度，通常选择最低有效浓度的局部麻醉药。在局麻药物中加入适量缩血管药物可延长阻滞作用的持续时间，减少血液循环对药物的吸收，起到减缓或降低血药峰值浓度、增强麻醉效果的作用。

2. 分类 局部麻醉药的分子结构是决定其脂溶性、解离度和蛋白结合率等重要理化性质的化学基础。局麻药的脂溶性与麻醉的强度成正比，解离常数（pKa）决定药物起效的速度，而局麻药与受体蛋白结合的数量增加，其作用时间也会相应延长。局麻药根据其化学结构分为酰胺类（利多卡因）和酯类（普鲁卡因）两类，根据其作用时间分为短效（普鲁卡因）、中效（利多卡因）和长效（罗哌卡因）三类。常用的局部麻醉药有以下几种：

（1）普鲁卡因：时效短，仅45～60分钟。穿透、弥散性较差，有扩血管作用，毒性小。常用0.5%浓度。

（2）利多卡因：起效快，弥散广，穿透性强，无明显血管扩张作用。2%～4%用于表面麻醉，一次最大剂量为100mg；0.25%～0.5%用于局部浸润麻醉，时效120～140分钟；1%～2%用于神经阻滞，时效60～120分钟。

（3）布比卡因：0.25%～0.5%可用于神经阻滞。麻醉效能强，持续时间长，有心脏毒性。

（4）罗哌卡因：麻醉效能与布比卡因相近，但安全系数较布比卡因高。一次最大剂量为225mg。

（5）丁卡因：时效可达3小时。毒性大，起效慢，不宜用于局麻。表面麻醉常用1%～2%浓度，一次最大剂量为40mg。

3. 不良反应 指机体或组织器官对一定剂量的局麻药所产生的不良反应或损害。

（1）毒性反应：指单位时间内血液中的局麻药浓度超过机体的耐受力所引起的毒性反应。中枢神经系统对局麻药的反应最为敏感，当药物剂量过大或注射过快时，可快速出现中枢神经系统兴奋，表现为眩晕、视觉和听觉异常、多语、寒战、抽搐甚至惊厥。心血管系统的毒性反应表现为血压升高继而降低、心率减慢甚至心搏骤停，其中布比卡因的心脏毒性较大，常引起室性心律失常，严重时出现室颤而致心跳停止，并且复苏的成功率较低。因此，使用局麻药时必须严格使用安全剂量，根据患者的身体状态及使用部位调整剂量；注药前抽吸、边注射边观察患者的反应；对缩血管药物无禁忌者，可使用加入1：200000肾上腺素的药液；术前用药时可给予适量巴比妥类或苯二氮䓬类药物，以提高局麻药毒性的阈值。出现局麻药毒性反应时要迅速吸氧，保持气道通畅，必要时辅助呼吸或控制呼吸；使用血管活性药物，以维持适当的血压、心率；静脉注射地西泮或硫喷妥钠，必要时使用琥珀胆碱终止惊厥。

（2）类过敏反应：局麻药的类过敏反应较为少见，主要见于酯类局麻药。

三 椎管内麻醉

从广义上讲，椎管内麻醉也属于局部麻醉的范畴，但因其独特的解剖特点而单归一类。硬膜外麻醉和蛛网膜下腔麻醉（简称"腰麻"）都属于椎管内麻醉。椎管是椎骨及周围韧带围成的管状结构，内有脊髓，脊髓周围依次有软脊膜、蛛网膜和硬脊膜包裹，硬脊膜和蛛网膜毗邻。在椎骨和周围韧带与硬脊膜之间的潜在性间隙称为硬膜外腔，在蛛网膜与软脊膜之间的潜在性间隙称为蛛网膜下腔，经椎骨间穿刺将局麻药注入硬膜外腔即硬膜外麻醉，将局麻药注入蛛网膜下腔即蛛网膜下腔麻醉。

四 镇静镇痛技术

局麻手术时，多数患者存在不同程度的紧张和焦虑，部分患者甚至因而拒绝治疗。而适量使用镇静镇痛药物可以使患者在手术过程中保持镇静，减轻术中的恐惧和焦虑，消除伤害性刺激的记忆，增强局部麻醉的效果，显著提高患者的舒适程度。而对生命指征的实时监测和调控，可进一步提高手术的安全性。

（一）镇静镇痛的目的

1. 监护并确保患者术中生命安全。
2. 降低患者术中的不舒适感或疼痛感。
3. 减轻治疗对患者心理带来的不良刺激，消除患者对伤害性刺激的记忆。
4. 提高患者对不良刺激的耐受性。
5. 缩短患者麻醉后的恢复时间，减少医疗花费。

（二）镇静镇痛的方法

术中镇静镇痛，根据控制给药方式可分为医师控制镇静和患者自控镇静，根据给药方案可分为间断给药和连续输注。根据患者的需要可采用单纯使用镇静药或镇痛药，也可以联合使用两种或两种以上的药物。由于使用单一药物需要较大剂量才能达到临床所需的镇静镇痛深度，容易出现不良反应，而镇静镇痛药物复合使用可以产生协同和相加作用，在减少两类药物用量的同时获得较为满意的麻醉效果，还能避免和减少不良反应，特别是呼吸抑制的发生，目前最为常用。

（三）镇静镇痛药物的种类

用于镇静镇痛的药物众多，包括静脉麻醉和吸入性麻醉药物，如苯二氮䓬类、氯胺酮、异丙酚、阿片类、非阿片类以及氧化亚氮、挥发性吸入药物等。理想的镇静镇痛药物应该具有以下特点：①起效快，作用时间短，具有特定并可预测的量效关系；②无刺激和兴奋性，无心血管、呼吸系统的抑制作用，并方便给药。整形外科最常用的镇静镇痛药物包括：

1. 咪达唑仑　负荷量为 $0.025\sim0.05$ mg/kg，维持输注速度为 $1\sim2\mu g/(kg\cdot min)$。
2. 丙泊酚　负荷量为 0.5 mg/kg 或 $100\sim150\mu g/(kg\cdot min)$ 的速度输注 $3\sim5$ 分钟，维持输注速度为 $25\sim75\mu g/(kg\cdot min)$。
3. 氯胺酮　负荷量为 $0.3\sim0.5$ mg/kg，维持输注速度为 $8\sim16\mu g/(kg\cdot min)$。
4. 右旋美托咪定　负荷量为 $0.5\sim1.0\mu g/kg$，静脉持续输注 10 分钟，维持输注速度为 $0.2\sim0.7\mu g/(kg\cdot h)$。
5. 芬太尼　负荷量为 $1\sim2\mu g/kg$，维持输注速度为 $0.01\sim0.03\mu g/(kg\cdot min)$。
6. 舒芬太尼　负荷量为 $0.1\sim0.2\mu g/kg$，维持输注速度为 $0.0015\sim0.005\mu g/(kg\cdot min)$。
7. 瑞芬太尼　负荷量为 $0.25\mu g/kg$，维持输注速度为 $0.05\mu g/(kg\cdot min)$。

（四）镇静深度的评估

镇静镇痛药物对呼吸均有不同程度的影响，其抑制程度与药物剂量和镇静深度密切相关。镇静偏深时不仅能抑制呼吸中枢，还能降低咽喉部肌肉的张力，出现舌后坠和上呼吸道梗阻，临床表现为呼吸频率下降、幅度变小、氧饱和度下降，个别患者甚至出现呼吸暂停，威胁生命安全，故应做好镇静深度的评估。现在有多种评分方法评估镇静深度，其中常用的方法有以下几种：

1. OAA/S（the observer's assessment of alertness/sedation）评分法　OAA/S 评分法包括患者反应、语言表达、面部表情、眼睛四方面。为了让镇静评分的高低与镇静深度一致，改良的 OAA/S 评分与最初的评分分值正好相反，清醒时为 1 分，镇静最深时为 5 分（表 8-1）。OAA/S 评分法对镇静深度的分辨能力较强，其主要缺点是术中评估时需要患者的配合，患者对反复的刺激有时会觉得厌烦。

表 8-1　改良 OAA/S 评分法

患者反应	语言表达	面部表情	眼睛	评分
对呼喊名字应答自如	正常	正常	正常	1（清醒）
对呼喊名字反应倦怠	稍慢	轻度放松	倦怠无神或上睑轻度下垂（＞1/2）	2
仅对大声呼喊名字有反应	含糊不清或明显变慢	明显放松（下颌放松）	倦怠无神且上睑明显下垂（≥1/2）	3
对轻度刺戳或摇动有反应	难以辨清	—	—	4
对轻度刺戳或摇动无反应	—	—	—	5（深睡）

2. 镇静视觉模拟评分法（visual analogue scale/score，VAS）　VAS 类似疼痛视觉模拟评分法，也用于镇静深度的评估。用一条 100mm 的尺子，0mm 点为"清醒"，100mm 处为"深睡"，让患者根据自己感觉的镇静深度找此尺子上相应的位置。此法对镇静深度的测量较敏感，患者的感觉与评估者的判断一致性好。由于此法也需要患者的配合，对于面颈部手术不方便。

3. 脑电图（EEG）　EEG 是一种利用神经生理学技术进行无创、客观、连续的脑功能监测，与镇静深度有良好的相关性。由于镇静镇痛药物对 EEG 都有影响，当镇静镇痛药物复合应用时，对 EEG 的分析变得较难。近年来对 EEG-BIS 指数的研究表明，BIS 值与镇静深度的相关性较好。应用 EEG-BIS 作为对中枢神经系统抑制的辅助监测工具，对临床应用镇静催眠药具有指导作用。

五　全身麻醉

麻醉药物通过吸入、静脉、肌肉或直肠灌注等途径进入体内，抑制中枢神经系统使意识消失的麻醉方法，统称为全身麻醉。其主要包括吸入麻醉、静脉麻醉、基础麻醉和静吸复合麻醉等。

（一）吸入麻醉

麻醉药经呼吸道吸入，通过肺吸收而产生麻醉作用的方法，称为吸入麻醉。由于吸入麻醉的深浅取决于血液中的药物浓度，临床上可以根据手术刺激的强度控制麻醉药的血药浓度，随时调节麻醉的深浅。吸入麻醉药在体内分解代谢少，主要以原形从呼吸道排出，安全系数较大。目前常用的吸入麻醉药有恩氟烷、异氟烷、七氟烷和氧化亚氮（笑气）。恩氟烷、异氟烷和七氟烷均属含氟类吸入麻醉药，通过麻醉机上的专用挥发器吸入，浓度精确，调节方便；吸入较高浓度时可以扩张外周血管，降低血压，有利于控制性低血压的实施。其中七氟烷味道芳香，刺激性小，适用于小儿的吸入诱导；同时，七氟烷的血气分配系数最小，起效和恢复速度更快，是目前临床应用最广的吸入麻醉药。氧化亚氮是最早用于临床的吸入麻醉气体，无色，有甜味，无刺激性，不燃烧，不爆炸，储存在耐压钢瓶中，但其麻醉性能较弱，不能单独使用，需要氧气作为运载气体与其他含氟类吸入麻醉药合并使用，常用的吸入浓度为 50%～70%。氧化亚氮不仅能减少其他吸入麻醉药的用量，还有第二气体效应，可增强其他吸入麻醉药的麻醉性能。氧化亚氮在血液中的溶解度比氮气大32倍，容易弥散进入体内的含气腔隙内，增加腔隙的体积或压力。

（二）全凭静脉麻醉

全凭静脉麻醉是指所有的麻醉药均通过静脉途径用药的麻醉方法。其麻醉诱导经静脉直接用药，速度快，诱导较平稳，患者感觉舒适，无呼吸道刺激作用，无环境污染，也不需要特殊设备。由于静脉麻醉药的作用依赖于其药代动力学特性，在体内需经过再分布、生物转化和排泄才能逐渐从体内消除，因而在使用静脉麻醉药时存在个体差异，可控性差。但近年出现的强效、半衰期短、消除完全的静脉麻醉药使全凭静脉麻醉过程趋于完美，特别是出现了以药代-药效动力学理论为基础的计算机靶控输注新技术（TCI），通过调节血浆或效应室的药物浓度来精确控制或维持适当的麻醉深度，进一步提高了药物的可控性。

（三）静吸复合麻醉

静吸复合麻醉是指同时或先后使用静脉和吸入麻醉药的麻醉方法。由于目前任何单一药物都不能完全满足临床麻醉所需要的镇静、镇痛、肌松和抑制伤害性反射的目的，因此，现代麻醉技术更强调药物和技术手段的联合使用，既可以获得理想的麻醉深度，又可以维持围麻醉期患者生命体征的稳定，同时还能做到诱导平稳，恢复迅速，并发症少，提高患者的舒适度。联合用药不仅可以最大限度地发挥每类药物的药理作用，还可以减少各药物的用量，避免和减少药物的副作用。其方法多种多样，如静脉麻醉诱导，吸入麻醉维持；或吸入麻醉诱导，静脉麻醉维持；或静吸复合诱导，静吸复合维持。由于静脉麻醉起效快，诱导平稳，而吸入麻醉易于管理，易于控制麻醉深浅，在临床麻醉中采用静脉麻醉诱导，吸入麻醉或静吸复合麻醉维持占有主要地位。

第三节　整形外科手术的常用麻醉技术

一　控制性低血压技术

（一）控制性低血压的定义

控制性低血压是指采用降压药物与技术，将收缩压降至80～90mmHg或者将平均动脉压降至50～65mmHg，不发生重要器官的缺血缺氧性损害，终止降压后血压可迅速恢复至正常水平，不产生永久性器官损害。

（二）控制性低血压的主要目的

控制性低血压的主要目的是减少失血，改善术野条件，减少输血，增加手术期的安全性。

（三）控制性低血压对器官功能的影响

控制性低血压是通过降低外周血管阻力而使动脉血压下降，组织器官血流量是否减少是关键。必须强调，足够的有效循环血量是维持器官血流充分灌注的必要条件，因此，在控制性降压过程中应定时评估血管内的液体容量，以维持器官最理想的功能状态。

1. 控制性低血压对脑神经系统的影响　适当的动脉血压对脑循环的维持尤其重要。正常体温患者，控制平均动脉压（mean arterial pressure，MAP）安全低限度为 50～55mmHg，此范围内脑血流量的自身调节能力仍能保持，一旦 MAP 下降至此限度以下，脑血流量将与动脉血压呈平行下降，便有可能产生脑缺血，从而影响脑功能。异氟烷在低脑灌注压（<30mmHg）时，仍能维持良好的脑氧代谢率，提示对大脑有保护作用。目前，异氟烷诱导控制低血压越来越受到欢迎。

2. 控制性低血压对心脏功能的影响　异氟烷、七氟烷和地氟烷在控制性低血压中具有同等的心肌保护作用。控制性降压期间，保证心肌代谢所需的氧供充足是十分重要的，因为此时心肌灌注量将明显减少，是否会发生心肌缺血与是否联合使用改善心肌代谢的药物有关。已知或怀疑缺血性心肌病患者，原则上不应做控制性低血压。

（四）控制性降压的适应证和禁忌证

1. 适应证
(1) 复杂大手术，以及术中出血可能较多，止血困难的手术。
(2) 显微外科手术，要求手术野清晰的手术。
(3) 因宗教信仰而拒绝输血的患者。
(4) 大量输血有困难或有输血禁忌证的患者。
(5) 麻醉期间血压、颅内压和眼内压过度升高，可导致严重不良后果的患者。

2. 禁忌证
(1) 有重要脏器实质性病变的患者。
(2) 全身情况差的患者，如低血容量、严重贫血等。
(3) 麻醉医师对该技术不熟悉可视为绝对禁忌。

3. 相对禁忌证
(1) 70 岁以上的老年患者或婴幼儿。
(2) 慢性缺氧患者。
(3) 周围血管缺血性病变患者。
(4) 有静脉炎或血栓病史的患者。
(5) 哮喘、青光眼患者。

（五）控制性低血压的临床管理

1. 监测项目　包括连续动脉血压、心电图、呼气末二氧化碳、脉搏血氧饱和度、体温、中心静脉压监测。长时间手术者，血清电解质、血气分析、红细胞比容水平应作为常规监测。尿量是简单而重要的监测指标，降压期间尿量至少应保持在 1ml/（kg·h）。

2. 降压程度　血压下降的数值应以维持心、脑、肾等重要脏器的充分灌注为限度，还需根据患者的具体情况酌情对待。

3. 降压措施与药物选择　全身麻醉或椎管内麻醉均有一定程度的降压作用。加深麻醉的降压方法适用于短时间降压的患者；需要较长时间降压的患者，宜采用联合降压的方法或选择联合降压药物，使降压过程平稳。

4. 呼吸管理　控制性降压期间，肺内分流和无效腔量均可能增加，因此供氧必须充分，潮气量和每分通气量以能保持正常的动脉二氧化碳分压而定。

5. 补充血容量　控制性降压期间需要保证足够的有效循环血量，以维持器官功能的正常。

6. 停止降压后的处理　引起出血的操作结束即应停止降压，使血压逐步回升至原水平。停止使用降压药并不等于控制性降压作用已经结束，此时仍应加强对患者的监测。

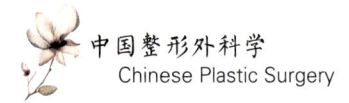

二 自身输血和血液稀释技术

(一) 贮存式自身输血

贮存式自身输血是指在术前一定时间内采集患者自身的血液并进行保护,在手术期间输用。

1. 适应证

(1) 身体一般情况较好,血红蛋白＞110g/L或红细胞比容＞0.33,行择期手术的患者。

(2) 术前估计术中出血量超过自身循环血量的15%且必须输血者。

(3) 稀有血型配型困难的患者。

(4) 对输异体血产生免疫抗体的患者。

2. 禁忌证

(1) 血红蛋白＜100g/L的患者。

(2) 有细菌性感染的患者。

(3) 凝血功能或造血功能异常的患者。

(4) 输血可能性小的患者。

(5) 冠心病、严重主动脉瓣狭窄等患者以及重症患者慎用。

3. 注意事项

(1) 按相应的血液储存条件,在手术前3天完成血液的采集(可一次或分多次采集)。

(2) 每次采血不超过500ml(或自身血容量的10%),两次采血间隔不少于3天。

(3) 在采血前后可给患者补充铁剂、维生素C及叶酸(有条件者可应用重组人红细胞生成素)等。

(二) 回收式自身输血

回收式自身输血是指使用血液回收装置,将患者的体腔积血、手术失血及术后引流血液回收后进行抗凝、洗涤、滤过等处理,然后回输给患者。血液回收必须采用合格的设备,回收处理的血必须达到一定的质量标准。体外循环的机器余血应尽可能回输给患者。

回收式自身输血的禁忌证包括:①血液流出血管外超过6小时;②怀疑流出的血液含有癌细胞;③怀疑流出的血液被细菌、粪便或羊水等污染;④流出的血液严重溶血。

(三) 急性等容性血液稀释

急性等容性血液稀释是指在麻醉诱导前或诱导后、手术主要出血步骤开始前抽取患者一定量的自体血在室温下保存备用,同时补充等效容量的晶体或胶体液,使手术出血时血液的有形成分丢失减少,同时又得到相当数量的自体血;待主要出血操作完成后,根据术中失血情况将患者自身血进行回输,以达到不输异体血或少输异体血的目的。根据稀释程度的不同,可将急性等容性血液稀释分为两种:①急性有限度等容性血液稀释,将红细胞比容稀释至28%左右;②急性极度等容性血液稀释,将红细胞比容稀释至20%左右。

1. 适应证

(1) 身体一般情况较好,血红蛋白≥110g/L或红细胞比容≥0.33,估计术中失血量大的患者,可以考虑进行急性等容性血液稀释。

(2) 手术中需要降低血液黏稠度以改善微循环的患者。

2. 禁忌证

(1) 血红蛋白＜100g/L的患者。

(2) 低蛋白血症患者。
(3) 凝血功能障碍患者。
(4) 不具备监护条件的患者。
(5) 心肺功能不良的患者。

3. 注意事项

(1) 血液稀释程度，一般使红细胞比容不低于25%。

(2) 术中必须密切监测患者血压、心电图、脉搏血氧饱和度、红细胞比容以及尿量的变化，必要时应监测中心静脉压。

三 肿胀技术

（一）肿胀技术的定义

肿胀技术（tumescent technique）又称肿胀麻醉（tumescent anesthesia），是一种局部麻醉方法。其狭义定义为在脂肪抽吸时，将大量含有稀释的肾上腺素和利多卡因的生理盐水溶液注射至皮下组织，使之发生肿胀，注射量与预计的脂肪抽吸量之比为2∶1～3∶1，无须系统麻醉及静脉输液，且脂肪抽吸量少于4L或小于患者体重的4%；其广义定义为在皮下组织或组织间隙内注射大量含有稀释的肾上腺素和利多卡因的溶液，使之发生肿胀，以达到局部麻醉、止血及分离组织的作用。肿胀技术既可以作为单独的局部麻醉方法，又可以与全身麻醉、神经阻滞麻醉以及镇静镇痛技术联合使用。

（二）肿胀液的配方

肿胀液目前还缺少统一的标准配方，通常由生理盐水（或乳酸钠林格液）1000ml、1∶1000肾上腺素1ml和不同剂量的利多卡因组成，也可以加入5%碳酸氢钠10ml。利多卡因的浓度变动较大，通常为0.05%～0.08%，肿胀液的容量较大时，可进一步降低利多卡因的浓度。使用肿胀技术时，利多卡因的安全剂量可以超过常规剂量的4～5倍，达到35mg/kg，美国美容外科学会2000年脂肪抽吸指南推荐的最高剂量为45～50mg/kg。在肿胀液中加入肾上腺素可以收缩血管，减少出血，减缓利多卡因的吸收，延长局部麻醉药的作用时间；肾上腺素的有效浓度为1∶1000000～1∶80000，最低为1∶2000000。在肿胀液中加入碳酸氢钠可以中和其pH，减轻注射时的疼痛。酸性溶液的pH升高，使游离碱基增多，CO_2穿过神经细胞膜进入轴浆，导致轴浆内pH下降，使局部麻醉药物解离，阳离子增多，与受体结合加强局部麻醉效果，减慢利多卡因的吸收。

（三）肿胀技术的目的

1. 减少术中失血　肿胀液中的肾上腺素在较低浓度时仍有收缩血管的作用，而组织压力增高能加速肾上腺素进入细胞。大量的肿胀液加大了皮下组织间隙，采用小直径吸管可以减少血管损伤。此外，组织肿胀后压力增高，可压迫血管以减少出血。

2. 改变皮下脂肪组织的物理性质　大量肿胀液注入皮下组织后，大大降低了脂肪组织的黏滞度，使组织间隙肿胀；其本身的液压分离效应，还可能降低周围组织的黏着牵引力，用较低的负压即可将脂肪组织撕脱并进入抽吸管内。

3. 麻醉效果彻底，作用时间延长　肿胀液在注射压力或重力的作用下逐渐扩张并水压分离皮下组织，利多卡因均匀地分布于皮下组织，与感觉神经末梢的距离缩短，麻醉效果彻底。由于利多卡因吸收减慢，血浆浓度高峰明显延迟，麻醉作用时间可持续18～20个小时，减少了术后止痛

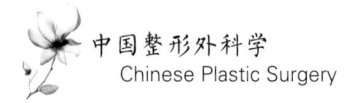

药物的使用。

4. 对内环境影响小，增加了手术的安全性　由于肿胀液的皮下输液作用（注射后2个小时可被吸收进入血液循环），手术中患者尿量充足，血压、脉搏稳定，对人体内环境影响较小，可耐受大容量脂肪抽吸而无须输血输液，增加了手术的安全性。由于肿胀技术的使用，患者术后恢复较快，出血量较少，在抽吸量<2000ml时无须住院观察。

（四）肿胀技术的不足及潜在危险

1. 费时费力　使用肿胀技术时注射时间较长，通常注射时间与抽吸时间大致相等。手工注射较为费力，采用输注泵可减轻劳动强度、缩短时间，但注射速度的加快也增加了刺激强度，从而增加了患者的痛感。此外，利多卡因的血浆浓度与注射速度有关，机器输液的速度应控制在200ml/min左右，并由有经验的医师实施。

2. 药物毒副作用的影响　虽然大量研究证实肿胀技术的药物毒副作用较小，但不能排除其潜在危险。部分患者可出现倦睡、手抖、呕吐等症状，提示超量使用利多卡因应慎重。术前应仔细检查患者的心、肺、肝、肾等主要脏器，以免因代谢障碍而发生毒性蓄积。

药物的毒性作用不一定出现在手术中，由于血浆高峰浓度可延迟到术后12～24个小时，故术后也应密切观察。此外，肿胀技术的药物研究多在血供较少部位如腹部、腰部、腿部，血供丰富部位的安全注射剂量还有待进一步研究。在注射过程中，要警惕利多卡因的过敏及类过敏反应，随时注意患者呼吸、血压、心率的变化，并观察注射部位有无血管扩张、瘀斑及针孔渗血等异常。若产生上述症状，应立即停止注射并进行对症治疗，以免发生全身中毒反应及注射部位的皮肤软组织坏死。

肿胀技术若与全身麻醉或镇静镇痛技术联合使用，可减少利多卡因的剂量，特别是使用较大容量的肿胀液时，应避免利多卡因的过量使用。配制药物时要加强核对，避免人为错误导致的药物过量。

3. 循环负荷过重　由于肿胀技术需要在皮下灌注大量液体，注射后2个小时即被吸收进入血液循环，可造成细胞水肿、血浆蛋白稀释。另外，大量液体进入循环系统可增加循环负担，导致中心静脉压升高，甚至出现肺水肿。腹部、下肢注射过量肿胀液可导致静脉回流受阻、组织因子释放，手术后血流缓滞可造成静脉血栓形成。因此，不要盲目增加肿胀液的注射量，一般以抽吸混合液估计量的1.5～3倍为宜。大容量脂肪抽吸时，应适当减少肿胀液的注射量，可采用超湿性技术（即注射量与抽吸量之比为1∶1）。此外，根据手术大小适当限制和控制静脉输液量，必要时可加用利尿药物。

第四节　处理困难气管插管的常用方法

困难气管插管是临床麻醉中时常遇到的难题，由于整形外科手术患者的特殊性，困难气管插管的发生率相对较高，及时和正确处理困难气管插管，迅速建立安全的气道是确保麻醉安全的前提。近年来，随着各种解决困难气管插管的新技术、新方法不断应用于临床麻醉，有效地解决了困难气管插管的难题，提高了麻醉的安全性。

一　经鼻盲探气管插管技术

经鼻盲探插管是张口受限患者常用的插管方法，先选择患者通气较好的鼻孔，滴入麻黄碱使鼻黏膜血管收缩，如为清醒插管还应滴入表面麻醉药。可先放入小一号的鼻咽通气道扩张鼻道，并对整个鼻道实施充分的表面麻醉。用热水加温导管使其变软，或选用质地柔软的专用鼻插管（Portex），并涂上医用润滑油，以减少气管导管推送的阻力。导管从选定的鼻孔插入时，应与面部平面垂直；导管在鼻咽后壁处遇到阻力时，应在头后仰的状态下轻轻推送，严禁使用暴力。如还不能通过，可先退出导管放入管芯，将导管弯曲成半圆形，帮助导管尖端通过鼻咽弯曲部，然后拔出管芯；也可先将弹性探条放入口咽部，使气管导管经弹性探条引导通过鼻咽弯曲部。

盲探插管时必须保持患者的自主呼吸，以呼吸声引导导管接近声门。常用方法是：当导管尖端通过鼻后孔以后，插管者便缓缓推进导管，并用耳靠近导管口倾听呼吸气流声，根据气流的大小来判断导管尖端的方向及位置。一手持导管调整其进出及左右旋转，另一手托住患者的枕部调整头位。导管尖端偏向一侧时可感到阻力，并能从患者颈部看到该侧有皮下隆起，此时可退导管，逆时针扭转导管使其尖端向左侧移动，顺时针扭转导管使其尖端向右侧移动。如果导管尖端置入会厌上间隙导致受阻，能从颈正中甲状软骨上方看到皮下隆起，此时可退少许导管，使患者保持头后仰，再推送导管。良好的表面麻醉，特别是经环甲膜穿刺气管内麻醉对顺利完成插管至关重要；适量的镇静镇痛药物对减轻患者痛苦、提高插管的成功率也很有帮助。当气管插管通过鼻通道进入声门口附近时，呼吸音加重，当呼吸音最为清晰时，嘱患者做深呼吸，使声门口尽量开放，然后在患者吸气时送入气管导管。

经鼻盲探插管技术的禁忌证包括烦躁不配合、颅内压增高、喘鸣、气道解剖异常、伴有筛板骨折的颌面创伤、鼻出血、凝血功能障碍等。由于经鼻盲探插管时间较长，成功率偏低，对于颈椎不稳定的患者必须避免头部的活动。

二　直接喉镜下经口盲探插管技术

对于喉头显露Ⅱ级和Ⅲ级的困难插管患者，用直接喉镜暴露会厌后，如经颈前加压仍不能窥视声门，可根据口咽结构用管芯将导管塑形成相应弧度，将导管尖端置于会厌下进行插管。当患者保持自主呼吸时，可根据气流声判断导管是否已到达声门口，由于该方法简单实用，不需要特殊设备，在积累一定的经验后能解决大多数的轻中度困难插管，是目前临床使用最广泛的方法。此外，选择软硬度适中的管芯对顺利完成气管插管较为重要。直接喉镜下改善声门暴露的常用方法包括颈前加压技术、经左侧磨牙声门暴露技术等。

（一）颈前加压技术

直接喉镜下声门暴露不理想时，插管者可用右手在患者的甲状软骨前向上、向后加压，找到声门暴露的最佳位置后，改由助手帮助实施操作。使用该手法可使Cormack Ⅲ级的发生率从9%下降到1.3%~5.4%。笔者所在中国医学科学院整形外科医院的观察也证实，使用该手法能使困难气管插管的发生率下降50%左右。

（二）经左侧磨牙声门暴露技术

对于唇腭裂和门齿脱落的患者，喉镜置入后容易进入裂隙以及常规喉镜声门暴露不理想时，可将喉镜从左侧磨牙处置入。笔者所在医院对280例患者的观察证实，该法能明显改善声门的暴露效果，使困难插管的发生率下降50%左右，如与颈前加压技术联合应用则效果更加理想。由于

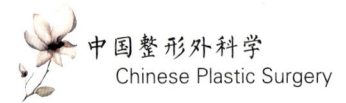

喉镜直接置于舌面上,有部分舌体膨出在口腔内,对视野有部分干扰,但并不影响气管插管的操作。

三 弹性探条引导插管法

弹性探条(bougie)引导插管法是在直接喉镜声门暴露欠佳时,先将弹性橡胶导引管沿会厌下放入气管内,然后沿弹性橡胶导引管将气管导管插入气管内。由于弹性橡胶导引管有一定的柔软度和弹性,在气管内移动经过气管环时有明显的停顿感,操作者容易确定其是否已进入气管内。该方法简单实用、成功率高,是目前临床上解决困难气管插管的有效方法之一。

四 光棒技术

光棒(lightwand)实质上是一根可弯曲的管芯,前端装有灯泡,后端连接配有电池和开关的把柄。将气管导管套在光棒上,灯泡则突向远端,光棒头端弯曲的角度通常为90°。有研究提示,保持45°~60°的弯曲角度,气管插管的操作更加容易,时间更短。笔者所在医院的观察结果也证实,60°的弯曲角度有利于插管操作和推送导管。对声门位置明显偏高的患者或者婴幼儿,可以选用80°的弯曲角度。插管时患者平卧,头后仰,光棒经口正中或口角向下朝着喉头进入,观察环甲膜,当颈前部出现明显的亮点时,表明光棒的前端正位于声门开口处,此时将光棒保持于原位并推送气管导管,即可将导管送入气管内,确认导管进入声门后退出光棒。近年来,改良型光棒(Trachlight)的临床应用更加广泛,其型号齐全,能够用于所有年龄段的患者。它具有独特的内置管芯,在找到颈前光点后将管芯后退6~10cm,继续向下推送光索,可看见光点在颈前继续向下移动,既能帮助确认气管导管是否已进入气管内,又能减少或避免咽喉部的损伤。光棒技术可用于正常气管插管和困难气管插管,尤其适用于张口受限和口内有血液污染的患者。

五 逆行性引导气管插管法

逆行性引导气管插管法是一种安全、有效、快速的气管插管方法,对器械和设备的要求较低,在常规方法插管不成功时可考虑使用。操作时患者取头后仰位,在适当的镇静后,于环甲膜处消毒皮肤做浸润麻醉,并穿刺注药实施气管内表面麻醉。经典方法是用17号勺状针在环甲膜处穿刺,进入气管后置入带芯的硬膜外导管,出声门后从口腔或鼻腔引出。现在的改良方法是用套管针穿刺,用导丝及导丝外套管做引导,其优点是对气管创伤小,导丝易控制方向,较易穿出口腔或鼻腔。一般用18号套管针垂直穿透环甲膜,确认回抽有气后,将套管针向头端倾斜推进并拔出针芯,导丝的J端送入套管,直到从口腔出来,然后退出套管,用止血钳夹住颈外的导丝,从口外将导丝套入引导管,引导管可以使用纤维支气管镜、鼻胃管、吸痰管等。从口腔把引导管沿导丝送入气管内的环甲膜处,然后把气管导管套入导丝外的引导管并送入气管内,最后抽出导丝及引导管。

六 可视喉镜插管技术

可视喉镜是利用光学折射、纤维光导传输以及微摄像技术等图像传输原理制作的一类新型插管喉镜,可将操作者的观察视野从口外前移到喉镜叶片的前端,既增加了声门周围的显露范围,又解决了人肉眼视野的局限;同时符合人体咽喉部解剖角度的喉镜片不仅方便操作,还使声门暴露更加容易,大幅度降低了气管插管的难度,声门暴露时不需要用力上提喉镜追求口、咽、喉三轴线的重合，减少了对喉周软组织的损伤，成为目前解决困难气管插管最常用的方法。

可视喉镜的种类繁多，有多种分类方法：根据图像采集方式可分为摄像头、光学和光纤三种类型，根据镜片类型可分为Macintosh镜片和成角镜片，根据有无导管引导槽可分为不带导管引导槽和带导管引导槽两种类型。目前国内使用较为广泛的可视喉镜主要有GlideScope、McGrath S5、Tosight、UE、Airtraq和King Vision等。可视喉镜的显示屏可位于喉镜柄上，也可通过电缆线或无线传输方式单独显示。

（一）大角度可视喉镜插管技术

大角度可视喉镜是目前广泛应用于气管插管和困难气管插管的新型喉镜，常用的包括GlideScope、McGrath以及Tosight视频喉镜等。此类喉镜由镜片前端的摄像头采集图像，经电缆线传导并放大到显示器上，其喉镜片前端角度比普通喉镜片明显加大，使困难气管插管患者的声门显露更加清晰容易。由于喉镜片前端角度较大，操作时必须使用管芯的辅助才能完成气管插管。此外，眼手的协调也是可视喉镜操作成功的重要组成部分。将带管芯的气管导管从喉镜片右侧进入口腔，当导管前端进入声门后，由助手拔出管芯，操作者则推送气管导管至声门下的合适距离，右手固定导管，左手退出喉镜。

（二）带引导丝可视喉镜插管技术

Tosight视频喉镜的A型镜片有专用气管插管引导丝槽和专用气管插管引导丝，声门暴露满意后，先在直视下将引导丝送入气管内，然后将气管导管套入引导丝，沿引导丝将气管导管送入气管内。

（三）带引导槽可视喉镜插管技术

Airtraq和King Vision是目前使用较为广泛的带引导槽可视喉镜，由左右两部分构成，镜片右侧为气管导管的引导槽，可以放置包括普通导管在内的多种类型的气管导管；左侧为光源和图像传输系统。其中Airtraq由光学系统传输图像，King Vision采用电子摄像技术。

插管前根据患者的性别、年龄和体重挑选型号合适的喉镜和气管导管，在润滑气管导管和引导槽后将导管放入引导槽内。操作时从正中置入口内，并将声门调整到喉镜视野的中央，然后将导管向下推入声门。在气管导管的套囊通过声门后，用剥去法将气管导管从引导槽的右侧缺口处分离，并退出镜片。当喉镜进入口腔出现困难时，可以采用反转操控方法，先将Airtraq喉镜镜片与标准插管位置成90°~180°的方向置入口中，然后通过旋转回到常规插管的位置。

七 可视软镜和可视硬镜气管插管技术

（一）可视软镜气管插管技术

可视软镜包括纤维光导支气管镜（fiberoptic bronchoscope，FOB）和电子软镜。可视软镜是目前解决困难气管插管最可靠和最有效的工具之一，具有前端调节角度大、直视以及直接引导插管等特点；临床应用刺激小、损伤轻、成功率高，使一些极度困难的气管插管成为可能。由于可视软镜气管插管技术的掌握有一定的技巧和难度，因此需要经过一段时间的专业培训和练习才能操作。可视软镜气管插管技术可经口和经鼻使用，由于鼻咽部弧度使可视软镜或气管导管自然朝向声门，不管是选用先将气管导管推送声门附近后，再使用可视软镜引导插管的方法，还是直接将可视软镜放入气管后，再推送气管导管的方法，均较易获得成功。经口插管时，由于口咽部与气管之间存在一定的角度，又缺少对可视软镜的支撑结构，使可视软镜直接引导插管的难度明显增加，需要较长时间的专业训练才能掌握。临床上可使用一些专用的口咽通气道帮助可视软镜引导气管插管，以减少插管的难度。此外，通过Cookgas、Ambu等气管插管型喉罩引导插管，既能保证插管完成前气道通畅，又能大幅度降低可视软镜引导气管插管的难度，明显提高困难气管插管的成功率，是解决困难气管插管最有效的方法之一。

应用FOB和电子软镜前应先调好焦距和图像的清晰度，用油润滑镜干，将挑选好的气管导管套入镜干，并固定于镜干的上端，镜头涂以防雾剂。通过镜干的工作通道持续给予氧气，有利于避免分泌物附着镜头。可视软镜进入口腔或鼻腔内一定位置后，调节其前端的方向寻找会厌和声门，找到声门后将可视软镜通过声门推送至气管内，此时可见明显的气管环，见隆突后将套在镜干外的气管导管推入声门。操作时，由助手托起患者的下颌，这样既有利于保持呼吸道通畅，又能使会厌离开咽后壁，保持一定的咽腔空间，便于可视软镜寻找会厌和声门。使用单向旋转气管导管的方法或直接使用专用的柔性气管导管，可以解决和避免出现推送气管导管困难的问题。

（二）纤维光导可视硬镜气管插管技术

使用纤维光导可视硬镜进行困难气管插管，较软镜有两大优点：一是可以起到管芯的作用，将喉镜和插管的步骤合二为一；二是在口外操作就可以使镜干头端在喉咽部按所需方向任意移动进退，很容易寻找和进入声门，可以明显提高成功率，并缩短插管时间。使用纤维光导硬镜可选用直接寻找声门插管的方法，也可在常规喉镜暴露的情况下，直接将纤维光导硬镜放到会厌附近，再通过寻找声门送入气管导管。目前国内常用的纤维光导硬镜包括视可尼硬镜、Levitan硬镜以及Bonfils纤维硬镜。

使用纤维光导硬镜前先连接光源，调节焦距，润滑镜干，再将合适的气管导管套入镜干，气管导管前端超出镜干0.5～1cm。采用直接寻找声门插管的方法时，应由助手托起患者的下颌，以保证呼吸道通畅和保持一定的咽喉部空间，及时清除口腔分泌物是保证良好视野的前提。使用直接喉镜联合纤维光导硬镜的方法插管时，找到声门后可由助手帮助推送气管导管或固定直接喉镜，也可由操作者推送气管导管。

由于纤维光导硬镜的结构与光棒极为相似，用常规方法插管出现困难时也可以借助光棒的定位方法完成气管插管。通常情况下，若在颈前出现明亮的光点，提示硬镜的前端已经抵达声门附近，然后通过目镜寻找声门并进入声门下，推送气管导管完成插管，即通过体表寻找光点的外定位，加上镜下寻找声门的内定位完成气管插管。需要强调的是，硬镜是用透光法进行插管的，不必像光棒那样反复比对寻找颈前的最亮光点，避免了缺少变形能力的硬镜对喉周软组织的损伤。

八　喉罩通气道引导插管法

喉罩通气道（laryngeal mask airway，LMA）是近年来用于临床的新型气道维持方式，具有置入容易、操作简单、创伤小、循环反应轻等优点；临床麻醉时既可以用于困难气道的维持，还可以协助完成困难气管插管。特别是气管插管型喉罩通气道的研究和应用，使其在解决困难插管方面的作用更加突出，应用范围更加广泛，插管成功率大幅度提高，并能同时解决困难插管患者的气道维持和气管插管两大难题，成为目前解决困难气管插管最有效和最理想的方法之一。

（一）普通喉罩通气道引导插管法

置入喉罩通气道并确定气道通畅后，可经喉罩通气管置入合适的气管导管（ID 6.0mm）。当LMA位置正确时，通常喉罩内通气管开口与声门裂的对应关系较好。可采用以下方式进行气管插管：

1. 直接盲探插管　选择适当大小的气管导管，充分润滑后将其直接通过喉罩向前推进，部分患者的气管导管能顺利滑入气管内。

2. 弹性探条引导插管　有些患者的声门位置高于喉罩内通气管开口，经LMA直接盲探插管不能成功，此时可先将前端上翘的弹性探条经LMA盲探置入气管内。插管时，可在喉罩内直接经弹性探条将气管导管引入气管内，也可在退出LMA后再经弹性探条将气管导管引入气管内。

3. 发光导丝引导插管　通过喉罩使用发光的软质导芯，在颈前通过光点定位和引导完成插管。

4. FOB引导插管　将带有套囊的气管导管套在纤维支气管镜干上，先经LMA置入纤维支气管镜，然后在直视下将其插入气管内，再置入气管导管。

5. Aintree引导管插管　Aintree引导管是一种中空的导管，可以套入较细的可视软镜，其一端15mm的标准接头可以连接麻醉回路给氧。先在可视软镜的引导下经普通喉罩的管腔将Aintree引导管放入气管内，然后退出可视软镜和普通喉罩，再沿Aintree引导管将气管导管放入气管内。使用普通喉罩引导插管时，受喉罩管腔的限制，有些患者的气管导管偏细，可以通过弹性探条、气管导管交换芯等工具更换导管。由于小儿型号的喉罩通气管管径相对较粗，对气管导管的限制较小，经普通喉罩气管插管在小儿中使用较为广泛（表8-2）。

表8-2　适用于不同型号喉罩的气管导管和可视软镜

喉罩种类	型号	患者体重(kg)	喉罩内径(mm)	套囊容量(ml)	最粗气管导管内径(mm)	最粗可视软镜(mm)
经典喉罩	1	<6.5	5.25	2~5	3.5	2.7
经典喉罩	2	6.5~20	7.0	7~10	4.5	3.5
经典喉罩	2.5	20~30	8.4	14	5.0	4.0
经典喉罩	3	30~70	10	15~20	6.0囊	5.0
经典喉罩	4	>70	10	25~30	6.0囊	5.0
经典喉罩	5	>90	11.5	25~30	7.0	6.0
Cookgas喉罩	2.5	20~50	10	20~25	6.5	6.0
Cookgas喉罩	3.5	50~70	12	25~30	7.5	6.0
Cookgas喉罩	4.5	>70	14	25~30	8.5	6.0

（二）气管插管型喉罩通气道引导插管法

气管插管型喉罩通气道（intubating laryngeal mask airway，ILMA）是一种专门为引导盲探气管插管而特殊设计的改良型喉罩通气道，其组成包括标准通气罩、预塑形的金属通气管和金属手柄。与普通LMA相比，其通气管内径较粗较短，可通过常用的成人气管导管并便于退出。其通气管由金属制成，带有金属手柄，便于调节喉罩的位置，使喉罩开口与声门开口对合。通气罩内有一个类似三角形的活动性抬会厌板，在气管导管通过时，推动其上抬移开会厌便于气管导管进入气管内。由于ILMA为硬质通气导管，临床应用时有可能发生牙齿和咽喉部损伤，使用特制的专用气管导管增加了应用成本，喉罩开口处的抬会厌板也在一定程度上增加了可视软镜的操作难度。Daniel Cook医师在普通喉罩和ILMA的基础上研制了一种新型的气管插管型喉罩通气道（Cookgas intubating laryngeal airway，CILA）。CILA材质柔韧，构造简洁，与咽喉部解剖曲线一致的弯曲角度有利于其顺利进入咽腔，临床应用时具有操作简单、盲探引导插管成功率高等优点，还能直接使用普通气管导管进行插管。笔者所在医院的临床观察证实，对正常和困难气管插管患者使用CILA，均有较高的盲探插管成功率，合并使用FOB时还能降低其使用难度，进一步提高气管插管的成功率。CILA型号齐全，有专用的退喉罩工具，特别是近年来一次性喉罩Air-Q的临床应用，可以解决从婴儿到成人各个年龄段患者的气管插管和困难气管插管。由于CILA为软通气管，有一定的变形能力，与硬质纤维镜联合应用也有较好的临床效果。笔者所在医院多年的临床经验已经证实，CILA联合FOB是解决困难气管插管的理想方法之一。此外，CTrach气管插管型喉罩通气道是增加了可视功能的ILMA，可有效降低ILMA的插管难度。

Ambu气管插管型喉罩通气道材质柔软，弯曲角度大，用于口轴线与咽轴线夹角偏小的声门偏高患者，可以降低喉罩置入的难度，加大的管腔可以快捷方便地用于引导完成各种困难气管插管。其管壁具有牙垫功能，在完成气管插管后方便喉罩的术中保留，从而减少了喉罩退出时气管导管脱出的风险，还可以在术后早期拔出气管导管并保留喉罩到患者完全清醒，增加了麻醉的安全性，使患者的恢复期更加平稳舒适，特别有利于心脑血管系统不稳定患者的插管和拔管。

第五节　特殊手术麻醉

一　颅颌面畸形矫正手术

许多先天性颅颌面畸形综合征，如Apert综合征、Crouzon综合征都可出现眶距增宽、颅骨缝早闭等严重颅颌面畸形，需要采用颅外、颅内或颅内外联合径路手术，将颅骨和眶骨截断、移位后重新组合，以获得畸形的修复，具有手术范围广、创伤大、出血多、时间长的特点。常选用静吸复合全麻，需施行气管插管，对于术前已存在明显的气道梗阻症状者，需警惕麻醉诱导后发生窒息。手术可能涉及眶内侧壁的鼻骨，故多采用经口气管插管，使用RAE气管导管可将整个麻醉回路置于手术野外，最大限度地减少对手术操作的影响。术中多需建立有创动脉压和中心静脉压的监测，以精确估计失血量，及时补充血容量。伴颅狭症患者多有颅内压增高，可呈慢性发展过程，无典型症状者易被忽视，在颅内压增高的情况下，手术操作对脑组织的压迫和牵拉会造成严重的脑损伤，术后颅内压增高更为明显，甚至发生脑疝，因此术中和术后均应做持续的颅内压监测。

二　显微外科手术

显微外科手术的特点是操作精细，麻醉要求镇痛、镇静完全，并有良好的肌松保持制动。肢体手术可采用区域神经阻滞麻醉，在获得良好镇痛效果的同时阻滞交感神经扩张血管，增加手术肢体的血流灌注，还可根据需要进行术后镇痛。由于显微外科手术历时较长，区域阻滞麻醉时常需辅助应用适量的镇静药以使患者保持安静。全身麻醉是显微外科手术最常用的麻醉方法，不仅麻醉效果可靠、麻醉时间不受手术时间的限制，还可以避免术中体动，为精细手术操作提供更理想的手术条件。显微外科手术时需注意加强生命体征监测，呼吸道管理，水、电解质和酸碱平衡。显微外科手术要求维持较高的有效循环血量和有效灌注压，以利于吻合后的微血管通畅，保证移植组织有足够的血流灌注。此外，长时间手术时对受压部位的保护也十分重要。围手术期防止移植组织的吻合血管栓塞和痉挛是显微外科手术获得成功的关键，常用方法有：①输注平衡液和低分子右旋糖酐，以降低血液黏滞度；②避免各种致血管痉挛因素，如疼痛、寒冷、应用血管收缩药和输血输液反应等；③术后应尽可能让患者平稳地苏醒，不宜延迟拔管；④麻醉恢复期内即可开始实施镇痛。

三　乳房美容手术

常见的乳房美容手术有乳房增大术或乳房缩小术，可采用连续硬膜外麻醉或全麻。施行硬膜外麻醉时，可经T2~T4间隙穿刺向头侧置管，阻滞平面以控制在T2~T8为宜；采用较低浓度的局麻药，避免使用过量的镇静与镇痛药，以减少对呼吸、循环的抑制。阻滞平面超过T4时，心交感神经会受到抑制，出现心率减慢和不同程度的血压下降，治疗可用阿托品及血管收缩药。乳房增大术在经腋窝小切口分离胸大肌时易发生气胸，术中应注意严密观察。乳房缩小术需切除多余的乳房组织，其手术创面和失血量相对较大，应引起重视。近年来，随着麻醉技术的不断发展和完善，特别是喉罩通气技术的广泛应用，全身麻醉以具有操作简单、安全系数高、呼吸管理容易、可控性强等优点逐渐得到认可，在乳房美容手术中的使用率越来越高，成为目前最常使用的麻醉方法。

四　腹部美容手术

腹部美容手术主要有脂肪抽吸或切除术，可根据手术范围和大小分别选用局麻、局麻复合镇静镇痛麻醉、连续硬膜外麻醉、全身麻醉等各种麻醉方式。施行硬膜外麻醉时，可经T9~T10间隙穿刺向头侧置管，阻滞平面以控制在T4~L1为宜。由于手术操作在腹壁上进行，对肌肉松弛作用的要求不高，因此可选用较低浓度的局麻药，术中根据需要给予辅助镇静与镇痛药物。麻醉中需注意阻滞平面广对呼吸、循环的影响。腹部脂肪切除术创面较大，术中失血、渗液可能较多，要及时给予输血、补液。小范围的腹部脂肪抽吸术通常在门诊进行，在抽吸部位注射含利多卡因和肾上腺素的肿胀液是最常用的麻醉方式，由于注射和抽吸过程完全清醒，疼痛、恐惧和焦虑伴随着整个手术过程，往往给患者造成巨大的心理伤害。静脉使用适量镇静与镇痛药物可以有效减轻患者的伤害性刺激，提高疼痛阈值，提高患者的舒适度，显著改善手术条件，是中小量脂肪抽吸术最常用的麻醉辅助方法。使用镇静镇痛麻醉时要控制好镇静的深度，有条件时可用BIS监护仪持续监护，并随时调节镇静深度，使BIS值保持在60%左右。此外，还要密切观察患者的呼吸功能，保持呼吸道通畅，常规吸氧，必要时唤醒患者或进行辅助呼吸。在手术创面较大或脂肪抽吸量较大时，选用全身麻醉是较为安全的，不仅增加了麻醉的可控性，也减少了大量使用局麻药存在的风险。

施行腹部脂肪抽吸术时，常同时需要进行手臂、臀部、大腿、小腿的脂肪抽吸，部分患者还需行胸部、颜面部凹陷处的脂肪充填。虽然脂肪抽吸术的创伤比脂肪切除术小，但吸脂术的肿胀液中往往含有大量利多卡因，故应警惕局麻药延迟吸收中毒的潜在危险。进行多部位、大范围的脂肪抽吸时，大量的肿胀液注入加上失血、渗液，可能会造成水、电解质平衡紊乱，故必须加强围手术期体液监测和管理，患者一旦出现胸痛、呼吸困难等症状，必须考虑到脂肪栓塞、肺梗死的可能。此外，在腹壁做数个小切口施行负压脂肪抽吸，虽然表面创伤相对较小，但皮下反复抽吸造成的创面较大，麻醉医师需要充分了解这种表面、皮下不一致的情况。

（邓晓明　孙玉蕾　温超　徐文莉）

参考文献

[1] 庄心良,曾因明,陈伯銮. 现代麻醉学[M]. 第3版. 北京:人民卫生出版社,2003.
[2] Ronald D M. 米勒麻醉学[M]. 第6版. 曾因明,邓晓明,主译. 北京:北京大学医学出版社,2006.
[3] 刘具会,邓晓明,王磊,等. 小儿应用Trachlight光索引导气管插管的临床观察[J]. 临床麻醉学杂志,2009,25(10):904-906.
[4] 杨冬,邓晓明,罗茂萍,等. Cookgas气管插管型喉罩用于预测困难气管插管的临床观察[J]. 中国医学科学院学报,2007,29(6):755-759.
[5] 杭燕南,王祥瑞,薛张纲,等. 当代麻醉学[M]. 第2版. 上海:上海科学技术出版社,2013.
[6] 戚可名,王阳. 临床脂肪抽吸技术:形体雕塑艺术[M]. 郑州:郑州大学出版社,2003.
[7] 叶铁虎,吴新民. 疑难合并症与麻醉[M]. 北京:人民卫生出版社,2008.

第九章
胎儿外科学概论

第一节 胎儿外科的概念及其发展史

先天性畸形是危害新生儿的重要出生缺陷。《中国出生缺陷防治报告（2012）》指出：目前我国出生缺陷发生率为5.6%，以全国年出生数1600万计算，每年新增90万例有缺陷的新生儿，其中出生时临床明显可见的约有25万例。从21世纪开始，人们通过胎内介入对胎儿的贫血、心律不齐和某些维生素缺乏的治疗已在临床上获得成功，之后逐渐出现了经皮穿刺进入宫腔来处理胎儿积液、巨大淋巴管瘤、唇裂等手术。当然，还有一些其他先天性疾病需要通过宫内手术来加以治疗。

一 胎儿外科的概念

随着现代化诊断手段的不断发展、监护设备的改进以及各种产前检查、产前诊断和外科技术的提高，越来越多的先天性异常和畸形得到了宫内诊断，也了解了一些危及胎儿生命或影响胎儿重要器官发育的先天性异常和畸形，人们开始试图进行宫内救治和矫正重要器官畸形，这就形成了早期的胎儿外科。人们可以在胎儿时期通过胎内操作，延伸了新生儿外科的外科治疗范围，以期达到救治胎儿、改善胎儿预后、提高生命质量的目的，研究这方面的学科就是胎儿外科。

二 胎儿外科面临的问题

胎儿外科要真正广泛地在临床上使用并且成为一个完整的学科，还面临着一系列复杂的问题：①如果不危及胎儿生命，提前在胎内手术是否比出生后处理有更大的好处？②在手术前如何获得正确的产前诊断而不至于手术扑空？③胎内手术的相关技术是否可以提供手术完成的保障，如手术器械、监护仪器、操作程序等？④胎内手术的安全系数有多大？母体与胎儿的安全性如何？⑤如何防止术后流产问题……这些都是需要研究和解决的问题。因此，胎儿外科要得到推广还有很长的路要走，还有很多问题需要有识之士来研究解决。

三 胎儿外科发展史

胎儿外科始于20世纪60年代初，由于当时诊疗条件（影像、麻醉、器械等）的限制，只限于初步尝试。1960年Liley等通过输血，成功地对1例胎儿水肿进行了Rh同种免疫。20世纪70年代随着超声影像技术的问世,使更多的胎儿畸形在产前得到诊断。对胎儿结构异常的矫治始于20世纪80年代,在反复对胎羊肾积水进行宫内治疗实验的基础上,1982年美国加州大学旧金山分校Harrison等首次报道了他们在1981年对先天性肾积水胎儿进行外科治疗,做了膀胱造口术,开创了胎儿外科的先例。后来该校相关机构建立了胎儿外科中心,并成为胎儿外科的发源地,多年来引领着胎儿外科的发展方向。1984年第一本胎儿外科专著问世,以后逐渐开展了开放性胎儿先天性膈疝修补术、先天性肺囊性腺瘤切除术、骶尾部畸胎瘤切除术等。1996年开展了胎儿镜下暂时性气管阻塞术治疗胎儿先天性膈疝,为胎儿外科的发展奠定了基础。2004年国际胎儿学会发表宣言称"胎儿是一个患者"(Fetus as a patient)。

在我国,从文献上看,20世纪80年代末,重庆、北京等地已有胎羊膈疝等动物模型的制作和治疗探索的报道;90年代末沈阳曾报道对胎儿肾积水的诊断、分型及生后的治疗随诊。21世纪初广州建立了胎羊输尿管梗阻动物模型。与国外大量的基础研究和已用于临床的数种胎儿畸形的治疗相比,我国的胎儿外科尚处在起步阶段,近20年来已经从动物实验发展到人类,并在技术方面取得了很大的进步。在国外,目前已广泛地将胎儿外科治疗应用于临床,并在治疗对象、疾病和手术适应证方面有很大的推进,使它成为独立的学科,在各个领域内得到应用和扩展。胎儿外科的发展见图9-1。

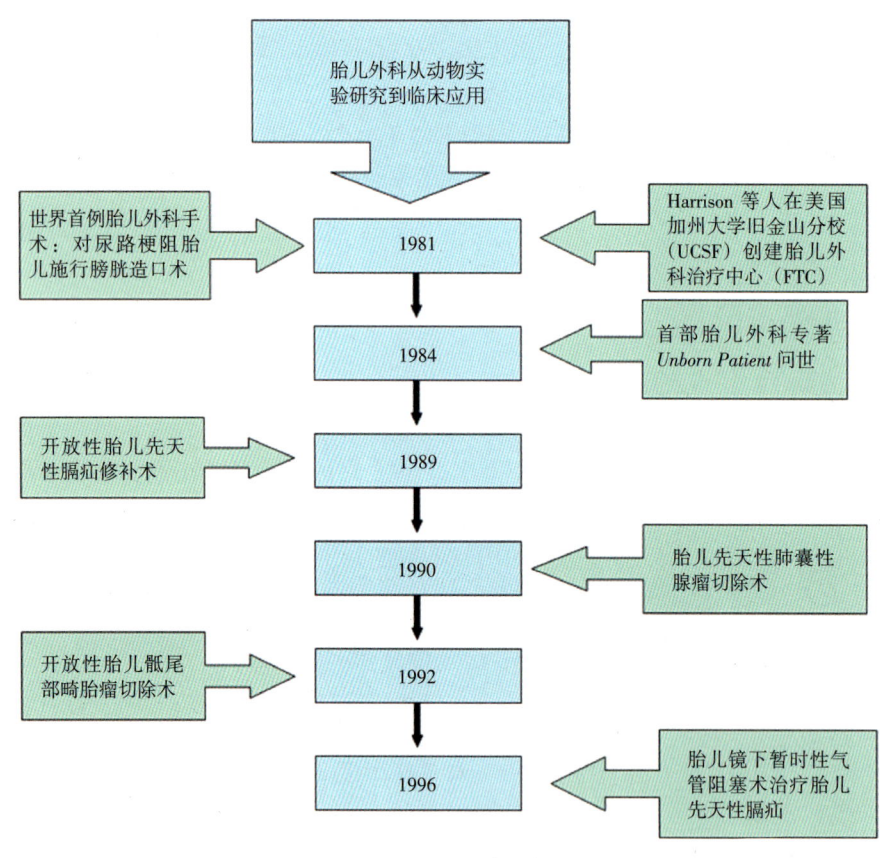

图9-1 胎儿外科的发展

第二节 胎儿外科的适应证

在胎儿时期，有些修复性手术的危险性比出生后再做更小，有些手术不在胎内做就会出现死胎，因此，这些均是胎儿外科的适应证。总结目前的产前诊断，胎儿外科能治疗的先天性畸形大致有以下几种：

1. 在子宫内或出生后不久对胎儿有生命威胁的畸形，例如先天性膈疝、先天性肺囊性腺瘤样畸形、肺隔离症、胎儿胸腔积液、梗阻性尿路疾病、双胎间输血综合征、先天性心脏畸形、胎儿心律不齐、脊髓脊膜膨出或脑积水等。从理论上说，这些疾病在胎儿生长发育期或影响生命，或影响某些重要脏器的功能而导致残疾，应该在胎内即采取积极的干预措施。

2. 对于没有宫内死亡危险的胎儿畸形，例如先天性腹壁异常（脐膨出、腹裂等）、先天性消化道畸形、胎粪性腹膜炎等，应及早进行围生期管理，并在出生后进行适当的外科治疗。

3. 对于并不直接影响生命预后，但出生后有长期生活质量问题的畸形，例如唇裂、腭裂、肢体畸形或生殖系统畸形等，采取胎儿期手术可明显改善出生后的生活质量。

4. 除以上情况外，某些胎儿因先天性或后天性因素，出生后可发生气道通气障碍，例如先天性膈疝在胎儿期进行气道阻塞治疗、胎儿颈部肿瘤（如淋巴管瘤、畸胎瘤）引起气管压迫阻塞、先天性高位气道梗阻或狭窄等。对于这些情况，需要在胎儿出生即刻，并在维持胎儿循环状态下进行处理，以保证胎儿离开母体时的气道通气，由此产生了子宫外产时处理（ex-utero intrapartum treatment，EXIT），这是介于胎儿手术与母体剖宫产之间的技术，也可归入广义的胎儿外科的概念。

第三节 胎儿外科的治疗技术

胎儿外科的产生离不开胎儿外科技术，只有在这些技术的支持下，对胎儿的治疗才能进行。胎儿外科技术一般分为经皮穿刺治疗和检查技术、开放性胎儿手术技术和胎儿镜手术技术。

一、经皮穿刺技术

（一）操作技术

孕妇排空膀胱，腹壁皮肤按常规消毒，用1%利多卡因做局部浸润麻醉，在超声引导下经孕妇的皮及皮下、子宫壁进入胎儿皮肤，导入针头就可治疗了。

（二）治疗的疾病

1. 胎儿积液，如肾盂、膀胱、胸腔、颈部巨大水囊瘤等处的积液，导入针头后可置处置管分流，或吸引囊肿内的液体及体腔、脏器的积液。

2. 胎儿后尿道瓣膜及双胎输血综合征（twin-twin transfusion syndrome，TTTS），导入激光凝

固器，用激光凝固胎盘血管吻合支等。

二、开放性胎儿手术技术

首先用超声心动仪查明胎盘的位置。一般从腹下部横切口经腹膜外进入子宫，避开胎盘位置，术中用可吸收的订书钉样物进行结扎缝合。切开子宫，取出胎儿，进行畸形矫正。整个操作过程要用温盐水不断地灌洗，以保持胎儿的体温，并防止皮肤干燥。术毕，将胎儿送回子宫时特别要注意将脐带安放好，要保持宫压，丢失的羊水用生理温度的等渗电解质液进行补充。子宫行四层缝合关闭。目前已经较少应用该法。

三、胎儿镜手术技术

胎儿镜手术技术的问世，使胎儿外科技术有了飞跃的发展，现在已成为胎儿外科的常规术式。在没有胎儿镜手术技术时，一般采用开放性胎儿手术技术，由于其创伤较大、时间较长，给监护和术后带来了较多的问题，特别是胎儿死亡或流产难以避免。胎儿镜（fetoscope）的应用可以弥补创伤大的副作用，随着照相、电视、纤维光镜和外科器械的改进，对子宫的损伤越来越轻，对母体的影响也越来越小，可以避免因子宫切开而诱发的流产，因而增强了宫内手术的安全性。

（一）禁忌证

1. 孕期曾有流产征兆。
2. 体温超过37.5℃或白细胞计数＞10000×10^9/L。

（二）术前准备

1. 孕周选择　孕15～18周是观察胎儿体表的最佳时间；孕20周以后羊水相对混浊，窥视困难，一般不做胎儿镜。如为取血样，当以孕18～21周为佳。
2. 术前用药　用地西泮10mg静脉注射，可使孕妇镇静并减少胎儿活动。
3. B型超声扫描　行胎盘定位、胎儿测量、确定胎位，并选择胎儿镜的插入位置。

（三）麻醉和体位

采用局部浸润麻醉。取平卧位。

（四）手术步骤

1. 孕妇排空膀胱。
2. 腹壁皮肤按常规消毒。
3. 用1%利多卡因做局部浸润麻醉。在拟定腹腔镜插入部位做5mm长的皮肤切口，切口应直接对着胎儿及胎盘的位置。
4. 用装上套管的套针（trocar）经腹壁切口刺入羊膜腔内，如拔出套针有羊水溢出，即证实已在羊膜腔内，可插入胎儿镜窥视。
5. 操作过程中可使孕妇改变体位，如侧卧位、胸膝卧位等，或用手在外部推动胎儿，使检查部位暴露在可见范围之内。
6. 如需取皮肤活检，则拔出胎儿镜，插入活检钳，在超声波引导下，对准胎儿的背、臀、肩及头皮等处采取皮肤组织。

7. 如取胎血,可将胎儿镜对准胎盘表面的血管,用26号或27号针直接刺入较大的血管取血;亦可直接穿刺脐带取血。

8. 术毕,取出胎儿镜,插入部位用纱布加压2分钟左右。

(五) 术中注意要点

1. 胎儿镜的穿刺点应根据胎盘位置而定,后位胎盘的穿刺点位于小肢体部分,前位胎盘的穿刺点应选择在胎盘周围或胎盘很薄的边缘部位。

2. 因视野有限,应选择需要的部位重点观察,全部看清楚是不可能的。

(六) 术后处理

1. 严密观察孕妇的一般状况,酌情应用抗生素预防感染,并用子宫松弛剂抑制宫缩。

2. 严密观察胎心率,至少监测4个小时。

3. 孕妇若为Rh阴性血型而胎儿为Rh阳性血型,用抗D抗体保护。

(七) 并发症

1. 感染 无论母体还是胎儿都有可能感染,但若严格执行无菌操作是可以防止的。

2. 出血 主要是因损伤腹壁或子宫体血管所致。

3. 损伤 膀胱、肠管损伤,胎儿、胎盘损伤。

4. 羊水渗漏 其发生机制与羊水穿刺相同,一般可自行停止,无须特殊处理。

5. 流产及早产 胎儿镜检查致流产、早产的发生率为6%~7%,其与技术熟练程度有关,熟练的操作者几乎不增加其发生率。

第四节 胎儿外科技术在整形外科的应用

胎儿无瘢痕愈合一直吸引着整形外科医师进行研究,以达到手术修复创面的无痕化。因此,在胎儿外科建立的初期就有人开始研究整形外科疾病在胎儿期的治疗,如唇腭裂等。

一 唇裂与腭裂

许多整形外科医师都在探索胎内修复唇腭裂的方法。Longaker等修复了47只胎兔的唇裂,成活率为76.9%。Stern等对75天胎羊行唇裂修复,术后7、14及21天取材,未见瘢痕增生,亦无炎性反应。Canady等对10只孕期为70~133天的母羊进行了观察:在15只胎羊中,有9只产生腭裂并予以修复,1只产生腭裂但不予修复,1只产生腭裂等出生1周后再行修复,4只不产生腭裂以做对照。等到145~147天胎羊出生后,再过1个月进行取样检查。结果显示,在112天胎龄以后进行修复者大体观察与组织学检查均有瘢痕增生,70天胎龄以内修复者未见瘢痕增生,提示在1/3孕期以前的创面修复可不发生瘢痕。Stelnicki等将孕期为14天(孕终期为21天)的100只ICR胎鼠在子宫内做胎鼠后腿皮肤全层切开,伤后0、1、3及5天取材行组织学检查,伤后5天死亡率为20%,伤后3天伤口均为无瘢痕愈合,其中3只曾注入5μl TGF-β_1(25g/L)者,伤口有明显瘢痕增生及炎性细胞浸润。

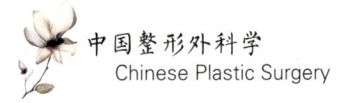

（一）唇裂、腭裂胎内修复的条件

用产科超声探测仪等检测，在产前可以诊断胎儿的唇腭裂畸形病变。唇裂、腭裂胎内修复可以得到无瘢痕愈合的优良效果，还可以防止因唇腭裂继发的面中部发育延迟造成的畸形，因而可以获取出生后再修复时无法获得的良好外形与功能。当然，要想得到理想的胎内手术效果，必须要有大量动物实验的可靠资料作为依据。

（二）唇裂、腭裂胎内修复的动物实验

有许多动物曾用于唇裂、腭裂胎内修复的实验研究，但各有其优缺点。总体上可以把实验动物分为两类：

1. 较小的动物 如鼠、兔之类，其特点为体型较小，孕期较短。由于允许操作的期限短，术后在子宫内停留期更短，外科操作困难也比较大。A/J 小鼠是典型的唇裂实验模型，其子代本来就有7%～12%唇裂发生率，如果用苯妥英处理，其唇裂发生率可达100%。胎兔的唇裂修复模型不仅显示伤口无瘢痕愈合，而且很少有继发性上颌发育延迟造成的畸形。Kohama 等对98只孕兔的174只胎兔行胎内唇裂修复术，并按人类唇裂的实况，对23只胎兔做成从轻度到重度的唇裂进行修复，并观察其颅径的变化，结果没有发现颅面畸形发生。而 Stern 等在观察中期胎兔的唇裂修复结果时发现，修复组出生后6个月未见瘢痕增生，而且修复处肌肉交错发育，再生良好，局部胶原密度及排列均正常；未修复组伤区透明质酸含量明显低于附近组织，认为宫内手术不长瘢痕与不发生上颌畸形有关。这一类小动物虽然可用，但胎内生存期过短，不便于观察术后变化。

2. 较大的动物 如猪、羊、猴等。此类动物胎内生长期较长，便于观察术后变化，手术操作也比较方便。这类动物的胎内手术也不出现瘢痕性愈合。早期的实验是产生唇腭裂与修复过程同时完成，没有给术后骨与软组织异常发育以间隔时间，其结果与临床实际差距甚大。现在采用三段实验方法：Hedrick 等对孕中早期的胎羊先产生唇裂模型，2周后行唇裂修补，再过1个月取材检查，结果发现切开的伤口甚至没有缝合者也呈无瘢痕自愈的趋向；切除的伤口修复后，同样是无瘢痕愈合，不过这不是真正的再生，而是表现为一种组织的裸区（bare area）状态。据114天的组织切片显示，上皮组织没有附件组织的结构，真皮内无胶原沉积，表现为正常的网状结构，这种现象称为过渡性伤口（transition wound）。Longaker 等对8只75天的胎羊产生唇裂、齿槽裂，并分成修复组、未修复组，另外4只不产生唇裂，作为对照组。各组分别于术后7、14、21和70天取样检查，结果显示未修复组出现明显的上颌发育不对称畸形，而修复组则无畸形出现。

目前对胎儿伤口从无瘢痕愈合到出现瘢痕增生的具体时限还缺乏研究资料。Lorenz 等将人胎儿皮肤移植到裸鼠皮下进行观察，得出在孕期24周之前人胎儿皮肤伤口为无瘢痕愈合期的结论。因此，从理论上来说，胎内手术应选择在比较早的孕期进行，但过早手术不仅增加了危险性，而且因组织薄而脆，难以承受缝线的张力，何况早期也不易通过超声等仪器做出正确的诊断。

Estes 等是首先用内镜行胎内唇裂修复者。Evans 等首先对9只孕期124天（孕终期为145天）的胎羊产生双侧唇裂，然后采用标准的宫内手术方法进行修复：右侧9处用特制的小银夹修复；左侧7处用缝合法修复，其余2处不予处理以做对照。结果显示，两种方法修复的效果相同，但用银夹法只需2.5分钟，而用缝合法则要9.8分钟。Oberg 等用银夹行胎内小鼠缝合，所需时间为7分钟，术后伤口愈合良好，无胶原沉积；而用缝合法者所需时间为90分钟，且术后有单核细胞浸润。总结银夹法的优点是组织损伤少，炎性反应轻，缝合速度快，适合于内镜操作。内镜修复虽然简便快捷，但如果要求更精美，要用 Millard 旋转推进等术式，则仍需行开放性手术。

理想的唇腭裂修复必须包括鼻畸形矫正，其难度比唇裂修复更大。由于唇腭裂并非威胁生命的疾病，选用胎内手术的标准自然要高，还要注意假阳性的干扰。有一组32例胎儿，经有经验的医师用产科超声仪检查确诊为唇裂和(或)腭裂，出生后有2例为正常者。单独确诊为腭裂的难度

更大。现在用三维超声诊断法（three-dimensional sonography）可以避免假阳性的问题。在确诊为唇腭裂的胎儿中，因同时伴有其他更严重的病变，可选择胎内修复者为数很少，如32例诊断为唇腭裂的胎儿，80%伴有心脏、中枢神经系统及其他更严重的先天性疾病，最后选择行胎内手术者只有4例。Hedrick引用了至今仅有的1例关于人胎儿唇裂修复的资料：Ortiz-Monasterio在鼠与灵长类动物实验的基础上，为1例唇裂胎儿施行胎内修复。1位22岁妇女孕19周的胎儿诊断为单侧唇裂，要求行胎内手术，使用开放式子宫切开进入，用旋转推进法修复，术后胎儿早产，在新生儿ICU监护了2个月，术区没有瘢痕增生，但在出院后不久患儿不幸死亡，未能留下更好的照片等资料。Canady等和Longaker目前认为胎儿唇裂修复要慎重，早产的发生和唇部手术的时机还需要研究。

二、颅面畸形

胎儿外科技术的发展为颅面外科的研究与治疗提供了更有力的支持。据Slavkin报告，有70个基因与颅面畸形的发生相关，其中3个基因与颅骨过早融合有关。研究表明，成纤维细胞生长因子（fibroblast growth factor，FGF）受体基因家族的突变与Crouzon综合征和Pfeiffer综合征的发生密切相关。

（一）在胎内制造动物模型

颅缝早闭是颅面畸形中的一类病变，有人认为是颅底而不是颅缝的变化决定着颅骨的发育。随着胎儿外科技术的发展，对颅缝早闭的研究取得了明显的进展。Duncan等应用胎儿外科动物模型，将去矿质的骨粉（demineralized bone powder，DBP）放在36只胎兔切开的冠状缝处，证实能诱导局部骨质增生，导致冠状缝融合，胎兔呈扁头畸形。

（二）在动物胎内进行颅缝再造术

Stelnicki等将10只胎羊头颅两侧的冠状缝切开，其中右侧冠状缝切除4mm边缘，放入25mg DBP、50μg骨形成蛋白2（bone morphogenetic protein 2，BMP-2）及1μg转化生长因子β（transforming growth factor β，TGF-β），分别于孕90天和140天取材检查。结果显示：90天时，所有右侧冠状缝全部闭合，右侧额骨扁平，眶上缘升高，组织学证实为骨性融合；140天时，除上述变化外，还有顶拱前后径缩短，颅底变平，颅面有明显畸形。胎儿外科技术不仅有助于揭示颅缝早闭与颅面畸形的关系，而且可以阻止颅面畸形的发生。Stelnicki等对8只胎羊行胎内手术，切开右侧冠状缝，并在其间放入TGF-β、BMP，21天后此缝即闭合；再在胎儿镜下将其中4只胎羊已闭合的右侧冠状缝切除4cm×12cm骨质，用隔膜置于间隙内，阻止其骨连接，到140天取材检查发现，未行处理的冠状缝早闭者均发生明显的颅面畸形，而阻止冠状缝闭合者有3/4颅面发育良好。这提示可以通过胎儿镜进行颅缝再造，同时也提示胎内干预可以防止颅缝早闭的发生。

颅骨缺损是另一种先天性病变，它可以由外在的原因如羊膜束带综合征（amniotic band syndrome）所改，也可以由胎儿内在疾病如脑膨出、颅裂（cranium bifidum）引起。由于胎儿的脑组织更易受损伤，故胎内修复缺损的颅骨很有必要，也是今后需要研究的内容。

三、肢体畸形与羊膜束带综合征

羊膜束带综合征在新生儿中的发生率约为1/1200，其特征是部分羊膜破裂产生的纤维束或纤维鞘缠绕胎儿的某一处或多处，使受累部分出现分裂或发育畸形，常见于头部、躯干和四肢。肢体是常见的受累者，可以使肢体完全离断或产生环形缩窄，并有并指发生的趋势。产前诊断有一

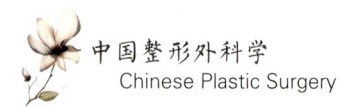

定的难度，超声检查有助于诊断，发现一处病变必须注意多处受累的可能。对于危及生命和引起肢体坏死的需要行胎内手术矫治。Crombleholme等曾在胎羊模型上产生类似病变，并利用胎儿镜松解这些束带，与对照组比较，松解后的肢体可恢复正常发育，而未松解者则发生明显的肢体畸形，提示只要能及早诊断，发生在人胎儿的羊膜束带综合征有可能通过胎内手术加以矫正。Keswani等报道了2例保肢的羊膜束带综合征胎内手术，通过胎儿镜切断羊膜束带就可以救活肢体而不会发生羊膜束带引起的自截。

四　骶尾部和颈部畸胎瘤

畸胎瘤（teratoma）是新生儿期最常见的肿瘤，在妊娠30周之前证实有此瘤者预后甚差，因此也需要行胎内手术来挽救生命。Van Mieghem报道了一组畸胎瘤患儿，2例经胎儿镜治疗后存活，1例死亡。其表现为局部有肿块、积水，胎盘增大，超声多普勒可查明有大的动-静脉瘘，主动脉末端血流量增多，有血液从胎盘向瘤体分流现象，胎儿可能发生高排量心衰。有些母体可出现镜式反应综合征（maternal mirror syndrome），这是一种严重的先兆子痫综合征，表现为子宫过度收缩，胎盘增大并释放绒毛膜促性腺激素，后者可刺激甲状腺素产生，进而引发一系列症状。从理论上讲，胎儿的肿瘤可能转移到母体，不过至今尚无此类报道。

Hedrick等曾对3例有高排量心衰、积水及胎盘增大的骶尾部畸胎瘤胎儿行胎内手术，2例在胎内成功完成肿瘤切除。第一例手术虽然成功，但母体出现过度宫缩，常规保胎无效，胎儿于术后12天（妊娠26周）早产，不久即死于肺功能衰竭，行尸检证实肿瘤已完全切净。第二例术后1周早产，出生后13天死于空气栓塞，尸检时见气栓停留于冠状动脉内，未发现有肿瘤组织残存。第三例切除肿瘤后胎儿积水症状得到控制，出生后行残存肿瘤切除术，患儿健康存活。颈部畸胎瘤患儿出生后由于肿块压迫气道可造成无法通气，此时如能在胎盘循环下先进行气管插管或气管切开建立气道通气，再断脐，接着处理肿块，就能挽救患儿的生命。对本病成功治疗的报道较多。

五　颈部巨大淋巴管瘤

颈部巨大淋巴管瘤胎儿出生时会引起气管扭曲和压迫产生窒息，在产时通过手术可以保证胎儿的安全，一般多采用穿刺的手法。在开始催产和自然产程开始时，由B超引导穿刺，经自然分娩娩出胎儿。Laje等对颈部巨大淋巴管瘤进行EXIT处理，也收到了较好的效果。

第五节　胎儿外科的风险和产科配合

胎儿外科的安全系数有多大？如何保证母体与胎儿的安全？术后如何防止流产？产科如何配合胎儿外科以保证母婴的安全？这些都是阻碍胎儿外科发展的几个重要问题。

一 胎儿外科的风险

（一）流产问题

上述问题中最主要的是流产问题，流产是阻碍胎儿外科开展的重要障碍。过去认为人胎儿外科手术后，没有胎儿能在子宫内存留到正常临产期者，用主缩肌类药物（β受体激动剂）、硫酸镁、吲哚美辛等，亦未能扭转流产的趋势。突破性的进展来自一氧化氮（NO）供体的应用，在猴的胎儿外科操作中，NO显示出明显的抑制流产效应。硝化甘油（nitroglycerin）是一种安全有效的NO供体，Hedrick等设计了一套胎内手术的保胎措施：在手术前夜，母体使用吲哚美辛；从手术开始到手术结束期间持续滴注硝化甘油；为控制突发性流产，可加用β受体激动剂，这种方法效果良好。NO有扩张血管的效应，可增加胎盘的血流，但在使用NO时可能出现低血压，需用补液加以纠正。

（二）母体与胎儿的安全问题

加强胎儿的术中、术后监护是提高胎儿外科安全性的必要手段。

对于母体，按剖宫产术的要求采取多种监护措施已有成熟的经验。对于胎儿，可将经皮脉冲血氧计（pulse oximeter）探针置于其大腿或上臂周围，以连续测定血氧饱和度及心率；也可将可植入式无线电遥测装置（radio-telemeter）缝于胎儿的皮肤上，其压力导管则悬浮于羊膜腔内，以测定子宫压及胎儿的心电数据。Paek等对4只孕早期的胎羊植入无线电遥测装置于腋部皮下，以监测胎羊的心电及体温；通过骨髓腔穿刺对4只胎羊做血 pH、PCO_2、PO_2 检测，还可由此进行液体输入；术中用超声仪监护胎羊的心率及心脏收缩功能；通过脐带取血以检测胎羊的电解质、pH、Hb，也可由此补充液体。

术后的监护更为困难，通过母羊的观察来间接判断胎羊的情况，胎羊不明原因的死亡仍有发生。用超声检测可监视胎羊的活动，并对羊水定量。用超声心动图测定胎羊的心脏与循环功能。从可植入的遥测装置也可连续记录羊水压和心电状况，羊水压与子宫收缩的关系比传统压力计的测定更为敏感，可以预告流产的可能性。Graf等对1例骶尾部畸胎瘤胎儿进行外科手术，术后出现心动过缓，用肾上腺素、阿托品、碳酸氢钠三种药物做宫内输注，成功地复苏了胎儿，为胎儿外科宫内抢救创造出一条新路。

二 胎儿外科的产科配合

（一）开放性胎儿手术时的产科配合

孕妇采用吸入麻醉，监测孕妇术中情况。孕妇取仰卧位，垫高右侧背部，以抬高子宫，防止其压迫下腔静脉而造成静脉回流受阻。做下腹部低位横切口显露子宫，用超声定位胎盘、胎位，以决定切开子宫的部位和方向，应尽可能远离胎盘，并便于术中胎儿适当部位的显露。进行胎儿监测，并维持宫压。连续缝合子宫全层，应仔细缝合，以防止羊水漏出。整个操作过程要用温盐水不断灌洗，以保持胎儿的体温，并防止皮肤干燥。术毕，将胎儿放回子宫时应特别注意将脐带安放好，丢失的羊水用生理温度的等渗电解液补充。

（二）应用胎儿镜时的产科配合

开放性胎儿手术时采用大的子宫切口，引起的并发症较多，而胎儿镜外科仅需在子宫做小的

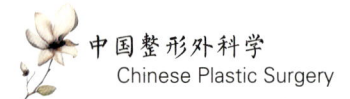

穿刺，并发症少。胎儿镜可以减少流产、出血、羊水漏出、子宫破裂的危险，而且防止了胎儿手术后剖宫产的必需性。Feitz 等在 18 只怀孕中期的恒河猴动物实验中使用了赛丁格技术（Seldinger technique）。小口径枪引入针技术和小口径引入套管，使得羊膜分离最小，并将各种硬质和软质内镜用于胎儿镜，术后 B 超检查没有发现胎儿有生长的改变，随后母亲的生产也没有出现问题。新技术改进了宫内胎儿的手术入路。并发症的多少与羊膜破裂的程度密切相关。采用内镜和其他仪器为胎儿的诊断和治疗提供了新的可能。还有在孕晚期进行胎儿镜手术时可致羊水混浊，需要使用气子宫，也就是往子宫内注入 NO，这时需要防止胎儿 NO 中毒。

第六节　胎儿外科与其他外科疾病

胎儿外科的兴起并不是为了治疗整形外科疾病，而是为了治疗危及胎儿生命的疾病，因此它在其他学科的应用也非常广泛。

一　胎儿心脏病

超声诊断可以使许多结构性心脏病如法洛四联症、电生理异常如先天性心脏传导阻滞等在胎内确诊，使人们产生了及早进行胎内手术的兴趣。1984 年 Hedrick 等对胎儿心脏畸形进行了胎内手术的尝试。Hawkins 等曾在胎羊中进行过心肺分流术，由于可引起胎盘功能障碍、增加胎儿的后负荷（afterload）和胎儿死亡，因而其应用受限。现在将吲哚美辛与脊髓麻醉合用，上述问题得到了改善，加之新的体外循环装置能适用于胎儿心肺分流，胎儿心脏外科实验的开展有了可能。胎儿外科处理更适用于电生理紊乱性病变，Crombleholme 等用福尔马林注入胎羊房室结产生心脏传导阻滞动物模型，再通过胎羊心脏起搏可以改善胎羊积水症状。临床上有 1 例先天性心脏传导阻滞胎儿，在胎内安放起搏器未能获得成功，此例胎儿存在严重的积水改变。

二　其他涉及胎儿外科的疾病

其他涉及胎儿外科的疾病还有先天性膈疝、胸腔占位性病变（先天性肺囊腺瘤样畸形、隔离肺、支气管囊肿等）、脑脊膜膨出、下尿路梗阻、巨膀胱、先天性肾盂积水、双胎输血综合征、腹壁缺损、腹裂、脐膨出、颅内病变等，这些都是胎儿外科治疗研究的对象，并且在不同程度上取得了某些进展。

综上所述，胎儿外科是利用多学科发展的先进技术，超前性地对某些先天性疾患进行胎内处置，以期获得传统的出生后再行手术无法得到的优良效果的一种创造性活动，虽然目前还有许多障碍有待克服，但在高等动物模型上取得的经验，在不久的将来应用于人类是大有希望的。整形外科工作者在这样一个有待开拓的技术领域内，应当占领应有的空间。

（沈卫民）

参考文献

[1] 中华人民共和国卫生部.《中国出生缺陷防治报告(2012)》问答[J]. 中国实用乡村医师杂志,2012,19(20):3-5.

[2] Liley A W. Intrauterine transfusion of foetus in haemolytic disease[J]. Br Med J,1963,2(5365):1107-1109.

[3] Harrison M R,Golbus M S,Filly R A,et al. Fetal surgery for congenital hydronephrosis[J]. N Engl J Med,1982,306(10):591-593.

[4] 李笑天,乐小妮,何晓明,等. 出生缺陷产前诊断的临床模式研究[J]. 中华小儿外科杂志,2005,26(9):449-452.

[5] Longaker M T,Dodson T B,Kaban L B. A rabbit model for fetal cleft lip repair[J]. J Oral Maxillofac Surg,1990,48(7):714-719.

[6] Stern M,Dodson T B,Longaker M T,et al. Fetal cleft lip repair in lambs: histologic characteristics of the healing wound[J]. Int J Oral Maxillofac Surg,1993,22(6):371-374.

[7] Canady J W,Landas S K,Morris H,et al. In utero cleft palate repair in the ovine model[J]. Cleft Palate Craniofac J,1994,31(1):37-44.

[8] Stelnicki E J,Vanderwall K,Hoffman W Y,et al. Adverse outcomes following endoscopic repair of a fetal cleft lip using an ovine model[J]. Cleft Palate Craniofac J,1998,35(5):425-429.

[9] Kohama K,Nonaka K,Nagata T,et al. A study of the feasibility and efficacy of fetal surgical closure of spontaneous cleft lip in CL/fraser mice[J]. Fukuoka Igaku Zasshi,2002,93(1):11-16.

[10] Hedrick M H,Rice H E,Vander Wall K J,et al. Delayed in utero repair of surgically created fetal cleft lip and palate[J]. Plast Reconstr Surg,1996,97(5):900-905;discussion 906-907.

[11] Longaker M T,Whitby D J,Adzick N S,et al. Fetal surgery for cleft lip: a plea for caution[J]. Plast Reconstr Surg,1991,88(6):1087-1092.

[12] Lorenz H P,Longaker M T. In utero surgery for cleft lip/palate: minimizing the "Ripple Effect" of scarring[J]. J Craniofac Surg,2003,14(4):504-511.

[13] Estes J M,Whitby D J,Lorenz H P,et al. Endoscopic creation and repair of fetal cleft lip[J]. Plast Reconstr Surg,1992,90(5):743-746;discussion 747-749.

[14] Evans M L,Oberg K C,Kirsch W,et al. Intrauterine repair of cleft lip-like defects in lambs with a novel microclip[J]. J Craniofac Surg,1995,6(2):126-131.

[15] Oberg K C,Evans M L,Nguyen T,et al. Intrauterine repair of surgically created defects in mice (lip incision model) with a microclip: preamble to endoscopic intrauterine surgery[J]. Cleft Palate Craniofac J,1995,32(2):129-137.

[16] Canady J W,Thompson S A. Fetal cleft lip repair in animals[J]. Cleft Palate Craniofac J,1993,30(4):429.

[17] Slavkin H C. Molecular biology experimental strategies for craniofacial-oral-dental dysmorphology[J]. Connect Tissue Res,1995,32(1-4):233-239.

[18] Duncan B W,Adzick N S,Moelleken B R,et al. An in utero model of craniosynostosis[J]. J Craniofac Surg,1992,3(2):70-78.

[19] Stelnicki E J,Vanderwall K,Hoffman W Y,et al. A new in utero sheep model for unilateral coronal craniosynostosis[J]. Plast Reconstr Surg,1998,101(2):278-286.

[20] Stelnicki E J,Vanderwall K,Harrison M R,et al. The in utero correction of unilateral coronal craniosynostosis[J]. Plast Reconstr Surg,1998,101(2):287-296.

[21] Crombleholme T M,Dirkes K,Whitney T M,et al. Amniotic band syndrome in fetal lambs. Ⅰ: fetoscopic release and morphometric outcome[J]. J Pediatr Surg,1995,30(7):974-978.

[22] Keswani S G,Johnson M P,Adzick N S,et al. In utero limb salvage: fetoscopic release of amniotic bands for threatened limb amputation[J]. J Pediatr Surg,2003,38(6):848-851.

[23] Van Mieghem T, Al-Ibrahim A, Deprest J, et al. Minimally invasive therapy for fetal sacrococcygeal teratoma: case series and systematic review of the literature[J]. Ultrasound Obstet Gynecol, 2014, 43(6):611-619.

[24] Laje P, Peranteau W H, Hedrick H L, et al. Ex utero intrapartum treatment (EXIT) in the management of cervical lymphatic malformation[J]. J Pediatr Surg, 2015, 50(2):311-314.

[25] Hedrick M H, Jennings R W, MacGillivray T E, et al. Chronic fetal vascular access[J]. Lancet, 1993, 342(8879):1086-1087.

[26] Paek B W, Lopoo J B, Jennings R W, et al. Safety of chronic fetal vascular access in the sheep model[J]. Fetal Diagn Ther, 2001, 16(2):98-100.

[27] Graf J L, Paek B W, Albanese C T, et al. Successful resuscitation during fetal surgery[J]. J Pediatr Surg, 2000, 35(9):1388-1389.

[28] Feitz W F, Steegers E A, de Gier R P, et al. Feasibility of minimally invasive intrauterine fetal access in a monkey model[J]. J Urol, 1999, 161(1):281-285.

[29] Hedrick H L, Flake A W, Crombleholme T M, et al. History of fetal diagnosis and therapy: Children's Hospital of Philadelphia experience[J]. Fetal Diagn Ther, 2003, 18(2):65-82.

[30] Hawkins P, Steyn C, McGarrigle H H, et al. Cardiovascular and hypothalamic-pituitary-adrenal axis development in late gestation fetal sheep and young lambs following modest maternal nutrient restriction in early gestation[J]. Reprod Fertil Dev, 2000, 12(7-8):443-456.

[31] Crombleholme T M, Harrison M R, Longaker M T, et al. Complete heart block in fetal lambs. I: technique and acute physiological response[J]. J Pediatr Surg, 1990, 25(6):587-593.

[32] Hedrick H L. Management of prenatally diagnosed congenital diaphragmatic hernia[J]. Semin Pediatr Surg, 2013, 22(1):37-43.

第十章
儿童整形外科学概论

第一节 儿童整形外科的范畴

儿童整形外科的工作范围是解决从出生到18岁这个年龄阶段所遇到的所有整形外科问题，包括儿童整形外科疾病的预防和治疗，以及有关的医学基础研究。要达到这样的要求，就要在儿童整形外科领域内逐步建立各种亚专业研究。儿童如同成人一样，有各个系统，只是机体小了一些，在生理上处于生长发育阶段，是一个可变化的人体。儿童出生后会出现各种先天性畸形，肿瘤和创伤也会导致各种畸形，这些畸形就是我们需要矫治的对象。意外和肿瘤切除引起的创面也是我们矫正的对象。因此，在儿童整形外科范畴内应建立各种体表畸形的修复专科，如头面部畸形需要建立儿童颅面外科，体表肿瘤需要建立儿童血管瘤、淋巴管瘤诊治中心，四肢畸形需要建立四肢整形专科等。由于新生儿先天性畸形是儿童整形外科最独特的部分，因此应该专门研究，为这部分患儿提供高质量的服务。

儿童从出生到成年要经过一个不断生长发育的过程，不同阶段又有不同的病理生理特点和生活要求。为了在医疗工作中便于治疗和护理，儿童整形外科要按新生儿、婴幼儿和小儿三个年龄阶段适当分类，各个时期的治疗方法和护理均不相同，应采用不同的方式加以对待，这样便于医疗护理，以减少医疗意外的发生。

总之，儿童整形外科是整形外科领域内的一个重要组成部分，肩负着对从出生到青春发育期这个年龄阶段中全部体表先天性畸形和获得性外科疾病引起的畸形以及各种创面和创伤的防治任务，以保障我国各民族的下一代有完整、健康或趋于正常的体格，以及美丽的外貌。儿童体表先天性畸形大致有以下几种。

一 头面部畸形

儿童出生后在头面部会出现很多畸形，有颅缝早闭症引起的舟状头、斜头、短头畸形以及一些综合征畸形，还有面裂畸形，这些属儿童颅面外科，在前面章节已经论述。除了颅缝早闭引起的畸形以外，还有头皮缺损（包括颅骨缺损），小下颌畸形，Treacher Collins综合征，面重复畸形，唇腭裂，第一、二鳃弓综合征，上睑下垂，单鼻畸形，管状鼻畸形，耳畸形（如小耳、杯状耳、隐耳、招风耳、耳垂裂、耳重复畸形），口腔畸胎瘤及口腔内其他肿瘤，舌畸形（如巨舌、分裂舌、舌部肿瘤）等。

二 颈部畸形

颈部畸形包括蹼颈、斜颈、颈正中裂、鳃源性囊肿和瘘、甲状舌骨囊肿、支气管源性囊肿等。

三 胸部畸形

胸部畸形包括胸部凹陷畸形、胸部前凸畸形、鸡胸、漏斗胸、胸骨裂、乳房先天性畸形等。

四 腹部畸形

腹部畸形包括腹裂、脐膨出、卵黄管囊肿等。

五 四肢畸形

四肢畸形包括多指（趾）、巨指（趾）、并指（趾）、羊膜束带、分裂手（足）、手发育不良、海豹手（足）、先天性缺肢（指）、尺侧球棒手、先天性掌挛缩、先天性手指屈曲畸形等。

六 生殖器畸形

生殖器畸形包括小阴唇粘连、尿道下裂、尿道上裂、阴蒂肥大、两性畸形、隐匿阴茎等。

七 儿童常见体表肿瘤

儿童常见体表肿瘤包括血管瘤、淋巴管瘤、脂肪瘤、脂肪母细胞瘤、神经纤维瘤、黑色素瘤等。

有些疾病在本书部分章节已经论述，在这里，我们选择一些常见的前面未讲述的儿童整形外科疾病，按顺序进行介绍。

第二节 新生儿期必须治疗的体表先天性畸形

一 先天性皮肤缺损

先天性皮肤缺损是指新生儿出生后体表存在局限性无皮区，可表现为部分或全部皮肤缺如，这是一种较罕见的疾病，又称皮肤再生不良或先天性皮肤发育不良。

（一）病因

本病自1767年首次报道距今已有200多年。其病因与遗传有关，大部分是因基因缺失所致，也可与子宫狭小、胎儿皮肤与羊膜粘连、药物、毒物及病毒感染有关。资料显示其死亡率达17.8%，患儿可同时合并多种异常或畸形。缺损多发于四肢与头部。本病多为散发性，但也有家族性倾向的报告。近年来本病的发病率呈上升趋势。

（二）临床表现

出生后发现身体的某一部位无皮肤，可见红色肉芽肿，皮肤呈片状、块状、不规则形状缺损，面积大小不一，肌肉及血管神经清晰可见（图10-1）。

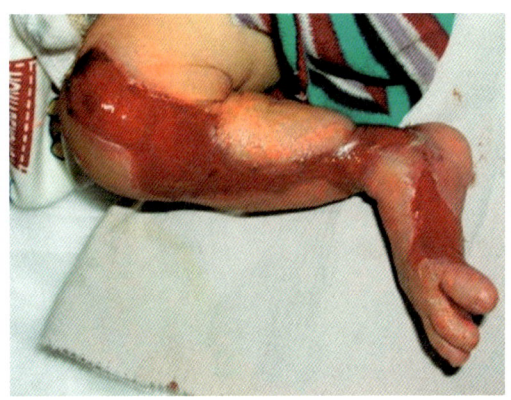

图 10-1　先天性皮肤缺损的临床表现

（三）病理

大体病理可见缺损创面累及表皮、真皮，有时可累及皮下组织，缺损基底粗糙，呈红色肉芽肿。病理表现根据缺损程度而异，浅表者表皮缺如，真皮为肉芽组织，毛细血管扩张、增生，组织水肿，白细胞浸润；合并水疱者表皮从真皮表皮交界处缺如，真皮与附属器正常或缺如。

（四）治疗

本病目前尚无成熟的治疗经验可供参考，主要采用保护创面、控制感染及营养支持等治疗。经过换药不能愈合者需要积极采取植皮手术覆盖创面，以挽救患儿的生命。多采用刃厚皮植皮修复创面。

（五）一种特殊部位的先天性皮肤缺损——顶部头皮缺损

先天性皮肤缺损较少见，而先天性头皮全层缺损就更为少见。先天性头皮缺损和颅骨缺损可单独存在或合并发生，有时伴有硬脑膜缺损。自1826年Campbell报道了本病之后，到现今所有文献只报道了500余例。其发病率为0.03%，男女之比为5:7。缺损位于中线位置的病例占84%，30%的病例有颅骨缺损。单纯的头皮缺损常较小，多位于一侧顶部，亦可位于中线部位。

1. 病因　其病因尚无定论，可能与子宫狭小、胎儿的皮肤和羊膜粘连、药物、梅毒、毒品（如大麻、海洛因、可卡因）及病毒感染等有关，也可能与遗传有关。许多报道都描述了其有家族史，但南京儿童医院报道的一组6例病例均无家族史。

2. 临床表现　本病表现为头皮全层缺损。颅骨缺损常位于颅顶中线部位，亦可见于两侧顶结节和乳突后方，其不会自行长好。缺损大小为数平方厘米至十余平方厘米不等。

3. 治疗　除缺损面积很大者可考虑植皮外，一般不需外科处理。由于婴儿的表皮生长迅速，如能保持伤口清洁，防止感染，则伤口能在短期内愈合。较小的颅骨缺损不需手术处理，但有时缺损部位皮下血管有破裂危险时，可将血管结扎。颅骨缺损面积在3cm²以上者以手术修补为宜，

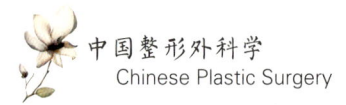

修补方法与外伤性颅骨缺损相同。修补时间最好在5岁以后，因为这时头颅迅速增大阶段已经过去，修补材料比较容易长时间和颅骨形成吻合。若同时发生颅骨缺损与头皮缺损，则应在伤口愈合之前预防感染，外露的矢状窦可能发生出血，要严密观察。通常伤口愈合均较迅速。缺损过大者可做局部皮瓣、扩张皮瓣或植皮手术。

（1）缺损切除加皮瓣转移：在氯胺酮全身麻醉下，按病变组织的形状做圆形或椭圆形切除，在旁边设计局部旋转皮瓣覆盖创面；在缺损边缘一侧做一局部皮瓣，按顺时针或逆时针方向旋转一定角度后转移至缺损区域，行创面修复或覆盖。皮瓣近端的基点即为旋转的轴点，其旋转的半径应超出缺损的外缘。

（2）创面旁埋置扩张器行皮肤扩张，二期行颅骨修补术：第一期行扩张器植入术。根据缺损范围，在创面旁埋置大小合适的扩张器，扩张器植入的切口应选择在正常组织与病变组织交界处外缘1~2cm，扩张器植入的层次为帽状腱膜与骨膜之间。术后放置引流2天，术后7天拆线，之后隔日注水。对于新生儿扩张器注水，我们经常是以扩张器容量的6%~8%或观察毛细血管反应来衡量扩张极限。同时进行创面换药，当扩张到可以覆盖创面时准备二期修复。第二期行扩张头皮瓣转移修复手术。切除创面，沿创面向扩张器分离皮下组织，直达纤维包膜囊表面，用血管钳分开纤维包膜，取出扩张囊，顺导管取出注射壶。将钛板或硅胶网固定在颅骨上予以修补。在扩张皮瓣的两侧设计一个或数个小的三角瓣，相互交错后使整个皮瓣向前滑行覆盖创面，或用扩张的皮瓣旋转覆盖创面。缝合后放置负压引流，第二天拔除。术后8~9天拆线。

（3）换药加邮票植皮术：当换药创面新鲜后采用微粒植皮，植皮后3天开始换药，直至愈合。

（4）单纯换药治疗：用贝复济（bFGF）加金因肽（EGF）同时外喷，用凡士林加棉垫包扎。

（5）选择治疗方法的原则：对缺损宽度在1cm以内者，可采用换药直至愈合；对缺损宽度在2~3cm者，在推松头皮后可行头皮切除加旋转皮瓣修复；对缺损宽度在3cm以上者，可在病变周围埋置扩张器，同时行创面换药，待扩张到可以修复缺损时，切除病变组织，用扩张皮瓣修复创面。如果缺损面积大于全头皮面积的2/3，即使经多次重复扩张仍难以消除全部缺损区，可先用大皮瓣修复创面，再在供区植皮，以后行多次扩张修复头皮无头发区。

（6）先天性头皮全层缺损的三个难以处理的问题

1）矢状窦出血：由于换药过程中坏死组织不断脱落或患儿哭闹时产生压力，使得矢状窦区域的硬脑膜破裂，产生大出血。其出血非常凶猛，且出血时间难以控制，再加上患儿哭闹使血压增高，血从矢状窦喷出。遇到这类出血，最主要的是压迫和患儿的镇静，但压迫时不能用力压，要用适当的力轻压，待患儿安静下来之后送入手术室。对大的矢状窦裂口可用硬脑膜修补，对小的裂口可用速即纱（surgicel）可吸收止血纱布贴敷后再用脑棉片轻压止血，如果经上述处理还止不了血，可缝扎前矢状窦。预防硬脑膜破裂的方法是让创面保持湿润，尤其是靠近矢状窦附近的缺损，一定要保持湿润勿结痂，一旦有痂或创面和敷料粘连，在取下时极易引起大出血。因此，在发现有结痂时要保留痂皮，待下次换药时使其自然脱落，可预防出血的发生。

2）颅骨缺损的处理：1cm以下的缺损可不作处理；1cm以上的缺损可用钛板修复，或在缺损周围取一和缺损大小相同的长方形自体骨瓣，把骨瓣从内外板中间分开成两块，一块修复缺损，另一块放回原位置，然后固定颅骨瓣，缝合头皮。但后者只适合于中等缺损的修复。

3）矢状窦区域创面的修复：在出生后即可埋置扩张器，一般埋入50~100ml，在创缘外2cm、创缘左右各埋入一个。在换药的同时尽快扩张争取时间，待扩张到100~150ml时取出扩张器，以皮瓣覆盖矢状窦区创面。

二 先天性口腔内肿瘤

小的口腔内肿物可以不予处理，但是大的口腔内肿瘤可引起呼吸和喂养困难，需要在新生儿期及时处理,这样才能挽救患儿的生命。

(一)口腔畸胎瘤

口腔畸胎瘤是新生儿期较常见的口腔内肿瘤。口腔畸胎瘤和其他部位的畸胎瘤一样,是卵巢生殖细胞肿瘤的一种,来源于生殖细胞,分为成熟畸胎瘤(良性畸胎瘤)和未成熟畸胎瘤(恶性畸胎瘤)。良性畸胎瘤里含有多种成分,包括皮肤、毛发、牙齿、骨骼、油脂、神经组织等;恶性畸胎瘤分化欠佳,没有或少有成形的组织,结构不清。

1. **临床表现** 出生后口腔不能闭合,口腔内有一瘤样新生物,常阻塞口腔和呼吸道,使患儿青紫、窒息。肿物质软,有时可触及骨性结构(图10-2)。

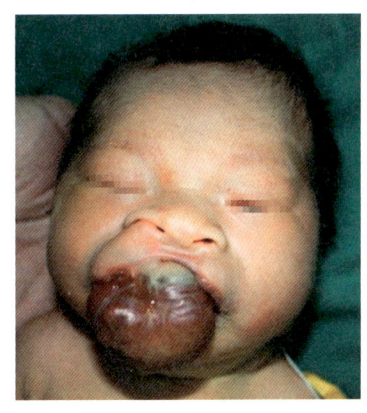

图 10-2 新生儿口腔畸胎瘤的临床表现

2. **诊断** CT与MRI检查对畸胎瘤的诊断具有明显优势,均能较好地显示肿瘤的异源性。肿瘤标志物检查亦有助于诊断。一般通过临床表现和CT检查就能确诊。

(1)CT检查:CT平扫可见颅底口腔内肿物形态不规则,呈结节状、明显分叶状和密度不均的占位性病变。通常有实性成分(高密度)、囊性成分(低密度)、钙化和骨化等,多囊者较为常见。全部患儿皆可见到脂肪成分,瘤内出血少见,上颌骨、下颌骨骨质未见异常(图10-3)。良性畸胎瘤与恶性畸胎瘤在CT平扫时很难区别,但后者囊性成分、钙化和脂肪相对较少,实质部分较多。

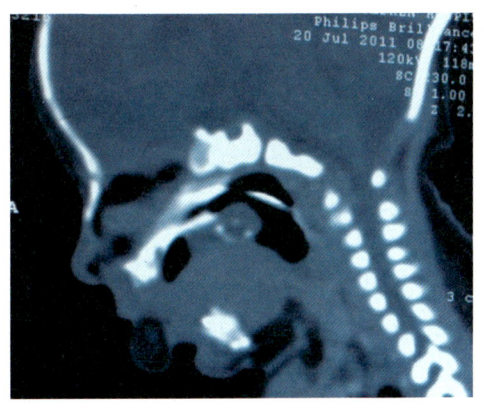

图 10-3 口腔畸胎瘤的 CT 表现

(2)MRI检查:T1及T2像出现的信号极为混杂,但边界较清楚,呈结节状或分叶状。良性畸胎瘤边界无水肿(T2像显示清楚的高信号),如有周边水肿,提示肿瘤中有恶变成分或为恶性畸胎瘤。肿瘤在注药后瘤壁和实质部分明显强化。在MRI影像上,畸胎瘤表现为混杂信号,常有完整的囊壁，其内富含脂肪信号，可伴有或无瘤内强化结节。

（3）肿瘤标志物癌胚抗原（CEA）和甲胎蛋白（AFP）检查：可呈轻度或中度升高。未成熟畸胎瘤和含有该成分的混合型畸胎瘤患儿AFP明显升高。

3. 病理　畸胎瘤通常须由组织学的方法来诊断。畸胎瘤属于非精母细胞性生殖细胞肿瘤（nonseminomatous germ cell tumor），是由异常增殖的多功能生殖干细胞及胚胎干细胞发展而来。源于胚胎细胞的畸胎瘤皆是天生的，发生的位置因人而异。胚胎细胞源的畸胎瘤在以往的报告中，可出现于脑、颅、鼻、颈、舌及舌下、口腔、纵隔、腹膜后及尾椎，但很少出现在实质器官（如肝、心）及管道器官（如消化道、膀胱）。在某些病例，畸胎瘤中会形成充满液体的囊（cyst），在囊中，有时候会形成类似胎儿的结构。目前对畸胎瘤的发生机制存在许多假说，比如认为畸胎瘤是双胞胎的其中之一而寄生于另一胎儿中。

4. 治疗　采取手术切除。气管插管全麻，采用鼻腔插管，沿瘤体周围切开瘤体部分包膜，在根部处需要留一个黏膜瓣，小心分离，完整切除。在完整切除肿瘤后，用黏膜瓣覆盖牙龈的缺损处。

（二）新生儿牙龈颗粒细胞瘤

新生儿牙龈颗粒细胞瘤（congenital granular cell epulis，CGCE）又称先天性牙龈瘤（congenital epulis of the newborn），多为单发，偶见多发，上颌较下颌多发。女童多见，男女童发病率之比为1∶8。

1. 病因　先天性牙龈瘤的发病机制和病因尚不明确，组织学来源也未确定，有牙源性、肌源性、上皮源性、神经源性等学说，需要进一步研究。

2. 临床表现　出生后即发现口腔内下颌部齿槽嵴近正中处外侧有一息肉样肿物，呈鹌鹑蛋大小或更大，有蒂连于牙龈。肿物表面色泽红润，与口腔内齿槽嵴外侧口腔黏膜色泽一致，其表面无破溃。肿物外形不规则，似捣蒜杵样，质韧，实性（图10-4）。

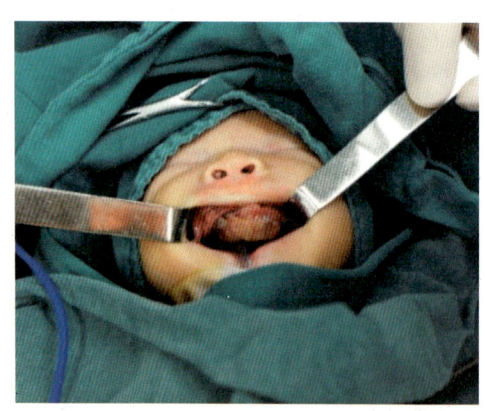

图10-4　新生儿牙龈颗粒细胞瘤的临床表现

3. 诊断　CT检查示下颌口腔部软组织密度肿物，上颌骨、下颌骨骨质未见异常（图10-5）。依据病史、临床表现和CT检查就可诊断先天性牙龈瘤，但确诊需要病理来证实。

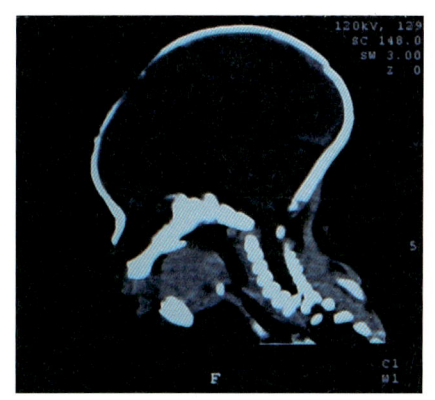

图 10-5　新生儿牙龈颗粒细胞瘤的 CT 表现

4. 病理　镜下见肿物内有点片状分布的椭圆形或多边形细胞，瘤细胞较大，成片排列，胞质丰富，染色浅；细胞核小、圆或椭圆形，深染，位于细胞中央或偏位。免疫组化一般显示 Desmin（-）、CK（-）、CD34 血管（+）、S-100 散在（+）。

5. 治疗　尽快手术切除。一般术中探查可见肿物蒂部连于下颌骨齿槽嵴外侧，基底较宽。在肿物基底部做唇形切口，在牙龈处需要留一个黏膜瓣，在完整切除肿瘤后用黏膜瓣覆盖牙龈缺损处。肿物未侵及骨质，其性质与周围正常组织无明显区别。伤口予肾上腺素盐水纱布压迫止血，若止血彻底，一般出血不多。

6. 预后　一般预后较好，复发少，牙齿萌出正常。

三　支气管源性囊肿

支气管源性囊肿是指先天性呼吸系统发育异常所引起的一种囊性肿物，又称支气管囊肿。可发生于颈部、脑部、硬脊膜、腹腔等，按发病部位分为肺内型、纵隔型和异位型，后者罕见。

（一）病因

本病病因不明，可能与胚胎发育异常有关。胚胎发育期间，呼吸道上皮与气管支气管树分离，移行到其他部位，并逐渐增大，其内部黏液不能排出，形成以支气管组织为囊壁、内含黏液的囊肿。

（二）临床表现

囊肿较小时，可无任何临床表现；当囊肿增大时，可对周围组织产生压迫症状，合并感染时则出现感染症状。可见颈部稍粗（图 10-6）。支气管源性囊肿发生在肺内时，可压迫支气管和周围肺组织，出现喘鸣、咳嗽；合并感染时，可出现咳嗽、咳痰、低热，偶尔有少量咯血等。当囊肿位于纵隔时，表现为胸痛、胸闷；若压迫气管、食管或血管时，则表现为呼吸困难、咳嗽、吞咽梗阻、大血管受压综合征等。异位型支气管囊肿的临床表现根据发生部位的不同而异，可无临床症状，或因囊肿增大、囊腔感染出血而表现出相应的症状。囊肿位于皮下时，偶可通过窦道向皮肤外引流黏液。

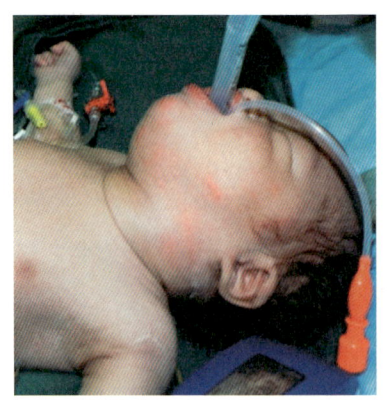

图 10-6 支气管源性囊肿患儿颈部稍粗

（三）诊断

1. 影像学检查　X线检查示圆形或类圆形、边缘光滑或锐利、均匀一致的致密阴影。部分CT扫描可见气液平（图10-7）。CT和MRI可清晰显示囊肿，有助于病变定位，明确病变性质。

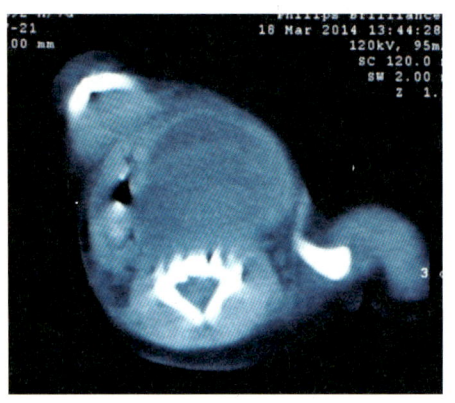

图 10-7　CT扫描可见气液平

2. 组织病理　若要明确其支气管来源，则需依靠病理检查。病理检查示囊肿衬以呼吸道上皮，由充满黏蛋白的杯状细胞和纤毛性假复层柱状上皮构成，囊壁可含平滑肌，个别可见软骨。根据病史、临床表现及影像学检查可诊断，通过组织病理学检查可确诊。

（四）治疗

治疗支气管源性囊肿的唯一方法是手术切除。一般需全麻气管插管，取囊肿最近皮肤点做横行切口，切开皮肤、皮下，分离分开肌肉，暴露囊肿，但不必完全暴露囊肿。可剥离囊肿近皮端，然后切开囊肿，吸除囊液，用手指提起囊壁做钝性分离，在囊肿内把囊肿内膜摘除。摘除时，囊壁必须完整、彻底切除，以免术后复发。

四　新生儿坏死性筋膜炎

新生儿坏死性筋膜炎是一种严重的软组织感染，以皮下组织迅速坏死为特征，且坏死的范围大，故整形外科的处理至关重要。目前对本病死亡率的报道范围较大，为6%～76%。坏死性筋膜炎在临床上较少见，国内外均有报道，多发生于成人。

（一）病因

坏死性筋膜炎的病因与饮酒、吸毒、机体免疫力低下有关，新生儿最多见的为输液外渗、继发感染，其病因与成人差别很大。这是一种由细菌感染引起的致命性疾病，病情可沿皮肤、皮下扩散，导致皮肤和皮下组织坏死。

（二）临床表现

本组患儿均为新生儿，且均有内科基础疾病，临床表现不一。创面的临床表现由轻到重，开始时是局部小范围红肿，然后红肿扩散，中心部位变白，进一步发展后红肿继续扩散，可过关节，中心部分组织开始坏死，坏死组织从皮肤排出。患儿通常有发热、烦躁、食欲不振、肢体活动受限、反应差、感染性休克等不同的表现。

（三）诊断

通过临床表现即可诊断。

（四）治疗

治疗原则为消除病因，控制局部症状，抗感染。发现较早的患儿表现为局部肿胀，此时并未出现坏死性筋膜炎，可采用药物湿敷；当红肿扩散时周围组织皮温升高，皮下组织发生感染，导致坏死性筋膜炎，此时应及时进行中心部位和低垂部位的切口引流，同时给予适当的加压包扎，勤换药，加强抗感染治疗。较大面积的感染和组织坏死，要立即行放射状的小切口切开及多处皮肤引流，同时用抗生素纱布湿敷，1周后进行坏死物质清除并清创，此时不需要扩大清创，只需切除明显的坏死组织即可，再根据创面生长情况决定是否需要植皮覆盖创面。

（五）特点

1. 发病特点　发病急，进展快，病情重。
2. 易漏诊　刚出生的新生儿，身体发生任何变化均不容易发现，虽然新生儿会通过哭闹提示我们，可惜的是很多家属甚至医护人员都会误认为饿了或是排泄了，从而错过了诊断和治疗的最好时机，所以在新生儿哭闹时要注意仔细检查其整个身体，以免漏诊。在治疗时要将患儿放置于新生儿暖箱中，便于观察和换药，同样可以防止二次损伤。
3. 易误诊　本病常易误诊为新生儿急性蜂窝织炎、新生儿皮下坏疽、新生儿急性坏疽，因此需要和这些疾病相鉴别。
4. 恢复速度快　新生儿的组织修复能力很强，在治疗过程中，如果处理得当，其恢复速度大大超过成人。本组几例早期的患儿，虽然出现红肿，但经减压、湿敷后恢复速度惊人。一些在外院治疗数周的典型病例，经过减压、湿敷后，原本红肿的创面迅速消退并形成界限，坏死物质的清除手术也不需要像成人那样扩大清创，术后创面迅速缩小，肉芽很快从感染状态转为新鲜，皮片的成活也非常良好。

五　腹裂

腹裂（gastroschisis）是一种比脐膨出还要少见的畸形。

（一）病因和病理

腹裂的病因是胚胎早期形成腹壁时，两个侧壁之一出现发育不全（大多是右侧壁）。由于其顶尖部已达体中央，所以脐孔是正常的，而腹壁缺损则位于腹中线旁边。

腹裂在病理方面有如下特点：

（1）突出体腔外的是原肠，也就是从胃到乙状结肠，没有别的器官。

（2）突出的胃肠道没有羊膜囊和腹膜包被，没有囊膜限制的结果是发育得较粗大和肥厚，但是整个肠管较短。

（3）脐和脐带均正常，腹壁裂口在脐旁的侧面（绝大多数在右侧），裂孔呈纵向的椭圆形，长短不一，一般多为2~3cm。

（二）临床表现

出生后即可见腹部有肿物突出在腹壁外，突出物为胃肠道，胃、小肠、结肠表面有胶冻样物质覆盖。因受羊水刺激的关系，其壁均有水肿和增厚，肠襻相互黏着，有时可见到胎粪色的纤维素假膜。肠管的色泽发紫，没有肠蠕动，有些病例有浆膜下血肿，少数病例的肠管色黑已坏死。裂口到脐的距离为1~2cm，其间是正常皮肤。腹壁裂孔多在右侧与脐带基底部相连。

（三）治疗

出生后立即将突出腹壁外的肠管用无菌碗扣住，并用无菌盐水纱布覆盖，然后用绷带包扎好，送到有新生儿外科的医院。腹裂只能采用手术治疗，手术方法依据裂口的大小而定。宽度在5cm以下的腹裂可行腹壁整复一期修补术，手术时需将裂口延长，在复位前尽可能将黏附在肠管上的胶冻样物质及假膜去除，并洗净肠管。由于新生儿腹腔容积较小，胃肠道复位十分困难，须采用腹壁分层缝合。对于裂口大于5cm的腹裂，直接还纳肠管后可产生高腹压，引起呼吸急促，术后死亡率极高，故不能直接缝合，需要进行皮瓣修复。可使用涤纶膜或脱细胞真皮作腹膜替代品，关闭腹腔，外层用逆行侧腹壁皮瓣和局部旋转皮瓣修复（图10-8），供区植皮。

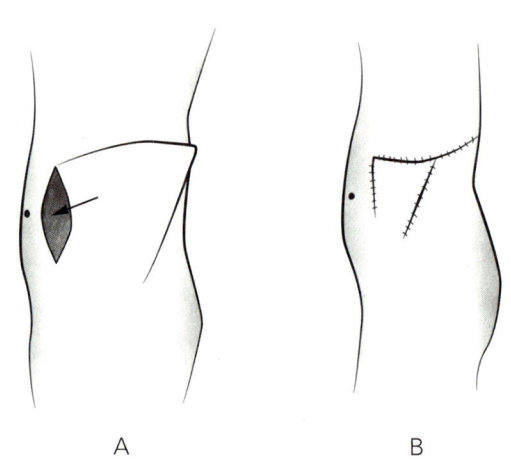

图10-8 逆行侧腹壁皮瓣和局部旋转皮瓣修复示意图

本病也可做二期修补术（见本节"脐膨出"）。近年来也有主张先将腹壁先天性裂口延长，然后采用合成纤维袋包盖突出的肠管，逐渐加压整复。

六 脐膨出

脐膨出（omphalocele）是一种先天性腹壁发育不全，即在脐带周围发生缺损，患儿出生时腹腔内脏从脐部脱出于体外的新生儿畸形。脐膨出并不多见，6000~7000个新生儿中有1例。其发病以男性略多，男女之比约为3：2。

(一)病因和病理

脐膨出的病因不明,现在基本了解了胚胎的发生过程,而对于脐膨出是如何引起的,仍需要研究。脐膨出的内容大小不一,其腹壁缺损也有大有小,直径小者仅5cm,大者可达8cm或更大。根据腹壁缺损的大小,可将脐膨出分为巨型和小型。

1. 巨型脐膨出或胚胎型脐膨出　胚胎10周前,腹侧中胚叶四个襞的体层发育停顿,于是在脐部产生一个广阔的缺损,其直径大于6cm,因此在10周以前移行到体腔外的小肠就不能还纳入容积较小的腹腔,在整个胎儿期只能留在腹腔外生长。由于在脐带上方的腹壁缺损较大,故肝、脾、胰腺等器官均可从此处突出到腹腔之外,尤其是肝脏,这是巨型脐膨出的一个标志。膨出的内脏有一囊膜包裹,此膜由羊膜和相当于壁层腹膜的内膜融合而成,在两者之间尚有一片胶冻样结缔组织(Warthon胶冻)。囊膜略带白色,透明,厚度约为1mm。一般脐带残株处于脐膨出囊的下半部。

2. 小型脐膨出或胎儿型脐膨出　形成腹壁襞的体层发育停顿发生于胚胎10周之后,这时的腹壁缺损直径小于5cm,体腔已达相当容积,部分中肠能回纳入腹腔内。脐带残株在囊膜的中央,这个囊即扩大的脐带基底,故又称脐带疝。在囊内仅有些肠襻,肝、脾等脏器均未突出于体腔之外。

3. 伴发畸形　约有40%的脐膨出患儿伴有其他先天性畸形,如唇裂、多指、先天性心脏病等。卵黄管未闭、梅克尔憩室、脐尿管未闭、膀胱外翻、小肠膀胱裂、胸骨缺损、膈疝等的发生也与腹壁发育停顿有关,而肠旋转不良是最多见的伴发畸形。

若脐膨出的同时伴有巨舌,其身长、体重超过正常水平者,称为脐膨出-巨舌-巨体综合征(Beckwith-Wiedemann综合征),患儿常伴有低血糖症和内脏肥大。

(二)临床表现

1. 巨型脐膨出　脐部有肿物突出,触摸脐部有腹壁缺损,缺损环直径超过5cm,有的可达10cm或更大。膨出部的直径常较缺损环大,在腹中央肚脐部位可见馒头或成人拳头大小的囊性肿物,该肿物有的可达患儿头的大小。囊的内容物有小肠、结肠等,肝脏通常在内,有时可见到脾、胰腺、膀胱等器官。出生后24小时内囊膜呈光亮透明,从外面可以看到里面的肠子和肝脏等器官(图10-9);24小时后囊膜逐渐变得混浊、脆弱,最后坏死,这是因为血液供应缺乏和接触空气后变得干燥的缘故。如未及时处理,囊膜可在几天内出现裂缝,以致腹腔感染,大的破裂则可发生内脏脱出,两者均可导致患儿死亡。囊膜在出生前破裂者也不少见,在子宫内破裂者,出生时可见肠管广泛水肿,呈暗红色,悬挂在腹壁之外,并覆盖着许多胎粪色的纤维素;少数病例囊膜在分娩过程中破裂,这时可见内脏色泽还比较新鲜,没有纤维素覆盖。

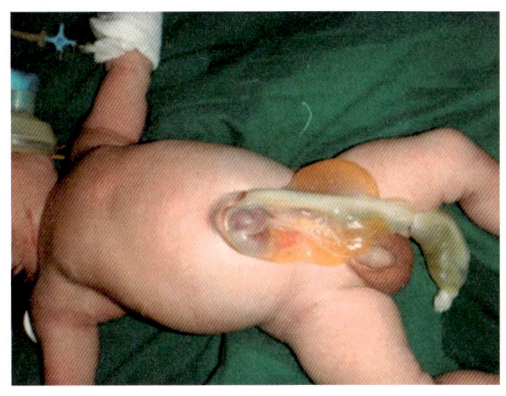

图 10-9　巨型脐膨出的临床表现

2. 小型脐膨出　脐部腹壁缺损环的直径小于5cm，脐膨出物约为苹果大小，有的可小如核桃或橄榄。囊内大多只含少许小肠，有时有部分横结肠。由于哭闹，膨出物会增大，其直径总是超过腹壁缺损环的直径，因此外表呈有蒂状，疝囊有一颈部。这种小型脐膨出的囊膜偶尔也可以在出生前或出生时破裂。

（三）诊断

体检一望而知可得出脐膨出的诊断。然而，在出生时囊膜已破裂的病例应与腹裂相鉴别，后者脐与脐带的位置和形态均正常，只是在脐旁腹壁有一裂缝，肠管通过这个裂缝突出于腹外，并无囊膜覆盖。此外，囊膜破裂的脐膨出，在肠曲之间往往有残余的囊膜。

（四）治疗

出生时即可送来者，需要急诊手术治疗；但脐膨出就诊晚，已超过72小时，患儿一般状态差，已有明显感染的，都应保守治疗。

1. 保守疗法　首先将巨型脐膨出的囊膜用70%酒精消毒，然后用2%汞溴红溶液涂搽，稍干后，用一层消毒纱布覆盖之。每天重复用汞溴红涂搽囊膜1~2次，一般在1周后整个囊膜上结成了一层厚的干痂，干痂之下逐渐出现肉芽组织，而周围皮肤的上皮细胞也在缓慢地向中央生长。在此过程中腹腔逐渐扩大，突出于体腔外的小肠、肝脏等器官也缓慢地进入腹腔内。一般经过2~3个月时间，皮肤可完整覆盖囊膜，最后只需进行皮肤修整和腹腔闭合手术。

2. 手术治疗　脐膨出手术分为一期修补术和二期修补术。一般腹壁缺损直径在5cm以下，囊肿直径在8cm以内，膨出物为小肠者，多能将其纳入腹腔，可行一期修补术；腹壁缺损直径在5cm以上，囊肿直径大于8cm，并有肝脏膨出者，多不能回纳，应行二期修补术。除参考上述情况外，也可在术中试行回纳，如膨出的脏器能完全纳入腹腔，超过半小时而不引起呼吸和循环障碍者，可行一期修补术，否则行二期修补术。

（1）一期修补术：距囊肿基底2~3mm环形切开皮肤、皮下组织，在切口上方找出脐动、静脉，确实结扎。将腹膜切一小口，伸入手指检查囊膜与脏器有无粘连。一般囊膜与肠管多无粘连，如有粘连也较易分开。有肝脏膨出的患儿，囊膜有时与肝脏紧密粘连，勉强分离易引起肝脏出血或破裂，因此，可将黏着的囊壁留于肝上，其余的囊壁全部剪除，缝合。可选择下文的皮管法做脐成形。

（2）二期修补术：有两种手术方式，都是在脐部形成脐疝，二期再行脐疝修补加脐成形。

1）皮瓣法修补术：可用任意型侧腹壁皮瓣；也可做脐下线两侧皮肤纵向减张切口，然后游离脐缺损两侧的皮肤，将皮肤向中线靠拢，缝合于巨型脐膨出的囊。待患儿1~2岁，膨出物能全部纳入腹腔时再行二期手术，解剖腹壁各层，切除多余的皮肤，然后分层缝合腹壁。目前此法已很少应用，因为第一次手术后腹壁肌肉收缩，缺损反而逐渐增大，皮肤与内脏广泛粘连，形成巨大腹壁疝，第二次手术困难较大。在二期修补术的同时行脐成形。

2）分期整复修补术：将涤纶织物做成袋状，并将其一端边缘缝合于已开大的裂口肌膜边缘上，在尽量还纳脏器的基础上，于涤纶袋的顶端钳夹或结扎。术后每日紧缩涤纶袋，使脱出的脏器逐渐还纳入腹腔，并促使腹腔容积渐渐扩大，一般1周内可将脏器完全纳入腹腔。然后再次手术，除去涤纶袋，缝合腹壁。此法的主要优点是使腹腔缓慢地扩大，不致引起腹压急剧增高，也使一些不能行一期修补术的病例得到挽救；其缺点是即使质量优良的涤纶织物也可直接压迫肠管，容易发生肠瘘。因此应尽早除去涤纶织物，关闭腹腔。

第三节 舌畸形

一 原发性巨舌症

这是一种真性巨舌症,其舌肌过长,舌体呈均质性增大,为先天性疾病,是一类良性病变。

(一)病因

本病病因尚不清楚。病例研究发现本病有家族性发病倾向,可能为单基因遗传病,为常染色体隐性遗传;亦有作者认为本病表现为低血糖、胰岛素及生长激素增高,是内分泌异常所致;Wiedemann则认为本病由丘脑下区某种释放因子引起。组织病理示巨舌以肌肉肥厚为主,肌纤维数量增多,发育正常,生长较缓慢。

(二)临床症状

主要表现为巨舌,临床可见舌体增大增厚,可达正常舌的1~2倍。巨舌可造成舌功能障碍和新生儿呼吸障碍,出现吞咽困难和呼吸困难等症状。舌突出于口外,经常流涎,年长儿有语言功能障碍。有时合并脐膨出和身体肥大,称为脐膨出-巨舌-巨体综合征。

(三)诊断

本病因发育异常所致,若发现舌体积增大,其他正常,即可诊断为本病。

(四)治疗

目前本病以手术治疗为主,手术方法有巨舌V形切除、T形切除、勺形切除等。

1. V形切除舌成形术 在舌部设计V形切口,切除范围依舌体增大的情况而定(图10-10A)。切除前,先在设计的切口线外缝扎。手术采用电刀,以减少术中出血。用7号丝线褥式加间断缝合,缝合后切口呈纵1形(图10-10B)。

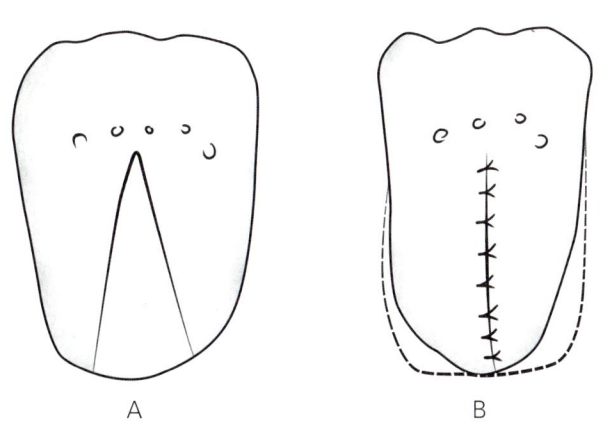

图 10-10 V形切除舌成形术设计图

2. T形切除舌成形术　设计切口线如图10-11A所示,以舌中线为轴左右对称,前部呈扇形、后部呈椭圆形切除,切除范围依舌体增大的情况而定。切除前,先在设计的切口线外缝扎。手术开始时要少切一些,以防切除过多组织而矫枉过正。手术采用电刀,以减少术中出血。用7号丝线褥式加间断缝合,缝合后切口呈T形(图10-11B)。

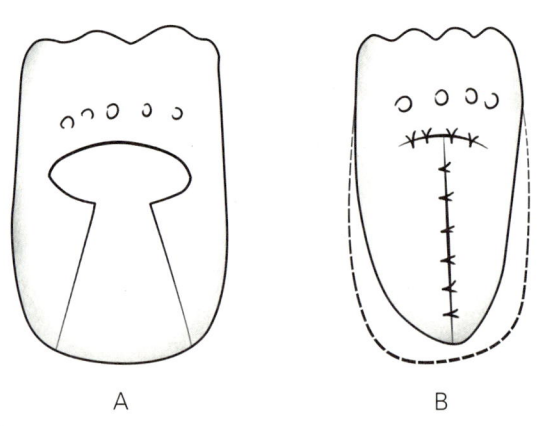

图10-11　T形切除舌成形术设计图

3. 勺形切除舌成形术　设计切口线如图10-12A所示,以舌中线为轴左右对称,前部呈扇形切除。切除前,先在设计的切口线外缝扎。手术采用电刀,以减少术中出血。用7号丝线褥式加间断缝合,缝合后切口呈纵行(图10-12B)。

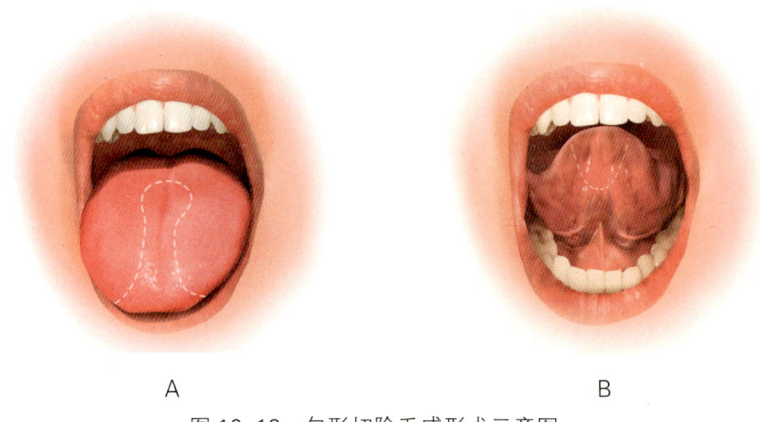

图10-12　勺形切除舌成形术示意图

(五)脐膨出-巨舌-巨体综合征

脐膨出-巨舌-巨体综合征(acromphalus-macroglossia-megasoma syndrome,AMMS)是先天性脐膨出伴有巨舌症、巨体症的特殊类型。1861年Bubl曾对这种病例进行过描述,但没有提到巨舌改变。1963年Beckwith、1964年Wiedemann分别对AMMS进行了较详细的描述,故一般又称为Beckwith-Wiedemann综合征。脐膨出是一种先天性腹壁发育不全,部分腹腔脏器通过脐带基部的腹壁缺损突向体外,表面盖有一层透明囊膜,常合并有染色体异常,如13-、18-、21-三体综合征。

1. 病因和病理

(1)胚胎第6~10周时,由于腹腔容积尚小,不能容纳肠管,因此中肠位于脐带内,形成暂时性脐疝;待至胚胎10周后,腹腔迅速增大,中肠退回腹腔。而胚胎体腔的关闭,则由头侧皱襞、尾侧皱襞和两侧皱襞(共4个皱襞),从周围向腹侧中央折叠而成,并会合形成未来的脐环。

如果在上述发育阶段，胚胎受到某种因素的影响，使体腔闭合过程停顿，就可产生内脏突出畸形；当4个皱襞中的某个皱襞发育受到限制时，就可产生不同部位的发育缺陷。

(2) 生后即发现脐带根部突出一肿物，肿物的大小与脐部缺损直径有关，小者仅在脐根部稍突出，大的直径可达10cm以上，如新生儿头大小。脐部缺损直径在6cm以上者称为巨型脐膨出。生后脐膨出表面的囊膜透明，透过囊膜可见其中突出的器官；6~8小时后囊膜逐渐混浊、水肿增厚，2~3天后和脐带一起干枯。囊膜的基底部为正常皮肤，略高于腹壁，并有向囊膜爬行的趋向。囊膜与皮肤交界部易发生裂隙，并可发生感染扩散至腹腔。如在产前或分娩过程中发生囊膜破裂，脱出的内脏可有水肿、充血及表面被纤维素性渗出物覆盖等变化。发生囊膜破裂者多因脱水、腹腔感染而致全身情况不佳。

(3) 有相关病例研究发现，本病可能有家族性发病倾向，可能为单基因遗传病，常染色体隐性遗传。亦有作者认为本病表现为低血糖、胰岛素及生长激素增高，是内分泌异常所致。

(4) 可伴多发性畸形，巨舌以肌肉肥厚为主，肌纤维数量增多，发育正常，生长较缓慢。胰腺胰岛的结构基本正常，但细胞数目增多，体积增大，胰腺腺泡和胰管增生，患儿出现低血糖。肾皮质内肾小球形成过程持续，集合管扩大和形成不良，肾髓质锥体部结构不良。睾丸有间质细胞增生，卵巢滤泡囊肿，垂体中性粒细胞增生。肝脾肿大，有大量髓外造血灶和髓样化生细胞散在，偶见肝脂肪浸润；脐膨出合并其他畸形的发病率高达60%，如消化道畸形、心血管畸形、肢体畸形、先天愚型及合并染色体综合征。

2. 临床表现

(1) 本综合征的三大典型症状分别为脐膨出、巨舌、出生体重及身长均超出正常标准，其中脐膨出是最突出的畸形，患儿生后生长迅速。临床上男女均可发病。

(2) 患儿出生后即显示出许多畸形外观，体格较一般新生儿大，舌头巨大，常伸出口外，活动笨拙，影响正常的吮吸及咬合，嘴并不增大，常伴有腹部膨大、脐膨出或脐疝。

(3) 出生后1个月内患儿呈消瘦状态，皮下脂肪明显减少，但以后几个月则生长逐渐加速，甚至接近巨大畸形。至1周岁左右，表现为吐字不清，言语障碍，下颌突向前方。低血糖作为本综合征的突出症状，可在出生后24~48小时出现，表现为呼吸困难或暂停、眼球震颤、昏厥、肌张力低下等，严重者出现抽搐、意识丧失，可导致患儿死亡或永久性脑损害。

(4) 常见内脏肥大、半身肥大等，如肝、肾、胰腺、心脏等均有不同程度的肥大，还可有颜面的火焰状母斑、额眉部红斑、耳垂部的斜行锯齿状裂隙、耳郭畸形，亦可出现颜面中央发育不全、膈肌缺损、阴蒂肥大、隐睾、肠扭转、母体羊水过多、巨大胎儿等。

(5) 患儿有轻度智能低下、小头畸形等。如能幸存至小儿期，则可有半身肥大症。常易罹患恶性肿瘤，如肾上腺瘤、Wilms瘤、精原细胞瘤、肝母细胞瘤以及腹腔肿瘤等。

3. 诊断　依据典型的三大症状即脐膨出、巨舌、出生体重及身长均超出正常标准，患儿生后生长迅速，可诊断为本综合征；若三大症状缺一，但伴有其他畸形或异常，仍可诊断为本综合征。

4. 治疗

(1) 一般处理：出生后，为避免囊膜破裂和污染，局部应立即用无菌温湿生理盐水敷料及塑料薄膜覆盖加以保护，以减少热量及水分的丧失。在转送过程中要注意保暖，同时置胃管并持续吸引，减少胃肠内积气，以利治疗。

(2) 消毒剂涂敷疗法：适用于巨型病例，或有严重畸形存在，或囊膜污染可能并发感染者。

现一般以70%乙醇、0.5%硝酸银、碘伏等涂敷替代，另外，使用具有杀菌作用、蛋白凝固作用、收敛作用的各种药液，亦可取得同样的效果。消毒剂的作用是使其结痂，痂下新生肉芽组织，从周围皮肤缘向肉芽组织表面生长上皮细胞，最终囊膜被上皮细胞和结缔组织瘢痕所替代，形成腹疝，1~2岁时再修补腹壁缺损。本法适用于囊膜完整的脐膨出，特别是早产儿合并其他严重畸形或并发症，不适合手术者。

二、分裂舌

分裂舌是先天性下颌下唇正中裂的一种表现。

（一）临床表现

分裂舌表现为舌正中裂、舌系带过短、少牙畸形、腭裂、悬雍垂裂、颏下表皮样囊肿、颏部错构组织团块等。因舌系带过短，限制了舌尖的运动，可导致严重的液体吸入。本病可分为舌正中裂开（分裂舌）、舌底正中裂、舌体发育不良、舌根异位甲状腺几种类型。

（二）治疗

手术治疗，一般采用裂隙边缘切口，切开黏膜，在舌的上下行Z形缝合舌肌和上下黏膜层（图10-13）。

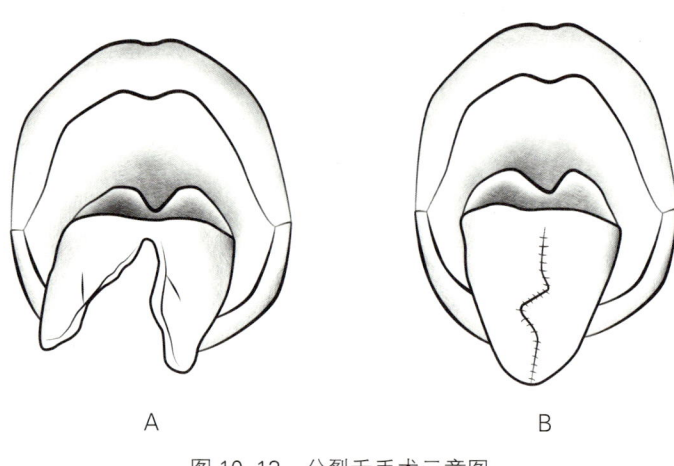

图10-13 分裂舌手术示意图

第四节 儿童常见的体表肿块

一、颅骨膜血窦

颅骨膜血窦（sinus pericranii，SP）是一种发生在颅骨的少见的血管畸形，是一种颅板内外连接静脉在颅板外的集合，或者是一种附着在颅骨外板，并通过板障静脉与颅内静脉窦相连的静脉畸形，治疗特殊。因此要对其有一个清醒的认识，这样才能避免发生意外的并发症。

（一）病因和临床表现

颅骨膜血窦的发生原因尚不清楚，可由先天性、自发性、外伤性等因素所引起。患儿多以头皮肿块就诊，主要表现为头皮上有一质地柔软的膨隆性肿块，无波动，无明显压痛，局部皮肤呈微红或青紫色。患儿通常无明显症状，偶尔可出现头痛、恶心、乏力等，有的头皮表面可以见到小的血管瘤、血管痣或毛细血管扩张。本病的特征性症状为肿块可随体位而变化，平卧头低位时肿块显著增大，直立或坐位时肿块缩小甚至消失，压迫颈静脉时肿块可再次出现（图10-14～图10-16）。

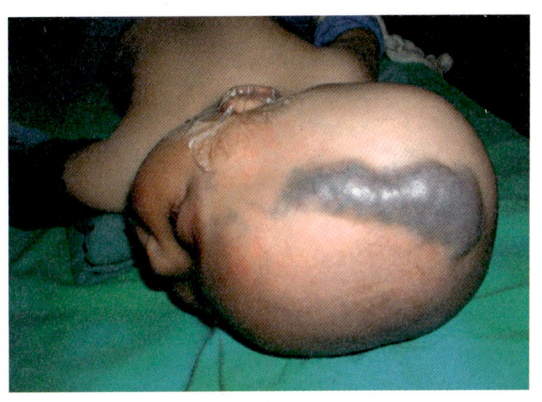

图10-14　局部皮肤呈微红或青紫色

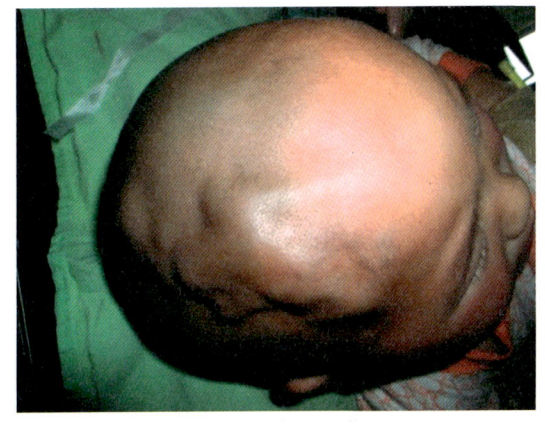 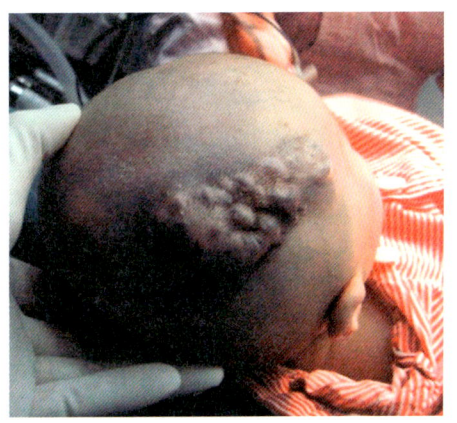

图10-15　平卧头低位或哭闹时肿块显著增大，直立或坐位时肿块缩小甚至消失

图10-16　头皮表面可以见到小的血管瘤、血管痣或毛细血管扩张

（二）诊断

1. 影像学检查

（1）CT检查：应常规行CT平扫加增强扫描及三维成像检查。CT平扫表现为颅骨外板外头皮下软组织密度肿块，与周围组织分界清晰。增强扫描后明显强化，有粗大的血管从肿块间通过，骨窗可显示颅骨的孔状缺损（图10-17）。三维成像可直观地显示病变部位有血管进入颅骨的单个或多个小缺损（图10-18，图10-19）。伴有颅内静脉窦畸形者，肿块多数位于中线或者中线附近，上矢状窦近端（图10-20）。

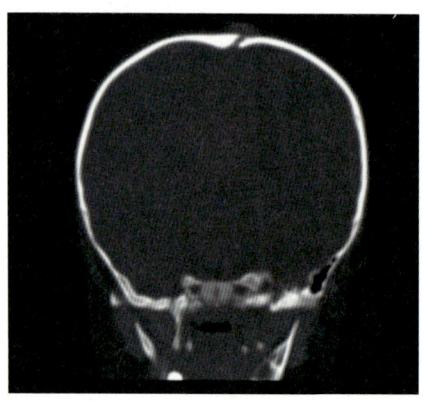
图 10-17 骨窗可显示颅骨的孔状缺损

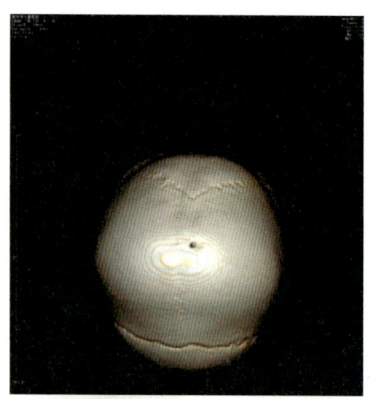
图 10-18 三维成像可直观地显示病变部位有血管进入颅骨的单个小缺损

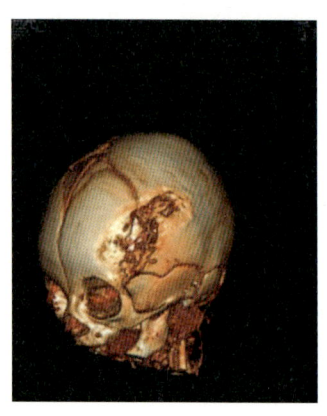
A

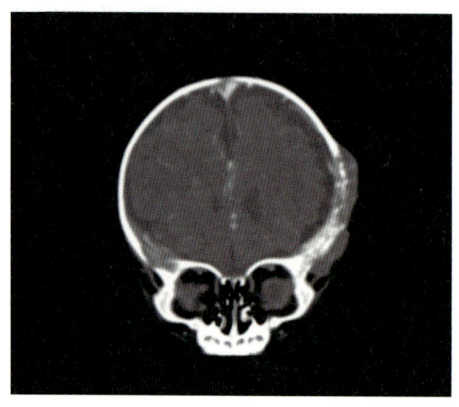
B

图 10-19 三维成像可直观地显示病变部位有血管进入颅骨的多个小缺损

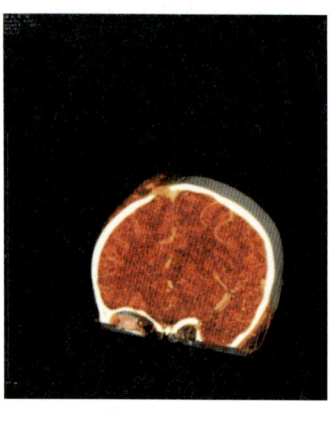
A

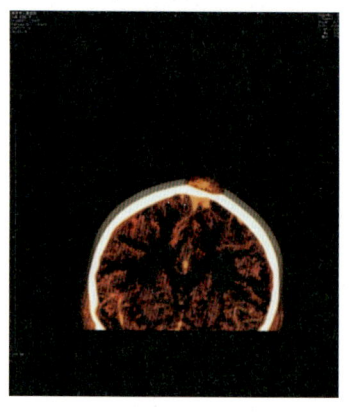
B

图 10-20 颅骨膜血窦伴有颅内静脉窦畸形

（2）数字减影血管造影（DSA）检查：为了进一步确定畸形，要行DSA检查。一般我们对巨大肿块患儿行颞浅动脉的DSA检查，当颅外动脉回流到静脉时，颅内的血管就会显影，最常见的是矢状窦，这样可清晰地看见和颅内的交通；对肿块较小且有波动的患儿，可行颅内血管的DSA检查。

2. 颅骨膜血窦的分型　可通过DSA检查了解血管分布情况来进行分类。根据引流静脉的情况分为侧支引流型、旁支型和主支型。侧支引流型又分为单静脉引流（图10-21）和两条以上静脉引流（图10-22）。

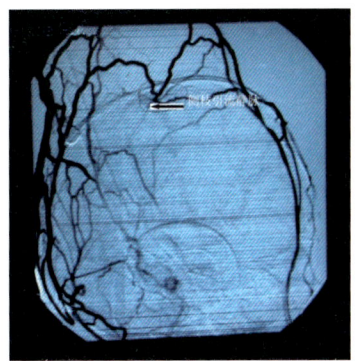

图10-21 颅骨膜血窦的DSA表现：侧支引流型SP（有3个侧支），单静脉引流

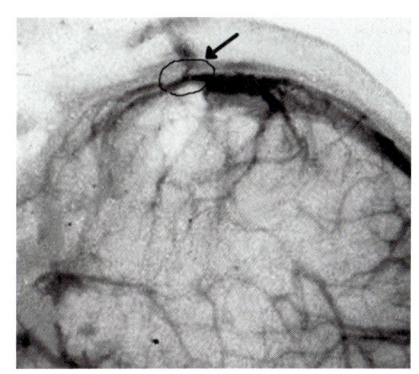

图10-22 颅骨膜血窦的DSA表现：侧支引流型SP（有1个侧支），两条以上静脉引流

3. 颅骨膜血窦的诊断 需要四方面的资料才能诊断：①临床表现要有随体位变化的头皮肿块。②CT检查显示颅外头皮下均匀的软组织密度肿块，肿块边界清晰，呈团块状或条索状，并且无钙化者应高度怀疑本病。③CT增强扫描可见少许造影剂通过颅骨的缺损处弥散到颅骨内或颅内，形成明显的强化影；三维成像可直观地显示病变部位有血管进入颅骨的单个或多个小缺损，两者均可作为确诊的依据。④DSA检查可以确定颅骨膜血窦的类型，从而决定治疗方法。

Sadahiro和Chung-Shi Wen认为颅骨膜血窦需与动静脉畸形、海绵状血管瘤、皮样囊肿和表皮样囊肿等疾病鉴别。其实CT增强扫描加三维成像就可鉴别，其可见点状或团块状高密度灶及颅骨缺损，而海绵状血管瘤、皮样囊肿和表皮样囊肿可在CT三维成像直视下确诊。另外，有和颅内血管联系的要加做DSA检查，这对制订治疗方案很有帮助。

（三）治疗

Carlo认为主支型SP不能治疗，如果旁支型SP无侧支通路的话也是不能治疗的，只有伴有完全发育成熟的静脉回流的旁支型SP（如颈静脉球）才可安全地治疗；笔者认为只要存在颅内静脉的侧支回流，就可以手术。南京儿童医院的一组6例均行手术治疗，没有发生颅内出血和空气栓塞等并发症。

1. 手术治疗 和皮肤相连的肿块在肿块周围做切口，和皮肤不相连的肿块在肿块边缘做与肿块长度相同的切口，切开头皮直至颅骨，从CT定位的颅骨缺损处小心分离，探到缺损处，结扎血管，或电灼颅骨孔，或骨蜡压迫止血，如果颅骨内出血仍未止住，可把颅骨外板切开以电磨和电灼止血。彻底止血后，分离切除肿块，用局部皮瓣覆盖创面。

2. 目前的治疗趋势 国内外有许多文献报道本病的影像学特点。其治疗方法亦有报道，如手术切除加电灼颅骨缺口，骨蜡封堵导血管；用介入手段治疗血管畸形；在切除血窦的同时做颅骨外板切开，电灼颅骨板内的血管畸形，再把颅骨外板重新原位固定的根治手术；还有南京儿童医院的方法，即在切除畸形血管的同时采用局部皮瓣转移来修复缺损。但对颅骨内血管的处理分三种方式：①在切除畸形血管的同时结扎由颅骨内穿出的血管，然后稍加电灼，此类血管发育较好；②在射频电灼的同时用骨蜡压迫止血；③用前述方法后如果还不能止血，则把颅骨外板或颅骨打开，电灼畸形血管，再用凝血纱布压迫，止血后再行原位固定。值得注意的是，此类疾病因为有血管直接和颅内相通，所以不能用硬化剂、平阳霉素等药物进行注射治疗，且应将其视为禁忌证，以免产生严重的并发症，甚至危及生命。

(四)注意事项和并发症的防治

术中易发生出血,而且血管断后易回缩到颅骨内或颅内,或无法止血,或引起空气栓塞。因此,在术中应仔细操作,尽量结扎从颅骨穿出的血管,避免血管回缩到颅内,引起出血和空气栓塞,否则要开颅止血,或做大骨瓣成形。有报道认为,手术处理不好会引起颅内出血,往往是术中忽略而引起颅内出血,而且由于出血缓慢,当发现时多已出现颅疝或昏迷,一旦发生将危及生命。因此对于头皮的小包块,特别是可随体位变化者手术时应高度警惕,以预防颅内出血的发生。对于颅骨膜血窦患儿,术后应该观察其神志、瞳孔;对有疑问的精神萎靡的患儿,术后应及早检查CT,以防止颅内出血和危险的发生。

二 鳃源性囊肿和瘘

颈部鳃源性囊肿和瘘多由第二鳃裂演变而来;第一鳃裂发生的囊肿多位于胸锁乳突肌内缘、下颌角附近,开口在外耳道;第三鳃裂形成的瘘管罕见。鳃源性囊肿的囊壁多由结缔组织构成,混有肌纤维和淋巴滤泡,可并发感染。复层鳞状上皮细胞和柱状上皮细胞覆盖囊壁内膜,可含有纤毛;鳞状上皮细胞分泌乳状或混浊的水样液体;柱状上皮细胞分泌黏稠液体,分泌物中多含胆固醇。囊肿感染后囊腔内有脓性液体。

(一)临床表现

鳃源性囊肿多位于颈前三角和胸锁乳突肌上中1/3交界处的内侧缘,但也可出现在乳突到胸骨上窝之间的任何部位。肿块呈圆形,质软,界限清楚,分泌物多时有紧张感,甚至感觉为实质性的。肿块大小不一,一般直径为3~4cm,有活动度,与皮肤无明显粘连。如囊肿与咽部相通,则囊腔内容物会排到咽部而使体积缩小;如管道阻塞,其内容物不能通过瘘管,则囊肿缓慢扩大。有瘘管时,囊肿外与皮肤表面相连,内与咽部相通,有时会合并感染。鳃源性瘘管与皮肤表面相连的口呈漏斗状内陷,有时呈现小的皱褶不易发现,瘘口可有少量清亮的黏液。瘘管与周围组织粘连甚紧。细小瘘管很难通过探针,长约数厘米,可深达咽部。由于瘘管细小,从瘘口注入造影剂不能显示瘘管的全长,有时指示假道,与瘘管走行方向不符。

(二)诊断和鉴别诊断

根据囊肿的位置、性质与瘘管的走行途径进行诊断。应与下列疾病进行鉴别:
(1)颈部囊状淋巴管瘤:囊状淋巴管瘤的原发部位在胸锁乳突肌外侧,而鳃源性囊肿位于胸锁乳突肌内侧。B超可鉴别,囊状淋巴管瘤多为多房性,有弹性,与周围界限不清楚;而囊肿为孤立的,囊壁厚,与周围界限清楚。
(2)颈部淋巴结:正常儿童颈部淋巴结亦可呈长扁形,约1cm大小,有弹性,无炎症表现,以后可逐渐消退,相互不粘连。B超可鉴别,淋巴结为实质性的。
(3)结核性瘘管:结核性瘘管有较多脓液,其窦道可排出碎块状干酪样物质;瘘管周围有多数肿大的淋巴结,且相互粘连成团。

(三)治疗

在未感染时切除全部囊肿与瘘管。为防止感染后粘连增加手术困难,应尽早处理。在瘘管口可插入套管针并做荷包缝合,再试行注入少许亚甲蓝液。手术方法是:沿颈部皮纹做梭形横切口,切除瘘管口;仔细剥离瘘管,注意防止损伤舌咽神经与副神经,应分离到颈内外动脉交叉处,从咽部切除整个瘘管;如瘘管位置太低,术野显露不清楚,可在下颌角附近做另一平行于原切口的第二切口，再继续找寻深处的瘘管；切除全部瘘管后缝合咽部黏膜，逐层缝合关闭创面，放置皮片引流。术后瘘管复发多因切除不彻底所改。

三 甲状舌骨囊肿

胚胎第3周，在原口腔基底部第一、二对鳃弓的正中凹陷部分出现憩室状的甲状腺始基组织，该组织沿正中线下移到颈部时构成细长的甲状腺舌管，其末端发育成甲状腺。胚胎第5周，第二、三鳃弓构成的舌骨大、小角发育成舌骨，舌骨两端在甲状腺舌管的前后方或经过舌管向中央合并，形成完整的舌骨。通常情况下甲状腺舌管退化，形成细长的索状物，其近端开口处为盲孔；若甲状腺舌管未退化，则形成瘘管继续存在。有时瘘管两端闭合，而中央部分保持开放，黏液状分泌物不能排出时则产生潴留性囊肿。囊肿的位置高低不等，可在舌盲孔到胸骨切迹间的任何部位。甲状舌骨囊肿的囊壁由结缔组织构成，表面有复层鳞状上皮或柱状上皮细胞覆盖，囊肿内贮有黄色黏液，囊壁内无淋巴组织，偶有甲状腺组织存在。

（一）临床表现

颈正中位置有一肿物，有时略偏向一侧。囊肿多在1岁左右出现，常位于舌骨和甲状软骨间，偶见于舌的盲孔或胸骨上窝。囊肿直径为2~3cm，多呈椭圆形，与皮肤无粘连，边缘光滑，界限清楚，触诊有紧张感，位置较固定，不能推动。由于囊肿与舌骨间有纤维组织相连，吞咽与伸舌时囊肿可上下移动。穿刺可抽得黏液性分泌物。在囊肿与舌骨间可触得质地较硬、潜行的索条，即残留的甲状腺舌瘘管。瘘管直径一般为1~2mm。当肿物发生感染时，局部皮肤红肿、压痛，感染后囊肿与皮肤黏附在一起，分泌物变成脓性液。囊肿一旦穿孔就形成瘘管，瘘管长期不愈，有时瘘口结痂而暂时闭合，但经过一段时间分泌物增多，瘘管外口可再次破开。瘘管的闭合与破溃交替出现，必须经手术切除，否则瘘管无法痊愈。

（二）鉴别诊断

甲状舌骨囊肿应与以下颈部肿物相鉴别：

1. 皮样囊肿 囊肿位置居中，与皮肤无粘连，不随伸舌吞咽而移动。B超和CT检查均可见肿物与舌骨无明显粘连。有时皮样囊肿与甲状舌骨囊肿要经组织学检查后才能鉴别。

2. 颈下淋巴结炎 局部皮肤红肿、压痛，质软，可以形成脓肿，与感染的甲状舌骨囊肿很难区别。但颈下淋巴结炎的位置较高，可位于下颌骨下缘的后方，有时在口腔或下唇能找到感染病灶。

3. 鳃源性囊肿和瘘 多偏离中线，位于胸锁乳突肌前缘，不随吞咽而移动。瘘管沿胸锁乳突肌斜行走向颈内外动脉分叉处，开口于咽隐窝。

4. 鳃源性颈正中裂 从舌骨到甲状软骨下方可见颈部正中有纵行皮肤裂开，长3~5cm，宽4~8mm，表面有湿润的红色黏膜覆盖。其远端可终于盲端或有数毫米长的瘘管，近端常有扁豆大小的纤维瘤或纤维软骨瘤。

（三）治疗

甲状舌骨囊肿的诊断确定后，应赶在感染发生前进行手术切除，一旦感染，则形成瘘管，与周围组织粘连，解剖层次不清楚，给治疗带来难度。手术时遗留部分囊壁或瘘管可造成术后复发。有人报告保留囊肿会发生恶变。

1. 甲状舌骨囊肿的切除 手术取梭形切口，切口的位置根据囊肿的高低决定。囊肿蒂部与舌骨相连，瘘管多通过舌骨的中央，分离到舌骨时切除该段舌骨。继续分离瘘管，分离直达盲孔，全部切除囊肿和瘘管是治愈甲状舌骨囊肿的基本条件。切断的舌骨不必缝合,靠近舌骨的切断肌肉缝合数针后,放置皮片引流。

2. 甲状腺舌瘘的切除　通过瘘口注入少许亚甲蓝液,以指示瘘管走行的方向。由于瘘管细窄、脆弱,分离时强力牵拉会使瘘管折断,瘘管断裂后其近端回缩不易寻找,为瘘管的全部切除带来难度,因此要轻轻牵拉瘘管。切除瘘管时要去除舌骨中段,保留与瘘管相连的舌骨中段和舌骨以上的管壁是瘘管复发的主要原因。如舌骨前方有球形肿块,可能为异位的甲状腺组织,应仔细检查气管旁有无正常的甲状腺侧叶,盲目切除孤立的异位甲状腺,术后可发生黏液性水肿。若术后创口久不愈合,经常有少量分泌液外溢,表示仍有瘘管残留,必须再次手术。甲状舌骨囊肿感染时,应待感染控制2~3个月后再行切除术。

四　鳃源性颈正中裂

颈正中裂在临床上极少见,国内只有几例报道,国外有零散报道。

(一) 病因

颈正中裂的病因可能和鳃弓融合不全有关,上面诸弓引起囊肿产生,下面诸弓引起正中裂,裂的两端可以有伸向颈深部的短窦。

(二) 临床表现

表现为颈正中的皮肤缺损,缺损表面有黏膜覆盖;缺损上端有一皮赘或囊肿,有时皮赘裂开呈两个小肿物;缺损下端有一瘘管,长1~4cm,深及胸骨表面。

(三) 治疗

手术治疗是最有效的方法。最早的治疗方法是直接切除缺损,直线缝合,但术后出现瘢痕挛缩。Richard采用双反向Z成形皮瓣修复缺损,取得了明显的效果。南京儿童医院采用完全切除正中裂,直到气管前肌层,并彻底松解。采用单个Z成形皮瓣修复缺损的方法,术后瘢痕小(图10-23)。

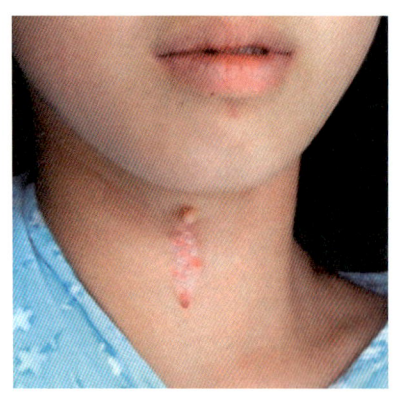
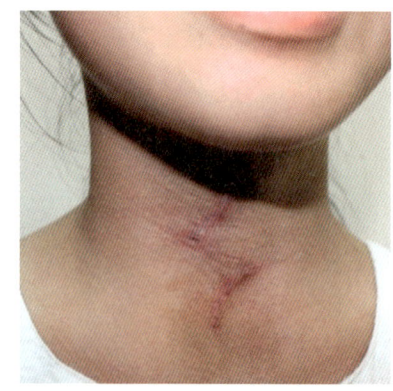

A　　　　　　　　　　　B

图10-23　鳃源性颈正中裂手术前后

第五节 乳房先天性疾病

一 乳房的发生发展

(一) 胚胎期发育

胚胎第6周，在躯干前壁两侧的乳腺部位，多发外胚叶细胞因局部增殖而增厚，成为乳房始基嵴。此嵴由4~5层上皮细胞构成，其下层为富含腺管的间胚叶细胞。胚胎第9周，乳房始基开始退化，仅留胸前的一对继续发育，并开始由外胚层向间胚叶细胞组织中下陷呈凹状结构，其表层的基底细胞也随增生而下降形成乳芽。到胎儿第3个月时，乳芽发育成乳腺导管，此导管由2~3层上皮细胞构成，其下端出现数个基底细胞，形成小叶芽，即乳腺腺泡的前身。

(二) 新生儿期发育

受母体激素的影响，约60%的新生儿（不论男女），其乳腺有不同程度的生理性变化，乳头下组织稍肿胀，并可触及1~2cm大小的肿块，有时还可从乳头上挤出少量乳汁样分泌物。这些肿块和分泌物多在出生后3~4天出现，1~2周后逐渐消失。在新生儿乳腺的生理活动期，镜下可见乳腺呈增生性改变，乳管上皮细胞显著增生肥大，导管明显扩张，其内有分泌物。有时在乳小管末端可出现萌芽性细胞小团，并有腺泡样结构；有时乳管有上皮细胞脱落呈囊性改变，间质组织亦增生；乳管周围纤维组织及血管增多，且有淋巴细胞浸润。此改变在出生后1~2周时开始退化，4~8个月后完全消失。

(三) 幼儿期发育

幼儿期乳腺呈静止状态，乳管上皮逐渐萎缩，为排列整齐的单层柱状和立方状改变，乳管周围组织呈玻璃样变或胶样萎缩，淋巴细胞也消失，仅存若干游走的吞噬细胞。幼儿期静止状态的乳腺以男童较多见，女童有时仍可见乳管上皮细胞增生的残余改变。

(四) 青春期发育

到青春期，乳房的发育男女各异。女性11~15岁时，整个乳房开始发育，体积增大，乳晕与乳头也相继增大，色泽相对加深，整个乳房由盘形发展为半球形，腺体组织也增生，至月经开始，乳房已发育成熟。男性的乳房发育较女性晚，发育程度低而不规则，发育期限也较短，乳头下可触及纽扣大的腺纤维组织，性质硬韧，微触痛，1年半后逐渐消失。

二 乳房的先天性畸形

胚胎期的乳房始基如有发育异常，则可出现乳房的先天性畸形，包括先天性多乳房、先天性多乳头、先天性乳头缺如和先天性乳房不发育等，后两者在临床上极为罕见。而乳房两侧不对称、大小不一也是乳房的先天性畸形之一。

(一)先天性多乳房

临床上较为多见,男女发病率之比为 1∶3。

1. 临床表现 多乳房一般发生在乳房线外侧,接近腋窝处或正常乳房附近,可见一个或多个婴儿型乳房,或仅有一点皮肤色素加深,为原始副乳房的乳晕,亦可能仅有局部皮肤增厚,以及副乳房的乳头出现,或既有乳房的畸形又有乳晕的畸形(图 10-24)。Speert(1942)统计,1% 的新生儿可出现多乳房畸形。

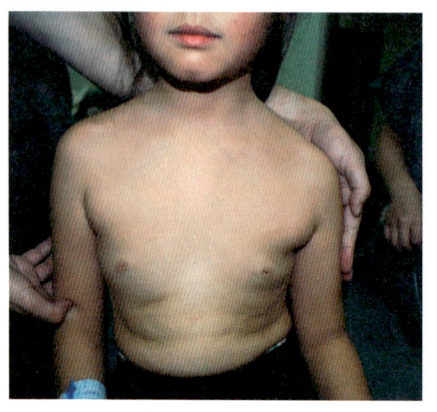

图 10-24 先天性多乳房

2. 治疗 先天性多乳房一般需要手术治疗。可做局部棱形切除,切除时要将乳头和乳腺组织一并切除,应避免残留,残留会导致感染、出血、癌变。

(二)先天性乳头畸形

先天性乳头畸形包括先天性多乳头和先天性乳头缺如。

1. 临床表现 有时乳房多出几个乳头,仅表现为皮肤增厚或稍隆起,其附近有少许色素沉着,偶有多个乳头出现。较为常见的是乳头的先天性凹陷,此畸形应及早发现,早期治疗,否则将影响乳房的发育,后果较为严重(图 10-25)。

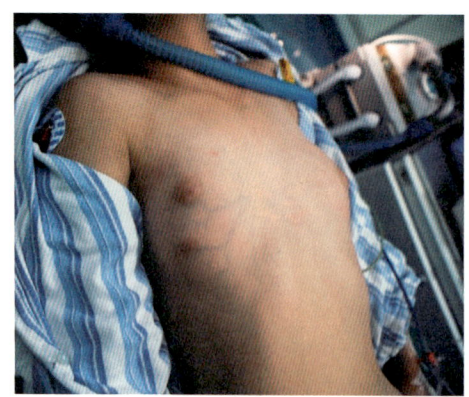

图 10-25 先天性多乳头

2. 治疗 手术切除多余的乳头。

三 儿童期乳房肥大症

儿童期乳房肥大症又称早熟性乳房肥大症，仅见于女孩，为性早熟（系指8～9岁女孩的提早发育）的一种表现。实际上，在城市，许多性早熟女孩的发育年龄往往比此还早。

（一）病因

在儿童医院门诊常可见到这类患儿及咨询者。性早熟的发病原因与内分泌紊乱有关，大多数是卵巢、肾上腺或垂体病变的结果。继发性性早熟患儿除性器官早熟外，骨骼的发育可提前完成，体内其他激素的水平亦升高。

（二）临床表现

性早熟患儿常较同龄儿童长得高大，并有早熟性征。原发性乳房肥大症患儿的发育年龄一般在8～12岁，病变可为单侧性，在一侧乳房内可触及盘形肿块，其直径为3～5cm，乳晕及乳头均有相应增大，但不伴其他发育异常。儿童期乳房肥大症极易引起家长的惊慌，也可造成缺乏经验医师的误诊或错施手术。

（三）治疗

儿童期原发性乳房肥大症一般不需治疗。

四 儿童巨乳症

（一）病因

在儿童医院门诊这类患儿较少，病因不清，但和巨肢等的病因有相似之处。

（二）临床表现

出生后一侧乳房稍大，以后逐渐增大，且乳头和乳腺组织亦均匀增大（图10-26）。

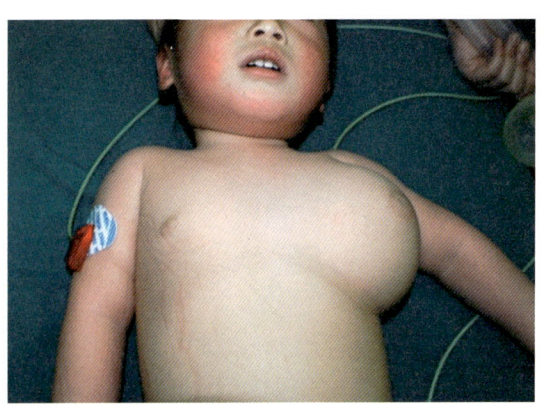

图 10-26　儿童巨乳症的临床表现

（三）治疗

在儿童期行巨乳缩小术，手术方法和成人相同。

第六节　先天性脐部畸形

先天性脐部畸形可严重影响脐部外观。脐部畸形是指脐的形态、结构、位置异常以及脐的缺失，包括先天性异常和后天性畸形。与脐有关的先天性异常分为卵黄肠管残留症、脐尿管闭锁不全或先天性脐尿管瘘、卵黄肠静脉残留以及腹壁发育异常，分别涉及消化管、脐尿管、血管和腹壁。正常情况下，出生后消化道与脐部无任何沟通，如果卵黄囊在胚胎发育过程中出现异常或有不同程度的残留结构时，就会产生各种不同类型的卵黄管发育异常，常见的有如下几种：①卵黄管完全未闭，即卵黄管瘘（脐肠瘘）；②卵黄管近端已闭合，远端（脐部）未闭，即脐窦；③卵黄管远、近端已闭合，但中间部未闭合，即卵黄管囊肿；④卵黄管远端闭合，近端（肠端）未闭合，即梅克尔憩室；⑤卵黄管及其血管纤维化索带残留脐肠束带；⑥脐部黏膜残留，即脐茸（脐息肉）。

进行脐的修复重建首先要搞清脐在腹壁的位置以及脐的形态和大小。脐是脐带脱落后形成的瘢痕，是腹前壁中部三维立体的窝状结构。作为人体体表的一个特殊结构，脐的美学价值很早就被人们认识。脐的形态多样，并有多种分类法。有些学者按美学、脐纹、脐与腹壁的关系对脐进行分类，但是均有不足之处。Ribeiro根据脐窝的大小、深度以及脐纹的形态等，将脐分为自然型、凹陷型、凸起型和平坦型四型，其分类较细致，并对每种类型都描述得较清楚，有应用价值。Craig对脐进行描述、分类和评分，他将脐分成T型、卵圆型、垂直型、水平型和扭曲型五型，各型所占的比例依次为37%、22%、17%、14%和10%，此分类以脐的三维结构为标准，简明、直观且形象，是目前较好的脐分类法。

一　临床表现与诊断

（一）卵黄管未闭

脐部与小肠之间有管道相通者称为卵黄管未闭（patent omphalomesenteric duct）或称脐肠瘘（omphalomesenteric fistula）。脐带脱落后，脐孔处出现有红色黏膜覆盖的肿物，常有恶臭分泌物，以后还有粪质排出，是小肠与脐孔相通的明确征象。较大瘘管可有肠管黏膜或整段回肠脱出，可形成嵌顿疝，需要手法回复。有时须吞服活性炭来鉴别脐孔排出的恶臭分泌物是否为肠瘘所致，从瘘口发现吞服的活性炭表明脐孔已通至肠管。从瘘口注入造影剂后行X线造影检查是较常采用的诊断方法。

（二）脐窦

卵黄管靠肠端闭塞，常在脐部遗留一管状结构，称为脐窦（omphalomesenteric duct sinus），窦内有黏膜，会分泌黏液状分泌物。脐部常可发现较小的圆形红色黏膜凸出，用探针可能发现脐部有短浅通道。也可通过细塑料管将造影剂注入，再行X线摄片检查窦道的深度。如脐部未形成窦道，仅出现球状黏膜块，可称为脐茸或脐息肉（umbilical polyp），亦经常有黏液分泌，此情况应与脐部感染引起的肉芽肿相区别。

(三) 卵黄管囊肿

从回肠至脐的卵黄管残余物中，任何部位都可能残留囊性扩张，此即卵黄管囊肿（omphalomesenteric duct cyst）。较大囊肿可从腹壁触及肿块，但在临床较少见。

二 治疗

脐肠瘘的治疗是从回肠壁断离瘘管，再将通向脐部的瘘管全部切除，做脐成形手术。脐窦应行手术切除。肉芽肿经局部清洗和硝酸银烧灼后可以消退。窦道较长的需做较广泛的手术切除，再行脐重建。卵黄管囊肿一般需要行腹部探查，手术切除囊肿和附着的索带是有效的治疗方法，再重建脐。

(一) 脐的位置和大小

脐位于髂前上棘水平和腹部正中线的相交点。儿童期时脐的直径一般为 1~1.5cm，到成人时仍有 1.5~2cm。

(二) 几种脐再造的手术方法

脐再造的手术方法很多。日本的 Hiroshi 用 C-V 皮瓣重建脐，虽然外形美观，但脐两侧有明显瘢痕。美国的 Peter 等对膀胱外翻患者用皮瓣做脐成形，虽取得较好的效果但外形单调。Naoshige 和 Noboru 采用三瓣法做脐成形，术后外形美观，但脐上有瘢痕。Axel 用下腹皮管重建脐，也存在下腹明显瘢痕的不足。Sophie 用荷包缝合，但外形欠佳。

1. C-V 皮瓣脐重建术 如图 10-27 所示，在脐的位置上设计两个 V 瓣和一个 C 瓣，C 瓣的横径为 1.5~2cm。把两个 V 瓣掀起，蒂在中央；把 C 瓣也掀起，蒂在中央。然后把左侧或右侧的 V 瓣插入另一侧的 C、V 瓣之间进行缝合，再把另一侧的 V 瓣和插入的 V 瓣的一边进行缝合。把另一侧的 V 瓣的一边和切取 C 瓣后留下来的 C 形皮缘缝合。用纱布做成小卷，在纱布卷上打一个结，固定于下腹部（就是我们常用的"打钉"技术）。

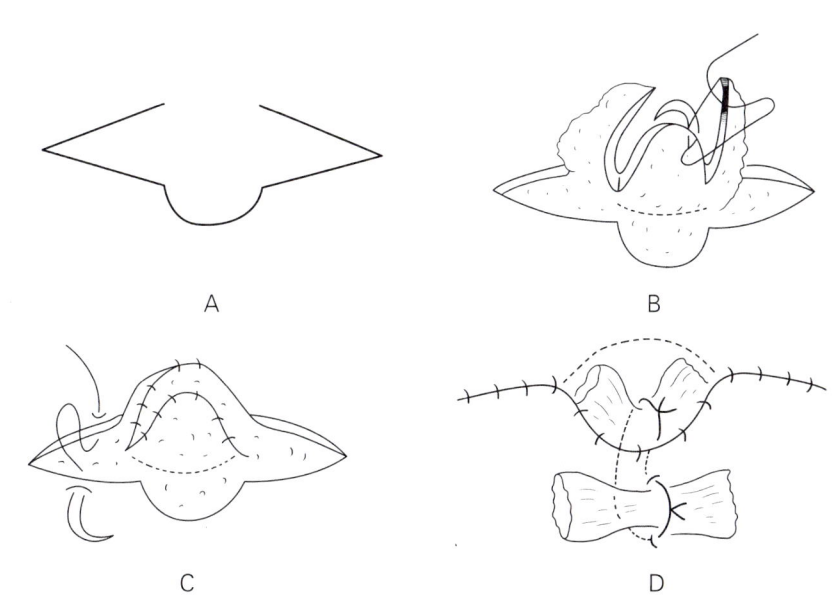

图 10-27 C-V 皮瓣脐重建术示意图

2. 三瓣法脐成形术 如图 10-28 所示，在正常脐的位置上设计 A、B、C 三个皮瓣，A 为

"C"形，其横径为1.5~2cm，B、C为切口旁的两个皮下蒂皮瓣。把B、C瓣和A瓣交叉缝合，这样形成一个凹陷。把切口对缝起来，B、C瓣的外缘缩短直接和切缘缝合。这种方法适用于卵黄管囊肿的脐成形术。

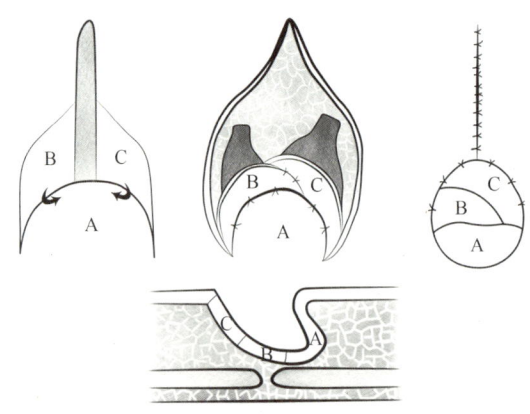

图10-28 三瓣法脐成形术示意图

3. 下腹皮管脐重建术 如图10-29所示，A是一种皮管法，中间椭圆的横径为1.5~2cm。把椭圆的下部分对缝后形成皮管，再把外面的大椭圆与皮肤缝合，这样就形成了一个锥形皮管。B是做一个在正常脐位置上的上下皮下蒂皮瓣，蒂的宽度为1.5~2cm。把上下两个瓣对折缝合形成皮管后旋转90°，再按图示的切口边缘缝合形成皮管，这两种皮管就是脐。

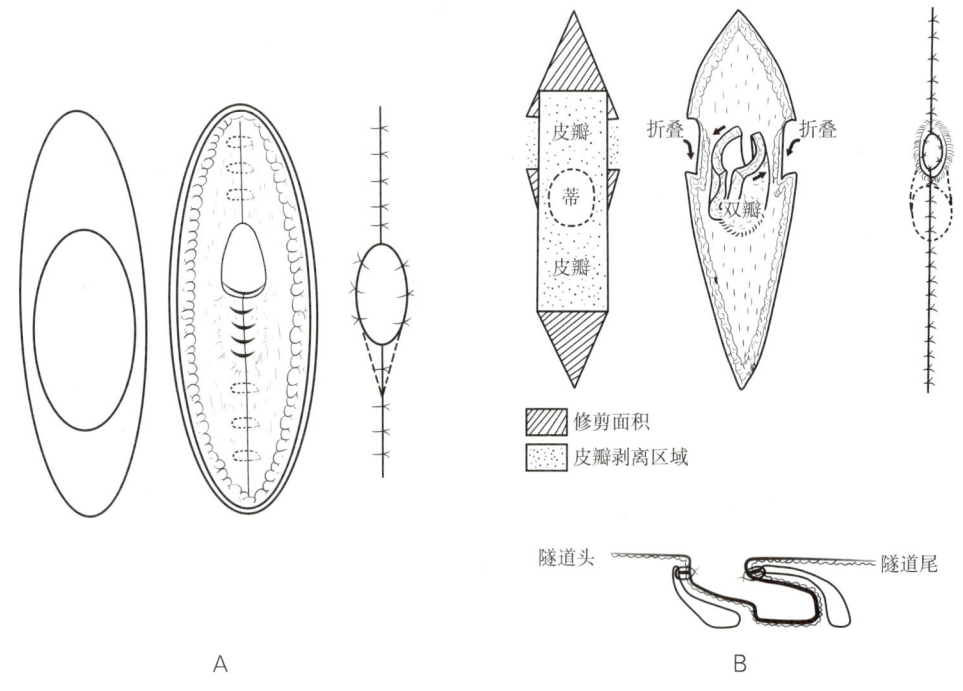

图10-29 下腹皮管脐重建术示意图

4. 四瓣法脐再造术 如图10-30所示，在缺损左右水平设计两个等大的三角瓣，长为1.5~2cm。在两个等大的三角瓣蒂部皮肤各设计一个小皮瓣，旋转两个大三角瓣，在三角瓣尖端各缝一针固定，再把两个小皮瓣插入切开的三角空隙内缝合，也就是将c点缝到o点，将a点缝到f点，将d点缝到e点，将b点缝到c点，将g点缝到h点。再缝合其他未缝合的皮肤部分，在de点处皮下缝合一针，经缺损脐底部潜行缝至下腹正中穿出皮肤，拉紧后固定于皮外。

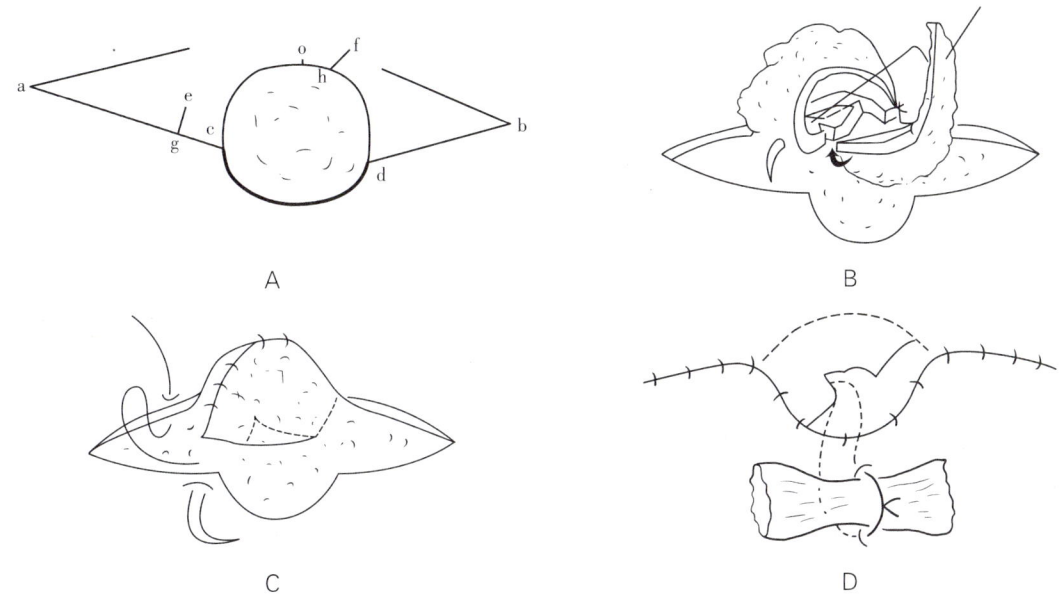

图 10-30 四瓣法脐再造术示意图

四瓣法脐再造术弥补了上述方法的大部分不足：①通过对 de 点皮下缝合的不同方向，可以构成卵圆型、垂直型、水平型三种肚脐形态（de 点水平缝合牵拉皮外结扎固定于下腹正中，可得到卵圆型肚脐；de 点垂直缝合牵拉皮外结扎固定于下腹正中，可得到垂直型肚脐；de 点水平缝合的长度等于脐直径，再牵拉皮外结扎固定于下腹正中，可得到水平型肚脐），基本满足现在已知的肚脐形态。②应用皮外结扎，可以把脐再造成一个三维的立体结构。③小皮瓣边长的不等长缝合，可以形成脐中的沟回。④四瓣法可以避免在脐周围形成显著的瘢痕。

第七节 联体畸形

联体畸形（conjoined twins）是一种很复杂的少见畸形。文献中最早报道的是 1100 年生于英格兰的一对联体婴儿，有共同的直肠和阴道，生活了 34 年。根据文献记述，1495 年首次进行联体分离术的是两个头部相连的女婴，她们 10 岁时，一个因病死亡，不得不行分离术，但未成功。1902 年，Radica-Doadica 联体姐妹中一个死于结核，行分离术后另一个成活，成为首个分离术成功的病例。1960 年，Koning 首次将一对皮肤相连的联体儿分离并获得成功。北京协和医院 1957 年曾经手术分离一对 71 岁的胸腹联体老人。马孝义 1964 年报告一对腹部联体女婴，在生后 5 周行分离手术，术中发现两婴共有一个肝脏，中间无明显间隙，而胆囊及胆总管独立存在，各存完整的消化系统，切开分离肝脏后，分两组进行腹壁缺损的缝合修补，最后一活一死。以后有陆续报道，病例逐渐增多。

一、发病率

联体畸形极少见，其发生率文献中相差较大，有的报道为 5 万~20 万活婴中就有 1 例，也有的报道为 0.006%~0.04%。国内报道在 40 万例分娩中，发现 7 例联胎。联体畸形女性较多，占 70%~95%，有人报道男女发生率之比为 1∶1.8。

二 病因

联体畸形的发病原因尚不十分清楚,但国内外都倾向于因单卵双胎分离不全所致。在胚胎早期发育过程中,受精卵分裂发生在7～13天之间是正常的单卵双胎;若分裂发生在13.5～15天之间,从卵裂到原条的发育过程中具有全能的内细胞群,如果分离时间晚或不完全,就可使两个胎体的一部分组织和器官连接,从而发生各部位的联体畸形。囊胚期如果两团内细胞群发育良好,则形成完整的联体双胎;内细胞群没有完全分开的部位不同,就出现不同部位的联体双胎。如果在发育早期,双胎中一个胎体发育正常,另一个因某种原因发育受阻则形成寄生胎。在囊胚期内细胞群分裂不对称,小的一团内细胞群发育不良,与正常发育胚胎的卵黄静脉吻合并逐渐包入其体内,成为包入性寄生胎,又称胎内胎。有人认为胚卵细胞分裂时,受到氧气供应、周围介质间化学成分改变和体温等的影响,都可使胎儿发生包括联体畸形在内的各种畸形。

Witchi提出,卵子的衰老是导致联体畸形的原因。Dragstedt认为,环境因素可能是联体发生的原因之一,因为许多先天性异常不是遗传因素引起的,而是感染、供血不足导致胚胎的营养和生长障碍引起的,从而出现一个胎儿依附于另一个胎儿的情况。也有人认为,遗传因素也可能是人类发生联体畸形的原因之一。Stockard等认为,联体畸形的发生与胚卵细胞分裂时受到缺氧、低温或某种有害刺激相关,这些因素都可导致联体畸形。

三 分类

根据相连个体发育完好的程度和连接的部位,可以将联体双胎分为对称性联体双胎、非对称性联体双胎和胎内胎三种类型。对称性联体双胎是发育完全或接近完全的两个个体,根据其连接部位又可分为胸腹联体、剑脐联体、臀部联体、坐骨联体、头部联体五种类型(图10-31)。有人对各型的发病率进行了统计,胸腹联体及剑脐联体最多见(73.5%),其他依次为臀部联体(18.8%)、坐骨联体(5.9%)和头部联体(1.7%)。联体畸形常伴其他发育畸形,以心脏大血管畸形最多见,约占75%。

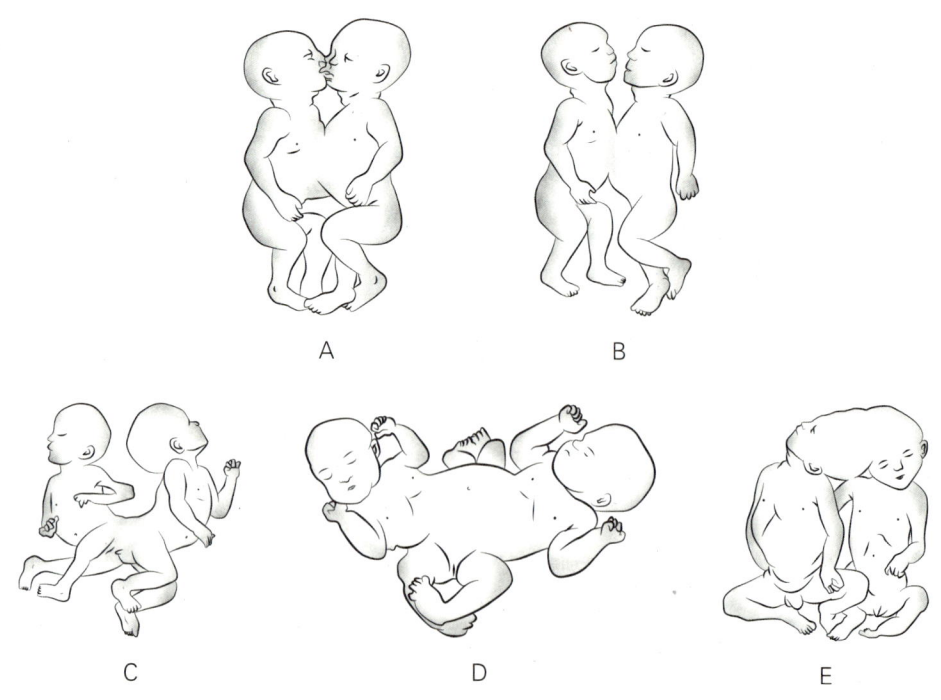

图10-31 对称性联体双胎的五种类型
A. 胸腹联体　B. 剑脐联体　C. 臀部联体　D. 坐骨联体　E. 头部联体

1. 胸腹联体　在胸骨或接近胸骨的中线部位连接，联体者面对面。除胸骨共有外，部分肋骨和肋软骨相连，且往往有肝脏相连。

2. 剑脐联体　在剑突到脐之间连接，联体者面对面。一般两者的腹腔相通，肠管可自由进出对方的腹腔，除肝脏相融合外，其他脏器均分开。剑脐联体是最容易分离的，也是分离效果最好的一种类型。

3. 臀部联体　即背对背的连接，往往在骨盆部连接。有共用的骶尾骨、直肠、肛门，有时膀胱、尿道也共用，可能有各自的肾脏、输尿管、阴道（图10-32）。

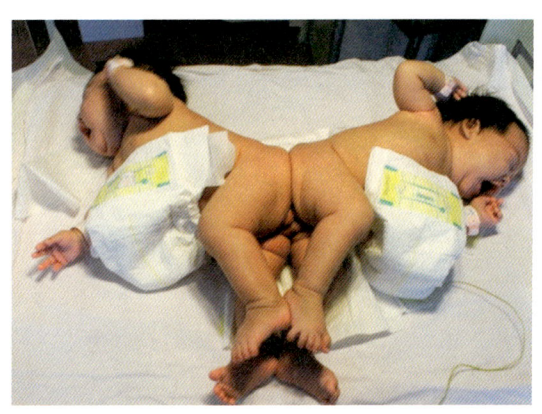

图 10-32　臀部联体

4. 坐骨联体　即在骨盆下方连接，其融合部可延续到脐，脐以上的身体是正常分离的。脊柱下方是异常的，只有一个骶骨和骨盆，两条腿以直角形式向两侧伸出，阴道、尿道和肛门则开口于两侧。

5. 头部联体　往往是在头部中线处连接，也有的在顶部、枕部和侧颞部连接。一般为颅骨连接，脑组织是分离的或有轻度融合。Winston 为了有利于判断手术的可行性，建议根据深部组织联合的内容将其划分为四种类型：①仅颅骨融合；②硬脑膜融合，两脑被硬脑膜分开；③硬脑膜不完全，软脑膜有融合，脑组织是分开的；④脑组织相连。

还有一类更为少见的多部位联体，即头、颈、胸和上腹部联体，简称头胸联体。除头部联合外，颈、胸、剑突和腹部也联合，内部器官如心脏大血管、消化道亦联合和共有，常伴有泌尿生殖系统畸形等。其手术分离更为复杂和困难，甚至不可能分离。

不对称性联体是一个发育不全的个体，往往是部分肢体，有时尚可见生殖器，附着于正常儿体表的某一部位，多见于胸壁、腹壁、腰背部、臀部等（图10-33）。

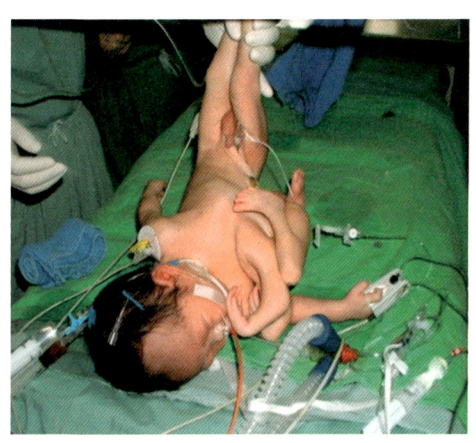

图 10-33　不对称性联体

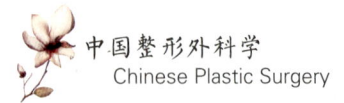

四　临床表现

出生后发现两新生儿联体，可出现5~6种连接形式。一般在产前多已确诊联体，但对其连接部位只能做初步判断，可做B超和MRI检查，以进一步明确诊断。

五　治疗

不管哪类联体均要行手术分离。对于手术时机目前已达成共识，一般不主张出生后即行分离；多主张待患儿器官发育完善后，也就是3个月以后再行分离，除非有其他危及患儿生命的疾病才可贸然手术，以挽救患儿的生命。手术无定式，但达成共识的是在连接部位上下各埋置一个扩张器进行皮肤扩张术，扩张后多出来的皮肤可以用来修复连接部分离后的缺损。一般用两个S形皮瓣覆盖分离后的创面。

（一）胸腹联体分离术

对于体桥直径小于5cm者，可在术前用手指挤压体桥；对于体桥直径大于5cm者，则采用在体桥上下先埋置扩张器，待扩张完成后2个月进行分离手术，也就是分两期手术。手术切口为沿体桥上下做S形切口，上从胸部切口切至脐，分离皮肤及皮下组织，切开腹腔及剑突胸骨相连接部分。分两种情况：一种是两儿有独自的胸腔，但肝脏紧密相连。此时可于连接处用可吸收缝线在肝组织做两排贯穿8字缝合，再从两排缝线中间切断肝脏，一般出血不多，对较大血管出血则应缝合结扎止血。分开肝桥后暴露两儿相连的对侧腹壁，并将其做反S形切开，至此分开两儿，然后分两台同时进行手术。用大网膜覆盖肝桥切面，用涤纶膜修复腹膜，缝合腹肌，把扩张皮瓣的一侧盖在缺损部位，分层缝合。另一种是两儿共用一个胸腔，同时心包相连。心包相连者若有两个心脏，可分离心脏，用涤纶膜修复心包；其他同第一种手术方法。共用一个心脏者无法分离，因此术前诊断非常重要，如果在手术中发现只有一个心脏，那只有舍弃一个孩子了。

（二）剑脐联体分离术

分两期手术，一期同样是先应用皮肤扩张器扩张皮肤，二期分离联体。设计S形切口，沿切口自剑突至脐部联体交界上侧从皮肤皮下肌层进入腹腔。剑脐联体多为共肝，可于连接处用可吸收缝线在肝组织做两排贯穿8字缝合，再从两排缝线中间切断肝脏。分开患儿，用大网膜覆盖肝桥切面，用涤纶膜修复腹膜，缝合腹肌，把扩张皮瓣的一侧盖在缺损部位，分层缝合。

（三）臀部联体分离术

分三期手术。如无肛门者，第一步造瘘解决患儿的排便问题，同时进行新生儿期的皮肤扩张器植入术，为二期分离储备皮肤。如果有肛门，则一期先埋置扩张器，扩张器植入部位应该相互交错，一个偏左些，一个偏右些，注水完成后（图10-34）行二期手术。二期分离联体婴儿的同时修补缺损。在扩张器的皮肤上设计两个皮瓣，用于肛门前移时重建肛门和修复盆底缺损。在大阴唇上设计两对S形皮瓣，用于重建大阴唇。在两个患儿的一侧小阴唇内侧各设计一个黏膜瓣，用于重建阴道和肛门之间的组织和共同部位的阴道壁。按图10-35的设计，先分离肛门瘘管，劈开瘘口，游离直肠发现有0.5cm的直肠共一个壁，小心保留一侧肠黏膜和肠壁，另一侧等待修复。然后开始分离会阴部，按设计在会阴部切开，每侧形成3个皮瓣。分离处女膜时见阴道有0.5cm的壁是共一个，亦需分离开。分离至尾骨时发现有尾骨相连，切断尾骨，垂直分离盆腔底。最后完全分开联体婴儿。按设计重建盆底，用一部分扩张皮瓣插入肛门缺损处来重建肛门，用双大阴唇皮瓣重建会阴部大阴唇，用小黏膜瓣重建阴道下壁，最后用扩张皮瓣旋转覆盖修复盆底和会阴部缺损。

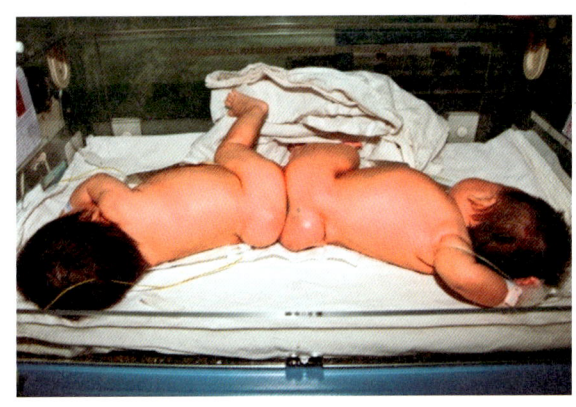
图 10-34　扩张器注水完成后

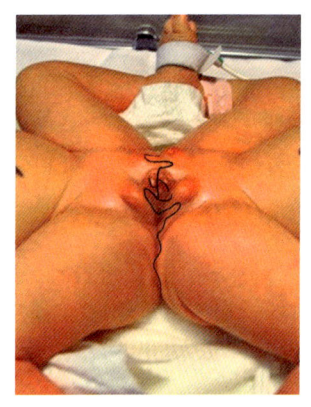
图 10-35　分离时设计的皮瓣

第三期为关瘘手术。切除造瘘口，吻合肠管，送入腹腔，关闭腹腔，放置胃肠减压，肠管通气后2～3天拔除胃肠减压。

（四）坐骨联体分离术

分三至四期手术。手术前部分和上述相同，先在体桥上下埋置扩张器扩张皮肤。二期做S形和反S形切口，从脐下切开联体中线到耻骨联合。一般两婴的肝脏会在中线处相连，故第一部分是分离肝脏，可钝性分离后缝合，从中线切开后分给两婴。第二部分是分离共用的肠管，如果胃和十二指肠是共用的，则一边沿血供分离给两婴；如果胃和十二指肠是独立的，则只需分离下部分肠管。一般两个十二指肠会合处呈Y形，共用一个盲肠、结肠、空回肠、直肠和肛门，此时可在Y形会合处将B婴的小肠切断，将共用小肠的上段给A婴；下段与B婴的十二指肠吻合，留到横结肠后切断结肠，做结肠造口；留下的横结肠与A婴的小肠吻合，故A婴有正常的直肠和肛门。在分离耻骨联合的同时处理泌尿生殖系畸形。两婴的膀胱前后多呈双角状，分离后将前膀胱给A婴，后膀胱给B婴。从后膀胱切下A婴的输尿管，做隧道式黏膜下移植于前膀胱；从前膀胱切下B婴的左侧输尿管，待分体后做皮管式输尿管造口，膀胱和尿道给A婴。然后分离躯干后面软组织的骨性联合部分，将后面共肢的肌皮管分成两半，利用带蒂的肌皮瓣和扩张的腹部皮肤修复巨大的腹壁缺损。A婴行膀胱造口和输尿管膀胱移植，B婴行结肠造口、膀胱会阴造口和右侧输尿管造口。半年后行二期修复。

（五）胎内胎

胎内胎很少见，其发生率为出生总数的百万分之一，男女之比约为2∶1。发生于腹膜后者最多，这类胎儿有羊膜样膜，胎儿在羊水中，有类似脐带的血管索。部分病例外观具有人体形态，但多为头部缺损，两侧或单侧肢体缺如，多为指（趾）缺损。一旦发现胎内胎应即刻入院，检查完成后切除多余的器官、肢体或躯干，用局部皮瓣覆盖创面。

（沈卫民）

参考文献

[1] Santos de Oliveira R, Barros Jucá C E, Lopes Lins-Neto A, et al. Aplasia cutis congenita of the scalp: is there a better treatment strategy?[J]. Childs Nerv Syst, 2006, 22(9):1072-1079.

[2] Campbell W. Case of congenital ulcer on the cranium of a fetus, terminating in fatal hemorrhage, on the 18th day after birth[J]. Edinburgh J Med Sci, 1826, 2:82.

[3] Kim C S, Tatum S A, Rodziewicz G. Scalp aplasia cutis congenita presenting with sagittal sinus hemorrhage[J]. Arch Otolaryngol Head Neck Surg, 2001, 127(1):71-74.

[4] Hubert A, Bonneau D, Couet D, et al. Aplasia cutis congenita of the scalp in an infant exposed to valproic acid in utero[J]. Acta Paediatr, 1994, 83(7):789-790.

[5] Wexler A, Harris M, Lesavoy M. Conservative treatment of cutis aplasia[J]. Plast Reconstr Surg, 1990, 86(6):1066-1071.

[6] Singman R, Asaikar S, Hotson G, et al. Aplasia cutis congenita and arteriovenous fistula. Case report and review[J]. Arch Neurol, 1990, 47(11):1255-1258.

[7] Fullana F, González M, Nó M, et al. Aplasia cutis congenita of the scalp in five successive generations of one family[J]. Plast Reconstr Surg, 1995, 95(1):214-215.

[8] Bernbeck B, Schwabe J, Groninger A, et al. Aplasia cutis congenita of the scalp: how much therapy is necessary in large defects?[J]. Acta Paediatr, 2005, 94(6):758-760.

[9] Menard R M, Delaire J, Schendel S A. Treatment of the craniofacial complications of Beckwith-Wiedemann syndrome[J]. Plast Reconstr Surg, 1995, 96(1):27-33.

[10] Kaufman Y, Cole P, McKnight A, et al. A modified keyhole technique for correction of macroglossia[J]. Plast Reconstr Surg, 2008, 122(6):1867-1869.

[11] Nomura S, Kato S, Ishihara H, et al. Association of intra-and extradural developmental venous anomalies, so-called venous angioma and sinus pericranii[J]. Childs Nerv Syst, 2006, 22(4):428-431.

[12] Wen C S, Chang Y L, Wang H S, et al. Sinus pericranii: from gross and neuroimaging findings to different pathophysiological changes[J]. Childs Nerv Syst, 2005, 21(6):482-488.

[13] Gandolfo C, Krings T, Alvarez H, et al. Sinus pericranii: diagnostic and therapeutic considerations in 15 patients[J]. Neuroradiology, 2007, 49(6):505-514.

[14] Curnes J T. Sinus pericranii: demonstration using three-dimensional surface shading[J]. J Comput Assist Tomogr, 2002, 26(2):285-286.

[15] Mitsukawa N, Satoh K, Hayashi T, et al. Sinus pericranii associated with craniosynostosis[J]. J Craniofac Surg, 2007, 18(1):78-84.

[16] Nakayama Y, Tanaka A, Ueno Y, et al. Scalp cavernous angioma presenting as sinus pericranii: diagnostic value of cerebral angiography and magnetic resonance imaging[J]. Childs Nerv Syst, 2000, 16(9):598-602.

[17] Kaido T, Kim Y K, Ueda K. Diagnostic and therapeutic considerations for sinus pericranii[J]. J Clin Neurosci, 2006, 13(7):788-792.

[18] Sheu M, Fauteux G, Chang H, et al. Sinus pericranii: dermatologic considerations and literature review[J]. J Am Acad Dermatol, 2002, 46(6):934-941.

[19] 董玉英,黄振东,况光仪. 先天性鳃源性颈正中裂和囊肿1例[J]. 中国眼耳鼻喉科杂志, 2002, 2(1):46.

[20] Agag R, Sacks J, Silver L. Congenital midline cervical cleft[J]. Cleft Palate Craniofac J, 2007, 44(1):98-101.

[21] Genç A, Tanelı C, Arslan O, et al. Congenital midline cervical cleft: a rare embryopathogenic disorder[J]. Eur J Plast Surg, 2002, 25(1):29-31.

[22] Gardner R O, Moss A L. The congenital cervical midline cleft. Case report and review of literature[J]. Br J Plast Surg, 2005, 58(3):399-403.

[23] Craig S B, Faller M S, Puckett C L. In search of the ideal female umbilicus[J]. Plast Reconstr Surg, 2000,

105(1):389-392.

[24] Shinohara H, Matsuo K, Kikuchi N. Umbilical reconstruction with an inverted C-V flap[J]. Plast Reconstr Surg, 2000, 105(2):703-705.

[25] Pinto P A, Stock J A, Hanna M K. Results of umbilicoplasty for bladder exstrophy[J]. J Urol, 2000, 164(6):2055-2057.

[26] Iida N, Ohsumi N. Reconstruction of umbilical hypogenesis accompanied by a longitudinal scar[J]. Plast Reconstr Surg, 2003, 111(1):322-325.

[27] Feyaerts A, Mure P Y, Jules J A, et al. Umbilical reconstruction in patients with exstrophy: the kangaroo pouch technique[J]. J Urol, 2001, 165(6 Pt 1):2026-2027; discussion 2028.

[28] Bartsich S A, Schwartz M H. Purse-string method for immediate umbilical reconstruction[J]. Plast Reconstr Surg, 2003, 112(6):1652-1655.

第十一章
组织移植生物学概论

第一节 移植的基本概念与分类

一 移植的基本概念

将个体的某一部分（如细胞、组织或器官）经手术或其他途径移植到自己体内或另一个体某一部位的方法，叫作移植（transplantation；grafting），常用于实验研究和临床治疗。被移植的部分叫作移植物（graft；transplant），其手术则叫作移植术，献出移植物的个体叫作供者（donor），接受移植物的个体叫作受者（recipient）或宿主（host）。过去，移植术仅指那些将器官和受者的血管相吻合的手术，不吻合血管的移植叫作种植术（implantation）；现在，移植术和种植术已成同义词，相互通用。如果供者和受者为同一个体，称为自体移植（autotransplantation）。在自体移植时，将移植物重新移植到原来的解剖位置，叫作再植术（replantation），例如断肢再植术，而不称为断肢移植术。但必须指出，移植术不包括人工合成材料（如高分子材料）或合成金属材料等的体内应用，如人工皮肤、人工心脏瓣膜、义齿、人工关节、义肢等等，因为这些人工制品不可能转化为生物体内的细胞和组织，虽能取代一定的功能，但在体内始终是一个没有活力的异物，属于生物医学工程（biomedical engineering）的范畴。

二 移植的分类

（一）按遗传免疫学观点分类

如果供者和受者虽非同一个体，但有着完全相同的抗原结构，如同卵双生子之间的移植，称为同质移植（isograft；isotransplantation）。如果供者和受者属于同一种族，但非同一个体，如人与人、狗与狗之间的移植，叫作同种异体移植（allograft；allotransplantation），简称为同种移植。而不同种族之间，如狐与狗、猪与羊之间的移植，叫作异种移植（xenograft；xenotransplantation）。同种异体移植是当今临床应用最多的移植类别。

（二）按移植物的活力分类

如果移植物在移植过程中始终保持着活力，在移植后能较快地恢复其原来的有效生理功能，称为活体移植（viable transplantation）；与此相反的结构移植叫作支架移植（structural transplantation）

或非活体移植（non-viable transplantation）。移植物的作用是机械性的，如血管、骨、软骨、肌腱及筋膜，通过移植仅提供支持性基质和解剖结构，从而使来自宿主的同类细胞得以定居，所以，结构移植时移植物内细胞的活力并非必要，事实上多已失去活力，有时还需有意识地经过灭活处理后才加以移植（如冻干血管、骨库异骨等），因此，同种结构移植在术后不会发生排斥反应。

（三）按移植方法分类

依照移植方法，移植术可分为游离移植、带蒂移植、吻合移植、带蒂游离移植和输注移植。

1. 游离移植　游离移植（free transplantation）是指移植物完全脱离供者，即其全部血管、淋巴管已切断，移植时也不进行吻合，移植后从周缘的宿主组织发出新生血管，并逐渐长入移植物内以建立血液供应，如各种游离皮片移植。

2. 带蒂移植　带蒂移植（transplantation with a pedicle）是指移植物与供者大部分解剖结构的连续性已断，仅有一带有主要血管的蒂保持着连续，在移植过程中始终保持着有效的血液供应。这种移植都是自体移植，如各种皮瓣移植。

3. 吻合移植　吻合移植（anastomosed transplantation）是指虽然移植物已完全脱离供者，但在移植当时已将其主要血管（包括动、静脉）和受者的血管相吻合，移植术完毕时，移植物的血液供应已得到有效恢复。临床上开展的各种同种异体的心、肾、肝移植都是吻合移植。如果吻合的主要血管所在部位呈蒂形，也可叫作带蒂游离移植，如带蒂游离皮瓣移植、带蒂肌肉瓣移植等。若一次同时移植2个脏器，如心肺移植、胰肾移植等，习称联合移植（combined transplantation）；若一次同时移植3个或更多器官，则称为多器官移植（multiple organ transplantation）。联合或多器官移植时，其移植器官往往有一个总的血管蒂，整块切除后仍连在一起，外形如一串葡萄，故又称器官簇移植（organ cluster transplantation），移植时只需吻合其动、静脉主干即可。

4. 输注移植　输注移植（infused transplantation）是指将有活力的细胞悬液输注到受者的血液、体腔、组织、脏器内或包膜下层等处，例如输全血、输血细胞、骨髓移植、胰岛移植等。输注移植不需要也不可能吻合血管。

（四）按解剖学观点分类

从解剖学观点看，根据移植物的不同，移植术可分为细胞移植、皮肤移植、黏膜移植、脂肪移植、筋膜移植、软骨移植、骨移植、肌腱移植、肌肉移植、神经移植、血管移植、淋巴管移植、综合组织移植、器官移植或称脏器移植（organ transplantation）；按脏器名称分类，可分为肾移植、肝移植、心移植等。

（五）按移植部位分类

移植时，将移植物移植到受者器官原来的解剖位置者，叫作原位移植（orthotopic transplantation）；将其移植到另一位置者，叫作异位移植（heterotopic transplantation）或辅助移植（auxiliary transplantation）。原位移植时必须将受者原来的器官先加以切除，如原位角膜移植、原位肝移植、原位心移植等；而异位移植时可以切除或不切除受者原来的器官，如将肾移植到髂窝内、将甲状旁腺移植到皮下或肌肉内。如将异位移植物移植于受者原来的器官旁，或切除原器官的一部分并将移植物置入，则称为原位旁移植（paratopic transplantation）。

除了上述分类方法外，还可以根据不同情况和需要对移植进行分类，例如根据移植物组织的发育成熟程度，可分为胚胎组织移植、新生儿组织移植、幼龄组织移植和成人组织移植，这在实验性和临床胰岛移植中具有实用意义。

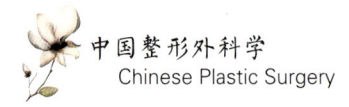

第二节 同种移植

一 同种移植的发展

（一）历史沿革

同种移植是目前临床应用最多的移植类型，用一个健康的器官取代一个丧失功能或患有致命性疾病的坏器官，是人类自古以来的一种愿望。器官移植应用到临床的历史是一个漫长的过程，历经了以下阶段。

1. 幻想阶段　早在纪元前，中国和古希腊均有用器官移植来治病并作为一种神奇的传说加以记载。如在公元前4世纪，我国就有扁鹊为两人互换心脏以治病的故事，见于《列子·汤问》。原文有云："扁鹊谓公扈曰：汝志疆而气弱，故足于谋而寡于断。齐婴志弱而气疆，故少于虑而伤于专。若换汝之心，则均于善矣。扁鹊遂饮二人毒酒，迷死三日，剖胸探心，易而置之，投以神药，既悟如初，二人辞归。"这段文章的大意是：扁鹊见公扈、齐婴两人有疾，给他们喝麻醉酒后使之失去知觉三日，施行剖胸换心，两人均愈。直到18世纪，才有许多学者开始做组织或器官移植的动物实验。

2. 尝试阶段　动物全身的各种组织都可被用作移植，根据Woodruff综述，19世纪首次发表了游离皮肤、肌腱、神经、软骨、肾上腺、甲状腺、甲状旁腺等组织移植。从技术上看，这些移植并不吻合血管，而是将其切成薄片或小块埋入体内。当时在临床上只有用异体骨移植修补骨缺损偶获成功，这实际上只是一种结构移植。

3. 实验研究阶段　真正的器官移植动物实验到20世纪初才开始。1902年，Ulman首先用套接血管法施行自体、同种和异种肾移植，有的移植于髂窝，有的移植于颈部。而真正的现代器官移植外科技术的奠基人则是Carrel，但由于他对同种移植所带来的排斥反应既无认识，又无处理措施，故受者难以获得长期存活。1902—1912年，Carrel和Guthrie首次用血管缝合法施行整个器官移植的动物实验，包括心、肾、脾、卵巢、肢体以及各种内分泌器官的移植。他们对一只猫进行了同种肾移植，术后猫存活了21日，直到发生排斥反应才死亡。根据Stickel的记录，他还施行过肺、肝、部分胃肠道和胰腺等的移植。由于当时对同种和异种组织器官移植后发生的免疫排斥反应尚未认识，故只能对外科技术起到促进作用。在带血管的动物器官移植外科技术获得成功的鼓舞下，逐渐有人试用器官移植来治病。最早试用于临床的是同种肾移植。1936年，苏联Voronov首次为1例尿毒症患者进行肾移植，供肾取自于一个因脑炎死亡的患者，术后48小时受术者死亡。此后，Woodruff、Dubost、Hamburger和Hume均有肾移植的报告。其中Hume报告9例，有1例是将尸体肾移植于患者的大腿部，患者存活了5个半月。同样，由于对免疫排斥反应缺乏认识而未使用任何免疫抑制措施，在20世纪50年代以前，移植肾常难以获得长期有功能的成活。

4. 临床早期阶段　1954年，美国Murray首次施行同卵双生兄弟间的肾移植获得成功，使人们觉察到同质移植和同种移植的免疫学差别。1959年，Murray和法国Hamburger各自第一次在异卵双生同胞间施行肾移植，2例受术者均接受全身照射作为免疫抑制，移植后均获得长期存活。1962年，Murray第一次使用尸体肾做同种肾移植，并将硫唑嘌呤作为免疫抑制剂，受术者获得长期存活。这三次不同类型的肾移植相继获得成功，标志着现代器官移植时期的实际开始，人类长期向往的器官移植终于得以实现。

现代器官移植是历经三个重要的突破才确立起来的。一是血管吻合技术的发展。二是短期低温保存供体移植器官的成功：Belzer（1967）的持续低温脉冲式机器灌洗法能安全保存供肾72小时；Collins（1969）创用细胞内液型液的简单低温储存法，能安全保存供肾24小时，使离体供移植用的器官从切下到移植后接通血管全过程始终保持着活力。三是用免疫抑制药物控制排斥反应的成功，如1961年硫唑嘌呤、1963年泼尼松（作为类固醇类药物的代表）、1966年抗淋巴细胞球蛋白（ALG）、1971年环磷酰胺的相继应用。

5. 临床发展阶段　在临床肾移植成功的鼓舞下，20世纪60年代人类的同种器官移植陆续开展，包括肝、肺、脾、胰腺、心脏、小肠、胰岛等移植；加上1968年美国通过了脑死亡的哈佛标准，又在法律上保证了可以在有心跳的尸体上切取脏器，促进了临床外科器官移植的稳步发展。但是临床器官移植的发展，在60—70年代并不是一帆风顺的。60年代，在常规免疫抑制药物（常规二联为硫唑嘌呤加泼尼松，常规三联再加ALG）的作用下，有的器官移植如肾、肝、心的移植获得了较广泛的应用和开展，在移植物有功能成活率方面有所进展；进入70年代后，移植数量逐年增加，但其结果（移植物有功能成活率和患者存活率方面）没有多大进展。如尸体肾移植1年有功能成活率为70%~75%，心移植在70%左右，肝移植在60%左右，难以再予提高；有些移植物如胰腺、肺、小肠和脾等均趋于停顿或予以放弃，以致出现新的移植术式企图替代，如胰岛移植和心肺联合移植分别替代胰腺移植和肺移植，小肠移植和脾移植则不再施行。直到1978年，新一代强有力的免疫抑制剂环孢素A的问世，使临床同种器官移植的疗效迅速提高，获得了一系列引人注目的成就，这一时代称为环孢素时代，一直持续至今。

（二）现状

步入20世纪90年代，现代器官移植取得了十大进展：①三种临床应用最多的大脏器移植物有功能成活率出现大幅度的稳步提高，肾移植1年成活率已达95%以上，心、肝移植也分别达到90%和80%以上。②出现了大批10年甚至20年以上的长期存活群，其移植器官功能良好，有生活、工作和社会活动能力，身体、心理和精神均处于正常状态。③移植数量成倍增长。到1989年，全球肾移植已超过16万例次，心、肝移植均超过4000例次，骨髓移植以每年2500~3000例次的速度递增，新兴的胰腺移植也已达1500例次。④新的器官移植和移植术式不断涌现，如甲状旁腺、脾脏、肾上腺、睾丸、胸腺、神经组织移植和联合移植（心肺、胰肾等）相继兴起，对许多器官还开展了再次、三次和多次移植。⑤一度趋于低潮的移植，如肺移植、小肠移植等又呈上升趋势，并相继出现了长期存活，如单肺移植已出现1~2年的有功能成活，小肠移植在1989年已有了首例功能良好、存活半年以上的公开报道。⑥腹部多器官一期移植已成为当时器官移植新的探索热点，到1989年已有4例公开报道，开创了长达193天有功能成活的纪录；到90年代初，腹部多器官移植用于上腹部晚期癌肿，获得了最长达21个月的无复发疗效。⑦保存液取得突破性进展。1987年美国Wisconsin医科大学Belzer创制了一种新的UW保存液，用其作低温灌洗可以安全保存胰腺或肾脏达72小时，保存肝脏达30小时或更长。⑧以环孢素A为主，辅以CD3单克隆抗体（OKT3）、激素为代表的新的免疫抑制联用方案，已经成为全球性广泛应用的基本模式。环孢素A的应用为上述各种器官移植获得长期良好疗效创造了条件，被公认为现代临床器官移植功能的一项有力保证。新的免疫抑制剂他克莫司（FK506）已经开始用于临床。⑨开展器官移植的单位日益增多，出现了大批临床与研究相结合的大型综合性中心，并出现了全国性或跨国性配有现代化高速运送工具和电脑控制的供受者调度中心。⑩我国的器官移植日益显示出自己的特点，以带血管的胚胎器官移植、经短期培养的胚胎胰岛移植和多种形式的脾脏移植三者为代表，构成了我国器官移植的特色，取得了令世界瞩目的成绩。毫无疑问，上述成绩的取得还与现代外科与麻醉技术的进步、高速运送供移植用脏器交通网的建立、以法律形式准许切取脑死亡者脏器在发达国家中的普遍推行等因素有关。全球移植中心名录（Worldwide Transplant Center Directory, WTCD）1996年公布的全国临床器官移植统计结果显示，临床器官移植单位数、移植病例数和最长存活时间均有明显提高（表11-1）。

表 11-1　WTCD 1996 年公布的全球临床器官移植情况

1996年移植单位数	移植类别	病例总数	最长存活时间(年)
597	肾移植	381901	33
331	骨髓移植	76444	22
259	心移植	39877	21
113	肺移植	5193	单肺11 双肺9
209	肝移植	48967	26
82	胰腺移植	1743	17
139	胰肾移植	6639	15

（三）我国器官移植的发展与特点

1. 开创与进展　在国际影响下，我国的器官移植实验始于20世纪50年代，首先在武汉、北京开展了不同动物肝、肾、肺的同种移植尝试，但当时均无报道。系统的、有计划的动物实验始于70年代初，如武汉医学院的夏穗生组于1973—1977年做了130次狗的原位肝移植，以摸索整套手术方式应用于临床。就临床大脏器移植而言，我国和国外一样，始于肾移植。肾移植的公开报道始于1972年广州中山医学院梅骅的1例亲属供肾移植，患者存活了1年以上，影响较大，于是在70年代末至80年代初形成了我国临床器官移植的第一个高潮。1977年肾移植在我国大城市中开始推行，肝移植在上海（林言箴组）和武汉（夏穗生组）也分别开始。临床器官移植成为1978年第九届全国外科学术会议的新兴主题之一，当时统计肾移植210例、肝移植11例、心移植1例、关节移植2例。1981年在武汉召开了全国第一次器官移植座谈会，当时统计肾移植已达800例、肝移植54例、甲状旁腺移植25例、心移植3例、肺移植2例、骨髓移植3例。到1983年又陆续开展了同种肾上腺、胰岛、胰腺等移植。但是这一长达多年高潮期间所开展的大脏器移植大多数效果不够令人满意，究其原因，主要是缺乏有效的免疫抑制剂，再加上医疗费用高昂，非一般人和单位有能力承担。1983年以后，除肾移植外，我国多数大脏器移植暂时进入低谷，但也有新兴者如脾移植，直到进入90年代，器官移植才开始有新的进展。

2. 现状与特色

（1）肾移植业成绩斐然：就临床器官移植的业绩来说，肾移植始终居于首位，而且稳步发展。到1995年底，已累计达15976例次，1995年开创了超过2000例的年度纪录，达2382例次。移植肾1年有功能成活率达86.6%，患者存活5年以上超过了1000例，最长存活时间已达19年。长期存活者肾功能良好，有工作能力，身心健康，社会、家庭生活处于正常状态，表明我国肾移植业已处于国际先进水平。

（2）大脏器移植出现好的转折：首先是心脏移植，20世纪90年代共做了17例，3例存活超过2年，其中哈尔滨医科大学附属第二医院的1例，存活已超过4年，且恢复了工作。到1995年底，肝移植累计达80例，其中天津第一中心医院所做的1例原位肝移植已存活2年半，肝功能良好；浙江医科大学附属第一医院对3例1型糖尿病并发尿毒症患者做了胰肾联合移植，首例已存活2年半，不仅胰肾功能恢复，停用胰岛素，而且双目已完全复明，创造了亚洲最佳纪录。我国还开展了腹部多器官联合移植治疗晚期上腹部癌肿，小肠移植治疗短肠综合征，后者有功能成活314

天；北京安贞医院施行单肺移植1例，有功能成活已1年。此外，还有心肺联合移植的报道。

（3）显示了我国器官移植的特色：首先是胚胎胰岛移植治疗1型糖尿病，到1991年底已达939例，到1996年已超过1000例，其中735例有良好疗效，59例完全停用胰岛素，时间1.5～86个月，是全球最大的系列单位报道。武汉同济医科大学同济医院开展的猪胰岛团悬液移植已达11例次，术后1个月内胰岛素平均减量达43.6%，其中疗效最佳的1例完全停用胰岛素达半年，使我国成为国际上拥有该技术的3个国家之一。其次是带血管的全脾移植，全球共做了19例，我国就有11例。治疗血友病甲，国外的1例父亲供脾移植，有功能成活仅4天，因脾破裂被迫切除。而同济医院做了4例亲父母供脾移植，其中1例有功能成活已6年半，最近1例也已2年，彩色多普勒显示移植脾血供良好，血Ⅷ：C因子在10%以上，不再有或罕有自发性出血；4例均已上学，移植前因自发性血肿纤维化而处于挛缩僵化的关节也已恢复屈伸活动。以上均创造了国际上最佳纪录。第三是胚胎器官移植类型众多，已达28种，其中胚胎甲状旁腺移植、肾上腺移植、胰腺移植都是国际上罕见的。

此外，我国还有自制的保存液，如同济医院的WMO-1号液，其作用类似Collins液；国际标准HLA6位点配型已获推广，并已开展聚合酶链反应（polymerase chain reaction，PCR）技术；还有国产环孢素A（如赛斯平）的生产和应用、国产雷帕霉素的试制等。

二 细胞移植、组织移植和脏器移植

（一）细胞移植

将一个个体中有活力的细胞群制备成悬液，输注到另一个体的体内，叫作细胞移植。接受移植细胞群的部位常为血液、体腔，也可植入各种组织（如皮下、肌肉层）内和各种脏器（如脾、肾、肝）的包膜下或实质内。

细胞移植属于器官移植范畴，因为它具有两个明显的特征：①同种移植后必然发生不同程度的排斥反应；②被移植的细胞在移植过程中始终保持着活力。然而，细胞移植又有以下特点：①由于它不是完整的器官，而是细胞群，所以不具有器官的正常外形及解剖结构，移植时制备成细胞悬液，无须吻合血管，而是通过各种输注途径来实现；②供体细胞在分离、纯化、制备和输注过程中多有损伤和活力丧失，为了取得疗效，要做大数量的高活力细胞群团移植；③移植物在体内是可以移动的，可在远离原来植入部位处遭到破坏，也可在远处发生局部症状和反应；④移植细胞多数不在原来的解剖位置，失去了正常的生存环境，对长期生长不利；⑤移植细胞经过几代传代繁殖后会发生变异，从而逐渐失去原器官的固有功能，因此细胞移植的有效期多数是短暂的。

细胞移植的典型例子是输全血，但现在明显作为临床移植提出来的则是骨髓移植。骨髓移植的适应证包括肿瘤性疾病和非肿瘤性疾病，前者包括急性白血病、慢性髓性白血病、恶性淋巴瘤、多发性骨髓瘤、慢性淋巴细胞白血病、骨髓增生异常综合征，后者包括重症再生障碍性贫血、遗传性免疫缺陷病、地中海贫血、骨硬化病、获得性免疫缺陷综合征等，至今仅在同胞间人类白细胞抗原（HLA）配型相符者间进行，并且需要输入足够的细胞数（一般为5×10^8/kg）才有一定疗效。近年来应用于临床的还有同种胰岛移植，我国多采用经短期培养的胚胎胰岛移植治疗1型糖尿病，这种方法有减少胰岛素用量的作用，少数患者能长期停用。也有开展肝细胞移植治疗重症肝炎肝性脑病、脾细胞移植治疗重症血友病甲和晚期肝癌而获得一定疗效的病例。

（二）组织移植

组织移植包括皮肤、脂肪、筋膜、肌腱、硬膜、血管、淋巴管、软骨和骨等的移植，除皮肤移植外，都属于结构移植或非活体移植，移植后的功能不取决于组织内细胞的活力，而依赖于其机械结构。新鲜组织可用作移植，但常用的是经过处理后的组织。通常以冷冻或化学药品（如汞剂）作处理，其目的是达到无细菌、无真菌，并完整地保存移植物的物理结构，不影响其韧性。总的来说，除皮肤移植外，上述各组织的同种移植均未涉及免疫排斥反应，也可以说，上述各类新鲜或冻干组织移植的免疫反应强度与组织内剩余活细胞的数量成正比。除皮肤外，这些组织的主要成分是纤维和不定形的基质，实际上是不具有引起免疫反应的能力。但有实验证明，处于溶解状态时，变性不太严重的胶原具有一定的免疫原性，特别是有某些辅助剂存在时。

1. 皮肤移植　是活体移植。同种皮肤移植采用游离移植，包括刃厚皮片、中厚皮片和全厚皮片。除皮片可取自新鲜尸体和自愿供皮者外，皮片的切取、移植，供皮区的处理和受皮区的准备均同自体游离皮片移植。同种异体皮肤移植后可在短期内（2周左右）发生极为强烈、典型的急性排斥反应，非目前所通用的免疫抑制措施可以控制，即告坏死脱落，迄今未获永久成活；临床上仅用于缺乏自体皮源的大面积烧伤时，对早日消灭创面、防止感染和败血症有一定价值。

2. 黏膜移植　用于修补黏膜创面缺损。常为自体移植，如眼睑黏膜可采用颊部黏膜修补。

3. 脂肪移植　用于填平面部的凹陷畸形等。亦为自体移植，脂肪可取自腹部或臀部，移植后的脂肪片易被吸收（吸收率可达20%～40%）。

4. 筋膜移植　由于筋膜的韧性和不吸收性，可用于作吊带，如切取自体大腿阔筋膜作吊带牵引，以矫正面神经瘫痪后的口角歪斜；在修补巨大腹股沟疝时，将阔筋膜移植于腹股沟管后壁，以加强腹壁薄弱处。阔筋膜还可用作关节成形术时的隔离物。

5. 肌腱移植　自体肌腱移植用于修补肌腱缺损或替代丧失功能的肌腱，如将胫前肌腱移植到足部外侧，将腓长肌腱移植到第1跖骨，以治疗急性脊髓灰质炎后遗腓骨肌瘫痪所致的严重足内翻。

6. 肌肉移植　常用的是带血管神经蒂的肌肉移植，利用其收缩能力来替代丧失功能的肌肉，如股薄肌移植箍绕肛门，治疗肛门失禁；也可用于面神经瘫痪、前臂肌缺血性挛缩等。

7. 血管移植　用于：①修补血管缺损，恢复正常的血液通路，常用于动脉瘤、动静脉瘘和血管损伤切除术后；②作转流或分流用，以治疗原血液通道的梗阻，如切取大隐静脉，在主动脉与冠状动脉处搭桥，治疗冠状动脉梗死。自体血管或经过处理的同种异体血管都可作为移植材料。临床上常用自体静脉来替代四肢小口径动脉缺损。由于静脉腔内有单向瓣膜，故应将静脉远端和动脉近端相接，以免血流受到阻碍。

8. 软骨移植　常用的是自体肋软骨，用来填补软骨或骨（如颧骨、颌骨、眼眶）的缺损，或用作鼻、耳再造的支架。

9. 骨移植　移植骨可采自患者自体或其他供者，常用的是髂骨、肋骨、股骨和胫骨。骨移植用于填补骨切除后的缺损，修复缺失大块骨质的假关节，或在脊椎融合术和关节骨折时作内固定。

10. 神经移植　参见第十八章"其他组织移植"。

11. 大网膜移植　大网膜有很丰富的血管，再生能力强，易与其他组织发生粘连而形成广泛的侧支循环，临床上用来做带蒂或游离自体移植。

12. 脑组织移植　是指将供者的脑组织或特定区域的神经元组织植入患者脑内，用于治疗相应的疾病。目前应用于临床的主要有：①脑内移植治疗帕金森病，包括自体肾上腺髓质移植、胎儿中脑黑质和肾上腺髓质移植等；②小脑移植治疗小脑萎缩，主要是单纯性小脑萎缩和晚期小脑皮质萎缩；③神经内分泌组织移植治疗神经内分泌疾病，如下丘脑前区移植治疗中枢性尿崩症，垂体移植治疗成人垂体前叶功能减退症、垂体性侏儒症；④脑组织移植治疗外伤性截瘫、癫痫和扭转性痉挛。脑组织大多源自胎脑，一般将其制备成悬液或匀浆，也有短期培养的。上述各类脑组织移植均有一定的疗效。

13. 胸腺组织移植　胸腺是人体的中枢免疫器官，移植后可重建或提高人体的免疫功能，以治疗晚期恶性肿瘤和免疫功能低下疾病。胸腺取自胚胎，制成细胞悬液或切成薄片以供使用。其适应证有：①已不能切除，也不能行介入栓塞治疗的晚期肝癌或其他晚期恶性肿瘤；②支气管哮喘、牛皮癣、多发性神经根炎、肌炎等。

（三）脏器移植

用手术，将整个保持活力的脏器移植到自己或另一个体体内的方法，叫作脏器移植或器官移植，可用来治疗一些已不能用其他疗法恢复脏器功能的致命性疾病。

脏器移植有下列特点：①移植物从切取（切断血管）到植入（接通血管）的过程中，始终保持着活力；②在移植术当时即吻合了动、静脉，建立了移植物和受者间的血液循环；③如为同种异体移植，术后不可避免地会出现排斥反应。因此，脏器移植属于活体移植，在移植过程中，器官内细胞必须持续保持活力，以在移植后能尽快地实现有效的功能。从移植技术来看，脏器移植属于吻合移植。

目前，同种间的许多脏器如肾、心、肝等的移植已成为有实用价值的医疗方法。同胞之间、异卵双生子之间、父代与子代之间、亲属之间以及非亲属之间的移植都属于同种异体移植，移植用的器官可来自活体或尸体。成双的器官如肾，有可能来自自愿献出一个健康肾的活体，多半为同胞或父母；而单一的生命器官如心脏，则唯一来源是尸体。如今常用的脏器移植包括肾、心、肝、胰、胰肾联合、肺（单肺、双肺）、心肺联合、心肝联合、肝肾联合、脾、小肠以及腹部多器官联合移植等，少见的脏器移植则包括卵巢、睾丸、甲状旁腺、肾上腺移植等。不论哪一种移植，都需经过从供者身上切取移植物，直接或经过适当处理后移植到受者的某一部位（即植入）这一过程。典型的脏器移植全过程如下：

1. 切取　即从供者身上切取所需要的脏器。由于目前人的同种供体来源短缺，供不应求，所以从一个尸体上往往要切取多个脏器，也有只取单一脏器的，但均先作游离，以整块方式切取。切取中不可损伤移植所需的脏器，并应连同其主要血管（即动、静脉主干）和生理管道（如肝脏的胆管、肾脏的输尿管）。考虑到可能存在的血供畸形，如肾上下极的迷走血管支、肝动脉源自肠系膜上动脉，因此应尽可能做较大范围且包括大血管（如腹主动脉、下腔静脉大段）的整块切取。为了尽量缩短移植物的热缺血时间，切取时要求迅速、敏捷，并在切取的同时在原位做移植脏器的降温灌洗。

2. 降温灌洗与保存　以腹部多器官联合切取为例，做腹部大切口，游离腹主动脉分叉处，远端结扎，近端切开，插入一带气囊的导管，直至横膈下，气囊充盈后可阻断内腔。随即将特制的低温（0~4℃）灌洗保存液经导管作重力灌注（高1m，快滴而不成线），使腹腔脏器迅速降温至10℃以下。对某些器官还需在其特有的血供管道（如肝脏的门静脉）加做辅助低温灌洗，同时在下腔静脉做切口，以便灌洗保存液流出。

灌洗保存液一般采用高钾、高镁、低钠的高渗溶液，常用的有各种Collins液、欧洲Collins液、Sacks液、Ross液等。我国也有类似的自制溶液，如上海的HC-A溶液、武汉的WMO-1号液等，能安全保存人的肾脏20~24小时、肝脏8小时左右。作为此类溶液的代表，Collins液的组成成分见表11-2。

表 11-2　Collins 液的组成成分

C1	C2	C3	C4	组成	每升含量	mmol/L
0	0	0	0	①KH_2PO_4	2.05g	Na^+ 10
0	0	0	0	②$K_2HPO_4 \cdot 3H_2O$	9.7g	K^+ 115
0	0	0	0	③KCl	1.12g	$MgSO_4$ 30
0	0	0	0	④Na_2HCO_3	0.84g	PO_4^- 57.5

C1	C2	C3	C4	组成	每升含量	mmol/L
		0	0	⑤盐酸普鲁卡因	0.1g	Cl^- 15
0	0	0	0	⑥肝素	5000U	HCO_3^- 10
			0	⑦酚苄明	0.025g	葡萄糖 126
	0	0	0	⑧葡萄糖	25g	
0	0	0	0	⑨$MgSO_4 \cdot 7H_2O$	7.38g	

注：①～⑥为高压消毒；⑦加入后轻度混浊，24小时变清；⑧～⑨作为50%溶液前加入，渗透压320mOsm/L，pH7.0（25℃）。

鉴于上述溶液的安全保存期较短，不能满足远距离运送的需要，目前已有UW保存液问世，可安全保存人的肾脏、胰腺达72小时，肝脏30小时，其组成成分见表11-3。

表11-3　UW液的组成成分

成分	每升含量	成分	每升含量
乳糖钾	100mmol	胰岛素	100单位
KH_2PO_4	25mmol	青霉素	40单位
$MgSO_4$	5mmol	地塞米松	8mg
棉糖	30mmol	别嘌醇	1mmol
腺苷	5mmol	羟乙基淀粉	50g
谷胱甘肽	3mmol		

UW液的特点为：①不含葡萄糖，用乳糖盐作为非渗透阴离子，加棉糖作为渗透支持；②将羟乙基淀粉作为有效胶体，发挥其渗透压力，可阻止有害的细胞间隙扩大；③以磷酸盐预防酸中毒；④用谷胱甘肽、别嘌醇对抗氧自由基。

3. 运送　出于对供受者之间最佳选配的考虑，往往需要将移植物做一定距离甚至是远距离的保存运送。将切取下来的已降温的整块移植物浸泡在装满保存液（0～4℃）的双层无菌塑料袋中，周围敷以冰屑，再放入一轻便塑料箱中，以高速交通工具送至受者手术室内。

4. 修剪　移植手术室的室温不宜超过20℃，移植物送入后，除去双层塑料袋，将移植物放入装有冰屑的无菌圆盆内，使之保持于低温状态。根据需要，从整块移植物中分别切取所需要的脏器，游离并切除其他不需要的脏器及其附近组织。移植脏器有小裂伤时，需作妥善修补缝合。特别要注意保留移植脏器的动、静脉主干，并追踪到其起点，判明有无畸形支、迷走血管需要保留和同时移植的。血管蒂以及附带的生理管道处（如肝的肝门胆管、肾的输尿管）不可游离过度，以免损伤其血供，造成缺血性坏死。仔细寻找并结扎游离切除处的小血管残端，避免移植物恢复血供后发生出血。复查核实移植脏器及其主要血管、生理管道完好无损后，即可等待植入。

5. 植入　多数脏器移植需要两个手术组，即移植物切取组和受者手术组。有的受者手术如原位肝移植时切除病变肝的难度极大，需要很长时间，在得悉供肝已安全运抵后即可开始施行病变肝切除术。在异位移植如肾移植时，可在修剪供肾的同时即开始做显露受者移植区的手术，要分离出足够的空间，仔细止血，并游离出足够长度的吻合血管，才可将供肾置入。此时，为了保持低温，宜在移植物周围加以冰屑纱布或将移植物装入双层纱布袋内（夹层中装有冰屑），血管蒂从袋口露出，以利于施行吻合术。

第三节　移植与免疫

一　同种移植的免疫学基础

（一）移植免疫反应

人和高等动物都具有识别移植到体内的同种异体组织或器官的能力，并加以摧毁再脱落，导致排斥，称为免疫应答（immune response）。20世纪40年代，Medawar经过大量的系统实验研究，认识到同种移植物的排斥是宿主（受者）对非己组织的特异性免疫反应所引起；50—60年代，更进一步认识到同种移植物的排斥是移植物的抗原和宿主体内的免疫活性细胞（immunologically competent cell）相对抗的结果。一般来说，这种对抗的结果是导致移植物被排斥，称为宿主抗移植物反应（host versus graft reaction，HVGR）或排斥反应（rejection）。但是，在某些特定的情况下，如移植的是免疫活性细胞（如骨髓移植），也会发生移植物本身对受者组织抗原的免疫反应，称为移植物抗宿主反应（graft versus host reaction，GVHR），可使受者产生一系列临床症状，如发热、腹泻、毛发脱落、皮疹、贫血、白细胞和血小板减少，甚至因发生感染而死亡。

根据受者对同种移植物的抗原是否已处于致敏状态，排斥反应可分为初次排斥反应、二次排斥反应和白色移植反应。

1. 初次排斥反应　初次排斥反应（first set rejection）是指受者（宿主）第一次接受同种某一个体的组织或器官所发生的特异性免疫反应。以同种皮肤植皮为代表，在植皮术后最初4~6天，自体植皮和同种异体植皮的变化是一样的。术后2~3天，从受者组织长出新生血管，两种皮片都呈红色。但从术后6~8天开始，自体移植皮仍继续成活生长，有着正常功能；而异体移植皮则变成发绀色，水肿，镜下可见单核细胞（主要是淋巴细胞，也有一定数量的浆细胞）聚集，发展成血管周围浸润和毛细血管小动脉血栓形成，平均在12天内坏死脱落。此过程就是初次排斥反应。其他同种组织、器官移植后的初次排斥反应过程基本上是类似的，仅在"特惠部位"如脑内、黏膜下层、睾丸内、眼球前室、角膜原位等移植时，或"特惠组织"如软骨等移植时，移植物的成活期可以延长。

2. 二次排斥反应　二次排斥反应（second set rejection）是指一个受者在接受第一次移植术后，又从同一供者身上取同样的或另一种组织、器官做第二次移植术后发生的一个加速的移植免疫反应。以植皮为例，术后仅3~5天，就会发生突然的血液供应中断，移植皮片周缘密布淋巴细胞浸润而梗死。

二次排斥反应的发生与移植部位无关，关键是第二次移植物必须取自与第一次移植物相同的个体，甚至只要少量细胞（如取自淋巴结或肝组织）就能激发二次排斥反应。这种二次排斥反应有严格的个体特异性，因此移植物取自不同的供者，做再次移植（如再次肾移植、再次肝移植），其术后发生的仍是初次排斥反应，而不是二次排斥反应。

3. 白色移植反应　如果第二次移植是在初次移植后免疫排斥反应高潮的时候（即术后4天左右）进行的，那么术后会发生白色移植反应（white graft reaction），此时整个移植物会缺血坏死，血管完全没有发生连接，成为一个无血管移植物。这是一种特殊类型的二次排斥反应，因为术后出现的细胞浸润还不足以引起如此剧烈的排斥毁损。白色移植反应还可以发生在ABO血型不合的肾移植和异种移植中，其主要原因可能是体液免疫反应，与弥散性血管内凝血（DIC）有关。

从典型的初次排斥反应来看，构成移植免疫反应需要两方面的必需条件：一是移植物的抗原，即移植抗原或组织相容性抗原（histocompatibility antigen），在人类主要是ABO血型抗原和人类白细胞抗原系统；二是受者体内的免疫活性细胞，主要是淋巴细胞。

移植免疫反应是一个十分复杂的免疫学过程，现在基本阐明，T细胞、B细胞、巨噬细胞、中性粒细胞、树突状细胞和K细胞均参与反应机制的全过程。首先是人体内的巨噬细胞或树突状细胞吞噬移植抗原，予以消化，经mRNA将抗原信息传递给T细胞和B细胞等。T细胞即分化、增殖，成为致敏，其中Tc细胞可直接杀死移植细胞；Te细胞能释放淋巴因子，如白细胞介素（interleukin，IL）、特异性巨噬细胞武装因子（specific macrophage arming factor，SMAF）、移动抑制因子（migration inhibition factor，MIF）等，发生急性排斥反应。B细胞介导的体液免疫也起一定的作用。

（二）免疫耐受机制的研究

从上文得知，移植物被摧毁主要是免疫反应的结果。要使移植物长期成活，有两种办法：一是使其不发生免疫反应，即创制免疫耐受（immune tolerance）；二是采用免疫抑制（immune suppression）措施，主要是应用免疫抑制剂。

关于免疫耐受机制的研究，近年来显示出较大前景的有以下几种：

1. 应用基因工程转染技术（gene transfection technique）。国际上有用小鼠心移植做模型，移植前先用H-2b MHC Ⅱ类（Ⅰ类）基因转染的L细胞处理受者动物，使受者动物的免疫原性发生改变，对转染基因形成耐受，以延长移植物的成活时间。

2. 将取自同一供者的双器官或多器官做联合一期移植，可以减弱排斥反应，这是英国Calne发现的剑桥耐受现象。例如，肝肠联合移植可使较难成功的小肠移植后获得有效功能，腹部多器官移植的成功率较高。其机制远未阐明，理论有：①排斥反应有限论，即受者产生的排斥能力有一个量的限制，据此，多个器官移植可分散免疫摧毁能力，导致排斥减弱；②多器官移植可以使受者的免疫反应受到控制，容易产生免疫耐受；③免疫僵持学说，即植入受者体内的供体活性细胞和受者针对移植物的激活免疫细胞相互对抗，达到了平衡和制约状态，以致不发生排斥反应和GVHR。

3. 诱导获取同种移植物的特异性免疫无反应性，即采取某些措施仅抑制受者对供者特异性同种抗原的排斥反应，而保留对其他抗原（细菌、病毒及其他供者的同种抗原）的免疫反应，从而使供者特异性移植物获得长期有功能的成活。例如，用紫外线照射供者的血液后行特异性输血，或在输注脾细胞的同时应用免疫抑制剂。

4. 利用微嵌合体现象（microchimerism）来创制免疫耐受。微嵌合体现象亦称匹兹堡现象，由美国Starzl发现，即供者的抗原提呈细胞（antigen presenting cell，APC）可以从移植物实体内逸出，分散到受者全身各部位的淋巴器官中定居，导致免疫耐受。

5. 降低移植物的免疫原性。采用移植物体外短期培养、照射过客细胞和淋巴细胞清除等法以削弱其免疫原性。值得提出的是，利用裸鼠作中间宿主过渡，亦可减少移植物的免疫原性。

6. 应用费城耐受现象来获取免疫耐受，又称再教育论（reeducation），如给糖尿病大鼠胸膜内注射胰岛细胞前，先用抗淋巴细胞球蛋白将其体内的绝大多数淋巴细胞清除，以后由胸腺再生出新一代淋巴细胞，将与其接触过的移植抗原当作"自我"而不予排斥。

HLA系统与同种移植

人类白细胞抗原（human leucocyte antigen，HLA）系统是引起人类强烈移植反应的主要组织相容性抗原系统之一。决定同种移植排斥反应的HLA存在于细胞膜上，是由第6对常染色体短臂上的许多连锁基因位点所控制和决定的。基因位于染色体上的一段，是配对的，一个来自父代，一个来自母代，处于相应位置上的配对基因称为等位基因。从20世纪60年代到现在，抗原基因陆续被发现，按生物学功能可将其分为HLA Ⅰ类、Ⅱ类和Ⅲ类抗原基因（指补体组分）。根据1995年的命名，HLA Ⅰ类抗原基因有10个，Ⅱ类抗原基因有23个。在HLA Ⅰ类抗原基因中，HLA-A 59个，HLA-B 118个，HLA-C 36个，HLA-E 4个，HLA-G 4个，均表达等位基因，其余的HLA-H、HLA-J、HLA-K、HLA-L均为假基因，无表达；在HLA Ⅱ类抗原基因中，HLA-DR 145个，HLA-DQ 41个，HLA-DP 50个，均表达等位基因。整个HLA系统是非常复杂的，还有种族差异，距离完全查清是遥远的事。

HLA配型（HLA matching）对临床器官移植预后的影响，显然和移植器官的种类、供受者是否为亲缘关系、受者的免疫状态等情况有关。从目前材料来看，皮肤移植、骨髓移植与HLA配型关系明显；肾移植与HLA配型关系较大，可归纳为：①HLA配型易取得合适的活体肾移植效果，较尸体供肾为好；②尸体肾移植的长期成活率，HLA-A、B完全相符者较错配者为佳；③HLA-DR位点相符较HLA-A、B相符更重要。另一方面，肝移植的资料表明术后存活与HLA配型关系不大。

三 同种移植的选配

（一）免疫学选配

有两大类抗原系统在器官移植排斥反应中起明显作用，即ABO血型抗原和白细胞抗原，两者都是组织相容性抗原。人的活性细胞（包括各种器官细胞）表面都有这两类抗原，因此，同种异体间的器官移植都会发生排斥反应。为了预防剧烈的甚至是致命的排斥反应，移植术前应做下列检查：

1. 血型 供受者的ABO血型必须相同。不同血型间的同种移植，特别是肾移植时，绝大多数会迅速发生超急性排斥反应。

2. 交叉配合与细胞毒性试验 交叉配合（cross matching）是指受者、供者之间的血清与淋巴细胞的交叉配合。细胞毒性试验（cytotoxicity test）是指受者的血清与供者的淋巴细胞之间的配合，也是交叉配合的一个组成部分。细胞毒性试验是移植前必须做的，如果受者以前曾经接受过输血或有过妊娠，其血清内很可能已有预先形成的抗体（即存在已致敏血清），则细胞毒性试验可呈阳性，器官移植术后就会发生超急性排斥反应。一般来说，淋巴细胞毒性试验必须<10%或呈阴性才能施行肾移植。

3. 混合淋巴细胞培养（mixed lymphocyte culture） 这是组织配型中最可靠的一种，即将供者与受者的淋巴细胞放在一起培养，观察其转化率。可分为单相法和双相法，而以前者为佳。将供者经过丝裂霉素或照射处理的、已不会转化但仍保留其抗原特性的淋巴细胞，和受者未经处理的淋巴细胞放在一起培养，称为单相法；而将供者和受者均未经处理的淋巴细胞放在一起培养，则称为双相法。如果淋巴细胞转化率超过20%～30%，说明供受者的淋巴细胞抗原不同，即应放弃器官移植。此法的缺点是观察时间较长，需5～6日，限制了它的实际应用价值。

4. HLA血清学测定（HLA配型） 国际标准是直接测定供者与受者的HLA-A、HLA-B、HLA-DR中的6个位点。历来统计表明，HLA配型与亲属肾移植、骨髓移植后的存活率有较密切的关系。从近年的资料来看，HLA配型与尸体肾移植的预后也有很大的关系。如有报告显示3002例尸体肾移植后的5年存活率，在HLA-A、B完全相符时为55.6%，而3、4个位点不相符时为39.6%。资料还表明，HLA-DR配型对尸体肾移植的预后更为重要，当HLA-A、B和DR的6个位点完全相符时，移植肾的1年存活率高达93%；当HLA-DR相符，但HLA-A、B中有1个位点不相符时，移植肾的1年存活率仍高达89%；而当HLA-A、B完全相符，但HLA-DR中有1个位点不相符时，移植肾的1年存活率下降到70%。

但是，其他器官移植（如肝移植）和另一些尸体肾移植的结果不符合上述规律，甚至出现相反的结果，这显然与下列情况有关：①器官移植后排斥反应的发生与否并不单纯由HLA配型决定；②就HLA系统来说，目前的认识远不完善。最新研究发现，在HLA Ⅱ类抗原中，HLA-DR、HLA-DQ在排斥反应中起主要作用，但Ⅰ类抗原仍有影响。近来，国内外的先进单位已采用聚合酶链反应（PCR）技术，把HLA配型提高到DNA分子水平。

5. 其他　此外，尚有血小板补体结合试验、花环试验、花结抑制试验等组织配型方法。

（二）供者的选择

供者的选择条件主要包括：①年龄不超过50~55岁；②没有血管性疾病、高血压、血液病、肝炎和恶性肿瘤；③没有全身感染和局部化脓性疾病；④心、肝、肾功能良好；⑤体重与身材应与受者相仿；⑥供移植用器官的体积要和受者原器官的体积相等或略小，不宜过大。

（三）受者的选择

受者的选择条件主要包括：①严格遵守手术适应证；②年龄一般不宜超过55~60岁，但目前已有超过70岁的报道；③除需切除的有病器官外，其他重要器官功能良好，一般情况应能耐受大手术；④没有感染性疾病。

以前认为肾移植术前输血可以导致超急性排斥反应，目前该看法有了改变。20世纪70年代以来许多统计资料表明，术前输血反而能延长移植肾的存活期，提高20%的手术成功率；至于输血的次数及间隔时间，则意见尚未统一。

四　排斥反应

（一）排斥反应的分类

同种器官移植术后必然会发生排斥反应，导致移植物功能丧失、毁损和脱落。排斥反应完全不同于无生命物进入体内所引起的非特异性炎性异物反应。临床上一般将排斥反应分为超急性、急性和慢性三类，这种分类不单纯是时间上的概念，还包含着不同的发生机制、临床和组织学的差异及特点。

1. 超急性排斥反应（hyperacute rejection）　通常发生在移植术后24小时以内；也可在术中吻合血管完毕，血流恢复后的几小时甚至几分钟内发生，因此有"手术台上的排斥反应"之称。

超急性排斥反应出现于：①供受者的ABO血型不合；②受者血清内有细胞毒抗体存在，如在多次妊娠后，或行再次移植而移植物仍取自相同的供者；③异种移植。这是由于移植物的抗原和受者血液中早已存在的抗体发生对抗所致。因此，超急性排斥反应是一种体液免疫反应。以肾移植为例，其发生机制是：预存抗体随血流进入移植肾的毛细血管内，和血管内皮细胞膜上的抗原相结合，形成抗原抗体复合物，激活补体，破坏中性粒细胞，释放出各种蛋白水解酶，破坏血管内皮细胞，使之脱落，血管壁基底膜裸露，大量血小板在该处凝集，同时激活凝血系统，使血管内出现广泛的血小板性血栓和纤维蛋白性血栓，从而引起血管阻塞、组织梗死。超急性排斥反应的主要组织学改变是肾毛细血管微血栓栓塞，切面上可见严重的弥漫性出血。超急性排斥反应一旦确诊，需立即切除移植肾。

2. 急性排斥反应（acute rejection）　通常发生在移植器官功能恢复后，往往在术后几天或

1~2周内首次发作，以后在术后半年至1年内多次重复出现。其主要症状是突然发生寒战、高热，因移植物肿大导致局部胀痛。受者的一般情况突然变差，一度恢复的移植器官功能突然减退，如肾移植者出现排尿骤停，血肌酐、尿素氮增高，血压升高；肝移植者胆汁分泌突然减少，黄疸明显，血胆红素、黄疸指数、碱性磷酸酶、转氨酶均可升高；心移植者出现呼吸短促、心律不齐和血压下降等，有时可闻及奔马律。急性排斥反应的主要组织学改变是弥漫性间质性水肿和广泛的细胞浸润，开始主要是小淋巴细胞，以后还包括巨噬细胞、大单核细胞、浆细胞和粒细胞等。移植物的小动脉和毛细血管内有纤维蛋白和血小板沉淀引起的梗死，肾移植者可出现肾小管坏死，肝移植者可发生肝小叶中心胆汁淤积和坏死。

急性排斥反应起主要作用的是细胞免疫（cellular immunity）或称细胞介导免疫（cell-mediated immunity），即由移植器官细胞的HLA和受者的致敏淋巴细胞之间发生特异性免疫对抗所致。急性排斥反应历经四个连续性阶段：①识别。同种移植术后，由于移植器官的细胞所带有的HLA与受者不同，因此被受者的免疫活性T细胞识别为"非己"之物（即异体组织）。②活化。受者的淋巴细胞因此受到活化而进入致敏状态，成为嗜派洛宁淋巴细胞（母细胞样细胞）。③增殖。致敏淋巴细胞大量增殖。④攻击。大量增殖的致敏淋巴细胞对移植器官进行破坏，导致急性排斥反应。排斥反应引起明显的临床症状时称为排斥危象（rejection crisis）。由于每一阶段的形成都需要一定的时间，因此，首次急性排斥反应所致的排斥危象最早发生在移植术后4~14天内。

3. 慢性排斥反应（chronic rejection） 通常发生在移植术后几个月，但也有在术后几周内发生者，其主要症状是移植器官功能进行性缓慢减退以至丧失。如肾移植者出现蛋白尿、水肿、高血压，终至慢性肾衰竭；心移植者因心肌缺血而导致心肌梗死、突发性纤颤或继发性阿-斯综合征。

慢性排斥反应的主要组织学改变是：①移植器官的小动脉、中等动脉发生弥散性纤维性内膜炎，导致内膜增厚，从而出现进行性的管腔狭窄和完全阻塞；②非常致密和广泛的进行性间质纤维化。虽然慢性排斥反应可能是细胞免疫和体液免疫共同作用的结果，但上述两种病变都可导致移植器官慢性进行性缺血损害以至完全梗死。血管腔内有大量免疫球蛋白和补体沉积，是造成梗阻的明显因素，提示慢性排斥反应主要是体液免疫反应，是由于较少量的循环抗体长期抗击移植器官的结果。在肾移植时还可出现排斥性肾小球肾炎，表现为上皮细胞肥大、空泡样变，伴有足细胞和足突的局限性融合；在心移植时主要出现进行性冠状动脉狭窄，系由高脂血症所致的血管内膜类脂浸润和排斥损害所致的内膜增厚所引起。

（二）排斥反应的诊断

1. 超急性排斥反应 在移植物血供恢复后短时间内即可出现，给手术者一个突然"打击"：原来手术完毕时良好的移植物，如正常色泽、充盈饱满的移植肾迅速变成发绀色，整个发生肿胀，甚至破裂出血，肾动脉吻合口的肾端侧搏动停止，功能很快衰竭，排尿停止，出现无尿，经排除肾动脉吻合口梗阻外，即可作出诊断。

2. 急性排斥反应 迄今还没有一个快速确切诊断急性排斥反应的指标，临床上一般依靠综合性观察、生化改变、特殊检查、免疫学方法和其他辅助检查进行诊断。常用的特殊检查包括B超、彩超、CT、核素扫描、ECT、血流功能测定、移植物动脉造影和细针活检等。常用的免疫学诊断方法有白细胞游走抑制试验、淋巴细胞转化试验等。在肾移植时可见尿中纤维蛋白降解物升高，T淋巴细胞较原值下降>10%；有的器官移植有特异性表现，如胰腺移植做胰膀胱吻合术时出现尿淀粉酶突然升高。细针穿刺试验的病理学改变见上文。

3. 慢性排斥反应 其诊断依靠临床症状（移植器官功能停止的表现）、生化检查、B超、彩超、CT、核素扫描、ECT、移植物动脉造影和细针活检等。

（三）排斥反应的免疫抑制治疗

理想的免疫抑制治疗应该具备两个特殊性能：完全的特异性和无毒性。所谓"特异性"，是指它仅仅对移植抗原引起的移植排斥反应有效，而不抑制或损害受者的整个免疫系统；所谓"无毒性"，是指它对受者的正常组织器官是无毒的和无害的。可惜的是，目前还没有完全符合上述要求的免疫方法和药物。

1. 常用的免疫抑制剂　现代常用的免疫抑制剂有三代，第一代以硫唑嘌呤、环磷酰胺和肾上腺皮质激素为代表，第二代以抗淋巴细胞血清、抗淋巴细胞球蛋白为代表，第三代以环孢素A、单克隆抗体OKT3为代表。环孢素A的应用，使临床移植的疗效大为提高，开创了器官移植的新纪元，被誉为环孢素时代。近年又有FK506、雷帕霉素等进入临床应用。

（1）硫唑嘌呤（azathioprine，Aza）：是一种抗代谢药，能抑制核酸合成，所以主要是损伤正在进行分裂的细胞，并且主要作用于T细胞。硫唑嘌呤的副作用为抑制骨髓生长，可导致白细胞减少；对肝脏也有一定的毒性，可引起胆汁淤积和肝炎。

（2）环磷酰胺（cyclophosphamide）：是一种烷化剂，对细胞特别是增殖旺盛的细胞具有毒性。适用于骨髓、肾、肝移植，特别是可用来代替已引起肝功能损害的硫唑嘌呤。

（3）皮质激素：常用的有甲泼尼龙（methylprednisolone）、可的松（cortisone）、琥珀酸氢化可的松等。皮质激素对急性排斥反应特别是排斥危象有效，其作用机制可能为抑制吞噬作用，抑制蛋白、核糖核酸、抗体的合成，具有淋巴溶解和强有力的抗炎作用。它对T淋巴细胞的作用较对B淋巴细胞更强。皮质激素的常见副作用是促进感染，引起胃肠道应激性溃疡，甚至导致大出血，糖尿病患者和长期服用者可出现库欣综合征。

（4）抗淋巴细胞球蛋白（antilymphocyte globulin，ALG）：临床应用的血清制剂大多来自马、羊、猪或家兔。抗淋巴细胞球蛋白能直接作用于外周循环血液中的淋巴细胞，特别是T淋巴细胞，经溶解或经调理后被网状内皮系统所清除。抗淋巴细胞球蛋白通常与上述各类免疫抑制剂联合使用，特别是和大剂量甲泼尼龙联合使用可治疗急性排斥危象，逆转率达95%。它的副作用有因马血清引起的过敏反应，如荨麻疹、高热、全身不适、低血压甚至过敏性休克等；肌注可以引起局部疼痛、红肿和炎性硬块。

（5）环孢素A（cyclosporine A，CsA）：是从两种真菌（cylindrocarpon lucidum 和 trichoderma polysporum）的代谢产物中提取的一种环状多肽，有11个氨基酸，具有抑制T淋巴细胞的作用，用于肾、肝、心、胰移植等，都能获得比较满意的免疫抑制效果，提高了受者的术后存活率，并在不同程度上延长了受者的存活期，是新一代强有力的免疫抑制剂。其毒性较小，无骨髓抑制作用；主要副作用是有一定的肝肾毒性和过强的免疫抑制作用，以致削弱机体抵抗力而引起病毒感染和淋巴瘤的发生。由于CsA吸收的个体差异较大，又易受胆汁的影响，于是有新山地明的问世，这是一种胶囊微乳剂，吸收稳定。我国亦有国产CsA，商品为赛斯平，疗效与CsA相同。

（6）单克隆抗体（monoclonal antibody）：针对人类各种T细胞亚群表面决定簇的单克隆抗体，常用的是OKT3，其作用是针对T3受体的封闭，阻止淋巴细胞接受抗原传递。常见副作用为流感样症状，如发热、畏寒、恶心、呕吐、呼吸困难等。

（7）FK506：从放线菌醇解药中提取，为大环内酯类抗生素，作用于细胞分化时，可早期阻断IL-2、IL-3、干扰素（interferon）等的产生。临床作用与CsA相似，突出特点为能有效逆转CsA和皮质激素治疗无效的难治性排斥反应，在肝、心移植上效果特优。副作用为有一定的肝肾与神经系统毒性，易致高血钾、巨细胞病毒感染等。

（8）雷帕霉素（rapamycin，RPM）：有类似FK506的大环内酯类结构，可阻止IL-2、IL-6等细胞因子信号传导，从而抑制淋巴细胞的增生和分化。RPM与CsA有协同作用，副作用为可引起高血脂、一过性高血压和高血糖。

（9）RS-61443：与CsA联用起协同作用，可逆转难治性急性排斥反应。

2. 免疫抑制治疗方案　临床历来的抗排斥反应的实施方式是各类免疫抑制剂的联合应用，以期获取最大的抑制效能，并能最大限度地减少有害的副作用。20世纪80年代最常见的二联用药是硫唑嘌呤（或环磷酰胺）加皮质激素，如再加上ALG，就成为三联用药。目前，环孢素A已成为主要的免疫抑制剂，以其为主药，加硫唑嘌呤、小剂量皮质激素或再加上ALG，就成为三联或四联用药。环孢素A的最初剂量，国际上习用每日17mg/kg，我国为每日6～8mg/kg，随后每月递减到每日3～5mg/kg作为维持量，维持量的血浓度值为200～300ng/ml。硫唑嘌呤的开始剂量为每日3～5mg/kg，以后维持在每日2mg/kg，有的肝移植为每日0.5～1mg/kg。皮质激素常用泼尼松，从每日100mg开始，术后10日递减到30mg，半年内维持剂量为每日25～30mg，1年时维持剂量为每日7.5～10mg。ALG常用剂量为每日5～10mg/kg。FK506用量为每次0.15mg/kg，口服，每12小时一次。

根据用药和排斥反应发生的时间，可分为预防用药、冲击治疗和维持治疗三种。预防用药是指同种移植围手术期的应用。冲击治疗是指发生急性排斥危象时的用药，原则是量大而期短，如甲泼尼龙1000mg，连续应用3～5天。如尚未能逆转，称为难治性急性反应，可换用ALG、OKT3或FK506、雷帕霉素、RS-61443等，择优或联合应用；一旦危象逆转，立刻转入维持量用药，以防止排斥危象再次发生。此外应注意在预防和维持用药时宜用最小有效剂量，避免因量大而削弱机体抵抗力导致感染等严重并发症。目前，大多数学者主张免疫抑制剂应长期服用，甚至终身应用。如某种药物引起了明显的副作用，应换用其他药物；有的因经济原因也需换药。换药时宜谨慎，做好定期随访，防止患者自行换药或停药，以保证长期疗效。

第四节　异种移植

一　异种移植的特点与分类

（一）特点

异种脏器移植是指不同种族的动物之间或动物与人之间的器官移植。迄今为止，异种移植在临床均未获长期存活，但由于目前供移植用器官来源甚少，因此从长远来看，人们仍寄希望于异种移植。

早在19世纪至20世纪初，即已出现动物皮肤、肌腱、脏器在人体的移植，但均未获存活。1905年，Princeteau将兔肾切成片，移植于一女性尿毒症患者的肾包膜下，但结果并无功能。以后陆续有各种异种移植的尝试，其中以1964年为最多，Reemtsma、Hitchcock、Starzl、Hardy等先后将猩猩、猴、狒狒的异种肾、心移植于19例患者，大多在术后几天内死亡，其中仅有1例肾移植受者存活达9个月。这些移植的失败主要归咎于猛烈的超急性排斥反应。但从这些早期的尝试中得出了以下四点结论仍然使医学界对异种移植抱有信心：①动物器官曾在人体内发挥过功能，并能维持一段时间的生命；②Reemtsma关于异种排斥可以用抗同种排斥的方法逆转的早期研究表明，异种移植后的排斥过程至少在某些方面与同种移植相同；③异种同目间的移植效果较异种不同目间的移植略胜一筹，且排斥速度较慢；④有些异种移植患者术后可以获得较长期（达9个月）的存活，表明异种移植终究有可能完全成功。

(二) 分类

根据上述异种移植早期研究的结果，1970年Sir. R. Calne首次提出了异种移植分类法，即将其分为协调性异种移植和非协调性异种移植两类。进化关系较近，如同目间的移植，存活是以日为计的，类似于第一次同种移植排斥的异种移植，称为协调性异种移植（concordant xenotransplantation），如猩猩与人、狗与狼、大鼠与小鼠间的移植；而进化关系较远，排斥是以分或小时计算的，类似于第二次接触抗原的同种排斥反应的异种移植，则称为非协调性异种移植（discordant xenotransplantation），如猪与人、狗与羊间的移植。此后，Hasan等为了进一步区分不同性质异种移植间的排斥反应，将协调性异种移植又分为困难型和容易型两种，由抗体介导的排斥为困难型，由T细胞介导的排斥为容易型。如仓鼠与大鼠间的移植为协调性异种移植，Hasan的实验证明抑制抗体产生的药物如环磷酰胺可延长移植物的成活，但即使加上环孢素A也不能诱导出耐受（Hasan，陈忠华），因而该移植为困难型；又如实验证明，抗CD4 T淋巴细胞单克隆抗体可以诱导大鼠对小鼠心脏移植的耐受，因而该移植为容易型。按此划分，狒狒与人之间的移植为协调性异种移植对人困难型，猩猩对人为容易型。

二 异种移植免疫反应的基础与特征

异种移植一旦接通血供，在几分钟或几小时内即会发生超急性排斥反应，从而导致移植毁损失败，这是迄今为止仍难以克服的免疫排斥反应关口。究其原因，是人类在进化中逐渐形成和拥有了最快、最敏感、最直接的抵挡外来物体侵入的三大屏障，即天然抗体、补体系统和内皮细胞激活反应。

(一) 天然抗体

天然抗体（natural antibody）是指自然存在的抗体，能对供者器官抗原发生特异性反应，从而激活补体系统。

(二) 补体系统

补体系统（complement system）可以通过上述途径被激活，也可以直接被供者器官的内皮细胞抗原所激活，即所谓的"替代途径（alternative pathway）"。

(三) 内皮细胞激活反应

静息状态的内皮细胞形成一层很薄的单层膜，作为组织与血细胞、血浆及蛋白质之间的屏障，这种静息状态的内皮细胞既不能激活凝集素，也不能激活粒细胞的附壁作用。但通过上述两种途径激活补体后，被激活的补体和天然抗体一起主要攻击移植物的内皮细胞，并使之激活，就会发生超急性排斥反应，即内皮细胞激活反应（endotheliocyte activation reaction）。因为激活状态的内皮细胞与静息状态相反，可以促进血小板凝集，产生纤维蛋白，诱导粒细胞附壁，使血栓形成、血流阻断，最终可使移植物因缺血而失活。

对于上述异种移植时的超急性排斥反应，有许多实验研究都设法加以防止，目前已取得下列进展：①转基因研究。如将人CD59基因转移并表达于猪动脉内皮细胞，可以产生抑制超急性排斥反应的作用；亦有应用CD46 cDNA克隆转移给猪而获得同样的效果。近来发现降解加速因子（decay accelerating factor，DAF）为另一种人类调节补体活性的膜结合蛋白。将DAF转移并表达于小鼠细胞，DAF即可保护细胞在有人抗小鼠天然抗体存在的情况下，不受人类补体的溶解破坏。White、Moody（剑桥组）已成功地完成了DAF、A1、A2、A4对小鼠基因的转移工程，并完成了

DAF在猪的表达工程。前者主要用于实验性基础研究,后者可能用于将来的临床异种移植。②适应(accommodation)现象。很多临床研究中心用抗ABH和抗HLA-Ⅰ抗体来克服同种超急性排斥反应。有些病例仅在移植之前除去抗体,并维持无抗体状态达一定时间,但在移植后可以观察到令人吃惊的现象,尽管循环抗体水平随即回升,并有补体存在,而移植物却仍能继续成活下去,因此将这种抗体对抗原的"停战"状况称为适应。此外,也有些研究发现,某些免疫抑制剂如RS-61443、雷帕霉素、FK506等有延长异种移植物成活时间的作用,但其机制尚待进一步深入研究。

三 异种移植的临床应用

经过较长时间的停顿,临床异种脏器移植于1992年又重新开始,其中美国匹兹堡Starzl移植中心起了重要作用。该组首先建立了严格的动物筛选系统和程序,初步挑选出不携带能传染给人的病毒(如CMV、EBV)的狒狒,并给予氟康唑等药物,与患者做组织配型后,选择出最佳供者。Starzl认为狒狒肝不会感染乙肝病毒,比较安全,因而选择狒狒肝移植给2例患者。首例移植做于1992年6月28日,患者名叫Brian,男,35岁,术后使用FK506、泼尼松、环磷酰胺、前列腺素作为免疫抑制剂。24天后,24.04kg重的狒狒所提供的肝长到了与54.4kg重的Brian相配的大小。但患者于术后70天死于由真菌感染引起的脑出血。抗排斥药物用量过大可能是引起感染的原因,胆道泥样物阻塞也可能是死因之一。检查表明,阻塞物为胆固醇和胆色素构成的半泥土状物。尸检未发现狒狒肝有肝炎样损害。第二例患者,男,62岁,术前已进入肝性脑病期。根据第一例的经验,治疗方案调整如下:①术后减少环磷酰胺的用量,FK506和泼尼松用量不变,希望能减少感染的危险性;②行胆道引流,定时冲洗,并收集诊断信息;③将狒狒的骨髓白细胞经静脉输入受者,以诱导其免疫耐受。但患者可能由于外科手术技术的失误,导致胆肠吻合口漏,于26天后死于腹膜炎、败血症。

由于此两例的失败及将珍贵动物狒狒的肝移植给人,引起了动物保护者团体的强烈反对,因此此类移植不能再继续施行,于是转向应用猪肝。美国有一自身免疫性肝炎女性患者,1992年10月9日因肝性脑病入院,2天后出现脑水肿,告病危,于是施行猪异种肝移植作为暂时过渡。手术本身非常成功,术后已见症状改善,次日肝具有功能并产生胆汁,脑压降至正常,凝血机制正常,此时医师充满信心,希望有时间找到合适的同种肝。再次日,经协商获得一转让肝,但患者在预定手术时间前2小时脑压回升,尽管提早进入手术室,仍不久就告死亡。临床异种脏器移植再一次趋于停顿。

但在异种细胞移植领域中,猪胰岛移植治疗人的1型糖尿病仍在进行,其有利条件是猪胰岛细胞不具有强烈的抗原性,且可在移植前经体外培养、紫外线照射等预处理措施来清除免疫活性细胞,故异种胰岛移植的免疫反应较异种脏器移植要轻得多。又由于猪与人的胰岛素结构极其接近,且猪胰岛素已成功地应用于临床达数十年之久,充分证明了用其纠正糖尿病高血糖状态的安全性和有效性,因此于1989年就开始了临床应用的尝试。瑞典Uppsala研究中心报道的8例猪胰岛移植,经门静脉输入肝内,有3例于尿中测出猪C肽,最高达4000pmol/24h,持续347天,但术后未能减少胰岛素用量。苏联报道的65例胎猪胰岛移植于1型糖尿病患者肌肉内,14例有效,术后胰岛素用量减少25%。我国同济医院报道的9例猪胰岛移植,5例有效,术后胰岛素用量平均减少43.6%;有1例完全停用胰岛素达半年,胰岛有功能成活时间平均为3.8个月。总结以上情况,移植效果尚难满意,但可以看到:猪胰岛移植于人体内是安全的,至少在部分患者移植后可成活一段时间,并能发挥功能,可以说是一个良好的开端。

异种皮肤移植习用猪皮做游离皮片移植,由于剧烈的超急性排斥反应而未能成活,但可以起到暂时覆盖创面(如烧伤创面)的作用;也可用混合自体皮移植,即在猪皮上做许多小洞,在洞内嵌入自体小皮片,当猪皮坏死脱落时,嵌入的自体皮片已能成活长大,有利于创面愈合。

(夏穗生)

参考文献

[1] 朱明德. 临床治疗学[M]. 上海:上海科学技术出版社,1994:144-155.

[2] 刘雪梅. 同种胰岛移植新进展[J]. 中国实用外科杂志,1994,14(12):743-745.

[3] 吴阶平. 中国大百科全书:现代医学[M]. 北京:中国大百科全书出版社,1993:951,982-983.

[4] 何刚. 新一代器官移植免疫抑制剂[J]. 临床外科杂志,1996,4(5):281-282.

[5] 何长民,石炳毅. 器官移植免疫学[M]. 北京:人民军医出版社,1995:136-152,293-318.

[6] 宋芳吉,张庆瑞. HLA配型与器官移植[J]. 中国实用外科杂志,1994,14(12):708-710.

[7] 陈忠华. 第十五届国际器官移植学术会京都会议纪要[J]. 中华器官移植杂志,1995,16(2):87-89.

[8] 陈知水. 临床异种移植简介[J]. 临床外科杂志,1996,4(5):282-283.

[9] 陈知水,夏穗生,于昌松,等. 亲属脾移植治疗血友病甲长期存活的追踪报道[J]. 中华器官移植杂志,1996,17(2):51-52.

[10] 姜汉英. 临床脏器移植供体选配[J]. 临床外科杂志,1996,4(5):249-250.

[11] 夏穗生. 八十年代末临床器官移植进展的标志[J]. 中华器官移植杂志,1989,10(4):145.

[12] 夏穗生. 器官移植学[M]. 上海:上海科学技术出版社,1995:1-10,176-178,305-323.

[13] 夏穗生. 中国器官移植的现况(第十五届国际器官移植学术会的特邀报告)[J]. 中华器官移植杂志,1995,16(2):90.

[14] 夏穗生. 我国器官移植发展的一次崭新检阅——祝贺中华医学会1995年全国器官移植学术会议暨全国中青年优秀论文评奖会议的召开[J]. 中华器官移植杂志,1996,17(2):49-50.

[15] 夏穗生,张伟杰,姜汉英. 临床异种(猪)胰岛移植三例报告[J]. 中华器官移植杂志,1993,14(4):146-147.

[16] 龚非力. 移植免疫进展概述[J]. 中华器官移植杂志,1996,17(1):1-2.

[17] Bach J F,Chatenoud L. Immonology of monoclonal antibodies in solid organ transplantation: yesterday, today and tomorrow[J]. Transplant Sci,1992,2(2):2.

[18] Gruber S A. Local immunosuppressive therapy in organ transplantation[J]. Transplant Proc,1994,26(6):3214-3216.

[19] Häyry P,Alatalo S,Myllärniemi M,et al. Cellular and molecular biology of chronic rejection[J]. Transplant Proc,1995,27(1):71-74.

[20] Hewitt C W,Puglisi R N,Black K S. Current state of composite tissue and limb allo-transplantation: do present data justify clinical application[J]. Transplant Proc,1995,27(1):1414-1415.

[21] Lawson J H,Platt J L. Molecular barriers to xenotransplantation[J]. Transplantation,1996,62(3):303-310.

[22] Meiser B M,Reichart B. New trends in clinical immunosuppression[J]. Transplant Proc,1994,26(6):3181-3183.

[23] Orosz C G. Local cellular immunology of experimental transplant vascular sclerosis[J]. Clin Transplant,1996,10(1 Pt 2):100-103.

[24] Ota K,Teraoka S,Kawai T. Transplantation in Asia: organ transplantation in Japan[J]. Transplant Proc,1995,27(1):1463-1465.

[25] Rapaport E T. The current status of the HLA controversy in clinical transplantation[J]. Transplant Proc,1995,27(1):92.

[26] Rozental R,Bicans J,Shevelev V. Organ and tissue transplantation in Latvia[J]. Ann Transplant,1996,1(3):57-59.

[27] Sonlillou J P. Biological reagents for immunosuppressants[J]. Transplant Proc,1995,27(1):106-108.
[28] Squifflet J P. A quick technique for en bloc liver and pancreas procurement[J]. Transpl Int,1996,9(5):520-521.
[29] Tibell A, Groth C G, Möller E, et al. Pig-to-human islet transplantation in eight patients[J]. Transplant Proc,1994,26(2):762-763.
[30] Wood K J. New concepts in tolerance[J]. Clin Transplant,1996,10(1 Pt 2):93-99.
[31] Xia S S. Organ transplantation in China: retrospect and prospect[J]. Chin Med J(Engl),1992,105(5):430-432.
[32] Xia S S. Organ transplantation[J]. Chin Med J(Engl),1996,109(1):29-31.
[33] Xia S S,Jiang H C,Zhou X X,et al. Treatment of hemophilia A by living mother-to-son splenic transplantation. First case report in the world[J]. Chin Med J(Engl),1992,105(7):609-611.

第十二章
异体复合组织及器官移植

第一节 血管吻合异体复合组织移植的历史

　　器官移植被誉为"21世纪医学之巅",各类实体器官甚至空腔器官移植技术已经相当成熟,在操作流程和抗免疫排斥反应方面已经有了规范化的流程。现阶段我国已跃升为仅次于美国的全球第二大器官移植国家,移植医疗技术已达国际先进水平。随着技术的进步,近10余年来,组织器官移植又进入了另一个高度即复合组织异体移植。血管吻合复合组织异体移植(vascularized composite allotransplantation,VCA)是指将多种组织类型(如骨、肌肉、神经、皮肤、血管)作为一个功能单位在两个个体之间所进行的复合移植。以显微外科技术、器官移植和免疫抑制为基础的VCA是一个快速发展的领域,它为复杂而严重的组织缺损之修复提供了一种新的选择,能获得自体组织游离移植所不能改善的功能和美学效果。复合组织异体移植所取得的进步经历了探索和尝试的长期过程。第二次世界大战期间,用异体甚至异种皮肤移植覆盖创面来治疗严重烧伤,其术后的排斥不可避免,从而促进了早期的移植免疫研究。受到早期异体皮肤移植尝试的鼓舞,Joseph Murray于1954年第一次成功地进行了1例同卵双胎之间的器官移植。1959年,在使用全身放射治疗的情况下,Murray和他的同事又成功地进行了异卵双胎之间的肾移植。20世纪60年代早期,随着化学免疫抑制剂硫唑嘌呤和类固醇激素的出现和应用,使得从尸体取肾移植成功成为可能。文献报道的第一例血管吻合复合组织异体移植是由厄瓜多尔团队于1964年进行的单上肢移植的尝试,尽管他们使用了化学免疫抑制剂硫唑嘌呤和泼尼松,但当时人们对人体免疫应答仍知之甚少,不可逆转的急性排斥反应导致移植后2周内不得不去除移植物。

　　20世纪60年代,免疫抑制剂的发展是实体器官移植进步的关键,尽管实体器官移植取得了进步,但在带血管蒂复合组织异体移植方面并未得到相应的发展,与之部分相关的假说是皮肤为最强的免疫组织。更强的免疫抑制剂,包括钙调磷酸酶抑制剂(calcineurin inhibitor)、抗增殖剂如麦考酚酯(mycophenolate mofetil,MMF)的出现,促进了VCA动物模型的成功建立,保证了后续的临床尝试。显然,全球范围内带血管蒂复合组织异体移植的需求在增加。1988年开始进行喉移植,至1998年第一例真正意义上的喉气管移植成功后,很多医学中心由此积累了经验。20世纪90年代在德国进行了一系列膝和股骨移植。尽管移植最初取得了成果,但患者的长期存活仍然不确定。1998年,法国学者Dubernard J. M.等在里昂成功地进行了世界第一例同种异体人手移植;1999年,在美国的路易斯维尔成功地进行了单手移植;世界第一例双上肢亦于2000年移植成功。此后,VCA经历了令人惊异的发展,2010年的文献综述记录全球有33例共49只上肢移植;至2012年,在手和复合组织移植国际组织(The International Registry on Hand and Composite Tissue Transplantation,IRHCTT)登记的手移植已经超过70例。该组织周期性地统计来自各个带血管蒂复合组织异体移植中心全面或专题报道的临床结果，上肢感觉和运动功能测量结果显示，既往认为残缺的臂、肩、手，经移植后获得了显著改善，而这些经验积累为无数的团队和中心提供了进行后续带血管蒂复合组织异体移植的基准。世界上有些医学中心如美国的迈阿密、佛罗里达和意大利的博洛尼亚等报道了腹壁移植的良好结果，其他难以修复的区域如喉、舌及最终的全颜面都进行了移植。考虑到显微外科和免疫抑制技术的发展，既往对面部移植手术是否能做已变为该不该做的讨论。

第二节　面部复合组织移植

一　面部复合组织移植的现状

同种异体面部复合组织移植（facial composite tissue allograft/allotransplantation，facial CTA）通常又称颜面移植（facial transplantation，FT），是带血管蒂复合组织移植的一部分。区别于实体器官移植，作为一种修复重建方法，其包含了诸如面部甚至头颈部皮肤、肌肉等多种组织类型的移植。

2005年，在经历了激烈的伦理争论后，法国亚眠和里昂两地的外科学家成功地实施了世界第一例同种异体面部复合组织移植（图12-1）。随之，我国于2006年在第四军医大学西京医院韩岩教授和郭树忠教授主持下成功进行了世界第二例、国内首例同种异体面部复合组织移植（图12-2）。随后，法国又进行了世界第三例面部复合组织移植，进而美国分别于2008年和2009年在克利夫兰和波士顿进行了相似的手术。异体全颜面复合组织移植术于2010年和2011年分别在西班牙和美国的波士顿进行。波士顿的移植团队在2011年年底报道了3例全颜面复合组织移植受术者的早期结果，认为面部移植的结果是如此之好，仅有轻微的不良反应和可控的并发症。几家医学中心已经报道异体面部移植术后移植组织感觉恢复稳定，运动功能同步恢复至接近正常水平，患者的口语能力、语言、面部表情及重返社会能力等都得到改善。

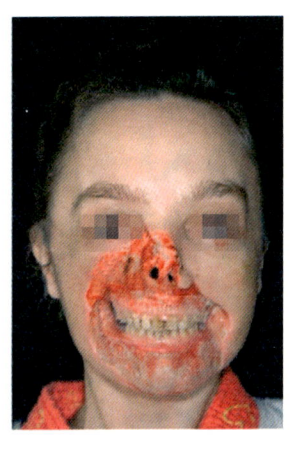　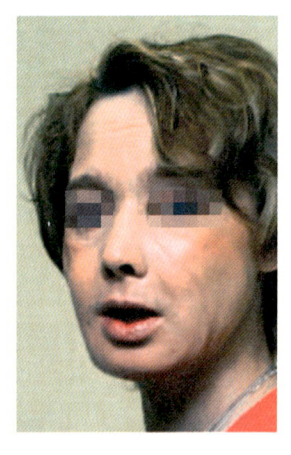　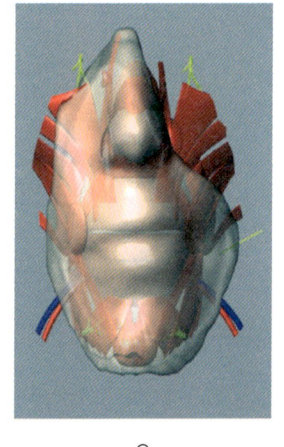

A　　　　　　　　　　　B　　　　　　　　　　　C

图12-1　世界首例面部复合组织移植

A. 术前　B. 术后4个月　C. 模拟的移植组织块，包含肌肉、血管、运动和感觉神经

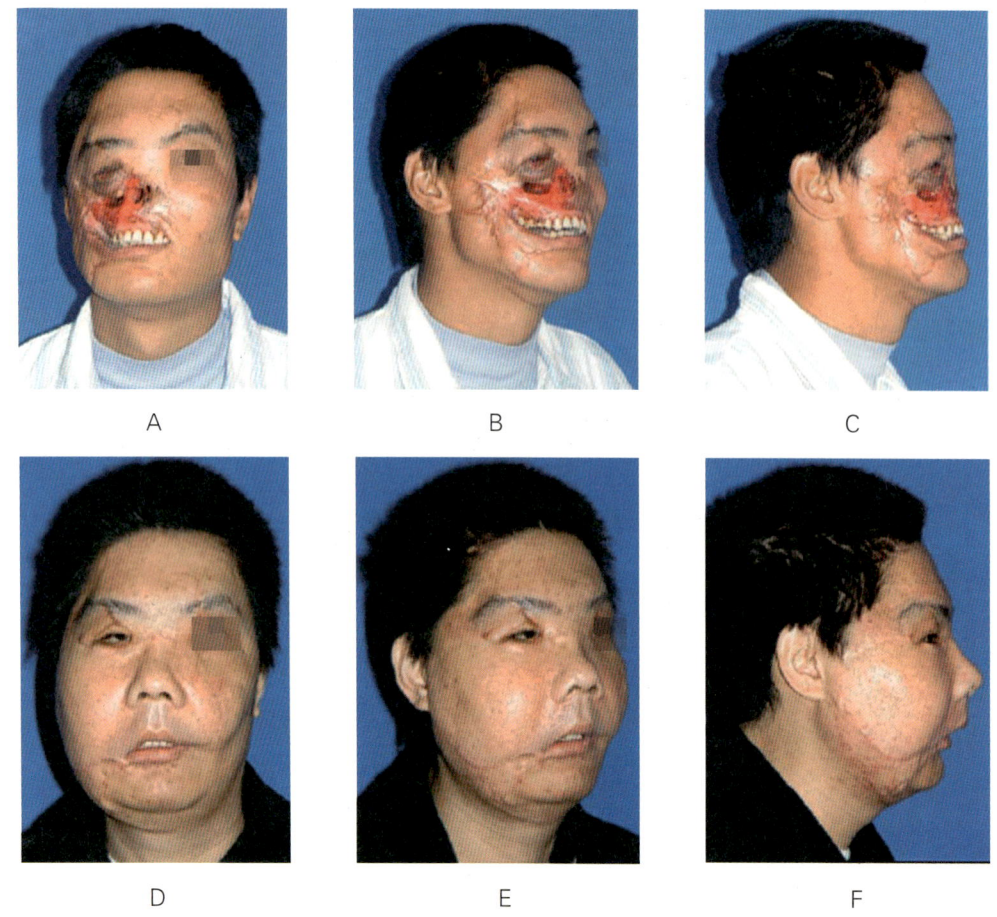

图 12-2 中国首例面部复合组织移植
A、B、C. 术前正位、斜位、侧位 D、E、F. 术后 20 个月正位、斜位、侧位

正因为有良好的临床结果的支持,世界各地的医疗团队当前正致力于争取颜面复合组织移植机构的批准。随着世界范围内 150 余例手术的实施,带血管蒂复合组织异体移植业已证明在技术上是可行的,它能将失去的组织代之以供体的"相同"组织,如以手代手,而不会造成供体的缺损情况,同时也能减少重建的次数。此外,移植体内包含的皮肤组织允许持续地监测表面早期的排斥迹象,从而让患者和医师能快速辨认,一旦发生排斥反应,皮肤变红即可立刻采取措施。手术后的美学效果远优于分次的、传统的重建方法,更重要的是,功能的恢复令人鼓舞。截至 2014 年年底,在世界各地已经进行了 28 例这样的手术(表 12-1),截至 2015 年年底已进行了 33 例之多。面部复合组织移植的适应证包括烧伤、毁损性创伤、神经纤维瘤病等,大多数患者在此手术之前接受过多次重建手术而没有获得可接受的功能和美容效果,随着技术的成熟,未来可能的适应证还有战争所致的面部组织缺损、先天性畸形、严重感染性损伤等。

表 12-1 全球面部复合组织移植情况(截至 2014 年年底)

序号	年月	城市	国家	年龄	性别	类型	适应证
1	2005 年 11 月	亚眠与里昂	法国	38	女	部分颜面	狗咬伤
2	2006 年 4 月	西安	中国	30	男	部分颜面	熊咬伤
3	2007 年 1 月	巴黎	法国	29	男	部分颜面	神经纤维瘤病
4	2008 年 12 月	克利夫兰	美国	45	女	部分颜面	弹道伤
5	2009 年 3 月	巴黎	法国	27	男	部分颜面	弹道伤
6	2009 年 4 月	巴黎	法国	37	男	部分颜面	热烫伤

续表

序号	年月	城市	国家	年龄	性别	类型	适应证
7	2009年4月	波士顿	美国	59	男	部分颜面	电烧伤
8	2009年8月	巴黎	法国	33	男	部分颜面	弹道伤
9	2009年8月	瓦伦西亚	西班牙	42	男	部分颜面	放射烧伤
10	2009年11月	亚眠	法国	27	男	部分颜面	爆炸伤
11	2010年1月	塞维利亚	西班牙	34	男	部分颜面	神经纤维瘤病
12	2010年4月	巴塞罗那	西班牙	30	男	全颜面	弹道伤
13	2010年7月	巴黎	法国	35	男	全颜面	神经纤维瘤病
14	2011年3月	波士顿	美国	25	男	全颜面	电烧伤
15	2011年4月	波士顿	美国	30	男	全颜面	电烧伤
16	2011年4月	巴黎	法国	45	男	部分颜面	弹道伤
17	2011年4月	巴黎	法国	41	男	部分颜面	弹道伤
18	2011年6月	波士顿	美国	57	女	全颜面	黑猩猩咬伤
19	2012年1月	根特	比利时	54	男	全颜面	弹道伤
20	2012年1月	安塔利亚	土耳其	19	男	全颜面	热烫伤
21	2012年2月	安卡拉	土耳其	25	男	全颜面	热烫伤
22	2012年3月	安塔利亚	土耳其	20	女	部分颜面	弹道伤
23	2012年3月	巴尔的摩	美国	37	男	全颜面	弹道伤
24	2012年5月	安塔利亚	土耳其	27	男	全颜面	烧伤
25	2012年9月	亚眠	法国	未知	女	未知	脉管性肿瘤
26	2013年2月	波士顿	美国	44	女	全颜面	碱烧伤
27	2013年5月	弗罗茨瓦夫	波兰	33	男	全颜面	挤压伤
28	2013年7月	安塔利亚	土耳其	27	男	部分颜面	弹道伤

二 面部复合组织移植的意义

各种先天性畸形、创伤、感染、肿瘤等均可造成人体大范围的组织缺损，导致严重的功能障碍、毁容甚至残疾，而面容和肢体的残缺会对人的自理能力乃至社会心理产生严重影响，因此组织修复的需求十分强烈。传统采用游离植皮、皮瓣转移、皮肤扩张术等自体组织修复，虽然可以明显改善外形，部分或全部恢复功能，但势必造成供区破坏，面对大面积缺损或截肢等不可替代的缺损时更是捉襟见肘。在外观上，与正常颜面比较，存在颜色、质地、轮廓和面部表情活动等多方面的差异，即使多次修复，也与正常容貌相差太远。在功能上，颜面在感知外界信息和释放内心信息方面具有重要作用，除表面的一层皮肤外，深部有皮下脂肪和表情肌，而肌肉的活动受神经的支配与控制，没有颜面部肌肉的正常运动，说话、闭眼甚至饮食等活动都不可能实现；而没有骨骼的结构支撑，面部的外观、功能均不能发挥，美观更无从谈起。在社交上，面容是人体表面最重要的标志，对于人的社交活动非常重要，严重的面部畸形与缺损可以对患者的心理造成严重创伤，患者往往不能被社会正常人群所接受，而是受到歧视、嘲笑和排斥。颜面部的重建非常困难，即使是最有经验的整形外科医师采用目前最先进的组织修复方法，也不可能完全重建颜面部这个人体复杂的器官。传统方法的根本局限是用于修复的组织与需要修复部位的组织存在差异，强烈的再造需求与自体供源有限这一矛盾呼唤一种根本性的解决办法。

随着异体器官移植技术的日益成熟，同种异体复合组织移植应运而生。同种异体面部复合组织移植是目前彻底解决面部重建问题的一项有效技术，目前，同种异体面部复合组织移植术已经不再是能不能做的问题，而是涉及伦理及心理层面上该不该做的问题，因为它不同于一般的器官移植，在多数情况下其目的是提高患者的生活质量而不是单纯的治疗疾病或挽救生命。

三、面部复合组织移植的伦理问题

CTA的开展引发了激烈的伦理学争论，焦点在于其并非挽救生命的治疗措施，而是是否值得承担可能导致死亡的免疫抑制剂副作用。随着显微外科技术的进步及免疫抑制治疗等的进展，血管化的复合组织移植技术已经取得了阶段性成果。面部移植患者从外观到功能都得到了极大程度的恢复，生活质量得到了很大的提高，因此，伦理学争论已经从过去的质疑该技术是否可行转化为因免疫抑制剂的长期应用而是否值得推广等。异体移植的目的在于重建一个具有感觉和运动功能的人体部分，恢复患者的生活自理能力甚至是参与社会生活的能力，同时治疗生理和心理的双重创伤，以重拾生活信心，而这一目的单凭自体移植或假体替代是无法实现的。只要能实现极高的疗效-风险比值，仍可考虑进行面部复合组织移植，目前其并发症均在可控范围之内。但我们应清醒地认识到，面部移植手术仍存在着极大的风险，包括显微外科手术风险、移植后的急慢性排斥反应、长期应用免疫抑制剂治疗后副作用所导致的并发症等，这些都需要医师严格掌握手术的适应证。随着免疫学技术和新型免疫抑制剂的发展，排斥反应有望在未来得到有效控制，异体移植的前景依然广阔。

异体移植涉及供受者两个家庭，因此必须取得供受者双方的知情同意，知情权和医师的技能在伦理学中同样重要。供者虽然一般是尸体，但捐赠者必须在生前痛下决定才能将器官捐献出来。在选择意外死亡者作供者时，从切除至移植到受者的时间必须尽可能缩短，最好在24小时内完成，而要求死者亲属这么快作出同意的决定也绝非易事。我国由于受传统观念的影响，供体的来源一直比较紧张，因此，在法律允许的范围内，全社会对供体或家属的善举表示敬意和感激都是应当的，这样才有可能使工作得以进行，同时也承认了捐赠家庭的勇气和善举；而那些不负责任的和过于渲染的报道将可能打击捐赠者及其家庭的积极性，从而在整体上减少器官捐赠的数量。另外一个不容忽视的问题是，与实体器官采集相比，面部移植组织的切取会造成一个最引人注目的畸形，出于这个原因，西方大多数面部移植机构认为需要修复供者的面部缺损，以保持捐赠人的尊严，常用石膏、硅胶假体及树脂面具来提供可接受的面部拟合，这样会使捐赠人、家庭、社会更能接受颜面移植。

与供者相比，受者需要承受更多的心理压力和伦理考验。首先，受者并不知道这其中的任何事情，也不知道供者的任何信息，捐赠的地方也是被隐藏起来的；其次，供者的家庭在当时的时间段内将会了解到受者的身份和命运，这就会无意中给受者增加很大的责任和心理负担。容貌是一个人区别于另一个人的主要标志，人类社会也非常注重人体的外表。面部复合组织移植会给受者、供受者家属、朋友和社会带来一系列的心理问题，因此在心理上有一个逐渐适应的过程。

第三节　手-上肢复合组织移植

手-上肢移植是目前异体复合组织移植中开展最广、经验最多、成果最显著的移植项目。根据已报道的文献、国家或国际会议、个人交流等所得的数据，截至2014年7月，共有72例患者进行了107个手-上肢移植，国家包括法国、美国、中国、西班牙、意大利、比利时、波兰、土耳其等。事实上，文献报道的世界第一例血管吻合复合组织异体移植是由厄瓜多尔团队于1964年进行的单上肢移植的尝试，但术后2周内因不可逆转的急性排斥反应而去除了移植物。此例手术说明从外科技术上做肢体移植是可行的，问题在于此技术的成熟远先于移植免疫治疗。第一例真正意义上的手-上肢移植是1998年在法国里昂成功进行的同种异体人手移植，受者在一次监狱事故中被单侧截肢而失去了手，但术后终因缺乏对药物的依存性而发生排斥反应于2001年被摘除。继法国手移植数月后，1999年1月，美国的第一例手移植在路易斯维尔进行，这例单侧移植的手至今仍然存活，并成为术前充分筛选、术中完善操作、术后治疗及现代免疫抑制的典范。国内裴国献等于1999年和2000年分别开展了世界第三和第四例异体手移植，术后早期取得了良好的肌力、感觉恢复，能完成握手、拿碗筷吃饭等日常生活动作。目前，中国共完成了12例15肢的手移植（包含异体拇指和手掌移植各1例），术后截肢7例；其中1例术后发生严重的真菌感染，经腕管错误封闭引起手部严重神经性疼痛而接受截肢；其余均为未有效服用免疫抑制剂而发生免疫排斥反应所致。

目前共有72例患者接受了单侧或者双侧107个上肢移植，已知18例因为死亡（4例8个肢体）、急性肢体耗损（3例5个肢体）、慢性肢体耗损（11例11个肢体）总共耗损24个上肢（为肢体移植总数的22.4%）。值得注意的是，1/3（8/24）的肢体耗损发生于手移植的同时联合颜面移植（2例）或下肢移植（2例）。总共有4例患者接受了这样的手术，其中3例术后不久即宣告死亡，还有1例颜面复合组织成活但上肢失活，因此，复合组织联合移植的死亡率高达75%而上肢移植的成功率为0。相对而言，单侧或双侧手移植的存活率是98.5%，除了死亡或急性耗损外，每例患者的肢体长期存活率为83.1%，抑或是每个肢体的长期存活率为88.3%，而肢体长期存活的患者死亡率为0。

手-上肢移植的最终要求是有功能的，而不是只限于组织成活，但遗憾的是，功能结果的报道并非像手移植本身那样具有连贯性，这可能是因为多数患者需要数年才能达到最大化的功能改善。功能结果的评价目前尚不统一。事实上，功能结果的测量，除了用手移植评分系统（由手和复合组织移植国际组织制定，0分为最差，100分为最好）去量化患者的术后功能以外，没有其他特殊目的。此外，移植的水平因患者不同而有较大变化，由此导致每个受者之间巨大的功能差异。总体而言，腕部和前臂远端移植物的功能恢复能达到相同的水平，接近于桡腕关节，因为移植组织内有足够的末端桡神经和尺神经存在，能达到充分的骨形成。手和复合组织移植国际组织报道，随访时间最长（8~10年）的患者评分最高（85~90.5分），移植后2~4年的患者评分则居于中位值（54~76.5分）。臂、肩及手的伤残问卷评分同样倾向于那些随访时间长的患者，其恢复效果优于随访时间短的患者。几乎所有患者的感觉功能均达到S3级（修正的海伊特评分，即modified Highet scale）或好的感觉，有的患者甚至获得了两点辨别觉。随着时间的推移，世界前3例手移植患者显示了神经再支配于手的内收肌功能。所有患者术后均得到充分的恢复，获得了良好的肌力、感觉恢复，除能完成握手、拿碗筷吃饭等日常生活动作外，还恢复了正常工作，包括驾驶、抓持、骑车、写作和其他活动。

知名国际手-上肢移植医学中心见表12-2。

表12-2　知名国际手-上肢移植医学中心

国家	医学中心	单侧患者数	双侧患者数	肢体总数	肢体再移除数	死亡人数
澳大利亚	墨尔本	1		1		
奥地利	因斯布鲁克	1	4	9		
比利时	布鲁塞尔	1		1		
中国	广州、西安等6所	9	3	15	7	

续表

国家	医学中心	单侧患者数	双侧患者数	肢体总数	肢体再移除数	死亡人数
法国	里昂	1	5	11	1	
	巴黎		1	2	2*	1*
德国	慕尼黑		1	2		
伊朗	德黑兰	1		1		
意大利	米兰	3		3		
马来西亚	士拉央	1		1		
墨西哥	墨西哥城		2	4	2	1
波兰	弗罗茨瓦夫	5	1	7	1	
西班牙	马德里		1	2		
	瓦伦西亚		3	6		
土耳其	安卡拉		1	2	2*	1*
	安卡拉		3	6	2*	1*
英国	利兹	1		1		
美国	布莱根妇女医院		2	4	2*	
	埃默里	1	1	3	2	
	约翰霍普金斯大学-匹兹堡大学	2	4	10	1	
	麻省总医院	1		1		
	路易斯维尔大学	7	1	9	1	
	加州大学洛杉矶分校	1		1	1	
	宾夕法尼亚大学		1	2		
	得克萨斯	1		1		
合计		37	34	105	24	4

注：*为同时行手和其他复合组织移植（颜面或下肢）。

第四节 喉-气管异体移植

早在20世纪20年代，Lahey等就试图开展喉移植的研究。20世纪60年代，Ogura（1966）、Boles（1966）、Takenouchi（1967）及Sliver（1967）等进行了喉移植的实验研究。1969年，Kluysken和Ringoir等首次为1例喉癌喉全切除患者进行了喉移植，移植的喉存活良好，但8个月后患者死于肿瘤复发，因该例患者未行血管和神经吻合，故非真正意义上的喉移植。全喉切除术的成功开展挽救了大量喉癌患者的生命，但是造成了永久性、无法挽回的喉功能丧失。从20世纪60年代第1例动物喉移植研究到1998年第1例人体喉移植成功，因血管和神经吻合技术、免疫抑制剂的应用得到了迅速发展，喉移植的研究也从时冷时热状态趋向于活跃。但是，由于喉不是生命的必需器官，再加上移植喉的生理功能的恢复比较困难，人们对于喉移植的可行性和实用性争论不断，使喉移植的研究几乎停顿了20年，远远落后于其他器官移植。1998年，克利夫兰医学中心的Strome M.为1例在交通事故中丧失喉功能的40岁男性进行了世界上第1例真正意义上的喉移植，从供体处获得了血管、双侧喉上神经及右侧喉返神经，并进行吻合。1个月后，神经吻合侧声带开始恢复活动，4个月后发音基本满意，6个月后对患者进行言语测试，各项参数均可达到正常交流水平。虽然移植喉的功能是不完全的，但这一报道说明喉移植在技术上是完全可行的。经过14年的随访，虽然有慢性排斥反应，但患者仍然有良好的发声。目前，尽管有报道称哥伦比亚进行了一系列喉移植手术，但缺乏正式的刊发结果，意味着近10余年来喉移植领域的技术进步有限。2010年，世界上第2例喉移植手术在加州大学医学中心成功完成，耳鼻喉头颈外科医师Farwell D. G.等为一位51岁女性实施了喉-气管移植手术。在此之前，该患者因创伤行气管插管维持通气11年，导致良性的完全性气管狭窄，其狭窄长度从喉头顶端至第2软骨环，并因气管插管脱出和肾衰竭多次住院治疗。2006年，她因糖尿病导致肾衰竭进行了一次成功的肾-胰腺移植手术，术后用他克莫司（tacrolimus）和来氟米特（leflunomide）维持长期的免疫抑制，但其气管狭窄经内镜等治疗仍未能缓解，因此决定由国内和国际的多学科专家团队进行不被接受的非替代品治疗以恢复气管功能。经过两年的准备，患者经心理测评、咨询、知情同意等后，接受了喉和较长的气管移植，术后经过气道的通畅度、声音、听力测试、语音谱、吞咽等均取得了良好的效果。这是第一次在移植内在器官的基础上再进行的喉和气管重建手术。

严格来讲，由于喉不是生命的必需器官，因此喉移植的发展滞后于肝、肾等实质性脏器的移植。喉移植成功的关键在于建立一个比较成功的血供进行功能性的神经移植以及免疫排斥反应的控制。由于喉有着较为特殊的解剖和较为复杂的功能，因此制约了喉移植的发展：首先，喉位于咽与食管的交汇处，喉切除后进行喉移植时可使移植喉处于感染腔内，从而严重影响移植喉的成活率；其次，喉移植的目的是在尽可能避免误吸的前提下重建发音、吞咽和呼吸功能，因而必须在移植喉成活的基础上恢复喉的运动神经功能，使声带有内收、外展运动，故喉移植有比其他脏器移植更高的要求；最后，喉移植后需要服用大量免疫抑制剂来进行抗排斥反应，而喉癌患者服用大剂量免疫抑制剂则比较容易导致喉癌的复发和转移。以上种种原因限制了喉移植的开展。

虽然喉移植存在着这样那样的难题，但是目前人类已经在逐渐尝试并获得了成功。2010年，世界上第二例喉移植手术在加州大学医学中心成功完成，51岁的女性患者在手术13天后就恢复了发音。虽然目前世界上已经有喉移植成功的例子，但是数量少之又少，因此严格来讲，喉移植的发展仍然相对落后。但是我们有理由相信，随着新的抗排斥药物的发展，在不久的将来，喉移植一定会有很大的发展。

第五节 阴茎移植

阴茎为男性的重要外生殖器官，具有排尿、排精和性交功能。战伤、创伤、外伤以及某些疾病如阴茎癌手术切除均可造成阴茎完全或部分缺损，从而导致尿流改道和性交能力丧失，给患者心理和生理造成巨大的创伤，因此阴茎缺损的修复日益受到患者和医师的高度重视。理想的治疗应达到三个方面的和谐统一：具有良好的外形和感觉，能通畅地进行站立排尿，能顺利完成性交活动。目前，阴茎缺损的临床治疗主要采用阴茎再植术、阴茎延长术及阴茎再造术，但这些手术均存在一定的局限性，术后无论是外形还是功能，都不尽如人意。随着组织和器官移植科学的进步，使复合组织移植的成功率大幅度提高，同种异体移植技术给重建修复外科带来了很大的希望。目前，手、喉、角膜、肾、肝等器官及复合组织的同种异体移植在临床实践中取得了很大进步。随着移植免疫、组织配型、免疫抑制剂研究的进展，以及动物异体肢体移植长期存活等取得令人鼓舞的结果，为人体异体阴茎移植修复阴茎缺损奠定了坚实的基础，阴茎移植作为一项可选择的治疗方案被提上了日程。

我国学者胡卫列等于2006年首次报道了1例人体同种异体阴茎移植术获得成功，术中采用显微外科技术成功吻合了阴茎背深静脉、背动脉及其伴随神经，缝合阴茎海绵体白膜及尿道海绵体，尿道内留置16F双腔导尿管；术后采用环孢素A、骁悉（吗替麦考酚酯）、泼尼松三联免疫抑制剂维持治疗，移植阴茎血供良好，术后10天拔除导尿管，患者排尿正常，未出现排斥反应及感染。遗憾的是，移植阴茎最终因患者本人及其家属的心理排斥于术后第14天切除。由此说明，在进行阴茎等生殖器移植时，伦理及患者及其家属心理承受能力的评估也是重要的步骤。此后，2014年12月11日，南非斯泰伦博斯大学和Tygerberg医院的医师为一位21岁的男性进行了阴茎移植手术，该患者于2011年因非洲的割礼（包皮环切术）失败而致阴茎坏死。手术耗时9小时，将一名死亡捐赠者的阴茎移植给患者，如今阴茎的各项功能获得全面康复，包括泌尿和生殖功能，这名患者称，女友已经怀孕，这是让手术团队没有想到的。主刀医师Andre van der Merwe介绍："我们采用的是连接血管和神经的显微外科技术，患者的心理评估也达到了要求。"斯泰伦博斯大学整形美容外科负责人Frank教授表示："这是一个巨大的突破，我们已经证实阴茎移植手术是完全可行的，我们可以给患者一个功能完好如初的器官。"割礼是南非成人仪式中的一个重要组成部分，该患者就是在包皮环切术后因严重的并发症不得不截除阴茎。在非洲东部和南部地区，这种传统的割礼并不少见，但因存在诸多并发症的风险而日益受到重视。据世界卫生组织的宽泛统计，非洲各国非专业的包皮切除术所占比例从最低的2%（南非）到最高的35%（肯尼亚）不等。这是第一次成功的阴茎移植手术，是人类移植史上的重大突破，移植过程中所采用的手术技巧以及心理治疗对其他器官移植的顺利进行具有重要的指导意义。这不是世界上首例阴茎移植手术，我国就出现过一次失败的阴茎移植手术，术后，患者出现了严重的心理排斥，医师只好将移植阴茎切除，因此，心理因素是异体复合组织移植手术成功的关键之一。帮助患者恢复身体机能的任何治疗都是有益的，但我们必须谨记人是肉体与精神并存的整体。

第六节　头移植

几年前，意大利外科医师塞尔吉奥卡纳·维洛称，最早将于2016年为一名30岁的俄罗斯男性志愿者实施"换头术"，引起了公众的广泛关注。头移植，我国学者称之为异体头身重建，是21世纪刚刚开展的新领域，也是一个医学领域公认为终极难度挑战的难题。20世纪初，就有学者尝试这方面的研究。20世纪50年代，苏联学者用狗作为模型开展了头移植手术，将供者狗的上体移植于受者狗的颈部背侧，形成了双头狗。1956年，哈尔滨医科大学附属第二医院的赵士杰教授挑战狗头移植，双头狗存活5天零4小时，创造了国内最长纪录，也开启了我国器官移植的先河。20世纪六七十年代，Dr. White等将猴子作为模型动物进行头身重建，以离断的受者头作为移植物，在C3～C4平面取代供者的头部。White的猴子模型推动了异体移植头身重建领域，使其更接近于临床，由此形成了供者和受者头。此模型的设计聚焦于移植解剖及移植生理方面，但它的局限性在于没有评价措施来阻止免疫排斥和缺乏有效的中枢神经系统恢复策略，因此，这种模型移植后不能长期存活。其后，在头身重建方面少有进展，因为没有建立有效的生理模型，故受阻于必要的临床前研究和临床转化。

2013年，哈尔滨医科大学附属第二医院手足显微外科任晓平教授等进行了首次小鼠头移植手术实验，他们通过交叉循环的方式，将白小鼠的头移植于去头的黑小鼠身上。为了确保移植的脑组织不停止血液循环来避免大脑缺血缺氧，他们在小鼠头完全离断之前用硅胶管建立了交叉循环，即在神经系统未离断之前先建立供受者头部一侧的血液循环。然而，尽管动物实验已经取得了很大的进步，但离临床应用仍相距甚远。异体头身重建需要在深低温和麻醉状态下，在极短的时间内对颈部的血管、神经和肌肉进行精细解剖，再用极锋利的钻石刀或纳米刀迅速切断脊髓，将受者的头和供者躯体的颈部断面放置在一起，无缝对接中枢神经、脊髓、血管、肌肉，以保证新的生命不是徒有呼吸支撑的生命。这是一项难度极高的系统操作，有学者指出，要成功实施这个"天堂手术"至少有四大障碍要逾越：首先是中枢神经再生的问题。主流医学理论认为，中枢神经细胞从生到老逐渐减少，是不可再生的。手术时中枢神经被破坏，能否重新连接好并有神经传导功能，并在新的身体上发挥功能？是采用聚乙二醇黏合剂结合电刺激还是干细胞或其他生物因子？目前在实验上还没有最后的突破。其次是免疫排斥反应的问题。因为头身重建涉及复合组织的重建和中枢神经的保护，选用何种方法抗排斥效果更好，术后又如何进行有效的监护和评价，仍需在实验中寻求结果。第三是人体大脑的低温保存以及缺血再灌注损伤的预防问题。一般认为，常温下大脑耐受缺血的时限是4分钟，超过这个时间，大脑就可能会因缺氧缺血而坏死，大脑功能的丧失将直接导致手术失败以及新生命的"瘫痪"。第四是伦理问题。在医学发展历史上，很多重大临床技术的突破常走在伦理之前，所以很多人认为一些医学科学的突破是"科学疯子"所为。异体头身重建有一个异于常规的问题，到底谁是供者，谁是受者？即使移植成功，身份认同将是一个萦绕大众的问题。因此，大众对手术的接受程度也决定了异体头身重建工作任重而道远。

第七节 皮肤复合组织移植

1913年，Loewe等首次应用真皮移植获得成功。1985年，Heck等最早将异体真皮作为自体表皮的载体，应用于动物和临床，取得了满意的效果。1995年，Wainwright等将异体无细胞真皮基质移植于切痂创面，然后覆盖断层自体皮，均显示皮肤愈合后弹性好、光滑。美国LifeCell公司生产的AlloDerm是最早见诸报道的脱细胞异体真皮。在国内，陈璧等在1990年之前就着手此项研究。1998年，孙永华等首次报告了脱细胞真皮的研究及其与自体薄皮片复合移植获得成功。许多学者对脱细胞真皮的研制进行了多种尝试，如使用冷冻法、固定剂、酶、化学除垢剂等处理异体皮片，脱去表皮层，去除真皮中包括附件上皮细胞、朗格汉斯细胞、微血管内皮细胞等细胞成分和可溶性蛋白，使脱细胞真皮保留了完整的外观形态和组织结构，其成分主要包括胶原、弹性蛋白、蛋白多糖及糖胺多糖等不溶性基质成分。有完整的基底膜为真皮与表皮的连接创造了良好的基础，同时其抗原性低，移植后不会被排斥，可使支架长期成活，与自体表皮复合移植后，表皮和真皮生长良好，皮肤颜色淡红，表面光滑，皮肤弹性好，创面挛缩和瘢痕增生明显减轻。虽然异体脱细胞真皮的移植经验是成功的，但作为供者的异体皮来源是有限的。

综合分析，作为理想的真皮替代物必须具备以下特点：①无抗原性或极低的抗原性，能快速血管化、上皮化，移植后成活期长，柔韧性好，贴附牢靠，耐压耐磨；②安全，无毒，无害，容易保存，便于运输；③取材方便，容易获得，成本低廉，经济耐用。由于受条件的限制，异体皮无法广泛应用，人们则把目光移向异种皮，最常用的是猪皮，因其取材方便，价格便宜，在结构上、理化特性上、功能上与人皮最相似。在临床上，猪皮作为暂时性创面覆盖物应用已久。Livesery等将猪皮制备成无细胞真皮基质，以1.5∶1的比例与断层皮片进行复合移植，术后观察到真皮基质中有形态正常的成纤维细胞浸润生长，脱明显的炎性细胞浸润及细胞免疫反应。国内亦有研究者将异种脱细胞真皮与自体皮进行复合移植，成功地用于烧伤深度创面的修复。

脱细胞异体真皮的应用可以说是烧伤整形外科的一个巨大进步，其大大减少了手术所需要付出的代价，而且治疗效果得到了较好的保证。基本上，临床所需的中厚或者全厚皮片移植修复的创面，除了创面严重感染的情况外，均可使用脱细胞异体真皮＋自体薄中厚皮片移植来替代。手术注意事项：①创面止血彻底，但是没有必要将创面的渗血完全止住，有点轻微的渗血可能对于脱细胞异体真皮及其表面的薄中厚皮片成活更有好处；②脱细胞异体真皮的正反面一定不要颠倒；③有关烧伤方面的文献可能会提到，脱细胞异体真皮表面覆盖刃厚皮片，其主要是考虑到大面积烧伤皮源匮乏的情况，而从整形的原则来考虑，可以稍带一点真皮效果更好；④打包加压固定一定要确实可靠；⑤术后可用地塞米松等激素类药物缓解炎性反应和排斥反应，术后打开的时间一般较正常植皮时间长，大约2周，此后用弹力套加压包扎，防止瘢痕增生的措施同正常植皮。复合皮研制和临床应用的成功，为临床治疗，尤其是烧伤后自体皮源匮乏条件下的救治开辟了一条新路。

第八节 免疫抑制剂的应用

在血管吻合复合组织异体移植中，选择理想的免疫抑制剂是一项挑战，实施此项技术需解决的关键点仍无法确定。尽管与实体器官移植存在相似的策略，但重要的差别是要求有其独特的方法达到临床所要求的免疫效果，同时减少相关并发症的发生。供者与受者HLA配型的重要性就在于急慢性排斥关乎移植物的成活。当前的焦点是降低免疫抑制剂的副作用和使用剂量，经嵌合和获得性耐受达到脱离终身需要免疫抑制的最终目的。皮肤长期以来被认为有很强的免疫原性，因此在VCA条件下的免疫抑制极具挑战，但它易于监测排斥反应而能接受系统的和局部的早期治疗。同时，所转移皮肤和组织的数量也是一个考虑因素，即表面积较大的移植体（如多个肢体移植、肢体与面部联合移植）与小面积移植体是否需要不同的免疫策略。这个问题已集中在后续的许多联合VCA移植中，包括2008年的第一例双臂移植及2011年的第一例双下肢移植。在一次性手术进行双上肢和单下肢移植尝试中，术后早期就移除了下肢移植体；之后的四肢移植也使患者于术后3天死亡。尽管没有这些病例的全部细节报道，但他们强调了适应证问题、VCA技术的限制及必要的免疫抑制。

VCA免疫移植方案由现有的实体器官移植策略修正而来，典型的诱导方案始于多克隆抗胸腺细胞球蛋白（甲状腺球蛋白）抗IL-2受体单克隆抗体（达利珠单抗即赛尼哌和巴利昔单抗），其他还有抗CD52单克隆抗体（阿仑单抗）、抗CD3单克隆抗体。移植后，还需要不同剂量的钙调磷酸酶抑制剂（如他克莫司）、抗增殖剂（如麦考酚酯）以及类固醇激素的联合应用。几乎所有接受面部和手复合组织移植的患者均可发生不同程度的急性排斥反应，对此，典型的控制方案是类固醇激素（口服或静脉）冲击疗法以及局部和（或）系统地使用他克莫司。一旦急性排斥对类固醇激素耐药，抗胸腺细胞球蛋白或单克隆抗体就可有同样的治疗效果。

在过去的26年里，实体器官移植取得了巨大的进步，包括他克莫司及麦考酚酯的使用，但在VCA中的广泛应用仍因治疗相关的明显副作用而受到巨大的限制。有鉴于此，不同的移植中心根据各自的临床经验采用了不同的治疗方案（表12-3）。此外，许多其他策略（包括体外光疗、供者造血干细胞输注等）尝试诱导免疫耐受在临床中也取得了一定的效果。VCA患者输注自体干细胞使嵌合体形成，可以促进免疫耐受和减少移植后的免疫抑制。虽然诱导免疫耐受的前景非常乐观，但在此目标实现之前仍有大量的工作要做。当前，大多数医学中心尝试降低免疫抑制剂水平，以及使某些患者脱离激素来降低必要的免疫抑制和与之相关的副作用。虽然对这些进步及相关的供者特异性免疫耐受持乐观态度，但终身免疫抑制相关的副作用仍限制了VCA的推广应用。

表 12-3　各移植中心临床免疫抑制方案

时期	免疫抑制剂	带血管的复合组织移植实施中心
诱导期	甲状腺球蛋白	巴塞罗那、波士顿、克利夫兰、里昂、巴黎
	抗IL-2受体单克隆抗体(达利珠单抗即赛尼哌与巴利昔单抗)	中国、路易斯维尔
	造血干细胞移植＋连续体外光化学治疗	里昂
	阿仑单抗(抗CD52单抗)	路易斯维尔
维持期	三联:他克莫司(钙调磷酸酶抑制剂)＋麦考酚酯(抗增殖剂)＋泼尼松	巴塞罗那、波士顿、克利夫兰、里昂、巴黎
	二联:他克莫司＋麦考酚酯(撤用类固醇激素后)	波士顿
	二联:他克莫司＋泼尼松(撤用麦考酚酯后)	克利夫兰
	撤用激素报道	波士顿
挽救性治疗	糖皮质激素片剂	典型方案:所有中心
	临时增加免疫抑制剂维持量(含类固醇激素)	里昂、巴黎
	只增加他克莫司剂量	波士顿
	阿仑单抗	因斯布鲁克
	局部使用他克莫司	路易斯维尔
	局部使用他克莫司＋氯倍他索＋糖皮质激素	中国、路易斯维尔、里昂
	兔抗胸腺细胞球蛋白	路易斯维尔、里昂
	抗淋巴细胞血清	巴黎

第九节　异体复合组织移植的主要并发症

根据文献报道，VCA患者的并发症较实体器官移植患者轻，这可能与VCA患者能早期观察到排斥反应的变化而调整治疗策略有关。复合组织移植的主要并发症可以分为两大类，一类是免疫反应引起的并发症，包括急性排斥反应、慢性排斥反应；另一类则是免疫抑制治疗后引起的并发症，主要有机会性感染（条件致病菌、真菌、巨细胞病毒、疱疹病毒、EB病毒感染等）、代谢性疾病（糖尿病、库欣综合征、甲状旁腺功能亢进症等）及癌变（基底细胞癌、鳞状细胞癌等）。

(一) 急性排斥反应

如前所述，几乎所有的面部和手复合组织移植患者都会发生不同程度的急性排斥反应，表现为皮肤红斑、肿胀、充血等，而更为客观的是其组织病理变化，为此，与移植相关的学者于2007年制定了复合组织移植病理学分级指南（表12-4）。当前，VCA相关文献没有治疗急性排斥反应的特殊适应证，一般是基于临床和大于Ⅱ级的病理学依据进行治疗。

表 12-4　2007 年 Banff（班夫）含皮肤的异体复合组织移植病理学分级指南

分级	排斥反应类型	组织病理变化
0 级		无或者极轻的炎细胞浸润
Ⅰ 级	轻度急性排斥	轻度血管周围炎细胞浸润，未侵犯至表皮层
Ⅱ 级	中度急性排斥	中度至重度血管周围炎，伴或不伴表皮或附属器侵犯，无表皮角化不全或细胞凋亡
Ⅲ 级	重度急性排斥	致密的炎性反应和表皮层侵犯，伴表皮细胞凋亡
Ⅳ 级	坏死性急性排斥	表皮或其他皮肤结构直接坏死

（二）慢性排斥反应

慢性排斥反应在 VCA 患者并未得到证实，严重的血管内膜增生引起的缺血导致一名患者术后 275 天移除肢体，而较长时间的随访需要确认其真正的发生率和其对移植物成活和功能的影响。VCA 早期的经验说明，内膜增生并不像实体器官移植一样反复的急性排斥导致后续的慢性排斥增加，但已有实验证实，反复的急性排斥会影响到功能的恢复。尽管 VCA 的组织可视化监测相对简单，但没有像监测实体器官移植功能失调一样的实验室检查。已有报道血管变形和内膜增生在表浅的排斥中存在，提示慢性排斥反应最终发生于 VCA。这些结果说明，进行皮肤检查和活检并不能全面地监视急性或慢性排斥现象。

（三）机会性感染

机会性感染是使用免疫抑制剂最常见的副作用，尤其多见的是巨细胞病毒感染和皮肤真菌感染，有些患者甚至发展为肺炎、单纯性疱疹等。而所有这些，都与患者的免疫抑制密切相关。

（四）代谢性疾病

免疫抑制剂除了所共有的血清病、机会性感染、恶变、药物毒性等副作用以外，均具有特异性的副作用。环孢素 A 具有肾毒性，能够引起高血压、高血糖、高脂血症和胃肠炎等病症，其中肾毒性的发病率报道高达 70%。类固醇激素可引起糖尿病、库欣综合征、伤口愈合延迟和胃肠穿孔等，尽管停用类固醇激素以后可以逆转，但有些患者最终发展成糖尿病。罕见的并发症有精神错乱、无菌性血管坏死等。因此在治疗过程中，需根据患者的敏感性选择合适的药物。

（五）其他

除了手术常见的术后血栓形成、血肿、皮肤坏死、手术部位感染之外，还包括股骨头无菌性坏死、肾功能减退、移植后淋巴组织增生性疾病（post-transplant lymphoproliferative disorder，PTLD）等。极端的并发症有移植失败和患者死亡。文献报道已有数例肢体移植失败。法国第 2 例颜面并双上肢移植（世界第 1 例面-双上肢联合移植）患者死于颌面部手术后常见并发症（呼吸道梗阻）；另一例中国患者则因居住在偏远地区，缺乏依从性而导致移植后 2 年死亡。VCA 受者在免疫抑制治疗期间的并发症具有很大的可变性。免疫抑制治疗缺乏依从性可导致不可逆转的排斥，造成移植失败甚至患者死亡，因此强调依从性已成为 VCA 成功的优先要素：一方面要提高患者对医师的依从性，促其遵从医嘱，服用药物，进行术后随访康复治疗；二是提高患者对药物的依从性。急慢性排斥反应几乎见于所有 CTA 病例，主要见于因各种副作用（如感染、高血糖）而需下调免疫抑制剂剂量的情况；但更常见的诱因是患者的依从性降低，如无法耐受长期服药、无法坚持频繁的门诊复查和血药浓度监测。药物依从性降低已成为制约 CTA 发展最重要的因素之一，如何寻找简便、有效、安全的给药方法和途径，已成为 CTA 面临的一项极为迫切的课题。

第十节 异体复合组织移植的康复治疗

异体复合组织移植不仅要使移植组织成活，还必须最大限度地恢复其功能和外观。相关的康复治疗相当重要，应引起足够的重视。必须建立一个整体的、系列的全程复合组织异体移植的康复观念。目前对异体手移植发展最为迅速的是术后康复计划，不仅已有详尽的理疗及功能锻炼方法，国外已经发展到注重移植手与脑神经支配的早期重建。通过功能性磁共振（functional MRI）监测大脑皮质运动感觉区的血流，术前可以用冥想、理化刺激等方法促使长期废用的断肢对应的脑皮质区重新激活，术后还能对"脑-移植手"神经支配的恢复情况进行量化评估。有的团队更为患者制作了个性化的移植手感觉训练手套，术后早期就着眼于"眼-移植手"及肢体位置感觉的协调性功能锻炼，大大促进了移植手的功能重建。

借鉴手移植的康复经验，许多颜面复合组织移植中心的计划书中已经涉及了康复训练。对于颜面移植者，康复治疗师必须根据患者的目标和期望设计一个全面的治疗计划，并在筛选阶段告知物理治疗的方式、频率，康复的目标和期望，以增加患者对恢复过程的理解；入选者必须完全致力于遵守康复计划，因为物理治疗是面部功能恢复的关键措施。手术前的肌肉训练亦已纳入康复护理的范畴，并与术中的微创操作、术后不同时期的积极功能锻炼一起形成一个完整的、紧密衔接的康复链。世界第一例面部移植患者的物理治疗开始于术后48小时，术后4个月之内每天2次，此后每天1次。康复计划包括主动和被动面部练习，而这些训练主要是围绕唇部运动和口部张合而进行的，尤其需要训练移植后的呼吸道适应，还有咀嚼和吞咽、语言等。虽然移植治疗策略因计划不同而变化，但大多数患者的物理治疗是在术后48～72小时开始进行的，每天进行运动康复评估、微笑训练、元音字母（a、e、i、o、u）发音、感官和面部接受再教育等，直到患者出院。完整的康复计划还包括出院后数月甚至数年的训练日程表。康复还能进一步辅以辅助神经认知的面部接受治疗，并在必要时进行言语治疗。虽然这些康复尝试常常合并视觉练习协助功能恢复，但许多是基于非视觉的反馈治疗。此外，许多文献报道存在适用于盲人特殊需求的标准物理治疗措施。术后严格进行物理、职业、语音训练和吞咽治疗对面部肌肉组织的功能恢复至关重要，因此多学科的参与非常重要。

异体复合组织移植患者的心理与其他内脏器官移植患者有所不同。在颜面移植后，当患者由毁损的面孔换为另一张陌生的面孔时，在看得见的情况下，面部表情、吞咽、咀嚼、语音、嗅觉等活动发生了变化，其心理变化是复杂的，患者由渴望移植到愿望实现，对面孔由陌生到熟悉，由拒绝到视为自体的一部分，由无功能到有功能，需要一个过程，只有经过良好的心理康复指导和心理干预，患者才能完全接受它、爱护它、听从医师的指示进行功能锻炼，取得良好的功能恢复。因此，在同种异体面部复合组织移植中，心理康复显得尤为重要。

异体复合组织移植的功能康复是一个长期的系统工程，患者虽然在住院期间受到了系统的治疗和康复护理，但尚需在家庭和社会进行系统的后期康复治疗，包括职业训练等。因此，应对家属进行必要的康复训练指导，使患者继续得到正规、连续的功能康复训练。另外，社会应正确对待移植患者，多给他们一些机会去从事他们力所能及的工作，使他们在生理功能得到健全后，社会角色也能进一步得到完善。

（韩岩　刘虎仙）

参考文献

[1] Murphy B D, Zuker R M, Borschel G H. Vascularized composite allotransplantation: an update on medical and surgical progress and remaining challenges[J]. J Plast Reconstr Aesthet Surg, 2013, 66(11): 1449-1455.

[2] Diaz-Siso J R, Bueno E M, Sisk G C, et al. Vascularized composite tissue allotransplantation—state of the art[J]. Clin Transpl, 2013, 27(3): 330-337.

[3] Brown J B, McDowell F. Massive repairs of burns with thick split-skin grafts: emergency "dressings" with homografts[J]. Ann Surg, 1942, 115(4): 658-674.

[4] Tobin G R, Breidenbach W C, Ildstad S T, et al. The history of human composite tissue allotransplantation[J]. Transplant Proc, 2009, 41(2): 466-471.

[5] Brown J B, McDowell F. Epithelial healing and the transplantation of skin[J]. Ann Surg, 1942, 115(6): 1166-1181.

[6] Gibson T, Medawar P B. The fate of skin homografts in man[J]. J Anat, 1943, 77: 299-310.

[7] Harrison J H, Merrill J P, Murray J E. Renal homotransplantation in identical twins[J]. Surg Forum, 1956, 6: 432-436.

[8] Merrill J P, Murray J E, Harrison J H, et al. Successful homotransplantation of the human kidney between identical twins[J]. J Am Med Assoc, 1956, 160(4): 277-282.

[9] Murray J E, Merrill J P, Dammin G J, et al. Study on transplantation immunity after total body irradiation: clinical and experimental investigation[J]. Surgery, 1960, 48: 272-284.

[10] Merrill J P, Murray J E, Takacs F J, et al. Successful transplantation of kidney from a human cadaver[J]. JAMA, 1963, 185: 347-353.

[11] Gilbert R. Transplant is successful with a cadaver forearm[J]. Med Trib Med News, 1964, 5: 20-23.

[12] Gilbert R. Hand transplanted from cadaver is reamputated[J]. Med Trib Med News, 1964, 5: 23-25.

[13] Ustüner E T, Zdichavsky M, Ren X, et al. Long-term composite tissue allograft survival in a porcine model with cyclosporine/mycophenolate mofetil therapy[J]. Transplantation, 1998, 66(12): 1581-1587.

[14] Strome M, Stein J, Esclamado R, et al. Laryngeal transplantation and 40-month follow-up[J]. N Engl J Med, 2001, 344(22): 1676-1679.

[15] Duque E, Duque J, Nieves M, et al. Management of larynx and trachea donors[J]. Transplant Proc, 2007, 39(7): 2076-2078.

[16] Delaere P, Vranckx J, Verleden G, et al. Tracheal allotransplantation after withdrawal of immunosuppressive therapy[J]. N Engl J Med, 2010, 362(2): 138-145.

[17] Hofmann G O, Kirschner M H, Wagner F D, et al. Allogeneic vascularized transplantation of human femoral diaphyses and total knee joints—first clinical experiences[J]. Transplant Proc, 1998, 30(6): 2754-2761.

[18] Dubernard J M, Owen E, Herzberg G, et al. Human hand allograft: report on first 6 months[J]. Lancet, 1999, 353: 1315-1320.

[19] Petruzzo P, Badet L, Gazarian A, et al. Bilateral hand transplantation: six years after the first case[J]. Am J Transplant, 2006, 6(7): 1718-1724.

[20] Petruzzo P, Lanzetta M, Dubernard J M, et al. The international registry on hand and composite tissue transplantation[J]. Transplantation, 2010, 90(12): 1590-1594.

[21] Levi D M, Tzakis A G, Kato T, et al. Transplantation of the abdominal wall[J]. Lancet, 2003, 361: 2173-2176.

[22] Cipriani R, Contedini F, Santoli M, et al. Abdominal wall transplantation with microsurgical technique[J]. Am J Transplant, 2007, 7(5): 1304-1307.

[23] Devauchelle B, Badet L, Lengelé B, et al. First human face allograft: early report[J]. Lancet, 2006, 368: 203-209.

[24] Guo S, Han Y, Zhang X, et al. Human facial allotransplantation: a 2-year follow-up study[J]. Lancet, 2008, 372:631-638.

[25] Lantieri L, Meningaud J P, Grimbert P, et al. Repair of the lower and middle parts of the face by composite tissue allotransplantation in a patient with massive plexiform neurofibroma: a 1-year follow-up study[J]. Lancet, 2008, 372:639-645.

[26] Siemionow M, Papay F, Alam D, et al. Near-total human face transplantation for a severely disfigured patient in the USA[J]. Lancet, 2009, 374:203-209.

[27] Pomahac B, Pribaz J, Eriksson E, et al. Restoration of facial form and function after severe disfigurement from burn injury by a composite facial allograft[J]. Am J Transplant, 2011, 11(2):386-393.

[28] Barret J P, Gavaldà J, Bueno J, et al. Full face transplant: the first case report[J]. Ann Surg, 2011, 254(2):252-256.

[29] Pomahac B, Pribaz J, Eriksson E, et al. Three patients with full facial transplantation[J]. N Engl J Med, 2012, 366(8):715-722.

[30] Ravindra K V, Wu S, Bozulic L, et al. Composite tissue transplantation: a rapidly advancing field[J]. Transplant Proc, 2008, 40(5):1237-1248.

[31] Bueno E M, Diaz-Siso J R, Pomahac B. A multidisciplinary protocol for face transplantation at Brigham and Women's Hospital[J]. J Plast Reconstr Aesthet Surg, 2011, 64(12):1572-1579.

[32] 易成刚,郭树忠,韩岩. 同种异体全颜面复合组织移植进展[J]. 中华整形外科杂志, 2005, 21(3):222-224.

[33] 张旭东,郭树忠,韩岩. 复合组织同种异体移植的治疗进展[J]. 中华整形外科杂志, 2006, 22(1):68-71.

[34] Pomahac B, Nowinski D, Diaz-Siso J R, et al. Face transplantation[J]. Curr Probl Surg, 2011, 48(5):293-357.

[35] Lee W P, Yaremchuk M J, Pan Y C, et al. Relative antigenicity of components of a vascularized limb allograft[J]. Plast Reconstr Surg, 1991, 87(3):401-411.

[36] de Lago M. World's first double leg transplantation is carried out in Spain[J]. BMJ, 2011, 343:4541.

[37] Shores J T, Brandacher G, Lee W P. Hand and upper extremity transplantation: an update of outcomes in the worldwide experience[J]. Plast Reconstr Surg, 2015, 135(2):351e-360e.

[38] Gordon C R, Siemionow M, Papay F, et al. The world's experience with facial transplantation: what have we learned thus far?[J]. Ann Plast Surg, 2009, 63(5):572-578.

[39] Schneeberger S, Gorantla V S, van Riet R P, et al. Atypical acute rejection after hand transplantation[J]. Am J Transplant, 2008, 8(3):688-696.

[40] Hivelin M, Siemionow M, Grimbert P, et al. Extracorporeal photopheresis: from solid organs to face transplantation[J]. Transpl Immunol, 2009, 21(3):117-128.

[41] Dubernard J M, Lengelé B, Morelon E, et al. Outcomes 18 months after the first human partial face transplantation[J]. N Engl J Med, 2007, 357(24):2451-2460.

[42] Siemionow M, Ozturk C. An update on facial transplantation cases performed between 2005 and 2010[J]. Plast Reconstr Surg, 2011, 128(6):707e-720e.

[43] Leventhal J, Abecassis M, Miller J, et al. Chimerism and tolerance without GVHD or engraftment syndrome in HLA-mismatched combined kidney and hematopoietic stem cell transplantation[J]. Sci Transl Med, 2012, 4(124):124-128.

[44] Del Bene M, Di Caprio A P, Melzi M L, et al. Autologous mesenchymal stem cells as a new strategy in immunosuppressant therapy in double hand allotransplantation[J]. Plast Reconstr Surg, 2013, 131(2):305e-307e.

[45] Breidenbach W C, Gonzales N R, Kaufman C L, et al. Outcomes of the first 2 American hand transplants at 8 and 6 years posttransplant[J]. J Hand Surg Am, 2008, 33(7):1039-1047.

[46] Brandacher G, Ninkovic M, Piza-Katzer H, et al. The Innsbruck hand transplant program: update at 8 years

after the first transplant[J]. Transplant Proc,2009,41(2):491-494.

[47] Knoll B M,Hammond S P,Koo S,et al. Infections following facial composite tissue allotransplantation—single center experience and review of the literature[J]. Am J Transplant,2013,13(3):770-779.

[48] Unadkat J V,Bourbeau D,Afrooz P N,et al. Functional outcomes following multiple acute rejections in experimental vascularized composite allotransplantation[J]. Plast Reconstr Surg,2013,131(5):720e-730e.

[49] Pei G,Xiang D,Gu L,et al. A report of 15 hand allotransplantations in 12 patients and their outcomes in China [J]. Transplantion,2012,94(10):1052-1059.

[50] Shores J T,Imbriglia J E,Lee W P. The current state of hand transplantation[J]. J Hand Surg Am,2011,36(11):1862-1867.

[51] Dickenson D,Widdershoven G. Ethical issues in limb transplants[J]. Bioethics,2001,15(2):110-124.

[52] 裴国献. 国际异体复合组织移植发展现状与展望[J]. 解放军医学杂志,2012,37(12):1097-1102.

[53] Pomahac B,Papay F,Bueno E M,et al. Donor facial composite allograft recovery operation: Cleveland and Boston experiences[J]. Plast Reconstr Surg,2012,129(3):461e-467e.

[54] Kay S,Wilks D. Invited comment: vascularized composite allotransplantation: an update on medical and surgical progress and remaining challenges[J]. J Plast Reconstr Aesthet Surg,2013,66(11):1456-1457.

[55] Petit F,Paraskevas A,Minns A B,et al. Face transplantation: where do we stand?[J]. Plast Reconstr Surg, 2004,113(5):1429-1433.

[56] Cendales L C,Kanitakis J,Schneeberger S,et al. The Banff 2007 working classification of skin-containing composite tissue allograft pathology[J]. Am J Transplant,2008,8(7):1396-1400.

[57] 潘华,郭树忠. 复合组织异体移植后功能恢复的研究进展[J]. 中国美容医学,2009,18(1):117-120.

[58] Neugroschl C,Denolin V,Schuind F,et al. Functional MRI activation of somatosensory and motor cortices in a hand-grafted patient with early clinical sensorimotor recovery[J]. Eur Radiol,2005,15(9):1806-1814.

[59] Siemionow M Z,Papay F,Djohan R,et al. First U.S. near-total human face transplantation: a paradigm shift for massive complex injuries[J]. Plast Reconstr Surg,2010,125(1):111-122.

[60] Fisher F R. Rehabilitation of the blind amputee: a rewarding experience[J]. Arch Phys Med Rehabil,1987, 68(6):382-383.

[61] Turner M,Siegel I M. Physical therapy for the blind child[J]. Phys Ther,1969,49(12):1357-1363.

[62] Pillar T,Gaspar E,Dickstein R. Physical rehabilitation of the elderly blind patient[J]. Int Disabil Stud,1990, 12(2):75-77.

[63] Carty M J,Bueno E M,Lehmann L S,et al. A position paper in support of face transplantation in the blind[J]. Plast Reconstr Surg,2012,130(2):319-324.

[64] Diaz-Siso J R,Parker M,Bueno E M,et al. Facial allotransplantation: a 3-year follow-up report[J]. J Plast Reconstr Aesthet Surg,2013,66(11):1458-1463.

[65] Kueckelhaus M,Lehnhardt M,Fischer S,et al. Progress in face transplantation[J]. Handchir Mikrochir Plast Chir,2014,46(4):206-213.

[66] Knott P D,Hicks D,Braun W,et al. A 12-year perspective on the world's first total laryngeal transplant[J]. Transplantation,2011,91(7):804-805.

[67] Lorenz R R,Strome M. Total laryngeal transplant explanted: 14 years of lessons learned[J]. Otolaryngol Head Neck Surg,2014,150(4):509-511.

[68] Farwell D G,Birchall M A,Macchiarini P,et al. Laryngotracheal transplantation: technical modifications and functional outcomes[J]. Laryngoscope,2013,123(10):2502-2508.

[69] Hu W,Lu J,Zhang L,et al. A preliminary report of penile transplantation[J]. Eur Urol,2006,50(4):851-853.

[70] Ren X,Laugel M C. The next frontier in composite tissue allotransplantation[J]. CNS Neurosci Ther, 2013,19(1):1-4.

[71] Ren X P,Luther K,Haar L,et al. Concepts, challenges, and opportunities in allo-head and body reconstruction

(AHBR)[J]. CNS Neurosci Ther,2014,20(3):291-293.

[72] White R J, Wolin L R, Massopust L C Jr, et al. Cephalic exchange transplantation in the monkey[J]. Surgery,1971,70(1):135-139.

[73] White R J, Wolin L R, Massopust L C Jr, et al. Primate cephalic transplantation: neurogenic separation, vascular association[J]. Transplant Proc,1971,3(1):602-604.

[74] Ren X P, Ye Y J, Li P W, et al. Head transplantation in mouse model[J]. CNS Neurosci Ther, 2015, 21(8):615-618.

[75] Loewe O. Über hautimplantation an stelle der freien faszien-plastik[J]. Plast Reconstr Surg,1960,26:1.

[76] Heck E L, Bergstresser P R, Baxter C R. Composite skin graft: frozen dermal allografts support the engraftment and expansion of autologous epidermis[J]. J Trauma,1985,25(2):106-112.

[77] 陈璧,汤朝武,龚熙,等. 复合皮片移植的实验研究[J]. 中华实验外科杂志,1990,7(1):29-30.

第十三章
皮片移植

皮片移植（skin grafting）简称植皮，是指将从身体某一部位切取的皮肤片移植覆盖另一部位的创面以修复皮肤缺损的外科方法。1869年，法国人Reverdin最早报告皮片移植的应用；1912年，美国出版的专著 Skin Grafting 完整地介绍了皮片移植技术的规范，此后皮片移植逐渐成为外科修复皮肤缺损的基本方法。1934年，Humby发明了滚轴式取皮刀。1939年，Padgett和Hood发明了鼓式取皮机。1948年，Brown发明了电动取皮机，这些取皮刀具的开发、应用和改进使外科医师可以精确地切取各种厚度的皮片；而点状植皮、邮票状植皮、筛状植皮、网状植皮、微粒皮移植、皮浆移植、表皮细胞培养植皮、复合皮移植等各种植皮方法的应用解决了临床上各种大面积皮肤缺损的修复问题。在整形外科领域，自体大张植皮仍然是皮肤缺损最主要的修复方式之一。

第一节 皮肤的组织解剖学

皮肤被覆于人体表面，直接与外界环境相接触，是人体的第一道生理屏障，具有重要的生理学功能。正常的皮肤对防御损伤和感染、维持内外环境的稳定和物质交换、提供营养和血液循环、调节体温等具有极其重要的作用，同时还是人体身份识别和个性特征的重要标志。

皮肤由表皮、真皮、皮下组织及附属器（毛囊、皮脂腺、汗腺、甲等）组成（图13-1）。按

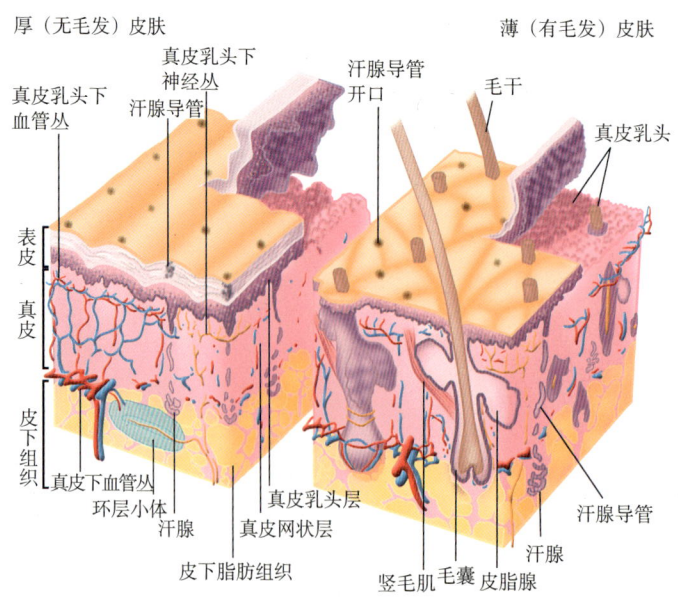

图 13-1 皮肤组织学结构示意图

面积和重量计，皮肤是人体最大的器官，成人皮肤的平均面积为1.5~2m²，其重量（含表皮、真皮、皮下组织）约占体重的16%。

皮肤的厚度因种族、性别、年龄、部位和职业的不同而异：女性的皮肤比男性薄，老年人的皮肤比青年人薄；躯干背侧的皮肤较腹侧厚，关节伸侧的皮肤较屈侧厚；眼睑皮肤最薄，足底皮肤最厚（图13-2）；同一部位的皮肤厚度也与职业有关。据Soothwood测量结果显示，人体皮肤的厚度为0.3~3.8mm，平均厚1mm。我国成年男性皮肤的平均厚度为1.15mm；躯干背部和臀部的皮肤较厚，为2.23mm；眼睑和耳后的皮肤较薄，为0.5mm；大腿外侧的皮肤较内侧厚，前者为1.13mm，后者为0.95mm。

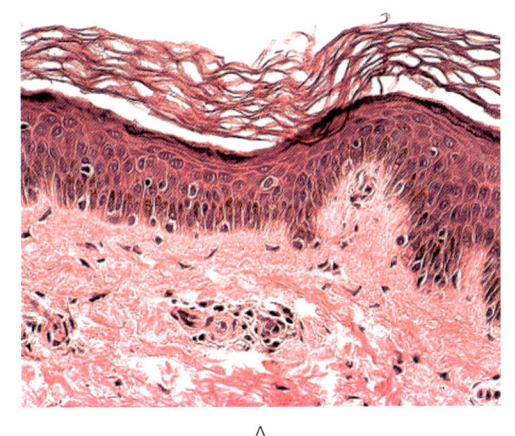 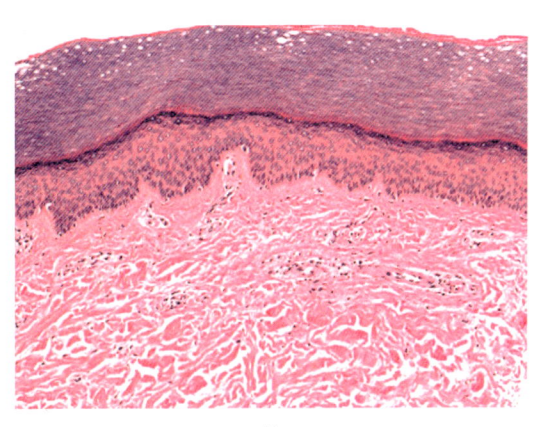

图13-2　正常皮肤
A. 躯干皮肤　B. 手掌皮肤

皮肤的颜色取决于皮肤中的黑色素和胡萝卜素含量、皮肤的厚度和血供，并与种族、遗传、性别、年龄、营养、生活和职业环境有关。黑色素细胞分泌的黑色素是决定皮肤颜色的主要因素，黑种人的黑色素小体单个分散于角质形成细胞中，白种人和黄种人的黑色素小体成群聚集；紫外线照射可使活性黑色素细胞增多，并影响黑色素小体的形成，从而加深皮肤的颜色。

一　表皮

表皮（epidermis）由复层鳞状上皮构成，包括上皮细胞（epithelial cell）和树枝状细胞（dendritic cell），其中上皮细胞约占95%。皮肤的上皮细胞又称角质形成细胞（keratinocyte），简称角质细胞，来源于外胚层，含有角蛋白；树枝状细胞包括黑色素细胞（melanocyte）、朗格汉斯细胞（Langerhans cell, LC）及麦克尔细胞（Merkel cell）。

表皮层细胞代谢活跃，始终处于连续不断的分化更新中，根据其发展阶段和特点可分为五层，由表面到深层依次为角质层（stratum corneum），透明层（stratum lucidum），颗粒层（stratum granulosum），棘细胞层（stratum spinosum），基底细胞层（stratum basale）。基底细胞层系表皮最底层，通常为一层排成栅状的圆柱形细胞，主要为角质形成细胞（即基底细胞），还有表皮干细胞和树枝状细胞。基底细胞不断地分裂、增殖并合成角蛋白，同时向表面移动，其细胞形态、大小发生变化，先后演变成棘细胞、颗粒细胞；颗粒层的细胞出现核固缩，细胞器退化；透明层细胞仅见于手掌和足底皮肤，细胞核和细胞器已退化；角质层细胞无细胞核和细胞器，呈死亡状态，并不断脱落。基底细胞分化演变成角质细胞历时约14天，再经14天角质细胞脱落。

黑色素细胞位于表皮基底细胞之间，其数量与部位和年龄有关，面部、头部、外阴部分布较多，而手足较少；随年龄增长，有功能活性的黑色素细胞逐年减少。黑色素细胞能合成黑色素小体，并通过树枝状突起将其分泌至细胞外，由角质形成细胞吞噬到其细胞核表面，形成保护罩。黑色素小体能吸收紫外线，保护角质形成细胞核免受紫外线的辐射损伤。不同人种的肤色差异与黑色素细胞的数量无关，而是缘于黑色素小体的数量和大小的差异。

朗格汉斯细胞是来源于骨髓的树枝状细胞，分布于棘细胞层，经血液循环并穿过基底膜移行至表皮的棘细胞层，是细胞免疫系统最外层的抗原呈递细胞。朗格汉斯细胞从表皮移行到局部淋巴结，将抗原呈递给T淋巴细胞，启动免疫反应或特异性免疫耐受。

麦克尔细胞在成人皮肤中很少，主要分布于毛囊中，手掌、足底的密度也较高。在电镜下（光镜下难以分辨），麦克尔细胞位于基底细胞之间，呈圆形或椭圆形，其胞颗粒内含有神经内分泌多肽。麦克尔细胞与神经末梢形成化学性突触结构，细胞-轴突复合体是机械感受器。

表皮和真皮之间是呈波浪状界面的基底膜，含有一系列胶原及其他大分子。基底膜为一层富有微孔的半透膜，营养物质、氧气及神经末梢均可从此通过并进入表皮。

二 真皮

真皮（dermis）位于表皮下方，与表皮层紧密结合，是中度致密的结缔组织。身体各部位的真皮厚薄不一，其中眼睑、耳后、包皮较薄，手掌、足底较厚。真皮是由纤维、基质和细胞成分构成的，以纤维成分为主。胶原纤维和弹性纤维互相交织，纤维之间含有基质和细胞。真皮内含有毛囊、汗腺、皮脂腺等附属器及丰富的血管、淋巴管、神经。真皮可分为浅面的乳头层和深面的网状层。

（一）真皮的成分

真皮的纤维（fiber）包括胶原纤维、网状纤维和弹性纤维。成人真皮的胶原主要为Ⅰ型胶原（占80%~85%）和Ⅲ型胶原（占15%~20%），还有少量的Ⅳ型胶原见于基底膜的施万细胞和血管内皮细胞附近。粗大的Ⅰ型胶原主要存在于网状层，纤细的Ⅲ型胶原主要存在于乳头层和血管周围。胶原纤维的主要成分为Ⅰ型胶原和Ⅲ型胶原，而网状纤维的主要成分为Ⅲ型胶原。弹性纤维含有弹性蛋白等，在真皮胶原束之间交织成网。

真皮的基质（ground substance）为填充于纤维、纤维束、细胞间的无定形成分，主要是糖胺聚糖和肽链结合形成的蛋白多糖。糖胺聚糖主要为透明质酸，能吸收大量水分。

真皮的细胞包括长期存在的成纤维细胞、血管神经细胞，骨髓来源的迁徙性细胞以及真皮间质的树突状细胞。成纤维细胞是真皮的功能活性细胞，能合成胶原、透明质酸等真皮内全部细胞外基质（extracellular matrix，ECM）；骨髓来源的迁徙性细胞包括巨噬细胞、肥大细胞、嗜酸性细胞、中性粒细胞、淋巴细胞等；树突状细胞具有免疫呈递功能。

（二）真皮的组织层次

1. 乳头层（papillary layer） 是真皮的浅层，紧贴于波浪状的基底膜下，与表皮互相嵌合。突向表皮的嵴状隆起为真皮乳头，由密集交织的Ⅰ型胶原、Ⅲ型胶原和少量弹性纤维构成，内含丰富的毛细血管、毛细淋巴管、神经末梢和触觉小体。乳头层为表皮层提供机械锚定、代谢支持、营养供应。在乳头层切取皮片时，创面出血点似针尖样细小，愈合后不留或留下浅表瘢痕。

2. 网状层（reticular layer） 是真皮的深层，较厚，与乳头层无明显分界。该层胶原纤维束粗大，呈平行排列，也含有较多的弹性纤维。胶原纤维互相交织成三维网格状结构，使皮肤具有韧性和弹性。胶原纤维的方向性可能与真皮表面的机械压力有关，因而与皮纹相关。该层含有相对较粗的血管、淋巴管和神经，毛囊、皮脂腺、汗腺等皮肤附属器也存在于此。经网状层切取皮片时，创面出血点呈斑点状，愈合后瘢痕明显。

三 皮下组织

皮下组织（subcutaneous tissue）位于真皮深面，主要是由脂肪组织构成的疏松结缔组织，也被称为浅筋膜。脂肪组织被纤维隔分为小叶，纤维隔中有血管、神经、淋巴管等穿过。脂肪组织增加了皮肤的滑动性，还具有隔热、缓冲外力、能量储备以及内分泌功能。汗腺、毛囊也位于此层。

皮下脂肪的厚度和分布因性别、年龄、部位及营养状况的不同而异。女性皮下脂肪组织更丰富，分布更广；男性皮下脂肪组织自躯干向四肢逐渐减少。皮下或其他部位的脂肪组织量反映了脂肪细胞内脂质的储量而非细胞的数目。皮下脂肪的含量与气候和部位有关：寒冷地区人体的皮下脂肪更厚；下腹壁的皮下脂肪最丰富，并且向腹股沟及大腿延伸时呈现多层化；手足背侧、面颈部侧面、肛周、阴茎和阴囊处的皮下脂肪较薄；外耳部的皮下脂肪非常薄；头皮、手掌和足底处由于有无数强韧的结缔组织交织成束，连接皮肤的皮下脂肪和深面的腱膜组织，其皮下脂肪非常致密，皮肤滑动性也较小。

四 皮肤附属器

（一）毛发

毛发（hair）是角化的纤维丝状结构，几乎遍布全身，仅手掌、足底、指腹、脐、龟头、阴蒂、小阴唇、大阴唇和包皮的内面等无毛发。毛发呈倾斜生长，如前臂背侧、手背、指背的毛发均斜向尺侧。男性面部、耻骨区、腋窝的毛发是第二性征的标志。不同人种及个体之间，毛发的密集度、形态、分布、颜色有差异。毛发能协同调节体温，有感觉功能；头发能保护头皮避免损伤和日光照射。

各部位毛发的长短、粗细、疏密不一。胎儿体表生长胎毛。成人毛发分为毳毛和终毛，毳毛生长于身体大部分区域；终毛生长在特定部位，含髓质，如头发、眉毛、睫毛、鼻毛、腋毛和阴毛。毛发暴露在皮肤以外的部分为毛干（hair shaft），藏于皮肤以内的部分为毛根（hair root），毛根包裹在上皮和结缔组织形成的毛囊（hair follicle）内，毛根和毛囊的下部融合在一起形成的膨大部分为毛球（hair bulb），毛囊为毛发的发育基地。毛发横断面呈同心圆结构，由外到内依次为毛小皮、皮质和髓质。毛囊从上到下分为漏斗部、下部、茎部和球部，其球部的母质细胞具有分化增殖能力，不断生成新的毛发。

毛发每天生长0.3~0.4mm，其生长周期分为三个阶段：①生长期（头发为2~6年）；②退化期（头发为2~3周）；③静止期（头发约3个月）。头皮平均有10万个毛囊，其中85%处于生长期，健康人每天有100~200根静止期头发脱落。

（二）皮脂腺

皮脂腺（sebaceous gland）是真皮内分泌皮脂的小囊泡状腺体，与毛囊、竖毛肌共同构成毛囊皮脂腺单位，皮脂腺开口于毛囊的毛发管。除掌、跖、指腹外，皮脂腺遍布全身，头皮、面部皮脂腺密集，每平方厘米可达400~900个，分泌皮脂也最旺盛，是痤疮和皮脂腺囊肿的好发部位；面部、外耳道、胸肩部、会阴部皮脂腺体积大；在没有毛囊的部位如眼睑、颊黏膜、红唇、乳晕、阴唇、包皮内面，皮脂腺直接开口于皮肤表面。毛囊皮脂腺单位包括毛囊漏斗部、毛干、皮脂腺和皮脂腺管（图13-3）。皮脂腺分泌的皮脂包括游离脂肪酸、蜡酯、胆固醇、胆固醇酯、甘油三酯和鲨烯。皮脂的分泌与雄激素有关，青春期皮脂分泌增加，老年人皮脂分泌减少。皮脂形成毛干的保护层，为皮肤防水，抑制寄生物生长，还反映了人体的个性体味。

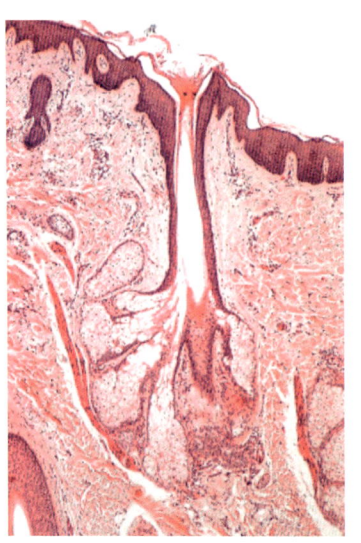

图 13-3　毛发皮脂腺单位

（三）外泌汗腺

外泌汗腺（eccrine sweat gland）亦称小汗腺，除鼓膜、唇缘、乳头、甲床、包皮内面、阴蒂、小阴唇外遍布全身，手掌和足跖最密集。外泌汗腺包含位于真皮深层或皮下层的盘曲的腺体和细长的导管，导管开口于皮面。外泌汗腺分泌的汗液为无菌的低渗电解质溶液，主要含氯化钠、钾、碳酸氢盐。汗腺的分泌与情绪和环境刺激有关，1小时最多可以分泌3000ml，连续的汗液分泌起到调节体温、维持水和电解质平衡、保持皮肤角质层湿润的作用，也有利于保持触觉的敏感性和手足的灵活性。外泌汗腺的排泄功能还有利于药物向皮肤的扩散。

（四）顶泌汗腺

顶泌汗腺（apocrine sweat gland）亦称大汗腺，较外泌汗腺大，主要分布于腋窝、会阴部、脐周、乳头乳晕、红唇缘等。顶泌汗腺位于真皮深层和皮下组织层，包含腺体和导管，导管开口于毛囊管。顶泌汗腺的分泌与影响情绪反应的儿茶酚胺有关，其汗液为无菌、无味的黏性液，但被细菌分解成含有脂肪酸、甘油三酯、胆固醇的混合物后可出现特殊臭味，即腋臭（图13-4）。

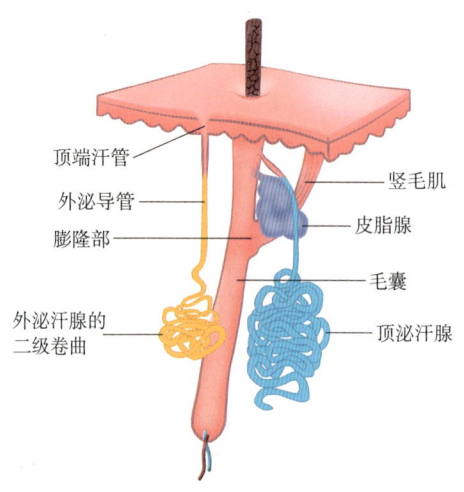

图 13-4　外泌汗腺和顶泌汗腺示意图

（五）指（趾）甲

指（趾）甲（nail）位于指（趾）甲末端，由甲板、甲床、甲襞、甲母质、甲下皮构成（图13-5）。甲板包埋于侧甲襞和后甲襞中，由2~3层致密的角化上皮构成。甲床表皮层与甲板紧密结合，真皮层与指骨直接融合；真皮层的微血管丰富，其中许多球体样的动静脉吻合，在温度变化时起到调节血流的作用，是人体微循环观察的窗口。甲母质由典型的表皮基底细胞层和棘细胞层构成，不断形成甲板。甲的生长取决于甲母质，与指（趾）序、年龄、季节、环境温度、营养状况有关。指甲的新生需6个月，趾甲的新生需12个月。指（趾）甲有保护指（趾）端的作用并有精细触觉。

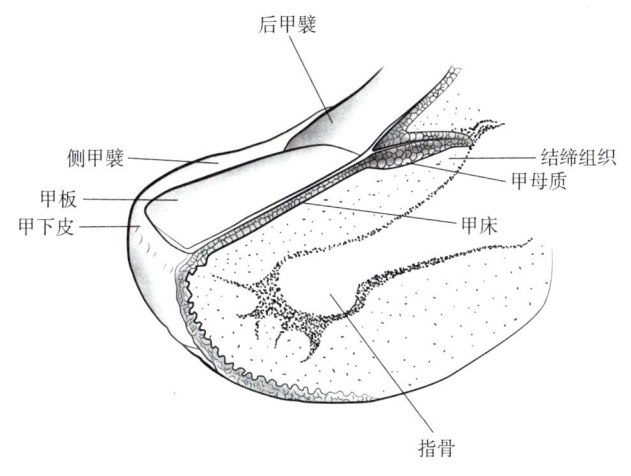

图 13-5 甲解剖示意图

五 皮肤血管、淋巴管和神经

（一）血管和淋巴管

皮肤的血管来源于直接皮肤血管、肌皮穿支和肌间隔穿支，在深层的肌肉表面共形成六层水平网状血管丛，即筋膜下、筋膜上、皮下、真皮下、真皮网状层、真皮乳头下血管丛，后三层位于皮肤内，营养皮肤及其附属器（图13-6，图13-7）。

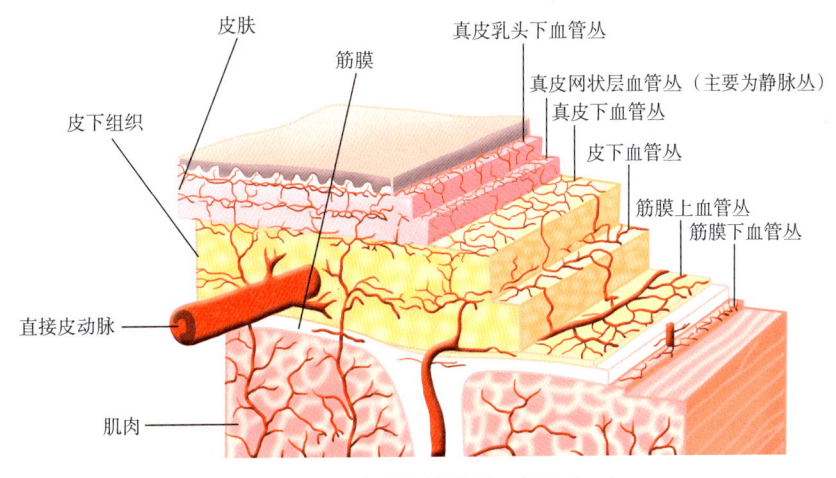

图 13-6 皮肤血管解剖示意图（一）

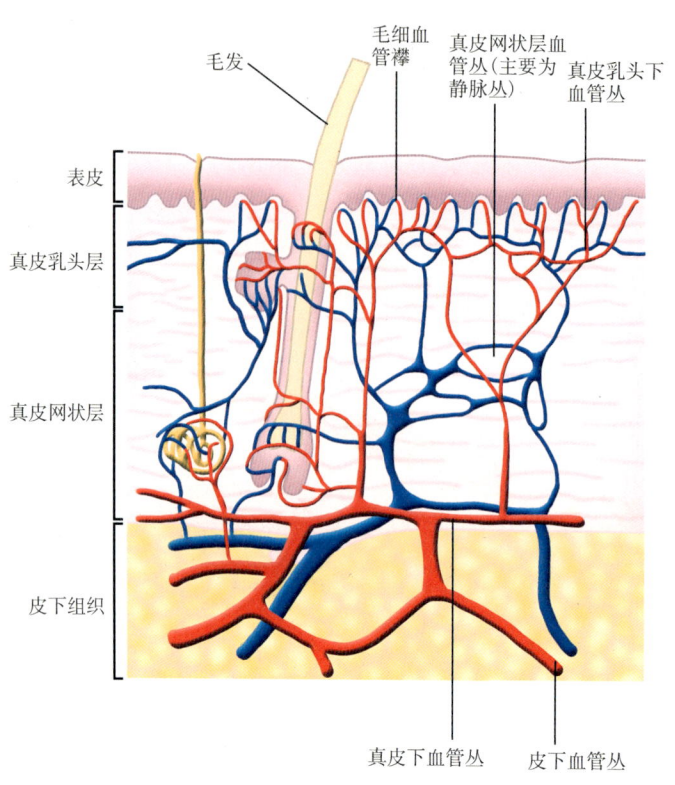

图 13-7 皮肤血管解剖示意图（二）

真皮乳头下血管丛位于真皮乳头层和网状层交界处，其细小分支形成与皮肤表面垂直的毛细血管环，通常每个乳头含1个血管环，乳头层血管内径为 5~10μm。真皮网状层血管丛位于真皮的中间部分，为静脉丛。真皮下血管丛位于真皮深层的底面。动静脉丛之间的紧密关系有利于在不同温度下的血液对流交换（热对流交换）。

在真皮深层（尤其末端部位如手、足、耳、唇、鼻）常见动静脉吻合，在自主性血管舒缩机制下，这些动静脉通路开放，将皮肤血液分流，减少热散发。毛细血管吻合广泛存在。通常情况下，皮肤的血流受热调节需要控制，有时情绪反应也参与调节。在极度寒冷的条件下，血管收缩导致外周血流大幅减少，但间歇性自主的血管扩张导致间歇性的温度升高以预防冻伤，这可能是缺氧对小动脉的刺激反应而不是神经性调节。

皮肤血流超过其代谢需求达10倍，为皮肤提供氧和营养，调节体温，快速清除代谢产物，还在皮肤肿瘤的形成、炎症反应、正常皮肤伤口的愈合和毛囊新生方面起到重要作用。

皮肤淋巴管起于真皮乳头层下方有盲端的毛细淋巴管，内衬以内皮细胞。毛细淋巴管汇入乳头下静脉丛下方的浅淋巴丛，再经集合淋巴管汇入真皮网状层与皮下组织交界的深淋巴丛，最后汇入更大的皮下淋巴管网。淋巴管收集组织液和大分子经较大的淋巴管运送回循环系统，同时也将淋巴细胞、朗格汉斯细胞、巨噬细胞等运送到局部淋巴结。

（二）神经

皮肤的神经分布丰富，是主要的感觉器官和温度调节器官。皮肤感觉通过各种感受器传递外界的环境刺激，如机械刺激（快速或持续碰触、压力、振动、拉伸、头发弯曲等）、温度刺激（热或冷）、伤害性刺激（如痒、不适、疼痛）等。皮肤富含神经末梢和感受器（图 13-8），在表皮层内有触觉盘（Merkel disc），在真皮乳头层内有触觉小体（Meissner's corpuscle）、热感受器、快适应机械感受器，在真皮深层有慢适应机械感受器（Ruffini ending）、伤害感受器等，在真皮下层有司压觉的环层小体（Pacinian corpuscle）。

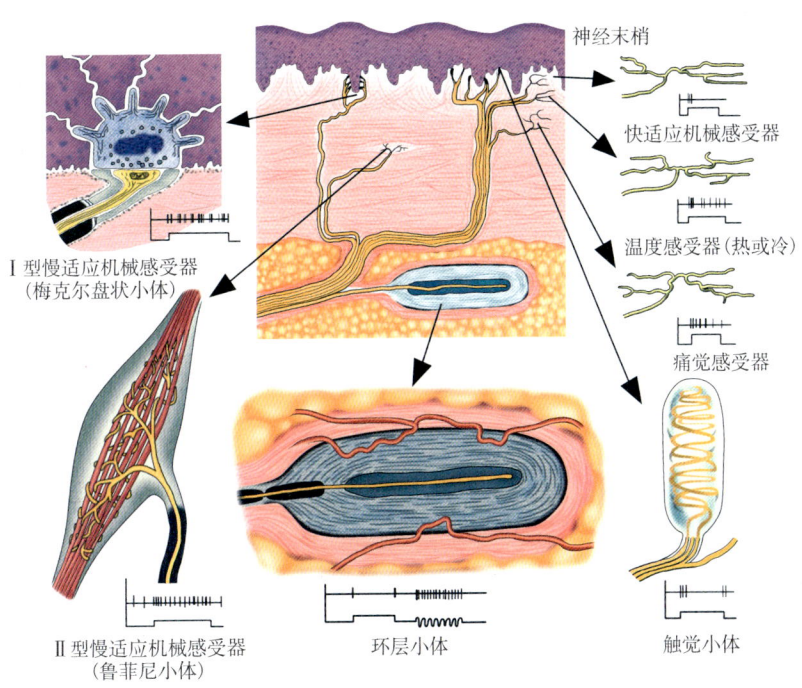

图 13-8　皮肤的主要感觉末梢示意图

　　感觉由神经元传输，其胞体位于脑或脊髓神经节，神经末梢分布到真皮。传出神经是肾上腺素能或胆碱能无髓鞘纤维，分布到小动脉、竖毛肌、小汗腺和大汗腺的肌上皮细胞，通过调节血管收缩和扩张、汗液分泌等控制热散发。

　　神经纤维在真皮层广泛分布形成网状层神经丛，支配汗腺、毛囊、较大的小动脉等。神经丛向上发出许多细小的纤维形成乳头层神经丛，最终分布于乳头层至基底膜、表皮层的感受器和神经末梢。在某些情况下，神经纤维分布到表皮层成为游离神经末梢，感受触、压和伤害性刺激，这些游离神经末梢无外膜和束膜，施万细胞轴突被基底膜包裹而直接与基质接触，易因擦伤而受到病原侵害。

第二节　皮肤的生理功能

　　皮肤是人体最大的器官，具有屏障、体温调节、感觉、吸收、分泌、排泄、免疫、修复、营养等多种重要的生理功能，参与全身的机能活动，维持人体的健康。

一　屏障功能

　　皮肤的屏障功能包括理化性屏障和生理性屏障。理化性屏障是指皮肤对于外界机械性、物理性、化学性及生物性刺激的保护和屏障作用。正常皮肤的表皮、真皮和皮下脂肪共同构成一个整体，柔软而富有弹性和韧性，对各种机械刺激如冲击、挤压、牵拉、摩擦等具有保护和缓冲作用；皮肤对低压电流有一定的阻抗能力；皮肤对光有吸收能力，角质细胞、棘细胞和黑色素细胞能吸收紫外线，保护组织器官免受光损伤（白化病患者因缺乏酪氨酸酶，不能合成黑色素而易受到光损伤）；皮肤角质层对酸碱等化学物质有一定的屏障作用（表皮溶解性角化症、毛囊角化症的发生都与角质层病变密切相关）；皮肤表面偏酸性，不利于细菌生长繁殖，对微生物有良好的屏障作用。生理性屏障是指皮肤对体内水、电解质、大分子及营养物质等的保护作用，除了汗腺、皮脂腺的分泌排泄以及角质层的水分蒸发外，电解质和营养物质都不能透过皮肤；皮肤表面有一层由皮脂、汗液等形成的脂质膜，能防止皮肤的水分过度蒸发（大面积烧伤患者因皮肤屏障的破坏可致严重脱水）。

二 体温调节功能

人体面对环境的变化，能维持体温的恒定，是因为皮肤既有隔热功能又有散热功能。皮肤对体温的调节主要通过分泌汗液以及血管的扩张和收缩来实现。

汗液分泌受交感神经系统控制，但其终末神经递质是乙酰胆碱。环境温度升高或情绪反应刺激导致下丘脑温度调节中枢发出的神经冲动经网状脊髓束到达脊髓，传出到自主神经节，再经胆碱能神经元传出到汗腺分泌细胞而分泌汗液，汗液的蒸发可散发热量，起到体温调节作用。正常成人每小时的出汗量最高可达500ml，运动员每小时的出汗量可达3000～4000ml。

当外界温度发生变化时，皮肤、内脏的温度感受器产生神经冲动以及血液温度的变化，作用于下丘脑体温调节中枢，再通过交感神经控制血管的收缩和扩张，血管收缩导致皮肤血流减少而减少机体向外界辐射散热，血管舒张增加皮肤血流而增加机体对外界辐射散热；血液循环又是机体的热能循环，皮肤血流的变化伴随着皮肤热能的变化，起到体温调节作用。

三 感觉功能

皮肤的表皮、真皮和皮下组织中有极丰富的神经纤维、感受器和神经末梢，可以感受体内外各种刺激，产生感觉，引起各种神经反射，维护机体的生理功能。

皮肤有触、压、冷、热、痛、痒六种基本感觉，是神经末梢或感受器接受体内外单一性刺激引起的；而干燥、潮湿、光滑、粗糙、坚硬、柔软等复合感觉，是由几种感受器或神经末梢共同感知，并由大脑皮质综合分析的结果。

皮肤感觉的丧失可导致无意识的皮肤损害，如糖尿病患者由于感觉减退而出现足负重区的溃疡；而多汗症、腋臭也被认为是神经性功能异常，肉毒毒素皮下注射通过作用于胆碱能神经而取得疗效。

四 分泌和排泄功能

正常皮肤有分泌和排泄功能，主要通过汗腺分泌汗液，通过皮脂腺排泄皮脂。

汗腺包括外泌汗腺和顶泌汗腺，俗称小汗腺和大汗腺。小汗腺有150万～400万个，总量相当于一个肾的重量，受交感神经的胆碱能纤维支配。汗液的液体成分主要是水，固体成分包括氯化钠、尿素、乳酸、氨基酸等，24小时人体隐性出汗达500～700ml。影响小汗腺分泌的因素包括温度、精神状态、药物、饮食等。汗液分泌除了能调节体温外，还有软化角质、乳化脂质及排泄药物等作用。

皮脂腺排泄的皮脂含有游离脂肪酸、蜡酯、胆固醇、胆固醇酯、甘油三酯和鲨烯等。皮脂的排泄量与人种、性别、年龄有关，并受到温度、湿度及激素的影响，如青春期皮脂腺发达易发痤疮、雌激素可抑制皮脂腺排泄。皮脂与汗液的水分等形成表皮脂质膜，可润滑毛发、皮肤。

五　吸收功能

皮肤吸收外界物质的能力是外用药物治疗的生理学基础。皮肤吸收包括经皮吸收、渗透和透入，主要通过表皮角质层、毛囊皮脂腺、汗管口三种途径吸收，其中角质层是最主要的途径。角质层在体表形成完整的半透膜，在一定的条件下，水分可自由通过，经细胞膜进入细胞内。

正常皮肤可吸收少量水；电解质中氯、钠、钾等能透入皮肤；脂溶性物质如维生素A、维生素D、维生素K易经毛囊皮脂腺透入，脂溶性激素如睾酮、孕酮、雌激素等也能透入皮肤；单纯水溶性物质如维生素C、B族维生素、葡萄糖、乳糖、蔗糖等不被吸收；动物和植物油脂经毛囊皮脂腺透入，酚类药物可由皮肤透入；一氧化碳不被吸收，二氧化碳可经皮通透。

皮肤的吸收功能受多种因素的影响：①年龄。婴儿和老年人的吸收能力比青壮年强。②部位。角质层薄的部位吸收力强，如阴囊最易透过，面、额、手背较躯干、上臂、小腿更易透过水分。③透入物的理化性质，如浓度、电解质离解度及分子量等。④外界因素。皮肤温度高，皮肤血管扩张，血流加快，则透入物质的弥散速度加快。⑤药物或化妆品的剂型。通常粉剂、水溶液很难吸收，霜剂中的少量药物可以吸收，油膏可促进药物吸收，有机溶剂（如二甲基亚砜、乙醚等）可增加皮肤的渗透性吸收。

六　免疫功能

皮肤不仅有很强的非特异性免疫防御能力，而且有重要的特异性免疫功能。皮肤免疫系统包括表皮内能呈递抗原的朗格汉斯细胞、角质形成细胞、T淋巴细胞和局部淋巴结。表皮朗格汉斯细胞是来源于骨髓的树枝状细胞，其主要功能是移行、摄取、处理和呈递抗原，启动特异性免疫应答。角质形成细胞可表达免疫相关的表面抗原，对T淋巴细胞有辅助作用，还能分泌细胞因子。T淋巴细胞参与细胞免疫反应，经活化阶段、增殖分化阶段和效应阶段产生淋巴因子，促进巨噬细胞聚集活化，吸引单核细胞和中性粒细胞迁移产生炎症反应，促进B淋巴细胞分化成浆细胞产生抗体，激活肥大细胞等参与超敏反应，杀死病原体的宿主细胞。

七　再生修复功能

表皮角质形成细胞和真皮成纤维细胞的增殖是皮肤再生修复的重要基础。正常皮肤的表皮基底细胞不断分裂增殖，并合成角蛋白。皮肤损伤后数小时内，伤口边缘的角质细胞被激活并发生形态和功能的变化，角质细胞与邻近细胞及基底的基质分离，细胞增殖并向伤口中央移动，使创面上皮化。近年的研究表明，毛囊外根鞘的毛囊干细胞不但能分化再生毛囊和皮脂腺，而且能参与毛囊间上皮的更新和创伤后上皮化。

在创伤修复过程中，伤口边缘的成纤维细胞被激活，合成细胞外基质（ECM），在TGF-β_1等细胞因子、ED-A纤连蛋白等特异性蛋白、机械张力等的调控下，成纤维细胞分化为肌成纤维细胞。

皮肤表浅损伤如浅Ⅱ度烧伤，因仅伤及表皮层，角质细胞的增殖和毛囊干细胞的分化增殖可达到完全上皮化而不遗留瘢痕；若皮肤损伤深及真皮层，再生修复有赖于成纤维细胞的分化、肌成纤维细胞的增殖及ECM合成，ECM的过度沉积可形成增生性瘢痕（图13-9）。

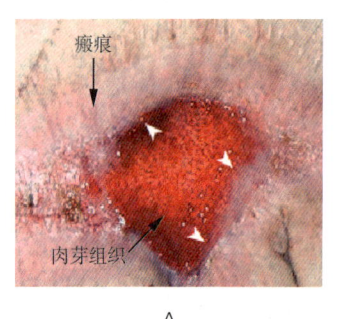
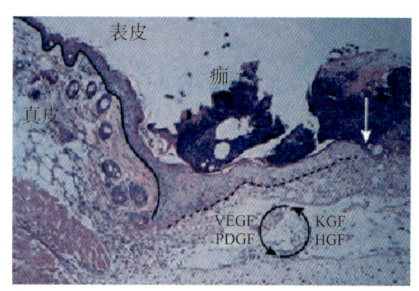
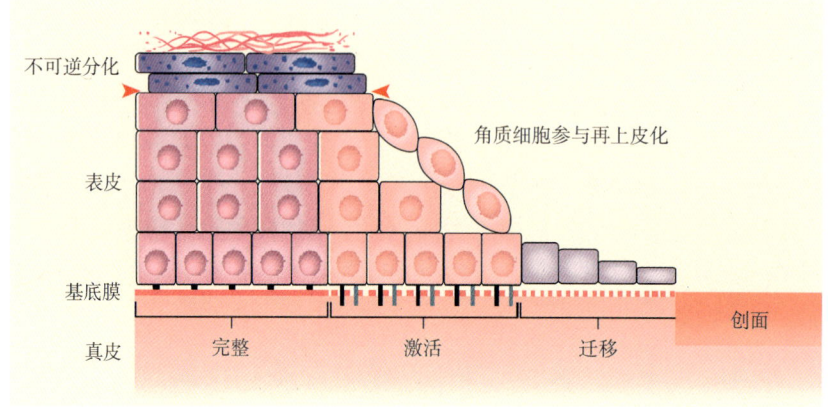

图 13-9 创面的再上皮化过程

八 社交功能

皮肤是人体的被覆器官，也是个体生理特征和审美识别的重要组成部分。皮肤颜色的差异是区别不同人种的直观依据，在人类的社交活动中，皮肤在呈现美学印象、气质魅力和自我认知方面起到重要作用。皮肤色素性病变如黑色素痣、白化病、白癜风、太田痣，皮肤血管性病变如鲜红斑痣，还有痤疮、瘢痕等，均可不同程度地影响个体的心理健康和行为方式。

第三节 皮片移植的适应证与分类

一 皮片移植的适应证

皮肤是人体与外界环境的屏障，因外伤、肿瘤、手术等造成的各种皮肤损伤或创面必须予以修复，以恢复皮肤的正常生理功能。表皮层的损伤如擦伤、刮伤或浅Ⅱ度烧伤，皮肤角质细胞的增殖和毛囊干细胞的分化增殖可达到完全修复；损伤达真皮深层或皮下组织时，伤口或创面如不采用外科方法予以修复，则可能导致感染等并发症。

皮片移植是皮肤缺损修复的基本方式，凡无法直接拉拢缝合的皮肤缺损创面均是皮片移植的适应证，但需根据缺损的部位、大小、深度以及有无重要组织结构（如骨、血管、神经）暴露等因素综合判断决定。但以下条件不适合做皮片移植：①失去骨膜或软骨膜的骨面或软骨面；②失去腱膜的肌腱；③无外膜包裹的神经；④放射治疗部位的创面；⑤感染创口，细菌数 $>10^2/g$；⑥溶血性链球菌感染创口；⑦异物存留，如钢板、螺钉、硅橡胶、羟基磷灰石等。

二 皮片的分类

皮片通常是指自体皮片，一般按其厚度可分为断层皮片（split-thickness skin graft）、全厚皮片（full-thickness skin graft）及含真皮下血管网皮片（skin graft with subdermal vascular plexus）三种（图13-10）。断层皮片包含表皮层和部分真皮层，根据其真皮厚度又可分为刃厚、薄中厚、厚中厚皮片，刃厚皮片仅含真皮乳头层。全厚皮片包含表皮层和真皮全层，也包括了部分皮肤附属器如毛囊、汗腺。含真皮下血管网皮片包含表皮层、真皮全层和真皮下血管网（表13-1）。

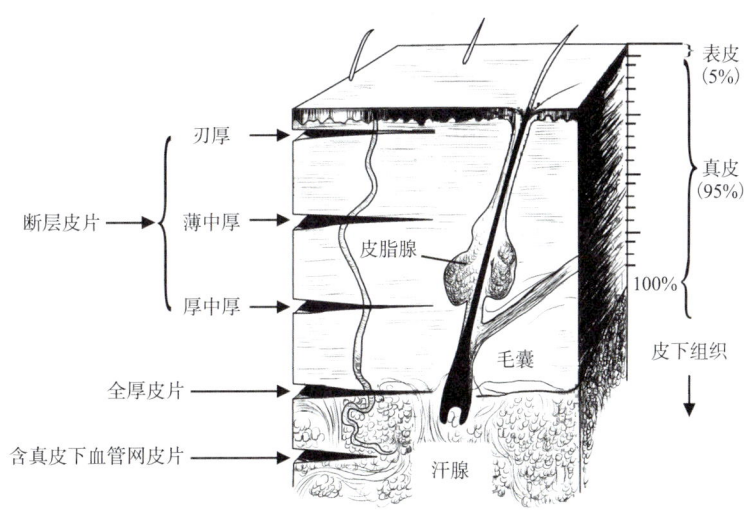

图 13-10 断层皮片和全厚皮片切取深度示意图

表 13-1 皮片分类及特点

皮片	切取层次	皮片厚度(mm)	受植床要求	成活	收缩率	颜色、质地	弹性、耐磨性	感觉	附属器
刃厚皮片	表皮层＋真皮乳头层	0.2～0.25	低	易	40%	良	差	良	无
中厚皮片	表皮层＋部分真皮层	0.3～0.6(薄) 0.7～0.78(厚)	较低	较易	10%～20%	良～优	良～优	良～优	良
全厚皮片	表皮层＋真皮全层	1.0(因部位而异)	较高	较易	轻	优	优	优	良～优
含真皮下血管网皮片	表皮层＋真皮全层＋真皮下血管网	>1.0(因部位而异)	高	难	微	优	优	优	优

刃厚皮片最薄，其优点是对受植创面的血管营养条件要求较低，感染风险小，在各种创面上均易成活，在皮肤较厚的部位（如头皮）可反复切取；缺点是后期可出现明显收缩，色泽、质地较差，弹性和耐磨性较差，感觉差，无皮肤附属器再生，外形和功能的恢复均欠理想。刃厚皮片主要用于肉芽创面、大面积烧伤创面的覆盖；在整形外科领域，刃厚皮片仅选择性用于鼻腔、外耳道、口腔内衬的修复，或皮瓣供区继发创面的修复。

中厚皮片通常又分为薄中厚皮片（厚为0.3～0.6mm）和厚中厚皮片（厚为0.7～0.78mm）。中厚皮片较易成活，后期收缩较小，皮肤的颜色、质地、弹性、耐磨性优于刃厚皮片，有感觉和部分附属器再生。临床应用较广泛，如躯干四肢大部分区域的体表肿瘤、瘢痕等切除后继发创面的修复。

全厚皮片的优点是后期收缩轻微，色泽、质地优，弹性和耐磨性好，感觉和毛囊、皮脂腺、汗腺恢复良好，效果理想；缺点是对受植床的血管条件及营养状况要求较高，成活率较刃厚皮片低，技术操作要求高。临床上主要用于头面颈部和功能部位（如关节部位、手掌、足底等）皮肤缺损的修复，以取得良好的外形和功能恢复。

含真皮下血管网皮片因含有真皮下血管网和少许脂肪组织，移植后成活率较低，但成活后质量最优。临床应用较局限，主要用于小范围皮肤缺损的修复，以获得理想的效果。

第四节　皮片移植术

皮片移植术简称植皮术，一般指游离自体皮片移植，其完整过程包括术前准备、取皮术、植皮术、术后处理。围手术期自术前1～2天准备到植皮术后7～10天去除包扎敷料，其间各个环节的处理以及后续的护理均可影响皮片移植效果。

一　术前准备

（一）全身状况

患者一般健康状况良好，无营养不良、贫血、低蛋白血症，无水、电解质、酸碱平衡紊乱，无高血压、糖尿病及重要脏器功能障碍。了解有无吸烟、饮酒习惯，有无阿司匹林、激素等用药史，并排除出血性疾病。

（二）受区准备

1. 肿瘤、瘢痕等切除后创面　应对受区进行清洗，减少皮肤表面的细菌数。
2. 急性开放性创面　应行彻底的清创术，清除污染异物、坏死组织。
3. 慢性肉芽创面　应采用抗生素溶液湿敷创面，经常性更换敷料，彻底清除坏死组织，减轻炎症反应，减少分泌物和渗出液。

（三）供区选择

供皮区的选择需根据皮肤的颜色、厚度、质地、弹性、纹理及毛发生长等综合决定，通常供区与受区越接近，皮肤性质越相匹配。

侧胸腹和大腿外侧是最常用的大面积供皮区，侧胸腹供区创面宽度在7cm内常可拉拢缝合是其优点，男性大腿外侧毛发多而粗是其缺点。

头皮可作为刃厚皮片多次切取的供区，5～7天后可重复切取，主要用于大面积烧伤皮源匮乏者。

上睑皮肤缺损可利用对侧上睑全厚皮片修复；下睑皮肤缺损可采用上睑皮肤，甚至可携带眼轮匝肌移植。老年人上睑皮肤松弛，利用余地大。

耳后乳突区的全厚皮片因颜色、厚度、质地与眼睑近似，常用于眼睑植皮，尚可携带软骨构成复合组织移植修复鼻翼缺损。

锁骨上区的皮肤是面部植皮术的良好供区，但因暴露于衣服外而应用受限。

上臂内侧及腹股沟区较隐蔽，皮肤较薄，可提供限量的皮片，用于修复手部皮肤缺损。

乳头和乳晕可作为对侧再造供区。

耻骨上区、各骨突部不宜作为常规供皮区。

二 取皮术

（一）供区准备

1. 供区清洗消毒　术前应剃毛清洗，并以75%乙醇或碘伏（PVP-Ⅰ）消毒，禁用碘酊消毒。

2. 供区肿胀技术　标记供区范围后，予皮内和真皮下注射含肾上腺素的生理盐水，以减少出血，使供区平整化并增加皮肤的厚度（图13-11）。

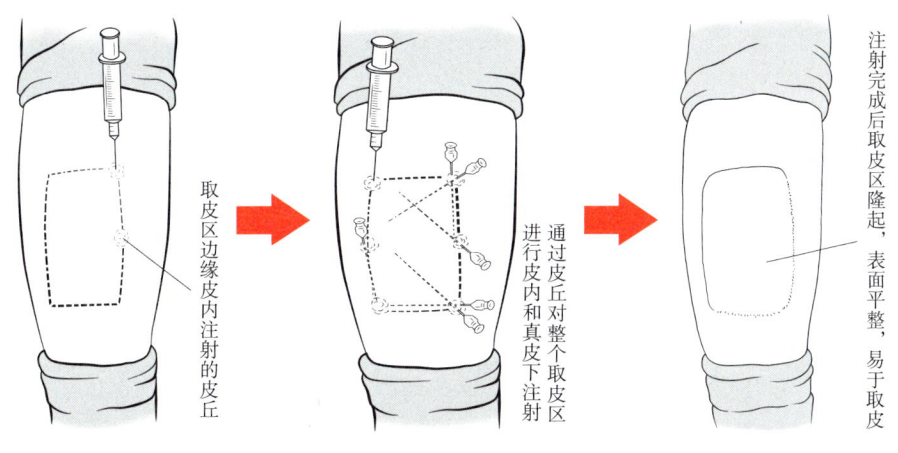

图 13-11　供区肿胀技术操作示意图

（二）取皮方法

1. 简易取皮法　在缺少取皮刀等工具时可采用此法切取小面积的断层皮片。一般可用剃须刀片。用持针器或止血钳夹住刀片，刀片与皮肤面呈20°～30°角，作拉锯式切削即可。徒手取皮时皮片边缘常不整齐，较难获得较宽、较均匀的皮片，故为临时性、补救性方法。

2. 滚轴式取皮刀（Humby knife）　可切取刃厚和中厚皮片。操作时常在刀片上涂抹少许石蜡油以利滑动，需掌握刀片与皮肤的角度及施加的压力（图13-12）。此法简单易行，缺点是厚度不够精确、边缘欠整齐。

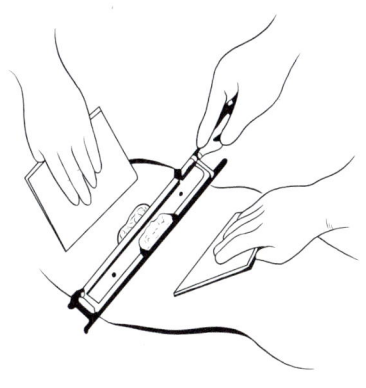

图 13-12　滚轴式取皮刀

3. 鼓式取皮机（Padgett-Hood dermatome，图13-13） 可较准确地切取一定面积和厚度的断层皮片。该机常用的规格型号有儿童型（8cm×20cm）和标准型（10cm×20cm）两种。其操作原理是：预先调节好厚度后，用胶水将皮肤黏附固定于金属鼓面上，在用右手拉锯式切取皮片的同时左手旋转以向前移动（图13-14）。鼓式取皮机可精确地切取不同厚度、不同面积的皮片，但需要熟练掌握操作技术。

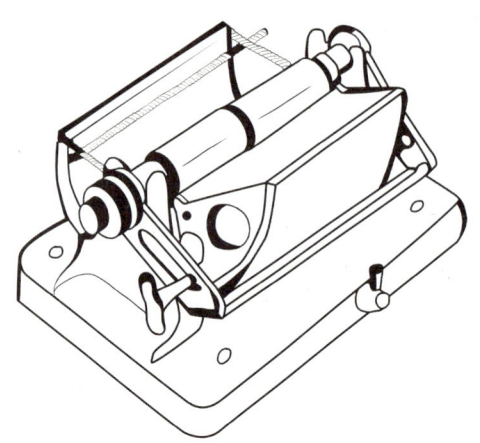

图 13-13　鼓式取皮机

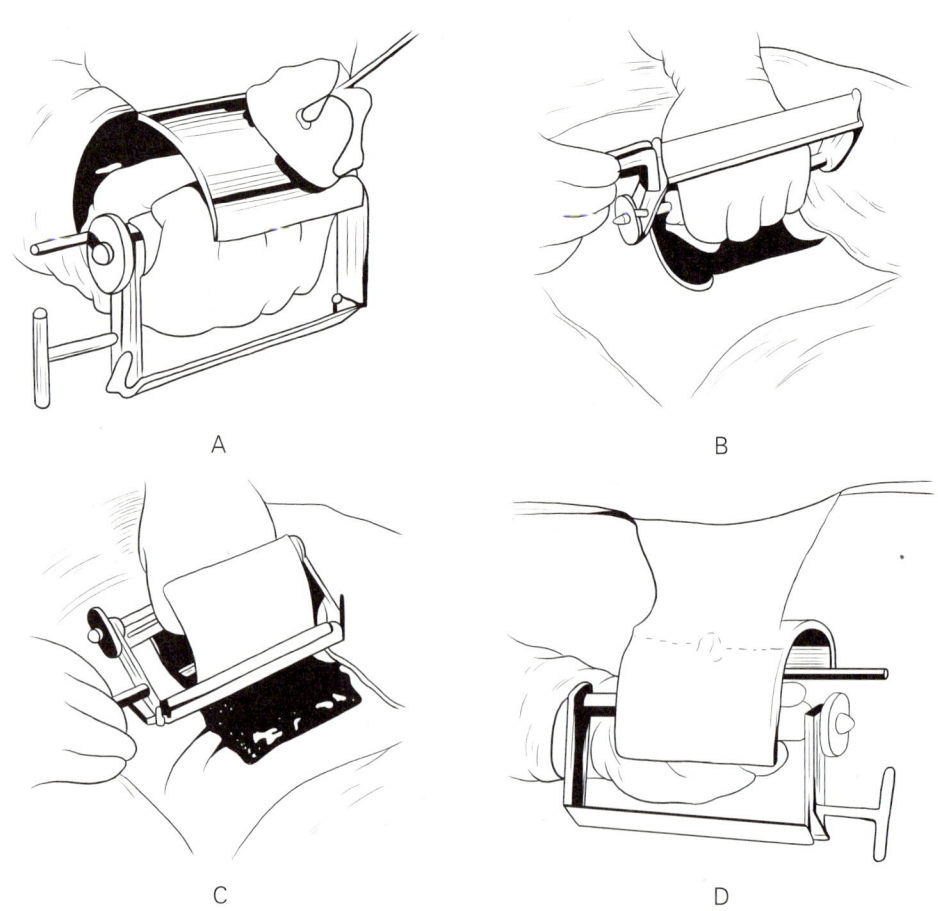

图 13-14　鼓式取皮机取皮步骤
A. 在鼓面及供区皮面涂胶水（或贴双面胶纸）　B. 鼓面与皮面黏附固定　C. 取皮　D. 从鼓面上取下大张皮片

4. 电动或气动取皮机（electrical or air-driven dermatome） 其外观类似理发电剪，宽度为5cm、8cm、10cm，长度不限，厚度可精确调节。此法操作方便，容易掌握（图13-15）。

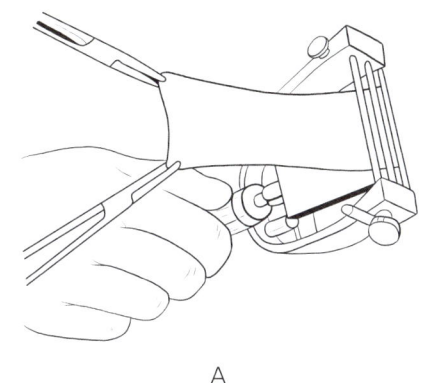
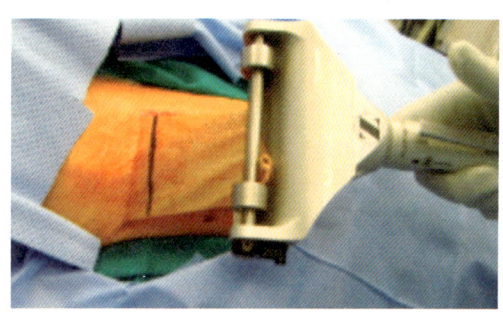

A　　　　　　　　　　　　　　　　　B

图13-15　气动取皮机取皮

（三）供区创面的处理

皮片切取后，创面仍可用肾上腺素生理盐水湿敷10～30分钟以减少渗血，之后用单层网眼凡士林纱布作内层敷料，外以多层干纱布覆盖，加压包扎并制动。

三　植皮术

断层皮片和全厚皮片的植皮操作方法相同，包括以下三个步骤。

（一）受区创面的处理

1. 创面止血　创面彻底止血是保障植皮后皮片成活的重要前提，止血方法包括电凝止血、钳夹止血、结扎止血等。创面弥漫性毛细血管渗血可采用氩气刀止血，或采用1∶40万～1∶20万肾上腺素生理盐水纱布湿敷，或用60～70℃温盐水纱布湿敷并压迫创面5～10分钟。

四肢部位如采用止血带者，在松开止血带前先行受区创面电凝止血或结扎止血，并可适度挤压创面周围组织，以发现潜在的静脉性出血点；松开止血带后再次全面止血。

瘢痕或良性肿瘤等，在手术切开前可采用肿胀技术，即先行切缘及基底注射肾上腺素生理盐水以控制出血。

对渗液较多的创面如肉芽创面、象皮肿切除创面等，可采用筛状皮片、网状皮片覆盖，以防止皮片下积液和提高皮片的成活率。

若受区创面止血困难，亦可采取延迟植皮的方法，但非常规方法。将已切取的皮片冷藏保存，待受区创面用凡士林纱布或异体皮覆盖后加压包扎24～48小时，再行自体皮片覆盖。

2. 创面基底处理　创面除彻底止血外，基底需尽量保持平整。如有局限性肌腱、骨外露者，应先采用局部组织瓣转移覆盖。

3. 创缘处理　如瘢痕切除后创缘明显突起于创面，应将创缘切削成斜面，以利于皮片紧贴创面。

（二）皮片固定

皮片覆盖创面后必须通过缝合等方法固定，使其紧贴于创面而不易移动。

1. 缝合　一般采用间断缝合，如创缘止血可靠或网状皮片也可采用连续缝合。一般自皮片缘向创缘缝合，边距2～3mm，线结落在创缘侧。如果受区侧创缘为皮瓣，应将皮片与皮下组织紧密缝合，防止皮瓣下血液渗入皮片下。在颈前、胸腹壁、腹股沟等活动度较大的部位行整张植皮时，除将周边固定外，有时还将皮片与深部组织缝合，以使皮片紧贴创面基底并限制移动；或在创面凹陷处的皮片表面填以凡士林纱布条，使皮片紧贴基底。

2. 不锈钢皮钉　适用于无外观要求的部位。此法操作简便，节省时间，而且能使皮片缘与创缘外翻对合良好。

3. 外科无菌胶带　适用于对外观要求较高的部位。将胶带呈放射状地粘贴于皮片和受区皮肤之间，但要求局部干燥，无渗出液，且包扎固定可靠。

4. 模具固定法　常用于眼窝、外耳道、鼻腔、阴道等腔道的皮片移植。模具可用硅胶、丙烯醇、牙印胶等制成，术中将包裹了皮片（真皮面朝外）的模具填塞于腔道内，皮片成活后需更换长久使用的模具，至少维持3～6个月，以防皮片收缩。

（三）包扎和制动

皮片固定后，检查并清除皮片下的血凝块，以庆大霉素生理盐水进行皮片下冲洗，并立即以干燥敷料加压，同时制备敷料，以供包扎。

1. 打包包扎法　是经典的方法，几乎适用于全身所有部位，尤其适合头面部、躯干等的包扎。皮片间断缝合时即预留长线供打包用，用凡士林纱布包裹均匀的棉花团或松软的纱布成包袱状，覆盖皮片后对敷料包适当加压，用预留的长线相向打结；亦可在皮片表面逐层铺叠松散的敷料，底层用凡士林纱布，加上3～5层庆大霉素溶液浸泡的纱布，外加多层干燥的纱布，然后用凡士林纱布包裹表面的敷料成包袱状并收紧打结。对敷料包加压时，从皮片边缘处向基底和中央方向施压，使敷料包塑形为类金字塔样（图13-16）。皮片的包扎和制动是植皮操作的重要环节，如处理不当可直接影响皮片的成活。

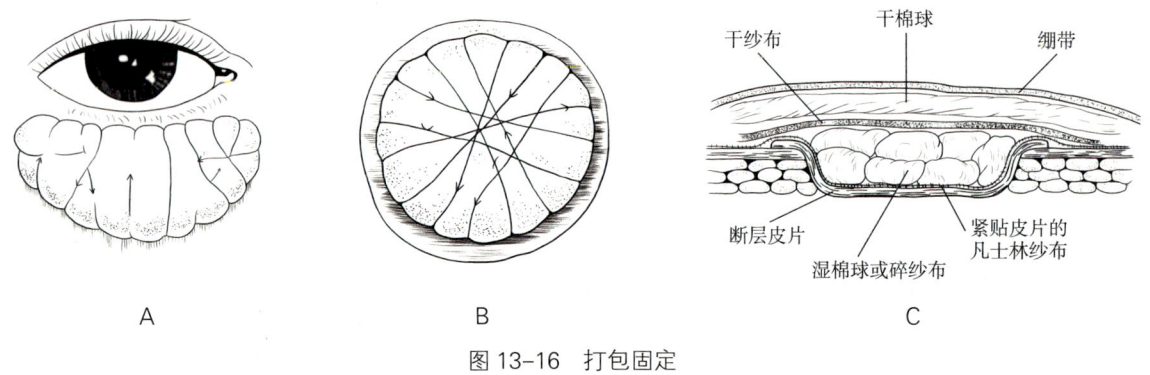

图13-16　打包固定

2. 负压闭式引流法（vacuum sealing drainage，VSD）　四肢部位易于用绷带缠绕加压，一般植皮后无须打包包扎。皮片包扎后需予以制动，颈部、四肢等活动部位常规采用石膏托或夹板制动。

（四）植皮方式

1. 整张植皮　按受区大小切取中厚或全厚皮片，整张移植于创面上。该植皮方式愈合后外观良好，挛缩性小，为整形外科修复体表缺损的常用方法。

2. 筛网状植皮　断层皮片采用尖刀戳孔或网状制皮机，可扩大面积达6倍（图13-17）。用尖刀戳孔，控制孔径为0.5～1cm，疏密按需要而定；采用网状制皮机时，常以1：1.5、1：3、1：6的比例制备。该植皮方式能扩大皮片面积，有利于局部引流，防止皮片下积血、积液，提高皮片的成活率，主要用于大面积烧伤创面的修复，偶尔用于不规则创面。

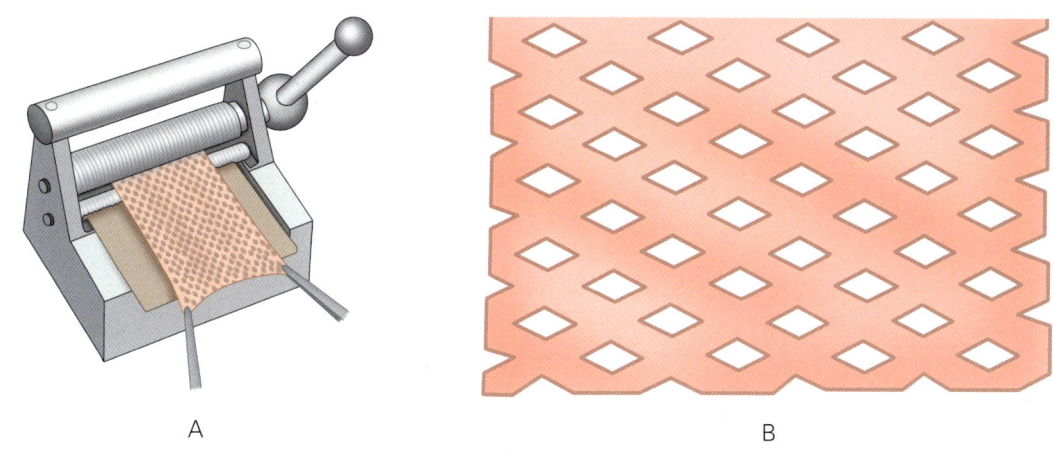

图 13-17　网状制皮机与网状皮片

3. 点状、邮票状植皮　将刃厚皮片剪成 0.3~0.5cm 见方的方形小片或邮票状，均匀地排列于创面上，皮片的间距不宜超过 1cm。皮片越小，排列越密集，创面愈合越快，利用率越高，能节省皮源。该植皮方式愈合后因外形和功能恢复欠佳而不常应用，偶尔用于肉芽创面的修复。

四　术后处理

（一）受区的处理

1. 抗生素的应用　无菌创面植皮可在术中静脉滴注抗生素，术后延续使用 1 天，以预防感染；感染性创面需根据个体的全身和局部状况应用抗生素。

2. 体位和制动　植皮术后应严格制动，并根据植皮部位安置体位。如面部口周及颏颈部位植皮术后，应控制张口活动及吞咽动作，以减少对皮片成活的影响；颈部瘢痕挛缩松解植皮术后，应垫高肩部，以保持颈部适度过伸；四肢植皮术后，应垫高肢端，以利于手、足的静脉回流。

3. 观察指标　包括生命体征等全身性指标和局部情况。

（1）感染相关观察：术中长时间的低温暴露和麻醉可能于术后 24 小时出现发热，但术后第 3 天起出现的发热常提示皮片感染的可能；手术 3 天后出现术区周围发红、疼痛加剧和敷料异味，亦提示皮片感染的可能。

（2）出血、血肿相关观察：观察植皮区敷料及周围正常皮肤以明确有无出血。如外层敷料出现渗血或周围皮肤的淤血进行性扩大加重，则提示出血的可能。

（3）包扎固定相关观察：观察局部肿胀、麻木和疼痛情况，排除因包扎过紧造成的功能影响、静脉回流障碍和神经损伤。如颈部植皮术后出现呼吸困难或受限，提示可能为包扎过紧压迫气管；四肢植皮术后出现肢端严重肿胀，提示包扎过紧导致静脉回流障碍；肘关节、膝关节植皮术后出现疼痛、肢端麻木，应排除桡神经、腓总神经损伤。

4. 首次换药时间　感染性创面、肉芽创面植皮术后第 3 天应拆除并更换敷料，无菌创面植皮术后 7~10 天换药。更换敷料时动作要轻柔，在按压住皮片内层敷料的同时逐层移除外层敷料，避免粗暴操作导致皮片自创面撕脱。如皮片成活、表面干洁，则予以氯霉素粉剂喷撒后继续以松软敷料加压包扎并制动；如肉芽创面植皮后仍有少许渗液，则以庆大霉素溶液浸泡的敷料数层覆盖后外加干燥敷料包扎。如皮片部分感染或坏死，则需根据具体情况行清创、换药、换药后延期清创、补充植皮等处理；如皮片完全感染或坏死，则需另行清创植皮。

5. 拆线时间　头颈部于植皮术后 7~10 天、躯干部于植皮术后 10 天左右、四肢于植皮术后 12~14 天拆线，但需根据年龄、部位和个体的具体情况等区分处理。全厚皮片及含真皮下血管网

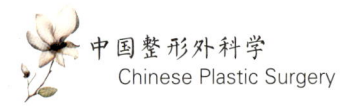

皮片移植术的拆线时间适当延迟。

6. 康复处理　皮片成活并拆线后仍需采用康复措施以获得最佳效果。

（1）预防瘢痕增生：外用硅胶类产品贴敷并以弹性织物套加压，持续3～6个月。

（2）功能康复：如颈部瘢痕挛缩松解植皮后予颈套支撑固定3～6个月；手指挛缩松解植皮后如应用钢针固定者，在术后3周拔除，后续以小夹板固定并嘱功能锻炼3～6个月。

（二）供区的处理

1. 体位和制动　断层皮片切取后，供区由残存上皮细胞及毛囊等附属器上皮细胞增殖、移行、融合而愈合。局部加压制动有利于创面愈合，肢端抬高有利于静脉回流。

2. 出血和感染征象的观察　观察敷料有无渗血、异味等，局部有无异常疼痛，以明确有无出血、感染。观察包扎是否适当。

3. 首次换药时间　一般于取皮7～10天后拆除外层敷料，保留内层凡士林纱布，如表面干洁，则保留凡士林纱布半暴露至自行脱落；如有较多渗液，则需予庆大霉素或敏感抗生素溶液湿敷，并每天更换1～2次，直至敷料干洁。一般刃厚皮片供区于10天内愈合，中厚皮片供区在14～21天愈合。如因感染或皮片切取过深导致供区延迟愈合或不愈合，需另取刃厚皮片移植。

4. 康复处理　主要采用硅胶类产品贴敷并弹性加压3～6个月，以预防瘢痕增生。

五　影响皮片成活的因素

皮片的成活有赖于皮片的再血管化，即皮片与受区创面建立血液循环，任何影响皮片再血管化的因素都可能影响皮片的成活。营养不良、糖尿病、脉管炎、恶性肿瘤、激素和化疗药物的应用等全身性因素均可影响皮片移植后的成活，而临床上影响皮片成活的因素主要是局部条件欠佳、手术操作及围手术期处理不当，如皮片下血肿、细菌感染、包扎固定不妥等，因此，手术计划方案及操作实施时需充分考虑各种不利因素，严格规范操作流程，以避免皮片坏死。

（一）皮片下血肿

皮片下血肿是皮片坏死最常见的原因。血肿妨碍了皮片和创面之间的再血管化过程，包括血管之间的吻合以及受区血管向皮片的长入。创面彻底止血是保证皮片成活最关键的环节，在将皮片覆盖创面之前应确保创面没有出血以及不继发出血。较大的出血可采用结扎、电凝等，渗血可采用压迫、凝血酶、纤维蛋白胶、肾上腺素盐水湿敷等处理，另外，创面局部肿胀法即注射肾上腺素盐水有良好的止血效果。对于全身麻醉下的植皮术应充分考虑术后血压回升，并进行相应的预处理，如对皮片进行适当的筛状打孔等。

（二）皮片感染

皮片一旦发生感染即易发生坏死溶解，难以成活。研究表明，每克创面细菌数控制在1×10^5个以下才能保证移植皮片成活。皮片发生感染的致病菌主要为化脓性链球菌和铜绿假单胞菌，术中常规采用庆大霉素处理以预防感染，包括庆大霉素溶液皮片下冲洗以及内层包扎敷料予庆大霉素溶液浸泡等。

（三）包扎固定和制动

1. 缝合张力和包扎压力　皮片缝合固定时张力过大可能导致皮片无法与创面贴合，张力太小可能导致皮片皱缩与创面接触欠充分，两者均不利于皮片的再血管化。皮片包扎过紧可能导致创面基底血供障碍和皮片再血管化障碍，尤其是创面基底较硬的部位如骨骼隆起部位、额部、颅顶部等；皮片包扎过松则可能导致皮片无法与创面贴合以及皮片移动，引起皮片成活不良或坏死。

2. 制动　植皮术后如制动不可靠，肢体活动产生的剪切力可导致皮片与创面分离，或破坏皮片成活初期脆弱的血管吻合，或损伤新生血管。颈部及四肢活动部位制动不妥者，意外的剧烈活动甚至可能导致皮片撕脱。

（四）创面条件

良好的创面条件是皮片成活的基础，放疗部位、缺血性溃疡、瘢痕表面以及骨、肌腱等血供不良的部位，皮片移植后不易成活。开放性创面术前换药和术中彻底清创能有效清除创面分泌物、细菌、坏死组织，结合抗生素的应用能进一步减少感染的机会；慢性创面的边缘常上皮化，必须切除以利于皮片生长；骨、肌腱外露者需利用周围组织覆盖后植皮，也可在术前采用负压封闭引流使肉芽组织生长后植皮；肉芽创面需掌握植皮的时机，新鲜肉芽颜色红，质地紧实，渗出少，局部无红肿，创面处理时应尽可能刮除基底的肉芽组织。

第五节　皮片的成活与生长

一　皮片的成活

皮片移植后的成活过程可分为血浆吸收期和再血管化期两个阶段。

（一）血浆吸收期（血浆营养期）

皮片覆盖于创面后，创面血浆中的纤维蛋白将皮片与基底固定，皮片吸收血浆中的氧和营养成分；在24小时内，皮片可增重40%，血浆吸收也导致水肿。

（二）再血管化期

皮片的再血管化是其长期成活的关键，再血管化包括血管吻合和血管长入。皮片移植后24~48小时，皮片血管和受区血管发生吻合；术后2~4天即可见到皮片血管的再灌注。移植后皮片血管的内皮细胞出现退化，但血管内膜及管型结构基质为受区血管长入所利用，受区血管的内皮细胞经血管吻合长入皮片血管，并逐渐取代而再生；受区新生血管自创面基底长入皮片，在术后第5天到达皮片真皮层（图13-18）。

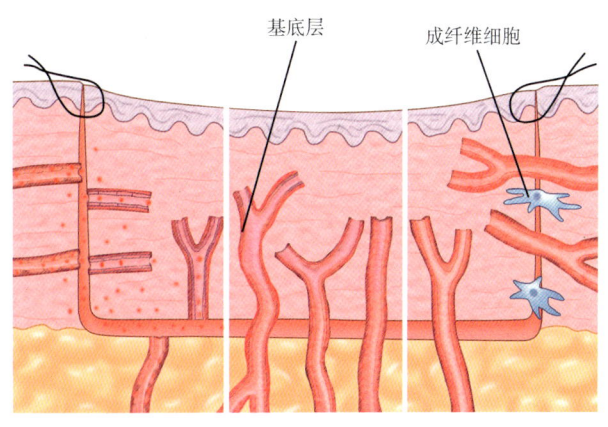

图13-18　皮片移植后成活过程示意图

二　皮片的成熟

皮片成活后，皮片及其周围组织经重塑、收缩等变化逐渐成熟，需时1年甚至更长。在皮片成熟过程中，再血管化有利于防止基底组织的收缩。来源于周围组织和血液的成纤维细胞被激活，在皮片和基底组织之间聚集，合成胶原和细胞外基质。成纤维细胞转变为肌成纤维细胞，同时生产α平滑肌肌动蛋白（α-SMA），对细胞外基质发挥收缩作用。受区创缘的表皮细胞产生基底膜，并跨越伤口与皮片相连。

三　皮片的生长变化

皮片成活后，其收缩性、颜色、耐磨性、皮肤附属器、感觉等随皮片的生长发生变化和恢复，通常需要3～6个月。

（一）皮片的收缩

皮片的收缩主要是指皮片成活后期的收缩。皮片切取后的即刻回缩是单纯机械性收缩，与皮片真皮中所含的弹性纤维数量有关。皮片越厚，回缩性越大，如刃厚皮片的回缩率为9%～10%，中厚皮片为20%，全厚皮片可达40%。术中通过对皮片的拉伸和固定即可恢复。

皮片收缩是受区创面的收缩，与皮片生长成熟过程中成纤维细胞的功能状态、α-SMA和弹性纤维的数量等有关，并受下列因素的影响：①皮片的厚度。皮片越厚，其收缩倾向越小，全厚皮片几乎无明显收缩。②受区创面基底的条件。创面基底越坚硬，移动性越小，皮片收缩越少，如移植于骨膜面的皮片收缩较移植于软组织表面的皮片收缩要小得多。③皮片的成活质量。皮片完全成活则创面收缩小，如为残留创面，则通过皮片收缩和周围上皮"爬行"而愈合。皮片收缩始于植皮后10天，可延续到术后6个月，收缩力持久而强制，采用模具、夹板或弹性绷带加压包扎能有效防治皮片收缩。

在某些特定部位如指尖，皮片收缩将周围正常有感觉的皮肤都牵拉至创区内。

（二）皮片的颜色

皮片成活后的颜色与皮片的质地、黑色素沉着以及血流量有关。在相同供区，较厚皮片的颜色恢复优于较薄者；邻近供区的皮片颜色恢复优于远位供区，如耳后、锁骨上区的全厚皮片，其色泽恢复与面部皮肤较相配，而大腿、腹部供区的皮片面部移植成活后颜色欠佳。

皮片色素沉着与紫外线辐射和激素有关，紫外线刺激黑色素细胞合成分泌黑色素即引起色素沉着，避免日晒有助于防止皮片色素沉着，激光在一定程度上可改善色素沉着。

（三）皮片的感觉

皮片的神经再生机制未完全阐明，但研究表明受区神经可能利用退化的血管结构基质和施万细胞长入皮片，神经末梢可从创缘和基底长入。植皮术后3周开始出现感觉，1.5～2年后感觉恢复到稳定状态，起初有痛觉过敏，但数月后可恢复正常。皮片的神经与正常皮肤神经无明显组织学差异，但远期也难完全达到正常。移植皮片生长稳定后，痛、触、热、冷感觉与受区相一致。

皮片移植术后3个月，汗腺的神经功能得以恢复，因此3个月内对皮片保湿能预防皮片干裂。

手掌、手指感觉的恢复有利于发挥手部功能；足底感觉的恢复具有反馈和保护性作用，因而厚中厚、全厚皮片系因感觉恢复而耐磨。

（四）皮片的附属器

皮片如包含有皮肤附属器（如毛囊、皮脂腺、汗腺等），皮片成活后附属器也同样成活并发挥功能。刃厚皮片和薄中厚皮片移植成活后，基本无皮片附属器的再生；而厚中厚皮片、全厚皮片、含真皮下血管网皮片移植成活后，能保留生长毛发、分泌皮脂和汗液的功能（图13-19）。

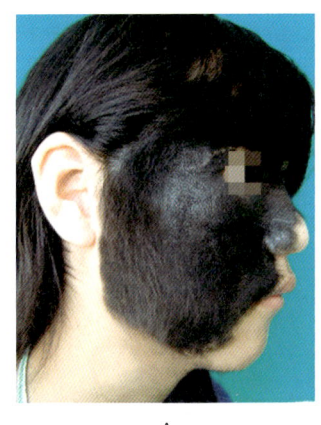
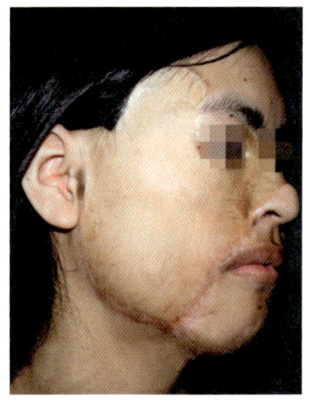

A　　　　　　　　　　　　　B

图 13-19　全厚皮片移植效果

泌汗功能的恢复和神经感觉的恢复相平行。小汗腺（外泌汗腺）的分泌与情绪反应和环境刺激有关，受胆碱能交感神经和体温调节中枢的控制；大汗腺（顶泌汗腺）的分泌与情绪反应密切相关，受儿茶酚胺能交感神经的控制。皮片移植后其泌汗功能取决于受区的交感神经类型，如腹部皮片移植到手掌后，其泌汗功能受情绪反应的影响较明显，受热刺激的影响小。

保留毛囊的全厚皮片常用于眉毛、胡须和永久性秃发的修复，移植皮片的毛发在3周内脱落，8~10周后重新长出新的毛发。

皮脂腺附同皮片移植后可在2~3个月内恢复功能。

第六节　皮片分类移植

一　全厚皮片移植

全厚皮片包含表皮层和真皮全层，因含有弹性纤维、毛囊、汗腺、皮脂腺和血管等结构，成活后皮片颜色接近正常，柔韧性、弹性好，神经和皮肤附属器恢复良好，后期收缩小、耐磨，因而外形和功能的恢复均较好，常用于头面颈部、手足部、四肢关节部位等皮肤缺损的修复。

（一）适应证

1. 头面颈部皮肤缺损的修复　头面颈部的增生性瘢痕、色素痣、毛细血管瘤、皮肤癌等切除后的无菌创面均可采用全厚皮片修复，以获得良好的外形恢复。头面颈部植皮可按额、眼睑、鼻、上唇、下唇、颏及颧颊等分区进行，或予以整张皮片全面部移植；眉毛缺损可用耳后毛发区全厚皮片移植。

2. 功能活动部位皮肤缺损的修复　会阴、四肢关节及手足等部位的瘢痕挛缩或增生，经松解切除后用全厚皮片修复，可较好地恢复功能。

3. 躯体外露部位皮肤缺损的修复　前臂及胸骨上窝等部位的皮肤缺损行全厚植皮，可以改善外观。

4. 洞穴衬里的修复和器官再造　如外耳道成形、眼窝再造、尿道再造、阴道再造等，常采用全厚皮片移植，防止瘢痕挛缩和腔道狭窄。

5. 特殊创面的修复　头面颈部的新鲜创伤经彻底清创后，部分Ⅲ度烧伤切痂后，以及上、下眼睑肉芽创面切除后，也可审慎地选用全厚皮片移植，以获得外形和功能的良好恢复。

（二）手术方法与步骤

1. 供皮区的选择　供皮区应尽量选择邻近、与受区皮肤颜色和质地相似的部位，供区的隐蔽性以及继发创面能否直接拉拢缝合也是选择供区需要考虑的因素。如所需皮片面积小，有耳后区、锁骨上下区、上臂内侧等可供选择；皮片面积需求大者，多取自侧胸、下腹、腋下、髂腰等部位。上臂内侧宽度小于7cm、侧胸上部宽度小于8cm、腹部宽度小于9cm者，创面有可能直接拉拢缝合，但需事前进行测试。取皮面积过大者，另需行断层皮片移植。

2. 取皮

（1）徒手取皮：①布样拓形。用消毒布片（纸片或胶片）复制创面（一般扩大5%），将布样铺置于供区并标记；面积小时也可直接作棱形切取。②皮片切取。沿标记线切开皮肤至深筋膜层，将皮肤、皮下脂肪和深筋膜浅面一并切下，再逐步剪除脂肪，制成全厚皮片（图13-20）。皮片修剪制备时应掌握其厚度，过厚则不易成活，过薄即变成中厚皮片而丧失其优点。如皮片面积小、供区皮下脂肪薄，也可在脂肪层表面直接切取，此法皮片修剪省时，但不利于供区闭合。③供区创面关闭。创面彻底止血后，沿创缘行皮下分离以充分动员两侧正常皮肤，将两侧创缘相对拉拢后分层缝合；闭合张力大时可做辅助切口或局部皮瓣转移，必要时也可行皮片移植。如创面范围大，亦可放置引流。

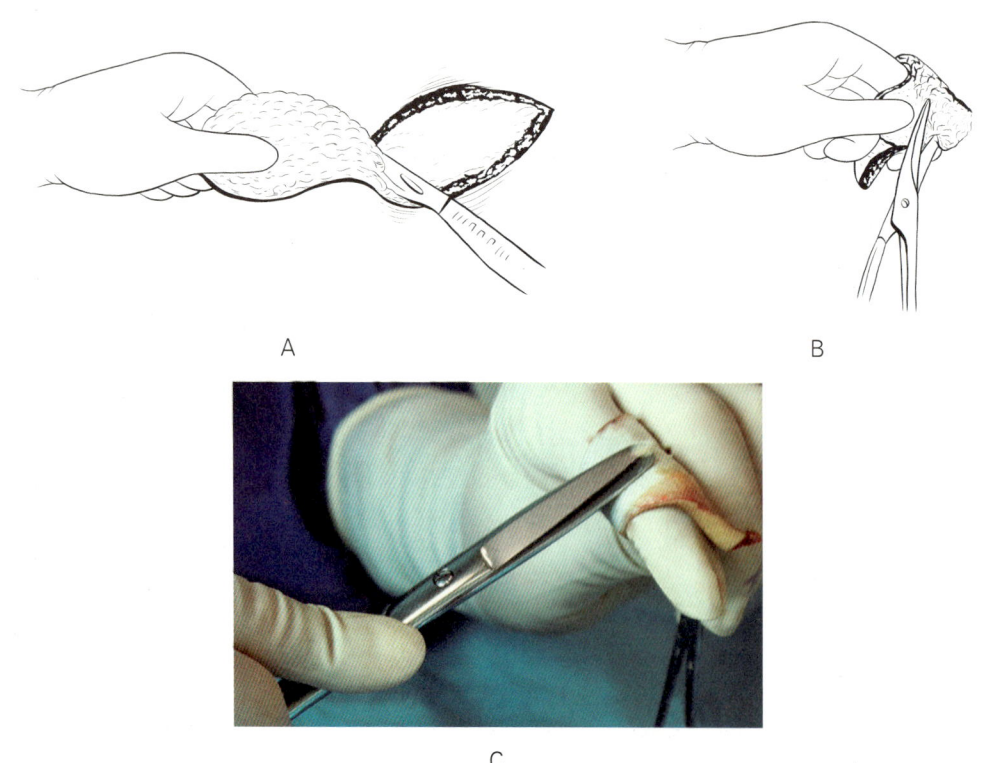

图13-20　全厚皮片的切取和修剪

（2）机械取皮：用电动取皮刀在胸、背等部位按厚度切取大块全厚皮片，再用刃厚皮片覆盖供区。此法操作简单，皮片厚度均匀，但因增加创面、浪费皮片，临床应用较少。

3. 植皮　植皮方法和步骤同中厚皮片移植。皮片缝合固定时需保持适当的张力，不可过紧或过松。关节部位植皮时创缘可设计成锯齿形，避免直线。瘢痕松解后若创缘厚而突起，应将其修成斜坡状，以利于皮片贴附。如创面不平整，可在沟凹处将皮片与基底缝合固定，以消除无效腔，包扎时仍需填塞充分。

（三）术后处理

术后严格包扎制动，首次更换敷料时间为术后10天；在南方地区炎热、潮湿的情况下，可适当提前到术后8～9天。术后应每天检查敷料有无松脱、异味，伤口有无疼痛、渗出，周边组织有无水肿以及水肿的程度等，需特别注意眼部有无异物感、摩擦感，指（趾）端有无血液循环障碍和神经压迫症状等。

（四）预后

全厚皮片如成活良好，颜色几乎保持不变；如成活不良，则可见花斑、水疱、表皮脱落甚至全层坏死。皮片移植6～12个月后，成活良好的皮片颜色接近正常，质地柔软，弹性好，收缩较轻；成活欠佳的皮片则后期收缩较显著，可出现色素沉着或减退，甚至有边缘瘢痕增生，影响外形和功能。儿童全厚皮片移植后，皮片可随发育而生长。

二　含真皮下血管网皮片移植

含真皮下血管网皮片由日本塚田贞夫（1979）创用，实质上是复合组织移植。皮片含表皮层、真皮全层和真皮下血管网及其间少许脂肪，移植成活后效果较全厚皮片更优，但因成活不稳定，易出现表皮水疱，形成花斑，故限制了它在临床上的应用；目前主要用于小范围移植，以获得良好的外形恢复。

（一）适应证

含真皮下血管网皮片移植主要用于头面颈、手足、四肢关节等外形和功能要求较高的部位，对创面基底血供的要求也较高。

（二）手术方法与步骤

基本方法和步骤与全厚皮片移植相同。皮片制备时需细心修剪脂肪组织，保留真皮下血管网；操作轻柔，不宜挤压排空血管内的残留血，以利于辨认。首次更换敷料时间为术后12～14天。

（三）预后

含真皮下血管网皮片移植术后8～12天，大部分皮片呈紫红色，间有散在性的水疱，甚至部分真皮浅层坏死。皮片完全愈合后，会不同程度地遗留色素沉着与色素减退区，形成花斑，需较长时间方能逐渐接近正常肤色。成活良好的真皮下血管网皮片，其效果优于全厚植皮。

含真皮下血管网皮片移植后，早期主要是皮片周围、基底与受区的真皮下血管吻合；术后3天，血管网已充盈血液；5～7天，血管开始吻接，以边缘为主；7天后基底部才有较多的血管吻接，并逐渐出现新生的真皮下血管网。皮片血供的重建有两种形式：一种是受区创面的毛细血管芽向皮片长入，包括向退变的血管腔内长入，即在原血管腔内套入新生的毛细血管；另一种是皮片和创面的毛细血管互相吻接，使皮片原来的血管网得以保留，成为永久性血管。

三 真皮移植

真皮移植（dermal graft）是指皮肤去除表皮后的真皮游离移植，包含部分真皮乳头层、网状层以及毛囊、皮脂腺、汗腺，也可带有少量脂肪柱。真皮移植临床主要用于组织加强、替代和充填，其优点是来源充足、结构致密、质地柔软、强韧而富有弹性，毛细血管网丰富而易于成活，抗感染能力较强，移植操作也较简单。

（一）适应证

1. 组织充填　主要用于头面部凹陷畸形的修复，如颞部、颊部凹陷的充填，隆鼻、鼻尖充填等；还可合并皮下脂肪组织构成游离真皮脂肪瓣或吻合血管的真皮脂肪瓣移植，用以充填修复如半面萎缩症等较大范围的组织缺损和凹陷。

2. 组织加强　替代筋膜，用于修复膜性缺损，如腹壁疝修补、硬脑膜修补、阴茎海绵体修补；还可用来覆盖颈部大血管，使其免受放射性损伤。

3. 组织替代　用于肌腱缺损的修复、关节成形术中韧带的重建；也可用于再造关节盘，如包裹颞下颌关节强直截骨术后的骨断端等。

4. 修复营养不良性创面和感染性创面　不稳定瘢痕及难治性溃疡病灶清除后，真皮移植可促进愈合，防止复发。

（二）手术方法与步骤

1. 真皮切取　真皮片的切取应选择在毛发稀少和皮肤较厚的部位，一般取自下腹部和胸背部；少量真皮片也可取自臀部外侧、腹股沟、臀股沟等处。

切取真皮可用滚轴式取皮刀或气动取皮机，先切取设计范围内厚约0.3mm的表皮层，不剪断表皮，退刀，再切取真皮片，表皮原位回植；也可用鼓式取皮机，先切取厚0.6～1mm的全厚皮片，粘于鼓面不切断，退刀，调节刻度至0.3mm，再将鼓面上的真皮切下，表皮原位回植；还可徒手切取棱形皮肤组织，再用鼓式取皮机制备真皮片，供区直接拉拢缝合。

2. 真皮移植　将制备的真皮片按所需要的形状、大小进行裁剪，或重叠成金字塔形（一般不超过3层），也可戳孔成筛状。将真皮片铺置于受区预分离的皮下组织腔隙，在保持适当张力的情况下将其周缘与受区组织缝合固定；或定点自受区皮肤外进针后穿入皮下腔隙，缝挂真皮后引线至皮肤外结扎固定（图13-21）。加压包扎，制动。术后7～10天后首次换药，继续加压包扎至2～3周后拆除外固定线。真皮也可翻转移植，即将其表皮面贴于创面，脂肪面向外，主要应用于感染创面。

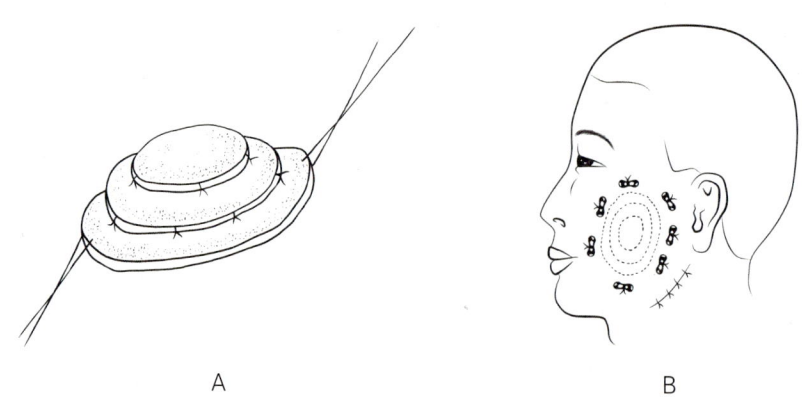

图 13-21　真皮重叠移植示意图

3. 真皮移植后的生长和转归 真皮移植后在皮下组织中能良好成活，其生长过程分为三个阶段：①术后早期通过血清、组织液提供营养；②术后4天，受区血管自各个方向长入真皮内，或与真皮内血管吻接；③其后真皮组织和皮肤附属器发生变化。上皮成分因废用而退化，15周左右表皮细胞消失；皮脂腺成活时间为1周～1个月，一般在2周左右消失；毛囊成活时间为10周～5个月，一般2个月后消失；而汗腺及其导管可永久性成活，并维持分泌功能；胶原和网状纤维则持久保存。真皮移植后可能出现上皮样囊肿，主要来自毛囊，偶尔来自皮脂腺；表皮残留亦可导致囊肿形成，囊肿周围出现纤维化。

真发移植易于成活，但成活后都会有不同程度的吸收，一般在20%以下，也可达30%～50%。若受区创面止血不彻底、伤口感染，有表皮样囊肿形成及多层重叠移植等，可使吸收率上升。实验表明，4层真皮重叠移植3个月后几乎全部吸收，故认为真皮重叠移植不宜超过3层，若厚度不足，6个月后可再次移植。

真皮作为软组织充填材料，在修复凹陷畸形方面的效果优于筋膜，尤其是小面积凹陷的修复。

（高建华　姜平　陈其庆　马奇）

参考文献

[1] 王炜. 整形外科学[M]. 杭州：浙江科学技术出版社，1999.
[2] Bolognia J L, Jorizzo J L, Schaffer J V. Dermatology[M]. 3rd ed. New York：Saunders，2012.
[3] Standring S. Gray's anatomy: the anatomic basis of clinical practice[M]. 40th ed. Philadelphia：Elsevier，2008.
[4] Neligan P C. Plastic surgery[M]. 3rd ed. New York：Saunders，2013.
[5] McGregor A D, McGregor I A. Fundamental techniques of plastic surgery and their surgical applications[M]. 10th ed. Edinburgh：Churchill Livingstone，2000.
[6] Awori N. Primary surgery[M]. London：Edward Arnold，1987.

第十四章
真皮替代物的研究和应用

一 概述

最早被应用的组织工程皮肤是体外培养扩增的表皮细胞膜片。然而研究发现,单纯的表皮细胞膜片移植由于缺乏真皮支撑,愈合过程中形成的真皮不完整,新生皮肤弹性欠佳、耐磨性差,易发生破溃,晚期瘢痕挛缩严重,这些缺陷促使真皮替代物的研制与应用成为皮肤组织工程的重要内容。Yannas于1980年首次提出"真皮替代物"的概念,此后,国内外诸多学者对真皮替代物的作用机制、设计原则及形式、应用范围等进行了广泛的研究。真皮替代物的使用不但能提高创面的修复质量,而且可以减少供皮区皮肤切取的厚度,缩短供皮区的愈合时间,降低瘢痕形成率。真皮替代物并非真正意义上的完整真皮结构,更多的只是起到真皮支架和引导的作用,移植到创面后,通过诱导体内成纤维细胞和血管内皮细胞等修复细胞迁移、浸入和增殖,形成新的真皮组织,故将其视为真皮替代物。

二 真皮替代物的分类

经过近30年的发展,已成功研制出多种真皮替代物,部分已商品化(如Integra、Dermagraft、AlloDerm、TransCyte及Permacol等),并已广泛应用于烧伤创面的修复及瘢痕整形等。真皮替代物可分为不含细胞的真皮替代物和含活性细胞的真皮替代物两种,两者均非真正意义上的真皮层,只是起到真皮支架或框架的作用。

(一) 不含细胞的真皮替代物

不含细胞的真皮替代物可分为天然脱细胞真皮和人工合成真皮。

1. **天然脱细胞真皮** 是指去除同种异体皮或异种皮、羊膜等其中具有抗原性的细胞成分,保留细胞外基质结构所形成的各种真皮基质,其成分主要有胶原、层粘连蛋白、纤维连接素、氨基葡聚糖(常见的有透明质酸)和蛋白聚糖(常见的有硫酸软骨素)等。AlloDerm是去除异体(人)断层皮片的表皮层和真皮层细胞成分后所形成的以胶原成分为主的膜片状基质,已广泛应用于深度烧伤创面的修复。由于异体脱细胞真皮基质存在来源有限、有疾病传播危险等缺陷,国内的研究者制备了来源于猪皮的异种脱细胞真皮替代物,其来源广、费用低,易被患者接受,临床应用也获得较大成功。最近,有研究者利用反复冻融人羊膜的方法制备了一种无细胞成分、大小为300~600μm、具有三维立体结构的微粒羊膜,其不仅具备微载体的特征,而且保留了完整的基底膜结构和羊膜基质中丰富的活性物质,如神经生长因子(NGF)、肝细胞生长因子(HGF)、角质细胞生长因子(KGF)、碱性成纤维细胞生长因子(bFGF)、转化生长因子(TGF)β_1、表皮生长因子(EGF)等。进一步的研究表明,mAM结合旋转细胞培养系统(rotary cell culture system,RCCS)可以提高移植细胞的相对增殖活性,微粒化的真皮替代物与传统的膜片状真皮替代物相比，更适合于负载表皮种子细胞移植，且渗透性强，移植成活率高。

2. 人工合成真皮　是指采用可植入性医用生物原料制备而成的膜片状真皮基质，根据其材料类型又可分为基于天然生物原料的真皮替代物和基于人工合成材料的真皮替代物。

（1）基于天然生物原料的真皮替代物：是指采用如胶原、葡聚糖、透明质酸等自然来源的生物原料制备而成的膜片状真皮基质。其中代表性的人工合成真皮是Integra，它是最早研制成功并商品化的胶原膜真皮替代物，具有双层结构，内层为0.3～0.5mm厚的由牛肌腱胶原、6-硫酸软骨素及氨基葡聚糖构建成的多孔结构纤维编织体；外层是0.2mm厚的致密硅胶膜，可以作为临时屏障以防止水分丢失和细菌的入侵。另外一些自然来源的真皮替代物材料包括壳聚糖、纤维蛋白、弹性蛋白、明胶和透明质酸等。由于具有良好的组织相容性、生物降解性以及一定的抗菌效应，壳聚糖成为仅次于胶原的真皮替代物制备原料。纤维蛋白具有良好的细胞亲和力，也常常以溶液、凝胶体或者膜片的形式用于覆盖烧伤创面或负载表皮细胞移植。

（2）基于人工合成材料的真皮替代物：是指采用具有生物可降解性和亲和性的高分子材料如聚羟基乙酸、聚乳酸等制备而成的膜片状真皮基质。与自然来源材料制备的真皮替代物相比，其来源更广泛，成本低，可控性强，可以根据需要进行改性和修饰。聚羟基乙酸-聚乳酸（PGA-PLA）具有一定的细胞亲和力，能够促进表皮和成纤维细胞的黏附与增殖，可以作为良好的真皮支架材料。其他一些合成的多聚体材料，包括聚己内酰胺（PCL）和多聚丙交酯（PLLA），也被证明是制备真皮替代物的良好材料。人工合成材料最大的不足是细胞亲和力尚不理想，因此一些研究者通过将自然来源的生物材料与这些人工合成的多聚体进行复合，从而使该材料具有良好的细胞黏附性和组织亲和力。

（二）含活性细胞的真皮替代物

含活性细胞的真皮替代物又称为活性真皮替代物。在真皮替代物中加入成纤维细胞或血管内皮细胞等细胞成分，可起到使真皮基质结构有序化，促进血管化，提高表皮细胞黏附、增殖能力等多重作用。研究证实，移植取自胎儿的异体成纤维细胞后并不引起明显的排斥反应。其中代表性的商品是Dermagraft，它是将由聚羟基乙酸和聚乳酸混合的可降解性高分子聚合物材料作为载体，种植新生儿包皮成纤维细胞，再经体外培养形成的活性真皮替代物。与此同时，国内活性真皮替代物的研究也已取得了不少进展，如采用胶原凝胶和成纤维细胞制备出活性真皮替代物，并进行体内外实验，发现成纤维细胞增殖良好，移植到创面后可促进其表皮化。将微粒羊膜作为载体及微型真皮替代物，种植转染SDF-1α的成纤维细胞，通过成纤维细胞过表达SDF-1α以趋化外周血液中的内皮祖细胞向创面聚集，从而改善微粒羊膜的亲和性，促进移植后的血管化。

三　真皮替代物的临床应用

目前商品化的真皮替代物已应用于深度烧伤、撕脱伤、慢性皮肤溃疡等创面的修复及瘢痕、大面积色素痣整形等。由于真皮替代物植入创面后可诱导重建新的真皮层，因此只需切取超薄皮片或刃厚皮片移植即可达到中厚皮片甚至全厚皮片移植的效果，有效避免了供皮区瘢痕形成。目前真皮替代物复合自体皮片移植可采用一步法和二步法。一步法是指在创面上移植真皮替代物，同时在真皮替代物表面重叠移植自体皮片；二步法是指先将真皮替代物移植到经处理的具有良好创基的创面，待1～2周真皮替代物血管化后，再重叠移植切取的自体皮片。两种移植方法各有优缺点，一步法虽可免去第二次手术，但复合移植的成活率比二步法低，可出现自体皮片不能完全成活，影响移植后的外观与功能；而二步法尽管在一定程度上保证了移植成活率，但增加了手术次数，延长了住院时间。为了提高一步法移植的成活率，国内的研究者对脱细胞真皮替代物采取拉网或者适当减少真皮基质厚度的方法，以求加速其血管化，但在应用中观察到，真皮基质经拉网后易形成点状瘢痕,而真皮基质太薄则明显降低了真皮替代物的支撑作用。有研究者将脱细胞真皮替代物进行激光微孔化处理,可明显改善其渗透性,促进其血管化,结合自体刃厚皮、网状皮等移植于烧伤创面,明显提高了一步法移植的成活率,随访未见明显点状瘢痕形成,触感柔软,活动度好。

(一)增生性瘢痕的整形

真皮替代物复合自体皮片移植已越来越广泛地应用于增生性瘢痕的整形。首先切除瘢痕组织,尽量保留瘢痕下脂肪组织或深筋膜,然后采用一步法或二步法复合自体超薄皮或刃厚皮移植,移植后质量明显优于单纯自体皮片移植,与自体中厚皮移植效果相当,愈合后弹性、柔韧性良好,同时明显降低了供皮区瘢痕性损害的发生率(图14-1)。结合其他综合性瘢痕防治措施,也可将真皮替代物应用于瘢痕疙瘩的治疗。根据2014年国际瘢痕防治指南规定,为了防止后期瘢痕再生,切除瘢痕疙瘩复合移植真皮替代物与自体皮片后,还需根据瘢痕的类型和大小等选择合适的辅助治疗方法,如皮质类固醇激素类药物、5-氟尿嘧啶(5-FU)等抗肿瘤药物局部注射,放射治疗,硅凝胶外贴及持续压力治疗等。

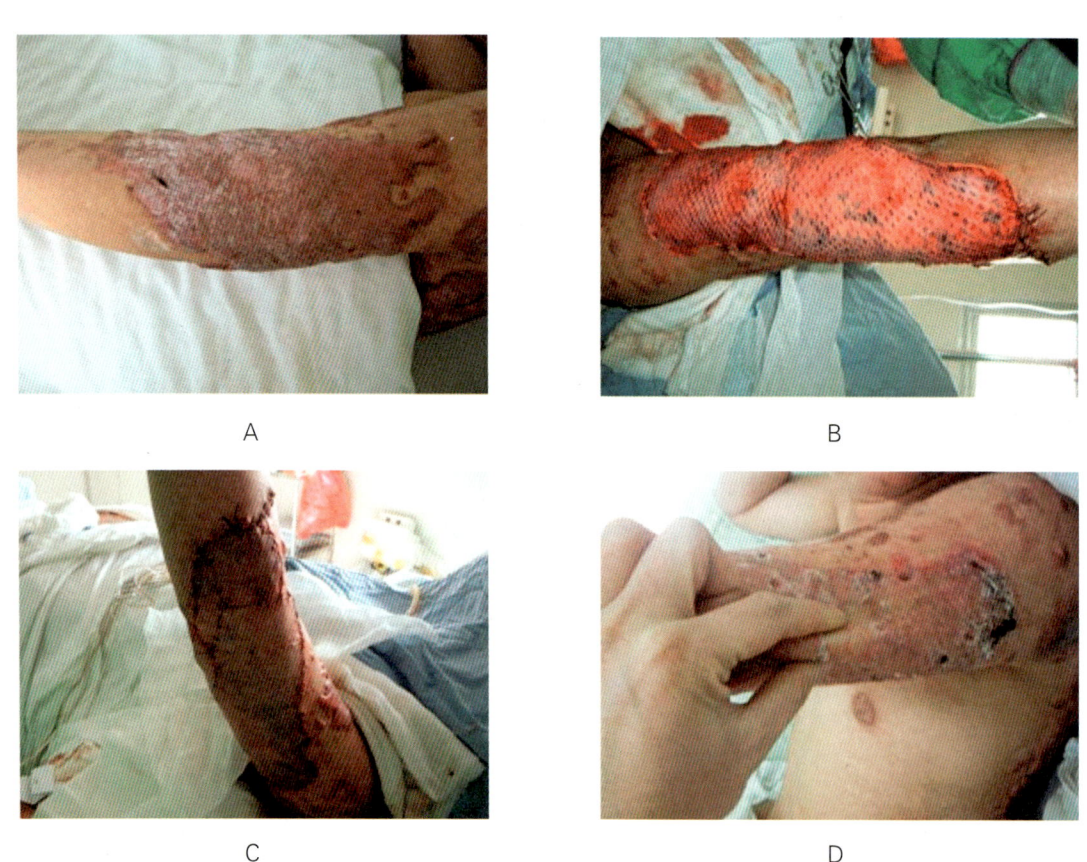

图 14-1 真皮替代物复合自体皮片移植(一步法)治疗增生性瘢痕
A. 左上臂增生性瘢痕 B. 术中切除瘢痕组织,移植脱细胞真皮基质 C. 在脱细胞真皮基质表面重叠移植自体大张刃厚皮 D. 术后1个月愈合部位弹性良好

严重大面积烧伤患者由于正常皮肤极度缺乏,给后期的瘢痕整形与功能重建造成了极大的困难。夏照帆等采用瘢痕表皮复合脱细胞真皮替代物移植进行瘢痕整形,有效减轻了挛缩畸形,改善了外观与功能,特别适合于自体皮源缺乏的特大面积深度烧伤患者,使这些患者不仅能重新站起来,而且生活能够自理,最终重返社会。该方法的建立为大面积烧伤患者的后期整形与功能重建提供了可供选择的方法,对提高患者的生存质量具有重要意义。

（二）其他整形领域的应用

由于脱细胞真皮替代物具有组织相容性好、易塑形、有一定的强度和韧性等特点，近年来逐渐被作为一种良好的医用组织补片或填充物应用于疝修补、面部填充及乳房重建等。如将脱细胞真皮基质作为医用组织补片用于胸大肌延长加宽隆乳术，随访3～12个月，术后乳房手感好，无纤维包膜挛缩。Bozkurt等将脱细胞真皮用于Van der Woude综合征中下唇凹陷切除术的修复，获得了较佳的美学效果。Garramone等使用脱细胞基质进行乳头重建，术后3、6、12个月对再造的乳头进行测量，外观良好，无感染及排斥等并发症发生。第二军医大学附属长海医院首次报道了将双层脱细胞真皮复合拉网自体皮片修复电烧伤造成的巨大腹壁缺损，经长期随访，修补后的腹壁厚度和韧性满意，有效防止了腹腔内脏器膨出和腹壁疝的形成，为解决巨大体壁缺损修复难题走出了一条新路。

四 目前真皮替代物存在的问题

尽管真皮替代物在烧伤创面修复及整形重建外科领域发挥了巨大的作用，但仍存在着较多的问题，如移植后血管化速度较慢、易感染、后期瘢痕形成及愈合后创面挛缩等，其中血管化速度慢和抗感染能力较差是组织工程皮肤移植成活率不稳定的关键因素。以往的研究发现，厚度在0.4mm左右的真皮替代物血管化速度较快；而厚度超过0.4mm时，由于新生血管无法迅速穿透真皮替代物以营养表皮层，导致表皮成活率降低。尤其是在移植早期，因血供差、营养供应不足，可致移植表皮细胞增殖缓慢甚至死亡脱落。同时由于移植早期未能充分血管化，缺乏免疫细胞及其分泌的多种抗炎细胞因子等对外界感染的抵御，真皮替代物移植的感染率较自体皮片移植更大，甚至导致移植失败。因此，如何促进真皮替代物血管化、增强其抗感染能力、提高移植成活率是真皮替代物研制中需解决的难题。

（一）促进真皮替代物血管化的方法

目前促进真皮替代物血管化的方法很多，主要涉及以下三个方面：

1. 制备具有促血管化作用的生物支架材料　提高真皮替代物材料的生物相容性和生物活性可在一定程度上提高其移植后的血管化速度。除此之外，支架的孔隙率在血管生成方面也起着重要作用。部分研究发现，孔隙大于300μm的空间有助于血管的有效生成。

2. 接种血管生成细胞　将微血管内皮细胞接种到真皮替代物中可促进其血管化。为了克服内皮细胞增殖能力差的缺陷，近期研究者尝试将来源于骨髓、脂肪或外周血中的内皮祖细胞接种到真皮替代物中，明显促进了移植后新生血管的形成。

3. 通过释放各种调节因子促进血管生成　上调血管形成过程中的细胞因子主要包括血管内皮细胞生长因子（VEGF）、bFGF和HGF等，这些因子可以激活血管内皮前体细胞并促使它们随浓度梯度迁移，从而促进细胞的聚集以及血管的形成和成熟。为了克服细胞因子的不稳定性及非治疗部位的不良反应，可使用生物降解材料多聚物与这些因子复合、桥接或采用纳米粒包裹等形成缓释系统，从而实现细胞因子在创面局部持续稳定地释放。

研究发现，上述三种促血管生成方式的联合应用是促进血管新生的另一重要途径。Frederick等将内皮祖细胞植入带有基质细胞衍生因子的真皮替代物中后，发现血管新生增强。

（二）提高真皮替代物的抗感染能力

对于如何提高真皮替代物的抗感染能力，国内外学者认为首先是寻找具有抗感染能力的真皮替代物材料，如通过对复方壳聚糖真皮替代物进行体外抗菌实验检测，证实复方壳聚糖具有一定的体外抗菌作用；其次是应用物理、化学的方法对真皮替代物进行修饰，以增强其抗感染能力。目前用于修饰真皮替代物的方法有负载银离子、免疫因子、抗菌蛋白多肽等，这些方法通常可以联合使用。如使异种脱细胞真皮基质负载银离子，移植后持续释放，发现其对创面常见菌的抑制效果明显优于单纯脱细胞真皮基质。

（夏照帆）

参考文献

[1] Burke J F, Yannas I V, Quinby W C Jr, et al. Successful use of a physiologically acceptable artificial skin in the treatment of extensive burn injury[J]. Ann Surg, 1981, 194(4): 413-428.

[2] Sun W Q, Gouk S S. Aging of a regenerative biologic scaffold (AlloDerm native tissue matrix) during storage at elevated humidity and temperature[J]. Tissue Eng Part C Methods, 2009, 15(1): 23-31.

[3] Ji S Z, Xiao S C, Luo P F, et al. An epidermal stem cells niche microenviroment created by engineered human amniotic membrane[J]. Biomaterials, 2011, 32(31): 7801-7811.

[4] Huang G, Ji S, Luo P, et al. Evaluation of dermal substitute in a novel co-transplantation model with autologous epidermal sheet[J]. PloS One, 2012, 7(11): e49448.

[5] Ma J, Wang H, He B, et al. A preliminary in vitro study on the fabrication and tissue engineering applications of a novel chitosan bilayer material as a scaffold of human neofetal dermal fibroblasts[J]. Biomaterials, 2001, 22(4): 331-336.

[6] Chen G, Sato T, Ohgushi H, et al. Culturing of skin fibroblasts in a thin PLGA-collagen hybrid mesh[J]. Biomaterials, 2005, 26(15): 2559-2566.

[7] Vacik J, Dvoránková B, Michálek J, et al. Cultivation of human keratinocytes without feeder cells on polymer carriers containing ethoxyethyl methacrylate: in vitro study[J]. J Mater Sci Mater Med, 2008, 19(2): 883-888.

[8] Marston W A. Dermagraft, a bioengineered human dermal equivalent for the treatment of chronic nonhealing diabetic foot ulcer[J]. Expert Rev Med Devices, 2004, 1(1): 21-31.

[9] 肖仕初, 夏照帆, 杨珺, 等. 微孔异种无细胞真皮复合移植用于烧伤创面烧伤创面F功能评估[J]. 中国临床康复, 2003, 7(32): 4311-4313.

[10] Thomas A, Rodney D, Micheal H, et al. Updated international clinical recommendations on scar management, international advisory panel on scar management[J]. Plast Reconstr Surg, 2002, 110(2): 560-571.

[11] Wang G Q, Xia Z F. Transplantation of epidermis of scar tissue on acellular dermal matrix[J]. Burns, 2009, 35(3): 352-355.

[12] Bozkurt M, Kulahci Y, Zor F, et al. Reconstruction of the lower lip in Van der Woude syndrome[J]. Ann Plast Surg, 2009, 62(4): 451-455.

[13] Garramone C E, Lam B. Use of AlloDerm in primary nipple reconstruction to improve long-term nipple projection[J]. Plast Reconstr Surg, 2007, 119(6): 1663-1668.

[14] Xiao S C, Zhu S H, Li H Y, et al. Repair of complex abdominal wall defects from high-voltage electric injury with two layers of acellular dermal matrix: a case report[J]. J Burn Care Res, 2009, 30(2): 352-354.

[15] Sahota P S, Burn J L, Heaton M, et al. Development of a reconstructed human skin model for angiogenesis[J]. Wound Repair Regen, 2003, 11(4): 275-284.

[16] Zhang G, Suggs L J. Matrices and scaffolds for drug delivery in vascular tissue engineering[J]. Adv Drug Deliv Rev, 2007, 59(4): 360-373.

[17] Unger R E, Ghanaati S, Orth C, et al. The rapid anastomosis between prevascularized networks on silk fibroin scaffolds generated in vitro with cocultures of human microvascular endothelial and osteoblast cells and the host

vasculature[J]. Biomaterials, 2010, 31(27):6959-6967.

[18] Frederick J R, Fitzpatrick J R 3rd, McCormick R C, et al. Stromal cell-derived factor-1α activation of tissue-engineered endothelial progenitor cell matrix enhances ventricular function after myocardial infarction by inducing neovasculogenesis[J]. Circulation, 2010, 122(11 Suppl):S107-S117.

第十五章
皮瓣移植和穿支皮瓣

第一节 概述

一 皮瓣的定义

皮瓣（skin flap）是指具有血液供应的皮肤及其皮下组织。皮瓣形成需有一部分与本体相连，此相连的部分称为皮瓣蒂部。蒂部是皮瓣转移后的血供来源，具有多种形式，如皮下蒂、直接皮肤血管蒂、肌皮血管蒂、筋膜血管蒂等。在皮瓣转移后早期，皮瓣的血液供应完全依赖蒂部，随后皮瓣与受区创面重新建立血液循环。

二 皮瓣移植的适应证

1. 深部组织（如骨、关节、肌腱、大血管、神经干等）外露的创面，且无法利用周围皮肤直接缝合覆盖时，应选用皮瓣修复。
2. 在某些部位虽无深部组织缺损外露，为达到理想的修复效果，也可选用皮瓣。
3. 体表器官再造，包括耳、鼻、阴茎、阴道和拇指再造等，均需以皮瓣为基础，再配合支撑组织的移植。
4. 慢性溃疡，特别是放射性溃疡、褥疮或其他局部营养贫乏很难愈合的伤口，可以通过皮瓣移植改善局部营养状况。

三 皮瓣的选择

临床实践表明，选择"正确"的皮瓣非常关键。一般认为，术前皮瓣设计也许比手术中切取皮瓣更为重要，因为皮瓣设计能激发外科医师的想象力和创造力，同时也是最具挑战性的工作，而接下来在手术台上的工作有时更像是一种体力活。了解不同皮瓣的优点及适应证，对于判断特定缺损时如何选择最合适的皮瓣是非常有帮助的。

（一）受区

1. 功能和外观　所有缺损修复的首要目标即尽量恢复"正常"，在修复病变部位畸形和缺损的同时，需要尽可能降低对供区的损伤。选择皮瓣应考虑这个皮瓣的应用是否能够带来最佳疗效，即修复时不仅要重视伤口愈合，还必须考虑到病变处功能和外观的恢复，一些特定受区的修复还要求尽量使用与其特征相似的皮瓣。

2. 局部和远位　如果可以选择局部皮瓣并且能够满足覆盖创面的标准，那么局部皮瓣永远是最佳选择，因为这样可以避免形成较大的外观改变，避免游离组织移植的风险。若患者存在多部位病变难以耐受长时间手术，或医疗资源的分配有限，或手术时间有限，就更能体现出局部皮瓣的价值。

3. 皮瓣或肌皮瓣　软组织覆盖主要依赖皮瓣或肌皮瓣来完成，由于两者各有优势，所以如何选择往往因人而异。使用肌皮瓣时，即使使用了肌肉功能保护技术，通常也会导致部分功能的丧失；如果使用皮瓣，这种风险则减小。这两种皮瓣作为游离皮瓣使用时，受区可以利用的血供和血管的质量会进一步限制皮瓣的选择。皮瓣血管蒂的长度和直径应与受区血管相匹配。

(二) 供区

选择皮瓣时，尽可能减少供区改变也同样重要。以前，有知名血管走行的部位才能被用作皮瓣供区；现在，只要有足够可确认的皮肤血管分布，身体任何部位都可以作为随意皮瓣或游离皮瓣的供区。尽可能直接闭合供区继发创面，切口遗留线状瘢痕。皮肤移植后供区形成难看的瘢痕是所有皮瓣切取后的主要缺点，典型的例子是前臂桡侧皮瓣，即使术前或转移术后使用组织扩张技术进行修复，供区外观仍难以修复。虽然应用内镜技术切取肌瓣会使切取过程更加复杂，但是可以将供区瘢痕缩小。

皮瓣使用时既要满足受区需求，也应尽量减少供区损伤。除非生物工程技术发展到可以让组织再生，否则目前在可以最大化满足受区需要的同时避免供区损伤的方法只有异体移植了。但异体移植术后需要终身进行免疫抑制治疗，使这种技术难以得到广泛的接受。不过，可以想象将来的某一天，选择大小、颜色、蒂部长度和血管直径以及与受区完全相同的皮瓣时，都可以得到"现成"的相应皮瓣，那么就可以完全没有供区的损伤了。

第二节　皮瓣发展简史

皮瓣移植技术是整形外科最为重要的治疗手段，整形外科的历史就可以概括为相应皮瓣不断进化的历史。皮瓣使用初期，所谓的"皮瓣"就是今天我们所说的随意皮瓣（random flap），其中不包含知名的供血血管，只是保留了皮下血管丛。早期的皮瓣分类相对简单，因为它们只是通过构造方式的不同进行区分。这种分类虽然有一定的局限性，但是可以包括皮瓣转移的方式（如推进皮瓣、旋转皮瓣）、皮瓣的几何结构（如管形皮瓣）、皮瓣的止点（如局部皮瓣、远位皮瓣）等。由于受到内在血供的限制，切取随意皮瓣时必须严格控制其长宽比例，以保证皮瓣的成活。

Milton（1970）认为皮瓣的成活能力和皮瓣内部的血供成正比。McGregor 和 Morgan（1973）开创了以皮肤血管解剖为基础设计皮瓣的新纪元，他们发现人体某些区域存在相对较大的轴型血管，这些血管穿出深筋膜后在皮下组织走行一段距离后供应皮肤，只要沿血管走行轴向设计皮瓣，皮瓣切取范围可相应扩大，其安全性就有所提高。这些皮瓣被称为轴型皮瓣（axial flap），如腹股沟皮瓣（groin flap）就是一个典型的轴型皮瓣。Taylor 和 Daniel（1973）首次应用显微外科技术成功地完成了吻合血管的腹股沟皮瓣游离移植。

Ger（1971）、Orticochea（1972）等再次引进"肌皮瓣（musculocutaneous flap）"的概念，即肌肉不仅用作软组织瓣，而且可作为载体携带其表面的皮肤形成相对较大的肌皮瓣。McCraw 等人

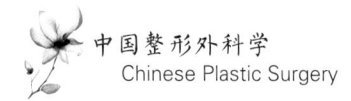

更准确地解释了这种联合切取的原因,并且将从肌肉到皮肤走行的血管命名为"肌皮血管"。有意思的是,Tanzini在1906年就发表过第一篇关于这种肌皮瓣的报道,他和随后的其他人清楚地认识到肌肉内存在的分支血管是形成复合性皮瓣所必需的。然而直到19世纪70年代,肌皮瓣的概念才为人们所熟知。

随着20世纪后期皮瓣外科的发展,皮瓣的内在血供理所当然地成为保证皮瓣成活最重要的决定性因素,Milton提出皮瓣的成活范围完全依赖其内在血供,与其长宽比例无关。

Pontén(1981)首先引入"筋膜皮瓣(fasciocutaneous flap)"的概念,虽然他也并不十分确定为何包含了深筋膜后他的"超级皮瓣(super flap)"可以有比同样宽度的随意皮瓣更长的成活时间。有趣的是,在Pontén的文章发表前100多年,Manchot早已意识到"较大的皮肤动脉穿过肌肉间隙,直接穿出深筋膜,发出终末分支……互相吻合成网"。这表明筋膜血管丛(包括筋膜下血管网、筋膜内血管网和筋膜上血管网)、真皮、真皮下、脂肪筋膜浅层及脂肪筋膜深层之间的每一个血管丛或血管网在某种程度上形成了相互吻合的立体血管构筑。Cormack和Lamberty(1984)强调"fasciocutaneous"一词并不是指任何特定的组织,而是指所提及的皮瓣及其血管解剖系统的完整性。因此,尽管依靠筋膜血管丛的皮瓣不含皮肤或深筋膜,但该皮瓣依然称为筋膜皮瓣。一个真正的筋膜皮瓣应含有穿过深筋膜的血管,并且包含皮肤和深筋膜之间的任何一层组织或全部组织。

在皮瓣发展过程中,我国解剖学者和外科医师的开拓性工作和贡献已被载入史册。早在20世纪70年代,钟世镇院士的皮瓣解剖学研究就为临床医师应用肌间隔皮瓣提供了解剖学基础。归纳起来,中国学者在皮瓣外科领域的突出贡献体现在以下三个方面:①知名主干动脉皮瓣。例如,杨果凡(1981)和宋儒耀(1982)的前臂皮瓣被全世界称为"中国皮瓣"。此皮瓣属于Cormack和Lamberty筋膜皮瓣分类中的C型,即皮瓣的血供依赖于众多小型节段性肌间隔动脉分支,所以切取这类皮瓣时,往往需要将其供血来源的血管一起切取以保证血管的完整性。②肌间隔皮瓣。在钟世镇的解剖研究基础上,徐达传(1984)和宋业光(1984)分别报告了股前外侧皮瓣的解剖研究和临床应用,被同行誉为"万用皮瓣"并得到广泛应用。此皮瓣属于Cormack和Lamberty筋膜皮瓣分类中的B型,即皮瓣包含一个大而孤立的肌间隔动脉穿支(亦有部分股前外侧皮瓣的血供来自旋股外侧动脉的肌皮穿支)。③动脉干逆行岛状皮瓣。例如,王炜(1982)和鲁开化(1982)分别介绍了前臂桡动脉逆行岛状皮瓣,为修复肢体远端创面提供了新的方法。

Nakajima(1986)将所有来自深部血管穿过深筋膜的穿支分为六种类型。直接筋膜穿支相当于McGregor和Morgan的轴型血管,因此轴型皮瓣可被认为是筋膜皮瓣中的一个特殊类型。直接肌间隔皮支沿着肌间隔走行,较小的肌间隔穿支穿出肌肉或肌腱之间的间隔,这些穿支均可营养肌间隔皮瓣(septocutaneous flap),但Cormack和Lamberty认为只有肌间隔皮支供应真正的筋膜皮瓣。Nakajima等发现了其他两类新型的深筋膜穿支,即直接肌血管皮支和肌血管皮肤穿支,这是他们做出的重要贡献。他们推断筋膜皮瓣的血供可以基于这两类血管,并应用计算机成像技术,通过三维影像观察到了筋膜血管丛中血管的形态、大小和在脂肪筋膜层内的走行,证明了这些肌肉血管的主要功能是营养皮肤,次要功能是营养途经的肌肉。直接肌血管皮支存在变异,而肌血管皮肤穿支才是这种肌肉穿支皮瓣的骨干,它是一种全新的皮瓣形式,不再仅停留于理论层面。切取这种皮瓣时需要精细地分开肌肉并分离出穿支血管,所以魏福全等认为这些皮瓣才是"真正的"穿支皮瓣。

Cormack、Lamberty和Nakajima以及后来的Mathes和Nahai所提出的筋膜皮瓣分类极其相似,这些分类的依据是每个皮瓣不同类型的血供。对外科医师来讲这是注重实际的分类方法,为确保皮瓣成活,皮瓣的血供必须明确。然而即使更进一步强调皮瓣类型的多样化,仍然存在普遍性。

Taylor和Palme认为Spalteholz早在1893年提出的假想是正确的,即进入皮肤的所有动脉,均为来源于皮肤深部血管发出的直接分支或间接分支。Taylor坚持认为,直接动脉的首要目的是供应皮肤，不管其是否先穿过肌肉间或肌间隔；间接动脉的主要作用是供应深部组织，沿途以终末支的形式穿过深筋膜到达皮肤，为皮肤提供血供是它们的次要作用。如果这个争论稍加改进，将得出"所有深筋膜穿支如果从来源血管发出，没有进入其他深部组织而到达筋膜的均应认为是直接穿支，否则应视为间接穿支，其相对应的皮瓣则称为直接穿支皮瓣或间接穿支皮瓣"的结论。这个纲要可以最大限度地简化分类，又可以包含所有目前已知的皮瓣。

在这个分类系统中，根据定义，营养肌肉的穿支皮瓣其穿支动脉必须穿过该肌肉组织，所以应该将这类皮瓣划分为间接穿支皮瓣。神经皮瓣就是一个非常好的间接非肌肉穿支皮瓣，这种皮瓣的血液供应依赖于内部或外部伴行于外周皮神经的神经皮血管和静脉皮血管。其外部血供常常来源于动脉，根据神经走行，神经皮血管和静脉皮血管可在到达皮下组织前同时穿入深筋膜。这种血管伴行系统的主要功能是营养神经，其皮肤分支只是次要（或间接）地营养上方的皮瓣。Niranjan指出穿支动脉与那些伴行于皮神经的血管相似，也可以从筋膜骨膜和腱鞘滑膜分支中分离出来，分别营养间接非肌肉穿支皮瓣。因此，间接穿支皮瓣应该单独分类，以确保其能从中间结构中恰当地分离出来，并且同时能保护必需的血供。

在皮瓣外科的不断演变和发展过程中，有一种力量起到强大的推动作用，这就是来自人体皮肤和肌肉的血管解剖工作。正是Taylor等所提出的"血管体区（angiosome）"概念改变了人们的传统观念，使外科医师能更好地理解皮瓣的血管解剖。

第三节 皮瓣的分类

完整描述皮瓣须包括其所有特点，如同Tolhurst提出的原子分类系统，Cormack和Lamberty将该系统归纳为六个C皮瓣设计：①循环（circulation），指皮瓣的血液供应；②成分（component），指皮瓣的组织构成；③建设（construction），指皮瓣蒂的类型，包括转移方式；④构造（conformation），指皮瓣的几何形状；⑤相邻（contiguity），指皮瓣的位置与缺损的关系；⑥条件（condition），指皮瓣是否经过延迟或扩张。以上六个C是皮瓣设计时必须考虑的。

一、Cormack和Lamberty的皮瓣分类

随着供应真皮下血管网的来源血管得到广泛认可，Cormack和Lamberty将皮瓣分为直接皮瓣、肌皮瓣和筋膜皮瓣三类。

（一）直接皮瓣

直接皮瓣指皮瓣由轴型血管供血，轴型血管是指人体某些区域存在的相对较大的皮下血管，这些血管穿出深筋膜在皮下组织中走行一段距离后供应皮肤，沿血管走行轴向设计皮瓣，皮瓣的切取范围相应扩大。因此该皮瓣又称为轴型皮瓣。由于供应皮瓣的动脉在到达皮肤之前穿出深筋膜，故也可将其归为筋膜皮瓣中的一个特殊类型。

（二）肌皮瓣

Mathes和Nahai提出的依据肌肉血管类型的肌皮瓣分类系统已经历了时间的考验而成为大家公认的标准，Taylor等提出依据肌肉的神经支配分类有助于肌肉功能移植（详见第十七章"肌瓣和肌皮瓣移植"）。

（三）筋膜皮瓣

依据筋膜血管网的来源血管，Cormack 和 Lamberty 将筋膜皮瓣进一步分为以下三个类型。

A 型：皮瓣筋膜血管网由多重供血的细小穿支构成，类似于随意皮瓣。

B 型：皮瓣依靠一个口径较粗的独立穿支供血，与筋膜血管网来源血管的肌间隔分支类似。

C 型：皮瓣依靠多个节段性肌间隔穿支供血，掀起皮瓣应包含深部的来源血管。

二 Nakajima 的皮瓣分类

Nakajima 等人将所有的皮瓣归为六类，既扩展了筋膜皮瓣的类型，又描述了基于六种不同类型穿支穿过深筋膜构成的筋膜血管丛。

Ⅰ型：直接皮瓣，相当于 McGregor 的轴型皮瓣。

Ⅱ型：直接肌间隔皮瓣，与 Cormack 的 B 型筋膜皮瓣相同。

Ⅲ型：直接肌血管皮支。

Ⅳ型：肌血管的皮穿支，相当于真正的肌穿支皮瓣。

Ⅴ型：肌间隔穿支皮瓣，与 Cormack 的 C 型筋膜皮瓣相同。

Ⅵ型：肌皮穿支皮瓣，类似于传统的肌皮瓣（或 Koshima 的毛细血管穿支皮瓣）。

三 笔者的皮瓣分类

以上皮瓣分类多以不同的供血模式来作为依据，所以 Cormack 和 Lamberty、Nakajima、Mathes 和 Nahai 对筋膜皮瓣的分类方式有些相似。笔者按皮瓣的血液供应方式，对以上各种皮瓣分类进行合并，将皮瓣分为以下五种类型：

1. 随意皮瓣（详见本章第四节"随意皮瓣"）。
2. 轴型皮瓣（详见本章第五节"轴型皮瓣"）。
3. 筋膜皮瓣（详见本章第六节"筋膜皮瓣"）。
4. 肌皮瓣（详见第十七章"肌瓣和肌皮瓣移植"）。
5. 穿支皮瓣（详见本章第七节"穿支皮瓣"）。

四 结论

虽然穿支皮瓣的应用时间相对较短，但其基于血管解剖的分类方式已得到公认，即将其分为直接穿支皮瓣和间接穿支皮瓣。这种分类方法的确非常方便，而且也会提醒医师切取皮瓣前需要采用不同的方式来保护皮瓣血供。

然而，轴型皮瓣、筋膜皮瓣以及肌皮瓣的概念早已根深蒂固，不易更改。

本文没有讨论的一些不常用的皮瓣类型，也可依前文提到的方式进行分类，比如可以将静脉皮瓣看作是一种间接穿支皮瓣，因为所有的浅静脉及其内部或外部的动脉均会在某一点穿入深筋膜。

总之，将所有皮瓣进行完全分类是不可能的，尤其是许多类型的皮瓣连命名标准都无法统一。

第四节 随意皮瓣

随意皮瓣又称任意皮瓣,其血供特点是仅有真皮层血管网、真皮下层血管网,有时也带有皮下层血管网,不含知名血管。皮瓣范围受长宽比例的限制。随意皮瓣根据供区和受区的距离可分为局部皮瓣、邻位皮瓣、远位皮瓣和管形皮瓣。

一、局部皮瓣

局部皮瓣(local flap)是利用缺损区周围皮肤及软组织的弹性和可移动性,在一定条件下重新安排局部皮肤的位置,以达到修复组织缺损的目的。局部皮瓣因色泽、厚度、柔软度与需要修复的受区近似,且手术操作比较简便,可以即时直接转移,手术多可一次完成,不需断蒂,一般修复效果比较理想,因而是整形外科最基础而常用的方法。

局部皮瓣的血供主要依赖于皮瓣的蒂部。一个皮瓣被掀起并转移至新的部位,在与受区建立新的血液循环之前,其血供只有通过蒂部获得。因此,在设计皮瓣时,必须充分考虑到皮瓣蒂部是否有足够的动脉供血及充分的静脉回流;根据皮肤组织的层次与血管网的形成特点,掌握好剥离的层次和平面,特别是近蒂部不能太薄,以防损伤血管网导致皮瓣血液循环障碍;除了皮下蒂厚度外还要考虑蒂部的宽度,两者之比一般为1:1,血液循环非常丰富的部位可达2:1,并且蒂部不能有张力和扭曲。

(一) 推进皮瓣

推进皮瓣(advance flap)又称滑行皮瓣,是利用缺损创面周围皮肤的弹性和可移动性,在缺损区的一侧或两侧设计皮瓣,经切开及剥离掀起后,向缺损区滑行延伸以封闭创面。

1. 矩形推进皮瓣 即在缺损的一侧沿缺损缘上下或左右做平行辅助切口,在皮下浅筋膜层剥离掀起,形成一矩形的单蒂皮瓣,将皮瓣向缺损区滑行推进覆盖创面。此时在皮瓣蒂部两侧常出现皮肤皱褶(猫耳畸形),切除一块三角形皮肤,既可消除此皮肤皱褶,又能使皮瓣远端的张力减小或消失,使之在无张力下缝合及愈合。此皮瓣称为单蒂滑行推进皮瓣(图15-1,图15-2)。

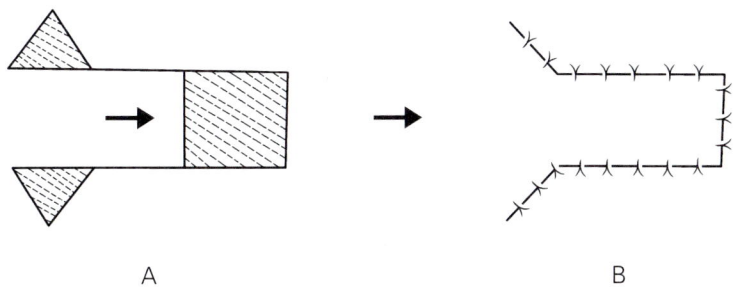

图 15-1 单蒂滑行推进皮瓣的设计与缝合

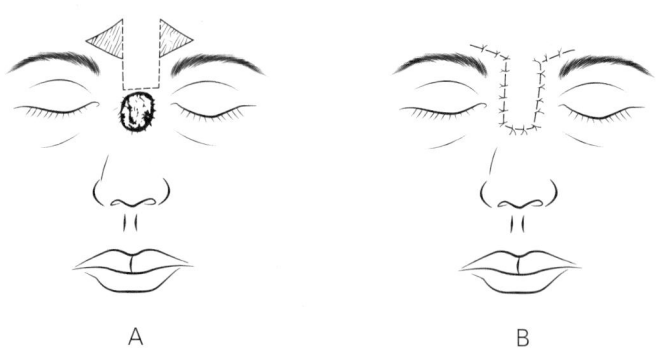

图 15-2 用滑行推进皮瓣修复鼻根部瘢痕
A. 术前及设计　B. 修复缝合后

对于较大的缺损或在皮肤较紧的部位，皮瓣的滑行距离将受到明显限制，遇到此种情况，可从相对的两个方向设计两个皮瓣，称为双侧滑行推进皮瓣。这样不仅可以防止皮瓣滑行后张力过大，而且能使对应的两侧张力比较均匀，特别是在头部，还可保持两侧的对称性。临床上最典型的例子是用两侧面颊部的扇形皮瓣修复上唇或下唇缺损（图15-3）。

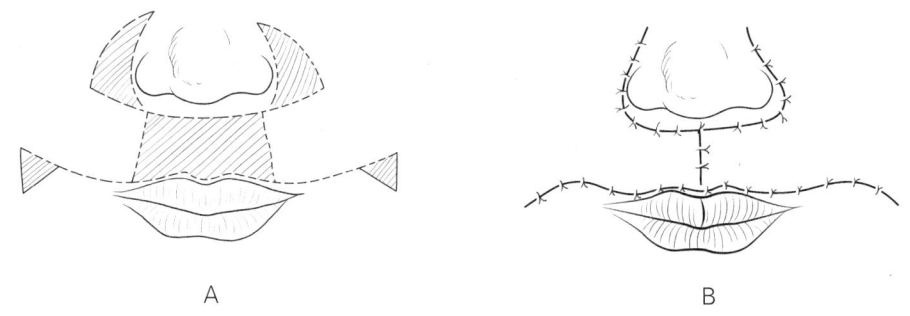

图 15-3 双侧扇形皮瓣滑行推进修复上唇缺损

2. 三角形推进皮瓣　此类皮瓣适用于错位组织的复位及组织的延长，用横轴加长纵轴或纵轴加长横轴均可。

（1）设计与缝合：临床常用的有V-Y成形术和Y-V成形术（图15-4）。V-Y成形术即在错位组织的下方做V形切开并稍加剥离松解，使错位组织充分复位后再做Y形缝合。

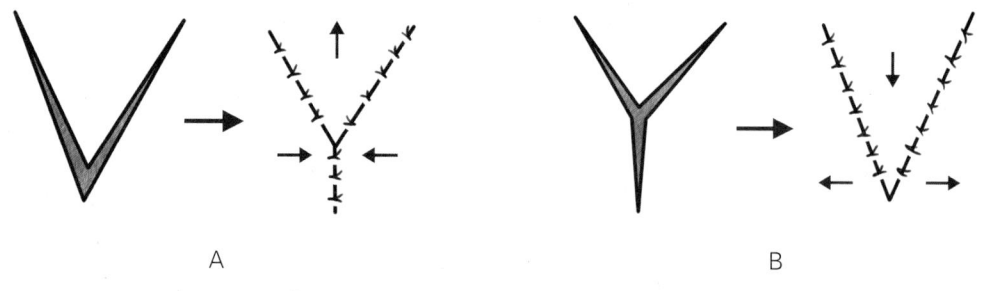

图 15-4 三角形推进皮瓣的设计与缝合
A. V-Y 皮瓣成形术　B. Y-V 皮瓣成形术

（2）临床应用：下睑或上睑外翻，可在外翻处瘢痕收缩部位的边缘作切开松解。一般均采取V形切开松解，Y形缝合，即可达到较理想的矫治效果（图15-5）。设计鼻小柱基部的V形切口，作Y形缝合，可使鼻尖部抬高（图15-6）。

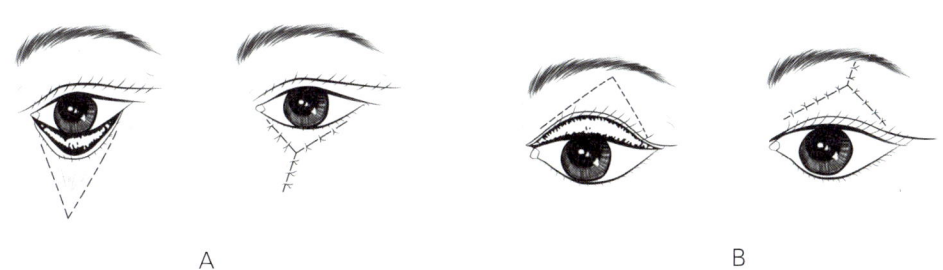

图 15-5　用三角形推进皮瓣矫治上、下睑外翻
A. 下睑外翻 V-Y 皮瓣成形术　　B. 上睑外翻 V-Y 皮瓣成形术

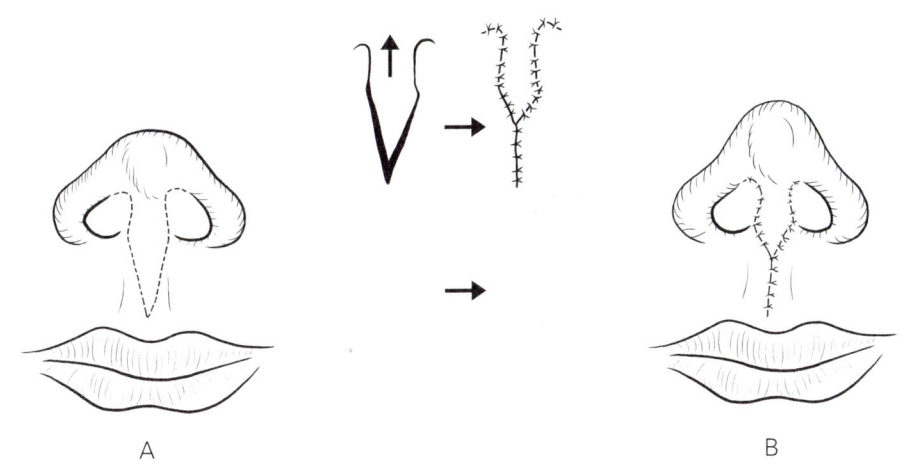

图 15-6　V-Y 推进皮瓣延长鼻小柱，抬高鼻尖的设计与缝合

在临床上，V-Y 成形术是非常有用的一种手术方法，同时根据患者的挛缩程度与具体部位，V-Y 成形术有不少改良的设计方法，如 N-Y 成形术、M-Y 成形术在有些病例中的应用，可使延伸效果及外形改善效果更优。

N-Y 成形术：对鼻翼旁瘢痕挛缩牵拉导致的鼻翼下移，设计 N 形切口，作 Y 形缝合，可使瘢痕得以松解，鼻翼复位且外形比较好（图 15-7）。

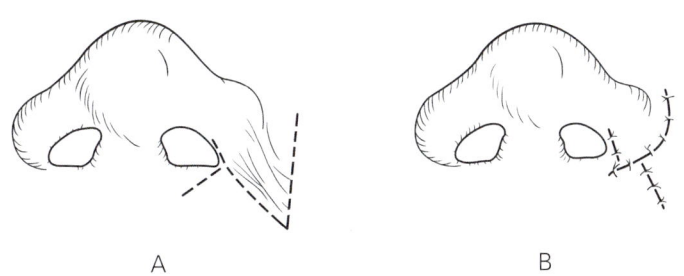

图 15-7　左鼻翼旁瘢痕挛缩牵拉鼻翼下移，用 N-Y 成形术修复的设计与缝合

M-Y 成形术：此种设计应用了 V-Y 成形术的原理，对耳垂下瘢痕导致的耳垂挛缩，可在两侧做两个辅助切口，松解挛缩后可使周围的正常皮肤得到充分利用，故延长的效果更好（图 15-8）。

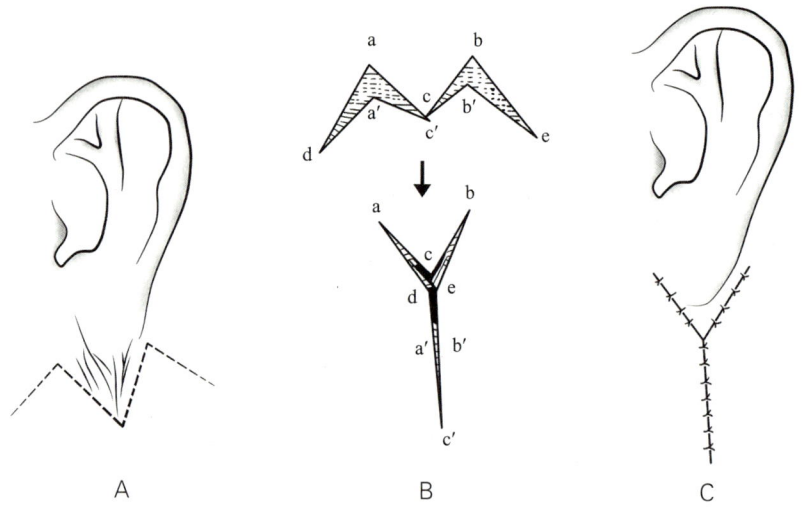

图 15-8　用 M-Y 成形术修复耳垂挛缩畸形的设计与缝合

（二）旋转皮瓣

旋转皮瓣（rotation flap）是在缺损边缘的一侧形成一局部皮瓣，经旋转并转移至缺损区覆盖创面。皮瓣近端的基点即为旋转的轴点，其旋转的半径应超出缺损的外缘。在临床上遇到缺损面积较大、周围正常皮肤的弹性和可移动性较小，不能用滑行推进皮瓣修复的病例，可选用旋转皮瓣，尤其适用于圆形或三角形缺损的修复。

1. 设计与转移　根据缺损区周围正常皮肤的弹性和可移动性设计皮瓣，其旋转弧切口的长度一般应为缺损区宽度的 4 倍（图 15-9）。皮瓣的长度（相当于旋转半径）应较创缘略长（约＞20%），若等长或稍短，转移后必然会在旋转轴线上产生张力。最紧的地方通常是最远的地方，此处所产生的张力最大，一般称之为最大张力线，在设计时要设法克服这条线上的张力（图 15-10）。

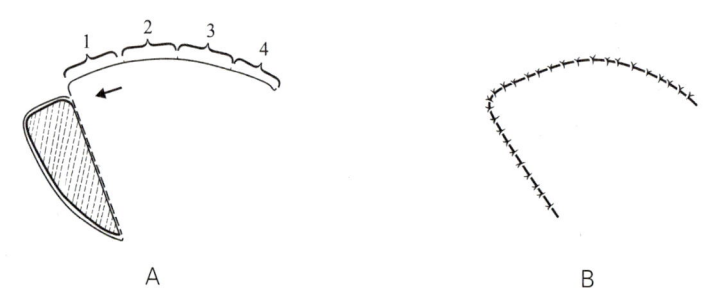

图 15-9　旋转皮瓣的设计之一：切口的长度
A. 设计（皮瓣切口长度 4 倍于缺损区的宽度）　B. 缝合后

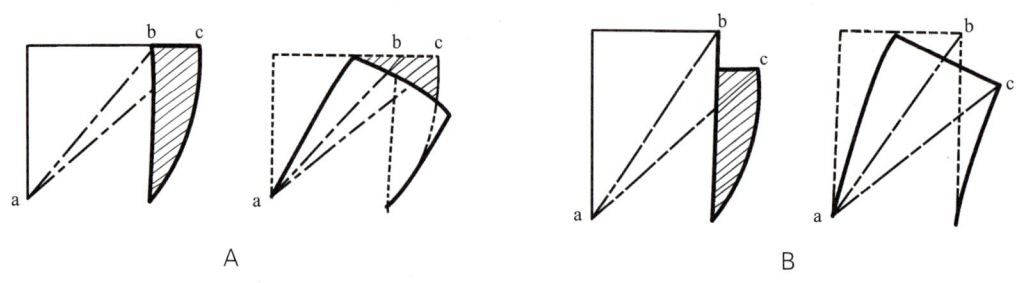

图 15-10　旋转皮瓣的设计之二：减少张力的方法
A. 张力大的设计（错误）　B. 张力小的设计（正确）

2. 临床应用

（1）双叶皮瓣：即在缺损区附近设计两个叶状皮瓣，第一个皮瓣靠近缺损区，其大小与创面大致相同或稍大；第二个皮瓣的大小仅为第一个皮瓣的1/2左右。两个皮瓣的轴线夹角在60°～70°之间选择。将第一个皮瓣转移至缺损区，将第二个皮瓣转移至第一个皮瓣转移后的继发缺损区，第二个皮瓣转移产生的缺损区则设法直接拉拢缝合（图15-11，图15-12）。

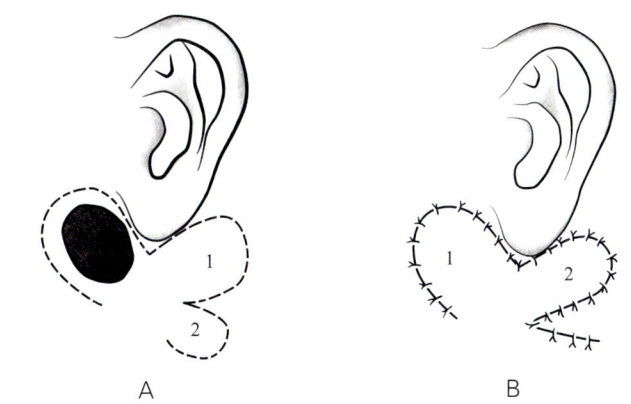

图15-11　用双叶皮瓣修复耳前缺损的设计与缝合

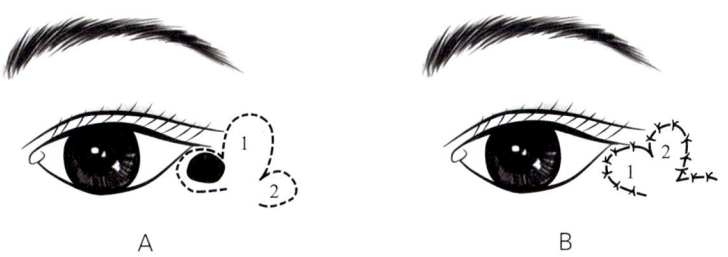

图15-12　用双叶皮瓣修复左眼外侧肿瘤切除后缺损的设计与缝合

（2）菱形皮瓣：即在梭形或菱形缺损的一边设计一菱形皮瓣，转移至缺损区（图15-13）。

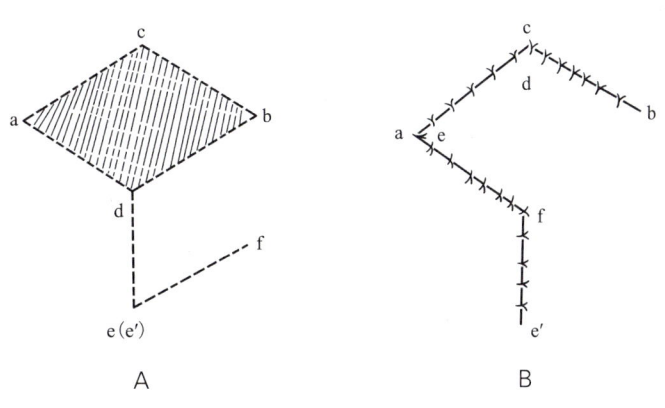

图15-13　菱形皮瓣的设计、转移与缝合

（三）交错皮瓣

交错皮瓣（transposition flap）又称易位皮瓣或对偶三角皮瓣，简称Z成形。该皮瓣适用于蹼状瘢痕挛缩畸形的松解，条索状瘢痕及组织错位的修复，鼻腔、外耳道环状狭窄的松解，小口畸形的开大，肛门、阴道膜状闭锁畸形的整复等。由于交错皮瓣经过易位后延长了轴线长度，因此

可达到松解挛缩的目的。另外，它可改变瘢痕的方向，使之与皮纹相吻合，还能使移位的组织、器官复位，从而达到改善功能与外形的良好效果。

1. 设计与转移　在条状或索状瘢痕两侧设计一定角度的两个三角皮瓣，其角度与轴线延长的长度有一定关系，即30°角的皮瓣可延长25％左右，45°角的皮瓣可延长50％左右。在对患者进行术前预测时，可将索状瘢痕两侧形成的对偶三角皮瓣的垂直高度相加，即皮瓣易位转移后的长度（图15-14，图15-15）。

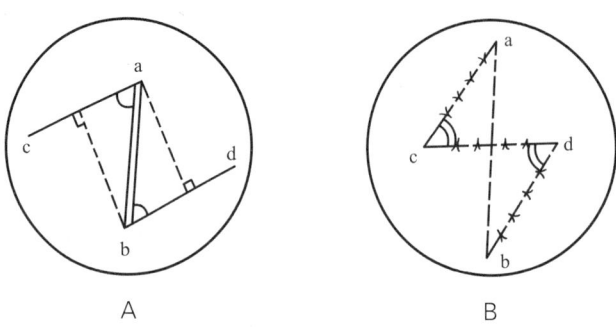

图 15-14　交错皮瓣易位转移松解延长瘢痕挛缩的设计与缝合

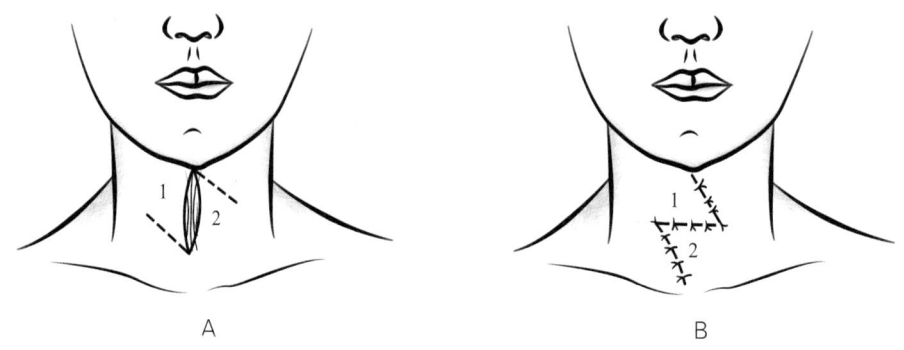

图 15-15　交错皮瓣设计原理在实际中的应用，松解延长了颈部挛缩瘢痕

2. 多种灵活应用形式　交错皮瓣除了对等的两个三角皮瓣易位的应用形式外，还有多种灵活应用形式，如不对等三角皮瓣及单个三角皮瓣插入、多个三角皮瓣交错、四瓣及五瓣成形术、W或M形皮瓣成形术，以及矩形皮瓣与三角皮瓣的联合应用等，现分述如下。

（1）不对等三角皮瓣及单个三角皮瓣插入：不对等三角皮瓣即在形成两个三角皮瓣时角度可以各异，一般在30°～90°之间变化，具体角度根据周围皮肤条件而定。有时在挛缩畸形的一侧是增生性瘢痕，另一侧有较松动的正常皮肤，此时可采用一种较独特的设计方法，即单个三角皮瓣插入法（也称单Z插入法）。具体设计是在瘢痕处作直角切开并松解，形成创面，在另一侧正常皮肤处形成30°～60°角的三角皮瓣插入其中，常可达到较好的治疗效果。无论是面颈部、腋部、肘部、腘部，还是阴部的蹼状挛缩畸形，这都是一种简便可行的松解瘢痕、延长长度的有效方法；对于非常严重的挛缩畸形，依靠单个三角皮瓣插入尚难以完全奏效者，往往只能做部分皮瓣插入，另外残留的创面有赖于游离皮片移植来覆盖。还有一种情况是组织缺损导致的挛缩与外翻畸形，如上、下睑及上、下唇外翻，腕部、肘部、腹股沟部的挛缩畸形，则可以从邻近部位形成一长条形皮瓣插入缺损创面，称为插入皮瓣。不对等三角皮瓣、单个三角皮瓣插入及插入皮瓣的临床应用都很广泛，其术前设计及转移缝合后的示意图见图15-16～图15-18。

（2）多个三角皮瓣交错：即连续多个Z成形术。当挛缩的条索状瘢痕较长，且四周软组织面积不够宽大、松动性有限时，则以采用多个三角皮瓣交错较为灵活。对于同一长度的挛缩，采用多个三角皮瓣交错，较一对三角皮瓣交错延长的长度要更长些（图15-19）。

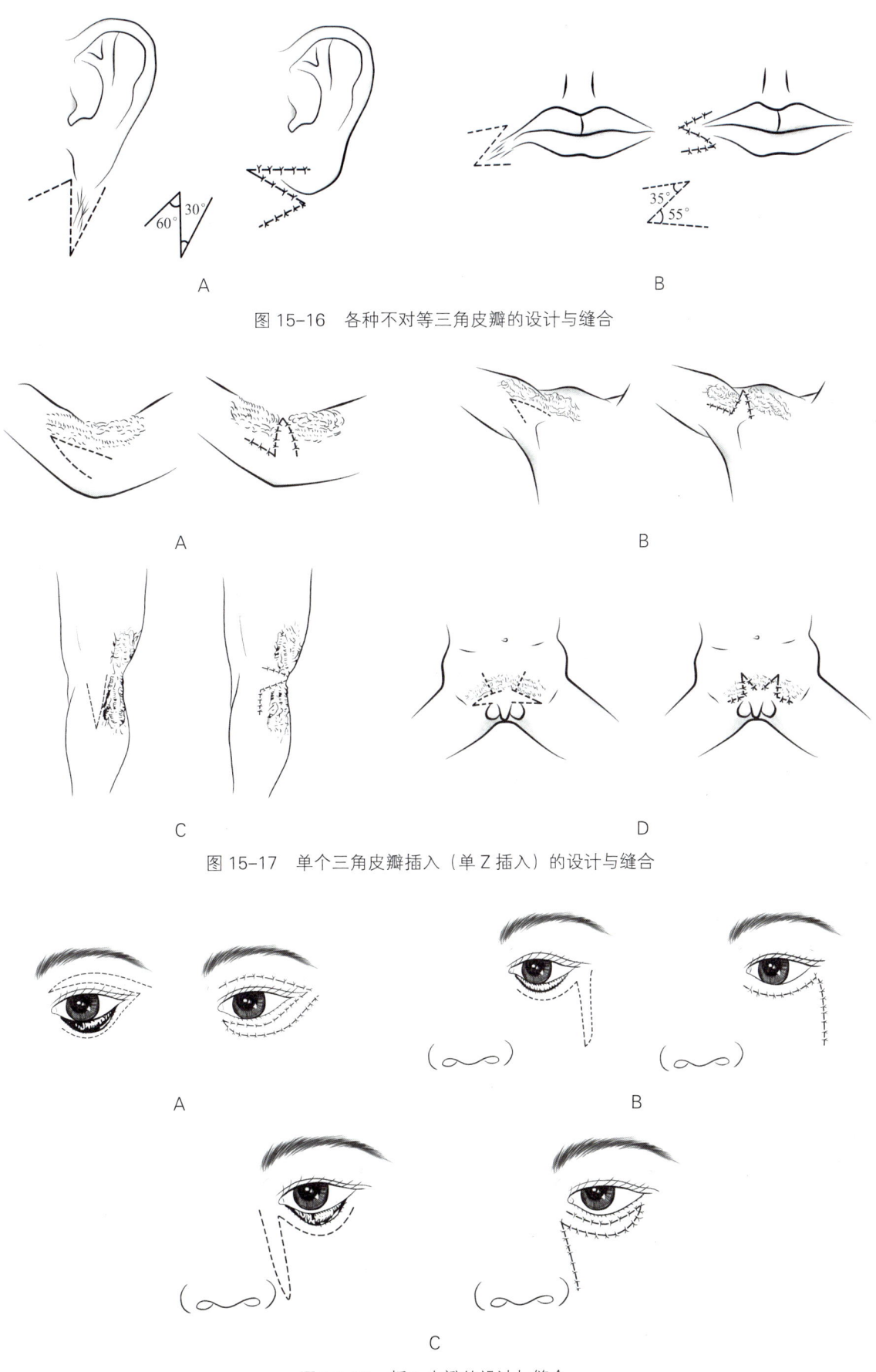

图 15-16　各种不对等三角皮瓣的设计与缝合

图 15-17　单个三角皮瓣插入（单 Z 插入）的设计与缝合

图 15-18　插入皮瓣的设计与缝合

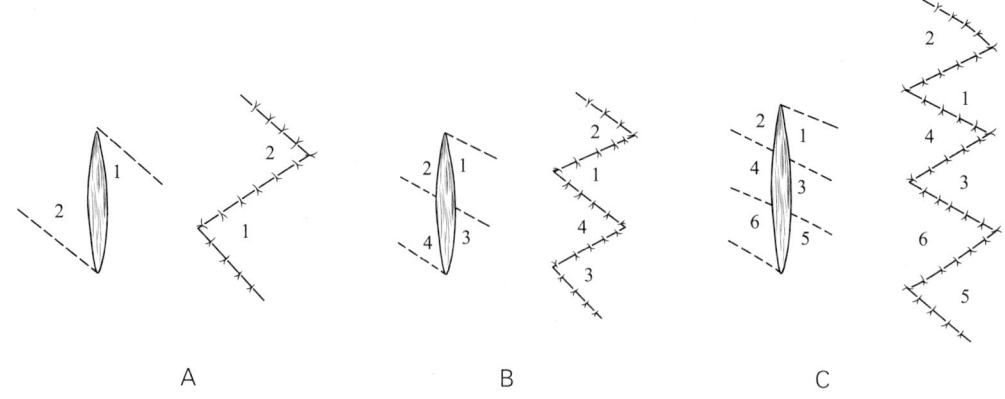

图 15-19 一对三角皮瓣交错与多个三角皮瓣交错延长长度的对比

此种连续多个Z成形术在颜面、颈部、腋部、肘部等均可应用，一般以挛缩的长轴为中轴形成数对三角皮瓣。该手术设计巧妙地利用局部被瘢痕拉长拉松的组织，交错易位后使挛缩得以松解改善，且这种松解后的缝合因打断了直线挛缩而呈锯齿状，故日后不会再次形成挛缩，只要坚持功能锻炼，功能恢复的效果会更明显。

（3）四瓣及五瓣成形术：这也是多个三角皮瓣易位交错的一种设计方法。它是根据病变部位的特殊情况，为了充分利用可松动的正常皮肤达到修复目的而设计的。

四瓣成形术是在挛缩部位的两侧先设计两个直角皮瓣，然后将此直角皮瓣沿角平分线分为两等份，即成为4个三角皮瓣，经松解转移后即可达到较好的改善挛缩的效果（图15-20～图15-22）。

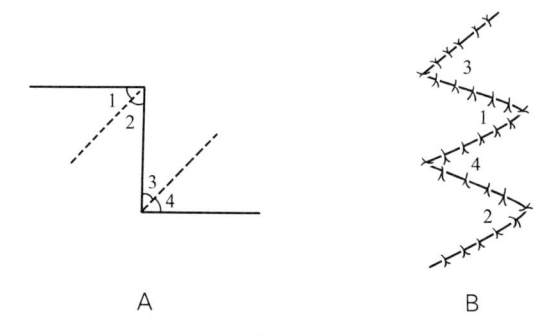

图 15-20 四瓣法的设计与缝合

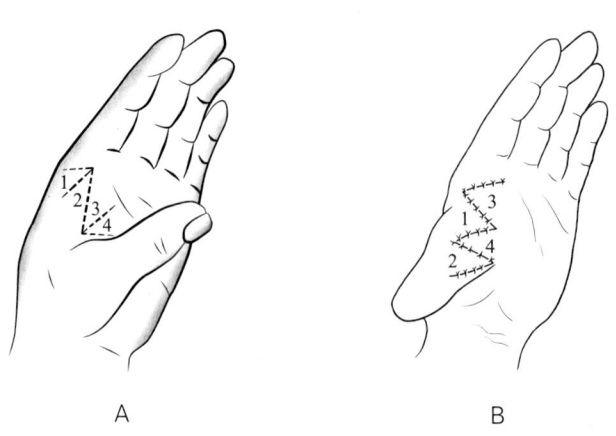

图 15-21 四瓣法临床应用之一：松解虎口挛缩的设计与缝合

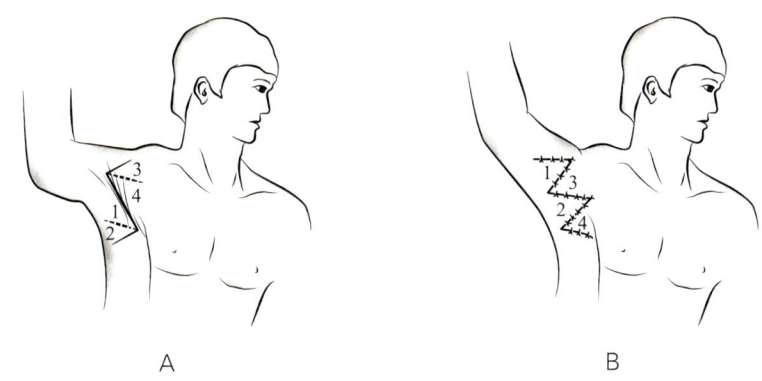

图 15-22　四瓣法临床应用之二：松解腋部挛缩的设计与缝合

五瓣成形术多用于一边为瘢痕组织，一边有可松动正常皮肤的蹼状瘢痕挛缩。五瓣成形术实际上是两对三角皮瓣交错加一个三角皮瓣推进（图15-23，图15-24）。

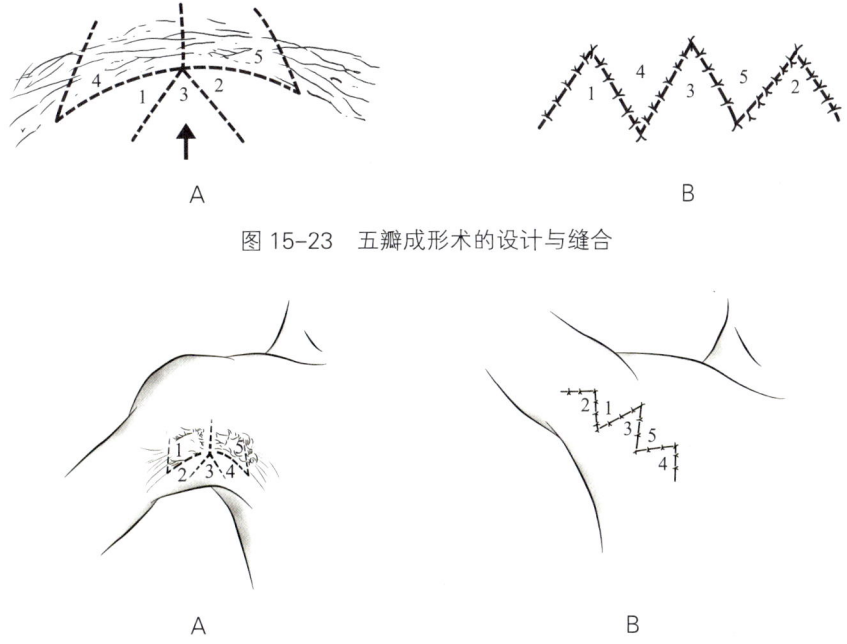

图 15-23　五瓣成形术的设计与缝合

图 15-24　五瓣成形术松解腋部蹼状瘢痕挛缩的设计与缝合

（4）W或M形皮瓣成形术：此为三角皮瓣交错的另一种切开与缝合方法，可防止直线瘢痕形成。它属于推进与交错同时施行的一串皮瓣，特别适用于处理缝合针迹显著、呈蜈蚣脚样的线头状瘢痕（图15-25）。但这种W或M形皮瓣成形术无松解延长瘢痕的效果。

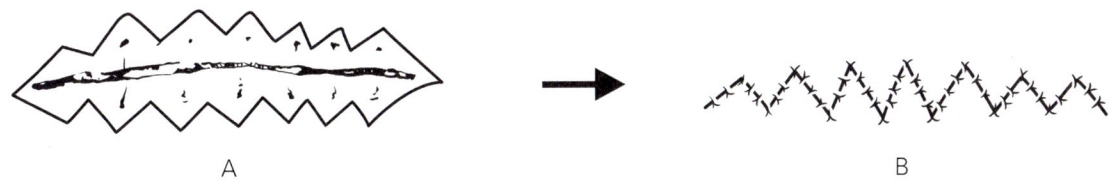

图 15-25　W形皮瓣成形术的设计与缝合

（5）矩形皮瓣与两个三角皮瓣的联合应用：有时瘢痕呈片状挛缩，且此类瘢痕已萎缩，质地较松软，完全切除较可惜，但不切除对功能又有影响，此时可在其两侧松弛的正常皮肤处设计两个三角皮瓣，切开松解后，将其插入矩形皮瓣退缩形成的继发创面（图15-26）。有时还可同时设计两个矩形皮瓣与两对三角皮瓣，经转移后可以松解颈部的挛缩，以改善头部后仰功能（图15-27）。

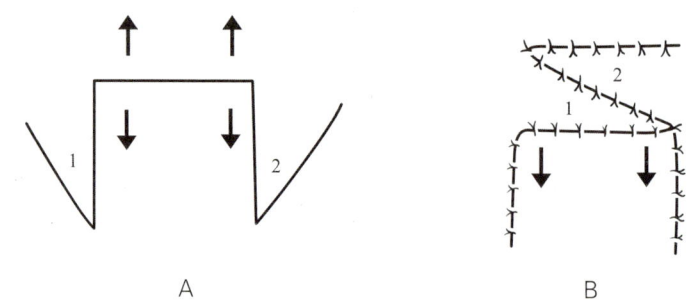

图15-26　矩形皮瓣与两个三角皮瓣联合应用的设计与转移

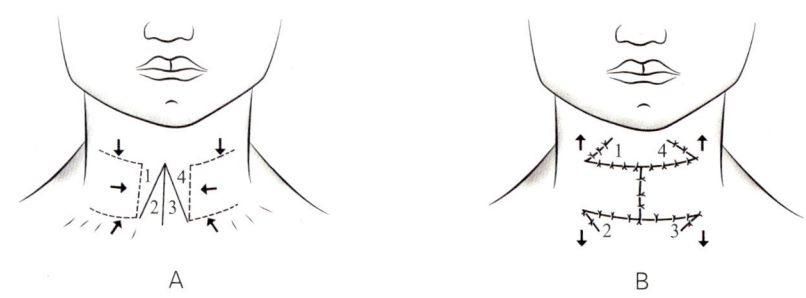

图15-27　颈部同时设计两个矩形皮瓣和两对三角皮瓣

二、邻位皮瓣

邻位皮瓣（ortho-position flap）与局部皮瓣的不同之处在于它与缺损区不相连，皮瓣供区与缺损需修复区之间有正常的皮肤或组织器官。最常见的例子是额部皮瓣带蒂旋转移位修复鼻翼缺损，颈肩皮瓣或颈胸皮瓣修复颈部、口底、下颌缺损等。还有一种类型是皮下蒂皮瓣通过隧道转移至邻近的缺损区。

三、远位皮瓣

当缺损区局部与邻位均无合适的正常皮肤组织可利用；或局部组织利用后外形破坏较明显，而修复后功能与外形改善并不明显时，可考虑用身体较远处、较为隐蔽的部位作为皮瓣供区，即远位皮瓣（distant flap）。远位皮瓣常用于四肢缺损的修复，例如手部较大的缺损无局部与邻位皮瓣可供选择时，可应用躯干或对侧肢体的远位皮瓣修复。其缺点是术后常需作肢体固定、对老年患者可能造成关节粘连等（图15-28）。

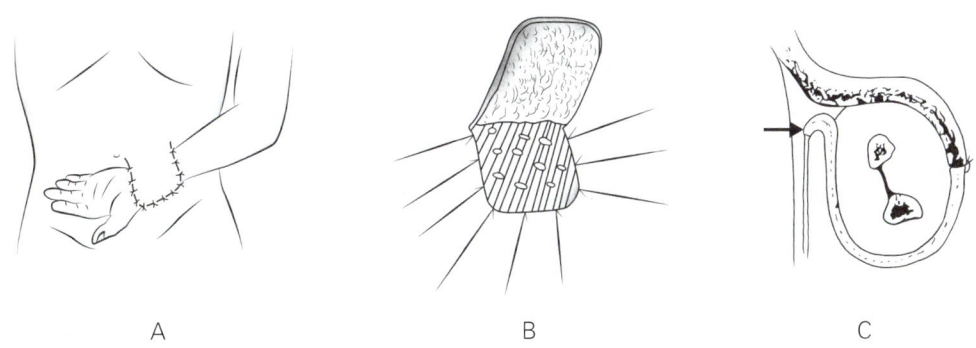

图 15-28 直接皮瓣修复腕部缺损
A. 腹部直接皮瓣修复腕部缺损 B. 继发创面游离植皮 C. 铰链处的处理，游离皮片与腕部缺损创缘皮肤缝合

四 管形皮瓣

管形皮瓣（tubed flap）简称皮管，因在形成与转移过程中将皮瓣卷成管状而得名（图15-29）。皮管作为整形外科传统的治疗方法已有近百年历史。其优点是：①在形成与转移过程中卷成管状，完全封闭，无创面暴露；②使用时属延迟转移，其血管排列、血流方向均与延迟后的皮瓣相同，故血液供应比较充分；③因呈圆柱形，适用于耳轮、鼻小柱、阴茎、手指再造。其缺点是：①不能及时转移；②手术次数多，疗程长；③在转移过程中有时需行肢体固定制动，对老年人不太适合。

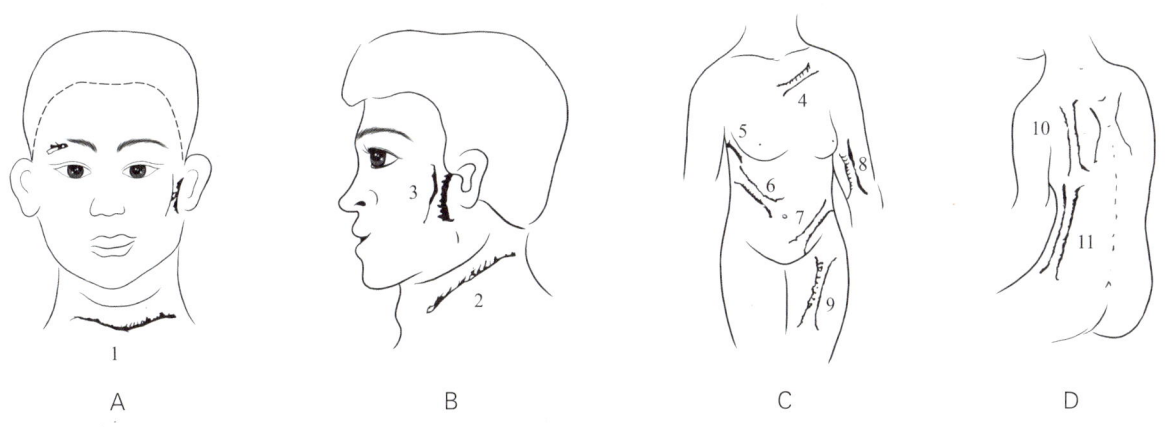

图 15-29 身体各部常用皮管示意图
1. 颈横皮管 2. 颈斜皮管 3. 耳前皮管 4. 胸肩峰皮管 5. 侧胸皮管 6. 上腹部皮管 7. 下腹部皮管 8. 上臂内侧皮管 9. 大腿前内侧皮管 10. 背部皮管 11. 胸腹皮管

第五节 轴型皮瓣

1973年，McGregor和Morgan首次发现人体某些部位存在不连续但相互联系的皮下血管，这些血管穿过深筋膜后顺着某个特定方向走行。这一发现可以从解剖上更好地理解皮肤的血液供应，从而明确皮瓣的结构，即设计皮瓣的方向如果与血管走行的长轴一致，常可获得比随意皮瓣更大的皮瓣，因此这种皮瓣被称为轴型皮瓣，目前文献多称之为直接皮肤动脉皮瓣或直接皮瓣。

轴型皮瓣的含义在国内文献中一直很混乱，许多人将其理解为"所有带血管的皮瓣（无论是肌皮瓣还是筋膜皮瓣）都是轴型皮瓣"。从皮瓣发展的历史不难看出，轴型皮瓣的提出其目的在于区别于随意皮瓣。轴型皮瓣是指由轴型血管供血的皮瓣（即直接皮肤动脉皮瓣），而轴型血管是指人体某些区域存在的相对较大的皮下血管，这些血管穿出深筋膜在皮下组织中走行一段距离后供应皮肤，沿血管走行轴向设计皮瓣，皮瓣的切取范围相应扩大，因此该皮瓣称为轴型皮瓣。由于供应皮瓣的动脉在到达皮肤之前穿出深筋膜，也可以将其归为筋膜皮瓣中的一个特殊类型。因此，不应认为轴型皮瓣代表所有带血管的皮瓣。肌皮瓣和肌间隔皮瓣不属于轴型皮瓣，轴型皮瓣与肌间隔皮瓣均属于直接皮瓣。另外，目前国际英文文献亦很少提到"axial pattern skin flap（轴型皮瓣）"。

直接皮肤动脉起自深部动脉干，通过结缔组织间隙，穿出深筋膜后在皮下组织内走行一段距离，其行程与皮肤表面基本平行，沿途可发出一些分支，但不发出肌支，仅是浅出供应皮下组织及皮肤，可分别有1~2条伴行静脉。解剖学家对皮瓣血管构筑的研究证明，以直接皮动脉为轴的血管和相邻的皮动脉之间有丰富的吻合支，它们的供养区有重叠，每个区域内一般只有1条优势动脉，但若结扎此条动脉，相邻的动脉会代偿供应该区，以保证皮瓣的成活。

临床选用较理想的直接皮肤动脉皮瓣的原则是：直接皮动脉的位置、起源、分布范围比较恒定，并有足够的静脉回流，最好有伴行的感觉神经。目前临床常用的直接皮肤动脉皮瓣有：①以颞浅动脉为轴的颞顶部皮瓣、额部皮瓣；②以胸外侧皮动脉为轴的胸外侧皮瓣；③以腹壁浅动脉、旋髂浅动脉为轴的腹股沟皮瓣（即下腹部皮瓣及髂腰部皮瓣）；④以耳后动脉为轴的耳后皮瓣；⑤以枕动脉为轴的枕部皮瓣；⑥以示指背桡侧动脉为轴的示指背皮瓣（或称旗状皮瓣），等等。

第六节　筋膜皮瓣

Pontén（1981）首先引入"筋膜皮瓣（fasciocutaneous flap）"的概念。Cormack和Lamberty（1984）提出"fasciocutaneous"一词并不是指任何特定的组织，而是指所提及的皮瓣及其血管解剖系统的完整性。因此，尽管依靠筋膜血管丛的皮瓣不含皮肤或深筋膜，但该皮瓣依然称为筋膜皮瓣。一个真正的筋膜皮瓣应含有穿过深筋膜的血供，并且包含皮肤和深筋膜之间的任何一层组织或全部组织。

依据筋膜血管网的来源血管，Cormack和Lamberty将筋膜皮瓣进一步分为以下三个类型：

1. A型　皮瓣筋膜血管网由多重供血的细小穿支构成，类似于随意皮瓣。

2. B型　皮瓣依靠一个口径较粗的独立穿支供血，与筋膜血管网来源血管的肌间隔分支类似。目前临床上已应用的此类皮瓣有：①以旋肩胛动脉皮支或旋肩胛动脉为血供来源的肩胛区皮瓣；②以胸肩峰动脉皮支为轴心的锁骨下皮瓣；③以腓动脉穿支皮支为血供的外踝上皮瓣；④以尺侧上副动脉为轴心的臂内侧皮瓣等。另外，近20年来广泛应用的旋股外侧动脉降支穿支皮瓣亦属此类皮瓣，即皮瓣包含一个大且孤立的肌间隔动脉穿支（亦有部分皮瓣的血供来自旋股外侧动脉肌皮穿支）。

3. C型　皮瓣依靠多个节段性肌间隔穿支供血，掀起皮瓣应包含深部的来源血管。此类型的皮瓣包括杨果凡的前臂皮瓣，国内称为知名主干动脉皮瓣，即皮瓣的血供依赖于众多小型节段性肌间隔动脉分支，所以切取这类皮瓣时往往需要将其来源血管一起切取，以保证血管的完整性。知名动脉血管干分支皮动脉由知名动脉血管干发出小皮支，穿出深筋膜后再发出一些细小的分支供养皮下及皮肤,并相互吻合或与邻近皮动脉间形成广泛的血管网。此种皮瓣供皮面积大,动脉干变异较小,血管位置恒定,口径粗,且两端皆可用于吻合,行带蒂移位或吻合血管移植均可。目前临床上已应用的此类皮瓣有:①以桡动脉干分支皮动脉或尺动脉干分支皮动脉为血供的前臂皮瓣;②以足背动脉干分支皮动脉为轴心的足背皮瓣;③以胫前动脉干分支皮动脉为血供的小腿前部皮瓣;④以胫后动脉干分支皮动脉为轴心的小腿后内侧皮瓣,等等。在切取此种皮瓣时必须注意将主干血管从深部肌间隙中剥离出来,而且不可损伤主干与分支间的连续性,否则可能出现皮瓣血供障碍。

第七节 穿支皮瓣

一 概述

穿支皮瓣（perforator flap）是指由管径细小的皮肤穿支血管供血的皮瓣,其穿支血管来源于肌皮穿支（musculocutaneous perforator）和肌间隔穿支（septocutaneous perforator）。由于穿支皮瓣在临床应用初期由肌皮瓣衍生而来,因此狭义上的穿支皮瓣其穿支血管仅来源于肌皮穿支。但从广义上讲,任何皮瓣解剖分离到仅以穿支血管为蒂时,均可称为穿支皮瓣。皮瓣的穿支动脉由来源动脉发出后穿过肌肉（即肌皮穿支）或肌间隔（即肌间隔穿支）及深筋膜,为皮瓣提高血液供应,因此,根据血供来源和血管类型的不同,又可将穿支皮瓣分为肌皮穿支皮瓣和肌间隔穿支皮瓣两类。穿支皮瓣不同于传统的轴型皮瓣,其具有以下特点:①皮瓣仅以穿支为蒂,血管蒂的游离方式常采取逆向解剖法,即先探测穿支血管,发现穿支血管后沿穿支血管追踪至近端的源血管;②切取皮瓣时,可根据术中的具体情况灵活改变术前设计,即可自由设计穿支皮瓣。

穿支皮瓣外科技术给外科医师提供了操纵微小血管的机会以及灵活多变的、创造性的皮瓣设计。"超级显微外科"的概念是在穿支皮瓣发展的基础上提出的,超级显微外科提供了在供区损伤最小化的情况下分离和吻合小口径血管的可能性。毫无疑问,超级显微外科将会在穿支皮瓣的演化中扮演主角。

（一）"穿支皮瓣"概念的产生

穿支皮瓣是20世纪80年代后期出现的一种新型皮瓣,是显微外科皮瓣移植的新发展。由于其具备理想的修复效果、能最大限度地减少供区损伤、手术设计灵活、术后康复快等诸多优势而得以推广。

"穿支皮瓣"概念的产生来自两方面因素的驱动,一方面是整形外科医师在临床实践中理念和技术的改进和创新;另一方面是整形外科医师和解剖工作者在对人体全身皮肤穿支血管解剖研究的基础上,系统地将皮肤穿支分类,为穿支皮瓣的临床应用提供了解剖学基础。

由于皮瓣外科的不断完善,对美观和功能的要求不断提高,因而在临床实践中逐渐产生了穿支皮瓣的概念,即切取薄皮瓣,减少受区皮瓣臃肿,保留供区肌肉,减少功能障碍。Kroll（1988）报道了以臀上动脉肌皮穿支血管为蒂的转移皮瓣,用于腰骶部软组织缺损的覆盖。Koshima（1989）报道了不带腹直肌的以腹壁下动脉穿支血管为蒂的脐旁皮瓣,用于重建腹股沟区及舌的临床应用;Allen 等（1994）将其发展为腹壁下动脉穿支（deep inferior epigastric perforator,DIEP）皮瓣,用于乳房再造,目前成为乳房再造的标准术式,DIEP皮瓣是整形外科临床研究和应用最多的穿支皮瓣。Koshima 等（1993）报道臀上动脉穿支（superior gluteal artery perforator，SGAP）皮瓣修复骶尾部压疮，现亦用于乳房再造；Angrigiani（1995）报告应用胸背动脉穿支皮瓣覆盖躯干和肢体创面。这些最初的报道是将肌皮瓣发展为肌皮穿支皮瓣（musculocutaneous perforator flap），由于该皮瓣保留了供区肌肉，血管蒂仅为肌皮穿支，因而被称为穿支皮瓣。另一方面，钟世镇（1982）提出了"肌间隔皮动脉"的概念，为肌间隔皮瓣与肌间隔穿支皮瓣的发展奠定了解剖基础。刘九洲（1983）在临床上应用上侧腹壁不带腹壁下动脉主干和肌肉的穿支皮瓣游离移植获得成功，王炜建议将其命名"脐旁皮瓣"，1984年在上海举行的中法显微外科学术交流会交流。徐达传（1984）在国内报道了股前外侧皮瓣（anterolateral thigh flap）的解剖研究，该皮瓣的血液供应来源于旋股外侧动脉发出的肌间隙穿支或肌皮穿支。宋业光（1984）在国际上首次报告将股前外侧皮瓣应用于临床，从此股前外侧皮瓣逐渐在临床推广，并成为修复外科的"万用皮瓣"，也为后来肌间隔穿支皮瓣的发展奠定了基础。王炜于1982年应用2～4cm的微型皮瓣，取自上臂、腹壁、趾背等，游离移植修复虎口、指腹等，1986年以《微小皮瓣游离移植在手外科的应用》为题，在第一届中华显微外科学术交流会报告，并在日本、法国交流。

（二）穿支皮瓣的发展

归纳起来，穿支皮瓣的发展大致经历了三个阶段，即概念形成阶段（1988—2000）、规范理顺阶段（2001—2006）、推广应用阶段（2007年至今）。在20世纪90年代穿支皮瓣应用初期，文献上关于穿支皮瓣的命名非常混乱，即在"穿支皮瓣"一词前冠以供区解剖部位、深部源血管或穿支血管穿过的深层肌肉等。这些命名不利于医师之间交流和穿支皮瓣外科的发展，于是2001年各国专家在比利时召开了一个穿支皮瓣命名研讨会，提出了其命名原则，并于2003年在 *Plastic and Reconstructive Surgery* 发表穿支皮瓣命名的共识，提出穿支皮瓣应以其供应血管命名，而不是以穿支血管穿过的肌肉命名。其命名原则是"源血管＋穿支皮瓣"，如腹壁下动脉穿支皮瓣、胸背动脉穿支皮瓣等；如果该源血管能切取多个穿支皮瓣，则用"解剖部位＋穿支皮瓣""深层肌肉＋穿支皮瓣"来命名，如旋股外侧动脉可供养多个穿支皮瓣，可分别称为阔筋膜张肌穿支皮瓣、股前外侧穿支皮瓣等。这个命名原则一直沿用至今，为穿支皮瓣的发展起到至关重要的作用。

2003年Geddes等提出，穿支皮瓣应统一以穿支的起源动脉命名，如果一个起源动脉发出多个穿支血管供应不同的解剖部位而形成不同的皮瓣，仍建议以穿支的起源动脉命名，同时标注穿支血管所穿过肌肉的英文首字母。如"旋股外侧动脉穿支皮瓣-股外侧肌（LCFAP-*vl*）"代表股外侧肌穿支皮瓣，"旋股外侧动脉穿支皮瓣-阔筋膜张肌（LCFAP-*tfl*）"代表阔筋膜张肌穿支皮瓣。LCFAP是旋股外侧动脉穿支（lateral circumflex femoral artery perforator）的英文首字母缩写（大写），vl和tfl分别是股外侧肌（vastus lateralis）和阔筋膜张肌（tensor fasciae latae）的英文首字母缩写（用斜体小写字母表示）。显然，采用这种英文首字母缩写的命名方法不适合中文表达，无法在我国推广应用。

自1997年以来，Blondeel、Hallock、Neligan、Morris在世界多个国家（包括中国宁波，2014）成功举办了16次国际穿支皮瓣学习班（International Perforator Flap Course），为穿支皮瓣的推广应用起到了积极的促进作用。2006年，由Blondeel、Hallock、Neligan、Morris编写的世界上第一部穿支皮瓣专著 *Perforator Flaps: Anatomy, Technique and Clinical Applications* 正式出版，标志着穿支皮瓣的发展已基本成熟。可以说，穿支皮瓣的发展标志着修复再造外科登上了一个新台阶。整形再造外科医师面对复杂软组织缺损的修复应以最小的供区代价换取最佳的修复效果，穿支皮瓣的出现符合当代组织移植发展的需要。

(三) 穿支皮瓣应用的几个基本原则

1. 穿支皮瓣供区应满足以下条件：①有可预见的穿支血管且较恒定；②通常至少有一个穿支的管径>0.5mm；③可切取足够长的血管蒂；④供区最好能直接缝合。
2. 穿支皮瓣的设计原则是以穿支为中心设计皮瓣，即设计穿支皮瓣不是选择某个特定的来源血管，而是选择最合适的穿支，因为穿支皮瓣的优点之一是可以随意性选择供区，只要有穿支存在，就可以该穿支为中心形成皮瓣。
3. 设计皮瓣前必须确定穿支血管的位置，其方法包括超声Doppler、Duplex探测，CT血管造影等，然后根据解剖知识及穿支血管的走行方向设计皮瓣的轴线与范围。
4. 切取穿支皮瓣时多采用逆行切取法，术中确认穿支血管后，再沿其向深部追踪解剖。

(四) 临床常用的肌皮穿支皮瓣

临床常用的肌皮穿支皮瓣有六种：①腹壁下动脉穿支（DIEP）皮瓣；②股前外侧穿支（anterolateral thigh perforator，ALTP）皮瓣；③臀上动脉穿支（SGAP）皮瓣；④胸背动脉穿支（thoracodorsal artery perforator，TAP）皮瓣；⑤阔筋膜穿支（TFLP）皮瓣；⑥腓肠内侧动脉穿支（medial sural artery perforator，MSAP）皮瓣。其中腹壁下动脉穿支皮瓣最为常用，已成为乳房再造的首选皮瓣；股前外侧穿支皮瓣也是用途非常广泛的主力皮瓣。

肌间隔穿支皮瓣（septocotaneous perforator flap）的供区主要在肢体，以四肢主干动脉发出的肌间隔穿支形成的肌间隔穿支皮瓣多用于肢体创伤缺损的修复。

总之，穿支皮瓣的出现使皮瓣移植走向了"自由王国"，外科医师不再受有限的皮瓣供区的限制，可以完全按照具体需要在全身任何含有穿支血管的部位获取穿支皮瓣。同时，穿支皮瓣的发展也要求更加高超的显微外科技能，以完成更细小的显微血管吻合。我们相信，通过对全身皮肤穿支血管的研究，不仅有利于开发新的穿支皮瓣供区，而且有助于预测穿支皮瓣的切取范围和成活面积，从而提高穿支皮瓣移植的成功率。

二 穿支皮瓣的定位与设计

(一) 穿支皮瓣的设计原理

精确的术前设计是再造手术成功的关键，术前对受区的评估必不可少，可以明确需要修复组织的特点和将要选用的穿支皮瓣是否一致。肌皮瓣和free-style游离皮瓣的设计原理适用于穿支皮瓣设计。按肌皮瓣的设计原理，首先选择重要的穿支血管，穿支皮瓣的范围根据穿支血管而定。另外，按free-style游离皮瓣的设计原理，先根据皮瓣的特性（如皮肤厚度、组织柔韧度）选择供区。选择皮瓣后再找供应血管。设计穿支皮瓣与设计肌皮瓣的区别在于前者需要在术中调整术前设计。

(二) 受区的评价

全面评价受区皮肤缺损的面积和形状，按照"缺什么补什么"的原则选择皮瓣供区。如果不考虑缺损原因，80%的再造手术为皮肤和皮下组织，对某些肢体皮肤缺损病例，常用2D再造作为首选的修复方法；对另一些病例如乳房再造（3D再造），皮瓣的容积和柔韧度是首要的考虑因素。有时，更为复杂的再造需给患者提供含有不同组织的皮瓣，即复合再造，如皮瓣伴有骨、肌肉、神经、筋膜等。大的来源血管含有多个分支（如胸背动脉、旋股外侧动脉），均可形成多个复合组织瓣。与传统的骨肌皮瓣相比，穿支皮瓣具有更多的优点。尽管有相同的组织可获取，皮瓣可依据各自供应的穿支与周围组织分开，增加再造的灵活性。骨、神经、筋膜和肌肉的重要性在于能提供功能和动力再造以及骨支撑作用。在完成深部组织的修复后，皮肤覆盖可确保理想的外形。

（三）穿支皮瓣的选择方法

1. 按已知的穿支设计皮瓣　传统的肌皮瓣和筋膜皮瓣均以知名大血管设计皮瓣，尽管缺损的范围和所需组织的种类有助于皮瓣的选择，但是外科医师的喜好和经验对皮瓣的选择起决定性作用。这些原理也适用于穿支皮瓣的设计。不过，设计穿支皮瓣时不是首先选择某个特定的来源血管，而是选择最合适的穿支，即以穿支为中心设计皮瓣。

皮瓣的切取面积可按Angiosome原理确定，即可将一个邻近的血管区域包括在皮瓣内。目前已知在某些部位，皮瓣的切取范围可安全地超过两个血管区域，其血管解剖特点和血供生理有助于解释这个原理。例如，去交感神经后choke血管开放和平衡法则适合于确定大皮瓣能否成活，因此，动脉血压可能是决定整个皮瓣灌注程度的重要因素，而静脉血压也在维持足够的组织氧合方面起作用。

除了确定皮瓣的主要穿支以外，相邻的穿支也应注意。如果在术前和术中用多普勒超声确定皮瓣的优势穿支，即可明确皮瓣的范围，并安全地掀起皮瓣。

2. 随意选择皮岛　即术前先选择符合受区的皮岛，后确定供血血管，使皮瓣设计灵活自由（free-style）。

尽管穿支皮瓣再造技术为医师提供了选择的自由度，但其局限性在于：要求高水平操作超声多普勒探测穿支，穿支可能是大的或小的肌间隔或肌皮穿支，也可能是浅层系统的如腹壁浅动脉。有必要详细了解特定部位深浅系统不同穿支孰优孰劣（穿支的数量、口径和位置），以及是否存在变异。医师应有能力并且愿意操纵细小血管，即要求具备超级显微外科技术。

总之，穿支皮瓣的设计不必机械地照搬以上任一方法，医师完全可以灵活应用一种或两种原理设计皮瓣。例如，医师可依经验选择皮瓣，并将此皮瓣按free-style游离皮瓣扩展以满足特殊需要，或更有创造性地设计皮瓣。

3. 术中调整和决策　传统的游离皮瓣和穿支皮瓣的另一个主要区别是，后者在术中解剖皮瓣时能灵活地改变术前设计。尽管术前超声可确定穿支血管的大小、血流、走行及分支，但皮瓣血管是动力性的，随时随地受诸多生理因素的影响。术前超声仅能提供血流动力状态的一个静态图像，术前所测的似乎较小的血管在术中可能较大，其原因可能是术前存在血管痉挛。因此，有必要将术中发现与术前超声数据比较，以选择合适的穿支。

当选择优势穿支时，须重视血管的口径和长度，穿支的大小与皮瓣的大小成正比，了解术前不同穿支的位置与大小比仅单纯选择穿支的直径更重要。例如，在肢体远端设计一个小皮瓣，1mm口径的穿支应视为大血管；而对于DIEA或SGA皮瓣，1mm口径的穿支则应视为小血管。如果存在浅血管系统，有必要与深血管系统做比较，在躯干的某些区域，浅血管系统的穿支明显优于深血管系统的穿支［例如腹壁浅动脉（SCIA）］，因此术前了解可以避免术中举棋不定。

4. 穿支皮瓣的解剖　当切开皮瓣边缘时，每个直径大于0.5mm的穿支血管都应保留，以利于增加动脉灌注量或静脉回流量。

穿支皮瓣的解剖原则是：如果解剖中发现更大的穿支，小穿支可切断；如果超过一个穿支进入皮瓣，皮瓣可从不同的方向掀起。术前可靠的超声探查有利于术中发现优势穿支。如果术中发现某穿支优于术前检测到的穿支，可修改皮瓣设计。如果怀疑穿支有变异，确定穿支前不应完整切开皮瓣。

总之，穿支皮瓣外科技术给医师提供了操纵微小血管的机会，有助于医师灵活多变地、创造性地设计皮瓣。如果有必要，皮瓣的不同血管蒂可与受区的血管吻合，或进行不同血管蒂之间的吻合。如果术前了解皮瓣的血管解剖，医师就会更加自信地获得血供丰富的穿支皮瓣。

三 穿支皮瓣移植的常见并发症及其处理原则

尽管穿支皮瓣移植手术后的并发症与传统皮瓣移植并无明显区别，但仍有其特殊性。以细小的穿支血管为蒂做局部旋转或吻合血管的游离移植，其并发症主要包括：①皮瓣血液供应不足，全身因素有吸烟、肥胖等，局部因素有皮瓣设计不合理、蒂部过度扭曲受压、血管痉挛、血栓形成等，可导致皮瓣部分或完全坏死；②创面不愈合或延迟愈合，常因皮瓣移植后缝合张力较大及血肿形成等所致。

（一）与皮瓣设计和切取有关的并发症

1. 设计和切取皮瓣时，皮瓣面积超出穿支血管的血供范围。皮瓣安全成活面积应包括穿支血管的解剖区域加上邻近的动力区域（即邻近血管区域）；若切取的皮瓣面积超出动力区域部分即潜在区域（第三个区域），则可能会发生坏死。

2. 穿支血管蒂因解剖操作不当而损伤，或术中血管蒂没有完全松解游离，可导致穿支皮瓣旋转后血管蒂受牵拉、扭转或卡压。另外，穿支皮瓣游离移植手术中血管内膜损伤导致血管吻合口栓塞，以及环境温度过低等，均可导致动脉痉挛甚至血栓形成。

3. 手术中创面处理不正确，如手术中止血不彻底导致皮瓣下血肿形成。

（二）并发症的预防和处理原则

1. 术前预防措施　了解常用穿支皮瓣的应用解剖，根据受区情况合理选择供区，若受区缺损较大需要跨区设计皮瓣时，要注意穿支血管的动力区域与解剖区域是否同源。

2. 术中预防措施　如手术中发现皮瓣存在血液循环障碍，可暂停手术，将皮瓣原位缝合或做延迟手术。皮瓣血液供应不足或循环障碍常由蒂部受压、血管痉挛、血栓形成等引起，手术中应及时对症处理。如遇皮瓣肿胀等静脉回流障碍，可将皮瓣内浅静脉与受区浅静脉吻合。

3. 术后处理原则　由于吻合血管的游离穿支皮瓣血管蒂细小，手术操作相对复杂，其血管危象的发生率较传统的游离皮瓣为高，故术后应严密监护，注意鉴别动脉危象与静脉危象、血管痉挛与血栓形成，并及时作出相应的处理。对于动脉痉挛，可以通过保温、扩容、抗凝、镇静止痛、补充血容量等措施改善微循环，同时应用糖皮质激素、自由基清除剂等治疗缺血再灌注损伤。改善全身情况，纠正低氧。怀疑血管吻合口栓塞者须尽早行手术探查，重新吻合血管。手术后发生静脉回流障碍时可用皮瓣边缘抗凝放血疗法，严重的静脉回流障碍应重新行静脉吻合。

四 穿支皮瓣的临床应用

"穿支皮瓣"概念的提出，带动人们重新认识研究人体皮肤的穿支血管特性。下面以腹壁下动脉穿支（DIEP）皮瓣和胸背动脉穿支皮瓣两个临床研究和应用最多的穿支皮瓣为例，简单介绍穿支皮瓣的应用解剖和设计要点。

（一）腹壁下动脉穿支皮瓣

Koshima（1989）首次报告DIEP皮瓣的应用。Aller（1994）应用DIEP皮瓣进行乳房再造。DIEP皮瓣是在传统的横行腹直肌肌皮瓣（即TRAM皮瓣）基础上的改良，将DIEP从腹直肌中分离出来，避免供区腹直肌损伤，减少腹壁疝、腹壁薄弱等术后并发症。

1. 应用解剖　腹壁下动脉在腹股沟韧带上方起源于髂外动脉，向内上行经半月线进入腹直肌鞘，在腹直肌深面上行，于脐水平发出2~3支终末分支，在脐上一个腱划水平与腹壁上动脉吻合。在其行程中向外侧发出节段动脉，走行于腹内斜肌与腹横肌之间，分别与肋间动脉吻合，同时发出肌皮穿支供应腹部皮肤。肌皮穿支的穿出点主要分布在腹直肌腱划区，75%位于脐周区，其中直径≥0.5mm的穿支有7~8支。

2. 设计要点

（1）皮瓣设计呈梭形或椭圆形，两侧至髂前上棘，上界位于脐上2~3cm，下界可达耻骨结节上方。

（2）从皮瓣外侧于腹外斜肌腱鞘表面掀起皮瓣，显露脐旁肌皮穿支，切开腹直肌前鞘，钝性分离穿支，追寻穿支至腹壁下动脉的主干。

（二）胸背动脉穿支皮瓣

Angrigiani（1995）报告应用胸背动脉穿支（TAP）皮瓣覆盖躯干和肢体创面。该皮瓣的血供来自胸背动脉的穿支血管，穿过背阔肌达皮瓣。与其他常用的穿支皮瓣（如腹壁下动脉穿支皮瓣、臀上动脉穿支皮瓣）相比，TAP皮瓣相对较薄，更适合四肢及头面部的修复再造。若以单一穿支为蒂，皮瓣的切取范围可达15cm×8cm，既可直接缝合供区创面，又能避免术后皮瓣静脉回流障碍。

1. 应用解剖　胸背动脉起自肩胛下动脉，供应背阔肌。胸背动脉在背阔肌深面分为两支，即内侧的水平支和外侧的垂直支，外侧支垂直向下走行在肌肉外侧缘以内2~3cm。胸背动脉穿支皮瓣的血供既可来自血管主干的远端，也可起自外侧支。第一个穿支位于腋后襞下6~8cm，起源于胸背动脉主干远端或外侧支；以下从外侧支发出的穿支数可多达3个，即每间隔1.5~4cm发出1个穿支，每个穿支斜行3~5cm穿过肌肉到达皮肤。穿支动脉的口径为0.3~0.6mm，均有2条伴行静脉。

2. 设计要点

（1）患者取侧卧位，触诊确定背阔肌外侧边缘并标记。于腋后襞下6~8cm及背阔肌外侧边缘以内2~4cm处用笔式Doppler血流仪测定穿支并标记。按第一个穿支以下1.5~4cm间隔依次确定其他穿支的位置。

（2）以第一个穿支为中心设计15cm×8cm的椭圆形皮瓣，皮瓣的长轴平行于背阔肌外侧缘，皮瓣的宽度以能直接缝合供区为原则，皮瓣最长可达25cm（以单一穿支血管为蒂）。

总之，穿支皮瓣的出现使皮瓣移植走向了"自由王国"，外科医师不再受有限的皮瓣供区的限制，可以完全按照具体需要在全身任何含有穿支血管的部位获取穿支皮瓣。另外，穿支皮瓣的发展也要求医师具有更高超的显微外科技能，能完成更细小的显微血管吻合。相信我们对全身皮肤穿支血管的研究不仅有利于开发新的穿支皮瓣供区，而且有助于预测穿支皮瓣的切取范围和成活面积，从而提高穿支皮瓣移植的成功率。

（杨大平　王炜）

第八节　各种皮瓣移植

一、额部皮瓣

额部皮瓣（forehead flap）修复鼻缺损及行鼻再造已有很长的历史，Carpue（1861）首先将额部皮瓣从印度传到西欧，McLaren（1963）将额部皮瓣作为修复全颊缺损的衬里，McGregor（1963）用额部皮瓣修复龈颊黏膜缺损，Millard（1964）应用额部皮瓣修复下颌骨创面。

额部皮瓣是鼻再造最常应用的皮瓣。额部皮瓣最初被称为额中部皮瓣，其血供主要来源于滑车上动脉及眶上动脉。McCarthy研究了额中部皮瓣的血供后发现，即使结扎了滑车上动脉，与其并行的内眦动脉也能维持这个皮瓣的血供。Millard发明了基于滑车上动脉和眶上动脉的海鸥形和十字形皮瓣用于鼻再造。Cormack在这种皮瓣的设计基础上制定了横向扩张的标准的旁正中皮瓣。Zuker等（1996）提出用扩张的额部皮瓣行全鼻再造，但这种方法费时，术后可出现皮瓣挛缩，导致鼻亚单位结构和形态的改变。2002年Menick总结了其10年的鼻再造经验，提出三期修复的原则，其中一期手术携带额肌，二期修薄皮瓣时依然保留蒂部，其目的均是保证血供。但一期携带的额肌大部分在二期修薄时被去除，尤其是鼻组织缺损不多的患者，应用带额肌的皮瓣往往会造成再造鼻肥厚。2004年，李青峰等报道滑车上动脉在眶缘上1～2cm处均出现相同走向的皮支，根据这一发现，可用除去额肌的超薄皮瓣和肌皮双瓣行鼻再造术，解决原有额肌皮瓣导致再造鼻肥厚臃肿需多次修整的缺陷。

（一）应用解剖

1. 额部动脉系统　额部皮瓣的血液供应包括眶上动脉、滑车上动脉和颞浅动脉额支两组血管，两组血管之间有丰富的吻合；静脉回流一般均为伴行的同名静脉，以任一组为供应血管，均可保证皮瓣供血。颞浅动脉是颈外动脉的终末支之一；额支于耳屏上方30～40mm处发自颞浅动脉主干，走行于前发际区，位于颞浅筋膜及额肌浅面。

滑车上动脉是眼动脉的终末支之一（图15-30），主要供应两侧内眦及其上方的额部皮肤、皮下组织、肌肉等，其行程恒定，层次表浅，通常作为修复鼻部缺损的首选皮瓣。绝大多数学者认为，前额部的主要供血动脉是滑车上动脉和眶上动脉，与颞浅动脉额支相比，滑车上动脉的位置更靠近眶周区域，穿出皱眉肌和眼轮匝肌后向内侧走行，是前额部皮瓣的主要供血动脉之一。研究发现，滑车上动脉出眶后多数经皱眉肌浅面、眼轮匝肌深面上行，在眉毛上方穿出额肌走行在皮下层，因此分离皮瓣远端时可在皮下层分离，以获得比较薄的皮瓣，从而避免造成术后上睑臃肿。

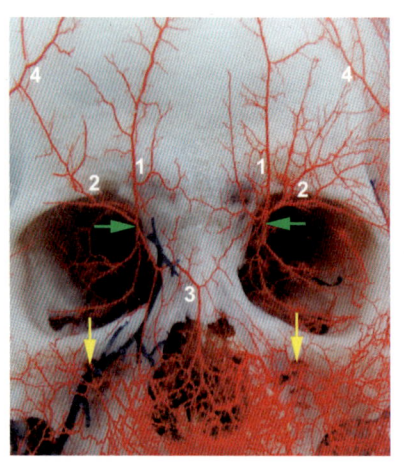

图 15-30 面部血管铸型
1. 滑车上动脉 2. 眶上动脉 3. 鼻背动脉
4. 颞浅动脉额支 绿色箭头示眼动脉，黄色箭头示眶下动脉（唐茂林教授提供）

额部旁正中皮瓣行鼻再造的血供基础源于单侧滑车上动脉，为了确保皮瓣血供，切取时应保留与皮肤组织等面积的额肌，仅在近发际处作修薄。其解剖学基础是滑车上动脉在前额部主要行走于额肌下或额肌内层次，因而传统中所谓的"前额旁正中皮瓣"实际上是肌皮瓣。然而肌肉组织的移植并非鼻缺损再造所必需，用不带额肌或仅蒂部带少量额肌的前额皮瓣行鼻再造，均可获满意疗效，其依据是在手术及解剖中观察到，滑车上动脉主要行走于皮下，或存在与肌肉内主干相同走向的皮支。

2. 额部静脉系统　额部静脉系统包括深、浅两层静脉网，深层静脉细小，浅层静脉粗大，深浅静脉之间有沟通。额部静脉主要有眶上静脉、滑车上静脉及额正中静脉。动脉与静脉伴行关系并不紧密，有一定间距，最远处达1cm。静脉回流以浅静脉为主，总体向内眦、颞部回流，其中滑车上静脉位于同名动脉内侧，出现率并不恒定；眶上静脉比滑车上静脉细小，其出现率亦不恒定，收集来自额部外侧和颞部的血液，回流进入眶上切迹（孔）。在眶（骨性）上缘存在一条静脉，紧贴眶上缘，在铸型标本中均可看到此静脉，且外径较大，位置恒定。

（二）适应证

1. 额部皮瓣具有良好的质地、与鼻周围皮肤颜色接近等优点，成为鼻再造的首选供区。以眶上动脉为蒂的跨区反流耳郭复合组织瓣为例，由于眶上动脉与颞浅动脉额支吻合位置恒定，吻合支外径粗，与眶上缘连线成角比较小，形成皮瓣修复鼻缺损时皮瓣翻转角度较小（<150°），不易扭转，且动脉血供丰富，移植后易成活，不失为修复鼻缺损等的较好方法（图15-31）。

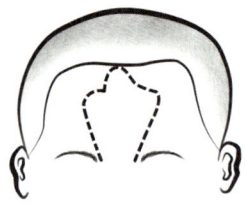
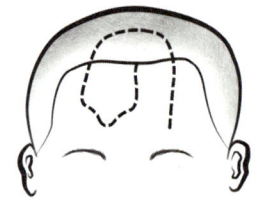

a　　　　　　　　　b　　　　　　　　　c

A

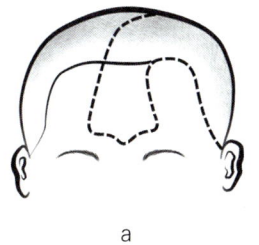
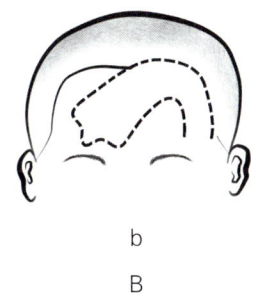
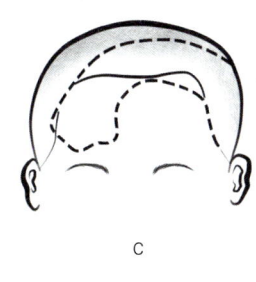

图15-31 额部皮瓣鼻再造常用的几种设计
A. 以眶上动脉或滑车上动脉为蒂的额部皮瓣（a. 额正中皮瓣；b. 额斜皮瓣；c. 远端朝下的额中央皮瓣） B. 以颞浅动脉或其额支为蒂的额部皮瓣（a. 镰刀状额中央皮瓣；b. 镰刀状额斜皮瓣；c. 皮瓣在对侧的镰刀状皮瓣）

2. 带颞浅动脉额支的岛状皮瓣是修复眶周缺损的一种常用手术方式，但颞浅静脉额支与动脉伴行者仅占50%，且较为分散，分离时需要保留较宽的血管蒂。同时，皮瓣的血管蒂长，一旦损伤颞浅静脉额支，则可能因血液回流障碍而致皮瓣坏死。此外，带颞浅动脉额支的皮瓣需在颞浅筋膜下分离，且携带筋膜的皮瓣存在一定的厚度，移植于上睑后可因皮瓣臃肿而影响上睑运动，因此并不适合于上睑缺损的修复。

3. 前额发际岛状皮瓣可再造眼眉；额肌肌瓣直接移植可治疗上睑下垂；一侧额瓣或全部额瓣可修复癌肿切除后的咽后壁、舌、口底及颊部缺损，或作为下颌骨缺损植骨修复后的创面覆盖，在修复面颊洞穿性缺损时可作为口内衬里。

（三）手术方法

1. 反流轴型耳郭复合组织瓣　经滑车上动脉、眶上动脉→前额动脉吻合网→颞浅动脉额支→颞浅动脉主干、顶支→颞浅动脉耳支，携带大面积（>1.5cm×1.5cm）耳郭复合组织、耳颞部皮肤，修复大面积鼻翼缺损或半鼻缺损（图15-32）。

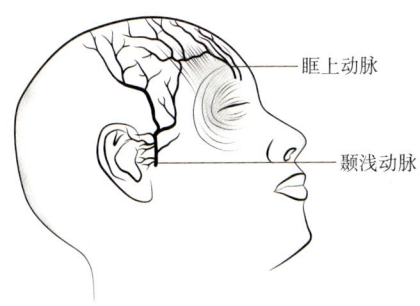

图15-32 眶上动脉与颞浅动脉吻合

2. 额部双瓣　全鼻缺损患者在鼻周围无可用组织翻转作为衬里时，可设计出以一侧滑车上血管为蒂的岛状瓣向下翻转作为衬里，以另一侧滑车上血管为蒂的轴型皮瓣为表被覆盖，同时修复全鼻缺损的内外两层。

3. 旁正中皮瓣　由于滑车上动脉并不走行于额部正中，而是从两侧向上走行（参见图15-30），所以在设计时应将皮瓣的中轴置于旁正中的滑车上动脉上而不是额部正中。

4. 扩张后的额部皮瓣　因滑车上动脉出眶后即走行于额肌浅层，故可将扩张器置于额肌深层，将皮肤、血管、肌肉一同扩张，应用扩张后的额部皮瓣行鼻再造。

（四）注意事项

1. 额部同名静脉与动脉伴行关系不密切或不伴行，仅能依靠动脉周围的毛细血管，且静脉回流受限，这就要求形成皮瓣时在动脉蒂周围保留一定量的组织，以保证静脉回流。

2. 形成皮瓣时应注意皮瓣的分离平面。在前额的内半侧，颞浅动脉额支不越过额中线；在颞区，颞浅动脉位于颞浅筋膜深面的疏松组织层内，故颞区的分离平面不能浅于颞深筋膜浅层，否则可能损伤皮瓣或筋膜瓣的营养血管，即颞浅动脉。

二、滑车上动脉穿支皮瓣（supratrochlear artery perforator flap）

以滑车上动脉为蒂的额部皮瓣行全鼻再造已广泛应用于临床。Menick（2002）总结了其10年的鼻再造经验，提出三期修复的原则，其中一期手术携带额肌，二期修薄皮瓣时依然保留蒂部，其目的均是保证血供。但一期携带的额肌大部分在二期修薄时被去除，尤其是鼻组织缺损不多的患者，应用带额肌的皮瓣往往会造成再造鼻肥厚。近年来李青峰等应用不带额肌的超薄皮瓣和肌皮双瓣行鼻再造术，解决了原有额肌皮瓣导致再造鼻肥厚臃肿需多次修整的缺陷。以色列学者Ullmann等设计了不带额肌的前额皮瓣修复鼻缺损亦获得成功。

（一）应用解剖

滑车上动脉是眼动脉的终末支之一（参见图15-30），主要供应两侧内眦及其上方的额部皮肤、皮下组织、肌肉等，其行程恒定，层次表浅，通常作为修复鼻部缺损的首选皮瓣。滑车上动脉的位置更靠近眶周区域，穿出皱眉肌和眼轮匝肌后向内侧走行，是前额部皮瓣的主要供血动脉之一。根据滑车上动脉主干的走行与肌肉的层次关系把其分成三段：第一段走行于皱眉肌和眼轮匝肌之间，第二段穿越额肌后紧贴额肌表面行走，第三段浅行入皮下并逐渐浅出至皮内。滑车上动脉到额部上1/3区域基本走行于脂肪层浅层紧贴真皮层，并且在眶上缘水平线上15.2±2.6mm、距离前正中线12.1±1.4mm处穿出额肌走行在皮下层，所以额部旁正中皮瓣远端可在皮下层分离，以获得比较薄的皮瓣，但分离到眶上缘上2～3cm处时则应该转为在额肌深面分离，如此才能尽量避免损伤滑车上动脉，减少皮瓣缺血性坏死的发生。

（二）适应证

鼻尖、鼻小柱、鼻翼缺损的修复，鼻再造等。

（三）手术方法

1. 皮瓣设计　以滑车上动脉主干走行轴线方向设计皮瓣，于额肌浅层切取皮瓣。由于滑车上动脉主干第二段紧贴在额肌表面行走，所以分离至近蒂部（眶上缘水平上1～2cm处）时于骨膜层下带额肌以保护血管。同时发现滑车上动脉血管吻合网，在临床上设计了与血管走行成一定角度的皮瓣行鼻再造术，术后皮瓣成活，效果满意。这样形成的皮瓣由于有与血管轴不一样的倾斜度，其远端失去滑车上动脉的直接供应，但通过前额血管吻合网依然可以间接得到血供而成活。它是一个近端轴型瓣和远端随意瓣的复合体，但如何确定皮瓣设计时的倾斜角度以及皮瓣远端的长宽比有待对皮瓣的微血管构筑进行进一步的研究，以确定其灌注范围。

2. 手术步骤　一期于额部置入皮肤扩张器，切口选择在前额正中发际内约1cm处切开，长5～9cm，钝性分离帽状腱膜与骨膜、额肌与骨膜之间的间隙，置入皮肤扩张器。于颅顶做一长约2cm的切口，深达帽状腱膜下，钝性分离帽状腱膜与骨膜之间的间隙，使其与皮肤扩张器置入间隙相通，将注射壶埋入此处。首次注入生理盐水15～40ml，以后每隔3～4天从注射壶向皮肤扩张器内注入生理盐水15~20ml，直至扩张出充裕的皮肤软组织为止。

二期行滑车上动脉蒂额部三叶瓣转移修复鼻尖、鼻翼及鼻小柱缺损。若鼻翼软骨有缺损影响鼻的框架结构时，予取自体肋软骨，切削成片状或条状重建鼻尖、鼻翼或鼻小柱支架。测量鼻尖、鼻翼及鼻小柱缺损面积，于额部以滑车上动脉为轴设计三叶瓣，其中的左叶瓣修复右鼻翼缺损，右叶瓣修复左鼻翼缺损，上叶瓣修复鼻小柱缺损，三叶瓣汇合处修复鼻尖缺损。沿术前多普勒超声血流探测仪探测滑车上动脉走行标记线解剖三叶瓣，皮瓣蒂部宽0.5~1cm，去除蒂部皮肤。将皮瓣经皮下隧道转移至鼻尖、鼻翼及鼻小柱缺损处，覆盖创面，对位缝合，于两侧鼻孔内置入橡胶管塑形并保持呼吸通畅，蒂部供区直接缝合。

（四）注意事项

解剖学研究结果表明，滑车上静脉位于滑车上动脉内侧，但与滑车上动脉并非紧密相伴，而是有一定距离，因此在设计皮瓣时并非以滑车上动脉为中心，而是将滑车上动脉作为皮瓣蒂部的外侧界，将滑车上静脉作为蒂部的内侧界，蒂部宽度不小于2cm，这样皮瓣蒂部可同时包含滑车上动静脉，从而避免了皮瓣发生淤血性坏死的可能。

在剥离皮瓣的过程中还需注意，沿皮下层分离到眶上缘上2~3cm处时应特别小心，此时应转至额肌深面分离，这样才能尽量避免损伤滑车上动脉，减少皮瓣缺血性坏死的发生。

前额部皮瓣转移后通常需在额部植皮，植皮后虽遗留瘢痕，但瘢痕多不明显。因皮瓣血供可靠，所有患者术后均未出现皮瓣相关并发症。

当皮瓣长宽比例超过4:1时，其远端易出现循环障碍。手术时最好在额肌深面分离，以减少血管网的破坏，较为安全。

设计三叶瓣时应注意用其中的上叶瓣修复鼻小柱缺损，左叶瓣修复右侧鼻翼缺损，右叶瓣修复左侧鼻翼缺损，三叶瓣汇合部修复鼻尖缺损，并根据鼻小柱、鼻翼及鼻尖缺损的范围设计三叶瓣的形状及大小。另外，鼻小柱基部应与两侧鼻翼基部定点在同一条水平线上，缝合时必须精细准确。

（五）优缺点

1. 优点　带滑车上动脉的前额部皮瓣血管走行恒定，解剖层次清楚，操作相对简单，皮瓣成活率高，并发症少，皮瓣颜色和质地与受区相近，修复效果好，可最大限度地满足美容要求（图15-33）。

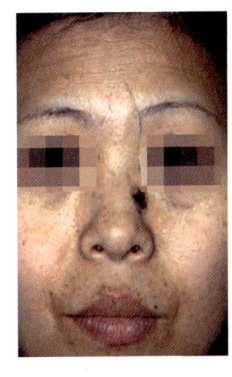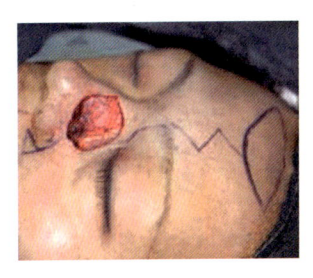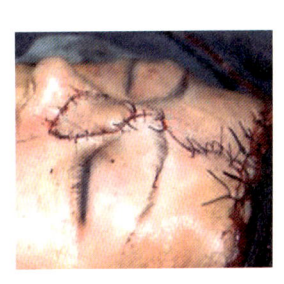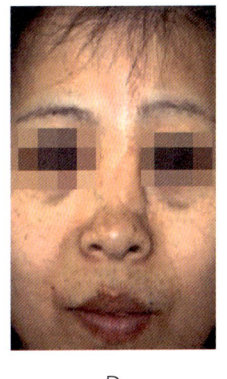

A　　　　　　　　　　B　　　　　　　　　　C　　　　　　　　　　D

图15-33　患者，女，36岁，鼻旁基底细胞癌切除后皮肤缺损，用带滑车上动脉的前额部岛状皮瓣修复，皮瓣颜色和质地与受区相近

2. 缺点　①额部遗留切口瘢痕或印迹；②滑车上动脉虽与静脉伴行，但两者间存在一定的距

离，在保证不损伤动脉的前提下，术中解剖皮瓣时易损伤其伴行静脉导致术后皮瓣淤血，血液回流不畅；③当皮瓣较大不能经皮下隧道转移至鼻尖、鼻翼及鼻小柱缺损区时，需切开皮下隧道将皮瓣转移至受区，创伤大。

三 颞浅动脉穿支皮瓣（superficial temporal artery perforator flap）

颞浅血管是颞顶部浅层血管中最粗大的血管，早在1893年，Dunham就报道了应用颞浅血管蒂的头皮瓣修复面部缺损获得成功。以颞浅血管为蒂的轴型皮瓣因含丰富的血供以及有较灵活的旋转方向和角度，在临床中应用广泛。Washio（1969）在对尸体行颞浅动脉造影的过程中发现，造影剂很容易进入主要由耳后动脉供血的耳后乳突区皮肤中，因而设计了以耳前皮肤为蒂的耳后皮瓣修复面部缺损。Orticochea（1971）利用对侧颞浅血管携带耳后软骨皮瓣进行鼻再造。Bostwick（1976）介绍了颞浅动脉蒂反流岛状皮瓣的应用。Nahai等（1978）报道只吻合单侧颞浅动、静脉进行全头皮及一侧耳郭回植获得成功，提示单侧颞浅动脉经吻合支可作为全头皮的血供。Marty等（1986）测定了新鲜尸体及活体头皮中各供血动脉的供血能力，认为头皮同侧及对侧各供血动脉之间存在着丰富的吻合支，其中颞浅动脉的供血范围最广。对于耳前区血供的描述均源自对颞浅动脉的恒定分支。Youn S.和Pinar Y. A.均发现颞浅动脉有2支以上1mm左右口径的分支至耳郭及耳屏，前者将其分为耳前动脉和耳上动脉；后者则将其划分为上、中、下3支，出现概率分别为100%、93%、33%。颞浅动脉在耳屏前有一恒定的分支穿出SMAS供应耳郭前下方（咬肌腮腺区）的皮肤，该分支为颞浅动脉耳屏前穿支。

（一）应用解剖

颞浅动脉（STA）额支的走行方向分为水平部和升部，水平部走行在额肌前面，斜向前上行至眶外角后上方，转向上变成升部走向颅顶（图15-34）。尸体解剖发现，STA虽然发出不同的耳屏前穿支，但有恒定的路径。STA从腮腺深处或腮腺内发出，在下颌骨上支的后方上行，在耳屏穿出SMAS 4～5mm后，在颧弓上方2～4cm处发出额支和顶支前，先发出1～3支耳屏前支，后者在耳屏间切迹和耳上缘间走行。在耳屏前，颞浅动脉或其耳分支发出耳前穿支的概率是85%，其血管蒂的平均长度为18.3mm（11.2～24.2mm），动脉穿支的平均管径为0.65mm（0.4～1.15mm）。

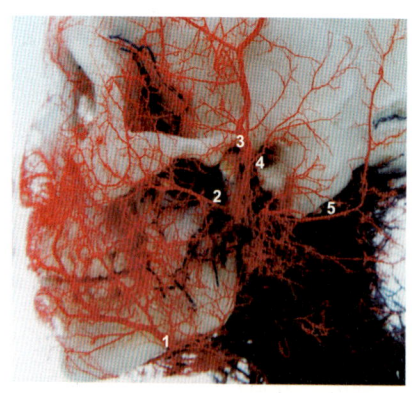

图15-34 头面部血管铸型（侧面观）
1. 面动脉 2. 面横动脉 3. 颞浅动脉
4. 耳前动脉 5. 耳后动脉（唐茂林教授提供）

颞浅静脉额支的缺如率较高，即使有颞浅静脉额支，其与颞浅动脉额支的伴行也不紧密，且动、静脉的相对位置不固定，颞浅静脉额支可能位于同名动脉的上方或下方，如按照动脉的行程设计蒂较窄的皮瓣，颞浅静脉额支常不在血管蒂内，对颞浅血管蒂额部皮瓣的静脉回流不利，皮瓣有发生淤血性坏死的可能。再者，颞浅血管蒂额部皮瓣常设计成跨越前正中线的跨区反流轴型皮瓣，皮瓣远端由通过吻合支跨区反流动脉供血，动脉血的压力相对较低，虽然不至于引起动脉供血不足，但对静脉回流不利，容易导致皮瓣远端淤血坏死。为了避免颞浅血管蒂额部皮瓣发生淤血性坏死，皮瓣的蒂部不宜设计得太窄。因颞浅血管额支动、静脉的平均距离约2cm，一般认为血管蒂宽以3～4cm为佳。可设计成逐渐增宽的扇形，操作时予以仔细保护，以保证皮瓣的静脉回流。

（二）适应证

眶周组织缺损、口腔颌面缺损、颧颊部缺损的修复以及耳、鼻再造等。

（三）手术方法

1. 皮瓣设计　应用多普勒超声血流探测仪测定颞浅动脉穿支的位置，根据创面的大小、创面远端至耳屏的距离以及创面周围皮肤的松弛程度设计蒂部位于耳屏前的梭形皮瓣，皮瓣纵轴尽量平行于下颌升支，最远端可达下颌角，以符合穿支血管的走行，并尽可能将切口瘢痕置于面部轮廓线。

2. 手术步骤　切开皮瓣远端，紧贴SMAS表面由远端向近端分离，掀起皮瓣，当接近耳屏前穿支部位时需精细操作，必要时在显微镜下操作，以保证穿支血管不受损伤。确保蒂部包含穿支血管及皮瓣远端可无张力地转移至创面远端后，切开皮瓣近端皮肤及皮下组织，形成岛状穿支蒂皮瓣。为防止皮瓣转移后蒂部出现"猫耳"，可将皮瓣近端稍行皮下剥离。将皮瓣转移至颧颊部创面后分层缝合，供瓣区切口稍行皮下剥离后分层缝合。

（四）注意事项

1. 术前使用多普勒超声血流探测仪测定耳屏前穿支血管的位置、血流信号强度和穿支血管的直径，使术中皮瓣的切取更为容易。
2. 皮瓣宽度应以供皮区可直接拉拢缝合为限。
3. 皮瓣上端应稍高于穿支1cm左右，避免蒂部皮肤切开及分离皮下时误伤血管蒂。
4. 术中在皮瓣转移不受限的情况下，并不需要暴露出穿支血管，若为看到穿支血管而过多地离断其周围的皮下组织，会增加误伤穿支血管的概率。
5. 耳屏前穿支较四肢及躯干部的穿支细，术中需精细操作。
6. 供皮区有瘢痕或有重度吸烟史是相对禁忌证，术前及术后应告诫患者戒烟。
7. 术前确定颞浅动脉干的走行方向，设计额部岛状皮瓣时，血管蒂的长度和宽度要适中，长度应在皮瓣转移后能无张力地覆盖创面，宽度应根据动脉主干走行方向而定。
8. 皮瓣通过皮下隧道至受区时，皮下隧道要够大。

（五）优缺点

1. 耳前瓣的优点　穿支的位置比较恒定，分布较广，确保皮瓣安全可靠，能够超越传统皮下蒂皮瓣的长度以修复耳前颧部、颊部、颞部以及耳郭不同程度的皮肤软组织缺损。采用面部除皱切口，瘢痕隐蔽。
2. 额瓣的优点　血管管径较粗，解剖恒定，行程表浅，血供丰富，部位接近面部，肤色理想，血管蒂长而松软，转移灵活，便于修复面部皮肤及口内黏膜缺损。
3. 缺点　额瓣切取后需植皮覆盖供区创面，影响美观。近年来应用皮肤扩张术，将扩张后的额部皮瓣行全鼻再造术被视为最佳方案。

四 眶上动脉穿支皮瓣（supraorbital artery perforator flap）

耳颞区位于面部的侧面，位置相对隐蔽，利用面部不同血管系统之间的交通吻合制作跨血管区反流耳颞部岛状皮瓣来修复面部中央及暴露部位的组织器官缺损，不失为一种较好的治疗方法。

（一）应用解剖

眶上动脉是眼动脉的分支（参见图15-30），出眶上孔或切迹即分为两支，浅支穿眼轮匝肌或额肌浅出，斜向外上，走行于眼轮匝肌及额肌表面，分支向外与颞浅动脉额支吻合，向内与滑车上动脉吻合；深支走行于眼轮匝肌与额肌下方筋膜内，紧贴骨膜上行。眶上动脉与颞浅动脉额支在额部眉外侧区域存在较粗大而位置恒定的吻合支或交通支，两者吻合的方式分为两种，一种是没有减少口径的血管吻合（true anastomoses），占40%；另一种是减少口径的血管吻合（choke anastomoses），占60%。

（二）适应证

上睑缺损的修复、鼻再造等。

（三）手术方法

1. 皮瓣设计 术前应用多普勒超声血流仪测出眶上动脉和颞浅动脉及其额支的走行方向，根据上睑皮肤组织缺损面积初步估计耳前皮瓣的大小。

2. 手术步骤 术前先测量上睑缺损的面积，然后根据其面积适当放大，用亚甲蓝在对侧眉毛上方标记以对侧眶上动脉为蒂的额部皮瓣，眶上动脉血管蒂的宽度与皮瓣宽度基本相同，也可略窄于皮瓣宽度。设计时可同时包含滑车上动脉。沿皮下蒂旁纵行切开蒂部皮肤到达真皮下，在此平面向两侧剥离蒂部上皮，切开皮瓣远端及两侧达帽状腱膜下，在腱膜下疏松结缔组织层分离皮瓣及皮下蒂，形成以眶上动脉为蒂的额部皮瓣。在眉心至缺损上睑眉部皮下分离出足够宽的皮下隧道，将皮瓣经隧道转移至上睑，注意避免压迫蒂部血管。额部皮瓣供区创面在3cm以内者，通常可直接缝合；大于3cm无法直接缝合者，则需行游离植皮。

（四）注意事项

1. 由于眶上动脉与滑车上动脉位置邻近，设计时也可同时包含滑车上动脉，使血供更加可靠。
2. 皮瓣的感觉由眶上神经和滑车上神经支配，再造皮瓣具有良好的感觉，也利于眼睑功能的恢复。
3. 隧道腔隙务须宽敞，以确保转移后的血供。
4. 在血管蒂经过的隧道部位不可包扎过紧，以免影响血供。
5. 术中注意止血，术后留置引流条或负压引流装置，避免血肿形成。
6. 在制作跨区反流轴型皮瓣时要注意保护该区域，以免损伤血管之间的吻合，影响皮瓣的成活。

（五）优缺点

1. 优点 ①血管走行恒定，便于寻找，即使不用多普勒超声血流仪也可基本确定血管行径。②耳前皮瓣的肤色、质地与眼睑皮肤非常接近，虽然耳前至鬓角之间的皮肤面积有限，但足可供眼睑修复之需。若所需面积较大，亦可取耳前上方与发际之间的皮肤。另外，尚可转移含有耳郭软骨的复合组织瓣，以修复眼睑的全层缺损。③供区隐蔽，可直接拉拢缝合。④皮瓣有知名动脉供血，安全可靠，操作简单，便于推广。

2. 缺点　如额部皮瓣为肌皮瓣，相对较厚，术后患者上睑显得臃肿，且睁眼动作不自然。另外，对于上睑缺损范围较大的患者，额部皮瓣供区创面常不能直接缝合，需植皮覆盖而造成额部瘢痕。

五　颏下动脉穿支皮瓣（submental artery perforator flap）

Martin于1993年第一次报道了以颏下动脉为蒂的岛状皮瓣及其游离移植的解剖学基础和临床应用。对于口腔颌面部组织缺损来说，颏下区域是一个非常理想的皮瓣供区。该皮瓣的优点在于皮肤色泽较好，质地与面部皮肤相似，容易塑形，供区隐蔽，对美观影响较小。Ishihara（2008）等应用多普勒对21位志愿者进行测试，详细地描述了颏下区域穿支血管的定位、行程以及穿支的数目：每侧至少有1支穿支（13例），有8例发现了双穿支。以此为基础，颏下动脉穿支皮瓣的临床应用得到了进一步推广。在实际应用中，若缺损范围大，亦可应用颏下动脉岛状皮瓣，其范围可从一侧的下颌角至对侧的下颌角，皮瓣的面积可达18cm×7cm。如果面动脉也包括在皮瓣中，皮瓣的蒂部就更长，可用于舌、颊黏膜、咽上腭缺损的修复。

（一）应用解剖

颏下动脉是面动脉最主要的分支之一，其皮支营养下颌前区和颈前区的皮肤。它从面动脉在下颌舌骨肌的表面离开下颌下腺处发出，然后穿过二腹肌前腹或是贴于其表面行走（图15-35），沿途发出分支至下唇和舌下区，最后与对侧血管在颈前正中区的皮下血管网相吻合。颏下动脉在面动脉起始处的直径为1.7±0.4mm，沿途发出1.8±0.6支穿支（直径≥0.5mm）至颏部的皮肤，其营养范围为45.0±10.2cm^2。经解剖发现，其最大的一支穿支是从二腹肌前腹内侧缘后面发出的，而且它还是颏下动脉营养颈阔肌的主要来源。

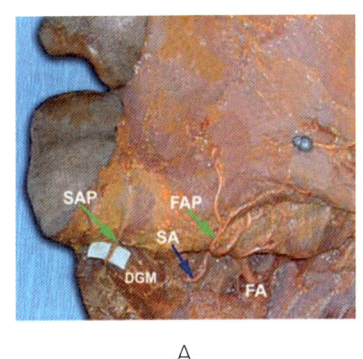
A

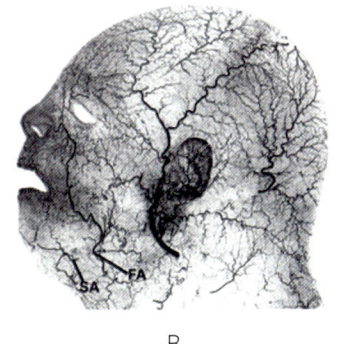
B

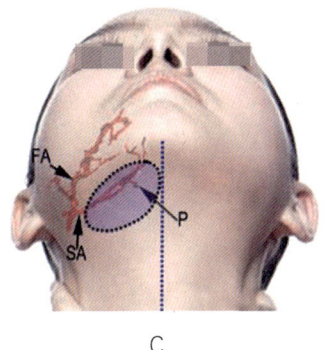
C

图15-35　颏下动脉及其穿支的解剖

A. 颏下区层次解剖：FA为面动脉，FAP为面动脉穿支，SA为颏下动脉，SAP为颏下动脉穿支，DGM为二腹肌前腹　B. 头颈部皮动脉造影　C. FA为面动脉，SA为颏下动脉

颏下区域的范围可根据以下几个解剖学标志界定：上界为下颌骨下缘，外侧界为双侧下颌角，下界可通过对穿支血管的阻断试验来测定。该区的皮肤可依据其穿支的分布特点划分为四个相等的区域，每一区域有着不同的灌流密度，颏下动脉远心端的穿支（近中线）营养Ⅰ或Ⅱ区，颏下动脉近心端的穿支（近下颌角）营养Ⅲ或Ⅳ区。若以颏下动脉远心端的穿支（近中线）为蒂切取皮瓣，假设蒂部位于Ⅰ区，该区血供最好，称为解剖学区域；紧邻的Ⅱ、Ⅲ区称为动力性区

域；Ⅳ区较远，为潜在性区域。反之，若蒂部位于Ⅱ区，则Ⅲ区为潜在性区域。因此，在颏下动脉穿支的解剖学区域、动力性区域切取皮瓣成活率最高，同时可以适当向潜在性区域扩展，以增加皮瓣的切取面积。

（二）适应证

皮瓣的色泽、厚度等与面部皮肤接近，主要用于颊部、下颌区域缺损的修复（图15-36）。若血管蒂长，可用于鼻再造。

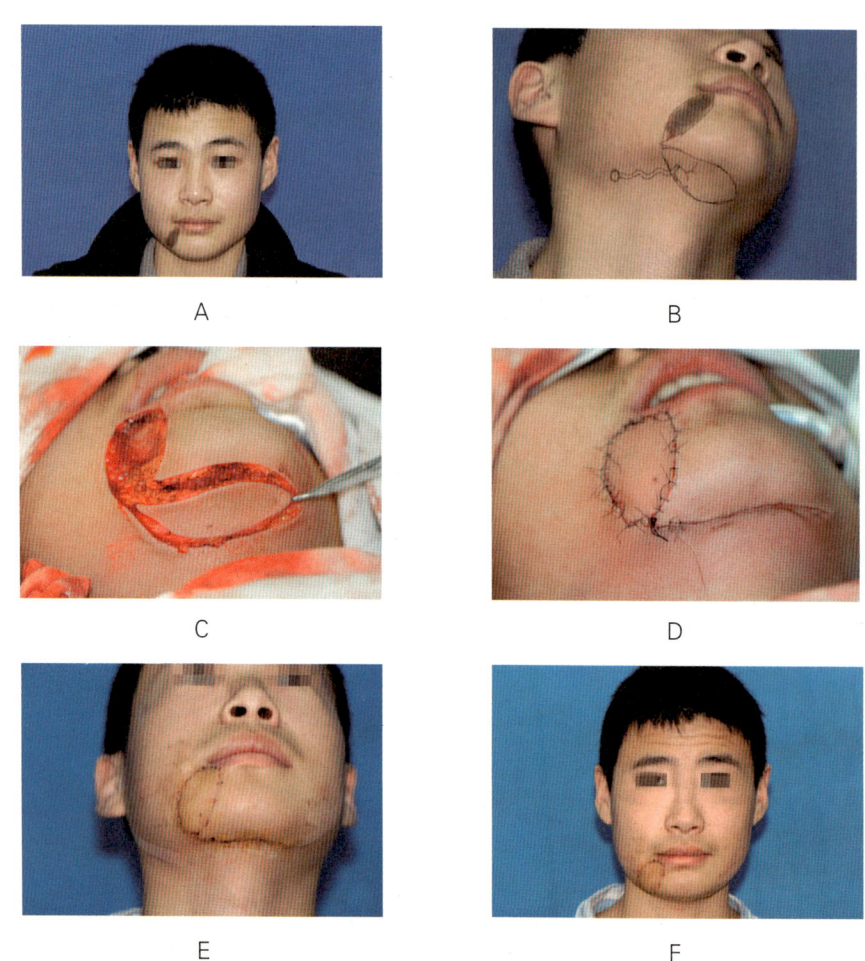

图15-36 颏下动脉穿支皮瓣修复下颌缺损
A. 先天性黑色素细胞痣　B. 颏下动脉穿支皮瓣设计　C. 分离颏下动脉穿支岛状皮瓣
D. 岛状皮瓣转位，供区直接缝合　E. 术后7天拆除缝线　F. 供受区恢复良好

（三）手术方法

1. 皮瓣设计　皮瓣设计为椭圆形，皮瓣的上缘为下颌骨下缘以下1cm，可通过对轴心血管的阻断试验来测定，如需直接拉拢缝合，由两指夹捏法进一步确定；前缘可越过中线到对侧；后缘位于下颌角下方颈阔肌后缘的前面。术前应用多普勒在面动脉前方2～4cm内寻找颏下动脉的搏动点。颏下动脉穿支供应颈部的整个颏下区域，皮瓣的大小可根据受区的大小做适当调整。

2. 手术步骤　患者取仰卧位，头后伸。术前用多普勒超声对颏下区的穿支进行定位，同时标记出颏下动脉在颈部的投影。在颈部深筋膜平面以上，沿着下颌骨下缘，从皮瓣蒂部的对侧开始切取皮瓣。根据受区缺损的面积调整皮瓣的大小。首先切取皮瓣的下缘，暴露下颌下腺，结扎营养下颌下腺的血管。钝性分离下颌下腺的上缘，寻找颏下和面部的血管。在二腹肌前腹内侧缘小心分离出皮瓣的蒂部，并追踪至颏下动脉起始处。之后在下颌骨下缘下1cm平面游离皮瓣的上缘，术中注意不要损伤面神经下颌缘支。

当缺损部位较高、面动脉近心端损伤或结扎时可选用逆行组织瓣。用上法分离出颏下动脉起始处后在其近心端结扎面动脉，以面动脉远心端为蒂，依靠内眦动脉和对侧动脉的反流维持皮瓣血供。

（四）注意事项

1. 术中应注意对面神经下颌缘支的保护。面神经下颌缘支行程复杂，其走行是以下颌骨下缘为中心（在下颌骨下缘以下，最低不超过1cm）。因此，沿下颌骨下缘一横指以下做手术切口可避免伤及此神经。

2. 由于营养颈阔肌的血管发出分支至皮肤，因此包含了颈阔肌的颏下穿支皮瓣可以增加皮瓣的血供，有助于皮瓣的成活，并且对颈部功能影响较小。另外，颏下穿支皮瓣还有从甲状腺上动脉发出的皮支与颈阔肌穿支相吻合的区域。

3. 颏下区皮瓣无论从色泽还是质地来讲，非常适用于颌面部皮肤缺损的修复。但是，由于患者年龄的差异，皮肤的松弛度不同，因此在创面直接拉拢缝合时需要考虑这一点，否则由于张力过大，可能会造成下唇轻度外翻。当创面较大时，可考虑皮片移植。

（五）优缺点

1. 优点 ①血管蒂恒定而长、旋转范围大，可达到除额部以外的中下面部；②设计多样、灵活，可根据临床不同需要设计成远位蒂瓣或带下颌骨的骨皮瓣；③颏下岛状瓣带有感觉神经，皮肤质地细腻、柔软、弹性好，肌肉厚度适中，皮下脂肪少，色泽与面部相近；④组织瓣面积大、制作简单，供区可直接拉拢缝合，瘢痕隐蔽；⑤有除皱、去脂作用，兼有美容效果。颏下岛状皮瓣常用来修复面部中、下2/3的缺损，如颊部、唇、鼻、咽侧壁、喉、舌、口底等部位的组织缺损。

2. 缺点 如果皮瓣宽度太大，无法直接拉拢缝合时需植皮，否则可导致下唇外翻、头后仰受限、瘢痕增生等并发症。

六 面动脉穿支皮瓣

为了在口周缺损的修复中获得更多的灵活性，Hofer等提出了"面动脉穿支皮瓣（facial artery perforator flap）"的概念：①面动脉的走行对穿支皮瓣的可用性并无影响，因为由面动脉发出的穿支基本上是均匀分布的；②单一面动脉穿支可供应较大面积的皮瓣；③面动脉穿支皮瓣适用于修复口周组织缺损。作为一个多用途皮瓣，面动脉穿支皮瓣常可用单一穿支设计皮瓣。

（一）应用解剖

面动脉是颈外动脉的第四个分支，绕过下颌骨进入面部，沿鼻唇沟斜行向上达鼻翼基底，其终末支与角动脉汇合。面动脉从下颌骨前缘到鼻翼的长度为14～22.5cm（平均17.6cm），其实际长度应大于两点的直线距离，因为面动脉的走行是迂曲的。面动脉和面静脉的伴行关系并不紧密，有一定间距，最远处达1cm，这意味着面动脉穿支皮瓣拥有明确的动脉供血，但缺乏单一的静脉回流，皮瓣的静脉回流可能是通过穿支蒂周围组织中的细小静脉实现的，因此解剖穿支血管蒂时应充分保留其周围组织。

Hofer的解剖研究表明：①面动脉的数量为3～9支（平均5.7支）；②面动脉穿支皮瓣的旋转

弧度以穿支的长度衡量，穿支的长度（从血管起源到进入皮肤）为13～51mm（平均25mm）；③面动脉穿支的口径（测量穿支血管起点）为0.6～1.8mm（平均1.2mm）。这些研究结果为临床皮瓣的设计提供了解剖依据，其意义在于：①了解穿支的数量和位置，以便选择离缺损较近的穿支设计皮瓣；②了解穿支的长度，有利于确定皮瓣的旋转弧度；③了解穿支的口径，有利于确定皮瓣的大小。

（二）适应证

面中部皮肤缺损的修复，如下睑、鼻背部及唇部皮肤缺损的修复。

（三）手术方法

1. 皮瓣设计　面动脉穿支皮瓣的体表标志与面动脉走行一致。因为这是一个free-style皮瓣，没有一个固定的体表标线可供参考。最适合设计皮瓣的区域位于鼻唇沟和口角外下皮肤松弛部位，这个区域也常常是面部年轻化手术所关注的位置。术前应用多普勒超声血流仪测出面动脉的位置和走行方向，但由于面动脉的干扰，很难分辨出穿支血管，仔细移动探头有时可以分辨出穿支水平的微弱信号。选择邻近缺损的穿支血管设计皮瓣，同时根据组织缺损面积确定皮瓣的大小。

2. 手术步骤　按照free-style方式解剖皮瓣，这是因为手术前无法知道可提供最佳旋转弧度的穿支血管的确切位置。有两个皮瓣解剖方式可供选择：其一，在创面边缘确定穿支；其二，通过向预计获取皮瓣的一侧延长切口寻找最佳穿支。通常，第一个方法更适合于面部穿支皮瓣的切取，因为此皮瓣是局部蒂穿支皮瓣，穿支的最佳位置决定皮瓣旋转弧度。第二个方法更适用于free-style游离穿支皮瓣的切取，因为穿支血管进入皮瓣的位置固然重要，但游离皮瓣更加灵活。

切取皮瓣前应按照面部美学再造原则和面部美学单位原则仔细评估组织缺损情况，依缺损的大小制作模片。在2.5倍放大镜下解剖皮瓣边缘或延长切口处的穿支血管，皮瓣解剖层次应在面部表情肌层之上，以保护肌肉。当适合的穿支血管确定后，用之前制作的组织缺损模片设计皮瓣。在切取皮瓣前，务必明确所选的穿支血管是否能提供所要求的旋转弧度。于面部肌肉层表面掀起皮瓣时，应适度解剖分离蒂部，以皮瓣转移后能无张力地覆盖缺损为度。尽量保留穿支周围组织，以利于皮瓣静脉回流。

（四）注意事项

1. 设计面动脉穿支皮瓣时，穿支应位于皮瓣边缘，以增加其旋转弧度。
2. 此皮瓣类似于额部皮瓣，手术后常出现皮瓣轻度淤青及肿胀。
3. 吸烟可导致皮瓣血液循环障碍，应列为手术禁忌证。
4. 此皮瓣更适合年龄偏大的患者，面部皮肤松弛有利于供区直接缝合（图15-37）。

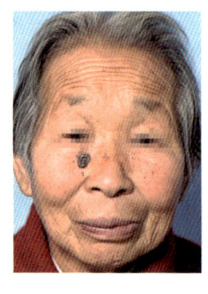
A

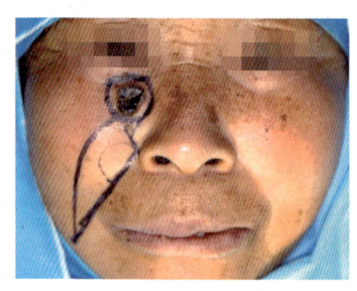
B

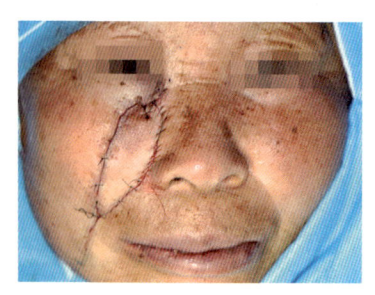
C

图15-37　面部基底细胞癌切除后以面部穿支皮瓣转移覆盖创面
A. 术前　B. 面部穿支皮瓣设计　C. 术后

（五）优缺点

1. 优点　面动脉至少存在3个容易解剖的穿支，且口径平均为1.2mm，可获得皮瓣的最大面积为5cm×2.5cm。皮瓣可灵活旋转，供区常可直接缝合。
2. 缺点　穿支血管解剖技术要求较高，经验更为重要。

七　耳后皮瓣

按血管蒂的不同，可将耳后皮瓣（posterior auricular flap）分为以下两种：

1. 耳后动脉蒂耳后皮瓣　Fujino（1976）首先应用吻合耳后动脉的游离耳后皮瓣移植行鼻再造，随后，此皮瓣被应用于面部缺损的修复。由于存在血管变异和手术操作复杂等原因，此皮瓣的推广受到了限制。
2. 颞浅动脉蒂耳后皮瓣　传统的带蒂耳后皮瓣均含颞浅动脉分支，如Washio耳后皮瓣含有颞浅动脉顶支，Orticochea四期法耳后皮瓣以同侧颞浅动脉额支为蒂，Galvo二期法耳后皮瓣以对侧颞浅动脉为蒂。这些传统的带蒂皮瓣的缺点是需要两次或多次手术，而且皮瓣的转移范围有限。Guyuron（1985）首先采用以颞浅动脉为蒂的耳后皮瓣一期转移修复面部缺损。吴念（1990）探讨了以颞浅动脉为蒂的耳后乳突区皮瓣修复颜面畸形。Song（1996）报道了以颞浅动脉耳上支为蒂的耳后岛状皮瓣修复面部缺损。

（一）应用解剖

Cuyuron报道的耳后皮瓣含有3个血管范围，包括颞浅动脉、颞浅动脉耳上支和耳后动脉。Song报道的耳后皮瓣含有眶上动脉、颞浅动脉和耳后动脉3个血管范围。各血管范围之间丰富的血管吻合保证了皮瓣的血供。颞浅动脉耳前支解剖恒定，比颞浅动脉耳上支口径粗，血管蒂也比较长，在耳郭后面上部与耳后动脉吻合支解剖恒定，这一发现有助于设计多样化的耳后皮瓣以修复面部皮肤缺损，或设计以颞浅动脉耳前支为蒂的含部分耳轮复合组织的耳后皮瓣修复鼻翼缺损。耳后皮瓣依靠颞浅动脉额支与眶上动脉和颞浅动脉耳前支与耳后动脉之间的吻合联系作为其血供的基础。皮瓣的供血途径为：眶上动脉→吻合支→颞浅动脉额支→颞浅动脉耳前支→吻合支→耳后动脉（图15-38）。

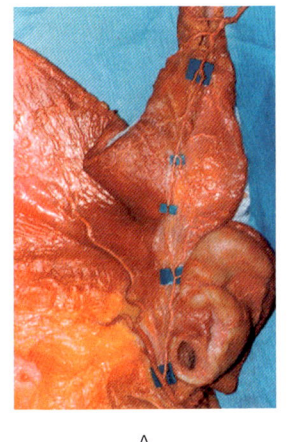 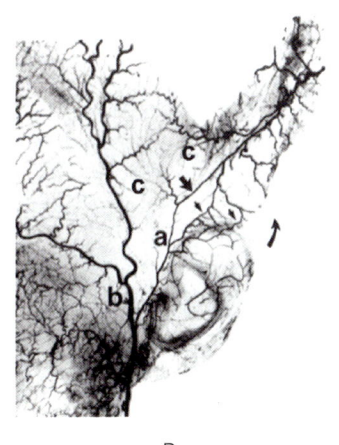

A　　　　　　　　　　　B

图15-38　耳后皮瓣
A. 耳后皮瓣的解剖照片　B. 以颞浅动脉（b）耳上分支（a）供血的耳后皮瓣抬高后的头皮血管造影，耳郭的颅面存在颞浅动脉耳上分支和耳后动脉吻合的血管网（c）

（二）适应证

眼睑再造、睑外翻修复、眼窝重建、鼻再造、耳郭再造、耳垂再造及面部（如额部、上唇、颊部、下颌）缺损的修复等。

（三）手术方法

1. 以耳后动、静脉为蒂的耳后皮瓣

（1）皮瓣设计：根据受区缺损面积的大小和形状，以耳后皱襞为血管的轴心，范围可包括耳郭背面及乳突区的皮肤，成人宽度可达4～5cm，长度可达5～6cm。在皮瓣设计时注意蒂部应有足够的长度，根据需要可形成皮肤血管蒂、血管蒂的岛状皮瓣或吻合血管的游离皮瓣等。

（2）手术步骤：按设计线切开皮肤、皮下，由皮瓣两侧向耳后皱襞剥离，耳郭深及软骨膜，乳突部深及浅筋膜。颅耳沟处在耳后即腮下由远端向近端分离，近血管蒂时由于血管位置较深，应按解剖层次和部位仔细分离，勿损伤主要血管。将皮瓣完全掀起后彻底止血，转移至受区，供区创面可行皮片游离移植。

2. 以颞浅动、静脉为蒂的耳后皮瓣

（1）皮瓣设计：依受区缺损组织的面积，以耳后皱襞为轴心设计皮瓣。皮瓣的近端在上方，远端在下方，范围包括耳郭背面及耳后乳突区。根据皮瓣转移时所需血管蒂的长短，可以不同的方式应用颞浅动、静脉与耳后动、静脉之间的交通吻合支。颞浅动、静脉从耳前向顶部延伸，耳后动、静脉从耳后向上走行在耳郭上方。颞筋膜层有数条交通吻合支，最后与主干相互吻合，当蒂部不需太长时，可用下方的交通吻合支；蒂部需要较长时，则可用上方的分支或主干吻合支。

（2）手术步骤：于耳上切开颞部头皮5～8cm，掀起头皮瓣，显露颞筋膜及颞浅血管的顶支，并形成一个三角形筋膜瓣，将颞浅血管顶支及其向下和向后的分支包括在内，底边与耳后皮瓣相连，前边与颞浅动、静脉相连，上缘在颞浅动脉顶支上方。将颞筋膜连同皮瓣一并掀起，然后向下将颞浅动、静脉分离至所需长度。将皮瓣通过皮下隧道转移至受区，耳前及耳上发际区的切口直接缝合，耳后创面用皮片移植修复。

（四）注意事项

1. 常见并发症是静脉回流障碍和皮瓣坏死，其原因可能与颞浅动、静脉相隔较远有关。术中切取血管蒂时应确保将静脉包含在其中，血管蒂留有一定宽度，才能保障静脉回流通畅。如出现静脉回流障碍，可按摩蒂部。将纱布卷成条状，从移植物的远端向颞部方向挤压，可减轻淤紫症状。

2. 耳轮脚上方6～9cm是耳后动、静脉终末支与颞浅动、静脉顶支的终末支的吻合区域，手术成功的关键在于确保吻合支完好，在耳郭上方向上剪开筋膜时不能超过6cm，避免吻合血管网损伤，从而影响移植物血供。如果蒂部仍不够长，可从颞浅血管蒂部向受区方向作适当游离。

3. 为避免术后水肿压迫蒂部血管，皮下隧道应有宽松的空间；止血应彻底，防止血肿形成；皮瓣转移时，血管蒂应充分舒展，做到无扭曲，无张力。

4. 颞浅动脉跨区供血的反流轴型耳后岛状皮瓣适用于中小面积创面的修复。

5. 术中操作应耐心仔细，动作轻柔，保护好蒂血管。

（五）优缺点

1. **优点** 皮瓣的色泽、质地与面部皮肤接近，可携带耳甲腔软骨，供区隐蔽。

2. **缺点** 皮瓣的血管蒂短、口径小，分离困难，特别是静脉变异较大，影响皮瓣移植后的成活率，宜谨慎行事。

八 锁骨上动脉皮瓣

Lamberty（1979）在血管解剖的基础上首次描述了锁骨上动脉皮瓣（supraclavicular artery flap），但是由于其较高的远端坏死率，在随后的临床应用中一直备受争议。直到Pallua经过进一步的解剖学研究，详尽地描述了应用锁骨上岛状皮瓣对烧伤后瘢痕挛缩的修复重建后，锁骨上动脉皮瓣才被重新看作面颈部缺损修复重建的一个可靠选择。

（一）应用解剖

皮瓣可包括颈外侧三角的下半、锁骨中外侧部的锁骨下窝，还可包括肩峰处及其后方的斜方肌表面和肩外侧，呈一椭圆形区域（图15-39）。利用皮动脉与胸肩峰动脉皮支和斜方肌的肌皮动脉间的吻合，皮瓣还可适当扩大。在胸锁乳突肌后缘、颈外静脉和锁骨中段所围成的三角区域，锁骨上动脉由颈横动脉浅支垂直发出后，在斜方肌前缘及副神经浅面行向后外，然后于三角肌筋膜浅面横向肩峰关节走行，沿途营养从锁骨上区域至三角肌腹侧的皮肤及皮下组织。皮瓣的回流静脉较多，主要的静脉回流是与颈横动脉、颈外动脉伴行的相关静脉通过穿支静脉回流至浅表的颈静脉。皮瓣的感觉神经受锁骨上神经支配，起源自颈丛第3、4颈神经。锁骨上神经的主干出现于胸锁乳突肌后缘中点深面，并且在锁骨上方1~2cm处穿过深筋膜至浅面，分为内侧、中间及外侧3个分支，分别涉及颈部、肩部以及同侧上胸壁的神经支配。

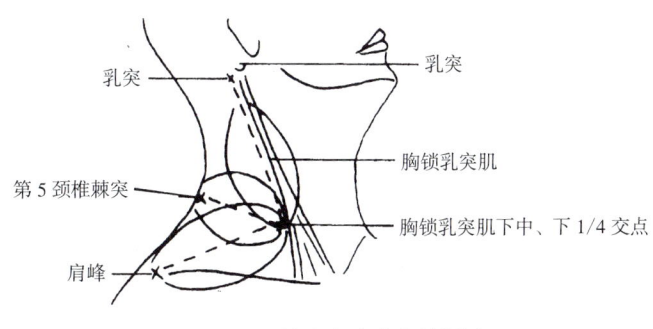

图15-39 锁骨上动脉皮瓣设计

（二）适应证

口底、颈部软组织缺损，面颈部畸形的修复等。

（三）手术方法

1. 皮瓣设计

（1）顺行设计：以颈横动脉颈段皮支穿深筋膜点作为皮瓣的旋转轴点。蒂部设在胸锁乳突肌后缘锁骨上1.8±0.32cm处。由于锁骨上神经的营养血管颈横动脉颈段皮支、胸廓内动脉穿支及胸肩峰动脉皮支有广泛的血管吻合，皮瓣上界可达斜方肌前缘，外侧界可达三角肌中段，下界可达乳头下2~3cm；内侧界为胸骨侧缘，面积为18cm×15cm，可旋转90°~135°。皮瓣自深筋膜浅层掀起，必要时包含深筋膜及颈阔肌，以保证有足够的血供。

（2）逆行设计：以胸廓内动脉穿支作为皮瓣的旋转点，多位于第2肋间隙胸骨旁2cm，以锁骨上神经内侧支作为皮瓣的轴线。皮瓣上界可达锁骨上3~5cm，内侧界距离胸骨侧缘2cm。该皮瓣可带蒂转移，也可吻合血管游离移植。

2. 手术步骤　患者取仰卧位，先经锁骨上窝内侧切口将胸锁乳突肌、肩胛舌骨肌向前方牵引，分离其下的疏松结缔组织，找到颈横动脉颈段分支及其伴行静脉，然后向颈部及胸前区切取皮瓣，亦可采用逆行切取法或逆顺结合的方法。逆行切取皮瓣时，如发现颈横动脉颈段皮支来自锁骨下方，则不可再向上剥离，因有约70%的皮支来自肩胛上动脉。

（四）注意事项

1. 颈外侧三角需将颈阔肌带入皮瓣内，以免损伤血管蒂及其分支。
2. 分离结扎进入斜方肌深面的颈横动脉或其分支时，勿损伤进入斜方肌的副神经。
3. 在胸锁乳突肌后缘中点处分离锁骨上中间神经时，应避免损伤同时浅出的颈横神经和耳大神经。

（五）优缺点

1. 优点　①皮瓣供区与面颊部相邻，皮肤色泽、质地相似，术后外观佳；②血供可靠，发生血液循环障碍的机会少，皮瓣成活率高；③皮瓣切取的范围大，有利于大面积缺损的修复。
2. 缺点　在锁骨上区切取皮瓣时，锁骨上区解剖层次欠清晰。

九　颈横动脉穿支皮瓣（transverse cervical artery perforator flap）

颈部瘢痕重度挛缩畸形的病例，因瘢痕多、累及范围广，传统的颈胸皮瓣、胸三角皮瓣等的应用往往会受到限制，使得其修复效果难以展现出来。因此，应用颈横动脉岛状皮瓣预扩张修复挛缩的颈部瘢痕，可达到较好的效果。

（一）应用解剖

颈横动脉的起始存在变异。Huelke等的解剖统计结果显示，颈横动脉77.5%起自甲状颈干，20.8%发自锁骨下动脉，1.7%发自肩胛上动脉。Vacher等的解剖统计结果是颈横动脉75%起自甲状颈干，25%起自锁骨下动脉。国内马显杰等对43例尸体标本的解剖统计显示，甲状颈干的分型及颈横动脉分支类型归纳为三种：Ⅰ型为甲状腺下动脉、颈横动脉、肩胛上动脉共干（62.5%），Ⅱ型为甲状腺下动脉、颈横动脉共干（13.75%），Ⅲ型为颈横动脉、肩胛上动脉共干（12.5%）。杨晋杰等人通过解剖尸体标本观察发现，颈横动脉的出现率为100%，从理论上来讲分为颈浅皮支、颈横浅支、颈横深支3个分支。颈浅皮支处于深面，其主要分布范围集中在颈外侧三角下半部分，与颈横浅支、深支均相互吻合，形成广泛的血管网，营养范围可达18cm×20cm，其起点与进入皮瓣点的连线为皮支动脉在锁骨上行程的体表投影。颈横动脉颈段恒定发出一皮支，在锁骨上2cm处进入皮下，向外向下分支，与胸肩峰动脉皮支，胸廓内动脉第2、3穿支间有丰富的吻合。约7%的皮支起自肩胛上动脉，如果皮支起自肩胛上动脉，多不在锁骨中点上缘穿出，而是起于锁骨下方。

一般情况下，颈横动脉颈段皮瓣的回流静脉较多，主要分为伴行静脉、颈前静脉、颈外静脉等。颈横静脉比较细小，相对来讲，颈前静脉与颈外静脉处于比较稳定的状态，其口径介于2.5~3mm之间。皮瓣的感觉神经由颈横神经或锁骨上神经支配。

（二）适应证

面颈部瘢痕、面颈部大面积缺损的修复等。

（三）手术方法

1. 皮瓣设计　依照创面的大小，在相应的区域进行解剖，用多普勒探测仪探出血管行径并标记，按需要的面积和形状设计皮瓣。设计以胸锁乳突肌后缘及锁骨中点上 1.8cm 为蒂的向外下伸展的皮瓣，最大面积为 20cm×18cm，其上界为斜方肌前缘，外侧界达三角肌中段并沿腋前线向下，内侧界为胸骨正中线，下界可达乳头下 3~4cm。

2. 手术步骤　颈横动脉颈段皮支皮瓣预扩张及修复手术分两期。

（1）一期手术：依颈部皮肤缺损范围选择扩张器的大小，以长方形为主。预扩张注水量以 6~8ml 扩张 1cm² 计算。切口选在腋前皱襞，长 3~5cm。置入扩张器之后，进行深筋膜层剥离，避免损伤皮瓣的轴心血管。扩张器埋置术后将引流管放置在基底与扩张器和扩张器与皮瓣之间，3 天后拔出引流管开始注水，每 3 天一次，扩张时间为 2~3 个月。

（2）二期手术：以皮瓣移植修复瘢痕为例，先切除面颈部瘢痕，彻底松解，颏颈角要足够，头往后仰。依据手术前做的超声波检测，对于皮肤的穿支点、血管行程进行探测，以便在手术中确定血管蒂部所在处。在切开皮肤及皮下组织之后，以钝性分离的方式找到相应的皮支。术中先将皮瓣的外、下、内界切开，将深筋膜包括在皮瓣内。分离蒂部时不要过度分离，以皮瓣旋转后无张力为度，防止损伤动脉。对供瓣区的处理采用皮瓣预扩张的方式，尤其是在皮瓣较小时，可将供区进行直接缝合。

（四）注意事项

1. 颈横动脉颈段皮支在多数情况下不会出现在锁骨中点上方，而在锁骨下方。
2. 在剥离至锁骨区时应该避免损伤穿支血管，以免影响皮瓣的血供。

（五）优缺点

1. 优点　①皮瓣的色泽、质地与受区相似，切取操作简单，转移后不会影响美观，术后形态自然；②颈横动脉颈段皮支皮瓣的最大面积可达 20cm×18cm，皮瓣进行预扩张后不仅可增加皮瓣面积，而且使皮瓣更薄，更适合颈部甚至面部缺损的修复，还可形成岛状皮瓣，供瓣区创面能直接缝合；③皮瓣轴心血管恒定，静脉回流好，成活率高，不但能修复颈前部缺损，还能修复颈项部缺损；④皮瓣内含有锁骨上神经，术后 6 个月皮瓣可恢复感觉；⑤手术操作简便，易于普及推广。

2. 缺点　处于发育期的儿童容易出现术后畸形，需要进行进一步的矫正处理。

十　胸三角皮瓣

前胸有多重血供，如来自颈横动脉的锁骨上动脉及颈段皮支、胸肩峰动脉皮肤穿支、胸廓内动脉穿支和胸外侧动脉等。胸三角皮瓣（deltopectoral flap）也被称为"Bakamjian 皮瓣"，Bakamjian 最先将胸三角皮瓣用于咽食管缺损的再造，此后该皮瓣成为头颈部缺损修复再造最常用的皮瓣。经典的胸三角皮瓣是从胸大肌前面向外延伸到肩部三角肌区，甚至可延伸至上臂肌肉的浅面；在筋膜下剥离，直到距离胸骨缘 2cm 处；血管蒂位于胸骨外侧，皮瓣向上推进可达到颧弓高度；皮瓣面积大，适用于头颈部、上呼吸道、上消化道缺损的修复。

（一）应用解剖

1. 颈段皮支　颈横动脉起源于甲状颈干，向外行走于胸锁乳突肌、肩胛舌骨肌深面。颈横动脉颈段发出的直接皮动脉在胸锁乳突肌与肩胛舌骨肌交点处穿出，约在锁骨中点上 1.8cm 处进入锁骨上区皮下，并向下、外发出两条主要营养锁骨上、下区及前胸部皮肤的分支，一条为锁骨上动脉，走向肩峰区域；一条为颈段皮支，营养锁骨下的前胸部。根据 Ma 等的解剖研究，锁骨上动脉及颈段皮支有四种类型：Ⅰ型占 40%，锁骨上动脉粗大，颈段皮支细小或者缺如；Ⅱ型占

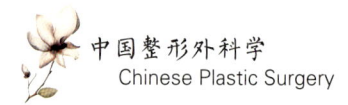

37%，锁骨上动脉与颈段皮支均较粗大；Ⅲ型占21%，颈段皮支粗大；Ⅳ型占2%，颈段皮支来源于颈横动脉。

2. 胸廓内动脉穿支　胸廓内动脉穿支从胸骨旁开1cm处的肋间隙进入皮瓣，主要供应从胸骨外侧缘到三角肌沟之间的皮肤。其中第2和第3穿支较粗，并有恒定的伴行静脉，可作为营养该皮瓣的血管，尤其是第2穿支口径较粗，可供应较大面积的区域。

（二）手术方法

1. 皮瓣设计　依受区缺损面积及形态在颈胸部设计蒂在上方或蒂在内侧的皮瓣。

（1）颈横动脉颈段皮支皮瓣：蒂在上方的以颈横动脉颈段皮支为轴心血管的颈横动脉颈段皮支皮瓣，上界可达斜方肌前缘，下界可至乳头下3~4cm并呈弓状越过乳头，内侧界为胸骨中线，外侧界为三角肌中段。皮瓣蒂部在胸锁乳突肌后缘锁骨上1.8cm处，可做成带蒂皮瓣或岛状皮瓣转移。

（2）胸三角皮瓣：蒂在内侧的胸三角皮瓣以胸廓内动脉穿支为血管蒂，其上界为锁骨平面，下界为第4或第5肋间，外界为三角肌区。皮瓣的大小依修复的创面而定。由于近胸下部皮下脂肪较多，对较厚的皮瓣可修成含真皮下血管网的超薄皮瓣，不致影响皮瓣的血供。近年来随着皮肤扩张术的应用，使供区不植皮或少植皮而将拟转移的皮瓣进行预扩张，这样不但可使皮瓣变薄，而且修复效果更好，还可减少供区瘢痕形成。

2. 手术步骤　患者取仰卧位，切开皮瓣的外缘，由远蒂端至近端将皮瓣在深筋膜深层掀起，不要损伤深筋膜。穿支血管的结扎一定要靠近其穿出处，接近蒂部时应钝性分离，在锁骨水平可清楚见到进入皮瓣的血管在深筋膜浅层走行。可结扎在胸锁乳突肌下缘进入皮瓣的肌皮支。不可为观察血管情况而过分分离，以免损伤蒂部血管。掀起皮瓣时如觉得皮瓣过厚，可修薄其中远端，但不要损伤真皮下血管网。供区多能拉拢缝合，不能直接缝合者可采用断层皮片或全厚皮片移植覆盖创面。

（三）注意事项

1. 如缺损面积大，可通过皮瓣延迟或者组织扩张术来增加皮瓣的切取范围。
2. 胸三角皮瓣转移到面部时需跨越颈部，故皮瓣需制成管状。制成管状前，皮瓣的宽度一般不应小于7cm，以防止皮管过紧而影响皮瓣的血供。

（四）优缺点

1. 优点　皮瓣较薄而柔软，有与头颈部皮肤最佳的色泽匹配。
2. 缺点　①切取皮瓣后会留下明显的供区缺损，往往需要植皮修复，且外形不美观；②不能形成一个能够充分旋转的岛状皮瓣，因为在蒂部会出现"猫耳"。

十一　胸廓内动脉穿支皮瓣

胸廓内动脉穿支皮瓣（internal mammary artery perforator flap）在胸廓内侧，其血供与胸三角皮瓣是一致的。Bakamjian最初描述的胸三角皮瓣包括4个胸廓内动脉穿支，后来这个皮瓣逐渐演化为胸廓内动脉穿支皮瓣。胸廓内动脉穿支皮瓣可以只含1个穿支，血管蒂的位置更随意，可根据再造部位而定，且能直接闭合切口。2006年Morain和Neligan等首次报道了胸廓内动脉穿支皮瓣用于颈前部缺损的修复重建。

（一）应用解剖

Palmer和Taylor应用尸体灌注技术发现胸廓内动脉节段发出肋间穿支血管，在6个肋间隙中，每个都有管径大于1mm的穿支血管，如果伴行静脉的管径足够大，乳房内侧动脉穿支皮瓣可基于这些穿支的任一支。Palmer和Taylor还发现，85%的尸体只有一支优势穿支，其管径至少是其他穿支的2倍，即优势穿支动脉的管径是0.5～1.2mm，其伴行静脉的管径是1.5～3.2mm。Saint-Cyr等发现，第1肋间穿支的管径平均为1.5mm（1～2.2mm），其供皮区域是锁骨、乳房外侧皱襞至剑突水平；第2肋间穿支的管径平均为1.83mm（1.3～2.4mm），与胸骨缘的距离为4.2mm，其供应的腹壁区域最大血管体区横径为19.8cm，垂直径为27.1cm（血管体区范围从锁骨至剑突，外侧至乳房外侧皱襞）；第3肋间穿支的管径平均为1.47mm（1.3～1.7mm）。

（二）适应证

头颈部烧伤后瘢痕的修复、头颈部肿瘤切除后缺损的修复等。

（三）手术方法

1. 皮瓣设计　根据受区的需要，在单侧胸壁设计相应的皮瓣（图15-40）。

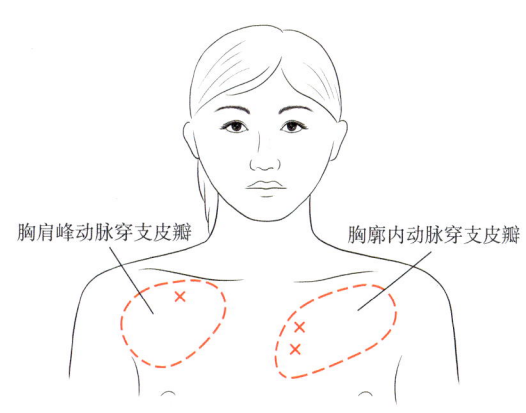

图15-40　皮瓣设计

2. 手术步骤　皮瓣切取先从蒂部开始，游离出第2肋间血管后，在胸大肌表面从远端向近端剥离皮瓣。在第2肋间隙内（最大，常选取第2肋间穿支作为血管蒂），牵拉胸大肌，游离第2肋间穿支至乳房内侧动脉处，离断穿支。皮瓣转移至受区，进行血管吻合。

（四）优缺点

1. 优点　皮瓣颜色、质地、厚度与面颈部组织接近，是面颈部再造的天然供区。
2. 缺点　部分病例供区需要植皮，术后遗留瘢痕，乳头位置可能发生改变。

十二、胸肩峰动脉穿支皮瓣

胸大肌肌皮瓣是修复口腔颌面部较大面积皮肤、黏膜或肌肉等软组织复合缺损的常用皮瓣之一，但是由于其带有胸大肌，故皮瓣臃肿，且对供区创伤大，应用胸肩峰动脉穿支皮瓣（thoracoacromial artery perforator flap）则避免了胸大肌肌皮瓣的缺陷。Reid和Taylor报告了胸肩峰动脉分支的走行及相应的供瓣区域，其中三角肌分支及胸大肌分支是最恒定的。

(一) 应用解剖

胸肩峰动脉为一短干,发自腋动脉第二段,起点多在锁骨中、外1/3交点的垂线上,经胸小肌上缘距喙突2.6cm处穿锁胸筋膜后分为胸肌支、锁骨支、三角肌支和肩峰支。胸肌支由胸肩峰动脉发出后,在胸大肌与锁胸筋膜之间的平面斜向内下。胸肩峰动脉穿支在胸大肌锁骨头和胸肋头之间穿出,其体表投影是锁骨中线与肩峰和剑突连线的垂线的交叉点。穿支的管径为0.4~1.1mm(平均0.7mm),血管蒂长6.1~8.3cm。血管体区最下缘达第5肋间,外侧达腋前线。

(二) 适应证

头颈部组织缺损的修复。

(三) 手术方法

1. 皮瓣设计 术前应用多普勒超声在胸肩峰动脉穿支的体表投影点周围标记穿支的位置。根据受区缺损的大小和形状设计皮瓣的切取范围(参见图15-40)。

2. 手术步骤 在胸部下缘和外侧切开皮肤,在胸大肌表面掀起皮瓣,寻找穿过胸大肌的穿支,在胸大肌锁骨头和胸肋头之间可以发现1~2支胸肩峰动脉皮肤穿支。沿着穿支,在锁骨头和胸肋头之间向下分离,直至胸肩峰动脉主干,穿支血管蒂一直分离到胸肩峰动脉从腋动脉发出的起始点。将皮瓣完全游离后转移至受区进行血管吻合。

(四) 注意事项

在胸大肌肌皮瓣移植术中,对胸肩峰动脉的定位与质量判断至关重要,它是肌皮瓣设计的基础和成活的血供保障,决定着手术的成败。胸肩峰动脉的起始部位决定了肌皮瓣蒂部的位置,胸肩峰动脉的走行方向决定了肌皮瓣的切取范围。虽然胸肩峰动脉主干及其胸肌支的走行一般较为恒定,但仍存在一定程度的变异,如果仅仅依靠解剖资料、临床经验和手术中观察来判断血管的位置和走向,手术中肌皮瓣的设计必然带有一定的盲目性。术前应用彩色多普勒超声检查胸肩峰动脉主干及其胸肌支,可以直观地观察血管的走行有无变异,为手术中肌皮瓣的设计提供重要的参考依据。

(五) 优缺点

1. 优点 ①皮瓣的颜色、质地、厚度与面颈部组织接近,是面颈部再造的天然供区;②穿支出现率恒定,血管体区大;③皮瓣的血管蒂长;④可保留胸大肌的功能。

2. 缺点 ①不适合女性患者;②穿支血管较细,需要更精细的显微外科技术;③供区需要植皮覆盖,术后遗留瘢痕;④为延长血管蒂长度而损伤重要的肌束或内、外胸大肌运动神经时,可遗留功能障碍。

十三 胸背动脉穿支皮瓣

Angrigiani(1995)报告应用胸背动脉穿支皮瓣(thoracodorsal artery perforator flap)覆盖躯干和肢体创面,该皮瓣的血供来自胸背动脉的穿支血管。与其他常用的穿支皮瓣(如腹壁下动脉穿支皮瓣、臀上动脉穿支皮瓣)相比,胸背动脉穿支皮瓣相对较薄,更适合于四肢及头面部缺损的修复再造。若以单一穿支为蒂,皮瓣切取范围可达15cm×8cm,既可直接缝合供区创面,又能避免术后皮瓣静脉回流障碍。

（一）应用解剖

胸背动脉起自肩胛下动脉，供应背阔肌。胸背动脉在背阔肌深面分为两支，即内侧的水平支和外侧的垂直支。胸背动脉由肌肉深面进入肌肉，外侧支垂直向下走行在肌肉外侧缘以内2～3cm。胸背动脉穿支皮瓣的血供既可来自血管主干的远端，又可来自外侧支。第一穿支位于腋后襞下6～8cm，起源于胸背动脉主干的远端或外侧支。外侧支每间隔1.5～4cm发出1个穿支，其发出的穿支数可多达3个，每个穿支斜行3～5cm穿过肌肉到达皮肤。穿支动脉的口径为0.3～0.6mm，均有2条伴行静脉。

胸背动脉最大的供血面积是600cm^2，其最长轴长度为28cm，最短轴长度为27cm。皮瓣可获得血管蒂长度为14cm；如果皮瓣的血供来源于远端的穿支，其血管蒂长度可增加至25cm。胸背动脉的最近端平肩胛骨下角，位于背阔肌内侧缘3cm，管径为2.8mm。穿支在肌肉内走行的平均长度为5cm（3～7cm），肌间隔穿支的出现率为60%。外侧支管径大，位置可靠，其供应的皮瓣可覆盖背阔肌前方2cm范围及背阔肌后方6cm范围的皮肤（图15-41）。

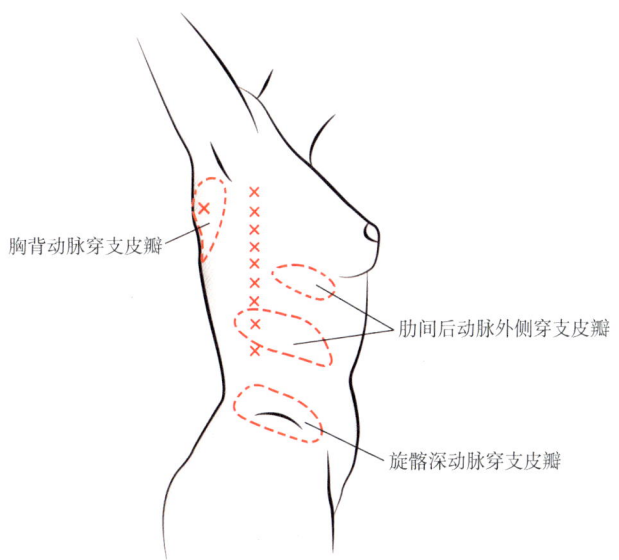

图15-41 胸背及腹壁动脉穿支皮瓣

（二）适应证

腹壁不适合作为供区的、中等偏小的乳房再造，以及头颈部缺损的修复。

（三）手术方法

1. 皮瓣设计

（1）患者取侧卧位，于腋后襞下6～8cm及背阔肌外侧边缘以内2～4cm处，用笔式Doppler血流仪测定胸背动脉穿支并标记。按第一穿支以下1.5～4cm间隔依次确定其他穿支的位置。

（2）以第一穿支为中心设计15cm×8cm大小的椭圆形皮瓣，皮瓣长轴平行于背阔肌外侧缘。皮瓣宽度以能直接缝合供区为原则，皮瓣最长可达25cm（以单一穿支血管为蒂）。

2. 手术步骤　皮肤切口从腋窝开始向躯干后外侧延伸。获取皮瓣时，保留背阔肌。大的穿支可以穿过也可以不穿过肌束进入皮下。在皮瓣远端，即在背阔肌前外侧肌束止点平面可以找到胸背动脉外侧支。先掀起皮瓣的下方，然后向内侧、外侧分离。所有的穿支均可在胸背动脉门周围8cm以内找到，穿支穿过胸背筋膜，在其下方走行2～6cm，但走行方向不定。胸背动脉门到腋动

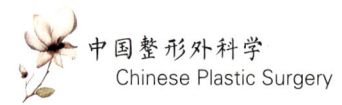

脉的距离是12cm，故血管蒂的平均长度是20cm。胸背动脉穿支皮瓣可以顺时针或逆时针旋转90°，转移到前外侧胸壁或后外侧胸壁；随着剥离范围的扩大，皮瓣可以顺时针旋转180°，转移到头颈部、肘部、腋窝等处。

（四）注意事项

1. 为了术中更安全快捷地找到穿支，术前行胸背动脉彩超检查是必要的。

2. 在切取皮瓣时，应将胸背动脉穿支周围附着的一小块肌束带上，此肌束宽2cm左右，长4~8cm，以免损伤穿支血管。

3. 术中须将与胸背动脉外侧支伴行的胸背神经分支分离出来并切断，保留胸背神经主干和横支，这样切取胸背动脉穿支皮瓣后，背阔肌仍能保留神经支配，且不影响功能和外形。

4. 当皮瓣保留更多的皮下组织时，建议保留2个以上的穿支。

（五）优点

该皮瓣的优点是：①血管蒂的解剖比较恒定，变异少，可获取的血管蒂较长；②由穿支作为血供的皮瓣面积较大，且血供丰富、可靠，因此理论上皮瓣成活率较高；③如在皮瓣切取时胸背神经保存完好，则皮瓣的感觉功能得以保留，进一步提高了重建质量；④该皮瓣的组织容量也能提供足够宽度的皮肤和皮下组织；⑤供瓣部位隐蔽，取瓣后不会带来新的外观畸形，且对供区功能的影响较小；⑥可以获取复合组织瓣，如脂肪、脂肪筋膜、肌肉、骨等，以修复复杂的缺损。

十四 肋间后动脉外侧穿支皮瓣（posterior and lateral intercostal artery perforator flap）

Esser（1931）最先提出应用肋间动脉供应的皮肤作为皮瓣供区。Badran（1984）报道了基于肋间后动脉外侧支的神经血管化皮瓣，创造了第一例真正的肋间动脉穿支皮瓣。胸廓肋间分布着许多穿支血管，并有对应的神经与之伴行，可将这些肌皮穿支血管看作是一个庞大的肋间穿支系统，分为前部、后部和外侧肋间三个区域。在后部肋间区域，Hyakusoko等报道了应用胸背肋间皮穿支作为皮瓣的辅助血供，以避免真皮下血管网皮瓣远端坏死。国内有学者将肋间外侧穿支皮瓣称为侧腹部皮瓣；根据皮瓣的命名原则和有关穿支皮瓣的定义，也可称为肋间后动脉穿支皮瓣。

（一）应用解剖

肋间后动脉外侧皮穿支有如下特点：①穿出深筋膜的位置（点）相对恒定，在腋中线前后；②穿出深筋膜后，前支沿肋间向腹部延伸，后支沿肋间向胸背部水平延伸；③有同名静脉及皮神经伴行，可设计成带感觉的皮瓣；④该穿支较粗大，直径为1.7±0.14mm，可设计成游离皮瓣；⑤前支向前下方走行至腹直肌鞘的外侧缘，分布于胸及腹前外侧壁的皮肤，除了与相邻肋间后动脉外侧皮穿支相吻合外，还与胸廓内动脉，旋髂深、浅动脉，腹壁下动脉皮支等相吻合，因此极易设计较大的跨区穿支皮瓣。

（二）适应证

该穿支皮瓣可用于修复腰骶部褥疮、胸廓缺损和乳房再造，亦可经带蒂转移修复上肢（包括上臂、肘关节、前臂、腕关节及手部）的组织缺损或覆盖骨、肌腱、关节外露的创面。

(三）手术方法

1. 皮瓣设计　在胸侧壁标记出腋中线，根据体位和创面部位选用合适的肋间后动脉血管。皮瓣轴点在两肋间腋中线附近，轴心线为选定的肋间或其向腹前壁的延长线上，根据需要在轴心线两侧肋骨范围内向前达半月线，向后至肩胛线。可安全地设计皮穿支蒂皮瓣，确保皮穿支血管包含在蒂部。皮瓣各边在需要覆盖的创面面积的基础上扩大1~2cm，在胸腹区域设计成斜形、垂直形、横形，切取时根据实际需要做适当调整。因肋间后动脉外侧皮穿支有同名静脉及皮神经伴行，为该神经的营养血管，可设计成带感觉的皮瓣，也可以设计成游离皮瓣。

2. 手术步骤　切开皮瓣周缘，自远向近在深筋膜浅层分离并掀起皮瓣。为避免切断皮穿支，蒂部分离至穿出点前即可。切开皮瓣两侧，宽为3~5cm，使其能够缝合成皮管，或只保留穿支血管蒂。供区原位缝合或植皮修复。最后做皮瓣移植修复创面，必要时可留置负压引流管。

（四）注意事项

1. 在深筋膜层或浅层分离皮瓣，应用显微技术分离穿支血管蒂部，避免切断穿支。通常沿穿支的走行方向向两侧缘切开皮瓣蒂部，蒂宽应大于两肋骨缘。蒂部可以形成皮管，或形成穿支血管蒂。修复肘部创面时应适当延长皮瓣蒂部的长度，以方便调节上肢和肘部的固定体位。
2. 注意皮瓣远端不可超过脐旁线，因为此处皮下浅层血管支稀少。
3. 在皮瓣下和蒂部应放置负压引流管。
4. 术后3天内应尽量避免肢体移动。

（五）优缺点

1. 优点　①皮穿支血管解剖稳定，血管口径相对较粗；②有伴行的肋间神经外侧皮支，可形成带有感觉的皮瓣；③该穿支血管与相邻部位的血管相吻合，形成庞大的血管网，可提供大面积皮瓣；④皮瓣质地优、部位隐蔽，供区大多能直接拉拢缝合修复；⑤蒂部交叉移植可修复上肢部位的缺损。

2. 缺点　①术后供区遗留瘢痕；②肥胖者术后容易出现皮瓣臃肿；③带蒂交叉移植修复上肢缺损时需要固定患肢，且需择期手术作断蒂处理；④形成游离皮瓣时分离穿支的解剖相对耗时，显微技术要求较高；⑤能分离出肋间血管束，操作复杂，有时可导致气胸等严重并发症。

十五　脐旁皮瓣

Drever（1977）首先描述了以腹直肌及其滋养动脉为蒂的垂直方向的岛状肌皮瓣修复乳房下瘢痕切除后的皮肤缺损，Robbins（1979）、Drever（1981）对这一技术加以改进并应用于乳房再造。Hartrampf（1982）又应用以单侧腹直肌为蒂、携带下腹部皮肤脂肪的皮瓣行单侧乳房再造。Taylor（1981）对腹直肌及腹壁血供进行了解剖学研究，发现腹壁下动脉在脐旁有较粗大的穿支供养脐旁皮肤，通过对腹壁下血管及脐旁穿支解剖分离技术的改进，将腹壁下血管为蒂的腹直肌肌皮瓣改造成纯皮肤瓣，称为胸脐皮瓣或脐旁皮瓣（paraumbilical flap）。Taylor（1983）首次报道将脐旁皮瓣应用于临床，该皮瓣以腹壁下血管为蒂。由于腹壁下血管在脐旁发出许多肌皮支分布于皮肤，并有较粗的肌皮穿支在脐旁穿过腹直肌鞘后走行于外上方，如携带腹直肌作为移植的皮瓣，应称为腹直肌皮瓣；如将携带少量肌袖，或切取单纯皮瓣、采用以皮肤为主的皮瓣，或携带横行到脐腰部皮肤以及纵行到腹前部皮肤的皮瓣，均称为脐旁皮瓣。

（一）应用解剖

腹壁下动脉起点到脐的距离为12cm，到耻骨联合的距离为9cm，若以腹壁下动脉为蒂携带脐旁皮瓣，血管蒂有足够的长度。腹壁下动脉的脐旁穿支恒定粗大，穿出前鞘后在深筋膜中走行约3cm后穿出皮下，并与第8、9、10肋间动脉形成丰富的吻合。肌皮动脉为腹壁下动脉的分支，在腹直肌前面形成排列较整齐的内、外侧支，内侧支多于腹直肌鞘内1/3穿出，其管径细，行程较短，供应腹直肌前面的皮肤；外侧支多于腹直肌鞘中1/3穿出，斜向外上方，其管径较粗，行程较长，供应腹前外侧部皮肤。在这些分支中，最粗最长的动脉位于平脐或脐下旁开3～5cm范围，外径为0.7±0.2mm，长为8～14cm，其走行方向指向肩胛下角。肌皮动脉穿行于腹直肌的过程中发出许多小支入肌，供应肌肉。以平脐或脐下旁开3～5cm至肩胛下角的轴线来设计皮瓣，该皮瓣的轴心血管为肌皮动脉外侧支，临床上将此动脉命名为"脐旁皮动脉"。

（二）适应证

1. 游离移植　四肢大面积皮肤缺损、头颈部大面积皮肤缺损、慢性骨髓炎病灶清除后需要肌肉填充的创面。
2. 带蒂移植　大腿上部的创伤或瘢痕、髂腰部或会阴部皮肤缺损的修复，阴茎、阴道的成形再造等。

（三）手术方法

1. 皮瓣设计　腹股沟韧带内侧2/5与外侧3/5交点与脐的连线是腹壁下动脉干行程的体表投影线，脐与耻骨结节连线中、下1/3交点处是腹壁下动脉与腹直肌外缘相交处，用亚甲蓝标记出来。用多普勒血流探测仪探测脐旁血流声最响处，此为脐旁较粗的皮穿支；顺此点向远延伸，即从脐指向肩胛下角探测皮支血管的走行方向。以此为中心，标记所要切取的皮瓣范围。
2. 手术步骤　根据肌皮动脉穿支的特点，应选用最粗、最长的外侧支（脐旁皮动脉）为脐旁皮瓣的主要供应血管。由于肌皮动脉沿途发出许多小支入肌，操作时不易与肌肉分离。为了分离容易而不损伤轴心血管，使血管蒂带肌袖1～2cm，适度分离血管蒂，使皮瓣能无张力地转移到受区，即形成以腹壁下血管为蒂、带一小块前鞘和肌袖的脐旁岛状皮瓣。

（四）注意事项

1. 闭合供区创面前，应先修复半环线附近的腹直肌及其鞘膜，然后修复脐部及腹直肌前鞘，避免导致腹壁疝。
2. 皮瓣转移时注意血管蒂的松紧要合适，并放置平整，避免扭曲、受压等。
3. 术后放置引流，避免咳嗽等过度增加腹压的动作。

（五）优缺点

1. 优点　①脐旁皮瓣的血管蒂走行恒定、口径粗、蒂长、分离容易；②由于脐旁穿支多且粗大，切取的皮瓣面积大、血供好、易成活，且操作方便；③设计应用灵活，可修薄成真皮下血管网皮瓣；④应用范围广泛，被Taylor称为万能皮瓣；⑤部位隐蔽，易被患者所接受。
2. 缺点　①感觉恢复差；②术后可能发生腹外疝。

十六　腹壁下动脉穿支皮瓣（deep inferior epigastric artery perforator flap）

Holmström（1979）首次报道了应用游离横行腹直肌肌皮瓣（transverse rectus abdominis myocutaneous flap，TRAM皮瓣）再造乳房，并指出横椭圆形皮瓣优于纵向皮瓣，其血供特点是该椭圆形区域中心的血供最强，越靠近椭圆长轴两端的血供越弱。Boyd和Taylor对于腹壁下血管的肌皮穿支进行了研究，随后，Scheflan与Dinnerf进一步分析了其血供特点，提出了下腹部软组织四个分区的概念，并认为皮瓣蒂部同侧组织的血供恒定地比腹部中线对侧组织的血供强。

Koshima（1989）首次报告腹壁下动脉穿支皮瓣的应用。Allen和Blondeel（1994）分别报道了以腹壁下动脉穿支为蒂而不携带腹直肌的腹壁横行皮瓣用于乳房再造。此后，DIEP皮瓣逐渐成为乳房重建或整形的首选皮瓣。DIEP皮瓣是在传统的TRAM皮瓣基础上的改良，即将DIEP从腹直肌中分离出来，避免供区腹直肌损伤，以减少腹壁疝、腹壁薄弱等术后并发症。

（一）应用解剖

腹壁下动脉于腹股沟韧带上方起源于髂外动脉，向内上行经半月线进入腹直肌鞘，在腹直肌深面上行，于脐水平发出2～3支终末分支，在脐上一个腱划水平与腹壁上动脉吻合。在其行程中向外侧发出节段动脉，走行于腹内斜肌与腹横肌之间，分别与肋间动脉吻合，同时发出肌皮穿支供应腹部皮肤。肌皮穿支的穿出点主要分布在腹直肌腱划区，75%位于脐周区，其中直径≥0.5mm的穿支有7～8支。

腹壁下动脉的主干分支主要分为单支型、双支型、三支型三种类型。Munhoz等研究发现，腹壁下动脉内侧的穿支数（66%）大于外侧（34%），建议切取DIEP皮瓣时尽可能选择外侧穿支，这样能缩短手术时间，且操作简单，还能降低损伤穿支血管的风险。同时Munhoz等指出，选择内、外排穿支的主要标准是穿支血管的临床情况，尤其是穿支动、静脉的管径。

吴东方等利用血管造影及交互式医学影像控制软件系统（Mimics）对腹壁下动脉穿支及腹壁浅动脉的形态进行了比较深入的研究，他们发现，当腹壁下动脉分为内、外侧2支或3支时，内、外侧支（外侧支的2个亚支都归属于外侧支）各发出内、外两排穿支，以内侧列穿支为蒂时，对侧的内侧列穿支及同侧的外侧列穿支所在区域分别是动力学供区，血供稳定；同侧的腹壁浅动脉及旋髂浅动脉所在区域已经是潜力供区，血供不稳定。因此，当以腹壁下动脉内侧列穿支为血管蒂时，HartrampfⅡ区的血供大于Ⅲ区，该椭圆形皮瓣血供向心性强，Ⅲ区与Ⅳ区最好是切取内侧部分组织；当以外侧列穿支为蒂时，同侧的内侧列穿支、腹壁浅动脉及旋髂浅动脉所在区域分别为动力学供区，而对侧的外侧列穿支及腹壁浅动脉所在区域变成了潜力供区，血供不稳定。HartrampfⅢ区的血供大于Ⅱ区，该椭圆形皮瓣的血供偏侧性强，Ⅳ区已经在潜力供区外，该区的组织最好不要带上，否则出现皮瓣部分坏死的概率极大。当腹壁下动脉不分叉，只发出一排穿支时，由于同侧腹壁下动脉发出的穿支与同侧的腹壁浅动脉及肋间外侧动脉之间的choke吻合比对侧腹壁下动脉发出的穿支的choke吻合更丰富，所以血流更容易经过choke吻合到达Ⅲ区，Ⅲ区的血供也就比Ⅱ区丰富。

（二）适应证

为自体组织乳房再造的金标准，还可用于半侧颜面萎缩，头颈、四肢、胸壁创面的修复以及阴茎再造等。

（三）手术方法

1. 皮瓣设计　术前用多普勒测定穿支位置，可以任一轴线设计皮瓣方向。皮瓣呈梭形或椭圆形，两侧至髂前上棘，上界位于脐上2～3cm，下界可达耻骨结节上方。根据受区需要设计皮瓣的切取范围（图15-42）。

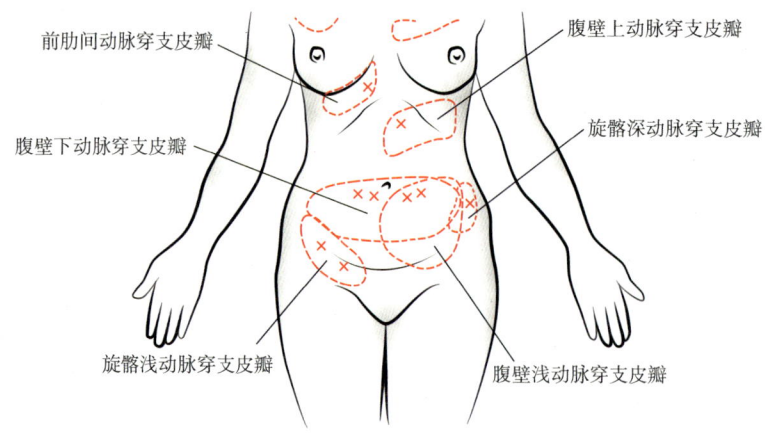

图 15-42 皮瓣设计

2. 手术步骤　在腹外斜肌腱膜和腹直肌前鞘表面掀起皮瓣，首先找到外侧肌皮穿支，再继续向内侧解剖，直至找到对侧的内侧肌皮穿支。确定最大的一支为血管蒂后，在其穿出点剪开腹直肌前鞘，纵向钝性分离穿支周围的肌纤维，结扎小的血管分支，追寻穿支至腹壁下动脉血管束的主干，取得足够长的血管蒂，注意保留腹直肌纤维和进入肌肉的神经的完整性。若受区所需皮瓣较大，亦可考虑双蒂乃至多蒂。然后切断皮瓣血管蒂，将皮瓣血管蒂从腹直肌隧道内抽出，取下皮瓣。由于腹壁下动脉穿支大部分（80.19%）有肋间神经感觉支伴行，还应注意选择有粗大的神经血管束穿支为蒂，这样既可满足皮瓣的血供需求，又能使皮瓣的感觉得到修复。

（四）注意事项

1. 分离 1~2 个大的 DIEP 穿支血管，选择其中距离源血管近的穿支，限制肌肉内分离的长度，以减少术后腹壁并发症的发生。

2. 保护好腹壁浅静脉及支配腹直肌的运动神经支。

3. 由于腹壁下静脉穿支细、静脉壁薄，失去腹直肌和深筋膜的支撑和保护，容易受压迫和发生痉挛，术中吻合腹壁下动脉伴行静脉时应理顺血管蒂，建立良好的血管床，尽可能吻合腹壁浅静脉重建第二套静脉回流系统，以减少静脉危象的发生。

4. 对于中青年男性或儿童患者，下腹可切取范围较小，不应超过 6~8cm，否则可导致缝合困难或造成会阴移位与变形；切取大面积皮瓣需同时进行双侧腹壁下动脉移植，否则可出现Ⅳ区坏死。

（五）优缺点

1. 优点　①皮瓣体积较大，设计更加灵活，顺应性好。②术后可以一期闭合切口，位置隐蔽。③对于下腹皮肤松弛、脂肪肥厚的患者，术后可以获得更好的腹部外形。④该皮瓣的血管蒂可长可短，最长可取到髂外动脉起点处，约 10cm，增加了转移的灵活性。⑤该皮瓣大小的选择也有很大的灵活性，其纵向长度可达 10~20cm，横向长度可达 20~42cm，故皮瓣最大可取 20cm×42cm，从而可用以修复严重的组织缺损，如严重的手外伤、头皮撕脱伤、肢体、腰背部和骶部缺损等。⑥该皮瓣可以一期去除皮下脂肪而成为很薄的皮瓣，甚至只保留真皮下血管网而去除几乎所有的皮下脂肪，因此既可用于修复需要很多组织量的缺损，如乳房再造；也可用于需要较薄皮瓣的部位，如手背和足背，从而进一步拓宽了它的适用范围。⑦可将该皮瓣去表皮做成真皮脂肪瓣用以充填软组织缺损，修复半面萎缩。⑧可取腹壁下动脉一套系统的复合皮瓣（脐旁穿支皮瓣联合其耻骨上支支配的耻骨瓣）修复颊区严重的骨、软组织复合伤所致的凹陷畸形。⑨保留腹直肌及其前鞘，避免术后腹壁薄弱及腹壁疝的发生，术后恢复快，拥有良好的远期效果。

2. 缺点 ①穿支的位置及大小变异较大。②在肌肉内解剖穿支血管的过程耗时偏长。③对于那些吸烟、肥胖、再造容量需要大，且术后计划放疗，或有腹壁吸脂史或手术史的患者，DIEP可能不适合作为皮瓣供区，此时可以尝试保留肌肉的游离TRAM皮瓣。游离TRAM皮瓣有更好的血供，可有效降低脂肪坏死的风险，虽然增加了腹壁并发症的风险，但是与DIEP相比较，利大于弊。

十七 腹壁浅动脉穿支皮瓣

Shaw和Payne应用带蒂的腹壁浅动脉（superficial inferior epigastric artery，SIEA）穿支皮瓣进行上臂再造，Antia和Buch最先应用游离的SIEA穿支皮瓣进行面部创面的修复，Daniel和Taylor等将其作为游离皮瓣进行应用。Grotting于1991年报道了第一例采用腹部浅动脉系统作为血管蒂的腹壁浅动脉皮瓣乳房重建术，术中不必切开腹直肌鞘以分离血管蒂，使皮瓣深部腹部组织保持完整，因此大大减少了术后腹部并发症的发生。但腹壁浅动脉常存在解剖变异，对腹壁皮瓣的供血范围也较小，与腹壁下动脉相比，其管径较小、长度较短，这些不足之处使SIEA皮瓣的应用受到了一定的限制。现在随着手术技术的成熟及高分辨率影像学技术的发展，SIEA皮瓣已在一些医学中心开始应用，并被越来越多的医师认识和接受。

（一）应用解剖

腹壁浅动脉属于腹壁浅血管系统，一般多在腹股沟韧带下方，起自股动脉，然后穿过股动脉三角前外侧斜向上行，在腹股沟韧带中点内侧1~2cm处越过腹股沟韧带，随后穿过Scarpa筋膜至前腹壁皮下上行，沿途可发出内侧支和外侧支，供养腹壁浅部组织。腹壁浅动脉变异较大，有一定的缺如率。Taylor和Danie等通过尸体研究发现，腹壁浅动脉的缺如率为35%，其起始部位和分支的分布均有较大的变异，48%与旋髂浅动脉共干的腹壁浅动脉的平均管径为1.4mm，17%直接发自股动脉的腹壁浅动脉的平均管径为1.1mm。Spiegel等曾对139例行腹部皮瓣修复术的患者进行临床解剖发现，SIEA的缺如率为42%，其研究还发现整体上约有31%的患者存在管径大于1.5mm的腹壁浅静脉。Rozen（2010）首次采用先进的高分辨率计算机断层摄影血管造影术对250例患者进行腹部脉管系统术前评估，发现SIEA的存在率高达94%，其平均直径为0.6mm，其中24%的病例SIEA的管径大于1.5mm。研究还发现腹壁浅动脉的直径与腹壁下动脉穿支的直径成反比。腹壁浅动脉走行于腹壁真皮下的浅筋膜中，直接营养所在区域的皮肤软组织。另外，腹壁浅动脉与同侧腹壁下动脉、旋髂浅动脉及下4支肋间后动脉在筋膜层存在丰富的吻合。当切取以腹壁浅动脉为蒂的皮瓣时，其动力学供区是同侧的腹壁下动脉皮瓣所在区域，皮瓣切取范围不宜超过中线。腹壁浅动脉皮瓣与腹壁下动脉穿支皮瓣相比其特有的优势在于不会对腹壁肌肉系统造成损伤。

（二）适应证

头面部、腹壁、胸壁、四肢缺损的修复，会阴及阴茎再造等。

（三）手术方法

1. 皮瓣设计 腹壁浅动脉的走行及位置多变，因此皮瓣的设计也具有一定的灵活性。腹壁浅动脉根据其走行方式可分为总干型、双分支型、单外侧支型、单内侧支型。四种类型，各型所支配的血供不同。临床上皮瓣的设计需要根据动脉的行程走向、缺损部位的面积以及供区的美学要求等综合考虑。术前可用CTA和彩色多普勒对腹壁浅动、静脉的走行及管径进行测量与定位，术中再根据血管的具体情况及缺损的面积、形状等合理设计。在确认SIEA的存在并符合标准后，可以在腹壁皮肤表面标记血管的走行，接着于患者站立位行皮瓣边缘的标记，一般设计成宽12cm左右、长44～48cm的椭圆形。与其他腹部皮瓣一样，SIEA穿支皮瓣上缘位于脐上，下缘达耻骨弓，两侧缘达髂前上棘。所取的皮瓣组织必须以切除后腹壁皮肤可以安全对合为准（参见图15-42）。

2. 手术步骤　从皮瓣近端开始切取皮瓣，在腹直肌前鞘水平保留血管蒂内1～2个穿支，直至肋下缘；皮瓣远端在腹直肌前鞘水平垂直地切取皮瓣，在腹外斜肌筋膜层横向地切取皮瓣，整个腹壁浅动脉穿支皮瓣从近端至远端不含有肌肉或筋膜。在肋下缘水平血管蒂内包括腹壁浅动脉穿支，这样皮瓣旋转后可以很轻易地到达前胸壁下方和腹壁上方。

（四）注意事项

1. 腹壁浅动脉起始端多与周围血管呈共干模式，自共干前切取的血管管径较单独起自股动脉者明显增加，但切取方式是否有利于皮瓣成活尚未明确。Reardon等认为当共干血管达到3个或以上，且多聚集至吻合口附近时，自共干前切取会增加血管形成的风险。

2. 王晓敏等研究发现，当腹壁浅动脉缺如或管径较细、位置靠内时，其外侧旋髂浅动脉上升支的管径就会代偿性增粗，其位置也较高，分布于下腹壁外侧半的范围更广，这与Koshima和Aydin等提出的旋髂浅动脉升支与腹壁浅动脉呈代偿性关系的论述相符。

3. 对于此类患者，如切取皮瓣的面积较小，可能不易将腹壁浅动、静脉包含，故可考虑选用旋髂浅静脉作为皮瓣的回流静脉，以增加皮瓣设计与切取的灵活性。总之，临床选择应用下腹壁皮瓣时，可不必完全局限于腹壁浅动、静脉的使用，而应根据术前检查和术中发现选择合适的血管，以增加皮瓣移位的成功率。而对于以上两血管间的具体关系，还需进行多样本观测。

4. 术前检查确定该动脉存在，且管径在1.6mm以上，而所需组织量不过中线时，腹壁浅动脉皮瓣完全可以替代腹壁下动脉穿支皮瓣，而不用看成是后者的备用方案。

（五）优缺点

1. 优点　①血供丰富，切取面积充足，可修复多种软组织缺损；②皮瓣可在Scarpa筋膜浅面削薄，可塑性好，修复头面部及四肢表浅缺损时能更好地恢复外形及功能；③对腹直肌无损伤，术后无腹壁疝和腹壁功能损害的可能；④供区切口隐蔽，一般可直接横行拉拢缝合；⑤皮瓣切取相对简便；⑥两组可同时手术，节省了手术时间；⑦属于直接皮肤穿支，解剖容易，供区创伤小，手术时间短，应用于乳房再造时可以带蒂移植，保留乳房内侧动脉。

2. 缺点　①SIEA皮瓣在应用上主要存在腹壁浅动脉的解剖变异问题，且其管径较小，容易造成皮瓣供血不足，术者需有娴熟的微血管吻合技术；②血管蒂相对较短，但可通过扩大皮瓣的切取面积来增加蒂长；③术后血栓形成的概率为1.9%～21%，皮瓣部分坏死率为0～14.3%，皮瓣全部坏死率为0～7.1%；④Granzow等对200多例SIEA皮瓣乳腺重建病例进行统计，结果显示其术后皮瓣缺血和静脉淤血的发生率与DIEP皮瓣重建术接近，但腹部皮下血清肿的发生率则较高，为15%，他们认为这可能与术中需要在腹股沟区淋巴系统附近分离血管有关。

十八　旋髂深动脉穿支皮瓣（deep circumflex iliac artery perforator flap）

自Taylor（1979）报道旋髂深血管髂骨复合皮瓣游离移植成功后，吻合血管的髂骨复合皮瓣移植在临床广泛应用，成为治疗骨合并软组织缺损的修复方法之一。但传统的髂骨皮瓣切取时骨与皮肤之间黏附紧密，不易分离，且皮瓣的长轴与髂骨必须保持一致，临床应用极不方便，加上供养髂骨表面皮肤的骨皮穿支血管数量较少，术中移动皮肤时容易损伤骨皮穿支血管，造成皮肤血供障碍乃至坏死。Safak等描述了来自旋髂深动脉的肌皮穿支供应的骨皮分离的髂骨穿支皮瓣，可弥补上述不足，临床应用效果满意。

（一）应用解剖

旋髂深动脉起自髂外动脉与股动脉移行处附近，起始部在腹股沟韧带上方 1.3～2.3cm。旋髂深动脉起始后，沿腹股沟韧带外侧半的深面向外上方斜行走向髂前上棘稍内侧，然后沿髂嵴前部内侧后行至髂嵴上缘，转向内上侧穿出腹壁肌抵达皮肤。根据旋髂深动脉的行程可将其分为三段：①腹股沟段，沿途发出 2～4 支外径为 0.2～1.8mm 的腹壁肌支至邻近肌肉，其中优势肌支长 9±0.5cm，外径为 1.4±0.1mm；②髂嵴内段，沿途发出 2～8 支外径为 0.2～0.7mm 的肌骨支穿过肌肉附丽进入髂嵴前部；③髂嵴上段，延续为肌皮穿支并穿过深筋膜支配 11cm×14cm 的皮肤。以旋髂深动脉蒂，可切取腹股沟段的腹壁优势肌支肌瓣、髂嵴内段的肌骨支骨瓣和髂嵴上段的肌皮穿支皮瓣，从而形成复合组织瓣。

1. 肌骨支　肌骨支主要由旋髂深动脉髂嵴内段发出。此段动脉贴近髂嵴内唇下 2cm 走行于髂嵴内侧的双层筋膜鞘内，沿途发出 2～8 支外径为 0.2～0.7mm 的肌骨支供养髂嵴前部及其表面的皮肤。

2. 肌皮穿支　肌皮穿支为旋髂深动脉髂嵴上段的延续。该动脉穿过筋膜进入髂嵴上缘向后走行进入腹壁肌中，除供应肌肉外，终末支穿过深筋膜分布于其表面的皮肤。肌皮穿支的穿出部位通常在髂前上棘上 5.2±1.2cm 与髂前上棘外 1.5±0.6cm 的交点处。肌皮动脉穿出深筋膜后，在浅筋膜内发出放射状分支，与肋间动脉外侧皮支前支、腹壁下动脉脐旁穿支、腹壁浅动脉、旋髂浅动脉等分支吻合。

（二）适应证

足跟缺损、四肢复合组织缺损、会阴创伤、下颌骨缺损的修复等。

（三）手术方法

1. 皮瓣设计　术前应用多普勒，沿髂嵴上方 12～35mm 之间测定旋髂深动脉穿支并标记，皮瓣长轴与髂嵴平行。以旋髂深动脉为蒂，以其腹股沟段的优势肌支带肌瓣、髂嵴内段的肌骨支带骨瓣、髂嵴上段的肌皮穿支带皮瓣，从而形成复合组织瓣（参见图 15-41）。临床可根据需要选择一种或多种组织瓣进行复合修复：①旋髂深动脉蒂骨瓣移植适用于四肢长管骨和下颌骨缺损的修复，带血管蒂移位可修复股骨头或股骨颈缺损；②旋髂深动脉蒂复合骨皮瓣适用于修复四肢长管骨和下颌骨缺损伴皮肤缺损；③旋髂深动脉蒂复合骨肌皮瓣或肌骨瓣既可填充受区空洞、改善血供，又可重建受区动力肌功能，如下颌骨伴皮肤或咬肌缺损的修复。

2. 手术步骤　手术应由浅入深按解剖层次分离，先显露旋髂浅静脉并分离至大隐静脉起始部，一方面旋髂浅静脉是皮瓣的主要回流静脉，另一方面旋髂深动脉一般仅有 1 支伴行静脉，按照动、静脉吻合 1：2 的原则，也应吻合此静脉。然后分离旋髂浅动、静脉，此时也应将其分离至髂外动脉起始处，并判断是否与旋髂深动脉共干，如果是共干，则予保留；如果不是共干，应在骨皮瓣解剖分离完毕后阻断其血供，如果皮瓣血供良好，则可将其结扎。分离旋髂深动脉时应从髂外动脉起始处由近向远端解剖，在腹外斜肌、腹内斜肌间分离时见一粗大分支向肌内行走时应予保留，同时分离其上走行的肌皮穿支。为防止该血管损伤，可先切开腹外斜肌，由深面向浅面分离，在皮支周围可适当保留部分肌肉。在皮支与旋髂深动脉充分显露解剖分离后应尽可能保留腹外斜肌、腹内斜肌于供区，髂骨内缘仅保留少许肌袖，这样有利于供区肌肉修复。有关旋髂深动脉肌皮穿支的解剖，根据我们所开展的病例发现有一定的变异，有时由旋髂深动脉肌支发出，约占 60%；有时由旋髂深动脉终末支发出，约占 30%；有时由旋髂深动脉终末支与髂腰动脉汇合后发出，约占 10%。特别是后两种类型，因肌皮穿支在肌内的行程较长，位置较深且靠后侧，手术时较易误伤，因此在分离时尤需小心。关于髂前上棘是否保留，我们认为如果皮支较粗，可将髂前上棘保留，这样一方面可减少供区肌肉起止点的破坏，另一方面可避免股外侧皮神经损伤（因该神经在髂前上棘前方经过）。总之，在手术过程中要根据术中的血管解剖灵活选定血管蒂。骨皮瓣游离后供区应逐层认真修复，在受区处理时应准确进行血管吻合，如果血管缺损，应作血管移植以保证手术成功。

复合组织瓣的切取步骤如下。

（1）体位与切口：取仰卧位，供骨侧臀后垫以方枕。沿髂嵴及腹股沟韧带稍上方做弧形切口，其长度以所需骨块的长度为准，通常起自髂嵴中部，止于近股动脉处。

（2）肌肉显露：先做髂嵴至腹股沟韧带中点的弧形切口，显露髂嵴、腹外斜肌及腹股沟韧带。

（3）血管显露：摸清股动脉搏动位置，将腹肌自腹股沟韧带上切下，显露股动、静脉及旋髂深血管。

（4）血管游离：沿旋髂深血管由近而远解剖，在血管蒂腹股沟段可见向上发出的数支腹壁肌支进入腹肌，将其中粗大的优势肌支分离备用；在血管蒂髂嵴内段可见向髂嵴发出的肌骨支穿过肌肉附丽而营养髂骨；在血管蒂髂嵴上段可见向内上折转并穿入腹肌，最终形成穿支营养局部皮肤。

（5）皮瓣切取：以髂嵴切口为皮瓣外下缘，在深筋膜下向内上翻起至穿支穿出处，并适当调整皮瓣设计线，根据受区软组织缺损面积切取腹壁皮瓣。

（6）骨瓣切取：向内上拉开已切断的腹肌，在旋髂深血管下方切开髂骨内侧面骨膜并向骨膜下剥离，离断髂嵴外唇肌肉附丽，按受区需求在旋髂深血管下方，由内向外凿取髂骨块。

（7）肌瓣切取：向上分离并拉开已切断的腹外斜肌，再沿着腹内斜肌与腹横肌的间隙制备腹内斜肌瓣，根据需要把第11肋间和肋下神经血管束、优势肌支留在肌瓣深侧，并解剖至所需的血管神经蒂长度。

（四）注意事项

1. 仔细关闭腹壁伤口，避免发生腹壁疝。深层分别缝合髂筋膜和腹横筋膜、髂肌和腹横肌，浅层分别缝合腹内外斜肌与臀肌和阔筋膜张肌。在血管蒂的腹股沟段，先修复切开的腹横筋膜，再将腹横肌、腹内斜肌和腹股沟韧带缝合。皮肤向两侧潜行游离后可直接拉拢缝合。

2. 由于皮瓣的穿支，即旋髂深动脉的终末段比较纤细，在分离和转移过程中应避免过度牵拉，否则容易造成痉挛，影响皮瓣的成活。

3. 分离血管蒂到髂前上棘稍内侧的髂腰肌表面时要仔细操作，避免损伤股外侧皮神经，在分离腹横肌和腹内斜肌时注意保护髂腹股沟神经和髂腹下神经。

4. 在切取皮瓣时，若腹壁浅静脉包含在皮瓣中，可一同切取，并与受区吻合，以加强皮瓣的血液回流。

5. 制备骨瓣时可带上1～1.5cm肌袖，以免损伤旋髂深动脉肌骨支。

6. 携带大于骨瓣的骨膜，并将其包绕在骨折线周围，有利于骨折的愈合。

7. 术中若遇到肌皮穿支细小不能切取穿支皮瓣时，可切取腹壁浅动脉皮瓣，缝接于优势肌支或受区肌支上补救。

（五）优缺点

1. **优点** ①血管走行较为恒定，切取皮瓣较为容易；②可形成较大面积的皮瓣，最大可至30cm×20cm，供区隐蔽；③缺损宽度在10cm以内的，可以直接缝合或者通过进一步的局部皮瓣转移修复；④皮瓣掀起时不破坏主干血管，皮肤质地柔软、色泽好、弹性佳、无毛，适宜裸露部位创面的修复，对创面深、条件差、有深部组织裸露的创面尤为适用；⑤若皮瓣过厚，还可将皮瓣远端修薄成真皮下血管网皮瓣；⑥旋髂浅动脉轴型皮瓣可修复会阴部原发或继发性组织缺损。

2. 缺点　①旋髂深动脉肌皮穿支存在变异情况，术前应常规行多普勒超声检查；②由于旋髂深动脉肌皮穿支比较细小，解剖时容易造成血管痉挛，要求术者有较高的显微操作技术，分离过程中尽量作锐性解剖，避免牵拉血管，减少对血管的刺激。

十九　旋髂浅动脉穿支皮瓣

McGregor和Jackson在1972年最先报道了基于旋髂浅动脉的腹股沟皮瓣游离移植，但其最大的缺点在于动脉解剖不稳定，血管蒂短，皮瓣厚。2004年Koshima最先报道旋髂浅动脉穿支皮瓣（superficial circumflex iliac artery perforator flap），克服了腹股沟皮瓣血管蒂短小的缺点。

（一）应用解剖

旋髂浅动脉起于股动脉（95%），分为深、浅两支。浅支近端的管径为0.6～0.8mm，有时即使应用超级显微外科技术也很难吻合。在一些病例中，深支代偿性扩大，可作为主要的血管蒂。深支的管径为1.35 ± 0.41mm，为肌皮穿支，穿过缝匠肌，其数量为2.37 ± 0.51支。主要的肌皮穿支的管径为0.85 ± 0.12mm，伴行静脉的管径为0.73 ± 0.21mm。血管蒂长度为4.8 ± 1.3cm，供应的皮肤范围是162 ± 50cm^2。单一的主要深支就足够作为大的腹股沟皮瓣的血供。深支位于髂前上棘前上方内侧1cm，在筋膜下穿过股外侧皮神经，因此分离时不要伤及此神经。

（二）适应证

四肢、会阴、头颈部、口内缺损的修复等。

（三）手术方法

1. 皮瓣设计　术前应用多普勒确定旋髂浅动脉深支的位置，髂前上棘、耻骨联合作为皮瓣的体表标记点（参见图15-42）。

2. 手术步骤　在腹股沟韧带中点做切口，分离皮瓣时应从外侧向内侧进行，在筋膜层上方寻找缝匠肌，可以找到旋髂浅动脉深支。如果需要获得超薄皮瓣，应在显微镜下进行剥离。

（四）注意事项

在筋膜下分离深支时不要伤及股外侧皮神经。

（五）优缺点

1. 优点　①供区并发症少，且为无毛发的隐蔽区域，可以一期闭合切口，不需要分离肌肉；②可以根据受区需要调节皮瓣厚度，获取超薄皮瓣到大容量皮瓣；③可获得长的血管蒂，还可获得嵌合皮瓣，如带骨、神经、淋巴结等。

2. 缺点　旋髂浅动脉穿支皮瓣血管蒂的位置存在变异。

二十　腰动脉穿支皮瓣

Kroll和Rosenfield（1988）介绍了基于椎管旁穿支及骶旁穿支的皮瓣，这些穿支皮瓣可用于修复背中部及腰骶部缺损。Kato（1999）描述了带蒂的腰动脉穿支皮瓣（lumbar artery perforator flap）的解剖及临床研究。腰动脉穿支皮瓣可以是带蒂的皮瓣，用于修复腰骶部缺损；也可以是游离的皮瓣，但是穿支管径大，血管蒂相对较短，为克服这一缺点需要进行动、静脉移植。

（一）应用解剖

腰动脉穿支走行于第12对肋骨下缘和髂嵴之间，从竖脊肌外侧穿出，发出几支皮支，包括内侧皮支及外侧皮支。腰动脉穿支皮瓣是一个筋膜皮瓣。第3对腰动脉穿支的起始端管径为2.5mm，流速为25cm/s。第2对腰动脉穿支单独供血的皮肤范围从背部中线到髂嵴前上方。第4对腰动脉位于背部中线外侧10cm与第4腰椎上方8cm的交点上。

（二）适应证

乳房再造，腰骶尾部软组织深度缺损、褥疮的修复等。

（三）手术方法

1. 皮瓣设计　皮瓣从髂嵴前上方至第3腰椎，轴心为斜行。设计皮瓣的蒂部位于对侧棘突旁，皮瓣的远端可达腋前线，上下两界的范围根据创面的垂直径而定，但下界须与缺损边缘相连（图15-43）。

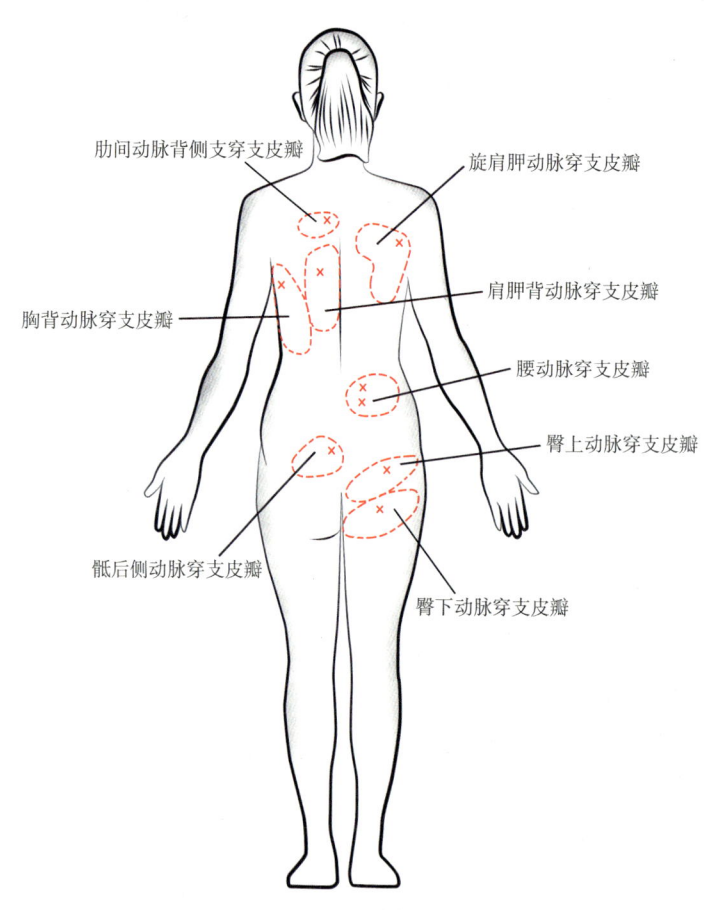

图15-43　皮瓣设计

2. 手术步骤　切开皮肤及皮下组织，切开胸腰筋膜，找到感觉神经和穿支，在筋膜下层从前外侧到内侧的方向获取皮瓣。

（四）注意事项

1. 皮瓣应保证无张力缝合，如带蒂皮瓣移植时有张力，可顺穿支深面继续分离，注意保护穿支。

2. 术后常规放置引流。

(五) 优点

腰动脉皮瓣血供丰富，皮肤质地、色泽相近，紧靠创面，修复效果好；手术操作简单，无须进行肌肉内分离，不损伤肌肉，容易获取；瘢痕隐蔽；受区并发症极少。

二十一　臀上动脉穿支皮瓣

Fujino等在1975年最先描述了应用游离的臀部皮瓣进行乳房及胸壁再造。Shaw应用游离的臀上动脉皮瓣进行乳房再造。Allen（1995）最先应用臀上动脉穿支（superior gluteal artery perforator, SGAP）皮瓣进行乳房再造，保留臀部肌肉，有效降低了供区损伤。Allen应用臀上动脉肌皮穿支皮瓣行乳房再造时，能够提供饱满自然的乳房外观，但因其血管蒂短，往往需要进行静脉移植，增加了手术难度且操作时间长。

(一) 应用解剖

臀上动脉是髂内动脉的分支，在腰骶干和第1骶神经的后方走行，在梨状肌上缘从骨盆发出，随后分为深支和浅支。深支走行于髂骨和臀中肌之间，浅支继续发出分支营养臀大肌及其覆盖于其上面的皮肤脂肪。SGAP血管蒂长度为5~8cm。臀上动脉位于髂嵴后上方与股骨大转子连线的上1/3处。

(二) 适应证

乳房再造，头颈部缺损、压疮的修复等。

(三) 手术方法

1. 皮瓣设计　由于臀上及臀下动脉穿支血管的穿出区域固定但位置不恒定，因此需行仔细的术前定位及术中剥离。应用多普勒超声血流探测仪进行穿支定位，每侧可明确定位3~5支，均集中于由髂后上棘、坐骨结节与股骨大转子连线所示的梨状肌体表投影附近，此为穿支血管的体表投影区域，一般臀上动脉位于髂嵴后上方与股骨大转子连线的上1/3处。这为临床上皮瓣的设计提供了依据，即皮瓣的轴向为梨状肌体表投影，范围在由髂后上棘、坐骨结节与股骨大转子连线所示的三角区域内。皮瓣的设计比较灵活，可以做上臀部由内下侧向外上侧延伸的斜向椭圆形切口，这样的切口可以被内衣覆盖。皮瓣的宽度为7~8cm，长度为18~22cm。

2. 手术步骤　沿着切口，从远端开始剥离，在将皮瓣与肌肉分离时可以看到血管蒂，沿着肌肉方向分离肌束，如果需要，切断少量肌束。在筋膜下层获取皮瓣，血管蒂的分离方式可以是从内侧到外侧，也可以是从外侧到内侧。建议应用手术放大镜及显微外科技术剥离血管蒂，顺肌肉纤维的方向将穿支血管与周围的肌肉纤维分离。将穿支血管向周围肌肉纤维发出的细小分支结扎，直至分离到管径及长度足够的血管蒂。选择大的单一穿支，或同一平面的、与臀大肌肌束走行方向一致的几个小穿支。一般选择动脉管径为2~2.5mm、静脉管径为3~4mm的穿支。

(四) 注意事项

剥离血管蒂时勿损伤皮神经。

(五) 优缺点

1. 优点　①保留了臀大肌，延长了血管蒂；②血管解剖恒定，供区组织容量大，脂肪组织稳定性好；③应用带蒂皮瓣时血管蒂可以旋转，以修复腰骶部褥疮。

2. 缺点　术后上臀部供区遗留凹陷瘢痕。

二十二　臀下动脉穿支皮瓣

Fujino最先应用臀部作为皮瓣供区，Shaw对臀动脉游离肌皮瓣进行细致描述后，此皮瓣在乳房再造术中流行。LeQuang在1978年做了第一例臀下动脉肌皮瓣乳房再造术，但是臀下动脉肌皮瓣暴露了坐骨神经，术后患者坐着时可能出现疼痛。随着穿支皮瓣的发展，在保留肌肉的情况下减少了供区的并发症。1993年，Allen报道了臀下动脉穿支（inferior gluteal artery perforator, IGAP）皮瓣的应用。2002年Higgins最先应用IGAP皮瓣进行乳房再造。

（一）应用解剖

标记解剖标志点，包括髂后上棘、大粗隆、坐骨结节。臀下动脉（IGA）走行于髂后上棘与坐骨结节间，位于梨状肌下缘。IGAP血管蒂长度为8～10cm。

（二）适应证

游离的穿支皮瓣用于乳房再造等，带蒂的穿支皮瓣用于褥疮的治疗。

（三）手术方法

1. 皮瓣设计　术前应用CT或MRI血管成像确认穿支的位置。临床常用手持多普勒测出臀下动脉穿支，标记的解剖标志点包括髂后上棘、大粗隆、坐骨结节。臀下动脉走行于髂后上棘与坐骨结节间，位于梨状肌下缘。皮瓣呈椭圆形（参见图15-43），根据受区需要标记皮瓣范围。

2. 手术步骤　在进行单侧乳房再造时可以采用侧卧位，在获取供区皮瓣的同时进行受区准备。沿着皮瓣范围标记线切开皮肤，向上及向下剥离皮下脂肪层，增加皮瓣皮下脂肪层的容量，从臀大肌的一侧精细剥离穿支，在筋膜下层获取皮瓣。解剖血管蒂时应深入深筋膜下间隙深部，为取得较大的血管蒂，可循穿支动脉向肌束间深入分离，到达肌皮动脉的穿支与肌支共干的部分，动脉直径将增粗达2倍以上，这样不仅可以增加血管蒂外径，而且可以增加其长度，易于进行血管吻合。

（四）注意事项

1. 在剥离血管时注意保护股后皮神经。
2. 与臀上动脉比较，臀下动脉的血管分布区域更大，这在临床需要大皮瓣时有显著意义。

（五）优缺点

1. 优点　①臀下动脉穿支皮瓣的血管蒂长于臀上动脉穿支皮瓣，并能保留上臀形态，且切口瘢痕隐藏在臀下褶皱中；②再造的乳房外观有自然的曲线及柔软度；③当腹壁下动脉穿支皮瓣无法获取时，臀下动脉穿支皮瓣应成为有效的备选供区。

2. 缺点　①与腹壁下动脉穿支皮瓣相比，臀下动脉穿支皮瓣术中血管栓塞的概率大，需要更精湛的显微外科技术；②与腹壁下动脉穿支皮瓣相比，用臀下动脉穿支皮瓣行乳房再造时常显组织容量不足。

二十三　股深动脉穿支皮瓣

股深动脉穿支皮瓣（profunda femoris artery perforator flap）的供区为下臀部和大腿后外侧，与臀下动脉穿支皮瓣供区相近，只是穿支血管不同，多为肌间隔穿支，且在获取皮瓣时较臀下动脉穿支皮瓣更容易。股深动脉穿支位于臀下皱褶下方6.2cm，其起点处管径为2.7mm。在每侧大腿至少有2支穿支的管径适合于微血管移植。

（一）应用解剖

股深动脉起自股动脉外侧，进入大腿后方后发出内侧分支和外侧分支。外侧分支为穿支血管，穿过大收肌，一般有4～6支，其中35%为肌皮支，65%为肌间隔穿支，经常从坐骨延伸到股骨外侧髁。下方切口为臀下褶皱，上方切口位于其上方7cm。皮瓣面积为24cm×7cm，血管蒂长度为6～7cm，由管径2mm的动脉和2.7mm的静脉组成。

（二）适应证

乳房再造，项背部、腰部、臀部软组织缺损的修复等。

（三）手术方法

1. 皮瓣设计　术前应用MRI血管成像在臀部及后外侧股部筛选出最大的穿支。取站立位，画出臀下褶皱，向外侧延伸到转子脂肪垫。取俯卧位，用多普勒确认股深动脉穿支的位置。穿支位于臀下褶皱线上，且为臀大肌外侧。皮瓣呈椭圆形，其上界为臀下褶皱线上7cm；内侧起于坐骨结节粗隆，止于转子脂肪垫。皮瓣的大小为24cm×7cm，但皮瓣皮下脂肪的切取边缘会向上扩2cm，向下扩4cm，最终皮瓣的皮下脂肪大小为27cm×13cm。

2. 手术步骤　如为单侧乳房再造，患者取侧卧位。如为双侧乳房再造，患者先取仰卧位，进行乳房切除术，准备乳房内侧血管作为受区血管；然后取俯卧位，获取两侧股深动脉穿支皮瓣。沿着术前24cm×7cm的标记线做切口，在肌肉浅筋膜层沿着术前设计的皮下脂肪剥离范围进行剥离。股深动脉穿支通常在臀大肌外侧识别，通过髂胫束筋膜进入皮瓣。剥开穿支周围的筋膜，向内侧沿着臀大肌下进一步分离血管蒂，可以发现几个分支，管径越来越大，向后方一直分离到股骨。血管蒂分离到长度为6～7cm，动脉管径为2mm，静脉管径为2.7mm。从臀大肌浅筋膜层上获取皮瓣并称重。供区放置引流管，闭合切口，以无菌敷料包扎后，将患者体位改为仰卧位。受区血管与供区血管显微吻合后，将皮瓣嵌入。皮瓣的外侧厚，为再造乳房的内侧提供好的形态。对于保留乳头的乳房切除患者，将股深动脉穿支皮瓣去表皮后埋入乳房切口下，进行一期乳房再造。

（四）注意事项

如果选择内侧血管蒂，获取皮瓣时应该在筋膜上层，且分离血管蒂时不要伤及股后皮神经。

（五）优缺点

1. 优点　股后区部位隐蔽，穿支丰富，皮瓣血供好，组织量多，弹性好，质地理想，可塑性强，成活率高，供区范围面积大；皮瓣切取宽度在10cm以内时，供区可拉拢缝合，无须植皮；术后淋巴水肿极少见；供区瘢痕隐藏在臀下褶皱内，对于进行过腹壁整形术、腹部组织容量不足或尚未生育，不适合腹壁下动脉穿支皮瓣进行乳房再造的患者，股深动脉穿支皮瓣是一个不错的选择。与臀下动脉穿支皮瓣相比，股深动脉穿支皮瓣偏向外侧，即使是很瘦的女性，也能提供足够的与乳房切除术相匹配的组织容量。

2. 缺点　术中需要改变体位；对于乳房很大的患者，无法提供足够的组织容量。

二十四　阴股沟皮瓣

Wee（1989）等报道阴股沟皮瓣（pudendal-thigh flap）。国内陈宗基应用阴股沟皮瓣再造性器官。阴股沟皮瓣是位于股内侧上方与会阴部之间的无毛皮肤区域，其上界平耻骨联合上缘水平，下界为两侧坐骨结节连线，内侧界为阴囊或大阴唇外侧缘，外侧界为股内侧皱襞，自阴囊或大阴唇外侧缘向大腿内上方延伸约5cm的范围。

（一）应用解剖

阴股沟区血供有阴部外浅动脉、闭孔动脉前皮支、阴囊后动脉主干和外侧支，尤以阴部外浅动脉和阴囊后动脉外侧支最为恒定。

1. 阴部外浅动脉　由阴部外动脉向前内侧发出，经大隐静脉前方、耻骨肌和长收肌前面向内走行，主要分为上下两大主支，其主干从起始点至分支处的平均长度为5.53±0.31cm，升支（阴部外浅动脉腹股沟支）直径为1.38±0.34mm，降支（阴部外浅动脉会阴支）直径为1.21±0.24mm。

（1）阴部外浅动脉腹股沟支：发出后，多经大隐静脉前方向内上方走行，经耻骨结节外侧缘或越过耻骨嵴跨腹股沟韧带达耻骨上区，沿途发出2～3支分支，分布于阴股沟皮瓣上端、下腹壁和阴阜区皮肤。

（2）阴部外浅动脉会阴支：发出后，多数在大隐静脉下方通过，大致呈水平方向向内侧走行，沿途发出许多分支呈柳枝状分布于阴股沟皮瓣上端、大腿上端1/3内侧。

2. 闭孔动脉前皮支　来自闭孔动脉前支或旋股内侧动脉。闭孔动脉可分为盆内段和盆外段，其中盆外段在闭孔膜的浅面分支在盆腔外面，在闭孔膜表面弯曲向前，然后沿着闭孔的前缘向下，沿途发出闭孔动脉前皮支，紧邻耻骨下支外侧缘或穿经其外侧骨质浅出，迅即发出分支，分布于阴股沟皮瓣中部和阴囊外侧。

3. 阴囊后动脉　是阴部内动脉终末支之一，由会阴动脉越过会阴浅横肌后发出，其穿出内收肌的点即为阴囊后动脉的起点，测量起点处的血管外径为2.21±0.34mm。主干在球海绵体肌和坐骨海绵体肌之间的沟内，向内上方走向阴囊，自会阴浅横肌至阴囊后缘。主干在阴囊后缘1.5cm的范围内，恒定地向阴股沟区发出2～3支分支，分为阴囊后动脉内侧支和外侧支。外侧支发出后向前外侧走行，透过深筋膜有神经血管束沿阴囊外侧前行，沿途向阴囊发出3～5支分支，分布于阴股沟皮瓣下端、阴囊后端2/3、阴囊中隔区皮肤。

（1）血管吻合：在阴股沟区，阴囊后动脉与闭孔动脉前皮支及阴部外浅动脉分支存在广泛的吻合，并在内收肌内侧以上的深筋膜层形成血管网。进入阴股沟区的多支血管相互吻合成网，主要有以下几组吻合。

1）外上方吻合（阴股沟区上方吻合）：即闭孔动脉前皮支升支与阴部外浅动脉阴股沟区分支形成的血管吻合，吻合处血管直径为1.36±0.21mm。阴囊后动脉通过与邻近阴部外深动脉间的血管吻合支，其供血区可延伸到股三角。

2）内侧吻合（阴股沟区中间吻合）：即阴囊后动脉主干与阴部外浅动脉会阴支、阴茎背动脉恒定地以本干的形式形成的血管吻合。该吻合位于阴囊上方，吻合处血管直径为1.13±0.12mm，阴部外深动脉和闭孔动脉前皮支亦加入该吻合。

3）外下方吻合（阴股沟区下方吻合）：即阴囊后动脉外侧支和闭孔动脉前皮支降支形成的血管吻合。闭孔动脉前支与旋股内侧动脉浅支之间的吻合血管直接相通，吻合处的血管直径为1.24±0.32mm，亦加入该吻合。

（2）静脉回流：阴股沟皮瓣的静脉回流丰富，计有腹壁浅静脉、阴部外浅静脉、阴部外浅动脉等多支知名动脉的伴行静脉，并且位置恒定。阴部外浅静脉在卵圆窝附近可单独注入大隐静脉（12侧，40%）或直接注入股静脉（18侧，60%），也可以2~3支共干注入大隐静脉，注入处血管外径为1.51±0.11mm；与阴部外浅动脉伴行，多数位于其上方（21侧，70%），少数位于下方（9侧，30%）。其他知名动脉均有2条知名静脉伴行。

（3）神经支配：阴股沟皮瓣的神经支配丰富，知名神经发出的分支大致分为以下四组。

1）生殖股神经股皮支：由生殖股神经股支在耻骨结节外侧缘发出，沿髂外动脉下降，经腹股沟韧带深面，在股血管鞘内沿股动脉外侧至股部，在腹股沟韧带稍下方穿股血管鞘前壁及阔筋膜，或自卵圆窝穿出，分布于大腿内侧、股三角部的皮肤。

2）髂腹股沟神经皮支：经腹股沟皮下环浅出，浅出点位于耻骨结节外侧缘，向下方走行，形成细支，分布于阴股沟皮瓣上端。

3）阴囊后神经皮支：来自会阴神经，越过会阴浅横肌后，在阴囊后缘前后各1.21cm的范围内。神经主干发出2~3支阴囊后神经外侧支，分布于阴股沟皮瓣中、下部。

4）股后皮神经会阴支皮支：由股后皮神经从臀大肌下缘中点穿出入股后部，主干沿股后正中线下行，至大腿下段内收肌结节上方浅出深筋膜。其中有2~3支自股后皮神经本干发出，分布于阴股沟皮瓣下外侧。

（二）适应证

会阴部、阴道再造，阴茎延长、增粗及再造，阴囊再造及修补等。

（三）手术方法

1. 皮瓣设计　患者取截石位，以会阴部与大腿之间的股会阴沟为长轴设计皮瓣，上界可过耻骨结节约1cm，下界至坐骨结节，内侧界至阴囊外侧缘。皮瓣长可达18cm，宽可达10cm，其中大腿侧宽约6cm，会阴侧宽约5cm。

2. 手术步骤　依据组织缺损的大小和部位，以知名血管为轴心设计皮瓣。按设计切开皮肤及皮下组织，在深筋膜下由上向下解剖掀起皮瓣，至蒂部时小心分离出事先确定的轴心动脉，确认其进入皮瓣后应仔细保护该血管，周围组织应适当保留，将皮瓣转移至受区。若行阴囊再造，两侧切取同样大小的皮瓣，可经皮下隧道转移或直接包绕双侧睾丸组织，外翻缝合。供区创面直接拉拢缝合。

（1）以阴部外动脉为血管蒂的阴股沟皮瓣：阴部外动脉主干斜行穿过皮瓣上、中部，皮瓣长轴上含有阴部外动脉在阴股沟区呈柳枝状分布的分支，皮瓣内含有阴股沟区外上方的血管吻合支以及多支伴行静脉，皮瓣上端有髂腹股沟神经皮支、生殖股神经股支分布，还有丰富的淋巴回流属支。该皮瓣的蒂部位于上方。该种类型的皮瓣临床应用报道不多，但皮瓣成活率较高。

（2）以阴囊（唇）后动脉主干为血管蒂，阴囊（唇）后动脉与阴部外浅和（或）深动脉吻合贯穿皮瓣全长的皮瓣：皮瓣内含有阴股沟区下方的血管吻合支，属于外阴-会阴筋膜皮瓣。该皮瓣的蒂部位于下方。从血供上看，外阴-会阴筋膜皮瓣比较合理，但因其破坏了阴囊（唇）的美学外观，而且皮瓣上生有毛发，故并非理想的皮瓣切取方式。

（3）以阴囊（唇）后动脉外侧支为血管蒂的阴股沟皮瓣：皮瓣内含有阴股沟区外上、外下方的血管吻合支，皮瓣中、下部含有阴囊（唇）后神经和股后皮神经会阴支到阴股沟区的分支以及多支伴行静脉。该皮瓣的蒂部位于外下方，可用于阴道再造、尿道下裂的修复。对于合并阴囊分裂、阴茎阴囊转位的尿道下裂患者，以阴囊（唇）后动脉外侧支为血管蒂的皮瓣不但可修复创面，亦可同时矫正阴囊分裂和阴茎阴囊转位畸形。因此，此种类型的皮瓣临床应用广泛。

（4）以阴囊（唇）后血管神经为蒂的阴股沟岛状皮瓣：皮瓣位于阴股沟区，此处的阴唇后动脉与旋股内侧动脉、闭孔动脉前支、阴部外动脉分支存在广泛的吻合，并在内收肌内侧以上的深筋膜层形成血管网。该皮瓣的蒂部位于外下方，可用于阴道再造。

（5）以闭孔动脉前皮支为血管蒂的阴股沟皮瓣：皮瓣内含有阴股沟区外上方的血管吻合支，可用于修复会阴部较小的皮肤缺损或阴道直肠瘘。由于闭孔动脉前皮支浅出点的位置较高，并且受到耻骨下支的阻挡和限制，以其为蒂形成的皮瓣用于阴道再造难度较大。

（四）注意事项

1. 术前应用多普勒测定轴心动脉的体表投影，并予以标记。
2. 切取皮瓣时应在深筋膜下进行，并适当保留血管蒂周围组织，以防损伤血管，破坏皮瓣血供。
3. 若皮瓣切取面积过大，可用石膏固定髋、膝关节于屈曲位。

（五）优缺点

1. 优点　①动脉血供充足，静脉回流丰富，又具有神经支配及淋巴回流系统；②血管位置走行相对恒定，口径较大；③供区可直接缝合，皮瓣切取后形成的线状瘢痕可以较好地隐藏于阴股沟及会阴部；④与肌皮瓣相比，该皮瓣较薄，蒂部便于转移，皮瓣易于成活，并具有部分感觉。
2. 缺点　①游离移植时血管蒂偏短；②靠近会阴侧皮肤色泽较暗，不能用于面颈部皮肤修复。

二十五　臂三角皮瓣

臂三角皮瓣（deltoid arm flap）位于臂上部后外侧，以旋肱后动脉的肌间隙穿支为血供，皮瓣中包含臂上外侧皮神经。臂三角皮瓣还可作为吻合血管的游离皮瓣修复远处软组织缺损，但目前已很少应用。

（一）应用解剖

臂三角皮瓣的血供主要来源于腋动脉发出的旋肱后动脉（约占91%），少数来源于肱深动脉穿支（约占9%）。旋肱后动脉经四边孔间隙，绕肱骨外科颈的后外侧分出三角肌支和后缘支，三角肌支除供养三角肌外，尚有一部分较小的终末支穿过三角肌到达覆盖肌表面的皮肤，成为肌皮动脉穿支；后缘支通常有1～2支，斜向外下，从三角肌后缘的肌间隙穿出，供给三角肌。肱深动脉穿支不通过四边孔，而是从四边孔的下缘穿出。旋肱后动脉在四边孔后方的平均外径为3.8mm，伴行静脉的平均外径为3.4mm；在后缘支的平均外径为0.8mm，伴行静脉的外径为1.2mm。

臂上外侧皮神经直接从三角肌后缘的肌间隙穿出，直接进入筋膜皮肤，分布于三角肌表面和上臂后外侧的皮肤及皮下组织。

（二）适应证

1. 臂三角皮瓣局部转移可修复同侧肩、背、腋窝等部位的软组织缺损。
2. 臂三角皮瓣做吻合血管的游离移植，适用于修复远端小范围的皮肤缺损，但目前已很少应用。

（三）手术方法

1. 皮瓣设计　术前用多普勒超声探查三角肌后缘中部的血管浅出点，并以此浅出点为中心设计皮瓣。皮瓣的旋转轴位于四边孔，皮瓣远端可达尺骨鹰嘴上5cm。

2. 手术步骤　按设计做皮瓣切口，在深筋膜深层解剖分离，由皮瓣远端向前掀起皮瓣，分离至三角肌后缘；然后做皮瓣近侧切口，显露旋肱后动脉主干。分离三角肌后部，在认清肌肉下方的血管神经走行后，再按需要切取肌肉和皮肤，形成以旋肱后动脉为血管蒂的肌皮瓣，局部转移或游离移植修复受区创面。

（四）注意事项

1. 术中注意不要损伤腋神经。
2. 分离臂上外侧皮神经时，由下向上分离不易损伤其他肌支。

（五）优缺点

1. 优点　①带有皮肤感觉神经，是一种有感觉功能的皮瓣；②男性三角肌区皮下组织较薄，可切取较薄的皮瓣。
2. 缺点　①女性三角肌区皮下脂肪较厚，切取的皮瓣较臃肿；②因局部皮肤活动度较小、张力较大，当皮瓣较宽时供区很难直接缝合；③目前在创伤修复中已很少应用臂三角皮瓣游离移植修复远端缺损。

二十六　臂外侧皮瓣

Song（1982）等介绍了臂外侧皮瓣（lateral arm flap），Katsaros（1984）等报告了详细的臂外侧皮瓣解剖学研究和临床应用。该皮瓣位于臂外侧，主要血供来自桡侧副动脉，带有皮肤感觉神经，供区隐蔽。

（一）应用解剖

皮瓣的主要供养动脉为肱深动脉及其分支——桡侧副动脉后支。肱深动脉与桡神经伴行进入桡神经沟，在三角肌止点平面分为桡侧副动脉和中副动脉两个终支。桡侧副动脉大约在肩峰和肱骨外上髁之间的中点处，行于外侧肌间隔深部，分为前桡侧副动脉和后桡侧副动脉两个终支。前桡侧副动脉与桡神经伴行，穿过臂外侧肌间隔，行于肱肌和肱桡肌之间，位置较深，与皮瓣血供关系不大。后桡侧副动脉在外侧肌间隔内，于肱三头肌、肱肌和肱桡肌之间行向远侧，其终端在肱骨外上髁附近与骨间返动脉吻合。桡侧副动脉后支在臂外侧肌间隔处的平均长度为6.1cm，平均直径为1.2 ± 0.4mm。

皮瓣的静脉有深、浅两组，深静脉是肱深静脉和桡侧副静脉，在三角肌止点处的外径为1.9mm；浅静脉是头静脉，位于浅筋膜深面，沿肱二头肌外侧沟、三角肌、胸大肌肌间沟内上行，在三角肌止点处的外径为3.1mm。

臂外侧皮瓣的感觉由臂下外侧皮神经支配。臂下外侧皮神经穿过远及三角肌粗隆的肱三头肌外侧头，经过肘前方近头静脉处，支配臂下半部外侧皮肤。张铁柱等测定了60例健康人的前臂桡侧皮瓣、股前外侧皮瓣、臂外侧皮瓣、腹直肌皮瓣供区的皮肤感觉，结果显示，臂外侧皮瓣供区的感觉功能是四种游离皮瓣中最好的。

（二）适应证

1. 局部转移可修复肩、上臂部和肘部的创面。
2. 游离移植可修复头颈部、口腔颌面部、手部的创面。

（三）手术方法

1. 皮瓣设计　作三角肌止点与肱骨外上髁的连线，该连线后方1cm处为外侧肌间隔和后桡侧副动、静脉的体表投影。皮瓣的近端旋转轴点可在三角肌止点近侧，远端旋转轴点一般不超过肱骨外上髁上2cm。皮瓣可制备的最大面积目前没有确定的数据，按常规设计的皮瓣是安全可靠的。临床经验表明，该皮瓣的血管范围可能更大。Katsaros等人通过回顾性研究表明，皮瓣的设计范围向上可以越过三角肌止点上10cm，向下可以超过外上髁下10cm而到达前臂上部。Ng等报道采用臂外侧皮瓣对22例手部大型缺损患者进行修复重建，皮瓣范围从18～127.5cm²不等，移植后全部成活。

2. 手术步骤　按设计好的切口线，先做皮瓣后缘切口达深筋膜，并沿着肌肉表面向前解剖到达外侧肌间隔内；再做皮瓣前侧切口，同样在深筋膜下向后掀起，直至外侧肌间隔，并向远、近分离暴露。在皮瓣近侧切断肌间隔及桡侧副血管束，沿血管束向远侧解剖肌间隔，直至获得足够的血管蒂长度，注意勿伤及桡神经；在皮瓣远侧的蒂部应将肌间隔与血管束一起掀起，无须分离，防止损伤血管蒂。受区修整后，将皮瓣逆向转移修复创面。

（四）注意事项

1. 切取皮瓣时，应在肱三头肌（后侧）和肱肌、肱桡肌（前侧）的肌膜下进行，注意保留肌间隔皮肤穿支。
2. 切开臂外侧肌间隔游离血管束时，应避免损伤桡神经、臂后皮神经和前臂后皮神经。
3. 尽量保留血管蒂周围的筋膜组织，以保护血管蒂免受牵拉损伤。

（五）优缺点

1. 优点　①血管解剖恒定；②皮瓣的血管为肢体非主要动脉，切取后对肢体血供无影响；③有感觉神经分布，可制成感觉皮瓣；④供区位置相对隐蔽。
2. 缺点　①臂外侧皮瓣的血管蒂长度一般可达6～8cm，对于需要较长血管蒂的缺损病例，其并不适合；②臂外侧皮瓣的血管直径较小，需要较精细的外科显微操作技术。
3. 臂外侧皮瓣与前臂皮瓣相比　臂外侧皮瓣常常应用于口腔颌面部的修复。与前臂皮瓣相比，臂外侧皮瓣肘关节鹰嘴处的皮肤更加薄而韧；三角肌止点处的皮肤较厚，且组织量较多，更适合于舌根、口底缺损量较多的患者。臂外侧皮瓣供区多数不需植皮，且不牺牲手臂的主要动脉。
4. 臂外侧皮瓣与股前外侧皮瓣相比　股前外侧皮瓣分离血管穿支时需要切开股外侧肌，追踪分离的距离较长；臂外侧皮瓣的血管穿支容易解剖分离。另外，股前外侧皮瓣的血管蒂与运动神经伴行，为了分离血管蒂有时需要剪断相应的神经，容易引起术后股四头肌肌力降低；臂外侧皮瓣的血管蒂除了与桡神经伴行外，无运动神经伴行，不会导致术区肌肉功能障碍。但是对于缺损面积较大者，股前外侧皮瓣优于臂外侧皮瓣。

二十七　臂内侧皮瓣

早在1597年，Tagliacozzi就描述过应用臂内侧皮瓣（medial arm flap）进行鼻再造和面部修复的手术。Daniel等（1975）进行了尸体解剖研究。Dolman等（1979）报道了1例吻合血管的臂内侧皮瓣移植术。国内高学书等（1982）对臂内侧皮瓣的应用解剖进行了研究，并报道了1例吻合血管的臂内侧皮瓣移植获得成功。李养群等应用臂内侧扩张皮瓣修复面颈部瘢痕挛缩，周传德等应用臂内侧远位蒂扩张皮瓣治疗头面部瘢痕，于丽等应用扩张后的臂内侧逆行皮瓣带蒂转移修复大面积面部瘢痕挛缩合并鼻缺损，均取得了良好效果。

（一）应用解剖

臂内侧皮瓣的主要供血动脉是尺侧上副动脉和尺侧下副动脉，此外尚有肱动脉皮支、腋动脉皮支、肱二头肌动脉、肱三头肌动脉、肩胛下动脉、尺侧返动脉等发出的小支。尺侧上副动脉多数发自肱动脉，少数发自肱深动脉。尺侧上副动脉在胸大肌下缘起于肱动脉上端下方，直径1.7mm，沿尺神经前面经臂内侧肌间隔后方下降，沿途发出5~14条肌支、1~4条皮支。尺侧上副动、静脉与桡神经肱三头肌内侧头支伴行，共同包在一个血管神经鞘中。尺侧上副动脉皮支自中部发出，向后方或后上方走行，与其他动脉的皮支吻合成血管网。尺侧下副动脉多在胸大肌止端下方18cm处发自肱动脉的内侧缘，主干长约15mm，直径为1.3mm，向下分支至上臂内侧下部皮肤，与尺侧上副动脉有弓形吻合。

臂内侧皮瓣的静脉分为深、浅两组，深组为尺侧上副动脉的伴行静脉，略粗于动脉；浅组为贵要静脉，于肘窝部接受正中静脉后，与前臂内侧皮神经伴行，在浅筋膜中沿肱二头肌内侧沟上行，至臂中穿深筋膜后沿肱静脉内侧上行，在距肱动脉上端约60mm处注入肱静脉，少数直接注入腋静脉，其直径为2.8mm。

臂内侧皮瓣的感觉神经是臂内侧皮神经和前臂内侧皮神经，均起自臂丛的内侧束。

（二）适应证

1. 游离移植可修复颌面、手和前臂部的缺损。
2. 带血管蒂移植可修复肩、上臂、腋部及肘部的缺损。

（三）手术方法

1. 皮瓣设计　术前用彩色多普勒超声测出上臂内侧肱动脉、尺侧上副动脉及贵要静脉的位置并标出，在肱二头肌内侧沟探测皮支血管的出皮点，以此为中心画出所需皮瓣的大小。皮瓣的范围上界最高点为腋窝下缘、胸大肌止点以下，下界为肘窝附近，前后界分别为上臂的前后正中线，皮瓣中点位于肱骨内上髁上10~12cm。在此范围内根据受区皮肤缺损的大小设计皮瓣。

2. 手术步骤　按术前标记切开皮肤，直达深筋膜深面，在深筋膜与肌膜之间锐性分离。切取皮瓣时采用由远及近、由后缘至前缘的顺序，掀开皮瓣至肱二头肌内侧沟上1/4时，解剖分离出尺侧返动脉或尺侧上副血管束直至起始处，术中注意保护位于后方与之伴行的尺神经、血管蒂及贵要静脉。切断结扎肌肉支，保留所有皮穿支，游离出皮瓣后结扎贵要静脉远端。将皮瓣掀起，向上分离出足够长度的血管蒂，将皮瓣转移至邻近创面或切断血管蒂后进行游离移植。

（四）注意事项

1. 分离解剖时要将上臂皮肤的浅、深筋膜一起掀起，避免损伤深、浅筋膜之间的微细血管网。

2. 在寻找尺侧上副动脉血管蒂时，宜将皮瓣按照从后向前的顺序掀起，避免扰乱上臂内主要血管神经束的解剖结构。

3. 在解剖游离时尽可能地保护臂内侧皮神经，从而保持皮瓣的感觉功能。

（五）优缺点

1. 优点　①皮瓣内侧区无毛发生长，皮下脂肪少，质地柔软、细腻，弹性好；②供区隐蔽，创伤小，不影响上臂功能；③皮瓣内含知名皮神经，容易恢复其感觉；④皮瓣的血管蒂较长，吻合时操作方便，不牺牲主干血管；⑤皮瓣的最大面积可达8cm×20cm，供区常可直接闭合。

2. 缺点　①皮瓣的血管口径较细小；②血管解剖常有变异。

二十八　臂后侧皮瓣

臂后侧皮瓣（posterior arm flap）由 Masquelet（1985）首先进行了解剖研究。臂后侧皮瓣是指在下部切取的、由肱动脉的直接筋膜皮支供血的皮瓣，又称为臂后侧筋膜皮瓣。

（一）应用解剖

臂后侧筋膜皮瓣的血供主要来自臂后侧筋膜皮动脉，该动脉由肱动脉后内侧壁发出者占 77%，由肱深动脉发出者占 19%，还有 4% 由腋动脉末段发出。其中约一半筋膜皮动脉在近端还发出至肱三头肌内侧头的肌支，其余均为直接筋膜皮动脉。血管走行恒定，先在腋后的背阔肌（内侧）及大圆肌（外侧）附着处出腋窝，绕过肱三头肌长头上后方，分布于臂后上半部皮区。臂后侧筋膜皮动脉与臂外侧和臂内侧筋膜皮动脉有广泛的吻合。臂后侧筋膜皮动脉起点处的平均外径为 1.5mm，主干长 3～5mm。

臂后静脉和神经与动脉伴行，静脉的外径为 1.3±0.3mm。皮瓣的神经为上臂后侧皮神经，它是桡神经发出的第一皮肤感觉支。

（二）适应证

1. 局部转移适用于腋部组织缺损的修复。
2. 游离移植适用于面部和手部缺损的修复，但很少应用。

（三）手术方法

1. 皮瓣设计　术前应用彩色多普勒超声探查血管走行，以背阔肌和肱三头肌交界处与尺骨鹰嘴连线上 1/2 作为臂后皮动脉的体表投影，背阔肌和肱三头肌交界处外 2cm 为轴点。皮瓣的上界为腋后襞，下界为尺骨鹰嘴上 10cm，外侧界为肩峰与肱骨外上髁的连线，后侧界为肱二头肌内侧沟。

2. 手术步骤　根据术前对皮瓣的设计，以轴点为中心，从皮瓣外侧和上端切开皮肤至深筋膜，在深筋膜下小心向皮瓣近端解剖分离，沿着肱三头肌肌膜表面由远端向近端掀起皮瓣，防止筋膜与皮肤分离。有时需结扎分向肱三头肌内侧头的肌支，选取适当大小的皮瓣做局部转移或者游离移植。

（四）注意事项

1. 应沿着肱三头肌肌膜表面由远端向近端掀起皮瓣，防止筋膜与皮肤分离而影响血供。
2. 解剖血管神经蒂时，应在其周围保留 1～1.5cm 宽的筋膜组织，以保护皮神经周围营养丛的完整，有利于皮瓣的动脉血供和静脉回流。

（五）优缺点

1. 优点　①臂后侧筋膜皮瓣主要用来修复腋部的皮肤缺损，皮瓣的颜色、质地、厚薄较合适；②转移后皮瓣的感觉功能恢复良好，不切取肌肉，不影响运动功能；③供区隐蔽，切取宽度小于 6cm 时一般可直接缝合。因此利用臂后侧筋膜皮瓣修复腋部皮肤缺损相对于其他方法具有一些优势。

2. 缺点　①皮肤厚，较粗糙；②血管起源变异较多；③因皮瓣的血管偏细，故游离移植时对血管吻合技术的要求较高。

二十九　前臂桡侧皮瓣

前臂桡侧皮瓣（radial forearm flap）及其逆行岛状皮瓣被国外学者称为"中国皮瓣"。杨果凡（1981）首先报道了以桡动脉为血管蒂的前臂皮瓣的临床研究，随后，王炜、鲁开化等先后报道了前臂逆行岛状皮瓣修复手部创面的临床应用。

（一）应用解剖

前臂桡侧皮瓣的主要血供是桡动脉，桡动脉自肘窝处从肱动脉分出后，沿肱桡肌内侧和深面向下走行，其内侧缘上 1/3 为旋前圆肌、下 2/3 为桡侧腕屈肌。桡动脉根据其与肱桡肌的位置可分为两部分：上 2/3 被肱桡肌掩盖，平均长度为 11.7cm，称为掩盖部；下 1/3 位置浅表，仅被浅、深筋膜覆盖，平均长度为 10cm，称为显露部。桡动脉起始端的平均直径为 2.7mm。桡动脉主干除了近端发出的桡侧返动脉和远侧的掌浅支两大分支以外，还有许多行程中发出的皮支和肌支，其中掩盖部的皮支有 0～10 支，显露部的皮支有 4～18 支（平均 9 支）。这些皮支的外径为 0.1～1.1mm，大部分为 0.2～0.5mm。它们在前臂皮下组织内形成丰富的血管网，并且与尺动脉皮支、骨间动脉皮支、肱动脉下端皮支有广泛的吻合，使皮瓣的切取范围增大。

桡动脉有两条恒定的伴行静脉，分别为头静脉和桡动脉伴行静脉，这两条伴行静脉之间有多个桥状吻合支。头静脉是主要的回流浅静脉，起自手背桡侧，沿前臂桡侧上行，在肘窝处有分支注入肘正中静脉。头静脉的平均外径为 2.8mm，桡动脉伴行静脉的平均外径为 1.3mm。皮瓣游离移植时一般选择头静脉，也可以选择桡动脉伴行静脉，但回顾性对比研究未发现吻合两条静脉的皮瓣成活率高于单静脉吻合。

前臂外侧皮神经是前臂桡侧皮瓣的感觉神经，它是肌皮神经的一个终末支，在肘窝肱二头肌外侧穿出深筋膜，位于头静脉深面，其横径为 3mm。

（二）适应证

1. 鼻、阴茎、舌、眼窝等器官缺损的再造。
2. 面部肿物、外伤畸形等口腔颌面部软组织缺损的修复。
3. 手部大面积皮肤软组织缺损的修复，拇指等手指再造。

（三）手术方法

1. 皮瓣设计　术前用彩色多普勒超声检测桡动脉体表投影，大约在肘窝中点与腕部桡动脉搏动点作连线，准确标记桡动脉的走行，并以此作为皮瓣轴线。前臂皮瓣游离移植时，应以桡动脉下段为皮瓣纵轴，皮瓣的切取范围可达整个前臂桡侧。在修复手部创面作逆行岛状转移时，皮瓣的旋转轴应位于桡动脉搏动处。

2. 手术步骤

（1）皮瓣游离移植：切开皮瓣周缘，于深筋膜浅面从两侧向内剥离，尺侧分离至桡侧腕屈肌腱，桡侧分离至肱桡肌腱。在肱桡肌内侧缘寻找并保护桡动脉穿支血管，结扎并离断桡动脉远端，在血管深面掀起皮瓣，按需要继续向上游离桡动脉及其伴行静脉，结扎切断血管蒂后断下皮瓣备用。

（2）逆行岛状皮瓣转移：在桡侧腕屈肌的桡侧显露出桡动、静脉，按皮瓣设计切开皮肤至深筋膜下，由两侧向皮瓣中心分离，直到整个皮瓣完全游离。在皮瓣近侧缘结扎形成以远侧桡动、静脉为蒂的岛状皮瓣，按需要转移到受区。

（四）注意事项

1. 不要轻易切取前臂皮瓣用于修复下肢等次要部位的皮肤软组织缺损。
2. 在进行逆行岛状转移前应检查掌部动脉弓是否通畅（Allen试验）。
3. 切取皮瓣时其上界不应超过肘窝下2cm，同时保留贵要静脉及其表面皮肤，不予切取，以利于手部的静脉回流及保证前臂的功能。

（五）优缺点

1. 优点　①血管位置较恒定，解剖变异小；②动、静脉管径较粗，蒂较长，易于吻合；③皮瓣薄而柔韧，可以折叠使用；④血供丰富，适用于头、口、鼻、颊、下咽等处中等量软组织缺损的修复。
2. 缺点　对皮瓣供区损伤较大，切取皮瓣后可遗留体表瘢痕、色素沉着而影响外表美观。

三十　前臂尺侧皮瓣

前臂尺侧皮瓣（ulnar forearm flap）主要是指以尺动、静脉为血管蒂的前臂尺动脉皮瓣，由李柱田于1984年首先报道。

（一）应用解剖

前臂尺侧皮瓣的血供主要来自尺动脉。尺动脉在前臂掌侧下1/3与尺神经伴行，走行在尺侧腕屈肌和指浅屈肌之间，位置浅表，在下降至腕部前发出3~8组肌间隙皮动脉分布至筋膜、皮下组织和皮肤。尺动脉经豌豆骨桡侧陷沟进入掌内，与桡动脉浅支吻合，形成掌浅弓。前臂尺侧穿支动脉的主要来源包括尺动脉皮支（直接穿支），肱动脉肌间隔支，尺侧上、下副动脉与尺侧返动脉皮支所构成的肘内侧皮动脉网，尺动脉腕上支皮支和肌支的终末支（肌间隙穿支）。前臂尺动脉在尺侧肌间隙或者肌间隔发出多条穿支动脉，经深筋膜直达皮下。各穿支动脉于前臂尺侧的掌、背面呈链状排列，穿过深筋膜，在皮下浅筋膜层走行10.50±5.73mm后发出多条一级分支，即穿支动脉的上、下行分支；进而又发出多条二、三级分支，于浅筋膜层相互吻合，形成前臂尺侧丰富的皮下血管网（链），供应前臂尺侧皮肤。前臂尺侧穿支动脉蒂部外径最粗者达0.84mm，最细者为0.39mm（平均外径为0.57±0.12mm），管径较粗的穿支多位于轴心线周围。在肱骨内上髁下8.95±1.33cm处存在一条恒定的穿支动脉，其外径为0.73±0.06mm。

前臂尺侧皮瓣主要依靠贵要静脉与前臂正中静脉之间的静脉网状联系接纳回流血液，通过蒂部与深静脉的交通完成。

皮瓣的感觉支配来源于前臂内、外侧皮神经的分支。

（二）适应证

1. 局部皮瓣适用于手部大面积皮肤软组织缺损的修复和再造，如手指脱套伤或手指缺损的再造。
2. 皮瓣游离移植可修复颈面部、口腔部的缺损。

（三）手术方法

1. 皮瓣设计　术前应用彩色多普勒超声检测尺动脉的体表投影，穿支动脉多数在尺骨鹰嘴-尺骨茎突连线两侧呈散点状分布，因此可以将尺骨鹰嘴-尺骨茎突连线确定为皮瓣的轴心线。皮瓣切取的最大界限为肱骨内上髁-腕中连线、肱骨外上髁-腕背正中连线、尺骨茎突水平线以及肱骨内、外上髁连线。皮瓣的转移方式有逆行转移、顺行转移以及吻合血管的游离移植。逆行皮瓣的血管蒂留在皮瓣的远端，皮瓣向远侧转移，主要用于手部大面积组织缺损或手指再造。顺行皮瓣的血管蒂留在皮瓣的近端，主要用于肘部或上臂远端皮肤软组织缺损的修复。皮瓣旋转轴点至皮瓣最远端的距离要大于其至创面最远点的距离，以利于无张力缝合。

2. 手术步骤　从皮瓣的远端切开皮肤和筋膜，在深筋膜层从皮瓣的尺侧缘和桡侧缘向中线分离，随时将深筋膜与皮瓣的边缘作暂时性缝合固定。在指浅屈肌与尺侧腕屈肌之间显露尺血管束，切断结扎尺动脉向两侧及深面发出的肌支，注意保护好深面的尺神经。根据术前设计，皮瓣逆行转移时在近端切断结扎尺动、静脉，顺行转移时在远端切断结扎尺动、静脉，血管束包含在皮瓣中央。皮瓣呈游离状态，仅在一端以血管束相连。此时放松止血带，观察尺动脉的搏动情况和皮瓣的颜色，如尺动脉搏动良好，皮肤颜色正常，即可向受区转移。

（四）注意事项

1. 保持深筋膜的完整性，并随时将深筋膜与皮瓣的边缘作暂时性缝合固定，以保证皮瓣的良好血供。
2. 术前应检查掌部动脉弓是否通畅（Allen试验）。
3. 在分离血管时要保护好尺神经，以免影响到尺侧一个半手指的感觉。

（五）优缺点

1. 优点　与前臂桡侧皮瓣相似，其优点是血管位置较恒定，解剖变异小，动静脉管径较粗，蒂较长，易于吻合，皮瓣薄而柔韧。
2. 缺点　尺动脉皮瓣手术除牺牲1条前臂主要动脉外，还会在前臂遗留明显的植皮痕迹，对皮瓣供区损伤较大，故在临床中不常应用。

三十一　前臂骨间背侧动脉皮瓣

前臂骨间背侧动脉皮瓣（antebrachial interosseous artery flap）主要是指前臂骨间背侧动脉逆行岛状皮瓣，也叫前臂骨间后动脉逆行岛状皮瓣。该皮瓣最初由Zancolli与Angrigiani于1986年报道，国内路来金等人在1988年报道了该皮瓣。

（一）应用解剖

骨间背侧动脉在前臂上段发自骨间总动脉，穿过骨间膜上缘与斜索之间至前臂背侧，走行于前臂伸肌浅、深层之间，经旋后肌与拇长展肌之间下行。动脉起点外径为1.4±0.2mm，末端外径为0.7±0.1mm，平均长13.7±0.8cm。动脉末端在尺骨茎突上2.5cm水平与骨间前动脉背侧支之间有弧形吻合支相连，形成网状吻合支，该网状吻合支是前臂骨间背侧动脉逆行岛状皮瓣的解剖学基础。骨间后动脉依其是否被伸肌群浅层掩盖而分为两部分，上半部为掩盖部，位于浅、深伸肌群之间，长6.3±0.5cm；下半部为显露部，位于尺侧腕伸肌腱与小指伸肌腱之间，位置浅表，浅面仅覆盖皮肤、皮下组织和深筋膜。

骨间背侧动脉有两条伴行静脉，其近端平均外径为1.2mm，末端平均外径为0.5mm。静脉近端注入骨间总静脉，远端通过吻合支的伴行小静脉与骨间掌侧静脉相交通，同时通过两条伴行静脉间的众多交通支作迷宫式逆流，保证皮瓣成活。

皮瓣的感觉神经是前臂后皮神经，为桡神经的分支，约在前臂中、下1/3交界处穿出深筋膜，其走行方向与骨间后动脉一致，分布范围上达肘部，下至腕上。

（二）适应证

1. 可修复手部软组织缺损和感染创面，尤其是虎口缺损，因其有感觉功能，应作为首选皮瓣。
2. 可做成复合皮瓣，用于手部多种组织缺损的修复。
3. 可用于拇指和其他指再造。

（三）手术方法

1. 皮瓣设计　术前应用彩色多普勒超声检测血管走行，以肱骨外上髁与尺骨小头桡侧缘连线为轴心线，在轴心线上以尺骨茎突近端2.5cm为皮瓣的旋转点。测量旋转轴至受区的距离和缺损范围，在前臂背侧以连线为轴画出切取皮瓣的范围。
2. 手术步骤　沿蒂部切口切开皮肤、皮下组织和前臂筋膜，在尺侧腕伸肌与伸小指肌间寻找骨间背侧血管。按设计切开皮瓣两侧缘，在前臂筋膜和肌膜之间分离皮瓣，边分离边间断缝合皮下组织与前臂筋膜的边缘，以保护皮瓣的完整性。掀起皮瓣的两侧缘，在伸肌深、浅肌群间沿蒂部向近侧分离出骨间背侧血管。阻断皮瓣近侧的血流，观察皮瓣的血供，确认皮瓣血供良好后切断近侧血管筋膜蒂，将皮瓣逆行旋转，经皮下或开放性隧道转移，覆盖手部创面。

（四）注意事项

1. 切取皮瓣时应边切取边缝合皮下组织和深筋膜，以保证皮瓣的血供。
2. 血管蒂浅面可保留部分筋膜，避免因血管受到牵拉而出现痉挛或损伤。
3. 阻断皮瓣近侧的血流时应观察皮瓣的血供。

（五）优缺点

1. 优点　①不损伤前臂的主要动脉，对手功能和血液供应的影响小；②血管蒂较长，易于旋转；③皮瓣的切取面积较大，血供丰富，抗感染能力强，从而易于成活；④在修复手部软组织缺损时，尤其是手掌及虎口缺损时，因有感觉功能，可作为首选；⑤对手指伴有神经、动脉、静脉缺损时，可一次性修复。
2. 缺点　①供区创面大，影响外观；②由于筋瓣蒂及血管长度的限制，其应用范围较小，大多仅限于指蹼以近手背部的修复。

三十二　骨间后动脉穿支皮瓣（posterior interosseous artery perforator flap）

Penteado（1986）首先详细描述了骨间后动脉（PIA）穿支血管的解剖结构，随后，路来金、Zancolli等陆续报道了成功应用骨间后动脉逆行岛状皮瓣修复手腕背部创面的临床经验。此后，这一皮瓣广泛应用于临床。

（一）应用解剖

骨间后动脉在前臂走行中发出5～13条皮穿支，其中上段穿支长而粗大，有3～9支（平均5.2支），平均外径为0.5±0.2mm，特别是在旋后肌下缘附近有1～2支长而大的穿支，穿过肌间隔和深筋膜在皮下组织内行向近端，末端可达肘平线；下段穿支少而细小，有2～5支（平均3.8支）。PIA皮穿支垂直穿过肌间隔和深筋膜，在皮下组织内交织成网。PIA的体表投影在肱骨外上髁至尺骨小头桡侧缘连线的中、下1/3处。姚岳波等根据PIA的不同分支形式将其分为四种类型：Ⅰ型，PIA至前臂背侧后分为升支和降支，升支即骨间返动脉，降支下行分为桡侧肌皮支和尺侧肌皮支；Ⅱ型，PIA本干在前臂背侧分为骨间返动脉和桡侧肌皮支，而尺侧肌皮支直接发自骨间总动脉；Ⅲ型，PIA至前臂背侧后立即分为骨间返动脉、桡侧肌皮支和尺侧肌皮支；Ⅳ型，PIA本干在前臂背侧分为骨间返动脉和尺侧肌皮支，而桡侧肌皮支缺如。Hubmer等报道，PIA的出现率为98.5%，并发现PIA降支只存在于前臂近侧1/2，前臂远侧的穿支来自骨间前动脉，两者在前臂远侧1/3附近形成弓状吻合。Costa等通过解剖研究及临床应用发现，PIA出现的概率为100%。

（二）适应证

适用于修复手指、手掌、手背及腕部的小面积皮肤缺损。

（三）手术方法

1. 皮瓣设计　以肱骨外上髁与尺骨小头桡侧缘的连线为轴心线，以术前超声定位的穿支点为中心，在距肱骨外上髁9.6±3.2cm的范围内设计皮瓣，将尽可能多的穿支点设计在皮瓣切取范围内。

2. 手术步骤　从皮瓣尺侧缘切开，保护好浅静脉后再切至深筋膜，将深筋膜与皮肤缝合固定。在深筋膜下分离小指伸肌与尺侧腕伸肌之间的间隙，保护骨间后神经，显露骨间后动脉，确定有穿支穿入皮肤。然后切开皮瓣的另一侧，根据吻合的部位向近端游离足够长度的骨间后血管，并连同皮穿支皮瓣一并切取。皮瓣切取后，将血管蒂中的1条动脉和1~2条伴行静脉分别与受区的动脉及伴行静脉或浅静脉吻合。宽度5cm以下的供区创面可直接缝合，宽度大于5cm的供区创面大部分缝合后用全厚皮片覆盖。

（四）注意事项

1. 切取皮瓣时沿皮瓣轴线先切开一侧（常常先切开皮瓣尺侧缘），切口不可过深，切至真皮下即可，以免损伤皮下浅静脉。皮下浅静脉的体表投影常与穿支位置相近，游离浅静脉时需辨别是否为穿皮瓣而过的过路静脉，无细小静脉或仅有极少数细小静脉汇入该浅静脉。此类静脉需两端结扎，再切至深筋膜，将深筋膜与皮肤缝合固定，以防止穿支血管撕脱。显露骨间后动脉皮穿支的入皮点后，根据穿支入皮点的位置重新调整皮瓣的位置和大小。

2. 尽可能多地吻合静脉，在吻合皮下浅静脉的同时，同样需吻合穿支血管的伴行静脉。

3. 游离血管时，应注意保护穿支和骨间后神经。

（五）优缺点

1. 优点　①骨间后动脉穿支皮瓣血管蒂长，行程恒定，且解剖容易，手术操作简单，不损伤前臂的主要动脉，对供区损伤小，在同一肢体手术，患者容易接受；②前臂背侧皮肤的色泽与手背皮肤接近，皮瓣质地柔软、弹性好、厚薄适中，术后患手的外形、功能良好；③切取皮瓣后，皮瓣上的前臂后侧皮神经与受区的神经吻合后可恢复皮瓣的感觉。

2. 缺点　①该手术对显微外科技术要求较高，术中需极其精细地解剖，有一定的难度，并有损伤骨间后神经的风险；②皮瓣切取面积有一定限制，部分患者供区无法直接缝合，需行植皮术。

该皮瓣主要用于修复手部皮肤软组织缺损，与其他皮瓣相比具有一定的优势：例如，腹部任意皮瓣因为强迫体位限制了患者的日常生活，二期需要行断蒂手术，住院时间长，感觉功能恢复欠佳；胫后动脉穿支游离皮瓣需要全麻或者腰麻，有些患者不愿接受；前臂骨间背侧逆行岛状皮瓣由于血管蒂长度的限制，无法修复手指皮肤软组织缺损。而前臂背侧皮肤的色泽与手背皮肤接近，皮瓣质地柔软、弹性好、厚薄适中，切取皮瓣后其上前臂后侧皮神经与受区的神经吻合后还能恢复皮瓣的感觉；骨间后血管的口径与指根部动脉及皮下静脉的管径相当，便于吻合。

三十三　掌背皮神经营养血管皮瓣

掌背皮神经营养血管皮瓣由Bertelli在1992年提出。该皮瓣与掌背动脉逆行岛状皮瓣不同，血供来源于掌背动脉、掌心动脉及指固有动脉在不同水平发出的背侧穿支。

（一）应用解剖

桡神经浅支在桡骨茎突上方5cm处从肱桡肌与桡侧腕伸肌间隙浅出深筋膜。在桡骨茎突水平，桡神经浅支横径为3.87±0.94mm，前行1～2cm后分为内、外侧支。外侧支称为拇指桡侧指背皮神经，向前斜跨肱桡肌腱至桡骨茎突前面，再向远侧走行，分布于大鱼际外侧、拇指桡侧指背直至甲根部。内侧支继续下行，走行于桡骨茎突后面，在桡骨茎突下2cm、鼻烟窝远侧，相当于第1、2腕掌关节基底部又分为内、外侧分支。其外侧分支称为第1掌背皮神经，再发出3条皮神经支，分布于拇指尺侧直至甲根、示指桡侧的近侧指背及虎口背侧；内侧分支称为第2掌背皮神经，分布于示指尺侧、中指桡侧的近侧指背及指蹼间皮肤。内侧支横径为2.9±0.5mm，它可再分为第2掌骨背侧支（横径2.41±0.54mm）和第2指蹼支（横径为2.33±0.5mm），前者分布于第2掌骨基底外侧，后者分布于第2、3掌骨之间。外侧支横径为2.75±0.14mm，它可再分为拇指背桡侧支和拇指背尺侧支，前者横径为1.97±0.14mm，分布于第1掌骨外侧和拇指背侧；后者横径为1.99±0.4mm，分布于第1掌骨中、远1/3的外侧面和内侧面。尺神经手背支从尺骨茎突上方2cm处转至手背，然后分成内、外侧支，并继续向远端走行，发出小指尺侧指背皮神经及第3、4掌背皮神经，掌背皮神经继续向远端走行，成为各指的指背皮神经。除拇指指背神经终止于甲根部外，其余各指的指背神经均终止于近侧指间关节。手背部桡神经浅支和尺神经手背支的血供由桡动脉、尺动脉腕背支及骨间背动脉和指动脉皮神经穿支提供。桡动脉、尺动脉腕背支及骨间背动脉腕背支与掌深弓发出的穿支吻合形成腕背血管网，腕背血管网向远端发出分支形成掌背动脉和指背动脉，指背动脉与指背神经伴行，终止于近侧指间关节。指背动脉与指掌侧固有动脉之间存在着丰富的吻合，于近侧指间关节周围恒定地存在2～3支吻合穿支。

（二）适应证

1. 拇指桡侧软组织缺损，用拇指桡背侧皮神经营养血管岛状皮瓣修复。
2. 示指各部位及中指近节软组织缺损，用第1掌背皮神经营养血管岛状皮瓣修复。
3. 中指中远节软组织缺损，用第1掌背皮神经营养血管岛状皮瓣修复。
4. 小指各部位及环指近节软组织缺损，用小指尺背侧皮神经营养血管岛状皮瓣修复。
5. 环指中远节软组织缺损，用第4掌背皮神经营养血管皮瓣修复。

（三）手术方法

1. 皮瓣设计　拇指桡侧指背皮神经血管束在第1腕掌关节桡侧与拇指掌指关节、指间关节桡侧的连线上，其他均在第1、2掌骨基底中间与各指掌指关节和近侧指间关节桡、尺侧的连线上。
2. 手术步骤　先在皮瓣近端切开，解剖桡神经或尺神经皮支，然后解剖浅静脉并将其携带在皮瓣内。从肌腱浅层逆行掀起皮瓣，仔细寻找掌背神经及其伴行的营养血管，小心加以保护，分离至蒂部皮神经及营养血管两侧，保留1～1.5cm的皮下组织及筋膜下组织，以利于静脉回流。然后切开皮瓣旋转点至缺损处皮肤，形成开放性隧道。沿真皮下向两侧分离约1cm，将切取的皮瓣通过隧道移植于受区，仔细缝合。供区一般直接缝合，必要时可打包植皮。

（四）注意事项

1. 在皮瓣旋转点，拇指不应过指间关节，余指不应过掌指关节指蹼中点；若蒂部超过旋转点，皮瓣的血供将无法保证。
2. 在皮瓣蒂部保留1cm左右的筋膜组织，这样能够保护血管蒂，避免血管蒂损伤。
3. 术中尽量将掌背神经与受区神经吻合，以恢复皮瓣的感觉。

（五）优缺点

1. 优点　①掌背皮神经解剖相对恒定，位置表浅，易于寻找，血供丰富；②供区损伤小，不损伤知名血管，一般可一期直接缝合。
2. 缺点　①皮瓣的切取面积有限；②要牺牲1条皮神经，影响相应皮肤的感觉；③术后瘢痕影响手部美观。

三十四　掌背动脉皮瓣（dorsal metacarpal artery flap）

Foucher（1979）应用顺行第1掌背岛状皮瓣修复拇指缺损。1990年，Maruyama和路来金等报道掌背动脉逆行岛状皮瓣转位修复手指缺损。

（一）应用解剖

掌背动脉共有4条，位于掌背指伸肌腱深面、骨间背侧肌浅面，行至近节指骨基底分成2条指背动脉，达各指近节毗邻缘背侧。第1掌背动脉由桡动脉发出，示指桡背侧动脉是第1掌背动脉的延续，起点外径为0.68 ± 0.12mm，末端外径为0.42 ± 0.1mm，平均长度为53.22 ± 5.20mm。掌深弓近侧穿支经第2、3、4掌骨间隙向背侧穿出，随即分为上行支（近侧支）和下行支（远侧支），上行支与腕背动脉网分支相互交通吻合，构成第2、3、4腕背吻合支；下行支构成第2、3、4掌背动脉，在掌骨头附近分成3条终末支，即1条与指总动脉的交通支（又称指蹼动脉）和2条相邻两指相对侧的指背动脉。交通支与相应的指总动脉或指固有动脉相互交通吻合；指背动脉与指固有动脉的背侧支相互交通吻合，形成指背动脉网。掌背动脉与掌侧动脉之间有3条交通支相连，分别位于掌骨基底（即掌背动脉起始）、掌骨颈部和近节指骨底。第2、3、4掌背动脉起点处的外径分别为0.90 ± 0.30mm、0.80 ± 0.14mm、0.50 ± 0.10mm，末端的外径分别为0.60 ± 0.20mm、0.38 ± 0.12mm、0.40 ± 0.12mm，平均长度分别为56.80 ± 8.20mm、52.20 ± 5.40mm、40.00 ± 8.22mm。各掌背动脉在行程中发出7~12条皮支，营养手背部皮肤；发出2~5条肌腱支，呈弓状走行于伸肌腱周围组织内，阶段性营养伸肌腱；发出2~4条骨膜支，营养骨膜和掌骨。掌背动脉沿掌骨间隙在骨间背侧肌浅面、指伸肌腱深面走行，其走行方向与相应的掌骨间隙中线平行。各条指伸肌腱从狭窄的腕背鞘管穿出后分散成扇形走向各掌骨头。掌背动脉和指伸肌腱的走行并不平行。第2掌背动脉近端位于示指伸肌腱和示指固有伸肌腱桡侧，远端则位于此两肌腱的尺侧。第2掌背动脉与示指伸肌腱和示指固有伸肌腱呈X形交叉走行，其近侧皮支发出后在示指伸肌腱和示指固有伸肌腱桡侧浅出，分支营养皮肤；其远侧皮支则在此两肌腱的尺侧浅出，分支营养皮肤。第3掌背动脉走行于中、环指伸肌腱之间，其起始部被中指伸肌腱覆盖，近端皮支从中指伸肌腱两侧穿出，中远端皮支则从中、环指伸肌腱之间穿出。第4掌背动脉近端位于小指伸肌腱尺侧，远端则位于小指伸肌腱桡侧，其近侧皮支发出后于小指伸肌腱尺侧浅出，分支营养皮肤；远侧皮支发出后于小指伸肌腱桡侧浅出，分支营养皮肤。掌背动脉皮支集中分布于其行程的远、近两端，尤其是在远端掌指关节附近，数量较多，外径较粗。第2掌背动脉远端皮支的数量为5.6 ± 1.2条，其外径为0.24 ± 0.12mm；第3掌背动脉远端皮支的数量为5.2 ± 1.4条，其外径为$0.16\pm$

0.12mm；第4掌背动脉远端皮支的数量为4.5±0.8条，其外径为0.12±0.08mm。掌背动脉的近侧皮支和腕背血管网相互交通吻合，其远侧皮支与近侧皮支、腕背血管网之间有交通支吻合，弓状血管链之间及各部位皮支之间亦相互交通吻合，形成网状血管结构。

掌背动脉及其吻合支各有两条外径为0.2～0.3mm的小静脉伴行，两条静脉间有众多的交通支相连，并在指蹼远端与指蹼静脉有吻合，同时与指动脉的伴行静脉相连接。由于深静脉缺少瓣膜，且有丰富的交通支可作迷宫式逆流，伴行静脉可作为皮瓣的回流静脉。同时手背皮下组织内有丰富的浅静脉呈弓状走行，通过深、浅静脉之间的分流也有助于皮瓣静脉血的回流。

掌背动脉皮瓣的神经包括由尺、桡神经手背支发出的1～4条掌背神经，外径为0.6～0.9mm，走行于皮下组织内，其走行方向与同一掌背动脉相一致，可作为皮瓣的感觉神经，亦可作为供区，带血供或复合移植修复指神经缺损。

（二）适应证

1. 适用于手指软组织缺损伴有肌腱、骨骼外露的修复。
2. 可单独做逆行皮瓣、带血供的掌骨瓣、伸肌腱、掌背神经移位术或复合组织移位术修复缺损。
3. 可用于手指再造。

（三）手术方法

1. 皮瓣设计　皮瓣的轴线按掌骨间隙沿各掌背动脉的走行方向设计，旋转点设计在距指蹼游离缘1.5cm处，该点为掌背动脉注入掌侧指总动脉的位置。在修复拇指指背皮肤缺损时，可选用第1掌背动脉的两个分支设计皮瓣，分别采用拇指指背动脉逆行岛状皮瓣、示指背侧动脉顺行皮瓣转移修复；在修复2～4指指背皮肤缺损时，可选用相邻两侧的掌背动脉皮瓣修复；小指缺损应选用第4掌背动脉皮瓣修复。

2. 手术步骤　沿轴心线切开蒂部的皮肤、皮下组织，在伸肌腱之间分离出其深面的掌背动、静脉，并保留1cm宽的深筋膜蒂。近端分离到皮瓣的远侧缘；远端分离到距指蹼皮肤游离缘1.5cm处，即皮瓣旋转的轴点。探查吻合支存在后，向近端按皮瓣的设计线切开皮肤、皮下组织和深筋膜，在深筋膜与伸肌腱周围组织、骨间背侧肌之间作锐性分离，边分离边间断缝合皮下组织和深筋膜的边缘，防止撕脱。分离时应注意勿损伤动脉及其分支和伴行静脉，并将皮下组织内的掌背神经向近侧分离出2cm后切断，以备与受区神经吻合。皮瓣完全分离后，在掌骨底用血管夹钳夹掌背动脉的起点，观察皮瓣的血供后结扎切断掌背动、静脉的起点，并将皮瓣转移到创面。

（四）注意事项

1. 为保证有足够的皮支进入皮瓣并保护皮瓣中的皮支血管链与血管网，分离时应作间断缝合，防止筋膜皮肤分离。
2. 应该注意保留血管蒂部周围的软组织，以增加静脉回流。
3. 血管蒂的浅静脉应予结扎，以防止皮瓣淤血和术后危象。

（五）优缺点

1. 优点　①血管解剖关系相对恒定，位置表浅，皮瓣供血稳定；②不损伤手部主要的供血动脉及神经，对手部损伤小；③掌背动脉与掌侧动脉有丰富的吻合支，皮瓣成活率较高；④皮瓣皮肤的色泽、质地、弹性与供区皮肤接近。

2. 缺点　①对手背的创伤较大；②皮瓣的面积受到限制。

三十五　股前外侧皮瓣

股前外侧皮瓣（anterolateral thigh flap）的主要供血血管为旋股外侧动脉降支，它是以旋股外侧动脉降支为血管蒂的大腿前外侧皮瓣。1984年，我国学者徐达传首先报道了股前外侧皮瓣的解剖学研究，同年，罗力生和宋业光分别介绍了该皮瓣的临床应用。之后，张绪生在1987年报道了顺行岛状股前外侧皮瓣的应用，张新力在1988年报道了股前外侧肌皮瓣的应用，张功林在1991年报道了逆行股前外侧皮瓣和筋膜瓣的应用。该皮瓣在国内被广泛应用于四肢、头面颈部、躯干、会阴等部位畸形缺损的修复，此后，世界各地也相继出现了较多的应用报道。股前外侧皮瓣的应用形式可以灵活多样，如岛状股前外侧皮瓣、股前外侧肌皮瓣、逆行股前外侧皮瓣及筋膜瓣、股前外侧超薄皮瓣、股前外侧穿支皮瓣等，既可带蒂转移，也可游离移植。

（一）应用解剖

1. 旋股外侧动脉降支　旋股外侧动脉自股深动脉或股动脉发出后很快分为升支、横支和降支，其中降支最粗大，行程最长。3个分支在不同个体中存在较大的变异。

高士濂在《实用解剖图谱：下肢分册》中将其分为四型：Ⅰ型，升、横、降支皆起自旋股外侧动脉主干，占74.7%；Ⅱ型，升支单发，横、降支起自旋股外侧动脉主干，占7.9%；Ⅲ型，降支单发，升、横支起自旋股外侧动脉主干，占16.3%；Ⅳ型，无横支，仅发出升、降支。

在髂前上棘和髌骨外上缘连线（髂髌线）中点与腹股沟韧带中点作一连线，这一连线的下2/3段即为旋股外侧动脉降支的体表投影。降支在股直肌与股外侧肌之间行向外下方，股神经股外侧肌支伴行在降支的外上方。降支大约在髂髌线中点稍上方、股直肌与股外侧肌之间分为内侧支和外侧支，内侧支继续下行并沿途发出分支供养邻近肌肉，外侧支行向外下并发出分支供养股外侧肌及股前外侧部皮肤。降支在肌间隙中可以作为皮瓣血管蒂的长度为8～12cm，在发出第一个股外侧肌皮动脉穿支上方约10cm处，降支的平均外径为2.1mm。随后降支再发出若干肌皮动脉，这些肌皮动脉穿出深筋膜后分为升支和降支，走行于深筋膜浅面，然后再发出分支至皮肤。在股前外侧部皮肤的肌皮动脉中，以第1肌皮动脉穿支最粗，外径为0.6～1mm，常被用作皮瓣的主要血管，多从降支主干的末段或外侧支起始段发出；其他肌皮动脉从外侧支发出时外径多在0.6mm左右或更小。第2肌皮动脉穿支呈阶梯状向下外侧经股外侧肌发出，穿阔筋膜至皮肤。

旋股外侧动脉降支多数有2条伴行静脉，其外径分别为2.3mm和1.8mm。所有肌皮动脉穿支都有其伴行静脉，多数为1条。皮瓣区浅层相当于旋股外侧动脉降支附近，还有股外侧浅静脉干。

股前外侧区主要由股外侧皮神经支配，出现率为100%。股外侧皮神经主干自腰丛发出后，经髂耻连线外1/3穿腹股沟韧带进入股部，分为前、后两支。前支沿髂前上棘与髌骨外上缘连线下行，在髂前上棘下方3～5cm处穿出阔筋膜，该处皮神经横径约为1.5mm。

由股前外侧皮瓣供血的穿支因个体差异存在较大的变异，掌握穿支的分类对临床有很重要的指导意义。2002年，徐达传等对股前外侧部皮瓣做了进一步研究，观察到股前外侧部皮肤为多源性血供，主要由旋股外侧动脉降支与横支进行供血。穿支血管主要包括肌穿支、肌间隔穿支和半肌间隔穿支三种类型，肌穿支主要走行于股外侧肌中，约占68.27%；肌间隔穿支走行于股直肌与股外侧肌间隔内，约占26.92%；4.81%的穿支血管同时穿过肌间隔与薄层股外侧肌，称为半肌间隔穿支。张春等总结了156例股前外侧皮瓣手术的经验，对其临床分型做了进一步的完善和修正。他将股前外侧皮瓣穿支血管分为五种类型：Ⅰ型为肌皮动脉穿支型，皮血管由旋股外侧动脉降支下行于髂髌连线中点上方6～8cm处发至股外侧肌的粗大肌支发出，根据肌皮穿支在肌中穿行的层次又可分为浅型（Ⅰa）和深型（Ⅰb）；Ⅱ型为肌间隙皮支或直接皮支型，皮血管由降支血管干或其发至股外侧肌的肌支发出，经肌间隙或股外侧肌表面下行后由肌间隙浅出，多在髂髌连线中点外下方穿入筋膜皮肤，皮血管外径一般在0.8～1mm之间；Ⅲ型为混合型，皮血管起自旋股外侧动脉干下段或其发至股外侧肌的粗大肌支，既发出肌皮穿支，也发出直接皮支；Ⅳ型为无粗大皮支型，降支血管在髂髌连线中点附近缺乏粗大的、足以供养皮瓣血供的轴型血管皮支，降支血管干多较细小，且被股外侧肌覆盖率较高，如不向近侧追踪，易被误认为降支缺失，此型肯定存在高位皮血管；Ⅴ型为高位皮支型，皮血管多数由旋股外侧动脉降支起始部或近段发至股外侧肌上部的粗大肌支发出，少数由股深动脉或横支直接发至股外侧肌上部的肌支发出，皮血管可以是肌皮穿支，也可以是直接皮支，部分个体两者并存，皮血管进入筋膜皮肤的部位多在髂髌连线中点外上6～8cm，髂前上棘下13～15cm处，皮血管外径在1mm左右。

2. 逆行股前外侧皮瓣　张功林等（1990）通过下肢动脉乳胶灌注和铸型观察研究了旋股外侧动脉降支末端与膝关节周围动脉的吻合关系以及逆行岛状皮瓣的静脉回流。膝上外侧动脉于股骨外侧髁上方2.5～3cm处起于腘动脉外侧壁，起始处外径为1.8～2.2mm，经股外侧肌间隔行至膝关节前面，沿途分出肌支至股外侧肌和股二头肌，并有关节支至膝关节外上方，外径为0.8～1.5mm。

逆行股前外侧皮瓣的静脉回流主要是肌皮动脉穿支的伴行静脉、降支动脉的伴行静脉与股外侧浅静脉属支，在皮瓣区内有许多交通支，在股外侧浅静脉与深静脉之间又有很多交通支，因而皮瓣逆行转移时，静脉血可以从动脉的伴行静脉回流到股外侧浅静脉，再汇集到股深部静脉中去。降支动脉的两条伴行静脉之间也存在交通支，这些都有利于逆行岛状皮瓣的静脉回流。

（二）适应证

1. 大面积皮肤组织缺损　因创伤、肿瘤切除、瘢痕松解等所致的大面积皮肤组织缺损，均可采用股前外侧皮瓣修复。股前外侧皮瓣最大修复面积可达到100cm²。如在解剖皮瓣时保留2支以上肌皮穿支，则皮瓣血供更能得以保障，设计皮瓣下缘甚至可达髌骨上方。外伤性四肢大面积皮肤组织缺损、皮肤撕脱伤、胸壁缺损、腹壁缺损等常用股前外侧皮瓣修复。

2. 深层组织缺损和洞穿性缺损　股前外侧皮瓣皮下脂肪厚，又可携带阔筋膜及部分股外侧肌，因而对较深的组织缺损或需大量组织充填的凹陷性缺损尤为适用。

3. 感染性皮肤组织缺损　股前外侧皮瓣血供丰富，面积大，组织量充足，适用于感染创面，尤其是慢性、大面积感染创面的修复。

4. 组织器官再造　如阴茎再造、阴道再造、眼窝再造和舌再造。

5. 股前外侧皮瓣也可修剪其皮下脂肪而制成超薄皮瓣，用于颈、肩、手、足等部位组织缺损的修复，移植后外形和功能恢复较满意。

6. 可以修复足底、足跟、手掌等负重或感觉恢复要求较高部位的缺损，使皮瓣耐磨，避免因过冷、过热造成皮瓣损伤。

7. 联合应用股前外侧皮瓣和髂骨瓣或腓骨瓣移植，可用于下颌等部位缺损的修复。

（三）手术方法

1. 皮瓣设计　自髂前上棘至髌骨外上缘作一连线，在连线的中点附近用彩色多普勒超声测出动脉浅出点的位置，并在以髂髌中点为圆心、3cm为半径的范围内，按缺损的大小和形状设计皮瓣，上界可达阔筋膜张肌远端，下界至髌骨上7cm，内侧达股直肌内侧缘，外侧至股外侧肌间隔。

逆行岛状皮瓣：用彩色多普勒超声测出第1肌皮动脉浅出点和膝外侧动脉起始点。皮瓣的旋转点位于髌骨外上缘5～6cm，皮瓣逆行翻转可达膝下10cm处。如以膝上外侧动脉起始点为旋转点，旋转轴可达26cm。

2. 手术步骤　按术前设计自皮瓣内侧缘切开达深筋膜浅层，在皮下脂肪与深筋膜层之间的疏松结缔组织区分离，将深筋膜与皮肤缝合固定，以防分离时损伤血管。在阔筋膜深面找到股直肌与股外侧肌之间隙，钝性分开股直肌与股外侧肌，找到穿支血管及旋股外侧动脉降支后，切开皮瓣外缘及远端，由深筋膜浅层向内掀起皮瓣，找到穿支血管穿出深筋膜点，分离出血管蒂和神经，并根据受区的需要解剖游离血管蒂，再移植到受区。

（四）注意事项

1. 在解剖分离时应将深筋膜与皮肤缝合固定，以防分离时损伤血管。
2. 游离肌皮动脉穿支时宜适当保留肌袖，无须裸露血管。
3. 部分穿支管径细，仅0.2~0.3mm，易被误伤；操作中的反复刺激又常导致血管痉挛，故需耐心细致地解剖。
4. 如果在股直肌与股外侧肌间隙未找到降支，应向内侧翻起股直肌，探查至股直肌内侧缘，部分降支常在靠内侧较深的部位下降。
5. 在解剖血管蒂的过程中，应注意保护好伴随旋股外侧动脉降支走行的股神经及其肌支。

（五）优缺点

1. 优点　①股前外侧皮瓣的切取面积可达30cm×20cm以上，可供组织量大。②可携带肌肉、阔筋膜、皮神经等多种组织，以修复不同类型的组织缺损，而且不需要牺牲主干血管和主要神经。③切取皮瓣的部位比较隐蔽，供区瘢痕及局部凹陷不明显，患者易接受。④股前外侧皮瓣具有血管蒂长、血管口径粗的特点，易于解剖与吻合，因此成活率较高。另外，旋股外侧动脉降支远端口径较粗，既能以双血管蒂给皮瓣供血，减少血管危象；又能桥接缺损的肢体动脉，以增加肢体远端的血供，一举两得。⑤可制成股前外侧双叶皮瓣，修复手掌、手背、足底、足背的洞穿性组织缺损，特别是对于手背皮肤、伸肌腱缺损者，可同时移植阔筋膜修复伸肌腱。⑥应用吻合股前外侧皮神经后的股前外侧皮瓣，术后感觉恢复较好。

2. 缺点　①旋股外侧动脉解剖变异较多，而且细小的血管容易被扭曲和牵拉，也更容易发生血管痉挛；②血管、神经的吻合需在显微镜下进行；③术后皮瓣的外形普遍显得较为臃肿，常需二期手术整形。

三十六　股前外侧穿支皮瓣

股前外侧穿支皮瓣（anterolateral thigh perforator flap）是由股前外侧皮瓣发展而来的，主要由旋股外侧动脉降支与横支供血，其用途很广泛，被誉为"万能皮瓣"。股前外侧穿支皮瓣的临床应用可分为带蒂转移和游离移植两种形式。股前外侧穿支皮瓣同样可以作为复合皮瓣应用，如嵌合皮瓣、串联皮瓣、联体皮瓣等。

（一）应用解剖

股前外侧皮瓣穿支的数量恒定，平均每侧4.4±1.8支，其中肌皮穿支与肌间隔穿支之比大约为2∶1。最粗穿支蒂长为10.86±1.18cm，距髂前上棘与髌骨外上端中点的平均距离为3.25±0.69cm，而且血管穿支的穿出点主要位于该点外上部，穿支血管蒂动、静脉外径平均为3.16±0.59mm和3.08±0.20mm。

一般认为股前外侧穿支皮瓣的血管蒂，每支穿支血管有2条伴行静脉。Chen等通过对1043例股前外侧穿支皮瓣进行研究发现，股前外侧穿支皮瓣的动、静脉血管蒂有六种变异：①1条穿支动脉，4条伴行静脉；②1条穿支动脉，1条伴行静脉；③1条扭曲的穿支动脉，1条伴行静脉；④1条穿支动脉，没有伴行静脉；⑤2条静脉，没有伴行穿支动脉；⑥只有1条静脉。Bhujel等报道了首例切取股前外侧穿支皮瓣,发现旋股外侧动脉双重降支的管径都比较粗大,前后比邻走行于肌间隙内,并有2条静脉伴行。

(二) 适应证

1. 游离移植可修复四肢、头颈等创面。
2. 带蒂局部转移可修复同侧上至腹股沟、下至膝关节的创面。

(三) 手术方法

1. 皮瓣设计　美国得克萨斯州大学俞培荣教授对股前外侧皮瓣的穿支血管进行了研究,发明了ABC法定位穿支血管。将髂前上棘与髌骨外侧连线中点偏外侧1~1.5cm处作为B点,B点上下各5cm处分别为A点和C点,其中穿支血管位于B点的概率最大,其次为C点和A点。

2. 手术步骤　根据术前彩色多普勒超声定位穿支的走行和所设计的皮瓣,从皮瓣内侧缘切开达深筋膜浅层,于皮下脂肪与深筋膜层之间的疏松结缔组织区分离,找到穿支血管及旋股外侧动脉降支后,切开皮瓣外缘及远端,由深筋膜浅层向内掀起皮瓣,找到穿支血管穿出深筋膜点,分离出血管蒂和神经,再转移到受区。

(四) 注意事项

1. 股前外侧穿支皮瓣的血管变异较大,术前进行血管穿支定位很重要。
2. 在解剖分离时应将深筋膜与皮肤缝合固定,以防分离时损伤血管。
3. 游离肌皮动脉穿支时宜适当保留肌袖,无须裸露血管。

(五) 优缺点

1. 优点　①旋股外侧动脉位置恒定,切取方便,血管蒂长,可达8~12cm,血管管径粗大(平均为2.1mm),不损伤肢体的主要血管;②供区部位隐蔽,切取面积最大可达15cm×25cm,而且只需分离出一支较大的穿支血管,皮瓣就有充足的血供;③可制成携带股前外侧皮神经的感觉皮瓣以重建创面的神经感觉;④可携带血管化的髂胫束或者股直肌肌腱同时修复创面的肌腱缺损;⑤由于去除了不必要的肌肉组织,皮瓣菲薄,术后外观明显改善,使二期皮瓣整形修薄手术的必要性显著下降,是修复四肢皮肤软组织缺损的理想方法。

2. 缺点　穿支有解剖学变异,皮瓣区血供有可能不是发自主要的血管即旋股外侧动脉降支主干或者末端,而是发自旋股外侧动脉横支。

在修复颌面部损伤时,与臂外侧皮瓣相比,股前外侧穿支皮瓣的血管蒂较长,可达5~12cm,可修复较大面积的损伤;穿支血管较粗,皮瓣就有充足的血供。但分离穿支时需要切开股外侧肌,为了分离血管蒂有时需要剪断相应神经,导致术后股四头肌肌力降低。

三十七　股前内侧皮瓣

股前内侧皮瓣(anteromedial thigh flap)由Baek在1983年首次报道,国内Song等在1984年首次报道股前内侧皮瓣,之后刘元健等对股前内侧皮瓣的显微外科解剖学基础进行了比较系统的研究。股前内侧皮瓣的血供可来自股动脉发出的股浅动脉、旋股外侧动脉降支内侧支或直接发自股动脉。

(一) 应用解剖

股前内侧穿支皮瓣的供血皮动脉(穿支)在股直肌、股内侧肌与缝匠肌构成的股内侧肌三角间隙内浅出。皮瓣的血供来源有三个，即旋股外侧动脉降支内侧支、股浅动脉及股动脉，股动脉及其分支在行程中发出许多穿支至大腿皮肤。除旋髂浅动脉降支直接经股三角浅出以外，其他穿支多沿缝匠肌分布。以缝匠肌为标志，穿支多见于其前后两个三角区，即缝匠肌前缘、股直肌、股内侧肌三角以及缝匠肌后缘、长收肌、大收肌三角，临床通常将前者简称为肌三角。股动脉行至收肌腱板附近时常发出3个分支，即股内侧肌支、关节支及隐动脉，当此3支中有2支以上合干时，则称其为膝降动脉。膝降动脉的出现率为88.9%，其中起自股动脉者占96.9%，起自腘动脉者占3.1%；其发出点位于股骨内上髁上方12.8±1.4cm，起始外径为2.2±1.2mm。股动脉穿收肌腱裂孔后易名为腘动脉并下行，发出膝上内侧动脉分布到内上髁、股内侧肌及其相应皮肤。股前内侧穿支上1/3区主要由旋髂浅动脉降支、旋股外侧动脉起始部以及直接发自股动脉干的穿支供血，此区穿支多为直接穿支，如旋髂浅动脉降支。旋股外侧动脉起始部皮支粗而长，其外径可达1mm以上，其蒂长可达8~10cm，有时可抵达中1/3区的肌三角，即缝匠肌前缘、股直肌与股内侧肌三角区域。其行程中常与皮神经伴行，国人称之为股浅动脉。中1/3区是穿支分布最集中的区域，多为肌穿支，主要有股动脉主干，旋股内、外侧动脉，膝降动脉穿支分布。股动脉主干穿支常自收肌管入口近端水平发出，垂直穿经缝匠肌（肌支）或其前、后缘（缘支）至皮肤。膝降动脉肌皮穿支的上方还有一支粗大的直接皮穿支。来自膝降动脉的肌皮穿支穿股内侧肌，于肌三角的上部浅出，此部距股骨内上髁上方12.8±1.4cm；其隐支（隐动脉）经膝内侧下降。肌三角上方的穿支来自上1/3区，发自旋股外侧动脉起始部或股动脉，最长时可达14cm，常与皮神经伴行。旋股内侧动脉穿支主要分布于缝匠肌后方、股内侧区。下1/3区主要有膝降动脉、隐动脉、膝上内侧动脉分布，还有发自股动脉干的直接穿支供血，穿支多经缝匠肌前缘及股内侧肌浅出。膝上内侧动脉穿支可向前上方斜穿股内侧肌，分布于相应区域的皮肤。

股前内侧部皮肤有股内侧和股中间皮神经分布。股内侧皮神经自股神经发出后沿缝匠肌深面斜向外下，从缝匠肌内侧缘穿出深筋膜，分布于股内侧皮肤。股中间皮神经自股神经发出后多穿缝匠肌，并发出分支至缝匠肌，然后沿缝匠肌表面下行，分布于股前中部皮肤。

（二）适应证

股前内侧皮瓣是股前外侧皮瓣的补充替代。在切取股前外侧皮瓣时，若其肌间隔皮动脉不存在或太细小而不可用时，即可沿阔筋膜浅面向大腿内侧剥离，寻找股前内侧皮瓣的皮动脉。股前内侧皮瓣的血管蒂很长，也适合做岛状移植。

（三）手术方法

1. 皮瓣设计　利用多普勒超声在髂前上棘至股骨内侧髁连线中点附近明确肌三角（以股直肌、股内侧肌与缝匠肌形成的三角间隙）与股前内侧血管穿支的位置，以该穿支点为基准，按照创面大小于大腿中段前内侧区设计穿支皮瓣。

2. 手术步骤　先沿设计的穿支皮瓣外侧缘切开皮肤，然后自阔筋膜深面向内侧掀起皮瓣，确认以股直肌、股内侧肌与缝匠肌形成的肌三角，并可发现自肌三角附近浅出的穿支血管，切开皮瓣各缘并掀起皮瓣，小心向内侧牵开缝匠肌。根据受区血管蒂长度要求，顺着穿支浅出点解剖穿支血管近端，结扎切断穿支皮瓣的血管蒂，将皮瓣移植于受区创面。

（四）注意事项

1. 一般取患肢对侧大腿作为皮瓣的供区，便于手部创面与下肢供区同时手术操作。
2. 解剖穿支皮瓣时需注意对股前皮神经支的保护，尽量带上并吻接皮神经，以恢复穿支皮瓣的保护性感觉。

(五) 优缺点

1. **优点** ①皮肤毛发稀疏而富有弹性，易于塑形；②有较多的浅静脉及皮神经，有利于静脉回流与感觉重建；③万一穿支解剖失败，可改行股前外侧皮瓣或股薄肌皮瓣术式而无须另做切口。

2. **缺点** 皮支相对细小而弥散，皮瓣所供面积较小，血管变异较多。

股前内侧皮瓣和股前外侧皮瓣相比，质地和厚度差别不大，能提供的组织量也相近。股前内侧皮瓣的主要优点与股前外侧皮瓣基本相同，与之不同的是毛发较少；其缺点是穿支血管的缺如率较高，同时由于解剖是由外向内进行的，所以操作不如制备股前外侧皮瓣方便。其更大的应用价值在于作为股前外侧皮瓣的有益补充或联合使用。

三十八　股后外侧皮瓣

股后外侧皮瓣（posterolateral thigh flap）位于大腿后外侧部，Taylor 和 Maruyama 等早在 20 世纪 80 年代就分别报道过以股深动脉第 1~3 穿支为蒂的股后外侧皮瓣修复损伤。

(一) 应用解剖

股后外侧区皮穿支多源自股深动脉及膝上外侧动脉，这些皮穿支多从股后区发出，经阔筋膜髂胫束向外侧区走行入皮肤。股深动脉在股三角发出旋股外侧动脉、旋股内侧动脉后，向下行走于长收肌浅面和耻骨肌深面之间，出股三角后沿股骨嵴下行，向后发出穿动脉，紧贴股骨嵴处穿过短收肌肌腱（第 1、第 2、第 3 穿动脉）或大收肌肌腱（第 4 穿动脉），进入股外侧肌间隔。其中第 2 穿动脉在穿出收肌腱之前发出一分支供应股骨，而第 1 穿动脉与臀下动脉及旋股内、外侧动脉的分支有广泛吻合。穿动脉在股外侧肌间隔中几乎呈垂直走向浅面，沿途发出数支细小肌支营养股外侧肌、股二头肌，最后穿出阔筋膜并立即向四周分支，在阔筋膜浅面形成丰富的血管网，供养大腿后外侧皮肤。通常以第 3 穿动脉最粗大。第 3 穿动脉出阔筋膜的位置点在大转子与胫骨外侧髁连线中点、股外侧肌和股二头肌之间的肌间沟处，约在股骨内、外侧髁连线 8~10cm 处。少数情况下，第 3 穿动脉较细小，以第 4、第 1 或第 2 穿动脉为优势血管。第 2 穿动脉在绕过股骨嵴进入外侧肌间隔之前，外径为 3~5mm，可取蒂长 8~10cm。腘动脉皮支约在腘横纹上平均 6cm 自腘动脉后正中发出，分出坐骨神经营养支后，从股二头肌与半膜肌肌间隔穿出至股后深筋膜，呈轴样沿深筋膜向近侧分布，在臀横纹处与臀下动脉吻合。腘动脉皮支外径为 2.5~3.5mm，伴行静脉有 1~2 支，外径为 3~4mm，回流至腘静脉。

3 支穿动脉在股部不同节段发出肌皮穿支或直接皮穿支，这些穿支穿出股外侧肌与股二头肌肌间隔或相邻肌肉组织后分布于股后外侧区皮肤。穿支部位集中于臀沟中点坐骨结节和股骨外侧髁的连线周围，各穿支在筋膜层内存在丰富的吻合，并形成股后外侧区的纵行血管网络。

皮瓣的神经由股后皮神经和股外侧皮神经后支组成。股后皮神经从臀大肌下间隙穿出，主干在股后正中线深筋膜下走行，下行过程中发出分支穿出深筋膜分布于股后皮肤，神经主干距股外侧肌间隔为 2~2.5cm，股后皮神经横径为 2~3mm。

(二) 适应证

1. 游离移植可修复四肢大面积皮肤软组织缺损。
2. 局部带蒂转移可修复骶尾部、股骨大转子、坐骨结节等部位的压疮。

(三)手术方法

1. 皮瓣设计 股深动脉第3穿支较粗大,一般都选择此穿支作为血管蒂。以大腿后正中,股骨内、外侧髁连线上8~10cm处作为皮瓣的轴,术前用多普勒定位并标记第3穿支的皮肤穿出点,多围绕此轴线分布。如第3穿动脉不能利用,可在臀大肌止点附近探测第1、第2穿动脉,并依此血管设计皮瓣,但近臀部皮下脂肪厚,皮肤质量稍差。第4穿动脉位置低,不宜切取较大面积的皮瓣。

2. 手术步骤 首先切开皮瓣前外缘直达阔筋膜下层,暴露股外侧肌,沿外侧肌将皮瓣向后翻起达肌间隔,显露肌间隔穿支穿出处。自股后侧切开皮肤达深筋膜层,沿股二头肌及半膜肌表面向前分离,寻找保留到皮肤的皮穿支,沿肌皮穿支逆行由浅向深面解剖分离肌肉组织,细心结扎细小的肌支,直达外侧肌间隔在股骨嵴附着处。若所需血管蒂较长,可切开股骨嵴肌间隔附着处,进一步游离血管蒂至足够长度。

(四)注意事项

以股深动脉第3穿支为蒂的股后外侧皮瓣常用于带蒂转移,游离移植因血管蒂较深而不常采用。

(五)优缺点

1. 优点 ①供区损伤小,不牺牲肢体主要血管;②股后外侧穿支皮瓣游离时在肌间隔内进行,不需要分离股深动脉,无神经肌支伴行,不携带肌肉,不会引起股四头肌粘连,膝关节功能受损小;③股后外侧区部位隐蔽,皮瓣薄,弹性好。

2. 缺点 ①皮瓣最大切取宽度有限,股后外侧血管区分布于中间区与股前外侧区之间,面积相对狭小,当皮瓣宽度超过10cm时,供区难以缝合;②穿支位置仍有变异;③因手术野与手术体位的需要,术中需要搬动患者,影响手术的流畅性。由于皮瓣的营养血管较深,股后外侧皮瓣临床应用较少。

三十九 膝内侧皮瓣

膝内侧皮瓣(medial knee flap)又名隐动脉皮瓣和小腿内侧上部皮瓣,该皮瓣位于膝内侧和小腿上部。膝内侧皮瓣由Acland(1981)首先应用于临床,国内高学书、陈邵忠等(1982)也先后应用于临床。

(一)应用解剖

膝内侧皮瓣的血管蒂为膝降动脉-隐动脉及其伴行静脉。膝降动脉于收肌管内自股动脉下端发出,起始点位于股骨内上髁上方平均12.8cm,起始处平均外径为2.2mm。膝降动脉从收肌管一前壁穿过收肌腱板至缝匠肌深面,随即分为关节支和隐支(隐动脉),并发出肌支到股内侧肌、缝匠肌。关节支分布于膝关节内侧;隐支在膝关节平面,于缝匠肌和股薄肌之间继续下行,于股骨内上髁下方处经缝匠肌后缘浅出至皮下,分布于小腿内侧半上部,沿途发出缝匠肌支、皮支和骨膜支,终末支与胫后动脉内侧皮支、膝下内动脉吻合。

隐动脉的出现率为90.2%,其中63.5%起始于膝降动脉,起自股动脉和腘动脉者分别占27.8%和8.7%。隐动脉浅出至皮下后分布于小腿内侧上半部,多数分布于小腿上1/3内侧,部分可达小腿中1/3内侧。隐动脉浅出皮下的部位约在胫骨内侧髁最突出部上3cm,然后水平向后2cm处。隐动脉浅出皮下部的外径约为1mm。

隐动脉有1条或2条伴行静脉，其外径约为1.2mm，多数汇合至膝降静脉并注入股静脉，汇合处的外径达2.2mm。

隐神经同隐动、静脉一起穿过收肌管走行于缝匠肌深面，在缝匠肌与股薄肌之间伴行并浅出。隐神经浅出皮下后与大隐静脉伴行，其浅出部横径为1.5～2mm。

（二）适应证

1. 修复手背、虎口、足跟、膝部、腘窝及邻近的软组织缺损，尤其适合于修复腘窝和膝部的组织缺损。
2. 交腿转移可修复对侧小腿、足跟、足背等部位的缺损，特别适用于小儿足踝部的缺损。

（三）手术方法

1. 皮瓣设计　术前应用彩色多普勒超声探测血管的走行，在膝关节内侧正中作一平行于下肢的轴线，在该线两侧6cm范围内设计皮瓣。皮瓣近侧可达膝上5～8cm，远侧可至膝下10～15cm或小腿中、下1/3交界。
2. 手术步骤　先在大腿内侧做一个纵行切口，然后切开皮肤、皮下组织，并沿缝匠肌前缘切开深筋膜，注意不要损伤股内侧皮神经。钝性分离缝匠肌和股内侧肌之间隙，在缝匠肌深面与股内侧肌之间即可找到膝降动、静脉及其伴行的神经。沿血管神经蒂向下解剖膝降动脉的关节支、肌支及隐支，结扎、切断关节支及肌支。隐支在缝匠肌与股薄肌之间穿出深筋膜至皮下，为充分显露隐动脉，必要时也可以将缝匠肌腱部切断。切开皮瓣前、后、下缘，在深筋膜下游离，并由远及近掀起皮瓣，同时将深筋膜与皮肤作适当的缝合固定，避免分离，使隐动、静脉和神经蒂包括在皮瓣中。在皮瓣远端将大隐静脉切断，使其包含在皮瓣内。将皮瓣转移后覆盖于受区。

（四）注意事项

1. 设计皮瓣时要以大隐静脉走行为轴心线。
2. 术中皮瓣和蒂部无张力缝合且需屈曲膝关节至90°，将膝关节伸直至0°时测试整个皮瓣及蒂部的松紧程度。
3. 切取皮瓣应在深筋膜下进行，在深筋膜下游离的同时，应将深筋膜与皮肤作适当缝合固定，避免分离。

（五）优缺点

1. 优点　①皮瓣血管解剖恒定；②皮瓣质地柔软，不臃肿，血供好；③由于隐动脉有伴行静脉并有大隐静脉参与静脉回流，术后很少发生局部水肿；④皮瓣内含有隐神经，术后皮瓣有感觉。
2. 缺点　①供瓣区多需植皮；②切断隐神经后，可导致小腿内侧到踝部皮肤感觉丧失；③切断大隐静脉后有可能造成小腿及足部水肿。

四十　小腿内侧皮瓣

小腿内侧皮瓣（medial crural flap）是以胫后动脉为蒂的皮瓣，皮瓣的血供主要源于胫后动脉的皮支。张善才等于1983年首先在国内报道了此皮瓣的临床应用。该皮瓣可用作顺行或逆行带血管蒂的岛状皮瓣转移、游离移植、对侧小腿的交叉转移。

（一）应用解剖

小腿内侧中下部的皮肤血供直接来源于胫后动脉的肌间隙皮支，胫后动脉在小腿胫骨内侧髁至内踝连线的上、中、下 1/3 段各有肌间隙皮动脉，这些皮动脉经比目鱼肌与趾长屈肌的肌间隙穿过小腿内侧深筋膜浅部时又分为前后两支，前支分布于胫骨内侧一面皮肤，后支分布于肌间隙以后的皮肤。所有皮动脉浅出筋膜处的体表投影为胫骨内侧缘中、上 1/3 交界处至内侧踝后缘与跟腱中点的连线上。胫后动脉起始部的外径为 3.10±0.48mm，在踝部的外径为 2.46±0.32mm。胫后动脉全长共发出 3~7 支（多数为 4~5 支）肌间隔筋膜皮肤穿支，穿出深筋膜后分为上行支和下行支，在隐神经旁吻合形成纵行血管链，平均直径为 0.22±0.10mm。因胫后动脉上部的位置较深，下部较浅，故皮动脉由上向下逐渐变短。小腿上中部尚有来自股部的皮动脉，主要为膝降动脉的隐支。胫后动脉发出的筋膜皮支进入皮下浅筋膜并连成血管网，通过血管网及其分支与膝下内侧动脉皮支、隐动脉皮支及隐神经血管分支等众多分支相互吻合，共同分布于小腿内侧皮肤。在小腿下 1/3 踝关节附近，胫后动脉分支与胫前动脉分支、腓动脉分支构成血管吻合网。胫后动脉的终末支形成足底动脉弓与足背动脉弓相交通。

胫后动脉的伴行静脉多为 2 支，它们的平均外径超过 3mm。其皮静脉向深部流至胫后静脉，其浅部属支在浅筋膜内与大隐静脉间有许多交通支。大、小隐静脉从小腿内侧皮下经过，对皮瓣的静脉回流都起一定作用。在踝部，胫后静脉与大、小隐静脉间有丰富的交通支，对皮瓣的静脉回流起着重要的作用。

分布于小腿内侧的皮神经主要是隐神经，在股骨内侧髁后方、缝匠肌后缘发出后沿大隐静脉前方下降，向大隐静脉前后方发出若干分支至小腿内侧皮肤，最后在小腿下方分为两个终支，分布至内踝和足内缘皮肤。隐神经在下行过程中有隐动、静脉与其伴行。

（二）适应证

1. 游离移植可用于身体任何部位创面的修复。

2. 顺行或逆行转移可修复小腿任何部位的皮肤软组织缺损，尤其适用于膝、足跟、足底、足背近侧部及踝部创面的修复。

3. 小腿内侧中上部皮瓣可作交腿皮瓣修复对侧小腿、踝、足部创面，尤其适合于小腿广泛性瘢痕挛缩及受区血管条件不佳，不适合作吻合血管的游离移植的患者。

4. 小腿内侧皮瓣与隐动脉皮瓣联合切取做成双蒂皮瓣，用于修复对侧全足脱套伤，还可与另一皮瓣串联在一起应用。

（三）手术方法

1. 皮瓣设计　从胫骨内侧髁至内踝顶画一连线，皮瓣上界可至小腿上、中 1/3 交界处，下界至小腿下 1/3 中段，前至小腿前中线，后至小腿后中线。鉴于小腿上粗下细的形状及近端富有肌肉、皮肤软组织，所以更适合设计切取逆行的网球拍状皮瓣。小腿内侧穿支皮瓣设计为网球拍状，皮瓣的长轴应与以内踝和跟腱连线中点与腘窝中点连线走行方向一致。在设计小腿内侧逆行皮瓣时，当皮瓣蒂的旋转点在小腿内侧中 1/3 区域内、蒂部在分区的远端时，无论是顺行还是逆行转移，均可切取大面积的皮瓣。根据胫后动脉皮穿支的穿出规律，逆行小腿皮瓣的蒂部尽量设计在小腿中 1/3 下部或下 1/3 上部。

2. 手术步骤　游离移植时，切开皮瓣的前缘，注意保留胫骨骨膜的完整，将其向后翻至肌间隙部位，切断并结扎从肌间隙血管向前、后发出的小肌支。当胫后血管的前后两侧皮瓣游离完成后，将胫后血管、大隐静脉、隐神经包括血管周围的组织，连同皮瓣一起掀起，游离至上界血管蒂为止。

(1) 顺行转移：切开皮瓣的前缘，注意保留骨膜的完整，将其向后翻至肌间隙部位，切断并结扎从肌间隙血管向前、后侧发出的小肌支。切开皮瓣的上、下缘及大隐静脉和隐神经，此时除血管蒂外，皮瓣已游离。皮瓣移位时旋转点在胫后动脉近端。然后在皮瓣的远端确定皮动脉进入皮瓣后切断并结扎胫后血管，这就形成了顺行胫后动脉皮岛。切开蒂部与受区间的皮肤，经明道或皮下隧道将皮瓣转移至受区创面。

(2) 逆行转移：其血管的显露及皮瓣的游离与顺行移植相同。皮瓣游离后，在皮瓣下缘以下继续向远端游离胫后血管至所需要的血管蒂。然后用血管夹夹闭皮瓣近端的血管蒂5～10分钟，观察足及皮瓣的血液循环情况，若循环良好，则切断并结扎近侧血管，形成以远侧胫后动、静脉为蒂的小腿内侧岛状皮瓣。皮瓣移位时血管蒂旋转点在内踝部，通过皮下隧道或明道将皮瓣转移到受区。

(3) 交腿皮瓣：先从皮瓣远端做横弧形切口，可适当偏向内后侧的腓肠肌内侧头，切至深筋膜下方，根据创面的修复需要可带一定厚度的腓肠肌。切取到达旋转点，蒂部在条件允许的情况下尽量保留较长。利用皮瓣的一端为前壁，受区的切口边缘为后壁，严密闭合血管蒂部位，术后两下肢用交叉石膏固定。

（四）注意事项

1. 切取小腿内侧皮瓣时注意充分暴露血管蒂，并清楚把握血管的走向与位置。注意皮瓣游离的方向，不要分离皮瓣与神经，避免扭曲或压迫血管蒂。
2. 在游离皮瓣时注意手术技巧，尽量避免对周围组织和血管的损伤，防止压迫血管产生其他不良反应。
3. 在内踝后切开时，应确认胫后血管的存在，因为有些人会有胫后血管缺乏或变异的情况。
4. 注意确认内侧肌间隔，不要将胫骨后缘及比目鱼肌间隙误认为内侧肌间隔。
5. 将深筋膜切开后注意将其与皮瓣边缘固定，在关键点寻找皮支，并循着皮支血管进行游离，游离过程中注意避免损伤胫神经及肌支。

（五）优缺点

1. 优点　①皮瓣切取的部位较隐蔽；②皮瓣的质地好，皮下脂肪薄；③血管蒂长，管径相对较粗，皮瓣两端可取较长的血管蒂，从桥式吻合来说，这是其他任何部位的皮瓣所不能比的；④静脉系统较好，有包括大隐静脉在内的深、浅两套静脉可供吻合，胫后动脉伴行静脉、大隐静脉的管径一般为2.5～3.5mm，与四肢受区的主干血管基本相近，静脉回流可靠；⑤胫后动脉为皮瓣的血管蒂，皮瓣的最大可供面积可达20cm×10cm；⑥小腿内侧皮瓣皮支出现率高，位置恒定。

2. 缺点　①损伤一条主要血管；②供区不能直接缝合，需要游离植皮；③个别有解剖变异，皮动脉口径不恒定，另有约8%的人胫后动脉缺如。

四十一　小腿外侧皮瓣

陈遥良在1984年首先报告了小腿外侧皮瓣（lateral crural flap）的显微外科解剖学研究。1985年顾玉东等报告了临床应用小腿外侧皮瓣7例。小腿外侧皮瓣是以腓动脉为蒂的皮瓣，其血供来源于腓动脉。

（一）应用解剖

小腿外侧皮瓣的血供主要来源于腓动脉。腓动脉起点外径为3.7±0.1mm，沿途发出数支肌皮动脉、滋养动脉、弓形动脉供应腓骨、邻近肌肉和小腿外侧皮肤。小腿外侧皮动脉有4～8支，其中第1皮动脉常由腘动脉发出，也可起自胫前、胫后动脉；第2、第3、第4皮动脉的管径最粗大。皮支血管自深筋膜浅出，其浅出点多分布在比目鱼肌与腓骨长、短肌间隙，该间隙相当于腓骨头后缘与外踝后缘所形成的连线。根据皮支的形式，可将其分为三种类型：①腓动脉皮支，即腓动脉起始呈细短状的皮支，经过小腿外侧肌间隔直接进入小腿外侧皮肤。此皮支血管外径较细，为0.3mm。②腓动脉比目鱼肌肌皮支，即腓动脉进入踇长屈肌肌腹前由主干发出的比目鱼肌肌皮支。此肌皮支在比目鱼肌肌腹内常分为两处穿出比目鱼肌筋膜，然后进入小腿外侧皮肤，其血管外径一般为0.5～1mm。③腓动脉踇长屈肌肌皮支，即腓动脉进入踇长屈肌肌腹后在小腿中、上1/3段分别由主干发出的踇长屈肌肌皮支，与肌腹呈垂直方向穿出肌筋膜后进入小腿外侧皮肤，是小腿外侧皮瓣血供的主要支，其血管外径为0.3～0.8mm。腓动脉于外踝上方约8cm处形成两条主要终支，一为外踝后动脉，自外踝上方后内向外侧走行；一为穿动脉，向前穿骨间膜至外踝上方前内侧，穿出后分为前、后、升、降支。各皮动脉之间均吻合成网，并与胫前、后动脉发出的皮支吻合。

皮瓣的深静脉为与腓动脉伴行的2条腓静脉，腓静脉之间有数十条十分细小的横行静脉沟通，其管径都在0.1mm以下；另外还有4支粗大的横行支，其管径为1mm。皮瓣的浅静脉为小隐静脉，小隐静脉与大隐静脉之间有2～3条交通支，平均出现1.7条。深浅静脉在小腿中、下1/3有交通支。

皮瓣的神经为腓肠外侧皮神经，通过腓骨头后方下行，分布于小腿后外侧皮肤。

（二）适应证

1. 游离移植适用于前臂、手部创面的修复，但很少使用。
2. 顺行或逆行转移适用于小腿上部、膝关节、踝关节和足部创面的修复。
3. 肢体皮肤伴骨缺损需要带腓骨的皮瓣移植时。

（三）手术方法

1. 皮瓣设计　腓骨头与外踝的连线为腓动脉的投影线，以此线为皮瓣的轴心线。腓骨头下方9～10cm是腓动脉皮支进入皮肤的关键区，设计皮瓣时应将这一段包含在内。皮瓣的1/3位于轴心线前方，2/3位于轴心线后方。顺行皮瓣设计在小腿中下部，逆行皮瓣设计在小腿近侧。

2. 手术步骤　沿皮瓣后缘切开皮肤至深筋膜，同时将深筋膜与皮下组织缝合，防止筋膜与皮肤剥离时损伤皮血管。在深筋膜下向前游离皮瓣至腓骨后缘，于腓肠肌与比目鱼肌间隙寻找穿出的皮支，找到合适的皮支后根据其位置调整皮瓣的远近端。沿皮支穿出的方向切开腓肠肌和比目鱼肌向深部解剖，直至腓骨后侧的腓血管。沿血管方向纵行分开踇长屈肌，解剖出皮瓣的腓血管主干。在近端注意保护邻近的胫神经，避免其损伤。将皮瓣后缘暂时缝回原位，切开皮瓣前缘，在深筋膜下向后解剖至外侧肌间隙处，此时皮瓣仅与皮血管相连。切取顺行皮瓣时，沿腓血管向近端游离至腓血管在腘窝部血管的起始部。切取逆行皮瓣时，沿腓血管向远侧解剖以获得足够的血管蒂长度，但最远只能到外踝上8cm。皮瓣游离移植时，应先解剖分离血管蒂的近侧端，显露出血管蒂的长度和外径，直达适合作为移植处，再向远侧端解剖分离。当血管主干和皮瓣解剖完毕后再结扎远侧端血管。切取带腓骨的骨皮瓣时，保留由腓动脉发出的腓骨滋养动脉，连同皮瓣一并切取。在解剖分离过程中，可将皮瓣边缘与深筋膜、肌膜或骨膜缝合固定几针，以免分离后影响血供。治疗胫骨骨髓炎时，连同皮瓣切取一块比目鱼肌肌瓣，填塞于骨髓炎病灶清除后的腔隙。

（四）注意事项

1. 除了主要血管腓动、静脉保持完好外，还要保护好第2、第3、第4皮动脉，因为这些皮动脉也是小腿外侧皮瓣的主要供血动脉。

2. 腓动脉是供应腓骨、比目鱼肌、小腿外侧肌群和皮肤的主要动脉，切除该动脉后，上述结构的血供不受影响，可由胫前、胫后动脉分支代偿。

3. 在切开的同时应将深筋膜与皮下组织缝合，防止筋膜与皮肤剥离时损伤血管。

（五）优缺点

1. 优点 ①此皮瓣以腓血管为蒂，血管恒定、粗大，只牺牲1条小腿的次要动脉，可提供大块皮瓣；②此皮瓣带有1条可靠的皮神经和2套静脉，皮瓣切取后对供区功能的影响小；③此皮瓣位置比较隐蔽。

2. 缺点 此皮瓣营养血管的位置较深，分离血管时需要分离比目鱼肌、踇长屈肌，使皮瓣切取有一定难度。

四十二　腓动脉穿支皮瓣

Donski（1983）最早报道了腓动脉穿支皮瓣（peroneal artery perforator flap）。顾玉东（1985）等采用以腓动脉为血管蒂的小腿外侧皮瓣修复下肢软组织缺损。自从Masquelet（1992）报道了腓肠神经皮瓣以来，人们对腓动脉穿支血管的研究逐渐增多。

（一）应用解剖

腓动脉自胫后动脉起始处稍下方发出，经胫骨后肌前面斜向外下，于踇长屈肌与腓骨内侧之间下行至外踝后方，终于外踝支，其沿途发出的穿支血管即腓动脉穿支血管。腓动脉穿支的皮支血管多自小腿外侧肌间隔（即腓骨长、短肌与比目鱼肌间隙）浅出，相当于外踝后缘与腓骨头后缘的连线。腓动脉穿支从腓动脉发出后水平或稍向下走行；比目鱼肌穿支穿经肌肉的行程较长，为1.35～5cm。李匡文等发现，腓骨头下5cm处即有腓动脉穿支出现，最集中范围为腓骨头下10～20cm，即小腿中段偏上区段；其中腓骨头下10～15cm区段是穿支最多的区间，平均为1.13支，穿支出现率为93%。Schaverien等人发现，比较粗大的腓动脉穿支主要集中在小腿中1/3段，外踝最凸点上13～18cm，这一区段的穿支数目占腓动脉穿支的28%，有93%的标本在这一区段发现了穿支。Heitmann等人报道腓动脉穿支多集中在腓骨中1/3区段。穿支血管的长度（从腓动脉发出点至到达深筋膜的距离）为2～7cm；穿支血管蒂的长度与方向有关，与类型无关。近侧的腓动脉位置较深，穿支血管多斜向远侧走向表面，血管蒂相对较长；远侧的腓动脉位置较浅，穿支血管多垂直走向表面，血管蒂相应较短。Ozalp认为外径较粗的穿支血管往往位于腓骨近端，其平均外径为1.1mm（0.8～1.3mm）。Mark研究表明腓动脉穿支外径为0.5～1.5mm。

每条穿支动脉均有2条穿支静脉相伴随，动脉外径一般在1mm左右，静脉外径略粗于动脉。

（二）适应证

1. 腓动脉近端穿支蒂皮瓣适用于胫前、膝关节下方创面的修复。
2. 游离移植适用于手指、手背、腕部以及足前部中小型皮肤缺损创面的修复。
3. 腓动脉远端穿支蒂小腿外侧皮瓣适合于小腿下段、踝关节周围及足背皮肤软组织缺损的修复。

（三）手术方法

1. 皮瓣设计 术前使用彩色多普勒超声确定穿支血管的部位，尽可能选择靠近创面的穿支血管，这样皮瓣向远侧旋转后，既可减少无效重叠的长度，使所需皮瓣的长度缩短，血供更加可靠，又能减少皮瓣的切取长度，减少对小腿供区的损害。深部血管的走行方向位于跟腱与外踝（外侧血管链）连线的中点向下的延长线上。皮瓣的轴心线与腓肠神经（后外侧）有良好的伴行关系。

2. 手术步骤　按设计从皮瓣边缘一侧切开，于深筋膜浅层寻找拟用的穿支血管。选择的穿支血管越粗越好，其进入部位以皮瓣中央为佳。确定穿支血管后，将皮瓣紧贴深筋膜由远至近向穿支游离，当游离至距离穿支血管1cm时切开深筋膜，保证穿支血管穿深筋膜周围时能有一定的深筋膜与浅筋膜相连续。然后对穿支血管蒂进行逆行解剖松解以延长血管蒂，将穿支血管蒂周围的筋膜软组织完全清除，游离出穿支血管蒂，将皮瓣完全游离，仅与穿支血管蒂相连。保留足够长度的血管蒂后切取皮瓣，并将其转移覆盖受区，注意保持皮瓣无张力。术中应特别注意对血管蒂的处理，因为血管蒂直接影响皮瓣的成活。术中在保护好血管蒂的情况下，可以尝试着将皮瓣顺时针或逆时针旋转，以获得最小的旋转角度将皮瓣覆盖创面，达到缝合皮瓣无张力。如皮瓣宽度不超过5cm，供区多可直接缝合；若直接缝合有困难，则将两端拉拢缝合后，中间植皮覆盖。

（四）注意事项

1. 注意随时将皮肤与深筋膜缝合固定，防止两者脱离而损伤血管。
2. 在解剖游离血管蒂时，要或多或少地保留筋膜或筋膜皮下组织，以防止牵拉穿支血管蒂。

（五）优缺点

1. 优点　①对供区组织损伤小，保留了供区肌肉、知名血管和神经。②皮瓣薄，修复后受区外观、功能恢复好。③胫前、足跟和足背作为皮肤缺损的高发区域，常常需要皮瓣修复。腓动脉远端穿支蒂皮瓣逆行转移可修复足部创面，近端穿支蒂皮瓣可修复胫前、膝关节创面，手术操作相对简单，肤色相近，皮瓣成活率高。④与皮神经营养血管皮瓣相结合，携带腓肠神经或腓浅神经的腓动脉远端穿支蒂皮瓣血供更加可靠，切取面积更大。⑤吻合腓肠神经或腓浅神经可以重建皮瓣的感觉。

2. 缺点　①因小腿区域组织量有限，切取皮瓣的面积有限，供区创面难以直接缝合；②小腿为易外露区域，切取皮瓣后遗留瘢痕，影响美观；③穿支伴行静脉口径变异较大，且管壁很薄。

四十三　小腿前外侧皮瓣

小腿前外侧皮瓣（anterolateral calf flap）是以腓浅神经伴行血管为蒂的皮瓣，属于肌间隔血管类型。皮瓣位于小腿中上部前外侧，血管表浅，解剖恒定，切取方便。1983年，周长满等首先报道小腿前外侧皮瓣的解剖学基础，认为该皮瓣既可游离移植，亦可带蒂转位，为一理想的新供区。当时认为该皮瓣的轴心血管是一支无名动脉，根据其与腓浅神经伴行的特点，命名为"腓浅动脉"。1987年，徐明等报道腓浅神经的血供主要来自胫前动脉腓骨长、短肌支，腓浅动脉，腓动脉终末穿支等，其中腓浅动脉在诸来源动脉中为最长。

（一）应用解剖

腓浅动脉于腓骨头下约5cm处起于胫前动脉，其干长5.6±1.8cm，与腓浅神经伴行段长7.9±3.1cm，由于在下行途中不断有其他穿支加入，因而其外径减小不明显。在小腿中、下1/3处还有腓浅下外侧动脉、腓动脉终末穿支与其吻合，共同构成一条几乎不减小口径的血管链。腓动脉终末穿支的出现率达97.5%，于外踝上4±1.2cm处浅出，分为升、降两支，其中升支外径为1.1±0.5mm。升支上行与腓浅下外侧动脉降支吻合，加入腓浅神经营养血管链。因此，该血管链通常由腓浅动脉、腓浅下外侧动脉及腓动脉终末穿支组成，由该血管链再发出穿支分布于小腿前外侧区皮肤。腓浅血管束均走行于腓骨长肌与趾长伸肌间隙,并发出3束较大的皮支,从近到远分别为第1支、第2支、第3支。第1支、第2支的发出点距胫前血管束约5cm,而且两者的发出点相距较近,发出后呈V形走向穿入皮肤,供给小腿前外侧近端10cm×15cm范围内的皮肤;第3支的发出点距外踝约15cm,供给小腿前外侧中远端7cm×8cm范围内的皮肤。在第1支、第2支与第3支皮支的发出点之间有15~20cm的腓浅血管段可供游离带蒂使用。

(二)适应证

腓浅动脉穿支皮瓣游离移植适用于较小范围的皮肤损伤,如足跟、足底、手掌、手背创面的修复,因为有腓浅神经伴行,故有利于受区感觉的恢复。

(三)手术方法

1. 皮瓣设计　在健侧腓骨头下小腿前外侧肌间隔处(即腓浅血管浅出深筋膜处),先用多普勒血流仪探测血管浅出点,按受区要求设计皮瓣大小。

2. 手术步骤　先切开皮瓣前缘至肌膜,边缘缝合数针,在深筋膜下向前掀起皮瓣,在肌膜下仔细向后分离,分离至腓骨长肌与趾长伸肌间隙时见有皮支穿入皮瓣,并且确定该皮支由腓浅血管束发出时,再切开皮瓣后缘,根据顺行或逆行转移进一步沿血管蒂向上或向下延长切口。显露血管蒂,如行顺行转移,则阻断皮瓣远端血管蒂;若见皮瓣边缘血供良好,且血管蒂足够长,则切断结扎远端血管束,通过皮下隧道或明道转移皮瓣来修复创面。供区用中厚皮片植皮。

(四)注意事项

1. 皮瓣经过皮下隧道时,要避免血管蒂受压或血管蒂旋转角度过小,从而影响皮瓣的血供。
2. 皮瓣在深筋膜下游离时,注意随时将皮肤与深筋膜缝合固定,防止两者脱离而损伤血管。

(五)优缺点

1. 优点　①血管蒂较恒定可靠,很少变异;②皮瓣动脉供血可靠,静脉引流充分,不牺牲主要动脉,可满意地覆盖足踝部的缺损创面;③皮瓣的厚薄、质地适宜,术后外观良好。
2. 缺点　①因皮瓣位于小腿前外侧区,故切取面积有限;②供区植皮后形成瘢痕,隐蔽性差,影响美观;③游离移植该穿支皮瓣时,因腓浅血管口径偏细,对显微外科技术要求较高。

选用胫后动、静脉或胫前动、静脉为血管蒂的皮瓣来修复创面,都要以牺牲1条主要血管为代价,而小腿前外侧皮瓣以腓浅血管为蒂,该血管为下肢的非主要血管,而且位置表浅、恒定,血管蒂较长,操作简便,易于切取,皮瓣既可顺行转移,也可逆行转移,再加上皮瓣的厚薄、质地适宜,术后外观良好。但小腿前外侧皮瓣的切取面积较小,尤其是利用第3支切取的小腿前外侧中远端皮瓣。

四十四　小腿前部皮瓣

小腿前部皮瓣(anterior crural flap)是以胫前动脉为血管蒂的皮瓣,在临床上应用不多,目前应用较多的是胫前动脉穿支皮瓣。

(一)应用解剖

胫前动脉起自腘动脉,向前穿小腿胫、腓骨骨间膜上段的裂口进入小腿前筋膜鞘中,在小腿上部走行于胫骨前肌、趾长伸肌和𧿹长伸肌之间,位于胫、腓骨骨间膜前方。在小腿下1/3段,胫前动脉位于胫骨前面,胫骨嵴腓侧约1.5cm,走行于胫骨前肌腱和𧿹长伸肌腱之间;在内、外踝连线前上方，又走行于跛长伸肌和趾长伸肌之间，并在踝前的屈肌上支持带下缘移行为足背动脉。胫前动脉在小腿前区的平均长度为29cm。小腿前部皮瓣的血供来自胫前动脉皮支，这些皮支多集中在小腿中上段，血管蒂长，位置相对恒定。在胫前动脉下行途中可见其发出3～7支肌间隔穿支或肌皮穿支，上部皮支的起始部位在腓骨头平面下3～8cm，其浅出深筋膜的位置在腓骨头平面下8～15cm；下部皮支在外踝上17cm处由胫前动脉发出，在小腿中、下1/3交界平面穿出深筋膜至皮下，上、中、下部皮支在皮下有丰富的吻合。与胫前动脉伴行的2条静脉呈前后或左右排列，是一组深静脉回流。胫前动脉的平均内径为2.4±0.4mm，与其伴行的胫前静脉的内径为3.1±0.8mm；胫前动脉分支的平均内径为1±0.4mm，2条皮支伴行静脉的平均内径分别为1.9±0.5mm和2±0.4mm，较细也较短，局部无浅组静脉回流可利用。皮瓣内无主要皮神经干，与胫前动脉伴行的腓深神经是运动神经。

（二）适应证

1. 游离移植适用于前臂、手部、虎口等小面积皮肤缺损的修复，但其适用范围较小。
2. 带蒂转移适用于踝部、足部、膝部损伤的修复。

（三）手术方法

1. 皮瓣设计　术前用多普勒超声探查胫前动脉的走行和胫前动脉穿支的浅出位置。在髌骨外缘与外踝内侧作一连线，此连线即为皮瓣的轴线。自腓骨头平面下3cm以下设计皮瓣。
2. 手术步骤　先从皮瓣的外侧缘纵向切开皮肤、皮下组织、深筋膜，将皮瓣向内侧掀起，在深筋膜深层游离，找到胫前动脉皮穿支的起始部位，约在沿胫前动脉主干方向、踝上7～14cm处。分离至胫骨前肌与跛长伸肌、趾长伸肌间隙时，可连带切取部分肌膜以保护穿支。按设计皮瓣的形状解剖皮瓣周缘，在皮瓣近端胫前动脉主干处分离，找出动脉主干并加以保护。完全游离皮瓣后，用动脉夹夹闭胫前动脉主干，观察皮瓣血供，待确认夹闭主干后皮瓣血供良好后，再切断胫前动脉主干并缝扎断端。

（四）注意事项

1. 游离穿支时可连带切取部分肌膜以保护穿支。
2. 游离时要注意保护腓深神经及其细小的肌支。
3. 完全游离皮瓣后，用动脉夹夹闭胫前动脉主干，观察皮瓣血供，待确认夹闭主干后皮瓣血供良好，再予切断。

（五）优缺点

1. 优点　①皮瓣质地良好，较薄，血管恒定。②在修复足部缺损时，股前外侧皮瓣、背阔肌皮瓣存在外形臃肿、不耐磨、稳定性差等缺点，不能满足患者的要求；小腿前部皮瓣血供丰富，厚薄适中，且较为耐磨，不易发生溃疡，修复足部缺损后不臃肿，行走稳定，其效果优于其他皮瓣。③如为骨髓炎造成的骨缺损空洞，还可携带部分胫骨前肌肉组织加以填塞，以有效地控制感染。因此小腿前部皮瓣可作为足部外伤造成的大面积组织缺损的首选皮瓣。
2. 缺点　①皮瓣区域内没有可利用的浅部静脉和感觉神经；②血管蒂位置较深，皮支较短。

四十五　足背皮瓣

足背皮瓣（dorsal foot flap）由O'Brien（1973）首先描述。MrCraw、Furlow（1975）首先报道应用足背皮瓣游离移植修复9例创伤性软组织缺损获得成功。Daniel、Ohmori等（1976）也分别报道了足背皮瓣的游离移植，其中特别提到利用吻接腓浅神经来恢复局部的感觉功能。Leob等（1977）应用足背动脉皮瓣一期修复2例口底肿瘤切除后的组织缺损。

（一）应用解剖

足背皮瓣主要由足背动脉和大、小隐静脉供血。

1. 足背动脉　足背动脉是胫前动脉的延续。胫前动脉从踝关节前方经伸肌支持带到达足背，延续为足背动脉后走行于踇长伸肌、趾长伸肌之间，贴附于距骨头、足舟骨、中间楔骨及其韧带的背面前行，穿过踇短伸肌肌腹后，在第1跖骨间隙后端发出足底深支并移行为第1跖背动脉。足背动脉及其分支都发出一些细支穿出深筋膜，分布于足背皮肤及皮下组织，成为足背皮瓣的主要血供来源。此外，来自足底内侧动脉和足底外侧动脉的分支也分布于足背皮下。依据动脉来源和其分布区域，足背动脉分布到足背皮下组织的分支基本上可以分为下列三组。

（1）中央组：直接从足背动脉或第1跖背动脉发出，共4～7支。发自足背动脉的皮支在深筋膜下向内侧或外侧行走一段距离后即穿出筋膜到达皮下组织。近侧分支常大于远侧，其分布范围亦较广，并分出细支到足背内侧皮神经上。

（2）中央旁组：近侧部分的分支由足背动脉本干及其内侧动脉和跗外侧动脉发出，它们先向内侧经踇长伸肌下行，或向外侧经趾长伸肌和趾短伸肌下行，最后穿出深筋膜到达皮下。这些分支分布于内侧的有2～4支，分布于外侧的有5～7支。远侧部分的分支来自第2、3、4跖背动脉。除第1跖背动脉通常是足背动脉的延续外，第2、3、4跖背动脉的起点变异较大，它们可分别从弓状动脉、跗外侧动脉或足底动脉发出。

（3）边缘组：来自足底内侧动脉或足底外侧动脉，出足底经踇展肌或小趾展肌和小趾短屈肌深面，绕过跖骨或跗骨的侧缘转向背侧，分布于足背内侧缘或外侧缘附近的皮肤及皮下组织。

足背皮瓣的血供主要来自中央组和中央旁组，边缘组的分布区域一般已超过足背皮瓣的范围。中央组的动脉分支只被深筋膜所覆盖，手术中如能紧贴跗骨骨膜背面分离皮瓣，此组动脉分支就可以被完整地保留在皮瓣内，成为足背皮瓣动脉血供的主要来源。中央旁组的各个分支除跗外侧动脉的部分分支直接穿入皮下组织外，其起始段都在肌腱或肌肉深面，最后才穿出深筋膜到达皮下。

2. 足背静脉

（1）足背浅静脉：大致可分为浅、深两层，其中浅层形成一个接近真皮的静脉网。这些静脉一般都很细小，它们起始于足背的内、外侧缘及组织背面，逐步汇集成一些较细的静脉干，越过足背静脉弓向内上方行走，最后成为几支较粗的足背浅静脉，在小腿中部注入大隐静脉。大、小隐静脉和足背静脉弓位置较深，可视为足背浅静脉的深层。在所有的足背静脉中，以大隐静脉为最粗，在吴晋宝等的研究中，于内踝下端水平测量，其外径平均有3.05mm，最大口径为4.3mm，最小口径为1.7mm。大隐静脉是足背静脉弓内侧端的延续，常经内侧楔骨和足舟骨背侧、内踝前缘上行，它是足背静脉回流的主干，口径大，位置恒定，应作为足背皮瓣游离移植时静脉吻合的首选。小隐静脉沿足背外侧缘和外踝后缘上行，其位置较深，一般在外踝后方接受跟外侧支静脉后口径才显著增大。在外踝后方测量时，小隐静脉的平均外径为2.2mm，最粗者达3.6mm，最细者为1.2mm。小隐静脉在足背部的变异较大，其分布区域可为延长的跟外侧支及来自内侧的小隐静脉属支所替代。小隐静脉比较粗，其直接参与足背静脉弓组成的占32%。

（2）足背深静脉：足背深静脉是足背动脉的伴行静脉，有2条，主要接受足背深部静脉的属支，表面被深筋膜所覆盖。足背深静脉远侧端较细，在接受跗外侧静脉和内、外踝静脉后口径显著增粗。2条静脉互有交通吻合支，缠绕于足背动脉四周，和动脉关系密切。在伸肌支持带远端测量，足背内侧深静脉的平均外径为1.39mm，最粗者有2.4mm，最细者只有0.6mm；足背外侧深静脉的平均外径为1.35mm，最粗者有2.6mm，最细者为1.6mm。这些静脉对足背皮肤或足趾的回流作用不大，在大、小隐静脉阻塞不能应用时，可作为接受静脉吻合之用，但回流一般较差。

3. 足背皮肤的感觉神经　其主要来自腓浅神经分支，它们从外侧向内侧下行，在浅筋膜内行走，分布于足背的大部分区域，直到踇趾近侧的背面。另有腓深神经伴随足背动脉下行，向前分布于第1趾蹼间的皮肤组织及第1、2跖趾关节。

（二）适应证

1. 手部严重的皮肤缺损，特别是虎口等需要感觉恢复的部位。
2. 足跟皮肤软组织缺损，以足背动脉岛状皮瓣的形式进行转移修复。
3. 口底皮肤软组织缺损时，因该皮瓣色泽偏暗，修复面部暴露部位后容易影响外观。
4. 足背皮瓣可连同趾蹼皮瓣、胫前皮瓣一并移植，成为串联皮瓣，修复多处缺损；或与第2足趾联合移植对伴有皮肤软组织缺损的拇指进行再造。
5. 与趾伸肌腱形成复合组织瓣，用于修复腕掌背侧肌腱皮肤复合缺损。

（三）手术方法

1. 皮瓣设计　术前用多普勒超声定位，根据缺损的大小设计皮瓣。皮瓣的远端可接近于趾蹼，两侧可达第1和第5跖骨内、外缘，近端可达伸肌支持带。
2. 手术步骤　从皮瓣的远端向近心端进行。先在趾蹼上方做横切口，直达肌膜表面，切断跖背静脉，分别结扎。在第1跖间隙可能出现第1跖背动脉，亦予以切断结扎，使其包含于皮瓣中。沿皮瓣内、外侧做切口，深度在深筋膜表面和伸肌腱腱周膜表面，注意保护大、小隐静脉和足背浅静脉，以便在切断皮瓣的血供前有较多的静脉血管可供选择。从远端将皮瓣掀起，在踇短伸肌腱和踇长伸肌腱汇合处将踇短伸肌腱切断，继续在第1跖间隙中进行游离，层次在骨间肌肌膜表面和踇短伸肌腱深面。在两侧牵引踇长伸肌腱和趾长伸肌腱，以暴露第1跖背动脉，再在第1跖骨间隙基底结扎并切断足背动脉足底深支及其伴行静脉。在足背动脉深面和跗骨关节表面分离足背动脉及其上方的皮瓣，在分离过程中必须将皮瓣的真皮和深层组织缝合，以免破坏皮瓣与足背动脉的血供。将两侧皮肤切口在皮瓣近心端连接，为了切取足够长度的足背动脉蒂，切口可向小腿方向延长。应分离足够长度的足背动脉和大、小隐静脉。整块皮瓣游离完毕和受区准备妥当后，行带血管蒂转移或切断血管蒂游离移植。

（四）注意事项

1. 术前必须检查确认有足背动脉存在，胫后动脉有无损伤或阻塞，足背有无可供吻合的回流静脉。
2. 足背动脉走行于深筋膜深层，切取时为了防止深筋膜与皮肤分离，损伤足背血管向皮肤的穿支，应缝合深筋膜与皮肤。
3. 掀起皮瓣时切勿损害趾伸肌腱的腱周膜，因为保持腱周膜的完整，可保证植皮片成活和术后肌腱滑动功能正常。

（五）优缺点

1. 优点　①足背动脉皮瓣质地薄而柔软，血供丰富，移植后易成活；②皮瓣移位后可恢复感觉，供区为足的非负重和非摩擦区，术后活动所受影响少，植皮后成活良好；③皮瓣中的足背动脉、大隐静脉均为较粗大的血管，且足背动脉恒定，位置表浅，手术操作简便；④皮瓣血管蒂较长，使用方便。
2. 缺点　皮瓣的大小有一定的限制。

四十六　足外侧皮瓣

王成琪和钟世镇（1983）报告了足外侧皮瓣的解剖学研究，并首先将足外侧皮瓣（lateral foot flap）应用于临床。

（一）应用解剖

足外侧皮瓣是以足跟外侧动脉为血管蒂的皮瓣。足跟外侧动脉由腓动脉的分支与胫后动脉的分支组合而成，其中腓动脉段较粗，占90.38%，平外踝上缘处其平均外径为1.6mm；胫后动脉段较细，占9.62%，平外踝上缘处其平均外径为1mm。跟外侧动脉从两个不同的起始来源汇合后呈单干下行，至平外踝尖处其平均外径约为0.8mm，绕过外踝后弯向前，其终末支达第5跖骨底或第5趾根部。

足外侧皮瓣的静脉较丰富，除足跟外侧动脉伴行静脉外还有小隐静脉。足跟外侧动脉伴行静脉多数只有1条，少数有2条，在腓静脉和胫后静脉汇合处其外径约为1.7mm。皮瓣区的浅层有小隐静脉经过，平外踝尖处其外径约为3.2mm。深、浅静脉间有交通支吻合。

足外侧皮瓣的感觉由足背外侧皮神经支配。腓肠神经从小腿后面经过皮瓣区至足背外侧后改称足背外侧皮神经，平外踝尖处其平均横径为0.7mm。该神经向下行至外踝下缘下方27mm处分为内、外侧两终支，其中外侧支是足外侧皮瓣的神经主干，分布于足背外侧缘皮肤；内侧支分布于第4、5趾范围的足背外侧皮肤。

（二）适应证

足外侧皮瓣适用于手掌、足跟、足底部小面积创面的修复。

（三）手术方法

1. 皮瓣设计　术前用多普勒超声定位血管，以外踝与跟腱的连线为轴心线，按创面需要设计相应的皮瓣。

2. 手术步骤　从皮瓣远侧切开皮肤，达深筋膜下，沿皮瓣边缘由远侧向近侧解剖。紧贴骨膜，由远而近掀起皮瓣，游离至外踝前下方处，直至跟腱与外踝间的皮瓣蒂部，注意勿损伤足跟外侧动脉。途中可见足外侧皮神经分支进入皮瓣，保护进入皮瓣的神经分支，并将其从神经主干上分离出来，使皮瓣转移后有良好的感觉；将皮神经外侧支主干保留于原位，以保证供区皮瓣的足外侧缘感觉不受损害。此时皮瓣除血管蒂外已完全游离，再根据受区的需要向上解剖血管神经达足够长度后切断移植。

（四）注意事项

1. 对于下肢血管损伤的患者，应先做多普勒超声检查血管情况，再决定是否手术。

2. 足跟外侧动脉较细小，切取皮瓣时无须先分离血管蒂，可自皮瓣远端开始，紧贴骨膜外组织向上逆行解剖。

3. 切取皮瓣时应将足外侧皮神经内侧支包含在皮瓣内，使皮瓣转移后有良好的感觉；同时将皮神经外侧支保留于肢体原供区，以保证供区足外侧缘的感觉不受损害。

（五）优缺点

1. 优点　①血管位置恒定，不牺牲主要的足部动脉；②皮瓣薄，移植后不臃肿，无须再次手术修薄皮瓣；③皮瓣带有神经，移植后感觉较好；④皮瓣质地柔软、色泽好，术后耐磨耐压。

2. 缺点 ①皮瓣面积较小，不宜修复较大面积的缺损；②皮瓣切取过大，易产生血供障碍。

对于足跟和踝部小面积组织缺损和溃疡患者，和足背岛状皮瓣、交腿皮瓣、腓肠肌肌皮瓣、游离皮瓣、皮管等相比，应用足外侧皮瓣修复是较理想的方法之一。

四十七 足底内侧皮瓣

足底内侧皮瓣（medial plantar flap）是以胫后动脉的分支——足底内侧动脉及其分支作为血供的。Shanahan 等在1979年首先报道了足底内侧岛状皮瓣修复足跟部皮肤缺损。Amarante 等在1988年报道了以足底内侧血管远端吻合支为蒂的足底内侧皮瓣逆行转移修复足前部缺损。

（一）应用解剖

足底内侧皮瓣的血管蒂为足底内侧动脉及其分支。胫后动脉为供应足底的动脉，其在踝部发出内踝支和跟支，在屈肌支持带远侧缘、踇收肌起点下方恒定地分为足底内侧动脉和足底外侧动脉两个终支，穿过踇展肌进入足底。胫后动脉在踝部的平均直径为2.6mm。足底内侧动脉为胫后动脉较小的终支，沿足底内侧缘走行，分布到第1跖骨间隙。胫后动脉在屈肌支持带部位分出足底内、外侧动脉者占79%，在踇展肌深面分出者占21%。足底内侧动脉走行于踇展肌与趾短屈肌、跖方肌之间，并发出细小的分支进入皮下组织和附近的肌腹内；在远端，足底内侧动脉参与构成第1、2趾的趾底动脉。足底内侧静脉与动脉伴行。胫后神经发出的足底内侧神经位于动脉胫侧，其走向与动脉平行。足底内侧动脉与足底内侧神经伴行，于走行途中发出深支和浅支。

足底内侧动脉浅支有92%的概率会在足舟骨粗隆后方约1.5cm处发出皮支或肌皮支，其中皮支经踇展肌浅面斜向前下分布于足底内侧皮肤。足底内侧动脉浅支发出的足底内侧皮支蒂长约2.8cm，起始处动脉外径为0.8mm左右，在其走行途中平均发出约4条肌皮支或皮支。

足底内侧动脉深支为足底内侧动脉的直接延续。足底内侧动脉深支于分裂韧带下方2.3cm、足舟骨粗隆后方约2.2cm处由足底内侧动脉延续而来，其平均长度为8.7cm，起始处血管外径为1.8mm。足底内侧动脉深支主干走行于跖腱膜内侧缘，在走行途中发出3~5条皮支，供应非负重区的足底内侧区皮肤。深支近侧端发出的第1、2皮支位置相对固定，在距足底内侧动脉深支起始处约1.5cm和2.5cm处发出，血管蒂长度在1.5~2.5cm之间。足底内侧动脉深支于踇展肌深面、距足底内侧动脉深支起点2.7~5.1cm处分为外侧深支和内侧深支。内侧深支继续走行于踇展肌深面，外侧深支在走行过程中于足舟骨粗隆下方继续分为皮支和外侧支。

足底内侧皮瓣的静脉回流由2条静脉系统组成，即皮静脉通过皮肤回流入大隐静脉和深静脉（足底内侧动脉的伴行静脉）。伴行静脉可有1条或2条，其口径均大于动脉。足舟骨结节下方还有皮下浅静脉汇入大隐静脉，因此在临床应用中，大隐静脉可选作足底内侧皮瓣的静脉蒂；在足舟骨结节后缘还可见明显、粗大的深浅静脉交通支。

胫神经穿经分裂韧带发出足底内侧神经，在皮瓣转移或者游离移植时主要涉及足底内侧神经皮支。支配足底内侧区域的感觉神经为足底内侧神经皮支，胫神经跟内侧支也参与支配足底内侧区域的感觉。

（二）适应证

1. 修复足跟部软组织缺损。
2. 修复足前部、踝部、足背部皮肤缺损。
3. 修复手掌皮肤缺损。
4. 修复指端及手指其他部位的缺损。

（三）手术方法

1. 皮瓣设计　以内踝前缘连线与足弓内侧缘连线交点为旋转点，以该点与第1、2跖骨头中点连线为轴线，根据皮肤缺损的面积和形状设计皮瓣。

2. 手术步骤　在皮瓣内侧缘切开皮肤、皮下深筋膜，切断踇展肌，显露足底内侧动脉及神经，于肌间隔内发现足底内侧动脉穿支入皮肤；在深筋膜与踇收肌之间分离，显露足底外侧动脉及神经，切断并结扎足底内侧动脉分支。向内踝后延长切口，显露胫后动、静脉及神经。切开皮瓣外侧缘，在深筋膜与跖腱膜间向内侧分离，游离皮瓣，观察皮瓣血供。带蒂转移时将皮瓣旋转覆盖于受区并与受区皮肤缝合；游离移植时需将皮瓣覆盖于创面，动脉与受区动脉吻合，静脉与受区静脉吻合。

（四）注意事项

1. 足背动脉与足底动脉在足部的多个平面均有交通支相通，且足前部的血供以足背动脉和足底外侧动脉为主，因此切取足底内侧皮瓣对足前部的血供无明显影响，但术前必须确定胫前与胫后动脉均通畅，否则不宜行此手术。

2. 皮瓣必须位于第1跖骨头负重区后面的足弓区，以免切取后影响足的负重功能。

3. 切取皮瓣时应将足底内侧神经保留于肢体原供区，以保证供区足前部的感觉不受损害。

（五）优缺点

1. 优点　①足底内侧动脉外径较粗，解剖部位恒定，适合于吻合血管移植，并有足底内侧动脉浅支和深支两个蒂可供使用；②足心区皮肤厚薄适中、坚韧耐磨，皮下组织致密，且足心为非负重区，皮瓣切取后不影响正常生活；③供区有与大隐静脉伴行的隐神经，可制成带感觉神经的皮瓣；④足底内侧动脉浅支和深支均非主要血管，切取后对足底血供的影响较小（图15-44）。

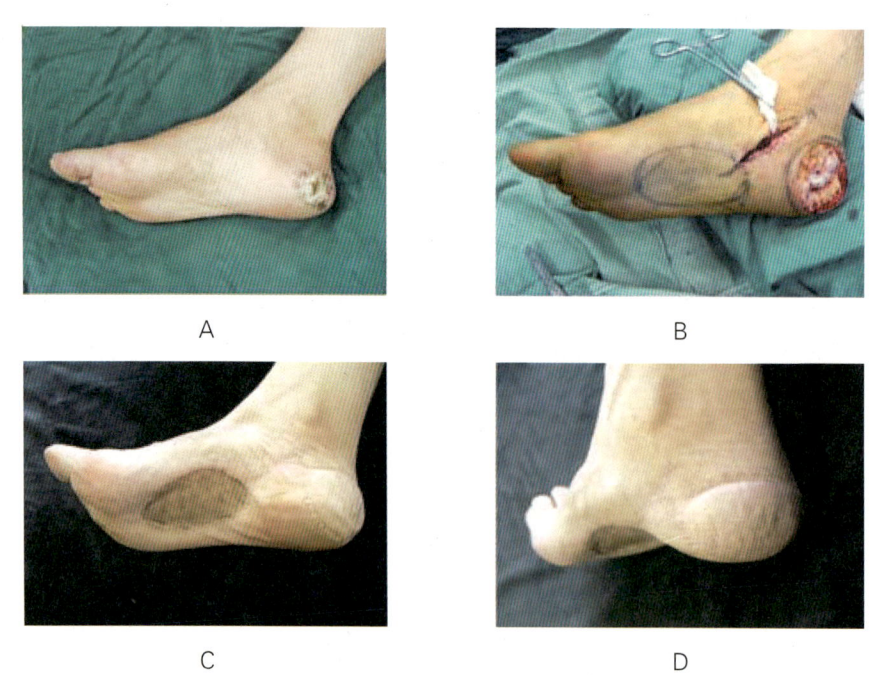

图15-44　足底内侧皮瓣修复足跟部软组织缺损
A. 足跟部黑色素瘤　B. 肿瘤扩大切除，设计足底内侧皮瓣　C. 皮瓣转移术后正面观　D. 皮瓣转移术后背面观

2. 缺点 ①足底内侧皮瓣的切取面积不能超越足底负重区范围,极大地限制了皮瓣的应用;②足底内侧皮瓣的供区一般均不能直接闭合,需要游离植皮覆盖。

(杨大平 鲁开化)

参考文献

[1] Chang E I, Mehrara B J, Festekjian J H, et al. Vascular complications and microvascular free flap salvage: the role of thrombolytic agents[J]. Microsurgery,2011,31(7):505-509.

[2] Jandali S, Wu L C, Vega S J, et al. 1000 consecutive venous anastomoses using the microvascular anastomotic coupler in breast reconstruction[J]. Plast Reconstr Surg,2010,125(3):792-798.

[3] Sbitany H, Mirzabeigi M N, Kovach S J, et al. Strategies for recognizing and managing intraoperative venous congestion in abdominally based autologous breast reconstruction[J]. Plast Reconstr Surg,2012,129(4):809-815.

[4] McCraw J B, Dibbell D G. Experimental definition of independent myocutaneous vascular territories[J]. Plast Reconstr Surg,1977,60(2):212-220.

[5] Mathes S J, Vasconez L O. Myocutaneous free-flap transfer. Anatomical and experimental considerations[J]. Plast Reconstr Surg,1978,62(2):162-166.

[6] Kroll S S, Rosenfield L. Perforator-based flaps for low posterior midline defects[J]. Plast Reconstr Surg,1988,81(4):561-566.

[7] Koshima I, Soeda S. Inferior epigastric artery skin flaps without rectus abdominis muscle[J]. Br J Plast Surg,1989,42(6):645-648.

[8] Tang M L, Geddes C R, Yang D P, et al. Modified lead oxide-gelatin injection technique for vascular studies [J]. J Clin Anat,2002,1(1):73-78.

[9] Blondeel P N, Morris S F, Hallock G G, et al. Perforator flaps: anatomy, technique and clinical applications [M]. St. Louis: Quality Medical Publishing (QMP),2006:53-67.

[10] McGregor I A, Morgan G. Axial and random pattern flaps[J]. Br J Plast Surg,1973,26(3):202-213.

[11] Morain W D. Carl Manchot, plastic surgery's missed opportunity[J]. Med Herit,1985,1(3):174-180.

[12] Tao Y, Hu S, Lui K W, et al. Quantitative regression analysis of the cutaneous vascular territories in a rat model [J]. Surg Radiol Anat,2011,33(9):789-799.

[13] Allen R J, Treece P. Deep inferior epigastric perforator flap for breast reconstruction[J]. Ann Plast Surg,1994,32(1):32-38.

[14] 唐举玉. 特殊形式穿支皮瓣的临床应用教程[J]. 中华显微外科杂志,2013,36(2):201-205.

[15] McCarthy J G, Lorenc Z P, Cutting C, et al. The median forehead flap revisited: the blood supply[J]. Plast Reconstr Surg,1985,76(6):866-869.

[16] Millard D R Jr. Reconstructive rhinoplasty for the lower half of a nose[J]. Plast Reconstr Surg,1974,53(2):133-139.

[17] Cormack G C, Lamberty B G. The arterial anatomy of skin flaps[M]. Edinburgh: Churchill Livingstone,1986.

[18] Winslow C P, Cook T A, Burke A, et al. Total nasal reconstruction: utility of the free radial forearm fascial flap[J]. Arch Facial Plast Surg,2003,5(2):159-163.

[19] Bennett J E, Thurston J B. Cancer of the nose: ablation and repair[J]. Clin Plast Surg,1976,3(3):461-469.

[20] Li Q F, Lei H, Gu B, et al. Nasal reconstruction with forehead skin flap and muscle flap[J]. Chin J Plast Surg,2004,20(5):351-353.

[21] Menick F J. A 10-year experience in nasal reconstruction with the three-stage forehead flap[J]. Plast Reconstr Surg,2002,109(6):1839-1861.

[22] Tan O,Atik B,Ergen D. Temporal flap variations for craniofacial reconstruction[J]. Plast Reconstr Surg,2007,119(7):152e-163e.

[23] Washio H. Retroauricular temporal flap[J]. Plast Reconstr Surg,1969,43(2):162-166.

[24] Washio H. Further experiences with the retroauricular temporal flap[J]. Plast Reconstr Surg,1972,50(2):160-162.

[25] Orticochea M. A new method for total reconstruction of the nose: the ears as donor areas[J]. Br J Plast Surg,1971,24(3):225-232.

[26] Bostwick J,Briedis J,Jurkiewicz M J. The reverse flow temporal artery island flap[J]. Clin Plast Surg,1976,3(3):441-445.

[27] Nahai F,Hurteau J,Vasconez L O. Replantation of an entire scalp and ear by microvascular anastomoses of only 1 artery and 1 vein[J]. Br J Plast Surg,1978,31(4):339-342.

[28] Marty F,Montandon D,Gumener R,et al. Subcutaneous tissue in the scalp: anatomical, physiological, and clinical study[J]. Ann Plast Surg,1986,16(5):368-376.

[29] 陈宗基,陈美云,陆纯惠,等. 耳后乳突区颞浅血管筋膜蒂皮瓣的应用研究(简报)[J]. 中国医学科学院学报,1986,8(5):13.

[30] 郑永生,孙强,马涛,等. 眶上动脉跨区供血的反流轴型耳前岛状皮瓣修复眼睑皮肤组织缺损[J]. 中华整形外科杂志,2001,17(5):269-271.

[31] 陈宗基,吴念. 耳后乳突区反流轴型岛状皮瓣[J]. 中华整形烧伤外科杂志,1992,8(4):276-278.

[32] Fissette J,Vos V D,Medot M,et al. Evaluation of the midline anastomoses between the two superficial temporal arteries[J]. Eur J Plast Surg,1992,15(4):180-185.

[33] Chen T H,Chen C H,Shyu J F,et al. Distribution of the superficial temporal artery in the Chinese adult[J]. Plast Reconstr Surg,1999,104(5):1276-1279.

[34] 范飞,陈宗基,严义坪. 鼻成形术中额颞部血管的应用解剖学研究[J]. 中国临床解剖学杂志,1997,15(3):161-164.

[35] Martin D,Pascal J F,Baudet J,et al. The submental island flap: a new donor site. Anatomy and clinical applications as a free or pedicled flap[J]. Plast Reconstr Surg,1993,92(5):867-873.

[36] Ishihara T,Igata T,Masuguchi S,et al. Submental perforator flap: location and number of submental perforating vessels[J]. Scand J Plast Reconstr Surg Hand Surg,2008,42(3):127-131.

[37] Pistre V,Pelissier P,Martin D,et al. Ten years of experience with the submental flap[J]. Plast Reconstr Surg,2001,108(6):1576-1581.

[38] 丁茂超,毛以华,陈世新,等. 颏下动脉穿支皮瓣的数字解剖学研究[J]. 中国临床解剖学杂志,2010,28(6):603-610.

[39] Fujino T,Harashina T,Nakajima T. Free skin flap from the retroauricular region to the nose[J]. Plast Reconstr Surg,1976,57(3):338-341.

[40] Park C. The chondrocutaneous postauricular free flap[J]. Plast Reconstr Surg,1989,84(5):761-771.

[41] Leonard A G,Kolhe P S. The posterior auricular flap: intra-oral reconstruction[J]. Br J Plast Surg,1987,40(6):570-581.

[42] 吴念,陈宗基. 以颞浅血管为蒂的耳后乳突区皮瓣的应用解剖[J]. 中国临床解剖学杂志,1990,8(3):132-135.

[43] Morris R L,Dillman D,McCabe J S,et al. The transverse cervical neurovascular free flap[J]. Ann Plast Surg,1983,10(2):90-98.

[44] Mathes S J,Vasconez L O. The cervicohumeral flap[J]. Plast Reconstr Surg,1978,61(1):7-12.

[45] Lamberty B G. The supra-clavicular axial patterned flap[J]. Br J Plast Surg,1979,32(3):207-212.

[46] 曹谊林,周苏,张涤生. 吻合血管的锁骨上皮瓣的临床应用[J]. 中华显微外科杂志,1992,15(1):1-2.

[47] 柏士平,张守忠. 锁骨上神经营养血管皮瓣的应用解剖[J]. 中国实用美容整形外科杂志,2006,17(3):186-188.

[48] 马显杰,鲁开化. 颈横动脉颈段皮支轴型皮瓣的临床应用[J]. 中华整形烧伤外科杂志,1993,9(1):22-24.

[49] Cordova A, Pirrello R, D'Arpa S, et al. Vascular anatomy of the supraclavicular area revisited: feasibility of the free supraclavicular perforator flap[J]. Plast Reconstr Surg,2008,122(5):1399-1409.

[50] Cordova A, D'Arpa S, Pirrello R, et al. Anatomic study on the transverse cervical vessels perforators in the lateral triangle of the neck and harvest of a new flap: the free supraclavicular transverse cervical artery perforator flap[J]. Surg Radiol Anat,2009,31(2):93-100.

[51] Palmer J H, Taylor G I. The vascular territories of the anterior chest wall[J]. Br J Plast Surg,1986,39(3):287-299.

[52] Bakamjian V Y. A two-stage method for pharyngoesophageal reconstruction with a primary pectoral skin flap[J]. Plast Reconstr Surg,1965,36:173-184.

[53] Krizek T J, Robson M C. The deltopectoral flap for reconstruction of irradiated cancer of the head and neck[J]. Surg Gynecol Obstet,1972,135(5):787-789.

[54] Bakamjian V Y, Long M, Rigg B. Experience with the medially based deltopectoral flap in reconstructive surgery of the head and neck[J]. Br J Plast Surg,1971,24(2):174-183.

[55] Pallua N, Machens H G, Rennekampff O, et al. The fasciocutaneous supraclavicular artery island flap for releasing postburn mentosternal contractures[J]. Plast Reconstr Surg,1997,99(7):1878-1886.

[56] Vesely M J, Murray D J, Novak C B, et al. The internal mammary artery perforator flap: an anatomical study and a case report[J]. Ann Plast Surg,2007,58(2):156-161.

[57] Neligan P C, Gullane P J, Vesely M, et al. The internal mammary artery perforator flap: new variation on an old theme[J]. Plast Reconstr Surg,2007,119(3):891-893.

[58] Wong C, Saint-Cyr M, Rasko Y, et al. Three-and four-dimensional arterial and venous perforasomes of the internal mammary artery perforator flap[J]. Plast Reconstr Surg,2009,124(6):1770-1771.

[59] Saint-Cyr M, Schaverien M, Rohrich R J. Preexpanded second intercostal space internal mammary artery pedicle perforator flap: case report and anatomical study[J]. Plast Reconstr Surg,2009,123(6):1659-1664.

[60] Saint-Cyr M, Schaverien M, Arbique G, et al. Three-and four-dimensional computed tomographic angiography and venography for the investigation of the vascular anatomy and perfusion of perforator flaps[J]. Plast Reconstr Surg,2008,121(3):772-780.

[61] Wei F C, Mardini S. Flaps and reconstructive surgery[M]. Philadelphia:Saunders & Elsevier,2009.

[62] Reid C D, Taylor G I. The vascular territory of the acromiothoracic axis[J]. Br J Plast Surg,1984,37(2):194-212.

[63] Serafin D. Atlas of microsurgical composite tissue transplantation[M]. Philadelphia:W. B. Saunders,1996.

[64] Zhang Y X, Yongjie H, Messmer C, et al. Thoracoacromial artery perforator flap: anatomical basis and clinical applications[J]. Plast Reconstr Surg,2013,131(5):759e-770e.

[65] Taylor G I, Daniel R K. The anatomy of several free flap donor sites[J]. Plast Reconstr Surg,1975,56(3):243-253.

[66] Coninck A D, Vanderlinden E, Boeckx W. The thoracodorsal skin flap: a possible donor site in distant transfer of island flaps by microvascular anastomosis[J]. Chir Plast,1976,3(4):283-291.

[67] Harii K, Torii S, Sekiguchi J. The free lateral thoracic flap[J]. Plast Reconstr Surg,1978,62(2):212-222.

[68] Angrigiani C, Grilli D, Siebert J. Latissimus dorsi musculocutaneous flap without muscle[J]. Plast Reconstr Surg,1995,96(7):1608-1614.

[69] Santanelli F, Longo B, Germano S, et al. Total breast reconstruction using the thoracodorsal artery perforator flap without implant[J]. Plast Reconstr Surg,2014,133(2):251-254.

[70] Guerra A B, Metzinger S E, Lund K M, et al. The thoracodorsal artery perforator flap: clinical experience and

anatomic study with emphasis on harvest techniques[J]. Plast Reconstr Surg,2004,114(1):32-43.

[71] Esser J. Biological or artery flaps of the face[M]. Monaco:Institute Esser de Chirurgie Structive,1931.

[72] Badran H A,El-Helaly M S,Safe I. The lateral intercostal neurovascular free flap[J]. Plast Reconstr Surg, 1984,73(1):17-26.

[73] 颜玲,钟世镇,彭田红. 脐旁皮瓣联合肋缘软骨瓣转移一期阴茎再造的解剖基础[J]. 中华显微外科杂志,2000,23(3):217-218.

[74] 颜玲,钟世镇. 游离脐旁皮瓣感觉神经支配的应用解剖[J]. 伤残医学杂志,1999,7(3):7-9.

[75] Holmström H. The free abdominoplasty flap and its use in breast reconstruction. An experimental study and clinical case report[J]. Scand J Plast Reconstr Surg,1979,13(3):423-427.

[76] Boyd J B,Taylor G I,Corlett R. The vascular territories of the superior epigastric and the deep inferior epigastric systems[J]. Plast Reconstr Surg,1984,73(1):1-16.

[77] Blondeel P N,Boeckx W D. Refinements in free flap breast reconstruction: the free bilateral deep inferior epigastric perforator flap anastomosed to the internal mammary artery[J]. Br J Plast Surg,1994,47(7):495-501.

[78] Boutros S G. Double venous system drainage in deep inferior epigastric perforator flap breast reconstruction: a single-surgeon experience[J]. Plast Reconstr Surg,2013,131(4):671-676.

[79] Man L X,Selber J C,Serletti J M. Abdominal wall following free TRAM or DIEP flap reconstruction: a meta-analysis and critical review[J]. Plast Reconstr Surg,2009,124(3):752-764.

[80] Healy C,Allen R J Sr. The evolution of perforator flap breast reconstruction: twenty years after the first DIEP flap[J]. J Reconstr Microsurg,2014,30(2):121-125.

[81] Shaw D T,Payne R L Jr. One staged tubed abdominal flap; single pedicle tubes[J]. Surg Gynecol Obstet, 1946,83:205-209.

[82] Antia N H,Buch V I. Transfer of an abdominal dermo-fat graft by direct anastomosis of blood vessels[J]. Br J Plast Surg,1971,24(1):15-19.

[83] Daniel R,Taylor G I. Distant transfer of an island flap by microvascular anastomoses. A clinical technique[J]. Plast Reconstr Surg,1973,52(2):111-117.

[84] Grotting J C. The free abdominoplasty flap for immediate breast reconstruction[J]. Ann Plast Surg,1991,27(4):351-354.

[85] Taylor G I,Townsend P,Corlett R. Superiority of the deep circumflex iliac vessels as the supply for free groin flaps. Clinical work[J]. Plast Reconstr Surg,1979,64(6):745-759.

[86] Taylor G I,Townsend P,Corlett R. Superiority of the deep circumflex iliac vessels as the supply for free groin flaps[J]. Plast Reconstr Surg,1979,64(5):595-604.

[87] Strauch B,Vasconez L O,Hall-Findlay E J,et al. Grabb's encyclopedia of flaps: head and neck[M]. Boston: Little Brown,1990.

[88] Safak T,Klebuc M J,Mavili E,et al. A new design of the iliac crest microsurgical free flap without including the "obligatory" muscle cuff[J]. Plast Reconstr Surg,1997,100(7):1703-1709.

[89] McGregor I A,Jackson I T. The groin flap[J]. Br J Plast Surg,1972,25(1):3-16.

[90] Koshima I,Nanba Y,Tsutsui T,et al. Sequential vascularized iliac bone graft and a superficial circumflex iliac artery perforator flap with a single source vessel for established mandibular defects[J]. Plast Reconstr Surg, 2004,113(1):101-106.

[91] Nasir S,Aydin M A. Versatility of free SCIA/SIEA flaps in head and neck defects[J]. Ann Plast Surg,2010, 65(1):32-37.

[92] Iida T,Mihara M,Yoshimatsu H,et al. Versatility of the superficial circumflex iliac artery perforator flap in head and neck reconstruction[J]. Ann Plast Surg,2014,72(3):332-336.

[93] Kato H,Hasegawa M,Takada T,et al. The lumbar artery perforator based island flap: anatomical study and case reports[J]. Br J Plast Surg,1999,52(7):541-546.

[94] Lui K W, Hu S, Ahmad N, et al. Three-dimensional angiography of the superior gluteal artery and lumbar artery perforator flap[J]. Plast Reconstr Surg,2009,123(1):79-86.

[95] de Weerd L, Weum S. The butterfly design: coverage of a large sacral defect with two pedicled lumbar artery perforator flaps[J]. Br J Plast Surg,2002,55(3):251-253.

[96] Fujino T, Harasina T, Aoyagi F. Reconstruction for aplasia of the breast and pectoral region by microvascular transfer of a free flap from the buttock[J]. Plast Reconstr Surg,1975,56(2):178-181.

[97] Shaw W W. Breast reconstruction by superior gluteal microvascular free flaps without silicone implants[J]. Plast Reconstr Surg,1983,72(4):490-501.

[98] Allen R J, Tucker C Jr. Superior gluteal artery perforator free flap for breast reconstruction[J]. Plast Reconstr Surg,1995,95(7):1207-1212.

[99] DellaCroce F J, Sullivan S K. Application and refinement of the superior gluteal artery perforator free flap for bilateral simultaneous breast reconstruction[J]. Plast Reconstr Surg,2005,116(1):97-105.

[100] Guerra A B, Soueid N, Metzinger S E, et al. Simultaneous bilateral breast reconstruction with superior gluteal artery perforator (SGAP) flaps[J]. Ann Plast Surg,2004,53(4):305-310.

[101] Boustred A M, Nahai F. Inferior gluteal free flap breast reconstruction[J]. Clin Plast Surg,1998,25(2):275-282.

[102] Mirzabeigi M N, Au A, Jandali S, et al. Trials and tribulations with the inferior gluteal artery perforator flap in autologous breast reconstruction[J]. Plast Reconstr Surg,2011,128(6):614e-624e.

[103] Zenn M R, Millard J A. Free inferior gluteal flap harvest with sparing of the posterior femoral cutaneous nerve[J]. J Reconstr Microsurg,2006,22(7):509-512.

[104] Angrigiani C, Grilli D, Thorne C H. The adductor flap: a new method for transferring posterior and medial thigh skin[J]. Plast Reconstr Surg,2001,107(7):1725-1731.

[105] Paletta C, Bartell T, Shehadi S. Applications of the posterior thigh flap[J]. Ann Plast Surg,1993,30(1):41-47.

[106] Ahmadzadeh R, Bergeron L, Tang M, et al. The posterior thigh perforator flap or profunda femoris artery perforator flap[J]. Plast Reconstr Surg,2007,119(1):194-202.

[107] Saad A, Sadeghi A, Allen R J. The anatomic basis of the profunda femoris artery perforator flap: a new option for autologous breast reconstruction—a cadaveric and computer tomography angiogram study[J]. J Reconstr Microsurg,2012,28(6):381-386.

[108] Haddock N T, Greaney P, Otterburn D, et al. Predicting perforator location on preoperative imaging for the profunda artery perforator flap[J]. Microsurgery,2012,32(7):507-511.

[109] Allen R J, Haddock N T, Ahn C Y, et al. Breast reconstruction with the profunda artery perforator flap[J]. Plast Reconstr Surg,2012,129(1):16e-23e.

[110] DeLong M R, Hughes D B, Bond J E, et al. A detailed evaluation of the anatomical variations of the profunda artery perforator flap using computed tomographic angiograms[J]. Plast Reconstr Surg,2014,134(2):186e-192e.

[111] Wee J T, Joseph V T. A new technique of vaginal reconstruction using neurovascular pudendal-thigh flaps: a preliminary report[J]. Plast Reconstr Surg,1989,83(4):701-709.

[112] Chen Z, Chen C, Chen M, et al. Vaginal reconstruction using perineal-thigh flaps with subcutaneous pedicle[J]. Chin Med Sci J,1991,6(1):14-17.

[113] Woods J E, Alter G, Meland B, et al. Experience with vaginal reconstruction utilizing the modified Singapore flap[J]. Plast Reconstr Surg,1992,90(2):270-274.

[114] Meltem A, Metin G, Zeynep A, et al. The free deltoid flap: clinical applications to upper extremity, lower extremity, and maxillary defects[J]. Microsurgery,2007,27(5):420-424.

[115] Wang Z, Sano K, Inokuchi T, et al. The free deltoid flap: microscopic anatomy studies and clinical application to oral cavity reconstruction[J]. Plast Reconstr Surg,2003,112(2):404-411.

[116] 侯春林. 带血管蒂组织瓣移位手术图解[M]. 第3版. 上海:上海科学技术出版社,2006.

[117] Song R,Song Y,Yu Y,et al. The upper arm free flap[J]. Clin Plast Surg,1982,9(1):27-35.

[118] Katsaros J,Schusterman M,Beppu M,et al. The lateral upper arm flap: anatomy and clinical applications[J]. Ann Plast Surg,1984,12(6):489-500.

[119] Ng S W,Teoh L C,Lee Y L,et al. Contralateral pedicled lateral arm flap for hand reconstruction[J]. Ann Plast Surg,2010,64(2):159-163.

[120] Thankappan K,Kuriakose M A,Chatni S S,et al. Lateral arm free flap for oral tongue reconstruction: an analysis of surgical details, morbidity, and functional and aesthetic outcome[J]. Ann Plast Surg,2011,66(3):261-266.

[121] 钟世镇,徐达传,丁自海. 显微外科临床解剖学[M]. 济南:山东科学技术出版社,2000:52-53.

[122] 李赞,喻建军,黄文孝,等. 游离上臂外侧皮瓣在头颈肿瘤术后缺损修复的临床应用[J]. 组织工程与重建外科杂志,2007,3(2):83-85.

[123] 赵治伟,马文龙,程春生,等. 臂外侧皮瓣修复足背部皮肤软组织缺损23例报道[J]. 世界中西医结合杂志,2009,4(8):570-571.

[124] 羊书勇,郑维银,李浩,等. 游离皮瓣修复口腔颌面部组织缺损106例临床分析[J]. 实用口腔医学杂志,2011,27(6):798-800.

[125] 李养群,李森恺,唐勇,等. 上臂内侧扩张皮瓣修复颜面部缺损[J]. 中华烧伤杂志,2003,19(4):223-225.

[126] 周传德,杨喆,李养群,等. 上臂内侧远位蒂扩张皮瓣治疗头面部瘢痕[J]. 中国美容医学,2010,19(4):475-477.

[127] 于丽,王佳琦,王祎蓉,等. 扩张后的上臂内侧逆行皮瓣在面部瘢痕挛缩合并鼻缺损修复中的应用[J]. 中国美容整形外科杂志,2007,18(5):340-342.

[128] Hwang K,Lee W J,Jung C Y,et al. Cutaneous perforators of the upper arm and clinical applications[J]. J Reconstr Microsurg,2005,21(7):463-469.

[129] 侯春林,顾玉东. 皮瓣外科学[M]. 上海:上海科学技术出版社,2006:3-10.

[130] 刘建云. 应用臂后侧筋膜皮瓣修复文身切除后继发皮肤缺损[J]. 中国美容医学,2013,22(18):1832-1833.

[131] 王明军,谢晓军,曹彦,等. 臂后侧筋膜皮瓣在腋臭术后并发腋部皮肤缺损修复中的应用[J]. 中国美容医学,2011,20(10):1515-1516.

[132] 杨果凡,陈宝驹,高玉智,等. 前臂皮瓣游离移植术(附56例报告)[J]. 中华口腔医学杂志,1981,61(3):139-141.

[133] 鲁开化,钟德才,陈璧,等. 前臂桡动脉逆行皮瓣及其临床应用[J]. 中华外科杂志,1982,20(11):695-697.

[134] Médard de Chardon V,Balaguer T,Chignon-Sicard B,et al. The radial forearm free flap: a review of microsurgical options[J]. J Plast Reconstr Aesthet Surg,2009,62(1):5-10.

[135] Wood J W,Broussard K C,Burkey B. Preoperative testing for radial forearm free flaps to reduce donor site morbidity[J]. JAMA Otolaryngol Head Neck Surg,2013,139(2):183-186.

[136] 石荣华,赵云富,刘渊,等. 浅静脉及深浅静脉回流对183例前臂皮瓣存活率的影响[J]. 口腔颌面外科杂志,2012,22(4):252-256.

[137] 李瑞君,路来金,宫旭,等. 远端蒂尺侧上副动脉穿支皮瓣的应用解剖[J]. 中国临床解剖学杂志,2011,29(1):21-24.

[138] Unal C,Ozdemir J,Hasdemir M. Clinical application of distal ulnar artery perforator flap in hand trauma[J]. J Reconstr Microsurg,2011,27(9):559-565.

[139] 竺枫,陈宏,戚建武,等. 游离尺动脉腕上皮支上行支皮瓣修复手指软组织缺损[J]. 中华手外科杂志,2010,26(1):4-6.

[140] 姚群,芮永军,寿奎水,等. 改良游离尺动脉腕上皮支下行支皮瓣移植修复手指软组织缺损[J]. 中华手

外科杂志,2014,30(1):47-49.

[141] Zancolli E A, Angriani C. Posterior interosseous island forearm flap[J]. J Hand Surg Br,1988,13(2):130-135.

[142] 路来金,王首夫,付忠国,等. 前臂骨间背侧动脉逆行岛状皮瓣在手外科的应用[J]. 中华显微外科杂志,1988,11(6):74-75.

[143] Milano G, Grasso A, Santagada D A, et al. Comparison between metal and biodegradable suture anchors in the arthroscopic treatment of traumatic anterior shoulder instability: a prospective randomized study[J]. Knee Surg Sports Traumatol Arthrosc,2010,18(12):1785-1791.

[144] 郭晓波,苏薇洁,朱文,等. 前臂背侧骨间动脉穿支逆行岛状皮瓣修复手部皮肤和软组织缺损[J]. 上海交通大学学报(医学版),2011,31(7):992-995.

[145] Gao W, Yan H, Li Z, et al. The free dorsoradial forearm perforator flap: anatomical study and clinical application in finger reconstruction[J]. Ann Plast Surg,2011,66(1):53-58.

[146] 姚岳波,高伟阳,杨新东. 前臂骨间背侧动脉及其分支的解剖学观察[J]. 温州医学院学报,1996,26(4):213-214.

[147] Hubmer M G, Fasching T, Haas F, et al. The posterior interosseous artery in the distal part of the forearm. Is the term "ecurrent branch of the anterior interosseous artery" justified?[J]. Br J Plast Surg,2004,57(7):638-644.

[148] Costa H, Pinto A, Zenha H. The posterior interosseous flap—a prime technique in hand reconstruction. The experience of 100 anatomical dissections and 102 clinical cases[J]. J Plast Reconstr Aesthet Surg,2007,60(7):740-747.

[149] 孙超,王增涛,侯致典,等. 骨间后动脉皮支链皮瓣的应用解剖[J]. 中华显微外科杂志,2012,35(1):46-49.

[150] Pan Z H, Jiang P P, Wang J L. Posterior interosseous free flap for finger re-surfacing[J]. J Plast Reconstr Aesthet Surg,2010,63(5):832-837.

[151] Ishiko T, Nakaima N, Suzuki S. Free posterior interosseous artery perforator flap for finger reconstruction[J]. J Plast Reconstr Aesthet Surg,2009,62(7):e211-e215.

[152] Bertelli J, Khoury Z. Vascularization of lateral and medial cutaneous nerves of the forearm. Anatomic basis of neuro-cutaneous island flap on the elbow[J]. Surg Radiol Anat,1991,13(4):345-346.

[153] 杜学亮,左中男,李庆生,等. 掌背皮神经营养血管蒂岛状皮瓣修复手指软组织缺损[J]. 实用手外科杂志,2009,23(1):53.

[154] 赵世波,田清业,于东利,等. 掌背皮神经营养血管蒂岛状皮瓣修复手指软组织缺损[J]. 临床医学,2009,29(2):18-19.

[155] Foucher G, Braun J B. A new island flap transfer from the dorsum of the index to the thumb[J]. Plast Reconstr Surg,1979,63(3):344-349.

[156] Maruyama Y. The reverse dorsal metacarpal flap[J]. Br J Plast Surg,1990,43(1):24-27.

[157] 路来金,王玉发,张巨,等. 手背逆行岛状皮瓣在手指修复的应用[J]. 实用手外科杂志,1991,7(1):61-63.

[158] Yang D, Morris S F. Vascular basis of dorsal digital and metacarpal skin flaps[J]. J Hand Surg Am,2001,26(1):142-146.

[159] 王生钰,谢建华,李再桂,等. 掌背动脉逆行岛状肌腱皮瓣的临床应用[J]. 实用手外科杂志,2012,26(2):176-177.

[160] Yu G R, Yuan F, Chang S M, et al. Microsurgical second dorsal metacarpal artery cutaneous and tenocutaneous flap for distal finger reconstruction: anatomic study and clinical application[J]. Microsurgery,2005,25(1):30-35.

[161] Braga-Silva J. Anatomic basis of dorsal finger skin cover[J]. Tech Hand Up Extrem Surg,2005,9(3):134-141.

[162] de Rezende M R, Mattar Júnior R, Cho A B, et al. Anatomic study of the dorsal arterial system of the hand

[J]. Rev Hosp Clin Fac Med Sao Paulo,2004,59(2):71-76.

[163] Baek S M. Two new cutaneous free flaps: the medial and lateral thigh flaps[J]. Plast Reconstr Surg,1983,71(3):354-365.

[164] 徐达传,钟世镇,刘牧之,等. 股前外侧部皮瓣的解剖学——一个新的游离皮瓣供区[J]. 临床应用解剖学杂志,1984,2(3):158-160.

[165] 罗力生,高建华,陈林峰,等. 股前外侧皮瓣及其游离移植的应用[J]. 第一军医大学学报,1984,4(1):1-4.

[166] 高士濂. 实用解剖图谱:下肢分册[M]. 第2版. 上海:上海科学技术出版社,2004:120-125.

[167] 侯春林,顾玉东. 皮瓣外科学[M]. 上海:上海科学技术出版社,2006:596-605.

[168] 张春,吴恙,陈中,等. 股前外侧皮瓣血管类型的临床观察与研究[J]. 中国临床解剖学杂志,2001,19(3):197-199.

[169] 张启旭,乔群,陈宗基,等. 股前及股外侧区皮神经营养血管皮瓣的应用解剖[J]. 中国临床解剖学杂志,2003,21(2):102-105.

[170] Gore S M,Akhavani M A,Kang N,et al. Chest wall reconstruction using a turbocharged chimaeric anterolateral thigh flap[J]. J Plast Reconstr Aesthet Surg,2008,61(4):438-441.

[171] Kimura N,Saito M,Itoh Y,et al. Giant combined microdissected thin thigh perforator flap[J]. J Plast Reconstr Aesthet Surg,2006,59(12):1325-1329.

[172] Rubino C,Figus A,Dessy L A,et al. Innervated island pedicled anterolateral thigh flap for neo-phallic reconstruction in female-to-male transsexuals[J]. J Plast Reconstr Aesthet Surg,2009,62(3):e45-e49.

[173] 徐达传,阮默,张春,等. 股前外侧部皮瓣的进一步解剖学研究——高位皮动脉与皮瓣血供的分型[J]. 中国临床解剖学杂志,2002,20(6):410-413.

[174] 冯云,李文婷,王乃利,等. 股前外侧穿支皮瓣的解剖学研究及其在头颈修复中的意义[J]. 中国医学科学院学报,2010,32(1):81-85.

[175] Chen H H,Lin M S,Chou E K,et al. Anterolateral thigh perforator flap: varying perforator anatomy[J]. Ann Plast Surg,2009,63(2):153-155.

[176] Bhujel N,Johnston C,Parmar S,et al. An unusual anatomical variant of the vascular anatomy in the anterolateral thigh free flap[J]. Int J Oral Maxillofac Surg,2010,39(1):94-95.

[177] Yu P. Characteristics of the anterolateral thigh flap in a Western population and its application in head and neck reconstruction[J]. Head Neck,2004,26(9):759-769.

[178] Choi S W,Park J Y,Hur M S,et al. An anatomic assessment on perforators of the lateral circumflex femoral artery for anterolateral thigh flap[J]. J Craniofac Surg,2007,18(4):866-871.

[179] Rozen W M,Ashton M W,Pan W R,et al. Anatomical variations in the harvest of anterolateral thigh flap perforators: a cadaveric and clinical study[J]. Microsurgery,2009,29(1):16-23.

[180] Song Y G,Chen G Z,Song Y L. The free thigh flap: a new free flap concept based on the septocutaneous artery[J]. Br J Plast Surg,1984,37(2):149-159.

[181] 刘元健,刘健华,李吉. 股内下部皮瓣显微外科解剖学[J]. 中国临床解剖学杂志,1989,7(1):9-11.

[182] Karsidag S,Akcal A,Sirvan S S,et al. Perineoscrotal reconstruction using a medial circumflex femoral artery perforator flap[J]. Microsurgery,2011,31(2):116-121.

[183] Hupkens P,Van Loon B,Lauret G J,et al. Anteromedial thigh flaps: an anatomical study to localize and classify anteromedial thigh perforators[J]. Microsurgery,2010,30(1):43-49.

[184] Yu P,Selber J,Liu J. Reciprocal dominance of the anterolateral and anteromedial thigh flap perforator anatomy[J]. Ann Plast Surg,2013,70(6):714-716.

[185] Devansh S. Lateral thigh free flap with flow-through vascular pedicle[J]. Ann Plast Surg,2011,67(1):44-48.

[186] Acland R D,Schusterman M,Godina M,et al. The saphenous neurovascular free flap[J]. Plast Reconstr Surg,1981,67(6):763-774.

[187] 高学书,刘麟,袁相斌,等. 隐血管神经蒂的膝内侧皮瓣在同侧或交腿移位术的应用[J]. 中华外科杂志,1986,24(1):36-37.

[188] 曹文德,刘文军,汪虹. 大小腿联合皮瓣修复膝部及周围组织烧创伤深度创面[J]. 中华损伤与修复杂志(电子版),2010,5(2):34-36.

[189] 张焕新. 膝内侧大隐静脉走形顺行旋转皮瓣修复膝前恶性肿瘤切除后软组织缺损[J]. 中国医药指南, 2014,12(29):122-123.

[190] 余斌,曹玉珏,李冬海,等. 隐动脉皮瓣修复膝部严重损伤的治疗体会[J]. 中华损伤与修复杂志(电子版),2014,9(1):53-54.

[191] 张善才. 小腿内侧游离皮瓣的临床应用[J]. 中华外科杂志,1983,21(7):743.

[192] Bokhari W A, Wang S J. Tongue reconstruction: recent advances[J]. Curr Opin Otolaryngol Head Neck Surg,2007,15(4):202-207.

[193] 刘宁,陈荣春,钟红发. 小腿内侧皮瓣在足跟、踝部软组织缺损修复中的运用[J]. 中外医疗,2011,30(1):74.

[194] 付立策. 小腿内侧皮瓣在足跟及踝部软组织缺损修复中的应用[J]. 中国实用医药,2013,8(6):49-50.

[195] 陈遥良,鲍国正,朱继明,等. 小腿外侧皮瓣的显微外科解剖学[J]. 临床应用解剖学杂志,1984,2(4):208-212.

[196] 顾玉东,吴敏明,李鸿儒. 小腿外侧皮瓣(附7例报告)[J]. 中华医学杂志,1985,65(5):281-283.

[197] Yildirim S, Akan M, Gideroglu K, et al. Distally-based neurofasciocutaneous flaps in electrical burns[J]. Burns,2002,28(4):379-385.

[198] Bohluli B, Varedi P, Nazari S, et al. Lateral crural suspension flap: a novel technique to modify and stabilize the nasolabial angle[J]. J Oral Maxillofac Surg,2013,71(9):1572-1576.

[199] Wolff K D, Bauer F, Kunz S, et al. Superficial lateral sural artery free flap for intraoral reconstruction: anatomic study and clinical implications[J]. Head Neck,2012,34(9):1218-1224.

[200] Masquelet A C, Romana M C, Wolf G. Skin island flaps supplied by the vascular axis of the sensitive superficial nerves: anatomic study and clinical experience in the leg[J]. Plast Reconstr Surg,1992,89(6):1115-1121.

[201] 李匡文,唐举玉,刘昌雄,等. 腓动脉穿支皮瓣的应用解剖[J]. 中国临床解剖学杂志,2011,29(4):382-385.

[202] Schaverien M, Saint-Cyr M. Perforators of the lower leg: analysis of perforator locations and clinical application for pedicled perforator flaps[J]. Plast Reconstr Surg,2008,122(1):161-170.

[203] Heitmann C, Khan F N, Levin L S. Vasculature of the peroneal artery: an anatomic study focused on the perforator vessels[J]. J Reconstr Microsurg,2003,19(3):157-162.

[204] Wong C H, Ong Y S, Wei F C. The anterolateral thigh-vastus lateralis conjoint flap for complex defects of the lower limb[J]. J Plast Reconstr Aesthet Surg,2012,65(2):235-239.

[205] Gacević M, Milisavljević M, Novaković M, et al. Skin vascularisation field by the ascending branch of the peroneal artery ramus perforans[J]. Vojnosanit Pregl,2011,68(7):575-582.

[206] Chang S M, Zhang F, Xu D C, et al. Lateral retromalleolar perforator-based flap: anatomical study and preliminary clinical report for heel coverage[J]. Plast Reconstr Surg,2007,120(3):697-704.

[207] Wong C H, Tan B K, Wei F C, et al. Use of the soleus musculocutaneous perforator for skin paddle salvage of the fibula osteoseptocutaneous flap: anatomical study and clinical confirmation[J]. Plast Reconstr Surg, 2007,120(6):1576-1584.

[208] 胡瑞斌,李学渊,陈宏,等. 腓动脉穿支的应用解剖学研究[J]. 现代实用医学,2010,22(10):1161-1162.

[209] 周长满,钟世镇,刘牧之. 小腿前外侧皮瓣的解剖学——一个新的皮瓣供区[J]. 临床应用解剖学杂志,1983,1(2):97-98.

[210] 徐明,党瑞山,朱吉林,等. 腓浅神经的血供[J]. 解剖学杂志,1987,10(4):269-273.

[211] Rad A N, Christy M R, Rodriguez E D, et al. The anterior tibialis artery perforator (ATAP) flap for traumatic knee and patella defects: clinical cases and anatomic study[J]. Ann Plast Surg,2010,64(2):210-216.

[212] Kim N G, Lee K S, Choi T H, et al. Aesthetic reconstruction of lower leg defects using a new anterolateral

lower leg perforator flap[J]. J Plast Reconstr Aesthet Surg,2008,61(8):934-938.

[213] 许亚军,寿奎水,邱扬,等. 小腿前外侧皮瓣及腓浅神经营养血管为蒂岛状皮瓣的临床应用[J]. 中华显微外科杂志,2009,32(3):187-189.

[214] 徐永清,徐达传,钟世镇,等. 踝足部血管吻合支的研究与吻合胫前或胫后动脉逆行皮瓣的设计[J]. 中国临床解剖学杂志,2001,19(2):111-112.

[215] Panagiotopoulos K,Soucacos P N,Korres D S,et al. Anatomical study and color Doppler assessment of the skin perforators of the anterior tibial artery and possible clinical applications[J]. J Plast Reconstr Aesthet Surg,2009,62(11):1524-1529.

[216] 强力,顾黎明,吴柯,等. 应用胫前动脉肌皮瓣修复足背部皮肤软组织缺损[J]. 实用医学杂志,2011,27(2):257-259.

[217] Amiel J,Trochet D,Clément-Ziza M,et al. Polyalanine expansions in human[J]. Hum Mol Genet,2004,13:R235-R243.

[218] Lee Y H,Rah S K,Choi S J,et al. Distally based lateral supramalleolar adipofascial flap for reconstruction of the dorsum of the foot and ankle[J]. Plast Reconstr Surg,2004,114(6):1478-1485.

[219] Yao J S,Bergan J J. Application of ultrasound to arterial and venous diagnosis[J]. Surg Clin North Am,1974,54(1):23-28.

[220] O'Brien C J,Harris J P,May J. Doppler ultrasound in the evaluation of experimental microvascular grafts[J]. Br J Plast Surg,1984,37(4):596-601.

[221] 郑磊,董忠根,郑稼,等. 腓动脉穿支筋膜蒂腓肠神经营养血管皮瓣修复足背皮肤软组织缺损[J]. 中国修复重建外科杂志,2011,25(4):427-430.

[222] 唐继全,甘干达,陶智刚,等. 股前外侧皮瓣游离移植同时修复趾伸肌腱和足背创面[J]. 中国修复重建外科杂志,2011,25(4):423-426.

[223] Pittet B,Mahajan A L,Alizadeh N. The free serratus anterior flap and its cutaneous component for reconstruction of the face: a series of 27 cases[J]. Plast Reconstr Surg,2006,117(4):1277-1288.

[224] Mijatović D,Bulić K,Dzepina I,et al. The supply of blood in the skin territory above the lower part of the serratus anterior muscle[J]. Coll Antropol,2006,30(3):543-547.

[225] Hamdi M,Van Landuyt K,Blondeel P,et al. Autologous breast augmentation with the lateral intercostal artery perforator flap in massive weight loss patients[J]. J Plast Reconstr Aesthet Surg,2009,62(1):65-70.

[226] Schwabegger A H,Herczeg E,Piza H. The lateral thoracic fasciocutaneous island flap for treatment of recurrent hidradenitis axillaris suppurativa and other axillary skin defects[J]. Br J Plast Surg,2000,53(8):676-678.

[227] 张璞. 应用足外侧皮瓣修复足跟和踝部组织缺损[J]. 医学信息(上旬刊),2011,24(5):3109.

[228] 隋永强. 改良足外侧皮瓣逆行转移修复前足背侧皮肤缺损12例疗效观察[J]. 当代医学,2013,19(11):60-61.

[229] Shanahan R E,Gingrass R P. Medial plantar sensory flap for coverage of heel defects[J]. Plast Reconstr Surg,1979,64(3):295-298.

[230] Imanishi N,Kish K,Chang H,et al. Anatomical study of cutaneous venous flow of the sole[J]. Plast Reconstr Surg,2007,120(7):1906-1910.

[231] 羽天继,岑文广,邓宁,等. 重建感觉的游离足底内侧皮瓣修复指端缺损[J]. 中国医学创新,2013,10(2):126-127.

[232] Yang D,Yang J F,Morris S F,et al. Medial plantar artery perforator flap for soft-tissue reconstruction of the heel[J]. Ann Plast Surg,2011,67(3):294-298.

[233] Huang S H,Wu S H,Lai C H,et al. Free medial plantar artery perforator flap for finger pulp reconstruction: report of a series of 10 cases[J]. Microsurgery,2010,30(2):118-124.

[234] Lykoudis E G,Seretis K,Lykissas M G. Free sensate medial plantar flap for contralateral plantar forefoot reconstruction with flap reinnervation using end-to-side neurorrhaphy: a case report and literature review[J]. Microsurgery,2013,33(3):227-231.

第十六章
筋膜瓣移植

第一节 概述

一 筋膜瓣的发现及发展

早在19世纪初期，Gillies和Esser（1918）就发现深筋膜对皮肤的血循环有着重要的影响，带有深筋膜的皮瓣可以获得更好的血液供应。此后，人们围绕着深筋膜和皮瓣的关系展开了相关的解剖和临床探索。Hartwell（1974）修复胫前皮肤软组织缺损时，为了减少术中出血，直接在深筋膜下层分离，形成连带深筋膜的小腿内侧双蒂皮瓣。McGregor（1975）发现，在切取胸三角皮瓣时把深筋膜包括进去，其剥离范围可以扩至三角肌肌间沟以远，明显增加了皮瓣的长宽比例。Schafer（1975）和McCraw（1977）也都注意到深筋膜浅面有丰富的血管网存在。但上述这些发现在当时并未受到足够的重视。直到1981年，Pontén等才首次报道了这种新型皮瓣——筋膜皮瓣（fasciocutaneous flap），他介绍了23例应用小腿后筋膜皮瓣修复周围复杂创面的成功经验，引起了各国学者的极大兴趣，当时该皮瓣被誉为"超级皮瓣（super flap）"，它包括皮肤、皮下组织和深筋膜。他强调，皮瓣形成时带上完整的深筋膜，可使不含较大皮动脉的随意皮瓣中的血液循环更加丰富，长宽比例明显增大而不发生皮瓣远端坏死，这是皮瓣形成方面的一个重大进展。

随后筋膜瓣的应用得到了进一步的推广。Dunham（1983）应用带血管的颞部筋膜皮瓣修复面部缺损。王炜、卫莲郡（1981）报告用头皮颞浅筋膜瓣游离移植加植皮治疗烧伤爪形手畸形。Tolhurst（1982）研究了腋部筋膜瓣。Haertsch（1982）研究发现，从深筋膜下间隙（subfascial space）分离掀起皮瓣，操作简单，解剖容易，而且出血少，成为皮瓣形成的外科平面。Walton（1985）报告了带血管的小腿后方筋膜瓣游离移植获得成功。Kim（1987）阐述了胸背部筋膜吻合血管游离移植的解剖及临床应用经验。金一涛（1989）则应用肩胛筋膜瓣游离移植加植皮修复手、足部皮肤软组织缺损获得了成功。Hallock长期专注于筋膜皮瓣方面的临床应用研究，并于1992年出版了 *Fasciocutaneous Flaps*，标志着筋膜皮瓣的发展趋于成熟。1999年侯春林、张世民总结出版了《筋膜皮瓣与筋膜蒂组织瓣》。2013年宋保强、郭树忠在 *Plastic and Reconstructive Surgery* 上发表了应用预扩张的胸三角筋膜皮瓣修复面部瘢痕和缺损，进一步扩展了筋膜皮瓣的临床应用。

二　基本概念

筋膜一般是指皮肤与肌肉之间及肌肉与肌肉之间的结缔组织，包括浅筋膜、深筋膜和筋膜隔三部分。浅筋膜（superficial fascia）即皮下组织，位于皮肤与深筋膜之间，由纤维束和脂肪小叶构成，筋膜内的纤维束连接皮肤与深筋膜或骨骼。浅筋膜由浅、深两层构成，浅层为脂肪层，在身体各部厚薄不一，不同体质的人相差也很大；深层为膜性层，含有弹性组织，薄而富有弹性。浅筋膜的浅、深两层紧密相贴，不易分离，其间含有浅部的血管、淋巴管和皮神经，有些区域包裹乳腺、表情肌和颈阔肌。深筋膜（deep fascia）又称固有筋膜，由致密结缔组织构成，它包绕体壁和肢体，是人体结构浅部与深部的分界平面。人体各部深筋膜的厚薄、致密度，所含的脂肪、胶原纤维、弹性纤维以及强度等，均与该部所执行的功能相适应，其中四肢与颈部的深筋膜比较发达。在人体多数部位，深筋膜浅面与浅筋膜之间用钝性剥离易于分离；而在骨性突起部位，两者常贴附在一起，难以分离。深筋膜的深面与肌肉之间存在间隙，容易分离，故Haertsch将其称为"外科平面"；而在某些部位，深筋膜已成为肌肉附着的部位，则很难分离。皮下筋膜层（特别是深筋膜层）含有丰富的血管网，是皮瓣移植血液供应的重要来源。筋膜隔（fascial septum）是深筋膜与深部骨骼相连的结缔组织隔，常将肌块或肌群分隔，因此亦称为肌间隙或肌间隔。

对筋膜皮瓣的定义目前仍有一定的争议。Tolhurst从皮瓣的组织构成角度认为，所有包含深筋膜的皮瓣均为筋膜皮瓣，筋膜皮瓣可以在身体任何含有深筋膜结构的部位任意设计切取。侯春林则认为，筋膜皮瓣是指皮瓣中包含深筋膜结构，且深筋膜血管网对皮瓣成活有重要作用的一类局部带蒂皮瓣，根据这一定义，决定一个皮瓣是否为筋膜皮瓣，并非看其组织构成，而是看其包含的深筋膜是否对皮瓣的成活起到重要作用，即深筋膜血管网的存在显著地增加了皮瓣切取的长宽比例，扩大了皮瓣的成活面积。

筋膜瓣移植（fascial flap transplantation）是在筋膜皮瓣移植基础上发展起来的一种新型的组织瓣移植。它的主要优点是：①血供丰富；②供区可保留皮肤，无明显继发性畸形，外观不受影响；③因筋膜瓣较薄，移植后受区不臃肿，功能和外形较好；④筋膜瓣加植皮制成的薄型皮瓣，可用于重要器官及功能部位皮肤软组织缺损的修复；⑤筋膜瓣还可携带皮瓣、骨瓣、骨膜瓣等，用于相应组织缺损的修复或器官再造。

三　筋膜瓣的血管分布及血供来源

筋膜的血供主要来自三个方面，即直接皮动脉、肌间隔动脉和肌皮动脉穿支，这三组血管在筋膜层互相吻合，形成血管网。筋膜和皮肤的血供由深至浅，其走行过程及分布为：深部血管主干→分支经过及（或）分布于筋膜隔或进入肌肉→穿过及（或）分支形成深筋膜血管网→经过及（或）分布于浅筋膜→供养皮肤。

（一）筋膜隔血管

除一部分浅居皮下的血管干可发出直接皮支到达筋膜及皮肤外，多数分支要经过肌间隙或肌间隔到达浅层，沿途发出较长较粗的降支和较细短的升支（或称返支），相邻血管的分支之间相互吻合（图16-1）。这些血管在筋膜隔内发出小分支并互相吻合，形成筋膜隔血管网。在手术中，截取粗大的肌间隔血管，可以作吻合血管的筋膜瓣或筋膜皮瓣游离移植。

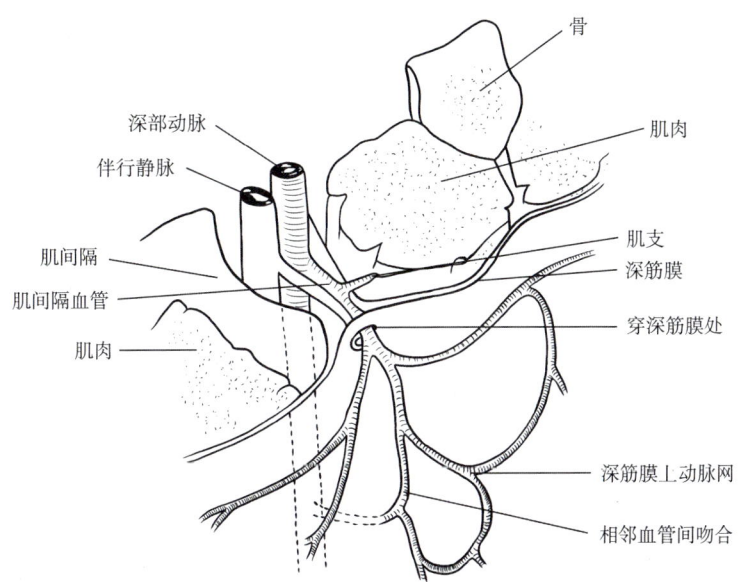

图 16-1　肌间隔血管的走行和分布

(二) 肌皮血管

血管主干发往肌肉的部分分支穿出肌肉后到达深筋膜，称为肌皮动脉穿支。

(三) 深筋膜血管网

从血管主干发出的走行于肌间隔或肌间隙的较粗大的分支血管在穿过深筋膜前后，均发出许多分支与来自筋膜隔血管网及肌皮血管穿支的分支互相吻合，形成深筋膜下血管网和深筋膜上血管网（图16-2），其中深筋膜上血管网的血管吻合较充分，参与吻合的血管亦较粗，为深筋膜的主要血供来源，是筋膜瓣移植的解剖学基础。

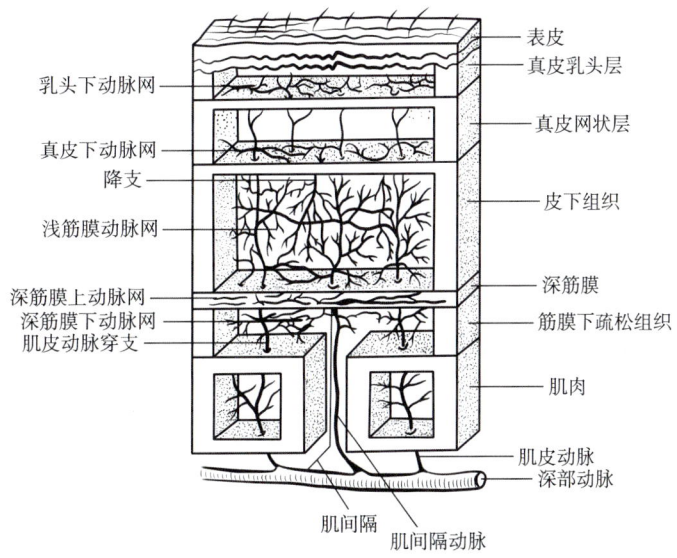

图 16-2　筋膜（皮）瓣血供模式图

（四）浅筋膜血管网

刚穿出深筋膜的肌间隔血管分支和肌皮血管穿支在浅筋膜深、浅两层之间与直接皮动脉分支互相吻合，形成浅筋膜血管网。

筋膜瓣移植时主要利用深筋膜血管网和浅筋膜血管网。

四 筋膜瓣移植的主要特点

1. 筋膜瓣血液循环好，抗感染能力强，能有效控制感染，促进创面愈合。长宽比例有的可达到3∶1～5∶1。
2. 大多数筋膜瓣较薄，移植后外形不臃肿，弹性好，柔软，有一定的韧性，能耐受一定的摩擦。两面均可覆盖创面，可作为空腔及凹陷部位的填充物。
3. 供区范围广，即使有瘢痕存在，只要筋膜组织正常，仍可进行筋膜瓣的切取。
4. 应用范围广，适用于头、面、颈、躯干、四肢软组织缺损，特别是伴有血管、神经、肌腱、骨、关节等深部结构外露创面的修复。
5. 可根据需要携带皮肤、肌肉、肌腱、神经、骨膜及骨骼等组织，对相应的组织缺损或器官缺失进行修复或再造。
6. 转移方式灵活，可顺行转移，也可逆行转移；可带蒂移植，也可游离移植。
7. 手术操作简单、方便、安全，易于普及推广。

五 筋膜瓣的分类及命名

（一）按移植方式及血供形式分类

按移植方式及血供形式可分为带筋膜蒂移植（移植的筋膜瓣由一定宽度的筋膜蒂提供营养）、带血管蒂移植（移植的筋膜瓣仅以动、静脉为蒂与供区相连）和游离移植（通常把不带血管的筋膜瓣移植简称为筋膜移植或筋膜游离移植，把带血管的筋膜瓣游离移植简称为游离筋膜瓣移植或筋膜瓣游离移植）。

（二）按移植的组织成分分类

按移植的组织成分可分为单纯筋膜瓣移植和复合筋膜瓣移植（包括筋膜皮瓣、筋膜骨瓣、筋膜骨膜瓣、筋膜肌瓣及筋膜神经复合组织瓣移植等）。

（三）按解剖部位分类

按解剖部位则有颞筋膜瓣、耳后筋膜瓣、额部筋膜瓣、腋部筋膜瓣、胸三角筋膜瓣、背部筋膜瓣、侧胸筋膜瓣、腹部筋膜瓣、前臂筋膜瓣、示指近节背侧岛状筋膜瓣、股部筋膜瓣、小腿筋膜瓣、足部筋膜瓣、阴囊纵隔瓣等。

我们对临床上应用较多的筋膜瓣移植将进行分节阐述。

第二节　颞筋膜瓣移植

颞筋膜瓣（temporal fascial flap）以颞浅动、静脉作为其供养血管，既可行带蒂移植，也可行游离移植。带蒂移植常用于对其周围软组织缺损的修复；游离移植加植皮，相当于一块超薄游离皮瓣移植。王炜于1979年在世界上首次行颞筋膜瓣游离移植加植皮，制成超薄游离皮瓣，用于烧伤爪形手畸形的矫正、手功能外形的修复重建，取得了良好效果（图16-3）。

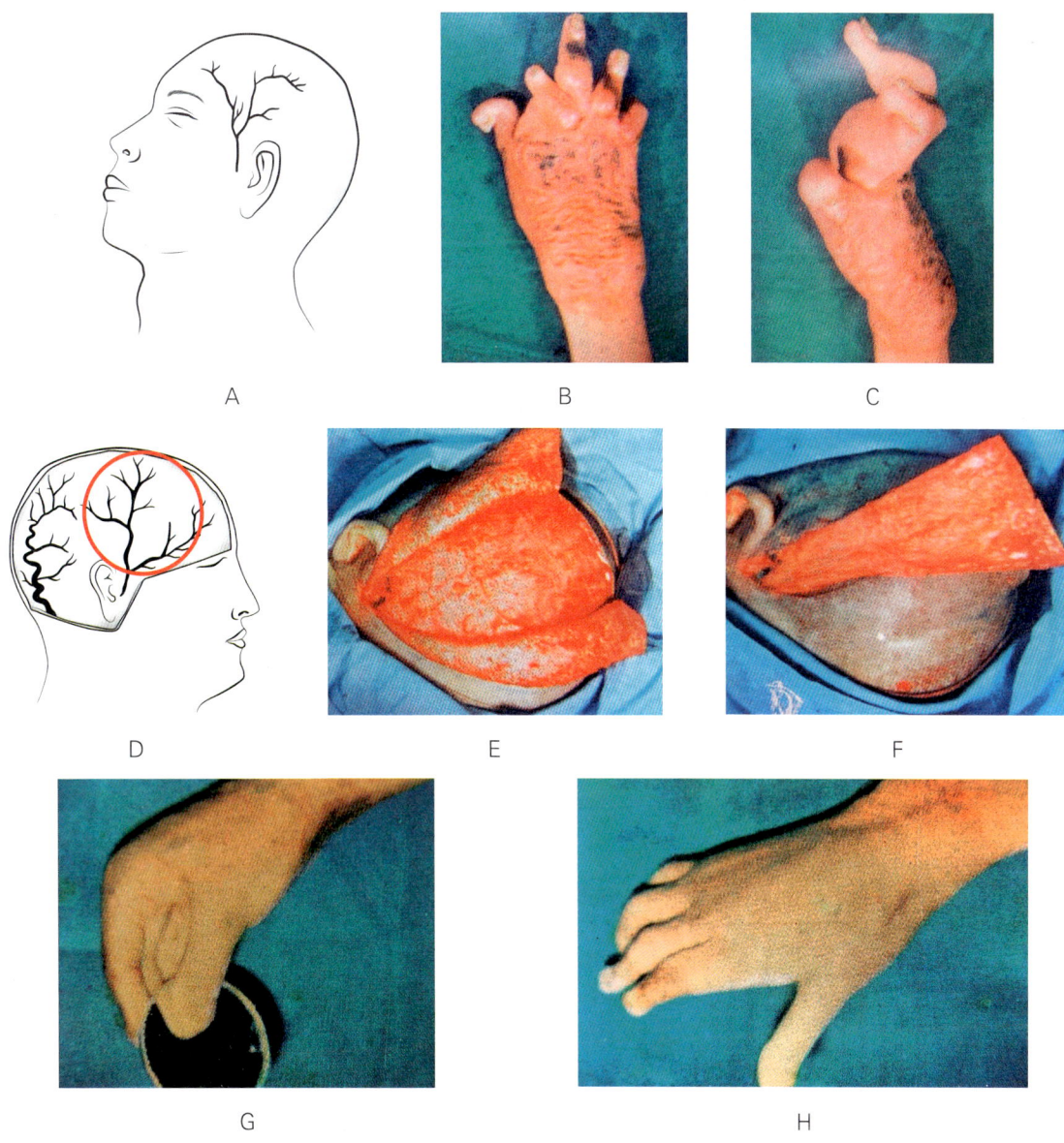

图16-3　颞浅筋膜瓣游离移植加植皮，修复烧伤爪形手畸形（1979）
A. 颞浅动脉分布示意图，包括顶支和额支　B、C. 烧伤爪形手术前　D、E、F. 颞浅筋膜瓣设计和切取过程　G、H. 颞浅筋膜瓣游离移植加植皮制成超薄游离皮瓣，修复烧伤爪形手术后

颞筋膜瓣可用于远位皮肤软组织缺损的修复，还可携带皮肤、毛发、骨组织等形成复合筋膜瓣，用于相应组织缺损的修复或器官再造。

一 应用解剖

卫莲郡、王炜、施耀明等（1982）报告了数十例颞浅筋膜血管尸体解剖研究（表16-1）。Abul-Hassan等（1986）对颞部筋膜及其血供做了较深入的研究。颞筋膜分为颞浅筋膜和颞深筋膜两层，颞浅筋膜表面有颞浅动、静脉分布，形成丰富的血管网；颞深筋膜覆盖在颞肌表面。颞浅筋膜与面部的SMAS连成一片。

表16-1　52例尸体面耳部颞浅血管外径测量（卫莲郡、王炜、施耀明等，1982）

血管名称	血管外径(mm)						
	<1.0	1.0~1.4	1.5	2.0	2.5	3.0	3.5
耳屏前颞浅动脉(例数)	0	2	15	19	10	5	0
耳屏前颞浅静脉(例数)	0	2	5	26	7	3	1
耳屏上5cm处颞浅动脉(例数)	0	4	25	14	1	0	0

颞浅动脉是颈外动脉的终末支，起自腮腺处，于耳屏上5~7cm处分为顶支和额支（参见图16-3A）。顶支沿途发出多支小分支，其中有3~5支发向枕部。颞浅动脉的直径为1.3~1.5mm；血管蒂长2~3cm，有时可达6cm。颞浅动、静脉分布恒定，静脉与动脉常在近端伴行，但在远端不伴行。颞浅动脉顶支和额支可同时包含在筋膜瓣内进行移植，也可根据需要分别应用。筋膜瓣面积可达17cm×14cm，其厚度为2~5mm。

颞浅动脉的耳前分支及顶支发往枕部的分支与耳后动脉在耳后皮下及耳上颞枕部头皮下形成血管网，这是耳后筋膜瓣移植血供的解剖学基础。

二 适应证

（一）吻合血管的颞筋膜瓣游离移植

1. 吻合血管的颞筋膜瓣游离移植加植皮，可形成超薄皮瓣，用于覆盖有关节、骨、肌腱外露而不宜选用厚皮瓣修复的区域，如手背、足背、足趾、足跟等（参见图16-3）。
2. 吻合血管的颞筋膜瓣游离移植加植皮，可用于覆盖身体其他部位有深部组织外露的创面。
3. 吻合血管的颞筋膜瓣游离移植加植皮，可作为面部器官再造的衬里。
4. 可作为眶周或其他面部凹陷的填充材料。
5. 可用于下肢溃疡的修复或慢性骨髓炎清创后无效腔的充填。
6. 利用颞浅动脉作为供血通道，在用筋膜瓣覆盖创面的同时进行受区血管的重建，恢复受区的动脉血供。

（二）带蒂颞筋膜瓣及复合筋膜瓣移植

1. 可用于轻度半侧颜面萎缩症的皮下充填。
2. 可用于眼窝再造及上下睑凹陷畸形的充填。

3. 可用于颊部缺损的修复或凹陷的充填。
4. 带头皮的复合筋膜瓣可用于眉毛再造。
5. 带额部皮肤的复合颞筋膜瓣可用于下睑缺损的修复或下睑外翻畸形的矫正等。
6. 复合颞筋膜骨瓣或颞筋膜骨皮瓣可用于眶缺损、颧弓缺损及颅骨缺损的修复（图16-4）。

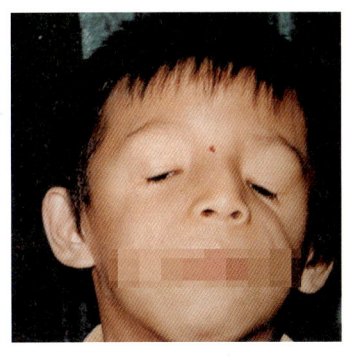 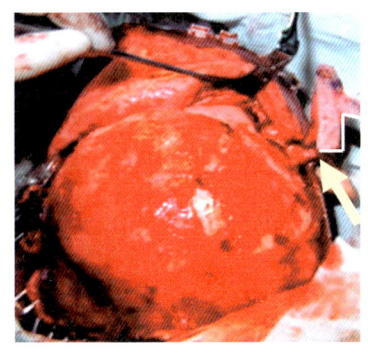 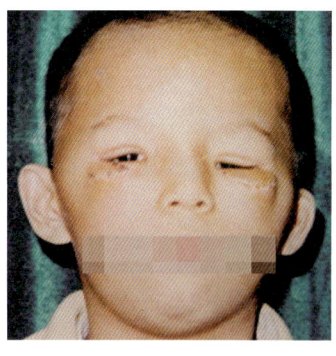

A　　　　　　　　　　　　　　B　　　　　　　　　　　　　　C

图 16-4　Treacher Collins 综合征采用双侧颞浅血管蒂的 T 形颅骨外板瓣移植，再造患儿眶外侧缘、眶下缘和颧弓，取得了较好效果（王炜于 1986 年应用颞浅筋膜携带有血供的双侧 T 形颅骨外板移植案例）
A. 术前正面观　B. 采用颞浅血管携带 T 形颅骨外板骨瓣移植（右侧黄色箭头所指），再造眶外侧缘、眶下缘和颧弓
C. 术后正面观

7. 与颞筋膜瓣关系密切的耳后筋膜皮瓣移植，可用于鼻部分缺损、眼睑缺损、颊部缺损的修复和眼窝再造。

（三）带蒂颞筋膜瓣加真皮脂肪的复合组织瓣移植

带蒂颞筋膜瓣加真皮脂肪的复合组织瓣移植可修复由各种原因引起的面部凹陷畸形。

颞筋膜复合组织瓣综合了带血管蒂颞筋膜瓣移植和游离真皮脂肪组织移植的优点，克服了单纯颞筋膜瓣厚度不足、游离真皮脂肪组织血液循环差且吸收率高、吻合血管游离组织瓣操作复杂的缺点，起到了扬长避短的效果。

（四）植皮预制皮瓣

利用颞筋膜瓣血供丰富且较薄的优点，可在筋膜瓣上进行预先植皮，形成植皮的预制皮瓣（skin-grafted prefabricated flap），带蒂转移行耳郭再造，或游离移植行鼻腔再造。

（五）预制复合组织瓣

利用颞筋膜瓣作为血管载体的方法预制复合组织瓣，可用于组织修复或器官再造。

三　手术方法与步骤

（一）颞筋膜瓣的设计

1. 含顶支颞筋膜瓣的设计　将耳屏前颞浅动脉搏动处定点为 a，用多普勒超声血流仪或扪诊的方式探测颞浅动脉行向颞顶部的径路（即顶支的走行）；将该动脉分支与顶部矢状缝的交点处定为 b。ab 连线构成颞筋膜瓣的纵轴，筋膜瓣设计在纵轴的两侧（图 16-5）。

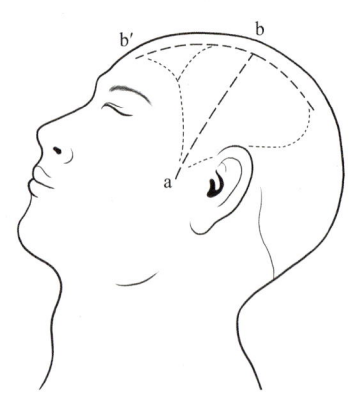

图 16-5　颞部与额部筋膜瓣的设计

2. 含额支筋膜皮瓣的设计　筋膜皮瓣的点a同上，点b'设计在眉与额部发际之间，点b'位于颞浅动脉额支的末端部分。ab'的弧形连线应为颞浅动脉额支的走行路径，构成额部筋膜皮瓣的纵轴，皮瓣设计在纵轴两侧。点b'与点a间的距离视受区所需的筋膜皮瓣大小而定。因颞浅动、静脉的远端不伴行，设计额部筋膜皮瓣时，筋膜血管蒂应尽可能宽一些，以保证筋膜皮瓣的静脉回流。

3. 耳后筋膜皮瓣的设计　在耳后设计适当大小的皮瓣，该筋膜皮瓣由三部分组成：①皮瓣部分，包括耳后及耳郭背面的皮肤和皮下组织；②血管蒂，即耳前的颞浅动、静脉；③颞浅动、静脉与耳后动、静脉的交通区域，位于耳上颞部的三角形筋膜区域，底部宽度与皮瓣宽度相同，顶点至底部的距离一般为6cm，筋膜内应包括颞浅动脉的顶支与耳后动脉相吻合的血管网，耳后筋膜皮瓣的血供通过此血管网从颞浅动脉获得（图16-6）。为增加血管筋膜蒂的长度，可将颞浅动、静脉与耳后筋膜皮瓣之间的筋膜做部分剪开；为保证皮瓣血供，该区域应至少保留1~2支较粗的、由颞浅动脉发向枕部的小分支（图16-7）。该皮瓣的颜色、质地、厚度与面部皮肤相似，是面部小面积缺损修复的理想供区。

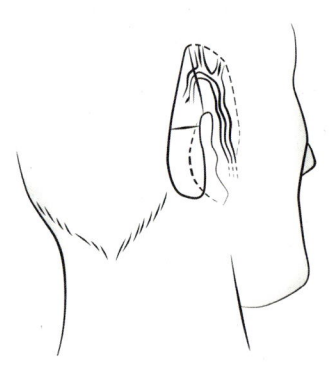
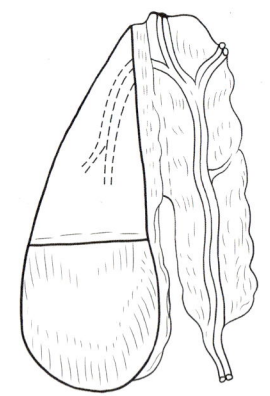

图 16-6　耳后筋膜皮瓣的设计　　图 16-7　分离掀起的耳后筋膜皮瓣

4. 筋膜骨瓣或筋膜骨膜瓣的设计　筋膜骨瓣或筋膜骨膜瓣的设计同筋膜瓣的设计，设计时应带一块与筋膜瓣血供相连的颅骨骨膜或颅骨外板。

5. 预制皮瓣　利用颞筋膜瓣血供丰富且较薄的优点，可在筋膜瓣上进行预先植皮，形成植皮的预制皮瓣。其方法如下：一期先将颞顶头皮瓣向两侧翻起并与自身卷曲缝合，在中央的颞筋膜瓣区行中厚植皮；皮片成活后经过一段时间待皮片不再皱缩时，二期切取此薄型筋膜皮瓣带蒂转移行耳郭再造，或行吻合血管的游离移植行鼻腔再造（因预制的皮瓣很薄，折叠后作鼻腔衬里亦不会堵塞气道），效果良好。

6. 预制复合组织瓣　Khoury（1991）介绍了利用颞筋膜瓣作为血管载体的方法预制复合组织瓣移植。Khoury在做足趾关节移植进行手部指间关节重建时，一期先用颞筋膜瓣从背侧包绕第2足趾，并将颞浅动、静脉与足背血管吻合，3~4周后，足趾关节的再血管化过程即已完成；二期再切取此以颞筋膜潜预制的包含第2足趾近节趾间关节和肌腱的复合组织瓣移植，重建手指的指间关节功能。

章一新报道，将颞筋膜瓣带蒂反转于颈部皮下，并于颞筋膜瓣及其周围颈部皮下同期埋置皮肤扩张器，对该颞筋膜皮瓣进行预扩张，用于修复面部瘢痕及缺损，获得了很好的效果。

7. 血管架桥　位于筋膜瓣远端的颞浅动脉外径为1~1.5mm，在用筋膜瓣覆盖创面的同时，可利用颞浅动脉作为供血通道进行受区血管的重建，恢复受区的动脉血供。这一方法可用于前臂或手掌皮肤软组织缺损合并主干动脉部分缺失的修复。

（二）颞筋膜瓣的切取

手术在局部麻醉或全身麻醉下进行。头转向一侧，在耳屏前上方颞浅动脉搏动处向颞顶部头皮设计T形切口。切开皮肤及皮下组织，在头皮毛囊深面与皮下筋膜之间进行细致分离，向两侧掀起头皮瓣，切忌过深，避免伤及颞浅筋膜表面的颞浅动、静脉；亦忌过浅，以免损伤毛囊，造成秃发。当头皮掀起到足够范围时，在颞浅筋膜表面用亚甲蓝标出所需筋膜瓣的切取范围。沿标记线切开至颞肌浅面，在颞肌肌膜浅面将颞筋膜自远端向蒂部掀起，形成含颞浅动、静脉的轴型筋膜瓣，做带蒂或游离移植。

额部筋膜皮瓣、耳后筋膜皮瓣、筋膜骨瓣的切取方法与此类同（图16-8~图16-10）。

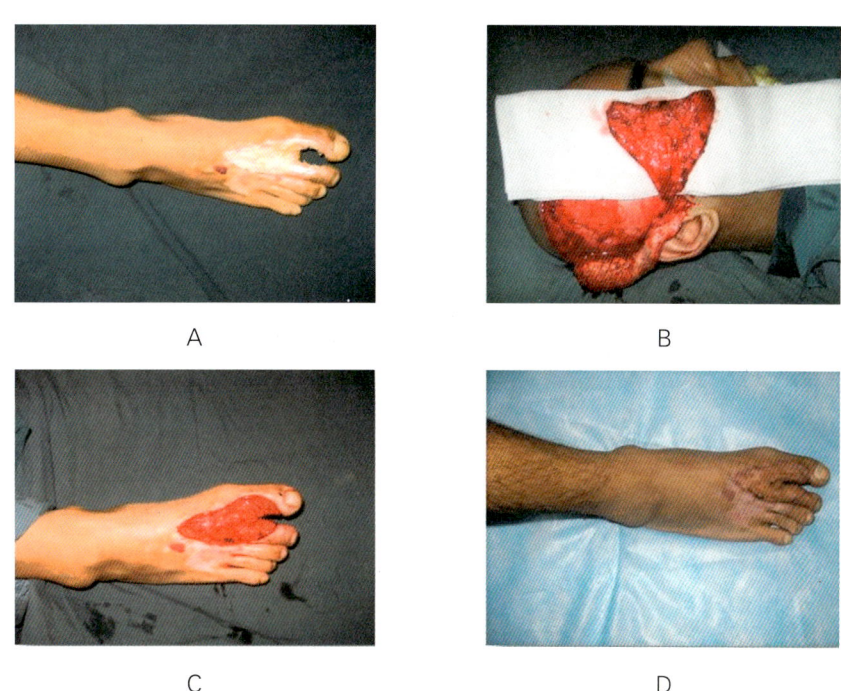

图16-8　颞浅筋膜游离移植加植皮，修复足背及第1趾蹼缺损

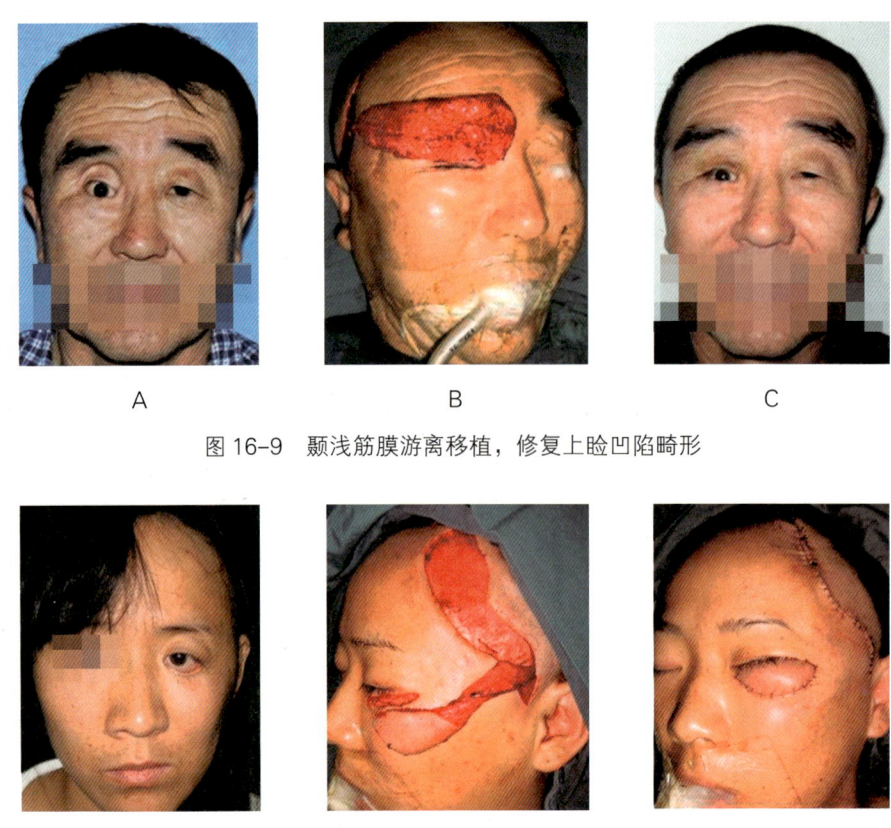

图 16-9 颞浅筋膜游离移植，修复上睑凹陷畸形

图 16-10 颞浅筋膜额支皮瓣转移，修复下睑外翻

第三节 肩胛筋膜瓣移植

肩胛筋膜瓣（scapular fascial flap）位于背部肩胛区，在皮肤与肩胛冈下区肌肉之间，主要由旋肩胛动脉皮支所供养。肩胛筋膜瓣具有供区隐蔽、血管解剖恒定、管径较粗等优点。

Gilbert（1979）首先报告以旋肩胛血管为蒂的肩胛皮瓣用作游离移植获得成功。Nassif（1982）报告以旋肩胛动脉降支为蒂、取自肩胛骨外侧缘的肩胛旁皮瓣。由于设计方案有所不同，肩胛皮瓣又有不同的命名，如肩胛冈下皮瓣、肩胛横皮瓣、肩胛旁皮瓣、肩胛背皮瓣等，这些都是以旋肩胛动脉及其筋膜皮支为轴心血管，属肌间隙筋膜穿支供养的筋膜皮瓣。

肩胛皮瓣是临床最常用的游离皮瓣供区，常用于全身各处皮肤软组织缺损的修复；也可带蒂移植用于肩部、腋部瘢痕或肿瘤切除术后皮肤软组织缺损的修复。本节重点阐述肩胛筋膜瓣的解剖及临床应用，对于肩胛筋膜皮瓣的应用不再赘述。

一、应用解剖

肩胛筋膜是胸背筋膜的一部分，与斜方肌、背阔肌、前锯肌表面的筋膜连成一片，构成胸背筋膜，其主要滋养血管——旋肩胛动脉是肩胛下动脉的分支，由大、小圆肌与肱三头肌长头组成的三边孔内穿出到达背部筋膜层。旋肩胛动脉在穿过三边孔时发出分支营养其周边的肌肉及肩胛骨，进入筋膜部分的动脉是旋肩胛动脉的皮支，皮支进入筋膜后分成水平支及降支。旋肩胛动脉常有2条伴行静脉，其动静脉分布较为恒定。

二 适应证

吻合血管的肩胛筋膜瓣游离移植在临床上常用于颜面部凹陷畸形的软组织充填（如半侧颜面萎缩畸形等），也用于身体其他部位软组织缺损的充填。吻合血管的肩胛筋膜瓣游离移植加植皮，可用于手、足部皮肤软组织缺损的修复，避免了常规皮瓣移植后外形臃肿需要修整的缺点；还可用于身体其他部位有骨、肌腱、神经、血管等深部组织外露创面的修复。

三 手术方法与步骤

（一）肩胛筋膜瓣的设计

将三边孔定为点a，将肩胛骨下角定为点b，ab连线为旋肩胛动脉皮支降支的体表投影，以此为纵轴，筋膜瓣设计在纵轴两侧，为肩胛旁筋膜瓣。也可以将点a的水平延伸线与脊柱的交叉点定为点b′，ab′连线为旋肩胛动脉皮支水平支的体表投影，以此为轴设计横行肩胛筋膜瓣（图16-11）。

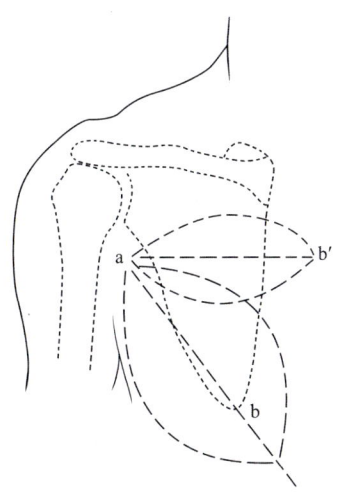

图16-11 肩胛筋膜瓣的设计

三边孔是寻找血管蒂的解剖标志，可以通过三种方法加以确定：①肩峰与肩胛骨下角连线的中点附近；②肩胛冈中点下方约7cm处；③臂下垂时腋后襞上方2cm的水平线与肩胛骨外侧缘的交点。

（二）肩胛筋膜瓣的切取

患者取侧卧位或半侧卧位，在设计的筋膜瓣表面做T形或S形切口（图16-12），从两侧掀起筋膜表面的皮肤，为防止掀起的皮肤坏死，宜保留真皮下血管网。待暴露的筋膜范围达到切取要求时，用亚甲蓝标记切取范围，使三边孔位于拟切取的筋膜瓣上缘部分并被包含其中。自下而上在背阔肌、大圆肌腱膜表面掀起筋膜瓣（接近大圆肌上缘时应加倍小心，防止伤及血管蒂），至三边孔后，切断结扎旋肩胛动、静脉在三边孔内的较细小的分支，仔细游离出旋肩胛动、静脉血管蒂，进行带蒂移植或吻合血管的游离移植。

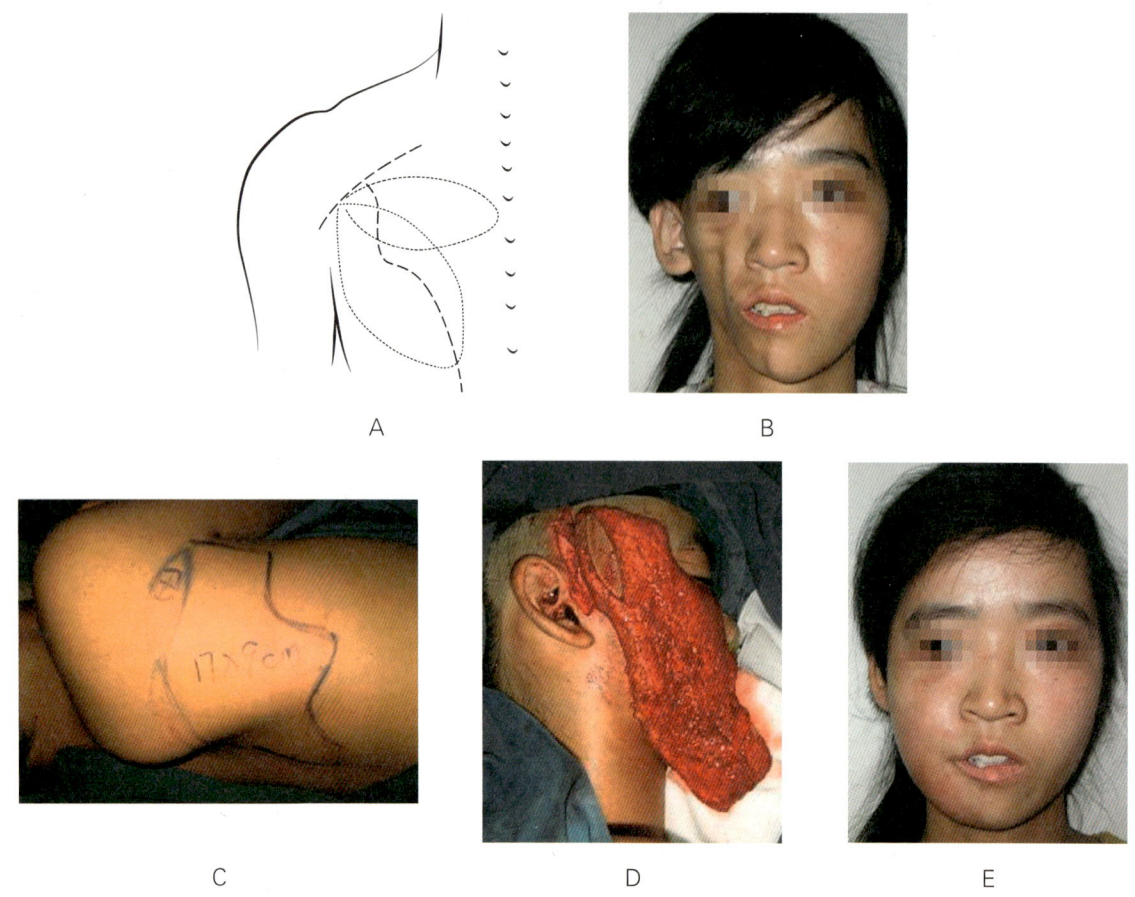

图 16-12 肩胛筋膜瓣切口设计及案例
A. 肩胛筋膜瓣设计　B～E. 肩胛颞筋膜游离移植修复半侧颜面萎缩畸形案例

第四节　胸三角筋膜皮瓣移植

胸部筋膜皮瓣包括胸三角筋膜皮瓣、锁骨下筋膜皮瓣、胸外侧筋膜皮瓣、肋间外侧筋膜皮瓣等。临床应用方面，在胸部一般不单独形成筋膜组织瓣，而是携带其上的皮肤形成复合筋膜瓣，即筋膜皮瓣。本节将就临床应用广泛的胸三角筋膜皮瓣进行详述。

胸三角筋膜皮瓣位于前胸上部，由胸廓内动脉穿支供养的胸前皮肤、皮下组织和由胸肩峰动脉供养的三角肌前区皮肤、皮下组织组成。Bakamjian（1965）首次报道应用胸上部区域的皮瓣带蒂移植，做咽、食管缺损的再造。Harii（1976）报道应用该皮瓣游离移植修复面颈部皮肤缺损，并命名为胸三角皮瓣移植。该皮瓣的皮下筋膜组织薄，皮肤细腻，色泽、质地及厚度与面颈部皮肤相似，是面颈部皮肤软组织缺损修复的理想供区。为保证血供，胸三角皮瓣在切取时必须带有深筋膜，故被认为是一种筋膜皮瓣。

一　应用解剖

皮瓣上界可达锁骨，下界达第5肋间，外侧界达肩峰，内侧界达前正中线。胸三角筋膜皮瓣属轴型皮瓣，血供主要来自胸廓内动脉第1～4肋间穿支，其次来自胸肩峰动脉的肌间隙筋膜皮支。

胸廓内动、静脉第1~4肋间穿支在胸骨外缘约1cm处穿过肋间肌，再穿过胸大肌进入筋膜皮下组织向外走行，在皮下筋膜层内可达10~12cm。同侧穿支之间及穿支与周围相邻的皮动脉分支之间有广泛的吻合，并向外与胸肩峰动脉的肌间隙筋膜皮支吻合。

在4个穿支中，通常第2肋间穿支较为粗大，动脉直径为0.6~1.2mm；第3肋间穿支一般也较粗；第1、4肋间穿支较细小。游离移植时，常以第2或第3肋间穿支为血管蒂。胸廓内动脉肋间穿支一般有1~2条伴行静脉，多数为1条。相对而言，静脉较动脉粗，其外径为1~2.5mm。男性青壮年的穿支血管一般较为粗大，妇女、儿童的穿支血管则较为细小。

胸肩峰动脉多起自腋动脉第二段，少数起自第一段，穿过锁胸筋膜后，沿途分出胸肌支、锁骨支、肩峰支和三角肌支。供养胸三角皮瓣范围的动脉主要是肩峰支、三角肌支和胸肌支发出的筋膜皮支，这些皮支与来自腹壁上动脉血管的皮支在胸部筋膜层构成血管网，是胸大肌肌皮瓣及胸部筋膜瓣、筋膜皮瓣移植的血供基础。

胸肩峰动脉肩峰支、三角肌支和胸肌支的皮支从胸大肌三角肌肌间沟中穿出，平均外径0.8mm，进入胸肩部的筋膜层，在锁骨下区肩峰、胸肌处供养该区域的皮肤及皮下筋膜组织。以这些皮支为供养血管，携带锁骨下方肩峰、胸肌处皮肤皮下筋膜组织，可独立形成带血管蒂的皮瓣进行游离移植，称为锁骨下皮瓣或肩峰皮瓣。皮瓣移植时，可沿皮支追溯到胸肩峰动脉的主干或主干属支，其直径可达2mm以上，利于游离移植。皮瓣静脉为胸肩峰动脉皮支的伴行静脉，也可以单独存在的皮下静脉为皮瓣的回流静脉。

二、适应证

1. 胸三角皮瓣带蒂移植　以胸廓内动、静脉肋间穿支为皮瓣的营养血管，可制成轴型皮瓣、岛状皮瓣、筋膜瓣或筋膜皮瓣，旋转移植修复周围的皮肤软组织缺损，包括面、颌、颈区域；带蒂移植还可用于咽、喉及颈部食管缺损的再造及狭窄的修复，以及对侧因外伤、肿瘤切除等因素造成的胸壁皮肤软组织缺损的修复。

值得强调的是，由于胸三角区皮肤及皮下筋膜组织的色泽、质地、厚度与面颈部非常接近，是修复面颈部皮肤软组织缺损的理想供区，但由于皮瓣在转移时受蒂部的牵制，修复上面部缺损有一定的困难，对于额部则无法完成带蒂修复。

2. 胸三角皮瓣游离移植　胸三角皮瓣游离移植进一步扩大了皮瓣的修复范围，能很容易地完成上面部缺损的修复而不需要特殊的强迫体位来保护皮瓣的血供，而且能完成额部缺损的修复。但由于胸廓内动、静脉肋间穿支形成的血管蒂长度通常只有1~2cm，而且管径细小、管壁薄，不带胸廓内动脉主干的游离移植有一定的风险。

3. 预扩张胸三角皮瓣移植　遇有面颈部或其他重要功能部位有较大面积的皮肤软组织缺损时，可利用皮肤扩张术，先期在胸三角区域埋置扩张器，以增加移植皮瓣的面积，经充分扩张后供区面积会明显增大。如设计合理，该皮瓣除能完成较大面积皮肤软组织缺损的修复外，供区还能直接拉拢缝合，可有效降低供区代价。先期埋置扩张器剥离腔隙时，只需保留主要供血的胸廓内动、静脉穿支，离断胸肩峰动脉的筋膜皮支，使扩张器完全埋置于胸肌和三角肌表面区域，通过注水可逐步增加胸肌和三角肌区域皮肤和皮下筋膜层的侧支循环，有效增大胸三角皮瓣的切取范围。通过预扩张可使胸廓内动脉穿支的供血范围扩至肩峰区域。

胸三角皮瓣直接转移时，若皮瓣的宽度超过6cm，供区的缺损往往不能直接拉拢缝合，需做植皮修复而留下明显的凹陷瘢痕，且植皮区域的色泽、质地与周围有明显的差异；而皮瓣经过预扩张后，多数情况下供区可直接拉拢缝合，避免了上述情况的发生。但由于胸三角皮瓣供区位于身体相对容易暴露的部位，即便是直接拉拢缝合，也会遗留明显的刀口瘢痕，部分患者还会出现乳头移位，导致两侧明显的对称性差异，因而年轻女性应慎选。另外，前胸是病理性瘢痕的好发部位，瘢痕体质患者或有增生倾向的患者也应慎选该皮瓣作为供区。以往还有关于胸三角皮瓣修复手及四肢功能部位的报道，鉴于供区的代价较大，除面颈部等严重影响外观的部位建议选择胸三角皮瓣作为供区外，对于其他部位缺损的修复，建议选用胸部之外其他更为合理的供区。

三、手术方法与步骤

（一）胸三角皮瓣直接移植

1. 皮瓣设计　胸三角皮瓣设计时通常以第2、3肋间穿支为血管蒂，皮瓣上界可达锁骨，下界达第5肋间，外侧界达肩峰，内侧界达前正中线。在胸骨旁线第2肋间或第3肋间设计点a，同侧肩峰区域设计点b，ab连线为皮瓣的纵轴，该轴相当于皮瓣血管的体表投影，皮瓣设计在纵轴两侧（图16-13）。

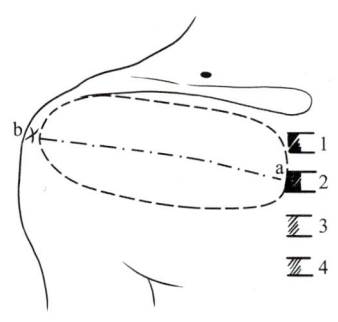

图 16-13　胸三角皮瓣的设计

2. 皮瓣切取　患者取仰卧位，行全身麻醉。

（1）胸三角皮瓣带蒂移植：根据缺损的部位、大小及形态，设计皮瓣的范围、形态、蒂部长度及转移方式。根据修复区域与供区的远近关系，选择局部转移、岛状皮瓣转移或邻位皮瓣转移。

按皮瓣设计线切开皮肤、皮下组织，直达深筋膜下，在胸肌筋膜表面掀起皮瓣，自皮瓣远端向蒂部分离，防止伤及蒂部胸廓内动、静脉的肋间穿支。皮瓣掀起后转移修复缺损区，应防止皮瓣蒂部受压或过度牵拉。

（2）胸三角皮瓣游离移植：术前通过血管B超或多普勒血流仪标记胸廓内动脉第2、3穿支胸骨旁穿出点的体表投影，使穿支位于设计的皮瓣内。按设计线切开皮瓣蒂部的皮肤、皮下组织，直达胸肌筋膜，暴露胸骨旁线第2、3肋间时应谨慎操作，察看胸廓内动、静脉肋间穿支的状况。对比第2、3穿支的粗细和长短，选择蒂长且粗的一束作为供养血管，并相应调整皮瓣设计。

明确血管蒂的情况后，在胸肌筋膜下自远端掀起皮瓣，近蒂部时分开肋间肌，以获取较长的血管蒂。

（3）胸三角皮瓣的供区处理：当皮瓣宽度超过6~7cm，胸部供区不能拉拢缝合时，需植皮修复，建议选用整张的全厚或中厚皮片修复。

当皮瓣宽度小于6cm时，应充分游离供区两侧的皮肤及皮下组织，尽可能直接拉拢分层缝合。

（二）预扩张胸三角皮瓣移植

当需要修复的缺损面积较大或期望降低供区代价时，可利用皮肤扩张术对胸三角区域进行预扩张处理。手术分两期进行，一期在胸三角区域埋置皮肤扩张器，二期进行皮瓣移植。一、二期之间需对扩张器注水，使供区皮肤充分扩张。

1. 胸三角皮瓣预扩张术　于胸三角皮瓣区域设计拟扩张的范围，蒂部位于胸骨旁胸廓内动脉肋间穿支的体表投影点，远端达肩峰。皮肤扩张器的容量根据需要而定，通常为400～800ml。于胸三角皮瓣上缘做横行切口，长5～7cm，直达胸肌筋膜下。按皮瓣设计的范围，在筋膜与胸大肌、三角肌肌膜间作充分剥离，注意至胸大肌三角肌肌间沟时，应贴肌膜表面剥离，此处容易剥离过浅，使部分筋膜组织留于剥离的腔隙之下，为日后的扩张器注水及二期皮瓣转移留下隐患；在肌间沟处剥离也不宜过深，防止伤及头静脉。将皮肤扩张器埋入剥离好的腔隙内，扩张器注水阀门可置于切口外，最后分层缝合皮肤。术后10天左右开始往扩张器内注射生理盐水，每隔2日注水一次，注水速度不宜过快，防止因过快注水导致的妊娠纹样改变。待皮肤充分扩张后即可行二期转移手术。

2. 预扩张胸三角皮瓣移植　根据事前设定，将经过充分扩张的皮瓣带蒂或游离移植，用于修复面颈部或周围区域的组织缺损。手术设计及操作类同于上述胸三角皮瓣直接移植，此处不再赘述。需要强调的是，对于扩张皮瓣内的纤维囊壁可不作处理直接移植，以后会逐渐吸收；如果影响转移修复，可部分剔除纤维包囊，但应注意勿伤及皮瓣内的供养血管（图16-14）。

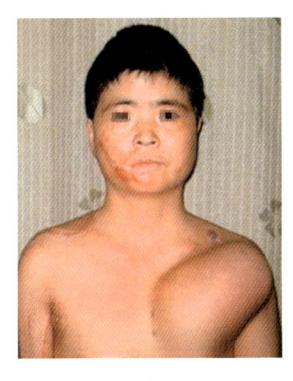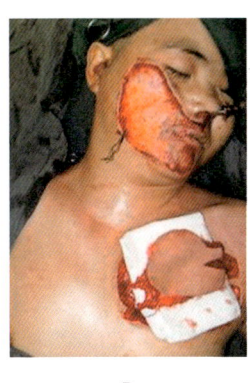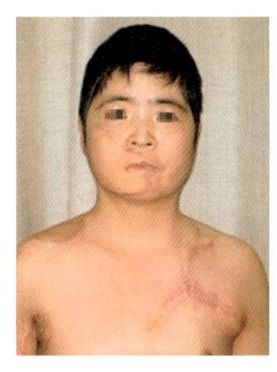

A　　　　　　　　　　　B　　　　　　　　　　　C

图16-14　预扩张胸三角筋膜皮瓣游离移植，修复面部瘢痕

第五节　腹部筋膜皮瓣移植

腹部是筋膜皮瓣较为集中的供区，包括下腹部筋膜皮瓣、髂腹股沟筋膜皮瓣、脐旁筋膜皮瓣、肋间外侧筋膜皮瓣等，这些筋膜皮瓣可带蒂移植，也可游离移植。单纯的腹部筋膜瓣移植可以用于局部或远位软组织凹陷的充填，但在临床应用中，大多数腹部筋膜瓣移植时会携带其表面的皮肤（即筋膜皮瓣移植），用于皮肤软组织缺损的修复或器官再造。腹部筋膜皮瓣可单独移植，也可与胸部或股部的筋膜皮瓣联合应用，修复较大的胸腹壁或会阴缺损。

一　应用解剖

腹壁的血供十分丰富，供应深浅筋膜的主要血管来自下列几方面：①上腹壁主要由来自胸廓内动脉的腹壁上动脉肌皮穿支供养；②下腹壁主要由来自髂外动脉的腹壁下动脉肌皮穿支、旋髂深动脉皮支，以及来自股动脉的腹壁浅动脉、旋髂浅动脉供养；③侧腹壁主要由肋间动脉皮支供养。这三部分血管在上腹部及侧腹部，与胸肩峰动脉胸肌支皮支、胸外侧动脉皮支、胸背动脉肌皮支、肋间动脉皮支在筋膜层互相吻合；在下腹部，与来自股深动脉的旋股内、外侧动脉皮支于筋膜层相吻合，是腹部筋膜瓣既可独立移植，又可联合移植的解剖学基础（图16-15）。

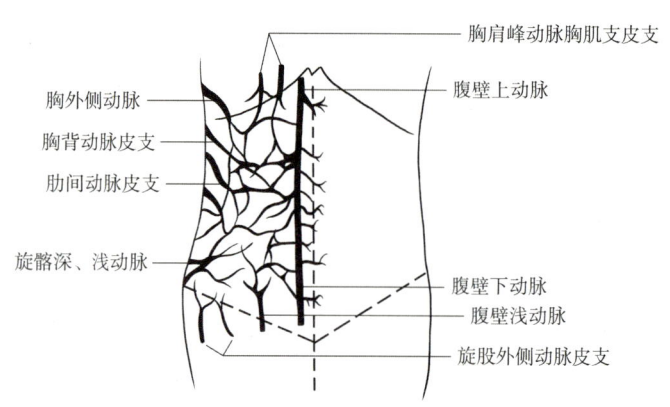

图 16-15　腹壁血供模式图

在腹壁血管中，腹壁上动脉及腹壁下动脉的位置较深，在腹直肌深面及腹直肌中走行，在走行过程中，有穿支穿过腹直肌前鞘进入腹壁皮下，并密集分布于脐部上下10cm左右的腹直肌前鞘区，故制作蒂在腹部近中线区的筋膜皮瓣时，应将脐部周围的腹直肌前鞘包括在内，并保证腹壁上、下动脉中有一支完整无损的血管作为蒂部。

二　适应证

1. 下腹部筋膜皮瓣或髂腹股沟筋膜皮瓣移植可用于会阴、下腹壁、股部等区域皮肤软组织缺损的修复，阴茎或阴道再造；带蒂移植可修复手部或腕部皮肤软组织缺损；吻合血管的游离移植可修复身体其他部位的皮肤软组织缺损。

2. 以腹壁上或腹壁下动脉为血管蒂的筋膜皮瓣移植可用于乳房再造，胸、腹壁及会阴部皮肤软组织缺损的修复；游离移植可修复身体其他部位的皮肤软组织缺损。

3. 对躯干部位巨大缺损的修复，可联合胸、腹、股部的筋膜皮瓣进行联合移植，必要时可巧妙利用受区周围血管与跨区的筋膜皮瓣进行血管吻接，以补充联合移植时远端组织血供或回流的不足。

三　手术方法与步骤

（一）下腹部、髂腹股沟筋膜皮瓣

下腹部筋膜皮瓣以腹壁浅动脉为供养血管，髂腹股沟筋膜皮瓣以旋髂浅动脉为供养血管，这两种筋膜皮瓣可单独移植，也可联合移植。由于腹壁浅动脉走行有一定的变异，术前可应用超声多普勒血流仪或血管B超对供区血管进行探测。

1. 下腹部筋膜皮瓣的设计　以腹股沟韧带下方2cm与股动脉搏动处交点为点a，脐孔为点b，季肋缘锁骨中线交点为点c，腋前线季肋缘交点为点d。ab、ac及ad均可能为下腹部筋膜皮瓣的纵轴，筋膜皮瓣设计在纵轴的两侧（图16-16）。手术操作过程中，应以实际探测到的腹壁浅动脉为轴，于其两侧设计皮瓣。

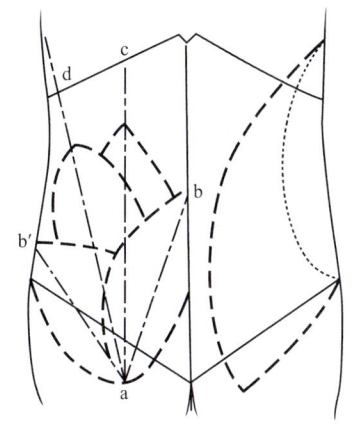

图 16-16　下腹部、髂腹股沟筋膜皮瓣设计

2. 髂腹股沟筋膜皮瓣的设计　点a同上，点b′为髂前上棘或髂后上棘，ab′连线为该筋膜皮瓣的纵轴，筋膜皮瓣设计在血管纵轴两侧（参见图16-16）。

（二）以腹壁上、下动脉为血管蒂的筋膜皮瓣

该筋膜皮瓣的设计与腹直肌皮瓣及脐旁皮瓣类同。以脐孔为点a，以同侧肩胛骨下角为点b，以腋中线与脐水平线交点为点c，以髂前上棘为点d，以腹股沟韧带与股动脉交叉处为点e。ab、ac、ad、ae均可作为筋膜皮瓣的纵轴，筋膜皮瓣设计在血管纵轴两侧（图16-17）。无论是带蒂移植还是游离移植，应注意尽可能保留腹直肌表面的穿支血管，以保证上述皮瓣的血供。

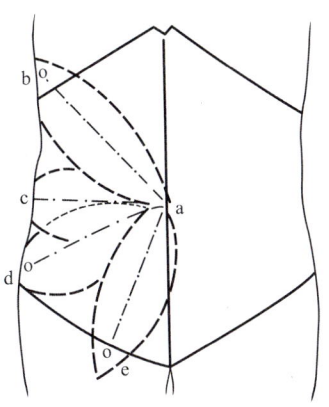

图 16-17　以腹壁上、下动脉为蒂的筋膜皮瓣设计

还可以设计以单侧腹壁下动脉为蒂，包含整个下腹皮肤、皮下组织的筋膜皮瓣。在形成皮瓣的过程中，以腹壁下血管为蒂，携带血管蒂同侧的腹直肌，形成包含整个下腹皮肤、皮下组织的腹直肌肌皮瓣；或分离、保护好经过同侧腹直肌的穿支血管，形成包含整个下腹皮肤、皮下组织的筋膜皮瓣（图16-18，图16-19）。

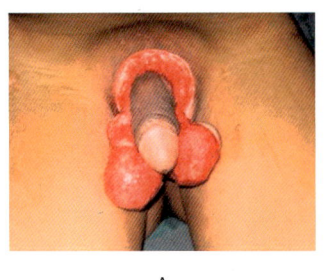
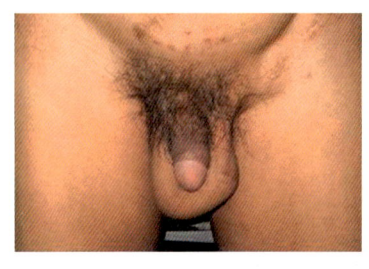
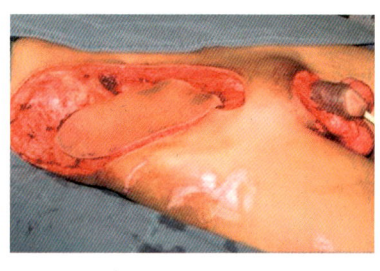

　　　A　　　　　　　　　　　　　B　　　　　　　　　　　　　C

图 16-18　以腹壁下动脉穿支为蒂的筋膜皮瓣修复阴囊皮肤撕脱伤

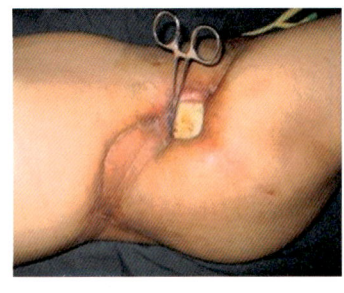
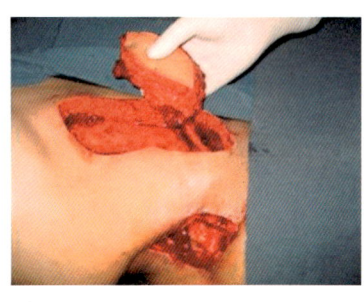
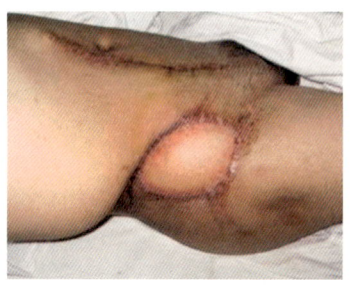

　　　A　　　　　　　　　　　　　B　　　　　　　　　　　　　C

图 16-19　以腹壁下动脉穿支为蒂的筋膜皮瓣修复髂腰部肿瘤切除后缺损

第六节　前臂筋膜瓣移植

　　前臂筋膜瓣带蒂或游离移植加植皮，或筋膜皮瓣移植，由于皮下组织少，外观不臃肿，临床上常用于手掌、手背皮肤软组织缺损的修复。

　　王炜（1983）应用带有桡动脉的前臂筋膜瓣游离移植加植皮术修复严重的手掌挛缩畸形，获得了良好的效果。金一涛（1984）报道应用前臂逆行岛状筋膜瓣移植加植皮术修复手部瘢痕畸形，获得了良好的效果。但因上述两种修复方式均以牺牲一条前臂主干动脉为代价，使其推广应用受到了一定的限制。张涤生、王炜等（1988）介绍了不牺牲前臂主干动脉的逆行筋膜瓣移植，推动了前臂筋膜瓣的进一步应用。

一　应用解剖

（一）前臂筋膜的基本结构

　　前臂筋膜分为深、浅两层，浅筋膜层分布着丰富的浅静脉网；深筋膜层为前臂筋膜，前臂的桡动脉、尺动脉、骨间掌侧动脉及骨间背侧动脉均在深筋膜层形成血管网。前臂筋膜瓣或筋膜皮瓣移植通常将深、浅筋膜均包含在内。

（二）前臂筋膜（皮）瓣移植的分类

　　根据移植组织的成分和血供形式，前臂筋膜瓣或筋膜皮瓣移植可分为下列几类：

1. 前臂桡动脉游离筋膜（皮）瓣移植　吻接的血管为桡动脉、头静脉或桡动脉的伴行静脉。

2. 前臂尺动脉游离筋膜（皮）瓣移植　吻接的血管为尺动脉、贵要静脉或尺动脉的伴行静脉。

3. 前臂骨间背侧动脉游离筋膜（皮）瓣移植　吻接的血管为骨间背侧动脉、头静脉或骨间背侧动脉的伴行静脉。

4. 前臂桡动脉逆行岛状筋膜（皮）瓣移植　皮瓣的血供来自桡动脉、骨间动脉，静脉回流是桡动脉的伴行静脉及头静脉等。

5. 前臂尺动脉逆行岛状筋膜（皮）瓣移植　皮瓣的血供来自尺动脉、骨间动脉，静脉回流是尺动脉的伴行静脉及贵要静脉等。

6. 前臂骨间背侧动脉逆行岛状筋膜（皮）瓣移植　皮瓣的血供来自骨间背侧动脉，静脉回流是骨间背侧动脉的伴行静脉、头静脉及贵要静脉。

7. 前臂桡侧逆行筋膜（皮）瓣移植　筋膜瓣蒂部不包括前臂的主干动脉，血供依靠腕部桡侧深筋膜层的血管网。

8. 前臂尺侧逆行筋膜（皮）瓣移植　筋膜瓣蒂部不包括前臂的主干动脉，血供依靠腕部尺侧深筋膜层的血管网。

9. 前臂背侧逆行筋膜（皮）瓣移植　筋膜瓣蒂部不包括前臂的主干动脉，血供依靠腕部深筋膜层的血管网。

上述7、8、9三类筋膜瓣移植的最大优点是不牺牲前臂主干动脉。由于前臂桡动脉在前臂下1/3区域有10支左右的分支进入深筋膜层，在三类不带前臂主干动脉的筋膜瓣中，以前臂桡侧筋膜（皮）瓣移植最为安全。

（三）前臂筋膜瓣移植的血供基础

桡动脉于前臂肘窝下3~4cm分出后，在肱桡肌及桡侧腕屈肌肌间沟内行进，其深筋膜层的分支较多地分布在前臂远端1/2区域内。桡动脉近端1/2或1/3区域内较少有直接皮支，其近端的分支有两组，一组接近于桡动脉起始部，这部分分支很难被利用；另一组是桡动脉的肌皮支及桡侧返动脉。桡动脉的肌皮支常有1~3支，在前臂中、上1/3区域由桡动脉发出，穿过肱桡肌边缘部位进入皮肤。桡侧返动脉是较粗的分支，多半在桡动脉的起始部分出，下行与桡神经伴行。桡动脉在行进过程中有11~14个分支进入筋膜层，主要分布于桡动脉远端1/2部分。在前臂中部常有1支较粗的可见分支，穿过肱桡肌肌腹、肌腱交界处的腱膜进入前臂皮下。在腕部，桡动脉的皮支丰富，而且多半成对分出，这些分支参与构成腕部血管网。基于桡动脉近端1/2或1/3进入皮肤及筋膜层的分支以肌皮支的形式为主，故在切取大片前臂筋膜瓣或筋膜皮瓣移植时，为保证血供安全，可切下肱桡肌边缘宽约1cm的肌腹，以保护肌皮支进入筋膜或皮肤的部分。

尺动脉可应用于筋膜瓣或筋膜皮瓣移植的部分是在骨间总动脉分支的远端。尺动脉在旋前圆肌上方分出，沿途发出肌皮支及营养尺神经的分支。与桡动脉一样，尺动脉在腕部也有较多分支（两者统称为腕掌支），经指深屈肌深侧向外，与桡动脉的腕掌支吻合。尺动脉在腕横纹上方约5cm处，常有1支直径接近0.6mm的皮支，如果该血管存在，必然有利于逆行筋膜瓣移植的成活。

骨间掌侧动脉及骨间背侧动脉由尺动脉的较大分支骨间总动脉分出。骨间掌侧动脉位置较深，位于指深屈肌及拇长屈肌之间，不能独立作为前臂筋膜瓣的血供来源，但其远端部分在旋前方肌上缘进入该肌的背面，并继续向远端下降，有分支达腕掌侧筋膜，更有1支穿过前臂远端骨间膜的裂孔达腕背，与骨间背侧动脉吻接，参与腕背网的构成。骨间背侧动脉较骨间掌侧动脉为细，主要在前臂深、浅两层伸肌间下降，位置较浅，并有较多分支进入皮下，更因为其到达腕部后加入腕背网，与骨间掌侧动脉相吻合，所以是前臂筋膜瓣的供养血管。骨间背侧神经与动脉伴行，手术时慎勿使其受到伤害。

（四）腕部及手部血管网

前臂不带主干动脉的逆行筋膜瓣或筋膜皮瓣移植时，其血供由腕部与手部相互沟通的血管网所提供。

桡动脉、尺动脉的腕掌支及腕背支尚有多支无名皮支，在腕背部及腕掌部深筋膜层形成血管网，该血管网表浅层与皮肤及浅筋膜层血管吻接，深层与腕关节表面的血管网沟通。腕背网向远端发出3条掌背动脉，在伸指肌腱下于第2～5指相邻缘达指蹼。

骨间掌侧动脉与骨间背侧动脉在旋前方肌下方的骨间膜裂口处互相吻合成襻，两者均有分支进入腕背网及腕掌网，其吻合襻除了使腕背网与腕掌网在侧面相互沟通外，又在中央部分及深、浅两层进行沟通，形成一个立体的、四通八达的血管网。

尺动脉末端与桡动脉掌浅支构成掌浅弓，桡动脉末端与尺动脉掌深支构成掌深弓，在手掌区形成血管网，掌深弓返支亦参与腕掌部血管网的构成。掌浅弓的指掌侧总动脉向远端分出指固有动脉，指固有动脉在指蹼处与腕背网分出的掌背动脉相吻合。

指固有动脉与指背动脉在近节指间关节附近和远节手指区互相吻合，这一多吻合的血管网系统，为前臂逆行筋膜瓣移植提供了血供基础。

二　适应证

前臂筋膜（皮）瓣具有组织厚度薄、移植后外观不臃肿、切取范围大、解剖恒定、操作简单、血管蒂长等诸多优点，在临床中有较为广泛的用途。

1. 手部较大面积的皮肤软组织缺损。
2. 烧伤或创伤后期严重的手畸形。
3. 某些手部先天性畸形，如拇内收畸形或手先天性发育不良。
4. 外伤后拇指缺失。
5. 身体其他部位皮肤软组织缺损。
6. 阴茎、鼻等器官再造。

由于吻合血管的前臂筋膜瓣游离移植或逆行岛状筋膜瓣移植均要以牺牲一条前臂的主干动脉为代价，而前臂位于外露部位，作为供区会在一定程度上影响美观，因而对于前臂筋膜（皮）瓣的选择，临床实践中应慎重。

三　手术方法与步骤

目前临床上应用的吻合血管的筋膜瓣移植主要有桡动脉和尺动脉筋膜瓣移植。桡动脉或尺动脉筋膜瓣移植的设计与前臂桡动脉或尺动脉皮瓣移植类同。前臂做S形切口，将前臂皮肤包括部分真皮下血管网向切口两侧掀起，暴露前臂浅筋膜层，待皮肤掀起到足够范围时，将前臂筋膜自远端向近心端掀起，切取深筋膜时应保护肌腱周围的腱旁系膜，防止损伤。对桡动脉或尺动脉周围的皮支应予以保护，防止筋膜血供受损。切下筋膜瓣及相关的主干血管，以供移植（图16-20，图16-21）。

不带主干动脉的前臂逆行筋膜瓣或筋膜皮瓣移植是一种不损伤主干血管的手术选择，其设计仍以主干血管的体表路径作为筋膜瓣或筋膜皮瓣的纵轴，设计方法类似前臂逆行岛状皮瓣，不同之处是其不包括前臂主干动脉，但带上完整的深筋膜（图16-22）。

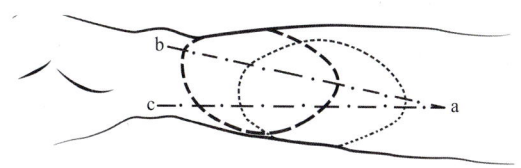

图 16-20 前臂筋膜瓣设计
a 点为肘窝中点下方 2～3cm，b 点为腕横纹与桡动脉交点，c 点为腕横纹与尺动脉交点；ab 线为桡动脉筋膜瓣纵轴，ac 线为尺动脉筋膜瓣纵轴；……为尺动脉筋膜瓣设计，－－－为桡动脉筋膜瓣设计

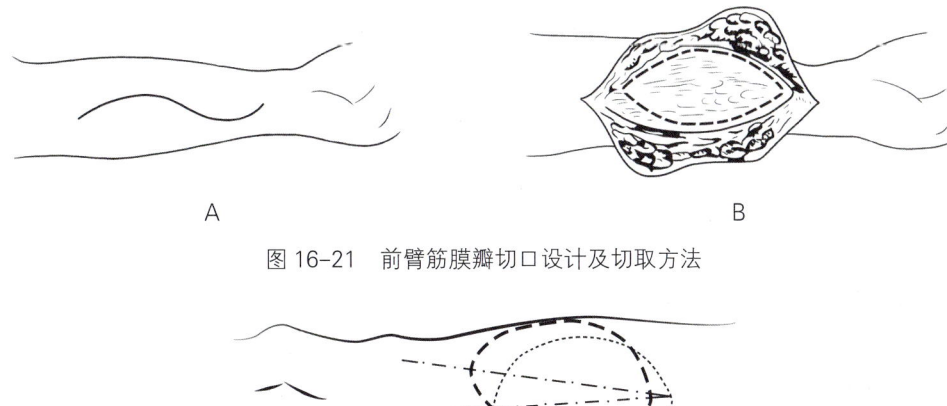

图 16-21 前臂筋膜瓣切口设计及切取方法

图 16-22 前臂逆行筋膜瓣或筋膜皮瓣设计

前臂逆行筋膜瓣或筋膜皮瓣移植成活的关键是保护好腕部的血管网，保持筋膜瓣深筋膜血管网的完整性；其宽度宜控制在 6～8cm 以内，长宽比例以 2∶1～3∶1 较为安全；腕关节处筋膜蒂应在不影响筋膜瓣或筋膜皮瓣旋转的前提下尽可能宽一些，特别是在桡动脉或尺动脉经过腕部区域的筋膜要完整，以保证筋膜瓣或筋膜皮瓣的血供。

临床经验表明，皮瓣的血液循环障碍由动脉供血不足引起的较少，多因静脉回流障碍所致，故设计筋膜瓣或筋膜皮瓣时应包括一条皮下静脉以利回流，防止患肢下垂及腕关节屈曲亦有助于改善筋膜瓣或筋膜皮瓣的血供。

第七节　小腿筋膜瓣及小腿后筋膜瓣移植

小腿筋膜瓣包括小腿内侧、小腿外侧、小腿前外侧、小腿后侧及隐动脉筋膜瓣等。在临床实践中，上述筋膜瓣多用作筋膜皮瓣带蒂移植，修复其周围的皮肤软组织缺损。近年来也有较多的用胫前、胫后或腓动脉穿支为蒂的穿支筋膜皮瓣游离移植修复身体其他部位皮肤软组织缺损的报道。

小腿在人类站立、行走等日常工作生活中担负着重要的功能，任何以牺牲或影响小腿功能为代价的供区切取均应慎重为之，选用小腿筋膜皮瓣为供区时均应严格掌握适应证。

本节仅对临床较为常用的小腿后筋膜瓣的解剖和应用加以阐述。

一 应用解剖

小腿后筋膜瓣（posterior calf fascial flap）位于小腿后上方、腘窝下方。小腿后筋膜瓣的供养血管来自腘动脉或腓肠外侧动脉。筋膜滋养动脉外径为1～2mm，有1～2条伴行静脉，外径为2～3mm。筋膜瓣的切取面积可达17cm×22cm。

二 手术方法与步骤

术前在小腿后上方用多普勒超声仪探查筋膜瓣动脉的走行，根据探查结果确定筋膜瓣纵轴；或是以小腿后部中线与腓骨纵轴投影之间的中线为小腿后筋膜瓣纵轴。筋膜皮瓣设计在小腿上中部、纵轴两侧。根据筋膜瓣的切取范围，在其皮肤表面设计S形切口。切开皮肤，在浅筋膜层表面掀起小腿上方的皮肤，为防止掀起的皮肤坏死，应使皮肤下面的真皮下血管网保持完整。在S形切口两侧的皮肤掀起到足够范围时，根据筋膜瓣的切取范围，在腓肠肌表面自下而上地切开并掀起筋膜瓣，大多数病例的血管蒂有腓肠外侧神经伴随。解剖分离到蒂部时，仔细解剖腘动脉或腓肠动脉的起始部，并保护好相应的伴行静脉，做带蒂或游离移植。

（宋保强　王炜　施耀明）

参考文献

[1] 王炜. 整形外科学[M]. 杭州:浙江科学技术出版社,1999.

[2] 侯春林,张世民. 筋膜皮瓣与筋膜蒂组织瓣[M]. 上海:上海科学技术出版社,2000.

[3] 朱盛修. 现代显微外科学[M]. 长沙:湖南科学技术出版社,1994.

[4] 卫莲郡,王炜,施耀明,等. 游离头皮筋膜瓣移植医治灼伤后爪形手畸形[J]. 上海第二医学院学报,1982,S1:28-31.

[5] 金一涛,关文祥,施耀明,等. 前臂逆行岛状筋膜瓣在手外科的应用[J]. 中华外科杂志,1984,22(4):203-205.

[6] 顾玉东. 皮瓣进展20年(1973—1993)[J]. 中华手外科杂志,1994,10(2):67-68.

[7] 邹丽剑,冯胜之,施耀明,等. 带蒂颞浅筋膜瓣复合真皮脂肪修复面部凹陷畸形的疗效评价[J]. 中华整形外科杂志,2000,16(6):340-343.

[8] Abul-Hassan H S,von Drasek Ascher G,Acland R D. Surgical anatomy and blood supply of the fascial layers of the temporal region[J]. Plast Reconstr Surg,1986,77(1):17-28.

[9] Tremolada C,Candiani P,Signorini M,et al. The surgical anatomy of the subcutaneous fascial system of the scalp[J]. Ann Plast Surg,1994,32(1):8-14.

[10] Guyuron B. Retroauricular island flap for eye socket reconstruction[J]. Plast Reconstr Surg,1985,76(4):527-533.

[11] Kim P S,Gottlieb J R,Harris G D,et al. The dorsal thoracic fascia: anatomic significance with clinical applications in reconstructive microsurgery[J]. Plast Reconstr Surg,1987,79(1):72-80.

[12] Pontén B. The fasciocutaneous flap: its use in soft tissue defects of the lower leg[J]. Br J Plast Surg,1981,34(2):215-220.

[13] Smith R A. The free fascial scalp flap[J]. Plast Reconstr Surg,1980,66(2):204-209.

[14] Tolhurst D E,Haeseker B,Zeeman R J. The development of the fasciocutaneous flap and its clinical applications

[J]. Plast Reconstr Surg,1983,71(5):597-606.

[15] Walton R L,Matory W E Jr,Petry J J. The posterior calf fascial free flap[J]. Plast Reconstr Surg,1985,76(6):914-926.

[16] Rubin J A,Whetzel T P,Stevenson T R. The posterior thigh fasciocutaneous flap: vascular anatomy and clinical application[J]. Plast Reconstr Surg,1995,95(7):1228-1239.

[17] Borman H,Maral T. The gluteal fasciocutaneous rotation-advancement flap with V-Y closure in the management of sacral pressure sores[J]. Plast Reconstr Surg,2002,109(7):2325-2329.

[18] Granzow J W,Suliman A,Roostaeian J,et al. Supraclavicular artery island flap (SCAIF) vs free fasciocutaneous flaps for head and neck reconstruction[J]. Otolaryngol Head Neck Surg,2013,148(6):941-948.

[19] Akhtar S,Hameed A. Versatility of the sural fasciocutaneous flap in the coverage of lower third leg and hind foot defects[J]. J Plast Reconstr Aesthet Surg,2006,59(8):839-845.

[20] Sever C,Uygur F,Kulahci Y,et al. Thoracodorsal artery perforator fasciocutaneous flap: A versatile alternative for coverage of various soft tissue defects[J]. Indian J Plast Surg,2012,45(3):478-484.

[21] Homma K,Murakami G,Fujioka H,et al. Treatment of ischial pressure ulcers with a posteromedial thigh fasciocutaneous flap[J]. Plast Reconstr Surg,2001,108(7):1990-1997.

[22] Champaneria M C,Workman A,Kao H,et al. Reconstruction of massive localised lymphoedema of the scrotum with a novel fasciocutaneous flap: A rare case presentation and a review of the literature[J]. J Plast Reconstr Aesthet Surg,2013,66(2):281-286.

[23] Lin P Y,Kuo Y R,Tsai Y T. A reusable perforator-preserving gluteal artery-based rotation fasciocutaneous flap for pressure sore reconstruction[J]. Microsurgery,2012,32(3):189-195.

[24] Ohjimi H,Ogata K,Setsu Y,et al. Modification of the gluteus maximus V-Y advancement flap for sacral ulcers: the gluteal fasciocutaneous flap method[J]. Plast Reconstr Surg,1996,98(7):1247-1252.

[25] Eryilmaz R,Okan I,Coskun A,et al. Surgical treatment of complicated pilonidal sinus with a fasciocutaneous V-Y advancement flap[J]. Dis Colon Rectum,2009,52(12):2036-2040.

[26] Haughey B H,Taylor S M,Fuller D. Fasciocutaneous flap reconstruction of the tongue and floor of mouth: outcomes and techniques[J]. Arch Otolaryngol Head Neck Surg,2002,128(12):1388-1395.

[27] Bozkurt M,Kapi E,Kulahci Y,et al. Antioxidant support in composite musculo-adipose-fasciocutaneous flap applications: an experimental study[J]. J Plast Surg Hand Surg,2014,48(1):44-50.

[28] Jorgensen S,Bascom D A,Partsafas A,et al. The effect of 2 sealants (FloSeal and Tisseel) on fasciocutaneous flap revascularization[J]. Arch Facial Plast Surg,2003,5(5):399-402.

[29] Song B,Zhao J,Guo S,et al. Repair of facial scars by the free expanded deltopectoral flap[J]. Plast Reconstr Surg,2013,131(2):200-208.

第十七章
肌瓣和肌皮瓣移植

第一节 颈阔肌肌皮瓣

颈阔肌是一块皮肌，位居表浅，面积大，与面部表情肌关系密切，易于和深层结构分离。颈阔肌由许多小动脉提供营养，血供丰富。该肌肉菲薄，质地柔软，其肤色接近面部，皮瓣易于切取和折转造型。如需增加肌皮瓣的长度，为了保证皮瓣的血供，可将甲状腺上动脉与面动脉吻合。颈阔肌肌皮瓣是覆盖下颌骨裸露创面的理想材料，因此可作为修复口腔颌面部组织缺损较为理想的供区之一。

一、应用解剖

颈阔肌位于颈前外侧部的浅筋膜内，是一块薄而宽的皮肌，成人面积约为150cm^2。该肌起于胸大肌和三角肌筋膜，斜行向上向内，止于下颌骨体，并和面部某些表情肌相连续。颈阔肌的前缘相当于从颏舌骨连续中点稍下方到锁骨胸骨端稍外侧的连线，两侧颈阔肌前缘上份肌纤维相互交错，交错的下方形成一倒置的V形无颈阔肌覆盖区，V形尖的高度与两侧肌纤维交错的部位有关。据报道，V形尖的高度平甲状软骨者占13.8%，平舌骨高度者占21.4%，平颏与舌骨1/2处者占26.3%，两侧肌纤维完全分离而不交叉者占38.3%。颈阔肌的后缘相当于从下颌角稍后方到锁骨肩峰端内侧3cm的连线。颈阔肌与深层结构联系较松，可轻易剥离，其深面有浅静脉、颈横神经、面神经下颌缘支和颈支。颈阔肌后份肌纤维略呈S形弯曲，其上份凸向后，下份则凸向前。该肌中份肌纤维比上、下份密集，后部肌纤维较前部厚。枕三角及肌三角内多无颈阔肌覆盖。这些特点在肌皮瓣设计时应加以注意（图17-1）。

颈阔肌的血供是多源性的，包括颈横动脉浅支、甲状腺上动脉颈阔肌支、面动脉颈阔肌支、颏下动脉等，耳后动脉、胸肩峰动脉、肩胛上动脉及舌动脉也有分支进入该肌。动脉均由肌肉的周边部分向中央汇聚分布，其中适宜于作肌皮瓣血管蒂的有面动脉、颏下动脉、甲状腺上动脉和颈横动脉。颈横动脉颈阔肌支的出现率最高，约占100%，共有1~4支，外径较粗（约0.8mm）；其次为甲状腺上动脉颈阔肌支，约占88%，共有1~6支。面动脉和颏下动脉的大部分分支均从上部进入颈阔肌。肌肉的运动神经为面神经颈支，皮肤的感觉神经为颈神经丛的皮支。

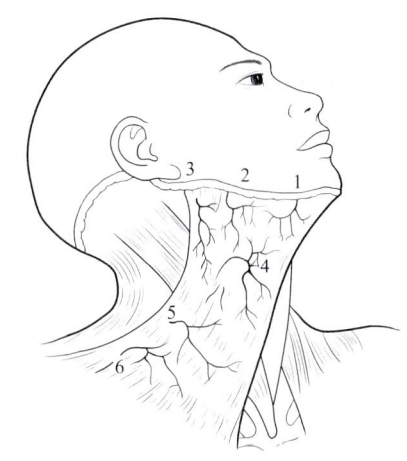

图 17-1　颈阔肌形态和血供
1. 颏下动脉　2. 面动脉　3. 耳后动脉　4. 甲状腺上动脉　5. 颈横动脉　6. 甲状腺下动脉

二　适应证

1. 可即刻修复口内颊、舌和口底组织缺损，对口内颊黏膜缺损尤为适用。
2. 颈阔肌肌皮瓣位于颈部，其肤色接近面部，为修复唇颊部小范围皮肤缺损的理想材料。
3. 面颊洞穿性缺损采用两块组织瓦合时，为口内衬里的理想供区。作为供区不毁容，较采用额瓣为好。
4. 颈阔肌肌瓣可作为覆盖下颌骨裸露创面的理想材料。
5. 吻合血管的游离移植可用于面颊部、眼睑、眼窝、唇颊和鼻缺损的修复，其效果优于胸大肌皮瓣、肩胛区皮瓣与足背皮瓣。

三　手术方法与步骤

（一）肌皮瓣转移修复创面

1. 皮瓣设计　设计时应先在下颌下缘按四等分法（图17-2）将一侧自颏部至下颌角之间分成4份，其中Ⅱ、Ⅲ区主要为面动脉供血区，颈阔肌肌皮瓣的蒂部应选在此区内。蒂的宽度视需要而定，但肌皮瓣切取后以能将切口拉拢缝合为度，一般不超过6cm。瓣的下端可达锁骨上窝。将肌皮瓣按肌纤维走向设计成S形弯曲状，这样既可避免损伤肌纤维，又可延长肌皮瓣长度。可根据缺损部位采用两种皮瓣转移术式：一种为切开唇颊沟的术式，即自口角切开，沿唇颊沟至下颌下缘，完全暴露手术野（图17-3），该法手术操作方便，手术视野好，但唇面部会遗留瘢痕；另一种为不切开唇颊沟的术式，该法不破坏唇面部外形，但术中操作比较困难（图17-4）。

2. 手术步骤　以左颊黏膜鳞癌根治后的修复为例。全麻下，按术式一的设计方法进行，即自口角切开，沿唇颊沟至下颌下缘，切口应与颈部切口和肌皮瓣的前缘相连，后缘切口与肌皮瓣的前缘切口平行。肌皮瓣宽度为5cm，长度为12cm，逆行剥离，直至颌下。肌皮瓣长宽比例和大小以皮瓣切取后颈部创缘能拉拢缝合为度。术中应注意保护甲状腺上动脉和面动脉免遭损伤。继而行鳞癌根治术，再将肌皮瓣呈180°向口内翻转修复颊部缺损，根据需要在皮瓣蒂部切除表皮范围。最后关闭面颊部与颈部创口，分层缝合。

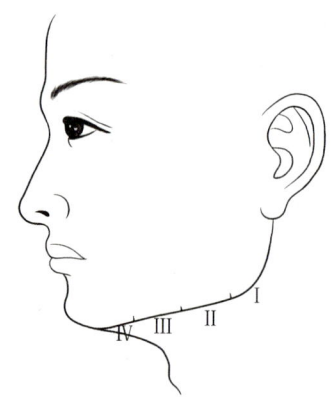

图 17-2 颈阔肌在下颌下缘的分区

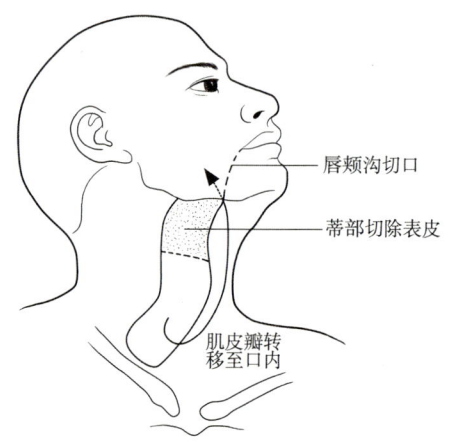

图 17-3 颈阔肌肌皮瓣转移术（术式一）

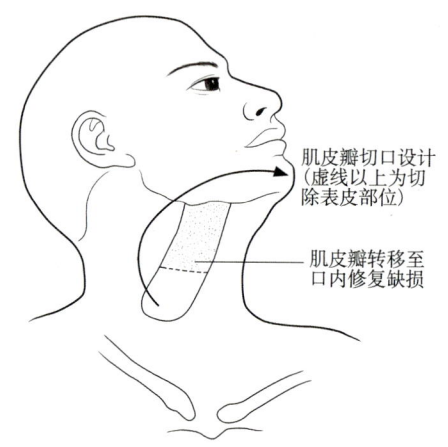

图 17-4 颈阔肌肌皮瓣转移术（术式二）

（二）肌瓣转移覆盖骨创面

1. 肌瓣设计　下颌骨肿瘤截骨后即刻行非血管化骨移植修复，常因牙槽嵴黏骨膜较薄或伤口愈合不良而导致感染。为了加强植骨块的软组织床，可就近取材，采用颈阔肌肌瓣包绕骨块，增加口内软组织的厚度和植骨床的组织血供。可根据下颌骨缺损的范围，在同侧受区颌下设计U形切口，肌瓣的宽度与长度应以能完全覆盖和包绕植骨块为准（图17-5）。

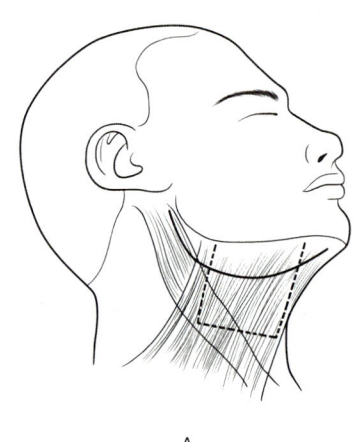

A

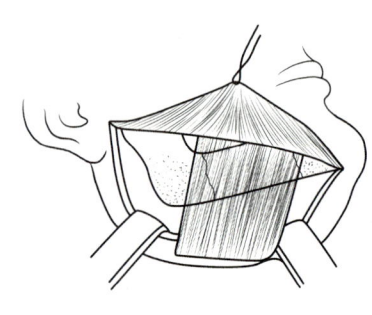

B

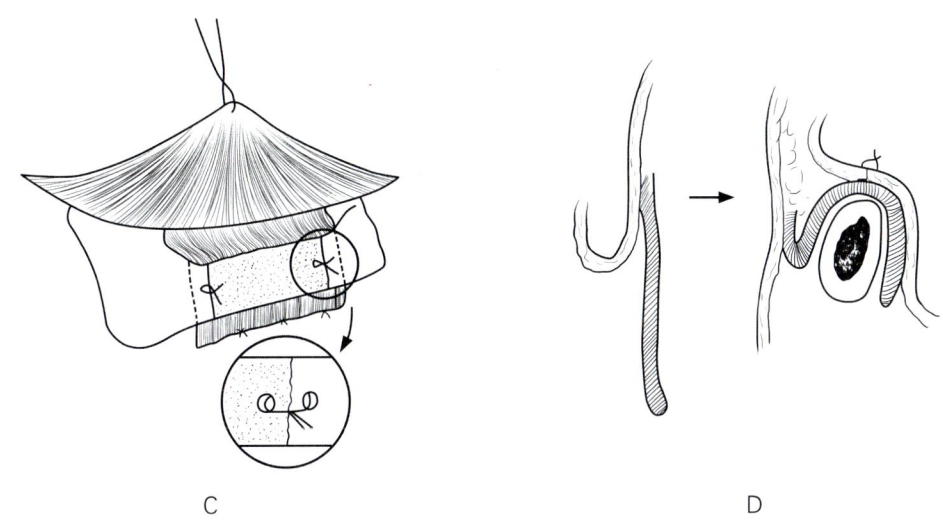

图 17-5 颈阔肌肌瓣转移术
A. 肌瓣设计　B. 肌瓣制备　C. 骨块移植　D. 肌瓣覆盖和包绕骨块

2. 手术步骤　以右下颌前部骨裸露创面的修复为例。肌瓣蒂部可选在下颌下缘Ⅱ、Ⅲ区稍后，肌瓣应较所需覆盖的骨裸露创面要大。沿颈阔肌深面肌膜外分离，注意不要损伤走行于胸锁乳突肌表面的颈外静脉，颈阔肌肌瓣上方的蒂部要加以保护。肌瓣制备后翻向上方的口腔侧，以加厚口腔侧的黏膜厚度。然后进行植骨，植骨块因有松软的组织床血供丰富，对骨块生长有利。将颈阔肌转移至裸露的骨创面，肌瓣的游离端需作固定缝合，然后根据需要决定是否在其上做皮瓣修复。

四　注意事项

1. 颈阔肌在下颌骨下缘附近有恒定的血管分支，Ⅲ区主要为面动脉，故肌皮瓣的蒂以位于Ⅲ区为好。

2. 肌皮瓣要按肌肉纤维的走行方向设计。解剖研究显示，不论肌纤维的汇合方式如何，中线处的肌纤维明显地较后上份菲薄，故肌皮瓣的设计应以中份偏后为好，因此区的肌纤维较前份为厚。如肌肉蒂较窄，应注意旋转角度，以不大于90°为宜。如肌肉蒂较宽，作180°折转时，不至于影响血供。皮瓣的长宽比例和长度可不受限制，但宽度要适中，应视需要量和皮瓣切取后创缘能拉拢缝合为准。

3. 根据解剖及临床动态观察，肌皮瓣蒂的位置较高时，术中面动脉及其分支容易保存，但甲状腺上动脉至颈阔肌的分支则保存较困难。当设计的肌皮瓣较大时，为了保证皮瓣成活，必须增加肌皮瓣的血流量，为此可将面动脉近下颌下缘处切断、近端结扎，此可保留面动脉至颈阔肌的主要供血；然后将面动脉远端与甲状腺上动脉颈阔肌支远端吻合，术中发现吻合后肌皮瓣的远端可立即出现活跃的渗血。

4. 肌皮瓣修复后的颜色变化应加以注意，位于口内者，术后第3周开始，肌皮瓣的表层组织逐渐苍白，继而分离脱落，随之深层的再上皮化也同时完成。上述现象不需采用治疗措施，亦不要误认为皮瓣坏死。

（王白石　韩岩　刘虎仙）

第二节 颈前肌肌皮瓣

颈前区是重要的解剖部位，组织结构复杂，对人体的各种功能构成特别重要。颈前区前界为颈前正中线，后界为胸锁乳突肌前缘，上界为下颌骨下缘，下界为胸骨的颈静脉切迹。颈前区的肌肉分为三层，浅层有颈阔肌、胸锁乳突肌、斜方肌，中层有舌骨上、下肌群，深层有椎前肌及斜角肌肌群。常用的颈前肌肌皮瓣除颈阔肌肌皮瓣和胸锁乳突肌肌皮瓣之外，还有舌骨下肌群肌皮瓣，本节主要讨论舌骨下肌群肌皮瓣。

20世纪80年代，王弘士（1980）首先提出用舌骨下肌群肌皮瓣修复头颈部癌切除后缺损。该皮瓣是由甲状腺上动脉为蒂、带舌骨下肌群的肌皮瓣，常用于修复舌及口底的缺损，其包括肩胛舌骨肌、胸骨甲状肌、甲状舌骨肌和表面的颈阔肌及其皮肤。因均属于带状的扁薄肌，该皮瓣又称为带状肌皮瓣。该肌皮瓣的血管蒂较长，血供丰富，且肤色、厚度与口腔颌面部较为接近，是修复口底、舌、颊等部位缺损的较为理想的供区之一。

一、应用解剖

（一）舌骨下肌群的组成

舌骨下肌群与舌骨上肌群相对抗，使舌骨下降，参与吞咽、语言和咀嚼功能的完成。该肌群共有4对肌肉，浅层由外向内为肩胛舌骨肌上腹和胸骨舌骨肌，深层自下而上为胸骨甲状肌和甲状舌骨肌。因为这些肌肉扁薄而长，又称为带状肌。舌骨下肌群肌皮瓣主要由甲状腺前肌及其表面部分颈阔肌和皮肤构成。为保护喉上神经内侧支免受损伤，通常不切取甲状舌骨肌。

1. 肩胛舌骨肌　肩胛舌骨肌有上、下两个肌腹，两个肌腹之间为中间腱。其下腹起自肩胛骨上缘和肩胛横韧带，上腹止于舌骨体外侧部下缘，中间腱借颈深筋膜中层向下连于锁骨。

2. 胸骨舌骨肌　胸骨舌骨肌是一对比较宽阔的带状肌，位于颈前正中线的两侧，起自胸骨柄和锁骨内侧后面，向上止于舌骨体内侧半。

3. 胸骨甲状肌　胸骨甲状肌起自胸骨柄后面及第1肋软骨，止于甲状软骨斜线，紧贴甲状腺浅面，是甲状腺手术时辨认层次的一个重要标志，但当甲状腺过分肿大时，甲状腺前肌因受压而变薄，有时不易辨认。

4. 甲状舌骨肌　甲状舌骨肌实质上是胸骨甲状肌向上延伸的部分，起自甲状软骨斜线，止于舌骨体外侧部及舌骨大角。

（二）动脉解剖

舌骨下肌群肌皮瓣的动脉主要为甲状腺上动脉，97%起自颈外动脉（或颈总动脉终末部），其中90%的起点平面在下颌角下方3～3.5cm范围内，或者在舌骨大角尖稍上方的部位。起始点距舌骨体中间点为3.9±0.6cm，起点处外径为2.3±0.6mm，在甲状腺上极处分叉前其外径为1.9±0.5mm。动脉起始后沿甲状舌骨肌后缘向下行，沿途发出5支：①舌骨支，沿舌骨下缘走行，在甲状舌骨肌深面与对侧同名血管交通；②喉上动脉，与喉上神经内侧支伴行，经甲状舌骨肌深面，通过甲状舌骨膜至喉内，分布于喉内的黏膜、腺体、肌肉；③胸锁乳突肌支，向下外斜行，经颈动脉分布于该肌；④环甲支，经环甲膜的上份与对侧同名支相交；⑤甲状腺支，有前、后两支，前支在甲状腺前面与对侧同名支交通，后支在甲状腺后面下行与甲状腺下动脉分支吻合。这些分支都有小支分布于舌骨下肌群、颈阔肌及其浅表皮肤。其皮肤分布范围上至舌骨水平，下到胸骨的颈前切迹，两侧自中线向外侧扩展3cm左右（甲状腺前肌宽度）。从舌骨大角尖到甲状软骨后缘中点连一条线，此线即为甲状腺上动脉的体表投影（图17-6），沿此线即可摸到甲状腺上动脉的搏动或找到该动脉干。血管蒂长约为2.8cm。

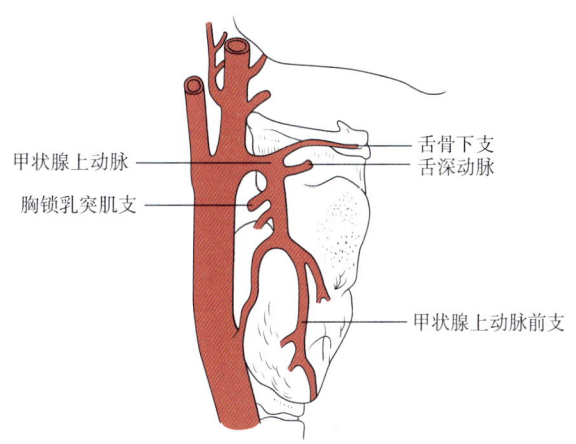

图17-6　舌骨下肌群肌皮瓣动脉解剖

（三）静脉解剖

舌骨下肌群肌皮瓣的静脉主要为甲状腺上静脉，在甲状腺上动脉外侧伴行向上，汇入处外径为2.9±0.9mm，其汇入点有下列四种形式：①70%以独立干注入颈内静脉；②22%以甲面总干汇入颈内静脉；③6%与咽喉静脉汇合后注入面总静脉；④2%先注入面后静脉，再经面总静脉注入颈内静脉。该肌皮瓣内前层的颈前静脉和深面的甲状腺上静脉均无完整的瓣膜，经尸体灌注试验显示可顺行或逆行流向。由于浅、深静脉间有丰富的交通支沟通，因此肌皮瓣设计时一般保留一个甲状腺上静脉蒂即可引流。

（四）神经支配

舌骨下肌群的运动神经均来自第1～3颈神经前支的颈襻（图17-7），由颈襻较细的上支发出的肌支支配肩胛舌骨肌上腹和胸骨舌骨肌，由较粗大的下支支配肩胛舌骨肌下腹、胸骨甲状肌和甲状舌骨肌下部。颈襻上根并不与甲状腺上动脉伴行，而是贴附于颈内动脉外侧下行；颈襻下支位于颈内静脉与胸骨甲状肌浅沟内。

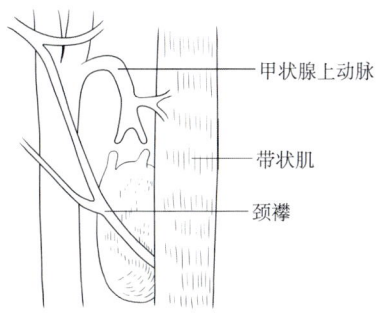

图17-7　舌骨下肌群的神经支配和肌皮瓣示意图

二 适应证

该肌皮瓣适用于舌大部分缺损或伴有口底缺损者，颈部皮肤组织正常；如颈部已做淋巴结清扫术，颈外动脉系统应未受损害。

1. 部分或全舌缺损的修复。
2. 因创伤或肿瘤切除后口腔内软组织缺损的修复。
3. 喉咽部切除后喉功能的重建。

三 手术方法与步骤

（一）术前准备及评估

术前应对患者的全身状况进行全面评估，同时对颈部供区进行仔细检查。对于有颈部手术史的病例要对皮瓣的动、静脉系统进行详细的检查和评估，对于有颈部放疗史的病例也应给予正确的评价，如无法保证血供良好，则应放弃此瓣的应用。

（二）肌皮瓣的设计

在胸骨舌骨肌外侧设计与之平行的切口以及与舌骨下缘和颈静脉切迹（又称胸骨上切迹）平行的切口（图17-8）。肌皮瓣的大小为10cm×(4~6)cm，呈长方形。在舌骨大角尖至甲状软骨后缘中点作一连线，此连线即为甲状腺上动脉的体表投影。

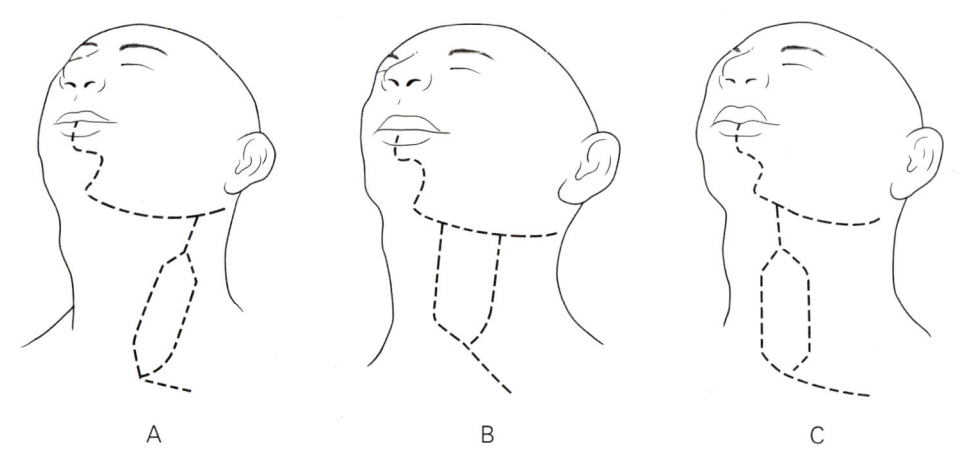

图 17-8 颈前肌肌皮瓣的切口设计
A. 胸锁乳突肌肌皮瓣　B. 颈阔肌肌皮瓣　C. 舌骨下肌群肌皮瓣

（三）肌皮瓣的制备

先从外侧缘开始切开皮肤、皮下组织及阔筋膜，打开颈鞘，探查甲状腺上动脉、颈内静脉及其属支的情况。如需同期行颈淋巴结清扫术，可依术者的习惯或先行颈淋巴结清扫术或先制备肌皮瓣。按照设计做皮瓣下切口，切开皮肤、皮下组织及颈阔肌。舌骨下肌群肌皮瓣外下部分皮肤因有胸锁乳突肌胸骨头的阻隔而不与胸骨舌骨肌直接接触，而胸锁乳突肌胸骨头的主要血供来自胸锁乳突肌支，故舌骨下肌群肌皮瓣内不包括胸锁乳突肌胸骨头，注意保护包裹胸锁乳突肌的深筋膜浅层及其深面的肌膜；切断肩胛舌骨肌下腹及其深浅筋膜，保护好甲状腺上动脉的胸锁乳突肌支；切断包括深浅筋膜在内的胸骨舌骨肌、胸骨甲状肌下端，注意勿伤及颈襻进入此两肌的分支。然后逐层切开皮瓣内侧缘，为了防止各肌肉间及皮下组织和肌肉间由于筋膜疏松而分离，通常在皮瓣外侧缘、下缘及内侧缘将各肌肉与皮下组织缝合数针。不要将甲状腺下、中静脉误认为皮瓣的回流静脉，贴近这些静脉浅面分离才是正确的分离平面。达甲状腺上极时，靠近甲状腺结扎并切断甲状腺上动脉前后支；在颈中线结扎并切断甲状腺上动脉环甲支，使其保留于胸骨甲状肌深面，注意不要伤及进入胸骨甲状肌之下的喉上神经外侧支、经甲状舌骨肌深面入喉的喉上神经内侧支以及与之伴行的喉上动脉。制备舌骨下肌群肌皮瓣时，为了保护喉上神经内侧支，多不切取甲状舌骨肌。最后行皮瓣上切口，切断胸骨甲状肌在甲状软骨的附着，切断胸骨舌骨肌、肩胛舌骨肌在舌骨的附着，完成肌皮瓣的游离（图17-9）。

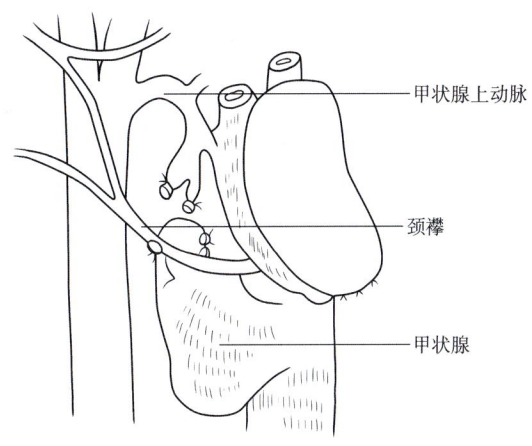

图 17-9　舌骨下肌群肌皮瓣转移术示意图

接下来进行血管神经蒂的进一步制备，在颈外动脉和颈内静脉的内侧进行，注意保护好颈前静脉与甲状腺上静脉、面总静脉、舌静脉等的交通支。为了保证肌皮瓣旋转的灵活性，在舌骨水平以下的颈内静脉属支均应结扎、切断，结扎部位尽量靠近颈内静脉，以免影响要保留的交通支通畅。保护皮瓣的动脉、回流静脉及其吻合支、颈襻，尽量使血管神经蒂部分有1cm以上宽度的筋膜结缔组织，这样既可以保护血管神经，又可以在皮瓣转移到受区后减少因血管牵拉所承受的张力。此外，还可以在适当的位置将筋膜与颌下或颏下的组织进行悬吊缝合，以此来减少蒂部的张力。如果经上述处理后皮瓣仍不能在无张力的情况下到达受区，可切断皮瓣的供应血管，通过显微外科技术，将皮瓣血管与上方的动、静脉吻合，即进行皮瓣游离移植，但这种方法很少采用。在进行全舌再造时，可设计唇颌颈部切口（图17-10A中的虚线），肌皮瓣大小约8cm×4cm；为了避免术后颈部拉拢缝合过紧，可在同侧设计胸三角皮瓣（图17-10A中的实线），转移覆盖颈部创面。这样，当全舌体切除、截断颌骨、肌皮瓣移植至口内时，其上有甲状腺上动脉相连（图17-10）。全舌再造完成后，唇颊与唇颏创口不缝合。

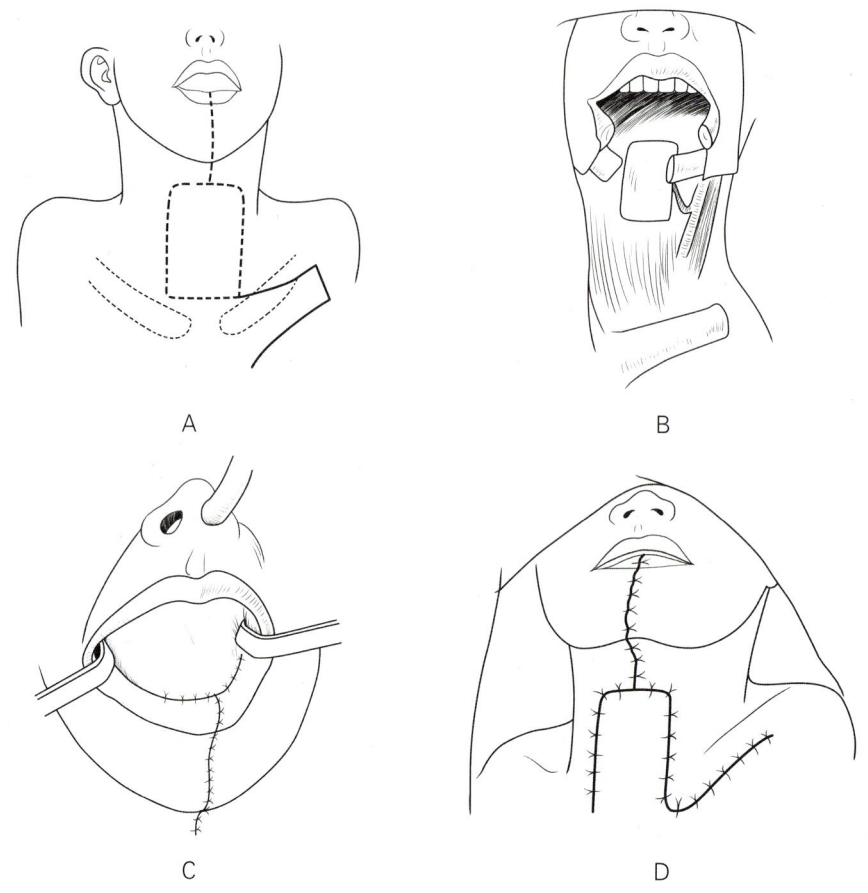

图 17-10　舌骨下肌群肌皮瓣全舌再造示意图
A. 切口设计　B. 肌皮瓣转移　C. 全舌再造完成　D. 颈前区修复

（四）供区创面的处理

皮瓣宽度在 5cm 以内者，一般经双侧颈阔肌下潜行分离均可直接拉拢缝合；如皮瓣宽度在 5cm 以上，且经上述处理仍无法关闭创口者，可采用上胸部邻近皮瓣转移来消除创面。如术后需行气管切开，为了防止供区与气管切开术的切口相通，在气管切开的切口作栅栏状缝合，以阻断通道。

四　术后处理及注意事项

（一）术后处理

1. 术后采取头部后仰，头正位后略偏向供瓣区一侧。
2. 该皮瓣的术后观察与其他皮瓣一致。
3. 供区直接拉拢缝合常导致其张力较大，因此应使患者避免剧烈咳嗽，可对症给予化痰和镇咳药物以及雾化吸入等措施，以免影响创口的正常愈合。
4. 拆线时间要比正常拆线时间晚几天，通常为 10～12 天，可先间断拆线，然后视情况拆除余下的缝线。

(二)注意事项

1. 血管神经蒂长达2.8cm以上，由舌骨体至颈静脉切迹可以制取长达7.9cm的肌皮瓣，几乎可以修复咽、舌、口底的全部缺损，也可修复面颊下份的中小型缺损。

2. 肌皮瓣制备中保存了支配肌肉运动的颈襻上根，转移后能保证肌皮瓣有适量的运动功能，术后不致萎缩，对吞咽和语言功能的恢复十分有利。

3. 对于头颈部恶性肿瘤需行根治性颈淋巴结清扫术的病例，不适合应用此皮瓣进行缺损的修复。对于施行保留颈内静脉的改良根治性颈淋巴结清扫术和选择性颈淋巴结清扫术的病例，应格外小心，既要达到清扫术的彻底性，又要保证回流静脉完好无损。

4. 在同期行颈淋巴结清扫术时应先探查颈内静脉及其属支和甲状腺上动脉的情况，特别是有无肿瘤或转移淋巴结的侵袭、有无血管变异等，通常应准备缺损修复的第二供区。

5. 如皮瓣宽度达5cm以上，则直接拉拢困难，需行其他皮瓣转移修复或游离皮片移植。

6. 舌骨下肌群肌皮瓣内不包括胸锁乳突肌胸骨头，而胸锁乳突肌胸骨头的血供主要来自胸锁乳突肌支，若损伤了胸锁乳突肌支，会引起该皮瓣外下部分皮肤坏死。

7. 为了防止各肌肉间及皮下组织和肌肉间由于筋膜疏松而分离，通常在皮瓣外侧缘、下缘及内侧缘将各肌肉及皮下组织缝合数针。

8. 为了保护喉上神经内侧支，多不切取甲状舌骨肌。

9. 注意保护好颈前静脉与甲状腺上静脉、面总静脉、舌静脉等的交通支。

10. 应尽量使血管神经蒂部分有1cm以上宽度的筋膜结缔组织，这样可以保护血管和神经，又可以在皮瓣转移到受区后减少因血管牵拉所承受的张力。

五　术后主要并发症

1. 舌根口底部水肿及血肿，可并发呼吸道梗阻，应严密观察。
2. 止血不彻底或肌纤维内的小血管渗血，并发口底及颈部血肿。
3. 颈部瘢痕挛缩，影响颈部抬头肌的后仰功能。
4. 皮瓣蒂扭曲过度，造成皮瓣部分或大部分坏死。

（王娟　韩岩　刘虎仙）

第三节　胸锁乳突肌肌皮瓣

Owens（1985）首先报道胸锁乳突肌肌皮瓣局部转移修复颌面部组织缺损。Conley（1972）设计了带有锁骨的胸锁乳突肌复合组织瓣修复口腔部组织缺损。Ariyan（1979）进一步研究了胸锁乳突肌的血液供应、皮瓣设计及切取方法。为避免切取胸锁乳突肌肌皮瓣造成的歪颈后遗症，原林（1984）、周训银（1988）先后研究了胸锁乳突肌单头肌皮瓣的解剖学基础，并将其广泛应用于临床。

一 应用解剖

（一）胸锁乳突肌的形态

胸锁乳突肌是颈前的一对长肌，有内、外两头，分别起自胸骨、锁骨，斜向后上方，止于颞骨乳突及上项线，全长17~19cm。内侧头（即胸骨头）起自胸骨柄前面同侧半的上1/4范围内，起始部多为腱性，长约3.3cm，宽约1.2cm，一般在胸骨柄和锁骨内侧端上缘处移行为肌性。外侧头（即锁骨头）起自锁骨上前缘内1/3段，多为肌性，有利于带锁骨做成骨肌皮瓣。骨肌皮瓣所带锁骨主要为锁骨内侧半，宜保留锁骨内侧端于原位，以保全胸锁关节及其功能。在肌肉起始处，锁骨头比胸骨头宽；而在肌肉中点，胸骨头的宽度和厚度均大于锁骨头。锁骨头向上行走时，大多逐渐走入胸骨头的深面。在锁骨上方，两头之间呈现一个三角形裂隙，即胸锁乳突肌三角。由于在胸锁乳突肌中下份两个头易于分离，可分离长度约为7.6cm，因而有利于做成单头肌皮瓣应用。

（二）胸锁乳突肌的血供

1. 动脉　胸锁乳突肌斜跨颈部的全长，沿途接受许多来自颈部的动脉肌支，各家报道不一。Ariyan认为该肌上部的血供来自枕动脉胸锁乳突肌支，中部的血供来自甲状腺上动脉肌支，下部的血供来自甲状颈干肌支。国内的研究资料表明，该肌为多源性、节段性血供，其中出现率较高的是枕动脉、甲状腺上动脉和颈外动脉，其次为肩胛上动脉、耳后动脉和颈横动脉（图17-11）。

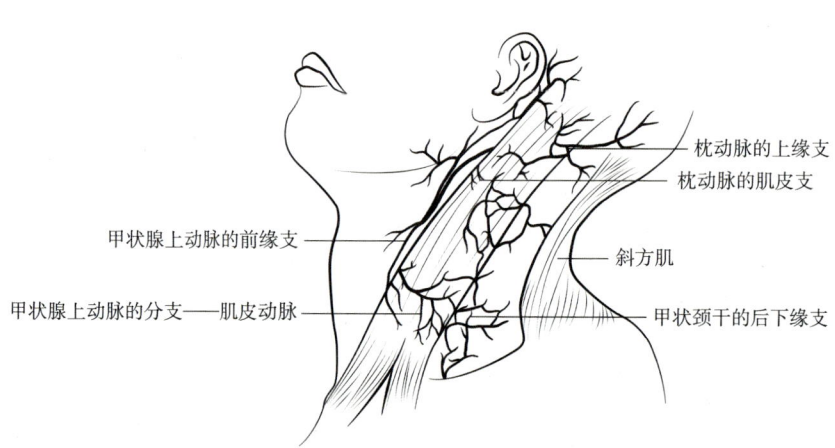

图17-11　胸锁乳突肌肌皮瓣的血供

（1）枕动脉肌支：位置较深，不易显露，常与副神经伴行，主要分布于肌肉的上1/3段。原林认为枕动脉胸锁乳突肌支入肌后分为两大支，分别供应胸锁乳突肌上半的深、浅两部纤维。只要该部的皮瓣血管来源和肌肉血管吻合未受破坏，即使胸骨头下2/3钝性分离，也不会发生肌肉远端坏死。

（2）甲状腺上动脉肌支：在胸锁乳突肌中1/3或中、下1/3交界处接近肌肉的深面，并于肌肉的两个头之间下行，沿途陆续分支供应肌肉的两个头。

（3）颈外动脉肌支：多起自颈外动脉壁外侧半，起点在舌动脉与面动脉起点之间。肌支起始后多立即跨越舌下神经，这一点可作为寻找肌支的标志。该肌支主要分布于肌肉中1/3段。

（4）肩胛上动脉肌支：位置较深，不易显露，经锁骨后面反向上行到达胸锁乳突肌，仅分布于两头起始处。

(5) 颈横动脉肌支：多在胸锁乳突肌后缘附近进入肌肉，供应锁骨头部分范围，不是该肌的主要血供。

以上诸血管肌支之间吻合十分丰富，使得胸锁乳突肌呈现多源性、节段性的血供特点，其上部主要为枕动脉肌支，中部主要为甲状腺上动脉及颈外动脉发出的分支，下部主要为甲状颈干和颈横动脉肌支。

2. 静脉　各动脉肌支均有1~2条伴行静脉，其口径与同名动脉相同或略细，分别汇入附近的静脉。由于肌支静脉较细，故在设计皮瓣时可考虑将颈外静脉包含在皮瓣内。颈外静脉越过胸锁乳突肌表面，在肌肉上、下缘处平均外径分别为4mm和4.5mm。

（三）胸锁乳突肌的神经

胸锁乳突肌的运动神经主要来自副神经，还有来自颈丛的小分支。副神经下行时多与枕动脉胸锁乳突肌支伴行，副神经进入肌肉后才分为胸锁乳突肌支和斜方肌支。肌支多在肌肉两个头的交界处附近集中进入肌肉的神经门，该门位于肌肉中1/3的上份。根据神经分叉位置分为高位的肌外分叉型和低位的肌内分叉型两型，对转位而言，分叉位置高的肌外分叉型操作容易，神经不需分离；分叉位置低的肌内分叉型则需劈开覆于神经浅表的肌束，并分离较长的神经（1~2.5cm），以利于肌肉转位，此时，转位后斜方肌支的牵拉不明显。因此，无论是肌内、肌外分叉型均可应用显微外科技术劈开神经分叉，使得转位不受影响。

（四）胸锁乳突肌表面皮肤的血供

在胸锁乳突肌区表面皮肤的血供来源有两个：①肌皮动脉穿支，从肌肉上半部穿出的主要是枕动脉的穿支，从肌肉下半部穿出的主要是甲状腺上动脉的穿支，两者均较细；②肌皮动脉缘支，各个肌块的边缘部分均有不穿过肌肉实质的缘支，它们是邻近皮肤的重要血供来源。胸锁乳突肌的前缘支自上而下分别来自枕动脉、颈外动脉和甲状腺上动脉，后缘支则来自枕动脉和颈横动脉。由于具有上述特征，胸锁乳突肌肌皮瓣转移时，表面的血供良好，尤其是具有肌缘支的血供，应用时皮肤区域可以成活的面积远比肌肉表面宽阔，因此当肌皮瓣转移长度不足时，可以将锁骨下方的皮肤加以利用，但范围不宜超过锁骨下方4cm。虽然胸锁乳突肌表面皮肤的血供非常丰富，但是动脉穿过浅筋膜后即在真皮下相互吻合成网，该网无静脉伴行，易造成静脉回流障碍，所以术后易出现皮瓣皮肤瘀紫现象，严重者会造成部分表皮坏死。

（五）胸锁乳突肌表面皮肤的神经

胸锁乳突肌下部皮瓣供区的感觉神经来自颈丛皮神经的颈前皮神经和锁骨上皮神经。颈前皮神经为一支，从胸锁乳突肌后缘中点穿出颈深筋膜浅层，水平稍下行向颈内侧，在末梢部进入颈阔肌和皮肤；锁骨上皮神经的内侧支和中间支分布到胸锁乳突肌下部供区。该两支神经在胸锁乳突肌后缘中点穿出深筋膜，在胸锁乳突肌和颈阔肌之间向前下方斜行，开始往往形成共干，在近锁骨上方时分开，在锁骨上缘处穿出颈阔肌，分布到颈前下部和胸前壁的皮肤（图17-12）。

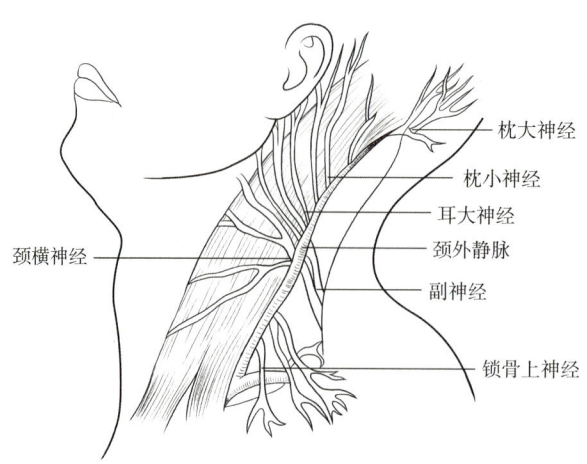

图 17-12　胸锁乳突肌后缘穿出的神经

二　适应证

1. 同侧中下面部皮肤软组织缺损的修复。
2. 颌面部洞穿性缺损的修复，气管瘘修复时可作为衬里组织。
3. 携带肌肉可修复面部凹陷性缺损；肌段可代替咬肌修复咀嚼肌瘫痪，恢复咀嚼功能；面瘫的治疗。
4. 携带锁骨段可修复伴有下颌骨缺损的皮肤缺损。
5. 舌再造。

胸锁乳突肌系节段性供血，血管口径较大，便于吻合，可行吻合血管的游离移植修复远位的组织缺损。首先应选择其他部位的组织瓣，当无适当的组织瓣可利用时，才考虑选择使用该肌皮瓣。

三　手术方法与步骤

（一）上端血管蒂全胸锁乳突肌肌皮瓣

1. 皮瓣设计　该皮瓣以枕动脉和甲状腺上动脉为血管蒂，将胸锁乳突肌下部形成皮瓣移位修复缺损。以乳突下4cm处为皮瓣血管蒂旋转中心，以此点至锁骨的距离为半径，根据受区的缺损范围及形状设计皮瓣的大小，但皮瓣的最下界以不超过锁骨下4cm为宜，前后缘以不超过肌肉边缘3cm为宜，上端视需要酌情切取。标出切口线及肌肉血管蒂的位置。

2. 手术步骤　先做肌皮瓣蒂部切口，切开皮肤、颈阔肌及颈浅筋膜，行筋膜下分离，显露胸锁乳突肌前后缘。再切开皮瓣的前侧及下端，分离并切断胸锁乳突肌的两个肌头，从前到后、从上到下依次切开皮瓣周缘，将颈深筋膜浅层连同胸锁乳突肌一起向上掀起，分离至血管神经蒂部。分离肌皮瓣时及时将深筋膜、肌肉及皮下组织缝合固定，防止皮瓣与皮下组织滑脱，亦可保护来自血管蒂部的肌缘支。

如受区较近，所需蒂部不长时，可以保留甲状腺上动脉至胸锁乳突肌的缘支，切断、结扎该动脉至甲状腺的腺支；若受区较远，所需蒂部较长时，可切断甲状腺上动脉，以枕动脉为蒂，但要特别注意保护来自枕动脉的前上缘支。肌皮瓣转移后，供区可采用游离皮片移植修复，或于供区后侧设计一个三角形V-Y推进皮瓣修复，避免另外选择供区取皮修复。

（二）上端血管蒂胸锁乳突肌单头肌皮瓣

若受区不需要全部胸锁乳突肌，可以利用该肌胸骨头与锁骨头之间容易分离，分离后不影响血供的解剖特点，设计为单头肌皮瓣转移（两头均可选择，但因胸骨头较表浅而较多被选用）。此术式的优点是可以保留部分胸锁乳突肌的功能，避免了术后产生斜颈后遗症。

1. 皮瓣设计　以胸骨头肌皮瓣为例。皮瓣蒂部设计在乳突部位，以胸锁乳突肌胸骨头为中心，根据受区缺损范围设计皮瓣，可利用的皮瓣范围同全胸锁乳突肌肌皮瓣。

2. 手术步骤　皮瓣切取的手术操作与全胸锁乳突肌肌皮瓣相似，不同的是在掀起皮瓣下缘时，只将胸骨头附着处离断，保留锁骨头，于两头之间作钝性分离。如同时保留该皮瓣的锁骨上神经内侧支和中间支，可使皮瓣具有感觉功能。用于全舌再造时，可设计双侧胸锁乳突肌胸骨头肌皮瓣，这样术后在肌力上会达到平衡对称，其运动功能的恢复也较为理想。

（三）下端血管蒂胸锁乳突肌肌皮瓣

该肌皮瓣以甲状颈干及颈横动脉的小分支为血供来源，蒂部选在胸锁乳突肌下部的两头起始处，将胸锁乳突肌上端肌肉及其表面皮肤形成皮瓣，但临床上较少应用。

（四）胸锁乳突肌肌皮瓣游离移植

1. 皮瓣设计　游离移植的胸锁乳突肌肌皮瓣常选用肌肉的中下部分。肌皮瓣上界平下颌水平，下界可至锁骨下3cm，前后缘在肌肉前后缘旁开3cm。

2. 手术步骤　于肌皮瓣前缘切开皮肤、颈阔肌及颈浅筋膜，选择保留1～2支皮下主干静脉。切开颈深筋膜浅层，于甲状软骨上缘平面处辨明颈外动脉，仔细找出自颈外动脉发出的甲状腺上动脉，该动脉向前下方行于颈总动脉前，在胸锁乳突肌前缘分支处进入该肌，此肌支距颈外动脉起始处2.1cm，血管外径平均为1.1mm。结扎甲状腺上动脉的腺支，保护喉上神经。在胸锁乳突肌后缘旁开3cm处切开皮瓣后界，距乳突下约4cm处寻找副神经，切开神经外膜，保护斜方肌肌支，切断胸锁乳突肌肌支，标记备用。

在保护好血管神经蒂的前提下切开皮瓣周缘，于下颌角水平切断胸锁乳突肌上端，在胸锁骨上切断其起点，自颈深筋膜浅层分离肌皮瓣。待受区准备充分后再切断皮瓣的血管神经蒂，行吻合血管的游离移植，供瓣区可采用游离皮片移植或局部皮瓣修复。

（柴密　宁金龙　展望　韩岩　刘虎仙）

第四节　胸大肌肌皮瓣

胸大肌转移术以往多用于重建肱二头肌功能，陈中伟（1973）、杨东岳（1978）报道吻合血管神经的胸大肌及胸大肌肌皮瓣移植修复前臂屈肌功能。Ariyan（1979）、Hurwitz（1979）分别报道应用胸大肌肌皮瓣修复头颈部肿瘤切除术后的组织缺损和严重的颈部瘢痕挛缩。刘树滋（1980）用胸大肌肋骨复合瓣转移修复伴有骨缺损的软组织缺损。目前，胸大肌肌皮瓣是临床上用于修复颌面及颈部缺损的常用组织瓣之一。

一 应用解剖

（一）胸大肌的形态

胸大肌是覆盖于前胸部的一块扁肌，呈扇形。根据胸大肌的起点及血管神经分布特点，可将其分成锁骨部、胸肋部和腹部三部分。锁骨部起自锁骨前内侧端，起端宽5.86cm、厚0.75cm，肌腹长12.3cm；止端宽4.79cm、厚0.66cm，止腱长0.69cm。胸肋部起自胸骨外侧半上6个肋软骨前方。腹部起自腹直肌前鞘前叶，亦可起自胸肋骨远前侧。胸大肌胸肋部与腹部仅在起点端分界明显，肌腹处无分段的自然界限，起点宽平均19.9cm、厚0.34cm，上缘长15.2cm，下缘长21.3cm，止腱长3.54cm、宽5.45cm、厚0.17cm。三部分纤维向外侧集中，以扁平腱止于肱骨大结节嵴。止腱分为前后两层，前层由锁骨部及胸肋上部纤维组成，后层由腹部及胸肋下部纤维组成。

（二）胸大肌的血供

1. 动脉　胸大肌的血液供应主要有三个来源，即胸肩峰动脉的胸肌支及三角肌支、腋动脉的胸肌支、胸廓内动脉的前肋间动脉和穿支。此外，胸最上动脉和胸外侧动脉的分支也供应胸大肌。这些血管在胸大肌的各部之间以及各部的肌肉内部都有广泛的吻合。

胸大肌皮瓣常利用的血管为胸肩峰动脉，它起于腋动脉第二段，亦可起自第一段，起始处外径平均2.8mm。动脉向前内行，经胸小肌上缘穿出胸锁筋膜后，分为三角肌支、胸肌支、肩峰支和锁骨支。胸肩峰动脉发出胸肌支之前，干长1.2cm。

（1）三角肌支：是胸肩峰动脉行向外侧的直接延续，在入三角肌前除发出肩峰支外，还发出1～3个小支分布到胸大肌锁骨部的外侧份。三角肌支外径为2.1mm，游离段（发出分支前的一段）长1.4cm。

（2）胸肌支：行向下内方，全长平均12.3cm，沿途发出2～8个小支后穿入胸大肌。其主要分布于胸大肌胸肋部，亦可分布到胸大肌腹部，并与胸廓内动脉穿支在肌内形成侧支吻合。胸肌支外径平均1.7mm，游离段长3.7cm，是胸大肌的主要血供来源。胸肌支缺如时，可由胸外侧动脉或外侧胸肌支代替。

（3）锁骨支：为胸肩峰动脉的小分支，部分为双支型（占24%），少数可起自三角肌支或胸肌支。锁骨支行向内侧，主要分布于胸大肌锁骨部的内侧份，在肌内与来自三角肌支的分支形成侧支吻合。此外，锁骨支还发出小分支分布到锁骨内侧、锁骨下方和胸锁关节。锁骨支外径平均1.2mm，游离段长1.4cm。

2. 静脉　胸肩峰动脉的分支均有静脉伴行，一般为1支，少数有2支，它们单独或几支合干后汇入腋静脉或头静脉，而不是汇合成一条总干。

（三）胸大肌的神经

胸大肌的神经主要有胸前外侧神经和胸前内侧神经，它们分别发自臂丛神经的外侧束和内侧束。胸前内侧神经经过胸小肌外侧缘或穿过该肌进入胸大肌外侧部，支配其下部；胸前外侧神经与胸肩峰动脉伴行，经胸小肌上缘进入胸大肌上端，支配胸大肌锁骨部，两分支间互有交通支。

（四）胸大肌表面皮肤的血供

胸大肌表面皮肤的血供主要来自胸廓内动脉穿支。此外，胸肩峰动脉在胸大肌表面发出许多外径在0.3mm以下的肌皮穿支，与胸廓内动脉穿支和胸外侧动脉皮支吻合形成皮下血管网，共同支配胸大肌表面的皮肤（图17-13）。

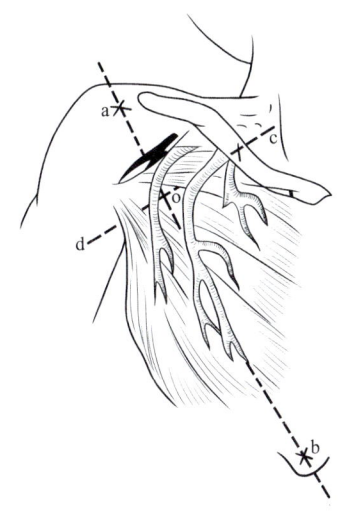

图 17-13 胸大肌的血供

二 适应证

1. 修复口腔颌面、肩颈部及上肢皮肤软组织缺损。
2. 口腔及咽部洞穿性缺损时作为衬里，舌及食管等再造。
3. 胸大肌功能正常者，利用其转位术治疗脊髓灰质炎后遗症，臂丛神经损伤所致三角肌、肱二头肌瘫痪时重建肩关节外展及屈曲肘关节功能。
4. 肌骨瓣或肌皮骨瓣用于修复下颌骨缺损、肱骨骨不连等，尤其是伴有皮肤缺损者。

三 手术方法与步骤

在设计胸大肌肌皮瓣时，应根据手术需要，在胸大肌的三个部分找出独立的主要血管神经束，如锁骨部的血管神经束应是胸肩峰动脉三角肌支及其伴行静脉和胸前外侧神经锁骨支，胸肋部的血管神经束应是胸肩峰动脉及其伴行静脉和胸前外侧神经上胸肌支，腹部的血管神经束应是胸肩峰动脉胸肌支及其伴行静脉和胸前内侧神经。胸大肌表面覆盖的皮肤有许多肌皮穿支血管供应。这样，胸大肌的三个部分都可解剖分离出血管束，并可分别或联合切取三个部分的胸大肌皮瓣。临床上常用的是胸大肌胸腹部皮瓣和胸大肌锁骨部皮瓣。

（一）胸大肌胸腹部皮瓣

1. 皮瓣设计　自肩峰至剑突作一连线，该线的中 1/3 段即为胸肩峰动脉上胸肌支的体表投影；自肩峰至乳头作一连线，该线的下 1/2 段为胸肩峰动脉下胸肌支的体表投影。或自肩峰至剑突作一连线 ab，自锁骨中点作垂直于 ab 的连线 cd，其交于点 o，cob 即为胸肩峰动脉的体表走行标志（参见图 17-13）。胸肩峰动脉胸肌支在肌内的行径几成弧形，故可以胸骨柄为圆心、以圆心到锁骨下缘中点为半径作一圆弧，该圆弧即为胸肌支的体表投影。根据受区需要及所需蒂部长度画出肌皮瓣的切取范围，其内侧可至胸骨旁，外侧可至腋前线，上至锁骨，下至肋骨边缘，足以满足颌面部及颈部缺损修复所需的组织量（图 17-14）。

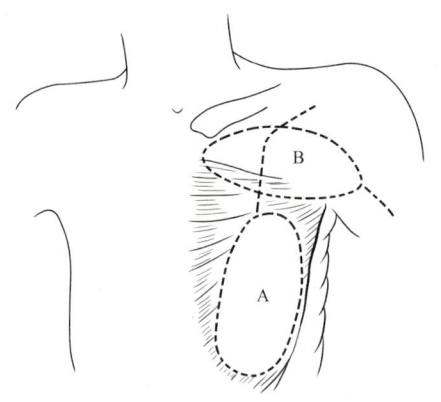

图 17-14 胸大肌肌皮瓣设计
A. 胸大肌胸腹部皮瓣　B. 胸大肌锁骨部皮瓣

2. 手术步骤　先沿血管轴的方向切开肌蒂部皮肤，于浅筋膜下向两侧分离 3～4cm，再沿皮瓣外侧缘切开皮肤和胸大肌全层，在胸固有筋膜深面分离肌皮瓣，将此筋膜连同其浅面的胸大肌一并掀起，然后于胸大肌深面向血管轴两侧向上作钝性分离，直至蒂部。翻开部分胸大肌，寻找位于其深面的血管神经束，确认血管神经束后，即可沿设计线切开皮瓣内缘皮肤和全层胸大肌。皮瓣掀起时，沿四周将肌肉与皮下组织暂时缝合，以免肌肉与皮肤组织因牵拉而滑脱，影响皮瓣血供。在肌皮瓣蒂部，于血管神经束两侧 2cm 处平行切开肌肉，形成肌袖包绕血管神经束。如患侧行颈淋巴结清扫术，肌蒂可适当增宽，既可覆盖裸露的颈动脉，又弥补了颈部外形上的缺陷。肌蒂达锁骨附近时，尽量减少肌肉，以便在越过锁骨时不致过分膨隆，并可减少因锁骨及皮下隧道对血管蒂的压力而引起血供障碍。皮瓣可经隧道转移至受区，供区拉拢缝合或游离植皮修复。

（二）胸大肌锁骨部皮瓣

1. 皮瓣设计　根据缺损修复的需要画出肌皮瓣的切取范围，上界可达锁骨下缘，下界至腋皱襞平面，内界至胸骨旁，外界接近三角肌前缘（参见图 17-14）。

2. 手术步骤　先从胸骨旁第 2 肋骨上缘开始，经锁骨下向外达胸大肌在肱骨的止点，做皮瓣上缘切口，将肌筋膜与皮瓣的皮缘缝合固定。沿头静脉将胸大肌与三角肌分开，静脉留于三角肌一侧。向上将胸大肌上缘游离到位于锁骨上的起点外侧，行骨膜下剥离，使其起点全部游离。在三角肌、胸大肌和锁骨之间的三角内，沿头静脉向上分离，在肌肉上缘即可见到胸肩峰动脉胸肌支及其伴行静脉和胸前外侧神经，予妥善保护。切开皮瓣下缘，找出胸大肌锁骨部与胸肋部间的肌间沟，顺肌纤维方向分离，将胸大肌锁骨部与胸壁及胸小肌分开，此时即已形成带血管神经蒂的胸大肌锁骨部肌皮瓣。肌皮瓣转移修复受区缺损，供瓣区可直接缝合或以游离皮片移植修复。

（三）全胸大肌皮瓣

以胸肩峰动脉主干为蒂，可将胸大肌锁骨部及胸腹部合并形成全胸大肌皮瓣。其优点是可提供大面积的组织瓣，也可依据胸大肌血管神经的分布特点制成几个指状的肌瓣加以利用，对修复前臂肌群缺损有独到之处；缺点是供区缺损大、毁形明显且完全丧失胸大肌功能。临床应用较少。

（四）劈裂式双岛胸大肌皮瓣

1. 皮瓣设计　胸大肌皮瓣主要由胸肩峰动脉胸肌支轴型供血。自锁骨中点向下作肩峰剑突连线的垂线，即为胸肩峰血管束走行的体表投影，在血管走行路线上、乳晕内下方的胸肋部皮肤处描绘皮瓣轮廓。女性患者皮瓣设计在乳房内下方并避开乳晕和乳头，尽量绕过乳腺组织。以锁骨中点下2cm处为旋转点，此点至皮瓣最远端距离应稍大于至口内缺损区最远距离。皮瓣向下不超过剑突水平，皮瓣面积约大于缺损10%，以避免缝合张力。皮瓣切取大小为（14cm×3.5cm）～（17cm×5.5cm）。

2. 手术步骤　沿设计切口线切开皮瓣周缘皮肤及皮下组织，自胸大肌表面沿外侧切口线翻瓣暴露胸大肌外侧缘，然后在内侧切口线处切断胸大肌在肋软骨和肋间肌表面的附丽，结扎第4～6肋间隙的前肋间穿支血管。用丝线将皮缘与胸大肌或肌筋膜间断固定数针，以保护皮下穿支血管网，避免后续操作时皮岛和肌肉分离。在胸大肌筋膜与胸壁之间用手指钝性分离掀起胸大肌皮瓣，显露其深面的胸小肌，即可直视走行于胸大肌皮瓣背侧的胸肩峰动脉胸肌支。在血管束两侧2～3cm处切断胸大肌全层至锁骨下3～4cm处，切开血管束表面肌肉，继续解剖血管束直至其自胸锁筋膜的穿出点。水平切开锁骨上下缘的骨膜，用剥离器将锁骨后方的骨膜连同锁骨后肌从锁骨后表面掀起，形成约三横指宽的锁骨下隧道，注意保护血管蒂根部和锁骨下血管。将胸大肌皮瓣向上翻转180°，经该通道由锁骨后方转移至头颈部。根据口内外缺损大小选取劈裂平面，以第3～4肋水平为宜，为保证皮瓣远端血供可靠，劈裂平面不低于第4肋间。用手术刀切开皮肤和皮下直至胸大肌表面，随后向上抬起皮瓣，在皮瓣背侧观察胸肩峰血管束走行情况。胸肩峰血管束随其走行逐渐分为3～5束较为粗大的分支，各束间均有一定距离。选取外侧1～2束分支血管供应远端皮岛，随后顺胸大肌肌纤维方向劈开肌肉直至距离血管束约2cm处，将选定的血管束包含于远端皮岛的肌蒂内。单岛胸大肌皮瓣分为两部分，远端皮岛修复口内缺损，近端皮岛修复颈部缺损，胸部创面经皮下减张后直接拉拢缝合（图17-15）。

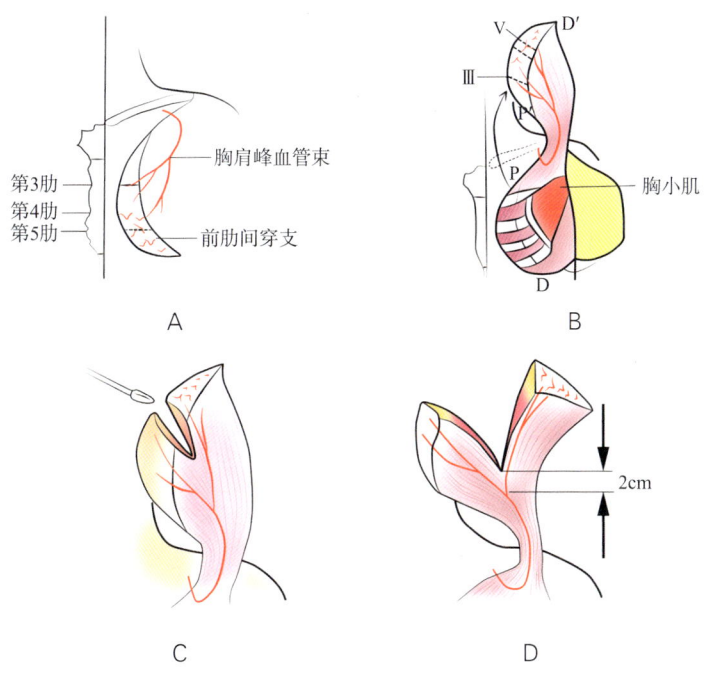

图17-15　劈裂式双岛胸大肌皮瓣

P、D分别为切取前皮瓣的近心端和远心端，P′、D′分别为切取翻转后皮瓣的近心端和远心端，Ⅲ、Ⅴ分别为切取前对应的第3肋及第5肋平面

（五）双血管蒂胸大肌肌皮瓣

将胸外侧动脉包含在内，和胸肩峰动脉一起形成双血管蒂胸大肌肌皮瓣。按缺损大小设计切口，切开肌皮瓣上方的切口，在胸大肌表面向两侧游离皮瓣，显露胸大肌锁骨部和胸肋部之间的

肌间沟。沿肌束走行作钝性分离，进入胸大肌后方间隙，找到胸肩峰动脉胸肌支，在肌肉后方分离，至血管最下入肌点处向上穿出肌肉，顺肌束方向分开，保留胸大肌锁骨部及部分胸肋部肌肉。看清血管大致走行方向后，旁开1～2cm向下断开肌肉，直至与肌皮瓣内侧切口相连。切开皮瓣下方的皮肤、皮下组织，将皮瓣和肌蒂向外侧翻转，并在胸大肌后方间隙内作钝性分离，即可显露胸肩峰动脉胸肌支和胸外侧动脉胸大肌分支。直视下在胸外侧血管分支外侧离断部分胸大肌并向上掀起，在此过程中断扎其供应胸小肌和前锯肌的分支。最后在两支血管游离处，用手指将血管与其浅面的胸大肌分开并离断。至此，肌皮瓣制备完成（图17-16）。

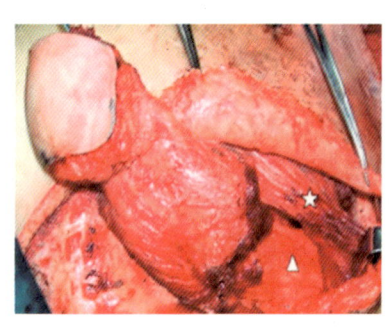
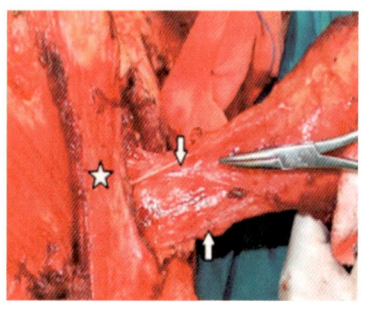

A   B

图17-16　双血管蒂胸大肌肌皮瓣
A. 血管蒂（△所示）为血管筋膜束，保留的胸大肌肌束（☆所示）　B. 胸肩峰血管（↓所示）及胸外侧血管（↑所示）组成的双血管蒂，保留的胸大肌肌束（☆所示）

（石俊　宁金龙　展望　韩岩　刘虎仙）

第五节　背阔肌肌皮瓣

一　历史回顾

背阔肌肌皮瓣（latissimus dorsi myocutaneous flap）是身体上可供游离移植或带蒂移植范围最广、功能最多的皮瓣之一。该供区可制成穿支皮瓣、肌皮瓣、肌瓣、骨肌皮瓣、分叶皮瓣、复合肌皮瓣、复合骨肌皮瓣以及管状肌皮瓣等，是整形外科最常选用的移植皮瓣的供区。Baudet（1976）首先报告了背阔肌肌皮瓣游离移植成功的经验，该供区具有皮瓣血管分布恒定、供吻接的胸背静脉外径粗（可达1.5～2mm以上）、移植皮瓣的血管蒂长（可达6～8cm）、可供移植的皮肤面积大［可达(8～23)cm×(20～40)cm］等优点。1980年，杨东岳创造了双血管蒂背阔肌肌皮瓣和腹股沟皮瓣，制成了约40cm长的皮瓣进行游离移植。1984年，王炜报告了背阔肌分叶肌皮瓣和串联肌皮瓣游离移植。1986年，王炜创造了超长神经血管蒂背阔肌肌瓣游离移植，一期完成跨面神经移植和肌瓣移植治疗晚期面神经瘫痪，取得了良好的效果，在世界上得到了推广；1991年又创造了管状背阔肌肌皮瓣移植修复颈部食管缺损。

背阔肌主要起到稳定脊柱的平衡及上臂内收、内旋和后伸作用，此外还是呼吸的辅助肌肉。多数学者认为，背阔肌切取后对肩关节运动有影响，但不大，但对于儿童及某些功能不全的患者，切取背阔肌后由于两侧肌力不均衡，有可能对脊柱的发育及肌肉代偿功能造成不良影响，因此对于儿童和残疾人应用此肌皮瓣移植应慎重。采用保留胸背神经并保留少量肌袖的肌皮瓣或穿支皮瓣，可部分甚至完全保留背阔肌的功能。

解剖背阔肌肌皮瓣是移植背阔肌及其表面的皮肤及皮下组织。胸背动、静脉是该皮瓣的供养血管，运动神经是与血管伴行的胸背神经。

二、应用解剖

（一）肌肉

背阔肌是背部的一块扁平且范围宽阔的三角形肌肉，位于胸侧部及下半背部的皮下。背阔肌起始部分的腱膜为腰背筋膜的后层，起于下部6个胸椎，全部腰椎、骶椎、棘上韧带以及髂嵴的后部；其腱膜部分在季肋下部移行于肌腹部分，呈扇形向上，止于肱骨小结节及大圆肌前的结节间沟。背阔肌起于胸椎部分的腱膜为斜方肌所覆盖，其前缘下部与腹外斜肌及前锯肌交锁，中下部附着在前锯肌表面及下4根肋骨。背阔肌中部以上的前缘下方为疏松结缔组织，易与前锯肌分开，并构成腋后线的隆起。肌肉前缘向上只有疏松结缔组织与胸壁相连，并构成腋窝后壁，肌腹继续向上呈一束肌肉及肌腱，止于肱骨。背部背阔肌上缘的部分肌束起于肩胛下角。肌肉长约30cm，宽为18~20cm（图17-17）。

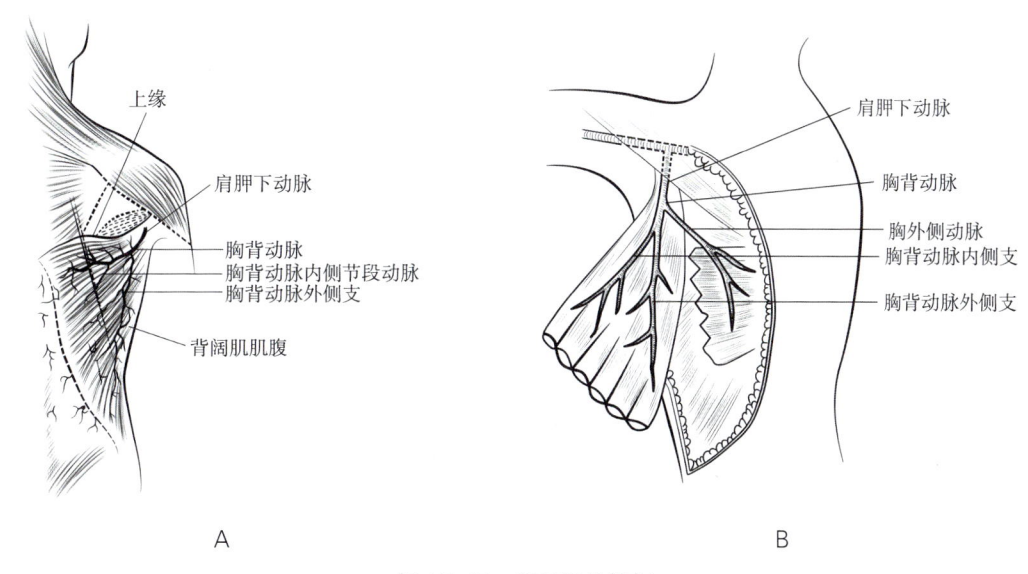

图 17-17 背阔肌的解剖
A. 背面观　B. 掀起背阔肌，其内侧壁的血管分布

（二）血管

1. 胸背动脉及其伴行静脉　肩胛下动脉在腋动脉下方约3cm处发出旋肩胛动脉及胸背动脉两个终末支，胸背动脉起始处的外径为1.6~2.7mm。有2条伴行静脉，外径3~4mm。

胸背动、静脉位于背阔肌深层肌膜下，平行肌腹前缘后方2~3cm处行进。通常情况下，胸背动脉沿背阔肌深面下行一段距离后分为外侧支及内侧支两大分支，分布于背阔肌内侧或外侧，有时内、外侧支外径相似，有时内侧支偏大，但较多的是外侧支偏大。内、外侧支各有2~3支分支，在背阔肌肌腹中部内表面的肌腹下行进，称为胸背动脉的节段动脉及伴行的节段动、静脉，构成背阔肌各自独立又互相吻合的血供系统，可制成背阔肌分叶肌皮瓣或节段肌瓣（图17-18）。

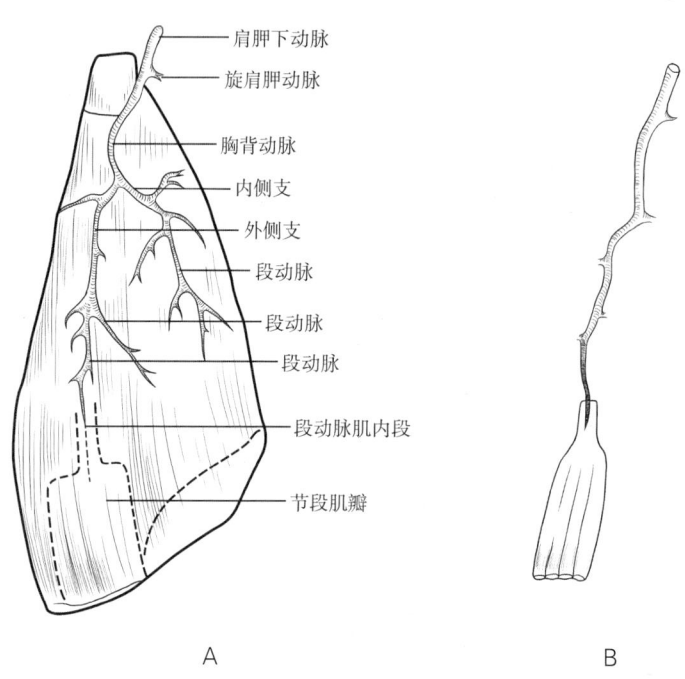

图 17-18 背阔肌的血供及其节段肌瓣
A. 背阔肌胸背动脉及其段动脉分布　B. 背阔肌节段肌瓣

2. 胸背动、静脉直接皮支　约60%的胸背动脉主干还发出直接皮支（或称肌间隔穿支），它作为一个单独的分支起源于胸背动脉，位于背阔肌外侧缘，在背阔肌前缘与前锯肌之间穿出深筋膜直接到达皮下组织和皮肤。在管径和数量方面，肌皮穿支和肌间隔穿支之比约为3∶2。但因其变异较大、血管蒂短、管径细小，不宜作为穿支皮瓣的血管蒂。

3. 胸背动、静脉穿支血管　胸背动脉内、外侧支在背阔肌深面行进一段距离后进入背阔肌，不断发出小分支进入肌腹，同时发出肌皮穿支穿出肌肉供养皮肤，且在深、浅筋膜层分别形成相应的血管网营养该层组织。以穿支血管为蒂，可制成不带肌肉的背阔肌穿支皮瓣。Angrigiani（1995）发现，胸背动脉外侧支发出2～3支穿支，其中第1穿支通常在第1直接皮支位于腋后襞下8cm与背阔肌前缘内侧2～3cm交界处穿出肌腹进入皮肤，血管直径为0.4～0.6mm；第2穿支位于第1穿支远端2～3cm处，直径为0.2～0.5mm；有时还会有第3穿支，距第2穿支2～4cm。侯团结等（2007）发现，国人的外侧支第1穿支位于肩胛下角水平线上方1.61±0.33cm、腋后线内侧0.72±0.18cm。胸背动脉内侧支发出1～3支外径大于0.5mm的穿支，其中第1穿支位于肩胛下角水平线上方1.45±0.26cm、腋后线内侧3.26±0.31cm。各穿支在背阔肌肌内走行3～11cm，内、外侧支之间无明显差异。关于穿支的供血范围，Angrigiani（1995）发现外侧支第1穿支的供血范围最大可达15cm×25cm。杨大平（2006）采用改良氧化铅-明胶灌注技术发现，若以胸背动脉外侧支第1穿支为蒂，皮瓣切取面积约8cm×15cm；若皮瓣包含外侧支第1穿支和下一个邻近的纵行穿支，皮瓣切取面积可达12cm×25cm。

4. 胸背动、静脉的吻合支　背阔肌的血供多源，主要血供来自肩胛下动脉胸背支及其伴行静脉，它与胸外侧动脉、旋肩胛动脉、胸肩峰动脉、颈横动脉降支、肋间动脉、腰动脉、腹壁上下动脉、旋髂浅深动脉、腹壁浅动脉分布区所供养的皮肤、皮下组织、筋膜、腱膜组织、肌肉和骨组织之间有互相交叉的供养关系，这种血供结构使应用背阔肌肌皮瓣移植时，可联合上述动脉供养的组织块一并移植，构成范围更为广阔、种类更多的联合组织移植供区。背阔肌的次要血供来自腰动脉和肋间后动脉穿支，从内侧进入皮瓣，特别是第9、10、11肋间后动脉外侧支及肋下动脉，是较粗的皮动脉，有时外径可达 1mm 以上。因此，可应用这些动、静脉，制成吻合血管的侧腹壁游离皮瓣供移植。以肋间后动脉外侧支的穿出处为轴心，制成逆行旋转的背阔肌肌皮瓣，可修复胸腹壁或乳房的组织缺损。

5. **胸背神经** 背阔肌的运动神经来自臂丛后束的胸背神经，其发出点位于肩胛下动脉起点的内上方，在肩胛下肌表面下降，位于胸长神经的后方、胸背动脉的后外侧，在背阔肌内表面肌膜下方与动、静脉伴行下降。胸背神经也同样分出内侧支及外侧支，内、外侧支又分出 2~3 支背阔肌节段神经，支配背阔肌各个部分。术中可携带胸背神经制成带血管神经蒂的肌（皮）瓣。由于神经紧随动、静脉分布于肌肉内，因此，在手术过程中只要保护好动、静脉不受损害，也可使神经受到保护，制成带血管神经的节段肌瓣供移植。但是，在临床上当皮瓣的蒂部要求较长时，若不进行神经分离，则要将胸背神经完全离断才能保证蒂部的长度；若将胸背神经完全离断，保留下的背阔肌因失去神经支配也丧失了功能。杨涌（2008）发现，由胸背神经分叉处向上解剖，直至见到内、外侧支有神经纤维交叉为止，其长度为 25.12±3.19mm，术中可自胸背神经一级分叉处向上分离神经干外膜，延伸内、外侧支的长度，切取皮瓣时仅切断胸背神经内、外侧支中的一支，以最大限度地保留背阔肌的功能。

6. **血管神经蒂** 胸背动、静脉及神经的起始部分构成移植背阔肌的血管神经蒂，在通常情况下，其蒂长为 5~8cm，易于供游离移植。应用节段背阔肌肌瓣移植时，其血管神经蒂较长，包括胸背动、静脉，神经主干，并包括其内侧支，外侧支，部分节段动、静脉，神经在内，因此可制成 12~17.5cm 长的血管神经蒂，用于晚期面神经瘫痪的面部肌肉动力重建。

三 适应证

（一）带蒂移植

1. 胸腹壁缺损的修复 包括外伤性胸腹壁缺损的修复、巨大肿瘤切除后胸腹壁缺损的修复。
2. 骶尾部压疮和创伤的修复 为修复骶尾部压疮，常选用以腰动脉为蒂的逆行背阔肌肌皮瓣移植。
3. 屈肘、伸肘功能的重建。
4. 面部、颈部皮肤及皮下组织缺损的修复 包括创伤性缺损的修复、肿瘤切除后缺损的修复等。
5. 乳房再造。
6. 颈部或部分胸段食管缺损的再造（管状背阔肌肌皮瓣）。
7. 慢性脓胸空腔的充填。

（二）吻合血管的游离移植

1. 面、颈部肿瘤切除或外伤后皮肤缺损的修复。
2. 头皮撕脱伤等头皮缺损的修复。
3. 上、下肢或躯干部皮肤和皮下组织缺损的修复。
4. 足踝部皮肤和皮下组织缺损的修复。
5. 肢体运动功能丧失的肌肉移植运动功能重建。
6. 脓胸、肢体慢性骨髓炎等无效腔的充填及治疗。
7. 咽、喉腔的再造或部分食管缺损的修复及再造等。
8. 面神经瘫痪的肌肉动力重建。
9. 骨肌皮瓣移植可用于面部、胸部、四肢的骨、皮肤和皮下组织缺损的修复。

10. 胸背动脉穿支皮瓣游离移植可用于会阴部缺损的修复或阴茎再造，适用于皮下脂肪较少的病例。

四 手术方法与步骤

（一）皮瓣或肌皮瓣设计

1. 血管、神经的体表投影　于腋窝后壁下方扪及背阔肌前缘，在背阔肌前缘后2.5cm处画一条平行于背阔肌前缘的垂线，该线即是胸背动、静脉，神经及其外侧支的相对体表投影。

2. 后背阔肌肌皮瓣　以背腰部皮肤为主要供区的背阔肌肌皮瓣称为后背阔肌肌皮瓣，这是临床上最常选用的背阔肌肌皮瓣，皮瓣的主要部分位于背部。皮瓣设计如下：在腋窝下方2.5cm与背阔肌前缘后方1.5～2.5cm垂直线的交叉处设计点a，即胸背动、静脉及神经蒂的体表投影点；于骶髂关节上缘设计点b，ab两点之间的弧形连线构成肌皮瓣的纵轴，根据受区的需要决定皮瓣的大小及形态。皮瓣的宽度在6～8cm之间时，供区可拉拢缝合。皮瓣的设计宜略大于受区皮肤缺损范围，可增加1～2cm宽度及长度，在皮瓣纵轴两侧用亚甲蓝绘出皮瓣的切取范围，最大可达15cm×35cm。该皮瓣多半用于游离移植，也可带蒂移植，用于修复胸腹壁的组织缺损（图17-19）。

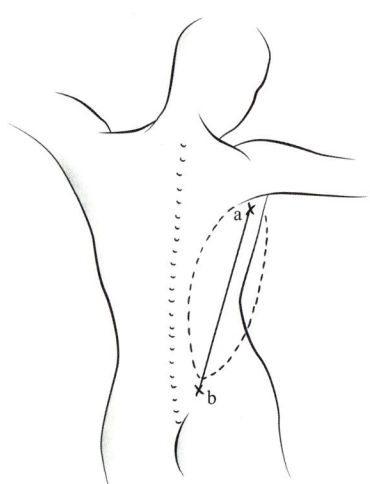

图17-19　后背阔肌肌皮瓣设计
（ab轴是皮瓣的纵轴）

3. 横行背阔肌肌皮瓣　此为上半背部横行的背阔肌肌皮瓣，可用于乳房再造或胸壁缺损的修复。上海九院的王炜教授（1990）利用此肌皮瓣制成管形背阔肌肌皮瓣，用于修复食管癌术后颈胸部食管缺损。该肌皮瓣的设计如下：如上所述，点a设计在腋窝下方2.5cm、背阔肌前缘后方1.5～2.5cm处，点b设计在肩胛下角下方3～5cm处，ab连线构成肌皮瓣的横轴并向脊柱中线延伸。根据受区需要，在横轴上下用亚甲蓝绘制出肌皮瓣的切取范围及形态（图17-20）。

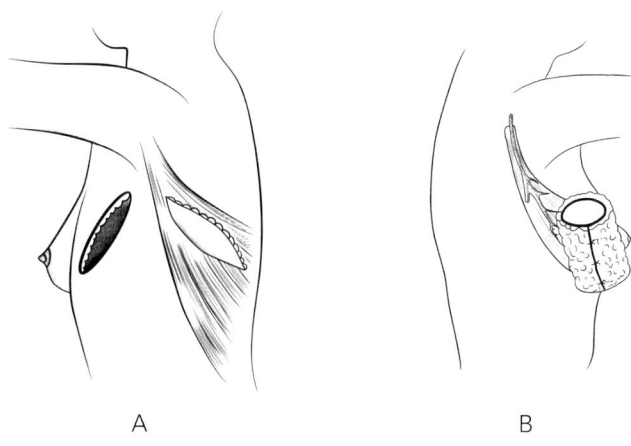

图 17-20 横行背阔肌肌皮瓣
A. 用于乳房再造　B. 制成管形皮瓣，修复颈部食管缺损

4. 逆行背阔肌肌皮瓣　即以腰动脉或肋间后动脉为滋养血管，带蒂的背阔肌肌皮瓣移植，用于修复腹壁缺损，骶尾、髂区的压疮以及其他原因造成的皮肤大范围缺损。皮瓣设计如下：在腋中线第10肋间设计点a，本皮瓣的点a实际上不是一点，而是一个区域，即第9、10、11肋间及肋下动脉穿出的区域；上述肌皮瓣设计的点a为本皮瓣的点b，即腋窝下方2.5cm、背阔肌前缘后1.5～2.5cm处；ab连线构成该皮瓣的纵轴，肌皮瓣设计在皮瓣轴的两侧。先作蒂部血管探查，如果在腋中线与第9、10、11肋下交界处有外径为0.6～1mm的动脉发现，选择其中条件最好的血管作为移植皮瓣的蒂部，即可制成长200倍、宽100倍于血管外径的皮瓣移植，而不会发生移植皮瓣坏死，即200D＝移植皮瓣的长，100D＝移植皮瓣的宽度（D＝血管外直径）。如外径1mm的血管蒂，可制成的移植皮瓣的长度至少可达20cm，宽度可达10cm，移植后不会发生坏死。

5. 前背阔肌肌皮瓣　这是以侧胸部及侧腹壁皮肤作为供区的背阔肌肌皮瓣，实际上是背阔肌肌皮瓣及下腹部皮瓣的联合移植，也是身体上最大的游离皮瓣的供区之一。皮瓣的设计如下：点a也是腋窝下方2.5cm，与背阔肌前缘后方1.5～2.5cm垂直线交界处；点b位于腹股沟韧带下方2.5cm，股动脉搏动处；ab连线构成该皮瓣的纵轴，皮瓣设计在皮瓣轴的两侧。该皮瓣可游离移植，宜吻合胸背血管、腹壁浅或旋髂浅血管两套血管；也可带蒂移植，以胸背血管为蒂，或以腹壁浅或旋髂浅血管为蒂，进行旋转移植。为保证移植皮瓣全部成活，在蒂远端的皮瓣宜作血管吻接，很有经验的医师在皮瓣制作及设计上做精确处理，皮瓣远端血管有时不吻接也能使移植皮瓣全部成活。前背阔肌肌皮瓣也可将点b设计在耻骨联合上方白线外侧3cm处，即腹壁下动脉的投影区，制成背阔肌、腹直肌联合肌皮瓣移植（图17-21）。

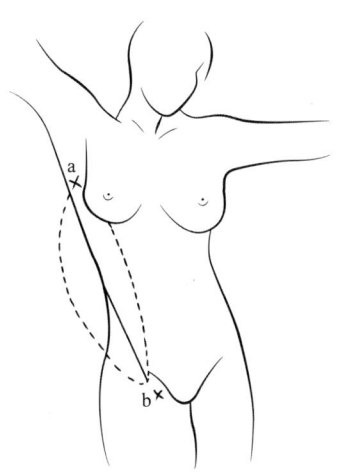

图 17-21 前背阔肌肌皮瓣设计
（ab 轴是皮瓣的纵轴）

6. 分叶及节段背阔肌肌皮瓣　根据背阔肌的内在血管解剖，用一血管神经蒂制成两块或多块皮瓣或肌皮瓣移植，称之为串联皮瓣。背阔肌还可制成背阔肌节段肌瓣移植，及节段分叶肌皮瓣移植作肌肉动力重建（图17-22）。

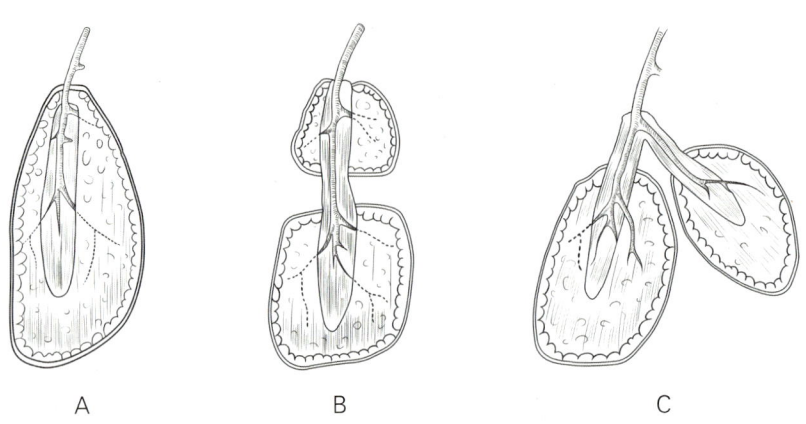

图17-22　背阔肌节段肌皮瓣
A. 仅有肌束的背阔肌肌皮瓣　B. 串联背阔肌节段肌皮瓣　C. 分叶背阔肌节段肌皮瓣

7. 联合背阔肌肌皮瓣　即背阔肌肌皮瓣与相邻近的皮瓣制成一块皮瓣移植或制成分段或分叶皮瓣进行移植。可以是一个血管神经蒂，也可以是两个以上的血管神经蒂，在临床上可选择的联合背阔肌皮瓣移植有背阔肌肌皮瓣＋肩胛旁皮瓣或肩胛骨皮瓣移植、背阔肌肌皮瓣＋腹直肌肌皮瓣移植、背阔肌肌皮瓣＋胸大肌肌皮瓣移植、背阔肌肌皮瓣＋斜方肌肌皮瓣移植、背阔肌肌皮瓣＋下腹壁皮瓣或骨皮瓣移植以及背阔肌肌瓣＋前锯肌肌瓣移植等。这些皮瓣可根据不同的联合方式进行具体设计（图17-23）。

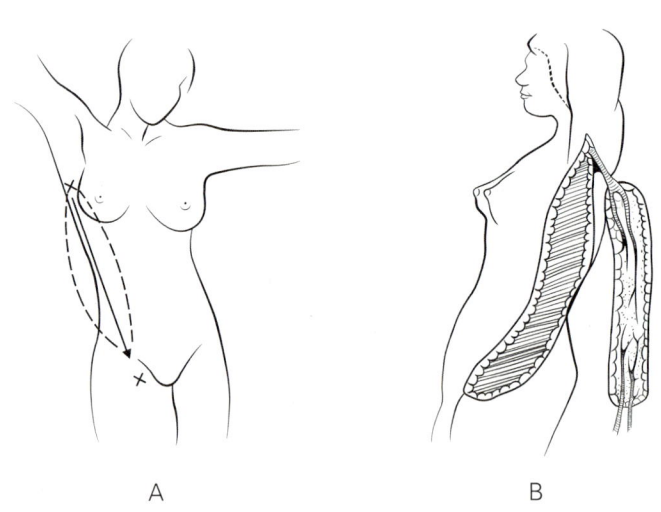

图17-23　联合背阔肌肌皮瓣＋下腹壁皮瓣移植

8. 延伸背阔肌肌皮瓣　这是一种后背阔肌肌皮瓣游离移植的术式，将后背阔肌肌皮瓣完全切取下来，在切断的胸背动、静脉间移植静脉，延长胸背动、静脉蒂部，使背阔肌肌皮瓣向远端延伸，以修复骶尾部、下腹部或髂股部皮肤缺损。

9. 胸背动脉穿支皮瓣　胸背动脉穿支皮瓣的血供来自胸背动脉穿支血管，与其他常用的穿支皮瓣如腹壁下动脉穿支皮瓣、臀上动脉穿支皮瓣相比，该皮瓣相对较薄，主要用于四肢及头颈部的修复再造，带蒂移植主要行乳房重建和修复腋窝创面。常用的是以外侧支穿支为蒂设计皮瓣，设计时患者取侧卧位或坐位，嘱其上肢用力内收时触到背阔肌前缘，画线标记，并在该线内侧2cm处作一条平行线，此线可认为是胸背动脉的体表投影。在腋下皱襞下8cm处作一横线，它与胸背动脉的血管投影交叉点即为胸背动脉外侧支的最大穿支进入皮肤的位置，如遇儿童或身材较小的患者，可将该点适当上移。或用多普勒血流仪在腋后襞下方6~8cm、背阔肌外侧缘以内2~4cm处测定穿支位置并标记，按第1穿支以下2~4cm间隔依次确定其他穿支位置。以第1穿支为中心，以胸背动脉的体表投影线为皮瓣轴线，依据创面的形状和大小设计皮瓣。如皮瓣血管蒂要求较长，可将皮瓣的1/3设计于该点的上方，2/3设计于该点的下方，其面积一般可达15cm×8cm。若皮瓣包含第1、2穿支，则皮瓣长度可达25cm，宽度可达12cm。若以肌间隔穿支为蒂，则以背阔肌前缘为皮瓣轴线。对于穿支的定位，多普勒超声探查也存在一定的误差，通过CT进行血管定位效果更好，但费用较高。可携带第6~8肋间神经外侧支的后支和（或）第8、9胸脊神经后支，并将其作为神经蒂，制成带感觉的胸背动脉穿支皮瓣。

背阔肌上部皮肤的血供来自胸背动脉较大的肌皮穿支；背阔肌中部皮肤的血供来自胸背动脉的较小穿支，也可来自肋间动脉和腰动脉分支；而在髂嵴上方的背阔肌下部皮肤的血供则完全来自节段性穿支血管，并且与胸背血管之间无明确的吻合支。临床切取超长的胸背动脉穿支皮瓣时，背阔肌下部皮肤的血供并不十分可靠，要注意保留中部的肋间动脉穿支和下部的腰动脉穿支，待皮瓣完全游离后阻断非胸背动脉来源的穿支证实血供可靠后，方可切断肋间动脉穿支和腰动脉穿支，否则应吻合肋间动脉或腰动脉重建皮瓣的第二套供血系统。

10. 携带少量肌袖的背阔肌肌皮瓣和胸背动脉穿支皮瓣　背阔肌肌皮瓣是临床上最常用的肌皮瓣之一，应用时为保持良好的血供，常需携带大块肌肉组织，故皮瓣成活后受区常显臃肿，除特殊部位（如乳房）外，多需二期修整成形。应用带少许肌袖的背阔肌肌皮瓣时宜携带胸背动脉外侧支穿支，这样切取面积大，且不会造成皮瓣血供障碍。如供区不需要较多的肌肉组织，切取皮瓣时仅切取含胸背动脉外侧支的少量背阔肌组织即可，减轻了皮瓣的臃肿，可获得较好的治疗效果。

11. 扩张的背阔肌肌皮瓣　为修复较大面积的缺损，可先将背阔肌肌皮瓣或胸背动脉穿支皮瓣进行预扩张，从而获得面积更大、组织更薄的皮瓣，尤其适合修复面颈部瘢痕切除后创面。根据不同的修复需要，扩张器可放在背阔肌下方或上方。扩张预构胸背动脉穿支皮瓣具有以下优点：①通过扩张使皮瓣更薄，面积更大；②扩张延迟作用使皮瓣成活面积扩大；③血管蒂更长，自由度更大；④供区可直接缝合，不损害供区的功能和外形。

（二）肌皮瓣的切取

1. 体位　前或后或横行背阔肌肌皮瓣的切取宜采用侧卧位或半侧卧位，臂外展，屈肘90°，将肘及前臂固定在支架上（图17-24）。

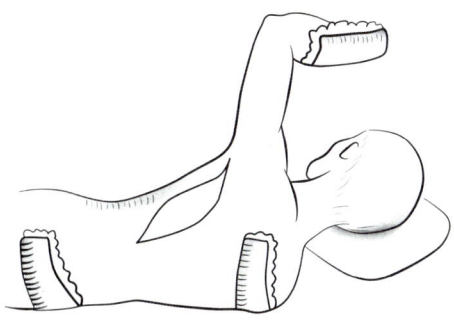

图 17-24　背阔肌肌皮瓣的切取体位

2. 血管探查　背阔肌肌皮瓣设计完成后，在肌皮瓣设计线的前上部即背阔肌前缘做6~10cm长的切口，切开皮肤、皮下组织，直达胸壁肌肉肌膜表面，暴露背阔肌前缘，用示指及中指在背阔肌前缘下方疏松结缔组织内作钝性分离，此间隙很疏松，当示指深入到背阔肌下 2～3cm 处，即可扪及胸背动脉的搏动，探清动脉搏动情况，通过触诊，了解胸背动脉的直径及走向，然后切取皮瓣。

3. 肌皮瓣的切取　探明胸背动脉情况后，全层切开肌皮瓣设计线的前缘，用电刀由远心端向近心端、由前向后在胸壁肌肉表面掀起背阔肌及附着在其表面的皮瓣，在季肋下方及腰筋膜区，背阔肌移行到腱膜，并与腹外斜肌起点交错在一起，此处宜用电刀边切开、边止血，以减少术中出血。在第 9～11 肋间处有较为粗大的肋间后动脉外侧支，后方有腰动脉，宜予以结扎。当肌皮瓣远端解剖完成后再解剖胸背动脉血管神经蒂。如果有手术放大镜，则可对胸背动、静脉作精细解剖，特别对瘦小的妇女或儿童，用手术放大镜解剖可使手术更为精确。结扎到大圆肌的血管及旋肩胛动脉，使移植的肌皮瓣有较长的血管神经蒂。

待受区的血管、神经解剖完成后，即可切下肌皮瓣供移植。

如果是背阔肌肌皮瓣带蒂移植，则对血管神经蒂不做精细解剖，保留肌肉止点或切断肌点均可，根据需要而定。

4. 联合肌皮瓣的切取　较为常用的联合肌皮瓣是背阔肌肌皮瓣＋下腹壁皮瓣、背阔肌肌皮瓣＋腹直肌肌皮瓣。患者取半侧卧位，将切取肌皮瓣侧垫高。切取背阔肌肌皮瓣＋下腹壁皮瓣游离移植时，先分离背阔肌肌皮瓣，分离胸背动静脉、神经蒂，予以切断、结扎，并标记之，再向下腹部延伸切口，直达腹外斜肌表面，掀起下腹部皮瓣。待受区准备完成后，切断皮瓣的血管蒂（腹壁浅或旋髂浅血管）进行游离移植。

切取背阔肌肌皮瓣＋腹直肌肌皮瓣时，可以先分离背阔肌肌皮瓣。也可先分离腹直肌肌皮瓣。为了保证这两块肌皮瓣能联合取下供移植，要特别注意保护好脐周的腹壁下动脉穿支，使其不受损害，为此，一侧脐周的腹直肌前鞘需包括在移植肌皮瓣之内。

5. 携带少量肌袖的背阔肌肌皮瓣的切取　术前采用多普勒血流探测仪测定胸背动脉及其外侧支的位置，并标记外侧支肌皮穿支的位置，根据创面大小、形状及深度设计皮瓣。按切口设计线先切开腋前皮肤和皮下组织，在背阔肌前缘和前锯肌间隙分离并找到胸背血管和胸背神经。解剖胸背动脉及其外侧支，结扎并离断内侧支，注意保护分离胸背神经内侧支。沿其外侧支的走行方向追踪至入肌处，保留此点对应的皮肤表面作为皮肤穿支的穿出点。自皮瓣的远端掀起皮瓣，根据创面情况决定切取的肌肉组织量，自肌膜下或肌肉下向近端解剖，将肌皮穿支包括在内，并注意勿损伤肌皮穿支。游离整个肌皮瓣，将皮瓣或肌皮瓣行吻合血管的游离移植或岛状转移至创面，皮瓣边缘与创缘皮肤间断缝合。供区创面小于 8cm 时可直接拉拢缝合，如大于 8cm 需切取中厚皮片移植覆盖创面。

6. 保留胸背神经的背阔肌肌皮瓣的切取　术前标记胸背动脉的走行，根据创面大小和形状设计皮瓣。沿背阔肌前缘做切口，寻找并分离胸背血管及神经。向下分离胸背血管入肌处，保护好血管神经。切开皮瓣后缘，结扎切断沿途的肋间动脉穿支。从胸背神经一级分叉处向上分离神经外膜，分离血管神经蒂至足够长度后，根据受区所需血管神经蒂长度切断拟切取的胸背神经内侧支或外侧支，保留胸背神经主干的完整性，至见到内侧支和外侧支之间有神经纤维交织为止。供区直接缝合或以皮片移植修复缺损。

（三）穿支皮瓣的切取

首先切开皮瓣前缘，自前向后解剖皮瓣，在背阔肌浅层分离，显露胸背动脉穿支血管，确定主要穿支后，顺穿支血管走行以显微剪仔细分离，直至胸背血管主干，游离并保护好胸背神经。穿支全程显露后，切开皮瓣内侧缘，同法解剖分离，至皮瓣仅通过穿支血管与供区相连，以血管夹阻断备用的穿支，证实皮瓣血供可靠后处理其他穿支，根据受区所需血管蒂长度切断、结扎胸背血管，切下皮瓣供移植。血管蒂全程游离后，先切断胸背血管，再自背阔肌纤维间引出，可减少对背阔肌的损害。

（王炜　韩岩　曾玮　刘虎仙）

第六节 斜方肌肌皮瓣

斜方肌为项背部浅层的一块扁而阔的肌肉，其血管供应和神经分布较恒定，可以形成不同类型的皮瓣或携带骨骼形成复合组织瓣，供区多可原位缝合。因此，斜方肌肌皮瓣也是整形外科的理想供区之一。

一、应用解剖

（一）斜方肌的形态

斜方肌位于项背上部，呈扁平三角形，两侧合成斜方肌，整块肌肉可分为上、中、下三部分（图17-25）。斜方肌上部起自上项线的内1/3、枕外隆突、项韧带和C4~C7，肌纤维向外下走行，止于锁骨的外1/3；中部起自C7和上6个胸椎棘突，肌纤维水平向外走行，止于肩峰和肩胛冈上缘；下部起自下6个胸椎棘突，肌纤维向外上走行，止于肩胛冈下缘的内侧。

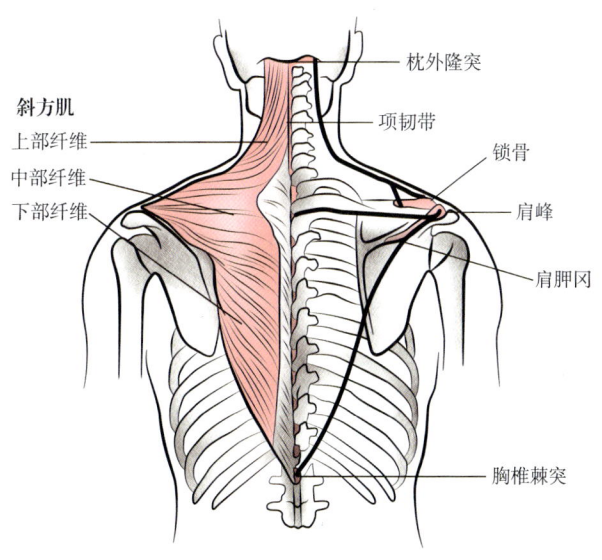

图 17-25 斜方肌及其起止点

（二）斜方肌及其表面皮肤的血供

1. 斜方肌的动脉　斜方肌的动脉主要来自颈横动脉及其分支，此外还有枕动脉、椎动脉、颈深动脉、最上肋间动脉及肋间动脉背外侧支，在斜方肌的外侧缘有肩胛上动脉的分支。

颈横动脉以单干起于甲状颈干者占58.33%，起于锁骨下动脉者占40%，起于肋颈干者占1.67%。其全程分为颈段和背段，颈段由起点到斜方肌前缘，平均长47mm，外径2.3mm；背段由斜方肌前缘到颈横动脉深浅支分支点处，平均长63.1mm，外径2.1mm。颈段起源不恒定，行径位置变化较多；背段行径位置恒定，易于解剖暴露。颈横动脉自发出后行向外上方，越过斜角肌、膈神经及臂丛神经，经肩胛舌骨肌进入枕三角。枕三角由中斜角肌、臂丛神经及肩胛提肌围成，系寻找颈横动脉颈段的标志。分支点一般位于肩胛提肌前缘，即肩胛上角外上方15.1mm处。翻开斜方肌确定肩胛提肌和肩胛上角后，即可见颈横动脉及其分支。颈横动脉浅支的出现率为100%，发出后紧贴斜方肌深面下行，并再分为升支、横支、肩胛冈支和降支。浅降支行于脊柱和肩胛骨内侧缘之间、斜方肌深部筋膜深面，位置恒定，供应下部斜方肌上2/3的营养。深支自发出后于肩胛提肌深面下行，继续行于大小菱形肌深面或穿行于其间，并发出分支营养下斜方肌肌皮瓣的下1/3，位置恒定。颈横动脉深浅支与枕动脉、肋间后动脉皮穿支、胸背动脉肌皮穿支间形成广泛的血管网。

2. 斜方肌的静脉　斜方肌的回流静脉为各支动脉的伴行静脉，以颈横动脉伴行静脉为主要回流静脉。颈横静脉多数行于颈横动脉下方，少数行于颈横动脉上方，个别行于颈横动脉前方。静脉背段与动脉紧密伴行，静脉颈段与动脉逐渐分开，至锁骨上方多数汇入颈外浅静脉，少数汇入锁骨下静脉。汇入端平均外径4.3mm，背段中点平均外径3.6mm，深支平均外径2.4mm，浅支平均外径2.7mm，浅升支平均外径2.3mm，浅横支平均外径2.4mm，浅降支平均外径2.7mm，浅肩胛冈支平均外径2.6mm。

3. 斜方肌表面皮肤的血供　斜方肌表面皮肤系多血供来源：①颈横动脉浅支，分布于斜方肌表面皮肤上、中部的外侧缘。因此，斜方肌上、中部的皮肤除可与肌肉一起制成肌皮瓣外，还能以颈横动脉浅支为蒂制成皮瓣。②肋间动脉后支的肌皮穿支，分布于斜方肌表面皮肤的内侧份。③颈横动脉的深支肌皮穿支，分布于斜方肌表面皮肤的下端部分，连同浅降支血管可形成下部斜方肌肌皮瓣。④枕动脉肌皮穿支，分布于斜方肌上部内侧份的表面皮肤。各血管之间存在着广泛的吻合支，相互沟通，形成斜方肌表面皮肤跨区供血的血循环特点（图17-26）。

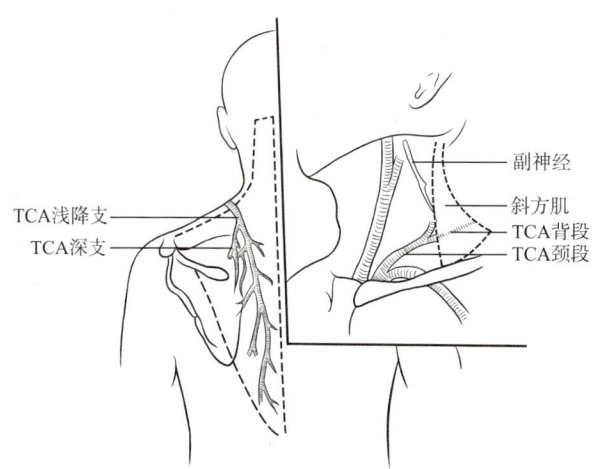

图17-26　颈横动脉（TCA）解剖示意图

（三）斜方肌的神经

斜方肌主要受副神经和颈3、4神经的支配。副神经的长度（胸锁乳突肌后缘至斜方肌前缘）为35mm，主要支配斜方肌的运动功能。颈3、4神经的分布范围较小，支配斜方肌靠近上部前缘的肌纤维。

二　适应证

斜方肌肌皮瓣系多源性血供，诸血管在皮下形成丰富的血管网，故只要保留其中一支血管，即可保证较大面积的皮瓣血供。同时该肌皮瓣组织量大，可满足不同类型的组织缺损修复。应用时可制成上斜方肌肌皮瓣、外斜方肌肌皮瓣、下斜方肌肌皮瓣及斜方肌复合组织瓣等多种类型，其适应证较广。

1. 外伤所致头面部及颈部组织缺损，如头皮撕脱伤后大面积颅骨外露、面颈部重要血管神经外露等。
2. 颌面部及颈部大面积瘢痕挛缩的修复。
3. 头颈部各种肿瘤扩大切除后的组织缺损。
4. 颌面部及颈部放射性溃疡及各种炎性病灶切除后的组织缺损。
5. 肌皮瓣可以去除表皮后用于充填半面萎缩症的凹陷畸形。

三 手术方法与步骤

（一）上斜方肌肌皮瓣

上斜方肌肌皮瓣较早由 Demergasso（1979）报道应用于修复口腔缺损，还介绍了该瓣携带肩峰及肩胛冈形成复合组织瓣修复伴有下颌骨缺损的颌面部畸形。Ariyan（1979）应用该肌皮瓣行颈段食管重建获得成功。Bertotti（1980）将上部斜方肌制备成岛状组织瓣修复颌面部缺损，功能和外形均较满意。黎冠瑜（1984）、Netterville（1987）、朱辉（1990）分别报道该瓣在颌面及颈部的应用。但由于该瓣蒂部较短，且易损伤副神经，供区多需皮片移植，有损于肩部功能和外形，故其应用受限。

1. 皮瓣设计　上斜方肌肌皮瓣的血管蒂以颈横动脉浅升支为首选；因其终末支与枕动脉降支相互吻合，故亦可选用枕动脉作为血管蒂。皮瓣以肩锁关节为中心设计，前切口线沿斜方肌前缘，后切口线与前切口线基本平行，上界最高可达乳突区，远端止于肩峰。肌皮瓣的形状及面积可根据所需修复的缺损情况灵活掌握，其长宽比例一般为2∶1～3∶1。该肌皮瓣主要包括斜方肌上部肌纤维及其表面覆盖的皮肤，其近端1/3为肌皮瓣，远端2/3为筋膜皮瓣。该肌皮瓣不经延迟面积可达30cm×7cm，可以修复咽部、颊部、颈部及下颌部的缺损；经延迟术后面积可增大至35cm×8cm，可以修复口底前部及鼻缺损。肌皮瓣转移后供区宽度不超过8cm时，一般可直接拉拢缝合。

2. 手术步骤　切开皮瓣的周边，在深筋膜层分离皮瓣远端部分，形成筋膜皮瓣，此时可见数根较粗的肌肉穿支血管进入皮瓣，妥为保护。当游离至颈肩角处时，切断斜方肌，于该肌深面层次进行分离，形成肌皮瓣。术中要注意将皮肤与筋膜缝合，以免撕脱肌皮穿支血管而影响皮瓣血供。通过皮下隧道或切开皮肤将肌皮瓣转移至受区，供区可直接缝合或游离植皮修复（图17-27）。

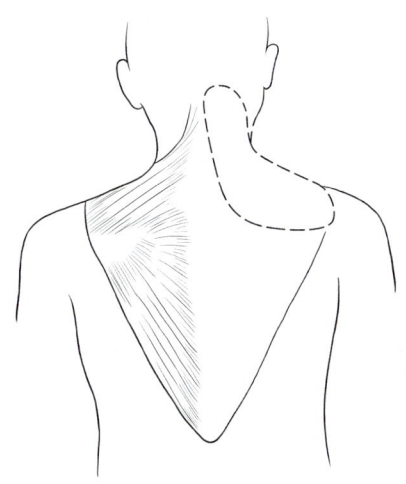

图 17-27　上斜方肌肌皮瓣设计

上斜方肌肌皮瓣并非一个完全的轴型皮瓣，其主要依靠颈部、枕部等血管穿支及其吻合支形成皮瓣，严格地讲属于任意皮瓣，因此转移范围受到一定的限制；同时分离皮瓣远端时在深筋膜层次进行，至颈肩角处转入斜方肌深面分离至蒂部，在分离过程中易损伤副神经，故该肌皮瓣的临床应用受到限制。

（二）外侧斜方肌肌皮瓣

外侧斜方肌肌皮瓣较早由Demergasso（1979）报道应用于颌面部缺损修复。Guillamondgui（1981）将该肌皮瓣远端超出肩锁角外6～8cm，使远端皮瓣较薄，用于颈段食管再造及咽部修复，尤其适合于放射治疗后的患者，因为肌肉组织血供丰富，利于术后愈合。同年，Gantz将该瓣蒂部的肌肉部分切断，形成带肌肉血管蒂的岛状肌皮瓣，由于该瓣较厚，尤其适合于较深部组织缺损的修复，而且转移灵活。Kenyeres（1984）应用外侧斜方肌携带肩胛冈及部分肩胛骨内侧缘形成复合组织瓣，肩胛冈活骨块修复颧弓缺损，肩胛骨内侧缘修复眼眶外侧壁缺损，皮瓣部分修复面部皮肤缺损，术后外形良好，但皮瓣色素较深为其不足。张永福（1985）应用该瓣修复颌面缺损及半舌再造，还比较了Gantz法和Guillamondgui法的特点。Netterville（1987）将该岛状肌皮瓣远端部分（40%）形成任意筋膜皮瓣，用于修复口腔及鼻部缺损，效果良好。

1. 皮瓣设计　外侧斜方肌肌皮瓣的血管蒂选用颈横动脉浅支或浅横支。此肌皮瓣的旋转轴心在颈横动脉近端，即颈横动脉浅、深支分叉处；旋转弧度半径可达15～20cm，包括血管蒂长度和所携带的肌皮瓣长度。它可修复的范围包括腮腺、咬肌区、耳前后、颧颊区、下颌骨体部、同侧口底及颌下区。皮瓣设计可分为Gantz法和Guillamondgui法两种（图17-28）。

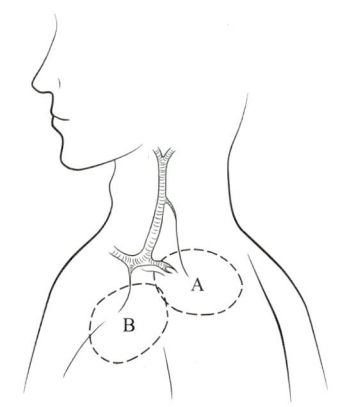

图17-28　外侧斜方肌肌皮瓣设计
A. Gantz法　B. Guillamondgui法

（1）Gantz法：皮瓣的旋转轴心点位于颈横血管束近心端，以颈横血管束长轴的延长线作为皮瓣的长轴，根据受区情况在斜方肌外上方设计皮瓣并标记。

（2）Guillamondgui法：皮瓣的旋转轴心点亦位于颈横血管束近心端，但皮瓣设计时以肩锁关节为中心，根据受区情况标出皮瓣的范围。

2. 手术步骤

（1）Gantz法：沿设计线切开皮瓣四周，由外向内在斜方肌深面进行分离，注意勿损伤颈横动脉束，保留部分肌肉组织包绕血管束形成肌袖血管蒂。在斜方肌深面，血管继续行进在疏松结缔组织中并向后向外下行一段距离，可以用手指在血管深面的疏松组织中分离，不可在血管与肌肉之间剥离，以免肌皮穿支断裂。形成肌皮瓣后转移至受区，如皮瓣宽度不超过8cm，一般均能原位缝合。

（2）Guillamondgui法：皮瓣切取步骤同Gantz法，只是分离肌皮瓣远端时在深筋膜层进行，这部分不含肌肉为筋膜皮瓣,至肩锁关节时离断斜方肌,于其深面继续向内分离肌皮瓣。供区往往需游离皮片移植修复。

(3) 两种方法的比较：Gantz 法简便灵活,其皮瓣全长均带有较厚的肌肉,血供好,适合修复组织量大而且较深的缺损。Guillamondgui 法的肌皮瓣可超过肩锁关节,其远端部分不带肌肉,较薄；近端部分带有肌肉蒂,较适合于修复凹陷不明显的缺损,如颌面部肿瘤病灶切除加颈部淋巴结清扫术,远端皮瓣部分修复颌面部皮肤缺损,而近端肌瓣部分可以覆盖颈部裸露的大血管神经。临床中,可根据修复需要选择合适的肌皮瓣类型。

(三) 下斜方肌肌皮瓣

Baek 和 Mathes (1980) 分别报道以颈横动脉为主要血供的下部斜方肌肌皮瓣修复颌面部缺损。此后,Rosen (1985)、田敖龙 (1988) 及袁中华 (1989) 等先后对该肌皮瓣进行解剖学及应用研究,将皮瓣远端设计到距肩胛下角下 10～15cm 处,使修复范围扩大到眶周及枕部。Urken 及 Netterville (1991) 又分别对该肌皮瓣的应用解剖、手术方法及命名等方面做了阐述。宁金龙 (1992) 以颈横动脉浅降支为蒂设计下斜方肌肌皮瓣,远端达肩胛下角下方 17cm 处,皮瓣可达颅顶及前额发际线处,覆盖范围较大,因皮瓣远端超出斜方肌范围,将其命名为"超长下斜方肌肌皮瓣"。百束比古 (1992) 报道以颈横动脉浅支为蒂的颈背部筋膜皮瓣,面积可达 33cm×15cm,如将该筋膜瓣远端的脂肪组织去除形成真皮下血管网薄皮瓣,长宽比例可达 5:1。靳开荣 (1994) 提出以颈横动脉深支为蒂形成下斜方肌肌皮瓣,但深支行走于肩胛骨内侧缘深面,分离较困难。章建荣 (1995) 报道以颈横动脉为蒂的颈背反流轴型皮瓣,强调皮瓣设计部位应尽量与主血管轴方向一致。下斜方肌肌皮瓣已成为颌面外科修复中的较好皮瓣。

1. 皮瓣设计　主要利用斜方肌下部肌纤维及其表面皮肤构成肌皮瓣,血管蒂多选用颈横动脉浅降支。在棘突与肩胛骨内侧缘之间画一条中垂线,即可作为颈横动脉浅降支的体表投影及下斜方肌皮瓣的中轴,以肩胛上角外上方 1.5cm 为旋转轴心,根据受区的远近和缺损范围确定皮瓣的位置及大小。皮瓣远端可延伸至肩胛下角下 15～17cm,皮瓣两侧与肌肉同宽,皮瓣面积可达 36cm×13cm。下斜方肌肌皮瓣适用于颅顶、中上颌面部及颈部缺损的修复,基本上可满足颅颌面外科的修复需要。根据临床需要,亦可设计为双侧下斜方肌肌皮瓣,其总面积可达 36cm×25cm (图 17-29)。

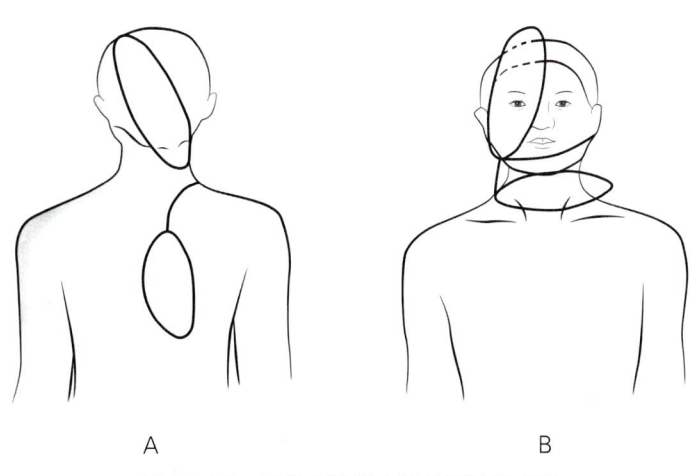

图 17-29　下斜方肌肌皮瓣的设计及应用

2. 手术步骤　皮瓣远端在深筋膜层分离,至斜方肌下端时将其包含在皮瓣内。于斜方肌深面向上沿肩胛骨内侧缘找到颈横动脉浅降支,然后沿血管束两侧约 2cm 处切断斜方肌,形成肌肉血管蒂,分离至颈根部,即形成下斜方肌肌皮瓣。术中尽量不损伤深层的菱形肌,以免影响肩部功能。供区宽度不超过10～12cm时一般可原位缝合。

（四）全斜方肌肌皮瓣

将全部斜方肌组织及其表面的皮肤掀起形成肌皮瓣，可以选用颈横动脉浅支为血管蒂，并保留其他主要分支，以肩胛上角为中心设计皮瓣。由于术中需将斜方肌起止点全部游离，使斜方肌功能全部丧失，影响肩部功能，故临床较少使用。

（五）斜方肌复合组织瓣

斜方肌复合组织瓣是指斜方肌肌皮瓣携带肩胛骨形成骨肌皮复合组织瓣，以肩胛上角外上方1.5cm处为其旋转轴心点。如果切取带肩胛冈的复合组织瓣，可以肩胛冈为轴心，保留颈横动脉浅支肩胛冈支并以其为蒂。如切取带肩胛骨脊柱缘的复合组织瓣，可以肩胛骨脊柱缘为轴线设计，选用颈横动脉深支为蒂。斜方肌复合组织瓣在临床上主要用于伴有骨质缺损的皮肤软组织缺损。

（宁金龙　展望　乌兰哈斯　韩岩　刘虎仙）

第七节　腹直肌肌皮瓣

Drever（1977）首先描述了以腹直肌及其滋养动脉为蒂的垂直方向的岛状肌皮瓣修复乳房下瘢痕切除后的皮肤缺损。以后，Robbins（1979）、Drever（1981）对这一技术加以改进并用于乳房再造。Hartrampf（1982）又应用以单侧腹直肌为蒂、携带下腹部大块皮肤脂肪的复合组织瓣行单侧乳房再造，由于这种方法不仅能为乳房再造提供足够的软组织，而且因切除了腹部过多的皮肤和皮下脂肪而起到了腹部整形的效果，因而日益受到人们的重视。Taylor（1981）对腹直肌及腹壁血供进行了相关的解剖学研究，发现腹壁下动脉在脐旁有较为粗大的穿支供养脐旁皮肤，通过对腹壁下动脉及其脐旁穿支解剖分离技术的改进，将腹壁下动脉为蒂的腹直肌肌皮瓣改良为单纯皮瓣，称为胸脐皮瓣或脐旁皮瓣。腹直肌肌皮瓣由腹壁上、下动脉供养，血供可靠，皮瓣面积及组织量大，设计灵活，应用广泛，可行带蒂转移，也可行血管吻合的游离移植；可单蒂，也可双蒂，常用于修复胸腹壁、腹股沟及股部皮肤软组织缺损。

一　应用解剖

腹直肌位于腹壁中线两侧，中间被腹白线分隔，前后被腹直肌鞘包裹，上端附着于剑突前面及第5～7肋软骨，下端附着于耻骨嵴以下的耻骨体前面。腹直肌的前面借腱划与腹直肌前鞘紧密相连，腱划一般为3～4个。成人腹直肌平均长度为26cm，上宽下窄，上段宽约7cm，下段宽约2cm。腹直肌后鞘下部缺如，下缘为半环线，其体表投影相当于脐耻间距中下1/3平面的上下1cm范围内。

腹直肌肌皮瓣的血供来源于腹壁上、下动脉。腹壁上动脉为胸廓内动脉的直接延续，经胸肋三角下达腹直肌，在腹直肌后面穿入肌肉内，于脐上一个腱划的水平与腹壁下动脉的分支吻合。腹壁上动脉的起点平第6肋间隙、第7肋软骨或其下缘，其起点至肌门的平均长度为4.6cm。腹壁上动脉外径平均为2.1mm；伴行静脉2条，外径平均为2.8mm。腹壁下动脉于腹股沟韧带上方1cm处发自髂外动脉，于腹横筋膜后向内上方斜行，经过腹直肌外缘，于腹直肌后面越过半环线，进入腹直肌鞘内，在腹直肌后鞘与肌肉之间上行，至脐旁附近形成终末支，在脐上与腹壁上动脉终末支相吻合。根据Moon（1988）报道，腹壁下动脉与腹壁上动脉的吻合形式有三种类型：Ⅰ型，腹壁下动脉以1支主要肌内动脉与腹壁上动脉吻合（29%）；Ⅱ型，腹壁下动脉以2支肌内动脉与腹壁上动脉吻合（57%）；Ⅲ型，腹壁下动脉以3支肌内动脉与腹壁上动脉吻合（14%）。腹壁下动脉沿途发出分支，向外与肋间外侧动脉皮支吻合，向前发出肌皮穿支供养下腹部皮肤及皮下组织。腹壁下动脉肌皮穿支在脐旁附近密度较高，因此皮瓣设计时应尽可能将脐旁区包括在内。腹壁下动脉起始处外径平均为3.4mm；伴行静脉2条，外径平均为2.5mm（图17-30）。

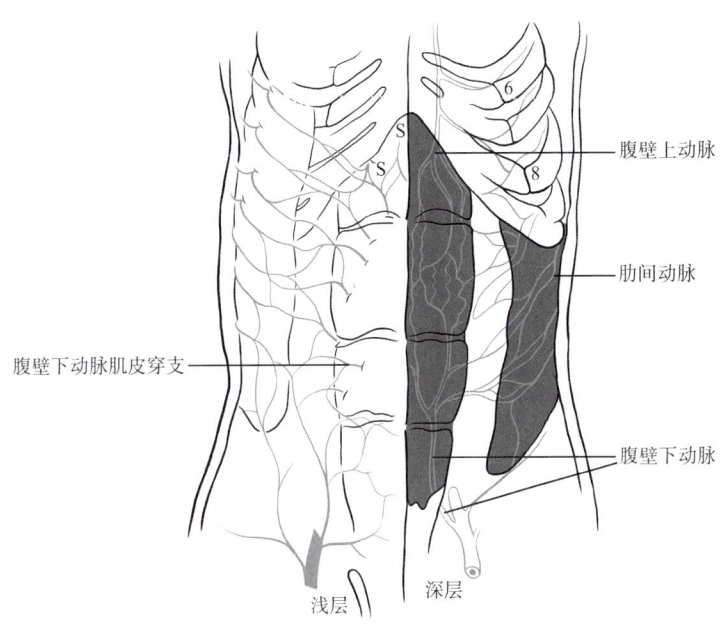

图 17-30 腹直肌肌皮瓣的血供来源

二 适应证

（一）乳房缺损的修复与再造

乳房恶性肿瘤根治术后一侧乳房缺失，可以用以腹壁上血管为蒂的腹直肌肌皮瓣转移再造乳房，有单蒂、双蒂两种方法。单蒂法通常选择对侧腹直肌为蒂，其优点是可避免因术后放疗对患侧血管造成的损伤进而影响肌皮瓣血供，同时以对侧腹直肌为蒂时可减小肌皮瓣的旋转角度，避免其过度扭曲和张力过大，但肌皮瓣最远端的血供常难以保证。双蒂法的肌皮瓣有两侧腹壁上动脉供养，因此能够保障整个肌皮瓣的血供，其缺点是肌皮瓣在转移过程中的旋转角度和灵活性均会受到一定程度的限制，扭曲程度和张力相对较大；同时需要切取双侧腹直肌及其前鞘，腹壁损伤较大，易致腹壁薄弱、腹壁疝形成。游离腹直肌肌皮瓣以腹壁下血管为蒂，其血供优于以腹壁上血管为蒂的带蒂皮瓣，修复乳房缺损时受区血管常选择胸背动、静脉或胸廓内动、静脉；可行单蒂移植，也可行双蒂移植。

（二）胸壁缺损的修复

腹直肌肌皮瓣的血供良好，可提供的皮瓣面积及组织量大，有较强的抗感染能力。以腹壁上血管为蒂的腹直肌肌皮瓣可用于胸壁皮肤软组织缺损的修复，胸腔术后感染、胸骨骨髓炎的治疗等。

（三）食管缺损的再造

以腹壁上血管为蒂的腹直肌肌皮瓣和胸三角皮瓣联合构成的胸壁外皮管，可用于颈、胸段食管缺损的再造。

（四）会阴部缺损的修复与器官再造

以腹壁下血管为蒂的腹直肌肌皮瓣可带蒂转移，用于髂、腹、腹股沟、股部中上段皮肤软组织缺损的修复。经改造设计的脐旁皮瓣，可用于会阴部器官如阴茎、阴道、阴囊等的再造。

（五）其他

以腹壁下血管为蒂的腹直肌肌皮瓣可作为游离肌皮瓣进行远位移植，用于头面部、四肢软组织缺损的修复。

三　手术方法与步骤

以腹壁上血管为蒂的腹直肌肌皮瓣一般行带蒂转移，最常用于乳房再造及胸壁缺损的修复。其设计形式常分为四种类型，即纵行腹直肌肌皮瓣、横行上腹直肌肌皮瓣、横行下腹直肌肌皮瓣及L形腹直肌肌皮瓣（图17-31）。以腹壁下血管为蒂的腹直肌肌皮瓣可设计成岛状皮瓣，用于髂、腹、腹股沟、股部中上段皮肤软组织缺损的修复；也可进行吻合血管的游离移植，常用于乳房再造等。

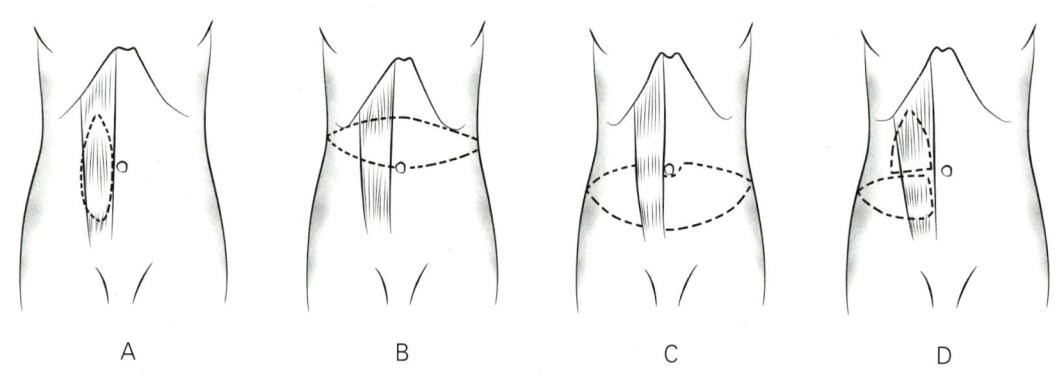

图 17-31　腹直肌肌皮瓣的设计类型
A. 纵行腹直肌肌皮瓣　B. 横行上腹直肌肌皮瓣　C. 横行下腹直肌肌皮瓣　D. L形腹直肌肌皮瓣

本节以横行腹直肌肌皮瓣（TRAM皮瓣）为例，分别叙述以腹壁上血管为蒂的带蒂TRAM皮瓣和以腹壁下血管为蒂的游离TRAM皮瓣的切取和手术方法。

（一）带蒂TRAM皮瓣

1. 肌皮瓣设计　按照乳房的缺损范围，在患侧胸壁定点为b、a、c，在健侧胸壁的相应位置定点为b′、a′、c′；将健侧锁骨中线与乳房下皱襞的交点定点为d′，将患侧的对应位置定点为d；a′d′间的距离为设计皮瓣宽度的参考值，健侧乳房基底横径为设计皮瓣长度的参考值。在下腹部设计横梭形或椭圆形的肌皮瓣，切口线下缘与比基尼线一致，可以呈弧形，也可呈M形。根据胸部测量参数确定皮瓣宽度以设计皮瓣上缘。值得注意的是，在确定皮瓣宽度时，在参照测量参数的基础上还要通过腹壁夹捏试验，最终确定实际皮瓣的宽度，以防供区关闭时张力过高。

2. 手术步骤

（1）麻醉及体位：全身麻醉，患者仰卧，屈髋屈膝15°~30°，以减少腹壁供区关闭时的张力。

（2）皮瓣切取：按手术设计逐层切开皮肤、皮下浅筋膜至腹外斜肌腱膜，于腱膜浅层由外向内剥离。血管肌肉蒂侧剥离直至腹直肌外缘，切开腹直肌鞘；对侧剥离至腹直肌外缘后，继续在腹直肌鞘前剥离，切断自腹直肌前鞘穿出的肌皮穿支血管，越过腹白线后纵行切开前鞘，在腹直肌深面解剖，与腹直肌鞘外侧切口相通，使腹直肌完全游离。自下端找到腹壁下血管并予以结扎切断；如果需要，也可以保留一定长度的腹壁下血管后再结扎切断，以备行血管吻合。自半环线以上切断腹直肌远端，将皮瓣连同该侧腹直肌及部分前鞘一并掀起至脐水平。而后继续向上于前鞘浅面行广泛剥离，切开前鞘，继续向上解剖腹直肌蒂达肋缘下，使皮瓣的血管肌肉蒂有足够的长度，便于旋转（图17-32，图17-33）。

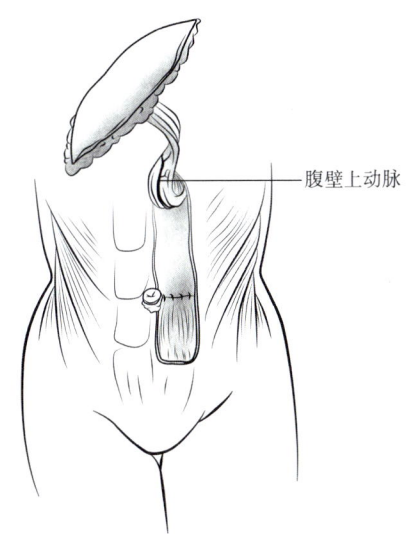

图17-32　以腹壁上动脉为蒂的横行腹直肌肌皮瓣

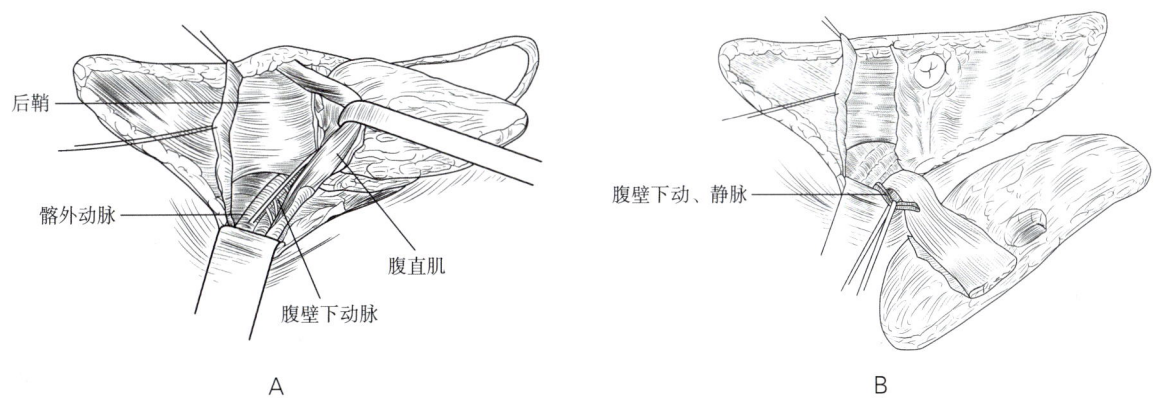

图17-33　以腹壁下动脉为蒂的横行腹直肌肌皮瓣

（3）皮瓣转移：将切取的下腹部肌皮瓣通过皮下隧道转移到胸部创面，再造乳房。

（4）供区关闭：将切开的腹直肌前鞘折叠缝合，半环线以下可将剩余的腹直肌拉拢缝合，前鞘关闭困难时可用补片修复腹壁缺损。腹部创面按腹壁整形技术广泛剥离，在较小的张力下拉拢缝合。最后重新确定脐的位置，进行脐的重建。

（二）游离TRAM皮瓣

1. 肌皮瓣设计　游离TRAM皮瓣设计与带蒂TRAM皮瓣大体相同，不同之处在于选择腹壁下动、静脉为蒂。

2. 手术步骤

（1）麻醉及体位：全身麻醉，患者仰卧，屈髋屈膝15°～30°。

（2）皮瓣切取：按手术设计逐层切开皮肤、皮下浅筋膜至腹外斜肌腱膜，于腱膜浅层由外向内剥离。血管肌肉蒂侧剥离直至腹直肌外缘后，应注意寻找任何自腹直肌鞘穿出的外排穿支血管束，并加以保护；对侧剥离至越过腹白线后，应注意寻找自腹直肌鞘穿出的内排穿支血管束。在确认内排穿支血管束后，首先沿外排穿支血管束外侧纵行切开腹直肌鞘，向内翻转牵拉腹直肌，于腹直肌深面分离以显露腹壁下血管束；然后于外排穿支血管束外侧顺肌纤维纵行分离腹直肌，必要时结扎、切断与血管束交叉的肋间神经血管束。同法分离内侧腹直肌纤维，根据腹壁下动、静脉的位置决定切取腹直肌的宽度。腹壁下血管在弓状线水平进入腹直肌，于血管入肌点下方横断腹直肌。在皮瓣远端切断腹直肌，并结扎、切断与腹壁上血管的交通支，而后继续向下游离腹壁下血管束，直至腹股沟韧带深面，蒂长为7～8cm。

（3）皮瓣转移：将皮瓣转移至胸部创面，腹壁下动、静脉与胸背动、静脉或胸廓内动、静脉吻合，再造乳房。

（4）供区关闭：游离TRAM皮瓣的切取对于腹壁的损伤小于带蒂TRAM皮瓣的切取，两者的供区关闭方法基本相同。

（杨红岩　林子豪　韩岩）

第八节　阔筋膜张肌肌皮瓣

自1978年美国学者Hill报告应用阔筋膜张肌肌皮瓣游离移植治疗小腿溃疡获得成功以来，该肌皮瓣在临床上逐渐得到推广应用，现已成为较常用的组织瓣之一。Baker等（1981）报道应用阔筋膜张肌肌骨皮瓣修复下颌骨缺损，黄爱玉等（1985）应用阔筋膜张肌肌皮瓣进行功能性舌再造，范清宇等（1990）应用阔筋膜张肌-缝匠肌联合肌皮瓣移植修复臀部巨大软组织缺损，均取得满意效果。阔筋膜张肌肌皮瓣的特点是位置表浅，易于切取；滋养血管解剖变异较少，管径粗，血供可靠，抗感染能力强；可切取组织面积大，覆盖范围广；可携带强韧的阔筋膜，切取后对髋关节及下肢功能影响不大，供区损伤小且相对隐蔽。鉴于上述特点，其在临床上广泛用于带蒂转移或吻合血管神经的游离移植。

一　应用解剖

阔筋膜张肌位于大腿上部前外侧，属髋肌，起自髂嵴前部外唇，肌腹扁短且上厚下薄，包于两层阔筋膜之间，在股骨上、中1/3交界处移行为髂胫束，止于胫骨外侧髁，主要作用为紧张阔筋膜并协助屈髋。

阔筋膜张肌血供丰富，有来自髂外动脉系的旋髂深动脉、髂内动脉系的臀上动脉深支及股深动脉的旋股外侧动脉分支等。其中最为恒定、主要的营养动脉是旋股外侧动脉升支，该血管发出后，经股直肌深面与髂腰肌之间横向外上方，至股直肌外侧缘、阔筋膜张肌深面中、上1/3近前缘处（即肌门处）分数支入肌。由髂前上棘至髌骨外缘画一直线，在此线后面5cm处画一与之平行的线，在髂前上棘下方约8cm、两条平行线的中间处即是血管入肌处的体表投影点，此点可作为皮瓣旋转的中心点。除肌支外，旋股外侧动脉升支还直接发出前、后缘支沿肌间隙进入皮肤，供养全肌、膝上5cm的大腿前外侧皮肤及部分髂嵴。升支起始处外径约为3mm，伴行静脉通常为2条，外径较动脉略粗（图17-34）。

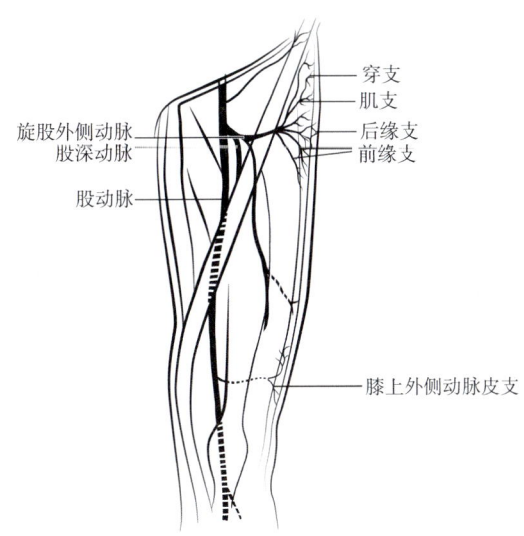

图17-34 阔筋膜张肌动脉分布

阔筋膜张肌肌皮瓣可携带感觉神经和运动神经。感觉神经包括胸12神经外侧皮支和股外侧皮神经，前者在髂前上棘后约6cm处下行，分布于髂嵴和肌皮瓣近侧1/3部的皮肤；后者在髂前上棘内约2cm处自腹股沟韧带下进入股部，行于大腿前外侧，分布于肌皮瓣远侧2/3部的皮肤（图17-35）。运动神经为臀上神经下支，于臀中肌深面行向前下，从阔筋膜张肌后上部入肌，入肌后向中下部走行，主要分为粗细相当的前支和后支，分别支配阔筋膜张肌的前半部及后半部（图17-36）。

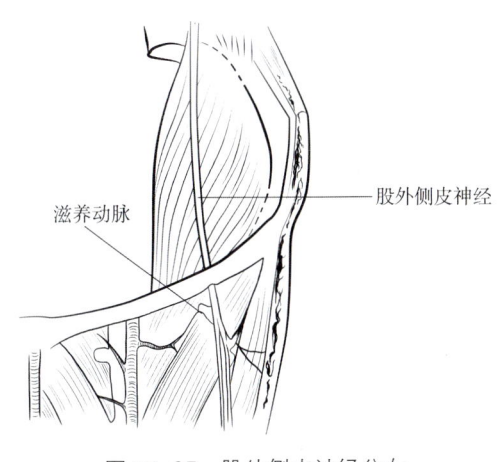

图17-35 股外侧皮神经分布

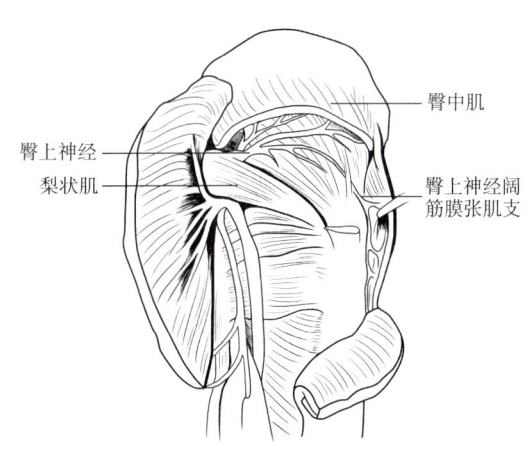

图17-36 阔筋膜张肌运动神经分布

二、适应证

1. 带蒂转移适用于邻近区域，如同侧腹壁、腹股沟部、会阴部、坐骨结节部及股骨大粗隆部软组织缺损的修复。

2. 游离移植适用于肢体远隔部位较大范围的软组织缺损伴深部重要组织外露创面的修复。

3. 带感觉神经血管蒂岛状肌皮瓣移植适用于骶尾部和股骨大粗隆部压疮的治疗。

4. 带运动神经血管蒂岛状肌皮瓣移植可用于同侧腹壁缺损的修复和腹壁疝的治疗。

5. 吻合血管神经肌皮瓣移植可用于功能性舌再造。

6. 由于与股前外侧皮瓣位置邻近且血管蒂解剖关系密切,阔筋膜张肌肌皮瓣亦可作为股前外侧皮瓣切取失败时的补救措施。

7. 根据实际需要,可联合髂骨、缝匠肌等其他邻近组织形成不同类型的复合组织瓣或联合肌皮瓣。

三 手术方法与步骤

根据受区组织缺损情况,在髂嵴上2cm至膝上5cm范围内设计皮瓣,前后界可超过肌缘2cm。

(一)顺行切取

首先于设计肌皮瓣的内侧缘做切口,切开后将缝匠肌牵向内侧,找到股直肌与阔筋膜张肌间隙,将两肌分别向内、外侧牵开。于髂前上棘下方8~10cm处仔细寻找横过该间隙的旋股外侧动脉升支,在阔筋膜张肌深面沿升支主干解剖到入肌点,妥加保护。继而于肌皮瓣的外侧缘和下缘做切口达阔筋膜深面,自远端向近端掀起肌皮瓣。最后将外侧切口向上延伸并转向内侧,切断阔筋膜张肌在髂嵴的附着部,形成以旋股外侧动脉升支为蒂的岛状肌皮瓣,直接转移或断蒂后作吻合血管的游离移植。

(二)逆行切取

于设计肌皮瓣的下缘做切口,先切开下缘皮肤、皮下组织及阔筋膜,再切开肌皮瓣内、外侧缘皮肤直至阔筋膜深面,掀起肌皮瓣远端,在阔筋膜深面由远而近分离皮瓣,达到髂前上棘下方8~10cm处,仔细寻找旋股外侧动脉升支的入肌点。于股直肌与阔筋膜张肌间隙平面横向逆行分离血管蒂,为达到足够的血管蒂长度,可暂时切断覆盖于其上的缝匠肌等。切断近端皮肤及阔筋膜张肌在髂嵴的附着部,形成以旋股外侧动脉升支为蒂的岛状肌皮瓣或游离肌皮瓣。

如需同时恢复受区的感觉神经支配,可在髂嵴和髂前上棘处的切口内分别找出肋下神经外侧皮支和股外侧皮神经;如需携带运动神经进行功能修复或重建,可于旋股外侧动脉升支入肌门处或稍上方寻找臀上神经下支;如欲形成骨肌皮瓣,需在阔筋膜张肌的髂嵴附着部将所需骨块连同肌肉及其表面皮肤一起切取。

通常皮瓣宽度小于8cm时,供区可直接拉拢缝合,否则行游离植皮覆盖。

四 注意事项

在阔筋膜张肌肌皮瓣切取过程中应注意以下几点:

1. 肌皮瓣远端的阔筋膜与皮肤联系疏松,术中掀起肌皮瓣时应避免两者间产生剪力,可边切取边将皮肤与其下的肌肉、筋膜缝合数针作暂时固定,避免组织分离损伤穿支血管而影响皮瓣的血供。

2. 位于阔筋膜张肌深面疏松结缔组织、浅面脂肪组织内存在的血管,对肌皮瓣的血供具有不容忽视的重要作用,切取肌皮瓣时,不仅需要注意避免损伤存在于肌肉内的供血动脉,还须妥善保护位于肌肉前后缘及深浅面的血管分支。

3. 分离切断旋股外侧动脉升支时，要注意保护股外侧皮神经及其分支；游离肌皮瓣时应保留阔筋膜张肌后上部，避免损伤臀上神经下支。若临床手术入路选择在阔筋膜张肌上进行，则应尽量远离此肌中部，减少对肌内神经的损伤。

4. 在皮瓣游离移植吻合血管时，应保持旋股外侧动脉升支与阔筋膜张肌内面形成的锐角，以免血管扭曲影响皮瓣的血液循环。临床上应根据受区供吻合血管的位置来确定切取同侧或对侧阔筋膜张肌肌皮瓣。

5. 阔筋膜张肌肌皮瓣的血管蒂位于肌肉中部，在切取肌皮瓣时，可根据受区组织缺损的部位与血管位置的关系来决定其切取范围。血管蒂以近和以远的部分可根据需要取材，从而使血管蒂居于和受区血管相对应的位置上。例如，受区血管在皮肤缺损区的近端，则肌皮瓣的切取范围可偏小，少切取血管蒂近端的肌肉皮肤，多切取血管蒂远端的肌肉皮肤，使血管蒂位于肌皮瓣的近端。

（姜珊　韩岩　刘虎仙）

第九节　臀大肌肌皮瓣

自从Fujino等（1975）首次采用吻合血管的臀大肌肌皮瓣移植进行乳房再造成功以来，国内外学者对臀大肌肌皮瓣的解剖学研究以及临床应用均有较多报道。Sato（1976）、徐达传（1981）等对臀大肌的应用解剖进行了详细的研究，为临床应用提供了重要的资料。Minami等（1977）用臀大肌肌皮瓣修复骶骨、坐骨及股骨大转子压疮，Bruining等（1981）用臀大肌肌瓣重建肛门括约功能，均取得了满意的效果。Hilton等（1979）提出可分别以臀上动脉及臀下动脉为蒂，形成臀大肌上部肌瓣及臀大肌下部肌皮瓣供移植，从而提高了该肌皮瓣应用的灵活性。臀大肌作为臀部最大的菱形肌，其位置表浅，主要营养血管为臀上动脉和臀下动脉，属双血管蒂型，临床上可根据实际需要形成多种形式的肌皮瓣。臀大肌肌皮瓣邻近骶尾部、坐骨结节和股骨大转子部，带蒂转移主要用于治疗这些部位的压疮，游离移植可用于乳房再造。由于肌皮瓣包含主要血管蒂，血供丰富，抗感染力强，可一期修复巨大压疮创面，术后肌肉起到良好的衬垫作用，减少皮肤与深部结构粘连，是治疗这些部位压疮常用的肌皮瓣。

一　应用解剖

臀大肌为四方形强大的扁厚肌，其主要功能是使大腿伸展、外旋。臀大肌起于髂嵴后部、骶尾骨背面和骶结节韧带，肌纤维斜向外下，上部纤维与下部浅层纤维止于髂胫束，下部深层纤维止于股骨臀肌粗隆。臀大肌的血供主要来自臀上动脉和臀下动脉。髂后上棘与股骨大转子连线的中、上1/3交点为臀上动脉的穿出点，该线的中1/3段为臀上动脉浅出后的体表投影；臀下动脉位于臀上动脉下方6cm处，平行于臀上动脉走行（图17-37，图17-38）。臀上动脉经梨状肌上缘进入臀部后即分为深、浅两支，深支与臀上神经伴行，走行于臀中肌深面，供应臀中肌和臀小肌，与臀大肌无血供关系；浅支在梨状肌与臀中肌间隙穿出后分成数支，呈扇形分布于臀大肌上半部，主要供养臀大肌中上部、髂嵴后部及邻近的皮肤，并有分支与臀下动脉吻合。浅支出梨状肌上孔处外径为3mm；伴行静脉1~2条，外径略粗于动脉，两者在肌肉内有丰富的吻合。臀下动脉是髂内动脉前干的终末支之一，出梨状肌下孔后行向外下方，发出分支分布于臀大肌中下部。

臀下动脉穿出点的体表投影位于髂嵴与坐骨结节垂直连线下1/3与中1/3交点处的内侧。动脉穿出处外径为3.5mm；伴行静脉多为2条，外径粗于动脉。临床上可根据需要形成臀大肌上部肌皮瓣、臀大肌下部肌皮瓣、臀股部肌皮瓣及全臀大肌肌皮瓣，通过旋转或推进方式修复骶部压疮。从臀大肌功能考虑，最好用其上部，因其下部在功能方面占主导地位，保留下部术后几乎不造成髋关节伸展功能障碍。臀下神经与臀下动脉伴行，经梨状肌下缘穿出后，肌支支配臀大肌下部，皮支在臀大肌下缘浅出后支配肌后侧皮肤。

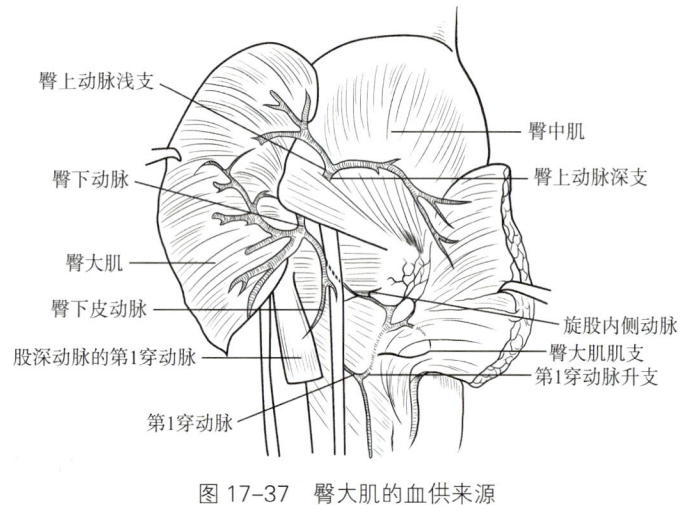

图 17-37 臀大肌的血供来源

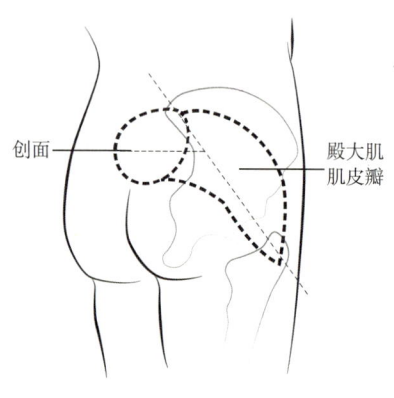

图 17-38 臀大肌肌皮瓣的切口设计

二、适应证

1. 带蒂肌皮瓣转移可用于修复邻近部位皮肤肌肉软组织缺损及治疗骶尾部、坐骨结节、股骨大转子部压疮。
2. 双侧臀大肌肌瓣带蒂转移可用于肛门括约功能重建。
3. 吻合血管的肌皮瓣游离移植可用于乳腺癌切除术后乳房再造。

三、手术方法与步骤

（一）臀大肌上部肌皮瓣

以臀上动脉浅支为血管蒂的臀大肌上部肌皮瓣主要用于修复骶尾部压疮。由于保留了臀大肌下部，切取后对伸髋功能影响较小，但存在供区创面不能一期闭合、需用游离皮片修复、增加了术后护理的困难等缺点。根据需要可形成旋转瓣、岛状瓣和推进瓣。

1. 旋转瓣

（1）皮瓣设计：以臀上动脉为轴设计皮瓣，用甲紫画出髂后上棘与股骨大转子尖端的连线，该线为皮瓣的轴心线；皮瓣的旋转轴位于连线中、上1/3交点，即臀上动脉出梨状肌上缘处。从轴点到皮瓣最远点的距离应稍大于从轴点到创面最远点的距离，皮瓣内侧缘与骶部创面相连，皮瓣旋转后其远端应能较好地闭合创面。

（2）手术步骤：手术在腰麻或硬膜外麻醉下进行。患者取俯卧位，按皮瓣设计先做臀部外上方切口，在相当于髂后上棘与股骨大转子弧形连线上注意寻找臀大肌和臀中肌间隙，两肌之间为疏松结缔组织，用钝性方法很容易将两者分离，掀起臀大肌即能清楚地见到3～5支臀上动脉浅支血管走行于肌肉深面。用手指在臀大肌深面向皮瓣远端分离，臀大肌上部纤维移行于髂胫束处，与大粗隆间有滑囊相隔，容易分离。切开皮瓣远端后，根据血管走行情况做下方切口。应尽量保留从臀下神经束来的神经分支，不予切断，并将其向近侧游离，至臀下神经出口处。掀起肌上瓣，小心分离臀上动脉浅支血管蒂部，术中不需显露臀上动脉主干，以免损伤造成难以控制的出血。最后做内侧切口，使臀大肌上部肌皮瓣完全游离，形成以臀上动脉浅支为血管蒂的岛状肌皮瓣。将皮瓣向内旋转150°修复骶部创面，供区创面以中厚皮片覆盖。

2. 岛状瓣

（1）皮瓣设计：标明髂后上棘与股骨大转子连线中、上1/3交点，该点为皮瓣的旋转轴。在连线上方根据骶部创面的大小及形状设计皮瓣，注意从轴点至皮瓣最远端的距离要大于从轴点至创面最远端的距离。标明皮瓣与创面间的切开线。

（2）手术步骤：先做皮瓣蒂部及上部切口，寻找臀大肌与臀中肌间隙，将两者钝性分离。掀起臀大肌，显露走行于肌肉深面的臀上动脉浅支血管，确认血管进入皮瓣区后，切取岛状肌皮瓣。在肌皮瓣的营养血管周围保留少量臀大肌纤维，形成窄小的肌肉蒂，这样既保护了血管蒂，又方便转移。将肌皮瓣向内旋转约180°修复骶部创面，供区创面一期缝合或用中厚皮片修复。

3. 推进瓣　臀上血管和臀下血管出梨状肌上、下缘后向外走行进入肌肉，使肌皮瓣切取后可采用V-Y推进方式修复骶部压疮。皮瓣内可仅包含臀上动脉浅支，亦可包含臀上动脉和臀下动脉两支血管。临床根据压疮创面的范围，可切取一侧或双侧臀大肌推进肌皮瓣，全部创面可一期闭合。

（1）皮瓣设计：在骶部创面两侧设计三角形皮瓣，底边位于内侧并与创面相连，大小与创面纵轴等宽，尖端位于外侧。

（2）手术步骤：皮瓣切取方法同臀大肌上部肌皮瓣，皮瓣切取后向中线推进，全部创面呈Y形闭合。为增加肌皮瓣的推进距离，可在外侧切断臀大肌。

（二）臀大肌下部肌皮瓣

以臀下动脉为蒂的臀大肌下部肌皮瓣局部转移，可修复骶部、坐骨结节与股骨大转子部压疮。

1. 旋转瓣

（1）皮瓣设计：沿臀大肌下缘画出弧形皮瓣切口线。治疗骶部、坐骨结节部压疮时，皮瓣位于外侧；治疗股骨大转子部压疮时，皮瓣位于内侧。

（2）手术步骤：按设计做皮瓣下部切口，显露臀大肌下缘，用手指在臀大肌深面钝性分离，将臀大肌游离至股骨附着处切断，向上掀起肌皮瓣。术中一般不需要显露血管蒂，向内或向外旋转修复骶尾部、坐骨结节部或大粗隆部压疮。供区创面可一期闭合。

2. 推进瓣

（1）皮瓣设计：标明髂后上棘与股骨大转子连线，在连线下方设计倒三角形皮瓣，三角形底边与骶部创面相连，大小与压疮纵径等宽，尖端位于外下方。

（2）手术步骤：做皮瓣下部切口，显露臀大肌下缘，用手指钝性分离后翻起臀大肌，辨清走行于肌肉深面的臀下血管。做皮瓣上部切口，在臀上血管与臀下血管之间劈开臀大肌。最后做邻近压疮的皮瓣底部切口，将臀大肌下部的骶骨附着部切下，形成以臀下血管为蒂的臀大肌下部肌皮瓣，呈V-Y推进修复骶部压疮。

（三）臀股部肌皮瓣

以臀下动脉及其股后皮支为蒂的臀股部肌皮瓣切取范围大，皮瓣旋转轴位于坐骨结节上方5cm臀下动脉出梨状肌下缘处，皮瓣切取后对臀大肌功能影响较小，供区创面通常可一期闭合。

1. 皮瓣设计　先用甲紫标明股骨大转子与坐骨结节连线中点，以该点至腘窝中点作一连线，此为皮瓣设计的轴心线。在该线两侧5cm范围内设计舌状皮瓣，皮瓣远端可达腘窝上8cm。

2. 手术步骤　先做皮瓣远侧切口，在深筋膜下，由远而近逆行切取皮瓣。至臀大肌下缘时，应在肌肉深面向上解剖，使臀大肌下部包含在皮瓣内，以免损伤在臀大肌下缘浅出的股后血管和皮神经。部分臀大肌由内、外侧切口切断，必要时可显露臀下血管束，形成血管神经束岛状肌皮瓣，局部转移修复骶部、会阴部、大转子部创面。

（四）全臀大肌肌皮瓣

切取全臀大肌肌皮瓣或全臀股部肌皮瓣，结扎、切断臀上动脉浅支，形成以臀下动脉为蒂的全臀大肌肌皮瓣，向内旋转修复大转子或骶部压疮。全部创面可一期闭合。

1. 皮瓣设计　沿臀大肌上及外缘设计全臀大肌肌皮瓣，皮瓣起于骶部压疮上部，沿臀大肌上缘向外，在大转子上方弯向内，至大转子与坐骨结节之间，用于修复骶部压疮；如同时有骶部和大转子部压疮，可将皮瓣向下延伸至股后部，形成全臀股部旋转肌皮瓣。

2. 手术步骤　先做皮瓣外上方切口，在臀大肌与臀中肌间隙作钝性分离，由上向下掀起整个肌皮瓣，将臀大肌从其髂后上棘和骶骨附着处切下。为增加皮瓣的旋转角度，需结扎、切断臀上动脉浅支，形成以臀下动脉为血管蒂的臀大肌肌皮瓣，向内旋转修复骶部创面，或同时修复骶部和大转子部创面。

（五）劈裂的臀大肌肌皮瓣

以臀上、下动脉供血的臀大肌肌皮瓣因其血供丰富、操作可靠、并发症少，成为臀部压疮的常规修复方法。但由于手术操作复杂，出血量大，而且臀大肌切断后会影响伸髋及外旋功能，导致起身困难或步态失调。臀上动脉和臀下动脉穿支是臀区皮肤的主要血供来源，臀部有起源于臀上、下动脉的20~25个穿支存在，其间有丰富的交通支。正是基于这些臀大肌的解剖基础，故可结合以往臀大肌旋转和V-Y推进的方式，将臀大肌水平劈裂，再将浅层肌层及其上方的皮肤和皮下组织共同掀起后转移至缺损区，肌皮瓣内所携带的肌肉厚度约1.5cm，克服了其他臀大肌转移方式的缺陷（图17-39，图17-40）。劈裂的臀大肌肌皮瓣还可去除表皮后从上向下折返用以丰臀。

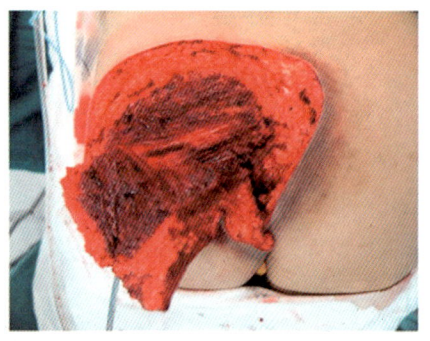

图17-39　掀起劈裂的臀大肌肌皮瓣

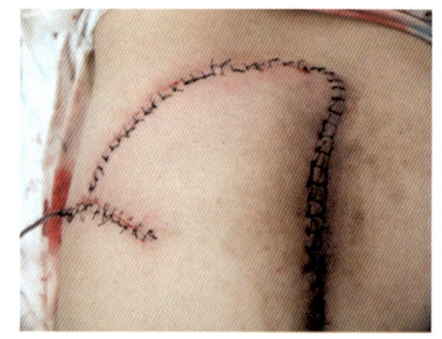

图17-40　劈裂的臀大肌肌皮瓣旋转后V-Y推进

（六）臀大肌穿支皮瓣

1. 皮瓣设计　皮瓣设计多呈菱形。臀上动脉穿支皮瓣宜以髂后上棘与股骨大转子连线为纵轴，臀下动脉穿支皮瓣宜以臀区中部沿大转子向下方为纵轴，术前利用多普勒在上述纵轴上探查穿支的位置，尽量使标定的穿支位于皮瓣的中央部位。皮瓣的大小根据软组织的缺损面积以及臀部脂肪组织的厚薄及松弛程度而定；皮瓣的宽度应以保证供区可以直接拉拢缝合为度，一般不超过10~20cm；皮瓣的长度可达20~26cm。

临床应用表明，由单一穿支供血的皮瓣血供丰富，可利用一个或多个皮穿支为血管蒂，转位安全可靠，根据创面的部位、大小和形状，可设计成双叶、三叶、菱形或长方形旋转皮瓣。供区大多可直接缝合，不需植皮。

2. 手术步骤

（1）臀上动脉穿支皮瓣：按术前设计切开皮肤及皮下组织，皮瓣的外侧多位于髂胫束、臀肌膜以及阔筋膜张肌浅面，远离血管，故由外向内沿深筋膜层掀起皮瓣较为方便。当到达术前多普勒探查显示的体表标记点附近时，仔细寻找分离由臀大肌肌膜穿出的臀上动脉穿支，通常选择粗大的穿支血管束，结扎周围细小的穿支血管。循穿动脉向肌束间深入分离血管蒂至臀上动脉起始部，即可获得长度为7～12cm的血管蒂，此时将整个皮瓣掀起，旋转或游离移植修复软组织缺损，供区创面直接缝合。

（2）臀下动脉穿支皮瓣：皮瓣切取方法与上述类似，不同点在于循穿动脉向肌束间深入分离血管蒂至臀下动脉起始部时，需打开骶筋膜，此时应注意保护坐骨神经及阴部内动脉。皮瓣游离后的血管蒂长度可达10～14cm。

（任静　韩岩　刘虎仙）

第十节　股前外侧皮瓣

股前外侧皮瓣（anterolateral thigh flap）最早由我国学者宋业光等在1984年以肌间隙穿支皮瓣提出和描述，同期，徐达传等（1984）做了解剖学方面的详细研究。魏福全等认为股前外侧是最理想的游离皮瓣供区，并在临床上大量应用股前外侧皮瓣修复各种创面。目前，该皮瓣已成为修复各类缺损最常用的皮瓣之一。随着对穿支血管的认识，Koshima等完整描述了股前外侧穿支皮瓣，并广泛应用于临床，使股前外侧穿支皮瓣成为穿支皮瓣的典型代表。在临床实际工作中，已经根据其解剖特点，发展了股前外侧脂肪筋膜瓣（去除皮肤）、真皮下血管网皮瓣、逆行股前外侧岛状皮瓣以及携带邻近肌肉或筋膜的各类组织瓣。因其优点多、用途广，被部分学者称为"万用皮瓣"，其综合效能已超越前臂皮瓣；亦有学者将其誉为"前臂皮瓣的big brother"。

一　应用解剖

股前外侧皮瓣又称旋股外侧动脉皮瓣，其血管蒂是旋股外侧动、静脉及其分支，属于间接皮动脉型轴型皮瓣。

（一）动脉

以旋股外侧动脉降支发出的间接皮支和肌皮动脉穿支为主。旋股外侧动脉的起源较多，大部分起源于股深动脉；少部分由股动脉发出，或者由股动脉或股深动脉直接发出降支。

1. 旋股外侧动脉（lateral circumflex femoral artery，LCFA）自股深动脉发出后旋向外下，通常分成升支、水平支、降支（分支的解剖变异较多，有的还发出高位皮支），出现率为79%。降支发出后与股外侧肌神经伴行（多在动脉前方经过），在股直肌与股外侧肌之间的血管神经束筋膜鞘中通过（通常位于股内、外侧的肌间隔内，位于此间隔内时不能直接发现该降支，其在血管远端常位于股外侧肌肌膜内，10%位于股外侧肌前方，90%位于肌内），继而向下外方斜行，在髂前上棘与髌骨外缘连线中点，即股外侧肌内缘处分为内侧支和外侧支。内侧支循该肌内缘下行，沿途发出分支供养股直肌、股中间肌及股内侧肌下部，终支达膝关节参与膝关节动脉网的形成。外侧支循股外侧肌后外侧下行，发出一些分支进入肌肉后再浅出肌筋膜浅面，直达皮下组织中，因其通过肌间隙，故称肌间隙皮支即肌皮动脉穿支；少数分支直接由外侧支发出，称为直接皮动脉，供养股前外侧区的皮肤（图17-41）。

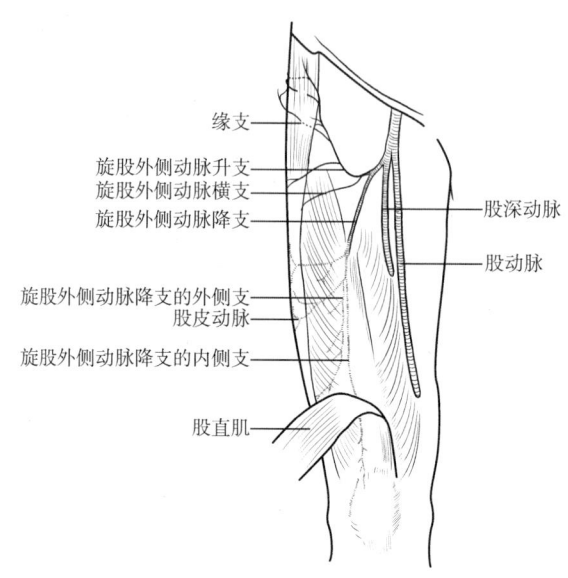

图17-41　旋股外侧动脉分支

2. 肌间隙皮支（肌皮动脉穿支）有4～9条。第1肌皮动脉穿支较粗大，外径为0.6mm（0.5～1mm），是股前外侧皮瓣的主要血管；其他肌皮动脉穿支呈阶梯状向外下方发出，外径为0.4～0.6mm。肌皮动脉穿支穿过股外侧肌浅出肌表面的肌厚度为15.6mm（0.5～34mm）。

3. 旋股外侧动脉降支的长度（从起始处到分为内、外侧支的一段）为13～20cm（5～31cm），外径为2.1～3.5mm（2～7mm）。以上数据可与诸位作者的测量点不同而有所区别。为增加血管蒂长度，从股前外侧皮支向心分离，循旋股外侧动脉降支继续向上，可达旋股外侧动脉起始端，旋股外侧动脉干长2cm，外径可增加到5.2mm。降支分支的粗细与数量可直接影响手术中的应用。

（二）静脉

与肌皮动脉穿支伴行的静脉有1～2条，通常为2条，其名称与动脉相同，其外径均大于动脉，分别为0.6mm和0.5mm。这些静脉汇入旋股外侧静脉降支，多为2条，在动脉的两侧行进，外径分别为2.3mm和1.8mm。旋股外侧静脉降支汇成旋股外侧静脉干，干长约2cm，外径为6～7mm。

（三）神经

在股外侧肌处有一条股外侧肌神经，分布于同名肌肉内，与旋股外侧动脉降支为邻，在切取血管和肌纤维时切勿伤及此神经。此外，股外侧皮神经由第2、3腰神经前支的后股发出，在腰大肌外侧出现，经髂肌浅面斜向外下，至髂前上棘附近，经腹股沟韧带外端深面到股前部，然后分为前、后两支，分布于股外侧皮肤。可以将此神经与受区的感觉神经吻合，重建皮瓣的感觉（图17-42）。

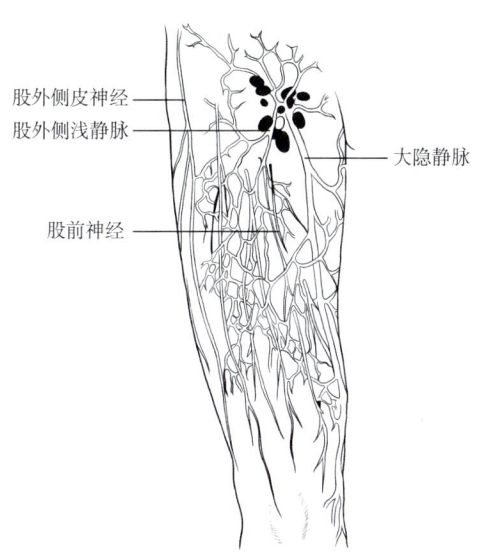

图 17-42　股前外侧皮瓣的静脉和神经

二、皮瓣的常用类型及适应证

目前，股前外侧皮瓣的临床应用方式有超薄皮瓣、筋膜皮瓣、肌皮瓣、皮瓣与肌瓣的并联或串联形成的嵌合皮瓣等，也可切取不带皮肤的脂肪筋膜瓣。该瓣已成为头颈、口腔、口底、舌咽、食管及躯干四肢组织修复或器官再造的重要组织来源，在头颈部重建、四肢重建、乳房重建、腹壁会阴重建等方面发挥着重要作用。

1. 单纯穿支皮瓣　与传统轴型皮瓣不同的是，供瓣区不必损失一根知名血管且多可直接闭合，无供区功能减弱。

2. 复合组织皮瓣　可携带部分或全部股外侧肌、股直肌、阔筋膜张肌等组织，一起制备成复合皮瓣或嵌合皮瓣（conjoint flap 或 chimerical flap），可以增加容积，用于大面积组织缺损的修复。

3. 脂肪筋膜瓣　可用于半侧颜面萎缩的矫正、颜面部严重凹陷性缺损的充填等，其提供的组织量大，供区损伤小。

4. 超薄皮瓣　皮瓣修薄后可用于颅面颈部、四肢、舌咽的修复重建，使功能和外形得到极大的改善。

5. 带蒂皮瓣　基于血管的位置设计皮瓣，手术相对简单安全。逆行股前外侧岛状皮瓣可有效修复膝、小腿上1/3的软组织缺损，顺行转位则可修复腹股沟、会阴、腹壁等处的软组织缺损。

6. 分叶皮瓣　在血供上是并联的。LCFA降支及其分支可以设计成分叶皮瓣，用于修复颊部洞穿性缺损，颊、舌、口底等处的多重缺损等。

7. 逆行股前外侧皮瓣　膝上外侧动脉于股骨外侧髁上方2.5～3cm处起于腘动脉外侧壁，起始处外径为1.8～2.2mm，经股外侧肌间隔行至膝关节前面，沿途分出肌支至股外侧肌和股二头肌，并有关节支至膝关节外上方，外径为0.8～1.5mm。旋股外侧动脉降支与膝上外侧动脉关节支或肌支都存在丰富的吻合，吻合部位多在髌骨上方约2.5cm处，髂髌连线外侧1.5cm附近（图17-43）。利用这些吻合，切断皮瓣近端的旋股外侧动脉降支，可以构成逆行皮瓣，逆行股前外侧皮瓣的静脉回流好。由于肌皮动脉穿支的伴行静脉、降支动脉的伴行静脉与股外侧浅静脉属支之间有许多交通支，股外侧浅、深静脉之间又有很多交通支，因而皮瓣逆行转移时，静脉血可以从动脉的伴行静脉回流到股外侧浅静脉，再汇集到股深部静脉中去，这些交通支在任何节段都存在且无瓣膜。此外，降支动脉的2条伴行静脉之间，全长也有3～4处存在交通支，降支静脉在接受肌皮穿支静脉注入处及以下段也未见明显的瓣膜，这些都有利于逆行岛状皮瓣的静脉回流。

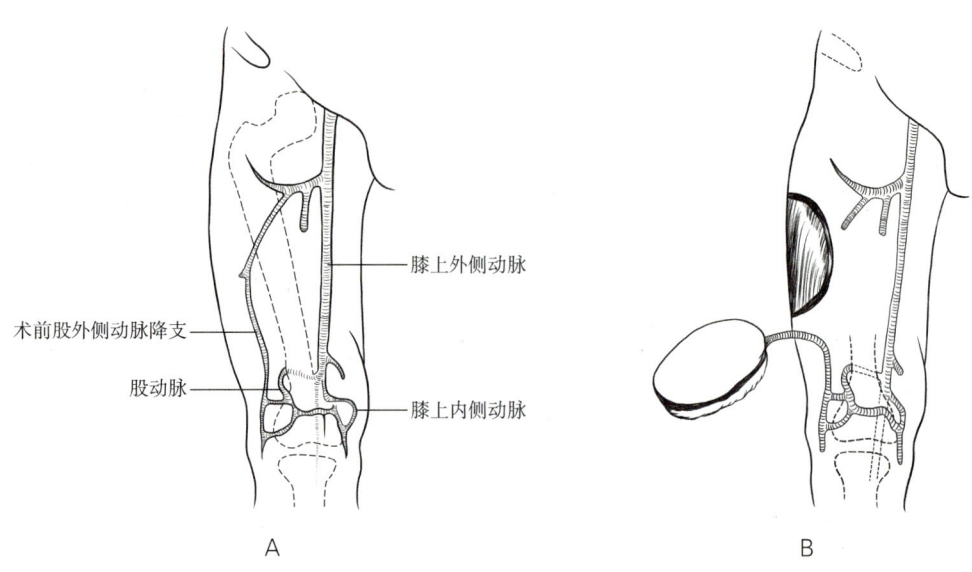

图 17-43 逆行股前外侧皮瓣的血供

三 手术方法与步骤

大腿皮瓣有以旋股外侧动脉降支为蒂的股前外侧皮瓣，以股深动脉第3或第1穿支为蒂的股外侧皮瓣，以股动脉内侧壁1~3支内侧皮神经为蒂的股内侧皮瓣，还有以其他血管为血供的股阴部皮瓣。而目前最常用的大腿皮瓣是以旋股外侧动脉为蒂的股前外侧皮瓣，根据血管蒂的不同又可分为旋股外侧动脉降支型、旋股外侧动脉横支型、旋股外侧动脉内侧支型甚至高位皮支以及缺如型等，其中以旋股外侧动脉降支型为主，该皮瓣较薄，供区隐蔽，血管蒂长，血管口径粗，皮肤血供良好，可切取包含感觉神经在内的较大皮瓣。

（一）皮瓣设计

作由髂前上棘至髌骨外上缘的连线，于连线的中点至腹股沟韧带中点再作第二条连线，此线相当于旋股外侧动脉降支的体表投影（图17-44）。而髂前上棘至髌骨外上缘连线的中点为第1肌皮动脉的穿出点（17-45），大部分穿支均定位于该点上下3cm处，通过超声探测可以大致判断血管的穿出方位（图17-46）。临床上将此穿出点置于需要切取的股前外侧皮瓣的上部。以旋股外侧动脉降支为蒂，按受区创面设计皮瓣大小。皮瓣可设计成椭圆形、菱形、半圆形，甚至不规则形等。

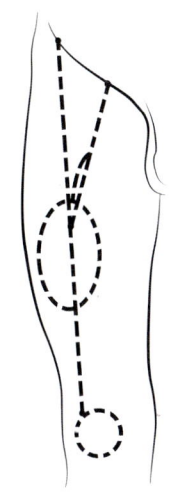
图17-44 旋股外侧动脉降支的体表投影

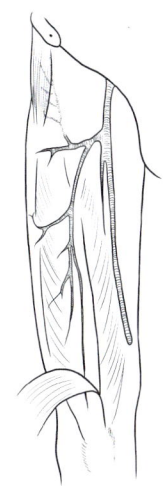
图17-45 降支肌皮动脉穿支的分布

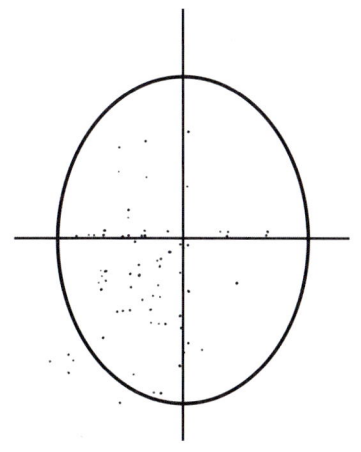
图17-46 第1肌皮穿支穿出点的分布情况，在髂髌连线中点附近探测到的皮血管声点分布示意图

（二）显露血管神经

切开皮瓣内侧缘皮肤，将切口向股动脉搏动处延长，切开皮下组织及深筋膜，在肌膜上层剥离。将皮瓣向外掀起，显露股直肌与股外侧肌间隙，在股外侧肌边缘向外寻找肌皮动脉穿支或肌间隙穿支。在股直肌与股外侧肌间隙向深面分离，将股直肌分离并牵向内侧，显露旋股外侧动脉降支血管神经束，向下分离至第1肌皮动脉穿支，在其进入肌肉与穿出肌膜之间的表面切断股外侧肌，将肌皮穿支从肌肉中分离出来。分离并结扎、切断至肌肉的分支，亦可保留血管周围的一部分肌纤维以保护血管。如果皮瓣较大，则包含2~3个肌皮动脉穿支，再向上分离旋股外侧动脉降支及其伴行静脉直到起始部，并将股外侧肌的神经血管束分离出来。亦可自上而下先显露股外侧动脉降支，随即向下找出和分离肌皮穿支。

（三）切取皮瓣

血管蒂分出后，切开皮瓣的下缘及后外缘，在阔筋膜下游离皮瓣，继而切开皮瓣的上缘。若进行游离移植，则在上缘延长切口，将股外侧皮静脉及神经游离至受区所需长度后切断，并结扎静脉近端。至此，带有血管蒂的皮瓣已全部游离，待受区准备就绪，即可按需要的长度切断血管蒂。

(四)缝合供区创面

供区创面小者可以直接缝合,创面大者可行游离植皮修复。

四 优缺点

1. 优点 ①可不切取肌肉,不影响运动功能;②供区损害少,不破坏供区外形;③供区隐蔽;④设计灵活,根据修复需要可单纯切取穿支皮瓣,包含或多或少的皮下脂肪组织,甚或携带肌肉的肌皮瓣;⑤血管蒂长、口径粗,便于转移或吻合;⑥皮瓣的血管解剖相对恒定,血供丰富;⑦可获得宽大、可靠的皮瓣(最大切取面积为32cm×20cm,早期宋业光等认为该皮瓣的切取范围上至大转子水平、下至髌骨上3cm、两侧至侧中线),便于修复大面积缺损;⑧可获得神经感觉;⑨可获得超薄的皮瓣或肌皮瓣;⑩手术操作时的体位好,供区与受区可同时进行;⑪患者术后康复快,住院时间缩短。

2. 缺点 ①供区大腿切口长;②可遗留大腿外侧局部感觉缺失;③血管蒂多为肌皮穿支,解剖血管蒂有一定难度;④旋股外侧动脉存在变异,增加了术中解剖的难度。

(陶然 韩岩 刘虎仙)

第十一节 股薄肌肌皮瓣

Pickrell(1952)报道了股薄肌肌瓣带蒂转移重建肛门括约功能取得了良好效果。Harii等(1974)首先报道吻合血管的股薄肌肌皮瓣游离移植修复皮肤软组织缺损获得成功。朱盛修等(1977)采用吻合血管神经的股薄肌肌皮瓣移植重建前臂屈肌功能,也获得比较满意的效果。由于此肌皮瓣具有较长的血管蒂、血管外径较粗、可携带神经移植、切取后对肢体功能影响不大等优点,临床应用较广。

一 应用解剖

股薄肌为一条扁长的带状肌,位于大腿内侧皮下、长收肌内侧,位置表浅,上端以扁平宽腱起自耻骨下支前面的闭孔前缘,向下逐渐变窄,经股骨内侧髁后方以腱索在缝匠肌止点的后方止于胫骨粗隆内侧面。股薄肌的主要营养血管为发自股深动脉的分支,血管自股深动脉发出后,斜向内下在内收长、短肌之间走行,于股薄肌中、上1/3处(相当于耻骨结节下方约8cm处)由肌肉深面入肌。耻骨结节至半腱肌止点连线的中、上1/3交界处为股深动脉分支的入肌点,血管入肌后纵行向下走行,沿途发出3~5支肌皮动脉穿过筋膜滋养浅层皮下组织和皮肤。动脉起始处外径约2.3mm,肌外血管蒂长约6cm。2条静脉与动脉伴行入肌。此外,旋股内侧动脉及腘动脉均有分支供养股薄肌。支配股薄肌的神经为闭孔神经前支,经长收肌深面至股薄肌上1/3处入肌,支配肌肉运动功能及皮肤感觉。股薄肌远端浅层有缝匠肌斜行通过,该处股薄肌无肌皮动脉,因此可切取皮瓣的范围仅限于股薄肌上2/3部分皮肤(图17-47,图17-48)。

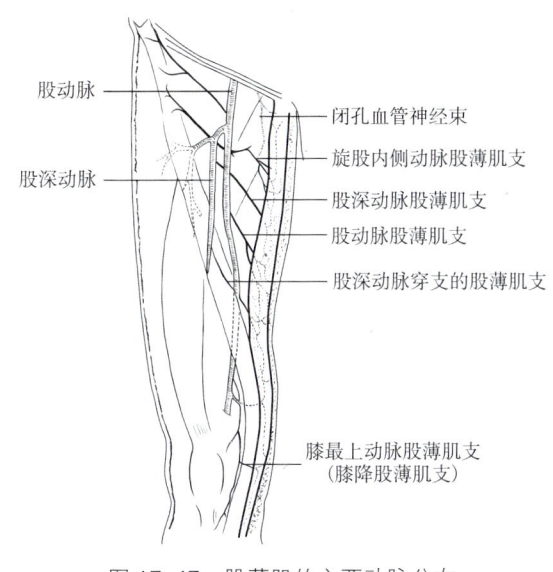

图 17-47　股薄肌的主要动脉分布

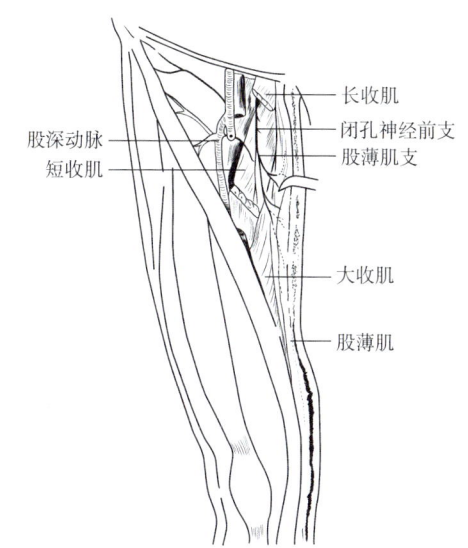

图 17-48　股薄肌的神经支配

二、适应证

1. 带蒂肌皮瓣转移可修复同侧腹股沟、会阴及骶尾部缺损创面，治疗骶尾部、坐骨结节部压疮。
2. 带蒂肌皮瓣转移可用于阴茎或阴道再造。
3. 带蒂肌瓣转移可用于重建肛门括约功能。
4. 吻合血管神经的肌皮瓣移植可治疗因外伤、骨髓炎、瘢痕、溃疡或肿瘤切除后的皮肤肌肉缺损及需恢复肌肉功能者，特别适用于前臂挛缩肌肉的功能重建。

三、手术方法与步骤

标示耻骨结节与膝关节内侧点，后者相当于半腱肌肌腱处，此两点的连线相当于股薄肌的内侧缘线。在连线的上中2/3部后方10cm范围内设计皮瓣，以耻骨结节下约8cm处为肌皮瓣的旋转轴，该点至皮瓣最远端的距离应稍大于至创面最远端的距离，按创面范围绘出肌皮瓣的切口线。先做肌皮瓣近侧段内侧缘切口，切开皮肤、深筋膜，找到内收肌长头与股薄肌间隙，在肌间隙内股薄肌中1/3处解剖分离进入该肌的主要血管蒂，然后沿股薄肌深面由近端向远端作钝性分离，结扎、切断远侧进入肌肉的细小血管分支。继而做皮瓣外侧缘及远侧端切口，切开皮肤、深筋膜，切断股薄肌远端，由远而近掀起肌皮瓣，直至股薄肌中、上1/3处主要血管蒂入肌部，即可带蒂移植。如切断股薄肌近端，即可形成岛状肌皮瓣，也可按蒂长度需要解剖一段主要滋养血管及支配神经，离断后行吻合血管神经的游离移植。切取时注意随时将皮肤与肌肉作暂时间断缝合固定，以免两者分离影响皮瓣的血供。当术中寻找股薄肌有困难时，可在皮瓣远侧做延长切口，先找到缝匠肌。此肌为大腿唯一由外向下斜行的肌肉，易于辨认，股薄肌即位于其深面。找到股薄肌后，按逆行方法切取肌皮瓣。

（李丹　韩岩　刘虎仙）

第十二节　腓肠肌肌皮瓣

腓肠肌肌皮瓣包括腓肠肌内侧头肌皮瓣和腓肠肌外侧头肌皮瓣两个独立的肌皮瓣，临床上以腓肠肌内侧头肌皮瓣最为常用。McCraw等（1976）首次介绍用腓肠肌内侧头肌皮瓣转移修复小腿前方、膝部软组织缺损。1977年，McCraw等又通过显微解剖研究观察到腓肠肌的内、外侧头各有其独立的滋养血管，因而可形成两个独立的肌皮瓣。Salibian等（1982）报道采用双蒂腓肠肌肌皮瓣移植，以增加皮瓣远端的血供，延长皮瓣的长度，滑行修复胫骨下1/3创面。Linton等介绍腓肠肌内、外侧头V-Y推进岛状肌皮瓣修复踝关节后方跟腱部的皮肤缺损。国内开展此类手术的报道也较多，程绪西等（1979）首先报道吻合血管的腓肠肌内侧头肌皮瓣移植获得成功，朱盛修（1981）、方绍孟（1982）等先后报道了腓肠肌内侧头肌皮瓣移植修复小腿缺损创面取得满意效果。

一　应用解剖

腓肠肌位于小腿后侧面皮下，以内、外侧头分别起自股骨内、外侧髁。两个头的肌腹在腓骨头平面附近合并，向下移行为腱，再与比目鱼肌融合成跟腱，止于跟骨结节。腘窝中点向下50mm为腘动脉后支分出腓肠内、外侧动脉处，以此为起点，分别向内踝和外踝作连线，连线的上1/3段即为腓肠内、外侧动脉的体表投影。腓肠肌内侧头的血供来自腓肠内侧动脉，此动脉在腓骨头上方37mm处自腘动脉发出，多数为1支，少数为2支，平均外径为2.1mm，肌外长度为26～40mm，在腘窝中线内侧约2cm处入肌，供养整个肌肉，再分出肌皮穿支进入皮下，供养该肌表面的皮肤。腓肠内侧静脉与同名动脉伴行，出肌处外径约3mm。支配内侧头的神经多起自胫神经，少数与比目鱼肌神经或腓肠肌外侧头神经共干。腓肠肌外侧头的血供来自腓肠外侧动脉，供养肌肉及其表面的皮肤。动脉外径为2.3mm，肌外长度为22～40mm；伴行静脉1支，外径2.6mm。支配外侧头的神经大部起自胫神经，少数与比目鱼肌神经共干（图17-49，图17-50）。

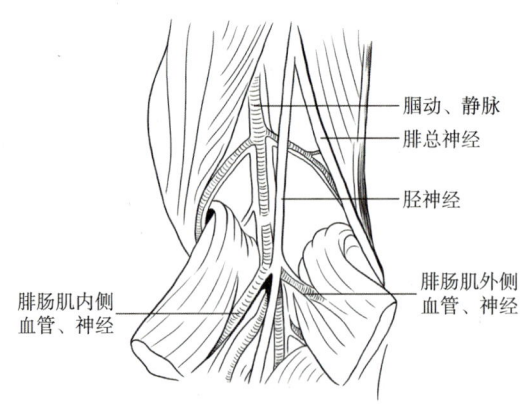

图17-49　腓肠肌的血管、神经

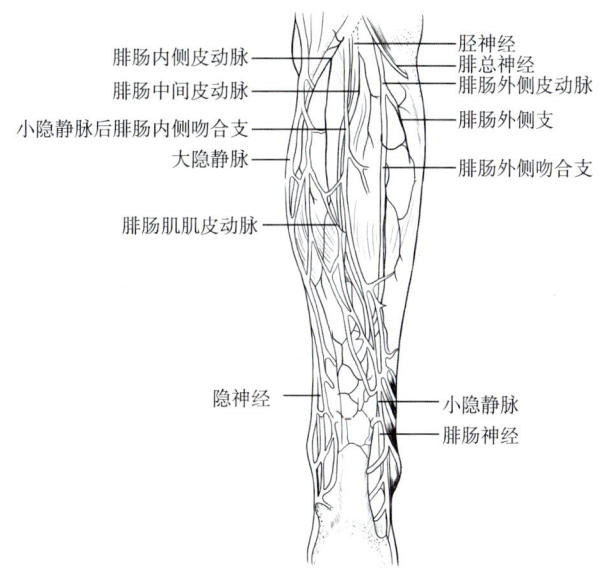

图 17-50 腓肠肌肌皮瓣的浅层血管和神经分布

二 适应证

1. 创伤所致胫骨伴皮肤软组织大块缺损的修复，开放性骨折、骨不连接、局部有广泛不稳定性瘢痕或伴有骨、神经、肌腱、血管外露创面的修复。

2. 股骨下端、膝部、胫骨中上段慢性骨髓炎伴窦道形成，皮肤放射性溃疡，骨肿瘤切除后残留空腔合并皮肤软组织缺损的修复。

3. 吻合血管神经的肌皮瓣游离移植可修复四肢皮肤肌肉大块缺损，重建肌肉功能。

4. 用于膝关节人工假体或骨折内固定器材外露创面的覆盖。

5. 岛状腓肠肌肌皮瓣推进转移可用于小腿下1/3部组织缺损的修复。

三 手术方法与步骤

（一）腓肠肌内侧头肌皮瓣

根据受区创面范围设计皮瓣，皮瓣基部位于小腿后上方，外界为小腿后中线，内界不超过胫骨内侧缘，上界可达腘横纹，下界不得低于内踝上5cm。先在腘窝处做皮瓣后上切口，切开皮肤及深筋膜，于小腿后正中线找到小隐静脉及腓肠神经并将之牵向外侧。辨清腓肠肌内、外侧头及肌间隙，钝性分离两头，找到腓肠肌内侧头与比目鱼肌间隙并作分离。于腓肠肌近端可见腓肠肌内侧神经血管束由肌肉深面入肌，加以保护。继续由近及远钝性分离腓肠肌内、外侧头及内侧头与比目鱼肌间隙，依次做皮瓣前缘及远侧切口，全层切开皮肤、筋膜及肌肉或肌腱，由远及近掀起肌皮瓣，即可带蒂转移。如将肌皮瓣基部皮肤切开并切断腓肠肌内侧头起点处的肌腱附着部，即可形成岛状肌皮瓣直接转移，也可切断神经血管蒂做游离移植。

（二）腓肠肌内、外侧头V-Y岛状推进肌皮瓣

设计肌皮瓣的远端为小腿下1/3缺损区创缘的上端，两侧切口按创缘宽度向近端弧形汇合于腘窝屈曲皱纹处，使切口呈倒V形。先做肌皮瓣上端两侧的切口，切开皮肤、深筋膜，显露腓肠肌内、外侧头及内、外侧神经血管束，并加以保护。沿两侧切口向下全层切开皮肤、筋膜及腓肠

肌，在肌皮瓣远端腓肠肌肌腹与肌腱交界处横断腓肠肌，将肌皮瓣于腓肠肌与比目鱼肌间隙内向上做钝性分离，分离至内、外侧头起点处时予以切断，形成腓肠肌内、外侧头岛状肌皮瓣。屈膝位将肌皮瓣向下推进覆盖创面，通过V-Y成形直接缝合皮肤切口。

临床上应用腓肠肌肌皮瓣移植除上述两种方式外，尚有以下方式：

1. 腓肠肌外侧头肌皮瓣移植　显露神经血管蒂及切取肌皮瓣的方法可参照内侧头肌皮瓣的切取手术，只是所利用的神经血管蒂为腓肠肌外侧神经血管束，术中需加解剖分离。此外，切取肌皮瓣时应注意避免损伤腓总神经。

2. 双蒂腓肠肌肌皮瓣移植　即在小腿后侧面做两条近乎平行的切口，切开皮肤、筋膜后钝性分离腓肠肌与比目鱼肌间隙，切断腓肠肌的跟腱移行部，在深筋膜深面向下分离皮瓣达踝关节水平，形成以上、下两端为蒂的双蒂腓肠肌肌皮瓣，向前移位修复小腿下1/3胫前部位的缺损创面。

3. 腓肠肌内侧头肌皮瓣交叉移植　其手术方法与切取腓肠肌内侧头肌皮瓣基本相同，掀起肌皮瓣后将其交叉转移后修复对侧小腿的软组织缺损创面。

（李丹　林子豪　韩岩　刘虎仙）

第十三节　腓骨（肌）皮瓣

腓骨为致密的长管状骨，质地坚硬，其上、中段仅为肌肉附着部，无承重作用，故可利用部分很长，在成人可达26cm左右。再者，腓骨具有独立的血供，其血管解剖位置恒定、变异小、管径粗，适宜于显微手术吻合。Strach（1967）应用带血管蒂腓骨转移修复同侧胫骨骨缺损。1975年，Taylor首次报道应用吻合腓血管的游离腓骨移植修复2例外伤性胫骨大段骨缺损，1例因感染失败，1例成功，并经动脉造影证实移植骨已重获血供。1977年，Taylor将此法详细介绍并补充报道1例外伤性股骨远端缺损，利用同侧带血管蒂腓骨转位架接于股骨与胫骨之间。1979年，陈中伟将其应用于治疗先天性胫骨假关节，取得成功。从此，吻合血管的游离腓骨移植术为修复长管骨大段骨缺损开辟了一条新的途径。1985年，朱盛修报道对上肢骨干缺损的儿童进行吻合血管的带骨骺的腓骨移植，取得成功。目前该手术已广泛应用于临床，并可做成带血管蒂的骨膜瓣和骨-皮复合瓣。

一　应用解剖

腓骨位于小腿外侧，为细长而致密的管状骨，外围有较厚的骨皮质包绕，是目前可移植骨中强度最高的骨质。腓骨上端与胫骨构成上胫腓关节，下端参与踝关节的组成。腓骨全长平均34cm（29～40cm），移植时为保持踝关节的稳定性，需保留6～8cm的下段骨。腓骨外形恒定、单一，上段呈四边形，下段呈三边形，中上段附着肌肉，下1/4段稳定踝关节。中国人腓骨中段平均直径分别为12.8 ± 2.4mm和11 ± 2mm。腓骨的血供主要来自胫后动脉的腓动脉。腓动脉根据起点不同分为四种类型（图17-51）：Ⅰ型发自胫后动脉，占90%；Ⅱ型、Ⅲ型分别发自胫前动脉和腘动脉，各占1%；Ⅳ型腓动脉缺如，由胫后动脉代替，占5%～9.5%，这种情况时如盲目结扎血管，可能会出现小腿后肌群血供障碍甚至坏死。腓动脉起点外径平均4mm（1.4～5.7mm），伴行静脉一般有2条，外径4.5mm（1.1～6.1mm）。腓动脉向下走行于胫后肌与姆长屈肌之间，沿途发出与胫前、胫后动脉的吻合支，肌支，滋养动脉，弓形动脉及穿支等，营养腓骨及其附近的肌肉和皮肤。弓形动脉发出肌间隔皮支和肌皮动脉穿支，经小腿后间隙营养小腿外侧皮肤，其中在腓骨头下方9～20cm之间有3支较为粗大而恒定的皮支，外径为1.6mm，这种解剖结果使临床上制作骨皮瓣成为可能。腓骨的血供特点为骨髓、骨膜双重供血系统，分别通过腓骨滋养动脉和弓形动脉到达其骨髓腔、骨膜和皮质。腓骨滋养动脉多为1支，起点距腓骨头平均14.2cm，通过腓骨内侧或后内侧的滋养孔进入骨髓腔，成为腓骨骨髓的血供来源，营养骨髓及部分骨皮质。弓形动脉有4～15支（平均9支），紧贴腓骨骨膜表面呈节段性分布，由后向外前将腓骨环绕，构成骨膜动脉血管网，是邻近骨膜和肌肉的血供来源，即使只保留弓形动脉的骨膜支血供来源，腓骨也可成活。因此，骨瓣在塑形时可行多节段骨楔形切开，甚至再行水平截开后，每个骨段仍有充足的血供。

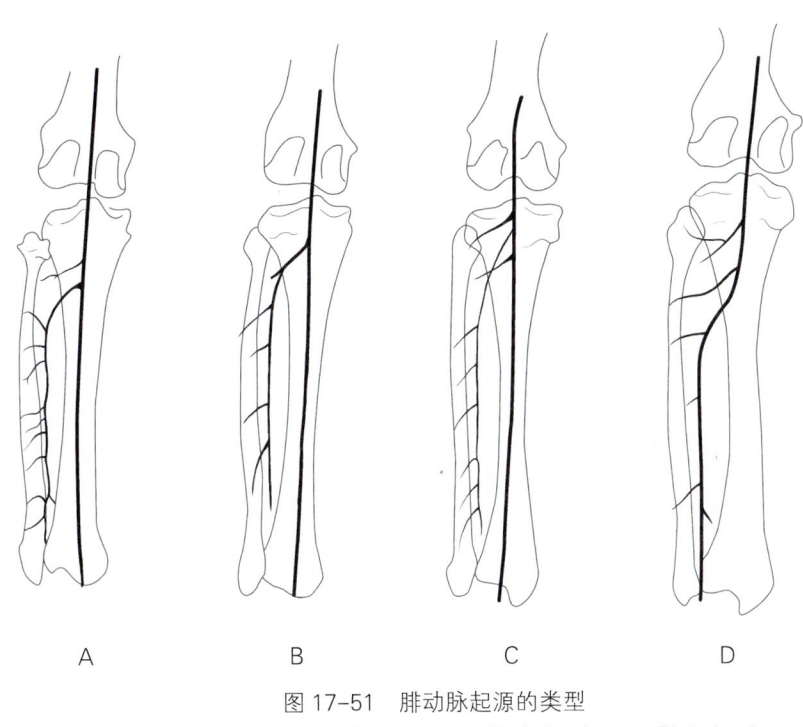

图17-51　腓动脉起源的类型
A. Ⅰ型（90%）　B. Ⅱ型（1%）　C. Ⅲ型（1%）　D. Ⅳ型（8%）

解剖研究表明：①只需1支或2支肌间隔穿支，即可确保腓骨中、下1/3交界处（14cm×10cm）～（25cm×22cm）大小皮瓣的血供；②肌间隔穿支可达小腿中、远1/3处；③皮瓣设计位于小腿中、远1/3交界处时，单纯按照肌间隔方式解剖，即使未发现肌间隔穿支，亦可保证皮瓣的血供；④与腓动脉伴行的2条腓静脉接纳来自腓骨各属支的静脉回流。

腓总神经沿腓肠肌外侧头到腓骨颈并行自其前外侧分为腓深神经、腓浅神经，分别支配小腿前肌群和小腿外侧肌群。腓总神经在腘窝外侧向下分出腓肠外侧皮神经和腓肠交通神经，腓肠外侧皮神经支配小腿外侧及后方的皮肤。腓肠交通神经与腓肠外侧皮神经共占49.3%，腓肠外侧皮神经终末支占21.9%；腓肠外侧皮神经自腓肠交通神经发出者占16.0%，分别由腓总神经发出者占12.8%。腓肠外侧皮神经与腓肠内侧皮神经汇合成腓肠神经，其结合点可以位于腘窝和外踝之间的任何一个部位。

二　适应证

1. 可用于修复四肢骨缺损或骨皮缺损，特别是对于四肢长管状骨大块骨缺损的修复有其优越性。

2. 吻合血管的游离腓骨移植作为长骨重建的有限供体，可用于肿瘤或骨纤维异常增生症等切除后的骨重建。

3. 对于各种类型颌骨缺损的修复，腓骨瓣移植已经成为最行之有效的方法之一。

4. 吻合血管的带骨骺的腓骨移植对儿童长骨大段缺损的修复具有一定的意义。

三 手术方法与步骤

（一）体位与麻醉

侧卧位或俯卧位均可，一般采取硬膜外阻滞麻醉。

（二）切口

常用入路有两种，即后外侧入路和前外侧入路，两者各有其特点，可按照受区情况与术者习惯进行选择。后外侧入路操作较为简单，不易损伤腓骨血供的完整性，且在手术体位方面适应性较大，可采用仰卧位、俯卧位或者侧卧位，优先考虑。取小腿后外侧 Henry 入路，切口始自腓骨头，沿股二头肌腱斜向后上方5～6cm，再沿腓骨外侧向下延伸至所需长度，切口下段略呈弧形向后外侧。该切口相当于腓肠肌与比目鱼肌间隙所在，上端则为腓总神经走行方向。

（三）显露血管神经

切开皮肤及小腿筋膜，首先在股二头肌腱后下缘分离腓总神经，并向远端游离至腓骨长肌入口处，予以保护。然后自下而上钝性分离腓骨长、短肌与比目鱼肌的间隙，向后拉开比目鱼肌，在𨀵长屈肌起始部的内上缘即可见腓动、静脉从后上方斜行向下进入该肌深面。

（四）切取腓骨瓣

锐性分离附着于腓骨外面的腓骨长、短肌，以腓骨滋养动脉进入腓骨处为中心，按手术所需长度，在腓骨近、远端选好截骨平面（图17-52），用线锯截断腓骨。若骨段需包含腓骨头时，则将腓骨头从胫骨的关节处离断，保留腓骨头周围部分软组织，以便重建时将其与受区的软组织缝合（图17-53）。此时，腓骨可被拖动和旋转，便于显露其周围组织，这对进一步解剖腓骨是非常有利的。先将腓骨按其长轴向后旋转，锐性分离腓骨前面的伸肌及骨间膜。切断腓骨前外侧面时只能在腓骨上保留一薄层肌袖，厚度为2～3mm。继而将腓骨段改为向前旋转，以便清除显露后侧组织。沿腓动、静脉切开部分𨀵长屈肌及胫后肌，使胫骨后侧保留含腓动、静脉的厚0.5～1cm的肌袖。切断远端腓血管束后，在移植腓骨段已充分游离的情况下，可进一步游离上段腓骨血管，其游离范围以受区手术要求为准，可以分至胫后血管分叉处。至此，骨瓣完全游离待用（图17-54）。

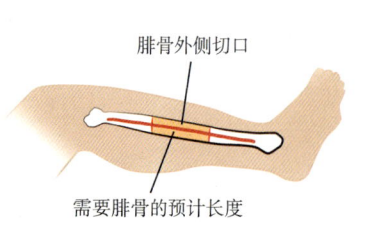
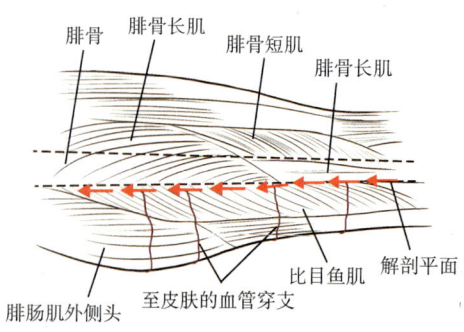

A

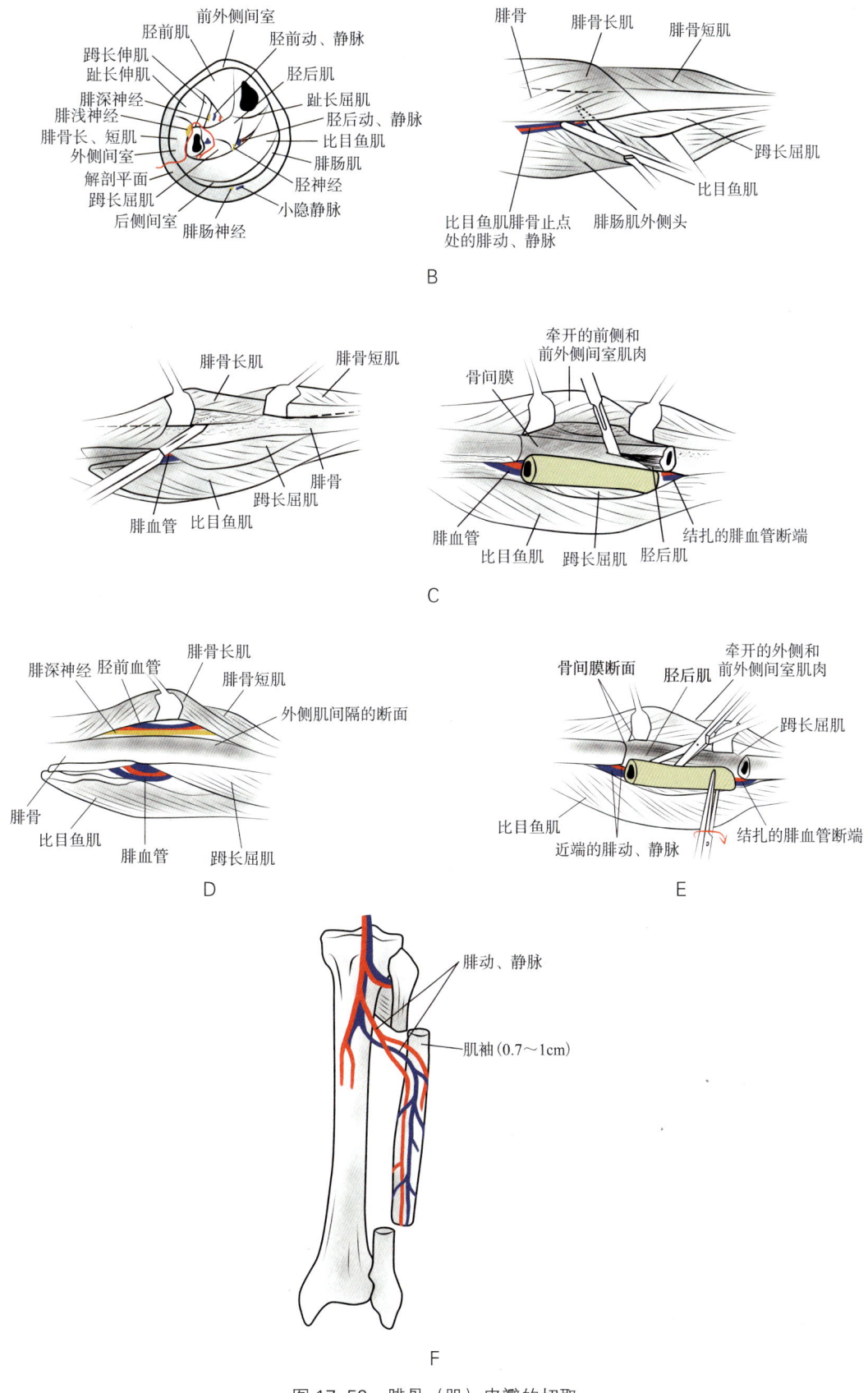

图 17-52 腓骨（肌）皮瓣的切取
A. 后外侧入路设计　B. 分离层面　C. 切开肌袖　D. 显露血管、神经　E. 切取骨瓣　F. 骨瓣示意图

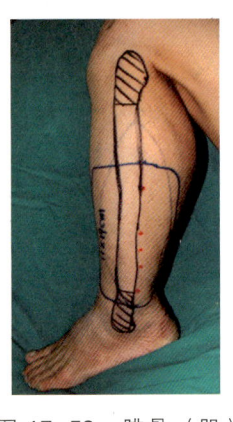

图 17-53 腓骨（肌）皮瓣的切取范围

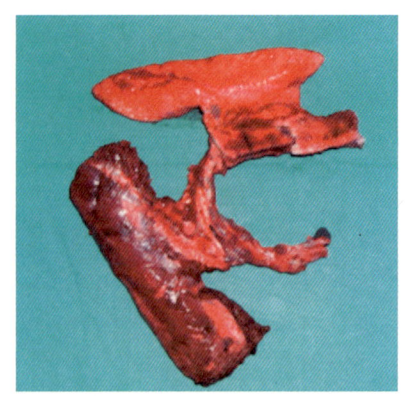

图 17-54 骨（肌）皮瓣游离

（五）腓骨瓣移植

待受区准备妥当后切断腓血管蒂，将腓骨段与受区骨桥接，固定后将腓动、静脉分别与对应血管吻合。

（六）术后处理

应根据骨移植的位置进行制动；如果骨移植位于膝下，应使用长腿屈膝管型石膏固定3～5个月，避免负重。术后1周内通常进行骨扫描检查，判断移植骨的灌注，并通过X线片和临床判断确定移植骨与受区骨的愈合情况。在移植骨开始出现肥大时即可允许完全负重，这可能需要15个月或者更长时间，可能还需要普通的骨移植予以加强。如果移植骨用于膝关节融合，或移植至股骨，或为幼儿患者，可能需要连带骨盆的长腿管型石膏或髋人字形石膏对移植骨进行充分制动，促进愈合。一旦愈合开始，移植骨逐渐肥大，即可安装支具，并一直穿戴至肢体能够完全负重时为止。

四 优缺点

1. **优点** ①游离腓骨瓣骨量充足，外形恒定，有足够的高度和宽度、良好的骨质容纳种植体，以早期恢复牙列功能；②腓骨肌皮瓣可带多块皮岛行复合型缺损的修复，以满足各种类型下颌骨缺损修复的需要；③血管蒂长，通过切取远端的腓骨可达到延长血管蒂的目的；④制备简便，供区血管管径较粗，易于吻合，吻合口不易发生血栓；⑤供区和受区可行双组手术，以缩短手术时间；⑥血供丰富，具有独特的骨髓、骨膜双重供血系统，便于分块截骨塑形；⑦是目前发现的唯一不影响生长发育的组织瓣，特别适合儿童下颌骨缺损的修复；⑧可制备成携带感觉神经的骨瓣，以恢复感觉功能；⑨供区并发症较少。

2. **缺点** ①腓骨为致密骨，缺乏自然的弧度，塑形比较困难，使手术时间延长；②腓骨的宽度小，修复颌骨后存在高度不足的缺点，需要采用重叠植骨、骨牵引等方法增加颌骨高度，延长了手术时间，增加了手术难度；③皮岛穿支血管变异大，可能导致手术失败；④需要同时修复大面积软组织缺损时，所能获得的皮瓣量尚显不足；⑤手术时间长，使其主要的应用限制于年轻患者；⑥只能用作择期手术；⑦供区出现并发症时，可引起膝关节和踝关节症状；⑧不易估计吻合口是否通畅；⑨受区和供区肢体均需牺牲一条主要血管。

五　注意事项

1. 连同腓骨头切取时除注意保护腓总神经外，还要注意将股四头肌附着部切离。切断腓骨长肌时特别应注意保护腓浅神经勿受损伤。在分离踇长伸肌时，勿损伤腓总神经分出的踇长伸肌肌支，以免在造成踇长伸肌瘫痪。

2. 腓骨下1/4不能切除，否则将影响踝关节的稳定性，久之造成创伤性关节炎。有人主张腓骨体切除后，宜在踝关节上胫腓骨间进行植骨融合，以防发生踝关节不稳。尤其是对于将来会有明显生长的儿童，推荐远侧胫腓骨融合。

3. 保护弓形动脉至皮肤的穿支，并防止皮瓣与腓骨分离。手术中，术者应一直把骨皮瓣控制在自己手中。

4. 用带血管蒂的腓骨修复肱骨近端或桡骨远端缺损时，为重建肩、腕关节功能，腓骨取材时必须连同腓骨头。但对连同腓骨头取材是否需要包括滋养动脉尚有不同意见，目前认为对成人连同腓骨头取材时，可不必强求包括滋养动脉在内。最好能留下2支弓形动脉，其截骨平面以距腓骨头下方12~14cm处较恰当；当受骨区对上述长度仍无法接受时，则可采取超骨膜切取的方法，即腓骨骨膜仍在腓骨头下方12~14cm处切断，以包括2支以上的弓形动脉。也可以选择以膝下外侧血管为蒂的腓骨瓣移植，该血管蒂可以满足10cm以内含腓骨头的腓骨瓣移植。

（卢笛　韩岩　刘虎仙）

第十四节　踇展肌肌皮瓣

踇展肌位于足底内侧的非负重区，切取后不影响足的功能。以足底内侧神经血管为蒂形成的踇展肌肌皮瓣既可带蒂转移，也可吻合神经血管游离移植。临床上常取该肌瓣或肌皮瓣，带蒂移植或游离移植修复足底、踝部的软组织缺损和改善血供，或重建面部和手的运动功能。胥少汀（1986）、侯春林（1986）等报道用踇展肌肌皮瓣修复足跟皮肤缺损取得满意效果，郭恩覃（1990）、江华（1991）等应用吻合神经血管的踇展肌肌瓣游离移植治疗晚期面瘫取得成功。该肌皮瓣的优点是：①肌肉的形态大小适中，保证移植后面部外形不显臃肿，并有足够的肌力；②以足底内侧动、静脉和神经为蒂，位置浅表，易于切取，依据血管神经蒂需要的长度可延伸至胫后动、静脉和部分胫神经束，故血管神经蒂位置恒定，可切取范围较长；③肌肉和血管神经蒂切取后对足的功能、形态无明显影响。

一　应用解剖

踇展肌为羽状肌，起自跟骨结节的内侧突及分裂韧带，肌束向前移行为肌腱，与踇短屈肌同止于踇趾第1跖骨底的跖侧。主要滋养血管来自足底内侧动脉，该动脉从胫后动脉分叉处发出后分布到踇展肌。足底内侧动脉多数为两支型，即深支和浅支，深支为动脉本干，走行于踇展肌与趾短屈肌之间，沿途发出数支小动脉到踇展肌，起始处外径为2.3mm，伴行静脉多为1条，外径约1.8mm；浅支在踇展肌深面迂曲前行，于肌的中部附近浅出皮下，走行在肌的内侧缘，沿途发出分支入肌。除深、浅两支外，少数尚有边缘支，自足底内侧动脉发出后浅出于皮下，沿肌外侧缘行走，沿途发出分支到踇展肌的外侧或内侧缘，并有细小分支到附近的皮肤。支配踇展肌的神经有1～4支，均发自足底内侧神经，与同名血管伴行（图17-55）。

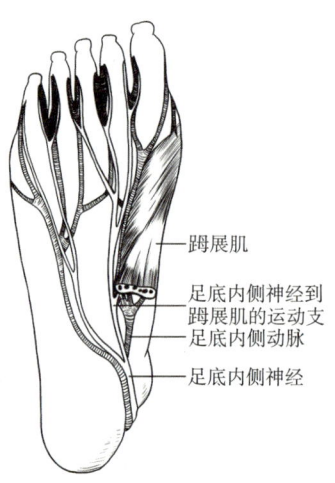

图17-55 踇展肌血供示意图

二 适应证

1. 带蒂肌皮瓣转移可用于足底、跟部、踝关节及小腿下段因肿瘤、放射性溃疡、外伤、压疮病灶切除后皮肤软组织缺损的修复。

2. 吻合神经血管的肌皮瓣移植可用于对侧足底及跟部创面的修复，亦可用于伴有凹陷畸形的肢体小面积组织缺损的修复。

3. 吻合神经血管的肌瓣移植可用于晚期面瘫的功能重建。

三 手术方法与步骤

（一）踇展肌瓣游离移植治疗面瘫

患者取仰卧位，全身麻醉。由于踇展肌的血供和神经支配主要来自足底内侧动脉和足底内侧神经，设计成以足底内侧动、静脉和足底内侧神经为蒂的踇展肌瓣，将供应和支配踇展肌的血管和神经也包括在内，且血管、神经可延伸至胫后血管和胫神经。

1. 切口设计 以足舟骨粗隆和第1趾的跖骨头连线为轴设计切口，并延长至内踝下和内踝后。

2. 手术步骤

（1）显露血管和神经：切口从足底内侧延长到内踝后方，切开支持韧带，打开踝管，分离出胫后动、静脉和胫神经，并向踇展肌深面分离，解剖出足底内侧动、静脉和足底内侧神经的起始部。如不需要长的血管神经蒂，可以足底内侧血管和神经为蒂；若需要较长的血管神经蒂，则切口再向小腿后上方延伸，暴露胫后血管和胫神经。结扎、切断足底外侧血管，沿足底内、外侧神经分叉处向上按神经的自然分束作逆行劈开，达到需要的长度，保留蒂中血管与神经间的结缔组织联系，保证神经蒂为一带血供的神经移植。

（2）切取肌肉瓣：按足底内侧缘的切口深达深筋膜浅层，沿深筋膜浅层分离掀起皮瓣，暴露踇展肌。从踇展肌内侧缘深面开始分离，达肌外侧缘。切断肌肉止点，将其由远向近端翻起，注意保护支配踇展肌的运动神经。结扎、切断在踇展肌外侧缘穿出的内侧血管。切断足底内侧神经，并将足底内侧神经的近断端分成多束，植入运动神经入肌点附近的肌腹中。切断肌肉起点的附着部，使肌肉和血管神经蒂完全游离。电刺激神经蒂，检查肌肉的收缩强度。待受区准备完毕即断蒂，供区伤口直接缝合。

（3）肌瓣移植：于患侧面部的发际缘和口角分别做切口，两切口的皮下隧道相通，以容纳移植的肌肉。同时，于健侧耳前和下颌缘做切口，暴露和游离健侧面神经颊支和面动、静脉。将切取的𧿹展肌置于患侧面部皮下，肌起始端固定于口角和上下唇，止端固定于颞筋膜，静态下使两侧口角维持对称，其血管神经蒂即通过上唇皮下隧道，分别与健侧面动、静脉和面神经颊支吻合。

（二）𧿹展肌肌皮瓣修复足跟创面

1. 皮瓣设计　以足底内侧血管为蒂的𧿹展肌肌皮瓣的旋转轴位于足底内侧缘与内踝前缘延续线交点，以𧿹展肌为轴心线，在足底内侧非负重区设计皮瓣。

2. 手术步骤　𧿹展肌肌皮瓣有两种切取方法，可任意选用。

（1）顺行切取法：按设计先做内踝后侧切口，打开跗管，暴露胫后血管神经束，沿血管向远侧解剖，直至𧿹展肌起点深面胫后动脉分叉处，辨清血管后切断该肌。按术前设计沿足底内侧动脉由近向远切取𧿹展肌肌皮瓣，术中应结扎、切断至深层肌肉的血管分支，保护至浅层肌肉及皮下组织的血管分支；注意保护进入皮瓣的神经分支，并沿神经分支向近侧进行神经束间分离，达到足够的长度，形成血管神经蒂岛状肌皮瓣。

（2）逆行切取法：逆行切取皮瓣的方法与以足底内侧血管为蒂的足底皮瓣相同。在皮瓣远侧，于𧿹展肌与趾短屈肌间隙内寻找并切断跖内侧血管，以该血管为向导由远而近在肌肉深面分离，术中防止血管与肌肉分离，切断至足底深层肌肉的血管分支，用同样的方法使跖内侧神经足底分支包含在皮瓣内，切断肌肉起点形成岛状肌皮瓣，局部转移修复受区创面。

（林子豪　薛紫涵　韩岩　刘虎仙）

参考文献

[1] 王炜. 整形外科学[M]. 杭州：浙江科学技术出版社，1999：186-261.
[2] 汪良能，高学书. 整形外科学[M]. 北京：人民卫生出版社，1989.
[3] 盛志勇，郭恩覃，鲁开化. 手术学全集：整形与烧伤外科手术学[M]. 第2版. 北京：人民军医出版社，2004：130-190.
[4] 侯春林. 带血管蒂组织瓣移位手术图解[M]. 第2版. 上海：上海科学技术出版社，1991：187-188.
[5] 朱家恺. 显微外科学[M]. 北京：人民卫生出版社，2008.
[6] S. Terry Canale，James H. Beaty. 坎贝尔骨科手术学（第4卷）[M]. 第11版. 王岩，译. 北京：人民军医出版社，2011：2949-2952.
[7] 王成琪. 王成琪显微外科学[M]. 济南：山东科学技术出版社，2009.
[8] 张陈平，Nabil Samman. 下颌骨重建的基础与临床[M]. 上海：上海科技教育出版社，2009.
[9] Wei F C，Jain V，Celik N，et al. Have we found an ideal soft-tissue flap? An experience with 672 anterolateral thigh flaps[J]. Plast Reconstr Surg，2002，109(7)：2219-2230.

第十八章 其他组织移植

第一节 黏膜移植

一 概述

黏膜由上皮和真皮组成，含有丰富的血管结构。口腔、咽部和食管的黏膜为复层鳞状上皮，消化道其他部位的黏膜为单层柱状上皮，泌尿系黏膜为变移上皮。按其结构和生理特点，可分为干燥黏膜和湿润黏膜，红唇部位的黏膜和黏膜下层无腺体存在，表面干燥，称为干燥黏膜；而口、鼻、结膜、会阴及膀胱内的黏膜因经常处于湿润的环境中，称为湿润黏膜。

在组织学上，各种黏膜的区别较大。颊黏膜的上皮层很厚，约为膀胱黏膜上皮层厚度的4倍，因此颊黏膜具有坚硬而不易弯曲的机械力学特征。此外，组化染色显示黏膜内含有大量的弹性蛋白，所以，其弹性较大，易于切取获得。而且，颊黏膜固有层薄，含有丰富的脉管结构，故移植成功率高。另外，颊黏膜还具有良好的抗菌性和再生能力。硬腭黏膜上皮为角化的复层鳞状上皮，固有层结缔组织的胶原纤维大，排列整齐，其密度与睑板相似；深部的黏膜下层结缔组织结构疏松，含腺体、脂肪、血管和神经等。临床实践证明，口腔黏膜损伤后能够很快愈合而不发生感染，而且有些口腔手术并不需要做抗菌准备。Schonwetter（1995）发现，牛舌的黏膜内含有一种丰富的抗菌肽（LAP）。还有人证明，颊黏膜也含有蛙皮肤中的抗菌肽（Magainin）和气管中的抗菌肽（TAP），这些肽具有抗菌作用，能促进愈合，尤其是在黏膜松弛的部位。膀胱黏膜组织薄，伸展性大，其再造形成的尿道可随阴茎的生长而延长，但其内部无脉管结构。鉴于黏膜具有较强的再生能力，切取黏膜后的供区创面即使不做缝合也能自行愈合。有实验证实，犬气管黏膜若出现2cm×4cm大小的缺损，2周便可自行修复。但是自行愈合的创面也会产生挛缩，也要经历逐步变软的过程，如用颊黏膜再造尿道后，往往需要进行6个月的持续扩张，才能防止狭窄。用于眼窝再造的黏膜片不仅厚度要大些，而且术后要有充分的加压固定时间。

根据黏膜自身的特点及局部解剖结构，不同情况下临床选择各有倾向。对于重度干眼或烧伤后的黏膜缺乏综合征，鼻黏膜因含有杯状细胞有利于分泌泪液而具有独特的优势。携带中隔软骨的鼻黏膜因移植的软骨替代了睑板的力学支撑，为附着黏膜提供了强有力的支撑，所以以重建眼睑后层非常有用；此外联合皮肤还可用于重建睑缘。也有学者认为，硬腭黏膜胶原纤维的结构和密度与睑板相似，因此具有较好的稳定性和抗变性；硬腭黏膜移植不仅能修补黏膜衬里，同时兼具支架的特性，远较耳软骨、鼻中隔软骨柔韧，能完好地贴附于眼球表面，顺应眼球表面的弧度，适应眼球的功能性活动。

黏膜移植（mucous membrane graft）与皮片移植有若干相似之处，如具有强烈的抗原性，只能进行自体移植；移植方式有游离移植、带蒂移植和复合组织移植；移植后的成活过程也分为血浆营养期和血管营养期；断层移植片比全厚移植片容易成活；血肿、血浆肿、移植片的滑动、感染、移植床血供不佳可引起移植失败；移植成活的黏膜可发生挛缩等。但黏膜移植片和皮片甚至不同部位的黏膜移植片之间亦有许多不同之处。黏膜移植片移植后，典型的血浆营养期为48小时，2~4天便发生再血管化，开始重建血供；4~5天，移植片内淋巴引流恢复。Baskin（1995）认为，进行颊黏膜移植欲获得最大成功需要四个条件，即受区血供佳、快速有效地获得弥散营养、快速有效的血管连接，以及在新血管形成和黏膜愈合过程中的制动。

黏膜移植后的生物学行为，以对膀胱黏膜的研究较为充分。在愈合初期，膀胱黏膜的上皮层部分退化，但能够完全再生，此点和厚的皮片不同；后者在愈合过程中上皮始终保留着，再生是来自乳头基层。犬上皮的再生时间为16天。Fairbanks（1992）指出，膀胱黏膜移植片的上皮化为12~14天，在完成上皮化之前，移植片的行为不稳定，因此移植片的固定时间至少需要2周。犬颊黏膜移植后同样发生早期的上皮退变和其后的再生过程，至术后21天，临床和组织学检查均证明能达到基本愈合。此外，王志勇等（2002）通过对兔上腭裸露的骨创面行暴露或颊腭黏膜移植后发现，移植后2周，移植物存留了完整的角化层鳞状上皮，上皮钉突明显，表皮深层结缔组织厚度基本一致，胶原纤维含量增高。

在临床工作中，常可用移植皮片的方法修复黏膜缺损，这些皮片是否因长期处在湿润的环境而化生为黏膜，尚无客观证据。有报告指出，用颊黏膜细胞移植治疗慢性乳突炎时，颊黏膜细胞呈现出宿主上皮细胞的特征，即鳞状上皮外观。用皮片代替黏膜时，两者颜色不同，相接之处挛缩程度也较大，容易形成硬而厚的瘢痕组织，较易引起损伤。

二 适应证和禁忌证

黏膜移植在整形外科主要用于红唇缺损和有视力的眼睑黏膜缺损（如睑球粘连分离术后）的修复，也用于鼻泪管和尿道再造。但受区有明显炎症时暂不宜手术。

三 供区选择

干燥黏膜移植片多取自下唇；湿润黏膜主要取自上、下唇内侧和颊部。女性患者需要较大面积的黏膜片时亦可取自阴道壁，但一般少用。

四 手术方法及注意事项

（一）干燥黏膜的切取

采用黏膜下浸润麻醉，使黏膜隆起，用止血钳夹持保安刀片或用特制的小型滚轴刀徒手切取刃厚或中厚黏膜片，供区创面经压迫止血后，暴露或贴敷单层油纱布半暴露即可；亦可用手术刀切取小块全厚黏膜片而将供区创缘直接缝合（图18-1）。

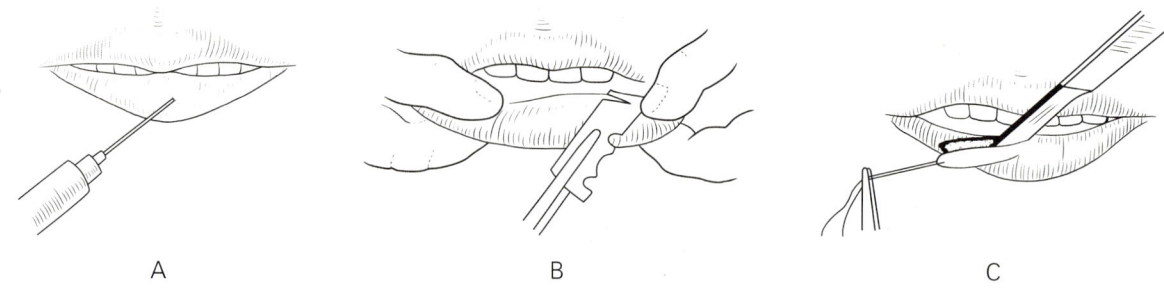

图 18-1　下唇黏膜的切取
A. 黏膜下注射含肾上腺素的局麻药　B. 切取刃厚黏膜片　C. 切取全厚黏膜片

（二）湿润黏膜的切取

切取颊部黏膜时，采用气管内插管麻醉较为安全，便于从容手术。插管移至口腔的一侧并不影响操作，也便于同时切取上、下唇内侧的黏膜。腮腺导管开口处为乳突状，正对第2磨牙牙冠，应首先证实并加以保护。黏膜供区应在腮腺口下方至前庭反折处（即牙龈与唇颊之间的间隙）。标出供区，局部注射1%利多卡因（含1∶100000肾上腺素）浸润麻醉并防止出血，用手术刀和剪刀将黏膜和黏膜下层一并切取。Baskin等（1995）主张从第2～3磨牙下方向腭部解剖，供区用肠线拉拢缝合。成人颊部可切取6cm×2.5cm大小的黏膜，儿童可提供（4～5）cm×（1.5～2）cm大小的黏膜。取下黏膜后应将黏膜以外的组织（黏膜下脂肪和腺体）全部去除，修剪成中厚或全厚黏膜片即可移植（图18-2）。

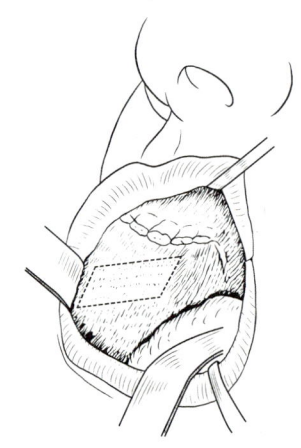

图 18-2　颊黏膜的切取

下唇或上唇内侧的黏膜切取较为简单，助手协助将唇黏膜显露，用上法进行切取，供区直接缝合。不宜将颊部和内侧区连成一片，以免引起明显的口角瘢痕挛缩畸形。术中还需注意止血完善及移植后充分加压固定。

膀胱黏膜的切取通常适用于儿童尿道下裂的尿道重建。首先，根据患儿的年龄插入合适的导尿管并注入适量生理盐水，使膀胱呈半充盈状态，以利于切取膀胱黏膜。于耻骨上2cm左右沿腹横纹做切口，逐层切开显露膀胱，稍做游离后充分显露前壁。小心切开膀胱前壁浆肌层，见膀胱黏膜向外膨出时，用显微手术剪解剖分离黏膜与肌层，切取适量的黏膜用盐水湿纱布保护。采用解剖复位的分层缝合关闭膀胱壁及手术切口，同时放置膀胱造瘘管。

（陈绍宗）

第二节 脂肪移植

一、概述

自体脂肪组织游离移植在临床外科领域中的应用已有超过百年的历史。Van der Meulen（1889）首先报告了游离脂肪移植的临床应用。Neuber（1893）用多个小块脂肪组织移植修复软组织缺损畸形。Czerny（1895）报道应用切取的脂肪移植到乳房部位获得成功。Lexe（1909）采用腹部脂肪块移植治疗眶下区凹陷、半侧颜面萎缩，取得了不错的疗效。此后，脂肪移植（fat graft）还被应用于治疗鞍鼻畸形、乳房缺损等。但是，由于脂肪组织游离移植后吸收严重，容易发生中心部位的无菌性坏死，还易发生感染，长久疗效不满意。Peer（1965）、Billings（1989）都认为脂肪组织游离移植后，体积可减少50%~60%，大部分被纤维组织所代替。脂肪组织移植成活的关键在于血供的再建。20世纪60年代后期，随着显微外科技术的发展，吻合血管的大网膜游离移植和带血管蒂的筋膜脂肪移植被广泛应用，脂肪游离移植因缺点较多而逐渐被放弃。

20世纪80年代，脂肪抽吸技术的产生使得人们可以将获取的脂肪以一种新的方式进行移植，即颗粒脂肪注射移植技术。1986年，Ellen Bogen使用该技术将颗粒状脂肪注射移植用于治疗痤疮、外伤后组织缺损、鼻唇沟过深、眼睑凹陷、面部萎缩等小面积的畸形，取得了良好效果。他将切取的脂肪块修剪成4~6mm的脂肪颗粒，在严格的无菌操作下进行胰岛素液外用处理，然后把颗粒状脂肪移植到受区，术后口服维生素E，预防脂肪细胞分解破坏。他发现眼睑凹陷畸形患者施行颗粒状脂肪移植术后，随着体重的增加，移植区逐渐凸起，类似于眼袋，需要再次手术，切取多余的脂肪组织做病理切片观察显示为正常的脂肪组织结构，周围有炎症细胞浸润形成包裹。他认为颗粒脂肪组织移植后不但能够成活，而且逐渐有正常的脂肪细胞生长。近年来，应用颗粒脂肪组织移植治疗面部凹陷畸形、小乳症、乳头内陷畸形、半侧颜面萎缩、半面短小以及做美容性质的颜面充填等均取得了良好的效果。目前，自体颗粒脂肪移植技术已经被广泛应用于整形美容外科领域，但是，在大量的临床应用中也曾出现因注射脂肪发生液化、坏死及感染而导致移植失败的病例。因此，在进行颗粒脂肪组织移植时，应谨慎选择移植脂肪的数量、间隔时间和移植方法，以确保获得最大限度的成功。

颗粒脂肪移植后的组织学变化一直是学者们关注的焦点。通过光镜对移植的颗粒脂肪进行观察发现：移植后72小时内，其主要依赖供区的组织渗出液获得营养供给；随后，移植物开始与周边组织建立新的血供交通，并逐渐出现纤维化的表现；第10天时，纤维变性加剧，移植物的薄膜也开始增厚，纤维间隔增加，中央部分的脂肪细胞出现坏死进而引发中性粒细胞、巨噬细胞聚集，重建的血供集中在外围；第20天时，纤维化加剧，并可见富含脂质的巨噬细胞，成活的脂肪占40%左右；2个月时，曾由于缺血缺氧由成熟脂肪细胞逆向分化而成的前脂肪细胞，其胞浆内可见增多的空泡样脂滴，细胞功能活跃；约3个月时，细胞内的脂滴进一步融合，细胞又分化成为成熟的脂肪细胞。

颗粒脂肪移植后的成活过程受多种因素的影响。1990年，Nguyen对颗粒状脂肪的抽吸和切取做了对照，结果显示负压抽吸所得的组织中，绝大部分脂肪细胞遭到了损害。这提示我们，颗粒状脂肪在吸取过程中，其损伤程度对移植效果有直接影响。祁佐良等曾对颗粒状脂肪的游离移植进行实验研究，通过对切取的脂肪颗粒的切片观察发现，脂肪细胞的完整率为95%。将未经处理的颗粒脂肪与经胰岛素液处理的颗粒脂肪做对照研究，结果显示两者的组织学变化和移植后的体积变化无显著性差异，说明胰岛素液对移植的脂肪细胞无明显的保护作用，通过6个月的观察发现，移植脂肪颗粒的体积减小了45%。影响脂肪体积变化的因素主要与以下方面有关：

1. 脂肪组织的损伤　颗粒脂肪在获取、处理、移植的过程中均存在一定程度的损伤和破坏，损伤的程度对移植结果有直接影响，破碎的脂肪细胞越多，移植物液化吸收就越严重。因此，在所有的操作过程中都应尽量减少对脂肪细胞的破坏。

2. 移植物血供的重建　采用颗粒脂肪移植的目的是使脂肪细胞能在早期缺血的情况下更多地获得基底床的营养，而增加成活的脂肪细胞数量，使之吸收合成甘油三酯而分化成熟以维持移植物的体积。为了最大限度地促进移植物的血供重建，移植时应遵循"多点、多通道、多层面"的策略。

3. 受区的条件　受区的面积、部位、血供情况与局部组织条件等均对脂肪移植后的成活存在影响。例如，瘢痕区域、肌腱周围、活动的部位等均不利于颗粒脂肪的成活，将直接影响临床治疗效果。

4. 血肿和感染　颗粒脂肪移植时，受区应严密止血，预防因局部血肿而影响移植物的成活。另外，脂肪组织血供较差，故容易发生感染，手术时应该严格遵循无菌原则，必要时给予抗生素预防感染；如发现感染或脓肿形成，需尽早行引流等外科处理。

脂肪移植治疗面部凹陷畸形等疾病的效果比较显著，在手术中为了避免因脂肪细胞变性、液化而造成的体积减小，移植脂肪的数量应矫枉过正，过度矫正的数量要参考脂肪移植后体积减小的数量。

二　适应证和禁忌证

（一）适应证

1. 体表组织缺损或凹陷畸形　颜面部血供丰富，脂肪移植后容易成活，一次充填或注射效果良好；如需大量移植，往往需要行多次脂肪移植。
2. 半侧颜面萎缩。
3. 半面短小　对于这部分患者，其软组织容积的充填可以选择多次脂肪移植。
4. 小乳症。
5. 颜面美容手术　如鼻唇沟过深、眉间皱纹、鱼尾纹等。因重睑术或眼袋切除术造成的眶隔脂肪切除过多，也可以采用脂肪移植进行修复。
6. 其他　吻合血管的脂肪移植还可用于慢性骨髓炎、放射性溃疡、褥疮等难愈性窦腔的充填，以改善血液循环，并对坏死组织起到生物性清创作用。

（二）禁忌证

1. 感染　对于有感染病灶的受区，不能做脂肪移植。脂肪移植术必须在严格的无菌条件下进行，即使是轻微的感染，亦可导致脂肪液化坏死；如果是真皮脂肪复合移植，则真皮也可能发生坏死。用脂肪注射隆乳，可能因感染导致严重后果。
2. 受区血供较差　瘢痕组织的受区由于血供较差，移植脂肪不易成活。
3. 肌腱和神经吻合部位　肌腱或神经吻合后，不应使用脂肪移植隔离周围组织，防止粘连，以预防移植物变性机化后形成瘢痕。
4. 硬脑膜缺损的修复和预防腹部手术后粘连　在修复硬脑膜缺损和预防腹部手术后粘连时，应禁忌采用脂肪移植。

三 手术方法及注意事项

（一）脂肪组织的获取

1. 注射器法　这是目前临床常用的脂肪获取方法。供区一般多选择腹部、大腿内侧等皮下脂肪组织丰富的部位。严格消毒后，按如下比例配制肿胀液用于肿胀麻醉：1000ml生理盐水＋2%盐酸利多卡因40ml＋0.1%肾上腺素0.5ml混合。肿胀麻醉后，用10ml或20ml注射器接专用的抽脂针，在脂肪组织中呈放射状反复抽吸，勿使用暴力；如有鲜红色血液吸出，则应更换抽吸部位与方向，并及时压迫止血。抽吸时应由深层向浅层进行，保留靠近真皮的1～1.5cm皮下脂肪层，以保证术后供区的良好外观。

2. 电动抽吸法　主要用于大容量脂肪组织的获取，通过负压、水动力、共振吸脂机等途径完成。该法不仅能较为轻松地获得大量可供移植的脂肪组织，而且还能吸脂塑身。但在使用中应十分注意机器各项参数的设置，避免在脂肪获取中造成细胞破损、磨损等，进而导致移植后成活率低、效果不佳的后果。

3. 外科切取法　通过手术切取脂肪块或真皮脂肪块，用于组织移植。该法创伤较大，会遗留手术瘢痕，且供区可能造成继发性损伤，因此临床很少使用。

（二）颗粒脂肪组织的处理

1. 静置沉淀法　将抽吸获取的脂肪组织放入多个20ml或50ml注射器中，在试管架上静置，然后排出脂肪下的肿胀液、血液等废弃液体，并用4℃生理盐水反复清洗并排出下部的液体。最终，将沉淀后的上层的油脂成分去除，选用中下层的颗粒脂肪组织，其中富含前脂肪细胞，具有更强的细胞活性，有利于提高移植后的成活率。

2. 离心法　将抽吸获取的自体脂肪混合物用离心机匀速离心后，尽可能去除上层的油脂成分和下层的液体成分及细胞沉淀。研究显示，离心法可以高效地去除液体成分和细胞杂质，但无论是高速离心还是低速离心（600～4000r/min），均可能导致脂肪细胞不同程度的机械损伤。

3. 过滤纯化法　使用多层纱布或棉垫对脂肪混合物进行过滤纯化，进而获得较为稠密的脂肪组织。研究显示，相比于静置沉淀法，离心法和过滤纯化法均能高效地去除抽吸物中的液体成分，但是对于移植物成活率的影响仍有待于进一步研究。

4. 吸水纸法　将抽吸出来的脂肪颗粒混合物放入容器中，用吸水纸吸除其中的血液和其他液体后，直接放入注射器中进行注射移植。临床中并不常用。

（三）颗粒脂肪组织的移植

对于移植的受区，可选择行局部的神经阻滞麻醉或是小剂量的浸润麻醉，目的是最大限度地减少移植前对术区容积的影响。将处理好的颗粒脂肪组织转移至注射器内，原则上应尽量选择小容量的注射器，然后连接脂肪注射用的钝针，通过机械性的手推或是特殊的脂肪注射枪，将颗粒脂肪按照"多点、多通道、多层面"的原则进行注射。注射过程中不宜使用暴力，如发生局部出血、血肿，应停止注射，以免出现脂肪栓塞等严重的手术并发症。

（祁佐良）

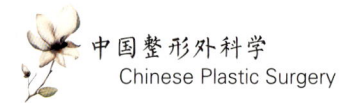

第三节 筋膜移植

一 概述

筋膜组织细密而薄，质地柔软，富有弹性和伸延性，是坚韧而滑润的结缔组织，其基质由成纤维细胞构成，比较容易适应新的环境。据计算，人体阔筋膜的平均张力强度为492kg/cm²，0.5cm宽的网状新鲜阔筋膜张力为3.83kg；兔腰背筋膜张力为1.3～2.5kg。人体的筋膜（深筋膜）分布十分广泛，但各部位筋膜的厚度和强度不同。在整形外科领域，移植单一的筋膜组织用于修复目的者，主要包括阔筋膜、颞浅筋膜、耳后筋膜，还有胸背筋膜、股前外侧筋膜等。除了单纯的筋膜移植（fascia graft）外，它们还可与浅面的皮肤软组织一起移植，最典型的莫过于各种筋膜皮瓣或筋膜脂肪瓣。

阔筋膜是大腿部位的深筋膜，其范围宽阔，致密坚厚，上方附着于髂嵴和腹股沟韧带，并与臀筋膜和会阴筋膜相续；下方与腘筋膜和小腿筋膜相续。阔筋膜在股外侧上部分为两层，包裹阔筋膜张肌；其下部的纵行纤维明显增厚呈扁带状，称髂胫束。其作为自身组织的修复材料，已广泛应用于腹壁、硬脑膜、关节囊、韧带、腱性组织等组织缺损的修复。在光学显微镜下，阔筋膜由大量交织成网状的成纤维细胞组成；在扫描电镜下，阔筋膜纤维中胶原纤维占大多数，在大腿中下段外侧有规律地排列，类似腱性组织。当呈条状或片状的阔筋膜被移植后，其中的成纤维细胞不仅能保持活力，而且能保持原有的结构和性能，原因在于其移植后总是处在不断的机械刺激之中。其游离移植成活的关键在于受区具有丰富的血供，且移植体与周围组织密切接触。Peer（1995）证明，人自体阔筋膜移植到腹壁脂肪后2～3天血管即可长入。鲍卫汉（1987）发现兔腰背筋膜自体移植后，无论有无张力或张力是否持续存在均能成活，大多数移植片能保持原来的外观、组织形态、紧张度、部分或全部张力强度，但也有部分移植片变细变薄，部分或完全被吸收。阔筋膜虽具有较好的弹性或伸延性，但是存在一定的临界值，其张力强度也会随年龄老化而降低。筋膜的临界值与其所受牵拉力的大小和持续时间有关，如长1.7cm、宽1.0cm的人体新鲜筋膜片被牵拉的临界长度为30%左右，超过此临界值或者长时间被牵拉则逐渐伸长，不能回复到原来的长度，弹性消失甚至断裂。用筋膜条悬吊矫正口角下垂畸形时，由于健侧肌肉的牵拉和重力作用，筋膜被拉长，强度下降，可能是畸形复发的原因。因此，适当增宽悬吊用筋膜条的宽度，并在筋膜条与受区组织达到牢固的愈合之前，应用口角拉钩或胶带作外力协助提起口角，减轻筋膜条的负荷，可能对防止畸形复发有一定意义。阔筋膜除了用于游离移植外，亦可带蒂移植，用以形成阔筋膜襻代替静脉瓣膜，治疗大隐静脉曲张。柏树令等（1994）证明，不同部位阔筋膜的血供来源和血管走行方向也不同，如股前、后侧筋膜的血管走行基本与肢体纵轴平行；而股内、外侧筋膜的血管走行与肢体纵轴垂直或近似垂直。因此，在股前、后侧切取阔筋膜时应做纵行切口，在股内、外侧切取阔筋膜时应做近水平方向切口。

不同于阔筋膜，其余几种常用的筋膜内往往含有丰富的脉管结构，因此首选带蒂或显微游离移植。颞浅筋膜内含有口径较粗的颞浅动脉，易于吻合，其游离移植后不仅能覆盖创面，而且还能改善局部血供，因此早在20世纪中后期就开始被应用于四肢的修复和重建。此外，颞浅动脉分支与耳后动脉分支具有良好的交通，可以单一或联合用于耳郭再造。Wellisz T.（1993）以及杨松林等（2007）分别报道了应用颞浅筋膜瓣包裹Medpor耳支架，有效地避免了支架外露。而且，该筋膜瓣供区隐蔽，血液循环好，抗感染能力强，在颅颌面外伤（Raffaini M., 1994）、眶周缺损（Rose E. N., 1990）、口周缺损（Upton J., 1994）及半面短小（田奉宸，1992）等面部凹陷畸形的修复中都有广泛的应用。胸背筋膜的应用尚不多，有待开发。Kim（1987）报告用微球技术研究旋肩胛动脉的解剖分布，并对胸背筋膜不同水平的横断面进行组织学研究，证明斜方肌肌皮瓣、背阔肌肌皮瓣、肩胛皮瓣和肩胛旁皮瓣的血管分布相互重叠，并通过胸背筋膜内的旋肩胛血管互相连接。该筋膜范围非常广泛，位于整个后胸背部，上界为肩胛冈，内界至棘突，外界在腋后线，下界是髂嵴，血供丰富，薄而柔软，既可携带上面的皮肤和肌肉，又可单独作为血管蒂筋膜瓣做转移或吻合血管的移植，从功能和美容方面，从扩大上述皮瓣和肌皮瓣面积或设计灵活形式的皮瓣考虑，具有一定的应用价值。

二 适应证和禁忌证

筋膜移植的适应证较广，包括：①面神经瘫痪、上睑下垂和睑外翻悬吊；②肛门括约肌功能丧失和手部肌腱损伤的修复；③面部软组织凹陷（尤其是软组织被粘连到骨面引起的凹陷）的充填；④疝、胸壁和腹壁缺损的修补；⑤覆盖截骨术的骨端，防止断端愈着；⑥耳再造术后支架外露的修补。

受区存在感染、血供不佳、无良好的软组织覆盖时，忌做筋膜移植。

三 供区选择

用于肌肉悬吊的筋膜取自阔筋膜；充填面部凹陷时依情况可取自颞筋膜、股前外侧筋膜等；覆盖耳郭后面的缺损可用颞浅浅筋膜或耳后筋膜。

四 手术方法及注意事项

（一）阔筋膜的切取

1. 筋膜片的切取　局部浸润麻醉，在大腿前外侧做纵行切口，剥离皮下组织显露阔筋膜后，用手术刀切取。需要较大块筋膜时，可做S形切口或两个平行于皮肤的切口。片状筋膜切取后，如缺损区较窄，将两侧筋膜拉拢缝合即可；不能缝合者则将筋膜切口扩大，以防肌疝发生。术后供区应作加压包扎，卧床3~5天，防止血肿和肌疝。

2. 筋膜条的切取　用筋膜抽取器切取较为便利；没有筋膜抽取器时，也可做较长的纵S形切口，直接用手术刀切取。使用抽取器时，先在膝上外侧做一纵行小切口，显露阔筋膜；继之在阔筋膜上做两个纵切口，各长2~3cm，以确定筋膜切取的宽度。在该处切断筋膜，并用血管钳夹住，使近断端从抽取器内套管的小窗中穿出，用止血钳夹住后向远侧牵拉，沿着阔筋膜的纤维方向，将抽取器向近侧方向渐渐推进。达到要求的长度时，推进外套管并辅以旋转动作，即可切断筋膜条的近端而将其抽出，筋膜条的切取宽度为1.5~2cm。此法不易发生肌疝，缺损部位也可自行修复。取下的筋膜条应保持湿润，尽快移植。用于上睑下垂或面瘫悬吊的筋膜条，其紧张度应比矫正所需者略大。筋膜供区需加压包扎和制动。

（二）颞浅筋膜的切取

在耳前上方触及颞浅动脉搏动，由此向颞顶部头皮做T形或曲线形切口达毛囊深面。在毛囊和颞筋膜间的皮下组织中锐性剥离，充分显露颞浅筋膜。用作岛状筋膜瓣移植时，按所需大小将筋膜切开，保留颞浅血管蒂，即可进行转移（参见第十六章"筋膜瓣移植"）。小面积耳轮缺损可用颞浅血管额支携带邻近发际的小块皮肤形成岛状皮瓣修复，最好先用多普勒血流仪检测血管行径。修复耳郭较大范围缺损或进行耳再造时，可将头皮创缘向内卷折并缝合固定，在颞筋膜上移植中厚皮片，2～3周后再沿皮片边缘切开，连同筋膜和血管一并掀起，转移至受区。用颞浅筋膜瓣进行颞下颌关节成形术时，注意勿损伤越过颧弓向前上方走行的面神经颞支和颧支。

（三）股前外侧筋膜的切取

按股前外侧皮瓣的切取方法设计。切开皮瓣及筋膜瓣的后外缘、上下端，掀起筋膜瓣后可见旋股外侧血管降支的肌皮动脉穿支或肌间隙皮支进入筋膜瓣，沿该血管向近端解剖，分开股直肌与股外侧肌间隙直至旋股外侧动脉降支主干，保留筋膜瓣上3～5mm厚的脂肪层，将携带皮下脂肪的皮瓣向内侧牵开，按所需大小切开筋膜瓣的内侧缘。必要时，可在筋膜瓣远端携带一定大小的岛状皮瓣，留作移植后观察筋膜瓣的血供。观察筋膜瓣表面是否有活跃出血点，然后按受区血管蒂长度断蒂，供区直接缝合。

第四节　软骨移植

一、概述

软骨由软骨细胞及其周围的软骨黏蛋白和纤维网构成，不同类型的纤维迂回通过软骨黏蛋白形成支持组织，决定着基质的特征和软骨的功能。根据基质的特征，软骨可分为透明软骨、弹性软骨和纤维软骨三种。弹性软骨含有弹性纤维，其他两种软骨皆含胶原纤维。透明软骨的胶原纤维薄而细；而纤维软骨的胶原纤维较粗而明显，软骨基质较少。透明软骨覆盖于关节面，联结骨性肋骨和胸骨，形成咽、气管、鼻翼和鼻中隔的骨性物质；弹性软骨发生在需要柔软易弯且具有支持作用的部位，如外耳、会咽和咽部；纤维软骨则位于坚硬而有支持作用的部位或需张力强度的部位，如椎间盘、韧带和肌腱附丽于骨的地方。整形外科使用的软骨为透明软骨和弹性软骨。

完整新鲜的软骨具有内聚应力以保持其解剖形态，当某一侧的完整性被破坏时即可引起变形卷曲，这是有活力的标志。软骨发生最大限度的变形约需30分钟，故雕刻好的软骨应度过这段时间再植入为好。

软骨内虽无血管结构，但因其细胞代谢功能低下，能可靠吸取周围组织液中的营养而成活，移植后2个多月即可与周围组织形成纤维性或纤维骨性粘连而愈着。兔鼻中隔软骨原位移植后1周，软骨膜边缘发生白细胞浸润、水肿、松弛、细胞破坏，软骨则发生退变，表现为水肿、结构分解、软骨细胞胞浆空泡形成和基质局部分离；2～3周后，新软骨开始形成，但仍有局部白细胞浸润和软骨膜水肿；6周后，炎症大部分消退，软骨膜发生改造，可见不同成熟阶段的新软骨；12周后，软骨膜只有局灶性炎症反应、小圆形细胞浸润，有血管形成，软骨细胞均能成活，可见到无活力的软骨细胞被活细胞包围的现象。人和兔的鼻中隔软骨非常相似，移植后6个月，除新形成的软骨细胞外，还有退变的细胞；10个月时，中央的软骨细胞大部为柱状排列；14个月时，仍可见退变的软骨细胞；甚至在3年半之后，中心还有血管长入细小而无活力的软骨细胞，说明未完全愈合。据报道，鼻中隔软骨（透明软骨）和耳软骨（弹性软骨）在愈合过程中软骨细胞的病理变化是一致的，也证明软骨移植（cartilage graft）后的愈合对血管有明显的依赖性，而且愈合速度随着软骨细胞与血管距离的增加而减慢。不同部位的移植体其愈合速度也不相同，一般在边缘区域退变和再生较快，血管数量也较多。

移植软骨时是否要带上软骨膜？软骨膜是否可促进软骨与受区愈合？对于这两个问题有过较长时间的争论，目前已趋向一致：①软骨膜能阻止结缔组织侵入受区；②软骨膜能保留软骨细胞活力，促进愈合；③内层软骨膜能防止吸收，具有保护功能；④软骨膜能促进新软骨形成。Gubisch（1995）认为，对软骨膜认识上的矛盾是由于实验中未能区分软骨膜的内、外层。他证明做黏膜下软骨切除时，实际上内层软骨膜（inner perichondrium）因和相邻的软骨融合一起而被取下，并证明内层软骨膜具有防止软骨吸收的作用。Critique（1983）也证明，带软骨膜移植后，移植片的厚度和重量比单纯移植软骨要大得多。此外，越来越多的实验研究及临床应用也证实了软骨膜具有向软骨再生的能力。

骨膜起源于中胚层组织，其生发层含有未分化的间质细胞，具有多向分化的能力，在一定条件下可分化为软骨。Carranza Bencano等（2000）研究表明，兔骨膜游离移植后新生软骨能够长期保持其组织学和组织化学特性。楼跃等（2007）使用新西兰幼兔股骨全层骨膜游离移植修复股骨头用利刀切除后的全层关节，术后4、8、12、24周分别取股骨头关节软骨进行组织学检测，并用Western Blot法检测关节软骨缺损的修复组织中的Ⅱ型胶原蛋白，结果发现，骨膜移植24周后，肉眼下实验组关节软骨缺损区被透明、光滑的软骨覆盖，与周围正常关节软骨组织已难以区分；组织学检测则提示其与周围正常透明关节软骨结构相似，甲苯胺蓝呈异染性。Western Blot法检测证实自体骨膜移植后第4周起，关节软骨缺损的修复组织中的Ⅱ型胶原蛋白呈持续高度表达。

关于软骨移植后的吸收问题，仍有待于进一步的研究。一种意见认为，吸收是由于软骨损伤造成的；而另一种意见认为，吸收主要是由损伤造成，但不能代表全部原因，因为偶能看到有结缔组织锥深入基质中，而这种结缔组织锥术前可能就存在，2周内不可能形成；还有人认为软骨吸收属于自身免疫疾病征象，但未能证明有抗体的存在。王绪凯等（2009）将兔耳郭软骨移植于自身皮下，在不同时间点行电镜扫描和HE染色检测，结果发现，新鲜离体软骨移植后的吸收程度与软骨细胞的凋亡程度有一定的关联，软骨细胞凋亡越多，吸收程度可能越大。移植后软骨周围可形成肉芽组织包绕，且肉芽组织破坏了软骨外层的胶原纤维，甚至破坏了软骨基质，这也可能是造成软骨吸收的原因之一。同时在光镜下发现三组移植后的软骨均有新生的软骨细胞，表明软骨在离体移植后成活，同时存在软骨组织破坏吸收和新软骨生成两种现象。

软骨移植后是否能生长，为多数学者所关注。如果在幼年时用耳郭软骨修复鼻翼缺损或用肋软骨支架进行耳再造，而这些被移植的软骨能与供区软骨相应生长，则可通过与正常侧对比预期鼻翼或耳郭未来的生长，指出移植片要取多大，避免成年时进行二期手术。Farks（1974）曾测量6~18岁正常人的耳郭和鼻翼，发现6岁时耳郭生长已近完成，到18岁时耳长度增加7.2mm，鼻翼长度增加9mm，鼻翼和耳郭的生长基本相等，认为可预期耳软骨移植到患侧鼻翼后能与正常侧鼻翼同步生长。Gubisch（1995）和Brent（1992）的实验和临床研究均支持移植软骨生长的观点，前者证明幼兔鼻中隔原位再植后能够生长，生长方式为添加性生长（appositional growth），即软骨膜内层的骨原细胞向软骨表面不断添加新的软骨细胞和细胞间质，使软骨向周围扩大；后者对500例5~62岁耳再造患者进行调查，随访时间为1~17年（平均5.3年），其中5~6岁手术者25人，6~7岁手术者201人，8~10岁手术者102人，认为41.6%的儿童再造耳长了几个毫米。有学者指出，人鼻中隔的不同区域有与年龄相关的不同生长行为。一般认为软骨再生从切缘和软骨膜处发生，移植体与受区软骨之间周围部分产生连接，先决条件是移植软骨要有活力。另外，不同发生阶段、不同部位的鼻中隔软骨，其细胞增殖和基质形成的活性也不同，活性最大的区域是后上区，继之为前上区和中央区，因此，从鼻中隔后上区切取软骨最好。

如何最大限度地保持移植软骨的活性，也是近年来学者们关注的问题之一。除了使用块状、片状的软骨组织外，碎片或颗粒状的移植物也同样显示出自身的优势。轻微破碎的软骨移植物可以诱导软骨细胞的增生及软骨化骨反应，同时保留生存能力。Bujia等（1994）使用体外培养技术发现，完整软骨的生物活性是90%，而软骨颗粒的生物活性可达到85%。改变形态后的软骨移植物不仅存留了其自身的活性，还具有抗感染能力佳、韧性好等特点，而且可打破软骨移植物原有的力学性能，轻微的变形很容易由软骨颗粒矫正。此外，还有学者使用羊膜（Ozturk M., 2013）、软骨膜（Albirmawy O. A., 2010）、筋膜（Harel M., 2013）、酯化透明质酸（Temiz A., 2010）、异体去细胞真皮（Eppley B. L., 2000）等包裹软骨颗粒进行移植，移植后软骨的成活率得到了提高，且包裹的负效应也相应降低。随着对干细胞研究的深入，有学者发现脂肪来源的干细胞与软骨颗粒相混合可以增加软骨颗粒的活性，其机制可能包括刺激血管生成、成纤维细胞胶原分泌增加、干细胞分化等。脂肪来源的干细胞通过分泌生长因子诱导血管化，而血管化效应增加了移植组织血管生长的速度，并可防止无血管的移植物被吸收。

为了适用于填充不同形态的表浅性损害和缺损，Cottle（1951）首先采用对软骨压榨成形的方法，但压榨后是否仍保持细胞活力、能否形成新软骨，以及术中未用完的软骨可否将其保存留待以后再用？这些问题仍在继续研究之中。Bujia（1994）证明，压榨过的软骨，多数细胞将产生不可逆性损伤，活软骨细胞的比例取决于受压程度，一般在10%~30%之间；而切割的软骨，多数细胞仍保持其活力并增殖。Ruddermam（1994）证明，用含庆大霉素、氯霉素、林可霉素和头孢菌素的生理盐水在-23.3℃环境下贮存4个月的未压榨的耳郭软骨，植入皮下3个月时其保留量为91.34%，虽然大多数细胞无活力，但有血管长入，周围有明显的新生软骨细胞；而贮存条件相同的压榨过的软骨，其保留量为74.19%，多数软骨细胞已经失去，但有血管侵入，并有类骨质（前骨质）形成。在新鲜未压榨的软骨中，均为活的软骨细胞，软骨的保留量为94.54%；而在新鲜压榨过的软骨中，软骨的保留量为69.73%，活软骨细胞占70%~90%。Guyuron等（1994）也报告186例鼻中隔成形术患者，用贮存的自体软骨进行修整术，认为其软骨保留量和新鲜软骨一样多，二次手术中无须再取新软骨。

近年来，由中国医学科学院整形外科医院推广采用的联合扩张技术与肋软骨支架移植进行耳再造的方法，已成为外耳再造的主要方法之一，被业界称为"八大处法"。耳部皮肤被扩张后，虽能增加血管结构和扩大面积，但也同时引起炎症反应，实践证明，这种炎症反应并未对移植软骨支架产生负面影响。Mutaf（1994）的研究认为，将软骨植入被扩张过的皮肤中，其生长量要比植入未扩张的皮肤中多。郭万厚等（2011）通过随访中国医学科学院整形外科医院9年间小耳再造患儿的耳部生长发育后发现，再造耳郭的平均生长面积快于正常耳郭，再造耳郭和正常耳郭的生长主要是在早期年龄段，且再造耳郭的生长速度可能超过正常耳郭。

二　适应证和禁忌证

软骨移植主要用于填充和作为支持材料，如耳再造中的耳郭支架、鼻整形中的支架（鼻背、鼻尖及鼻中隔等部位）、眼睑再造中的睑板结构替代物、眼球摘除后的眶内充填、颌骨髁状突截除后或脊柱裂所致的腔洞形缺损、颅面部皮下的硬组织凹陷性畸形或缺损等；也可和与其连接的皮肤或黏膜一起移植，如耳郭和鼻中隔复合组织修复鼻翼和眼睑缺损。感染和受区血供条件差者不宜进行软骨移植术。疑有梅毒的鞍鼻患者应检查血清康氏、华氏反应，阳性者应先行驱梅治疗。

三　供区选择

小而薄的软骨片从鼻中隔或耳郭处切取即可；如需用较大的软骨块进行移植，可从第6、7、8、9肋软骨及其连接处采取，一般取右侧，以避免误伤心包。

四 手术方法及注意事项

(一) 耳郭软骨的切取

手术通常在局部浸润麻醉下进行。切口可以选择在耳前的耳甲腔内或是耳后的颅耳沟皮肤转折处，但为了尽可能隐藏手术切口瘢痕，耳后切口更为常用。术前设计沿颅耳沟走行的纵行切口，麻醉后切开皮肤，锐性分离至软骨表面，根据需要显露耳软骨区域（最大可涵盖耳甲腔和耳甲艇），但需保留耳外侧及耳轮脚处的耳郭软骨，以避免导致外耳形态的改变。按需要切断软骨周围，仔细与软骨前方皮肤剥离，取下软骨。如不携带软骨膜，可用剥离子分离软骨膜，将其留在原位，但操作较困难，有可能损伤软骨。止血后，缝合皮肤切口，加压包扎。

如将软骨和耳前方皮肤一并切取，应在耳郭前方皮肤上做切口，深及耳前皮肤和软骨，锐性剥离使之与耳郭后方皮肤分开。耳郭上供区缺损用全厚皮片修复。如需切取全层耳郭组织，应按缺损情况用X线底片制作模型，置于耳郭适当部位（一般靠近耳轮缘），用亚甲蓝作出标记。之后，在拟切取的移植片上穿一针缝线作牵引，用利刀切取。供区缺损小者可直接缝合；缺损大者，应修整缺损区创缘，使其成为楔形或锯齿状，以便使缝合后的耳轮呈自然的延续状态（图18-3）。移植片的体积不宜过大，作为复合组织移植时，其长和宽均不得超出1～1.5cm，否则可能影响血供重建。作局部浸润麻醉时，不应把局麻药物注射到耳郭前方皮肤与软骨之间，以防止软骨与耳郭前方皮肤分离，影响移植片的成活。切取耳软骨移植片时应遵循无创原则，减少损伤，移植时还应设法增加移植片与植床的接触面并妥善固定。

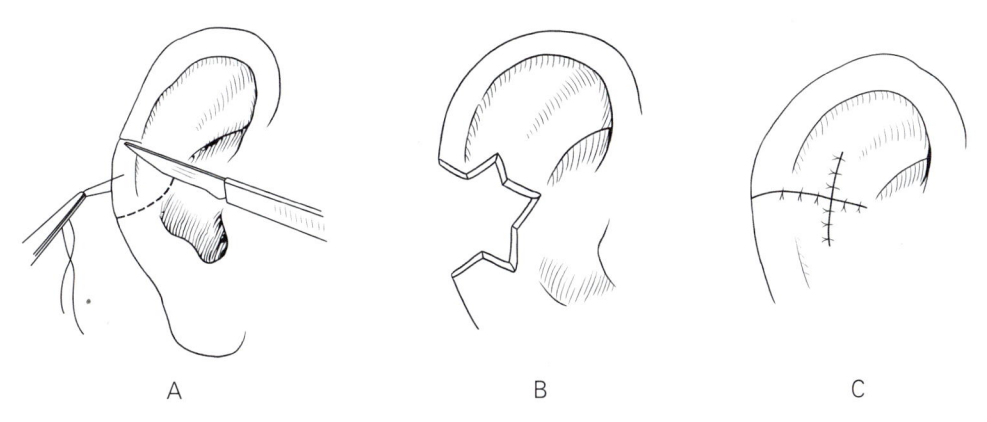

图18-3 耳郭软骨切取及供区闭合

(二) 肋软骨的切取

手术在局麻下进行。沿拟切取的肋软骨走向做斜行切口，切开皮肤、皮下和腹直肌前鞘，纵行分开或切断腹直肌纤维，显露肋软骨。纵向切开软骨膜，并在切开的两端各做一横行切口，使软骨膜切口呈H形，用骨膜剥离器分离软骨膜。充分显露拟切取的软骨，在拟切断点下方垫以尖端弯曲的剥离器，用手术刀切断软骨后将其取下（图18-4）。如需切取较大的软骨块，应注意保持软骨间的纤维连接稳定。剥离软骨膜时不要用力过猛，以免损伤或穿透胸膜。切取软骨后应立即缝合，术后严密观察，必要时做闭式引流术。将切下的软骨块立即用生理盐水纱布包裹，防止干燥和滑落，妥善保管。关闭手术切口前应仔细止血和冲洗，然后分层缝合软骨膜、腹直肌前鞘、皮下和皮肤。用粘膏封闭伤口，适当加压包扎，术后给予抗生素，10～12天拆线。

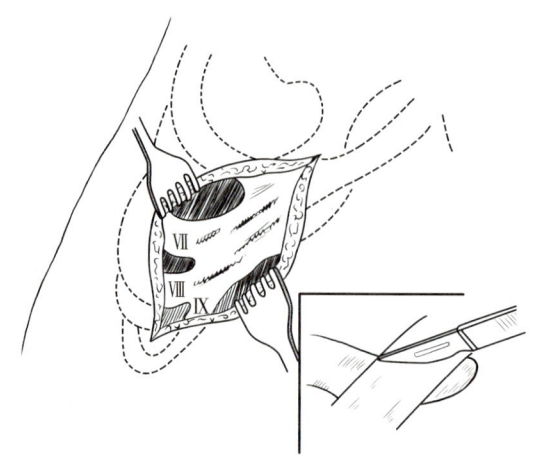

图 18-4　肋软骨的切取

（三）鼻中隔软骨的切取

切取鼻中隔软骨时可以选择鼻中隔前部切口或开放式鼻切口作为手术入路。手术采用局部浸润或丁卡因表面麻醉。术中照明条件要好，以保证所有操作均可在直视下完成。剥离软骨时，一定要在黏软骨膜或黏骨膜下、淡蓝色的软骨表面行扫地状钝性剥离。切取软骨时，需在鼻背侧及鼻中隔前端至少保留10～15mm以上的L形支撑材料，以减少鼻外形塌陷的可能性（图18-5）。如术中出现黏膜撕裂，应注意作局部保护，并在其周围适当分离，予以减张，尽量缝合关闭。不要使撕裂处黏膜的对侧再次出现撕裂，否则易引发术后鼻中隔穿孔的可能性。取下的软骨片要防止干燥，两侧鼻腔内充填凡士林或碘仿纱条等占位材料，不仅有利于维持鼻中隔于中位，而且可以起到压迫止血的作用。

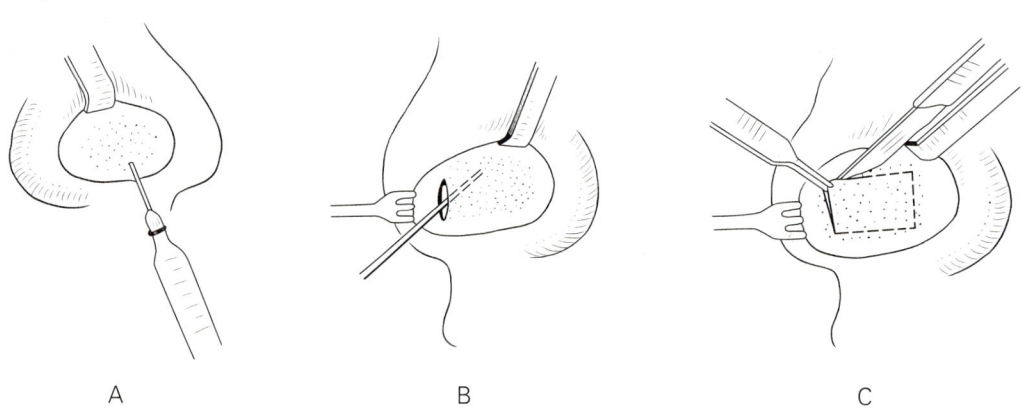

图 18-5　鼻中隔软骨的切取

A. 在对侧黏膜下注射麻药　B. 在同侧黏膜下注射麻药　C. 在同侧切取软骨，便于和被切取的软骨分离，局部麻醉后进行剥离

第五节　骨移植

一　概述

世界上最早记载的骨移植（bone graft）术始于1688年，成功用于融合关节和修复骨缺损也已有80多年的历史。在此后的数百年中，由于临床的迫切需要，该项技术引起了人们的高度重视，并得到了广泛的应用和发展。在整形外科领域，自体骨移植最常用的骨是髂骨和肋骨，亦可取自颅骨外板、下颌骨、腓骨及胫骨等。

根据移植骨的组织结构，可分为松质骨和皮质骨（密质骨），前者生长速度较快，后者强度较高。目前以新鲜自体骨应用最多，效果最好，与受骨融合速度也最快，往往作为衡量其他骨移植效果的标准。

理想的骨移植物需要具备骨传导性、骨诱导性和骨形成性。不带血管的自体骨移植物具备上述特性，其成骨过程要经历两个阶段：第一阶段主要在移植后的前4周，新骨的生成主要来源于移植物的骨细胞；而在第二阶段即4周之后，则由宿主细胞主导成骨作用。其中，一半以上的新生骨细胞是由骨膜内层细胞和骨髓间质细胞生成的，而宿主骨细胞只参与了新骨生成的10%左右。骨移植后，表浅的骨细胞可以靠吸收移植床的营养成活，而深部的骨细胞则自溶。自体植骨通过爬行代替和骨诱导两种方式与受骨愈合。爬行替代的主要过程包括：①植骨周围炎症水肿，巨噬细胞侵入，吞噬髓腔和哈氏管内的坏死物质。②毛细血管伴随原始间充质细胞长入髓腔。③成骨细胞产生新骨，包围死骨；破骨细胞清除死骨，新骨完全代替。骨诱导则指移植床周围组织中的间质细胞受植骨的刺激（诱导）转化为成骨细胞，侵入植骨而形成新骨。松质骨比皮质骨诱导骨生成的能力更强，诱导物质的主要成分是骨形态发生蛋白。

松质骨和皮质骨移植后的早期反应是相似的，毛细血管和原始间充质长入移植骨髓腔的时间约需2周，其后，移植骨的成活过程则因组织结构的不同而异。成骨（或诱导骨生成）能力主要取决于移植骨能否吸收到其所需要的营养。由于松质骨是开放结构，容易从受区获得弥散来的营养物质，表面的细胞能够继续成活，毛细血管能很快侵入移植骨，继之原始间充质细胞分化为成骨细胞，很快在坏死的骨小梁周围聚集，形成骨样组织，死骨被清除前新骨已经形成。皮质骨因阻碍弥散营养的吸收，血管只能通过哈氏管长入移植骨，在血管长入前，破骨细胞先要清除掉哈氏管内的死骨，扩大哈氏管，死骨清除后才能形成新骨，故骨代替过程较慢。杨斌等（1999）通过墨汁灌注后图像的计算机处理，对Wistar大鼠颅骨和髂骨移植后早期再血管化进行了研究，结果显示，术后髂骨组的血管密度明显高于颅骨组。移植后7天，髂骨松质骨内有明显的血管化，而皮质骨部分仅有极少的血管穿入；颅骨只有极少数血管穿过内外板层，可见内外骨皮质间的板障开始血管化。移植后14天，髂骨松质骨血管连成网状，有少数血管长入骨皮质；颅骨血管穿过内外板层，但只有少数血管达到中央的板障区，而板障区自身的血管化趋于明显。

Burchardt（1983）认为松质骨和皮质骨移植片在组织学上有三点不同：①松质骨比皮质骨再血管化快而完全。②松质骨的爬行代替过程在最初为添加性骨形成期，继之为吸收期；而皮质骨的爬行代替过程相反。③松质骨的修复随时间延长而完成，而皮质骨则作为死骨和活骨的混合物继续保留着。此外，植骨块的机械力学强度与修复过程也有关，松质骨最初的强度较大，而皮质骨较弱。

移植骨与受区结合的过程除了取决于移植骨的血管再生以外，还要有其他环境因素的参与。Bassett（1962）认为新骨形成需要三个条件：①有可以生成骨的细胞；②有足够的营养条件；③有适当的诱发新骨生成的刺激。Burchardt（1983）认为愈合过程取决于移植骨和受区的密切接触、时间和下列互相依赖过程的平衡：①骨母细胞增殖；②成骨细胞分化；③骨诱导，指组织受到影响而形成骨的机制，需要诱发刺激，如一块骨、成骨细胞或利于骨形成的环境等；④骨传导（osteoconduction），指毛细血管、周围组织和骨母细胞从移植床进入移植骨的过程；⑤移植骨的生物力学特征。因此，在临床实践中要注意保护移植骨上的骨细胞，如减少手术创伤和暴露于空气，避免手术灯照射、消毒药品、抗生素等杀伤骨细胞等。

除移植骨的再血管化速度和骨的结构特征等影响骨生成的因素以外，还有许多因素，如骨的固定方法、骨的胚胎起源等影响着骨移植的成败。所谓移植骨的胚胎起源，是指其为膜性骨还是软骨内骨，两者移植后的再血管化和吸收情况可能不同。一些人认为膜性骨移植后大多数成活，吸收少，再血管化速度快；软骨内骨吸收多，再血管化速度慢，移植后大部被纤维组织取代。但也有实验证明未必如此，如 Pinholt（1994）将大鼠同源锁骨、下颌骨、胫骨和髂骨植入背部肌肉，移植前用组织形态测定法测量软组织间隙总面积和移植骨面积的比率，移植后3周用 Ce^{141} 微球沉积法评价再血管化程度，其结论不支持上述观点。因为下颌骨和锁骨是膜性骨，髂骨和胫骨是软骨内骨，多数作者认为再血管化和移植骨的存留量之间并无恒定的关系，而是与骨的结构特征有关，血管化的快慢取决于所含松质骨的多少。Chen（1994）通过测定兔锁骨和髂骨移植到口鼻部骨膜下后的再血管化和破骨细胞活性，分析移植骨的存留量，证明锁骨为72%，髂骨为32%，两种骨的松质骨部分破骨细胞活性与再血管化比皮质部分显著增加，支持 Pinholt 的结论。

不同固定方法（如嵌植、骨片螺钉和钢板螺钉）对移植骨的影响，是针对生长期的幼骨发育提出的，确实存在此种现象。Fearon（1994）观察自体颅骨移植片用不同方法固定对正在生长的猪颅面骨发育的影响，发现不作任何固定时猪的颅面部最长，骨片螺钉固定者次之，钢板螺钉固定者最短，同时植骨后颅面宽度也显著增大，提示骨的生长中心可能发生变化。Yaremchuk（1994）对幼猴做眶上和额骨截骨术，观察到钢丝、钢板螺钉和广泛螺钉三种固定方法对颅骨生长均有限制，但以钢丝固定法影响最小，广泛螺钉固定法影响最大，表明对幼猴颅骨生长的障碍程度随金属固定件的增多而增加。

对骨移植的认识远未结束，实际上植骨本身和受区对移植过程均发生反应，对修复过程均产生影响，骨吸收和骨形成两个过程的平衡将决定最终的修复结果。最近有假说认为，生长因子可刺激骨的修复，调节骨吸收与骨形成的过程，并取得一定结果。Finkelman（1994）观察到颅骨移植体比其他部位的供体成活多，并具有抗骨质疏松的能力，并提出颅骨可能含有一种以上生长因子的假说。通过对10例64岁以上男性尸体取颅盖骨、髂嵴和椎体标本检查，证明颅盖骨中胰岛素样生长因子2（IGF-2）和转化生长因子β（TGF-β）的含量比其他骨显著增多。Eppley（1991）还证明，假如对受过大剂量照射的兔下颌骨切除区（受区）进行髂骨移植修复，术前2周预先给予碱性成纤维细胞生长因子（bFGF），可使50%的移植骨产生愈合，在邻近受区的皮质骨边缘可见活跃的骨形成，改善了被照射区的血管数量和细胞质量；而不用 bFGF 处理的受区则均形成死骨，不产生愈合。此初步结论提示，bFGF 与作用于其他软组织一样，也能促进骨的愈合。

二、适应证和禁忌证

在整形外科领域，骨移植主要用作支持和保护组织，充填体表凹陷，修复颅骨、眶骨、颧骨及上、下颌骨的缺损和畸形，以及手指再造和手指延长术等。随着颅面外科的发展，骨移植的应用更加广泛。受区存在感染、血供不佳和无良好的组织覆盖者为骨移植的禁忌证。在原有感染的骨折部位植骨，必须待创口完全愈合后3~6个月方可施行手术。

三 供区选择

自体骨移植多选自髂骨、肋骨、颅骨、下颌骨、腓骨、胫骨等，术者应向患者和家属说明其必要性。

四 手术方法及注意事项

（一）髂骨块的切取

取髂骨侧臀部垫高，一般采用局部浸润麻醉。先将髂嵴部皮肤向下牵拉，沿髂嵴做皮肤切口，切口前端不超过髂前上棘。切开髂嵴肌肉附着点和骨膜，在内、外板骨膜下剥离即可显露髂骨（取单侧骨板时，仅剥离该侧骨膜）。放松皮肤的牵拉，皮肤切口即回到髂嵴上方，如此形成的瘢痕可避开骨缘和皮肤的摩擦。然后根据所需取骨范围，用骨凿或电锯取下骨块。患者取仰卧位时，可切取髂骨的前1/3部分，但要保留髂前上棘，以便维持缝匠肌和股薄肌起始部的完整性；尚可保留髂骨一骨块，切取髂骨翼部骨块供移植。取俯卧位时，便于切取髂骨的后1/3部分，包括髂后上棘。髂骨的内板比外板容易切取，而且切取外板容易破坏臀肌的附着点，术后会感到臀区疼痛不适，甚至引起跛行。移植骨切取后，应用明胶海绵加凝血酶或用骨蜡填塞髓腔止血，也可用温热盐水纱布压迫止血。止血完善后，缝合肌止点，分层缝合骨膜和皮肤，尽量使软组织之间和软组织与骨之间贴合，不遗留无效腔。如渗血较多，切口内应放置橡皮引流条，并给予加压包扎。

（二）肋骨移植体的切取

以气管内插管全身麻醉为佳，也可采用局部浸润麻醉。一般取右后肋，皮肤切口沿第7肋从腋前线向肩胛下角方向，切开皮肤、皮下和背阔肌。继之分开前锯肌纤维，向上、下方向充分剥离，即可显露第2~10肋骨。根据所需植骨的长度和曲度要求，将选定的肋骨骨膜切开、剥离，剥离肋骨上缘骨膜时要从后向前推，剥离下缘骨膜时要从前向后推，然后再剥离肋骨深面的骨膜。将肋骨完全游离后用肋骨剪剪断，取下肋骨，骨断端用骨蜡止血，冲洗肋骨床，分层缝合各层组织。用宽胶布封闭伤口，以减轻术后疼痛，但不宜用长条胶布固定，以免妨碍呼吸。需要用多条肋骨移植时，应间隔采取，以免造成胸壁塌陷。术中慎勿穿透胸膜，术后还应严密观察呼吸情况。

（三）颅骨外板的切取

全麻起效后，根据所需骨的面积在颞顶部设计冠状切口。头皮切开前，手术区以1：200000肾上腺素生理盐水作肿胀注射以减少术中出血。沿设计切口线切开头皮、皮下组织及帽状腱膜层，翻起皮瓣，剥离骨膜显露取骨区，标明范围。可选用摆动式电锯或球钻沿供区边缘斜向开槽或打磨，形成取骨区的边界。锯骨深度应达板障层，避免深锯突破内板。用薄型骨凿沿骨槽向中间挺凿，向上掀起外板。若不能完整取下，也可分次取，切勿追求完整取下骨片而深凿。供区骨创面用骨蜡止血，生理盐水冲洗后分层缝合，放置引流管后加压包扎。

（四）下颌骨外板的切取

全麻起效后，经口内龈颊沟颊侧黏膜自下颌第2前磨牙远中端至下颌升支前缘外侧做黏膜切口。为减少出血，可用电刀仔细剥离至骨面，用骨膜剥离子在骨膜下呈扫地样剥离。充分显露颏孔、下颌体、下颌角、下颌升支中下份的外侧骨面，在解剖颏孔时应妥善保护颏神经血管束。用小裂钻于下颌升支下份咬合平面水平截开外侧骨板，然后沿下颌骨外斜线弧形向下至颏孔后3~5mm，垂直转向下截开下颌骨外板。用骨凿稍偏向外侧沿弧形截骨线将下颌骨外板小心劈开后取出，供区骨面术毕加压包扎即可，如有明显出血时可用骨蜡止血。

（五）腓骨移植体的切取

一般切取腓骨中1/3段，也可切取近侧段包括腓骨头，但腓骨远侧1/4段应当保留，以便维持踝关节的稳定。在小腿外侧沿腓骨干做纵行皮肤切口，自腓骨长、短肌和比目鱼肌间隙进入，直抵腓骨。在骨膜下分离，将腓骨肌向前方牵开以显露腓骨干，然后按所需长度在截骨平面钻孔，并用骨刀截断，也可用线锯或电锯由两端截断。如需将腓骨头一并切取，应延长皮肤切口，首先在股二头肌止点的后内侧显露腓总神经，适当游离后牵开保护；腓骨头和胫骨之间的胫前血管亦应注意保护。切取腓骨近段后，股二头肌肌腱要与腓侧副韧带和附近的软组织缝合固定。

（六）胫骨移植体的切取

在硬膜外或全身麻醉下，于胫骨中1/3前内侧面做弧形皮肤切口，H形切开胫骨骨膜后进行剥离，内侧至胫骨内缘，外侧至胫骨嵴。按需要用骨凿或电锯将骨块取下；亦可用钻在拟切取骨片的四周钻数个定位孔，再用电锯或骨凿取下。胫骨的前缘和内缘应保留，不得暴露髓腔。

第六节　神经移植

一　概述

神经损伤的修复历史最早可以追溯到希腊学者Paul（625-690），他首先提出了神经离断后还能够被修复的假设。到了中世纪，著名的阿拉伯学者Avicenna（980-1037）丰富了这个假设，即可以通过缝合神经的外周组织来使神经的断端互相吻合。随后的600多年中，关于神经的基础研究取得了很大的成绩，周围神经的修复技术也在不断地进步。法国的Philipeaux和Vulpian医师（1870）第一次尝试用游离的神经移植（nerve graft）来桥接神经的缺损。但第一次成功的神经移植手术则是由英国医师Mayo Robson在1887年完成。随着实践的积累，Mikulicz（1882）和Loebke（1884）总结了神经修复的经验，分别提出了优化神经吻合和神经再生技术。多年来，在对周围神经再生的实验研究中，人们发现了接触引导、神经趋化性和神经营养性影响着再生轴突的生长和定向，以神经移植修复神经缺损的方法就是利用接触引导的观点，并已成为现代周围神经外科修复的主要依据；后两者虽仍属于实验性结论，但对临床有所启示，而且确有个别学者用此理论指导修复短距离神经缺损取得一定效果的报道，为周围神经外科展现了新的希望。根据损伤的程度，神经损伤可以分成神经失用、轴突断裂和神经断裂，其中，神经失用常常可以完全性恢复，轴突断裂则往往需要经历4~6周的神经再生过程，而神经断裂作为最严重的损伤类型往往具有不可逆性的特点。临床上，自体神经移植仍是长距离的周围神经缺损修复的金标准。

理解周围神经损伤后的再生过程对于开展神经移植具有重要的意义。当轴突完全离断后，近、远心端的神经都会发生一系列变化，在损伤后的最初几个小时中，离断的轴突会自我封闭并开始逐渐膨大，在近心端，轴突会崩解变形直至邻近的郎飞结，大多数受损的神经元会发生程序式坏死；而在远心端，轴突的细胞骨架和细胞膜破裂，施万细胞脱落变性，Waller将其称为瓦勒变性。在神经离断后最初的24～48小时，巨噬细胞通过循环系统进入损伤区域并激活去分化，随后施万细胞与巨噬细胞一同在损伤区域吞噬细胞碎片，伴随着细胞碎片的清除，施万细胞平行、有序地排列成条带样的结构（Büngner带），同时还分泌大量神经生长因子，如成纤维细胞生长因子（FGF）、胰岛素样生长因子（IGF）、睫状神经营养因子（CNTF）、脑源性神经营养因子（BDNF）和血管内皮生长因子（VEGF）等。有研究发现，施万细胞分泌的神经营养因子以及其基底膜中的层粘连蛋白、纤维结合素均有助于导引轴突再生至神经内膜管内。再生轴突的生长锥含有很多丝状伪足，它们黏附在施万细胞的基底膜上并视其为再生的导引，细胞外环境中的可溶性或不溶性物质将进一步刺激生长锥的生长。轴突的再生可以发生在损伤后24小时内，在某些严重的病例中，该现象也可被拖延数周。

神经移植段取下之后，很快即出现瓦勒变性，其成活和溃变过程均须在良好的血供条件下才能顺利完成；如果血供不充分，溃变和再生过程将被延迟，胶原纤维增多，轴突向前生长受阻。移植段的血供重建有两种方式，即神经内方式和神经外方式，前者是指移植床各组织中的血管通过神经外膜和束膜长入神经，于移植后3～4天出现，5天最为明显，并持续5～6周；后者是指远、近侧神经干内的血管通过缝接区长入移植段，于移植后6～8天出现，此后以这种方式为主，持续约24周。

影响移植段神经成活和功能恢复的因素，除移植床的血供条件外，还与移植神经的长度、直径和结构有关，最根本的因素是有无缺血、坏死。由于来自移植床的新生血管要通过较坚韧的束膜再长入束内，比经过缝接区的血管长入更困难，血管形成的时间亦推迟，故移植段神经的中间部分较其余部分更易受到缺血性损害。移植段短者，能迅速地依靠近、远侧神经干血管长入重建血供；移植段长者，中央部分则完全依靠受床血管的长入。由此观点出发，强调移植床的血供，避免在瘢痕组织区移植神经，禁用生物性或非生物性材料包裹神经。

作为神经移植的供体，应具备解剖恒定、易采取、对供区影响小、外径与受区神经相等或稍大、再血管化速度快等特征。Sunderland（1978）和Daniel（1977）还提出，束的粗细以及外膜与束膜的比例和移植段神经的成活密切相关。Merle（1991）研究证明，粗大神经干移植段的血供重建至少需要3天，粗大的神经干移植会因血供不足而发生移植段神经中心坏死，影响神经的再生，因而许多学者采用多条细小神经组成与缺损神经直径相近的神经束，用于修复神经缺损。Millesi（1972）、朱家恺等（1999）采用神经束间的自体神经移植治疗神经损伤，均取得了较好的效果，因神经细小，易于周围血管长入和组织液渗入，神经移植段易成活，神经再生效果较好。目前临床上经常切取的神经多为感觉神经，如腓肠神经、隐神经、股外侧皮神经、前臂内侧皮神经及桡神经浅支等，但应用感觉神经和运动神经桥接，其临床修复效果多不理想。

通过保留血供来避免神经移植时出现短暂缺血期的方法早在20世纪40年代就有人尝试，1976年Taylor有成功报道。带血管神经移植的主要优点是保持移植段神经的血供和神经内环境的恒定，使轴突再生快，有髓神经纤维增多，有利于神经纤维再生。Townesend（1984）用狗吻合血管的大隐静脉动脉化的隐神经移植修复对侧隐神经缺损。顾玉东等（1985）报道应用吻合血管的小隐静脉动脉化的腓肠神经移植修复前臂神经缺损，神经再生明显优于非吻合血管的神经移植。临床报道应用带血管的神经移植有吻合桡动、静脉的桡神经浅支神经移植，吻合尺侧上副动脉的臂内侧皮神经移植，吻合尺侧下副动脉的前臂内侧皮神经移植，吻合胫前血管的腓深神经移植，吻合小隐静脉的腓肠神经移植，吻合大隐静脉的隐神经移植，吻合头静脉的前臂外侧皮神经移植等。

神经移植除了可以通过长段移植外，还可通过植入方式来进行。运动神经植入是将邻近的运动神经分支植入失去神经支配的肌肉，使其恢复运动功能，已证明可再生新的运动终板。感觉神经植入是将感觉神经植入失去神经支配的皮肤或感觉功能不良的皮瓣之中，神经来源为体表次要皮神经，如腓肠神经、前臂外侧皮神经、股外侧皮神经等，也可利用创区邻近在功能上较次要的皮神经，需将移植神经的一端和失感觉区的神经近端作外膜缝合2~3针，移植神经的远端植入失神经皮肤的皮下组织，以靠近真皮为好。陈绍宗等证明，植入的神经不仅能再生正常的形态结构并具有触、压、痛、温、冷感觉功能的游离末梢，而且能再生触觉小体（Meissner's corpuscle）、环层小体（Pacinian corpuscle）、麦克尔细胞-轴突复合体（Merkel cell-neurite complex、Ruffini小体和Krause小体五种感觉小体。其中以触觉小体为最多，6个月的再生率可达70%，12个月可达90%，该小体为快适应纤维感受器，能提供两点辨别觉。同时还证明感觉功能重建的机制是再生轴芽长入溃变的神经内膜管，并与终器建立联系，使之获得神经再支配。神经植入术后有一段感觉过敏过程，是再生神经尚未发育成熟的表现，随时间推移会逐渐消失。为增加轴突发芽机会，植入的神经可以采用曲折分布的方式，扩大支配面积，促进感觉功能快速重建。

一般来说，如神经损伤时间不长（不超过6个月），局部血供良好，无瘢痕组织，无局部感染，加上手术操作细致，无过度紧张的拉力，则手术后恢复的机会很大。但时间过久并不是一个绝对的禁忌证，陆裕朴曾对受伤多年（2~21年）的晚期神经损伤患者进行修复手术，其中包括1例5条神经（各长20cm）受损的患者，均得到了较为满意的效果。单纯的感觉神经损伤进行断端吻合，一般均能获得较好的恢复。单纯的运动神经如面神经损伤后，如能立即或在伤后不久做吻合术或移植术，术后数月到1年左右常可恢复正常的表情肌活动；如损伤时间较久，所支配的肌肉已经发生严重萎缩者，则手术效果往往很差。例如正中神经损伤后，在手部内在肌已发生严重萎缩的情况下，即使将正中神经断端重新吻合或进行移植手术，通常也只能达到感觉的恢复，内在肌功能的恢复往往很少或无效。同样，尺神经与面神经损伤的修复也是类似情况。混合神经损伤的修复则因为功能束匹配的问题尚不能有效解决，其效果较单纯感觉或运动神经损伤的修复差。

用非神经组织修复周围神经缺损的研究从20世纪50年代开始。非神经移植体多种多样，大致分为三类：①非自体神经组织，如动静脉、神经外膜、骨骼肌、肌外膜等；②人工合成材料，如聚羟基乙酸（PGA）、聚乳酸（PLA）、壳聚糖等；③异体生物材料，如脱细胞神经支架、脱细胞脉管支架、脱细胞骨骼肌等。

同种异体神经的来源相对广泛，其具备天然周围神经的空间结构，并容易获得各种类型的神经段，但同种异体神经移植面临着移植物的免疫原性以及促再生的有效性两大问题。近年来，学者们尝试通过物理方法（如单纯深低温冷冻、放射线照射、冷冻干燥等）、生物学方法（如低渗脱细胞法、低渗联合冻干法）和化学法（如Triton X-100等化学溶剂）对异体神经进行处理，并在基础研究中取得了较好的成绩。我国学者刘小林更是将通过化学萃取处理的同种异体神经制备成可用于临床的医疗材料，并申请了相关专利。

二、适应证和禁忌证

各种原因造成的周围神经缺损长度超过2~3cm（指神经缺损长度超过0.5cm），经过各种使两断端接近的措施（如游离神经、神经移位和调整肢体位置等），不能在无张力的条件下直接缝合远、近断端者，应做神经移植。移植床瘢痕组织多、血供不佳或感染未得到控制者，禁做游离神经移植。

三、供区选择

位于体表的皮神经，切取之后对该区皮肤感觉功能影响不大者，均可作为供体（神经切除后，麻木区可因邻近皮神经长入而逐步缩小，即侧支神经支配），应根据具体情况，选择位置较隐蔽的供区；对于较粗大的皮神经，亦可只取其中几个束而不必切取全干。常用作移植的神经有腓肠神经、隐神经、耳大神经、股外侧皮神经、小腿后侧皮神经、前臂外侧皮神经和臂内、外侧皮神经等。桡浅神经切除后可能会引起痛性神经瘤，一般不宜采取。已离断而废弃的肢体，如有完好的神经存在，应首先考虑利用。

四 手术方法及注意事项

（一）腓肠神经的切取

腓肠神经长25～35cm，由胫神经在膝关节平面稍下方腓肠肌两头之间发出，分布于小腿后外侧，在小腿上半部中央其位于深筋膜下，分支少，在中、下1/3交界处穿出深筋膜至皮下，向外踝和足外侧走行。切取时，采用局部浸润麻醉，在外踝后方做1～2cm长的纵行皮肤切口，分开皮下组织，以小隐静脉作为标志，在其附近找到腓肠神经（图18-6）。据统计，腓肠神经位于血管外侧者占56%，位于内侧者占22%，在其深面者占12%。神经干内有4～5个束，横径3.3mm，前后径1.4mm。将腓肠神经与小隐静脉分开，轻轻挑起，沿神经通路向近侧延长皮肤切口，按需要的长度切取神经，切取长度应比实际缺损长度大15%。将取下的神经段展平于生理盐水纱布上，去除神经外面的脂肪和结缔组织，准备移植。用多个小切口逐段抽出的方法切取神经，可避免皮肤的连续长切口，但容易损伤神经，因此对术者的操作要求很高。

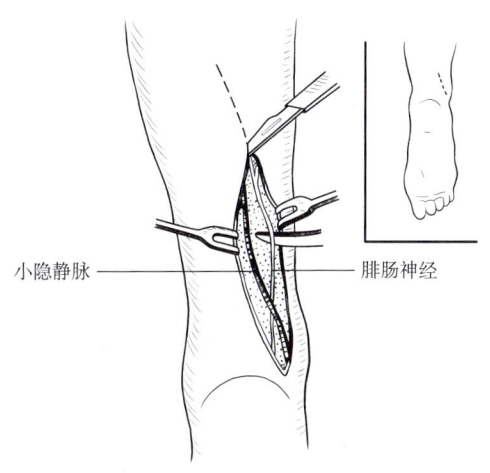

图18-6 腓肠神经的切取

（二）前臂外侧皮神经的切取

前臂外侧皮神经为肌皮神经的续行段，至前臂分成前、后两支，分别在前臂外侧份的前、后面下行。切取时，在肘前桡侧、肱二头肌腱外侧2～3cm处，向前臂远侧方向做S形切口，在深筋膜浅面寻找。此神经较细，但外径和神经束的数量与指神经相仿，束的排列紧密，作神经植入应用时，末端可携带细小分支和一些皮下组织，以增加再生神经末梢数量。一般取10cm长的神经做6cm长的皮肤切口即可。

（三）股外侧皮神经的切取

自髂前上棘下方8～10cm处向远侧做纵行或S形切口，分离皮下，在皮下脂肪深层寻找，按需要切取移植段。解剖应仔细，凡皮下组织中的神经小束不要轻易切断，应作为线索顺之寻找主干。股外侧皮神经也较细，但束的排列尚致密，适宜于修复指神经。

（四）桥接移植

将取得的神经移植体置于拟修复神经的两断端之间，准确对合神经束，在手术显微镜下用9-0～11-0无创缝线作外膜或束膜缝合。移植的神经段应完全置于健康组织（如肌肉、蜂窝组织或脂肪组织）中。用细小神经修复较粗大的神经缺损时，可将其按所需长度分为数股，合并后做电缆式移植（图18-7），每股的断面均应与神经的断端对合。

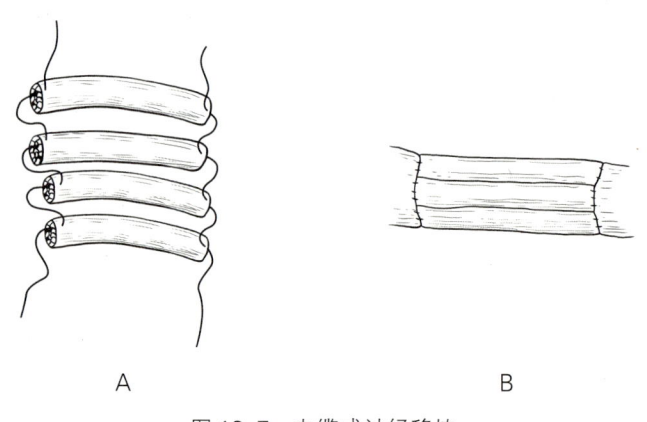

图 18-7 电缆式神经移植

（五）神经植入术

神经植入术适用于手、足部位的感觉神经撕脱、损伤或瘢痕化，无法做桥接移植的病例；也用于软组织和神经同时缺损，用皮瓣修复后感觉功能不佳者。以指神经损伤为例，单纯神经缺损而手指掌侧皮肤仍可利用者，仅做神经植入即可。方法为：做手指侧中线切口，从腱膜浅面掀起掌侧皮瓣，将取得的皮神经全程铺于皮瓣之下，一端与指神经的近断端作外膜缝合2～4针，另一端（末端）固定于指腹，皮瓣原位缝合即可。为增加植入神经的分布面积，以增加轴突发芽机会，促进感觉功能的恢复或重建，可将移植体迂回曲折放置。用较厚的皮瓣修复足底负重区时，可在皮瓣的皮下组织面作浅表切开或做成隧道，将神经移植体引入皮瓣中央固定。皮瓣面积较大者，可植入带分叉的移植体或植入1条以上，单独或共同与创区附近的神经断端缝接。有作者采用在皮瓣的皮下组织面做几个小洞，将神经移植体末端分成细束，分别植入洞穴中，固定在真皮组织间隙内。前者为全程植入，后者为洞穴式植入。前者较为简便，而且因失神经支配皮肤与神经接触面大得多，轴突发芽机会也多，感觉功能重建较快而完全，用2倍放大镜在门诊即可进行手术。我们曾对用交腿皮瓣（11cm×7cm）修复足跟底缺损患者植入一分叉形神经，术后感觉功能重建效果良好。

（陈绍宗）

第七节 肌肉移植

一、概述

肌肉移植（muscle graft）一般是指对骨骼肌进行移植。肌肉移植是修复肌肉瘫痪导致功能障碍的主要手段。一个多世纪以来，肌肉移植技术无论在动物实验方面还是临床应用方面，都取得了显著的进步。

1874年，俄国病理学家Zielonko最早进行了游离肌肉移植的实验，他将蛙大腿的骨骼肌移植到淋巴囊，但植入的肌肉未能建立血供，术后第3天就开始出现缺血、坏死，60天后已经完全被纤维组织所代替。此后，许多学者在动物和人体上进行游离肌肉移植的研究，均未取得成功。1951年，Peer和Walker进行游离骨骼肌移植时发现：①将骨骼肌移植到血供较好的受区，早期即可在表层形成新的脉管结构，但深部结构易发生变性坏死、吸收和纤维化，而小块肌肉移植则有成活的可能性；②移植前对肌肉进行去神经化可提高其成活率；③将邻近的运动神经纤维植入移植肌肉，则移植肌肉有可能重新获得神经支配；④移植肌肉必须保持肌腹的完整性；⑤肌肉移植后长度、松紧要合适，以保持其原有的张力。

Hamacler（1948）应用双侧带蒂胸锁乳突肌瓣转移治疗急性脊髓灰白质炎后遗症导致的咬肌瘫痪，随访20余年后，效果良好。此后，这种带血管神经蒂的肌瓣、肌皮瓣转移术得到蓬勃发展，在治疗近距离肌肉瘫痪及重建组织缺损方面效果非常显著。佐佐木（1970）首先用狗的腹直肌做吻合血管神经的原位再植，术后观察3~9个月，移植的40块肌肉中有28块成活，且这些成活的肌肉均具有正常的再植结构和收缩能力。此后，国内外学者广泛地在临床上开展了吻合血管的骨骼肌或肌皮瓣游离移植，并取得了良好的治疗效果。

骨骼肌由肌细胞（肌纤维）和结缔组织膜构成，借肌腱附着于骨骼或韧带。肌纤维是骨骼肌的基本功能单位，是细长圆柱形的细胞；而肌内的纤维结缔组织包括包绕肌纤维的肌内膜（endomysium）、包绕肌束的束膜（perimysium）以及包绕整块肌肉的肌外膜（epimysium）。它们除了有支持、联系和保护肌组织的作用外，还对单个肌纤维的活动和一束肌纤维的群体活动起调节作用。

二、骨骼肌移植后的再生与再神经化

骨骼肌细胞的有丝分裂甚为少见。在肌肉受到轻微损伤时，肌纤维剩下的未受损伤的残断便能长入残留肌肉的肌膜内，受损伤部位的肌卫星细胞则转变为成肌细胞进行分裂，并分化为肌纤维，填补受伤部位；在肌肉受到较大损伤时，受损部位出现成纤维细胞浸润，最后由结缔组织充填。骨骼肌再生时，必须有支配肌肉的运动神经纤维存在才能完成。

骨骼肌本身的再生能力是很弱的，其游离移植后肌纤维和神经再生取决于血液循环的重建。肌肉游离移植后早期，肌肉的血供完全中断，血管内皮细胞发生严重变性及部分崩解，原有的血管已遭到内源性破坏。移植后1天，移植物除表层肌纤维由移植床组织液维持生存外，中心部位处于广泛缺血状态；移植后4天，肌肉周围开始有血管新生，并有大量的组织细胞浸润，如多形核白细胞、巨噬细胞及淋巴细胞等，这些细胞有吞噬和清除坏死肌浆的作用，这种吞噬过程是向

心性进行的；5～7天时，能够到达肌肉的中心部位。骨骼肌再生最早可在移植后3天，出现在移植物表层成活的肌纤维深部可见新的肌细胞，这些肌细胞被认为是肌卫星细胞转变的成肌细胞。移植后7天，在移植肌肉的外周有新生的小动脉向肌肉生长；2周左右，可见小动脉、小静脉已延伸到移植物的中心部位。1个月后，移植肌肉毛细血管丰富，新生血管的口径变粗，小动脉、小静脉在肌膜之间呈网状分布，肌纤维则均匀分布，而部分无血供建立的肌肉成纤维细胞增生，坏死的肌纤维被清除，由纤维组织所代替。随着运动神经纤维的再支配，移植肌肉的结构不断完善，并且可产生收缩功能。

运动神经的再生是游离肌肉移植功能恢复的决定因素。各种游离肌肉移植的方式不同，再神经化的过程也不完全相同。带血管神经蒂的肌肉移植主要依靠吻合神经的近心端再生，新生的施万细胞增殖形成髓鞘，轴突不断延伸，长入移植肌肉，从而获得神经再支配。不吻合神经的游离肌肉移植，再神经化的方式有两种：一种是肌肉-肌肉神经化，即移植肌肉去除外膜，使肌纤维直接与受区的肌纤维接触，受区肌肉的神经末梢在失神经肌肉某种因素的诱导下，能够向移植肌肉长入；另一种是神经-肌肉神经化，移植肌肉邻近受区的运动神经纤维向移植肌肉发出支芽再生。关于再神经化的机制尚不清楚，有学者认为肌纤维内可能存在某种神经诱导因素，当肌肉失神经时这种因子被激活，并且作用于周围神经纤维和神经元，从而诱导神经再生，并能够定向长入失神经的肌肉。

三 适应证

单纯吻合血管的肌瓣移植术多用于填充组织缺损及修复创面，较少用于重建肌肉的动力功能；而吻合血管、神经的骨骼肌游离移植，即功能性游离肌肉移植（functional free muscle transplantation，FFMT），可用于替代毁损或失神经的肌肉，重建肢体的运动功能，或用于晚期面瘫面肌运动障碍的治疗。重建肌肉移植物的血供及再神经化，是达到上述治疗目的的前提和保障。

四 供区选择

用于游离移植的肌肉应具备以下条件：神经血管蒂的解剖位置恒定，移植后力量及容积适中，切取后不会影响机体正常功能以及产生继发畸形。因此，目前临床上用于重建功能的移植肌肉可选择背阔肌、股薄肌、股直肌、阔筋膜张肌、腹内斜肌等。在头颈部，带有神经支配的颞肌或胸锁乳突肌则可作为带蒂肌瓣的选择。

五 手术方法及注意事项

（一）背阔肌肌瓣的切取

全身麻醉后，沿腋窝后壁下方背阔肌前缘切开皮肤，在浅筋膜深面、肌外膜浅面分离。在背阔肌深面找到胸背血管蒂，沿胸背血管向远端仔细分离，找到血管进入背阔肌处。于血管入肌处向周围游离显露背阔肌，根据需要切取全层肌瓣。向腋窝方向小心解剖神经血管蒂，根据受区所需决定切取蒂长度。肌瓣切取后彻底止血，待行移植。

（二）股薄肌肌瓣的切取

全身麻醉后，自大腿根部内侧距离耻骨结节下约4cm处做一横切口，与大腿纵轴垂直。切开皮肤、筋膜，找到长收肌和股薄肌，沿股薄肌前缘向远端做两个平行纵切口，在切口下端之间依受区需要做弧形切口，在前侧纵切口皮下游离到大隐静脉的2~3条静脉，于靠近大隐静脉端切断，标记备用。在上端横切口内横行切断长收肌，找到入股薄肌的血管神经，向上找到股深动、静脉，切断肌瓣上下端后备用。

（三）腹内斜肌肌瓣的切取

全身麻醉后，做侧腰部皮肤切口，从髂嵴内侧切开腹外斜肌腱膜，显露腹内斜肌，在髂前上棘前方设计（3~4）cm ×（8~9）cm的肌瓣，在肌瓣下方显露旋髂深血管到腹内斜肌的分支，解剖其长度约6cm；再在肌瓣上方到侧腰部后方显露肋下神经及第11肋间神经，解剖长度达12~14cm后备用。

（祁佐良）

第八节　肌腱移植

一　概述

肌腱在组织学上属于致密结缔组织，主要由平行排列且致密的胶原纤维束构成。弹性蛋白、胶原蛋白、糖蛋白基质是肌腱的主要成分，血供、滑液、淋巴液等是肌腱主要的营养来源。人体内的肌腱大致分成滑膜内肌腱和滑膜外肌腱两类，滑膜内肌腱是指被腱鞘与滑液囊包绕的肌腱；滑膜外肌腱是指位于滑液囊与指（趾）腱鞘外的肌腱，其表面被腱旁疏松组织所包绕。

肌腱移植（tendon graft）主要用于修复肌腱的断裂与缺损，多采用游离移植的方式来进行。上述两种肌腱的生化组成、形态结构、营养均不相同，所以创伤后的愈合机制也不尽相同。除血管滋养外，滑膜内肌腱还可通过其表面存在的滑液推进系统，通过滑液而获得营养，但仅靠滑液营养，肌腱愈合是不完全的。两种肌腱的愈合过程都由细胞反应、纤维蛋白沉积与细胞迁移、再塑形三个阶段完成，但在行肌腱移植时，应选择具有相同组织特性与环境条件的肌腱供体，以获得更好的疗效。如将滑膜内肌腱移植于腱鞘内，在相同条件下比滑膜外肌腱移植效果更好（Gelberman，1992），这是因为不同的肌腱具有不同的营养与创伤愈合机制。如将腱鞘外肌腱移植于滑液内，移植体中的腱细胞因不适应于滑液内环境而发生死亡，由受区腱鞘内肌腱腱细胞长入替代（Amiel，1986），此时移植肌腱仅起到生长引导支架的作用，且这一愈合过程远较移植段腱细胞不发生坏死的同种肌腱移植为长。在后一种情况下，移植段腱细胞与受区肌腱腱细胞均参加愈合活动。这些表明肌腱移植存在供体组织特异性上的选择。

自1909年开展自体肌腱移植的探讨性研究以来，一系列自体肌腱移植的动物实验获得成功，有力地证实了自体肌腱移植可以修复肌腱缺损。目前临床上公认自体肌腱组织相容性佳，无免疫反应，是最好的肌腱移植材料。通常，掌长肌腱是游离肌腱移植的主要来源，这条肌腱的周径较小，横断面为椭圆形，腱膜组织丰富，采取方便，切除后不造成任何功能障碍。若患者存在掌长肌先天缺失，或不愿在前臂做切口时，则可用趾长伸肌腱、跖肌腱，或切除下的屈指浅肌腱等代替。但后两种肌腱不是很理想，跖肌腱质地较硬，切取也不方便；屈指浅肌腱较粗，且无腱膜组织。在同时需要多条肌腱移植时，则可采用足背的第2~4趾趾长伸肌腱。

肌腱移植初期，靠血浆扩散和腱鞘的滑液维持营养，但移植肌腱的成活最终有赖于再血管

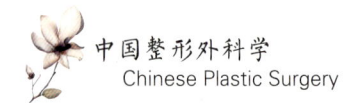

化。再血管化有两种途径：①肌腱床血管与移植腱血管直接吻合（初期再血管化）；②毛细血管长入移植腱，形成新的血管网（二期再血管化）。人的滑膜外肌腱异位移植后3天，移植腱内部即可看到红细胞，说明已有血管沟通，但一般认为移植腱成活以二期再血管化为主。10～14天移植腱和肌腱床之间的毛细血管开始沟通，第6周即形成新的动脉系统。

移植腱与断腱缝合以后，其愈合过程分为三期：①细胞反应期（2周内），主要表现为肌腱缝合处形成肉芽组织，呈半透明梭形红色团块，并与周围组织粘连；②纤维蛋白合成期（2～3周），主要表现为胶原开始出现并逐渐增多，纤维排列方向与肌腱长轴垂直并逐步变为一致；③瘢痕组织改建期（6～9个月），主要表现为炎症逐渐消失，周围组织粘连逐渐被吸收，胶原纤维恢复正常排列。

滑囊的滑液和肌腱的血供对肌腱的营养和修复具有十分重要的意义，研究的最终目的在于促进肌腱术后愈合，防止粘连。有实验证明，家兔膝关节内一段游离肌腱依靠滑液便能成活，鸟肌腱在无菌培养基中DNA和胶原合成均可增加。在20世纪70年代早期即有人证明纤维鞘管区滑液对肌腱营养作用的重要性，并发现修复纤维鞘管的肌腱后其愈合质量和速度优于切除纤维鞘管者。在肌腱外科中，如能尽量保护滑液鞘，不仅能促进肌腱愈合，还能防止粘连。对肌腱血供进行研究是当今腱外科的热点课题，Azar（1983）、Kleinert（1988）等认为肌腱血供的基本规律是：①呈节段性，大致分为三段，近段由肌肉与腱联合及长系带提供，中段由长、短系带分节段单独提供，远段由短系带提供，腱在骨的附丽处尚有来自骨组织的血供；②系带血供来自指动脉，前臂远侧和掌心部肌腱血供来自周围组织；③腱内有微血管网存在者粘连少、愈合牢固，而无血管网者愈合强度差、粘连多。高崇敬等（1990）用40例新鲜成人足标本巨微解剖、透明标本和组织切片的方法，证明趾长伸肌腱滑液囊外近侧端血供为肌血管的延伸，滑液囊及肌腱滑囊段血供主要来自胫前动脉、跗外侧动脉和足背动脉，滑囊远侧段血供来自跖背侧动脉。杨志明等（1992）证明成人屈指肌腱的血管构筑具有明显的规律性：①无论是屈指深肌腱还是浅肌腱，也不论肌腱处于哪一平面，腱表面血管多，血管构筑较为复杂时，可呈网状、襻状或纵向干型；而肌腱内血管少，构筑较简单时，则呈纵横分布。②在鞘管内和手掌近侧，屈指肌腱的血管主要位于肌腱的背侧；在前臂和手掌中部则分布较均匀。③拇长屈肌腱在腕管和手掌部主要分布在掌侧，而在鞘管区则偏向桡侧。④肌腱内的血管均位于腱束间结缔组织内。⑤腱内的纵向血管呈节段分布，不贯穿肌腱全长。用体视学方法观察屈指肌腱的血管密度后发现，成人屈指肌腱血管体积比为0.45%，单位体积的血管长度为1.9，不同屈指肌腱的血管密度无显著差异，同一屈指肌腱在鞘管区血管密度、长度比在掌、腕和前臂段低。

肌腱移植后是否发生粘连一直是学者们关注的焦点之一。近年来的研究发现，肌腱的愈合既存在外源性愈合机制，又存在内源性愈合机制。内源性愈合机制是依靠肌腱自身腱细胞的增殖、分化及分泌胶原纤维来完成的，因此可以避免发生粘连，但外源性愈合往往在肌腱的愈合中起到关键作用。如果肌腱的血供、结构完整性遭到破坏，或是局部出现炎性反应等情况，往往会导致肌腱缺血、坏死，或是炎性细胞浸润、纤维化加重，最终导致肌腱粘连。

那么，如何才能有效地避免移植后的粘连呢？在引发粘连的诸因素中，对肌腱血供的干扰是重要因素之一，因此尽可能保存肌腱的血液供应可以减少粘连。临床上可以采取带血管的肌腱移植术，保存腱系膜和腱纽的完整性，选择血供好的腱段做游离移植，或采用两期肌腱修复手术的方式。手术中，除了可以选择对肌腱吻合较好的改良Kessler缝合术之外，还应该注意：①皮肤切口应垂直或斜行跨越肌腱，使之与肌腱接触面减少；②将肌腱吻合点放在血供良好的软组织处，避开腱鞘、韧带、关节囊、骨性沟管或裸露的骨质，不能避开时可将其部分切除，开阔通路；③肌腱吻合点要保持光滑，避免血肿形成；④行无创操作，避免移植腱干燥。

临床试验表明，很多药物都具有减轻局部肌腱粘连的功效，常用的药物包括类固醇皮质激素、非类固醇类抗炎药、去纤维蛋白类、抑制胶原合成类、抑制胶原交联类、中药等。郭明珂等

（2007）提出，应用5-氟尿嘧啶可以有效减轻肌腱粘连。宋根套等（2009）证实丝裂霉素C有防止肌腱粘连的作用。葛廷云等（2011）发现几丁糖具有良好的预防肌腱粘连的效果。林浩东等（2007）证实糜蛋白酶可以防止肌腱粘连。除此之外，用细胞因子防治肌腱粘连已成为一种可行的途径。Molloy等（2003）对胰岛素样生长因子、血小板源性生长因子等进行基因转移研究，证明其起到了改善肌腱愈合的效果。王志刚等（2008）用来亨鸡制备实验模型，得出转化生长因子$β_1$抗体复合缓释载体生物蛋白胶能有效地预防肌腱修复术后粘连且不影响肌腱正常愈合的结论。王继宏等（2011）提出，表皮生长因子与胶原膜联用可以促进肌腱内源性愈合且防止外源性愈合，因此具有防止肌腱粘连的作用。

在肌腱移植中使用阻隔材料作为鞘膜替代品，也能够有效地减轻肌腱的外源性愈合，从而减少肌腱粘连。现有的阻隔材料主要包括生物材料、合成材料和假性鞘膜。章国庆等（2001）使用金箔来预防屈肌腱粘连，结果发现金箔组肌腱的滑动功能明显优于单纯肌腱修复组，且未对肌腱的正常愈合产生影响。Hunter等（1971）通过临床和实验已证明将Silastic棒放置在屈指肌腱的缺损位置，4～8周可以生成与正常腱鞘结构相似的假性鞘膜，再移植后可减轻肌腱粘连。

另外，物理疗法以及术后康复训练也可有效地预防、治疗移植后的粘连。传统的物理疗法包括超声波治疗、音频电治疗、氦氖激光照射等。田德虎等（2008）通过比较，得出了透明质酸钠和分米波在防止术后肌腱粘连方面均起到了良好作用的结论。Savage等（2005）提出肌腱移植术后早期活动不但有助于血管再生及肌腱的愈合，还可以起到增加肌腱强度、促进肌腱愈合后塑形的效果。早期进行保护性的被动活动可以预防肌腱粘连的机制可能是：①机械作用打断了肌腱缝合段与周围组织的接触，抑制了肌腱的外源性愈合；②肌腱的滑动可以诱导细胞发生分化，抑制炎性细胞浸润；③早期活动可以阻止腱鞘细胞过多地向肌腱缝合段生长，从而起到阻断两者之间粘连的作用。

自体肌腱虽然是肌腱移植的最佳供体，但其来源有限，如切取过多会引起供区功能障碍，术后出现疼痛、肌肉萎缩、肌腱炎等不良反应。因此，合理地开发利用异种、同种异体以及组织工程化肌腱一直是学者们努力的方向，近年来尽管获得了一定的成功，但距离其真正广泛地在临床应用仍有距离。

二、适应证和禁忌证

（一）适应证

1. 肌腱缺损者。
2. 肌腱断裂后早期未做修复，因弹力减退断端不能拉拢缝合者。
3. 肌腱严重损伤，广泛粘连，无法做肌腱松解术者。

（二）禁忌证

1. 手指关节僵硬或强直。
2. 手指掌侧瘢痕组织较多。
3. 受区有感染存在。

三、供区选择

临床上最常应用的自体肌腱供体是掌长肌腱、跖肌腱和第2～4趾趾长伸肌腱。掌长肌腱位于前臂屈侧中央、深筋膜深面、桡侧腕屈肌和尺侧腕屈肌之间，腱长10～12cm，是人体变异最大的肌腱之一，异常发生率约为9%。掌长肌腱可以从起点到止点均有肌腹，或只存在于其行程中的中央或远侧部分；也可以是双肌腹或分叉。据报道，白种人双侧掌长肌腱缺如者占23.3%，亚洲人为4%；单侧者占1%~2%，以左侧多见；性别差异不明显。也有报道掌长肌腱缺如者占15%，3%的双侧掌长肌腱缺如者有单侧或双侧跖肌腱缺如。跖肌腱起自股骨外侧髁、膝关节囊和腘斜韧带，肌腹长7~10cm，肌腱细长，为20~25cm（有报道男性腱平均长度为30.8cm，女性为28.8cm），宽4.2cm。该腱于腓肠肌和比目鱼肌之间下降，附于跟骨内侧。腱的胶原纤维束构造特殊，腱周组织少，整个肌腱可以展开成为一条宽而扁的带，故可分成几条供多根肌腱移植用，但剖开后因无腱周组织包绕易发生粘连。

掌长肌腱术前检查：手指伸直，拇指和小指指腹用力接触，大小鱼际尽量靠拢并使腕关节做小范围屈伸运动，掌长肌腱存在者可呈弓弦状明显突出于皮下，清晰可见。

跖肌腱术前检查：因位置较深，无法用手法检查。Mackay（1990）研究用同步超声仪（7.5MHz线形排列探针）检测30名志愿者，证明其比较容易确定跖肌肌腹的存在，亦可确定肌腱的直径和走向，具有无损伤性，优于断层或磁共振成像检查。

四　手术方法及注意事项

（一）掌长肌腱的切取

局部浸润或臂丛阻滞麻醉下，在腕横纹正中做1cm长的横切口，在皮下解剖，即可显露肌腱。通过牵拉止血钳了解肌腱的走向，循其行径在前臂皮肤上做数个1cm长的横切口，用细长剪解剖，逐段抽出肌腱（有人采用向近侧做切口，直到能获取足够长度的肌腱，但前臂瘢痕太明显），连同腱系膜和腱旁膜一并取下（图18-8）。术中注意，掌长肌的近侧部分覆盖在正中神经的内侧面，游离和切取肌腱时勿损伤。取下的肌腱应当用生理盐水纱布包裹，防止干燥，并避免夹压肌腱和触摸损伤，争取尽快移植。

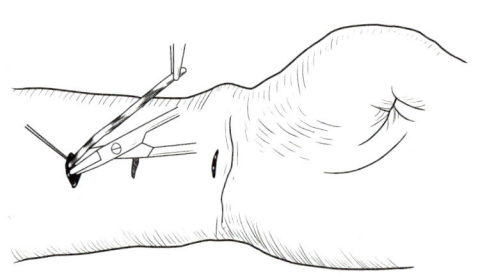

图18-8　掌长肌腱的切取

（二）跖肌腱的切取

在内踝后方做2~3cm长的纵切口，达深筋膜，钝性分离，在跟腱外侧找到跖肌腱，切断止点，用止血钳夹住断端。在小腿中、上1/3交界处、胫骨内缘后方做5cm长的纵切口，注意保护大隐静脉和隐神经。切开深筋膜，在腓肠肌内侧头和比目鱼肌之间找到跖肌，从肌肉、肌腱交界处切断，自远侧切口处抽出。由于该肌腱较长，位置较深，用肌腱抽取器切取较为方便。取下的肌腱应保持湿润。在跟腱旁寻找跖肌腱时，需和跟腱副支相区别，后者无腱旁膜（图18-9）。

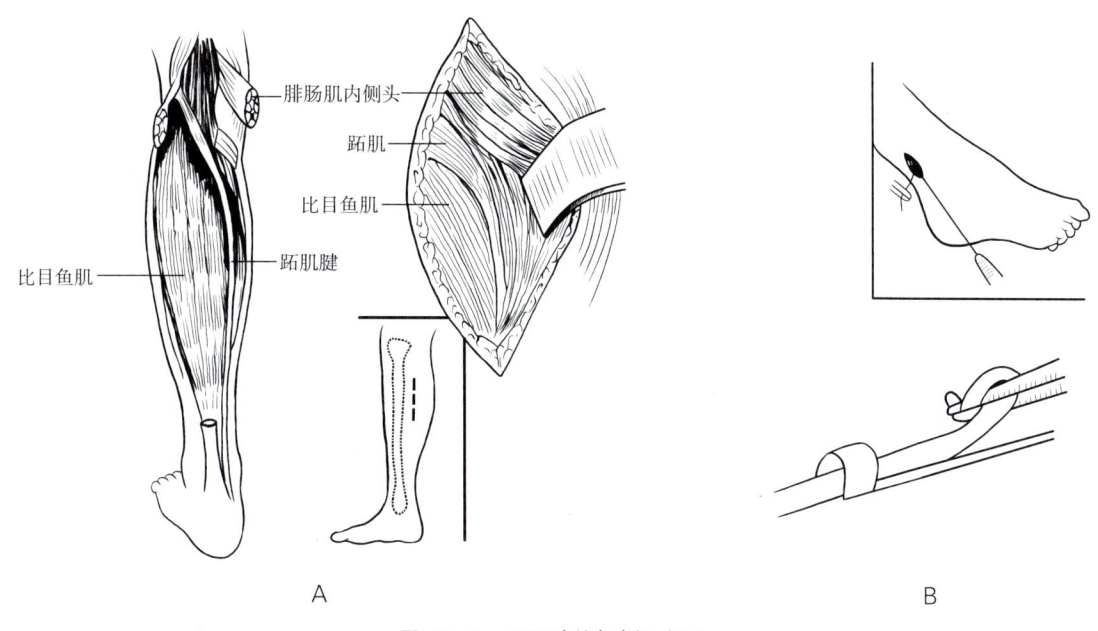

图 18-9 跖肌腱的解剖及切取
A. 跖肌腱解剖　B. 用肌腱抽取器切取跖肌腱

（三）第2~4趾趾长伸肌腱的切取

趾长伸肌位于胫骨前肌与𧿹长伸肌外侧，起自胫骨外侧髁外面、腓骨前上3/4与邻近的骨间膜和深筋膜深面，下行至小腿中、下1/3交界处由内侧份开始逐渐变为肌腱，通过伸肌支持带深面，跨过踝关节前面至足背，分为细支，止于外侧四趾中节及远节趾骨基部的背侧，腱长12~15cm。切取时，在肌腱行径上做几个横切口，以便分段抽出肌腱；如同时移植几条肌腱，最好做一较大的弯曲斜切口。找到肌腱止端后切断，用止血钳夹住断端，按所需长度完整取下肌腱和腱鞘。趾长伸肌腱的副支应全部切断。切取该肌腱不宜使用肌腱抽取器。

屈指肌腱的移植方法详见第九十三章"手及上肢肌腱损伤"。

第九节　血管移植

一　概述

一般的小血管缺损，不论动脉与静脉，均宜用体表的自体静脉移植修复，这些静脉位置浅、数量多、切取方便，而且移植到动脉的愈合过程与动脉之间吻合的愈合过程相似，所需时间也不较之为长，可能与动脉血氧分压较高、静脉内皮细胞活力增强有关。使用静脉移植修复动脉最早开始于1898年（Gluck），但第1例成功的报道是1906年Carrel和Guthrie将狗的颈外静脉移植到颈动脉。此后，自体静脉便作为一种血管代用品在临床广泛应用。第二次世界大战以前，大部分采用结扎止血或截肢的方法处理动脉损伤，战后才逐渐用静脉移植处理。

（一）自体静脉移植后静脉管壁的变化

自体静脉移植到动脉以后，静脉管壁各层发生了一系列变化，这些变化既参与愈合过程，又影响近、远期的通畅率。

1. 内膜改变　经过四个阶段。①内皮细胞脱落阶段（2～3天）：与手术、缺血、动脉血流冲击、灌注等损伤和血流阻滞时趋化物质聚集、白细胞黏附迁移有关。脱落的细胞形成附壁血栓；如果血流灌注速度过低，血凝活性过强，便发展为早期栓塞。②过渡阶段（1周内）：残留的附壁血栓开始演变为致密平滑的被膜，残存的血管内皮细胞、裸露的内膜下层组织和机化血栓三者并存。③内膜重建阶段（6周）：新生的内皮细胞来自残存内皮细胞的增殖，也来自邻近的内皮细胞再生代替和血管中膜的肌内膜细胞分化。此过程在静脉移植后即开始，需6周以上完成。④内膜增厚阶段（2～4个月）：主要变化是内膜增殖和粥样硬化。如果内膜增殖相对稳定，将不影响通畅率。如有泡沫细胞侵入即形成类粥样硬化灶，管腔变窄乃至阻塞。

2. 中膜改变　约历时6周。最初为水肿，炎细胞浸润，局灶性出血；之后，部分平滑肌细胞坏死，部分转化为成纤维细胞，最终被胶原纤维和成纤维细胞代替，导致中膜纤维化、增厚变硬。

3. 外膜改变　约历时2个月。开始，胶原纤维束断裂，滋养血管栓塞，72小时开始新生滋养血管，2个月即达到正常水平，纤维组织也逐渐增多，外膜增厚。

（二）自体静脉移植的影响因素

自体静脉移植的影响因素很多，随着电子技术和生物力学等的不断发展而被逐渐认识，简述有以下几个方面：

1. 手术创伤　各种手术操作和手术器械均可能造成损伤，如解剖、游离、结扎、机械扩张、长时间缺血、干燥、导管和机械刺激及牵拉等，可造成静脉内皮细胞脱落、血小板及纤维素沉着、内膜下层炎细胞浸润、中层及外膜出血等。Moore（1985）通过光镜和扫描电镜观察，认为所谓的"无损伤"血管钳和夹在早期会使内膜脱落、撕裂，最终形成血栓；晚期可因内膜损伤处的平滑肌增生导致管腔狭窄。

2. 保养液　离体静脉用适当的保养液处理，能增强内皮细胞对各种因素的耐受性，减轻病理改变，提高通畅率。一般的保养液均含蛋白质，主要用于减少内皮细胞的代谢性损伤。有报道用pH7.4的0.2%戊二醛溶液保存离体静脉，可保持静脉瓣的抗拉强度和管壁的扩张性。

3. 温度、pH和酶　温度对内膜的影响同保养液的性质和扩张与否紧密相关，但具体做法仍有争议，如用37℃保存，还是用4℃；或者先用37℃营养液扩张，再以4℃保存，对内膜产生前列环素2的影响等。酸性环境下血管壁僵硬，碱性条件下血管扩张，以pH7.0为好。弹性蛋白能使血管壁僵硬，而胶原蛋白可使其扩张。

4. 离体时间　血管内膜对缺氧异常敏感，离体10分钟即可引起其严重损伤。缺氧时间超过耐受时限，内皮细胞发生变性、坏死并脱落，内皮下胶原纤维裸露，血小板和纤维素沉着，从而引起血栓。缺氧对血管平滑肌也有损伤作用。

5. 血管壁缺血　这是动脉粥样硬化和内膜增生的主要原因，血管移植（blood vessel graft）后、滋养血管未形成之前，内膜改变呈进行性。

6. 血流动力学及生物力学因素　以往的研究多从血管通畅性和管壁形态学变化观察，近年来也比较重视研究力学因素对血管移植命运的影响。血管壁的组织结构、力学性质及流经该段血管的血流动力学三者间的相互联系，共同影响着移植血管的命运。目前许多作者把零应力状态作为考察血管组织重建的一种途径。

7. 液压扩张因素　研究内容涉及对血管壁各层的影响，尤其是内皮细胞形态学和功能的变化。理想的扩张应是既能克服血管痉挛和管径差异，又能最大限度地保留内皮细胞的形态与功能。

（三）自体静脉移植后血管内膜增生的过程

时至今日，关于自体静脉移植后血管内膜增生的研究从未停止过。Kraiss L. W. 等（1997）发现，增生内膜由20%的血管平滑肌细胞（vascular smooth muscle cell，VSMC）和60%～80%的胞外基质构成，其他成分有巨噬细胞和淋巴细胞。表面是否内皮化主要取决于损伤的程度和时间。血管内膜增生过程有三个高峰：①VSMC在中膜增生。内皮细胞损伤后即诱发血栓形成，在血栓形成的24小时内VSMC即开始增生。②VSMC由中膜迁移至内膜。血管损伤后释放酶类降解胞外基质，VSMC于血管损伤后第4天开始由中膜向内膜游移，持续1个月以上。Wilcox J. N.等（1998）研究显示外膜的成肌纤维细胞也增生并可向内膜游移。③内膜显著增厚。VSMC增殖、游移，大量胞外基质的合成使内膜迅速增厚，转化生长因子β、血小板源性生长因子等生长因子可刺激VSMC产生胞外基质。此外，在内膜增生的研究中，对血流流速和切变力等血流动力学的研究也有了新的认识，高、低切变力均可促进其增生。另一个影响血管内膜增生的因素是移植血管与宿主血管的匹配情况，比如用吻合口补片、间置自体血管段等方法来提高匹配度，可降低吻合口内膜增生，提高中远期的血管通畅率。

临床实践中尚有许多细节问题，如解痉药物的应用、静脉移植段的周围组织的去除、近远期通畅率和用自体小动脉修复大动脉缺损的方法等，均存在一定认识上的差异，有待于进一步研究。

（四）自体动脉移植

自体动脉移植的成功率较高，晚期效果好。在整形外科，一般选择"废用的"、对功能影响较小的动脉作移植材料，如用颞浅动脉修复指动脉缺损。但在实际应用中存在供区有限、取材困难、取下的动脉血管痉挛不易解除等问题，况且一般动脉缺损均可用自体静脉修复，故临床意义较小。有研究提示小动脉缺损范围很小时，采用动脉移植张力缝合后血流量和内膜增生情况优于静脉移植，但微动脉瘤发生率较高，可能因管壁张力大、吻合口薄弱而形成了局限性膨大。

二　适应证和禁忌证

存在下列情况时宜做血管移植术：①有重要功能的血管损伤或缺损；②显微外科手术中血管蒂短或移植后血管栓塞需再次手术；③肢体缺血性病变及淋巴管阻塞；④血管断端回缩，缝合口有张力。

移植体有明显的粥样硬化改变、受区存在感染或无良好的皮肤组织覆盖，则均应视为禁忌。

三　供区选择

静脉移植体的供区较多，一般取自肢体的浅表静脉，如头静脉，贵要静脉及其属支，手背、足背静脉网，大、小隐静脉及其属支等。缺损血管外径大于1mm者可取手背静脉，小于1mm者可用前臂屈侧知名静脉的交通支，大于2mm者可选用头静脉或大隐静脉。总之，选择原则是供、受区血管口径大致相等。深部动脉的伴行静脉管壁薄，分支多，两条伴行静脉之间有较多的交通支，而且位置深在，不宜选用。

四 手术方法及注意事项

(一) 自体静脉移植

1. 移植体切取　沿所选择血管的行径画出标记，在血管旁用较小针头作局部浸润麻醉。切开皮肤，显露位于皮下组织中的静脉，钝性游离，逐一结扎切断血管分支。按比实际缺损大30%左右的长度，在已游离血管的近、远端各上一把血管钳，在两血管钳的相对面用利刀切断血管，取下后用生理盐水纱布包裹备用。因有静脉瓣存在，最好在取下的血管一端用缝线穿过外膜作出标记，以便识别血管瓣膜的方向。取下的静脉段如发生痉挛，可用液压扩张或热敷解除，注意不得损伤内膜。术中应使皮肤切口长度与切取的静脉段长度一致，以利于显露和不致损伤血管。不宜采用多个小切口采取血管。结扎血管分支时，应在血管分出点用细线准确结扎，若离分出点太远，分支残端可因动脉压力而扩张，形成动脉瘤样改变；若离分出点太近，又可导致静脉管壁局部狭窄。

2. 移植　将切取的血管移植段倒置，使静脉瓣的方向与血流方向一致。在受区血管的近、远断端各上一个压力适合的血管夹，按两定点或三定点缝合法，用无损伤尼龙线与动脉一端的前壁吻合。前壁缝合完毕后，翻转移植段再吻合后壁。同法吻合血管的另一端。吻合口切割要整齐，对合要准确，使内膜外翻。缝针穿过管壁应一次到位，边吻合边用抗凝液冲洗吻合口。血管吻合完毕先放松吻合口远侧的血管夹，再放松近侧者。

(二) 自体动脉移植

动脉移植与静脉移植相似。以切取颞浅动脉移植段为例，先检查耳前区动脉搏动情况，沿搏动行径作出标记。局部浸润麻醉下，沿标记线切开皮肤，在皮下组织浅层显露颞浅动脉。用蚊式或显微血管钳钝性游离血管，结扎切断分支，按所需长度取下。

第十节　毛发移植

一 概述

毛发移植（hair graft）是目前国际上发展迅速的有效治疗永久性毛发脱失的一项新技术，是指将含有毛发的移植体换位移植，主要用于治疗头发、眉毛、睫毛和其他体毛的缺损或稀疏。毛发缺损或稀疏可由烧伤、各种类型的创伤和雄激素性秃发等诸多因素引起，近年来，国际上的毛发研究会对于不同类型的秃发成因开展了大量的研究工作。毛发移植片的供区多选自枕部的Unger安全供区，对于范围不大的区域也可取眉毛、鼻毛、胸毛及阴毛等用以修复。移植的方法包括单根毛发移植、毛囊单位移植、条状移植、小块移植，还有各种局部皮瓣、皮下蒂皮瓣、岛状皮瓣、游离皮瓣和血管植入有发区预制的岛状皮瓣（二次血管化皮瓣）等，只要在切取和移植时不损伤毛囊，不损伤各类皮瓣蒂部的血供，供区血供条件好，并掌握正确的整形外科操作，移植都会成功。

毛发从移植后得以成活将经历一系列过程，如红斑、水肿、毛发脱落、新发生成等，其愈合过程可大致分为血浆吸取期（术后1～3天）、初级结合期（术后3～7天，早期的血管重建即在此期发生）、次级结合期（术后7天，脉管系统进一步重建）三期。毛发带蒂移植（如皮下组织蒂、血管蒂、皮肤血管蒂或植入血管预制皮瓣的二次血管化血管蒂）因无血液供应中断或短时内暂时中断，毛发成活率高，移植后不经过毛发脱落和复又萌出的过程，故毛发生长茂密如常。用颞浅动脉头皮岛状瓣再造眉毛时，眉毛粗壮、浓密、边界截然，生长速度较快，需不断修剪，很难说适合中国人的特点，更不适合女性。含毛发的皮片移植后的成活过程将经历血清营养、血管营养两个阶段，其血供来自创缘和创底，血管化方式也与一般皮片移植相同，但因毛囊位置较深，毛发移植片必须含有一定的脂肪组织，故比一般的全厚皮片还要厚，需要更长的时间方能重建血供，对毛囊的活力势必造成影响。如欲加速血供重建，必须将脂肪组织修薄，则又会损伤毛囊根部造成毛发生长稀疏。用皮肤扩张器扩张头皮形成头皮瓣修复秃发区的方法，也是毛发带蒂移植。临床发现头发密度随扩张程度而下降，并可引起毛发脱落，尤其是经过二次扩张的头皮毛发密度更小，可能与毛发距离拉大、压力过高、缺血时间太长有关。头皮皮片移植后，如呈葡萄酒样淡紫色，为移植成活之征象。有时移植片表面会产生一层痂皮，并非表示坏死，切勿揭除，以免拔掉毛发。通过毛囊单位头皮条切取（FUT）技术或毛囊单位提取（FUE）技术进而获得微小的毛囊单位用于毛发移植，是目前常用的技术。由于移植物体积更小，供区的损伤更小，使得毛发移植的成活率与疗效更加理想。

通常情况下，移植的毛发会在术后1～3周开始生长，但3～4周后相继脱落，2～3个月后复又萌出并保持不断生长的特点。如果移植片面积很小，也可以不经历上述过程。眉毛移植后的成活过程与头皮不同，不发生毛发脱落和再生现象，也保留其不增长的固有特点。研究表明，人的毛发生长有三个周期：第一个周期为毛发生长初期（anagen phase），此期毛发生长活跃，可维持3年；第二个周期为毛发生长中期（catagen phase），特征是毛发从活跃生长变为缓慢生长，持续只有几周时间；第三个周期为毛发生长终期（telogen phase），毛囊代谢迟钝，在毛发生理性脱落前持续约3个月。毛发生长周期或由位于活跃的基质区下面的真皮乳头调节，或由乳头与基质间真皮和表皮的相互作用来调节。Li（1995）还指出，大多数哺乳动物的毛囊活动周期在全身各部位是同步的，而人和豚鼠毛囊的活动不是这样，邻近的毛囊可能处在不同的毛发生长期，因此毛发移植的结果可能与供区也有关系。

毛囊单位的获取技术让毛发移植中曾经的常用方法慢慢地退居临床二线。例如，用环钻切取移植物是临床上曾经长期使用的经典方法，移植物标准直径为4mm，其优点是创伤比较小；缺点是所获得的移植物太大，移植后外观不自然，供区瘢痕明显，目前已经很少应用。此外，使用含有毛发的皮瓣或皮片移植，不仅会在供、受区遗留较明显的瘢痕，而且移植物的成活也需要较长的时间。毛囊单位的分离、获取使得通过一次手术即可将毛发以合适的密度均匀地分布于脱发区域，避免了多次操作的诸多缺点。对于移植供区，移植物的种植密度不宜过多，一般认为以每平方厘米20～30个移植物为宜，单位面积内移植物过多会降低毛发移植的成活率。但是，Nakatsui等报道了每平方厘米72个移植物，生长率达98.6%。国内王继平等对瘢痕性秃发的移植密度达到每平方厘米16～19个移植物，经过6个月以上的随访，获得90%～95%的成活率。近年来高密度移植的研究是毛发移植技术中的一个热点。

二、适应证和禁忌证

各种类型的秃发，眉毛、睫毛（尤其是上睑睫毛）或胡须缺损，均可进行毛发移植。FUT或是FUE几乎适合所有的患者。对于曾有头皮条切取史或再次手术等情况的患者，FUE应该谨慎选择。对于头部大面积瘢痕性秃发者，可选择头部皮肤扩张技术。对于瘢痕性眉毛缺损的患者，可选择头皮条游离移植或颞浅血管蒂岛状头皮瓣修复。受区有感染存在或局部血供不佳者，不宜进行毛发移植。

三 供区选择

选择合理的毛发供区对移植术的成功具有重要的意义。最常见的安全供区是后枕部头皮区域，Alt和Unger分别对此进行了描述。Alt的供区范围为前界是经耳屏的垂直线，上界是外耳颅耳沟上2cm的水平线与头枕部正中线的交点至外耳颅耳沟上方6.5~7cm的前界，下界由患者的年龄、家族史、体格检查来综合决定。Unger的供区范围则是前界在耳屏前约2.8cm并平行于耳颞发际线，上界为Alt供区枕部正中线上1cm的平行线，下界要根据家族遗传史来决定。其次，大量的毛发也可从一侧耳前到另一侧耳前的头皮区域获得。此外，少量的毛发从耳周的颞区或是其他体毛分布区域获得均可。用于再造眉毛的头皮片可以在耳后部位切取，尤以靠近发际处最佳，需注意毛发的主流方向应指向外侧。睫毛缺损时，适宜用眉毛或鼻毛全厚皮片修复。

四 手术方法及注意事项

（一）毛囊单位头皮条切取技术

在从供区获得头皮条时，患者通常采取侧卧位或是仰卧位，此时应在面部下方垫入中央镂空的枕头，以保证手术中的舒适性。根据移植面积和密度计算需要的毛囊量，然后设计手术切取范围。供区的毛发应保留约0.5cm长。应用含1∶100000或1∶200000肾上腺素的局麻药进行浅层注射，也可在真皮深层或皮下层进一步注射肿胀液，以获得良好的麻醉、止血等效果。根据毛发的生长方向精细切开皮肤，并在毛囊分布的间隙切取头皮条。将获得的头皮条在显微镜下分离成长条薄片，再进一步分离成含有单个或多个毛囊单位的移植体（图18-10）。将移植体浸润于冷的无缓冲的生理盐水，待行受区打孔并进行移植，如此操作有利于保持毛囊的活性，提高移植的成活率。

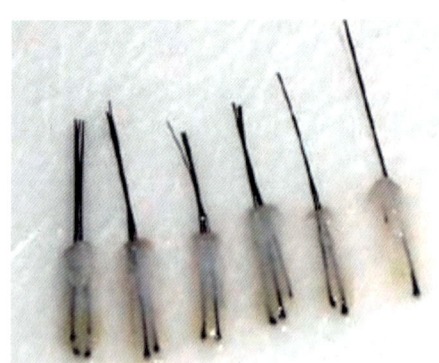

图18-10 含有单个或多个毛囊单位的移植体

（二）毛囊单位提取技术

毛囊单位提取技术是用大小不同的电力或手动的环钻打孔器从供区获取单个或多个毛囊单位的方法，即FUE技术。提取毛囊单位前，应将供区的头发剃短至1~2mm，这样更便于观察毛发生长的方向。手术时，患者可以根据供区的位置（枕部或颞部）选择不同的体位（俯卧、侧卧或坐位）。麻醉后，根据毛囊单位的密度选择合适孔径的钻头，如果钻头口径大于1mm，手术后可能会留有让人难以满意的瘢痕。在提取的过程中，为了尽可能避免瘢痕，可以不要同时提取相邻的毛囊移植体，而选择随机或曲线的提取方式，同时还要避免在局部做高密度的提取。

（三）受区打孔及毛囊单位的移植

先于受区注射由利多卡因和生理盐水混合而成的肿胀液，休息10分钟左右，使其能起到抬高头皮、收缩血管、减少打孔时出血以及便于毛囊植入的效果。选择不同宽度（0.6~2mm）的锐利刀刃，在毛发移植受区按计划进行头皮打孔。由于毛根的长度一般在3~6mm不等，所以打孔的深度在4mm左右。打孔的刀刃应该比毛囊的长度略短0.5mm，因为在打孔过程中，头皮会被刀柄压之轻度下陷。此外，打孔时应该遵循以下原则：①植入孔应与原毛发方向及角度保持一致；②完全秃发区的植入孔应尽量贴近头皮，通常成角在30°左右；③选择垂直于毛发生长方向的冠状打孔法。对于头发移植的密度，结合国人的特点及我国的毛发移植现状，可以选择20~25FUs/cm²，前额及头顶中间区可提高至25~35FUs/cm²；而对于眉毛、睫毛、胡须及其他体毛移植的密度，则应结合患者自身的情况具体制定。

（四）带毛发的头皮条游离移植再造眉

术前，患者取坐位，以健侧眉为准，仔细测量眉毛缺损的长度、宽度和弧度，在损伤区皮肤上用亚甲蓝或甲紫作出标记。两侧眉毛均缺损者，应以眉弓为标志定位，并征求患者的意见。用一张旧X线片描出再造眉的形状，剪下模型。剪短（不剃光）耳后发际内的头发，将模型移至头皮，作出标记。之后，在局麻下沿画线顺头发方向斜行切开皮肤，深达帽状腱膜，自该层浅面取下皮片，供区直接拉拢缝合。继之，在放大镜下用小剪刀去除过厚的脂肪和毛囊球之间的脂肪，注意慎勿损伤毛囊。取下的移植片应以生理盐水纱布包裹备用，并妥善保存。眉再造处的皮肤切口，一般在眉标记区中央与之平行切开，深度接近骨膜，略向两侧剥离即可。但为增加与受区的接触面积，Converse主张将受区创面做成W形，头皮条下方中段构成V形，以适应受区。刘小蓉采用剥离切口下缘，使所做切口成为植眉的上缘，认为可松解上睑皮肤，矫正上睑外翻；或使上睑松弛，利于同时做重睑成形。皮片移植后用小针细线严密缝合，注意勿穿过毛囊，之后作加压包扎，14天拆线，以后再继续包扎一段时间。如有痂皮形成应让其自行脱落，不得人为揭去。

（五）鼻毛移植再造睫毛

鼻毛移植适用于修复睫毛缺损，尤其是上睑睫毛缺损（功能较重要，而且容易被看到）。可采用浸有局麻药液的棉片或棉签填塞鼻腔麻醉，即将浸有2%丁卡因加肾上腺素溶液的棉片置于鼻前庭拟取鼻毛处，15分钟后取出即可进行手术。鼻前庭区可取15mm长、2~3mm宽带鼻毛的皮肤（图18-11），可按受区需要，上睑睫毛缺损时取2~5行，下睑睫毛缺损时取2~3行，切取后的创面用碘仿纱条填塞即可。修复上睑睫毛缺损时，在睫毛缺失处的睑缘上方2mm做与睑缘平行的切口，略向两侧分离后嵌入含鼻毛皮片，用6-0细丝线从一侧创缘皮肤穿入，经移植片底部从对侧创缘皮肤穿出，打结固定皮片。注意线结不可过紧，术后需加压包扎，7天即可拆线。

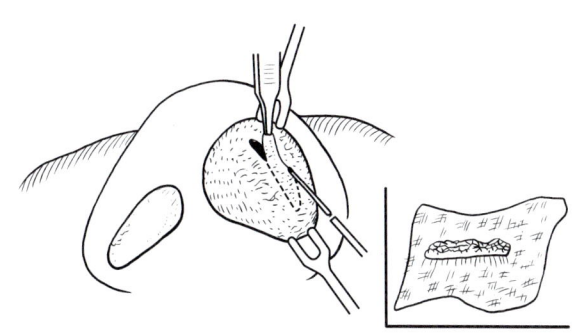

图18-11 含鼻毛皮片的切取

(六）眉毛移植再造睫毛

眉毛移植用于睫毛再造。局部浸润麻醉下，顺眉毛生长方向，在同侧眉毛中央区域切取含2～3排眉毛的条状皮肤，供区用5-0或6-0丝线缝合。在放大镜下修去皮片多余的脂肪，用盐水纱布保持皮片湿润。之后，在睫毛缺损区睑缘上方2mm处做平行切口，按上述鼻毛移植法移植（图18-12）。

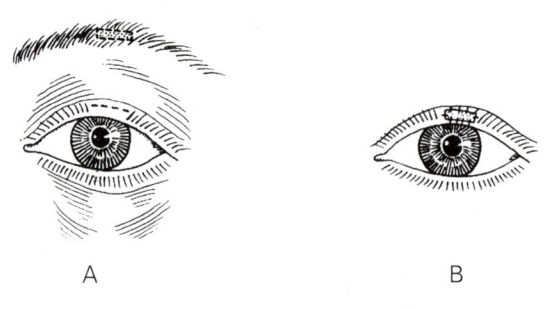

图18-12　眉毛移植片的切取和睫毛再造

第十一节　大网膜移植

一　概述

直到19世纪末，人们才开始逐步认识大网膜的功能。大网膜在修复外科上的应用始于20世纪初，Durmond和Morsion（1914）报告用大网膜移植（greater omentum graft）修复胸部巨大肿瘤切除后的创面，Jobet和Lambell（1926）报告用于治疗肠创伤，Kiricuta普及了大网膜带蒂移植的应用，而吻合血管的网膜移植是McLean、Buncke和Harii首先报告的。

大网膜具有抗感染、免疫（抗微生物免疫和抗肿瘤免疫）、再血管化、吸收、调节胃肠道血循环、分泌等多种功能，曾被誉为"腹腔内宪兵""腹腔长柄扫帚""有理性器官"和"艺术王国"等。网膜上的乳斑（milky spot）由成丛的各种类型的淋巴细胞、未分化的间质细胞和粒细胞等组成，这些细胞具有强大的潜在分化功能，一旦受到刺激，其大小和形状均会发生很大的变化。有学者还发现，猪的大网膜被完全切除后可造成生长延缓，认为网膜具有调节躯体生长的作用。当腹腔某处发生缺血，感染，无菌性、机械性或化学性损伤时，大网膜便迅即与其粘连，6小时即能产生毛细血管芽，侵入网膜和缺血组织间的纤维粘连，24小时内即产生密集的血管网，之后的48～72小时中则形成肉芽组织，但它并不粘连到血供好的部位。当网膜从腹腔内取出并转移以后，仍能保持这种特点，能与被修复的组织迅速粘连，结为一体而建立侧支循环，从而显著改善缺血组织的血供。有实验证明，将猫网膜放到脑表面后，两者之间可产生许多血管连接；将网膜提取液注射到兔角膜基质层中，可引起兔角膜血管生成；将网膜提取物注射到缺血区，可增加局部的血液灌注量（Goldsmith，1984、1986）。其机制可能是网膜组织的内皮细胞合成碱性成纤维细胞生长因子（bFGF），刺激各种细胞的生长和分化，诱导趋化和促有丝分裂活性，刺激血管新生（Bikfalvi，1990）。

临床实践发现，用大网膜修复体表缺损时，网膜上面如果不立即用皮片覆盖，就会经历肉芽组织形成的缓慢过程，使网膜硬化；如能立即移植皮片，则能保持网膜特有的柔顺性。在猪网膜上移植中厚或全厚皮片，6天即能全部成活，而且可进行吻合血管的移植。在兔的带蒂网膜瓣上移植中厚皮片，3天断蒂，皮片成活40%，组织学检查可见网膜内成纤维细胞和毛细血管增生；4天皮片成活69%，成纤维细胞和毛细血管已向皮片推进；6天皮片成活达98%，新生的血管已明显扩张充血。在人的大网膜上移植皮片，7～10天即可充分血管化，皮片越薄，血管化速度越快；术后1个月左右，成活的网膜组织发生纤维性变，失去其过度柔软的特性，与皮片和深部组织粘连紧密而坚韧，组织学上表现为纤维透明样变性，但其内皮层仍保持不变。

大网膜上具有丰富的血管网，用网膜携带肌肉、皮瓣或骨组织，均能使之再血管化，用网膜包绕骨块还可以促进新骨的形成和改建。由于网膜的静脉血管缺少静脉瓣，用网膜修复下肢缺损时，行走或劳动过久即会出现肢体水肿，但休息后便可消失，也可用穿戴弹力袜预防。

大网膜有两个动脉弓，胃网膜左动脉和胃网膜右动脉形成大网膜上动脉弓，网膜左和右动脉下行至大网膜游离缘吻合成大网膜下动脉弓，又称Barkow弓或Haller弓。上动脉弓向大网膜内发出5～10条网状动脉，这些动脉互相吻合，形成丰富的血管网（图18-13）。彭新民等（1985）测量了大量人活体网膜数据，提供了丰富的资料，简述如下：①大网膜长度（胃大弯中点至大网膜下缘），男性为23.3±6.2cm，女性为25.8±4.4cm。②大网膜宽度（大网膜长度中点垂直于两侧缘的距离），男性为30±4cm，女性为29.3±5.4cm。③大网膜面积（长×宽），男性为702.5±236.4cm²，女性为777.2±224.0cm²。④网膜血管外径，胃网膜左动脉，男性为1.8±0.5mm，女性为1.7±0.4mm；胃网膜右动脉，男性为2.9±0.9mm，女性为2.8±0.4mm。⑤大网膜下缘的弓长，男性为31.7±9.2cm，女性为28.6±7.6cm。⑥大网膜血管弓总长（即网膜前叶左、中、右动脉弓之和），男性为65.1±11.2cm，女性为67.2±9.5cm。由于大网膜血管的总长度决定了带蒂移植的距离，一切最佳剪裁方案都受制于网膜血管的总长度，故上述数据对临床很有参考价值。

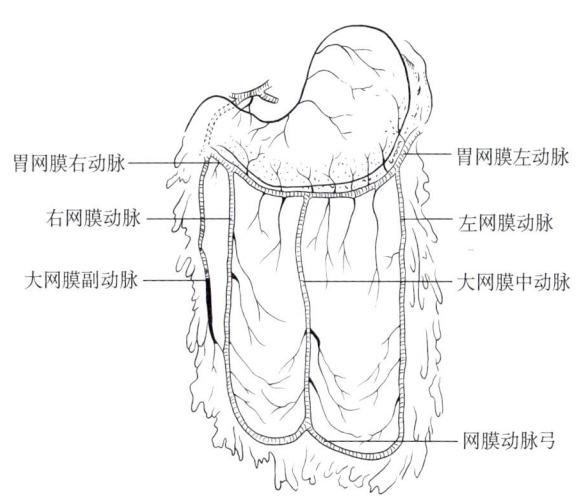

图 18-13　大网膜的血管解剖

网膜游离移植的实用价值较小，一般认为只有当缺损面积较小，被修复的组织血供较好时，才能获得成功。但Kiricuta（1980）曾对10例较大而又非常难处理的创面用网膜游离移植进行治疗，结果7例获得完全成功。其经验是：①被修复部位血供好，止血一定要完善；②网膜上移植皮片的厚度比要修复的面积更为重要，中厚皮片比全厚皮片成活好，网膜脂肪少比脂肪多好；③用局部冷却的方法（如冰袋）可降低网膜组织的代谢，延长网膜耐受缺血的时间，增加愈合的机会。Chamorro（1993）报告，大鼠坐骨神经1cm长缺损用对侧坐骨神经移植体修复后，与对照组相比较，用网膜片包裹的神经移植体内血管数和再生的轴突数多，而纤维化的区域小，腓肠肌的收缩幅度大，认为与网膜内皮细胞合成酸性和碱性成纤维细胞生长因子有关，它们具有血管生成和神经营养作用。

进行网膜移植需做剖腹术，对患者损伤较大，曾有术后肠粘连、肠扭转和因腹膜炎致死的报道，故需严格掌握适应证，并征得患者的同意。同时由于对腹膜的情况事先不了解，有时难以判明有无腹膜发育不良、短缩或粘连，故拟做网膜移植前，应备有其他治疗方案，采取相应措施。我们曾报告在取网膜前先用腹腔镜进行预测，了解网膜的具体情况，避免开腹手术的盲目性。Saltz（1993）还报道用腹腔镜切取网膜瓣，为一名膝关节复发感染和骨外露患者进行网膜移植获得成功。从理论上讲，这种方法切取网膜对患者损伤小，并发症少，为今后的发展方向。

二　适应证和禁忌证

（一）适应证

大网膜游离移植应严格选择适应证，下述的第1条是可选的适应证，而第2～6条是尽可能不要选用的适应证。

1. 体表各部位较大面积缺损或深部组织外露，无法用一般的皮瓣修复；或因损伤部位血供过度贫乏，无法提供皮瓣移植的血管床，如大面积头皮撕脱伴颅骨裸露的创面、胫骨骨折骨不连接伴有皮肤缺损和溃疡的创面，亦可作为胸腹壁缺损修复的衬里等。
2. 用作填充材料修复萎缩性凹陷或腔穴，如半侧颜面萎缩、慢性骨髓炎清创后的腔穴等。
3. 修复皮肤软组织深度缺损，如皮肤放射性损伤、褥疮等慢性顽固性溃疡切除后的创面。
4. 改善肢体血供、静脉或淋巴回流，如血栓闭塞性脉管炎和慢性淋巴水肿等。
5. 严重手外伤，用"大网膜手套"覆盖骨、肌腱和神经等。
6. 形成大网膜轴型皮瓣、皮骨瓣，修复远距离软组织和骨的缺损。

（二）禁忌证

1. 大网膜发育不良。
2. 有腹部手术史（网膜可能粘连或短缩）。
3. 有腹腔感染史（网膜可能粘连或纤维化）。

三　供区选择

由胃大弯至横结肠，全部或部分大网膜均可采取。

四　手术方法及注意事项

在硬膜外或全身麻醉下，做上腹正中或旁正中切口。开腹后，将胃和大网膜提至腹腔外展平，检查网膜发育情况和血管分布类型。带蒂移植时，根据修复组织的部位、距离，选择胃网膜左动脉或右动脉为蒂，沿横结肠游离大网膜。如以胃网膜右动脉为蒂，则在靠近脾下极处切断胃网膜左动脉，再沿胃大弯与胃网膜动脉弓间游离，逐一结扎切断胃网膜动脉弓发至胃壁的分支。之后，根据网膜血管的分布情况，按受区需要覆盖的面积、长度和宽度，对大网膜进行合理剪裁和延长（图18-14）。延长大网膜时，必须注意防止血管损伤，出血点应一一仔细结扎，防止网膜内血肿发生。为保证网膜瓣的最远端有足够的血供，在剪裁之前，可用小血管夹阻断其他来源的血流来证实。转移至受区的皮下隧道应足够宽大，切忌使网膜瓣长距离途经腹腔内，可通过腹膜后隧道，并加以固定，以免发生内疝和肠粘连。为防止血供障碍，可在网膜出腹腔处的腹壁腱膜上做一小的横行切口；也可将皮下隧道切开，置入网膜后再将其缝合。进行吻合血管的网膜移植时，切取网膜瓣的方法与上述相同，血管蒂要有足够的长度。由于胃网膜右动脉血管蒂较长，口径也较大，故常选作吻合的血管。切取网膜瓣时，不必将网膜全部取下而造成浪费，可根据血管分布和所需网膜面积进行切取，未被切取的网膜组织应展平后放回原处。有条件者，可先用腹腔镜了解网膜的情况，避免剖腹的盲目性。

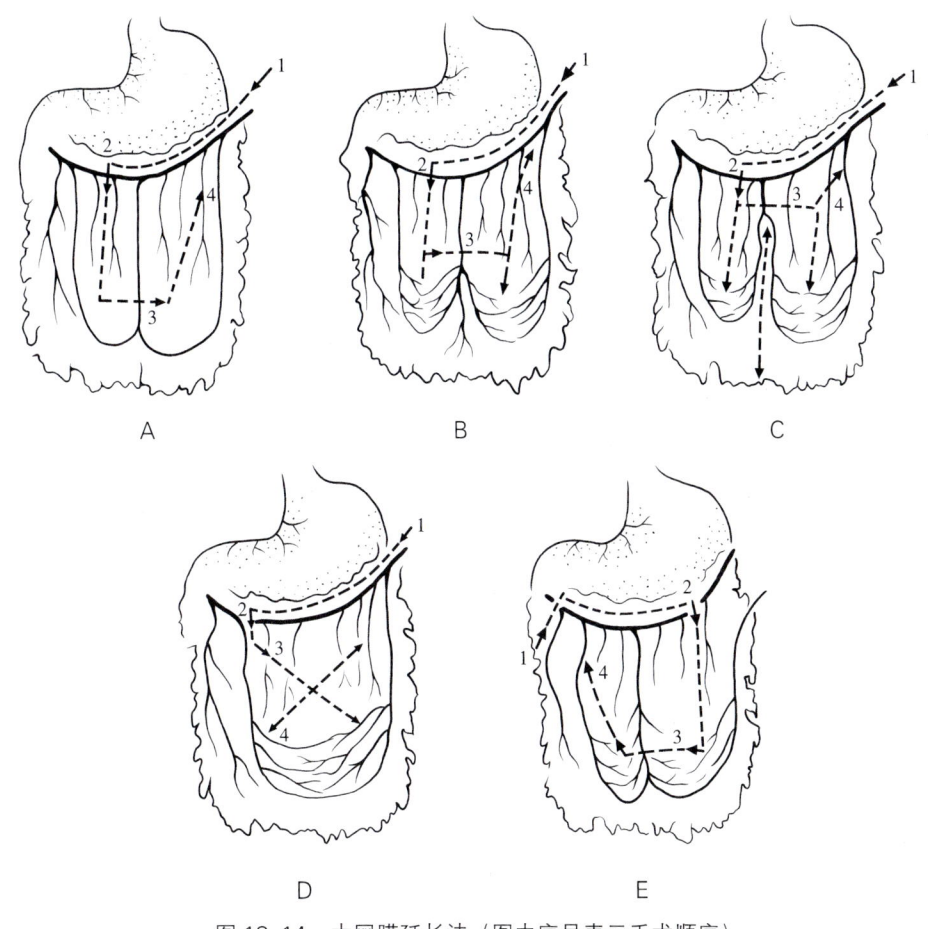

图18-14　大网膜延长法（图中序号表示手术顺序）

带蒂网膜瓣转移到受区以后，周边作数针固定。用于覆盖缺损时，如网膜面积较大，可用手轻轻挤拢使其适合创缘，不宜将网膜折叠。皮下隧道内应放置橡皮引流条，防止渗出液由伤口渗入腹腔内。网膜上可立即移植中厚皮片，包扎压力不宜过大；亦可用油纱布等暂时包扎，第二次手术再移植皮片，手术间隔时间不大于1周。

（祁佐良　陈绍宗）

参考文献

[1] 王志勇,石冰,鲁大为,等. 颊、腭黏膜移植修复硬腭裸露骨面的组织学观察[J]. 华西口腔医学杂志, 2002,20(5):326-329.

[2] Schonwetter B S,Stolzenberg E D,Zasloff M A. Epithelial antibiotics induced at sites of inflammation[J]. Science, 1995,267(5204):1645-1648.

[3] Wolff A,Moreira J E,Bevins C L,et al. Magainin-like immunoreactivity in human submandibular and labial

salivary glands[J]. J Histochem Cytochem,1990,38(11):1531-1534.
[4] Mathews M,Jia H P,Guthmiller J M,et al. Production of beta-defensin antimicrobial peptides by the oral mucosa and salivary glands[J]. Infect Immun,1999,67(6):2740-2745.
[5] 鲍卫汉,朱洪荫. 自体筋膜移植物理性状的实验研究[J]. 中华外科杂志,1987,3(25):601-602.
[6] 严志强,王友华,张沛云,等. 快速免疫组化法区分人周围神经束性质[J]. 中华显微外科杂志,1996,19(1):3-5.
[7] 陈绍宗,吴学军,姜树军,等. 神经植入重建皮瓣感觉的实验研究和临床应用[J]. 中华整形烧伤外科杂志,1991,7(3):164-167,237.
[8] 徐永清,李主一,翁龙江,等. 氦-氖激光对损伤肌腱粘连及愈合影响的实验研究[J]. 中国修复重建外科杂志,1994,8(2):65-67.
[9] 杨志明,黄富国,裴福兴,等. 显微外科技术修复肌腱的实验研究——(二)成人屈指肌腱血管密度研究[J]. 中国修复重建外科杂志,1992,6(3):174-176,192.
[10] 王志刚,房清敏,张志敏,等. 转化生长因子β1抗体复合缓释载体生物蛋白胶应用于鞘管区预防屈肌腱粘连的生物力学分析[J]. 中国组织工程研究与临床康复,2007,11(48):9637-9640.
[11] 高崇敬,陈尔瑜,糜建红. 趾长伸肌腱及其滑液囊血管的应用解剖[J]. 中国临床解剖学杂志,1992,10(1):14-17.
[12] 北京积水潭医院《手外科学》编写组. 手外科学[M]. 北京:人民卫生出版社,1978:310-312,330-336.
[13] 钱济先,王军,黄耀添,等. 液压扩张对移植静脉显微结构成分影响的定量分析[J]. 中国修复重建外科杂志,1995,9(2):72-75.
[14] 赵黎,黄耀添,韩海潮,等. 自体静脉移植血管力学特性和血流动力学变化[J]. 中国修复重建外科杂志,1993,7(2):91-94.
[15] 王善昌,陈方龙,张瑛. 国人自体头发移植术的研究[J]. 中华整形烧伤外科杂志,1995,11(2):122-125.
[16] 张廷才,李淑芬,张子明,等. 兔大网膜微血管构筑[J]. 中国临床解剖学杂志,1993,11(3):220-222.
[17] 邓全美,高尚志. 大网膜外科及其生理研究(文献综述)[J]. 国外医学(外科学分册),1986,4(4):196-200.
[18] 彭新民,魏家仲,何顺伦,等. 活体大网膜测量数据及其临床意义[J]. 临床应用解剖学杂志,1985,3(2):100-102.
[19] 陈绍宗,王青庭,陈辉,等. 大网膜移植前的腹腔镜预测[J]. 中华整形烧伤外科杂志,1995,11(6):439,483.
[20] Kim J H,Chun Y S,Lee S H,et al. Ocular surface reconstruction with autologous nasal mucosa in cicatricial ocular surface disease[J]. Am J Ophthalmol,2010,149(1):45-53.
[21] Geerling G,Brewitt H. Surgery for the dry eye[M]. Basel:S. Karger AG,2008:230-242.
[22] Baskin L S,Duckett J W. Buccal mucosa grafts in hypospadias surgery[J]. Br J Urol,1995,76(Suppl 3):23-30.
[23] Kim P S,Gottlieb J R,Harris G D,et al. The dorsal thoracic fascia:anatomic significance with clinical applications in reconstructive microsurgery[J]. Plast Reconstr Surg,1987,79(1):72-80.
[24] Ljung A,Skoog V,Widenfalk B,et al. Expression of platelet-derived growth factor beta receptor in chondrogenesis of perichondrial transplants[J]. Scand J Plast Reconstr Surg Hand Surg,1995,29(4):289-295.
[25] Gubisch W,Greulich M,Donath K. Experimental and clinical study on the vitality of orthotopic cartilage transplants[J]. Plast Reconstr Surg,1995,95(4):663-671.
[26] Skoog V,Widenfalk B,Ohlsén L,et al. The effect of growth factors and synovial fluid on chondrogenesis in perichondrium[J]. Scand J Plast Reconstr Surg Hand Surg,1990,24(2):89-95.
[27] Brent B. Auricular repair with autogenous rib cartilage grafts:two decades of experience with 600 cases[J]. Plast Reconstr Surg,1992,90(3):355-376.
[28] Rudderman R H,Guyuron B,Mendelsohn G. The fate of fresh and preserved,noncrushed and crushed autogenous cartilage in the rabbit model[J]. Ann Plast Surg,1994,32(3):250-254.
[29] McCarthy J G. Plastic surgery[M]. Philadelphia:W. B. Saunders Company,1990:559-564.
[30] Pinholt E M,Solheim E,Talsnes O,et al. Revascularization of calvarial,mandibular,tibial,and iliac bone

grafts in rats[J]. Ann Plast Surg,1994,33(2):193-197.

[31] Yaremchuk M J,Fiala T G,Barker F,et al. The effects of rigid fixation on craniofacial growth of rhesus monkeys[J]. Plast Reconstr Surg,1994,93(1):1-15.

[32] Finkelman R D,Eason A L,Rakijian D R,et al. Elevated IGF-II and TGF-beta concentrations in human calvarial bone: potential mechanism for increased graft survival and resistance to osteoporosis[J]. Plast Reconstr Surg,1994,93(4):732-738.

[33] Millesi H. Peripheral nerve surgery today: turning point or continuous development?[J]. J Hand Surg Br,1990,15(3):281-287.

[34] Mackay I R,McCulloch A S. Imaging the plantaris tendon with ultrasound[J]. Br J Plast Surg,1990,43(6):689-691.

[35] Olivier T V,Mitchell G M,Crowe D M,et al. Effect of cold storage on the subsequent structure and function of microvenous autografts[J]. Br J Plast Surg,1994,47(8):548-553.

[36] Hata Y,Matsuka K. Eyelash reconstruction by means of strip skin grafting with vibrissae[J]. Br J Plast Surg,1992,45(2):163-164.

[37] Li L,Robinson J B Jr,Rohrich R J. Effect of skin-graft harvesting on hair growth: implications for the study of alopecia[J]. Ann Plast Surg,1995,34(5):539-541.

[38] Kiricuta I. Use of the omentum in plastic surgery[M]. New York: Pergamon Press,1981:31-41,82-89,230-231.

[39] Saltz R,Stowers R,Smith M,et al. Laparoscopically harvested omental free flap to cover a large soft tissue defect[J]. Ann Surg,1993,217(5):542-547.

[40] Goldsmith H S,Griffith A L,Kupferman A,et al. Lipid angiogenic factor from omentum[J]. JAMA,1984,252(15):2034-2036.

[41] Chamorro M,Carceller F,Llanos C,et al. The effect of omental wrapping on nerve graft regeneration[J]. Br J Plast Surg,1993,46(5):426-429.

[42] Yu P,Selber J. Perforator patterns of the anteromedial thigh flap[J]. Plast Reconstr Surg,2011,128(3):151e-157e.

[43] 杨松林,刘庆阳,陈瑞红,等. 颞顶筋膜瓣与扩张皮瓣联合覆盖Medpor支架外耳再造术[J]. 中华整形外科杂志,2007,23(2):109-111.

[44] Teng L,Jin X,Wu G,et al. Correction of hemifacial atrophy using free anterolateral thigh adipofascial flap[J]. J Plast Reconstr Aesthet Surg,2010,63(7):1110-1116.

[45] 韩德民. 功能性鼻重建外科学[M]. 北京:人民卫生出版社,2006:176-180.

[46] Carranza-Bencano A,García-Paino L,Armas Padrón J R,et al. Neochondrogenesis in repair of full-thickness articular cartilage defects using free autogenous periosteal grafts in the rabbit. A follow-up in six months[J]. Osteoarthritis Cartilage,2000,8(5):351-358.

[47] 楼跃,潘新华,唐凯,等. 自体游离骨膜移植修复幼兔关节软骨大面积缺损的实验研究[J]. 中华小儿外科杂志,2007,28(6):326-329.

[48] Bujía J. Determination of the viability of crushed cartilage grafts: clinical implications for wound healing in nasal surgery[J]. Ann Plast Surg,1994,32(3):261-265.

[49] Ozturk M,Aydin O. Use of diced cartilage grafts wrapped with amniotic membrane in soft tissue augmentation: experimental study[J]. Ann Otol Rhinol Laryngol,2013,122(1):66-70.

[50] Albirmawy O A. Comparison between cartilage-perichondrium composite "ring" graft and temporalis fascia in type one tympanoplasty in children[J]. J Laryngol Otol,2010,124(9):967-974.

[51] Harel M,Margulis A. Dorsal augmentation with diced cartilage enclosed with temporal fascia in secondary endonasal rhinoplasty[J]. Aesthet Surg J,2013,33(6):809-816.

[52] Temiz A,Kazikdas K C,Ergur B,et al. Esterified hyaluronic acid improves cartilage viability in experimental tracheal reconstruction with an auricular graft[J]. Otolaryngol Head Neck Surg,2010,143(6):772-778.

[53] Eppley B L. Revascularization of acellular human dermis (Alloderm) in subcutaneous implantation[J]. Aesthet

Surg J,2000,20(4):291-295.

[54] Mi Z,Ghivizzani S C,Lechman E R,et al. Adenovirus-mediated gene transfer of insulin-like growth factor 1 stimulates proteoglycan synthesis in rabbit joints[J]. Arthritis Rheum,2000,43(11):2563-2570.

[55] Nakatsui T,Wong J,Groot D. Survival of densely packed follicular unit grafts using the lateral slit technique[J]. Dermatol Surg,2008,34(8):1016-1025.

[56] 王继萍,范金财. 高密度毛发移植治疗瘢痕性秃发[J]. 中华整形外科杂志,2002,18(4):219-220.

第十九章
显微再造外科技术在整形外科的应用

显微再造外科是外科学中一个重要且特殊的分支,它的起源可以追溯到19世纪后期及20世纪初期抗凝技术和术中放大技术的发展。1897年,在进行了大量临床与实验室研究之后,报道了首例成功的血管端端吻合,当时使用的缝线是质量较好的丝绸。对于显微再造外科来说,最大的技术突破无疑是1902年,Alexis Carrel报道了他的三角法端端吻合血管技术,这种方法一直沿用至今,而他也因此获得了1912年的诺贝尔奖(图19-1,图19-2)。次年,Höpfner报道了狗四肢再植实验成功,基于他的工作,Carrel和Guthrie进行了内脏移植。这些先驱们为显微再造外科后续的发展提供了坚实的基础。

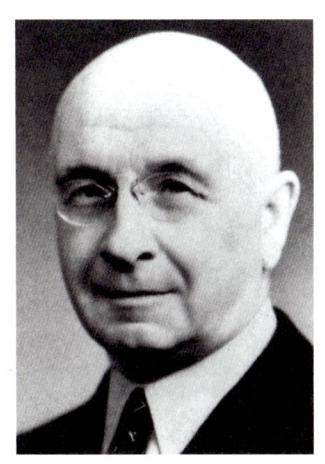

图 19-1　Alexis Carrel 获得了 1912 年诺贝尔奖

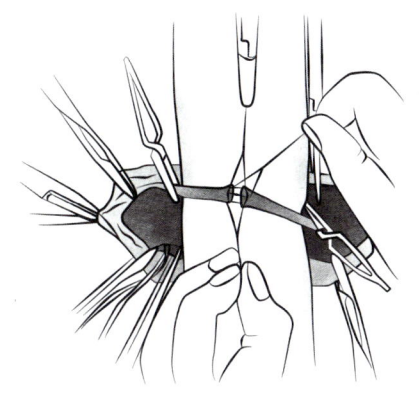

图 19-2　Alexis Carrel 的三角法端端吻合血管技术

抗凝技术的出现是显微血管手术发展中的又一个重要突破。1916年,当时还是医学生的Jay McLean和Howell、Holt医师一起发现了肝素;1930年,肝素首次成功应用于临床研究,并作为一种最老的抗凝药物始终沿用至今,其抑制血液凝固的药物作用也是显微再造外科发展的必备条件之一。

手术显微镜的不断发展和更新也是现代显微再造手术得以发展的重要基础。1920年间,Nylen和Holmgren在瑞士斯德哥尔摩发明了第一台手术显微镜,首先应用于五官科及眼科手术中(图19-3)。之后,诸如双极电凝等重要的手术器械被设计并应用于显微再造外科中。正是这些特殊、精密的仪器,使得依赖精细操作的显微外科得以蓬勃的发展。

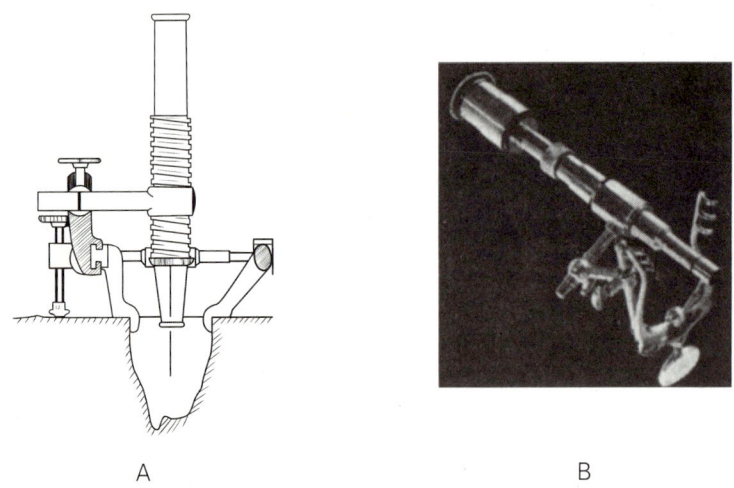

图 19-3　Nylen 和 Holmgren 发明的第一台手术显微镜

第一节　显微外科的形成阶段（1950—1970）

随着外科学的飞速发展，人们对于精细的外科操作也提出了新的要求。1960年，Jacobson和Suarez使用手术显微镜成功吻合小血管。之后，Jacobson又在狗的动物模型中，尝试完全切断颈动脉，离断血管周围的自主神经，并接着在裸眼下修复血管，由于没有术中放大设备，Jacobson反复尝试不断失败，最终使用了用于五官科手术的显微镜才取得成功。这也标志着显微血管手术发展的开端。从那之后，共轴照明、活动聚焦、双筒视野等技术的改进使术中放大技术更为可行、可靠，美国、苏联、中国和日本等国的医学团队相继开始研究肢体再植。

虽然显微外科工作艰难且常伴随着失败，但是从未停止过前进的步伐。1957年，上海的屠开元、北京的宋儒耀进行了断指再造的实验性研究。1958年，日本的Onji和Tamai为12岁女孩再植下肢，4周后发生感染和栓塞。1959年8月，Tamai成功吻合不完全离断的下肢并保留部分神经功能。1962年，Malt和McKhann在波士顿完成了12岁男孩完全性上臂离断的再植。1963年，陈中伟教授成功完成了前臂完全离断的再植（图19-4，图19-5），此为世界首例断肢再植，并因在显微外科领域的卓越成就而受到周恩来总理的接见。1964年，Kleinert和Kasdan成功完成了离断拇指再植。1966年，杨东岳、汤钊猷成功地进行了第2足趾移植拇指再造（图19-6），在世界上开创了游离足趾移植拇指再造的新篇章。

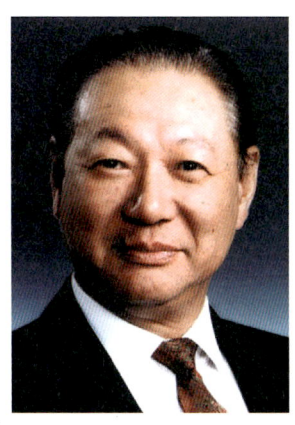

图 19-4 陈中伟（1929—2004）——世界显微外科奠基人之一

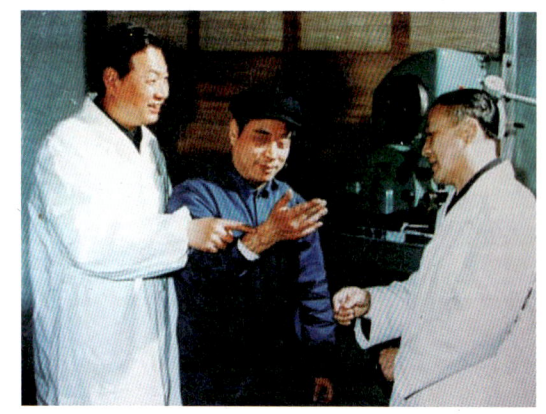

图 19-5 1963 年，34 岁的陈中伟取得了前臂完全性断肢再植成功

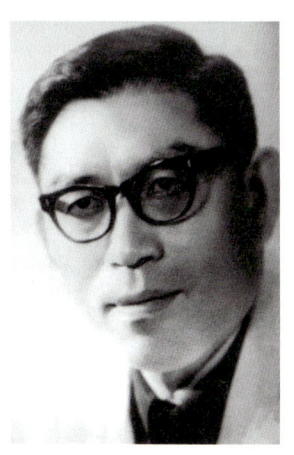

图 19-6 杨东岳（1929—1981）——我国显微外科开拓者之一

1960—1970 年间，美国"显微外科之父"Buncke 进行了跗趾游离移植实验室研究并取得成功，同时，英国的 John Cobbett 与其他一些医师也开始了显微工作的研究。1963 年，Jacobson 的显微器械得到推广（图 19-7），Tamai 等将其应用于神经再植、肌肉移植中。1964 年，Smith、Bora、Hakstian 和 Ito 等报道了显微神经修复技术。从此，显微外科向着更为精确、实用的方向发展。

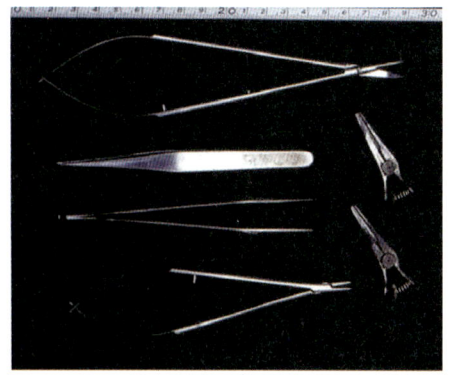

图 19-7 最早的显微器械

1965年是显微外科发展中硕果累累的一年。Krizek等首先报道了首例带蒂腹壁浅皮瓣移植的动物模型。1965年6月，Komatsu和Tamai为一位28岁男性患者成功进行了掌指关节水平的拇指再植，他们使用7-0丝绸缝线用于静脉吻合、8-0尼龙缝线用于动脉吻合。1966年，杨东岳、汤钊猷完成了第2足趾游离移植拇指再造。1967年，Cobbett完成并报道了踇趾再植。1980年，Tamai将传统动脉夹改进为双套血管夹，并在之后发明了一次性显微血管夹，这些显微器械被不断改进并一直沿用至今（图19-8）。

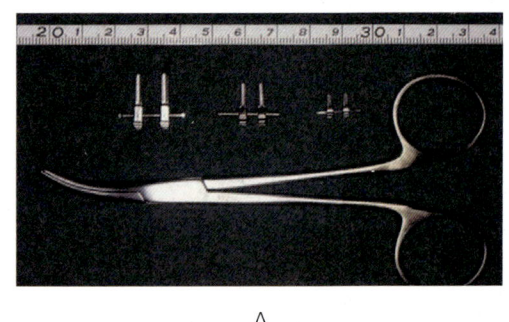
A

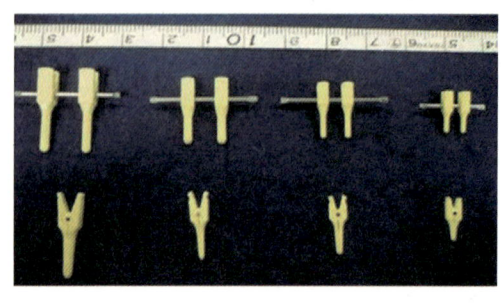
B

图19-8　最早的双套血管夹

1964—1965年，张涤生、王炜成功地进行了犬腹股沟游离皮瓣再植和移植，并报告了包括0.5mm直径的血管吻合，刊登于《中华外科杂志》，这是世界上最早的小于1mm直径的血管吻合的报告；同期，上海广慈医院整形外科的林熙成功地将鼠后肢游离移植到颈部；1966年，王澍寰进行兔断耳再植取得成功，这些都是中国学者在超显微外科实践早期所取得的成果。这一时期，陈中伟、王炜、沈善征制造了中国第一批显微外科剪刀、镊子、血管夹和持针器，王炜还应用9-0尼龙线吻合微小血管。1964年，王炜成功地制造了2～3mm直径的有齿血管导管、血管导管吻合器，并在动物实验中取得了成功，1965年在《中华外科杂志》上报告（图19-9，图19-10）。21世纪在市场上销售的国外生产的血管导管形态与早年中国应用于实验性研究的血管吻合导管相似。同期还探索应用α-氰基丙烯酸酯类黏合剂作为1～3mm微血管黏合吻合法，因为黏合剂毒性太大，未能取得成功。

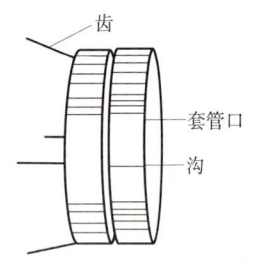

图19-9　微血管吻合导管（1965年报告）

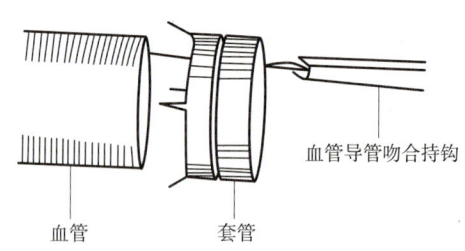

图19-10　血管吻合导管及器械

1967年11月，首届世界显微外科年会在美国纽约召开，这是显微外科发展历史上的重要事件。1970年9月，Bekkum在荷兰组织成立了国际显微移植研讨会，并召开世界显微外科协会首次会议，从此以后，世界显微外科协会会议每两年举办一次，直至今日。

第二节 显微外科的发展阶段（1971—1980）

20世纪70年代是显微外科发展的里程碑。1971年，Strauch首先在犬类动物模型中将带血供肋骨移植至下颌骨；同年，Tamai在犬类模型中成功进行了全膝关节游离移植；Buncke等随后在动物实验中完成了蹞趾移植。1972年，Fujino报道了狗乳腺组织的移植，而McLean和Buncke则报道了用大网膜修复头皮。1972年9月，Harii完成了世界上首例带有头发的头皮游离移植修复斑秃。这位世界著名的显微外科教授将向中国学习的面瘫治疗方法在美国PRS杂志报告为他自身的创造，在20世纪90年代和21世纪初期受到了新加坡教授Khoo Boo Chai以及美国教授Terzis的批评。1973年，Daniel和Taylor首先报道了腹股沟皮瓣，这种简单实用的皮瓣直至今日仍然被广泛使用。1974年，由Buncke、Kleinert率领的北美显微外科代表团访问上海，Daniel和杨东岳分别报告了腹股沟游离皮瓣移植修复肢体和面部缺损（Daniel的案例完成之日早于杨东岳2个月），陈中伟、杨东岳、张涤生、王炜等参加了代表团的接待工作。

随着血管解剖学的不断发展进步，涌现出了多种新型组织的游离移植。1974年，陈中伟、鲍约瑟等率先报告了胸大肌游离移植修复上肢动力性缺损，随后Harii等报道了股薄肌皮瓣移植，同年Ueba和Fujikawa成功进行了带血供的腓动脉皮瓣的游离移植。1975年，Taylor报道了首例腓骨瓣游离移植，Miller等首次成功完成了撕脱头皮的再植。1976年，McCraw和Furlow报道了游离足背皮瓣，王炜取得了游离足背皮瓣移植的临床应用，James报道了上睑和鼻部分组织的再植，Tamai和Cohen报道了离断阴茎的再植，Baudet提出了"肌皮瓣"的概念并强调了背阔肌肌皮瓣的重要性。1977年，王炜报告了游离足背皮瓣合并足趾移植，称为扩大第2足趾移植修复手和拇指复合性缺损的拇指再造；O'Brien报告了扩大蹞趾移植拇指再造；随后，髂骨和阔筋膜张肌移植的也有了相关报道。

20世纪70年代末期，显微再植手术已经在全世界普及，中国的陈中伟、杨东岳、张涤生，美国的Buncke、Kleinert，加拿大的Daniel，澳大利亚的O'Brien、Taylor，日本的Tamai等成为显微外科发展中的先驱。至此为止，手术的成功率也提高到80%~90%。与此同时，周围神经修复技术也在不断发展。1973年，Millesi报道了纤维神经丛的修复，之后Terzis、Williams、Samii、Wallenberg和Brunelli也相继进行了报道。在20世纪70年代的中国学者中，对显微外科作出众多研究并取得成果的还有：1972年黄承达、朱家恺进行了淋巴静脉吻合和肢体淋巴管解剖的研究。1975年上海第九人民医院应用淋巴静脉吻合医治先天性和后天性肢体淋巴水肿，部分取得了效果；王澍寰报告了大网膜游离移植修复缺损。1978年黄恭康创建了中国第一份显微外科杂志（内部刊物）。1978年在中国武汉召开了中华外科学会第九次全国交流会，并成立了显微外科专题组，由陈中伟、杨东岳担任组长，王炜担任秘书。同年，上海第九人民医院整形外科王炜等已完成人体自体组织器官游离移植显微外科再造案例200余例，包括足趾游离移植、扩大足趾游离移植修复拇指和手指缺损及手功能再造，大网膜游离移植修复头皮缺损，带血管神经的蹞趾关节移植修复掌指关节缺损后扩展应用于颞颌关节强直的关节再造，游离空肠移植以及近端带蒂、远端血管吻合空肠移植进行颈部及颈胸段食管缺损的修复，并创用颞浅筋膜游离移植加植皮预制成超薄游离皮瓣修复烧伤爪形手畸形。1979年杨果凡和王炜分别应用前臂皮瓣游离移植获得成功，并先后报告于中外杂志。1980年黄恭康报告了髂骨游离移植修复缺损的中国术式。1980年在无锡梅园召开了《中国医学百科全书：外科学基础》分册显微外科内容的编写会议，陈中伟、王琰、杨东岳、张涤生、王炜、高学书、程绪西、尹大庆等参加了此次会议，王炜设计将前臂游离皮瓣用

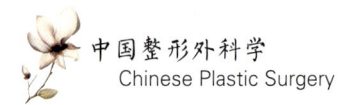

于颈部食管缺损、阴茎缺损、鼻缺损的再造。此后，高学书、张涤生先后报告了前臂皮瓣游离移植阴茎再造的经验并成为中国术式，为世界同行所采用。

第三节　显微外科的成熟阶段（1981—1997）

显微外科经过飞速发展的时代，在20世纪末期逐渐成熟，新的组织供区和皮瓣也如雨后春笋般不断涌现，如今的显微外科手术中许多常用的皮瓣供区都得益于这个时期。

1981年，Urbaniak报道了显微血管方法修复环指脱套伤。1983年，Furnas和Achauer通过显微移植第1足趾至桡侧，以修复部分手离断伤，重建部分拇指功能。在20世纪80年代早期，Morrison使用蹞甲瓣包绕髂骨移植重建拇指，Wei随后改良了其技术使用第2足趾。1982年，Tsai报道了游离移植近节指间关节，随后通过第1、2足趾移植治疗先天性手畸形。

对于一些老的供区，也开发出了一些新的皮瓣，如肩胛皮瓣、腓骨瓣和腓肠肌皮瓣。1982年吴仁秀报告了肩胛皮瓣的解剖学研究之后，钟世镇等在显微外科解剖的研究中创造了多项研究成果，为中国显微外科的解剖研究和临床应用作出了重大贡献。1983年，辽宁锦州铁路中心医院刘九洲在上海中法显微外科交流会上报告了脐旁皮瓣游离移植修复缺损，是世界上最早的穿支皮瓣的临床应用报告之一。1989年，Koshima和Soeda报道了第一例DIEP，开创了穿支皮瓣设计和应用的新纪元。1986年，Godina详细报道了532例四肢复杂缺损病例的显微外科重建，为早期清创、游离组织移植及保全四肢功能建立了治疗原则。基于顾玉东教授的臂丛损伤修复和Akasaka在1991年报道的功能肌肉移植，Doi等应用双重肌肉游离移植恢复屈肘及抓持功能。

与此同时，实验显微外科同样迅速地发展。1981年，Nakayama等报道了利用动脉灌注静脉系统供血的皮瓣。1984年，Ji等在家兔模型中使用了静脉皮瓣，Honda报道了静脉皮瓣修复指端缺损。1991年，Lin和Levin报道了内镜切取组织游离移植。1997年，Buntic和Buncke成功地为一位15岁男孩进行了离断舌的再植。

可以说，在Koshima教授首先报道穿支皮瓣以后，其优异的临床表现使得显微外科医师对其倍加推崇，人们不断开发并研究穿支皮瓣的不同供区及不同应用方式，这也成为20世纪显微外科最大的主题之一。

第四节　显微外科的优化阶段（1998年至今）

显微外科在21世纪进入发展较为缓慢的阶段，尽管皮瓣已广泛应用于各种适应证，但逐渐开发殆尽的人体供区和不断进步的手术技巧仍为显微外科的发展提出了新的难题。如何在现有科学技术的基础上进一步提高组织利用效率，减少患者的供区损伤，成为所有显微外科医师的难题所在。

章一新通过长期临床工作的积累，在显微外科协会会议上总结并提出了"组织经济学"的概念。经济学是社会科学中一门研究人类在"稀缺"问题下作出选择的科学，其中心目标是如何将有限或者稀缺的资源进行合理配置，一切涉及"稀缺"问题的人类行为都在经济学的研究范围内。组织移植过程中的行为对象是具体的患者，其面临的最为根本的"稀缺"问题主要体现在人自体组织、器官资源的稀缺，供区组织切取后的不可再生性，包括功能和外形的永久性丧失和损害。

组织移植是组织器官重建外科中的主要修复手段。"开源节流"是在组织移植过程中针对稀缺的移植组织提出的经济学修复理念，即如何将有限和稀缺的人体组织供区资源进行合理、有效的利用和配置，尽可能地最大化和可持续利用，在尽量减少供、受区数量和损伤的同时获得最佳的修复效果（功能和外形）。而对于经济和时间成本，则需要临床医师考虑在获得最佳手术效果的前提下，尽量减少手术次数和治疗费用，从而缩短患者的康复时间。

"开源节流"这个经济学修复理念包含两个层次的解决方案：①开拓和发现新的移植替代组织（即开源）；②最大化地利用现有的人体供区组织资源，调节和减少现有人体供区组织资源的损失（即节流）。

一 开拓和发展新的移植替代组织

（一）复合组织瓣异体移植技术

随着再生医学的蓬勃发展，当整形外科医师面对严重创伤后软组织缺损、先天性畸形和肿瘤术后修复时，便有了更多的修复手段，在这之中，上肢和面部复合组织瓣异体移植是发展最快，也是目前临床应用相对成熟的一种技术。类似于实质器官移植，人们将供体组织移植到受体身上，然后应用免疫抑制技术和随后的功能锻炼来保证移植组织的成活以及功能的恢复。不过，复合组织瓣相异于实质器官，它包括皮肤、脂肪、肌肉、神经、骨等组织，如此之多的组织成分需要术者进行更多的手术连接，不同组织之间存在显著的免疫异质性，而且不同组织如皮肤、肌肉所需要恢复的功能也相距甚远。以上种种问题为临床实践带来了巨大的挑战。

早在20世纪，"世界整形外科之父"Harold Gillies就针对上述问题提出了复合组织瓣异体移植进行修复的设想——替换丢失的组织，让它恢复原样（replace the lost part like with like）。需要我们去做的不是拯救患者的生命，但意义也许更加重要：让他们回归社会，过上正常人的生活。

1964年，厄瓜多尔医师首先尝试进行手移植术，但由于免疫排斥问题而失败。人们认为免疫抑制技术不成熟是阻碍复合组织瓣移植技术开展的主要问题。在20世纪70年代，我国著名整形外科大师张涤生教授也提出了进行面部异体移植的想法，然而由于免疫抑制技术不成熟和心理、伦理等问题而搁置。随着实体器官移植的不断发展和成熟，1998年法国医师Dubernard再次触及这一领域，并且成功实施了世界第一例双侧手移植手术；随后，上肢移植成功的案例被相继报道；2005年，世界上第一例换脸手术在美国成功实施。自此，整形外科开启了复合组织瓣异体移植的新篇章。

目前，在全世界范围内已经实施了90例上肢（包括手、前臂、上臂）和28例面部移植手术，这两个领域是开展复合组织瓣异体移植的主要领域。我们知道，上肢尤其是手的功能对个体的日常生活意义重大，由于各种原因导致的上肢丢失，不仅会造成患者躯体的缺损、畸形，也会极大地影响其日常生活和工作。现今的假肢技术尚不能替代上肢功能，所以当断肢再植不成功或不能实施时，异体移植技术便成为恢复上肢功能的唯一选择。复杂性面部损伤往往涉及多个面部亚单位，同时有不同程度的面部功能缺失，所以一直是整形外科领域的一大挑战。修复后面颈部功能缺失、手术次数多、皮肤颜色不同和面部外观令人不满意，是限制传统修复技术的四个主要问题；相对应的，实施面部移植手术可以一期获得令人满意的面部外观，并重建面部的感觉与运动功能。所以，如果术前评估认为用传统重建方法需要多次手术、术后效果预期不佳时，面部移植手术便是复杂性面部损伤的首选方案。

2010年后，复合组织瓣异体移植成功的案例越来越多，技术也越来越成熟，如今，面部和单、双侧以及不同移植水平（如上肢、前臂、手）的移植手术均可以成功实施。经过多年摸索之后，人们逐渐总结出一套成熟的治疗方案。首先，手术阶段冷缺血时间需控制在13小时以内，随着时间的延长会引起肌肉损伤和移植物纤维化等问题，所以，在完成供受体骨固定之后应立即进行动静脉吻合，随后连接肌腱、神经，缝合皮肤。其次，免疫抑制方案早期选择巴利昔单抗、抗胸腺细胞球蛋白（阿仑单抗）和甲泼尼龙，随后应用他克莫司、骁悉和激素进行维持。最后，术后重建应尽早开始并至少持续1年。2015年，Blondeel等人实施面部移植手术时应用了电脑辅助设计技术，这一技术有利于使手术操作更精确，可以大大改善术后外观。同年，Levin等人成功地为一名因菌血症截去四肢的患儿进行了世界上首例儿童双上臂异体复合组织移植术，进一步拓展了复合组织瓣异体移植的适应证，为广大患者带来了福音。

研究显示，上肢移植术后患者对手术的满意度和自身精神状态的改善度明显优于接受残修或者电子假肢的患者；而面部移植患者可以重新建立自我认知，使他们的精神状态、自尊、体像均得到了明显改善，并减少了抑郁、焦虑等情绪障碍，部分患者甚至已重返工作岗位。此外，其他部位如腹壁、食管的异体复合组织瓣移植术也被相继报道。我国第四军医大学西京医院是这一领域的开创者，他们为一名面部严重损伤患者进行了部分异体脸移植术获得成功，并在国际著名期刊 *Lancet* 发表了随访2年后的报道。

然而，面对这样巨大的成就，我们需要冷静，在复合组织瓣异体移植领域仍然存在着许许多多的问题需要我们去思考和解决。虽然上肢移植时，患者肢体残端的水平越高，解剖越简单，手术也更加容易，但是移植水平越高也提示神经元与靶器官间的距离越长，术后手功能的恢复时间也越长，效果也越差。手移植在术后早期便能逐渐恢复运动感觉和功能，痛觉是最早恢复的，触温觉甚至两点辨别觉等至少需要1年的恢复时间；而前臂和上肢移植后往往需要2年以上的时间才能恢复功能，手内肌功能的恢复明显不及手移植的术后效果，而且除了痛觉外，其他感觉往往恢复不佳。同时，移植水平越高，移植物的组织量也越大，这可能会加重因缺血而导致的组织损伤，所以二期修复手术往往是必不可少的。另外，其手术适应证也略显苛刻：患者的残肢需保留正常的解剖结构，臂丛未受任何损伤。

而面部移植术后效果良好，患者的温触觉和两点辨别觉在2周时开始恢复，到8个月时已非常令人满意。术后1个月患者可以开口讲话，随后眼裂开合、张闭口和咀嚼等功能逐渐恢复，至术后2年时患者基本可以恢复面部功能，而且面部功能会随着时间的延长逐渐改善。所以，神经功能的恢复往往是可靠和令人满意的，免疫抑制药物虽然具有神经毒性，但从结果来看并未造成严重的面部感觉、运动神经功能损伤。不过，神经吻合的方法一直是人们的争论点，传统方法是进行神经的端端吻合；针对于此，有人提出不同看法，比如将颏神经简单地放置在颏孔便会获得良好的感觉功能。孰是孰非，笔者认为还需要做进一步的研究。

一般来说，复合组织瓣异体移植会遇到手术操作、缺血再灌注、神经功能恢复和免疫排斥等问题，其中，免疫排斥是最主要的一点，以至于有学者认为这是阻碍复合组织瓣异体移植的唯一技术性难题。我们现在一般应用他克莫司、骁悉和激素的三联免疫抑制方法，但是免疫抑制药物本身也会引起代谢性疾病、肾毒性、感染、恶性肿瘤和终身服药等问题。而且，术后1年内有85%的患者可能会发生不同程度的皮肤排斥、坏死。不同报道中均指出，患者会出现巨细胞病毒、人乳头瘤病毒甚至金黄色葡萄球菌感染，这对于移植物的成活而言是巨大的灾难，在严重感染面前是停药治疗还是维持用药避免免疫排斥是一个巨大的矛盾而难以解决。此外，目前应用的三联免疫抑制方法借鉴于实质器官如肾、肝，而复合组织瓣包括皮肤、脂肪、肌肉、神经等，其组织成分与实质器官差异较大。所以，人们认为在进行复合组织瓣异体移植时不能完全依赖免疫抑制方法，还需针对复合组织瓣的特点开发其他的治疗方法。鉴于免疫抑制药物已经开发得非常成熟，用发展免疫调节方法来实现移植物的免疫耐受是现今的主要发展趋势。

类似于治疗血液病时移植骨髓干细胞的方法，有学者开发出通过单纯移植骨髓干细胞的方法来实现免疫耐受，目前在全世界已开展10余例，效果明显。不过，骨髓干细胞移植会引起移植物抗宿主病，这可能会对患者造成生命危险和移植物的丢失；骨髓干细胞的来源是另一个问题，供者家属往往很难接受肢体缺失和骨髓干细胞采集同时发生，即便在美国也同样如此。虽然在这基础上，人们开发出克利夫兰-霍普金斯方案：少量骨髓干细胞＋少量免疫抑制药物的治疗方法，从而有效减少了骨髓干细胞的需要量，同时也大大降低了免疫抑制药物的影响，有助于推动临床实践和实现免疫耐受，但是，大多数学者认为从长久来看，骨髓干细胞移植不是完全可靠和可行的方法，我们仍需应用免疫抑制药物，并面对皮肤排斥和移植物丢失的问题。所以，另辟蹊径，更深层次地理解复合组织瓣的免疫排斥机制，寻找解决这一病理生理现象的切入点，从而真正实现免疫耐受便成为目前异体移植研究领域的最大热点。

如果说免疫排斥是主要技术性难题，那么法律和伦理便是主要的社会性难题，从某种角度来讲是最大的问题。2004年欧盟组织与细胞指导委员会正式通过复合组织瓣异体移植，随后美国也通过法律法规允许这一手术的开展。但是，当需要正式进行手术时，我们遇到的阻力仍然很大。

人们很难接受自己的亲人在死去时肢体缺失，并看到别人正在使用自己亲人的一部分，特别是面部移植时，供者的家人常常由于这个原因而拒绝手术；再说复合组织瓣异体移植不是为了拯救生命，只是为了改善患者的生活质量。这就为该项手术的实施画了一个巨大的问号：到底该不该进行这种移植手术？首先，移植手术的风险很大，如果术后患者死亡或者移植物丢失，对于患者及其家属而言都是极难接受的，会引起诉讼和暴力问题；其次，术后需要终身服用免疫抑制药物，对于患者而言是巨大的经济负担，很多接受移植手术的患者会因为经济问题停药，最终造成不良后果。在心理评估方面，目前国际上尚无统一的标准，而人们渐渐发现，虽然手术技术和免疫排斥是主要的操作难点，但是患者的心理状态是影响手术成功与否的最主要因素，因为术后功能恢复、药物调整和并发症处理都与患者的心理密切相关，心理状态不佳往往会导致移植物的最终丢失，故而术者更应当小心选择合适的手术对象。

所以，如何克服以上问题是我们必须面对和解决的。不过，正如前人所说，当每一项意义重大的医疗技术出现时，没人可以确定它是否符合法律和伦理，在不断地探索之后，人们终将会接受它。2014年，美国面部移植术专家Rodriguez在 Lancet 发表了题为 Facial transplantation: the first 9 years 的文章，他认为，异体复合组织移植为严重外观和功能损失的患者带来了新的曙光，极大地改善了他们的心理健康和生活质量。我们在显微重建外科技术、免疫学和计算机辅助技术的帮助下成功开启了复合组织瓣异体移植的大门，但是移植物的急慢性排斥反应、感染以及术后患者的护理、心理恢复等问题仍然需要不断地思考和解决，以让这个小而快速发展的领域不断进步。

（二）组织工程技术的进展

16世纪，英国著名哲学家弗朗西斯·培根认为，我们应当应用科学的力量来改变人类的生活。在整形外科领域，我们面对的是诸多创伤、缺损、畸形的患者，虽然重建技术的发展有目共睹，但如同Harold Gillies所说"整形外科是一门以伤治伤的外科技术"，如何改变现在的治疗思路，避免增加患者的机体伤害也许是目前整形外科研究领域中最大和最具挑战性的问题，也是未来的目标。

1987年，美国国家科学基金会提出了组织工程的概念：这是再生医学的另一个重要组成部分，旨在理解人体器官的正常、病理结构和功能，并在此基础上利用细胞和（或）生物支架在体外构建人体的组织和器官，修复和改善人体受损组织器官的结构和功能，从而提高人们的生活质量。

近年来，组织工程血管、皮肤、耳、膀胱、气管等器官成功构建的报道连续不断，这有力地说明组织工程技术具备巨大的潜力，可作为修复重建的一项工具。而且上文提到，我们需要解决整形外科以伤治伤的先天不足，这与组织工程技术的发展方向不谋而合。在整形外科领域，应用组织工程技术修复缺损组织是一个非常有前景的发展方向，结合组织工程的定义，目前组织工程主要涉及细胞和生物材料两部分。

1. 细胞　细胞大致分为体细胞和干细胞两类。体细胞功能成熟，容易分离，可以用来直接构建器官，但是生命周期短，无分化能力；而干细胞能够自我更新和诱导，可以分化为不同的细胞种类，是组织工程的核心基础。

干细胞可以分为胚胎干细胞和成人干细胞。胚胎干细胞来源于生物囊胚期，极具分化能力，可以被诱导为三胚层中的任意一种细胞，包括心肌、神经元和胰腺等。人们还可以通过再编程的方式增强其分化、扩增能力。所以，胚胎干细胞被认为在组织工程领域极具应用价值。而成人干细胞的分化能力相对较弱，但是其来源广，提取方便。骨髓和人体脂肪组织来源的血液干细胞和间充质干细胞是人体干细胞中最重要的成员，可作为骨、软骨、成纤维、肌肉和脂肪等细胞的潜在来源。另外，脂肪干细胞是一个近年来的研究热点，它的来源更广，数量更多，在整形外科领域尤其被推崇。最近，Mendel等人应用脂肪干细胞成功分化出血管周细胞，在动物模型上成功治疗了视网膜血管疾病，证明了其潜在的研究价值。目前，人们已利用成人干细胞成功构建皮肤、脂肪、骨等组织；根据部分学者的报道，可以直接利用成人干细胞构建出复合组织，所以，成人干细胞也同样具有潜在的应用价值。

干细胞的来源可以是同体、同种异体和异种，我们可以根据需求来采集细胞，并辅以免疫抑制等方法来构建器官。现在的临床应用主要围绕着自体来源的细胞，人们已经总结出成熟的细胞识别、分离和诱导技术。不过，随着新技术的不断出现，如CRISPR/Cas9基因编辑技术，使干细胞和异种细胞的再编辑以及应用于临床成为可能。然而，从目前的技术来看，我们距离临床上需要成熟、有功能的器官（如皮肤、神经）的需求还有很长的一段路要走。

2. 生物材料　细胞需要稳定的结构基础来增殖和发挥功能，而生物材料可以提供细胞因子、必要的生物力学信号来诱导细胞的增殖和分化，所以生物材料所构建的支架结构在组织工程研究领域必不可少。近年来，人们越来越重视器官内微环境对于细胞增殖和功能的影响，所以，细胞外基质也就被认为是最理想的生物材料来源。

一般来说，组织工程所需要的生物材料分为天然来源的材料（如胶原、透明质酸）、合成聚合物（如聚乙醇酸）、去细胞组织（如十二烷基硫酸钠）三种，前两种材料因为免疫异质性问题，其应用一直受到限制；而去细胞组织材料对于组织工程尤为重要。20世纪60年代，人们首先提出应用此种材料可以最大限度地保留组织内结构和生物力学属性，实质上就是使细胞外基质更紧密、更稳定，而且不存在生物排异性的问题。所以，下一代生物材料的设计需要考虑到器官内的特定结构和生物力学属性，那么，细胞外基质便似乎是最佳的选择和研究热点，我国自行研制的神经导管"神桥"便是利用细胞外基质所构建的。当然，降低生物材料的免疫异质性，使材料可降解，并符合目标器官的生物力学结构属性也是另一些生物材料研究的方向。

（1）生物打印：也被称为3D打印，是近些年来兴起的一项技术，促进了许多行业的进步，如工程、制造业、艺术，当然还有医学。利用生物打印技术，人们可以容易地将生物可溶性支架、细胞和各种营养因子构建成一个具有3D结构的活组织和器官。1986年，Charles W. Hull 首先提出了"3D打印"的概念，并称之为"立体印刷术"（stereolithography）。他应用紫外线引导将材料一层一层逐渐打印出一个3D结构，研究人员再利用这个技术打印出3D生物支架。随着无溶剂水合系统的发展，直接打印出3D生物支架成为可能，在此基础上添加种子细胞所构建的组织或器官可以直接用于组织移植。目前，在细胞生物学和材料科学的大力发展下，我们相信未来3D打印的发展方向是组织工程。

应用3D打印技术，我们可以准确地将一层层生物细胞、细胞因子和生物材料打印出来，最终构建出具有立体结构的组织或器官。目前实现3D打印的方法包括生物模拟、自体组织诱导和单元组织拼接。生物模拟是指根据目标组织或器官的结构和组成成分，打印出和它们一模一样的组织或器官，这就需要我们进一步了解生物微环境，包括功能和支持细胞的排列方式、可溶性和不可溶性化合物的分布梯度、细胞外基质的组成成分和生物力学特点。自体组织诱导是指模仿胚胎器官的发育特点构建幼稚的组织或器官，然后控制和诱导它们自行分化出不同的细胞类型，表达细胞信号，分泌细胞外基质，最终形成成熟的组织或器官，这种策略自然需要我们对于胚胎发育机制进行深入的了解。单元组织拼接是指将目标组织和器官看作一个个小而具有独立功能和完整结构的组织，如肝小叶，在构建出多个单元组织后将它们拼接为适应临床需要的组织或器官。

不过，不论采取哪一种3D打印策略，我们都需要对器官的结构进行深入的了解，以便设计3D打印所需的模型。目前，人们应用CT、MRI获取所需重建组织或器官的资料，然后采用电脑辅助设计CAD/CAM和数学模型的方法来设计3D打印模型。具体实施时采用哪种方法及其效果目前仍在争论中，但不论采取哪种设计方法，最终必须依赖于3D打印机器的构建能力。

生物喷墨打印是最早出现和应用最广泛的3D打印技术，当时人们在打印机的喷墨盒中放入生物材料或细胞，打印出2D结构的皮肤；现在，研究者在生物喷墨打印机上增加了Z轴，即可以打印出3D结构。这种方法具有成本低廉、打印准确和高速的特点，其打印出的皮肤和软骨具有结构紧密、塑性精确、可保留生物力学性质和可在短期内大量打印的特点，极具临床应用价值。微挤压打印是最常见的非生物3D打印技术，它能调控温度，并具有剂量分配器，可以在光控下准确打印出目标产物。该技术最大的优点是打印出的细胞密度高，细胞外基质紧密，具有生物力学性质，非常符合器官的生理功能，据报道可利用微挤压打印技术构建心脏瓣膜、血管树和肿瘤模型等。激光辅助打印是基于激光诱导传送方法发展而来的3D打印技术，最早人们用该方法将金属传送至准确的位置；现在人们可以用它将生物材料、细胞甚至多肽和DNA传送至准确的位置，以构建组织或器官。该技术较生物喷墨打印和微挤压打印更少见，但现在越来越多地用于组织或器官的组织工程研究，它最大的优点是可以精确地构建组织或器官，而且细胞活性非常高。目前已经可以应用该技术打印出与人体皮肤细胞密度相近的皮肤组织，但是否可以用其构建出更复杂、体积更大的组织需要进一步的研究。

现在的3D打印技术仍需要生物材料作为暂时的支架，支架材料需要具有可打印、生物相容性、可降解（降解速度还要与细胞分泌细胞外基质的速度匹配）、结构塑造和生物力学特性，这几个性质之间非常难以平衡。最有前景的材料是胶原、蛋白多糖和糖蛋白，它们有助于绑定生长因子，促进细胞吸附，提供生物力学环境。但是，如何发展出符合需求的3D打印生物材料仍是一个极大的问题。从理论上来说，被打印的细胞种类只要具有功能、符合组织或器官的要求即可，然而，目前的3D打印技术存在细胞活性不足、密度有限的问题，需要被打印的细胞具有自我扩增甚至分化的能力，干细胞的相关研究则有助于解决这一问题。许多挑战仍摆在3D打印技术面前，包括打印技术、生物材料和细胞类型。虽然现在3D打印尚处于起步阶段，但它已经可以成功地构建2D和3D结构的器官，非常具有前景，被认为可以用于复合组织缺损的修复和器官移植。未来我们需要进一步提高3D打印的精确度、速度和生物相容性等问题。

（2）血管化：对于健康的组织而言，充分的血液灌注是必不可少的。人们常常发现，当皮肤、骨甚至实质性器官（如肝、肾）构建完成后，血管网络组织不能相应地形成。针对于此，一部分学者认为细胞外基质可以提供血管生长所需要的结构基础，理论上可结合内皮种子细胞和细胞因子成功建立血管网络；另一部分学者则认为通过直接调控体内血管新生的过程有助于血管网络的形成。

但不论采取哪一种策略，血管化的问题已被人们渐渐重视起来，这似乎也是组织工程最大的难题。那么，如何成功地构建出内皮细胞和周细胞，同时构建出血管、毛细血管结构则是组织工程技术临床应用的最大前提。2004年，Tan B. K.提出预构（预制）皮瓣可以作为走向组织工程器官的一个桥梁。20世纪80年代，我国著名重建外科专家沈祖尧教授提出了"预构皮瓣"的概念，是指将一段血管束埋置于皮瓣下方，待一段时间后，血管束可通过新生血管过程与皮瓣建立血供

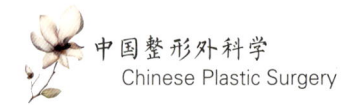

连接，使局部皮瓣变成轴型皮瓣。而后根据这一概念，国外学者又提出了预制，是指将骨、软骨等复合组织埋置于体内，经过充分的血管化后构建出新的器官。相较于组织工程构建器官时从无到有的过程，预构（预制）皮瓣显得更加容易，也更方便我们理解血管新生以及骨、软骨等组织的特点，在此基础上，我们可以结合生物材料和植入种子细胞来为成功构建组织工程积累经验。

人们利用预构（预制）技术已经成功地构建了鼻、耳、腹壁等复合组织，在构建过程中最主要也是经验积累最多的问题当属血管新生。我们发现，血流动力学变化和组织代谢是血管新生的催化因素，通过预扩张和延迟等方法可以促进血管的新生过程，提高血液系统的营养能力，同时促血管生长的细胞因子，如TGF-β、bFGF和VEGF等也可以促进血管新生。我们相信预构（预制）技术是一个极佳的"跳板"，有助于人们理解组织工程的技术要点，从而实现组织工程修复缺损器官的目标。

目前在临床上应用的组织工程器官主要是皮肤，这在整形外科领域的应用非常广泛，因为当我们面对巨大创面时，最常用的方法便是植皮覆盖，然而自体皮肤的来源有限，并常会出现收缩、坏死等问题，而异体或异种皮肤的免疫排斥反应非常剧烈，所以，组织工程皮肤便成为临床实践时一个极好的选择。

生物材料如Integra是一种双层胶原-软骨素结构组织，可用于修复创面，它能够暂时提供表皮的屏障，并为表皮新细胞的生长提供支持；另外，细胞外基质如胶原、纤维和透明质酸也可以覆盖创面，诱导细胞增殖。在生物材料的基础上覆盖薄皮或皮浆可以节约皮源，有效覆盖创面，这一技术已经在整形外科日常诊疗中得到推广。

近年来对于皮肤细胞尤其是角质细胞的研究很多，它可以直接覆盖于创面。我们可以多层次构建出由角质细胞、细胞因子、成纤维细胞和生物材料组成的皮肤组织，不过，由角质细胞、成纤维细胞构建的表皮最大的问题是没有皮肤的排汗、温控调节等功能，所以干细胞似乎是最有可能进一步改善组织工程皮肤的工具。现在研究发现，皮肤来源的干细胞可以分化为表皮和真皮的各类细胞，以促进皮肤的生长，加速创面的修复，并重建皮肤的正常功能，从而改善上述组织工程皮肤的不足，是目前的一个研究热点。

不过，理想的组织工程皮肤兼具生物材料和皮肤细胞的特性。目前，最令人兴奋的进展是StrataGraft，这是一种全厚皮，是由人角质前体细胞、真皮成纤维细胞和胶原支架构建而成的多层组织，在临床应用中获得了不错的治疗效果。我们相信随着研究的不断深入，组织工程皮肤会不断完善，在此基础上，组织工程皮瓣、复合组织瓣将被不断开发出来，以适应整形外科不断发展过程中的新需求。

（三）干细胞研究的进展

在过去的10余年间，干细胞研究成为最前沿的医学研究，大量的研究证明，干细胞具有修复、更新组织和器官重建的潜能。虽然干细胞研究仍在伦理层面上受到质疑和限制，但是人们认为未来干细胞将会在医学领域发挥越来越大的作用。

对于整形外科而言，我们更关注的是干细胞修复组织和重建器官的潜能。目前，我们应用自体来源组织（皮肤、神经、骨）、异体来源组织（皮肤、骨）和合成生物材料（神经导管、细胞外基质）来重建缺损或受损的组织或器官，但是供体创伤、来源有限和免疫排异制约着以上方法，因此，干细胞技术为我们提供了一个新的选择来满足临床需求。干细胞的传统分类有两种，即胚胎干细胞和成人干细胞，前者可以分化为所有类型的体细胞，后者可以分化为有限种类的体细胞；除此之外，随着越来越多干细胞种类的发现，我们也可以根据干细胞的来源进行分类，如脂肪干细胞、皮肤干细胞等。

胚胎干细胞来源于囊胚细胞，随着胚胎干细胞的分离和诱导技术日渐成熟，它可以分化为心肌、神经元和内皮等细胞。但是，胚胎干细胞也因其处于未分化状态和具有自我更新能力，有发展为畸胎瘤的可能,所以目前明令禁止人们应用胚胎干细胞从事临床研究。近年我国科学家应用 CRISPR/Cas9 技术成功编辑胚胎干细胞基因引起了举世瞩目,然而从伦理和政治层面考虑,这一研究也引起了巨大争议,所以未来如何进行胚胎干细胞研究以及去做怎样的研究,还需要思考和摸索。

成人干细胞不具有伦理问题,是组织工程中极富研究价值的干细胞。虽然现在成人干细胞的种类和来源很多,但研究最多和最受整形外科医师欢迎的是脂肪干细胞,它极具潜力,可以满足许多临床需求:来源广泛,提取容易;在诱导下可以分化为不同的细胞种类;可以安全有效地移植到自体或异体组织中;根据需求可以进行加工。据报道,人们可以将脂肪干细胞分化为软骨、骨、肌肉和脂肪组织,利用这些技术构建的软骨、骨等组织已经在动物模型上获得了成功。比如,应用人脂肪干细胞在兔软骨缺损模型中重建软骨外形,在小鼠颅骨缺损模型中重建颅骨;将脂肪干细胞注射到抗肌营养不良蛋白基因缺陷的小鼠胫前肌内,术后6个月,90%的肌纤维表达抗肌营养不良蛋白,间接说明脂肪干细胞转化为了肌肉。最近有研究证明脂肪干细胞具有免疫调控能力,可用于治疗糖尿病等自身免疫性疾病。我们认为脂肪干细胞同样可以用于异体或异种器官移植,促进免疫耐受,以实现临床上修复和重建的目的。

除此之外,有关不同组织来源的干细胞研究也越来越多。分布在不同组织中的干细胞适应于该组织内的微环境,保留了部分分化和自我更新能力,研究人员已经证明,通过干细胞的体外诱导和扩增,可以修复所在组织的创伤和代偿功能的不足。所以人们认为进一步改善干细胞的诱导和扩增技术,可以构建特定的组织用于组织或器官的修复。比如皮肤干细胞,包括基底层、毛囊和皮脂腺来源的干细胞,可以分化为特定的组织类型,实现皮肤的再生和功能重建。其中,基底层干细胞可以进行不对称分裂(一个保持干细胞的潜能,另一个则分化为某种表皮细胞)和对称分裂(两个干细胞或两个分化细胞),这种复杂的分化体系可以在表观遗传学、细胞因子等的调节下推动干细胞治疗和组织工程,有助于皮肤再生。

2006年,日本科学家山中伸弥成功开发出诱导多能干细胞,并发表了里程碑式的文章,他也因此获得了诺贝尔生理学或医学奖。他通过调控四个重要的转录因子(Oct4、Sox2、Klf4和c-Myc),将小鼠的成纤维细胞重新编码,变成了类似于胚胎干细胞的多能干细胞。科学家们相信,利用诱导多能干细胞可以实现组织或器官的修复和重建。根据目前的报道,研究者们已经成功应用诱导多能干细胞构建出小体积的心脏、肾脏和视网膜等,虽然这些小器官仍然存在着许许多多的问题,但是我们可以看到诱导多能干细胞的潜力。在日本,人们已经将该细胞应用于眼科的临床试验,相信在不久的将来会改变我们的生活。

目前的细胞研究大多还处在实验室阶段,相关的临床试验也处在早期阶段。有研究报道,将自体骨髓干细胞种在多孔陶瓷支架上,用于治疗肢体骨缺损获得了明显的疗效,在长期随访后未出现明显的并发症。20例化疗后皮肤不同程度坏死或功能缺失患者,在接受自体脂肪干细胞移植后获得了明显的改善。这些研究十分令人振奋,但我们反观更多的临床研究显示应用干细胞没有获得明显的疗效,所以,干细胞研究仍然需要我们冷静下来不断摸索,不过,干细胞巨大的潜力让我们整形医师相信,在不久的将来,应用该技术一定会实现人体组织或器官的重建。

二、最大化地利用人体供区的组织资源

(一)穿支皮瓣的优化利用

"穿支皮瓣"的概念于1989年由Koshima教授首先提出,这是对于传统轴型皮瓣血供方式的进一步阐明。穿支皮瓣由皮肤和(或)皮下脂肪组成,为皮瓣供血的是独立的穿支血管,这些穿支血管从它们的母血管发出,穿过或介于深部组织(通常是肌肉)之间。Nakajima将穿支血管分

为两大类：①直接穿支，即直接皮穿支、肌间隔穿支；②间接穿支，即肌皮穿支。中国台湾著名显微外科专家魏福全教授认为，穿支皮瓣真正的挑战来自由间接穿支（肌穿支）营养的皮瓣，精确而经济的术前设计、因人而异的解剖变异和复杂冗长的皮瓣分离无疑是对每个显微外科医师最大的考验。

1. 穿支皮瓣的优点　与传统的轴型皮瓣相比（肌皮瓣和筋膜皮瓣），穿支皮瓣具有下列优点：

(1) 不切取肌肉组织，可有效减少移植对于供区的损伤。

(2) 皮瓣设计灵活，可根据受区对组织量的需求取材，更具随意性。

(3) 相对于肌皮瓣而言其大而薄，不易造成术后萎缩。

(4) 易获得来自知名血管的长血管蒂和感觉神经，有利于准确精密地修复。

(5) 减少对于患者的损伤，术后恢复较好，住院时间缩短。

随着显微外科学的不断发展，常见的穿支皮瓣供区已被广泛利用与报道，进一步优化现有的穿支皮瓣是值得我们探讨研究的问题。

2. 优化改良的常见穿支皮瓣

(1) 基于腹壁下动脉穿支的腹直肌肌皮穿支皮瓣：腹壁下动脉穿支（DIEP）皮瓣由Koshima在1989年首先报道。1994年比利时的Blondeel首先将其应用于乳房重建。腹壁组织量充足，血供可靠，是乳房重建及修复腹壁、胸壁缺损的首选供区。然而，如何在切取皮瓣的过程中最大限度地保护腹直肌鞘，避免切断腹直肌，对保护患者供区、维持患者的腹壁功能、减少腹壁疝的发生率、提高患者术后的生活质量有着重要的意义（图19-11，图19-12）。

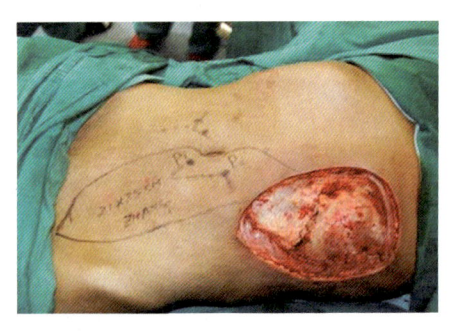

图19-11　胁腹部肿瘤切除后的巨大缺损

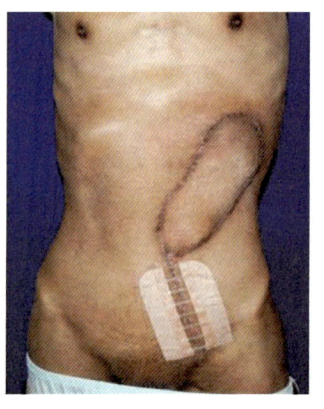

图19-12　术后6个月随访

(2) 基于胸肩峰动脉穿支的胸大肌肌皮穿支皮瓣：对于头面颈部组织缺损的整形修复原则是"相似就近"，对于修复后外观的考虑（皮肤质地、颜色、厚薄）则指导了供区的选择。前胸部皮瓣的皮肤颜色、厚度和质地都非常适合头面颈部的组织修复，是天然的供区。基于胸肩峰血管的胸大肌肌皮瓣（Ariyan，1979）和基于胸廓内血管的胸三角皮瓣（Bakamjian，1965）是利用这个区域修复头面部组织缺损的主要手段，然而，这两类皮瓣的缺点也同样明显：胸大肌肌皮瓣由于带有胸大肌，常显得非常臃肿，需要进行多次组织修整，同时切取胸大肌后对供区的功能也造成了损伤；胸三角皮瓣由于不带肌肉，较胸大肌肌皮瓣薄，带蒂转移时，在蒂部的旋转角度和长度方面都受到了限制。相关论文分别在 *PRS*、*Microsurgery* 和 *JRM* 上发表。

通过12具新鲜尸体标本灌注、24侧前胸部组织的解剖研究发现，胸肩峰动脉穿支的体表投影为：从锁骨中点作与肩峰至剑突连线的垂线的交点（图19-13），穿支经胸大肌锁骨头和胸肋头肌间隙穿出，并营养前胸部皮瓣。穿支的出现率为87.5%（21/24），其中单穿支为13/21，双穿支为8/21（图19-14）。穿支的平均口径为0.4~1.3mm。皮瓣的灌注范围可至第4肋远端，血管蒂长可达8cm（图19-15）。

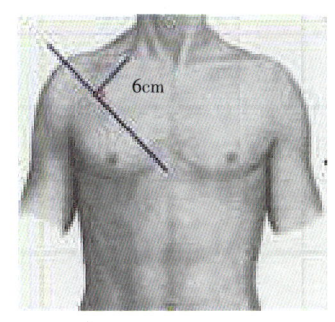
图 19-13 胸肩峰动脉穿支的体表投影

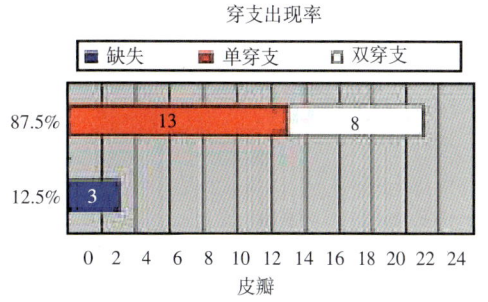
图 19-14 胸肩峰动脉穿支的出现率

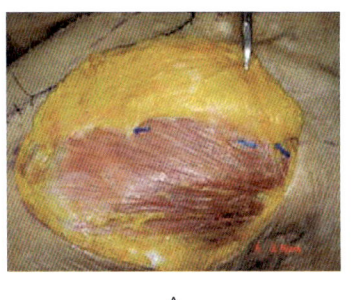
A

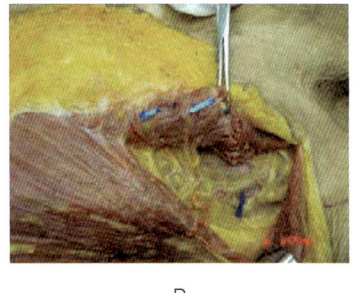
B

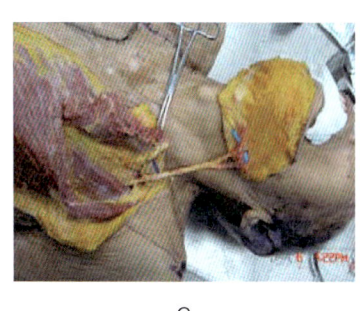
C

图 19-15 新鲜尸体解剖观察胸肩峰动脉穿支的特征
A. 穿支的穿出点位于胸大肌锁骨头与胸肋头肌间隙 B. 穿支向深部汇入胸肩峰动脉主干 C. 穿支皮瓣带蒂转移可达颈部和下颌部

采用胸肩峰动脉穿支皮瓣修复重建咽部缺损病例见图19-16、图19-17。

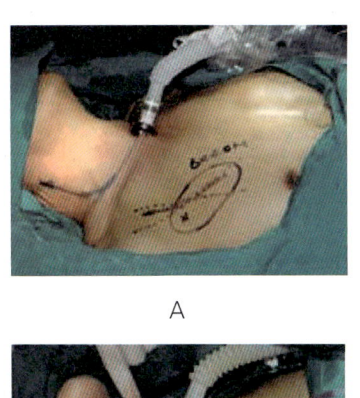
A

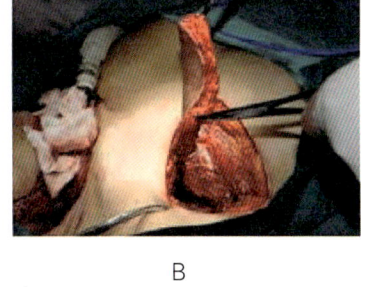
B

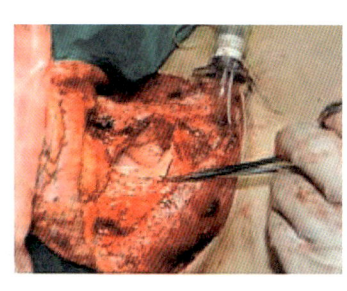
C

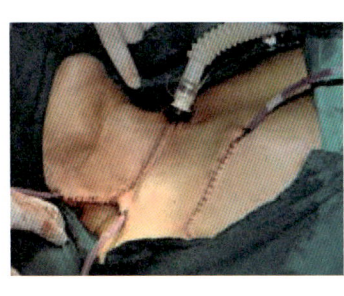
D

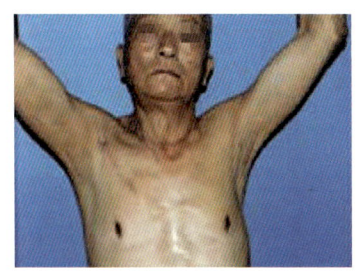
E

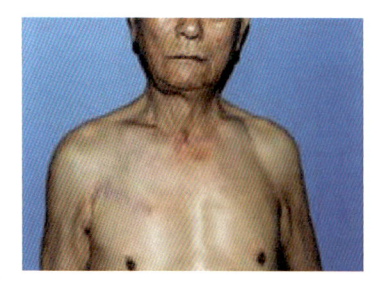
F

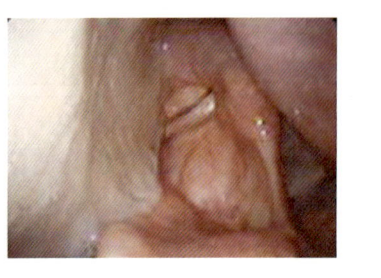
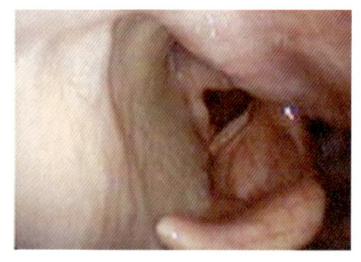

G　　　　　　　　　　　　　　　　H

图 19-16　采用胸肩峰动脉穿支皮瓣带蒂转移一期修复下咽癌切除后创面，供区可直接拉拢缝合；术后 8 个月复查，内镜下显示咽部功能良好

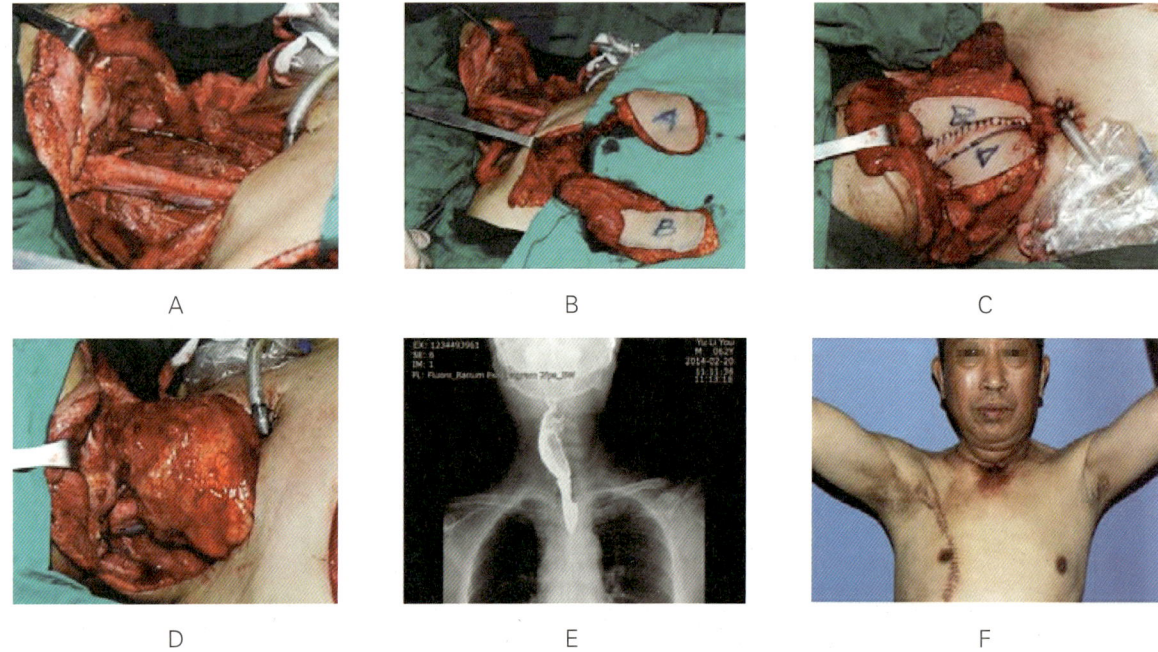

图 19-17　下咽癌切除后咽部全层缺损，创面面积达 12cm×12cm，采用胸肩峰动脉穿支皮瓣（修复咽后壁）＋胸大肌肌皮瓣（修复咽前壁）的嵌合皮瓣一期重建咽部，供瓣区直接拉拢缝合，术后吞钡造影检查食管吞咽功能正常

（3）基于胸背动脉穿支的背阔肌肌皮穿支皮瓣：1906 年，背阔肌皮瓣由 Tansini 首先报道用于覆盖巨大缺损。随后，Olivari 将其应用于胸壁放射性溃疡的修复。一直以来，背阔肌皮瓣被广泛应用于临床复合组织巨大缺损的修复与重建。背阔肌皮瓣具有组织量充足、血管恒定等优点；然而，其缺点也非常明显，肥厚的背阔肌常常使皮瓣显得异常臃肿，而切除大块背阔肌也将引起患者背部外观及功能的部分丢失。1995 年，Argrigiani 首先报道了不切取肌肉组织的背阔肌皮瓣，这也代表了基于胸背动脉穿支皮瓣应用的开端。

足背缺损伴肌腱外露以基于胸背动脉穿支的背阔肌肌皮穿支皮瓣修复的病例见图 19-18～图 19-20。

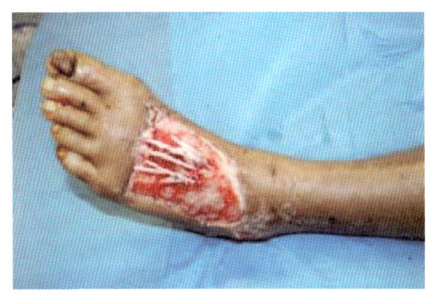 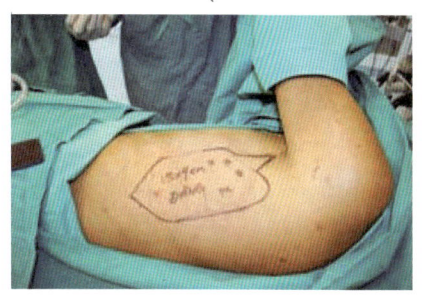

A　　　　　　　　　　　　　　　　B

图 19-18　足背缺损伴肌腱外露，设计基于胸背动脉穿支的背阔肌肌皮穿支皮瓣

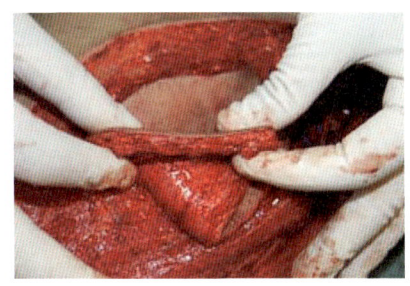 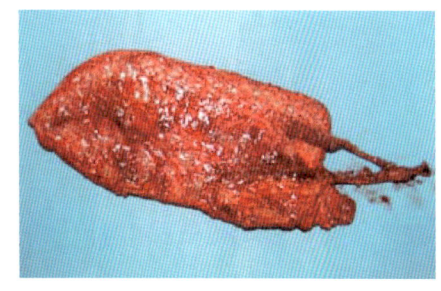

A　　　　　　　　　　　　　　　　B

图 19-19　皮瓣的术中切取及断蒂后外观

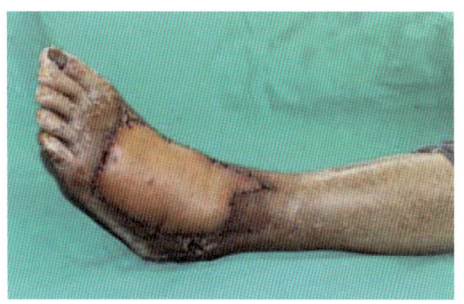

图 19-20　术后 3 个月随访

（二）超显微外科技术

2010年，Koshima 首先在 *Clinics in Plastic Surgery* 杂志上提出了"超显微外科"（super microsurgery）的概念。超显微外科技术，是指对 0.3～0.8mm 的细小血管、神经或淋巴管的解剖和吻合，需借助特殊的解剖和吻合器械，采用小于 30～80μm 的针线缝合（11-0缝线）。可以是穿支-穿支吻合（perforator to perforator），也可以是穿支-分支吻合（perforator to branch），在减少供区损伤的同时，进一步避免了受区血管的损伤，是真正意义上的穿支皮瓣（图 19-21，图 19-22）。

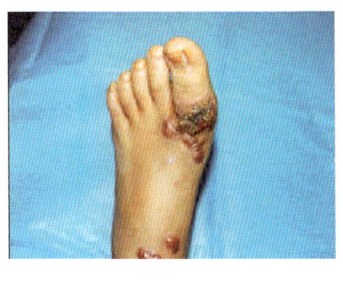 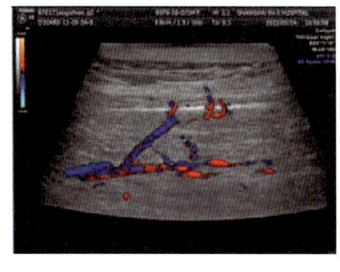 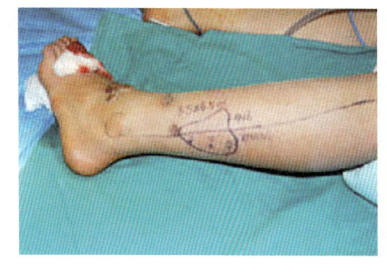

A　　　　　　　　　　B　　　　　　　　　　C

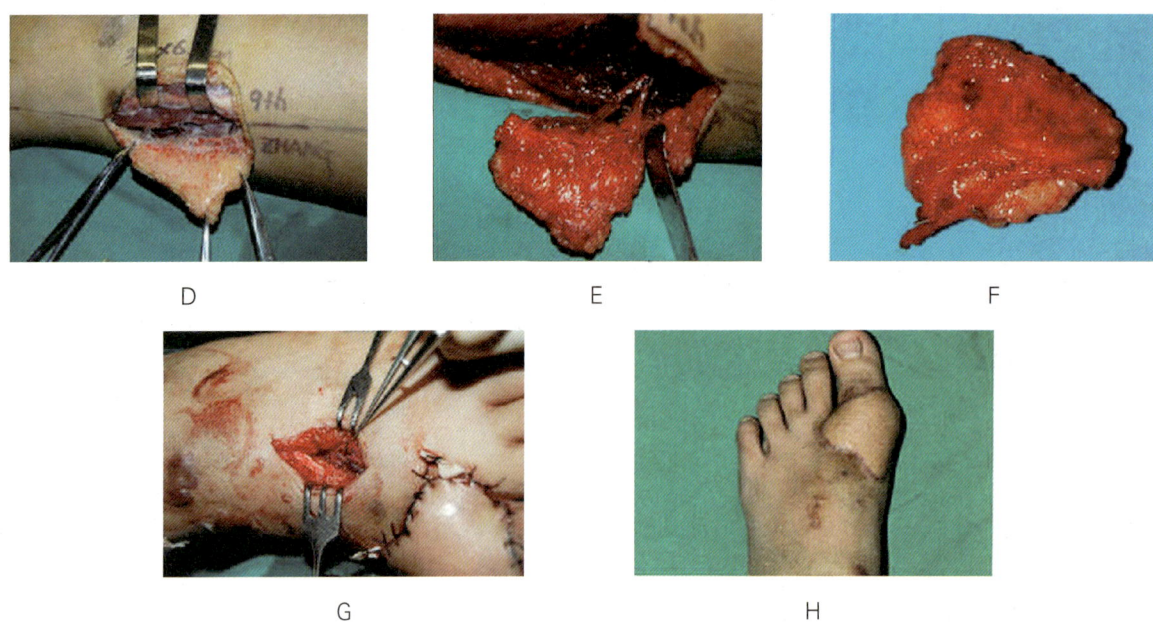

图 19-21　利用术前彩色多普勒超声精确定位腓动脉穿支的数量、大小及皮肤穿出点，精确进行皮瓣的设计（A、B、C）；利用超显微外科技术切取只带穿支血管的皮瓣，因不需要主干血管，可以避免结扎大量分支，大大节约了皮瓣的切取时间，减少了供区血管损伤（D、E、F）；腓动脉穿支与受区足背动脉背侧穿支吻合，保护受区主要血管免受损伤（G、H）

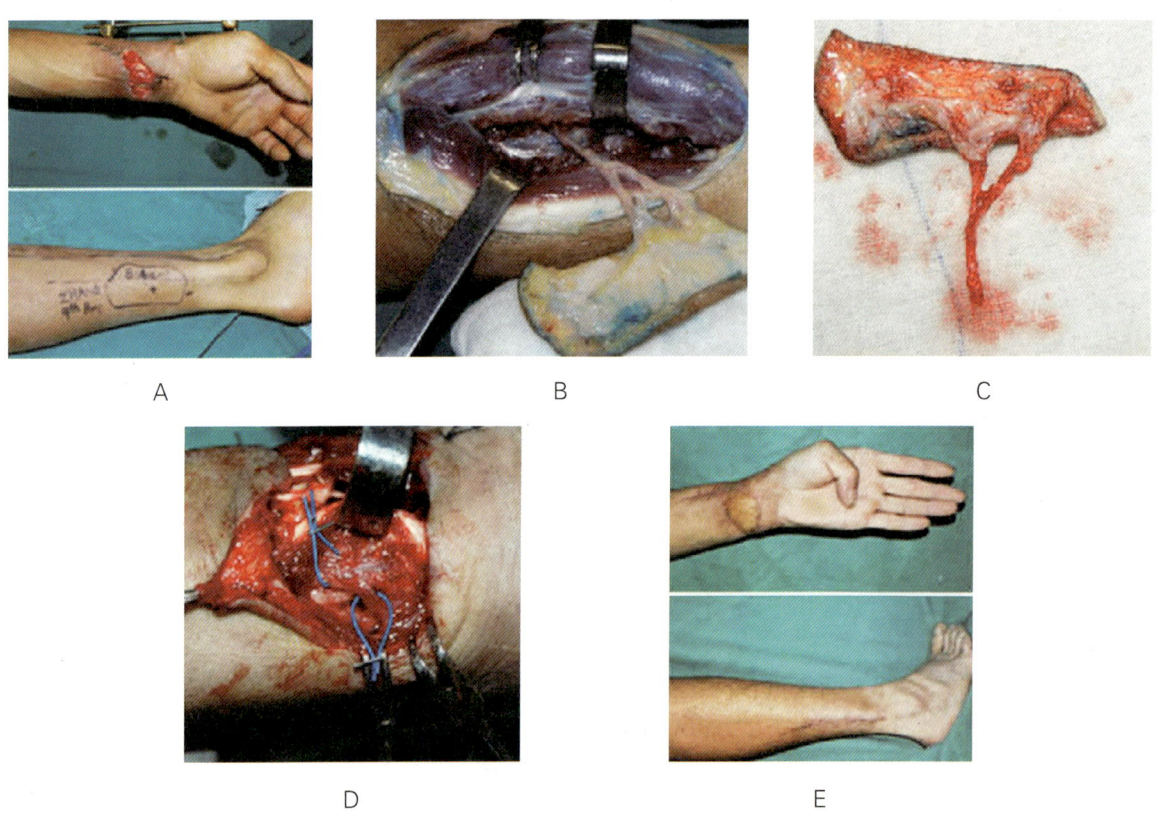

图 19-22　利用超显微外科技术，切取腓动脉穿支皮瓣修复手腕区缺损，在受区采用穿支-穿支吻合吻合于尺动脉腕上皮支，保护主干血管，供瓣区直接缝合

（三）穿支皮瓣的衍生技术：穿支皮瓣的特殊形式

1. 穿支螺旋桨皮瓣　修复病例见图19-23。

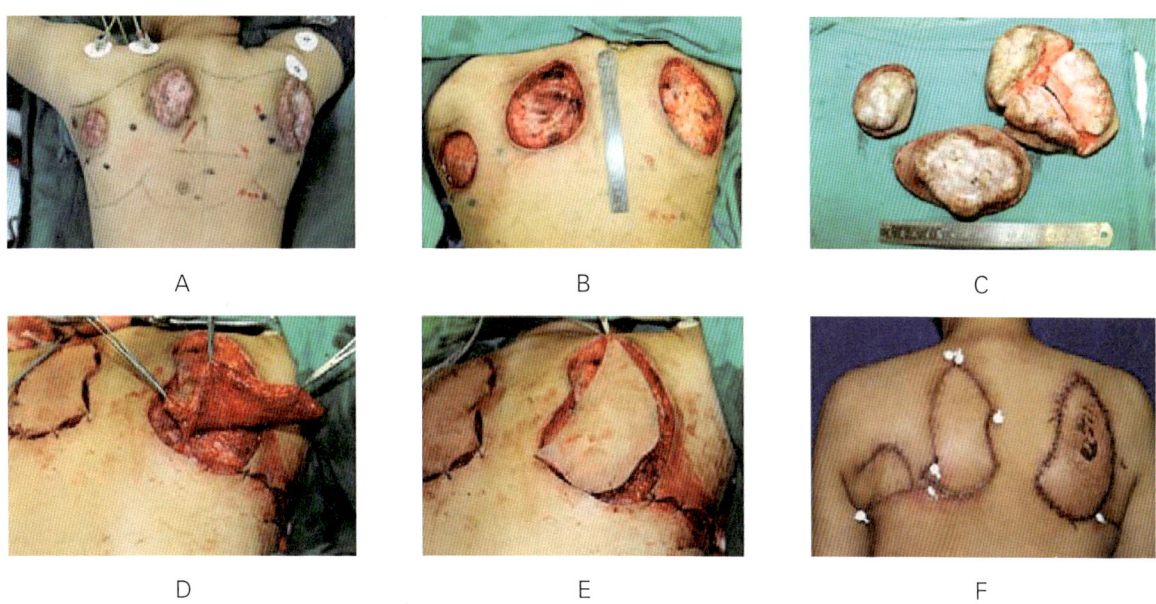

图19-23　背部瘢痕疙瘩切除后创面，根据背部皮肤的松弛度及穿支血管的位置设计带蒂穿支螺旋桨皮瓣修复，供区可直接拉拢缝合

2. 穿支的显微修薄皮瓣　修复病例见图19-24。

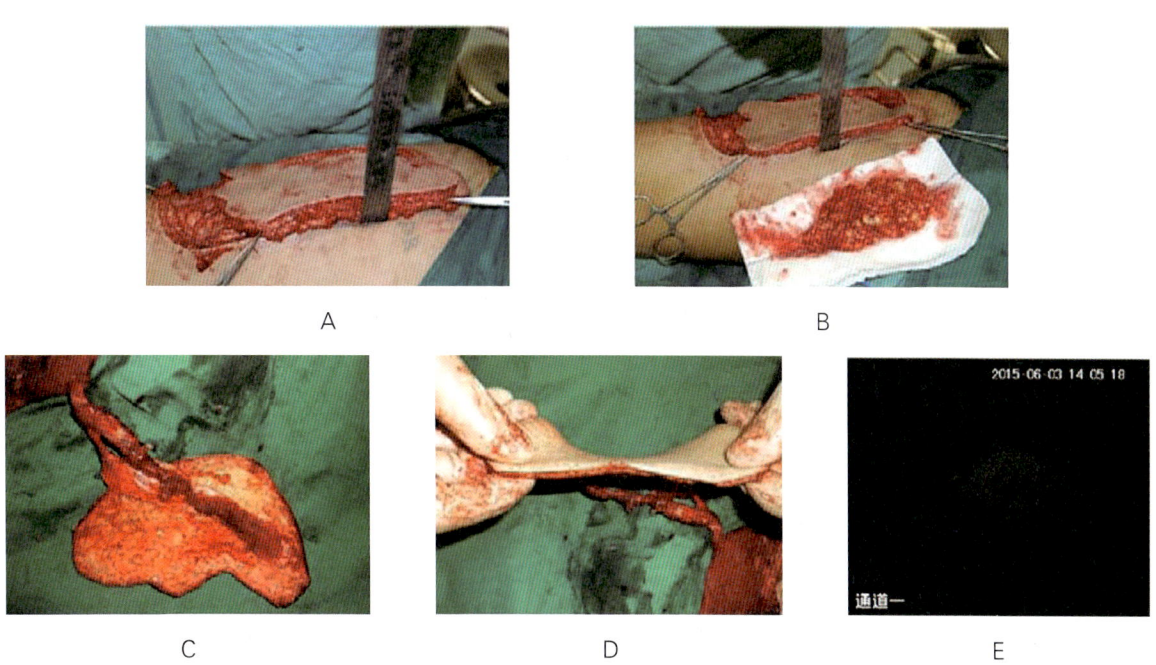

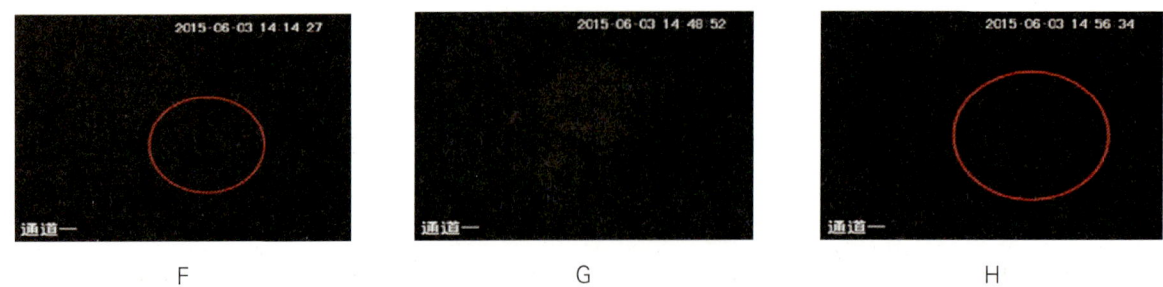

图 19-24 股前外侧皮瓣切取后修薄（A、B、C、D）。ICG 血管造影显示：修薄前动脉期 20 秒，皮瓣全亮（E）；静脉期 9 分 9 秒，皮瓣由亮完全变暗（F）。修薄后动脉期 24 秒（G），静脉期 7 分 42 秒，提示修薄后皮瓣的静脉回流更佳（H）

3. **联体穿支皮瓣（增压技术）** 修复病例见图 19-25、图 19-26（董佳生教授病例）。

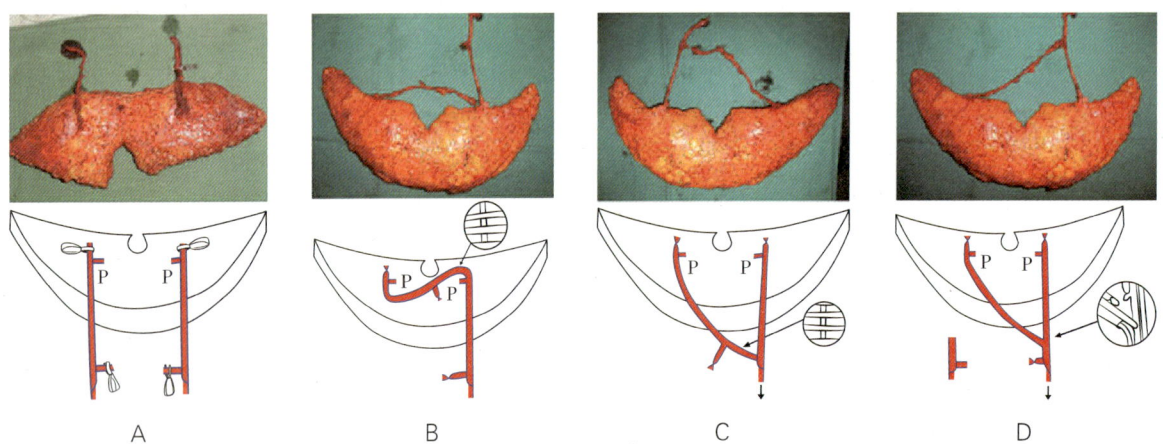

图 19-25 不同组合方式的 DIEP 皮瓣双侧穿支内增压示意图，形成双穿支供养体区，扩大了皮瓣尤其是Ⅳ区的供血范围

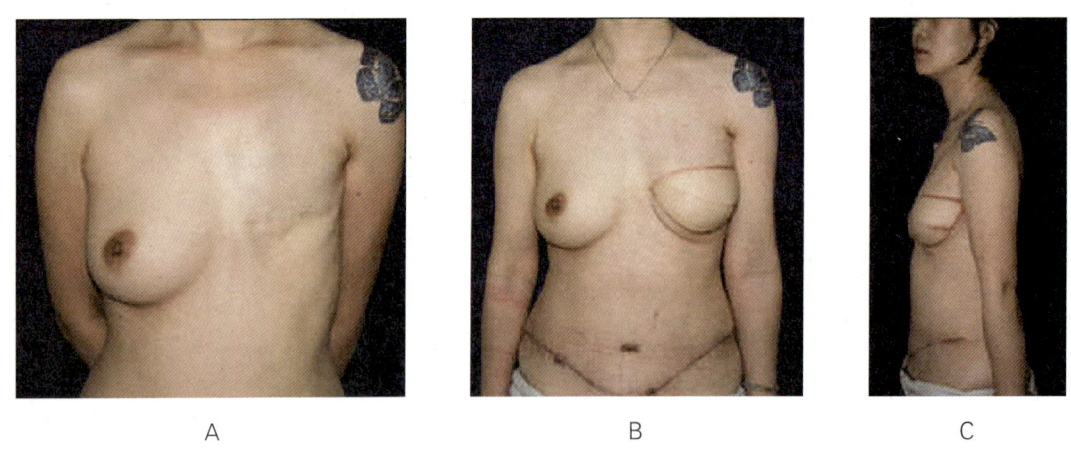

图 19-26 利用 DIEP 皮瓣行乳房再造

4. **多叶穿支皮瓣** 修复病例见图 19-27～图 19-29。

第十九章 | 显微再造外科技术在整形外科的应用

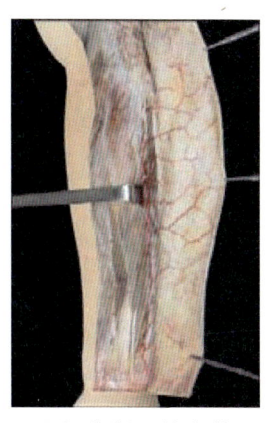

图 19-27 骨间背侧血管在旋后肌恒定地发出返支，同时有皮穿支进入前臂背侧皮肤，穿支的出现率达 100%

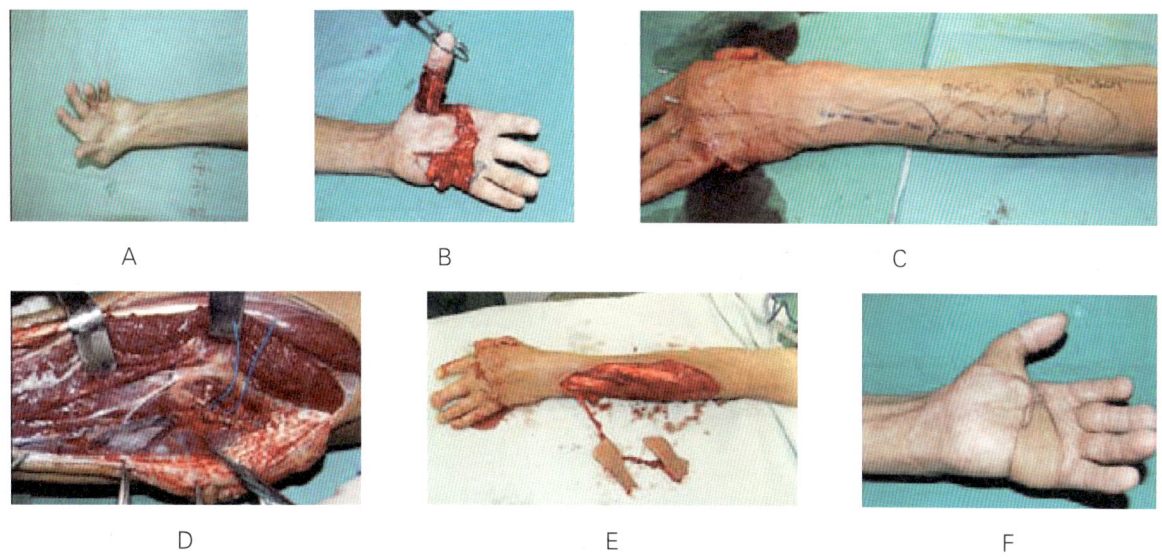

图 19-28 基于骨间背侧血管近端返支皮穿支和远端皮穿支的双叶皮瓣，由于双叶之间有较长的血管桥，可以修复不同解剖区域的手部缺损

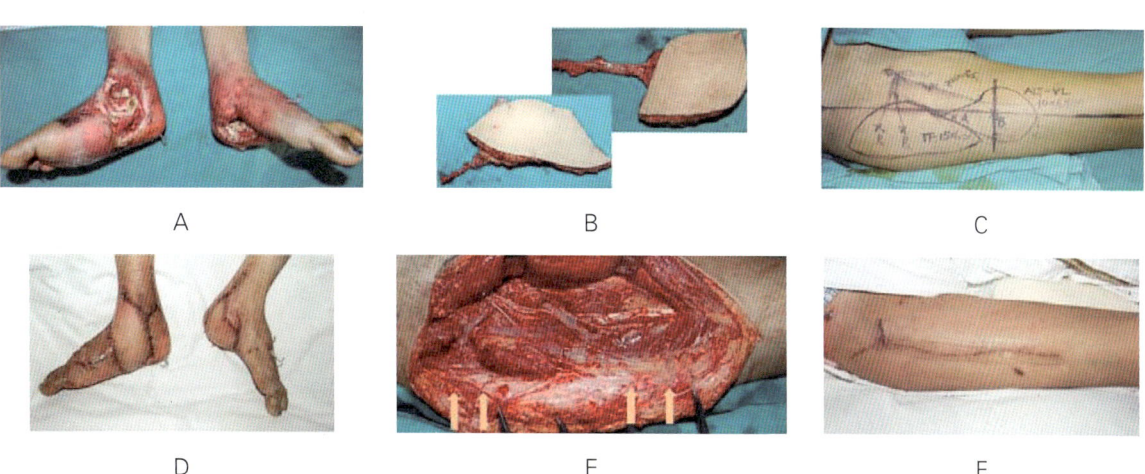

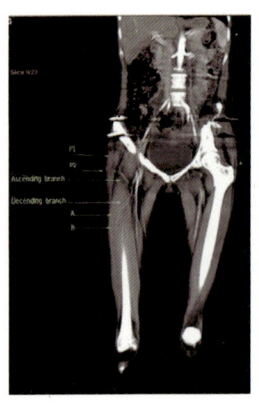

G

图 19-29 高处坠落伤导致双足跟软组织缺损，利用术前 CT 血管造影（CTA）精确定位右侧旋股外侧动脉降支穿支血管的位置，在同一供区切取两组穿支皮瓣游离移植修复足跟缺损，供瓣区直接拉拢缝合

5. 嵌合穿支皮瓣　修复病例见图 19-30（唐举玉教授提供病例）。

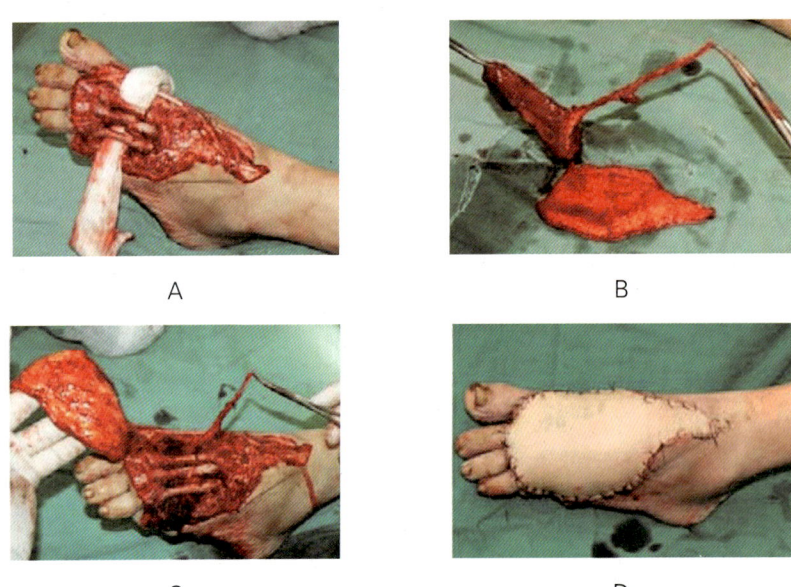

图 19-30 足部外伤导致皮肤肌肉软组织缺损，切取以旋股外侧动脉降支为蒂，携带肌肉、皮肤、皮下组织的嵌合皮瓣，利用肌肉填塞跖骨下腔隙，皮瓣修复创面，一期修复此复杂缺损

6. 血流桥接穿支皮瓣　修复病例见图 19-31。

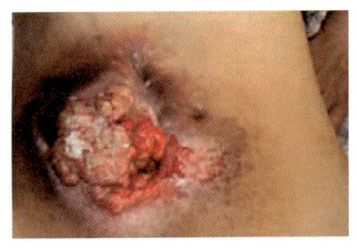

A

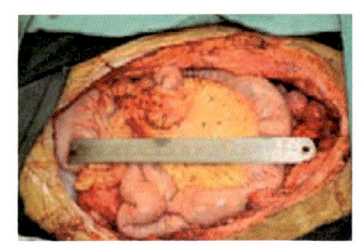

B

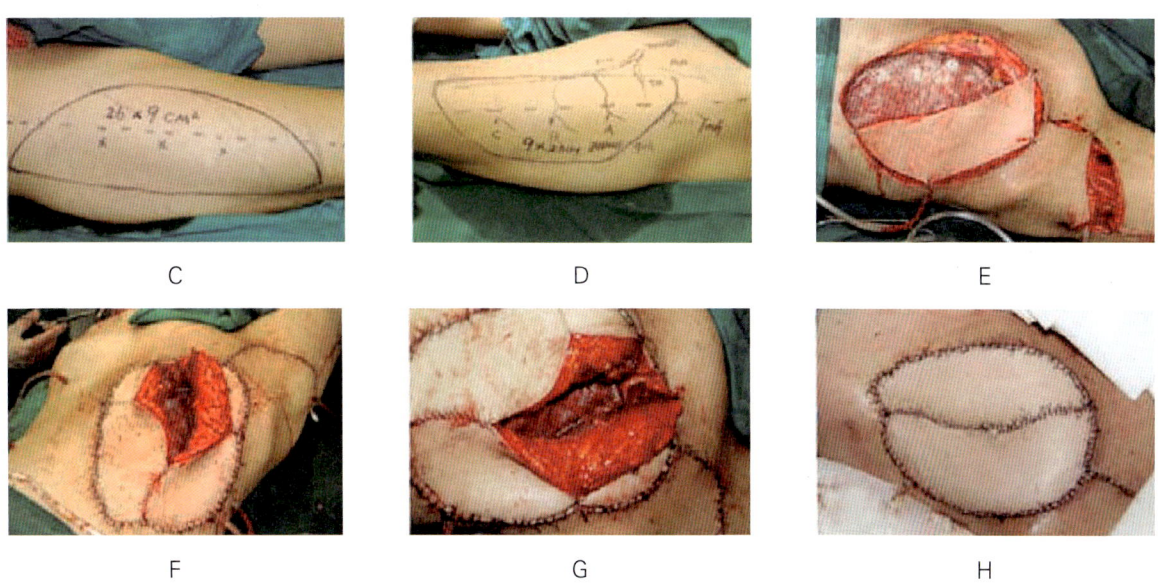

图 19-31 腹壁巨大肿瘤切除后遗留 26cm×18cm 创面，采用"Kiss"组合皮瓣设计原理，分别在两侧大腿设计股前外侧穿支皮瓣，右侧采用带蒂转移；左侧通过血管桥接技术（flow-through 技术），吻合于右侧 ALT 皮瓣的远端血管，进行大面积组织复合移植，两侧供区一期直接拉拢缝合

7. "Kiss"穿支皮瓣　修复病例见图 19-32、图 19-33。

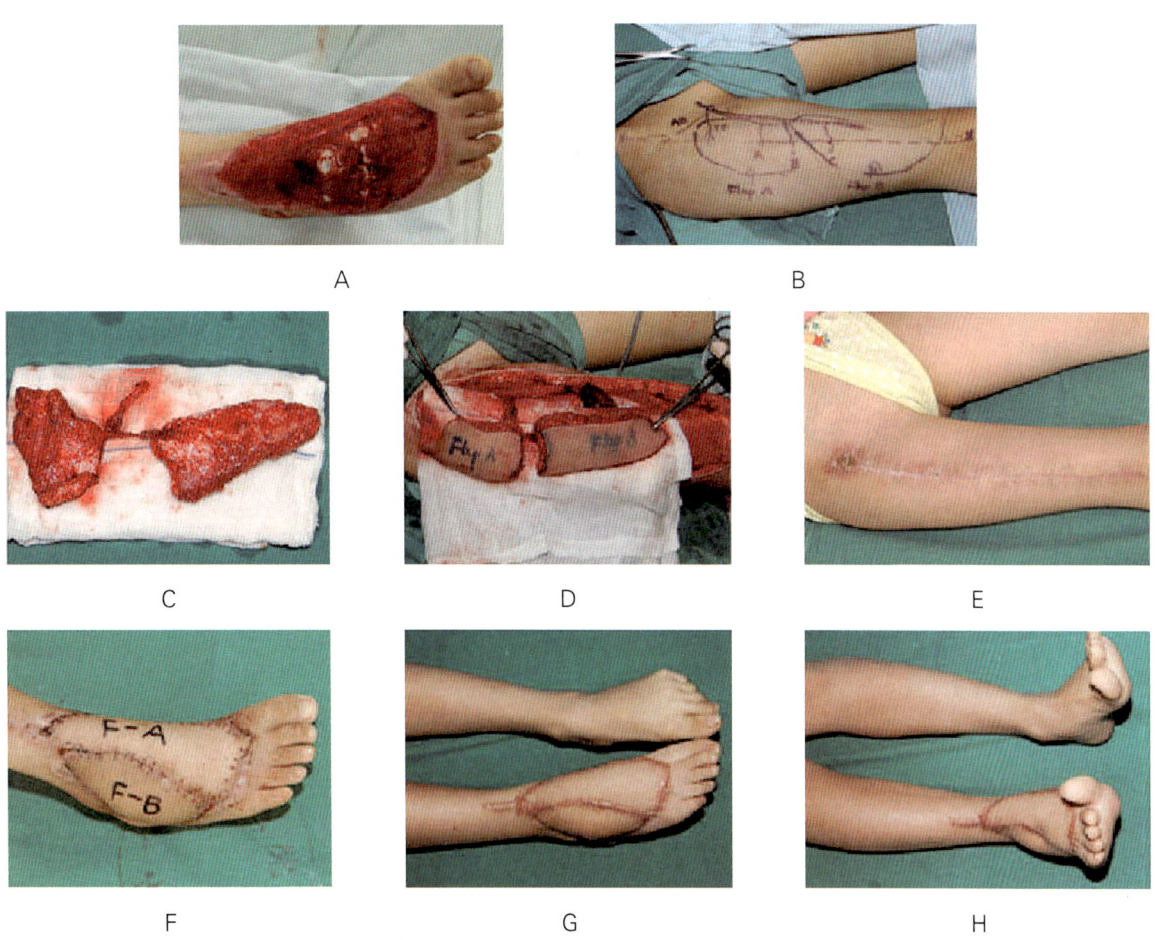

图 19-32　车祸引起右足背大面积组织缺损，骨、肌腱外露。根据"Kiss"皮瓣理论，设计基于旋股外侧动脉降支的双叶小皮瓣，供区得以一期关闭，同时在受区将两个小皮瓣互相吻合，避免了再次取皮形成第二供区并在供区遗留植皮后外观

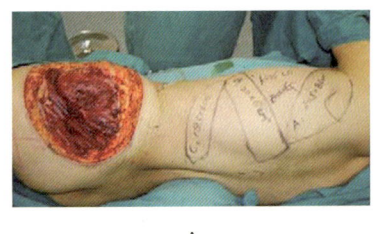 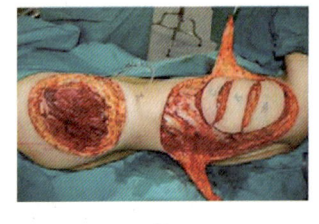 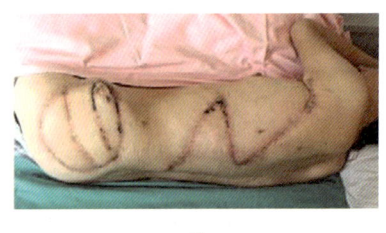

　　A　　　　　　　　　　　B　　　　　　　　　　　C

图 19-33　左臀部肿瘤切除后遗留 21cm×20cm 巨大创面，根据"Kiss"皮瓣理论，设计三叶背阔肌肌皮瓣，转移至受区后互相吻合直接覆盖臀部创面，供区一期关闭，避免了再次取皮形成第二供区并在供区遗留植皮后外观

8. 接力穿支皮瓣　修复病例见图 19-34。

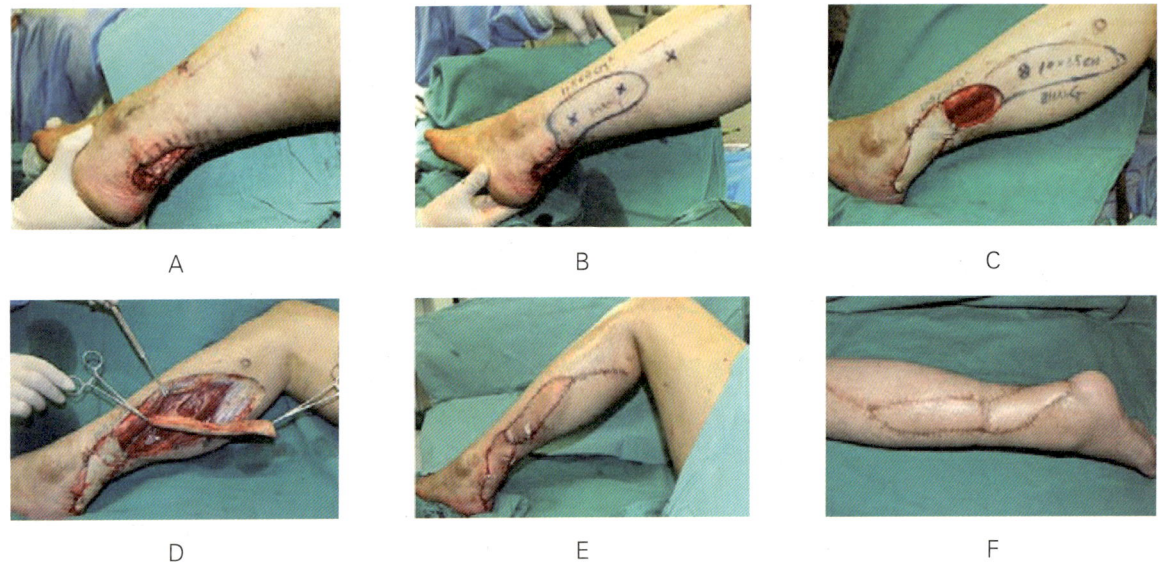

图 19-34　外伤导致左跟腱区软组织缺损，跟腱外露。利用术前 CT 血管造影（CTA）精确定位创面周缘穿支血管的位置，并以此为依据设计两个接力穿支皮瓣，第一个皮瓣带蒂旋转修复跟腱区创面，无法直接关闭的第一供区创面采用第二个皮瓣带蒂旋转修复，第二供区直接拉拢缝合，这样既修复了缺损区创面，又避免了植皮，且手术方便快捷

（四）穿支血管的术前导航技术：进入穿支皮瓣的自由王国

　　章一新在国际上首先提出了穿支皮瓣的术前穿支影像学导航概念，并在临床建立了彩色多普勒超声和多层螺旋CT（MDCT）穿支定位导航参数系统。

　　从1989年起，穿支皮瓣和超显微外科技术逐渐成为现代重建显微外科的一个热点。穿支皮瓣血管蒂的切取技术已经演变成从远端到近端（from foliage to the roots），肌肉组织和重要血管不再需要连同皮瓣一起切取而得到了保留。围绕穿支，皮瓣可以被修薄塑形并在局部以任意角度旋转修复，这些穿支皮瓣的特点赋予了最佳的组织修复结果——最小的供区损伤和最佳的受区外观。因此，穿支的形态学特点成为研究的关键，包括穿支的位置、穿支供养皮瓣的范围、穿支在皮下组织及皮瓣内的走行、穿支的数量和大小、穿支与相邻组织的关系等。2011年章一新教授受邀在 PRS 杂志上对于术前穿支的影像学做了讨论，并在文章中首次提出了"穿支影像学导航"（Perforator Imaging Navigation）的名称，指出在术前对穿支特征作全面评估，术中可以精确地进行显微移植，从而提高最后的手术效果。

　　彩色多普勒超声和计算机断层血管造影技术是两种不同的影像学导航技术，不同穿支特征的信息将直接影响到术中穿支皮瓣的设计和切取，从而最终对手术时间和准确性产生影响。本研究项目将对这两种技术对穿支特征的描述进行分析比较，并对最终的修复效果进行评估（图19-35，图19-36），相关研究发表在2013年的 *PRS* 上，首先提出了利用彩色多普勒技术进行穿支筛选的标准。

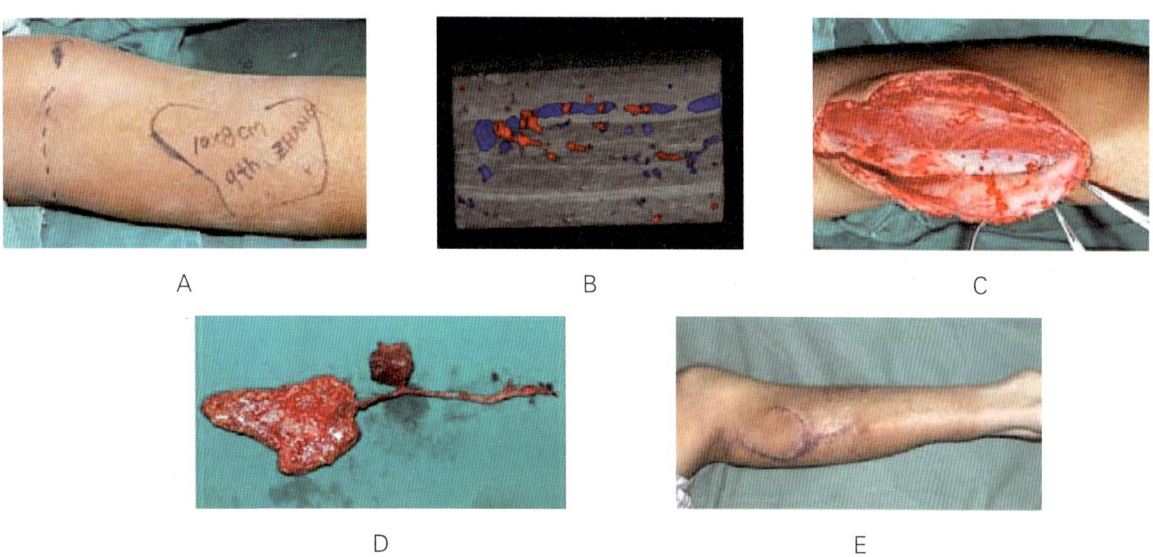

图 19-35　设计腓肠内侧动脉穿支皮瓣。利用术前彩色多普勒超声可以清晰地看到，腓肠内侧动脉穿支穿出深筋膜后在皮下组织内向近端走行，以此为依据，可以设计蒂在远端、皮瓣部分位于近端的穿支皮瓣。由于小腿后侧近端的组织相对松弛，因此该穿支皮瓣切取后供区创面可直接拉拢缝合

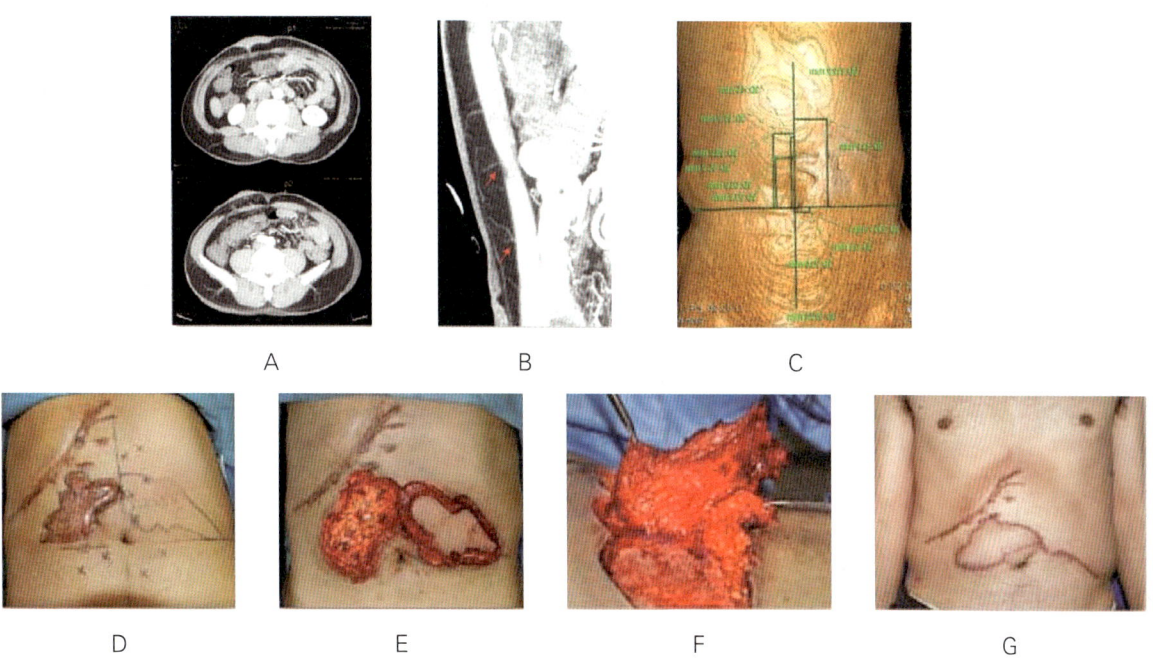

图 19-36　CTA可以提供腹部穿支血管在皮下组织、肌肉内走行的信息。可以利用CTA精确定位穿支血管在深筋膜的穿出点并标记于体表。对于腹部术后瘢痕疙瘩切除后创面，可利用CTA定位创面周缘的穿支血管位置，设计腹壁上动脉穿支螺旋桨皮瓣旋转修复创面，供区可直接拉拢缝合。利用皮瓣修复瘢痕疙瘩切除后创面，既可以提供肤质、外形良好的修复效果，而且皮瓣血供好，无后期挛缩，减少了局部张力，降低了瘢痕疙瘩复发的概率，并且对于术后放疗、药物注射治疗等均有较皮片更好的耐受能力

（五）多组织瓣移植：经济和时间成本的"节流"

多组织瓣（compound flap）移植是一种高效的组织重建手段，可以是一个组织瓣内含有多种不同成分的相关组织（复合组织瓣），也可以是多个分开的同类或不同类组织瓣（组合皮瓣）同时进行转移修复。它的优点是：①可以一期修复多种组织、多功能解剖区域的严重缺损；②只需要一套受区血管就能完成多组织瓣的显微移植；③可以减少供区的数量；④可以减少手术次数，因此减少了治疗费用和投入，也缩短了康复时间。

通过分析回顾我院整复外科重建显微外科分中心近10年的临床病例，多组织瓣的应用指南为：头面部组织缺损的修复以复合组织瓣的应用为主，四肢躯干部组织缺损的修复以组合皮瓣的应用为主。

1. 复合组织瓣 适用于头面部器官再造和复杂多层次组织缺损的修复。

（1）特点：将多种组织作为一个整体同时转移，具有单一的血供方式。复合组织瓣内的各类组织联系紧密，其血供方式互相依赖不可分割。

（2）手术方法：以鼻亚单位全层组织缺损的修复为例，应用耳前-耳郭复合组织瓣。通过对颞浅血管耳前区耳郭组织营养穿支的研究，设计以顺行或逆行颞浅动静脉为蒂，包含耳前组织、耳轮上部组织（含有软骨的三层组织）的复合组织瓣，以旋股外侧血管为"桥"，游离显微修复鼻亚单位全层组织缺损（图19-37～图19-39）。

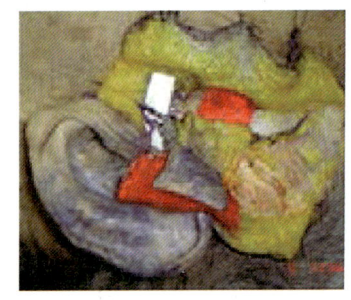 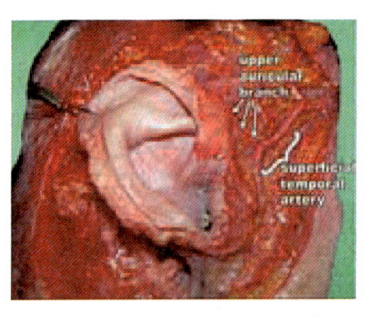 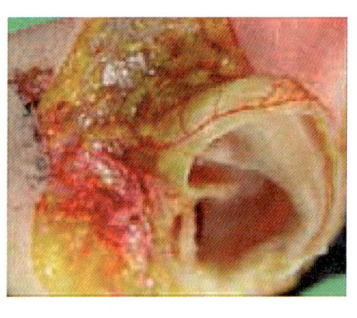

    A   B   C

图 19-37 颞浅血管灌注，在耳轮上脚发出1～2支穿支，营养耳上方耳郭复合组织瓣

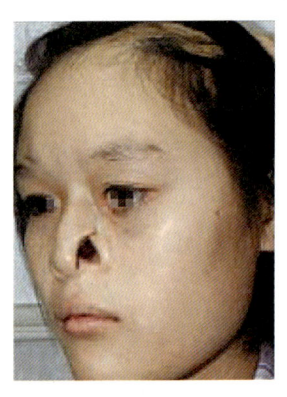 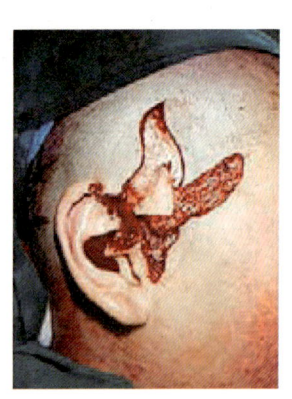 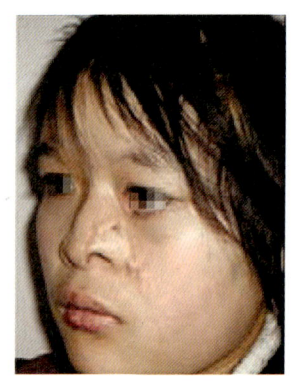

    A   B   C

图 19-38 顺行耳郭复合组织瓣转移行鼻翼再造

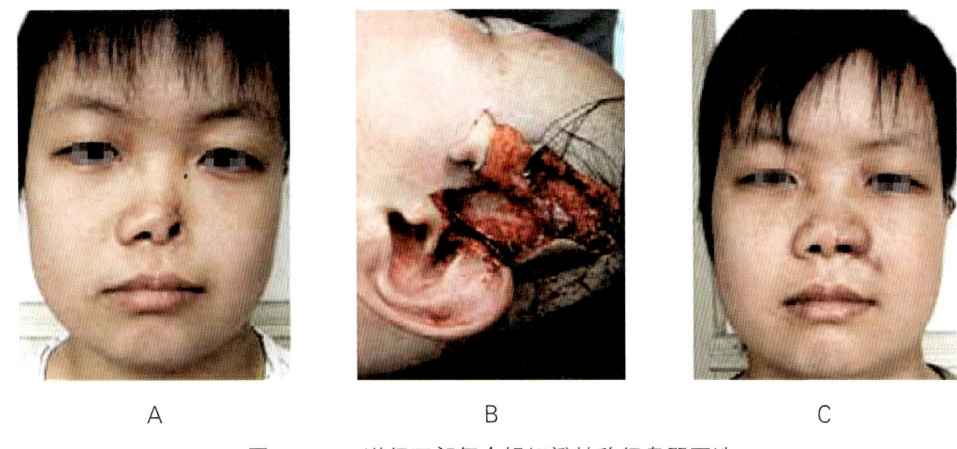

图 19-39　逆行耳郭复合组织瓣转移行鼻翼再造

2. 组合皮瓣（chimeric flap）　适用于躯干和四肢多个解剖和功能区域组织缺损的修复。

（1）特点：由多个同种或不同种组织瓣构成，每个组织瓣都具有独立的血供。每个组织瓣的血供最后可通过某种物理方式连接到一个共用的上级母血管。

（2）分类：对于整复外科常用的四肢、躯干非主干血管组合皮瓣进行了系统的分类研究，根据组合皮瓣内各皮瓣的血供特点将其分为四类，不同类型组合皮瓣的主要供区及其临床应用如下：

1）Type Ⅰ：为基于不同穿支血管的组合皮瓣（perforator based chimeric flap），其临床应用见图 19-40。

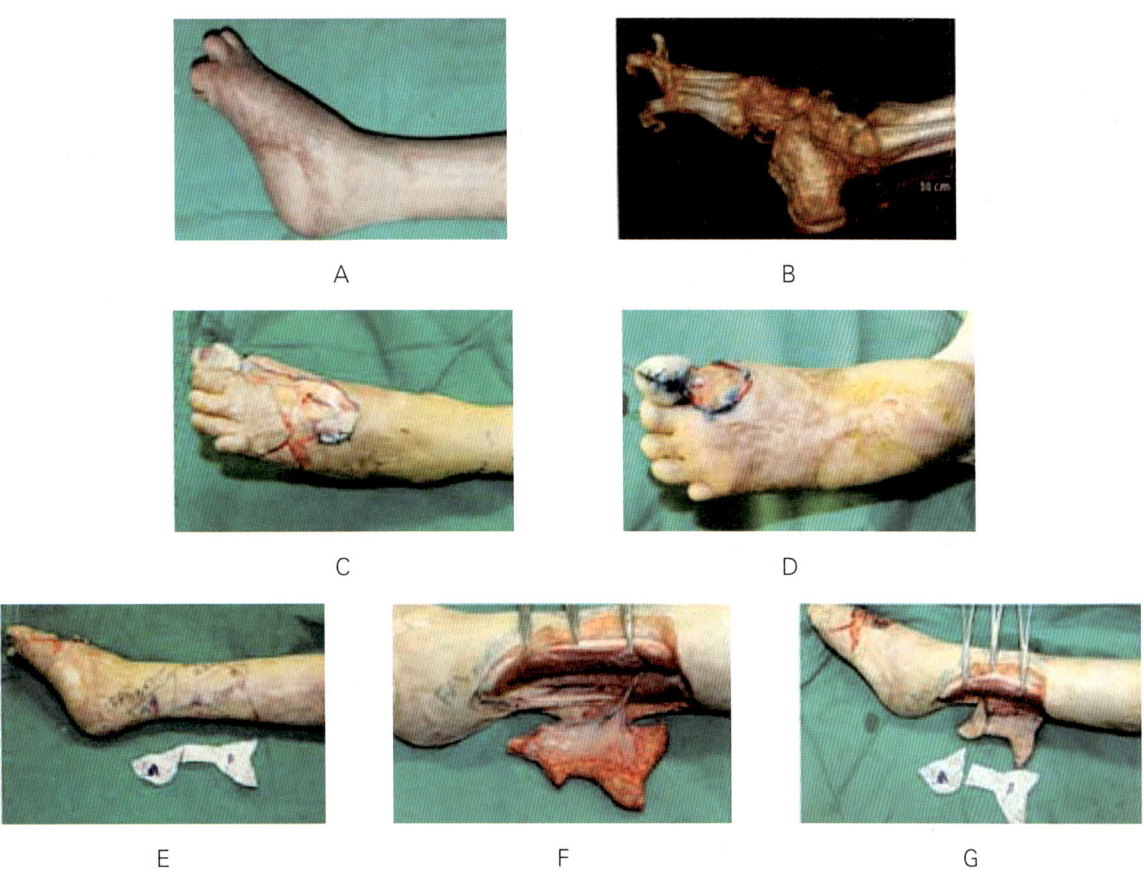

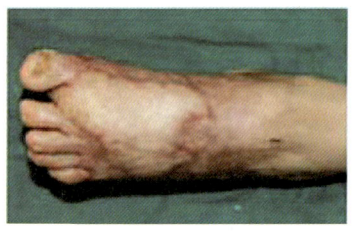
H

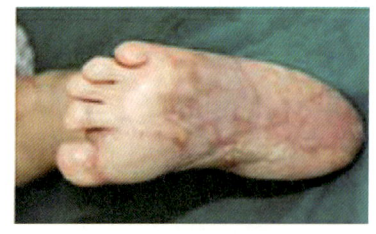
I

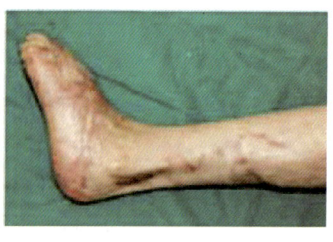
J

图 19-40　烧伤后足部瘢痕挛缩畸形、跗趾屈曲挛缩畸形，瘢痕松解后形成足背、足底两个创面。根据术前影像学提供的信息，切取左侧腓动脉穿支皮瓣。术中可见腓动脉穿支上还可以分出两个亚穿支，因此设计以腓动脉穿支为共蒂的两个亚穿支皮瓣，分别覆盖两个创面，腓动脉穿支吻合于足背动脉分支，供区直接拉拢缝合。供、受区损伤小，并且避免了第二供区植皮，修复效果好

2）Type Ⅱ：为基于不同分支血管的组合皮瓣（branch based chimeric flap），如旋肩胛血管系统组合皮瓣，其临床应用见图 19-41～图 19-43。

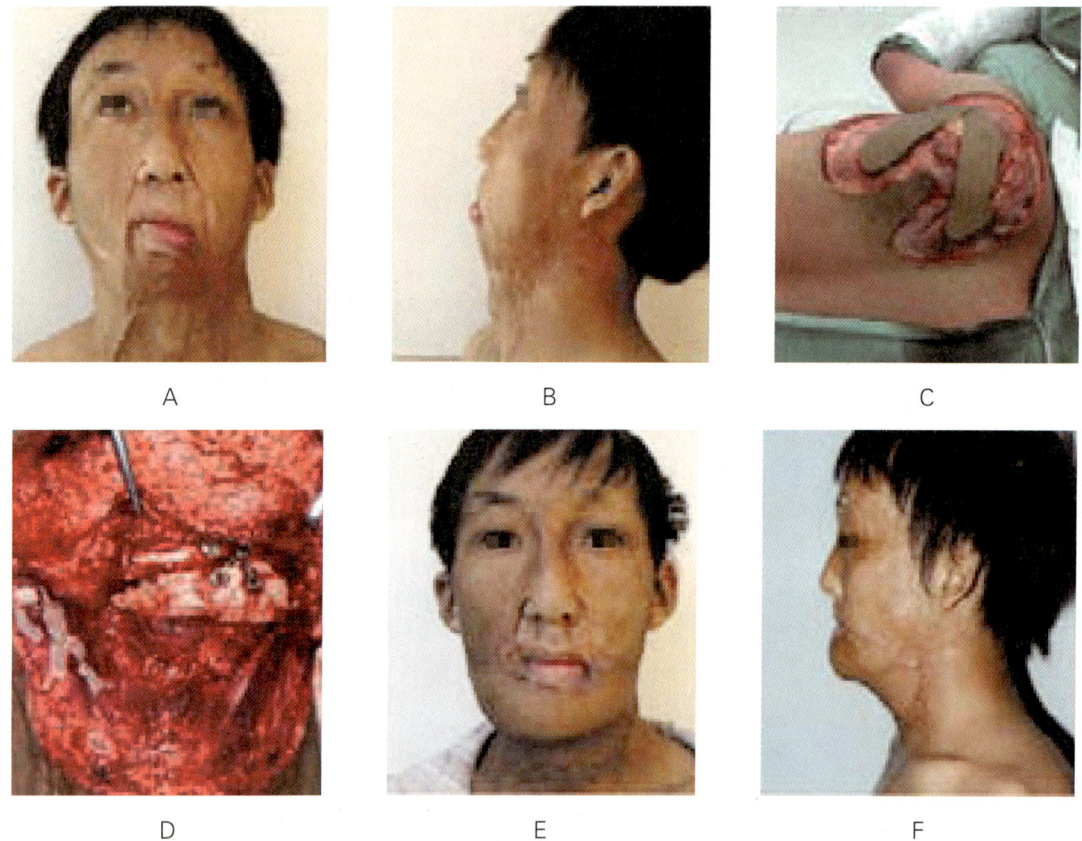

图 19-41　根据颈部组织亚单位分区的修复原则，肩胛区作为"皮瓣库"，是理想的头面部组织供区

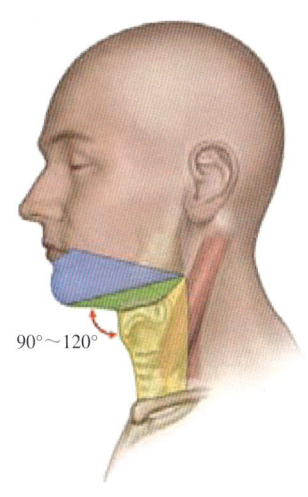

图 19-42 基于旋肩胛血管分支的肩胛皮瓣、肩胛旁皮瓣联合修复严重的颌颈粘连示意图

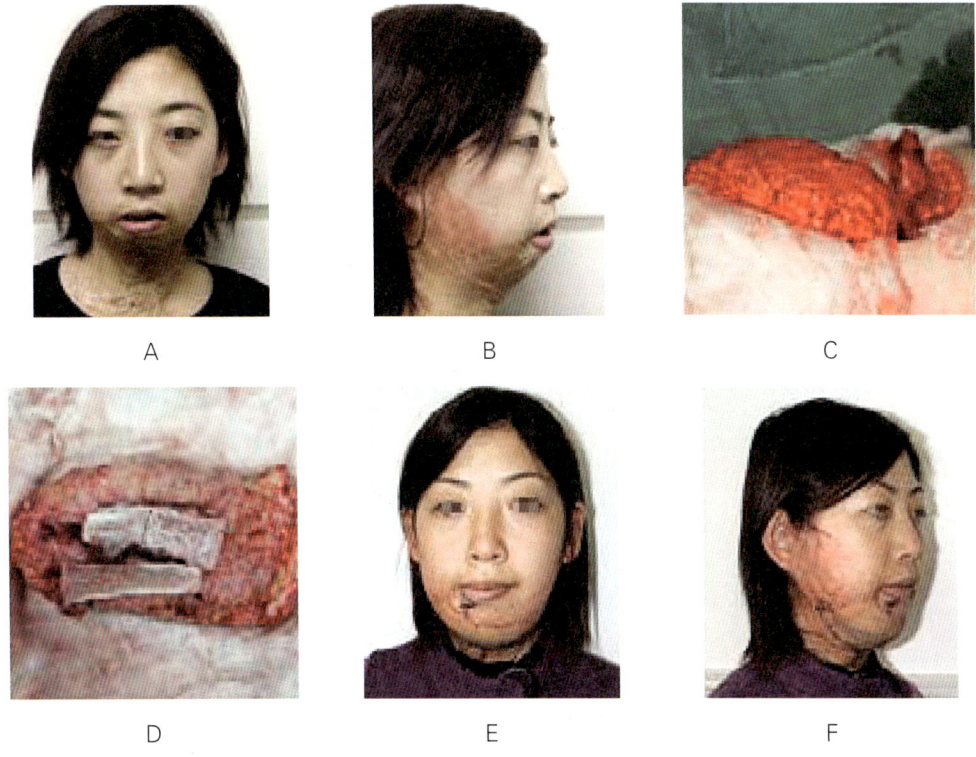

图 19-43 基于旋肩胛血管分支的肩胛皮瓣、肩胛骨瓣联合修复严重的颌颈畸形

3）Type Ⅲ：为基于不同穿支和分支的组合皮瓣（perforator/branch based chimeric flap），如旋股外侧血管系统组合皮瓣和胫前血管系统组合皮瓣，其临床应用见图19-44～图19-46。

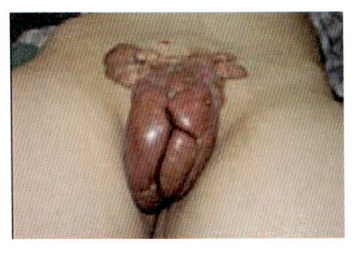
A
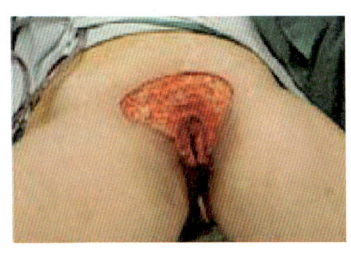
B
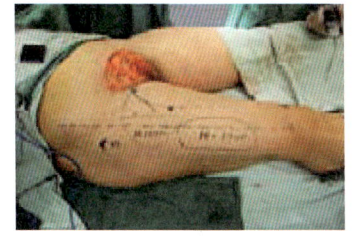
C

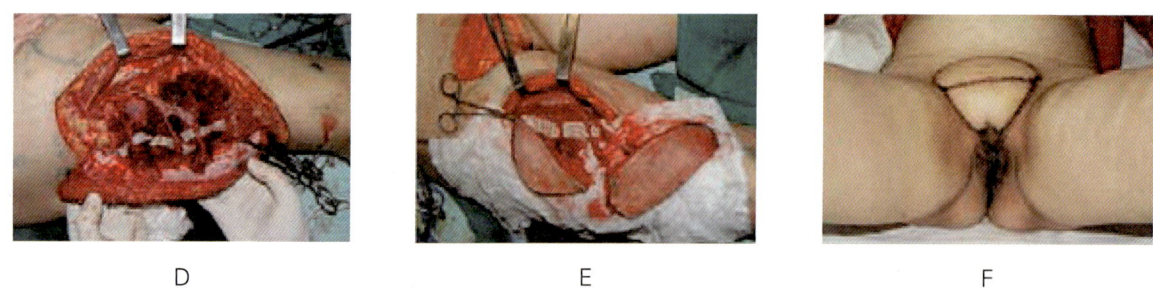

图 19-44　利用旋股外侧血管水平支和降支皮穿支形成双叶股前外侧皮瓣，修复会阴部巨大瘢痕疙瘩切除后创面

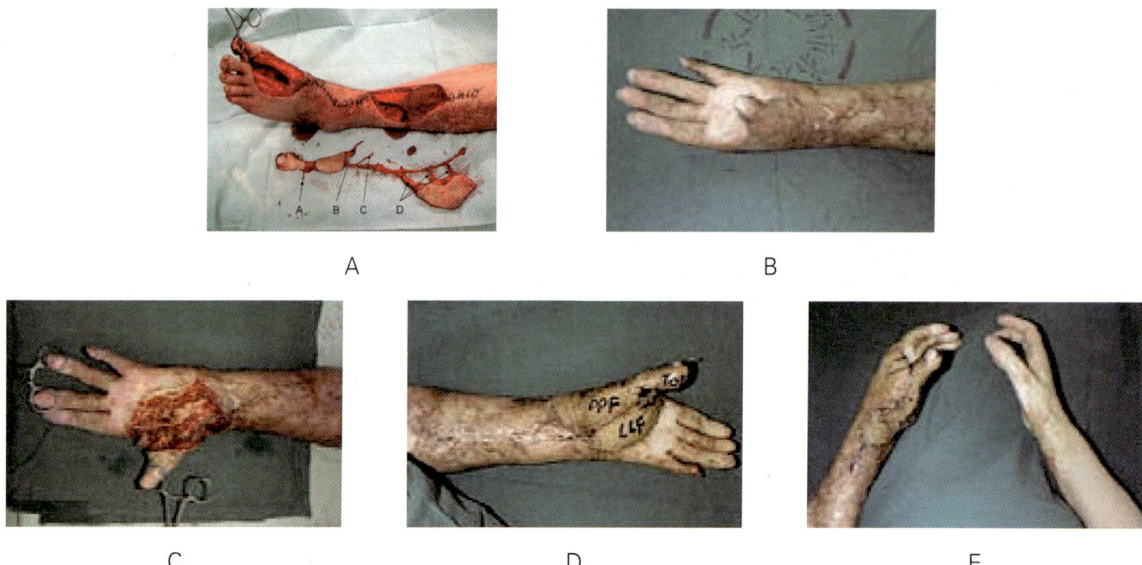

图 19-45　病例 1：利用踇甲瓣＋足背皮瓣＋胫前皮瓣＋感觉神经的胫前动脉三串联皮瓣一期修复严重手畸形伴拇指部分缺失

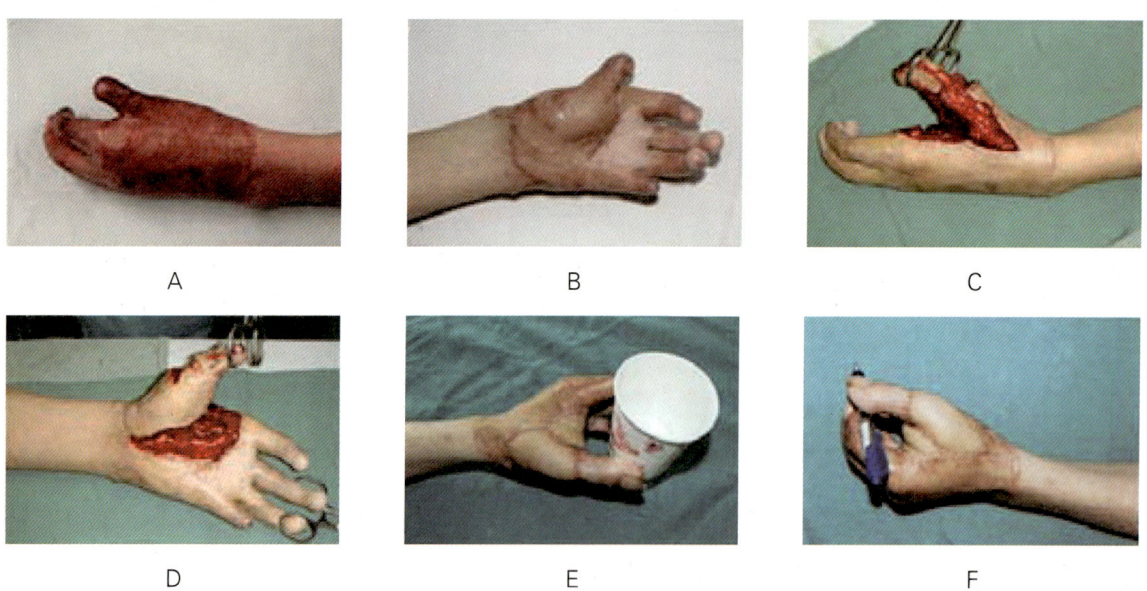

图 19-46　病例 2：利用胫前动脉三串联皮瓣一期修复严重手畸形伴拇指部分缺失

4）Type Ⅳ：为桥式连接的组合皮瓣（flow-through chimeric flap），其临床应用见图19-47。

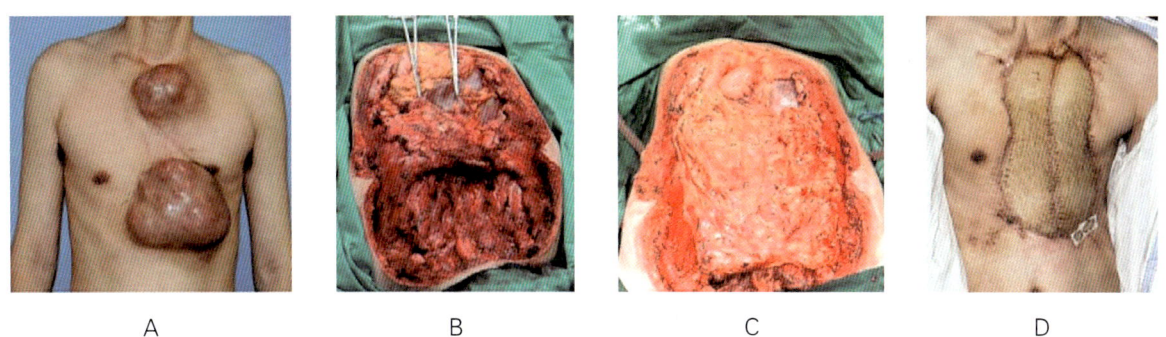

A　　　　　　　　B　　　　　　　　C　　　　　　　　D

图19-47　腹壁巨大肿瘤切除后遗留26cm×18cm创面，采用"Kiss"组合皮瓣设计原理，分别在两侧大腿设计股前外侧穿支皮瓣，右侧采用带蒂转移；左侧通过桥式连接技术，吻合于右侧ALT皮瓣的远端血管，进行大面积组织移植。两侧供区一期直接拉拢缝合，减少了供区损伤

（3）组合方式的创新：形成"Kiss"穿支组合皮瓣，强调其在供区保护中的重要意义。

"Kiss"穿支组合皮瓣的概念：①在供区同一个血管链上可以切取多个小组织瓣，每个小组织瓣的血供依赖于血管链上发出的不同穿支；②将多个小组织瓣在受区拼接成一个大组织瓣，从而覆盖一个较大的创面；③供区可以直接拉拢缝合，既减少了供区损伤，又提高了供区美观度（避免形成第二供区和供区植皮后外观不佳）。

"Kiss"穿支组合皮瓣技术在骨间背侧血管和腓动脉小腿区的应用见图19-48、图19-49。

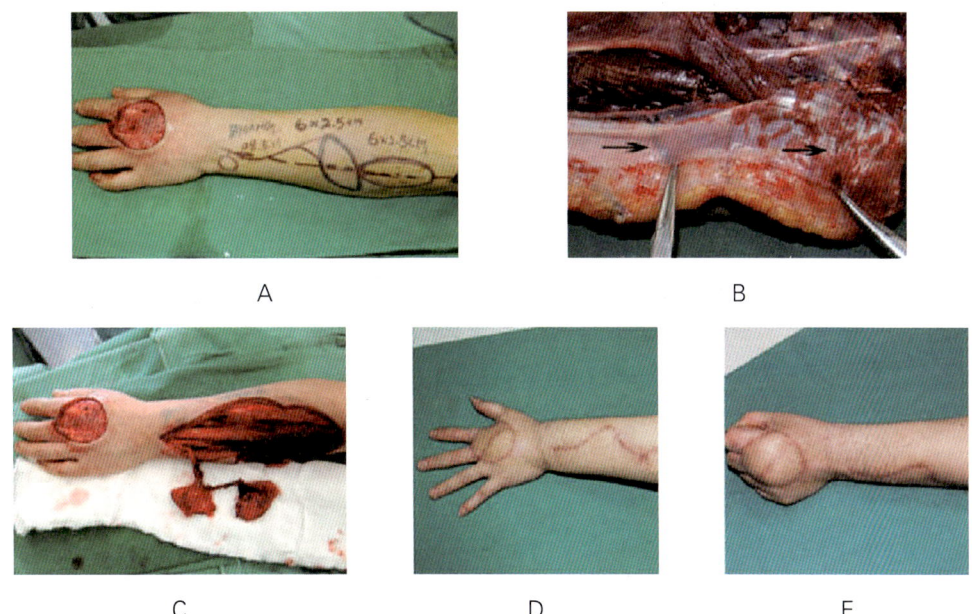

A　　　　　　　　　　　　　　B

C　　　　　　　　D　　　　　　　　E

图19-48　"Kiss"穿支组合皮瓣技术在骨间背侧血管的应用：切取两个小面积的穿支皮瓣，使供区得以一期关闭，同时在受区将两个小皮瓣互相吻合，避免了再次取皮形成第二供区和在供区遗留植皮后外观

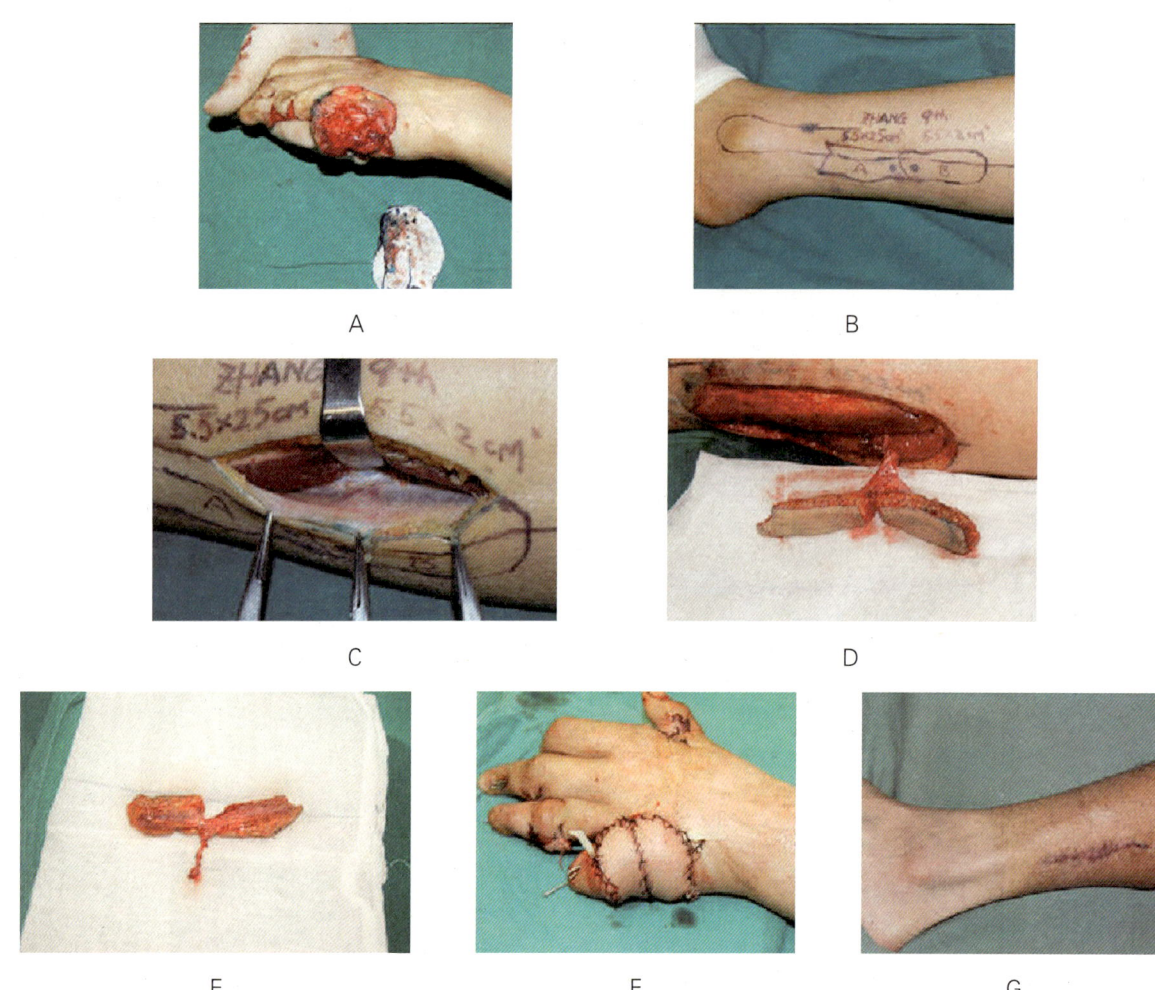

图 19-49 "Kiss"穿支组合皮瓣技术在腓动脉小腿区的应用：术前以彩色多普勒超声和 CTA 进行穿支定位，于小腿外侧探及两个共干腓动脉穿支，设计"Kiss"穿支组合皮瓣修复手部创面，供区可直接拉拢缝合

3. 内增压（turbo-charge）技术　在相邻穿支体区（perforasome），形成联体穿支皮瓣，扩大了穿支皮瓣的血供范围。

利用传统方法行腹壁下动脉穿支（DIEP）皮瓣乳房再造时仅带有一侧腹壁下动脉穿支，当穿支过小或不在中线区域时，往往导致皮瓣Ⅳ区的血供不足，术后常发生血循环障碍。通过采用两侧穿支间的穿支-穿支吻合，即皮瓣增压，形成双穿支供养体区，保障了皮瓣内Ⅳ区远端的供血，提高了乳房再造移植组织的成活率（参见图 19-25、图 19-26）。

4. 组织扩张术加血管预构　前胸部、颈部和鼻部的组织量都存在有限性，不能进行头面部大面积组织缺损的修复，通过组织扩张术可以获得额外的组织量，同时供区可以一期缝合。由于组织扩张后可使皮瓣的厚度变薄，更加符合面部组织的特点，有利于将面部深部的肌肉活动传导至外部，使修复后面部表情更为生动。另外，在组织扩张的同时还可以扩张组织内的血管，促进血管新生和再生，完成扩张后可以供养到更远端。

颈部皮肤质地薄，颜色也最接近面部，但是其最大的局限性是没有知名血管供养，无法作为轴型皮瓣进行大面积移植，即使采用扩张技术也只能修复下颌部缺损，且术后颌颈角丧失，外观修复不理想；而在扩张的同时采用血管预构就可以形成新的轴型皮瓣，通过扩张器的持续压力促进血管新生和再生，从而以较大的组织量一期修复半侧颜面缺损。

（1）扩张性胸廓内动脉前胸部预构皮瓣在头面部大块组织缺损中的应用（图 19-50，图 19-51）。

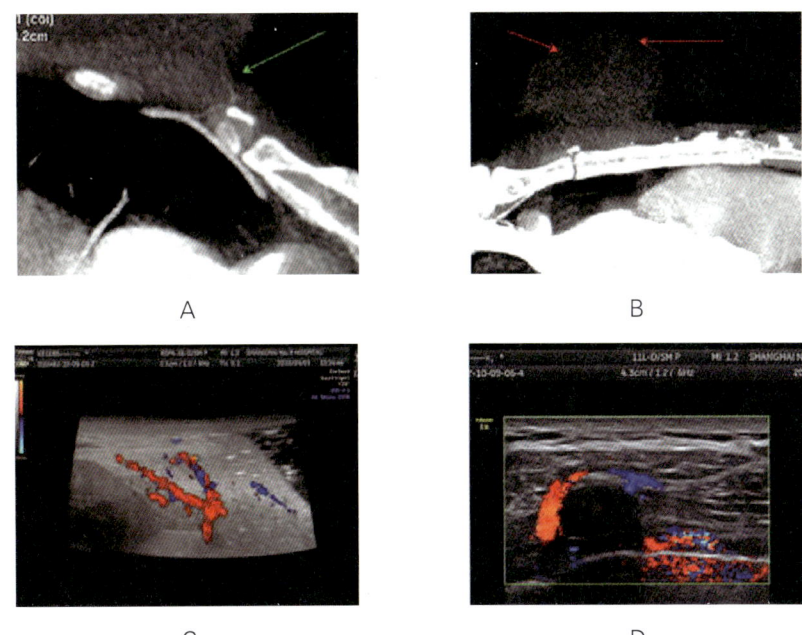

图 19-50 术前行 CTA 与彩色多普勒超声,进行胸廓内动脉肋间穿支的定位及显示其走行

A、B. CTA 矢状位显示胸廓内动脉第 2 肋间穿支的起源及其在皮下组织内的走行和分叉影像 C. 彩色多普勒超声二维图像显示第 2 肋间穿支从胸廓内动脉发出点的位置 D. 彩色多普勒超声三维重建显示第 2 肋间穿支从胸廓内动脉发出后在皮下分成两支

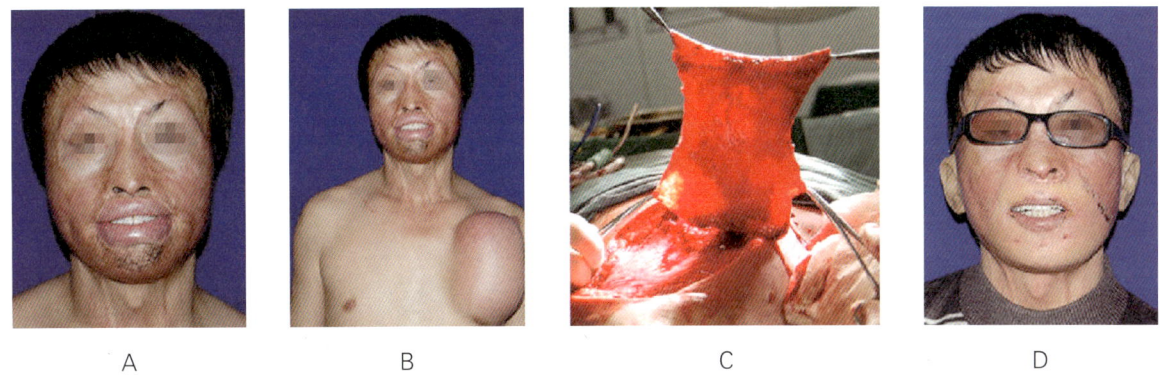

图 19-51 预扩张胸廓内动脉肋间穿支皮瓣,形成穿支供血的超薄组织瓣,显微移植一期修复瘢痕性上下唇外翻

（2）扩张性颞浅动脉颈部预构皮瓣在半侧颜面缺损的应用（图 19-52）。

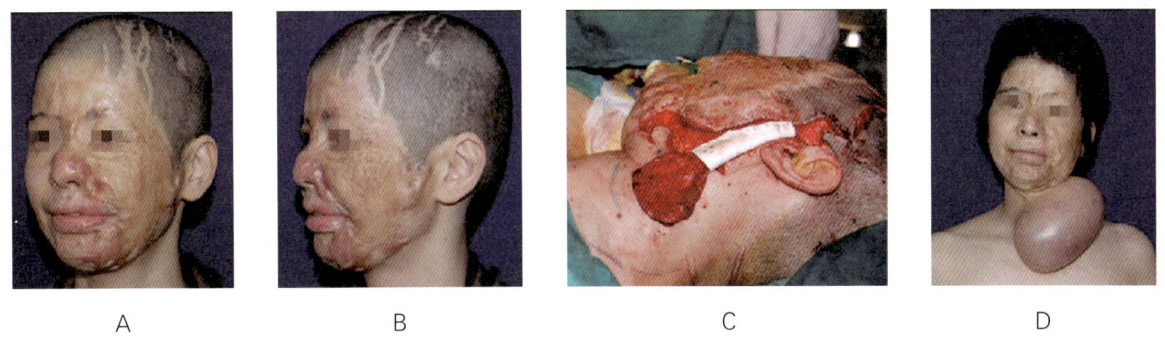

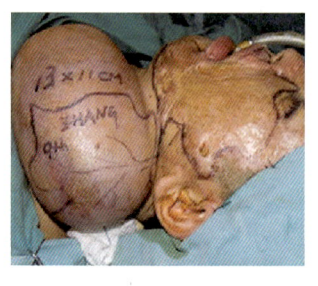 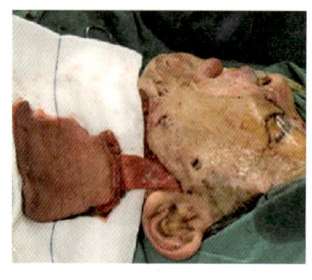 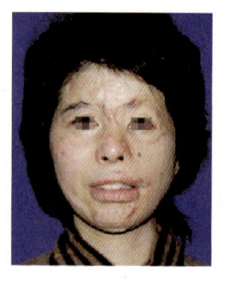 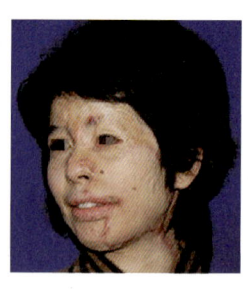

E　　　　　　　　　　F　　　　　　　　　G　　　　　　　　　H

图 19-52　利用带颞浅血管的颞浅筋膜瓣翻转，蒂部采用聚四氟乙烯（PTFE）处理并埋置于颈部后，同时放置大容量扩张器形成扩张性预构组织瓣，一期修复半侧颜面瘢痕性畸形

（3）扩张性滑车上动脉额部预构皮瓣在鼻再造中的应用（图 19-53，图 19-54）。

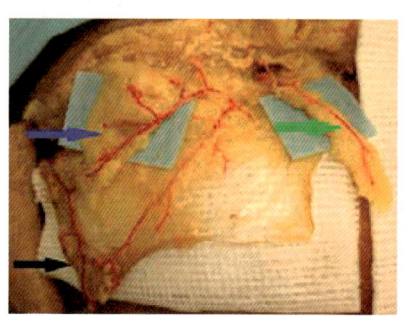

图 19-53　血管灌注显示颞浅血管（黑色箭头）、眶上血管（蓝色箭头）和滑车上血管（绿色箭头）在额部不同区域的分布及交通吻合，滑车上血管在额部旁正中皮下层组织走行，眶上血管束分成两支分别走行于皮下和额肌深层，颞浅血管走行于额部外侧颞浅筋膜层。解剖学研究为额部不同深度损伤后的组织再利用提供了理论依据，并设计基于不同血供的扩张性额部组织瓣修复鼻缺损

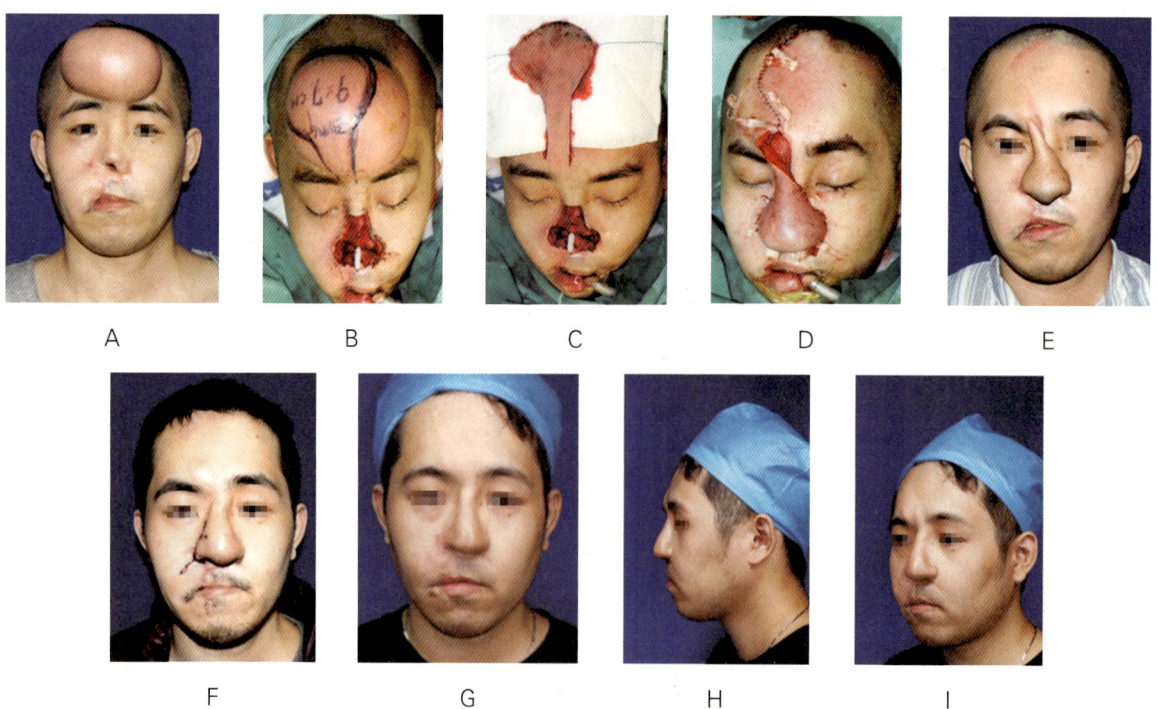

图 19-54　对于烧伤后引起的鼻部缺损、畸形，可采用额部皮肤扩张，由于眶上血管深支在额肌深面，且与滑车上血管近端有交通，因此额部皮瓣依然具有很好的血供保障，通过扩张可以完成全鼻再造，供区直接拉拢关闭

三 总结与展望

显微再造外科的发展离不开外科学的发展，而外科学的发展与人类历史文明的发展息息相关。从最早的主干血管、神经解剖吻合，发展为之后的游离皮瓣切取，再到穿支皮瓣的定义、分类及广泛应用，显微再造外科的手术目的也从最早的创面覆盖、缺损修复发展到如今的矫正畸形，改善外观，恢复功能，提高患者的生活质量。随着对人体血管解剖理解的加深和外科手术技术的不断改进，来自世界各地的显微外科医师不断取得喜人的成就；然而，不断的临床工作积累也为我们提出了新的问题：如何最大化而经济地利用组织供区，使供区损伤最小化，将成为继穿支皮瓣之后所有显微外科同仁面临的又一新挑战。

"世界整形外科之父" Harold Gillies 曾经说过："组织移植是一场血供和美学之间的持续战役。"如今，我们拥有全身超过400处的穿支血管作为穿支皮瓣的供区，如何合理地应用这些供区，并借助组织工程、干细胞、穿支影像导航技术等手段进行"开源节流"，将成为我们赢得这场"战役"的重中之重。

（章一新　王炜　闵沛如）

第五节　显微血管吻合技术

对直径小于2mm的血管作吻合，均应借助于手术放大镜或手术显微镜操作，以达到理想的效果。

对0.3～0.5mm以下的血管或淋巴管作吻合，被称为超显微外科。上海第九人民医院于1964年实现了0.5mm的血管吻合，并在1965年于《中华外科杂志》上报告；1975年实现了0.2～0.3mm的淋巴管与静脉吻合治疗肢体淋巴水肿；1985年分别在中国和美国整形外科杂志报告了0.3mm直径的血管吻合。

显微血管的吻合方法有五种，即缝合法、套管法、黏合法、机械吻合法及热凝吻合法。至今仍以缝合法为首选，其吻合时所需器械简单，操作方便，术后通畅率高。血管吻合的形式有三种，即端端吻合、端侧吻合及侧侧吻合。其中以端端吻合最为常用，吻合时血管吻合口容易准确对合，操作方法易于掌握，术后通畅率高。

显微血管吻合是一个高精度的外科技术，由于其操作程式化，是不久的将来可以用人工智能来完成的一项外科技术。

一 显微血管吻合的操作技巧及注意事项

显微血管吻合是显微修复外科组织移植及再植的决定性步骤，在手术中，血管损伤后清创不彻底、手术创伤、血管吻合欠佳、血管床血供不良、术后局部血肿形成、血管痉挛未及时处理、制动欠妥以及感染等因素，均可造成吻合血管狭窄或血栓形成，导致手术失败。一个训练有素的医师，应尽量避免上述不利因素的发生，保证手术成功。

(一)实验室能力与临床能力的差别

在实验室取得了吻合血管的熟练技巧,可以为显微外科的血管吻合工作打下坚实的基础,但实验室内的工作能力与临床工作能力有明显的差别,这应引起年轻医师的重视。在临床上,供区、受区的条件是多变的;而实验室中血管吻合条件较为恒定,处理方法也相对单纯。在临床上,两条吻合血管的口径可能不一样,其走行方向也可能不一致,其管壁厚度也可能相差较多,再加上血管床的变化、血管位置的深浅不一等,都可能造成血管吻合的困难,一个刚从事显微外科的医师,对这些因素均应有思想准备,并对各种变化情况要有相应的措施。

在实验室里操作,医师可有一舒适的座位进行血管吻合,而在临床上,特别是头颈部的显微外科组织移植手术,医师只能站立着进行血管吻合,其肘部及腕部均无良好的支撑,给手术带来较大的困难。

(二)吻合血管正常与否的识别

识别吻合血管正常与否,选择正常的血管进行吻合,是手术成功的前提。正常的小动脉或小静脉呈充盈状况,卧于软组织中,周围有疏松结缔组织,其管壁柔软,切断后管腔内壁呈乳白色、清晰,血管内膜、中膜紧密贴合,在8~10倍手术显微镜下不易分辨血管中膜、内膜的界限。当外伤后,如撕脱伤、挤压伤、电击伤、放射性损伤或炎症后,血管失去了正常形态,手术时应清除病变血管,直到完全正常的血管部位,才能保证血管吻合成功。笔者根据数千例急诊以及选择性显微外科手术的经验,认为下列几种血管状况不适宜进行血管吻合,只有在彻底切除病变血管后才能进行吻合。

1. 紫癜征 血管壁有青紫色斑块,一种是散在的或密集的青紫斑点,常见于挤压撕脱伤造成的血管壁内出血,只有切除有紫癜的血管至正常部位,才能进行血管吻合;另一种是血管呈长条状青紫,多出现在小动脉,这往往是由于小动脉分支断裂后没有结扎,在小动脉外膜下或周围形成了血肿,这类血管没有必要整段切除,只需切开外膜,清除索状血肿,找到小动脉分支的出血处并予以结扎,即可供吻合。

2. 节段征 常见于小动脉损伤,血管交替出现一段粗而厚实,一段细而空虚,这往往是血管撕脱伤造成血管外膜下部分中膜断裂,或是中膜、内膜断裂所致,也可见于长时间缺氧的带血管组织移植中,只有切除损伤血管,方能吻合。

3. 唧筒征 常见于小动脉撕脱伤,表现为血管内膜肿胀,与中膜分离,两者之间的间隙明显加大,乳白色的血管内膜伸出血管口之外,而中膜及外膜后缩,形成望远镜镜筒样。这种情况多见于皮瓣游离移植时血管蒂长时间牵拉,或是由血管长时间痉挛、缺氧所致。笔者印象中此表现在老年患者中较多见,可能与血管硬化有关。这段血管应予以彻底清除,直至正常的血管腔,内膜、中膜紧密相贴,在8~10倍显微镜下不见明显的中膜、内膜分离为止。

4. 网状征 是血管栓塞前的症状,在血管腔内有或多或少的银丝状纤维,附着在血管内膜上。常由血管内膜损伤引起,或是外膜卷入吻合口内造成纤维沉着之故,由于纤维素沉着在管腔内呈网状而命名。对这种血管,应去除内膜损伤部分,清除管腔内沉着的纤维素,进行彻底的管腔内冲洗,至内壁光滑无异物后,方可作血管吻合。

5. 血栓形成 即血管腔内有血栓,可见于小动脉,也可见于小静脉。有白色血栓及红色血栓两种,白色血栓常由血管损伤所致,必须清除血栓,剪去损伤的血管,直至正常处;红色血栓可见于阻塞的静脉远端,如组织再植或吻合血管的组织移植血管栓塞早期。若静脉内出现红色血栓,可用镊子取出栓子,如果静脉内膜没有损伤,仍可供吻合。

6. 血管板结征 说明血管及血管床均有病变,表现为僵直的血管埋在广泛的瘢痕之中,血管细而苍白,硬如板样,与周围瘢痕组织没有明显界限。如勉强将血管分离出来,可见管壁增厚,动脉搏动不明显,静脉失去柔软及可变形特点。剪开动脉,可见管腔严重狭窄,外径1mm以上的动脉,其管腔犹如针尖一样,只有缓慢的溢血,没有活跃的喷血。这些表现可见于电击伤或撕脱伤造成的Volkmann挛缩,肿瘤组织浸润及慢性炎症,特别是放射治疗之后。对这类血管应予以切除,直至正常,才能供吻合;或另取健康的血管供吻合。

(三)吻合血管前的准备

吻合血管前的准备工作是在供、受区血管解剖完成后进行的,包括一般准备工作及吻合血管准备。

1. 一般准备工作　根据手术医师及其助手的眼屈光度与瞳距调节手术显微镜目镜的屈光度与筒距。调节手术显微镜的放大倍数,当吻合直径为1~2mm的血管时,放大倍数宜为6~10倍;直径小于1mm的显微外科血管吻合,放大倍数可达10~16倍。手术护士将与显微手术无关的器械移开,将显微手术器械安放在手术医师及其助手取用方便的地方;将显微血管缝合针放在乳白色的塑料片或清洁湿纱布上,便于传给手术者。配制好冲洗液:肝素100mg、利多卡因400mg,加入林格溶液200ml。吻合血管的肢体或头部需良好制动。手术野两侧各放置一块湿润的纱布巾或白色纺绸巾,以便在吻合血管时,缝针在纱布上清晰可见。吻合血管的下方衬以天蓝色、明黄色或湖绿色塑料片作为背景。

2. 吻合血管准备　去除血管吻合口的外膜,防止血管外膜悬垂于血管腔内,这是预防吻合血管栓塞的重要措施。血管吻合前,常规清除吻合口周围的血管外膜长4~6mm。清除血管外膜的方法有两种:一种是用镊子提起吻合口周围的血管外膜,如脱袖子一样,将外膜拉出吻合口外予以剪除,剪除后,外膜自然回缩到离吻合口缘4~6mm处;另一种是用镊子提起吻合口周围的血管外膜,修剪去4~6mm(图19-55)。

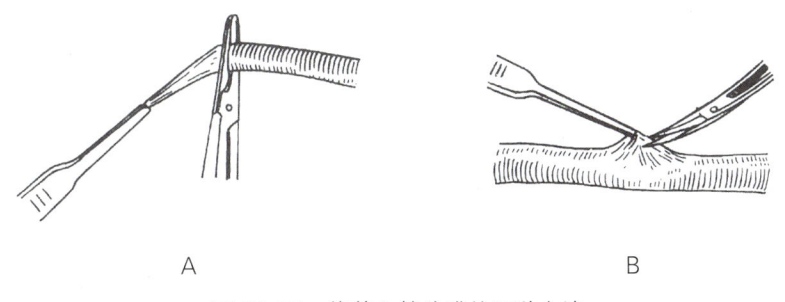

图19-55　修剪血管外膜的两种方法

(四)吻合血管的注意事项

1. 准确进针,针距、边距均匀　血管缝合的进针应一次完成,切忌反复穿刺血管壁。缝合血管的针距及边距视血管直径与管壁厚度而变化,一般针距为0.3~0.5mm,边距为0.2~0.4mm。血管直径超过1mm时,针距及边距可再大一些。静脉吻合时,边距也可大一些,以保证吻合口外翻。当针距增大时,边距也应增大,方可使吻合口对合良好。管壁厚的血管,边距也可大于0.4mm。

2. 张力适宜,防止扭曲　吻合血管时若张力太大,易导致血管壁损伤,轻者仅损伤内膜,严重时则引起吻合口撕裂;张力太小则可能产生吻合口血管折叠,血流不畅。吻合血管扭曲多由于血管吻合口对位不良所致。在手术显微镜下操作,术者应集中思想观察镜下血管吻合口情况。由于视野很小,视野外的血管发生了轴形旋转,在镜下常不易被察觉,直到血管吻合完成后移开手术显微镜时才会发现。这类吻合只能拆开,重新缝合。这种失误不是罕见的,为此,术者在吻合血管前应将血管准确对轴、对位,防止扭曲及旋转,然后再应用手术显微镜进行血管吻合。

3. 无创操作，创面湿润　血管吻合时忌用镊子直接夹持吻合口，以免损伤血管内膜；只能用镊子夹持外膜。手术野经常用灌洗溶液冲洗，以保持吻合血管的湿润状态。

4. 密切配合，外翻对合　血管缝合吻合法虽然可以一人操作完成，但是如果有一熟练的助手协助，不但可提高吻合速度，而且可使吻合口有效外翻。为使吻合口外翻对合，措施有两个：一是进针时缝针与血管壁间的夹角为30°～45°，而不是通常的90°，这种角度的缝合可使血管外膜的边距少一些，内膜的边距大一些，打结时内膜外翻良好；二是打结时术者轻轻提起缝合针线，助手用镊子的两尖端轻压缝合线处的血管壁，可保证血管内膜外翻（图19-56）。

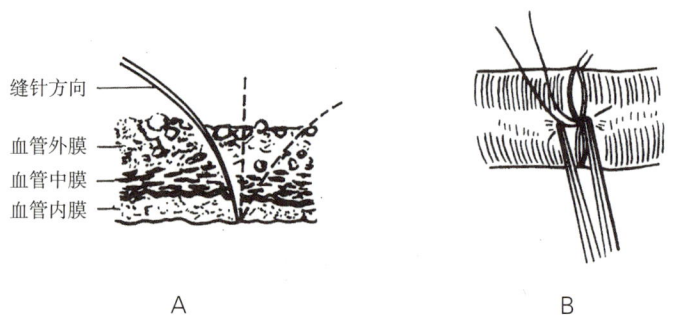

图19-56　血管内膜外翻缝合法
A. 进针方向，使缝针与血管壁呈45°角　B. 打结时用镊子轻压血管壁，使吻合口外翻

5. 减少刺激，解除痉挛　及时解除吻合血管的痉挛状况，是保证显微血管吻合成功的关键之一。任何机械、化学刺激及寒冷，均可引起血管痉挛，故避免上述刺激因素是防止血管痉挛所必需的。解除血管痉挛的有效方法目前有下列几种：

（1）持续的热生理盐水纱布湿敷是最有效的方法，但往往费时较多，一般需20分钟左右；如果血管蒂很长，血管严重痉挛，费时可达1小时以上。笔者曾有一足趾移植病例，因吻合血管痉挛，一直等待了3～4小时，经积极处理，才解除了血管痉挛。

（2）用高浓度丁卡因（2%～10%）解除血管痉挛也很有效，但是药物剂量应小心控制。可用小纱布吸取丁卡因对痉挛血管进行湿敷。用2%利多卡因也可解除血管痉挛。

（3）机械扩张及液压扩张也是解除血管痉挛常用的方法。对于吻合口处的痉挛，只要将显微镊子伸入管腔内轻轻撑开，即可解除痉挛，便于血管吻合。对于整段的不易解除的血管痉挛，可采用液压扩张的方法，此法较多地用于静脉，特别是静脉移植（图19-57）。用液压扩张后的血管，很少再度发生痉挛。

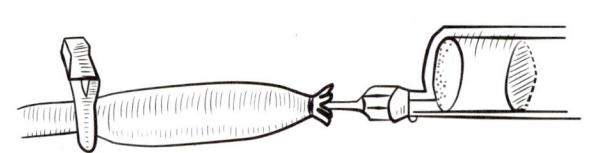

图19-57　痉挛血管的液压扩张法

6. 及时配合术中用药　在显微外科足趾移植时，可以在游离移植的组织断蒂前，采用低分子右旋糖酐（分子量2000以下）500ml静脉滴注，1小时左右滴完。这不仅具有稀释血液的作用，而且可增加血流速度，有抗凝作用，同时对移植组织的缺氧状况还有改善作用。这或许是笔者200余例足趾移植无一例失败的原因之一，同时也是笔者所在的上海第九人民医院近年来完成数百例游离皮瓣移植无一例失败的原因之一（在早期，曾发生过一些皮瓣移植完全坏死的病例）。

7. 密切关注患者的全身状况　显微外科手术要求术者长时间思想高度集中。初学者往往容易把注意力全部集中于移植组织或再植器官的成活与否上，从而忽视了对患者全身状况的严密观察。国内外均有显微外科手术后死亡的病例报道,因此,不但在急诊手术时要密切注意观察患者的全身状况,即使是选择性手术,也应注意密切观察。笔者曾遇到1例单纯性游离皮瓣移植患者,术中发现创口渗血如出汗一样,情况异常,立即加速进行游离移植的血管吻合,关闭创口,并检查输血瓶,感到有DIC可能,立即输入鲜血4000ml,经多方面会诊及化验证明是DIC,因及时治疗,使患者转危为安,术后分析可能与输血有关。

8. 温度适宜　手术室温度应保持在22℃以上,这也是显微外科手术所必需的。寒冷季节,在无暖气供应的地区尤应注意。

9. 术后制动　术后良好的制动可以避免血管吻合处有任何的张力性活动,同样是手术成功的重要因素。

二　显微血管缝合吻合法

用9-0～11-0单丝尼龙无损伤缝针缝合血管,直径1mm以上的血管吻合用9-0线,直径小于1mm的血管吻合用11-0线。缝合方法有单纯间断缝合、单纯连续缝合、间断褥式缝合及连续褥式缝合等几种。

单纯间断缝合是最常用、最安全的缝合方法,操作简单,吻合口对合准确,术后通畅率高。单纯连续缝合的缝合速度快,缝合后吻合口漏血现象很少发生,但缝线易被抽紧,造成吻合口狭窄,也难做到血管吻合口的准确外翻对合,这种方法不适用于直径2mm以下血管的吻合。对于直径2mm以上的血管,可采用分段连续缝合,即将全吻合口分成2～3段进行连续缝合,既提高了吻合速度,又可防止吻合口狭窄。

间断褥式缝合是使血管吻合口外翻对合的缝合方法,因此可防止术后血栓形成。由于此法操作较困难,平时较少采用。遇有两吻合口血管直径不等,或管壁厚度相差较大时,为了准确地使血管吻合口外翻对合,可使用此法。连续褥式缝合最易造成血管吻合口狭窄,目前在临床上已很少使用。

(一)端端吻合法

端端吻合法符合恢复血液的正常流向,能保持血液的最大流速及流量。为避免血管吻合时发生扭曲或吻合口对合不良,常采用二定点或三定点端端缝合法。四定点缝合法因为定点缝线太多,影响手术操作,已很少使用。三定点缝合法适用于管壁薄、内径小、前后壁呈贴合状态的血管吻合,如内脏静脉的吻合等。

1. 二定点端端缝合法　将两吻合的血管端端对合后,在吻合口缘0°及180°的部位各缝1针,分别打结,留有10～15mm长的尼龙线作为牵引,以利于其余缝合的操作。在第1、2针的中点缝合第3针,再在第1、3针的中点及第3、2针的中点分别缝合第4、5针。然后牵引第2针的牵引线,使血管翻转180°,让血管吻合口的后壁缘暴露,在第2、1针的中点缝合第6针,再在第2、6针及第6、1针的中点分别缝合第7、8针。至此,血管缝合结束(图19-58)。检查吻合口对合是否良好,如有不佳,可加以缝合。剪除牵引线。最后放松血管夹,如吻合口有少量漏血,用温热盐水纱布轻压吻合口片刻即可控制;如有喷射性出血,则应加缝1针。一般直径1～2mm的血管均缝8针。直径小的血管边距小一些,而直径大的血管边距大一些。

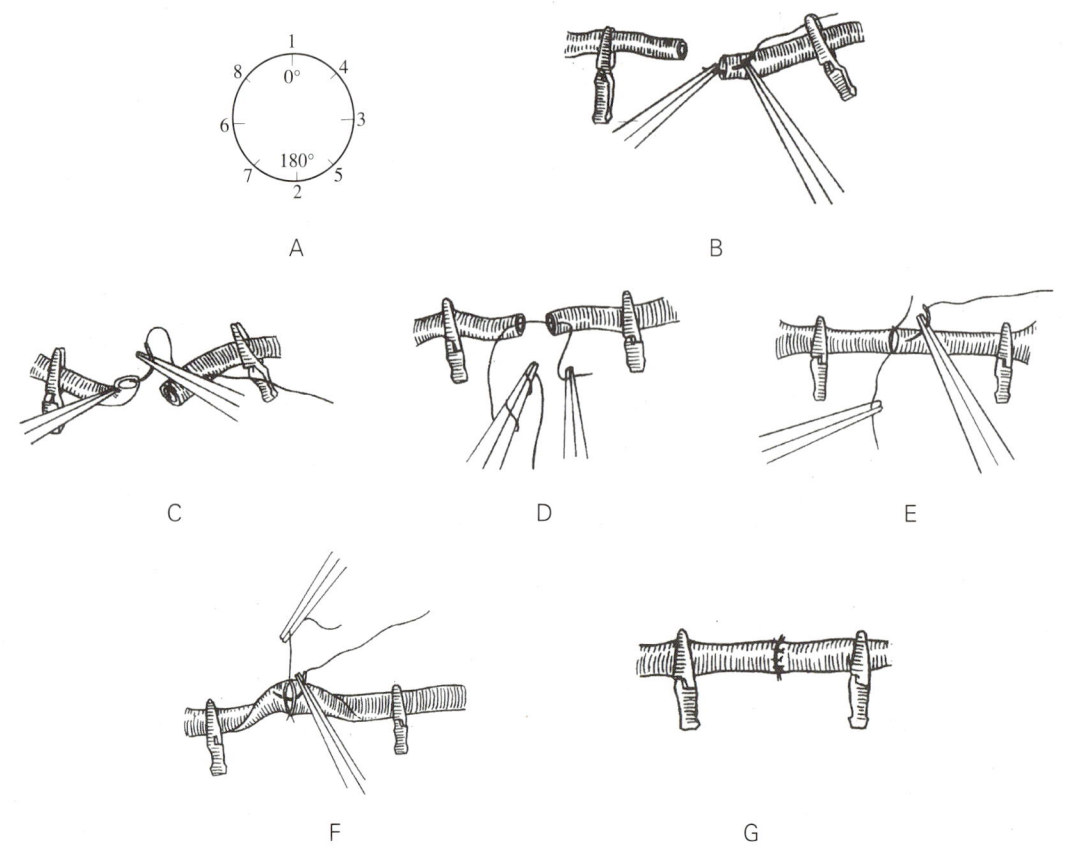

图 19-58 二定点端端缝合法
A. 二定点端端缝合法的进针次序　B. 第1针的缝合方法　C. 使吻合口外翻的缝合技巧　D. 双套圈打结，防止滑脱　E. 前壁的缝合方法　F. 后壁的缝合方法　G. 缝合完毕

二定点顺序缝合法是二定点端端缝合法的改进，在技术熟练后可采用此法。第1、2针的缝合仍在0°及180°进针，第3针位于第1、2针之间的上1/3部分，第4、5针进行连续缝合，留长线，剪断后间断打结。这种缝合方法加快了吻合速度，而且在作第4、5针连续缝合时，吻合口的两边缘张开，有足够的视野，可见到对侧管壁，防止缝合到后壁上。后壁的缝合方法同前壁，第7、8针作连续缝合，分别打结（图19-59）。尚可采用不等距二定点缝合法，即先缝0°及135°，或0°及225°的部位，使血管的前后壁周边长度不等而自然下垂，在缝合时可防止缝住对侧的血管壁。但这种缝合方法的定点不易，初学者不宜采用。

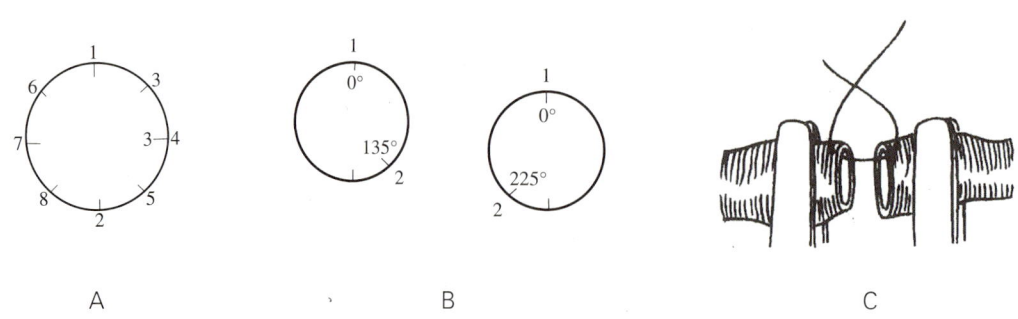

A　　　　　　　　B　　　　　　　　C

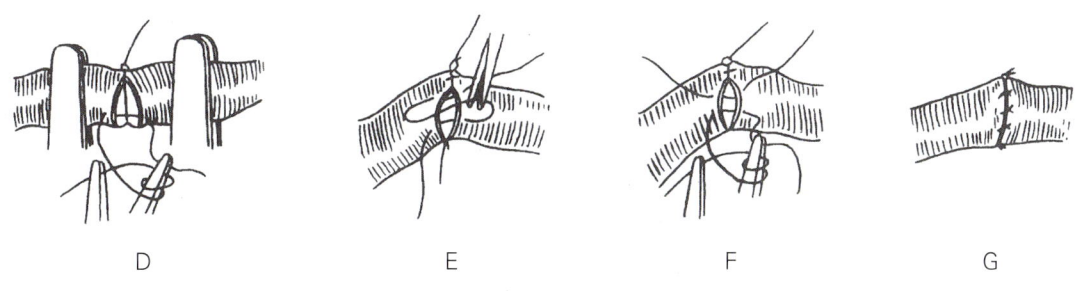

图 19-59　二定点顺序缝合法
A. 二定点顺序缝合法的进针次序　B. 不等距二定点缝合法第 1、2 针定点缝合的两种形式　C、D. 二定点顺序缝合法的定点缝合　E. 第 3 针缝合完成后，第 4、5 针连续缝合，剪断连续缝针　F. 第 4、5 针分别打结　G. 前后壁血管缝合完毕

2. 三定点端端缝合法　在两血管吻合口缘 0°、120° 及 240° 的方位各缝 1 针，使吻合口妥帖对合后打结，每结均剪去一根缝线，留下 10～15mm 长的尼龙线作牵引。然后在第 1、2 针，第 2、3 针及第 3、1 针之间，视管径大小各缝 1～2 针（图 19-60）。三定点缝合法有三个方向的牵引线，可防止缝合到对侧管壁上，特别适用于管壁很薄的内脏静脉的缝合。对于技术不够熟练的医师，其定点不易准确掌握。

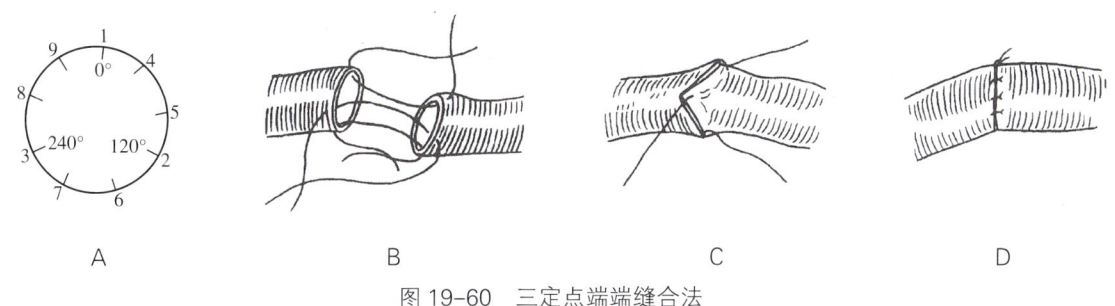

图 19-60　三定点端端缝合法
A. 三定点端端缝合法的进针次序　B. 三针的定点方位　C. 三针定点的牵引方向　D. 缝合完毕

3. 翻转端端缝合法　这是一种手术视野小、血管不易翻转暴露血管后壁时应用的缝合方法。两血管的吻合口均侧翻 90°，先在后壁中点缝合第 1 针，在第 1 针的上、下方分别缝合第 2、3 针及第 4、5 针（图 19-61）。血管后壁缝合完成后再缝合前壁，缝合方法同上。

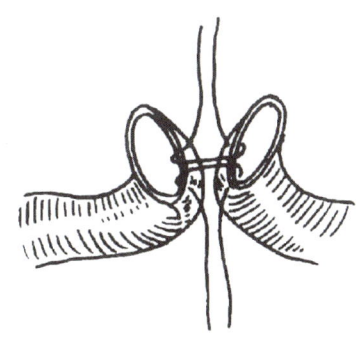

图 19-61　翻转端端缝合法

4. 盘端吻合法　这是一种增加吻合口直径的血管整形技术，由杨东岳（1973）创用。在腹股沟皮瓣游离移植时，由于腹壁浅动脉或旋髂浅动脉过于细小，故设计在股动脉上切取一块盘状动脉壁，以增加腹壁浅动脉或旋髂浅动脉的直径，提高游离皮瓣移植的成功率。股动脉壁的缺损用 6-0～7-0 尼龙线缝合。该方法可作盘端吻合（图 19-62），也可作盘侧吻合（图 19-63）。

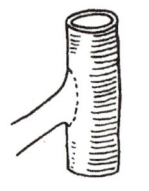 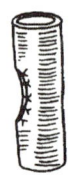 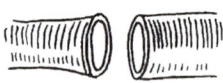 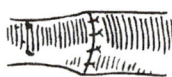

A   B

图 19-62　盘端吻合法
A. 从主干血管上切取盘状动脉壁　B. 盘端吻合

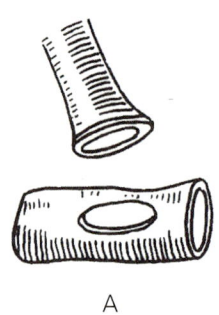 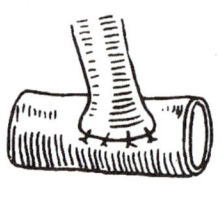

A   B

图 19-63　盘侧吻合法

5. Y形端端吻合法　这是一种增加血管吻合口直径、减少血管吻合次数的血管整形技术，由王炜（1983）创用。最初用于一名4岁女孩的肩胛皮瓣移植手术中，患儿手部皮肤撕脱伤，取对侧肩胛皮瓣游离移植。供区皮瓣有两条伴行静脉，十分细小，直径只有0.3～0.5mm；手部受区的动脉情况尚可，但静脉缺乏，只有一条静脉埋在瘢痕中，直径1mm左右。在此种情况下，采用Y形血管吻接，使供区的两条静脉侧侧吻合成一个吻合口，再与头静脉端端吻合，手术一次成功。以后，这种吻合方式又推广到别的手术。日本学者将此术式推广应用，不仅使供区的血管吻合口合二为一，而且使受区的血管也可以合二为一，再与供区的一条血管作吻合。美国学者也报道了他们应用此术式成功的经验。Y形端端吻合的操作方法如下：去除血管外膜，将两根血管口端修剪成一样齐，在相邻的血管侧壁制成裂口，其长度约为血管直径的1.5倍。将两血管的侧壁裂口作侧侧缝合，先缝合裂口的基底部，再缝合后壁，最后缝合前壁，使两个血管口合并成一个，然后与另一端血管吻合口吻合。缝合时多采用二定点缝合法。吻合完成后三条血管呈Y形（图19-64）。

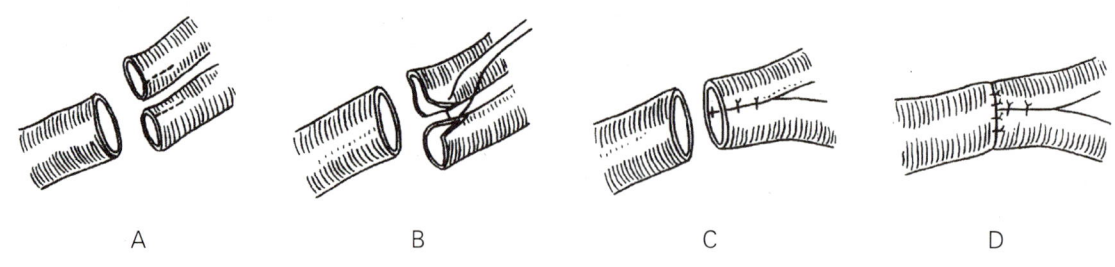

A   B   C   D

图 19-64　Y形端端吻合法
A. 在两根小血管的侧壁制成裂口　B. 将两侧裂口作侧侧吻合　C. 将两根小血管合并成一个吻合口　D. 作Y形端端吻合

6. 等弧端端吻合法　在临床上，端端吻合的两条血管常会遇到血管直径相差较大的情况。如果两条血管的直径之比在1∶1.5的范围内，可采用等弧端端吻合法。血管直径较大的吻合口，针距应宽一些；血管直径较小的吻合口，针距应窄一些，但两者针距的弧度应相等。这样可使大口径的吻合口缩小，小口径的吻合口扩大，从而使两个口径不等的吻合口妥帖对合，防止吻合口漏血或血栓形成（图19-65）。

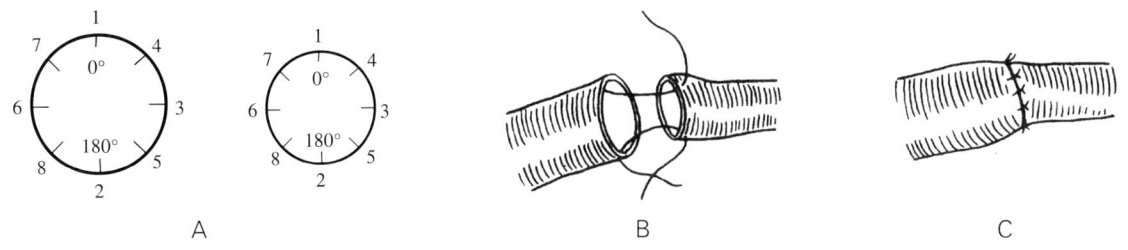

图19-65 等弧端端吻合法
A. 两吻合血管的直径不等，可采用针距不等但弧度相等的缝合法 B. 不同直径血管吻合的两定点缝合法 C. 缝合完毕

7. 斜口对端吻合法 当端端吻合的两条血管直径相差1.5倍以上时，可将较细的血管吻合口剪成斜面，以增加吻合口周径，再与较大口径的血管吻合（图19-66）。

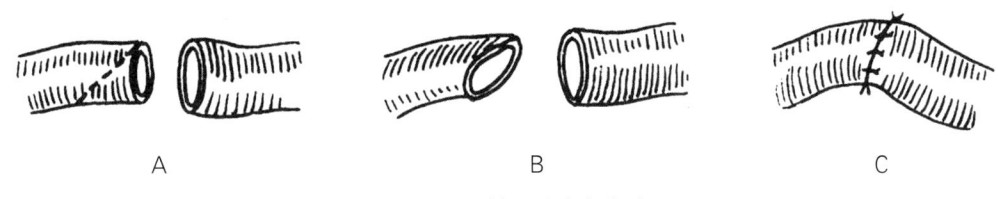

图19-66 斜口对端吻合法
A. 将口径小的血管吻合口剪成斜面 B. 将两吻合口对合 C. 吻合完毕

8. 侧裂口对端吻合法 此法类似于斜口对端吻合法，用于两条吻合血管的直径相差1.5倍以上时。将较细血管端的侧缘剪成裂口，再将裂口修剪成半圆形或椭圆形，以增加吻合口周径，使之与较大口径的血管作对端吻合（图19-67）。

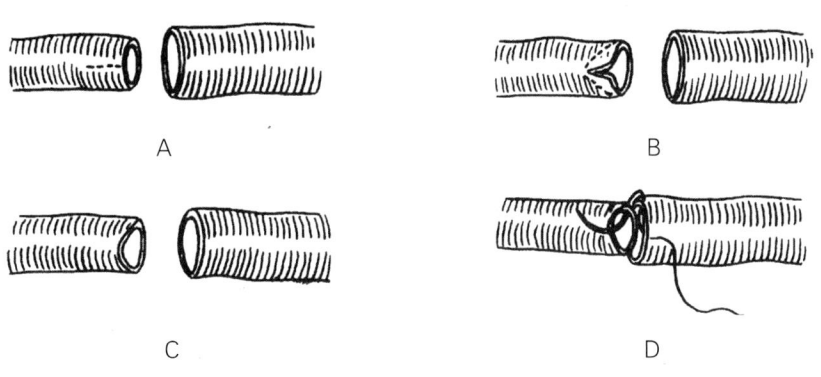

图19-67 侧裂口对端吻合法
A. 在较小血管的侧壁纵行切开 B、C. 切除较小血管的部分侧壁，以增加吻合口的周径 D. 将不同直径的血管作吻合

9. 权口对端吻合法 对于有分支的血管与另一血管吻合时，为了增加血管吻合口的周径，并尽可能避免牺牲吻合血管的长度，可将分支基底部的血管壁膨出部分制成喇叭口形，与另一血管作对端吻合或端侧吻合。其吻合步骤同一般的端端吻合或端侧吻合（图19-68）。

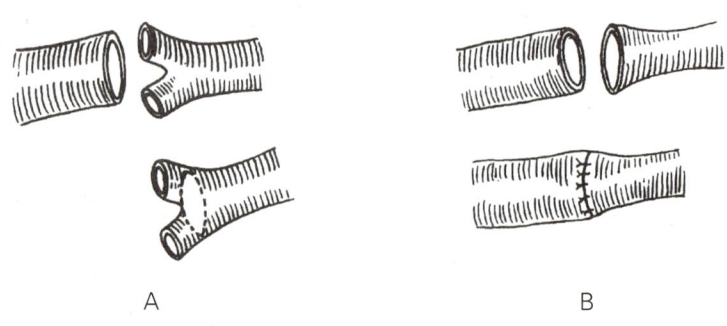

图 19-68　杈口对端吻合法
A. 切除血管分支部，保留基底部　B. 将两血管作端端吻合

10. 斜坡缩口对端吻合法　当两吻合血管的直径相差很大，如两者之比超过1∶3或1∶4时，很难作端端吻合，又无法选择端侧吻合，此时可采用斜坡缩口对端吻合法。笔者（1977）曾遇到1例游离皮瓣移植，前臂受区静脉的直径有3～4mm，而供区静脉的直径只有1mm，只得采用此法，使手术获得成功。O'Brien在其《显微修复外科》一书中（1988）也描述过这种术式，其手术方法是将过于粗大的静脉吻合口予以缩小。如果吻合对端静脉的直径为1mm，则将粗大的静脉端吻合口留出直径1mm的范围剪成平面，其余部分剪成斜坡形，斜坡的角度为45°～60°。斜坡部分采用间断褥式缝合或连续缝合，务必使其血管壁能有效地外翻，防止术后血栓形成。留下的血管剪成平面，与供区静脉作对端吻合（图19-69）。本术式只在特殊情况下使用。

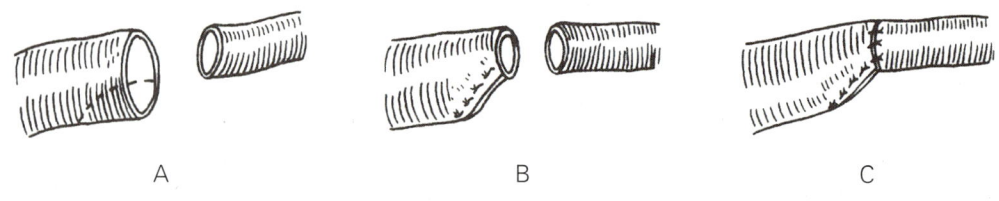

图 19-69　斜坡缩口对端吻合法
A. 将粗口径的静脉吻合口部分管壁切除　B. 切除后的侧壁作间断褥式缝合　C. 将缝窄后的吻合口与另一静脉端吻合

11. 套叠对端吻合法　即将一端血管的吻合口套入另一端血管的管腔内，完成血管吻合，由于吻合时只需缝合2～4针，因此加快了吻合速度（图19-70）。Lauritzen（1978）报道了鼠股动脉套叠对端吻合法实验的通畅率，动脉通畅率为21/21，静脉通畅率为19/21，术后1周内血管内膜愈合。陈中伟等也在实验室及临床上成功地应用此术式作血管对端吻合。

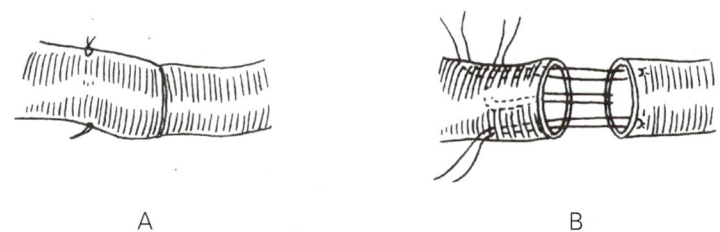

图 19-70　套叠对端吻合法
A. 将一端血管的吻合口套入另一端血管的管腔内　B. 作2～4针间断褥式缝合

（二）端侧吻合法

端侧吻合法适用于两吻合血管的口径悬殊，或受区血管不宜被切断作端端吻合时。

1. 吻合口的制备　端侧吻合通常以供区血管的末端与受区血管的侧壁裂孔吻接。供区血管端常剪成斜面，实验及临床实践均证明，斜面的夹角以45°～60°为最佳；斜面应是顺血流方向，既便于吻合，通畅率又高。受区血管侧壁造成的裂孔为椭圆形，裂口的周径宜略大于供区血管的吻合口周径。制作裂口时，可用显微血管镊子提起血管壁，先去除外膜，再用显微血管剪刀在侧壁上剪出椭圆形裂孔；也可用7-0～8-0无损伤缝针在血管侧壁上缝合一针作为牵引，提起血管壁，再用显微血管剪刀在侧壁上剪出椭圆形裂孔。企图以刀片在血管侧壁上做纵行切口以代替椭圆形裂孔是不可取的，因为血管壁的纵行切口往往因血管壁的弹性而自然闭合，容易引起吻合口狭窄或栓塞。

2. 缝合方法　可采用二定点缝合法或顺序缝合法，前者适用于缝合时血管前后壁易显露的病例；后者则用于缝合时血管后壁不易显露的病例，即先缝合血管后壁中点，然后再顺序缝合后壁及前壁（图19-71）。

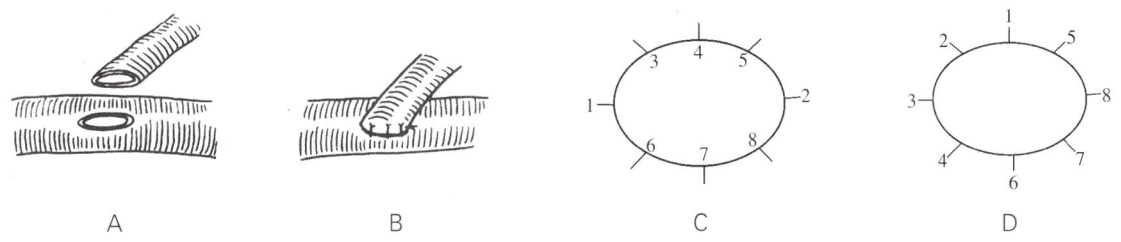

图 19-71　端侧吻合法

A. 在受区血管侧壁制作椭圆形裂孔，将移植血管端剪成45°斜面　B. 血管端侧吻合完毕　C. 二定点端侧缝合法的进针次序　D. 顺序端侧缝合法的进针次序

三　其他显微血管吻合方法

缝合吻合法仍是当今显微血管吻合的首选方法，但缝合吻合法毕竟是手工操作，技术要求高，操作费时，因此改变这种手工操作仍是我们努力的方向。其他显微血管吻合方法有机械吻合法、套管吻合法、黏合吻合法及热凝吻合法等。

（一）机械吻合法

机械吻合法是应用特制的血管吻合器进行血管吻合。早在20世纪50年代，苏联制造了古道夫血管吻合器，即利用订书机原理吻合血管。吻合器的主件是可以离合的两瓣机械吻合钳及血管套环。吻合前，选择口径合适的血管套环，每一套环由两个半环构成，在套环内安放吻合血管的钽合金U形钉，把套环安放在吻合钳上。血管吻合时，将血管吻合口翻套在吻合钳的血管套环上，将吻合钳的两瓣合拢、加压，U形钉即被挤出，穿过吻合口缘，完成血管的对端吻合（图19-72）。应用此器械作血管端端吻合，虽然吻合速度加快，2～3分钟即可完成，但由于机械构造复杂，操作准备时间很长，而且只能吻合直径1.5mm以上的血管，因此难以在临床上推广应用于显微外科。但笔者应用此吻合器吻合小血管获得成功，如果能改进，还是有应用价值的。

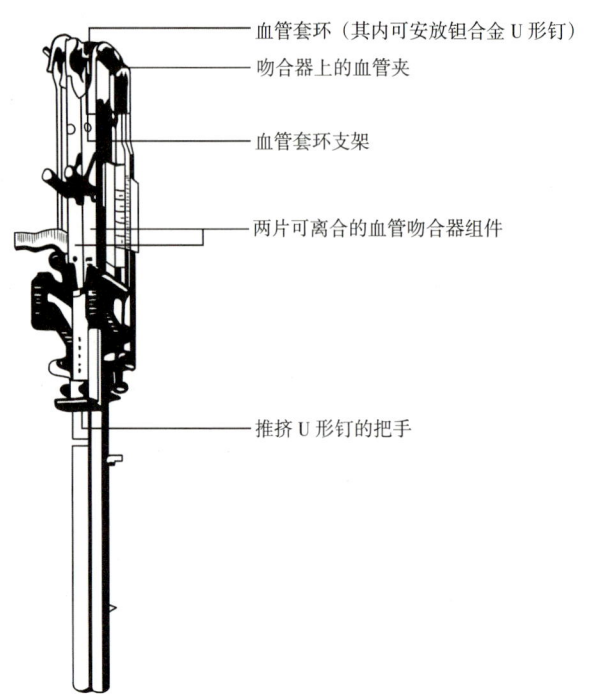

图 19-72 古道夫血管吻合器

日本 Nakayama 血管吻合器是另一种机械套环吻合工具,其器械包括精制的带有钉的套环及可离合的吻合器。吻合血管时,将血管套环安放在吻合器上,使受吻合的血管翻套在套环钉上,将两片吻合器对合、加压,即完成血管吻合,然后拆除血管吻合器(图 19-73)。Obtrup 曾报道选择兔子面后静脉作机械吻合,他认为此法优于缝合法。目前,一个训练有素的医师能用此法在 5~15 分钟内完成直径 1mm 以下血管的吻合,其通畅率可达 100%,因此这种机械吻合法已在临床推广。

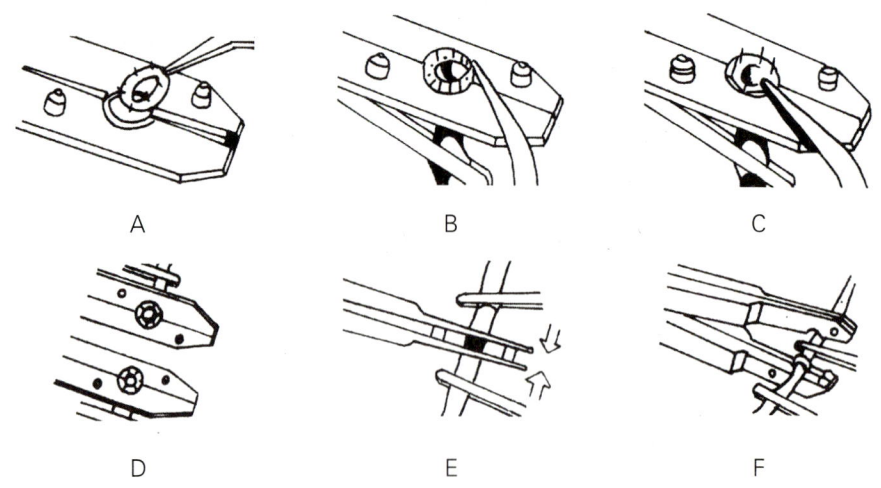

图 19-73 Nakayama 血管吻合器吻合血管的过程
A. 将血管套环安放在吻合器上 B. 将受吻合的血管穿过血管套环,使血管吻合口外翻,套在套环钉上 C. 血管吻合口外翻完成 D、E. 将两片血管吻合器对合、加压,完成血管吻合 F. 移去血管吻合器

瑞典 Berggren(1987)报道了一种新的非离合的血管吻合器,也是由带有钉的血管套环与吻合器两部分组成。但其吻合器的外形如钳状,血管套环放在钳端。将受吻合的血管套在套环上,

关闭两钳端，即使两套环对合，完成血管吻合。Berggren 选用兔子的血管做实验，动脉直径为 1.6~2.4mm，共有 36 个吻合口，术后观察 2~16 周，有 1 条血管完全阻塞，2 条部分阻塞，其余通畅。

（二）套管或套环吻合法

早在 19 世纪中叶就有人提出应用象牙、羽毛管作套管吻合血管，而近代多半是用金属套管，如不锈钢、铝等。由于套管吻合法可使吻合血管的内膜外翻良好，管腔内没有吻合材料暴露，因此通畅率较高。但对于外径在 1.5mm 以下的血管，因管壁不易翻转，吻合较为困难。由于套管法均有套管留在组织内，近年来有人设计了可吸收套管，并在实验室及临床上取得成功。金属套管分为有齿及无齿两种，多半用有齿套管，方法是将血管断端之一伸入套管腔内，将血管内膜翻转套在套管外，然后将另一血管端套在已翻转的血管壁上，并用细丝线结扎（图 19-74）。也有人应用聚乙烯制成血管套管，用于血管吻合。陈中伟等完成的第一例断肢再植中，曾用聚乙烯套管吻合静脉取得成功。血管套环类似于套管，两者的区别仅仅是长度不同。血管套环也可分为有齿及无齿两种。此法虽然进行了很多实验性研究，并有少数应用于临床，但终未得到推广应用。

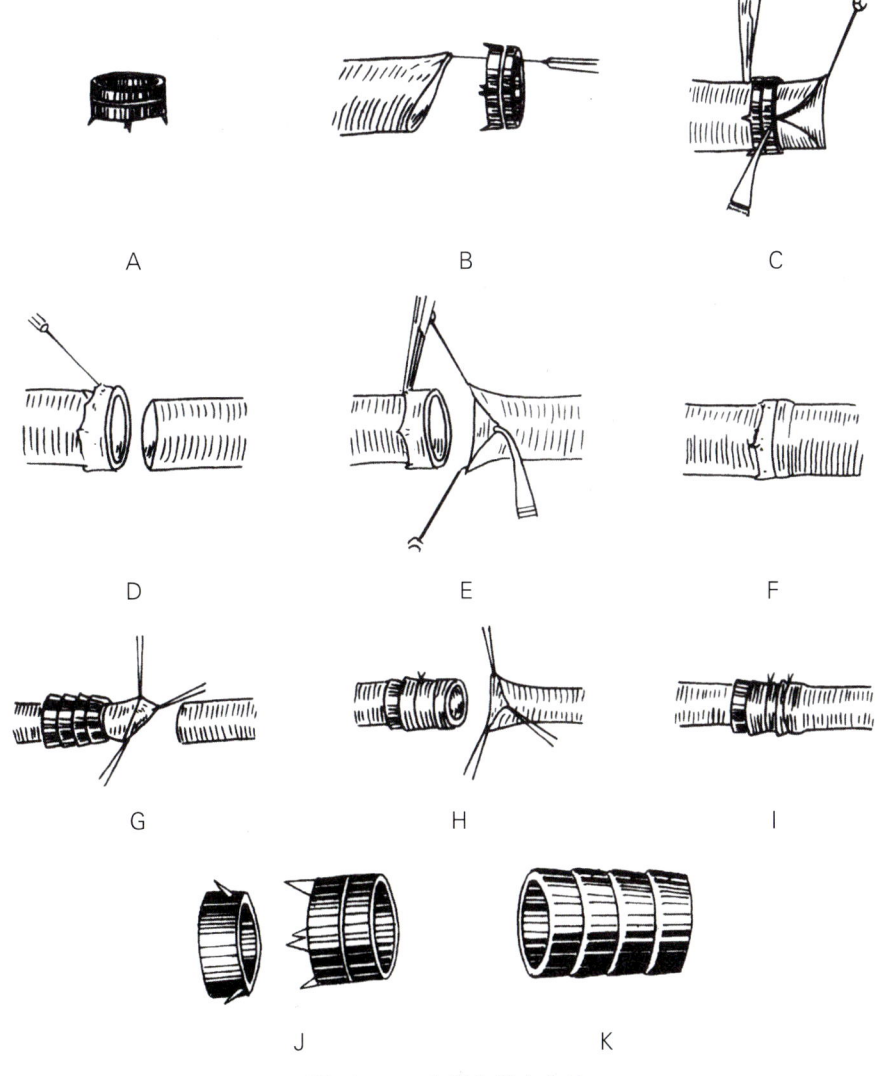

图 19-74　血管套管吻合法

A~F. 有齿套管吻合法　G~I. 有槽套管吻合法　J. 有齿套管　K. 无齿套管

（三）黏合吻合法

黏合吻合法即采用黏合剂黏合血管吻合口，以完成血管吻合。多半采用α氰基丙烯酸酯类做实验，但该类药物毒性较大，效果不良。目前需研究出生物毒性较小的黏合剂，黏合吻合法才能推进一步。

（四）热凝吻合法

目前有人应用激光及电热凝固完成血管吻合，特别是激光吻合法已在实验室取得成功，并有部分人已将其用于临床。这是一项有发展前途的吻合方法。

四 显微血管移植

在显微外科临床中，无论是断肢（指）的再植、血管创伤的修复、皮瓣的游离移植，还是其他各类组织器官的移植，常会遇到吻合血管短缺的情况，必须采用血管移植修复。勉强在高张力下缝合必然导致血栓形成，手术失败，这是手术所禁忌的。

血管缺损的修复包括动脉缺损和静脉缺损的修复。在实践中，应将血管切断后的自然张力回缩与血管缺损区别开来。正常情况下动脉切断后，其间隙通常在1cm以内，当术者将两端血管对合时应该是无张力的；如果是血管缺损，则其间隙往往超过1cm，术者将两端血管对合时可出现张力。这时可将两端血管长距离游离，改变血管的行径，变"弯路"为"直路"，使两断端接近，有时能够奏效，但一般有经验的临床医师仍愿意尽早采用血管移植修复缺损。

血管移植最为常见的是用静脉移植修复动脉或静脉缺损，也可以利用废置的动脉移植修复动脉或静脉缺损。至于人造血管的应用，在显微外科临床上及实验室中均未取得较肯定的效果，故目前尚未广泛应用。

（一）显微静脉移植

在临床显微外科中，遇有动脉或静脉缺损时，常选用静脉移植，因为静脉移植供区广泛，取材技术简便，有各种口径的血管可供切取，切取后对供区损害较小，而且移植静脉的血管痉挛易于解除。直径1mm以上的小静脉移植后，血管吻合的通畅率可达100%。

1. 显微静脉移植的供区选择　可供移植的静脉几乎遍及全身。在手部的显微外科手术中，常在前臂屈侧或腕部屈侧切取静脉，此处静脉多，直径有粗有细，分支较少，血管壁较薄，较少受到静脉穿刺的损害。同时，前臂屈侧或腕部屈侧作为移植静脉的供区时，可采用横切口，术后瘢痕少。前臂伸侧、腕部伸侧也有较多的静脉可供移植，但此处静脉直径较大，管壁也较厚。相对而言，伸侧作供区时术后瘢痕较为显露。

在下肢或躯干部做显微外科手术时，足背浅静脉的分支、大、小隐静脉及其属支均可供移植。在肠段移植修复食管缺损的显微外科手术中，或在面部创伤、畸形的显微外科修复中，可用颈外静脉、面后静脉移植修复动脉或静脉缺损。

静脉移植供区选择的注意事项如下：

（1）静脉移植供区部位的皮肤、皮下组织良好，无新鲜或陈旧的深层组织损伤，无感染迹象，无局部放射性损伤或电击伤史，无静脉炎或反复静脉穿刺的病史。

（2）术前用手指触摸移植静脉，凡是静脉壁柔软、弹性和充盈良好、没有硬结的，均是良好的静脉移植供区。冬季因寒冷可致表浅血管痉挛而出现索条状硬结，局部热敷后能恢复血管弹性和充盈状况时，仍可供移植。

（3）用双指法测试移植静脉的血流方向，看血流是否畅通，而且可查出静脉瓣的部位。静脉移植时，应避免在血管吻合口处有静脉瓣存在。

（4）移植静脉的切取宜就地取材，并在身体的隐蔽区域，以减少切口瘢痕显露于体表。

（5）供区静脉的直径应与受区缺损血管的直径相近。一般而言，移植静脉的直径宜略大于缺损血管的直径，避免管径偏小。

2. 显微静脉移植的外科技术

（1）在肢体或身体其他部位用亚甲蓝描绘出要切取静脉的行径路线，采用符合于皮纹的切口或Z形切口暴露静脉。

（2）如果移植静脉的供区在肢体时，应使用止血带，保证手术在无血情况下进行。

（3）移植静脉切取后，其长度有30%左右的回缩，因此用其修复动脉缺损时，其长度应比缺损动脉的实际长度长30%。又由于静脉本身具有22%的伸展性（Pribaz，1983），因此用其修复静脉缺损时，其长度只需略长于放松状况下静脉缺损的间隙即可。

（4）移植静脉的全长暴露后，用3-0～5-0丝线仔细结扎静脉的每一分支。由于血管缺损可能是多处的，因此移植静脉的总长度是多处血管缺损的长度之和。

（5）切取下来的移植静脉用于修复动脉缺损时应予倒置，以防止移植静脉内存在的静脉瓣，影响血流通过；用于修复静脉缺损时则其方向不变。为了使移植静脉切下后容易识别其近、远心端，应在其近心端用3-0丝线结扎作为标志。

（6）移植静脉切取后有时会出现较严重的血管痉挛，应予以解除。以液压扩张法最为简单有效，也可采用热敷、化学药物等方法。

（7）移植静脉是在塌陷、不充盈的状况下进行血管吻合的，有时可发生移植血管扭曲而不易被发现，特别是修复较长距离的血管缺损时更容易发生，因此术者应仔细检查血管，防止扭曲。

（8）跨越关节的静脉移植，除了要适当增加移植血管的长度外，术后应防止关节活动，可用夹板或克氏针内固定7～10天。

（二）显微动脉移植

显微动脉移植在临床上较少被选用，有关的文献报道也较少。动脉移植除了供区较少外，切取下来的移植动脉有时可出现严重的痉挛，且不易解除。在临床上多半选用废弃的手指动脉或肢体动脉作移植，以修复动脉缺损。O'Brien（1979）曾在兔子身上进行实验，用动脉移植修复静脉缺损，发现其术后通畅率与静脉移植相等。

（三）显微人造血管移植

很多人对人造血管移植在显微外科的应用进行了实验性研究。Parsa及Spira（1979）用直径1mm、长5mm的聚四氟乙烯（PTFE）人造血管修复鼠的股动脉及静脉缺损，观察6周，其通畅率为0%。Lidman（1980）采用内径1～3mm的PTFE人造血管在兔、狗及鼠身上进行实验，其移植后的通畅率为23%（14/60）；用直径1.8mm的人造血管作兔颈动脉缺损的修复，通畅率为83%（10/12），并且认为，肝素化或缝合方法的改进不能提高移植血管的通畅率。O'Brien将直径1mm、长8mm的PTFE人造血管移植到鼠股动脉上，其通畅率为80%，平均观察时间为40天。由此可见，显微人造血管移植目前尚处于实验室研究阶段，未能用于临床。

（王炜　李青峰）

参考文献

[1] Murphy J B. Resection of arteries and veins injured in continuity: end-to-end suture. Experimental and clinical research[J]. Med Rec,1897,51:73-88.

[2] Carrel A. La technique operatoire des anastomoses vasculaires et la transplantation des visceres[J]. Lyon Med, 1902,98:859-864.

[3] Höpfner E. Über gefässnhaht, gefässtransplantationen und replantation von amputierten extremitäten[J]. Arch Klin Chir,1903,70:417-471.

[4] Claude G C. Blood-vessel surgery and its applications[J]. J Am Med Assoc,1912,lviii(20):1532.

[5] McLean J. The thromboplastic action of cephalin[J]. Am J Physiol,1916,41:250-257.

[6] Howell W H,Holt E. Two new factors in blood coagulation—heparin and proantithrombin[J]. Am J Physiol, 1918,47:328-341.

[7] Charles A F,Scott D A. Studies on heparin I: the preparation of heparin[J]. J Biol Chem, 1933, 102(2): 425-429.

[8] Nylen C O. The microscope in aural surgery: its first use and later development[J]. Acta Otolaryngol,1954, 43(Suppl 116):226-240.

[9] Widstrand A. Svenska Laekareior dochbild-Portraet galleri med biografiskauppgifleroever nu levandesvenskalaekare [M]. Stockholm:Biografiskt Galleri A-B,1939.

[10] Stahle J. Carl Olof Nylen (1892 – 1978): Den foersteatttil-laempaotomikroskopi[J]. Sven Oenh-Tidskr, 2005,3:44.

[11] Holmgren G. Some experiences in the surgery of otosclerosis[J]. Acta Otolaryngol,1923,5:460-466.

[12] Harms H. Augenoperationen unter dem binokularen Mikroskop[J]. Ber Dtsch Ophthalmol Ges,1954,58: 119-122.

[13] Barraquer J I. The microscope in ocular surgery[J]. Am J Ophthalmol,1956,42(6):916-918.

[14] Donaghy R M P,YasArgil M G. Micro-vascular surgery: report of first conference, Oct. 6-7, 1966, Mary Fletcher Hospital[M]. Burlington:Thieme Mosby,1967:4-14,126.

[15] Jacobson J H,Suarez E L. Microsurgery in anastomosis of small vessels[J]. Surg Forum,1960,11:243-245.

[16] Tamai S, Usui M, Yoshizu T. Experimental and clinical reconstructive microsurgery[M]. New York: Springer,2003:5.

[17] Tamai S. History of microsurgery[J]. Plast Reconstr Surg,2009,124(6 Suppl):e282-e294.

[18] Comroe J H Jr. Retrospectroscope: insights into medical discovery[M]. Menlo Park:Von Gehr Press,1977.

[19] Littmann H. A new surgical microscope[J]. Klin Monbl Augenheilkd Augenarztl Fortbild, 1954, 124(4): 473-476.

[20] Troutman R C. The operating microscope in ophthalmic surgery[J]. Trans Am Ophthalmol Soc,1965,63: 335-348.

[21] Snyder C C,Knowles R P,Mayer P W,et al. Extremity replantation[J]. Plast Reconstr Surg,1960,26:251-263.

[22] Lapchinsky A G. Recent results of experimental transplantation of preserved limbs and kidneys and possible use of this technique in clinical practice[J]. Ann N Y Acad Sci,1960,87:539-571.

[23] Onji Y,Murai Y,Tamai S,et al. Experimental surgery on resuscitation and reunion of amputated or nearly amputated leg[J]. Plast Reconstr Surg,1963,31:151-165.

[24] Onji Y,Tamai S,Akiyama H,et al. The possibility of salvaging an amputated extremity[J]. Clin Orthop Relat Res,1964,32:87-92.

[25] Malt R A,McKhann C. Replantation of severed arms[J]. JAMA,1964,189:716-722.

[26] Kleinert H E,Kasdan M L. Anastamosis of digital vessels[J]. J Ky Med Assoc,1965,63:106-108.

[27] Chen C W, Chien Y C, Pao Y S. Salvage of the forearm following complete traumatic amputation: report of a case[J]. Chin Med J, 1963, 82: 633-638.

[28] Buncke H J Jr, Schulz W P. Experimental digital amputation and reimplantation[J]. Plast Reconstr Surg, 1965, 36: 62-70.

[29] Buncke H J Jr, Buncke C M, Schulz W P. Immediate Nicoladoni procedure in the Rhesus monkey, or hallux-to-hand transplantation, utilising microminiature vascular anastomoses[J]. Br J Plast Surg, 1966, 19(4): 332-337.

[30] Buncke H J Jr, Schulz W P. Total ear reimplantation in the rabbit utilising microminiature vascular anastomoses[J]. Br J Plast Surg, 1966, 19(1): 15-22.

[31] Komatsu S, Tamai S. Successful replantation of a completely cut-off thumb: case report[J]. Plast Reconstr Surg, 1968, 42(4): 374-377.

[32] Tamai S, Komatsu S, Sakamoto H, et al. Free muscle transplants in dogs, with microsurgical neurovascular anastomoses[J]. Plast Reconstr Surg, 1970, 46(3): 219-225.

[33] Smith J W. Microsurgery of peripheral nerves[J]. Plast Reconstr Surg, 1964, 33: 317-329.

[34] Bora F W Jr. Peripheral nerve repair in cats. The fascicular stitch[J]. J Bone Joint Surg Am, 1967, 49(4): 659-666.

[35] Hakstian R W. Funicular orientation by direct stimulation. An aid to peripheral nerve repair[J]. J Bone Joint Surg Am, 1968, 50(6): 1178-1186.

[36] Ito J, Hirotani H, Yamamoto K. Peripheral nerve repairs by the funicular suture technique[J]. Acta Orthop Scand, 1976, 47(3): 283-289.

[37] Krizek T J, Tani T, Desprez J D, et al. Experimental transplantation of composite grafts by microsurgical vascular anastomoses[J]. Plast Reconstr Surg, 1965, 36(5): 538-546.

[38] Tamai S, Sasauchi N, Hori Y, et al. Microvascular surgery in orthopaedics and traumatology[J]. J Bone Joint Surg Br, 1972, 54(4): 637-647.

[39] Yoshii T, Tamai S, Mizumoto S, et al. A new disposable microvascular double clip[J]. J Reconstr Microsurg, 1987, 3(2): 133-136.

[40] Chen Z W, Yang D Y, Chang D S. Microsurgery[M]. New York: Springer, 1982: 143.

[41] Cobbett J R. Free digital transfer: Report of a case of transfer of a great toe to replace an amputated thumb[J]. J Bone Joint Surg Br, 1969, 51(4): 677-679.

[42] Strauch B, Bloomberg A E, Lewin M L. An experimental approach to mandibular replacement: island vascular composite rib grafts[J]. Br J Plast Surg, 1971, 24(4): 334-341.

[43] Daniel G, Entin M A, Kahn D S. Autogenous transplantation in the dog of metacarpophalangeal joint with preserved neurovascular bundle[J]. Can J Surg, 1971, 14(4): 253-259.

[44] Fujino T, Harashina T, Mikata A. Autogenous en bloc transplantation of the mammary gland in dogs, using microsurgical technique[J]. Plast Reconstr Surg, 1972, 50(4): 376-381.

[45] McLean D H, Buncke H J Jr. Autotransplant of omentum to a large scalp defect, with microsurgical revascularization[J]. Plast Reconstr Surg, 1972, 49(3): 268-274.

[46] Harii K, Omori K, Omori S. Successful clinical transfer of ten free flaps by microvascular anastomoses[J]. Plast Reconstr Surg, 1974, 53(3): 259-270.

[47] Daniel R K, Taylor G I. Distant transfer of an island flap by microvascular anastomoses. A clinical technique[J]. Plast Reconstr Surg, 1973, 52(2): 111-117.

[48] O'Brien B McC. Microvascular reconstructive surgery[M]. New York: Churchill Livingstone, 1977.

[49] Research Laboratory for Replantation of Severed Limbs, Shanghai Sixth People's Hospital. Free muscle transplantation by microsurgical neurovascular anastomoses: report of a case[J]. Chin Med J, 1976, 2(1): 47-50.

[50] Harii K, Ohmori K, Torii S. Free gracilis muscle transplantation, with microneurovascular anastomoses for the treatment of facial paralysis. A preliminary report[J]. Plast Reconstr Surg, 1976, 57(2): 133-143.

[51] Ueba Y, Fujikawa S. Vascularized fibula grafts to neurofiblomatosis of the ulna: a 9-year follow up[J]. Orthop Surg Traumatol,1983,26:595-600.

[52] Taylor G I, Miller G D, Ham F J. The free vascularized bone graft. A clinical extension of microvascular techniques[J]. Plast Reconstr Surg,1975,55(5):533-544.

[53] Miller G D, Anstee E J, Snell J A. Successful replantation of an avulsed scalp by microvascular anastomoses[J]. Plast Reconstr Surg,1976,58(2):133-136.

[54] McCraw J B, Furlow L T Jr. The dorsalis pedis arterialized flap. A clinical study[J]. Plast Reconstr Surg, 1975,55(2):177-185.

[55] Baudet J, Guimberteau J C, Nascimento E. Successful clinical transfer of two free thoraco-dorsal axillary flaps [J]. Plast Reconstr Surg,1976,58(6):680-688.

[56] James N J. Survival of large replanted segment of upper lip and nose. Case report[J]. Plast Reconstr Surg, 1976,58(5):623-625.

[57] Tamai S, Nakamura Y, Motomiya Y. Microsurgical replantation of a completely amputated penis and scrotum: case report[J]. Plast Reconstr Surg,1977,60(2):287-291.

[58] Cohen B E, May J W Jr, Daly J S, et al. Successful clinical replantation of an amputated penis by microneurovascular repair. Case report[J]. Plast Reconstr Surg,1977,59(2):276-280.

[59] Taylor G I, Watson N. One-stage repair of compound leg defects with free, revascularized flaps of groin skin and iliac bone[J]. Plast Reconstr Surg,1978,61(4):494-506.

[60] Hill H L, Nahai F, Vasconez L O. The tensor fascia lata myocutaneous free flap[J]. Plast Reconstr Surg, 1978,61(4):517-522.

[61] Zhong-Wei C, Meyer V E, Kleinert H E, et al. Present indications and contraindications for replantation as reflected by long-term functional results[J]. Orthop Clin North Am,1981,12(4):849-870.

[62] Weiland A J, Villarreal-Rios A, Kleinert H E, et al. Replantation of digits and hands: analysis of surgical techniques and functional results in 71 patients with 86 replantations[J]. J Hand Surg Am,1977,2(1):1-12.

[63] O'Brien B McC. Microvascular reconstructive surgery[M]. New York: Churchill Livingstone, 1977:124-181.

[64] Tamai S. Twenty years' experience of limb replantation—review of 293 upper extremity replants[J]. J Hand Surg Am,1982,7(6):549-556.

[65] Millesi H, Meissl G, Berger A. The interfascicular nerve-grafting of the median and ulnar nerves[J]. J Bone Joint Surg Am,1972,54(4):727-750.

[66] Millesi H. Microsurgery of peripheral nerves[J]. Hand,1973,5(2):157-160.

[67] Terzis J, Faibisoff B, Williams B. The nerve gap: suture under tension vs. graft[J]. Plast Reconstr Surg,1975, 56(2):166-170.

[68] Williams H B, Terzis J K. Single fascicular recordings: an intraoperative diagnostic tool for the management of peripheral nerve lesions[J]. Plast Reconstr Surg,1976,57(5):562-569.

[69] Samii H, Wallenberg R. Tierexperimentelle Untersuchun-gen überden Einfluss der Spannung auf den Regenera-tionserfolgnachNervennaht[J]. Acta Neurochir,1972,27:87.

[70] Brunelli G, Brunelli L M. Long-term results of nerve sutures and grafts[J]. Microsurg,1979,1:27.

[71] Millesi H, Meissl G, Berger A. Further experience with interfascicular grafting of the median, ulnar, and radial nerves[J]. J Bone Joint Surg Am,1976,58(2):209-218.

[72] Urbaniak J R, Evans J P, Bright D S. Microvascular management of ring avulsion injuries[J]. J Hand Surg Am,1981,6(1):25-30.

[73] Furnas D W, Achauer B M. Microsurgical transfer of the great toe to the radius to provide prehension after partial avulsion of the hand[J]. J Hand Surg Am,1983,8(4):453-460.

[74] Morrison W A, O'Brien B M, MacLeod A M. Thumb reconstruction with a free neurovascular wrap-around flap from the big toe[J]. J Hand Surg Am,1980,5(6):575-583.

[75] Wei F C, Chen H C, Chuang D C, et al. Second toe wrap-around flap[J]. Plast Reconstr Surg, 1991, 88(5):837-843.

[76] Tsai T M, Jupiter J B, Kutz J E, et al. Vascularized autogenous whole joint transfer in the hand—a clinical study[J]. J Hand Surg Am, 1982, 7(4):335-342.

[77] Vilkki S K. Advances in microsurgical reconstruction of the congenitally adactylous hand[J]. Clin Orthop Relat Res, 1995, 314:45-58.

[78] Gilbert A, Teot L. The free scapular flap[J]. Plast Reconstr Surg, 1982, 69(4):601-604.

[79] Chen Z W, Yan W. The study and clinical application of the osteocutaneous flap of fibula[J]. Microsurgery, 1983, 4(1):11-16.

[80] Yoshimura M, Imura S, Shimamura K, et al. Peroneal flap for reconstruction in the extremity: preliminary report[J]. Plast Reconstr Surg, 1984, 74(3):402-409.

[81] Koshima I, Soeda S. Inferior epigastric artery skin flaps without rectus abdominis muscle[J]. Br J Plast Surg, 1989, 42(6):645-648.

[82] Godina M. Early microsurgical reconstruction of complex trauma of the extremities[J]. Plast Reconstr Surg, 1986, 78(3):285-292.

[83] Gu Y D, Wu M M, Zhen Y L, et al. Phrenic nerve transfer for brachial plexus motor neurotization[J]. Microsurgery, 1989, 10(4):287-289.

[84] Akasaka Y, Hara T, Takahashi M. Free muscle transplantation combined with intercostal nerve crossing for reconstruction of elbow flexion and wrist extension in brachial plexus injuries[J]. Microsurgery, 1991, 12(5):346-351.

[85] Doi K, Sakai K, Ihara K, et al. Reinnervated free muscle transplantation for extremity reconstruction[J]. Plast Reconstr Surg, 1993, 91(5):872-883.

[86] Doi K, Sakai K, Kuwata N, et al. Double free-muscle transfer to restore prehension following complete brachial plexus avulsion[J]. J Hand Surg Am, 1995, 20(3):408-414.

[87] Nakayama Y, Soeda S, Kasai Y. Flaps nourished by arterial inflow through the venous system: an experimental investigation[J]. Plast Reconstr Surg, 1981, 67(3):328-334.

[88] Ji S Y, Chia S L, Cheng H H. Free transplantation of venous network pattern skin flap: an experimental study in rabbits[J]. Microsurgery, 1984, 5(3):151-159.

[89] Honda T, Nomura S, Yamauchi S, et al. The possible applications of a composite skin and subcutaneous vein graft in the replantation of amputated digits[J]. Br J Plast Surg, 1984, 37(4):607-612.

[90] Lin C H, Levin L S. Free flap expansion using balloon-assisted endoscopic technique[J]. Microsurgery, 1996, 17(6):330-336.

[91] Buntic R F, Buncke H J. Successful replantation of an amputated tongue[J]. Plast Reconstr Surg, 1998, 101(6):1604-1607.

[92] Dubernard J M, Owen E, Herzberg G, et al. Human hand allograft: report on first 6 months[J]. Lancet, 1999, 353(9161):1315-1320.

[93] Jones J W, Gruber S A, Barker J H, et al. Successful hand transplantation. One-year follow-up. Louisville Hand Transplant Team[J]. N Engl J Med, 2000, 343(7):468-473.

[94] Devauchelle B, Badet L, Lengelé B, et al. First human face allograft: early report[J]. Lancet, 2006, 368(9531):203-209.

[95] Lutz B S, Wei F C. Basic principles on toe-to-hand transplantation[J]. Chang Gung Med J, 2002, 25(9):568-576.

[96] Rinker B, Vasconez H C, Mentzer R M Jr. Replantation: past, present, and future[J]. J Ky Med Assoc, 2004, 102(6):247-253.

[97] Mustoe T A, Han H. The effect of new technologies on plastic surgery[J]. Arch Surg, 1999, 134(11):1178-1183.

[98] Colonna M R, Teot L, Giovannini U M, et al. An active intervention on flap vasculature: flap prefabrication by pedicle implantation, delay, pre-expansion, pre-grafting, tissue engineering, biomaterials and perforators surgery[J]. Ann Ital Chir, 2002, 73(1): 71-74.

[99] Tan B K, Chen H C, He T M, et al. Flap prefabrication—the bridge between conventional flaps and tissue-engineered flaps[J]. Ann Acad Med Singapore, 2004, 33(5): 662-666.

[100] Kawamura K, Yajima H, Ohgushi H, et al. Experimental study of vascularized tissue-engineered bone grafts[J]. Plast Reconstr Surg, 2006, 117(5): 1471-1479.

[101] Tanaka Y, Sung K C, Fumimoto M, et al. Prefabricated engineered skin flap using an arteriovenous vascular bundle as a vascular carrier in rabbits[J]. Plast Reconstr Surg, 2006, 117(6): 1860-1875.

[102] Polykandriotis E, Arkudas A, Euler S, et al. Prevascularisation strategies in tissue engineering (in German)[J]. Handchir Mikrochir Plast Chir, 2006, 38(4): 217-223.

[103] Fansa H, Keilhoff G, Wolf G, et al. Tissue engineering of peripheral nerves: A comparison of venous and acellular muscle grafts with cultured Schwann cells[J]. Plast Reconstr Surg, 2001, 107(2): 485-496.

[104] Dahlin L B, Lundborg G. Use of tubes in peripheral nerve repair[J]. Neurosurg Clin N Am, 2001, 12(2): 341-352.

[105] Lundborg G. Alternatives to autologous nerve grafts[J]. Handchir Mikrochir Plast Chir, 2004, 36(1): 1-7.

[106] Nakamura T, Inada Y, Fukuda S, et al. Experimental study on the regeneration of peripheral nerve gaps through a polyglycolic acid-collagen (PGA-collagen) tube[J]. Brain Res, 2004, 1027(1-2): 18-29.

[107] Inada Y, Morimoto S, Moroi K, et al. Surgical relief of causalgia with an artificial nerve guide tube: Successful surgical treatment of causalgia (Complex Regional Pain Syndrome Type II) by in situ tissue engineering with a polyglycolic acid-collagen tube[J]. Pain, 2005, 117(3): 251-258.

[108] Neligan P C, Gurtner G C. Plastic surgery: Volume 1 Principles[M]. 3rd ed. Philadelphia: Elsevier Science, 2012.

[109] By E, Wei F C, Samir Mardini M. Flaps and reconstructive surgery[J]. Saunders, 2009, 127(1): 475-476.

[110] Fang F, Chung K C. An evolutionary perspective on the history of flap reconstruction in the upper extremity[J]. Hand Clin, 2014, 30(2): 109-122.

[111] Wallace C G, Wei F C. The current status, evolution and future of facial reconstruction[J]. Chang Gung Med J, 2008, 31(5): 441-449.

[112] Habal MB. Plastic and reconstructive surgery: perspectives on recent advances[J]. South Med J, 1986, 79(3): 299-302.

[113] Hardesty R A. Plastic surgery[J]. J Am Coll Surg, 1998, 186(2): 212-218.

[114] Schuind F. Hand transplantation and vascularized composite tissue allografts in orthopaedics and traumatology[J]. Orthop Traumatol Surg Res, 2010, 96(3): 283-290.

[115] Chim H, Amer H, Mardini S, et al. Vascularized composite allotransplant in the realm of regenerative plastic surgery[J]. Mayo Clin Proc, 2014, 89(7): 1009-1020.

[116] Fischer S, Lian C G, Kueckelhaus M, et al. Acute rejection in vascularized composite allotransplantation[J]. Curr Opin Organ Transplant, 2014, 19(6): 531-544.

[117] Pomahac B, Gobble R M, Schneeberger S. Facial and hand allotransplantation[J]. Cold Spring Harb Perspect Med, 2014, 4(3): pii: a015651.

[118] Salama A D, Womer K L, Sayegh M H. Clinical transplantation tolerance: many rivers to cross[J]. J Immunol, 2007, 178(9): 5419-5423.

[119] Khalifian S, Brazio P S, Mohan R, et al. Facial transplantation: the first 9 years[J]. Lancet, 2014, 384(9960): 2153-2163.

[120] Jank B J, Xiong L, Moser P T, et al. Engineered composite tissue as a bioartificial limb graft[J]. Biomaterials, 2015, 61: 246-256.

[121] Katari R S, Peloso A, Orlando G. Tissue engineering[J]. Adv Surg, 2014, 48: 137-154.

[122] Muylaert D E, Fledderus J O, Bouten C V, et al. Combining tissue repair and tissue engineering: bioactivating implantable cell-free vascular scaffolds[J]. Heart, 2014, 100(23): 1825-1830.

[123] Lorenz H P, Hedrick M H, Chang J, et al. The impact of biomolecular medicine and tissue engineering on plastic surgery in the 21st century[J]. Plast Reconstr Surg, 2000, 105(7): 2467-2481.

[124] Wong V W, Rustad K C, Longaker M T, et al. Tissue engineering in plastic surgery: a review[J]. Plast Reconstr Surg, 2010, 126(3): 858-868.

[125] Sterodimas A, De Faria J, Correa W E, et al. Tissue engineering in plastic surgery: an up-to-date review of the current literature[J]. Ann Plast Surg, 2009, 62(1): 97-103.

[126] Cassell O C, Hofer S O, Morrison W A, et al. Vascularisation of tissue-engineered grafts: the regulation of angiogenesis in reconstructive surgery and in disease states[J]. Br J Plast Surg, 2002, 55(8): 603-610.

[127] Murphy S V, Atala A. 3D bioprinting of tissues and organs[J]. Nat Biotechnol, 2014, 32(8): 773-785.

[128] Lee V, Singh G, Trasatti J P, et al. Design and fabrication of human skin by three-dimensional bioprinting[J]. Tissue Eng Part C Methods, 2014, 20(6): 473-484.

[129] Behr B, Ko S H, Wong V W, et al. Stem cells[J]. Plast Reconstr Surg, 2010, 126(4): 1163-1171.

[130] McArdle A, Senarath-Yapa K, Walmsley G G, et al. The role of stem cells in aesthetic surgery: fact or fiction?[J]. Plast Reconstr Surg, 2014, 134(2): 193-200.

[131] Sterodimas A, de Faria J, Nicaretta B, et al. Tissue engineering with adipose-derived stem cells (ADSCs): current and future applications[J]. J Plast Reconstr Aesthet Surg, 2010, 63(11): 1886-1892.

[132] Tevlin R, Atashroo D, Duscher D, et al. Impact of surgical innovation on tissue repair in the surgical patient[J]. Br J Surg, 2015, 102(2): e41-e55.

第二十章
超级显微外科技术和穿支皮瓣的解剖研究

第一节 超级显微外科技术

一 "超级显微外科"概念的提出

"超级显微外科"这一名称于1997年由一位国外医师提出,其实据笔者所知,中国学者的超级显微外科实践可追溯到1966年。

对解剖更深入的了解和手术技术的进步将显微再造手术推向了一个新的发展阶段,目前再造外科医师能够完成之前被认为是无法完成的、相当复杂的手术,如吻合直径小于0.5mm的血管等,这些高难度手术在文献报道中被称为超级显微外科。"超级显微外科"的概念是Koshima(1997)在比利时举办的第一届国际穿支皮瓣会议上提出的,从那时起,这项技术的普及度得到了极大提高,通过近些年涌现出来的大量关于超级显微外科的文献就可以看出。其原因主要是超级显微外科技术能保证以最小的供区损害为前提完成小口径血管吻合进行皮瓣游离移植。目前得到公认的是,"超级显微外科"是反映极其精细的手术技术的名称。依据Koshima的理论,超级显微外科是指口径在0.3~0.8mm的微血管和单一神经束的吻合技术。这项技术的临床应用范围正在不断扩大,目前包括淋巴水肿治疗、神经再造、断指再植及重建、显微外科皮瓣补救、游离组织移植等。超级显微外科是一项作用强大的再造工具,外科医师需要掌握大量的手术技巧并进行深入的研究才能够掌握这一技术。虽然现在仅有少数显微外科医师在应用这项技术,但是在不久的将来,超级显微外科将会进入常规显微外科的行列。

"超级显微外科"的概念有其难以界定性,其内涵通常包括:一是对于口径小于0.3mm的微血管的吻合;二是指一般认为严重创伤畸形处于不可修复再造的状况下,经过复合显微外科技术取得成功,后者的概念难以界定。

二 中国早期的超级显微外科实践

在Koshima(1997)提出"超级显微外科"这一名称之前,中国同行已经在临床上广泛实践将超级显微外科作为拯救复合创伤和修复重建的重要手段,举例如下:

1. 王澍寰(1966)实践的兔耳再植,其吻合的静脉直径不会大于0.3mm,难度很大,因此菲薄的兔耳静脉的成功吻合属于超级显微外科的技巧。

2. 1975年,广州中山医院朱家恺等提出和实践了淋巴管-静脉吻合治疗肢体淋巴水肿,由于水肿肢体的淋巴管直径只有0.3mm左右，很显然，这也属于超级显微外科技术的范围。王炜等在1975—1980年期间应用淋巴管-静脉吻合、淋巴结的淋巴管-静脉吻合、淋巴结移植等医治肢体淋巴水肿，前后积累了数十例临床应用经验，其吻合的淋巴管直径多半在0.3mm以下，部分案例术后早期即取得了疗效，并记录于张涤生主编的《显微修复外科学》（1985）一书之中。

3. 王炜、徐春阳（1985）设计和实践了0.3mm直径血管的Y形吻合法，用于幼儿肩胛旁微小皮瓣游离移植，也是中国早期超级显微外科的临床实践之一（图20-1）。

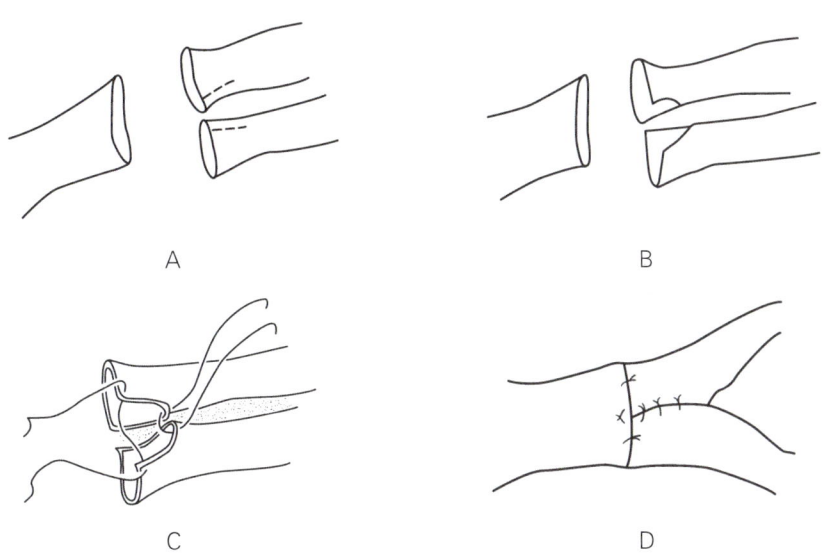

图20-1 超级显微外科0.3mm直径血管吻合方法的设计：Y形微血管吻合法

4. 在严重创伤畸形处于不可修复再造的状况下，经过复合显微外科技术取得成功的案例，在各地多有记录或报告。

对于一般认为严重创伤畸形不可修复再造的案例，笔者等积累了数十例临床成功经验，其治疗原则是：①早期有效和及时的抗休克治疗；②彻底的清创处理（曾命名为"3、2、1清创"）；③准确和有效的抗感染预防治疗；④防止继发性损害；⑤对创伤进行综合评价，用超级显微外科技术修复创伤。

1984年，笔者收治了1例左前臂被绞肉机损伤，伴有广泛的皮肤、肌肉、肌腱撕脱和绞轧，多段神经、血管断裂和损伤，指骨、掌骨、尺骨、桡骨均被截断。常规认为，该前臂应作截肢处理，但经过清创以后，将断裂的指骨、掌骨、尺骨、桡骨有效地接合和固定，前臂断裂的多段血管、神经经过超级显微外科技术吻接，前臂皮肤缺损用游离皮瓣移植覆盖，使该绞轧伤的左前臂得到了保留（图20-2）。

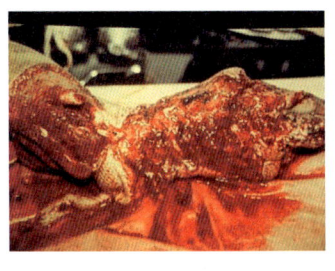
A

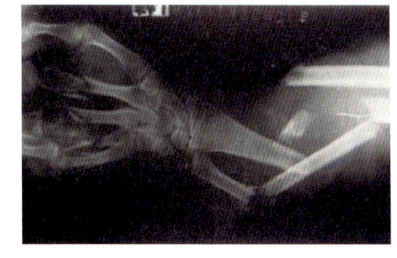
B

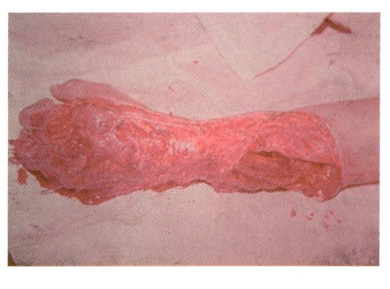
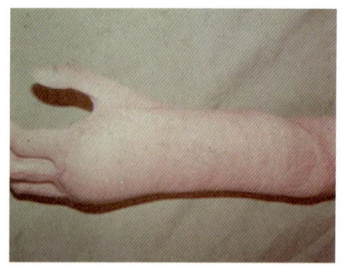

C　　　　　　　　　　　　　　　　D

图 20-2　前臂撕脱、挤压伤，多组织结构缺损、截成 5 段，经超级显微外科技术修复（王炜 1984 年案例）
A、B. 术前前臂外形及 X 线片　C. 前臂断肢再植修复　D. 前臂皮肤缺损以背阔肌肌皮瓣移植修复术后

三　从显微外科技术到超级显微外科技术的回顾

显微外科技术可以追溯到 20 世纪早期，当时它作为一项新的外科技术被引入血管外科中，其特点是术中应用放大技术、更精细的手术器械、显微缝合技术等。耳鼻喉科医师 Nylen（1921）最早提出"显微外科"的概念。在微血管外科发展中最重要的事件之一是 1960 年 Jacobson 应用放大镜成功完成了微血管的吻合。Jacobson 是第一个应用"显微血管外科"这一术语的人。1963 年陈中伟游离断前臂再植成功后，开启了中国显微外科研究和应用的新纪元，由他领衔，在上海地区成立了显微外科研究协作组织。在 Terzis 编著的《显微再造外科历史》一书中，给了陈中伟以最多篇幅的描述。其他作者也迅速报道了再造手术中成功吻合游离组织动静脉的案例。"美国显微外科之父" Harry J. Buncke 为显微外科的组织移植和断肢再植开启了一扇门，促使显微再造外科向前迈进了一大步。自从复合组织移植时代开始以来，各种各样的组织被移植，包括 2005 年法国的第一例面部复合组织移植。

穿支皮瓣外科技术给外科医师提供了操纵微小血管的机会，以及得以灵活多变、创造性地设计皮瓣。"超级显微外科"的概念是在穿支皮瓣发展的基础上提出的，它提供了在供区损伤最小化的情况下分离和吻合小口径血管的可能性。毫无疑问，超级显微外科将会在穿支皮瓣的演化中扮演主角。

四　超级显微外科技术的应用

超级显微外科技术提高了手指远端再植、用血管化的足趾重建手指缺损、再造血管化的指间关节、足趾-指尖移植再造指尖等的成功率，并且很多游离组织能够被开发，包括应用阑尾移植再造尿道，部分耳移植再造上睑和修复气管缺损，移植带有穿支血管的血管化神经，超级显微外科淋巴管-静脉吻合术治疗四肢淋巴水肿，微小骨瓣、骨膜瓣的移植等。

超级显微外科的临床应用包括淋巴水肿的治疗、血管化神经移植、离断指尖再植、新的游离组织移植、美容超级显微外科（游离脂肪瓣、DIEP、SCIP、SIEA 等）、显微皮瓣补救等。

应用超级显微外科技术可以开发全身任何部位的穿支皮瓣，也许在不久的将来，超级显微外科会被应用到外科的任意领域内。

第二节 穿支皮瓣的解剖研究

随着自体组织移植技术的不断发展，与其相关的解剖和生理方面的问题也相继提出，其中穿支皮瓣是显微外科皮瓣移植的新发展，所提出的问题主要包括穿支皮瓣的供区有多少、何处是穿支皮瓣的最佳供区、穿支血管的口径与皮瓣切取范围有何关系、穿支血管的分布有何规律等等。详细的解剖形态学基础是设计穿支皮瓣和预测皮瓣成活面积的关键。1994—2002年，我们所从事的皮肤血管解剖和皮瓣生理方面的研究试图回答以上所提出的问题。

本节通过简单地回顾皮肤血供方面的研究历史，目的是理顺思路，澄清基本概念，更好地理解当今穿支皮瓣产生和发展的来龙去脉。

一、皮肤血管的解剖研究

有关皮肤血供方面的研究历史久远，其发展进程受到来自两方面的力量驱动，一方面是从事解剖研究的研究人员为我们提供了不断深化的人体解剖方面的工作，另一方面是外科医师为解决临床上遇到的难题而开展的创造性工作。显而易见，皮肤血供的解剖研究与外科医师的临床需要密切相关，详细的解剖知识是成功的皮瓣设计的基础，两者相辅相成。临床应用的需求促进了皮肤血供解剖研究的不断发展和深入，基础研究的成果推动了皮瓣外科术式的创新和发展。正如Cormack和Lamberty所提到的那样，皮瓣外科的新成果往往可以追溯到早年的解剖发现，这些发现有的被常年忽视，直到临床需要提出后才被人们所重新认识。

早在1628年，William Harvey就已描述皮肤血供的解剖发现。间隔了长达两个半世纪后，德国解剖学者Carl Manchot（1889）首次通过大体解剖观察系统地描述了全身皮肤的起源血管和分布范围，当时仅有少数外科医师了解这一发现，并用于皮瓣设计，但并没有被广泛接受和推广。经过近半个世纪，法国解剖学家和外科医师Michel Salmon（1936）通过氧化铅－明胶尸体灌注技术重新评价Manchot的工作，该技术能清楚地展示皮肤血管的结构，而且他所展示的皮肤血管在数量上和质量上均优于Manchot的大体解剖观察。正如Raymond Gregoire在Salmon原著的前言中所提到的："Salmon所完成的创新性研究是一种辛勤而艰苦的工作，从现在起没有任何外科医师会忽视他的贡献，大概也不会有哪个解剖学家有勇气来承担这种辛苦的工作。"不幸的是，Salmon的研究成果在当时却被大多数外科医师所忽视，直到半个世纪之后，人们才重新认识到Salmon工作的重要性。1988年，Taylor等将Salmon的原著译成英文，并将氧化铅－明胶灌注技术进行改良，以简化其操作过程，便于推广。

随着技术的进步，带来了新理论和新概念的产生。Cormack和Lamberty（1986）提出三个逐级扩大的皮肤血管供应区域：①解剖区域（anatomical territory），指一个血管及其分支（与邻近血管分支吻合之前）所供应的皮肤区域；②动力区域（dynamic territory），指一个血管加上邻近的一个血管所供应的解剖区域，两个解剖区域之间由减小口径的细小血管吻合相连；③潜在区域（potential territory），指通过延迟方法使皮肤血管的供应区域超过动力区域，并进一步扩大到第三个相邻解剖区域，其理论是延迟手术可使潜在区域处于阻抑状态的皮瓣血管（choke血管）"苏醒"，从而扩大移植范围。Taylor等（1987）提出了"血管体区"概念，即知名血管形成一个三维立体的供应系统，供应相应的皮肤、肌肉、神经和骨组织。他们通过对全身皮肤血管范围的研究，分析主要供区皮肤起源血管和穿支血管的分布和数量，探索和发展新的有应用价值的穿支皮瓣。上述新概念和新理论对推动穿支皮瓣外科的发展具有重要意义。

"穿支皮瓣"概念的提出，带动人们进一步研究人体皮肤的穿支血管特性。唐茂林等应用图像处理技术对全身皮肤血管区域进行定量分析，确定了全身皮肤穿支血管供应皮肤的面积，并采用CT扫描进行穿支皮瓣的3D可视化处理，为临床设计和应用穿支皮瓣提供了解剖学依据。

二 穿支皮瓣的解剖研究

对皮肤血管解剖的深入了解有助于选择理想的供区，以满足不同的再造需求。"穿支皮瓣"概念的提出使人们发现，以往报告的解剖研究其不足之处在于均缺乏对皮肤穿支血管的定量分析。穿支皮瓣的发展客观上需要重新认识Taylor和Palmer的人体皮肤穿支血管的解剖研究，以及有必要进行皮肤穿支的定量分析。通过定量分析，不仅有利于开发新的穿支皮瓣供区，而且有助于预测穿支皮瓣的切取范围和成活面积，从而提高穿支皮瓣移植的成功率。

杨大平、唐茂林等对10具新鲜成人尸体进行了放射造影解剖与电脑图像处理，结果显示，人体全身皮肤的血管区域共有128个，计有外径≥0.5mm的穿支440支，它们的平均外径为0.7mm，平均分布面积为36cm^2，每100cm^{2}体表面积内有3支穿支，具体到人体每个局部的穿支分布情况、某部穿支的分布面积占全身体表面积的百分比等详细情况。

我们的解剖研究旨在通过对全身皮肤血管区域的定性和定量分析，确定全身皮肤穿支的位置、数量、口径，穿支蒂的长度、类型、来源血管以及穿支所供应皮肤的面积，着重研究穿支皮瓣的血管解剖基础，重新评价已知的穿支皮瓣供区并探索新的穿支皮瓣供区，为临床设计应用穿支皮瓣提供解剖学依据。

本研究共选用10具新鲜尸体，采用改良氧化铅-明胶灌注技术进行动脉灌注，在解剖过程中，对每个口径大于0.5mm的穿支血管进行拍照并记录。解剖全身完整的皮肤并拍摄X线片，以显示皮肤内血管的形态和分布。将X线片扫描制成数字化血管造影图。将全身皮肤分为头颈部、躯干、上肢和下肢四个部分。本研究将供应皮肤的起源血管（source vessel）定义为局部血管轴的主要终末分支，相当于Taylor和Palmer描述的血管体区的主要动脉。血管区域（vascular territory）是指一个起源血管所供应的二维面积，穿支面积（perforator zone）是指单一穿支血管所供应的二维面积。相邻穿支区域的界线由减小口径的血管吻合处确定。定量数据分析包括全身各部位穿支血管的数量、口径、类型及其供应区域的面积，如：①类型，包括直接穿支和间接穿支（肌皮穿支和肌间隔穿支），本研究主要确定两种穿支血管，即肌皮穿支和肌间隔穿支；②口径，测量穿支血管穿过深筋膜处的外径；③起源血管，解剖穿支时追溯到起源血管；④穿支血管供应区域的面积；⑤穿支的位置。

采用Scion Imivge for Windows™软件计算全身各部位血管造影图的面积。图20-3显示了由股动脉发出的肌皮穿支（从股内侧肌穿出）和肌间隔穿支（从股内侧肌和缝匠肌之间穿出）的面积计算，计算标准差反映了不同尸体间穿支血管分布面积的变异。区域面积以穿支占全身体表面积的百分比表示，以消除尸体大小的差异。我们假设全身皮肤的血供均来自直接皮穿支、肌皮穿支和肌间隔穿支，其中很多穿支血管供应的区域相对恒定，并适合切取穿支皮瓣。通过分析每个来源血管供应区域，确定可供选择的穿支皮瓣供区。

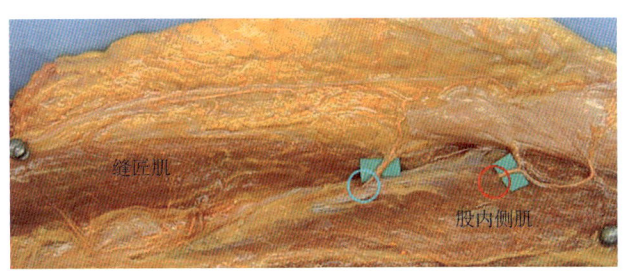

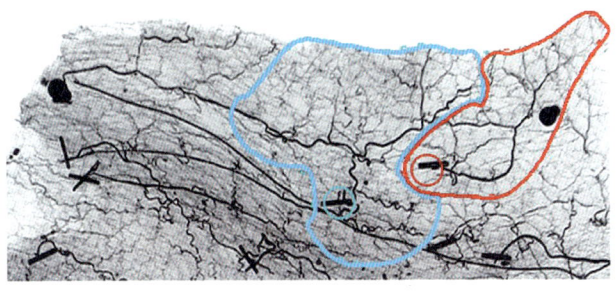

图 20-3　尸体右大腿肌皮穿支和肌间隔穿支的分布及相同穿支在皮肤内的分布

A. 新鲜尸体灌注氧化铅后的右大腿解剖照片，图中红圈表示肌皮穿支，蓝圈表示肌间隔穿支。这些穿支均起源于股动脉，肌皮穿支穿过股内侧肌，肌间隔穿支从股内侧肌和缝匠肌之间穿出　B. 右大腿皮肤血管造影图，展示相同的穿支在皮肤内的分布，红、蓝点线表示穿支血管的分布区域，注意相邻穿支分布区域之间减小口径的血管吻合

结果显示，全身63支起源血管共发出440支穿支（口径＞0.5mm）供应皮肤，其中肌皮穿支与肌间隔穿支之比为3∶2。穿支的平均口径为0.7mm。在头颈部共有穿支20支，其中头部7支、面部5支、颈部8支；躯干部共有穿支60支，其中胸部13支、腹部17支、背部21支、腰部9支；上肢和下肢穿支最多，分别为49支和91支（表20-1，图20-4～图20-7）。

表 20-1　全身穿支血管的研究数据

部位	血管区域数量	穿支数量	穿支口径（mm）	穿支分布面积（cm²）	穿支占体表面积的百分比（%）
全身	128	440	0.7	16488	100
头颈部（单侧）	10	20	0.9	810	5
头部	3	7	1.1	325	2
面部	5	5	0.9	201	1
颈部	2	8	0.7	284	2
上肢（单侧）	15	49	0.7	1671	10
肩臂部	7	22	0.8	734	5
肘前臂部	5	24	0.5	565	3
腕手部	3	3	1.3	372	2
躯干（单侧）	18	60	0.7	2388	14
胸部	4	13	0.8	520	3
腹部	7	17	0.7	819	4

续表

部位	血管区域数量	穿支数量	穿支口径(mm)	穿支分布面积(cm²)	穿支占体表面积的百分比(%)
背部	5	21	0.7	892	5
腰部	2	9	0.7	157	2
下肢(单侧)	21	91	0.7	3375	21
臀部	3	21	0.6	419	2.5
大腿部	5	34	0.7	1408	9
小腿部	8	30	0.7	1149	7
足踝部	5	6	0.8	399	2.5

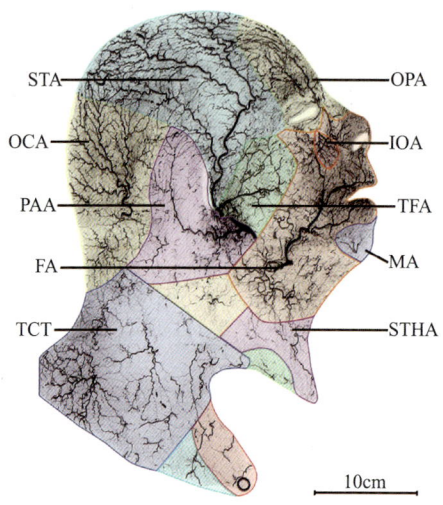

图 20-4 头颈部皮肤血管造影图（矢状切口）

STA：颞浅动脉 OCA：枕动脉 PAA：耳后动脉 FA：面动脉 TCT：甲状颈干 OPA：眼动脉 IOA：眶下动脉 TFA：面横动脉 MA：颏动脉 STHA：甲状腺上动脉

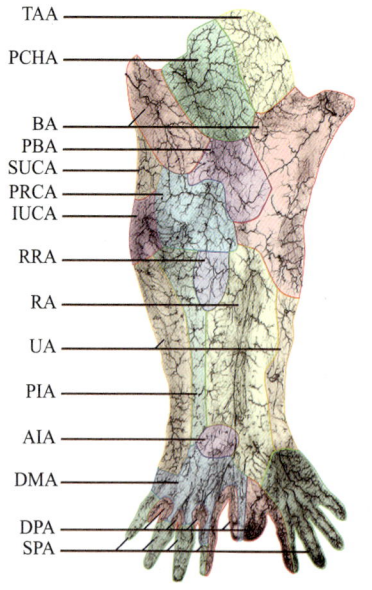

图 20-5 上肢皮肤血管造影图（上肢内侧切口）

TAA：胸肩峰动脉 PCHA：旋肱后动脉 BA：肱动脉 PBA：肱深动脉 SUCA：尺侧上副动脉 PRCA：桡侧后副动脉 IUCA：尺侧下副动脉 RRA：桡侧返动脉 RA：桡动脉 UA：尺动脉 PIA：骨间背侧动脉 AIA：骨间掌侧动脉 DMA：掌背动脉 DPA：掌深弓 SPA：掌浅弓

第二十章 | 超级显微外科技术和穿支皮瓣的解剖研究

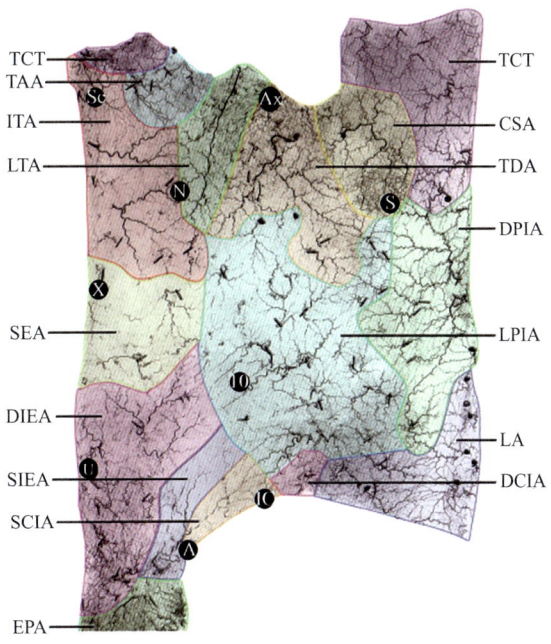

图 20-6 躯干皮肤血管造影图（前后正中切口）

Sc：胸骨角 X：剑突 U：脐部 N：乳头 A：髂前上棘 Ax：腋窝 10：第 10 肋骨 IC：髂嵴 S：肩胛骨下角
TCT：甲状颈干 TAA：胸肩峰动脉 ITA：胸廓内动脉 LTA：胸外侧动脉 SEA：腹壁上动脉 DIEA：腹壁下动脉
SIEA：腹壁浅动脉 SCIA：旋髂浅动脉 EPA：阴部外动脉 CSA：旋肩胛动脉 TDA：胸背动脉 DPIA：肋间后动脉
背侧支 LPIA：肋间后动脉外侧支 LA：腰动脉 DCIA：旋髂深动脉

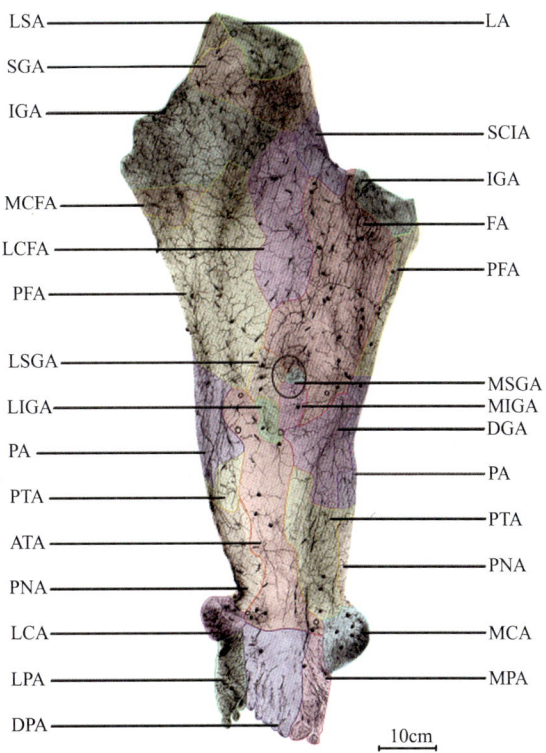

图 20-7 下肢皮肤血管造影图（后正中切口）

LSA：骶外侧动脉 LA：腰动脉 SGA：臀上动脉 IGA：臀下动脉 SCIA：旋髂浅动脉 MCFA：旋股内侧动脉
LCFA：旋股外侧动脉 FA：股动脉 PFA：股深动脉 LSGA：膝上外侧动脉 MSGA：膝上内侧动脉 LIGA：膝下外
侧动脉 MIGA：膝下内侧动脉 DGA：膝降动脉 PA：腘动脉 PTA：胫后动脉 ATA：胫前动脉 PNA：腓动脉
LCA：跟外侧动脉 MCA：跟内侧动脉 LPA：足底外侧动脉 MPA：足底内侧动脉 DPA：足背动脉

研究表明，穿支血管的分布有以下规律：①躯干皮肤的血供主要来自肌皮穿支，这与躯干部的扁平肌数量多有关。这些肌皮穿支的口径、在皮肤内的走行距离以及分布范围明显大于肢体皮肤的穿支。在躯干相对疏松的皮肤区域，如胸大肌、髂嵴区和关节的深面，穿支呈扇形分布在皮肤内各层血管网，各穿支之间可见减少口径的细小血管吻合。②肢体皮肤的血供主要来自肌间隔穿支，这些穿支在皮肤内形成多层血管网，主要分布在深筋膜表面。皮神经和浅静脉周围穿支之间形成链式血管吻合，与深部主干动脉的走向、肌间隔的排列方向以及皮神经和浅静脉的走行方向一致。③单位面积内的穿支数量与皮肤的移动度成反比，即皮肤移动度大的部位穿支数量少，而皮肤与深部组织联系紧密的部位（如手掌部）穿支数量较多。④穿支的口径和穿支在皮肤内的走行距离与皮肤的移动度和穿支的供应面积成正比。例如胸腹部和背部穿支的口径和它们的供应面积大于头面部和手足部、下腹部腹股沟区和臂内侧松弛皮肤内穿支的走行距离较长等等。

（杨大平　王炜）

参考文献

[1] Wang W, Xu Z Y. A new method of end-to-end microvascular anastomosis: the Y-shape[J]. Plast Reconstr Surg, 1985, 75(1):119.

[2] Taylor G I, Palmer J H. The vascular territories (angiosomes) of the body: experimental study and clinical applications[J]. Br J Plast Surg, 1987, 40(2):113-141.

[3] Tang M, Yin Z, Morris S F. A pilot study on three-dimensional visualization of perforator flaps by using angiography in cadavers[J]. Plast Reconstr Surg, 2008, 122(2):429-437.

[4] 杨大平, 唐茂林, Geddes C R, 等. 皮肤穿支血管的解剖学研究[J]. 中国临床解剖学杂志, 2006, 24(2): 232-235.

[5] 唐茂林, 徐永清, 张世民. 穿支皮瓣的应用解剖与临床[M]. 北京：科学出版社, 2013.

[6] 梅劲, 宋铁山, 戴开宇, 等. 人体皮动脉的解剖学定位定量研究[J]. 中国临床解剖学杂志, 2006, 24(2): 236-239.

[7] Manchot C. Die hautarterien des menschlichen Korpers[M]. Leipzig: FCW Vogel, 1889.

[8] Salmon M. Artères de la peau: étude anatomique et chirurgicale[M]. Paris: Masson, 1936.

[9] Manchot C. The cutaneous arteries of the human body[M]. Ristic J, Morain W D, trans-eds. New York: Springer-Verlag, 1983.

[10] Salmon M, Taylor I G, Tempest M N, et al. Arteries of the skin[M]. Hueston P, Cuthbertson A, Tempest M, trans-eds. London: Churchill Livingstone, 1988.

[11] Saint-Cyr M, Wong C, Schaverien M, et al. The perforasome theory: vascular anatomy and clinical implications [J]. Plast Reconstr Surg, 2009, 124(5):1529-1544.

[12] 陶友伦, 陈绍鹤, 徐世敏, 等. 大鼠皮动脉外径与其营养范围的定量测量和回归分析[J]. 中国临床解剖学杂志, 2009, 27(5):558-562.

[13] 章一新. 穿支血管的术前影像学导航技术[J]. 中华显微外科杂志, 2012, 35(6):441-443.

[14] 戴开宇, 胡斯旺, 梅劲, 等. 股后区主要穿支的形态学分析与皮瓣设计[J]. 中国临床解剖学杂志, 2006, 24(2):247-250.

[15] 陈世新, 吴东方, 丁茂超, 等. 穿支体区血管及其相互间吻合的3D可视化研究[J]. 中国临床解剖学杂志, 2011, 29(3):237-242.

[16] Tindholdt T T, Saidian S, Pripp A H, et al. Monitoring microcirculatory changes in the deep inferior epigastric artery perforator flap with laser Doppler perfusion imaging[J]. Ann Plast Surg, 2011, 67(2):139-142.

[17] Lui K W, Hu S, Ahmad N, et al. Three-dimensional angiography of the superior gluteal artery and lumbar

artery perforator flap[J]. Plast Reconstr Surg,2009,123(1):79-86.

[18] Tang M,Mao Y,Almutairi K,et al. Three-dimensional analysis of perforators of the posterior leg[J]. Plast Reconstr Surg,2009,123(6):1729-1738.

[19] Masia J,Olivares L,Koshima I,et al. Barcelona consensus on supermicrosurgery[J]. J Reconstr Microsurg,2014,30(1):53-58.

[20] Koshima I,Yamamoto T,Narushima M,et al. Perforator flaps and supermicrosurgery[J]. Clin Plast Surg,2010,37(4):683-689.

[21] Hong J P,Yim J H,Malzone G,et al. The thin gluteal artery perforator free flap to resurface the posterior aspect of the leg and foot[J]. Plast Reconstr Surg,2014,133(5):1184-1191.

[22] Hong J P. The use of supermicrosurgery in lower extremity reconstruction: the next step in evolution[J]. Plast Reconstr Surg,2009,123(1):230-235.

[23] Yamamoto T,Koshima I. In situ vein grafting for lymphatic supermicrosurgery[J]. J Plast Reconstr Aesthet Surg,2014,67(5):e142-e143.

[24] Yamamoto T,Narushima M,Yoshimatsu H,et al. Minimally invasive lymphatic supermicrosurgery (MILS): indocyanine green lymphography-guided simultaneous multisite lymphaticovenular anastomoses via millimeter skin incisions[J]. Ann Plast Surg,2014,72(1):67-70.

[25] Koshima I. Atypical arteriole anastomoses for fingertip replantations under digital block[J]. J Plast Reconstr Aesthet Surg,2008,61(1):84-87.

[26] Hong J P,Sun S H,Ben-Nakhi M. Modified superficial circumflex iliac artery perforator flap and supermicrosurgery technique for lower extremity reconstruction: a new approach for moderate-sized defects[J]. Ann Plast Surg,2013,71(4):380-383.

[27] Kim J S,Choi T H,Kim N G,et al. The replantation of an amputated tongue by supermicrosurgery[J]. J Plast Reconstr Aesthet Surg,2007,60(10):1152-1155.

[28] Mofikoya B O,Ugburo A O,Bankole O B. Microvascular anastomosis of vessels less than 0.5 mm in diameter: a supermicrosurgery training model in Lagos, Nigeria[J]. J Hand Microsurg,2011,3(1):15-17.

[29] Yamashita S,Sugiyama N,Hasegawa K,et al. A novel model for supermicrosurgery training: the superficial inferior epigastric artery flap in rats[J]. J Reconstr Microsurg,2008,24(8):537-543.

第二十一章
皮肤软组织扩张术

第一节 概述

一、皮肤软组织扩张术的概念

皮肤软组织扩张术（skin soft tissue expansion）是指将皮肤软组织扩张器（简称扩张器）植入正常皮肤软组织下，通过注射壶向扩张囊内注射液体以增加扩张器的容量，使其对皮肤软组织产生膨胀压力，再通过扩张机制对局部的作用，使组织和表皮细胞进行分裂增殖并拉大细胞间隙，从而增加皮肤的面积；或者通过皮肤外部的机械牵引或负压吸引作用，使皮肤及皮下软组织扩展延伸，然后利用新增加的皮肤软组织进行组织修复和器官再造。皮肤软组织扩张术以往简称皮肤扩张术，现在看来，由于扩张的组织包括皮肤、皮下组织、皮下脂肪和筋膜，简称皮瓣扩张术似乎比较好。

二、皮肤软组织扩张术的发展简史

皮肤和皮下软组织可以扩张是一种自然现象：妊娠妇女的腹部皮肤软组织可随着胎儿的生长逐渐扩张，面积增大；肥胖的人随着皮下脂肪的增多，其表面的皮肤也随之生长扩张；肿瘤、疝等患者，可导致局部皮肤生长扩张。

在人类漫长的历史过程中，人们不自觉地将皮肤软组织扩张的原理用于美容也不乏例证：埃塞俄比亚和乍得的唇盘族妇女将一小盘植入下唇，每年更换大一点的小盘以延长下唇的长度，并以此为美；缅甸和我国部分少数民族妇女在颈部不断加戴项圈以延长颈部，认为项圈越多、颈部越长就越美。

始于20世纪初的截骨牵引术实际上就是应用组织牵引生长的原理刺激骨和周围软组织的生长，从而达到延长肢体的目的。整形外科医师将皮肤软组织扩张原理用于临床已有几十年的历史，如分次切除术、牵引治疗关节部位的严重瘢痕挛缩畸形、用模具压迫行阴道再造、小口开大等，通过外力使皮肤软组织逐渐生长，面积增加。

真正完整地提出"皮肤扩张"的概念并且开创现代皮肤扩张术的是美国整形外科医师Radovan（1976），他和生物医学工程师Schulte研制了世界上第一个真正的皮肤软组织扩张器。1982年，Radovan首先在美国整形外科杂志上发表了应用皮肤扩张器行乳腺切除后乳房再造58例的临床报告。美国波士顿的Austad于1975年开始研制在硅胶囊内装入氯化钠并植入皮下，通过硅胶囊半透膜的渗透压作用将组织内的水分吸入扩张器，使之自行膨胀。但由于其扩张速率难以控制，在了解到Radovan的扩张器后他放弃了这一尝试。扩张后的皮肤颜色、质地、结构和毛发均与受区相匹配，是理想的修复材料，并且扩张产生的皮瓣多数能保存感觉神经，修复受区后不存在感觉恢复的问题，同时供区继发畸形小，具有传统皮片和皮瓣移植不可比拟的优点。这一划时代的伟大创造与皮管、取皮鼓、显微外科技术、轴型皮瓣等发明或应用一样，是整形外科发展史上里程碑式的成果，是一种全新的、安全有效的、可广泛应用的整形外科新技术。

在我国，张涤生、金一涛等于1985年首次在国内报道了皮肤扩张术在10例烧伤后畸形修复中的应用；紧接着，国产皮肤软组织扩张器的研制与应用先后在西安、重庆、成都、天津、北京、上海等地开展，西安（第四军医大学）西京医院、上海第二医科大学附属第九人民医院、北京大学第三医院、北京整形外科医院等先后报道了皮肤软组织扩张器的临床应用；1991年，鲁开化、艾玉峰主编的《皮肤软组织扩张术》一书出版。目前，皮肤扩张术在我国各大医院的整形外科已经得到了广泛的开展，同时得到了其他外科专科的认可并加以学习应用。

三 皮肤软组织扩张术的现状和展望

皮肤软组织扩张术经过30余年的发展，已经积累了比较丰富的实验研究资料和临床经验，并成为整形外科的常规治疗手段之一。对于瘢痕性秃发、鼻缺损、面颈部瘢痕的治疗，乳房再造，巨痣等体表肿瘤切除后的修复，皮肤扩张术由于效果明显优于其他方法而成为首选方法。根据临床要求和实用需要，不断有新的扩张器问世，目前已有几十种不同类型和大小的扩张器可供整形外科医师选择。皮肤软组织扩张术的配套设备器材（如恒压注水泵、外置性注水阀、负压引流装置、冲洗装置、测压装置等）也先后应用于临床，对于提高扩张效果、保证扩张的安全可靠性有很大的帮助。

在内植入扩张器发展的同时，外植入扩张器也有一定的发展。例如用扩张术治疗腭裂可以不用减张切口就能直接缝合裂口，又如用外用机械扩张装置牵拉局部皮肤使其延长后直接缝合皮肤缺损区、利用重力牵拉皮肤组织使其延伸扩展后达到修复目的的皮肤外扩张术，还有利用外部负压进行皮肤扩张等，均可获得不同的扩张效果。尽管皮肤软组织扩张术已被广泛应用于临床，但该项技术在基础研究和技术改进方面仍有很大的潜力，不断有新的领域被开拓出来。例如上海第九人民医院整复外科利用扩张器加预构皮瓣，通过体内组织工程的方法，总结出全面部皮肤置换的方法。因此，皮肤软组织扩张术仍在不断发展和改进之中，其应用前景将更加广阔。

第二节 扩张器的类型、结构与原理

一 扩张器的类型和结构

皮肤软组织扩张器的类型主要有内置型和外置型，前者又分为可控型与自行膨胀型两类，其中可控制是目前临床应用的主要类型；后者主要用于乳房的外扩张。

（一）内置可控型扩张器

可控型软组织扩张器主要由扩张囊、注射阀门（或称注射壶）和连接导管组成（图21-1），其优点在于可根据需要控制扩张容量和扩张时间。

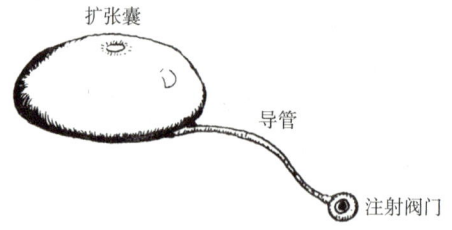

图 21-1　扩张器的主要结构

1. 扩张囊（expander balloon）　是扩张器的主体部分，依其容量及形态可分为多种规格及型号，不同规格及型号的扩张器其功能和应用部位也有所不同。随着皮肤软组织扩张术应用范围的不断扩大，扩张器的规格及型号也不断增多。由于扩张囊的主要功能是接受充水，完成对皮肤软组织的扩张，因此要求扩张囊具有较好的弹力伸缩性、密闭性，以及较强的抗爆破、抗撕裂能力，可接受额定容量以上的充水扩张。目前各个厂家生产的扩张器型号不完全相同，其扩张囊的囊壁厚度也不同，这与各个厂家所使用的硅胶材料和工艺不同有关。我们目前常规对扩张囊的抗张力要求是能够耐受其未扩张状态时额定容量的7～8倍体积的压力。很多厂家为了满足这项指标，通常把上限提高到额定容量的10倍。常用的扩张器形状有圆形、方形、肾形、柱形、新月形等（图21-2）。

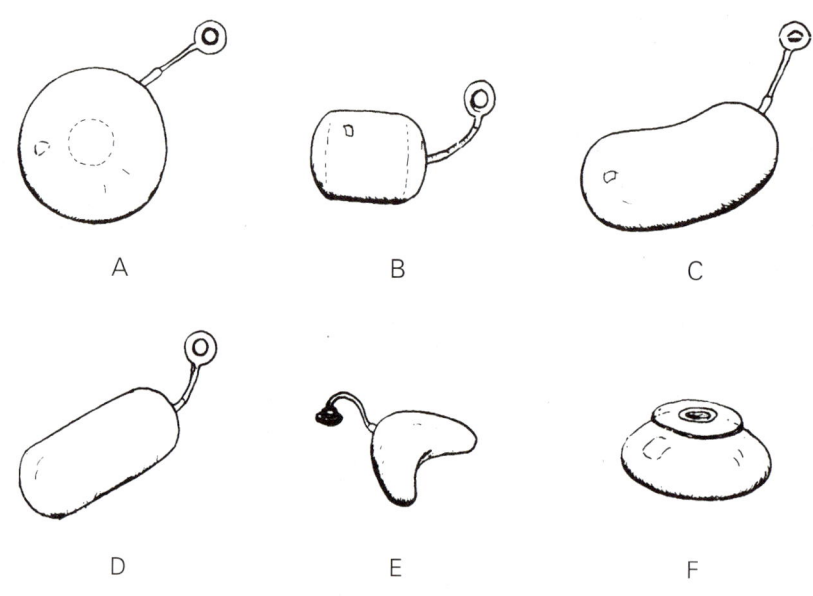

图 21-2　各种类型的扩张器
A. 圆形　B. 方形　C. 肾形　D. 柱形　E. 新月形　F. 顶部注射形

（1）圆形：包括圆球形、半球形、椭圆形、铁饼形等。此类扩张器扩张皮肤后其表面呈半球面状，皮肤扩张率以中央为最高，由圆心向外周呈递减趋势。圆形扩张器可用于全身各个部位，最常应用于乳房再造时置放乳房假体前的充注式扩张假体，其容量有不同规格；还有特制的，具有可拔出的注水导管及防渗漏阀门的盐水充注式永久型乳房假体，从某种程度上来说也属于内植入型扩张器，但是目前由于阀门的问题在隆乳手术中的应用受到极大的限制；也有厂家生产因术中测量乳房假体植入腔所需的一次性盐水充注式扩张器，可以在术中帮助整形外科医师更精确地选择合适的乳房假体。

（2）方形：包括长方形、正方形、拱形等。长方形扩张囊扩张后皮肤仍呈方形隆起，边和角比较圆滑，比较容易形成皮瓣向前滑行推进，需要的辅助切口比较小。目前公认这种类型的扩张器扩张效率最高，在全身各个部位都可以应用。在面颈部应用的时候，由于面颈部的皮肤比较薄，在扩张早期，长方形扩张器的角容易形成突起，对皮肤局部造成压迫甚至顶破皮肤，因此常常应用扩张器上部四个角被弱化的拱形扩张器。

（3）肾形：包括大肾形、小肾形、新月形等。此类扩张囊扩张后皮肤呈肾形隆起，内侧弧度较小，外侧皮肤扩张率大于内侧。肾形扩张器多用于与其弧度相适应的部位，如下颌缘、颈部、眶下、耳后等，特别适用于耳郭再造术前的皮肤扩张。

（4）柱形：主要有圆柱形、半圆柱形等，多用于四肢皮肤的扩张。

（5）特殊部位定制形：指按特殊部位、特殊需要而设计的扩张器，如用于眶周的C形、用于鼻背部的小容量（3～5ml）的长条形或者梯形、用于下颌部的马蹄形、用于脂溢性秃发的香蕉形、用于指背的长条形等。还有为特定部位设计的定向型扩张囊（此型底面外衬以较厚的硅胶底盘，囊壁厚薄不等，需要向外扩张的部分囊壁较薄，不需扩张的部位则囊壁逐渐增厚），双腔囊的中间囊腔用于注水扩张，外层囊腔内装有促进扩张、预防包膜挛缩、控制感染的药液。

2. 注射阀门（injection valve） 又称注射壶，是接受穿刺，并由此向扩张囊内注射扩张溶液的主要部件。其形态大小不一，有半球状、乳头状、圆盘状；其直径为1～2cm，高0.7～1.7cm不等。其结构主要为顶盖、底盖、防刺穿不锈钢片或尼龙片以及防渗漏装置。目前为了更好地耐受穿刺，注射壶内往往放置不锈钢碗。注射阀门有单向和双向之分。单向阀门是指在阀门内设有定向通过装置，注入盐水后，进入扩张囊的溶液受到定向装置的限制不能反流回阀门内。其优点是减轻阀门所承受的内压，避免阀门穿刺部位渗漏；不足之处是当注液扩张致囊内压过高时不能通过阀门抽液减压，一旦注入量过多，囊内压过高导致扩张局部皮肤血供障碍时处理起来较为困难。双向阀门是指既可通过阀门向囊内注液，又可通过阀门抽出囊内的溶液。其优点是可以通过注入或抽出扩张溶液调节囊内压；不足之处是当囊内压较高时，扩张溶液有自阀门顶盖穿刺针孔外渗的可能。目前国产扩张器的注射阀门均为双向，有利于必要时进行扩张囊内压检测，以防在扩张过程中压力过高使皮瓣溃破。目前部分国产注射阀门的耐受穿刺、防止渗漏等性能指标已优于国外同类产品。

外置注水扩张可以使用内置型阀门，只是术中将注水阀门外置即可，这样每次注水扩张比较简单，患者没有痛苦，尤其适合在低龄儿童的扩张中应用。目前有两种专门设计的外置型注射阀门：一种是阀门末端有一个微型机械装置与连接导管相连，当注射器前端的乳头插入阀门后可使阀门立即开通，而将其拔出后阀门则自动关闭，其优点是可以不用注射针头，缺点是阀门内有金属弹簧，用久后容易出现故障（图21-3）；另一种是长圆柱形穿刺式注射阀门，优点是在注水时方便手握持，且因其采用厚硅胶制作，非常耐各种口径的针头穿刺，不会发生渗漏。

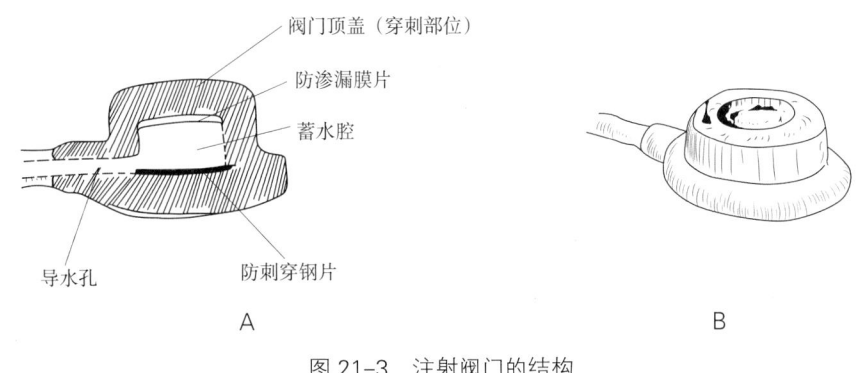

图 21-3 注射阀门的结构
A. 剖面图　B. 平面图

双腔囊式扩张器的注射阀门亦为双腔，一个用于注水，一个用于注药。例如Beker永置型扩张器，其外层为硅胶液囊腔，内层为扩张囊腔，多用于乳房再造；Elliott磁定位型扩张器，在注射阀门上有磁性定位装置，可明确阀门的位置。

3. 连接导管（connecting pipe）　是指连接注射阀门与扩张囊之间的硅胶管，可起到缩短或延长导管的作用。导管的长度为5~15cm不等；直径因扩张囊的大小而异，一般为2~3.5mm。导管管壁应有一定的厚度，才不易被压瘪、扭曲、折叠。导管的长度一般和扩张器的大小有关，扩张器越大，导管越长，使得增大的扩张器不至于覆盖住内置扩张阀门。有时因为扩张器感染，为了对扩张囊植入腔进行冲洗，特制了带冲洗的外置三腔注水阀门和注水管。

4. 连接栓（connecting plug）　是指口径略小于连接导管的金属短管道，一般采用不锈钢、铝合金、尼龙等耐酸碱腐蚀、耐氧化的较稳定的材料制成，两头有略微突出的环形栓结构，其主要功能是当注水阀门损坏需要更换时连接新的阀门和被剪断的注水导管（图21-4）。

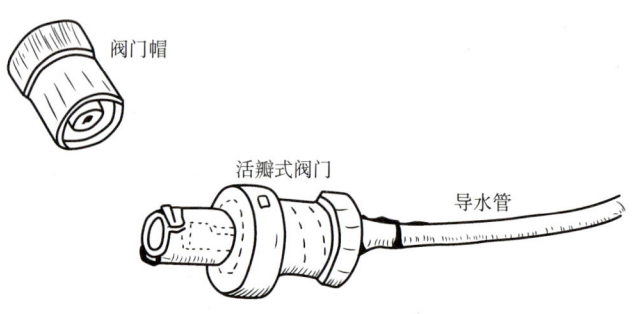

图21-4　体外注射用活瓣式阀门

（二）内置自行膨胀型扩张器

自行膨胀型扩张器（self-inflating expander）最初由Austad设计，扩张囊内含有一定容量的氯化钠饱和溶液，其原理是利用具有半渗透膜性能的硅胶膜囊壁内外的渗透压差，使扩张囊自行扩张。当扩张囊埋入体内后，体内组织液的渗透压远低于囊内，故囊内外可产生渗透压差，通过扩张囊的半透膜作用，囊外的组织液可慢慢地渗透入囊内，随着时间的延长，扩张囊逐渐充盈膨胀，从而达到自行扩张的目的。其优点是不需要定期向囊内注入盐水，操作比较方便；缺点是扩张速度和时间不易控制，一旦扩张囊的密闭性遭到破坏，囊内的高渗盐水渗漏到组织间则可导致局部组织坏死。故临床应用较少，国内尚未见有同类产品。

在临床广泛应用的外置型扩张器（outlay expander）主要是外置式负压扩张器，经典的产品是Brava。

二　扩张器的理化特性

皮肤软组织扩张器的主要部分是由高纯度医用硅橡胶经硫化而成形，所以它具有硅橡胶所特有的性能。

（一）耐化学物质性能

一般来说，硅橡胶材料具有良好的耐化学物质性能，而橡胶或乳胶材料（如气球、避孕套等）则含有较多不稳定的小分子化合物，且多具毒性，植入人体内是有害的。乳胶易老化，遇煤油等油脂类易产生裂解，而硅橡胶具有一定的惰性，经良好的硫化成形后无臭、无味，不含或仅含微量不稳定物质，在与机体及其他材料接触时不会引起污染和损害。硅橡胶与机体有很好的组织相容性，无抗原性，极少引起免疫排斥及过敏反应，无致癌、致畸、致突变的作用；在体内环境下，与体液、各种阴阳离子及其他有机物质长时间接触过程中，能保持原来的弹性及柔软度，不易老化、变形，不易被腐蚀、代谢、降解，具有良好的稳定性。

（二）机械性能

硅橡胶经硫化成形后具有较好的机械性能，其弹性回缩力较高，弹性伸长率为450%～550%；抗扯断强度为543.6kg/2.54cm^2，抗撕裂强度为27.2～36.3kg/2.54cm^2；硬度为65～75邵氏单位，永久变形率在7%以下。扩张囊的弹性伸长率越大，抗扯断及抗撕裂强度越高，则扩张囊壁的抗爆破、抗冲击力越好，埋入体内后不会因超容量注水或受外界挤压而破裂。由于硅橡胶的永久变形率较低，所以在超容量、长时间扩张后，放出囊内溶液时仍可使囊壁即刻恢复原来的形态。扩张囊外表光滑，边角圆钝，质地柔软，对组织的机械刺激较少，可减少组织的异物反应。上述机械性能与胶料配方、炼制工艺以及硫化成形工艺有密切关系。

（三）物理性能

硅橡胶最突出的特性是可以在很宽的温度范围内（-100～316℃）保留着许多合乎要求的物理性能。据估算，硅橡胶的有效使用寿命（弹性伸长率下降至50%的时间）在120℃以下可达20年之久，而在适中的工作温度下，其使用寿命更长。所以在临床应用时，高温高压灭菌消毒、煮沸消毒、化学熏蒸消毒、钴60（^{60}Co）源放射消毒等不会使硅橡胶的性能受到明显影响。

第三节　扩张皮肤再生机制的实验研究和进展

一　扩张皮肤的再生机制

扩张皮肤受到垂直于皮面的压力和平行于皮面的剪切力，在这两种力的作用下，皮肤的三维空间会出现撕裂样微创损伤。这是一个慢性的创伤过程，对于表皮层而言，由于表皮层细胞的快速增殖，可以获得几乎完全的再生；在真皮层，由于胶原结构在电子显微镜下表现为完全断裂，需要一个长时间的修复过程，即真皮层的成纤维细胞增生合成新的胶原纤维，从而使真皮层获得部分再生。皮肤软组织扩张术的实验研究主要是针对扩张后皮肤增加的来源、扩张对局部血液循环的影响以及扩张对皮肤组织形态学的影响几个方面进行的。

关于扩张后皮瓣表面面积增加的来源，多数人认为有三方面：一是局部组织细胞的增殖，使细胞绝对值增加；二是细胞间隙被拉开（增宽），由增生的细胞合成新的细胞间基质进行填充；三是邻近的皮肤组织被牵拉移位到扩张区。早期的学者认为，扩张皮肤增加的面积主要来源于组织扩展和邻近皮肤的移行。Brobmann证实，扩张区中心部位的扩展率为75%～100%，而周边的扩展率只有25%，他认为扩张后皮肤增加的面积是皮肤组织延伸扩展的结果。Schmidt的实验结果则显示，因周围组织移行而增加的面积占54%～65%，而扩张区域自身面积的增加仅占28%～34%。

尽管皮肤在机械张力作用下会发生延展和周围组织的动员，但其增加的面积是有限的。Austad采用氚标记的胸腺嘧啶核苷放射自显影技术观测到，表皮细胞的有丝分裂在扩张进行24小时后可明显增加，48小时后增加了3倍，2～5天后逐渐恢复至正常水平。随着近年研究的进展，机械张力刺激皮肤组织再生的证据越来越多。笔者通过PCNA标记扩张皮肤中的增殖细胞，结果显示扩张皮肤中的PCNA阳性细胞数量显著增加，并主要聚集在表皮基底层，提示表皮基底层细胞

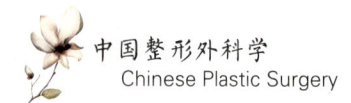

在扩张过程中增殖活跃。PCNA阳性细胞在真皮层中也可被发现。机械张力刺激通过细胞膜表面的张力感受器传导至细胞内部，可刺激细胞DNA的合成和细胞增殖。VanderKolk的实验证实，皮肤纤维组织扩张后有重新排列向外扩展的现象，而皮肤的细胞间质明显增多，细胞有丝分裂增加，有新生的细胞形成。这一过程涉及多个信号通路，包括EGF、bFGF、TGF、PDGF及血管紧张素Ⅱ在内的多种细胞因子也参与了机械张力刺激下的皮肤再生过程。机械张力刺激通过细胞膜表面的Integrin家族蛋白和Actin蛋白传导信号，还可激活细胞外基质的合成和细胞骨架重塑，激活生长刺激因子如酪氨酸激酶、蛋白激酶C、磷脂酶C等的合成，激活下游的EGF合成，并通过G蛋白通路激活细胞的有丝分裂。

二 扩张对皮肤血流动力学及氧分压的影响

通过同位素标记微球技术测定扩张前后皮肤毛细血管的血流量、流速及充盈时间等指标，发现有几个因素可以影响这些指标，其中最明显的是扩张压力。当扩张压力高于局部毛细血管的灌注压（3.33~4.00kPa）时，局部血流即被阻断，但究竟要多高的扩张压力才会影响毛细血管的灌注压，目前尚无定论，因为不同部位、不同时间的扩张压力对微循环的影响亦不同。鲁开化、艾玉峰等的实验结果证实，随着扩张周期的延长，局部皮肤对扩张压力的耐受性会不断下降，其原因主要是经过一段时间的扩张后，皮下组织变薄，主要的压力缓冲组织减少，皮肤表面面对压力的冲击越来越直接，使皮肤的应力下降。当注液扩张时，随着扩张囊内压力的升高，毛细血管充盈反应时间延长；当囊内压达到13.3~16.0kPa时，毛细血管充盈反应时间可延长至10秒左右。但在注液量不变的情况下，随着皮肤软组织结构的适应性变化，扩张器的囊内压会逐渐下降，因而减少了对皮肤血流阻断的影响。有的学者认为皮肤软组织受压后可产生一过性血流阻断，这一过程可启动毛细血管的自身调节机制，使关闭状态下的毛细血管床重新开放，局部的血流灌注很快得以恢复。经皮氧分压（$TCPO_2$）测定显示，在囊内压升至18.7kPa（140mmHg）时，$TCPO_2$值降为0，经10~20分钟后开始回升，48~72小时后可恢复到扩张注液前的水平。对轴型皮瓣的实验表明，扩张后皮瓣内的轴型血管变粗，但超声多普勒血流测定仪所测的局部血流显示，扩张后7天、14天、21天时，其$TCPO_2$值分别为邻近正常皮肤的75%、74%和71%，即呈下降趋势。关于皮肤扩张对皮瓣成活的影响，用猪进行实验的结果显示，扩张组、皮瓣延迟组的皮瓣成活长度均有增加，而对照组的皮瓣成活率明显低于前两组。由此显示，扩张本身具有延迟的功效，但是我们在临床观察中发现，扩张后局部皮肤软组织的动脉供血得到了增强，而静脉回流并没有显著增强。

三 对扩张后组织形态学的研究

大部分学者的研究结果和临床病理检验结果显示，当扩张器埋入体内后，可在其周围形成一层包裹扩张囊的纤维囊壁，其主要由纤维结缔组织及胶原纤维构成。2个月时，囊壁达到最厚，一般为0.3~1.2mm，并分为内层、中央层、过渡层和外层四层。表皮经过扩张后有增厚现象，与扩张前相比可增厚37.5%（约0.03mm）。皮肤附件在扩张过程中无明显变化，但附件的间距可较扩张前增加20%~25%。真皮层经扩张后变薄，其厚度减少了25%，但并未对皮肤的血供造成影响；有的学者发现，当扩张5周以上时，真皮层反而增厚，两者的结果因实验动物的模型不同而异。皮下组织经扩张后厚度下降了50%。关于扩张对周围神经的影响，其研究主要是针对神经干的延长度，以及扩张时间、扩张速度、扩张囊内压等对神经血供、营养及传导功能的影响等。结果证实，慢速扩张可延长周围神经的长度而不损害其传导功能；对长段神经干的缺损，由于受到局部和神经干自身条件的影响，其延长程度是有限的。对肌肉的扩张可以使肌肉细胞增殖，而并非单纯地拉长肌纤维；扩张可以使肌纤维发生萎缩，扩张结束一段时间后肌纤维又可恢复正常。扩张对骨组织的长期压迫，可使扩张囊基部的骨皮质轻度吸收。

笔者通过特异性免疫组织化学（抗S-100蛋白抗体、神经元特异性烯醇化酶、波形蛋白单克隆抗体）染色证实，皮肤软组织扩张后新生毛细血管与神经末梢均有明显增加，其中毛细血管增加了62.9%、神经末梢增加了27%。

四　促进扩张皮肤再生的研究进展

皮肤的再生是皮肤软组织扩张术成功与否的关键，因此，尽可能缩短皮肤扩张的治疗周期、提高扩张皮肤的质量，归根结底就是解决促进皮肤再生的问题。

目前通过扩张皮肤再生机制的研究发现，机械牵拉能够激活一系列不同的信号传导通路，促进包括EGF、bFGF、TGF-β等在内的多种细胞因子的分泌，通过多细胞、多因子的协同作用，最终促进皮肤细胞的增殖和分化，完成皮肤的再生。此前有研究者将罂粟碱、二甲基亚砜等药物应用于皮肤扩张的动物模型中，发现它们在抑制皮瓣回缩等方面有一定的作用，但因为药物本身存在毒副作用以及临床应用的安全性问题，限制了这些药物的进一步临床应用。近年来，周庆红、胡亚兰等将某一特定的生长因子（如EGF、bFGF）应用于扩张皮肤局部，对促进皮肤扩张有一定的作用。

近年来，干细胞移植被认为是一种更为有效的促进组织再生的治疗手段。在人体的多种组织中，均分离出具有多向分化潜能的间充质干细胞，这些细胞已被证实能够促进多种疾病的改善。Zhou等研究者发现，循环血中的干细胞可被皮肤牵张刺激募集而参与皮肤再生；皮肤扩张刺激可通过SDF-1a通路诱导循环血中的干细胞向皮肤迁移，定植的干细胞能分化为表皮干细胞、血管内皮细胞等，均能显著促进扩张皮肤的生长。Yang等人发现，局部移植骨髓间充质干细胞（MSCs）的皮肤组织在厚度上显著优于对照组，其细胞增殖较对照组更明显，组织血管化较对照组更完善。Sheng等人将脂肪来源的干细胞（ADSC）移植至扩张皮肤组织，也发现其有显著促进扩张皮肤再生的作用。实验研究证实，干细胞移植能够显著促进扩张皮肤的再生，用于修复各种组织缺损。

第四节　皮肤软组织扩张术的基本操作方法与注意事项

一　扩张器的选择与准备

扩张器的选择要根据拟修复组织的部位、形态和病变范围以及可供扩张的正常皮肤的形态和大小来决定。扩张器的形状主要取决于可供扩张部位的形态，多数情况下，头皮选择长方形、肾形、长柱形或香蕉形，额部选择长方形，面部选择圆形或长方形，眶周选择新月形，鼻背选择梯形，耳区选择肾形，颈部选择肾形或长方形，手指选择细长形，阴囊选择小圆形（图21-5～图21-7）。根据笔者所在上海第九人民医院整复外科和美国的一些扩张器应用中心的经验，长方形或拱形扩张器由于具有较高的扩张率而被广泛用于身体的各个部位。

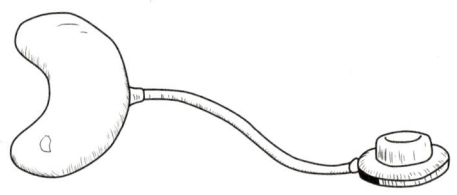

图 21-5　眶周用 C 形（新月形）扩张器

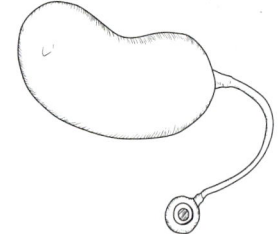

图 21-6　耳后用小肾形扩张器

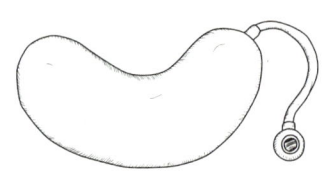

图 21-7　颈部用大肾形扩张器

扩张器的容量一般取决于拟修复组织的面积和可供扩张的正常皮肤的面积。根据第四军医大学西京医院整形外科中心对 1000 余例皮肤软组织扩张术的临床经验总结，修复 1cm² 的头皮缺损一般需要 3.5ml 的扩张容量；修复 1cm² 的面颈部缺损一般需要 4.5～5ml 的扩张容量；对于躯干和四肢缺损的修复，扩张容量一般介于上述两者之间。目前由于激光全息技术和三维摄影技术的发展，已经可以精确测量扩张皮瓣的面积和缺损修复的面积，一般情况下扩张的目标面积是以新增面积大于缺损面积的 20% 来设定的。未来随着虚拟现实技术的出现和拓展应用，在术前设计阶段我们就能够预先模拟整个扩张和修复过程。

使用新的扩张器之前需要检查是否有破损，一般可向扩张器内注入适量气体，然后将扩张囊及附属部件放入水中，检查是否有渗漏。扩张器由医用硅橡胶制成，容易吸附灰尘，如果将污染的扩张器植入体内易导致纤维包膜增生，因此，使用前应避免其接触灰尘。如已沾染灰尘，应认真清洗。如果将使用过的扩张器重复使用，应用稀盐酸或 0.25% 胰蛋白酶溶液浸泡 24 小时再进行清洗，以免植入体内后引起异体蛋白反应。目前来说，扩张器应该是单次使用的体内植入装置，不主张重复使用或多人使用。扩张器可采用高压蒸汽、煮沸、环氧乙烷和放射消毒，但不宜采用甲醛浸泡或熏蒸消毒，煮沸或高压蒸汽消毒前要将扩张囊内的气体抽空，以防消毒过程中膨胀破裂。

二　扩张器植入术（一期手术）

（一）扩张区域的选择

供区与受区的解剖部位越近，扩张后皮肤的色泽、质地、毛发分布越匹配，治疗效果就越好，所以扩张区域应首选病变区域的邻近部位；如相邻区域已无供区可用时，可选择远位扩张，如胸部扩张后转移至面部。

选择供区的另一考虑因素是供区的继发畸形是否相对隐蔽，因扩张皮瓣转移时，多数情况下需要做辅助切口，埋植扩张器前需要预测扩张皮瓣的切取、转移方式和转移后皮瓣边缘所处的位置，所以要尽可能地将切口瘢痕置于相对隐蔽的位置，同时尽可能减少辅助切口的数量。

拟扩张区域皮肤供应血管的来源和走行方向也是决定扩张器埋植部位的重要因素。扩张器的埋植部位与扩张皮瓣主要血管从深部穿出的部位应有一定的距离（如胸三角皮瓣预扩张时对胸廓内动脉穿支的保护），同时切断那些不需要保留的血管，以达到皮瓣延迟的效果（如胸三角皮瓣预扩张时可切断颈横动脉颈段皮支和胸肩峰动脉皮支等）。

扩张区域的选择还需考虑不损伤重要的神经和器官，不影响功能，尽量避免周围器官因受牵扯而变形，特别是在面部。

（二）切口的选择

扩张器植入时，切口的选择要根据扩张器的埋植部位而定。如果在病变的邻近区域埋植扩张器，则切口可选择在正常组织与病变组织交界处，或病变组织一侧距离交界处1~2cm；如果在病变组织的两侧均埋植扩张器，而病变组织又不太宽，可在病变组织中央做切口，向两边分离后埋植扩张器；如果是远位埋植，则切口宜选择在比较隐蔽的部位（如额部扩张时做头皮内切口，或将切口选择在二期转移扩张皮瓣的边缘）。

切口一般与扩张器的边缘平行。切口的长度一般以能充分暴露拟剥离的腔隙而又不越过病变范围为度。一次埋植多个扩张器时，几个扩张器可共用一个切口，也可分几个切口。也有部分作者主张切口与扩张囊垂直，理由是扩张囊不易自切口处外露（图21-8）。目前有不少学者主张做垂直于扩张囊方向的小切口，或者应用内镜分离扩张器植入腔，这样可以在不影响切口愈合的情况下在术后即刻进行注水扩张，一来可以填压止血，二来可以缩短扩张时间。

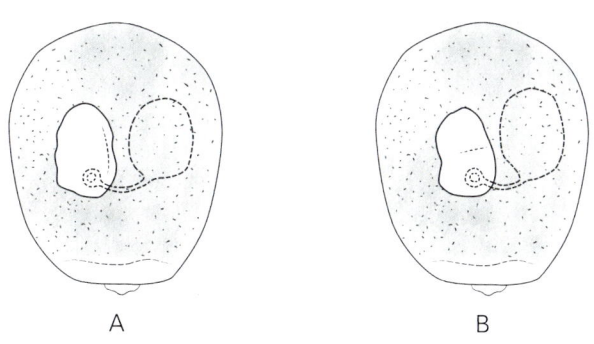

图 21-8　扩张器埋植切口的选择
A. 与瘢痕边缘平行的切口　B. 与瘢痕边缘垂直的切口

（三）扩张器埋植的深度

扩张器埋植的深度因供区和受区的不同而异。头皮扩张时，扩张器一定要埋植于帽状腱膜深面、骨膜表面；额部扩张时，一般将扩张器置于额肌深面；面颊部扩张时，宜在皮下组织深面、表浅肌肉腱膜系统（superficial musculoaponeurotic system，SMAS）层浅面埋植扩张器；耳后扩张时，扩张器应位于耳后筋膜浅面；颈部扩张时，扩张器应位于颈阔肌浅面或深面；乳房扩张时，扩张器可以放置在胸大肌深面或浅面，也可以将扩张器的上部放在胸大肌深面，下半部放在其浅面，即双平面放置；躯干和四肢扩张时，扩张器一般植入深筋膜的浅面，部分可埋植在深筋膜或深层肌膜的表面。目前也有作者提出浅层扩张或者保留皮瓣穿支扩张的概念。

（四）扩张器埋植腔隙的剥离

首先将检测后扩张器的内部气体抽干，并将其展平后放于拟埋植部位的皮肤表面，用亚甲蓝画出手术切口线、扩张囊的埋植位置和注射阀门的埋植位置。对于扩张囊的埋植腔隙，其剥离范围应比扩张囊周边大0.5~1cm（图21-9）。

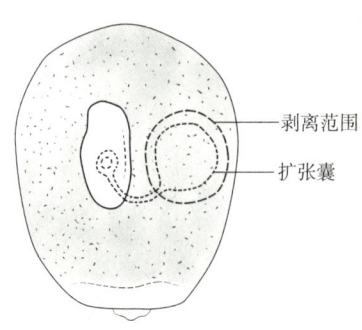

图 21-9　埋植腔隙的剥离范围（扩张囊的剥离范围应大于其周边 0.5～1cm）

切口需垂直于皮肤表面，一直切到需要剥离的平面。一般采用剥离剪（扁桃体剪）做钝性剥离。头皮、额部、耳后区的层次一般较清楚，完全以钝性分离即可完成，也可用尿道探子或手指推开。颈前部、躯干和四肢的组织分层也较清楚，应以钝性剥离为主，但需注意分离结扎沿途遇到的深部血管穿支时，其中结扎与电凝勿离表面的组织太近，以防影响其血供。面颊部和侧颈部的组织分层不十分清楚，剥离时先用剥离剪作钝性分离以形成许多腔道，分离不开的部位可剪开。剥离尽可能在直视下进行，光源可直接从切口射入，有条件时也可用带冷光源的拉钩将光线射入。术者必须对埋植扩张器部位的组织解剖非常熟悉，以免损伤重要的神经或血管。分离过程中需注意避免分离过浅，如果分离到真皮层，可能导致扩张囊表面皮瓣过薄，以致在扩张过程中发生坏死；分离过深，将有可能伤及重要的神经血管组织，在面颈部由于分离层下方有面神经分支和重要的血管存在，这一点显得特别重要，在手术中应仔细认真。

分离过程中若遇到较大的血管或活跃的出血点应立即止血，剥离完毕后用温盐水纱布填塞压迫 5～10 分钟；如果是分离多个腔隙，在分离完成每一个腔隙后均需填塞，全部分离完成后再依次止血。大的活跃出血点应结扎或缝扎，小的出血点可电凝止血。肾上腺素应慎用，以防术后反弹出血。面颈部是血管分布最为丰富的部位，更要重视止血。目前应用内镜技术使手术更加精细，止血更加彻底。

对于内置壶扩张器，在分离埋植注射壶的组织腔隙时应该略浅一些，以利术后注射，但如果其表面为瘢痕则不宜过浅，以防表面组织坏死使注射壶外露。另外，注射壶的植入腔不能过大，以防止植入注射壶后发生翻转，导致后期无法通过皮肤穿刺注射。对于外置壶扩张器，因注射壶放置在体外，注水时患者没有疼痛，尤其适合于儿童的扩张治疗；同时，免除了注射壶埋植和取出时的分离，减少了创伤和出血。但注射壶外置在日常护理方面有诸多不便，一般需要在连接管的进口处放置敷料，以防止外源性感染源进入扩张器植入腔，故目前尚没有被所有医师接受。

（五）扩张器的植入和切口的关闭

放置扩张器前应在手术台上向扩张器内注入 10～20ml 生理盐水，再次检查扩张器有无渗漏。植入时将扩张器展平，注射壶的注射面向上。导管可以有弯曲，但不能形成锐角，更不能折叠。扩张器植入后在扩张器下面放置剪有数个侧孔的负压引流管，其远端必须放置在组织腔隙的最底部。

缝合切口时，先在距切口边缘 0.5～1cm 处将表面组织与深部组织缝合数针，以防扩张器移位到切口深面，然后分层缝合切口，但头皮可全层缝合。缝合需在直视下进行，以防刺破扩张器。一般采用所有缝合线都缝合到位后一起打结的方法，以避免损失扩张囊。

缝合完成后，可穿刺注射壶进行回抽或再注入 5～10ml 生理盐水，证实注射壶没有翻转，导管没有打折，扩张囊没有破裂。负压引流管也要回抽检查是否能形成负压。如发现问题，可在术中即时处理。

（六）术后处理

术后早期扩张器埋植区可适当加压包扎。面颈部埋植扩张器术后3天内最好进流食。全身应用抗生素3～5天。负压引流瓶应保持持续负压，引流管中的引流液变为淡黄色后即可拔除引流管。切口位于正常组织内者可按时拆线，位于瘢痕病变组织内者拆线时间可推迟3～5天。

三 注液扩张

（一）注射液的选择

最常选用的注射液是注射用生理盐水。扩张囊为半透膜，小分子物质在渗透压的作用下可自由进出，因此注射液应为等渗溶液。可在生理盐水中加入止痛（如利多卡因）、抗感染（如甲硝唑、庆大霉素）、防止纤维包膜形成和挛缩（如地塞米松）以及促进扩张（如茶碱类）的药物。

（二）扩张方法的选择

在手术的同时注液扩张。手术中扩张囊内的注液量视扩张器的容量、表面皮肤的松弛度和注液对切口张力影响的大小而定，一般为扩张囊额定容量的20%。如果植入时切口方向和扩张囊垂直，由于注水的膨胀压力对切口张力的影响较小，可以在扩张器植入即刻注入较多的生理盐水，最多可达扩张囊容量的50%～70%。正式开始注液应在对切口张力影响不大的情况下进行，一般宜早不宜晚，多数情况下可于术后5～7天开始注液；如果注液对切口张力的影响比较大，应推迟注液或拆线时间，但是不能晚于术后14天，否则扩张器的包膜囊形成收缩的状态，会使扩张器后期的膨胀扩张无法进行。一般每次注液量为扩张器额定容量的10%～20%，每次注液的间隔时间目前尚无统一的标准。有用微量注射泵持续注射的方法，也有每天向扩张囊内注液的快速扩张法，这两种方法一般用于外置扩张壶的扩张；目前应用于内置扩张壶的扩张方法仍然是每间隔4～5天注射一次，究竟哪一种方法比较理想，目前尚无定论。完成注液的时间因扩张部位、扩张容量、需要修复组织面积的不同而异。

目前常用的扩张方法有以下几种：

1. 即时扩张（术中扩张） 指在术中施行的注水扩张，达到一定容量后维持扩张压30～60分钟，而后放水减压10～20分钟再注水扩张，如此反复2～3次，使皮肤松弛到能满足修复需要为止。这种方法多用于较小面积缺损的术中即时修复，一般适用于供皮瓣区有坚强支撑的部位，可以在一次手术中完成扩张和皮瓣转移修复。

2. 快速扩张（急性扩张） 指每天注水一次，7～14天完成扩张。这种方法由于术后皮瓣的回缩比较严重，因此目前临床应用比较少。

3. 亚速扩张（亚急性扩张） 指每隔2～3天注水一次，3～4周完成扩张。由于儿童的皮瓣比较松弛，皮肤储备量较多，可以采用这种方式。

4. 常速扩张（常规扩张） 指每隔4～5天注水一次，8～12周完成扩张。

5. 慢速扩张（慢性扩张） 指每隔7～10天注水一次，12周以后完成扩张。

6. 持续小剂量扩张 指不会明显损伤真皮层的小剂量注水方法，目前多用于外置壶扩张器。由于这种方法没有注水的痛苦，可以每天少量多次注水，特别适用于儿童的扩张治疗。

（三）每次注射量的判断

每次向扩张器内注射的量取决于表面皮肤的松弛度和扩张器的容量，一般应以扩张囊对表面皮肤产生一定的压力而又不阻断表面皮肤的血流为度，压力不应高于5.3kPa（40mmHg）。如果注射后表面皮肤变白，充血反应消失，或用激光多普勒、经皮氧分压等仪器测定发现血流被阻断，应等待5～10分钟。如血流仍不恢复，则要回抽部分液体，直到表面皮肤血流恢复。但是在小剂量多次注水中，应该进一步减少每次注水的囊内压。

（四）穿刺注射壶的方法

1. 内置型阀门　常规消毒注射壶表面的皮肤及操作者左手的示指及拇指。用左手示指和拇指固定注射壶，右手持注射器，选用4.5或5号注射针头，通过注射阀门中央部位的皮肤作垂直刺入，直到有金属抵触感为止，然后缓缓推入注射液。如果要继续注射，应将注射器拔出抽液后再注射。注射完毕拔出针头后，局部再用乙醇消毒一次。

2. 外置型阀门　去除导管末端的阀门保护帽，用碘酒、乙醇消毒注射阀门后，将已消毒的注射器前端的乳头与注射阀门连接，再推入溶液，注射完毕后拔掉注射器，阀门自动关闭，戴好阀门防护帽。

四　扩张器取出和扩张后皮瓣转移术（二期手术）

当皮肤软组织经过充分扩张达到预期目的后即可取出扩张器，形成扩张后皮瓣，在保留足够的组织覆盖供区的同时用扩张产生的额外组织修复受区。如果一次扩张量不足以修复全部病变区，可在二期手术后的扩张后皮瓣下再次埋植扩张器进行接力扩张（或称重复扩张），也可于伤口愈合3个月或半年后再次埋植扩张器进行扩张。

（一）扩张后皮瓣的设计原则

1. 充分舒展且具有立体形态的扩张后皮瓣多数呈半球状，可最大限度地应用扩张获得的组织。
2. 应尽可能减少辅助切口，或将辅助切口置于相对隐蔽的位置；辅助切口应尽可能与皮纹一致。
3. 顺血供方向设计皮瓣，如为轴型皮瓣，其长宽比例不应超出其血供范围；如为任意皮瓣，其长宽比例可比未扩张后皮瓣略大一些，但不能过大。
4. 皮瓣远端携带的未扩张皮瓣的长宽比例不宜超过1∶1，最好不要超过扩张区的边缘。
5. 扩张后皮瓣的设计应该遵循常规皮瓣设计的一切原则。

（二）扩张后皮瓣的设计方式

1. 滑行推进皮瓣（sliding flap）　在扩张后皮瓣的两侧设计一个或数个小的三角瓣，相互交错使整个皮瓣向前滑行推进；也可于皮瓣两侧形成直线或弧形切口向前滑行推进。其优点是设计和操作简单，比较安全；缺点是向前推进的距离有限，根据皮瓣蒂部的宽度，一般仅能进行1∶1比例的延伸（图21-10）。

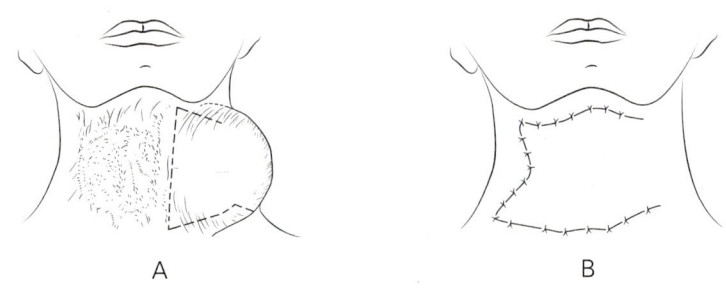

图21-10　滑行推进皮瓣的设计
A. 术前设计　B. 术后

2. 旋转皮瓣（rotation flap） 扩张后皮瓣以邻近修复区的一侧为蒂，形成与受区平行，并能依一定轴线向受区旋转的皮瓣。这种方法辅助切口比较少，形成的半球形皮瓣比较适合在面部应用（图21-11）。

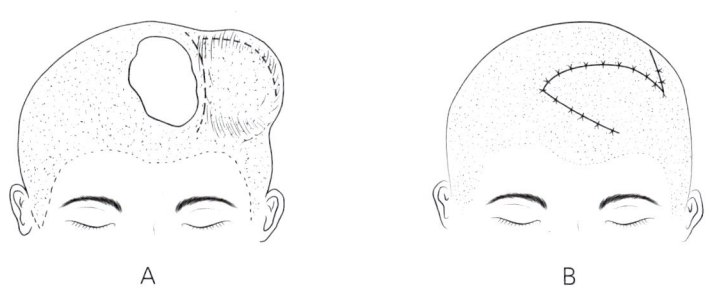

图21-11 旋转皮瓣的设计
A. 术前设计　B. 术后

以邻近修复区的一侧为皮瓣蒂部，皮瓣的一侧位于扩张组织与修复区交界处，切取扩张后皮瓣向病变区旋转的同时向前推进修复创面。其优点是辅助切口少，缺点是扩张组织有时难以充分展平。

3. 易位皮瓣（transposition flap） 又称交错皮瓣，以顺血供的一侧为蒂，形成一个较长的三角形皮瓣（或舌形、矩形皮瓣），其蒂部一侧靠近受区，远端则远离受区。该皮瓣与受区之间有一部分扩张与未扩张的正常皮肤，将该皮瓣插入受区，这样扩张后的皮瓣可获得充分的利用。该皮瓣多用于发际、鬓角和不规则部位的缺损修复（图21-12）。

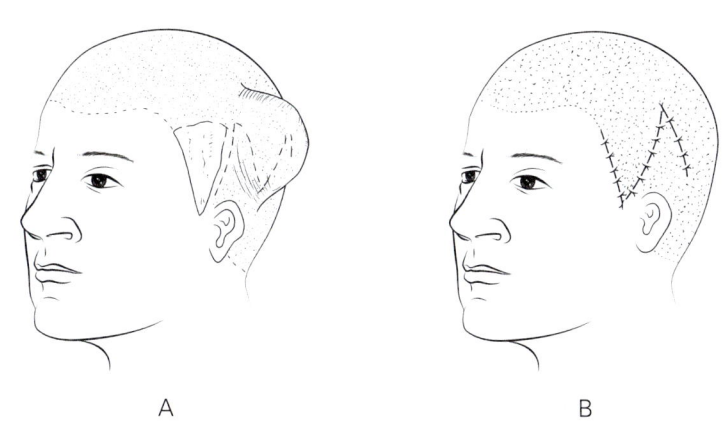

图21-12 易位皮瓣的设计
A. 术前设计　B. 术后

易位皮瓣的优点是转移的距离比较远。尽管有以上三种简单的皮瓣设计方法，但在实际操作时，常根据患者的具体情况进行灵活设计，一般采用两种或两种以上的方式相互结合。在手术前画出皮瓣设计的基本图形，手术中取出扩张器后再根据皮肤的松紧度和血管走行进行调整。

（三）手术操作流程

1. 初步设计皮瓣后先取出扩张器，其切口可以是原先埋植扩张器时的切口，位于正常组织与病变组织交界处，也可以是设计皮瓣的边缘。切开皮肤、皮下组织，直达纤维包膜的表面，用血管钳分开纤维包膜，或采用切开腹膜的方法切开纤维包膜，待纤维包膜形成一裂口后即用剪刀剪开全部切口，注意防止刀片或剪刀等锐器刺破扩张囊。取出扩张囊后顺导管钝性剥离，取出注射壶。剥离时一直要紧贴导管和注射壶。由于注射壶大、导管细，只有充分松解全部纤维包膜后方能取出注射壶。

2. 扩张囊基底部周边形成的横断面为三角形的、比较厚的纤维环，对皮瓣的舒展有影响，应将其切除。对于囊壁上的纤维包膜的处理应视具体情况而定，如果影响皮瓣的舒展，要仔细剥除或多处切开；否则可留于原位，待其自行吸收（图21-13）。

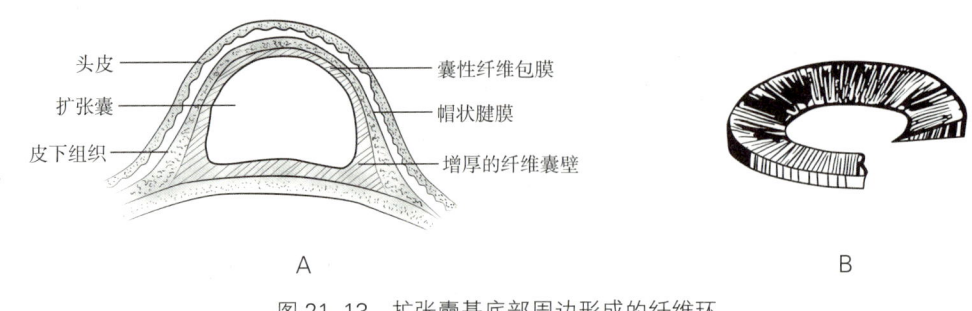

图21-13　扩张囊基底部周边形成的纤维环
A. 纤维环剖面示意图　B. 纤维环平面示意图

3. 二期手术时需先取出扩张器，形成扩张后皮瓣，根据可供修复材料的多少决定病变组织的切除面积，以防切除病变组织后扩张皮瓣不足而陷于被动的局面。

考虑到扩张过程中皮肤软组织会持续保持一定的张力，皮瓣转移后也应保持一定的张力。如果皮瓣太松而回缩率过高，有可能导致皮瓣中的血管迂曲而影响血液循环。扩张后皮瓣下应放置负压引流管，术后适当加压包扎。

伤口愈合后应采取防止瘢痕增生、对抗皮瓣挛缩的措施，如使用弹力外套、颈托、支架等。术后早期，扩张后皮瓣变硬并有回缩的趋势，一般术后6个月左右能够软化并恢复自然弹性。

第五节　皮肤软组织扩张术的临床应用

一　皮肤软组织扩张术在头部的应用

（一）头皮的解剖特点

头皮由五层结构组成，由外向内依次为皮肤、皮下组织、帽状腱膜、腱膜下蜂窝组织（疏松结缔组织）和颅骨骨膜，其中有大量的毛囊和其他皮肤附件。头皮有以下解剖特点：①皮肤厚，皮下组织薄，缺乏弹性和伸缩性；②含有丰富的毛囊，毛囊的耐缺血能力差；③头发的密度因人而异，一般为每平方厘米79～156根，其中顶部最密，枕部次之，颞部最稀；④皮肤及皮下组织、帽状腱膜和枕额肌三层组织紧密连接，难以分开，并通过疏松结缔组织与颅骨骨膜相连；⑤头皮由额、颞、枕三组血管供血，相互之间有丰富的血管吻合，血供非常丰富，形成头皮瓣时尽管蒂部较窄，仍可满足皮瓣血液供应的要求；⑥由于头皮缺乏弹性，切开头皮后不能靠组织收缩或血管弹性回缩止血，因此出血较多；⑦头部的神经分布较丰富，头后部主要有枕大神经、枕小神经、耳大神经等，头前部主要有眶上神经、滑车上神经、耳前神经等（图21-14～图21-17）。

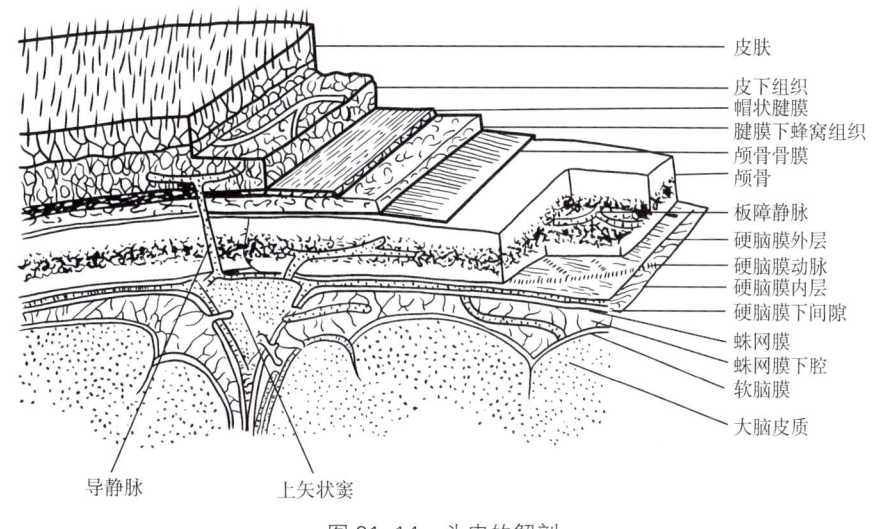

图 21-14 头皮的解剖

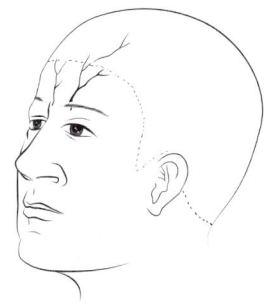

图 21-15 眶上神经、滑车上神经

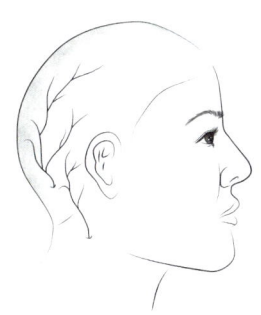

图 21-16 枕大神经、枕小神经

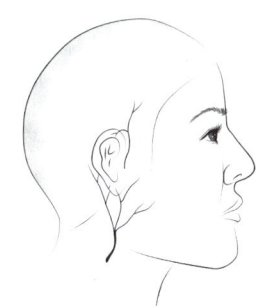

图 21-17 耳大神经

(二) 头皮扩张的原理与适应证

由于头皮瓣含有许多皮肤附属器，而且由于有颅骨的支撑，可以维持扩张的效果，因此头皮是目前皮肤软组织扩张术的绝对适应证。头皮扩张时尽管有表皮和深部组织的生长，但是毛囊的数量并没有增加，因此头皮的扩张后皮瓣，实际上是剩余毛发的再分布，术后供区头发会变得稀疏，但由于分布均匀，效果仍较满意。

头皮扩张术主要适合于下列秃发患者：

1. 瘢痕性秃发　由于烧（烫）伤、创伤、撕脱伤、感染、手术等造成头皮缺损，形成瘢痕性局限性秃发。

2. 头皮缺损伴颅骨外露　由于撕脱伤、电击伤等造成头皮缺损，伴颅骨外露甚至坏死，可应用扩张后头皮瓣覆盖缺损区域或外露的颅骨。

3. 脂溢性秃发　对于经药物治疗后头发仍不能再生的脂溢性秃发患者（秃发面积不超过头皮的1/2），可采用头皮扩张术前移发际或消灭秃顶。

4. 头部肿瘤和斑痣　对于头部局限的巨痣、疣状痣、血管瘤或者神经纤维瘤患者，可在病变周围进行预扩张后再切除病变组织，并用扩张后头皮瓣覆盖创面。

(三) 扩张器的植入方法

1. 术前准备　术前一般要剃去头发；如果患者不愿剃发，可于术前3天每天用0.5‰的苯扎溴铵洗头一次，手术当天仅剃去切口处2～3cm宽的头发。

2. 麻醉　儿童多选用基础麻醉加局麻，成人则多选用强化麻醉加局麻。在局部神经阻滞麻醉的基础上，用低浓度的局部麻醉药（每15～20ml加入1滴肾上腺素）在帽状腱膜下浸润，可达到止痛、减少出血和有利于剥离的效果。

3. 扩张器的选择　一方面根据供区的面积和部位选择扩张器的大小和形状，另一方面根据需要修复的面积选择扩张器的高度和容量。一般来说，在头颅部位每修复1cm²的秃发区需要3～3.5ml的扩张容量，据此可以推算所需扩张器的容量大小。

4. 扩张部位和切口的选择　一般选择邻近容易扩张和便于二期手术的部位埋植扩张器。枕部组织致密，层次不清楚，不易剥离，出血较多且不易止血，且扩张过程中不能仰卧，因此除非必要，一般不作为扩张区。扩张器注射壶一般植入秃发区、耳后或额部，并与扩张囊有一定的距离。如果秃发区瘢痕太薄则不宜埋植，以防瘢痕坏死、注射壶外露。

切口一般选择在正常头皮与病变区交界处，与扩张器边缘平行。如果伴有颅骨外露，可选择在外露颅骨边缘1.5cm的正常头皮内。如果需同时埋植几个扩张器，两个扩张器可共用一个手术切口。有时也可选择与扩张器边缘垂直的切口，该切口术后早期即可进行扩张，并且扩张器不易从切口外露。

5. 扩张器埋植腔隙的剥离　切开皮肤、皮下组织及帽状腱膜后，在帽状腱膜和颅骨骨膜之间用剥离剪刀或尿道扩张器作钝性剥离，也可用手指分离。此层结构疏松，容易剥离，加之穿支血管很少，出血不多。埋植注射壶的腔道不宜过大，以注射壶恰好通过为宜，以防术后注射壶向扩张囊方向移位。由于剥离形成的腔隙内很少有大的出血点，一般用湿纱布填塞，压迫止血5～10分钟即可，术后较少形成血肿。

6. 扩张器的植入　由于头皮的松动性有限，埋植扩张器时囊内注液量不宜过多，一般10～20ml即可。扩张器下放置负压引流，直视下全层缝合头皮切口，缝线可密一些，便于切口边缘止血。术后适当加压包扎，并将负压引流管插入抽成真空的输液瓶内（图21-18）。

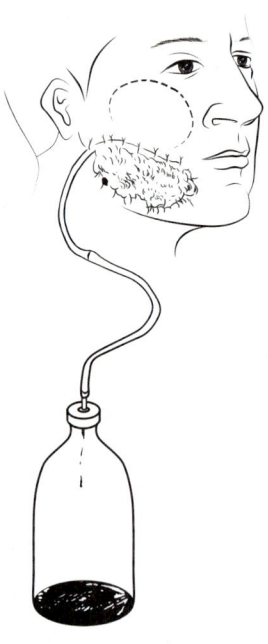

图21-18　负压引流

（四）扩张器的注液方法

头皮扩张的注液可于术后3天拔除引流管后开始，也可待伤口基本愈合后开始。拆线时间推迟到术后10~14天，甚至更晚。注液的间隔时间和量因人而异，一般小儿头皮弹性好，易扩张，注液间隔时间可短一些。因毛囊耐缺血能力差，压力过大时可因缺血造成毛发脱落，因此每次注液量不可过多。遇到注液后头皮疼痛者，可采用少量多次的注液方法，也可在扩张囊内注入局麻药；对注液后头皮剧痛者，可用利多卡因行神经阻滞封闭。

（五）扩张后头皮瓣的转移

二期手术可在头皮止血带下进行，以减少术中出血。手术应注意以下几点：①术前先进行初步设计，如有数个扩张区时，应先形成一个最大的或者主要的皮瓣，下一个皮瓣根据上一个皮瓣的修复情况设计。单一扩张区可取出扩张器，再根据皮肤的松弛度进一步设计皮瓣。头皮血供丰富，皮瓣的长宽比例较大，蒂部较窄时一般也能保障其血液供应。②扩张后的头皮瓣可采用滑行推进、易位和旋转的方法转移，其中滑行推进的方法应用较多。由于头皮缺乏弹性，皮瓣旋转的角度不宜过大，否则容易形成猫耳朵。③头皮瓣形成后，根据皮瓣的大小决定瘢痕性秃发区的切除面积。④如有可能，头皮瓣转移时尽量考虑毛发的生长方向。⑤为防止术后切口瘢痕过宽，缝合时应先缝合帽状腱膜，再缝合皮肤和皮下组织。如直接做全层缝合，拆线的时间应晚一些。⑥头皮扩张过程中常出现因压迫造成颅骨外板中间部位吸收和周边部位增生，一般后期能自行恢复，可不予处理。⑦为了取得较多的可移植组织，在头部可以安置多个扩张器（图21-19~图21-21）。

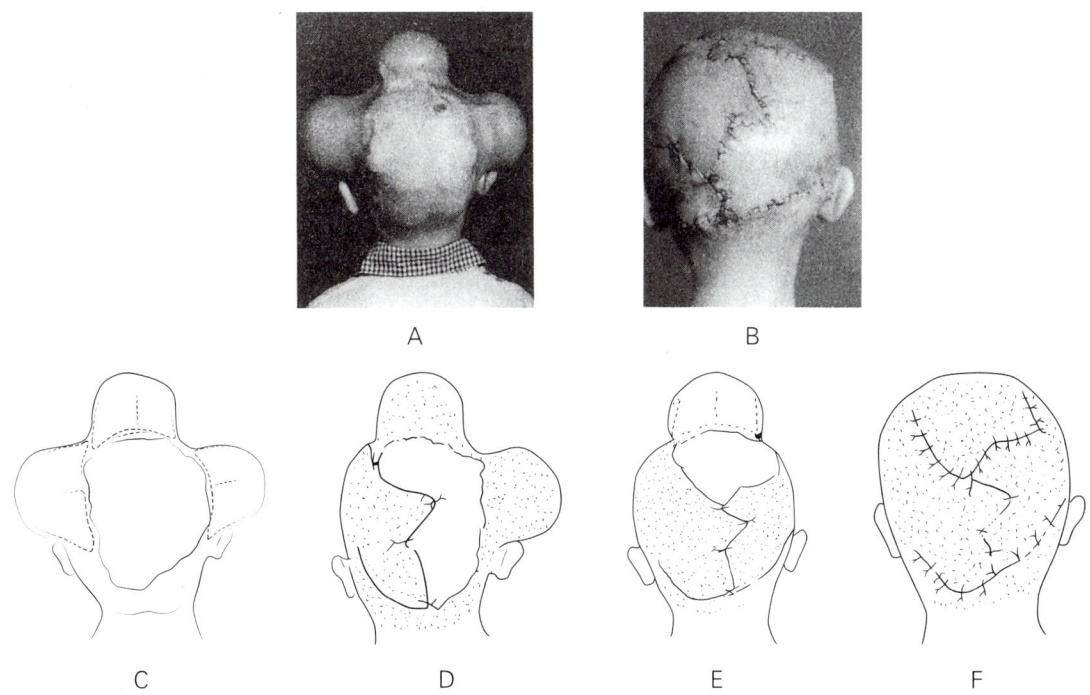

图21-19 头部多部位安置扩张器的分布设计

A. 瘢痕性秃发扩张后 B. 秃发修复术后 C. 总体切口设计 D. 先将第一个皮瓣转移至秃发区 E. 根据第一个皮瓣的覆盖范围将第二个皮瓣转移至秃发区 F. 根据前两个皮瓣的覆盖情况形成第三个皮瓣

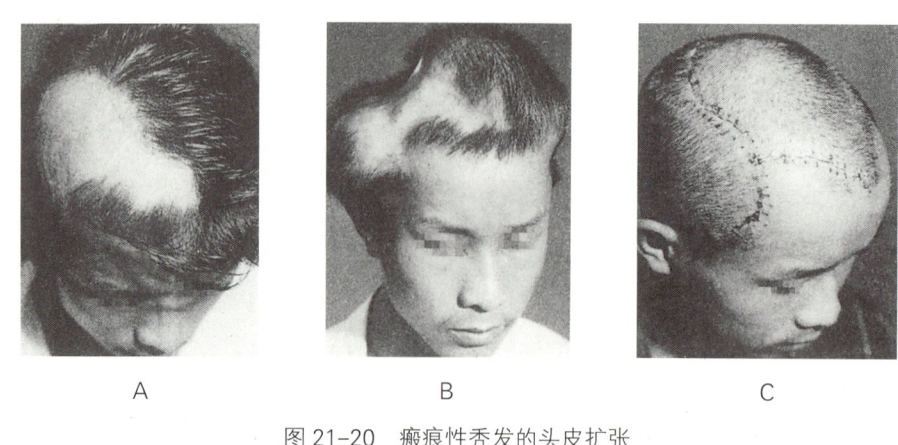

图 21-20 瘢痕性秃发的头皮扩张
A. 术前 B. 头皮扩张后 C. 术后

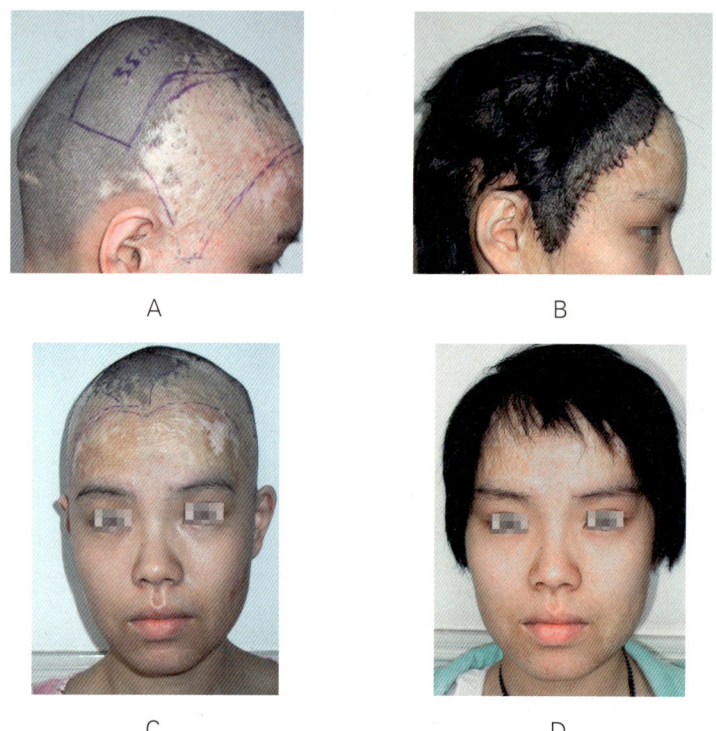

图 21-21 瘢痕性鬓角缺失的修复
A. 术前侧位 B. 扩张皮瓣修复后侧面 C. 术前正面 D. 扩张修复后正面

二、皮肤软组织扩张术在面颈部的应用

（一）适应证

1. 面颈部较大的增生性或萎缩性瘢痕。
2. 面颈部较大范围的色素痣。
3. 面颈部较大范围的毛细血管瘤或混合型血管瘤。
4. 面颈部外伤性文身。
5. 面颈部神经纤维瘤及部分皮肤恶性肿瘤，如基底细胞癌、鳞状上皮细胞癌。
6. 面颈部洞穿性缺损的修复。

7. 上下唇、上下睑、眼窝、耳、鼻等器官再造。

(二) 扩张方法

扩张部位的选择直接影响二期手术皮瓣形成与修复的效果。由于面部有明显的解剖分区（图21-22），所以扩张后皮瓣转移时也应遵循分区原则，这就要求手术医师在埋植扩张器时即应预想到扩张后皮瓣的形态、大小及蒂部所在位置。

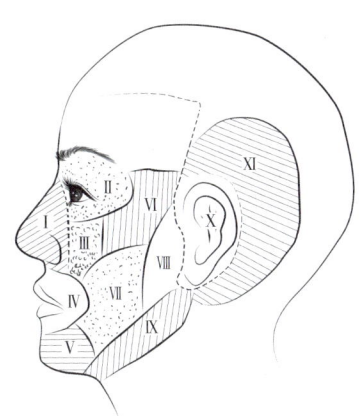

图 21-22 面部的解剖分区
Ⅰ为鼻区，Ⅱ为眶区，Ⅲ为眶下区，Ⅳ为唇区，
Ⅴ为颏区，Ⅵ为颧区，Ⅶ为颊区，Ⅷ为腮腺咬肌
区，Ⅸ为下颌颈区，Ⅹ为耳区，Ⅺ为颞区

由于面颈部供区皮瓣菲薄，为应对较大范围的缺损修复，可以采用分阶段扩张的方法，即第一次扩张修复一部分缺损，过3~6个月后再次原位扩张。

1. 病变组织周边正常皮肤软组织的扩张，视病变区及周围正常组织的范围决定扩张囊的放置位置及数目。扩张后皮瓣以局部转移为主。

2. 若为远处皮肤软组织扩张后带蒂转移至面颈部，目前常用的是颈胸部供区预扩张，形成胸三角皮瓣、锁骨上皮瓣、胸肩峰皮瓣等，再进行带蒂转移；前臂、上臂皮瓣的预扩张也可转移至耳鼻部及面颊部。

从颈胸部形成的皮瓣转移至面颈部时一定要确保蒂部的血供，其方法包括：①皮瓣设计时必须将知名的轴型血管包括在皮瓣蒂内；②操作时要妥善保护血管，防止损伤；③皮瓣转移后要防止蒂部扭转、折叠、牵拉形成张力，有时将蒂部缝成管状过紧而影响血液供应，遇到此种情况，应采用皮瓣创面植皮的方法解决；术后确实有效的石膏固定也甚为重要。

3. 颜面部埋植扩张器的剥离层次应位于腮腺咬肌筋膜浅层，并保持在一个平面上进行剥离，注意彻底止血。颈部扩张修复面部的剥离层次一般在颈阔肌浅层或深层。颈部沿胸锁乳突肌走行方向自下而上沿途发出数支肌皮动脉，剥离至此处时易出血，应注意此部位的止血。扩张器埋植区一定要留置负压引流2~3天，术后常规应用抗生素防止感染。

4. 面部注液扩张时，由于供区皮瓣比较薄，张力不可过大，避免造成血供障碍。注液时严格无菌操作，防止感染。面部扩张容量的预计，依修复每平方厘米区域需4.5ml计算；如用颈部扩张修复面部，则应按每平方厘米区域需5ml以上容量计算。

(三) 面部扩张后皮瓣的设计

应用扩张后皮瓣修复面颈部瘢痕或缺损的关键是要满足外形上的要求。首先，颜面根据器官的分布而有不同的分区，在修复时必须充分注意每个区域的特点和要求，切口线一般宜与轮廓和分区（如鼻区、眶区等）界线相一致。另外，眼、鼻、口等部位均不能有张力或牵拉，否则必然造成器官移位及变形（如眼睑外翻、口角歪斜等），故在皮瓣转移之前必须预测扩张后产生的额外皮肤软组织量是否能够满足修复的需要。具体注意事项如下：

1. 面中部鼻翼平面以上缺损需要修复者，扩张后形成一个蒂在内下方的旋转皮瓣比较合理（图21-23）。

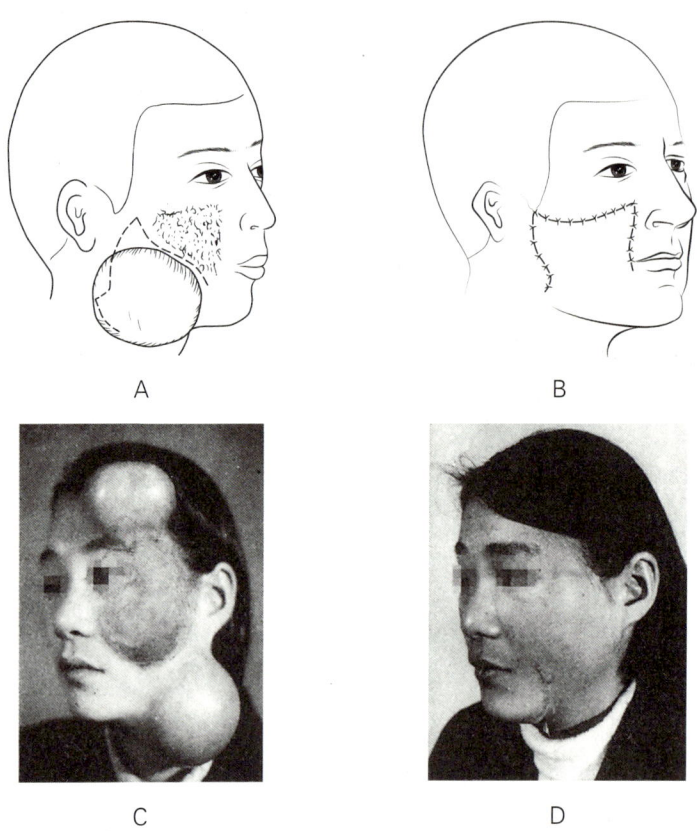

图 21-23　面部扩张后形成蒂在内下方的皮瓣修复面中部缺损
A. 术前设计　B. 皮瓣转移后　C. 扩张后　D. 修复术后

2. 以面下部皮肤缺损为主者，扩张区选择在外上方为多，在二期手术时形成一个蒂在外上方的旋转皮瓣较好（图21-24）。

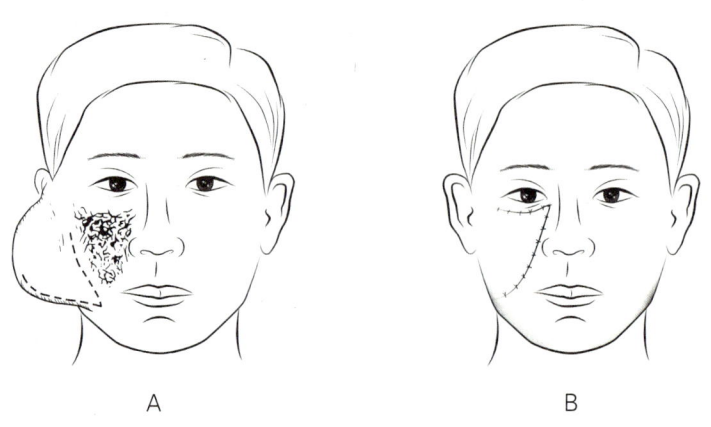

图 21-24　面部扩张后形成蒂在外上方的皮瓣修复面下部缺损
A. 术前设计　B. 皮瓣转移后

3. 颈部扩张后多形成滑行推进皮瓣或易位皮瓣（图21-25）。

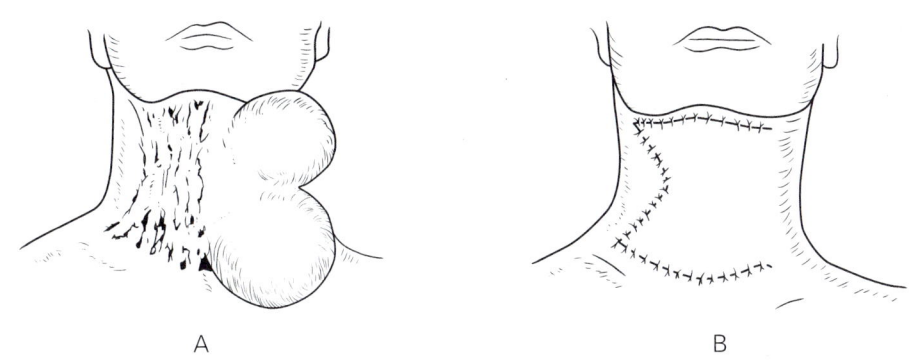

图21-25　颈部扩张后形成滑行推进皮瓣
A. 术前设计　B. 形成滑行推进皮瓣

三、皮肤软组织扩张术在鼻部的应用

在2700多年全鼻再造的历史中，众多学者先后采用了额部皮瓣、镰刀状皮瓣、前臂皮瓣、上臂皮瓣、游离皮瓣等诸多皮瓣，针对不同的病例均取得了较好的效果。目前在所有的治疗方法中，前额皮瓣仍作为首选，因为额部皮瓣造型稳定而挺拔，色泽与整个颜面协调。上述所有皮瓣均有一个共同缺点，即供瓣区的缺损需通过中厚或全厚皮片移植修复，使供区遗留一个不平整、色泽不一致的植皮瘢痕。应用皮肤软组织扩张术行全鼻再造则可克服上述不足，在解决供区继发创面问题时具有明显的优越性，此法操作简单、效果良好。

（一）额部扩张后皮瓣全鼻再造

一期手术是在额部埋植扩张器，埋植层次位于帽状腱膜及额肌下。这首先涉及采用额正中皮瓣还是额斜型皮瓣，一般需视额部发际的高低而定，发际较高者（即从发际到眉间的距离大于7cm者）尽量选用额正中皮瓣，发际较低者（即从发际到眉间的距离小于6cm者）可以考虑选用额斜型皮瓣。但是由于额斜型皮瓣属于跨区域供血，其远端静脉回流可能较差，故此时也可以考虑用额正中皮瓣。术前用激光把皮瓣远端的毛发脱干净。扩张器的形状可为圆形、长方形或柱形，但以长方形较好；成人常用容量为80ml。手术切口多选择在前额发际内或发际缘，横行或纵行均可，长4～5cm。

切开皮肤、皮下，深达帽状腱膜层下，用20cm细长剪刀做潜行分离，或借助于F7～F8号金属尿道扩张器做钝性分离。剥离的囊腔范围应事先用亚甲蓝绘出周边界限，一般要比扩张囊周边大出1cm。

扩张器的植入方法：①细致检查扩张囊腔，仔细止血，用生理盐水冲洗囊腔，直至无出血点；②经证实，扩张器无破损及渗漏后，将扩张囊放入囊腔，仔细将囊展平；③注射导管与扩张囊不要折叠；④注射壶需与扩张囊保持一定距离，避免日后触摸及注水操作时损伤扩张囊；⑤分层缝合切口，缝合时切忌损伤扩张囊；⑥放置负压引流管。术后持续负压吸引3～4天；7～8天拆线后，每隔3～7天在严格无菌操作下通过阀门注入灭菌生理盐水10～20ml。注水时一定要观察有无疼痛及局部色泽改变，若明显苍白在短期内不能恢复，则需回抽少量液体使肤色转红润为止。注水达到预定容量后即可考虑二期手术。扩张总容量一般为170～200ml。

二期手术包括在扩张后的额部皮肤上设计三叶皮瓣、取出扩张器、切除鼻部瘢痕、皮瓣转移行鼻再造和塑形等步骤。部分鼻孔狭小的病例需先做鼻孔开大术，鼻翼、鼻侧、中隔软骨或鼻骨缺损者需考虑支撑问题。在扩张后的皮肤上设计皮瓣时需考虑扩张器取出后有10%～15%的回缩，因而皮瓣的长度及宽度均不能小于7cm。鼻尖及鼻中隔缺损者可取自体肋软骨，雕刻成L形鼻支撑组织后将鼻背、鼻尖垫高，并可修薄两片肋软骨缝合固定成飞鸟状修复鼻翼（图21-26）。在瘢痕切除时需保留衬里组织，一般采用将可利用的瘢痕表皮翻转作为衬里组织的方法，不够用时也可用两侧鼻唇沟的翻转皮瓣形成衬里。皮瓣形成后和扩张器取出后要进一步向下剥离，形成皮下血管蒂，并特别注意防止静脉损伤。在皮瓣转移过程中要防止蒂部扭曲、折叠及受压。岛状皮瓣通过的隧道一定要分离得宽敞些，必要时可将鼻根部的皮肤切开，皮瓣转移后再将蒂部的皮肤松松地缝合起来。在定点缝合时，两侧鼻翼基部应与鼻小柱基部在同一水平线上，鼻小柱略向内收，防止过宽。在鼻翼旁及鼻背缝合时，皮下一定要固定对合好。皮肤采用内翻缝合，使鼻与面颊及唇部形成一定的角度。术后在皮瓣下放置负压引流管。

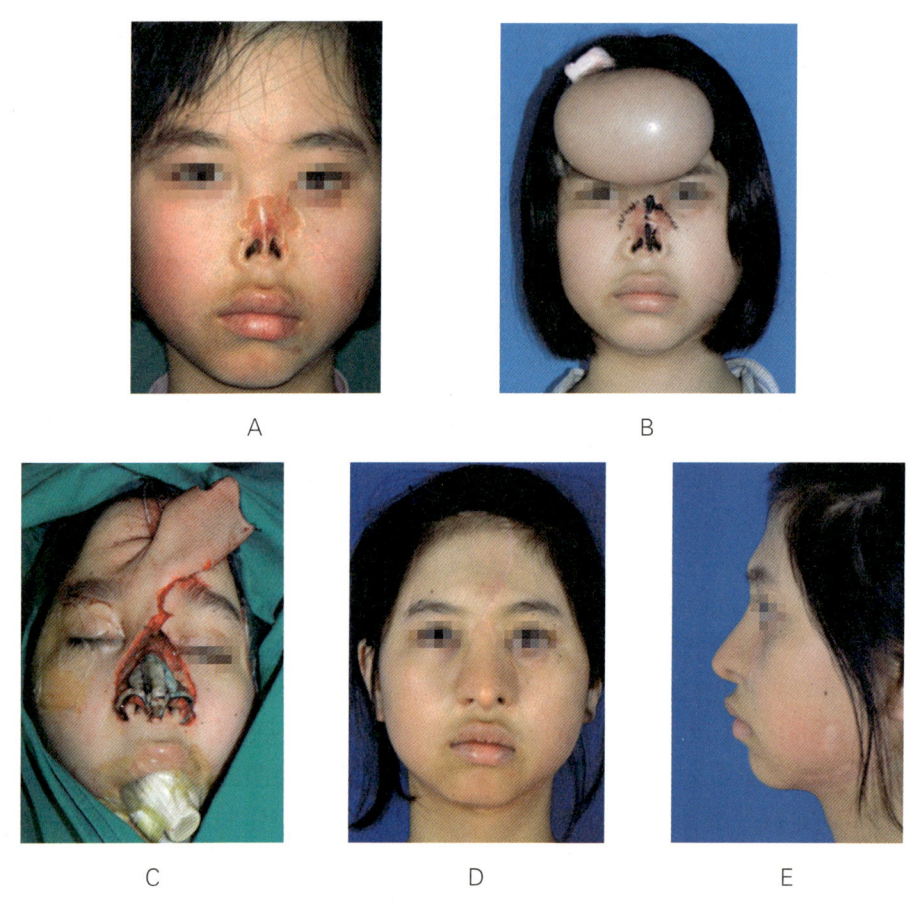

图21-26 额部皮瓣的全鼻再造和鼻软骨支架重建
A. 术前 B. 额部皮瓣扩张 C. 自体软骨支架搭建情况 D. 术后1年正位 E. 术后1年侧位

经多年临床实践检验，国内外一致公认额部皮瓣质地好，颜色佳，形态也较逼真。现在经过扩张器扩张后的皮瓣较薄，其血供更为丰富，对鼻小柱及鼻翼的塑形也更为有利，且无鼻小柱及鼻翼因循环障碍而坏死之虑，说明扩张期间起到了良好的延伸作用。另外，经扩张后的额区继发创面可以直接缝合，避免了额区植皮后遗留的凹陷性瘢痕及色素沉着，使传统的额部皮瓣全鼻再造方法的不足之处得以圆满解决。对于一些特别严重的鼻缺损，既往只能用赝复体解决，现在可以在额部扩张后形成两个皮瓣，一个作为衬里，另一个则瓦合其上。

（二）前臂扩张后皮瓣全鼻再造

20世纪70年代末即有前臂皮瓣带蒂转移或吻合血管的游离移植行全鼻再造的报告，但是前臂皮瓣因为有两个主要缺点（牺牲桡动脉主干，在前臂留下植皮后的痕迹）而受到一些学者的抵制。扩张后的前臂皮瓣转移后则可直接缝合而无须植皮，克服了一项缺点。自从非生理皮瓣——静脉皮瓣试用以来，我们受到启发，设想将一条前臂静脉预先动脉化，然后用扩张器进行扩张，在下一期手术时则可用动脉化的静脉与另一条回流静脉作血管蒂，再行带蒂转移或吻合血管的游离移植行全鼻再造术，这样就不需要牺牲前臂的尺、桡动脉了。经过动物实验与临床试用证明这一方法是可行的，从而为扩张后皮瓣行全鼻再造又增添了一种新的方法（用静脉动脉化的前臂皮瓣行鼻再造，需由经验丰富和实验性研究取得成功的医师亲自操作，并得到患者的理解后才能进行，不宜作为一种常规的手术方法）。皮瓣预制完成后带蒂转移可有两种术式：一种是先将皮瓣转移至鼻根部，二期断蒂时再重建鼻翼及鼻小柱；另一种是先将皮瓣转移至鼻尖重建鼻翼及鼻小柱，二期断蒂时再修复鼻背上1/3及鼻根部。这两种术式各有优缺点，有待今后在临床实践中积累更多的经验。这一方法可以成为全鼻再造术中除了额部皮瓣、上臂皮管之外的第三种备选方案。肩胸部扩张后皮瓣也可作为鼻再造的选择。

（三）鼻部分缺损的修复

对于鼻下部缺损或半鼻缺损，则可考虑做鼻下部缺损或半鼻缺损的修复，大部分病例可应用扩张后额部皮下蒂岛状瓣、血管蒂岛状瓣，根据缺损的部位及范围形成星状瓣、龟形瓣修复双侧鼻翼、鼻尖、鼻小柱，其方法与全鼻再造相似，在此不再赘述。若鼻部有小的洞穿性缺损如鼻翼、鼻尖、鼻小柱缺损，也可用扩张后的额部皮瓣、唇颊皮瓣或面颊部皮瓣修复，手术方法同常规的鼻部分缺损的修复，所不同的是需行扩张器埋植术。由于需要修复的范围不大，一般额部扩张到100ml即可，时间在1个月左右。对于小于或等于两个亚单位的鼻缺损，可以采用术中即时扩张的方法加以修复，供区可以直接缝合。对于老年患者来说，即使鼻缺损范围超过三个亚单位，由于额部皮瓣局部较松弛，也可以采用术中即时扩张的方法加以修复，并可以在无张力的条件下直接缝合而无须植皮，故一般均能取得比传统方法更为满意的效果。

四 皮肤软组织扩张术在耳郭再造中的应用

（一）外耳的应用解剖

两个耳郭对称点位于头颅两侧的眼与枕外隆突水平之间（相当于眉弓与鼻翼水平之间），其长轴与鼻梁平行。耳郭与颅侧壁约成30°夹角。耳郭由皮肤、软骨、韧带和肌纤维等组织构成，其软骨是维持耳郭形态的弹性支架；皮肤较薄，前面的皮下组织较少，与软骨粘连较紧密，后面的皮下组织略多于前面，皮肤也较松弛。耳郭表面凹凸不平，呈扁片状，厚约4mm。耳郭的外周缘为较圆滑的耳轮、耳轮脚，呈"?"形；上端始于耳甲，下端止于耳垂上部。耳郭向内与耳轮相对应的一弧形隆起称为对耳轮，其上端分叉，形成对耳轮上脚和下脚，两脚之间形成一个三角形的凹陷窝；对耳轮上半部低陷于耳轮平面以下，下半部略高于耳轮平面。耳轮与对耳轮之间形成的一个狭长凹陷称为耳舟。耳郭前侧中央有一较大的凹陷称为耳甲，耳甲后壁与颅侧壁形成约90°夹角。耳甲被耳轮脚的延伸部分割成上、下两部分，上部为耳甲艇，下部为耳甲腔。外耳道前侧缘有一隆起称为耳屏，它与对耳轮下端的对耳屏相互对应，两者之间的凹陷称为屏间切迹。

耳郭的血液供应十分丰富，耳郭前由颞浅动脉耳前支发出的3~4条分支供应；耳郭后则由耳后动脉供应，此动脉沿耳根部上行，并发出数条分支分布于耳后，其中有数个小分支穿过耳郭软骨到达耳前，与耳前动脉分支吻合。

耳郭的主要感觉神经为耳大神经，此神经在胸锁乳突肌中部后缘穿出皮下浅层，沿颈侧部上行到耳后区，分布于耳郭内、外侧面；另外，还有枕小神经、三叉神经耳颞支、迷走神经耳支、面神经耳支等，分别分布于耳甲、外耳道后壁、三角窝、耳后等区域。

(二)适应证

1. 耳郭先天畸形　耳郭先天畸形与胚胎发育障碍有关。外耳道起源于第一鳃沟及邻近的第一、二鳃弓的发育,胚胎3个月时,外耳道即已形成,若在此期间内第一、二鳃弓出现发育障碍,则可出现各种耳郭畸形,如无耳、小耳、隐耳、杯状耳、招风耳等;第一鳃弓发育障碍,则可出现外耳道闭锁、狭窄等外耳道畸形。

耳郭先天畸形需行全耳郭或部分耳郭再造。因局部皮肤面积不足,为耳郭再造带来一定的困难。利用皮肤软组织扩张术可以将耳后或耳前的皮肤通过扩张而获得足够的额外皮肤,使耳郭再造中皮肤不够的问题得以解决。同时,皮肤扩张可以使耳区的皮肤、皮下组织变薄,达到理想的厚度,为耳郭的塑形提供了有利条件。

2. 外伤性耳郭缺失或部分缺损　外伤性耳郭缺失或部分缺损多因车祸伤、咬伤、切割伤等造成,表现为耳郭全部或部分撕裂、脱落,可与头皮撕脱伤并存。单纯的耳郭撕脱或切割伤,局部皮肤条件往往较好,但存在面积不足的问题,故需行周围局部皮肤扩张。遇到此种适应证时,应考虑到损伤时的情况以及局部瘢痕的严重程度,对于伴有头皮撕脱伤、局部皮肤缺损较多并有深部组织瘢痕形成者,要慎重考虑。

3. 烧伤后耳郭畸形　耳郭在头颅两侧比较突出,处于无遮蔽的暴露位置,加上耳郭皮肤较薄,皮下软组织少,当头部遭受火焰及热液袭击时易受热烧伤。烧伤后耳轮缘损伤最重,轻者可出现水肿、水疱等症状,重者出现Ⅲ度焦痂或已炭化。深Ⅱ度及Ⅲ度烧伤可并发化脓性耳软骨炎,一旦形成则难以控制,很快发展成全耳软骨炎,最终由于清除坏死软骨而使耳郭失去支架,遗留菜花耳或小耳畸形。烧伤后耳郭畸形往往伴有耳周皮肤瘢痕,会给皮肤扩张术带来一定的困难。在烧伤后早期(3~6个月之内),局部瘢痕尚处于活动期,瘢痕较硬,无弹性,抗感染能力较差,故扩张术应选择在伤后半年以上再做为好。对于Ⅲ度烧伤并累及皮下组织,创面经小片状(如邮票状、点状)植皮后愈合者,不宜行皮肤扩张或应慎重选择。

4. 感染所致耳郭畸形　各种感染因素均可导致全耳软骨炎,使耳郭丧失支架,最终引起畸形。

5. 其他原因导致的耳郭畸形　肿瘤、冻伤、火器伤等原因也可引起耳郭畸形。当局部条件及全身条件允许时,均可采用皮肤软组织扩张术行耳郭再造或进行局部修复。

(三)手术方法

先天性耳郭畸形不宜过早行耳郭再造(因再造耳无生长能力),有的教科书主张在12岁以后进行;中国学者和一些国外同道主张在6~8岁时施行耳再造,可切取2~3条肋软骨制作耳支架。后天性耳郭缺损多因撕脱伤、切割伤、咬伤、烧伤及感染等引起,除年龄过小者外,均可于创伤愈合后3~6个月进行修复再造。

以往耳郭再造的常用方法是利用有限的残存耳郭组织、有限的耳后皮肤或皮下组织深层,包埋自体、异体、异种软骨作为支架,也可用组织工程人工支架、Medpor等材料。无论是二次成形法还是一次成形法,均需翻起耳后皮肤及耳后筋膜,将制备好的耳郭支架包埋在两层组织之间,在耳后筋膜深面及供区植中厚或全厚皮片。但所存在的问题是耳后的皮肤面积有限,大多数不能满足耳郭再造的需要,有时为覆盖支架将带有毛发的头皮转至耳上,往往需经多次手术才可将毛发去除。另外,再造的耳郭往往较厚,耳郭的沟槽轮廓不明显,即人们常说的"平板耳",外形欠佳。

用皮肤扩张术行耳郭再造,可利用扩张所获得的额外皮肤克服皮肤不足的困难,再加上扩张后皮肤较薄,可以充分显示雕刻塑形后软骨支架的轮廓,做到形态逼真;供区可以直接缝合,无须植皮;皮瓣血供好,一般不会出现皮瓣远端坏死,因此是耳郭再造较为理想的方法。

(四) 扩张器埋植术 (一期手术)

根据拟再造耳郭的大小、位置及局部皮肤情况，设计扩张器埋入的位置及范围，并选择扩张器的形状和容量。由于耳周可供扩张的区域较小，一般选择100~140ml容量、小圆形或小肾形的扩张器。再造耳郭的大小及位置应以健侧耳郭为依据，若需同时再造双侧耳郭，可以成人的正常耳郭为模式，一般长度为5.5~6.5cm，宽为3~3.5cm。耳郭的位置则可在乳突前缘标出一条与鼻梁长轴平行的直线，以眉弓及鼻翼形成两条平行的直线向后延伸并与乳突前缘的直线相交，两个交点的距离即为再造耳郭的长轴及长度，此为平行四边形定点法。扩张时可以耳后皮肤区为中心，若耳后皮肤区过于狭小，可考虑将耳前、耳后两个部位同时扩张。对残耳较小、外耳道闭锁者，可将残耳作为扩张中心，连同耳前、耳后同时扩张（图21-27，图21-28）。

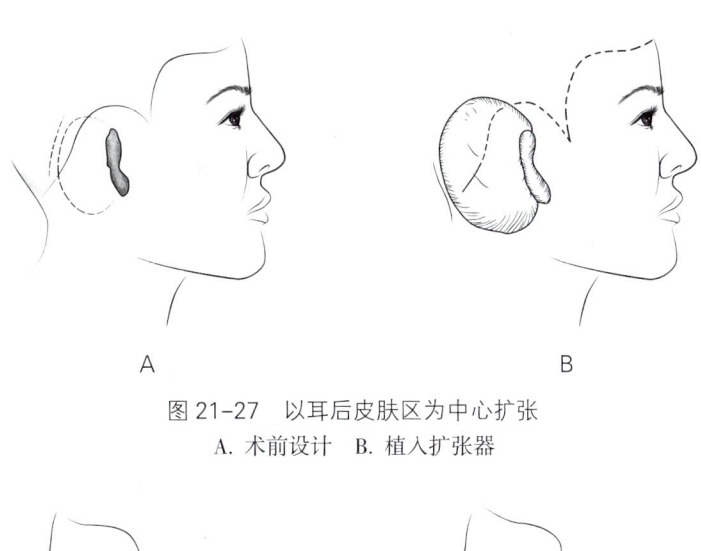

图 21-27 以耳后皮肤区为中心扩张
A. 术前设计 B. 植入扩张器

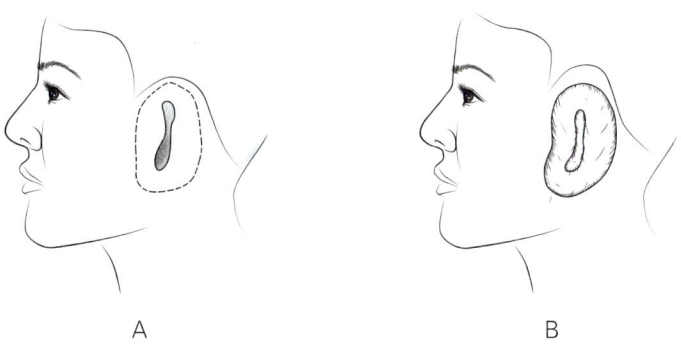

图 21-28 以残耳为中心扩张
A. 术前设计 B. 植入扩张器

手术可在全麻或神经阻滞加局部浸润麻醉下进行。手术切口应选择在耳后发际内1.5cm处，切口线与耳郭长轴平行。用剥离剪刀在皮下潜行剥离，由于局部皮肤较薄，皮下组织较少，且与耳后筋膜层粘连紧密，操作时要避免使用过于粗暴的钝性剥离。若以残耳为中心扩张时，需用小弯剪刀将突出于皮肤平面的残耳软骨剥除或剪断。剥离时要在软骨表面随着其凹凸的弧度，紧贴软骨面一点一点地剥离，注意勿损伤耳前及耳后动脉的分支，以免造成活动性出血。如遇出血，可用湿纱布填塞，压迫止血。尽量在直视下找到出血点（必要时可延长切口扩大视野），而后用双电凝或结扎止血。尤其是位于耳前的颞浅动脉分支距切口最远，位置又深，一旦出血不易迅速止住，故当止血较困难时，宜果断地扩大切口彻底止血。

在植入扩张器之前再次检查，剥离腔隙，确信无出血后方可将扩张器植入。腔隙一定要够大，植入扩张囊后一定要展平，并在扩张囊深面留置负压引流管，适当加压包扎。术后3~4天，负压引流管内已无血性液体或较多血浆性液体流出时即可拔除引流管。术后7～10天拆线。

（五）注水方法及注意事项

拆线后即可开始注水扩张，每3～7天注水一次，每次可注入生理盐水或复方甲硝唑溶液10～15ml，注水时注意无菌操作。由于局部皮肤薄、弹性差，加之剥离层次浅、范围广，故扩张中心部位的血供明显减少，又因扩张区深面为较硬的颅骨，一旦注入溶液后，就会使囊内压逐渐升高，对周围组织产生的压力越来越大，当压力增加到一定程度时将会使血管受压导致血供受阻；如皮肤所受的压力不能在短期内得到缓解，则可造成承受张力及压迫最明显的中央区薄弱部位的皮肤出现缺血坏死，所以在注水扩张时一定要防止囊内压过高。一旦发现囊内压过高，皮肤张力太大，局部皮肤出现苍白区时，应立即将囊内液抽出5～10ml，并密切观察局部皮肤，直至苍白区转红恢复血供为止。对于出现感染或皮肤将要破溃时，应立即停止注水，观察2～3周，同时积极采取抗感染及局部保护性措施，如全身给予抗生素、抽出部分扩张液、避免局部摩擦、挤压等。

（六）扩张器取出耳郭成形术（二期手术）

一般在扩张容量达到要求后，距一期手术3～6个月以上时再行二期手术。临床经验证明，皮肤扩张达到预定容量后，间隔的时间越长，再造耳郭的挛缩程度越小，此时，局部的皮肤、皮下组织变薄，周围的瘢痕组织少而软，再造耳郭的形态好。故耳郭再造时推迟二期手术的时间对防止术后再造耳挛缩是有益的，最好在扩张后半年进行。例如刘××，女，21岁，先天小耳畸形，行皮肤扩张耳郭再造术，二期手术在一期手术后11个月施行。在二期手术中，见扩张中央部位皮肤菲薄，扩张囊周围的瘢痕组织较少而软，应用自体肋软骨为支架再造的耳郭形态非常满意，随访2年多无明显挛缩。

二期手术时，取出扩张器的入路仍多采用植入时的切口，并根据需要适当延长，但向上部延长时要慎重，尽量不损伤颞浅血管与耳后血管的交通吻合支，以确保扩张皮肤中央区的血供。取出扩张器后，可在扩张腔隙四周潜行剥离2cm左右，如周围及深部有较多的瘢痕，可以切除，必要时可以剥除内侧面所形成的纤维囊壁。剥出残耳基部的耳软骨或其深部的筋膜组织，用以固定软骨支架。在扩张区下部相当于耳垂下方设计一V形切口，并将V形切口的后侧线与耳后的切口线相连，切开后在下部形成一个三角瓣，用于形成耳垂。此切口尚有利于使扩张皮瓣向上、向前推移，形成颅耳切迹。将已雕刻好的软骨支架包埋于扩张后的皮下腔隙内，用4号丝线或尼龙线固定于残耳软骨或耳后筋膜上，固定时要注意耳郭的位置、颅耳角的角度等。软骨支架固定后，用手指捏起扩张后的皮肤，使之与软骨支架紧贴，此时注意耳轮缘的皮肤要保持一定的松弛度，并使耳郭支架的耳轮边缘宽一些、平整一些，以免因耳轮部软骨的顶压造成血供障碍。用右手拇、示指捏住耳轮部皮肤，用中、环指将扩张后皮瓣向耳根部推挤，同时用左手将耳前皮肤推向耳甲腔内，以此确定耳根部前后皮肤的位置。用4号丝线从内侧面将皮肤固定于相应的耳根基部残留软骨、筋膜软骨或筋膜上，前后各缝合2～3针，但应注意保护皮瓣上的主干血管。为了更好地形成耳郭上端的颅耳切迹，在切迹最低部内侧也固定1针。将耳垂部三角瓣向耳垂部软骨支架深面反折2cm并固定缝合形成耳垂。缝合耳后供区创面，放置负压引流管，抽吸负压使耳郭形态显示出来。检查耳郭的位置、形态和大小，如满意，用两条细纱卷分别填压在耳轮与对耳轮之间、耳舟及其相对应的耳后皱襞处，用1号丝线贯穿耳郭全层缝合3～4针，将纱卷固定，打结时勿太紧。耳甲腔内填塞松散纱布条或干棉球，耳后呈楔形，并以35°～40°夹角维持颅耳的角度。包扎时先用松散纱布将耳郭四周垫匀，再用4号丝线在四周缝合6～8针打包固定，最后用纱布绷带包扎外层。术后3天拔除负压引流管，7～10天拆线。固定耳郭的油纱条及耳后纱布卷需维持3周后再拆除（图21-29）。

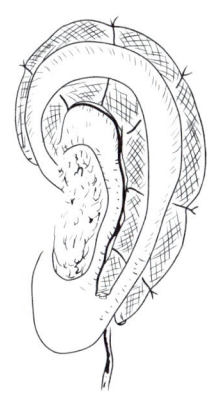

图 21-29　耳郭再造术后用油纱卷固定塑形

（七）再造耳郭支架材料的选择

1. 自体肋软骨　自体肋软骨是耳郭再造的首选材料。新鲜的自体肋软骨具有活力，填入耳郭内的大部分软骨细胞都可以成活，还可以与周围组织形成纤维连接而获得营养，故取材时不必带软骨膜。移植后的软骨细胞代谢功能降低，可以发生退行性变而被部分吸收，但较经处理的异体、异种软骨吸收率低。

自体肋软骨的取材多选择第6、7、8肋软骨，长度一般为5.5～7.5cm；如同时做两侧耳郭再造，则需取同样长度的两段或将一段均匀地劈成两半。手术可在肋间神经阻滞加局部浸润麻醉下进行。用亚甲蓝于所取肋软骨的体表投影处标出长5～6cm的弧形切口线，依次切开皮肤、皮下组织、腹直肌前鞘，结扎切断部分腹直肌，显露肋软骨并确定切取长度。助手用拉钩将切口周围的软组织向两侧拉开，术者用刀尖轻轻地将肋软骨膜做工字形切开（沿切取段长轴）。用骨膜剥离器将软骨膜向两侧剥开，而后用较圆钝的剥离器向肋软骨深侧面剥离，此时勿施暴力，一边轻轻向上抬举，一边向对侧推进。先剥离出一端，然后用一纱布条自肋软骨深面穿到对侧，拉出结扎并向上提起肋软骨。将其一端切断，切断时，深层应衬垫剥离器，以免刀尖刺破胸膜造成气胸。此时可较容易地在直视下沿肋软骨深面向另一端剥离，达足够的长度时再切断另一端。取下的肋软骨交器械护士保存。关闭肋软骨床之前应检查胸膜有无损伤，一旦发现局部随呼吸有漏气及气泡产生时，应仔细缝合裂口；如已产生明显的气胸，出现呼吸困难时应用注射器（去除针头）连接一细胶管（导尿管）抽出胸腔内积气，恢复胸腹腔负压，缝合封闭裂口，必要时可行胸腔闭式引流。分层缝合肋软骨骨膜、腹直肌、腹直肌前鞘、皮下组织及皮肤。

2. 异体、异种软骨　在哺乳类动物中，软骨是唯一可以进行同种、异种移植而不发生或发生较弱免疫排斥反应的组织，其原因可能包括：①软骨细胞的基质无抗原性；②软骨无血液循环或淋巴循环，软骨细胞又受到基质的屏蔽，抗原不能释放，因此不能激发机体产生抗体。有活力的软骨是将新鲜异体或异种软骨取下后，剥除皮肤及软骨膜，用二甲基亚砜保存液处理后，贮存于－80℃冰箱内或－196℃的液氮中，普通的4℃冰箱内只能保存4～6周，但在－196～－80℃的深低温条件下可贮存数月至数年之久。如不保存软骨的活力，可将软骨浸泡于1∶5000～1∶2500的硫柳汞溶液或75%的乙醇中，在4℃冰箱或室温下保存。异种软骨主要为小牛的鼻中隔软骨、肋软骨或猪的耳软骨等，其保存方法为先用Hank溶液处理，除去可溶性蛋白后将其浸泡于0.5%的戊二醛溶液中，可长期保存于4℃冰箱内。新近的研究表明，异体、异种软骨经过脱脂、脱蛋白、内源酶消化及冻干处理，再经戊二醛处理，可以被机体接受而不出现排斥反应。目前发现，异体、异种软骨作为支架长期使用多会发生吸收和挛缩，故现已很少使用。

3. 硅橡胶支架　通过国内外大量的临床应用及动物实验观察，硅橡胶具有良好的理化稳定性，不易引起机体的免疫排斥反应，无毒副作用，可以制成较薄的、具有一定强度和弹性的支架模型，且形态逼真。现市场上已有不同型号的商品供应。但因耳郭皮肤较薄，支架埋植位置较浅，植入后脱出率较高，特别是扩张局部皮肤条件不好时（如有炎症反应、皮肤有瘢痕、皮肤过薄等），应慎用或不用。

4. Medpor成型耳郭支架　Medpor成型耳郭支架是一种多孔多聚化合物的生物材料，组织相容性非常好，植入后耳郭形态逼真，曾经在很多单位广泛应用。其缺点是材料太硬，手术后表面皮肤容易被磨破，从而使材料暴露，导致手术失败。

（八）再造耳郭支架的塑形

取下的软骨具有一定的厚度及曲度，雕塑成形时，要用事先准备好的X线胶片剪成耳郭的模型，并在肋软骨上标出雕塑线条。先用尖刀片在距软骨外侧缘2mm处与其弧度平行垂直切刻4~6mm深，再用柳叶刀或大刀片于软骨内侧缘2mm厚处平行将刀锋插入，达外侧缘垂直切口止（勿穿透外侧缘）。慢慢将肋软骨劈开，而后于深层再用同法剖开一片，如此将肋骨剖为厚薄大致相等的三片，其中最下面的一片带有一条隆起于软骨片的较圆滑的肋软骨缘，此片可形成耳轮软骨；另一片与耳轮软骨垂直固定在一起，形成耳轮脚、对耳轮及耳甲腔后壁；还有一片用以形成耳屏及耳甲腔前壁。塑形时要用细钢丝或尼龙丝将三片软骨固定在一起。也可用整体雕刻塑形，外形也较满意（图21-30～图21-32）。

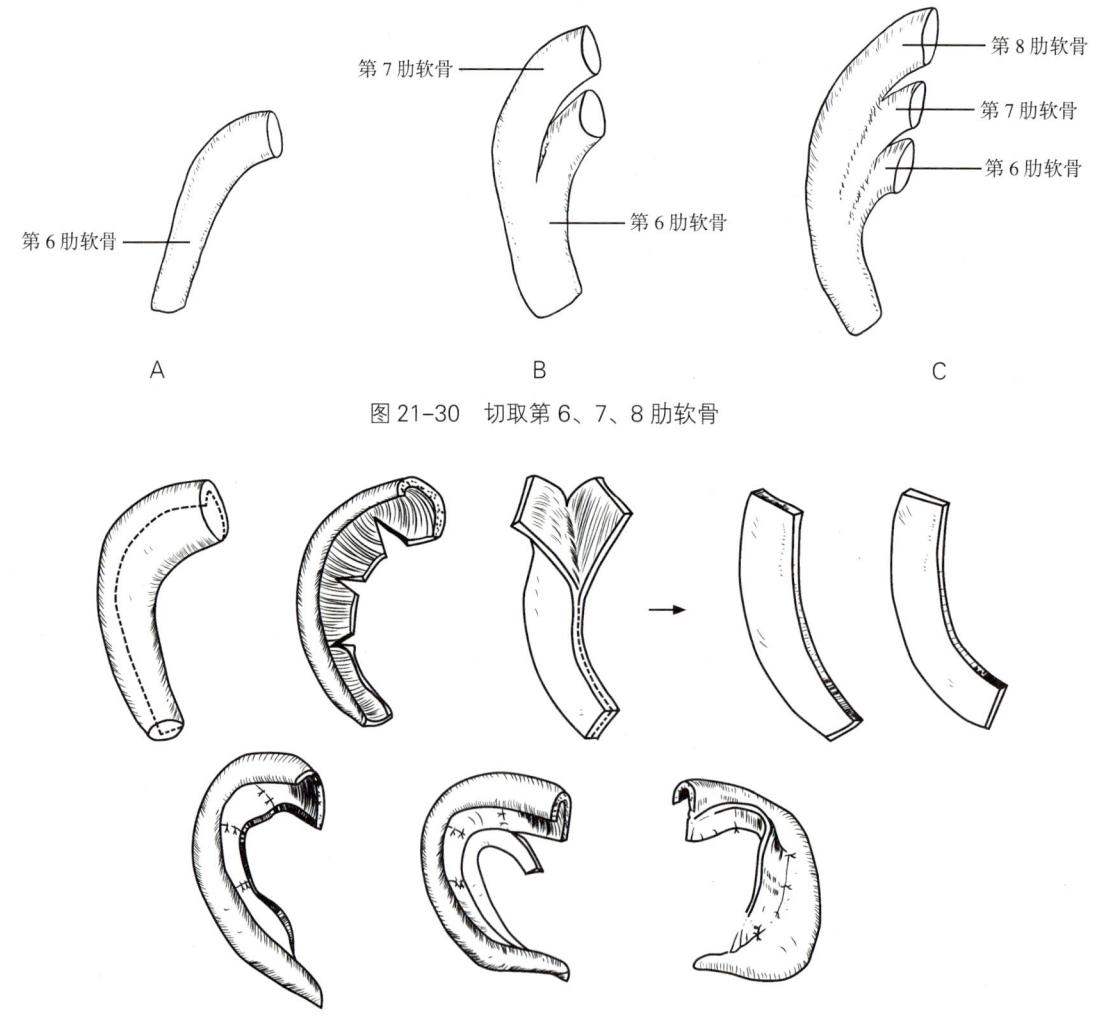

图21-30　切取第6、7、8肋软骨

图21-31　耳软骨支架的雕刻塑形（三片法）

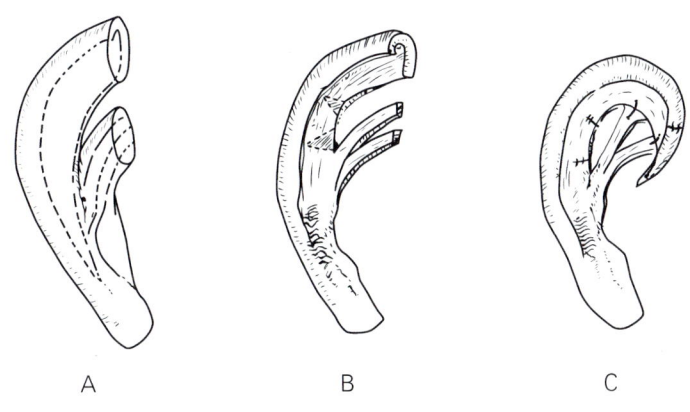

图 21-32　耳软骨支架正体雕刻法

五　皮肤软组织扩张术在乳房再造中的应用

自 Cromin 和 Gerow（1963）使用硅胶囊行乳房扩大整形术获得成功后，这一技术已得到了广泛应用。上海第九人民医院1983年率先应用假体隆乳，不久后该法迅速传遍全国各地。乳房假体内含硅凝胶液，其质地柔软、透明，壁薄，可有不同形状。其主要缺点是一旦囊破，硅凝胶液外溢，处理较为困难，对不对称乳房隆乳后也难以取得对称一致。为此，国内外有应用充注式可调节的硅胶囊假体。Hilton（1987）应用双层硅胶囊作为乳房假体，外层囊充盈少量液态硅胶，内层囊用以充盈生理盐水，两层囊内设有特殊阀门，连接管通过阀门与囊相通。隆乳早期将微型注射壶及导管埋在皮下，定期注射进行调节，3～6个月后获得理想的乳房外形后，可通过小切口将注射壶及导管拔除，特殊阀门即自行封闭，但是由于工艺复杂，这种类型的乳房假体并没有获得广泛应用。

女性乳房再造可以通过多种方法完成，简单的假体植入能够满足大多数乳腺切除术后乳房再造的要求，尤其是单纯腺体摘除者效果更佳。此外也适用于小乳房或乳腺萎缩者。

对于不能承受永久性硅胶假体者，可以通过扩张术预制组织充填腔隙，而后行背阔肌或腹直肌真皮脂肪瓣转移充填。该方法适用于胸部有质地良好的皮肤且能够承受扩张者，近期局部实施过放射治疗、局部有放射性瘢痕或局部皮肤萎缩者慎用。

（一）乳房的应用解剖及分型

根据乳房前突的长度，可将乳房的形态分为四型：①圆盘形，乳房前突的长度小于基底周围半径；②半球形，乳房前突的长度等于乳房基底周围半径；③圆锥形，乳房前突的长度大于乳房基底周围半径；④下垂形，乳房前突长度更大，呈下垂状态。

从美学观点看，乳房呈半球形最漂亮。乳房位于胸前浅筋膜内，其上缘平第2肋或肋间，下缘平第6肋或肋间，内侧缘达胸骨旁线，外侧缘至腋前线，其深面为胸大肌、前锯肌、腹外斜肌腱膜、胸肌筋膜以及腹直肌鞘上部的表面。乳腺腺体大部分在胸大肌浅面，较大的乳房其外侧的腺体可超过胸大肌外缘前锯肌表面。胸大肌为一厚的扇形肌，起自锁骨内侧、胸骨、上6个肋软骨及腹直肌前鞘，止于肱骨大结节嵴。胸大肌的深面为胸小肌和前锯肌，有一层疏松组织相隔，这层组织易于分离，是胸大肌下埋植乳房假体较理想的部位。

乳头应突出并略向外偏，位于第4～5肋间，乳头至胸骨中线的距离为9.5～10.5cm，胸骨上切迹至乳头的距离为18～22cm，乳晕直径为3.5～4.8cm。

（二）手术方法

1. 单纯隆乳术（breast augmentation）

（1）适应证：①先天性乳房发育不良；②哺乳后乳房萎缩；③双侧乳房不对称；④乳腺肿瘤切除后；⑤乳房重建后乳房不对称。

（2）术前设计

1）定位：设计时患者直立，用亚甲蓝画出拟剥离囊腔的范围，上界抵第2肋缘下，下界到乳房下皱襞或第6、7肋骨，外侧至腋前线偏内侧，内侧至胸骨旁线（图21-33）。

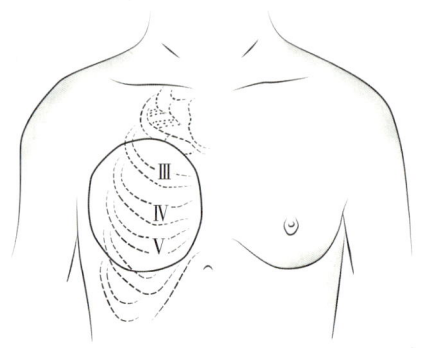

图21-33　乳房再造的扩张定位

2）切口的选择：①腋部切口，位于胸大肌外缘，腋窝内皱襞处，可使乳房区无瘢痕，不损伤乳腺组织。此切口适用于硅胶囊放置在胸大肌下，为目前最常用的手术切口之一。②乳晕外围切口，位于乳晕下缘和皮肤交界处，瘢痕不显露，适用于乳晕直径较大及乳腺组织少的女性。③乳房下皱襞切口，在乳房下皱襞处，略高于乳房下皱襞做切口，切口内侧在乳头垂直线上，然后向外延长3.5～4cm。此切口适用于硅胶囊放置在乳腺下，暴露较好，但瘢痕较明显。

3）硅胶囊植入层次的选择：有乳腺后间隙植入法和胸大肌下植入法两种。乳腺后间隙血管分布少，易分离，植入后乳房外形较好，但植入囊距乳腺组织较近，一旦发生植入体周围纤维囊性挛缩，将直接影响乳腺组织使乳房变形。对未婚青年女性或乳房发育极差的女性，不宜将硅胶囊植入此间隙内。胸大肌下植入法是Dempsey（1968）首先报道的，其优点是：①植入体与乳腺组织之间有胸大肌间隔，对日后乳房的生理病理检查无影响；②术后纤维囊性挛缩的发生率低，即使发生，对乳腺组织及乳房外形的影响也较小；③肌下钝性分离容易，出血少，易于保护第3～5肋间外侧神经，使乳头感觉不受影响。其缺点是胸大肌收缩时，可能将硅胶囊挤向上方，出现乳房上部较明显隆起而乳头朝下的不良形态，特别是埋入大硅胶囊时更为明显。因此剥离囊腔时，下缘及内侧缘应尽可能偏下、偏内侧，上缘及外侧缘不宜剥离得过于广泛。近年来流行将外下侧缘的胸大肌与腹直肌前鞘、腹外斜肌腱膜的联系切断，防止胸大肌收缩而将硅胶囊推向上方，即采用所谓的"双平面"方法，从而获得较好的乳房形态。

（3）麻醉方法的选择：根据患者的具体情况选用全麻、高位硬脊膜外连续麻醉、肋间神经（第3～6肋间神经）阻滞麻醉加局麻。一般多选用后两种。

（4）手术操作

1）胸大肌下硅胶囊假体植入术：①腋路切口胸大肌下隆乳术。沿腋窝皱襞切开3～4cm达深筋膜，显露胸大肌外缘，切开胸大肌筋膜，在其深面稍做钝性分离后，用乳房剥离器在胸大肌下形成受植囊腔。一般在此平面分离容易，出血不多，分离后用湿纱布填塞压迫片刻即可止血。检查无活跃出血点后，注入抗生素液或曲安奈德。通过腋路切口将硅胶囊置入肌下腔隙内，植入前应检查硅胶囊是否完好，植入后用手指将硅胶囊摊平，并将其放置在预先设计的位置上。注入生理盐水，将硅胶囊扩张至所需大小后拔出注水导管，分层间断缝合胸大肌与前锯肌筋膜、皮下组织及皮肤。②乳晕缘切口胸大肌下隆乳术。沿切口切开皮肤，于皮下和乳腺之间向下钝性剥离至乳房后胸大肌浅层，用手指将乳腺组织稍加分离，再分离胸大肌至胸大肌下层，然后伸入手指，按术前标记的范围剥离囊腔，注意囊腔下缘应达乳房下皱襞。置入硅胶囊并调节其位置，注入生理盐水，分层缝合切口。③乳房下皱襞切口胸大肌下隆乳术。按设计切口切开皮肤、皮下组织达乳腺腺体下缘，将腺体向上推移，自胸大肌下剥离囊腔至所需范围，然后置入硅胶囊，分层缝合切口。

2）乳腺后间隙硅胶囊假体植入术：此手术硅胶囊植入的位置与分离囊腔的位置是在乳腺后间隙胸大肌浅面，其切口及操作方法基本与胸大肌下硅胶囊假体植入术相同。

2. 皮肤软组织扩张隆乳术

（1）一期手术：在皮下或胸大肌下埋入预设计好的扩张器，定期注水扩张，一周注水1~2次，每次注入20~30ml，充注至250~400ml的预定容量。

（2）二期手术：取出扩张器，植入永久性假体（注水式假体或硅凝胶假体），也可用带蒂的肌肉真皮脂肪瓣充填。

（三）术后处理

术后于乳房假体的上极及外侧用较多的敷料压迫，适当加压包扎，防止胸大肌收缩引起乳房假体位置上移。术后1周内禁止上臂活动。术后3天应行乳房按摩，并持续半年左右。术后7天拆线，佩戴适体软质胸罩。

六 皮肤软组织扩张术在肢体整形中的应用

1976年，当Radovan发明了可控性皮肤软组织扩张器后，临床应用的第一例患者为上肢文身的治疗。其后，皮肤软组织扩张术被广泛应用于全身各部位。皮肤软组织扩张术为整形外科、骨科、手外科治疗肢体疾患、修复和重建肢体外形与功能提供了一种全新的方法，达到了以往用传统方法无法达到的治疗效果。

（一）适应证

根据肢体皮肤软组织扩张术的应用目的，将其适应证分为以下几个方面：

1. 改善外形　肢体外伤、烧伤感染、肿瘤切除后所致的瘢痕性皮肤缺损伴深部组织外露，肢体色泽、形态异常及畸形的修复。

2. 改善功能　改善和恢复肢体关节部位的伸屈功能。

3. 轴型皮瓣的预扩张　在肢体切取轴型皮瓣后，供瓣区多不能直接缝合而需要植皮修复。术后供瓣区外形欠佳，应用皮肤软组织扩张术可以克服这些不足。四肢是静脉动脉化皮瓣的主要供区，将静脉与动脉吻合后形成静脉化皮瓣，扩张预制后再行远位转移或吻合血管的游离移植。

4. 周围神经和血管的扩张　周围神经缺损比较长时修复比较困难，采用扩张术可适当延长周围神经的长度，为周围神经缺损的修复提供了一种新的方法。周围血管缺损或游离皮瓣的血管蒂较短时，也可采用扩张术延长皮瓣的血管蒂。

（二）手术方法

1. 扩张器的埋植　埋植扩张器的切口一般选在病变部位的边缘。埋植扩张囊的平面一般位于深筋膜浅面，采用钝性分离比较容易剥离，但肌间隔表面的剥离比较难。一定要分离、切断并结扎从肌间隔穿出的血管，以防术后形成血肿。但对从肌间隔穿出的皮神经要尽可能予以保护，防止术后肢体感觉缺失。注射阀门应埋于皮下浅层，特别是比较肥胖的患者，以便术后注射生理盐水时触摸定位和固定。术后必须放置负压引流装置，进行充分引流。与面颈部比较，肢体扩张术后包扎的压力可略大一些，以减少渗血。扩张器埋植时应避开神经易受压的部位，如腓骨小头、尺神经沟等，以防术后压迫神经引起瘫痪。埋植位置比较深时，应避免将扩张器直接置于大血管表面，防止术后肢体的血液循环受到影响。

2. 注水扩张　术后早期每次注射量可大一些，间隔时间也可短一些；后期若肢体远端出现水肿或神经压迫症状，则每次注射量要少一些，间隔时间要长一些。在肢体埋植扩张器后，一般的活动不受影响，故不必限制活动。但在关节周围埋植扩张器后，扩张后期关节的屈伸活动可有部分受限。

3. 扩张后皮瓣转移　当估计扩张产生的额外皮肤足够时，方可考虑行二期手术。如果勉强缝合切口，张力太大，术后瘢痕增生明显，治疗效果就会受到影响。在肢体转移扩张皮瓣时，多选用滑行推进皮瓣，皮瓣两侧采用多个三角皮瓣易位的方法，以利皮瓣向前推进。充分舒展具有三维空间结构的扩张组织，使之得到充分利用，这是手术成功的关键。术后早期由于扩张时皮瓣变薄，皮下组织含量减少，肢体局部略显低凹，后期一般都能逐渐恢复到正常的厚度和外形（图21-34）。

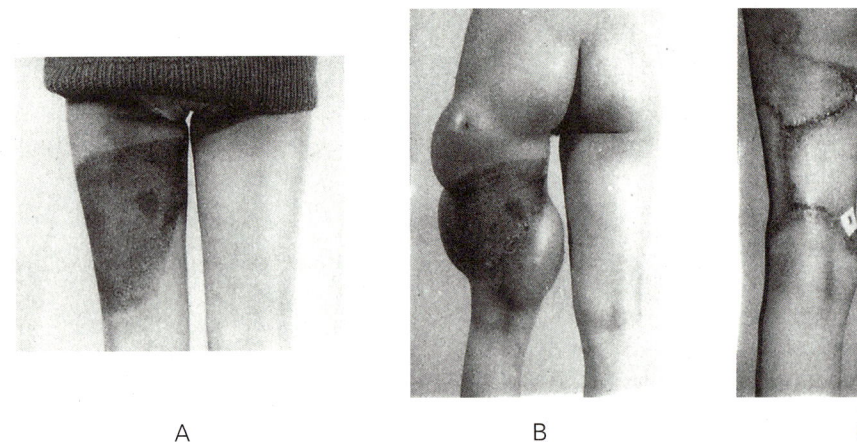

图21-34　左股后巨痣的皮肤软组织扩张修复术
A. 术前　B. 扩张后　C. 修复术后

（三）并发症

据文献报道，四肢应用皮肤软组织扩张术时，并发症的发生率较高，特别是扩张器外露比较多见。Antonyshyn报道下肢应用皮肤软组织扩张器，其并发症的发生率高达83%，认为下肢并发症的发生率比上肢高。笔者在实践中发现，四肢扩张后并发症的发生率为15%，远低于面颈部；术后无血肿及感染发生，只有2例出现扩张器部分外露，其最终治疗效果受到了部分影响。预防扩张器外露的关键是埋植的层次要合适，术后注射生理盐水时要根据表面皮肤的张力决定每次的注射量和间隔时间，这样才不致因为压力过大而引起表面皮肤坏死。少数病例的肢体远端在扩张过程中因压迫周围神经而出现麻木，或因淋巴回流受阻而出现水肿，二期手术取出扩张器解除压迫后都能很快恢复，无后遗症状。

七　供皮区皮肤软组织扩张术

大面积烧伤患者所剩的可利用皮源十分有限，用皮肤软组织扩张器扩张有限的供皮区皮肤，不但提供了更多的额外皮肤，而且使供皮区直接缝合更容易。通过皮肤软组织扩张术提供额外的皮肤，形成推进、旋转、易位皮瓣等，以多种形式修复邻近部位的皮肤软组织缺损，也可以修复较远部位的皮肤软组织缺损。对于较大的创面，常用的皮瓣不能完全覆盖时，也可先用扩张器行皮瓣预制，二期再行皮瓣转移。另外，经扩张后的皮瓣变薄，在一定程度上消除了皮瓣移植后臃肿的弊端。

（一）腹部供皮区的扩张

腹部供皮区多选在下腹部，或是未烧伤的正常皮肤区域。扩张器的埋植层次多位于腹外斜肌腱膜浅层，扩张位置多位于腹股沟上方，与腹股沟韧带平行，并沿髂嵴上方向髂腰部延伸。为使切口隐蔽，可在脐与耻骨联合之间横行埋植一长方形扩张器，使二期术后的切口线类似于去脂术的切口。

（二）侧胸部及背部供皮区的扩张

供区选在侧胸部或背部时，扩张区的轴线与肋弓平行，可获得最佳效果，二期术后切口也更隐蔽。

（三）浅Ⅱ度烧伤后表浅瘢痕区的扩张

对于全身供皮区严重紧张者，可选浅Ⅱ度烧伤愈合后的区域作为供皮区予以扩张，以解决手部、肘部等重要关节部位修复的皮源不足问题。扩张器应埋植于深筋膜浅层。

（四）扩张容量与可获取的供皮面积的关系

一般情况下，供皮区扩张时，扩张器应选择长形或大肾形，注液时多选择常规速度。扩张器的额定容量一般为200~450ml，而扩张总容量应根据修复所需面积而定，一般可充注至1000~1500ml。根据临床应用统计，供皮区扩张时，每获得1cm²的额外皮肤，在腹部需注水5.5~6.5ml，在胸背部需注水5.25ml左右。

第六节　预扩张皮瓣

顾名思义，预扩张皮瓣就是预先在供瓣区植入扩张器，通过扩张后形成带轴心血管的皮瓣，其类型主要有原位轴型血管预扩张皮瓣、移植血管预构皮瓣、复合预构皮瓣等。

一　原位轴型血管预扩张皮瓣

（一）肩胛区预扩张皮瓣

1. 适应证及皮瓣设计　肩胛区皮瓣的主要供血动脉是旋肩胛动脉浅支，此皮瓣具有面积较大、皮下脂肪薄、供区宽达8~10cm、常能直接缝合等优点。临床上常用岛状皮瓣的形式修复腋窝、肩部、前臂内上侧、侧胸上部等邻近部位的缺损，也可形成游离皮瓣修复下颌、面颊、手掌、足跟等远位组织的缺损。旋肩胛动脉主干粗2.5~3.5mm，蒂长30~80mm，伴行静脉一般有2条，粗约3.5mm，无伴行神经。皮肤感觉由2~3条胸脊神经支配。主干血管的体表投影为肩胛角与肩胛下角连线，旋转轴点在三边孔或腋窝顶。扩张前皮瓣的范围，上界不超过肩胛冈平面，内侧位于后正中线旁开2cm处，下界位于肩胛下角5cm以内。

用超声多普勒探测出旋肩胛动脉的准确位置，标出其走行方向，以其为轴线，根据需要画出皮瓣的大小及部位。根据皮瓣的大小、形状以及皮瓣与受区所需面积的差异选择与之相应形状、相应容量的扩张器，单一扩张器不够大时可放置2～3个扩张器。

2. 手术方法

（1）皮瓣预制扩张器一期植入术：患者取侧卧位，手术侧在上，上肢向前。在术区画好扩张囊及注射壶的位置。局部浸润麻醉前先沿腋窝后下壁的背阔肌外缘定点做标记，局麻显效后依皮瓣设计，沿皮瓣外缘或背阔肌外缘切开皮肤及皮下组织，切口长10～15cm，达深筋膜层时用皮钩拉开创口，充分显露。在直视下向脊柱侧分离，注意要紧贴肌膜浅面分离，保护深筋膜完整地连同皮瓣一并掀起，结扎、切断小的肌皮穿支血管。剥离平面不要过高，防止扩张器植入后纤维组织形成，使血管蒂周围组织粘连变硬，影响二期转移。如欲在背阔肌深层埋植扩张器，同样从背阔肌外缘切口进入，至背阔肌深面改为钝性分离。将注射壶放置于切口外侧缘皮下，缝合固定数针，以免滑脱。在扩张囊深层放置负压引流管。

（2）皮瓣转移扩张器二期取出术：患者取侧卧位。麻醉后先从一期手术切口线切开皮肤及皮下组织（一期手术切口如有瘢痕可予以切除），用止血钳钝性分离皮下组织，至扩张器纤维囊浅面时，采用类似腹膜切开的方法，用两把镊子夹起扩张囊外纤维膜，扩大切口，或用电刀切开包膜更快捷。按皮瓣设计切开皮瓣周缘，掀起皮瓣，深面的纤维囊可予以剪除，使皮瓣更易伸展。手术过程中需注意仔细剥离皮瓣近血管蒂部因埋植扩张器而形成的纤维增生，尽可能全部予以去除。

（二）胸三角预扩张皮瓣

1. 适应证及皮瓣设计　胸三角皮瓣（deltopectoral flap）是指胸前上部、肩三角区的皮瓣，其主要血供来自胸廓内动脉的胸前穿支，向外与颈横动脉颈段皮支及胸肩峰动脉皮支吻合。此皮瓣可用于面颊、口内、下颌、颈部软组织缺损的修复，也可用于口咽、食管的重建等。其最大修复面积为：上自眉弓平面以上，下抵颌缘，内起鼻唇沟，外达耳前。皮瓣断蒂时，可同时修复颏及颌颈部。

胸廓内动脉从锁骨下动脉第一段发出后沿斜角肌内侧缘，经锁骨内后方入胸腔，在胸骨外缘约1cm处垂直下降，沿途分出4～6条胸前穿支进入相应的肋间隙，各穿支之间有广泛的交通支。其中以第2肋间穿支动脉最粗，平均直径为1.2mm。分支穿过肋间肌及胸大肌后浅出于皮下，并向肩部及外侧走行10～20cm，远端与颈横动脉颈段皮支及胸肩峰动脉皮支的伴行静脉回流入胸廓内静脉。皮瓣的感觉由与血管伴行的肋间神经前皮支支配。皮瓣的上界为锁骨上，下界为第5肋骨平面，内侧为距胸骨旁1～2cm，外侧为胸大肌、三角肌间沟和腋前皱襞，还可包含头静脉外侧的肩三角区。皮瓣的大小可达10cm×22cm，旋转轴点在第2、3肋间胸骨旁1cm处。皮瓣设计时最好将第2、3胸廓内动脉穿支包含在蒂部。一期手术时要注意勿损伤此两条动脉。

2. 手术方法

（1）胸三角皮瓣预制扩张器一期植入术：沿皮瓣设计线切开皮瓣上缘皮肤及皮下，直达深筋膜，切口长10～15cm，在深筋膜层下紧贴胸大肌浅面用利刀向皮瓣下缘及皮瓣两端作锐性剥离，注意保存完整的筋膜层，以免损伤营养血管。分离过程中需结扎由颈横动脉、胸肩峰动脉及胸外侧动脉发出的分支。皮瓣向外侧游离超过胸大肌、三角肌间沟时应仔细解剖，以防静脉损伤。若以胸廓内动脉穿支为蒂，剥离时可结扎皮瓣远端的胸肩峰动脉穿支，可同时起到皮瓣延迟的作用。有时拟将胸三角皮瓣转移至面颊部，希望皮瓣更薄些，这样在皮瓣预扩张时，皮瓣远端可以在皮下脂肪层剥离，而不是在深筋膜下，但在接近蒂部时要逐渐厚一些，即呈斜坡状，以保证蒂部血管不受损伤。在扩张囊内注入生理盐水20～30ml，经检查证实无漏水后，可将扩张囊放入已剥离好并彻底止血的囊腔内并展平。术毕放置负压引流，术后2~3天拔除负压引流管，8~10天拆线。伤口愈合后定期进行注水扩张。

（2）胸三角皮瓣转移扩张器二期取出术：在二期手术中，皮瓣的设计是否合理非常关键，最简捷的方法是将受区预修复的范围用亚甲蓝标出，而后用数层展平的湿纱布将其轮廓拓下，再用剪刀剪下拓好的纱布膜片，并将其敷在扩张区拟形成皮瓣的位置，描下其轮廓即可。沿一期手术切口线切开皮瓣上缘的皮肤及皮下，切除一期手术瘢痕，至扩张囊外纤维包膜浅面。采用切开腹膜的方法打开包膜后，用剪刀扩大切口，取出扩张囊。切开皮瓣的远端及下端，将皮瓣掀起后可去除内面的纤维包膜，以利皮瓣伸展。当皮瓣掀起至接近胸骨旁1cm处时，应在深筋膜深面解剖，以免损伤胸前穿支动脉。形成的胸三角皮瓣可带蒂转移或做吻合血管的游离移植。如果在皮瓣与受区之间隔有正常皮肤，可将皮瓣近心端卷成管状，远心端移位修复缺损；也可切除皮瓣近心端的表皮，保留适当大小的皮瓣，在受区与胸廓切口间作宽阔的皮下隧道，经隧道将皮瓣引至受区。供瓣区经扩张后有额外的皮肤，多可直接拉拢缝合。

二、移植血管预构皮瓣和复合预构皮瓣

移植血管预构皮瓣（prefabricated flap）是指切取自体一段含主干轴型血管的血管网筋膜瓣，通过显微外科血管吻合技术将其转移到一定的供区皮瓣下，然后在其下植入扩张器进行预扩张，扩张完成后再将皮瓣转移至受区修复缺损。

复合预构皮瓣是在上述基础上，在皮瓣中复合骨、软骨或其他组织形成具有复合结构的皮瓣，再将后者转移至受区修复复合组织的缺损。

第七节　儿童皮肤软组织扩张术

由于皮肤扩张术的治疗周期较长，治疗期间需要反复注水扩张，而儿童在这方面的配合度较差，因此在很长一段时间内，皮肤扩张术在儿童中应用是禁忌的。但是近年来随着皮肤扩张术在先天性畸形和体表肿瘤中的应用越来越广泛，许多先天性畸形的治疗都希望在4岁以内完成，以减少对儿童心理发育的影响，因此要求整形医师能够在小儿中应用皮肤软组织扩张术。通过努力，我们已经能够对1岁以上的儿童患者进行皮肤软组织扩张治疗。

一、儿童皮肤软组织扩张的适应证

儿童皮肤软组织扩张的适应证包括先天性巨痣、局限性浅表血管瘤、局限性神经纤维瘤、烧伤和外伤后的增生性和挛缩性瘢痕等。

二、儿童皮肤软组织扩张的优缺点

1. 优点　儿童皮肤储备量大、顺应性好、容易扩张、自我修复能力强，早期手术对儿童的心理发育影响小，术后瘢痕增生的可能性较小。
2. 缺点　儿童的治疗合作度较差，扩张过程中容易发生感染、皮肤破溃而使扩张器外露。

三、儿童皮肤软组织扩张的注意事项

儿童的皮肤供区有限，术前设计要比较精确，必要时需定制扩张器。应用外置型注水壶进行扩张对儿童的刺激性较小，容易获得儿童的配合。尽量教会家长对扩张器的日常护理方法，在可能的情况下指导家长在家中进行注水治疗，这样可以进一步争取儿童患者的配合，以达到理想的治疗效果。

第八节　皮肤软组织扩张术的并发症及防治

皮肤软组织扩张术需做两次手术，并需1～2个月甚至更长时间的注液扩张，整个疗程长达3～4个月，容易发生并发症，轻者影响治疗效果，重者可导致治疗失败。皮肤软组织扩张术并发症的发生率，国内外的统计结果为6%～69%，有很大差异，标准也不一致。总的看来，由于扩张过程持续时间较长，并发症的发生率较高，因此对并发症的预防和处理要高度重视。

影响并发症发生的因素主要有：①术者操作的熟练程度和精细程度，术者操作越熟练、越精细，并发症的发生率就越低；②患者的年龄及身体素质；③扩张器埋植的部位及层次、病变的种类、扩张部位的组织健康程度等，这些因素均与并发症的发生率有关，一般而言，面颈部并发症的发生率最高，头皮最低，躯干和四肢居中；④扩张器的质量，质量不佳的扩张器可因扩张囊破裂而被迫中断扩张，注射壶太厚也易造成局部皮肤坏死。

皮肤软组织扩张术的常见的并发症包括血肿、扩张器外露、感染、扩张器不扩张等。

一、血肿

血肿多数发生于埋植扩张器后24小时以内，少数发生在术后14天以内和二期手术后。

（一）发生原因

1. 在剥离面颊部和颈部组织的扩张器埋植腔隙时层次不清，由深部向表面垂直穿行的血管比较多，术中容易被切断。
2. 术中埋植扩张器时因为形成的腔隙难以在直视下操作，容易损伤血管，而止血又不彻底。
3. 引流不通畅，包括引流管放置不够深、脱出或堵塞。
4. 全身有出血倾向。
5. 局部应用肾上腺素，术后反弹引起出血。
6. 血管断端结扎不牢靠或电凝不彻底，术后活动使扩张器和植入腔壁发生摩擦而出血。

（二）预防及处理方法

1. 在面颊部和颈部埋植扩张器时一定要高度重视血肿的预防。
2. 尽可能在直视下操作，在情况允许时尽可能采用比较大的切口。采用冷光源、直射光或透过表面组织的透射光照明，并充分暴露和显示剥离形成的腔隙。目前我们在埋植大容量扩张器时往往使用内镜技术进行植入腔分离，这样可以更好地进行直视下解剖。
3. 埋植扩张器时止血务必彻底，仔细检查所有的创面，大的出血点必须结扎或缝扎，电凝只能用于小的出血点，止血彻底后方可植入扩张器，慎用或不用肾上腺素。

4. 负压引流管要放置于剥离腔隙的最深部，并在切口处缝合固定，以防术后脱落。用注射器抽吸证明有负压后再包扎伤口，术后及时更换负压瓶，保持持续的负压引流，待引流液清淡后再拔除负压引流管。

5. 术毕适当加压包扎，术后3天局部制动。面颈部手术后进流食。可全身或局部应用止血药。

发生血肿后常表现为术区肿胀明显，表面张力增加，并逐渐加重，扩张器表面的皮肤青紫甚至出现淤血斑，引流管堵塞。颊部血肿可压迫颊黏膜使之突入上下齿间；颈部血肿可压迫气管影响呼吸，甚至出现颈动脉窦受压症状。发现血肿后应及时进手术室，在无菌条件下清除血肿并彻底止血，如果处理及时，一般不会影响治疗效果。血肿不清除易引起感染，在吸收过程中可形成较厚的包膜，影响二期手术效果。

二 扩张器外露

扩张器外露多见于切口处外露和扩张顶端表面皮肤破溃，有扩张囊外露和阀门外露两种情况。

（一）发生原因

1. 切口选择不当，如切口位于不稳定瘢痕的表面，扩张器离切口太近或扩张器移位到切口下，均可造成切口愈合不良。
2. 剥离层次过浅或损伤表面主要血管，引起皮肤坏死。
3. 扩张器未展平，折叠成角。
4. 注水过程中一次注水量过多，阻断了皮肤表面的血循环，这是扩张器外露的最常见原因。
5. 注射壶太厚或早期包扎过紧，压迫表面皮肤使之坏死。
6. 出现感染和血肿，影响切口愈合或继发表面皮肤坏死。

（二）预防及处理方法

1. 切口至少应距离扩张器边缘1cm，切开时务必作垂直切入，到达拟埋植的层次后再行剥离，剥离过程中避免用锐利的器械对切口缘的组织反复牵拉损伤。
2. 关闭切口时应分层缝合，并且在距离切口1cm左右处将皮瓣与深部组织缝合固定几针，可防止扩张器移位到切口下。
3. 剥离的层次要清楚，结扎或电凝止血时离表面皮肤要有一定距离。
4. 分离腔隙的周围要比扩张器大1cm，扩张器植入后要展平。如果注液过程中发现扩张囊有折叠成角的现象，应加快注液速度并轻轻按摩，使其尽快展平。
5. 一次注液量不可过多，如发现表面皮肤颜色苍白，充血反应消失，等待5分钟后不能恢复正常，应立即回抽部分液体直到血循环恢复；也可在注射过程中使用经皮氧分压仪或激光多普勒等仪器监测微循环。

发现扩张器从切口外露时应尽快处理，或进一步剥离后将扩张器向深部埋植；或回抽部分液体，在最小张力下重新缝合切口。如果注射壶外露，可采用体外注射法。若为扩张部位皮肤破溃引起的扩张囊外露，应尽快行二期手术。

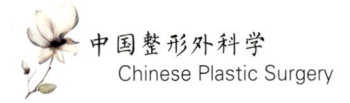

三 感染

(一) 发生原因

1. 切口附近有感染灶。
2. 术中无菌操作不严格。
3. 有扩张器外露。
4. 有血肿形成。
5. 扩张器表面或周围感染灶（如疖肿等）向扩张囊周围扩散。
6. 向扩张囊内注液和更换负压引流瓶时无菌操作不严格。
7. 全身抵抗力低下可导致血源性感染。

(二) 预防及处理方法

1. 严格无菌操作。
2. 术区及附近有感染灶时，应暂缓进行扩张器埋植手术。
3. 全身有感染灶时应积极处理。
4. 在注射的液体中加抗感染药物。
5. 积极处理血肿、扩张器外露等并发症。

如果扩张器周围发生感染，除红、肿、热、痛等局部表现外，早期引流液可变得混浊，严重者有发热、淋巴结肿大、白细胞数升高等，诊断一般比较容易。抗感染的措施包括：①全身大剂量应用敏感有效的抗生素。②将扩张囊内液体更换成含抗生素的液体。③早期可直接通过引流管冲洗扩张囊周围并滴注抗生素，边滴注边引流；后期可切开放置引流管处并滴注抗生素。④加快扩张速度可使扩张器展平，以减少无效腔。若经上述处理无效时宜取出扩张器，取出扩张器后感染一般能得到控制。

四 扩张器不扩张

(一) 发生原因

1. 扩张器有破损，植入时未能发现。
2. 术中误伤扩张器，特别是缝合关闭切口时误伤扩张器而未发现。
3. 注液过程中压力增加或扩张器粘接部质量不佳而渗漏或者裂开。
4. 导管没有充分舒展而折叠成锐角。
5. 注射壶移位到扩张囊下或发生翻转。
6. 穿刺注液时因注射壶离扩张囊太近而误伤扩张囊。
7. 两个扩张器一起埋植时，注液过程中一个扩张器压迫了另一个扩张器的导管。

(二) 预防及处理方法

1. 术前选择优质扩张器，并于消毒前、埋植前仔细检查，特别是埋植前要向扩张器内注入适量气体，检查有无渗漏。
2. 操作过程中避免锐器与扩张器接触。
3. 埋植注射壶时应与扩张囊有一定的距离，使导管尽量不要折叠成锐角。

如果因扩张器导管折叠、注射壶移位或翻转等原因造成扩张器不扩张，可行局部切开，并针对有关问题进行处理。

五 二期皮瓣转移术后发生皮瓣坏死

（一）发生原因

二期手术取出扩张器，对扩张后皮瓣进行合适的剪裁以修复受区缺损时可能发生皮瓣坏死，主要由皮瓣血循环障碍所致。一种原因可能是设计皮瓣时长宽比例过大，损伤了皮瓣的主要供血血管，或者是皮瓣蒂部受压，在皮瓣转移时造成皮瓣内血管迂曲，从而造成淤血和皮瓣下血肿；另一种原因可能是扩张后皮瓣过薄，皮瓣远端的静脉回流不畅而发生淤血性坏死。

（二）预防及处理方法

1. 严格遵守整形外科的皮瓣设计原则。
2. 皮瓣近端和远端尽可能不要超过扩张区。
3. 剥离纤维囊壁时要十分仔细，扩张囊要充分展开并保持一定的张力。
4. 如果扩张后皮瓣很薄，就不要去除包膜囊。
5. 如果皮瓣远端出现青紫等静脉回流不畅的情况，可略微修薄皮瓣远端，轻微加压包扎以利回流。

六 其他并发症

（一）疼痛

疼痛多见于头皮、额部和四肢，成人多见。注液扩张后期每次注液后均可发生剧烈疼痛，让人难以忍受。可采用少量多次注射、缓慢持续注射、在注射液中加入利多卡因等局麻药、进行局部神经封闭等方法来缓解疼痛。

（二）神经麻痹

神经麻痹多见于肢体，面颈部偶有发生，一般为扩张器压迫所致，二期手术后一般能自行恢复正常。

（三）骨质增生和吸收

骨质增生以头部为多见，主要是扩张器压迫所致的颅骨骨膜增生反应，可形成盆样畸形。二期手术时可以凿除部分增生的骨质，大部分患者在术后2~3个月能自行恢复正常。骨质吸收比较少见。

（四）肢体水肿

肢体水肿多由扩张器压迫影响淋巴回流所致，二期手术后能自行恢复正常。

（五）头发脱落

头发脱落少见，多因扩张速度过快导致毛囊缺血，从而造成头发脱落，减慢扩张速度后能自行恢复正常。

(六)颈部压迫症状

颈部压迫症状包括颈动脉窦受压引起的恶心、呕吐、面色苍白、血压下降等,很少见,一般回抽部分扩张器内液体后即可恢复正常。

(七)扩张后皮瓣的收缩

扩张后皮瓣的收缩多发生在面颈部,往往使面部器官被牵拉移位。预防方法是扩张速度不可过快,扩张后皮瓣设计时应该大于缺损面积的20%,从而预留术后皮瓣的回缩空间。

(八)瘢痕增生

采用扩张器治疗一般会产生一些辅助切口的瘢痕,术中应该尽量减少电切的使用,术后早期可以对切口进行抗瘢痕的药物治疗或者激光干预。

(刘凯 李青峰 艾玉峰 鲁开化)

参考文献

[1] Neumann C G. The expansion of an area of skin by progressive distention of a subcutaneous balloon; use of the method for securing skin for subtotal reconstruction of the ear[J]. Plast Reconstr Surg,1957,19(2):124-130.

[2] Radovan C. Presented at the annual meeting of the American Society of Plastic and Reconstructive Surgeons[M]. Boston:Mass,1976.

[3] 张涤生,金一涛. 皮肤软组织扩张术应用于烧伤晚期整复(附10例报告)[J]. 中华整形烧伤外科杂志,1985,1(4):241-245.

[4] 艾玉峰,汪良能,罗锦辉,等. 国产皮肤软组织扩张器用于烧伤晚期整形(附64例报告)[J]. 中华整形烧伤外科杂志,1988,4(4):247-250.

[5] 鲁开化,艾玉峰. 皮肤软组织扩张术[M]. 北京:金盾出版社,1991:10-18.

[6] Autonyshyn O,Gruss J S,Mackinnon S E,et al. Complications of soft tissue expansion[J]. Br J Plast Surg,1988,41(3):239-250.

[7] Logan S E,Hayden J. A control unit for maximal-rate continuous tissue expansion (CTE)[J]. Biomed Sci Instrum,1989,25:27-33.

[8] Bannerot H,Garnier D,Ricbourg B. Forum on tissue expansion. Fast continuous expansion. A 3-years evaluation of its use from a retrospective study of 78 cases[J]. Ann Chir Plast Eshet,1993,38(1):41-47.

[9] Adamson J E. Nasal reconstruction with the expanded forehead flap[J]. Plast Reconstr Surg,1988,81(1):12-20.

[10] Quaba A. Reconstruction of a posttraumatic ear defect using tissue expansion: 30 years after Neumann[J]. Plast Reconstr Surg,1988,82(3):521-524.

[11] Nordström R E,Salo H P,Rintala A E. Auricle reconstruction with the help of tissue expansion[J]. Facial Plast Surg,1988,5(4):338-346.

[12] Milner R H. The effect of tissue expansion on peripheral nerves[J]. Br J Plast Surg,1989,42(4):414-421.

[13] Lundborg G,Rydevik B. Effects of stretching the tibial nerve of the rabbit. A preliminary study of the intraneural circulation and the barrier function of the perineurium[J]. J Bone Joint Surg Br,1973,55(2):390-401.

[14] Stark G B,Hong C,Futrell J W. Rapid elongation of arteries and veins in rats with a tissue expander[J].

Plast Reconstr Surg,1987,80(4):570-581.

[15] 王其芳,施秋顺,杨燕祥,等. 扩张头皮修复疤痕性秃发17例[J]. 中华整形烧伤外科杂志,1988,4(3):174-177.

[16] 俞宝梁,任林森,赵鸣星. 应用国产皮肤组织扩张器修复疤痕挛缩畸形(25例报告)[J]. 中华整形烧伤外科杂志,1988,4(4):249-252.

[17] Antonyshyn O,Gruss J S,Zuker R,et al. Tissue expansion in head and neck reconstruction[J]. Plast Reconstr Surg,1988,82(1):58-68.

[18] Mackinnon S E,Gruss J S. Soft tissue expanders in upper limb surgery[J]. J Hand Surg Am,1985,10(5):749-754.

[19] 鲁开化,艾玉峰,罗锦辉,等. 皮肤软组织扩张术的适应证与并发症(临床应用100例分析)[J]. 修复重建外科杂志,1988,2(3):43-45.

[20] McCarthy J G. Plastic surgery Vol 1: general principles[M]. New York:W. B. Saunders Company,1990:475-507.

[21] 黎鳌,杨枫,郭恩覃. 手术学全集:整形与烧伤外科卷[M]. 北京:人民军医出版社,1996:395-443.

[22] 汪良能,高学书. 整形外科[M]. 北京:人民卫生出版社,1989:206-211.

[23] 查元坤,戴永贵. 现代美容外科学[M]. 北京:人民军医出版社,1995:447-457.

[24] 张涤生,冷永成. 整形外科手术图解[M]. 南京:江苏科学技术出版社,1995:157-164.

[25] 刘凯,李青峰. 扩张后皮肤再扩张在面颈部瘢痕治疗中的应用[J]. 中国美容医学,2003,12(3):271-272.

[26] 刘凯,范志宏,崔磊,等. 扩张后皮肤挛缩动力环境的实验研究[J]. 中华医学美容杂志,2001,7(1):10-12.

[27] Yang M,Li Q F,Sheng L L,et al. Bone marrow-derived mesenchymal stem cells transplantation accelerates tissue expansion by promoting skin regeneration during expansion[J]. Ann Surg,2011,253(1):202-209.

[28] Zhou S B,Zhang G Y,Xie Y,et al. Autologous stem cell transplantation promotes mechanical stretch induced skin regeneration: a randomized phase Ⅰ/Ⅱ clinical trial[J]. EBioMedicine,2016,13:356-364.

[29] 刘凯,范志宏,钱云良. 皮肤扩张后转化生长因子β1的变化与作用的实验研究[J]. 中华整形外科杂志,2002,18(1):33-35.

第二十二章 创伤修复基础和临床

第一节 创伤修复的历史

一、概述

(一) 创伤修复的起源

从某种程度来说，人类的历史就是人类与自然、人类与人类之间的斗争史，在这一过程中，出现了各种自然灾害、人为损害导致的损伤，于是就产生了损伤后的救治与修复。一方面，随着人类科技的进步，救治和修复水平也在不断进步；另一方面，由于阶级、宗教的产生，人类之间的侵略与抵抗、掠夺与捍卫，导致各种损伤更加复杂、更加严重。据世界卫生组织统计，1990年全球因各种创伤致死人数约510万人，预计2020年会增至840万人，受伤及致残人数为死亡人数的100~500倍。据我国卫生部统计，2005年在我国城市人员死因中，创伤列于第5位，在农村中则为第4位。因此，创伤是一类不可忽视的疾病。

在原始社会中，人类在劳动生活中与猛兽搏斗，与自然灾害抗争，引发很多创伤，人们自发地应用野草、树叶、动物皮肤包裹伤口，压迫止血，用树枝棍棒固定肢体，后来用砭石切开引流，这些原始的清创、止血和小手术是创伤外科的起源。4世纪前，冷兵器所致的创伤救治十分简单。14世纪，随着火器逐步取代冷兵器，大量装备军队，彻底改变了战伤的性质。16世纪，法国外科医师Paré提出，由于火器伤存在大量周边组织破坏，故伤口严重时应予以切开。17世纪出现了"清创"一词。18世纪，火器伤的初期处理已包括切开、切除和引流等手段。在拿破仑时代，Larrey开创了战场救护的先例，将伤员运送至安全地带进行进一步救治，建立战地救护站，为现代创伤修复医学奠定了基础。第一次世界大战期间，约1000万人在战场上死亡，受伤人员达2000万以上。第二次世界大战期间，各交战国总共有约5000万人因战争而死亡，其伤亡人数远远超过第一次世界大战。这充分说明，现代战争武器越来越先进，杀伤力越来越大，除了早期开展战地救护外，还有数百万人由于致残需要得到理想和精细的中后期的外科修复治疗。外科医师需要面对颅骨裂开、严重的面部烧伤、颌骨粉碎性骨折以及鼻、唇部枪伤等伤员，其创伤的类型和严重性前所未有。以往的战争统计显示，第二次世界大战期间，美军伤亡总数达963403人，其中在战斗中死亡291557人（约占30%）。越南战争期间，美军伤亡总数达200727人，其中在战斗中死亡47424人（约占24%）。随着运输工具、通信工具及医疗装备的进一步改善，以及救治人员素质和技术的提高，创伤的致死率逐步下降。和平年代，随着交通工具的飞速发展，导致受伤人数大大增加，加上其他因素导致的创伤，损伤已成为社会人口的主要死因之一。1966年，美国科学院发表了题为《意外伤害导致的伤亡，被现代社会忽视的疾病》的纲领性文件，从而改变了人们对创伤的认识，即从"创伤为意外事件"转变成"创伤是可以防治的疾病"，有效地推动了现代创伤急救系统的发展，美国各州相继建立了各自的区域性创伤急救中心，此后英国、法国、德国、日本等发达国家也相继建立了各自的创伤急救系统。经过30多年的发展，这些发达国家已形成较完善的创伤急救网络，并制定了各种相应的规范性文件，使严重创伤的致死率不断下降，但对于无法预测的意外灾害和现代冲突中高新武器导致的复合型损伤，当前的外伤救治设备和技术还不能完全满足救治的要求。

（二）国外创伤修复外科发展简史

早在公元前3500年，四大文明发源地之一的美索不达米亚地区已有医师进行创伤救治的记录；公元前1600年古埃及记录了48个实例伤口处理的方法，且与今天的外科处置原则类似。但当时对解剖学尚无系统性的了解，外科医学到中世纪仍进展有限。在罗马帝国极盛时代，受过高等教育的罗马贵族Celsus为罗马帝国的士兵再造阴茎龟头、面、唇、鼻、耳等部位。古代印度有割鼻之风，战争胜利者可割去战俘的鼻子，政府可对罪犯施以割鼻之刑。因此，这个时期缺鼻者不乏其人。由于鼻在颜面上的位置突出，它的畸形十分显著，所以缺鼻之人大多渴望再获一个新鼻，为满足这种需要，当时印度人就发明了额部正中皮瓣造鼻术。公元前6世纪，印度人Sushruta在其医学专著《妙闻集》里对此技术曾做过详细的描述，这项技术就属于对器官缺损进行修复的再造外科。公元前5~前4世纪，被西方尊为"医学之父"的古希腊著名医师希波克拉底（Hippocrates，公元前460—前377）对严重伤口的止血、包扎及清洁器械的重要性进行了阐述，并提出创伤的处理原则，即让患者保持安静，尽量减少外界刺激，通过仔细的对接可使断离的组织和骨愈合，这是关于外科缝合和骨折修复理论的雏形。公元前2世纪，罗马最著名的外科医师Galen为角斗士缝合剑伤，并尝试进行肌肉与神经的修复，他所做的工作在几个世纪内影响了人们的软组织修复观念。

7世纪，拜占庭帝国皇帝查士丁尼二世（Justinian II）在一次平乱中被砍掉鼻子，由于利用前额皮肤再造鼻子后形成了明显的瘢痕，不符合当时皇帝不能有明显生理缺陷的规则，故没能再回到皇帝的宝座上。9世纪，中国唐代蔺道人编写的第一部创伤骨科专著《仙授理伤续断秘方》问世，形成了以"整复、固定、活动和内外用药"为原则的骨折治疗大法，标志着人类对创伤骨科认识的逐步深入，形成了创伤骨科的雏形。12世纪，为了减少创伤感染的机会，有学者大胆提出了干燥疗法，随后又提出一期愈合和二期愈合的概念。13世纪，Theodoric对软组织创面愈合尤其是延迟愈合有了新的、较为深刻的认识，为创面愈合现代观念的形成作出了巨大贡献。1337—1453年，英法百年战争中涌现出不少新武器，特别是法军大规模使用的火药及火炮，不仅改写了战争进程，而且带来了大批严重损伤和烧伤的伤员，在挽救战士生命的同时，尽量减少他们的残疾程度，使他们能够自食其力成为创伤修复外科的重要工作，也加速了创伤修复外科的发展。14世纪，巴伐利亚军队的外科医师Pfolspreundt描述了鼻整形手术。在当时的战争中，伤员时常因伤口化脓感染和出血不止而死亡，意大利外科医师维高提出了用烧红的烙铁烫或用煮沸的油冲浇伤口的方法，以达到止血和防止化脓的目的。虽然这种方法给伤员带来了巨大痛苦，但由于没有其他方法可以替代，这一方法竟沿用了很长一段时间。1537年，法国军医Paré参加都灵战役，一次救治中因沸油用完了，他就用鸡蛋黄、松节油、玫瑰花油拌成混合油膏涂在患者的伤口上，第二天，他发现涂了混合油膏的伤口没有发炎、肿胀，于是这一方法得以推广。外科军医蒙得维利指出，伤口不经化脓阶段也可愈合，并提出用热葡萄酒冲洗伤口，机械清除异物，缝合伤口，保护深层组织，避免空气刺激，防止化脓感染，这实际上是防治伤口化脓的最好方法，在当时也是十分卓越的观点。此外，在同一时期有观点强调创伤局部的一些其他治疗措施，如妥善保护受伤组

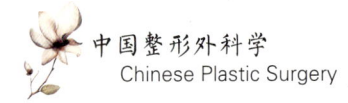

织，加强伤员的全身营养，并根据外界因素遵循伤口缝合的时间限制，天气温暖时应在24小时内缝合，天气寒冷时则延长到48小时。这一观点不仅强调了创伤局部的处理，而且把局部治疗和全身治疗联系起来，是创伤治疗上的一大进步。到了15世纪，对伤口初期缝合的适应证和禁忌证有了明确规定：如果创缘损伤轻微，伤口不深，可将伤口缝合，但在某些情况下则不应对伤口进行初期缝合。这些情况包括：①伤口较深，不能排除化脓时；②伤口内腐烂组织较多，难以将创缘缝合；③伤口出现异样时；④伤口呈严重粉碎状态；⑤伤口有炎症、水肿；⑥伤区非常疼痛；⑦受伤区已坏死；⑧伤口内有骨折端暴露；⑨伤口呈溃烂状态；等等。这些原则至今仍有许多被临床医师所采纳，特别是有关小面积创口缝合的适应证和伤口感染（包括疼痛、水肿、化脓和组织坏死）的概念，为创伤修复治疗学作出了很大贡献。

火器的出现改变了冷兵器战伤的性质，并使治疗方法更加复杂。人们刚开始普遍认为火器伤时伤口化脓是火药和铅使组织中毒所致，后来发现火药并不含毒，伤口化脓时脓液中包含了各种异物、撕裂组织和血凝块，因此确立了一条极其重要的战创伤治疗原则，即清除伤口中所有的坏死组织。再后来人们又根据经验提出了创伤救治的另外一条原则，即为了防止伤口化脓感染，宜减少外科处理和包扎的次数。1591年法国人出版了第一部火器伤救治规程，提出了组织救护队的概念；Brancas使用意大利式的鼻再造，避免了面部瘢痕。16世纪，哥白尼的《天体运行论》出版，使自然科学的发展摆脱宗教神学的束缚，这不仅是科学史上的一次革命，也是一场思想解放运动。随后，生于布鲁塞尔的解剖学奠基人安德烈·维萨里（Andreas Vesalius）出版了《人体的构造》，使医学摆脱了唯心的神学统治，为近代解剖学奠定了基础，他也被后人誉为"解剖学之父"。在软组织修复方面，16世纪，Tagliacozzi提出了管形皮瓣修复鼻子的方法，后来在第一次世界大战中被Filatov和Gillies等人广泛应用。17世纪，物理学、机械学的迅猛发展促进了医学的更大进步，为创伤骨科的兴起奠定了基础。1610年，英国解剖学家William Harvey（1578—1657）报告了骨组织的血液循环及其构造，开创了骨组织的形态解剖生理学，使人类对骨的认识从宏观进入微观。18世纪，两位苏格兰人对医学的发展发挥了重要作用，William Hunter建立了解剖学博物馆，并培养了大量优秀的解剖学家和外科医师；他的弟弟John Hunter则成为实验病理学和外科病理学的奠基人，也是比较生理学和实验形态学方面的专家，其撰写的《血液、炎症和枪伤论述》是创伤学的重要著作之一。1741年，在解剖学和解剖生理学发展的基础上，巴黎大学Nicolas Andry首次提出了"骨科学"的概念，其著作 Orthopaedics 标志着近代骨科学的兴起。由于创伤骨科是初期骨科学的精髓（当时人类对骨科的感染、肿瘤等的认识都比较粗浅，创伤骨科还没有从骨科这个大家族中分化出来），因此，近代骨科学的兴起也反映出创伤修复科学的兴起。15—18世纪，机械力学是自然科学中的带头学科，机械力学向创伤骨科的渗透，使人们对创伤骨科领域的研究一开始就受到了机械唯物主义自然观的影响。16世纪，人们已经开始使用人工假肢、人工关节，说明机械力学已经渗透到骨科领域。一方面，机械唯物主义自然观使创伤骨科从古代笼统直观的猜测中解放出来，成为一门以分析和实验为主的学科；另一方面，由于机械唯物主义形而上学的局限性，使创伤骨科在一段时间内走向了局部论和静止论。直到19世纪，托马斯仍主张对骨折的处理坚持持续、无间歇、广泛的固定，影响了近代创伤骨科近百年的发展。

1572年，Brahe在一次决斗中失去了鼻子，有人将金银做成假体，再用蜡粘上去进行修复，虽然这谈不上是真正意义的修复，却成为后期创伤修复外科材料学应用的启蒙。1682年，von Meek'ren报道了一名俄罗斯人受了剑伤，造成部分颅骨缺失，他用狗的头骨进行修复。1724年，Garengeot报道了两名士兵在争斗中砍下了对方的鼻子，军医立刻用石膏绷带将切下的鼻子固定在受伤部位，伤口居然完全愈合。1794年，两名来自英国的外科医生目睹了印度的鼻再造方法，首次将它介绍到 Gentleman's Magazine 杂志，并描述道：1792年，英国的一名军队司机Cowasjee被俘，在监狱中被割掉鼻子，医师利用前额皮瓣进行了成功的修复。但直到1814年，这一手术才由英国传到欧洲，Carpue在战争中完成了2例该类手术，成为军队中的第一位整形外科医师。1816年，Graefe对拿破仑战争中的受伤士兵进行了意大利式的鼻整形修复。

美国国内战争时期，Jones建议对面部受损患者的伤口进行一期修复，并主张尽可能地保留皮肤，对于不整齐的伤口边缘应进行必要的修整；整形外科医师开始再造眼睑、鼻子、面颊、唇、腭和下巴，Buck完成了第一例全面部严重毁损伤的再造，其中鼻再造用的是前额皮瓣。1832年，在围攻安特卫普的战役中，炮弹的碎片使法国军队的火炮手Louis的左侧面颊和大部分上唇毁损，右侧半英寸耳垂缺失，软腭广泛撕裂至食管上部，舌也被广泛撕脱，下颌几乎完全缺损，四个磨牙断裂，下颌骨只有右侧小部分完好，右前臂也被弹片造成复合性骨折伴广泛软组织损伤。Louis被立即转移到霍博肯战地医院，有人认为其死亡是不可避免的。Forjet医师作为北方军队的外科医师为他进行初步的颌面部止血和清创手术，并进行包扎，伤口愈合后，整个下颌骨缺失导致颅颌面畸形，使他几乎无法吃饭与说话。此时还没有相关的医师有这方面的知识和能力来解决"再造下巴"这一问题。于是，一个银器匠用打制的面罩来掩盖其缺失的下面部。第一个描述这一事件的是爱丁堡军队的外科教授Ballingall。在之后的几乎一个世纪里，英法士兵发生严重的面部损伤，都采用戴面具掩盖其面部畸形的方法。

1863年，Gibson在军队服役期间完成了一例复杂的整形外科手术，主要修复因枪伤造成的下颌及下唇缺失；同年，Gouley利用两个旋转皮瓣完成了一例下颌再造。1868年，美国军队的外科医师Prince指出，整形外科在军事医学救护中大有作为。Hamilton作为美国军队的医学巡视员，在整形外科方面作出了杰出贡献，转移皮瓣延迟能使局部血供增加，他在交叉腿皮瓣转移后14天才行断蒂手术，保证了皮瓣的完全成活。

战争对近代创伤修复外科的发展具有明显的促进作用，从战争中骨创伤的发生率即可看出这一点。比利时军医Anfonins Hathigsen提出的石膏固定技术的迅速推广使用，对组织修复作出了重要贡献。

进入20世纪，两次世界大战的爆发更是让创伤修复外科得到迅猛发展，并不断细分。

第一次世界大战期间出现了很多新式武器，如坦克、飞机等，从而造成了大量严重创（烧）伤患者。同时，壕沟、钢盔的使用虽然保住了许多战士的性命，但也带来了大量面颈部创伤患者，特别是颌面部的骨、软组织缺损，非致命性的颌面部创伤占全身创伤的10%左右，这些伤员迫切要求进行晚期修复性手术。以德军为例，四肢损伤的发生率为63.3%。因此，来自英国、法国、德国、俄罗斯的医师面对如此严重而众多的患者，纷纷建立了外科医师小组，使整形外科、创伤骨科（包括手外科）和再造外科迅猛发展，同时成就了一大批创伤修复外科专家，如美国的Varaztad Kazanjian、Blair、Maliniac、Gustave等，法国的Veau、Dufourmentel，西班牙的Trueta，德国的Lexer，英国的Gillies、Reinsford Mowlem，土耳其的Halit Ziya Konuralp、Cihat Borçbakan，加拿大的Risdon、Waldron，新西兰的Henry Pickerell，澳大利亚的Newland。Blair与Kazanjian创建了美国的整形外科和颅颌面外科，被尊称为"西线传奇人物"的Kazanjian后来成为哈佛大学整形外科的创建人。美国出版的 The Medical Department of the United States Army in the World War 一书共15卷，在11卷第3章中提到了"颅颌面外科"的概念。1917年，外科医师Gorgas组建了整形外科和口腔外科，并指派Blair负责管理，来自费城的牙科医师Ivy做他的助手，他们的首要任务就是训练普通外科医师和牙科医师共同处理颅颌面伤口。1917年，SGO倡议修订Blair在1913年编写的教科书 Surgery and Diseases of the Mouth and Jaws，一些有关枪伤处理的新理念被编入整形和口腔部分，分发到美国驻扎在海外的每一家医院，并将颅颌面外科的最新文章摘要公开发表在 Review of War Surgery and Medicine 杂志和 Survey of Head Surgery 杂志上。

在英国做外科医师的新西兰人Gillies对战创伤修复外科的发展作出了突出贡献，在其撰写的专著 Plastic Surgery of the Face 中描述了枪伤、炮弹碎片炸伤，还有一些发生在汽车事故中的颅颌面损伤的修复情况。虽然早在16世纪，Tagliocozzi就已经描述了用皮瓣带蒂移植的手段来完成鼻子的再造，但由于当时信息传递方式落后，Gillies并不了解Tagliocozzi的经典手术，他借助一本德国外科医师Lindeman写的书，邀请当时欧洲最著名的法国整形外科医师Morestin，劝服医学权威机构组建处理颅颌面损伤的特殊医疗中心。仅仅不到1年的时间，坐落在Aldershot的剑桥医院就开始投入运营，凡是有面部损伤的患者，都会被送往这个新的医疗机构。用皮瓣技术再造鼻、口、眼睑和耳郭，用肋骨充填下颌缺损，很多复杂的手术都是原创性的。如Gillies和他的同事——皇家牙科专家Valadier首先尝试从解剖学上进行腭的再造，用骨骼等组织修复下颌缺损，称得上是颅颌面外科的启蒙者。整形外科的图像资料十分重要，Gillies请Tonks用绘图的方式描绘了所有的颅颌面损伤及其手术过程，今天看来这些都是十分难得的资料。由于Gillies所作的贡献，战后他被大英帝国封以爵位，返回国内后，他继续从事整形外科工作。Gillies在其后来出版的 *Principles and Art of Plastic Surgery* 一书中专门给Millard留了较大篇幅，共同撰写颅颌面外科部分。很多颅颌面外科的紧急救治原则产生于第一次世界大战，完善于第二次世界大战，如结合口腔感染、损伤和下颌骨骨折的牙科专业知识与普通外科医师的经验，对颅颌面损伤患者的救治由指定的医院完成。Gillies强调要启动早期治疗，以使后期的修复具有系统性，当有口腔内部组织、下颌骨及覆皮部分缺损时，期望立刻进行良好的替代以尽快恢复正常的功能，肌皮瓣和游离皮瓣成为替换组织的基本手段。这一时期的很多手术都开创了历史。Filatov在1917年发表利用管形皮瓣的设计解决慢性骨髓炎的问题。除了皮管外，第一次世界大战期间的重要贡献还包括软骨游离移植再造鼻、双蒂头部皮瓣再造唇部、颈部皮瓣修复口内缺损等。法国人Alexis Carrel不仅发展了外科移植技术，而且能维持离体器官的灌流，在第一次世界大战中，他作为法国军医，对深部创伤广泛采用了引流术；1912年，由于他在血管缝合和血管与器官移植方面所取得的成就而获得诺贝尔生理学或医学奖。俄国著名医学家尼古拉·伊万诺维奇·皮罗戈夫（Nikolay Lvanovich Pirogov，1810—1881）的医学实践对野战外科学和创伤学的发展具有重要意义，他提出了组织伤员救治的一些基本原则，而这些原则恰好在1941—1945年的苏联卫国战争中得到了应用；他还提倡在运输和治疗伤员时用石膏绷带进行固定，并实现了在麻醉下施行外科手术的愿望。19世纪末叶，有人提出了专有名词"感染性或化脓性伤口"，并指出了治疗化脓性伤口的具体方法。虽然对化脓性伤口并未作出确切的定义，也不清楚造成这种情况的原因，但"化脓性伤口"学说的出现为现代创伤感染的概念奠定了基础。

1942年12月，在第二次世界大战期间的欧洲战区，第298综合医院建立了第一个整形外科中心，到1944年6月6日诺曼底登陆，仅仅18个月，英国就已拥有10所功能性的整形外科中心，分别分布在Basingstoke、Gloucester、Birmingham、Edinburgh等地区；非洲战区则设在阿尔及尔，意大利战区在那不勒斯，这使得所有伤员在伤后几小时就能够得到救治。1942年10月美国对日德宣战后，将军队从纽约派往英格兰，在利物浦登陆后，11月成立营房式的医院，整形外科建立了第一个病区（25张床），当1945年5月欧洲战争结束时，已增加到三个病区。由于飞机、坦克的出现，造成大量烧伤、面部损伤患者。为分享救治工作的体会，在英国出现了第一本整形外科杂志 *The Brenthurst Papers*，也是第一本英语整形外科杂志。在战争后期，仅在英格兰肯特郡的Queen's医院就完成了11572例颅面部手术；驻扎在北非和意大利的第四颌面外科单位也处理了近5000名严重伤员，其中3000名为颌面损伤患者，1000名为烧伤患者。

20世纪30年代，英国只有2名整形外科医师，第二次世界大战开始时有4名整形外科医师，到了战争后期大约已有25名医师从事整形外科工作，而同一时期的美国已有超过150名的整形外科医师。Davis甚至称，美国的整形外科发展是第二次世界大战送给美国的礼物。第二次世界大战开始时，加拿大有4名整形外科医师，其中Tilley处理了几百位因战争受到严重损伤需要进行器官再造的盟军飞行员。有人甚至开玩笑说，这些伤员就像是实验室的"豚鼠"，让Tilley等人返回加拿大时带回了大量的战创伤后组织修复的经验。即使战争结束了，战创伤的修复工作依然没有停止，这些"豚鼠"仍在继续扮演着他们的角色，让更多的外科医师训练成为整形外科医师。

如果说第一次世界大战仅仅是初步建立了颅颌面外科，那么第二次世界大战后，法国整形外科医师Tessier才是真正创建并发展了颅颌面外科。他在神经外科同事Guiot的帮助下，针对一系列整形手术的情况进行改革，并将它们用于矫正面部畸形，使之更接近正常的面部轮廓。另外，真正的皮肤移植技术（1823年由德国人Bunger首先报道）被广泛应用并取得突破也是借助于第二次世界大战的经验，且相关组织如软骨、筋膜、脂肪、神经等的移植都在这一阶段展现。Bunnel成立的手外科专业训练基地，使整形外科的救治手段有了极大的提升。同时，整形外科的心理治疗也得到极大的重视。

第二次世界大战之前，手外科基本发展缓慢；20世纪30年代，英国、美国、德国、日本相继建立了手外科。随着对感染的认识和控制的进一步加强，手外科从截肢/指（趾）逐渐发展到保肢/指（趾）和功能恢复。1994年，Sterling Bunnell出版了第一部手外科专著*Surgery of the Hand*。

越南战争和两伊战争期间，借助显微外科的发展，血管外科获得了巨大进步，截肢的比例降到极低水平，同时，血管外科的进步也为颅颌面外科技术提供了强有力的保障。由于高速子弹的打击，导致士兵的损伤更加严重和复杂，它往往是由外及里，伴有皮肤、骨骼和肌肉多种组织的复合伤，由此对损伤和修复的要求越来越高。髂骨嵴和腓骨有可靠的血管蒂，而且继发畸形少，常常被作为修复复合性组织缺损的供区。

总之，现代创伤修复外科发展到现在的水平，在很大程度上是受到20世纪上半叶两次世界大战的影响。现代化战争中武器迅速更新，高速度、高杀伤力的武器导致骨、软组织创伤的发生率更高，而且伤情复杂，加之神经、血管的受损，多发伤、合并伤大大增加。1982年英阿马岛战争中，四肢损伤的发生率为67.5%，其中严重创伤占90%。如何确保部队战斗力，使创伤修复适应现代化战争中军事卫勤保障的需要，是创伤修复面临的重要研究课题。

第二次世界大战以后，全球发生了200多次局部战争或武装冲突，对战创伤组织修复外科提出了新的研究课题，将新的治疗技术如外固定、内镜、损害控制技术及感染并发症的综合治疗等用于早期的创伤救治。此外，随着科学技术的发展以及远程医疗技术的应用，对战创伤救治的组织、勤务、技术等的应用都产生了重要的影响。

进入20世纪以来，伴随科技手段的进步，国际上围绕创伤的组织修复与再生的基础研究、产品研发和临床治疗都取得了突飞猛进的发展，在一定程度上促进了战创伤组织修复与再生学科的发展，主要表现在：①随着对组织修复与再生过程认识的加深，对传统的组织修复与再生过程的描述由3个"R"（resection、repair和replacement），上升到加上第4个"R"，即再生（regeneration），并在此基础上，付小兵院士提出了第5个"R"，即康复（rehabilitation），由此使修复与再生形成一个整体；②对于损伤组织的清创方法，由以往的单纯用手术刀式外科清创，发展到采用蛋白酶清创、超声清创等多种方法；③有关创面湿性愈合理论的突破，使得许多先进敷料（革命性敷料）得以研发、生产和应用于临床，从此开创了采用敷料来促进创面愈合的理论与技术；④"组织工程"概念的提出，使得人们可以在体外构建相关的组织修复材料，从而改变过去"拆东墙补西墙"，用损伤方式修复损伤组织的方法；⑤基因工程技术的突破，使得人们可以生产大量应用于组织修复与再生的蛋白质和多肽，从而实现在分子和基因水平上对修复细胞增殖与分化的调控；⑥创面负压引流方法的建立和发展，声、光、电等和组织修复与再生关系的阐明等，使得许多物理技术和方法得以应用于组织修复与再生的治疗。这些理论、技术和方法将在以后的相关章节中进行详细介绍。

（三）中国创伤修复外科发展简史

在各科疾病的医治中，时间最早、经验最丰富的莫过于外科，可以说，它从原始石器时代就有了一定的知识和经验。晋、（南朝）宋时代，逐渐形成比较系统的外科创伤学专科理论，也与当时晋、南北朝中国分裂、战乱颇多密切相关。当时的医家对痈疽发背的发病原理、诊断和治疗方法等，较《灵枢·痈疽篇》所说有了更大的发展。这时的创伤整复、吻合、缝补等治疗方法虽

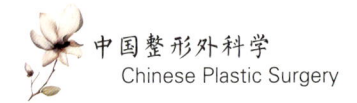

各有不同，但大多具有一定的科学价值，如用桑皮缝合伤口、用竹帘或夹板等矫正固定复位等，都达到了理想的治疗效果。2世纪时的华佗对创伤修复的发展起了更大作用。

在过去很长一段时间内，中国人始终认为"身体发肤受之父母，不敢损伤"。公元前11世纪的周代，在医疗分工上已有专人掌管骨科疾病的治疗。《周礼》中记载的"疡医"，就是负责肿疡、溃疡、金疡、折疡的治疗。这里的金疡又称金创，是指金属器刃损伤肢体所致的创伤；折疡概括了击、堕、跌、扑所致的骨断筋伤等疾病，其治疗方法也比较丰富，除内服中药外，还有敷药和手术等治疗措施。那时虽无伤科专著，但现存最古老的几本医学文献中都有这方面的记载，如《黄帝内经》中就有对跌打损伤的症状、诊断和治疗的论述，《神农本草经》收集的"主金创续绝筋骨伤"药物达数十种之多，《金匮要略》载有治金疮的王不留行散以及治马堕和一些筋骨损伤的方药，可见当时创伤学已取得了一定的发展。《灵枢·经水篇》指出："若夫八尺之士，皮肉在此，外可度量，切循而得之，其死可解剖而视之。"《灵枢·骨度篇》通过体表测量人体骨骼的长短、大小、广狭，按头颅、躯干、四肢各部折量出一定的标准分寸。《灵枢·经筋篇》论述了附属于十二经脉的筋肉系统。随着解剖学、生理学的发展，也促进了创伤学的发展。9世纪，第一部创伤骨科专著《仙授理伤续断秘方》问世，形成了以整复、固定、活动和内外用药为原则的骨折治疗大法，标志着人类对创伤骨科认识的逐步深入，形成了创伤骨科的雏形。

夏代，属于原始公社制后期和石器时代晚期，在长期的生产和生活实践中，人们逐渐发明了用砭石、骨针进行伤口按压、放血、排脓，以此来减轻伤痛和促进伤口愈合，这就是治疗创伤的砭石疗法。夏代酿酒技术的发明，使酒逐渐用于治病，作为最早的兴奋剂和麻醉剂，酒具有通血脉、行药势的作用，可用于止痛，对处理创伤疾病具有重要意义。

公元前16—前11世纪，甲骨文中就有骨折病名和描述小腿、肘、手等部位损伤的记载。公元前11世纪的西周出现了《周礼》，《周礼·天官》中把医师分为疾医、疡医、食医和兽医，疡医相当于现代的外科医师。《周礼》还记载了敷药于疮、刮去脓血的方法。

春秋战国时期，中医外科学已逐步形成。马王堆汉墓帛书《脉法》中已载有采用砭石治痈脓法，并且把脓深砭浅、脓浅砭深、脓大砭小、脓小砭大四种脓疾轻重与砭石大小不符者谓之"四害"。《五十二病方》是另一部较早的医学文献，其中记载了创伤、冻疮等多种外科病。当时的中医理论著作《黄帝内经》中的《灵枢·痈疽篇》记载了外科病名17种，对痈疽的病因病理已有相当的认识，指出："发于膝，名曰疵痈……须其柔，乃石之者生。""石之"即砭石切开之意，为古代中医疗法，也称砭术或砭疗。砭石是我国最古老的中医外治法的治疗工具。有的篇章提出用截趾手术治疗坏疽，记录用酒或者有消毒作用的药物煮水处理伤口，用芒硝水（主要成分是硫酸钠）冲洗感染创口，有消炎杀菌作用，至近代还用于临床；同时期还描述了股骨、小腿、肱骨骨折的处理方法。战国时期记载的第一个外科名医叫医竘，据《尸子》中说，曾"为宣王割痤，为惠王割痔，皆愈"，说明当时外科从理论到实践都有了较大提高。

秦代至三国时期，中医学整体发展，中医学基本理论体系和中医伤科学基本理论已经形成。《黄帝内经》阐述了中医学的基本理论体系，出现了诸多有关伤科理论的论述，还论述了骨、关节、肌肉疾病的病因、病理、临床表现、治疗原则等。

汉代是祖国医学的隆盛时代，历史上著名的外伤科医学家华佗既能用方药、针灸治病，又擅长外科手术，凭借极高的外科技巧，他在创伤愈合、消除化脓感染和治疗脏腑疾病时施行外科手术。他曾用麻沸散麻醉患者后施行手术，是世界医学史上应用全身麻醉进行手术治疗的先行者。

晋代，陈延之所撰的《小品方》记载了将火针用于外科疾病的治疗，如附骨疽"若失时不消成脓者，用火针、膏、散"。《刘涓子鬼遗方》为我国现存较早的外科学专著，其主要内容有痈疽的鉴别诊断，总结了许多治疗金疮、痈疽、皮肤病的经验，有外治法处方140个。其中，卷四《相痈疽知有脓可破法》篇的排脓所用铍针挑破使脓排出，所破之法强调的"应由下逆上破之，令脓得易出"，可谓今天低位引流的先驱者；而"凡里有脓毒，诸药贴不破者，宜用熟铜针于油火上燎透，先用墨笔点却当头，后以铜针浅浅针入，随针而出脓者，顺也。若不随针出脓，当用白纸做细纸，纴入针孔，引出其脓毒，当时肿退几分便好"，实为后世纸捻药线引流法之始祖。葛洪编著的《肘后备急方》一书中记载了外消、内托、排脓、追蚀、生肌之法，初步形成了中医伤科对骨痈疽的独到治法。另外，葛洪习用羊踯躅（即闹羊花）、乌头等作为麻醉药物，并主张以药物煎水或盐水冲洗伤口，然后敷以神黄膏之类的药物，不仅有止血止痛之效，而且"不生脓汁"，还主张用石灰敷裹伤口，既止痛又速愈。

隋代，巢元方的《诸病源候论》探求诸病之源、九候之要，列述了1700余症，为我国第一部病理专著，也是对频繁战争后积累的战创伤经验较为系统的总结。该书的"金创伤筋断骨候"中指出，筋伤后可引起循环障碍（营卫不通），创虽愈合，但仍可遗留神经麻痹和运动障碍的症状，并提出伤口必须在受伤后立即缝合的正确观点。该书还详细介绍了"8"字缝合法和连续缝合法，并指出如果缝合不当会引起感染，一旦发生感染就应拆除缝合；而对于污染重者，则主张免去缝合，以利引流，这些方法较前代更加完善。

唐代，孙思邈所著的《备急千金要方》中记载用大麻作为麻醉药物，并对麻醉深度、药物用量、中毒解救都进行了研究；首载了黑膏药的应用，形成了中医伤科沿用已久的黑膏药疗法。王焘所著的《外台秘要》主张用毡做湿热敷，以减轻损伤肢体的疼痛。《外台秘要》中还记载了以竹筒拔吸治疗的方法："煮此筒子数沸，及热出筒，笼墨点处按之，良久，以刀弹破所角处，又煮筒子重角之，当出黄白赤水，次有脓出，亦有虫出者。数数如此角之，令恶物出尽，乃即除，当日明身轻也。"这是当时对竹筒拔吸法引流最详尽的表述。蔺道人所著的《仙授理伤续断秘方》对开放性骨折采用经过煮沸消毒的水冲洗污染的伤口和骨片，皮破必用清洁的"绢片包之""不可见风着水"，应是最早的有关无菌手术的记载。

宋代，外科发展较为迅速。中医学以外科命名本专科者始于宋，在伍起予的《外科新书》中，切开引流术得到了进一步发展。在病因病理上重视整体与局部的关系，在治疗上注重扶正与祛邪相结合、内治与外治相结合。《圣济总录》提出"五善七恶"，其中一百四十五卷详细地记载了烙法排脓引流的方法。陈自明的《外科精要》载有托里排脓的多个方药，至今仍在临床应用。东轩居士所著的《卫济宝书》记载了很多外科医疗器械，如炼刀、竹刀、小钩等，并在"打针法"中提出对所制作的刀、钩等外科手术器械要用"桑白皮、紫藤香煮一周时，以紫藤香末藏之"，这是世界上对外科手术器械进行煮沸消毒，并用香料药粉作灭菌贮藏备用的最早文字记载。宋代太医局官修的《太平圣惠方》指出，应鉴别"五善七恶"，并总结了内消、托里等内治方法，关于脓已成的切开引流思想较前期更为积极；记载用蟾酥酒止血止痛，同时提出应用烧灼法消毒手术器械。1000多年前的手术消毒经验，可以说是中国古代外科灭菌法的雏形。

元代，该时期战乱连绵，对于伤科发展有极大的推动作用，在医制十三科中就有正骨科。危亦林所著的《世医得效方》在骨伤学上有很大的成就，他认为"颠扑损伤，骨肉疼痛，整顿不得，先用麻药服，待其不识痛处，方可下手"；麻醉药用量按患者年龄、体质及出血情况而定，再按照患者麻醉程度逐渐增加或减少，"已倒便住药，切不可过多"。危亦林是世界上第一次采用悬吊复位法治疗脊柱骨折的人。《永类钤方》中提到以"曲针"引丝线或桑白皮线，由内及外逐层缝合创口，是中国古代外科的重要发明。朱丹溪对宋代陈自明的《外科精要》进行了评述及发挥，系统论述了外科的理、法、方、药，撰成《外科精要发挥》一书，从而将外科学推进了一步。

明代，大医院十三科中就有接骨科。薛己所著的《正体类要》指出"肢体损于外，则气血伤于内，营卫有所不贯，脏腑由之不和"，阐明了伤科疾病局部与整体的辩证关系。这一时期也是中医外科学发展的重要阶段，清创缝合术有了进一步完善。精于手术治疗的明代大家陈实功在《外科正宗》中明确提出"已坏死者，不能复活，只救将来未坏死者可也……但腐不痛者，逐一剪割"，对截趾（指）术这一问题的认识和阐发更加透彻。申斗垣在其所著的《外科启玄》中说

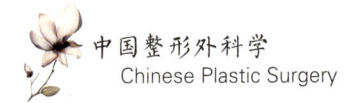

"内多有死肉停蚀好肉，若痛难禁，不早去，愈加腐烂……当视其缓急，死骨大小或以针刀割法……如不去净，亦不能愈"，赵宜真在《仙传外科集验方》中也指出"脓若出尽，用镊摘出腐肉，脓根方尽"，两者对清除坏死组织的重要性及其处理措施都有新的补充。刘伯温著有《金疮秘传禁方》。王肯堂的《外科准绳》则有对口唇缝合的记录。

清代，伤科又有了新的发展。高文晋所著的《外科图说》卷首绘外科用具33件，开创了医疗器具图解之先河，表明清代外科器具的发展已颇具水平。另外的外科专著有曹光熙的《外科要览》、汪华山的《外科易知》、孙震元的《疡科汇治》、邵澍的《外科撮要》、张千里的《外科方案》、沈志裕的《疡科遗编》、王绍征的《外科图说》、袁峻的《外科验方》、叶氏的《七十四种疔疮图说》、邹存淦的《外治寿世方初编》、卢真人的《疔疮紧要秘方》等。伤科医家钱秀昌所著的《伤科补要》是一部价值较高、科学性较强的伤科专著。清代江考卿所著的《江氏伤科方书》在具体用药方面作了主要论述，提倡对闭合性创伤应用活血化瘀的药物，对开放性损伤应用有效的止血药，且主张对开放性骨折要应用麻醉药，行清创手术。

1840年鸦片战争以后，中国沦为半封建半殖民地国家。随着西方医学传入中国，中医骨伤学受到极大摧残。在此期间骨伤学著作甚少，极其丰富的伤科经验散存在老一辈中医师和民间中，缺乏整理和提高，甚至处于濒于失传的边缘。

创伤修复中尤为重要的整形外科在中国的发展大约始于20世纪上半叶。倪葆春（1899—1997）于1925年获约翰·霍普金斯大学医学博士学位，1926年师从著名整形外科专家约翰·戴维斯，1927年回国后先后任圣约翰大学代理校长、圣约翰大学医学院院长，1952年任上海第二医学院副院长。倪葆春于1929年在圣约翰大学医学院附属同仁医院开设整形外科门诊，任整形外科主任，兼任上海医学院解剖学和整形外科学教授，并在20世纪50年代初出版的《沈克非外科学》一书中撰写了"整形外科"章节。根据现在能查阅到的资料，倪葆春是在中国医学院校中建立现代整形外科学科的第一人，也是中国现代整形外科学的最早开拓者。在同一时期，即20世纪30—40年代，石光海与杨树荫等人在上海和北京开设了美容诊所。继倪葆春在中国医学院校建立整形外科19年后，即1948年9—12月，美国著名整形外科教授Webster J.在上海中山医院举办了整形外科学习班，朱洪荫、张涤生、宋儒耀、汪良能、李温仁等作为学员参加了学习，后来成为中国整形外科发展的前辈。

中华人民共和国成立之初，特别是抗美援朝之后，创伤修复外科进入稳定发展阶段。以颌面外科为例，20世纪50年代以前，我国口腔颌面部创伤及修复外科学还未建立，50年代以后，随着战伤的救治和工伤、交通事故及其他意外损伤的不断增加，口腔颌面部损伤及修复外科不断发展。如抗美援朝期间，上海和天津的志愿医疗队、西南整形外科手术队以及后来的南京医疗队等参加了颌面创伤的抢救工作，开创了我国口腔颌面部战创伤及修复外科学，随后在高等医学院校中建立了专科病房并举办了各类专科班，培养了大量专业人员。1955年，我国教育部在北京医科大学举办了全国口腔颌面外科学高级师资班，并聘请苏联莫洛托夫口腔医学院的柯什赫教授系统介绍了苏联在第二次世界大战中抢救口腔颌面部损伤患者的经验。

1949—1963年，宋儒耀、张涤生、朱洪荫和汪良能先后在北京、上海、西安、郑州创建整形外科。随后，南京、沈阳、太原、大连、南昌、乌鲁木齐、福州、广州、湛江等城市也纷纷建立了整形外科。20世纪70年代，北京整形外科医院编著了《整形外科进修讲义》（共7本），对培育我国整形外科人才和促进这一学科的发展起到了重要作用。1949—1978年，多种整形外科专著相继出版，包括张涤生的《唇裂与腭裂的整复术》（1957），朱洪荫、王大玫、孔繁祜等的《成形外科学概要》（1959），宋儒耀的《手部创伤的整形外科治疗》（1962），孔繁祜的《实用成形外科手术学》（1965），宋儒耀的《唇裂与腭裂的修复》（1965）等，对我国整形外科的普及和发展起到了推动作用。从1966年开始，受到历史原因的影响，我国整形外科事业的发展受到挫折，据北京整形医院恢复重建前的统计，1978年国内从事整形外科的医师仅170余人。

从20世纪60年代初开始，我国显微外科大体经历了起步、发展、提高和逐步成熟三个阶段。20世纪60—70年代初是我国显微外科的起步阶段，设计和改进显微外科器械、探讨小血管吻合技术、提高小血管吻合的通畅率、开展断肢及断指再植术是这一阶段的主要进展。杨东岳教授大胆探索，开拓创新，在1966年首创了第2足趾游离移植再造拇指。1970年，顾玉东教授首创膈神经移位治疗臂丛根性撕脱伤，使中国的手外科在起步阶段就跻身世界手外科的先进行列。20世纪70—80年代中期是我国显微外科的发展阶段，进一步提高小血管吻合的通畅率、广泛开展断指再植术、拓展显微外科技术的应用领域是这一阶段的主要进展。20世纪80年代后期至今是我国显微外科的提高和逐步成熟阶段，显微外科技术走向成熟，并在基础及各应用领域取得了丰硕成果，同时逐步完善了系统的理论体系，使显微外科成为一门新兴的临床学科。我国学者为显微外科事业的发展作出了里程碑式的贡献。

在中印边境、珍宝岛、西沙群岛和对越自卫反击战中，中国创伤修复的重点学科——整形外科有所进步，摸索到一些良好的经验；近年来，通过抗震救灾，创伤修复的救治水平得到了进一步提高。

从20世纪80年代中期开始，中华医学会创伤学分会（含组织修复学组）、中华医学会整形外科学分会、中华医学会医学美学与美容学分会、中国修复重建外科学会、中华医学会手外科学分会、中华医学会显微外科学分会、中国医师协会美容与整形医师分会等和创面治疗、组织修复与再生相关的学术组织相继成立；与此同时，相应的专业学术杂志也先后诞生，为我国新时期整形与创伤修复外科的大发展起到重要的推动作用。在这一时期，我国整形再造外科、显微再造外科已经进入世界先进行列。1985年出版了全国第一本《创伤杂志》，1990年改名为《中华创伤杂志》。1988年首届全国创伤学术会议召开，会议收到的涉及创伤修复的论文仅18篇，占会议论文总数的3%。1990年，中华医学会创伤学分会成立，由黎鳌担任主任委员，当时下设三个学组，包括骨与关节损伤组、创伤基础学组和创伤弹道学组。1991年与1995年分别在北京和郑州召开了第二、三届全国创伤学术会议，有关创伤修复的论文上升为40篇和42篇，分别占会议论文总数的8%和7%。系统和深入的战创伤组织修复与再生基础及其临床研究开始于20世纪80年代，其中以生长因子（细胞因子）、干细胞和新型敷料的发展应用基础和转化应用研究为代表。1986年，随着以神经生长因子、表皮生长因子为代表的生长因子的研究获得诺贝尔生理学或医学奖，人们逐渐认识到各种生长因子是参与调控组织修复与再生的重要因素，从而将传统的组织修复由病理学描述转向从细胞、分子和基因水平的研究。当时，由于基因工程重组蛋白质技术的发展还不成熟，许多应用于组织修复与再生的生长因子只能从牛和大鼠的器官中提取，既费时间、精力和经费，又不能获得足够的生长因子数量，连基础研究的需要也不能满足，更不用说临床应用了。与此同时，广大科技工作者对生长因子的了解非常少，这方面的治疗经验也非常缺乏。20世纪90年代初期，人民军医出版社出版了由付小兵编著的《生长因子与创伤修复》（图22-1），比较全面地介绍了生长因子与组织修复和再生的关系，这是国际上第一本专门论述生长因子与组织修复和再生的学术专著。这本书的出版，使国内专家可以比较全面和系统地了解生长因子参与创面修复和组织再生调控的基本知识，对国内随之大规模开展的相关领域的基础研究、新药开发和临床应用起到了积极的推动和促进作用。1993年，中华医学会创伤学分会营养与代谢学组成立，同年举办了全国创伤营养方面的学术会议。程天民牵头完成的"放烧和烧冲复合伤的病理学研究"获得国家科技进步一等奖。1995年，《中华创伤杂志》组织了一期有关创伤修复的专集，比较全面地介绍了我国在这一领域的研究进展；同年，由几位青年学者发起，并得到我国创伤学术界老前辈的支持，中华医学会创伤学分会组织修复与创面愈合学组正式成立，标志着我国创伤修复领域的研究由分散的单位独立开展逐步走向有组织、有领导的协同发展，并开始与国际上有关创伤修复的专业学会建立联系。1996年9月，组织修复与创面愈合学组以中国组织修复学会的名义与欧洲组织修复学会分别在北京和西安主办了首届中国组织修复学会与欧洲组织修复学会联合会议。1997年5月，由付小兵、王德文主编的《创伤修复基础》一书出版发行；1998年，出版了王正国院士主编的《创伤愈合与组织修复》；1999年，由王正国任总主编的"创伤医学丛书"出版发行。

进入21世纪后，中国组织修复与再生学科借助于现代科学技术取得了更大的进步，相关的治疗理念也发生了转变，多学科的协同以及新理论和新技术的快速转化应用不断涌现。

2002年，由付小兵、王正国主编的《现代高新技术与创伤修复》由人民军医出版社出版发行。2004年，由王正国、付小兵、周元国主编的《分子创伤学》（图22-2）出版，进一步细化和完善了创伤和创面治疗的细胞、分子与基因学基础，使我国在创伤和创面治疗等领域的研究处于国际先进地位；同年，程天民院士的"放创复合伤时创伤难愈与促愈的实验研究"获得军队科技进步一等奖。2007年，王正国主编的《创伤学基础与临床》出版发行。

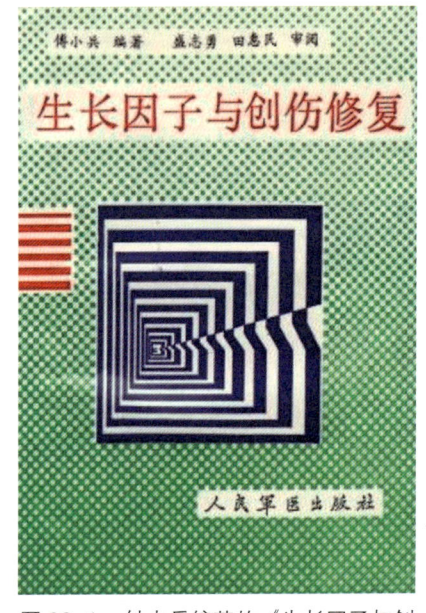

图 22-1 付小兵编著的《生长因子与创伤修复》，这是国际上第一本比较全面论述生长因子与组织修复和再生的学术专著，于1991年由人民军医出版社出版

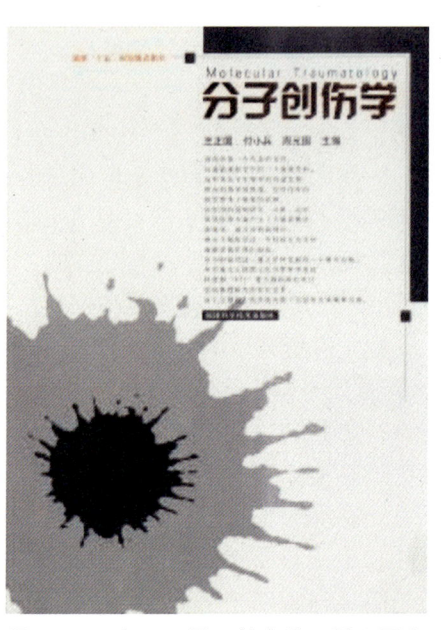

图 22-2 由王正国、付小兵、周元国主编的《分子创伤学》，于2004年由福建科学技术出版社出版

21世纪以来，国内外创伤和创面的流行病学发生了很大的变化。付小兵等的相关研究表明，1998年，中国因慢性难愈合创面而住院的患者，其主要病因是创伤、烧伤和感染等，占67%左右，而糖尿病足仅占4.9%。2008年调查表明，仅仅10年时间，中国慢性难愈合创面的主要病因学发生了根本的改变，糖尿病足等成为慢性难愈合创面的主要病因，占36%左右，而创伤、烧伤等引起的慢性难愈合创面下降到20%左右。这一结果提示，随着中国经济的快速发展和人民生活水平的不断提高，慢性难愈合创面已经成为影响人们身心健康和生活质量的重要慢性病之一，其发生的流行病学特征与西方发达国家有相似之处，其导致的社会经济负担和医疗资源的消耗应当引起全社会的高度重视。这一时期，国内开始了系统研究慢性难愈合创面的发生机制、治疗以及防控等方面的工作。在治疗方面，除了传统的手术治疗外，采用新型敷料（也称为革命性敷料）、生长因子、光学治疗和负压吸引等新的技术和药物，对加速慢性难愈合创面的愈合和提高其愈合质量起到了积极的作用。在学术出版方面，相继出版了《现代高新技术与创伤修复》（付小兵、王正国主编，人民军医出版社，2002）、《现代创伤敷料理论与实践》（付小兵、吴志谷主编，化学工业出版社，2007）和《慢性难愈合创面防治理论与实践》（付小兵主编，人民卫生出版社，2011）等（图22-3）。2019年即将出版的"创面治疗新技术的研发与转化应用系列丛书"

（付小兵总主编）由国内近50位修复领域专家完成，此套25本的丛书将详细阐述创面治疗新技术。

在慢性难愈合创面防控的宣传教育与培训方面，国内相继在上海、杭州、西安、北京等地建立了专门针对复杂的慢性难愈合创面的治疗专科（新建或在以往的烧伤和创伤科的基础上扩大功能），开创了将慢性难愈合创面作为一个疾病进行专科治疗的新模式。同时，中华医学会创伤学分会组织修复专业委员会（CTRS）和世界糖尿病基金会（WDF）、康乐保健康之路基金会（AtH）密切合作，利用国际基金在中国开展了为期3年的慢性难愈合创面防控项目的宣传教育。通过组织高水平的专家队伍，编写不同层次的培训教材（图22-4）以及建立培训基地等，在全国20余个省、市、自治区的近40家医院建立了培训基地，总计培训医师和护士3000余人，取得了明显的效果。

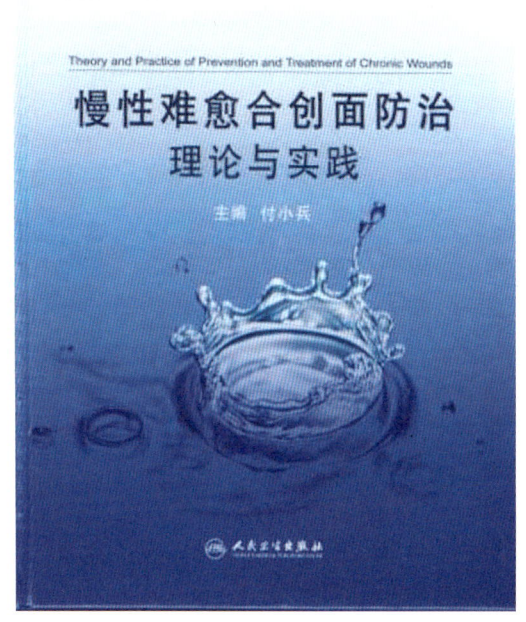

图22-3 付小兵主编的《慢性难愈合创面防治理论与实践》，2011年由人民卫生出版社出版

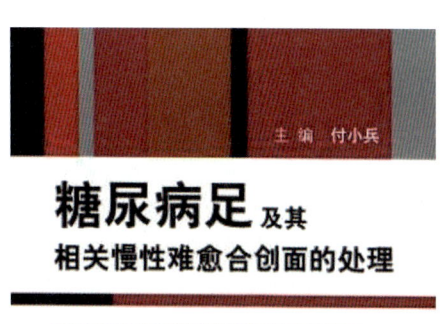

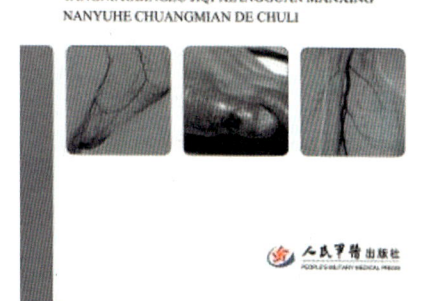

图22-4 中国糖尿病足及其相关慢性难愈合创面的处理防控项目培训教材

完美的组织修复与再生是战创伤损伤组织治疗的最高目标，同时也一直是我国科技工作者的主要研究内容和攻关目标。在国家层面，相关部门对这一领域的研究高度重视，除中国科学院和中国工程院在相关科技规划中把组织修复与再生作为主要研究方向进行规划外，1999年以来，还先后投入了三个国家重点基础研究规划项目（"973"项目），研究创伤和创伤后组织修复与再生的关键科学问题与技术难题，首席科学家分别是王正国院士、蒋建新教授和付小兵院士。在学术层面，王正国院士、吴祖泽院士和付小兵院士先后于2005年、2010年和2015年发起并组织召开了三次以再生医学为主题的再生医学香山科学会议，他们所推出的重大建议案对进一步凝练关键科学问题、组织学术技术团队进行攻关、把组织修复与再生作为国家战略行动等起到了积极的推动和促进作用。这一时期相继出版了两部大型学术专著——《再生医学：原理与实践》和《再生医学：基础与临床》（图22-5），在学术界产生了良好的影响。特别是2012年国际著名学术杂志*Science*邀请付小兵院士组织中国科学家在该杂志以副刊的形式出版了一期《中国的再生医学》（*Regenerative Medicine in China*）（图22-6），文章发表后引起了较好的国际反响，除*Science*杂志主刊和副刊发表相关评论进行高度赞扬外，部分其他国际杂志也有进一步的评述，从而显著扩大了该领域的国际影响力。

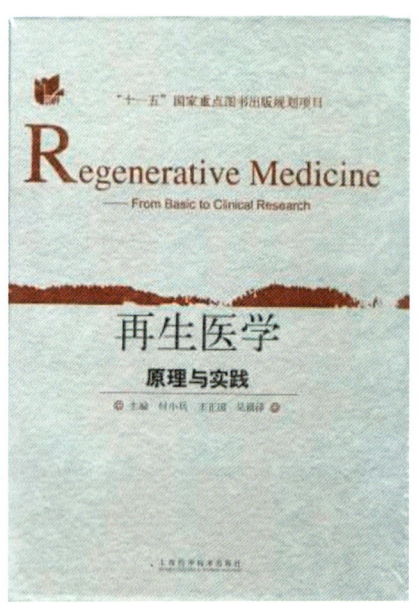
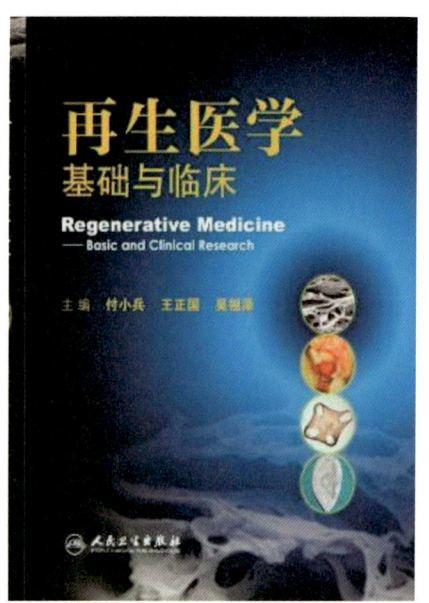

A　　　　　　　　　　　　　　B

图 22-5　付小兵院士、王正国院士和吴祖泽院士共同主编的两部再生医学专著（《再生医学：原理与实践》，2008 年由上海科学技术出版社出版；《再生医学：基础与临床》，2013 年由人民卫生出版社出版）

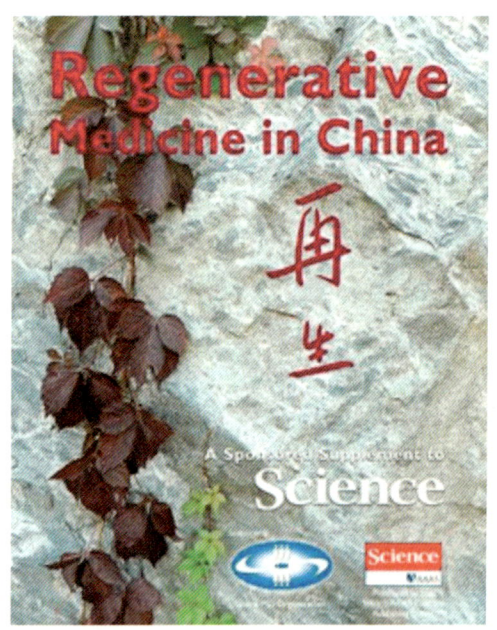

图 22-6　由 Science 杂志出版的《中国的再生医学》(Regenerative Medicine in China) 副刊引起较好的反响

第四军医大学的科研团队经过20年的刻苦攻关，形成了以自体移植修复——"造脸"、异体移植修复——"换脸"、假体仿真修复——"替脸"、组织再生修复——"长脸"为一体的严重颜面战创伤缺损与畸形的形态修复和功能重建技术体系。2011年，"严重颜面战创伤缺损与畸形的形态修复和功能重建"获得国家科技进步一等奖。2015年，付小兵院士团队的"中国人体表难愈合创面发生新特征与防治的创新理论与关键措施研究"获得国家科技进步一等奖。2016年，上海交通大学医学院附属第九人民医院的"头面部严重烧伤关键技术的创新与应用"获得国家科技进步二等奖。

创伤修复在学科建设和人才培养方面也取得了飞速发展，在国际创伤修复领域，2008年，付小兵院士的"在组织修复和再生领域的重要发现以及这些发现对临床治疗的推动作用"相关研究获得第三届国际创伤愈合大会颁发的国际创伤愈合研究杰出成就奖。

二、创伤修复与科技发展

（一）消毒、麻醉、止血、输血是外科的基础

旧时代，感染、疼痛和出血限制了外科的发展。19世纪40年代，先后解决了伤口感染、手术疼痛、止血和输血等问题，外科手术的范围得以扩大，手术的安全性也大大提高，创伤修复水平也得到迅猛的发展。

1. 感染　19世纪以前认为化脓是伤口愈合的正常过程，有人甚至称感染为医院病，大量患者因术后出现感染而死亡，当时，截肢后的死亡率高达40%~50%。无菌方法的建立使外科学有了更大的发展平台，创伤修复外科学获得突破性进展也得益于伤口感染的有效控制。无菌技术（aseptic technique）就是针对感染来源和途径所采取的一种有效的预防方法，是决定诊疗效果及手术成败的关键。长期以来，人们一直将匈牙利的Semmelweis（1864）首先提出的在检查产妇前用漂白粉溶液洗手作为无菌技术的开端。事实上，最早大量使用并取得奇效的实践者是克里米亚战争中的护士弗洛伦斯·南丁格尔（Florence Nightingale），她率领38名护士奔赴前线护理伤病员，在她们的精心护理下，经过短短的半年时间，英国前线伤员的死亡率由50%降到了2.2%。正是南丁格尔和她的护士们采取了为伤员清洗伤口、消毒物品、通过调整饮食加强伤员营养、积极整顿医院环境、改变卫生面貌等一系列措施，才产生了如此神奇的救治效果。1867年，英国外科医师Lister用苯酚溶液冲洗手术器械，并用苯酚溶液浸湿的纱布覆盖伤口，使得他所施行的截肢手术的患者死亡率从46%降至15%，从而奠定了无菌技术的基本原则，他也被人们公认为无菌技术创始人。1877年，德国人Bergmam发明高压蒸汽灭菌法，建立了现代外科学中的无菌技术。英国化学家Henry Dakin和法裔美籍外科医师、诺贝尔奖获得者Alexis Carrel是修剪坏死组织和反复冲洗伤口处理方法的主要倡导者。1880年Chamberland发明高压灭菌器，首次将高压蒸汽消毒法用于手术室器械消毒，这种消毒法远比用苯酚浸泡彻底。至此，手术室中开始使用无菌器械。1884年，德国外科医师Neuber在手术室里建立无菌制度，使手术室与其他房间分隔。除了洗消器械，手术人员也须洗净手臂。1889年，德国人Furbringer提出了手臂消毒法。1890年，美国"外科之父"Halstead倡议戴橡皮手套，使无菌技术进一步发展。

19世纪中后期，无菌技术在外科领域取得了巨大进展，但是仍不能从根本上解决外科感染的问题，化学消毒剂不能用于消灭人体内的病原菌。抗生素的发现被认为是微生物学乃至生物学研究领域所取得的最伟大成就之一，直到今天，抗生素仍然是人们抵抗各种病原菌的有力武器。

2. 疼痛　在没有麻醉的时代，外科手术最大的障碍是控制疼痛，那时解决患者疼痛的办法只能是按压、捆绑、灌酒、放血甚至将患者击晕，或是加快手术速度等。1842年，美国外科医师演示用乙醚作麻醉药进行6例手术的情况。1844年，29岁的美国牙科医师Wells因看到吸氧化亚氮人的表演而受到启发，开始尝试在拔牙时为患者使用氧化亚氮作麻醉药。1846年，美国医师Morton将乙醚作为全身麻醉药，并协助Warren用乙醚麻醉施行了很多大手术，乙醚麻醉被普遍地应用于外科。1847年，苏格兰产科医师辛普森首先使用氯仿进行全麻，由于毒副作用小而迅速取代乙醚。1892年，德国医师Schleich首先提倡用可卡因作局部浸润麻醉，但由于其毒性强，不久即被普鲁卡因所代替，至今普鲁卡因仍为安全有效的局部麻醉药。1898年Bier成功实施了腰麻。1920年Msgill介绍了气管插管吸入麻醉。20世纪30年代发现了若干可用于静脉麻醉的药物，如氟哌啶醇、氟哌利多以及芬太尼，进一步丰富了临床应用的选择。总之，麻醉发展包括了三个阶

段：①古代麻醉发展阶段——麻醉的发现与萌芽；②近代麻醉发展阶段——临床麻醉学的形成；③现代麻醉学的发展阶段。自第一次世界大战开始，由于麻醉技术的改进，使得手术过程可以持续12小时以上，且保证了安全。

麻醉学的发展为包括创伤外科与组织修复在内的外科学发展提供了必要保证，而外科技术的进步及向人类禁区的不断拓展，又对麻醉学提出了新的、更高的要求。

3. 出血　有效的止血措施对于外科发展至关重要。盖仑最早提出了血管结扎的止血方法，"现代外科学之父"巴累（Paré）采用烧灼法进行止血，后来又较早使用钳子止血。1628年，英国医学家Harvey发表了《血液循环论》，根据这一理论，英国医师Lower和法国医师Denis先后尝试为患者输注羊血，期望控制疾病，但大多数患者因输血而死亡。1667年，一个法国贵族将280ml小牛血输给了一个精神失常的流浪汉，企图治疗他的精神疾病，这位倒霉的患者经历了严重的免疫反应，在鬼门关徘徊数次之后居然奇迹般地活了下来，并且维持了一段时间的平静，因而输血疗法被一些有创新想法的医师所接受。在随后的300年间，输血疗法仍然处在探索阶段。由于不懂相关知识（比如血型），输血造成了很多人死亡，但医师们也发现输血有时真的能够挽救生命。直到1912年，Alexis Carrel因创造血管吻合术进行输血而获得了诺贝尔奖，输血疗法获得了较大范围的肯定。真正使输血成为科学有效的治疗方法的人是奥地利病理学家Landsteiner，他从1901年开始发现了人类的ABO血型及其凝集规律，为现代输血提供了坚实的病理生理学基础。在随后的20年里，其他医师又逐步建立了血液抗凝和交叉配血技术，使输血成为一种安全常规而有效的治疗方法，而Landsteiner也于1930年获得了诺贝尔生理学或医学奖。

（二）免疫学的建立与发展为各类移植提供了依据和保障

所谓"免疫"，原由拉丁文"immunis"发展而来，其原意为免除税收（exceptionfromcharges），也包含着免于疫患之意。免疫学是研究生物体对抗原物质的免疫应答性及其方法的生物医学科学。免疫应答是机体对抗原刺激的反应，也是对抗原物质进行识别和排除的一种生物学过程，是机体识别自身抗原与非己抗原，对自身抗原形成天然免疫耐受、对非己抗原产生排斥作用的一种生理功能。正常情况下，这种生理功能对机体有益，可产生抗感染、抗肿瘤等维持机体生理平衡和稳定的免疫保护作用，但在某些情况下可能成为组织移植的障碍。

免疫学是门既古老又新兴的学科，是人们在实践中不断探索、不断总结和不断创新而发展起来的。在经历免疫学的四个时期（经验免疫学时期、经典免疫学时期、近代免疫学时期和现代免疫学时期）后，组织移植技术得到极大提高，无论是异体还是异种移植都有突破性进展。世界范围内有了多个换脸成功的病例，也有换手成功的报道。

组织、器官移植是整形外科最基本的治疗手段。由于存在受体、供体的关系，以致物体会相互作用发生免疫应答，即移植反应。根据移植物来源的不同，移植可以分为四类：①自体移植，是将自体组织移植到自体的另一部位，这种移植一般均能成活；②同系移植，是遗传基因完全相同或基本相同的个体间的移植，如同卵双生，成功率较高；③同种（异体）移植，是同种中有不同遗传基因型的个体间的移植，常常有排异反应；④异种移植，是不同种属间的移植，基因型完全不同，成功率较低。为了提高移植的成功率，除第一类移植之外，其他几类移植均要考虑组织相容性，这就需要认识主要组织的相容性抗原和次要组织的相容性抗原，降低宿主抗移植物的反应和移植物抗宿主反应。免疫学的迅猛发展，使人们在选择供体合适、血型相符、组织相容性抗原接近成为可能，同时免疫抵制的研究与开发、对排斥反应的免疫学监视敏锐，都为成功移植打下了坚实的基础。

（三）显微外科、微创外科为创伤修复外科提供了全新的技术手段

从广义上来说，显微外科不是某个专科所独有的，而是手术学科各个专业都可采用的一门外

科技术，甚至可以从该专业分出专门的分支学科，如泌尿显微外科、神经显微外科等。有些学科如手外科、眼科和耳鼻喉科已将手术放大镜作为常规手术器械用于手术解剖、缝合的操作上。但从狭义上来说，显微外科本身的发展有其自身的理论体系，例如小血管吻合与大、中血管吻合有许多原则性的区别，早期由于缺乏小血管吻合手术的研究，只好借用中血管吻合的原则，故术后通畅率不高；后来发现小血管吻合的特殊规律后，术后通畅率大为提高。又如以往皮瓣仅限于腹股沟皮瓣、足背皮瓣、肌间隙皮瓣，甚至可利用肌皮瓣的较大肌皮血管分支作为皮瓣的主要供血血管，如股前外侧皮瓣，还可利用肢体双血管供血的特点发展逆行性皮瓣等，这些都有赖于理论研究的不断深入，以发展新的方法。故显微外科一方面在外科各专业中大力发展显微外科的新技术、新方法，从而提高专业水平；另一方面通过它本身的学科研究发现其新理论和新规律，从而推动学科发展。显微手术器械设备的研究也在不断提高，两者相辅相成。

显微外科的出现为创伤修复提供了强有力的手段，极大地拓展了创伤修复的适应证。血管修复术是血管损伤的最佳救治方法。外科领域最令人惊异的技艺之一就是断肢再植，即成功地再植因事故被机器切断，或在战创伤中离断的手指、手掌、手臂和脚，要重接离断的肢体并使其重新拥有功能，就需要把血管、神经、皮肤和骨骼缝合在一起。早在1912年就已经有了断肢再植的方法，当时，Alexis Carrel发明了缝合大血管的方法。1952年，显微外科开始用于血管战创伤的救治，将截肢率从51.4%降至13%，采用的手段有侧壁修补、血管吻合和间置移植物等。Nanobashvili等报道清创后直接吻合血管的比例为38%，约56%的血管损伤需要间置移植物。20世纪60年代，更好的显微镜、细针和细丝线的问世使小血管的吻合有了可能，但重建被破坏的周围神经则在1967年才见报道。1966年、1968年，我国医务人员与日本学者Komatsu先后利用当时所有的新技术，对离断的拇指进行了再植。

1983年英国医师Wickham首先提出"微创外科"（minimally invasive surgery）的概念，微创手术作为一种技术，大多数是指手术入路的微创化，也是有创手术走向无创的一个中间阶段，最终将被物理、化学、基因等治疗手段所取代。微创外科的发展离不开科学技术的推动，更离不开外科医师对完美修复的追求。

（四）生物-心理-社会医学模式让整形外科在创伤修复中大放异彩

20世纪80年代初，一些医学专家提出医学模式应由近代"生物医学模式"向现代"生物-心理-社会医学模式"转变，很快得到世界卫生组织的认同，也逐步深入人们的医疗实践之中，越来越多的医学活动开始从心理和社会因素着手探求疾病的发生机制，寻找治疗策略。而整形外科也在此时得以迅猛发展，催生包括美容医学、再生医学等新兴医学学科的形成和发展。

医学发展的这三个基本阶段中，经历了两次模式的转变：第一次是由古代"自然哲学医学模式"向近代"生物医学模式"转变；第二次是由近代"生物医学模式"向现代"生物-心理-社会医学模式"转变。人具有生物、心理和社会三大属性，其中的本质属性是心理性和社会性。20世纪80年代初期，中外人文医学界已明确：后现代的医学分为基础医学、应用医学和人文医学三大类。其中应用医学大类之下又分为临床医学、预防医学和康复医学。

现代健康概念已更新为三大要素，即要达到机体、心理和社会适应上的健康。整形外科在很大程度上顺应心理和社会适应这两个要素，即现代医学不仅要使人病愈、健康，更要通过医学理论指导和医学手段的实施达到形体的正常甚至美化，从而提高生活质量、生命质量。人的形象好可促使心灵的美，而心灵美必将带来行为的美。整形外科在纠正外部畸形、恢复组织功能方面的作用，不仅有着深刻的救治修复的个体意义，更有让患者健康自理、重回社会的深远的社会意义。

（五）生物工程和各种材料的应用为创伤修复拓宽了领域

20世纪，生命科学领域产生了细胞生物学和分子生物学两大飞跃，使人类对生命本质的认识达到了一个前所未有的高度。随着科学技术的发展，人类为了自身的生存与发展，把对生命科学的研究作为一条主线，不断应用其他现代科学技术，逐渐形成了一门理工医相结合的交叉学科——生物工程。

1949年，美国首先发表了医用高分子的展望性论文，第一次向人们介绍了利用聚甲基丙烯酸甲酯作为人的头盖骨和关节，利用聚酰胺纤维作为手术缝合线的临床应用情况。据不完全统计，截至1990年，美国、日本以及西欧各国发表的有关医用高分子的学术论文和专利已超过30000篇。有人预计，21世纪以及未来，医用高分子将进入一个全新的时代，除了大脑之外，人体的所有部位和脏器都可用高分子材料来取代。

组织工程学是一门将细胞生物学和材料学相结合，进行体外或体内组织或器官构建的新兴学科。其方法是从机体获取少量的活体组织，用特殊的酶或其他方法将种子细胞从组织中分离出来并在体外进行培养扩增，然后将其与可吸收的生物材料混合，使细胞黏附在生物材料上，形成细胞-材料复合物，再将复合物植入机体病损部位。一方面，生物材料在体内逐渐被降解和吸收；另一方面，植入的细胞在体内不断增殖并分泌细胞外基质，最终形成相应的组织或器官，从而达到修复创伤和重建功能的目的。由于组织工程有可能复制组织或器官，因而有学者称组织工程是再生医学的新时代，甚至是一场意义深远的医学革命。目前，骨、软骨、肌肉、肌腱、韧带、皮肤、血管、牙周、周围神经等都有组织工程的研究，其中有些已在临床试用或成为市售商品。

（六）信息网络为提高创伤修复水平搭建平台

远程医疗（telemedicine）是指应用远程通信技术交互式传递信息，开展远距离医疗服务，是一种现代医学、计算机技术和通信技术紧密结合的新型医疗服务模式。远程医疗的服务形式多种多样，它可以综合应用卫星传输、光纤通信、电视传播等一系列现代通信技术进行点对点的远程会诊、多方会诊，医师和患者可以通过远程视频系统进行面对面交流；还可全面利用网络技术，通过网络传输和存储患者资料，容纳不同地区的多个专家同时对同一患者进行会诊。远程医疗传递的医学信息包括数据、文字、视频、音频和图像等，根据其应用范围，可分为全球、洲际区域、国家、地区、医院、社区和家庭远程医疗。

我国从20世纪80年代开始进行远程医疗的探索，近年来发展迅速。1982年首次通过E-mail进行病历会诊，这是最早的远程医疗实践活动。20世纪90年代后期，我国的远程医疗从理论探索走向实际应用，国家卫生部、中国医学基金会和中国人民解放军总后勤部卫生部先后启动了金卫网络工程、中国医学基金会互联网络和军卫Ⅱ号工程（远程医疗网），一些著名的医学院校和医院也成立了远程会诊中心，与全国上百家医院相继开展了各种形式的远程医疗工作，目前已可为各地疑难急重症患者实施可视实时专家会诊、传输共享诊疗数据、进行病理形态学诊断等；充分利用现有资源，发挥专家云集、学科门类综合齐全的优势，同时积极探索新的运营模式，由服务器进行权限管理，为创伤患者提供免费的信息浏览服务和导医、咨询、初诊、检查、治疗、出院病情跟踪等全程诊疗服务，使创伤的组织修复更加规范化、普及化。

（七）数字医学让创伤修复向精准方向发展

医学的发展由古代医术历经传统医学再到今天的数字医学，越来越多的新技术已经或正在被用于医学领域的研究和应用，数字化人体技术及其由此衍生出来的数字医学技术就是这样一项被人们日益关注和深入研究的新技术。中国工程院院士戴尅戎教授在第十一次中国工程前沿"数字医学的现状及未来"研讨会上，给出了数字医学的定义："数字医学是应用数字化技术解释医学现象、解决医学问题、探讨医学机制、提高生命质量的一门科学。"数字医学涵盖了生命科学和信息科学、医学和工学等许多交叉研究领域，其所涉及的研究方法和成果惠泽于精准外科手术的实施和普及；同时，数字医学作为现代医学的重要组成部分，也将推动现代医学技术向个性化、精确化、微创化和远程化的方向发展。

数字医学技术是数字化人体研究在医学应用领域的延伸，是集医学、生物力学、机械学、材料学、计算机图形学、计算机视觉、数学分析、机械力学、材料学、机器人等诸多学科为一体的新型交叉研究领域。通过现代计算机技术（主要是虚拟现实技术）建立用于解剖的人体结构模型、用于恢复评估的治疗效果模型、用于术式评估的入路模型、用于手术练习的现场模型等等。数字化人体的研究也从最初的单纯人体数据集的构建向数字解剖学及其实际应用方向发展，其研究方向和重点大致集中在特殊人体组织如神经、淋巴与微小器官信息的获取，图像分割和重建技术，网格计算存储与数据同步共享，在医学及其相关领域以及其他领域的应用，等等。

由于数字医学的发展，3D打印技术也取得快速发展，个性化医疗成为现实机器人的应用；改变传统的手术方式，医师由直接手术变为间接手术，手术操作更加精确，有利于达到精准医疗和智能化。数字医学在临床和基础医学中的应用尚有诸多领域等待完善，也将给整形外科组织修复工作带来无限遐想和期盼。

（八）以活性因子、干细胞和基因治疗为代表的再生医学新方法为创伤修复与组织再生展现了美好的未来

近年来，基因工程技术和干细胞的研究突飞猛进，取得了许多重大进展。国内暨南大学林健教授等采用基因工程技术进行重组牛碱性成纤维细胞生长因子的研究，当时在成立不久的珠海东大生物工程有限公司很快开发出第一代重组牛碱性成纤维细胞生长因子，通过与许多大医院的科研人员和临床专家的密切合作，于1998年获得国家药品监督管理局（SDA）颁发的新药证书并开始在临床应用，成为我国第一个用于创伤、烧伤创面治疗基因工程的国家一类新药。其相关研究结果分别发表在国际著名医学杂志 *Lancet* 和 *Wound Rep Reg* 上，引起了国际同行的高度关注和积极评价，如英国BBC的健康栏目评价"牛的蛋白促进了创面治疗"，*Lancet* 在亮点栏目中评价"这是一个促进创面愈合的时间"。之后，国内外相继开发出重组人成纤维细胞生长因子、重组人表皮生长因子等产品，这些产品已经作为治疗创伤、烧伤创面的常规药物应用于临床，并取得了显著的效果。目前已经有经过国家食品药品监督管理局批准的表皮生长因子（EGF）、成纤维细胞生长因子（FGF）等应用于临床，对促进创面修复和损伤组织再生起到了非常好的作用。相关资料表明，应用生长因子治疗急性创面（如供皮区、浅Ⅱ度烧伤创面等）的愈合时间比对照组提前2～4天，而慢性难愈合创面的治愈率由以前的84%左右上升至94%，产生了很好的社会效益与经济效益。干细胞是再生医学发展的灵魂，干细胞与基因治疗均是最具代表性的再生医学高新生物技术，应用于战（创、烧）伤治疗与修复潜力无限。大量的研究发现，将具有多向分化潜能的骨髓间充质干细胞（MSCs）在体外和体内经诱导分化可以转变为表皮细胞、血管内皮细胞等，直接参与创面修复；与此同时，MSCs还具有分化为汗腺细胞和皮脂腺细胞的潜能，对将来实现受创皮肤的功能性修复提供了重要的生物学基础。应用于创伤修复的基因治疗主要是将生长因子基因通过转染的方式注入组织修复细胞，使其在修复细胞内表达并产生一定量的生长因子来促进创面愈合。目前，科学家们已能成功地从皮肤、骨、骨髓、脂肪等组织器官中分离培养出干细胞，并尝试用这些干细胞进行组织修复，如意外损伤和放射损伤患者的植皮，神经修复，肌肉、骨及软骨缺损的修补，血管疾病或损伤的替代，切除组织或器官的替代等。该项技术虽然已经在某些领域崭露头角并取得一些成绩，但要应用于战（创、烧）伤的救治与修复还有很多棘手的技术难题。

在创伤医学中，再生医学的地位举足轻重。面对很多美国士兵在战斗或事故中失去胳膊或腿，他们在余生不得不忍受巨大的残疾之痛这一问题，美国军事科学家向人体四肢的再生技术发出了挑战，他们加紧研究，希望加速治疗受伤的士兵，找到四肢再生之术，使残疾的战士重新变成正常人。2008年3月，美国国防部（DOD）宣布，未来5年他们将在快速发展的再生医学领域筹资2.5亿美元，组成新的军队再生医学研究所（AFIRM），这一组织将研究方向主要集中在严重

手指缺损的再生长、粉碎性骨折的再生、面部残疾的重建以及与严重烧伤创面覆盖相匹配的皮肤上。美国AFIRM由大学和医院研究中心组成的两家研究联盟共30个研究机构组成,匹兹堡大学主持麦高恩再生医学研究所的生物化学家Alan Russell将帮助领导该研究所努力开发骨骼、肌肉、肌腱、神经和血管的再生治疗。

在我国,付小兵院士领衔的"战创伤生物医学治疗"工程已经启动,该工程的实施将对应用干细胞技术全面治疗战创伤产生深远影响,拟建设的"再生医学与干细胞技术"平台将为国内全面展开干细胞技术的临床应用和救治战创伤奠定坚实的基础。再生医学中的干细胞和基因治疗相关基础与应用研究将使人类修复和制造组织器官的梦想得以实现,是医学科学发展的必然方向。

20世纪初期,外科基本上是切除和缝合,现在已向精准切除、精确修复和无止境替代发展。外科手术不但要去除疾病对患者的困扰,而且要进行具有正常人体生理功能的完美修复。在当今社会,某些严重疾病患者不再满足于做一个某种器官功能丧失的残疾人,而是要通过修复和置换恢复人体的正常生理功能,即从单一的追求"活着"的目标变为恢复健康、保证生活质量的功能外科新理念。

第二节　创伤修复的基本过程

现代高新生物技术的发展已从细胞、分子乃至基因水平揭示了创伤修复的许多奥秘,但传统上人们在描述组织修复的病理生理过程时仍局限在病理学领域。尽管在创伤愈合的分期上不同学者有不同的区分方法,但一般来讲比较公认的分期法仍习惯于将创伤愈合的基本病理生理过程分为炎症反应期、肉芽组织增生期、再上皮化和组织重塑期三个阶段,当然,它们之间并无截然的分界线,既相互联系,又各具特征(图22-7)。

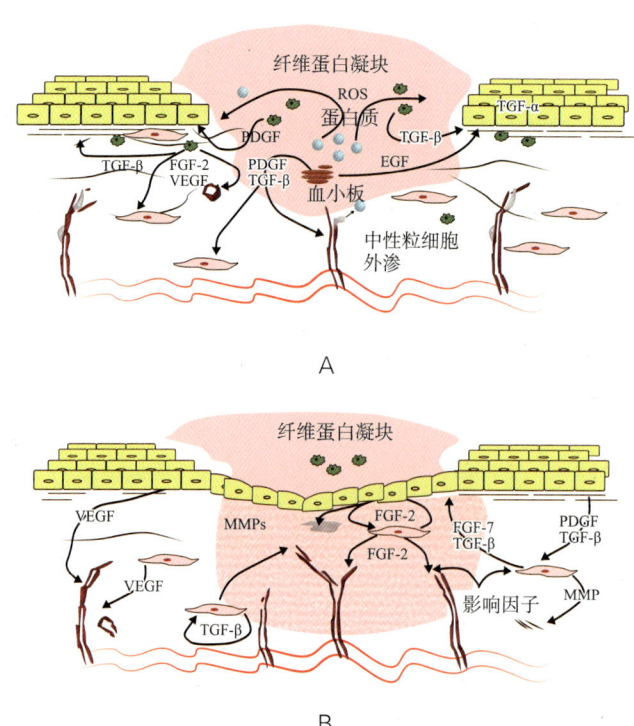

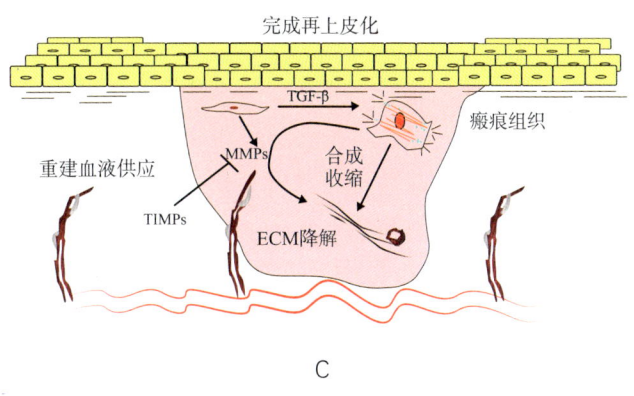

C

图 22-7　创伤愈合的生物学过程

一、炎症反应期

从时间上来讲，创伤后的炎症反应期主要发生于伤后即刻至48小时。在创伤发生的最初几分钟内，损伤区域的受损血管经过短暂收缩后开始形成血栓，局部未闭合的小血管扩张，血小板与受损伤的血管内皮和暴露的胶原相互作用，形成栓子后封闭破损血管。补体系统被激活并引发一系列反应，其中包括局部血凝系统、纤维蛋白溶解系统和血管舒缓素系统。创伤局部出现纤维蛋白的沉积和溶解，并释放诸多炎症介质，尤其是缓激肽、自由基、过氧化氢和组织胺。在此期间，炎症反应产生的各种介质增加了血管的渗透性，使正常血管腔内的液体、蛋白及酶经血管壁漏入细胞外间隙，从而引起局部水肿、发红。此时的炎症细胞浸润以中性粒细胞为主，3天后，巨噬细胞成为创伤区域执行免疫功能的优势细胞。

在炎症过程中，一方面单核细胞、肥大细胞等炎症细胞在伤口附近吞噬、清除细菌等有害物质，同时释放炎症因子，后者与生长因子相互协调作用以促进受损组织的修复和愈合；另一方面则导致血管通透性增加，由于血管内皮的完整性遭到破坏加上通透性改变，大量富含蛋白质的液体渗出到血管外，形成炎性水肿。局部组织水肿可稀释毒素，减轻毒素对局部的损伤作用，为局部浸润的白细胞带来营养物质并运走代谢产物，渗出物中所含的抗体和补体有利于消灭病原体，为伤口愈合创造有利条件；如果炎症反应过于强烈，如并发感染等，细胞或体液免疫反应可引起细胞和组织变性坏死，血管通透性增加，包括大量中性粒细胞和富含蛋白质的液体渗出血管外，引起组织水肿和化脓性改变，则可延迟伤口愈合。因此，炎症反应在伤口的愈合中是一把双刃剑，适当的炎症反应有利于伤口愈合，而过于强烈的炎症反应及渗出则对伤口愈合不利。

最新的研究表明，炎症反应期的本质与核心是生长因子和细胞因子的调控及其结果。组织受伤后，在出血与凝血等过程中可释放出 PDGF、FGF、TGF-β 等多种生长因子，以及白介素等细胞因子，它们在炎症反应期可以发挥如下作用：①作为趋化剂，趋化中性粒细胞、巨噬细胞等向创面集聚，一方面释放多种蛋白水解酶，以溶解消化坏死组织；另一方面，这些炎症细胞本身又释放出新的生长因子，进一步调控创面炎症反应的过程。②趋化与直接刺激成纤维细胞、血管内皮细胞分裂增殖，为后期的修复打下基础。需要指出的是，此阶段炎症细胞的聚集和大量的局部渗出可以发挥如下作用：①聚集的白细胞能吞噬和清除异物与细胞碎片；②局部渗出物能稀释存在于局部的毒素与刺激物；③血浆中的抗体能特异性中和毒素；④渗出的纤维蛋白凝固后可形成局部屏障；⑤激活的巨噬细胞等不仅释放多种生长因子和细胞因子，以进一步调控炎症反应，同时也影响后期肉芽组织中胶原的形成和组织的改建。总之，这一阶段的变化为后期的修复打下了基础。

（一）免疫应答

创伤后机体出现急性炎症反应期，伤口附近收缩的小动脉在组胺、5-羟色胺、激肽等血管活性物质的作用下扩张，使伤口血液灌注增加，局部新陈代谢加强，以清除有害物质；同时伤口使神经末梢暴露，大量炎症介质（如缓激肽等）释放后刺激伤口，引起局部疼痛。细胞吞噬和免疫反应贯穿整个过程，炎症期间血小板裂解除了起凝血与止血作用外，还生成血小板活性因子（PAF）及血小板源性生长因子（PDGF），这些细胞因子具有粒细胞和巨噬细胞的趋化作用，促使这些免疫细胞向伤口聚集，吞噬细胞移入伤口后识别异物，然后向异物移动、黏附，最后伸出伪足，将异物包裹、吞噬，吞噬体与溶酶体形成吞噬溶酶体后将异物消化，此过程称为伤口的首次清洁。白细胞的移行约持续3天，直到伤口"清洁"了为止，适当的炎症反应是有利于伤口愈合的，但炎症期若有感染发生，炎症反应强烈，则中性粒细胞持续移行，吞噬活动也随之加强，使炎症期延长，伤口延迟愈合。

末梢血白细胞计数增加是炎症反应的另一典型表现，特别是在细菌感染所引起的炎症反应中。白细胞计数增加主要是由于白细胞介素1（IL-1）和肿瘤坏死因子α（TNF-α）使白细胞从骨髓贮存库释放加速，而且相对不成熟的杆状核中性粒细胞比例增加，此现象称为核左移。因此，目前国内外大部分研究均选择特定的细胞因子，如IL-6、IL-8、TNF-α等作为反映炎症程度的指标。控制炎症反应的程度对伤口愈合具有至关重要的意义，因此，预防感染和抗炎在促进伤口愈合的过程中显得尤为重要。

（二）血管通透性

在伤口促发的炎症反应中，炎症细胞释放大量炎症介质和氧化产物，这些物质的积聚可以导致血管内皮细胞功能异常，主要表现为内皮细胞通透性增加，黏附分子表达异常，内皮细胞与炎症细胞黏附性增加以及血管调节障碍，从而导致局部炎症水肿。局部炎症水肿有助于伤口愈合，但是血液中水和蛋白质渗出过多引起过度的组织水肿将会导致伤口延迟愈合。因此，在促进伤口愈合的研究中，对血管通透性的关注显得尤为重要。

血管通透性增加主要是由穿细胞途径和旁细胞途径介导的。穿细胞途径是通过囊泡-空泡细胞器（VVOs）来实现物质的运转。VVOs是一串葡萄糖状的未包裹囊泡，由内皮质膜的内化形成多种小泡，再由囊泡-空泡融合而成，它被三层单位膜包围，彼此之间和内皮质膜之间由小孔连通，大分子示踪物质（如铁蛋白、辣根过氧化酶等）通过VVOs可以迅速地从微静脉渗出血管外。用连续高度超薄切片、透射电镜、三维重构等技术，通过高热、高压、血管内皮生长因子（VEGF）等作用形成急性炎症状态，可发现内皮细胞有穿细胞的开口，这些开口并非位于内皮细胞之间，而是位于内皮细胞的周边部位，可能就是细胞内囊泡融合成的穿细胞通道，从而使血管通透性增加。此外，在炎症介质（如TNF-α）引起穿细胞通道形成的过程中，还会使内皮细胞骨架收缩、胞质变薄，促进通道开口形成，这也是穿细胞途径使血管通透性增加的一个因素。旁细胞途径也是增加血管通透性和大分子物质透出的重要途径。有研究表明，当内皮细胞受到各种内源性或外源性刺激时，其细胞间连接打开，形成内皮细胞间的裂隙，导致血管通透性增加。神经肽中的SP可引起气管、血管通透性增加，其机制是通过旁细胞途径完成的。正常微静脉内皮间连接部有1~2μm的重叠，没有裂隙；而炎症时（注射P物质后1分钟），48%的内皮细胞连接部位出现裂隙，表明炎症反应破坏了内皮细胞的紧密连接，通过旁细胞途径使得血管通透性增加。血管内皮细胞间连接的完整性和紧密程度直接影响着血管的通透性，维持其紧密程度的结构依靠血管内皮间连接及其相关蛋白，包括内皮细胞-细胞之间的紧密连接和黏附连接、内皮细胞-基底膜之间的黏附连接。其中血管内皮钙黏附蛋白（VE-cadherin）是血管内皮细胞黏附连接的主要结构蛋白，其本质是一个跨膜蛋白，其细胞外N'端与相邻细胞VE-cadherin的N'端相互连接，使

VE-cadherin在细胞间的结合处聚集成簇，从而使内皮细胞紧密黏附在一起，构成一个选择性的半透膜，在血液与组织之间形成屏障，控制着血管壁两侧的物质交换。当发生炎症反应时，在炎症介质的作用下，其功能和结构发生改变，可引起黏附连接解离，细胞间缝隙加大，从而导致血管通透性增加。在炎症反应中，炎症细胞及炎症介质通过不同途径均可导致VE-cadherin复合体的解体，造成内皮细胞间连接的分解而增加内皮的通透性。

二、肉芽组织增生期

约在伤后第3天，随着炎症反应的消退和组织修复细胞的逐渐增生，创面出现以肉芽组织增生和表皮细胞增生移行为主的病理生理过程，此时组织形态学的特征为毛细血管胚芽形成和成纤维细胞增生，并产生大量的细胞外基质，称为肉芽组织。

增生期肉芽组织的生长是伤口修复、愈合过程中的关键环节，新生肉芽组织的质量直接影响着伤口的修复、愈合程度及其预后。肉芽组织由成纤维细胞、内皮细胞和新生毛细血管共同构成，它可填充和修复伤口的组织缺损，有利于伤口的抗感染和吸收、清除坏死组织，同时还可使伤口发生收缩，有利于伤口愈合，并为上皮生长创造必要条件。肉芽组织的生长速度、生长量与伤口的愈合速度成正比，而肉芽组织的生长又与伤口的血管化程度密切相关。血管生成活性增强，则肉芽组织易生长；反之，若血管生成活性降低，肉芽组织不易生长，伤口则不易愈合。因此，肉芽组织的生长在很大程度上由血管化决定。

新生的毛细血管主要以发芽的方式形成。首先，多种生长因子作用于创面底部或邻近处于休眠状态的血管内皮细胞（特别是静脉的血管内皮细胞），使其活化并生成毛细血管胚芽，毛细血管胚芽形成后呈襻状长入创区，最后相互连接形成毛细血管网。毛细血管以每天0.1~0.6mm的速度增长，其方向大都垂直于创面。由于肉芽组织中没有神经，故无感觉。但是这些新生血管的基底膜不完整，且非常脆弱，容易渗漏。毛细血管内皮细胞能分泌一种胶原酶，它可以降解成纤维细胞分泌的胶原，便于毛细血管内皮细胞移动。以这种方式形成的毛细血管将来可以参与大血管的形成，也可停止发挥功能而蜕变消失。

血管生成是指从周围已经存在的成熟血管芽生出新的微血管的过程，它开始于伤口形成后24~48小时，第5天达到高峰，在伤口修复的过程中发挥了重要作用。微血管主要由内衬的内皮细胞和外围的周细胞组成，血管生成涉及这两种细胞的分化、增殖、迁移和共同作用等重要过程。已有的研究认为，血管生成是在缺氧等情况下促血管生成因子与抑制因子的平衡被打破后启动的，首先是内皮细胞激活形成血管生成表型，基质金属蛋白酶激活降解基底膜、细胞外基质，从而使内皮细胞迁移成为可能；继而内皮细胞发生增殖、迁移，形成新生血管芽，血管芽在血流的冲击下出现管腔，同时招募间质中的周细胞黏附于新生血管，完成新生血管的塑形。血管生成是创伤修复的重要环节，多种细胞和调控因子参与了此过程。小鼠皮肤切割伤模型研究显示，新生肉芽组织中的血管生成以5天时最为明显，对新生微血管密度的测定与该病理学观察结果一致。当损伤后伤口发生出血、坏死及炎症反应时，局部促血管生成因子如VEGF、PDGF、转化生长因子β（TGF-β）、碱性成纤维细胞生长因子（bFGF）等增加，刺激损伤周围组织的血管芽生长和血管构成细胞的前体细胞转化，启动血管生成过程；同时，间质中的间充质干细胞被激活，转化为成纤维细胞、肌成纤维细胞等，共同在损伤伤口形成肉芽组织，达到修复伤口的目的。

在参与促进伤口血管化及伤口愈合的过程中，VEGF起到了极其重要的作用，它是目前发现的作用最强的促血管生成细胞生长因子。VEGF能促进细胞的增殖和移行，促进血管内皮的生长和伤口血管化，增加血管通透性，提高葡萄糖转入内皮细胞的能力，从而使血管形成期细胞所需的高能量得到相应补充，从多个方面促进伤口的愈合。免疫组化方法证实，在伤口形成后第1天，伤口附近的中性粒细胞开始表达VEGF，伤后3~7天在巨噬细胞、成纤维细胞和内皮细胞中

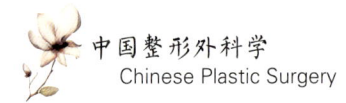

均可检测到，并且其在伤口组织的表达要远远高于周围正常组织；同时，通过RT-PCR检测出在伤后第1天，VEGF的表达远高于第3天和第7天，证实VEGF的表达主要是在伤口愈合早期由炎症细胞产生。因此，伤口形成早期促VEGF表达被认为是促进伤口愈合的一条重要途径。VEGF被广泛认定为促血管生成物质，10年前又发现其除了具有促血管生成作用外，还有促有丝分裂功能的活性氧的特性，最近5年的大量研究指出，VEGF的表达与内源性H_2O_2和VEGF信号因子的生成关系密切，这些新发现为临床开发促进血管生成药物和治疗手段提供了大量新的理论依据。

另外一种促进作用较强、特异性较高的血管内皮生长因子是bFGF，它也是一种多功能细胞因子，具有强烈的促进细胞分裂和血管生长的作用，在组织修复过程中其生物学功能包括促进毛细血管新生及毛细血管结构的重建，促进内皮细胞、成纤维细胞、平滑肌细胞的生长和增殖等。在炎症反应期，bFGF刺激成纤维细胞和内皮细胞趋向性迁移，启动纤维组织的形成和血管化；在肉芽组织形成阶段，bFGF激活成纤维细胞向伤口边缘迁移、增殖并合成新的细胞间质（如胶原等），还诱导毛细血管内皮细胞迁移和增殖，形成血管芽，并使新血管向创伤区域基质伸延，为局部细胞提供营养，改善局部代谢产物的排泄，从而为促进伤口愈合创造条件。实验证实，bFGF能加速上皮细胞的增殖，促进伤口的愈合。bFGF在体内及体外均能促进血管形成，并与VEGF有协同作用，通过调节VEGF的基因表达来上调VEGF的产生，进而促进血管生成。

细胞外基质主要由透明质酸、硫酸软骨素、胶原及酸性黏多糖等组成，其主要成分来自成纤维细胞。成纤维细胞按一定模式产生以甘氨酸、羟脯氨酸、羟赖氨酸为基本成分，以三条肽链互呈螺旋状盘绕逐级聚合而形成的胶原纤维。胶原纤维有高度的韧性，使创口的抗张强度增加，其形成在伤后14～21天达到高峰，临床表现为瘢痕色淡红，稍隆起，常有痒痛，触之质硬韧。

肉芽组织形成的意义在于填充创面缺损，保护创面防止细菌感染，减少出血，机化血块坏死组织和其他异物，为新生上皮提供养料，为再上皮化创造进一步的条件。一般来讲，再上皮化过程是与肉芽组织增生同步进行的，主要由创缘或创面底部残存的角质形成细胞（包括干细胞）增殖、分化和迁移来完成。在一系列调控因素的作用下，创面新生的表皮以爬行的方式向创面中心移行，最终覆盖创面。

三　再上皮化和组织重塑期

瘢痕形成是软组织创伤修复的最终结局之一。肉芽组织向瘢痕组织及胶原组织不断转化的阶段可持续几个月，这种改建与重塑是伴随至生命终止的，成纤维细胞转化为肌成纤维细胞收缩创面，胶原组织大量生成，角质形成细胞通过上皮化覆盖创伤表面。

上皮细胞的增殖、分化和移行使伤口皮肤边缘新生上皮，直到覆盖整个伤口，而这一过程是由多种细胞和调控因子共同参与完成的，其中角质细胞生长因子（KGF）被广泛认为是作用较强、特异性较高的一种。KGF作为一种上皮细胞的特异性生长因子，能够促进表皮细胞的增殖、迁移和分化，并能提高伤口愈合的质量。皮肤伤口基底部位的成纤维细胞能够合成和释放KGF，诱导伤口周围的表皮细胞增殖并向伤口迁移。此外KGF、胰岛素样生长因子1（IGF-1）和两者的复合体cDNA还能够显著增加IGF-1、KGF、FGF、VEGF和Ⅳ型胶原的表达，加速新生血管形成，促进真皮和表皮再生，加速再上皮化，促进角质形成细胞由伤口边缘向伤口基质移行。实验证实，成纤维细胞能够产生和释放KGF，并通过KGF促进角质形成细胞增殖和迁移，从而促进伤口愈合。

KGF-2则是另一种特异性较高的促上皮细胞增殖的生长因子，它的主要生理作用是承担间质细胞与上皮细胞之间的信号传递，促进角质形成细胞和上皮细胞的增殖，刺激伤口周围上皮细胞的增殖、分化和迁移，从而促进伤口愈合。实验证实，KGF-2的特异性靶细胞为上皮细胞，能促进角质形成细胞的增殖，刺激伤口周围上皮细胞的再生、分化和迁移，但对成纤维细胞和内皮细胞则无直接作用,可以减轻伤口愈合过程中瘢痕组织的形成。

形成瘢痕的影响因素众多,缺损少、对合整齐、没有发生感染的创面(如清洁的手术切口),伤后2~3周即可完成修复(愈合),此时瘢痕不明显,对功能无影响;而对于缺损大、对合不整齐或伴有感染的创面,常需要4~5周才能愈合,此时瘢痕形成较广,可影响容貌,甚至造成功能障碍。瘢痕的病理学特征为大量成纤维细胞与胶原纤维沉积,其生化与分子生物学特征为成纤维细胞产生胶原代谢异常。有研究表明,病理性瘢痕中的成纤维细胞Ⅰ、Ⅲ型胶原前体mRNA之比高达22:1,而正常皮肤仅为6:1,表明Ⅰ型胶原前体mRNA转录选择性增强,而这种基因学的改变又与局部创面生长因子(TGF、TNF)、局部免疫(IgG、IgA、IgM)的改变有关。瘢痕的形成与消退取决于胶原纤维合成与分解代谢之间的平衡,在创面愈合初期或纤维增生期,由于合成作用占优势,局部的胶原纤维会不断增加;当合成与分解代谢平衡时,则瘢痕大小无变化;当胶原酶对胶原的分解与吸收作用占优势时,瘢痕会逐渐变软、缩小,其时间视瘢痕的大小而异,通常需数月之久。研究发现,在胚胎早期,皮肤受损后为无瘢痕愈合,但胚胎发育后期以及出生后则为瘢痕愈合,使人们从发育学的角度思考组织修复后的瘢痕问题。

第三节　影响创伤修复的主要因素

一　局部因素

(一)细菌定植与感染

细菌生物膜是一些细菌附着并包埋于创面,与细胞外基质等形成的一种膜性结构,由细菌及其产物、细胞外基质、坏死组织等共同组成。由于它是存在于细胞水平上的一种由多种成分构成的膜性结构,因而在研究中往往需要依靠荧光素染色等方法才能确定。了解这种膜性结构的特点,对于进一步了解细菌耐药性的产生以及在慢性难愈合创面发生中的作用十分重要。据研究,在急性创面,细菌生物膜的形成和作用并不明显,仅有6%的创面可以检测到这种生物膜的存在,因此细菌不是延缓创面愈合的主要因素;而当创面由急性转为慢性时,细菌生物膜则可以在60%以上的创面中检测到,当细菌数量达到一定程度时,细菌生物膜就可能对创面愈合起到决定性作用。研究表明,93.5%的慢性难愈合创面可以检测出金黄色葡萄球菌感染,71.7%的创面可以检测出肠球菌感染,52.2%的创面可以检测出铜绿假单胞菌感染,45.7%的创面可以检测出凝固酶阴性葡萄球菌感染,41.3%和39.1%的创面可以分别检测出变形杆菌和厌氧菌感染。有时在创面由急性转为慢性的早期或某些单一因素形成的慢性创面,其细菌检出的种类可能比较单一;而在有细菌生物膜形成的创面,常见的是多种因素以及多种细菌混合感染的结果。这可能就是有的创面单一种类细菌的检出率比较高(最高可达到90%以上),而有的创面(即有细菌生物膜形成的创面)其检出率反而比较低(60%左右)的原因。那么,慢性难愈合创面的细菌生物膜是怎样形成的呢?一般认为是在创面由急性转为慢性过程中受到污染所致,当污染的细菌量<10^5/g组织时,细菌仅仅定植在创面,对创面愈合无延缓作用;而当细菌量>10^5/g组织时,特别是有多种细菌同时污染时,细菌便附着于创面并在创面中繁殖,之后被包埋于由坏死组织、细胞外基质等形成的多层基质中,形成类似于膜样结构的保护层,这个时候在临床上就会观察到创面有红、肿、热、痛以及氧分压低等典型表现,此时的细菌就能抵抗各种治疗措施。实际上细菌的生物膜现象在其他感染，如胆道感染、中耳炎以及腹膜炎等都有存在，这种生物膜能使细菌逃逸抗生素对它们的杀灭作用。

伤口的轻度细菌污染对创伤修复过程的影响较小，但创伤往往发生在环境恶劣的复杂情况下，难免发生污染甚至感染。当伤口的细菌由污染转变为感染时，伤口内的微生物在其生命活动过程中和破坏时分泌出来的外毒素（如金黄色葡萄球菌α毒素）不仅能引起红细胞及血小板的破坏，而且能促使小血管平滑肌收缩、痉挛，导致毛细血管血流阻滞和局部组织缺血坏死；葡萄球菌的杀白细胞素通过作用于靶细胞膜上的特异性受体而实现对中性白细胞及巨噬细胞的溶细胞效应，使之溶解死亡并丧失吞噬细菌的能力，当巨噬细胞被破坏后，机体处理抗原及传递抗原信息的能力受到极大限制，故在葡萄球菌感染时常不能建立有效的特异性免疫；同时，能产生杀白细胞素的菌株具有抗吞噬能力，并在吞噬细胞中增殖，以致造成易感部位的反复感染。

大肠杆菌的毒素能溶解红细胞，导致细胞内铁离子的释放。铁离子一方面能助长大肠杆菌的生长而加重感染程度，另一方面在体外对人类白细胞及成纤维细胞也具有细胞毒作用，进一步延缓组织修复。

铜绿假单胞菌对组织修复的影响与菌体外分泌的代谢产物有关，其外毒素A不但对巨噬细胞的吞噬功能有明显的抑制作用（细胞毒作用），而且使易感细胞蛋白质合成受阻。铜绿假单胞菌分泌的弹性蛋白酶可使动脉血管的弹性蛋白层发生溶解而导致坏死性血管炎。临床分离的菌株，约85%出现弹性蛋白酶和蛋白酶阳性，将其注入动物体内可引起皮肤溶解和出血性坏死，滴入角膜可引起角膜溃疡和穿孔。

创伤感染后，大量细菌外毒素、内毒素和蛋白水解酶通过综合作用，并通过它们的细胞毒作用引起细胞因子的生物学效应及自由基损伤，造成创面的组织水肿、出血、脓性分泌物增多、蛋白质大量丧失和电解质急剧改变，化脓性伤口肉芽组织中的蛋白质大量水解，细菌大量侵入周围组织，使肉芽组织生长缓慢或因肉芽组织过度增生而严重影响再上皮化，从而影响了创伤修复的速度。

创面感染是影响伤口愈合最常见的原因，除了一般性的金黄色葡萄球菌、链球菌、大肠杆菌、铜绿假单胞菌感染外，还存在着结核杆菌及真菌等其他病原体感染的可能。

（二）异物

在影响创伤愈合的局部因素中，排在首位的是创面或伤道内有异物存留，包括各种异物被带入后滞留于机体，通常较大的异物可以通过肉眼或X线透视发现，但毫米级以下的异物则肉眼很难发现。

异物对创面愈合的影响主要来自以下方面：①异物本身带有大量细菌，容易引起局部创面感染；②有些异物，如火药微粒、磷粒、铅粒等，其本身就具有一定的毒性，可对周围组织造成直接损伤；③异物刺激周围组织，加重急性炎症期的反应过程。因此，对外伤造成的创面，清创时应尽量将异物去除；对深部组织内的异物，如果不影响生理功能则不必勉强去除，以免造成较大的组织损伤；对紧邻神经、血管外侧的锐性异物，一般均应及时去除；对于较大的游离骨碎片，手术时应尽量将其复位，较小而失去生机的骨碎片也应去除。手术时，结扎线和缝合线也都是异物，保留得越短、越少则越好，可减轻局部的炎症反应。这是当前外科伤口感染的主要原因。

（三）血肿和无效腔

血肿和无效腔都有增加感染的趋势，将直接或间接影响创伤的修复。对于无污染的手术切口，在关闭时应彻底止血，分层缝合，不留死腔，同时应放置负压引流或引流条，视情况在术后48~72小时取出。对有污染的伤口，清创时应尽可能少用结扎的方法止血，电灼或压迫止血应列为首选。如果局部形成血肿，可对创周的正常组织产生压迫，影响创缘的血液供应，轻者延迟愈合，重者造成组织坏死。

（四）局部血液供应

局部动脉血供不足或静脉回流障碍均可导致氧气和营养物质供应下降，肉芽组织营养不良，生长迟缓，妨碍愈合。伤口周围局部缺血既有全身性原因也有局部因素。局部因素中既有血管本身因素的影响，也有血管外组织出血水肿压迫血管壁造成的缺血。在紧急救护中，由于时间、条件等的限制，加压包扎、夹板固定等手段常被使用，由于疏忽可能导致局部组织缺血。

在致伤因子作用下，局部出现不同程度的细胞和组织损伤，启动了炎症过程，微动脉出现一过性挛缩，时间约数秒至数分钟不等，紧接着出现血流动力学和流变学改变的三个时相：高流动相→低流动相→血流淤滞相。如果损伤因子过于强烈或持久，则低流动相延长，血浆外渗增多，血液黏度增加，血流淤滞。另外，白细胞自血管壁游出，在损伤区大量聚集，吞噬坏死组织和异物，氧耗量显著增加，代谢活动增强，导致损伤区血液供应相对不足。伤口周围组织内出血、水肿、张力增加，压迫血管，也是伤口周围组织缺血的另一主要原因。创伤修复必须要有充分的血流，一方面可以向创伤区提供充足的氧和必要的营养物质，另一方面可以将局部产生的毒性产物、代谢废物、细菌和异物运出损伤区。另外，伤口缝合（特别是连续缝合）时张力要适度，若张力过大，加之术后局部出血、水肿，势必压迫血管，造成供血不足，影响伤口愈合。

引起局部血液供应不足的机械性原因主要是局部压力、摩擦力以及剪切力增加，如伤口包扎或缝合过紧、褥疮形成等。局部血管的炎症可导致血栓形成或小动脉硬化而使血管变窄，从而引起下肢静脉溃疡和糖尿病足溃疡。此外，吸烟也会导致血液循环系统功能障碍，主要表现在以下两方面：①尼古丁作用于小动脉管壁的平滑肌，使小动脉收缩，血流减慢；②吸入的一氧化碳会竞争性地与血红蛋白结合，从而使血液携氧能力下降，影响伤口组织的氧供给。

二 全身因素

创伤本身是一个外界有害刺激通过局部作用影响整体功能的过程。创伤，尤其是较大创伤的愈合，需要动员全身以神经-免疫-内分泌为主的一系列调控机制对损伤刺激进行反应，这是一个复杂的过程。就全身因素而言，身体机能的健康状况对创面愈合起到重要作用，创伤状态下的心理应激反应、长期慢性病导致的营养缺乏甚至严重贫血，或遭受特殊性损伤（如放射性等），不仅能延缓愈合过程，还可能发展成慢性难愈合创面，如放射性损伤导致的组织溃疡。总之，创伤后，心理、神经、内分泌、免疫功能紊乱对修复的不利影响超过常规状态，应成为人们关注的重点。另外，一些电、核、磁、光损伤武器的使用对机体造成的损害和带来的愈合障碍是战创伤中较为特殊的部分，应作为讨论的重点。

（一）心理

创伤本身就是一种严重的生理应激，加之患者对治疗措施、预后等有关问题缺乏合理的认识，因此外伤患者普遍存在焦虑、恐惧、抑郁等负性心理状态。而焦虑具有信号功能性的作用，它向个体发出危险信号，当这种信号出现在意识中时，人们就能采取有效措施对付危险，或者逃避，或者设法消除它。当焦虑产生时，人的自主神经系统被激活，心血管系统活动加强，肾上腺素分泌增加，表现为心跳加速，感觉发冷或发热，呼吸急促，同时伴有紧张、担心、害怕等体验，此类负性心理状态均会导致机体免疫系统功能受损，从而间接影响伤口的愈合。相反，积极的心态则可促进人体的正常免疫反应，使体内的神经-内分泌调节轴保持良性循环，催产素、垂体后叶素、肾上腺素、皮质醇等对创面愈合起调节作用的各类激素均维持在合理的浓度，使机体保持一个稳定高效的代谢内环境，有利于伤口的愈合。

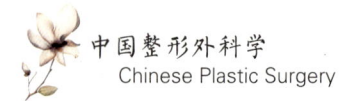

心理对创面愈合的影响因素包括应激、对丰富情感和复杂环境的应对方式以及社会的支持，研究集中在愈合过程中催产素、垂体后叶素、肾上腺素、皮质醇、淋巴细胞再分配等几方面。英国医疗科研人员选择了36名患者做临床试验，他们要求其中的18人把自己最不愉快的经历写下来，另外18人则写日常琐事，两组人员每天都要写20分钟，连续写3天。2周后，检查这些患者的伤口时发现，写出自己内心情感的那组患者伤口愈合速度较快，说明情绪的发泄和调整对伤口愈合有直接影响。

随着细胞分子生物学的飞速发展，人们对生命现象有了前所未有的认识，对心理应激的生物学基础有了一定的了解。心理应激源通过神经-免疫-内分泌的网络调节各种靶细胞功能和寿命，影响包括创面愈合在内的许多生理病理过程；而神经-免疫-内分泌等学科又交叉衍生出心理神经免疫学（PNI），将心理与中枢及周围神经系统、内分泌系统和免疫系统结合在一起，拓宽了探讨行为/应激情况下机体的生理和病理机制。总之，在心理应激条件下，机体所有器官发生的变化（包括中枢神经系统功能的可塑性变化）都是以神经-内分泌的改变为先导和基础的。

应激状态下，错综复杂的神经-内分泌变化主要包括肾素-血管紧张素系统（renin angiotensin system，RAS）和下丘脑-垂体-肾上腺（hypothalamic-pituitary-adrenal，HPA）轴的激活，俗称应激系统。HPA轴和肾上腺儿茶酚胺维持能量的平衡，RAS重新分配血流以保证重要器官的血供，使来自高层皮质的视、味、躯体等的神经刺激和恐惧、悲伤、焦虑、矛盾、紧张的心理变化以及激素、细胞因子等体液信号启动应激系统，诱发机体产生一系列行为和生理反应。在应激调节过程中，中枢和外周应激系统各自及相互间存在多层次的作用位点，除HPA轴和蓝核/去甲肾上腺素能-副交感两个重要的应激调节系统外，机体还存在其他应激机制，如中枢的多巴胺能神经元、海马等结构，外周的生殖激素轴、生长激素轴、甲状腺轴和代谢反应等，在应激反应中起重要的认知整合、神经激素和神经化学作用。为适应心理应激，中性粒细胞释放P物质（substance P，SP），并与从感觉神经来的其他炎症介质一起激活肥大细胞或者其他炎症细胞，参与炎症反应，其中皮质醇释放因子（corticosteroid releasing factor，CRF）和SP启动机体的全身性应激反应是通过激活神经内分泌通路（如交感神经系统、下丘脑-垂体轴和肾素-血管紧张素系统）来完成的，它们释放应激激素（如儿茶酚胺类、皮质醇类、生长激素、胰高血糖素和肾素等）。皮肤及其附件都是主要的应激介导子（如促肾上腺皮质素释放激素、促肾上腺皮质激素、皮质醇、儿茶酚胺、催乳素、P物质和神经生长因子）以及潜在应激反应免疫调节的重要靶器官，相较于其他器官，皮肤更多地暴露在各种外源性和内源性应激源下，为研究周围和全身对应激（包括心理应激）的反应提供了理想的临床应激研究模型。

脑-皮肤联系和局部神经免疫内分泌环路既是皮肤功能及其相关变化的病理生理基础，又是应激触发和加重的始动因素。为研究心理应激对创面愈合的影响，Detillion等对鼠行肾上腺切除术去除内源性皮质醇，以观察心理应激对孤立鼠创面愈合的影响，结果发现，正向社会互动（positivesocial interaction）参与群居的啮齿类动物HPA轴的活性变化能够促进创面愈合。Ebrecht对24位不吸烟的男性进行问卷调查，以确定受试者的焦虑感觉、健康行为和个人因素，在活检前后2周的清醒状态下测定其唾液皮质醇的含量，并对他们进行4mm的活检、高分辨率超声扫描的全程检测，结果显示，创口愈合速度和感觉应激评分（perceived stress scale，PSS）、一般健康问卷（general health questionnaire，GHQ）得分成负相关。

激活应激系统导致适应性的行为改变和身体变化与神经-内分泌系统密切相关，最基本的应激激素（糖皮质激素和儿茶酚胺类）能影响主要的免疫功能，如抗原提呈作用。白细胞增殖和趋化、细胞因子和抗体的分泌、T辅助细胞1（Th1）对T辅助细胞2（Th2）的选择性反应、应激激素抑制Th1/促炎症因子反应并诱导Th2漂移，在某个局部完成免疫反应，它们可能增强促炎细胞因子的产生并激活促肾上腺皮质激素-肥大细胞-组胺轴，从而反馈给应激系统，增强或减退免疫反应。

心理神经免疫学（psychoneuroimmunology，PNI）是近40年研究免疫和内分泌、中枢和周围神经系统的一门学科。已证明神经递质-激素-神经肽调节免疫细胞，而且通过分泌大量的细胞因子与神经组织沟通。中枢神经和周围神经的一个关键作用就是维持细胞介导的（Th1）和体液（Th2）免疫反应，心理神经免疫学成为认识免疫系统之间联系的病理生理学基础，应激诱导免疫失调足以导致影响健康的后果，包括减少对疫苗的反应，延缓创面愈合，增加严重感染的危险；慢性应激能增加周围神经系统中促炎细胞因子的产物，如IL-6。心理神经免疫学是精神、大脑和免疫系统之间密切相关的基础。

中枢神经和免疫系统的联系主要是通过神经细胞、内分泌细胞和免疫细胞分泌的化学信使来完成的，心理应激源（包括恐惧、悲伤、焦虑、矛盾、紧张等）能够使这个网络遭受破坏。早期的调查已经发现，精神压力会影响人体的免疫功能，应激在免疫系统中具有不可忽视的作用。情绪愤怒与皮质醇分泌、免疫功能和外科恢复的非适应改变有关联。通过比较外向型和内向型性格者的情绪与创面愈合的关系，结果确实表现出人的情绪与创面愈合密切相关。在急性应激中，内源性应激激素增强皮肤的免疫力是通过增加抗原入侵部位淋巴细胞的运输和细胞因子的基因表达来实现的。由于免疫系统功能与创面愈合密切相关，阐明心理应激诱导增强皮肤免疫功能的机制在创面愈合的研究中十分重要。Roy等的实验表明，心理应激能影响中性粒细胞的转录子，使基因编码的蛋白受影响，细胞周期停滞，炎症的基因组平衡遭受破坏。已有足够的证据表明，促炎细胞因子IL-1是在免疫和心理的激发下产生的，并在应激反应-神经内分泌中充当重要角色。在应激条件下，阻断IL-1信号能够预防或者避免与应激相关的神经和心理病理的发生。当女性处于高应激状态时，创区内有两个关键细胞因子IL-1和IL-8明显降低，说明创面愈合局部微环境中促炎细胞因子的产生受心理应激的影响。

心理应激对免疫系统的调节是复杂的，故而对创面愈合的结局也显示出不同的影响。如Weinman的研究提示，外伤能导致免疫功能上调是促进创面愈合的关键步骤。Kiecolt-Glaser选定13名平均年龄为62.3岁的女性作为家庭照顾者，并将13名平均年龄为60.4岁的女性作对照组，两组人员的家庭收入相当。对所有人员进行的创面活检显示，前者的伤口愈合时间明显延长（$P<0.05$），周围血循环淋巴细胞所产生的IL-1 mRNA明显减少，对脂多糖的刺激反应减弱，表现出心理应激在免疫系统中呈现负性作用。Rojas为证实应激增加创面的易感性，通过定量观察皮肤创面有活力细菌，结果发现，抑制应激（restraint stress，RST）使愈合能力下降30%，条件致病菌比对照组增加，并具有统计学意义（$P<0.05$）。进一步研究发现，RST诱导糖皮质激素在影响细菌清除率过程中扮演着重要角色，若使用糖皮质激素受体拮抗剂RU486处理，将减少伤口条件致病菌（$P<0.05$），因此，应激损害创面愈合过程中的细菌清除率，导致条件致病菌的感染率明显增加与应激激素的表达有关，心理应激延迟创面愈合并降低免疫/炎症反应还表现在对细菌清除率的影响上。总之，心理应激对免疫反应的复杂作用使创面愈合反应呈现多种变化模式。

皮肤神经与中枢神经系统（包含心理）、内分泌轴和免疫系统之间是一个完整的应激体系，要完整认识皮肤的各种生理性和病理性功能，包括细胞生长、免疫、炎症和愈合等，必须对密集的感觉神经网络、复杂的中枢神经调控（包括心理）、多层面的周围释放传导递质，以及在众多的皮肤靶细胞上表达具有活性的特异性受体有较为深刻的认识。

环境应激诱导生物和心理变化往往要通过一些信号蛋白来完成，特别是在HPA轴常常涉及蛋白激酶A（protien kinase A，PKA）和蛋白激酶C（protien kinase C，PKC）信号通路，他们所调节的重要基因包括糖皮质激素受体（glucocorticoid receptor，GR）。脑源性神经营养因子（brain-derived neurotrophic factor，BDNF）和酪氨酸激酶B（tyrosine kinase B，Trk-B）这个系统还潜在地对活性氧簇（reactive oxygen species，ROS）有作用，并作用于细胞因子，最后控制DNA的调节，使这些基因的启动子区域发生甲基化。这也说明，环境应激源具有诱导长期的生物学变化的机制。另外，有人对应激信号传递的两条通路——JNK/SAPK通路和p38通路进行了研究，这两条通路的核心分子分别是 c-Jun N 末端激酶（JNK）和 p38 激酶，又被称为应激活化蛋白激酶1/2（stress activated protein kinase1/2，SAPK1/2）和 p38，均属于丝裂原活化蛋白激酶（mitogen activated protein kinase，MAPK）。这类蛋白激酶分子介导细胞分裂、增殖、细胞凋亡等许多生化过程和生物效应，实现应激因素所导致的皮肤创面愈合的生理生化反应。杏仁核被认为是介导应激所至海马功能变化的关键，Yang 证明，应激会立刻引起海马 CA1 区域、中枢杏仁核（central amygdala，CEA）、基底外杏仁核（basolateral amygdala，BLA）产生细胞外信号调节激酶（extracellular signal-regulated kinase，ERK）的磷酸化，说明该信号通路被激活。

综上所述，对心理应激的研究已经获得了重要进展，心理应激牵涉中枢神经系统-内分泌系统和免疫系统构成的复杂网络，当心理应激发生改变时可打破此网络的平衡状态，从而导致机体的生理病理学改变，特别是在皮肤损伤的修复过程中表现出组织愈合速度与结局的改变，但对心理如何变为物质的生理反应的详细机制，特别是应激状态下众多神经内分泌物质的变化规律、应激信号的传导通路等问题还有许多未知。另外，这些物质变化的规律性与应激调控的关系所涉及的信号通路是在哪些层面上相互激活或相互抑制，以保证机体调控的持续性及有效性，仍需进一步研究探讨，认识心理-神经-免疫-内分泌对皮肤的调节作用有助于对加速皮肤组织的修复和改善皮肤愈合的质量提供新策略。

（二）年龄

年龄是影响创伤愈合的主要全身因素。老年患者随着年龄的增长，机体调控能力降低，体内水分减少，各种代谢速率减慢，受到外界损伤刺激后应激反应弱，免疫系统反应差，细胞移动、增生以及成熟等明显减慢，均可影响创伤修复。尤其在受伤初期，高龄导致的炎症反应弱，各种细胞因子分泌不够，新生再造延迟，胶原蛋白纤维合成减少，皮肤变得干燥，导致伤口收缩缓慢；在组织增生期，由于各种组织细胞的再生能力减弱，成纤维细胞的分裂增殖周期较年轻人明显延长，加之血管老化使局部血供减少，致使局部新生细胞增长缓慢，胶原合成减少，血管生长速度也明显降低，组织再生能力下降，创面愈合的过程显著延迟，甚至可能导致不愈合。而儿童和青年人代谢旺盛，细胞增殖、胶原合成和上皮再生时间均比老年人短，故创伤愈合快。

1. 老化皮肤的生物学结构及功能

（1）表皮：作为皮肤最外层的组织，随着年龄的增长，角质细胞大小不均匀性增加，形态不规则，数量减少，细胞体积增大，细胞间桥粒逐渐消失，因此，皮肤乳头及相应突起变平，与真皮的连接松弛，导致皮肤屏障功能降低，水合能力下降，皮肤干燥；同时，位于基底层的细胞绝对数量减少，造成细胞分裂、增殖的活力下降，更新速度变慢。

（2）真皮：真皮中有成纤维细胞、各类纤维（包括胶原纤维、弹力纤维和网状纤维）、基质和附属结构（如汗腺、毛囊和皮脂腺等），随着年龄的增长，成纤维细胞数量减少，亚细胞水平表现为胞浆变少，脂褐色颗粒增加，细胞活力下降；弹力纤维和胶原纤维数量减少，排列紊乱；细胞外基质的合成能力降低，胶原酶活性增加，胶原分解增加，导致真皮的厚度变薄。

（3）血管与神经：随着年龄的增加，小血管开始退化，毛细血管襻逐渐消失，毛细血管数量减少；神经结构发生退行性变，痛觉敏感值下降，对各种刺激的反应能力降低，造成组织再生能力变弱。

（4）皮肤附属物：由于老年人皮肤血管数量减少，有活力的腺体变少，分泌细胞的功能紊乱，甚至发生纤维化，导致分泌量下降，对各类刺激的反应降低。皮肤是一个对性激素十分敏感的器官，汗腺、皮脂腺均受性激素的调控，随着年龄的增长，激素分泌能力降低，激素水平下降，毛发变白、减少和变细。

（5）其他：真皮内的肥大细胞、朗格汉斯细胞（Langerhans cell）与黑色素细胞的数量随年龄增加而逐渐减少，损伤后皮肤的炎症反应减弱，影响伤口的愈合进程。有实验显示，年龄增长造成的免疫功能失调是主要影响因素之一。

2. 衰老对愈合的影响　　总体上讲，创面修复的目的是使受损组织复原，并保证其原有的完整性。健康人损伤后可发生一系列可预见的活动，包括血液从血管中渗出，为基质的形成做准备；中性粒细胞和巨噬细胞出现，防止感染发生，同时去除坏死组织；随后基质、细胞内移，构成肉芽组织，受损组织随之进入调整期。在创面愈合后期，成纤维细胞和内皮细胞侵入取代基质，基质的牵张力和血管功能得以恢复。老年人的内皮细胞和成纤维细胞在增殖、迁移等方面发生退化，细胞外基质的分泌、合成减少，使组织修复能力受到损害，导致伤口延迟愈合。很多损害是由基因表达变化引起的，人衰老时，在转录启始水平c-fos表达下降，还有转录因子NK-κB、AP-1和Sp-1等结合反应成分减少，进而几个与生长相关的基因随E2F转录家族成员的活性下降使表达降低，同时组织中的激素水平、丝裂原生长因子及其受体改变也是伤口延迟愈合的原因。

（1）炎症细胞的浸润：创伤后，老年患者伤口周围炎症细胞（包括单核、巨噬细胞、B淋巴细胞）的浸润能力下降，由于炎症细胞在创面愈合过程中有潜在而重要的作用，以上变化将会造成愈合的延迟。另外，老年人真皮内的肥大细胞数量减少，导致组胺释放减少，毛细血管内皮细胞的迁移能力降低，也会影响伤口愈合的速度。改变细胞黏附分子活性，从而影响炎症过程是老年患者伤口延迟愈合的另一机制。

（2）修复细胞的增殖与分化：动物切割伤的实验表明，年轻鼠的抗张能力明显强于老年鼠，这意味着伤后老年鼠的间充质细胞向肌成纤维细胞转化的能力下降，影响了伤口的闭合时间。随着年龄的增加，成纤维细胞的数量和增殖活力降低，影响其产生和调节胶原的能力，是最终导致上述表现的关键因素。

（3）基质的合成与沉积：伤口愈合中的重要步骤是伤口的收缩与缺损的充填，老年人的胶原纤维无论是数量还是质量均发生改变，导致充填欠佳，收缩减缓。同时老年人的胶原纤维排列紊乱，弹力纤维的直径与数量减少导致张力变小，不仅造成伤口愈合受阻，也使愈合后的伤口容易裂开。

（4）再上皮化：由于老年动物的基质金属蛋白酶1、9与基质金属蛋白酶抑制剂1的表达明显低于年轻动物，导致角质形成细胞的生物学行为改变，造成创面愈合过程中再上皮化的延迟。

3. 其他老年化改变对愈合的影响

（1）神经：皮肤中包含密集的感觉神经网络，而完整的神经系统是保证伤口愈合的必要条件。实验证实，初级传入感觉神经作为伤害性感受器，对于启动炎症反应和组织的成功修复极其重要。伴随衰老的发生，这一系统部分丧失释放因子的功能，导致伤口延迟愈合。P物质（substance P，SP）和降钙素基因相关肽（calcitonin gene-related peptide，CGRP）可以调节伤口的愈合，主要通过刺激表皮和血管内皮的增殖影响血管生长，调节炎症细胞浸润反应和组织细胞间的连接。研究表明，老年鼠创面局部使用外源性的感觉神经肽处理后，可促进伤口的愈合。总之，随着年龄的增长，感觉神经传入系统逐渐发生功能性紊乱是影响创伤后炎症发生、血管生长，并最终延迟组织修复的重要原因。

（2）血管：创伤愈合时皮肤所需的血流几乎是正常时的10倍，由于老年人的血管基底膜变薄，血流减少，表皮的微循环减少，血流量可下降35%，导致局部灌注量不足，不能满足创面愈合所需的氧及营养成分，也是伤口愈合欠佳的主要原因。

（3）激素：性激素是创面愈合的另一个重要因素，给修复患者提供直接或间接激素的替代疗法，可以增强细胞的增殖活动和细胞因子的产生，对伤后的炎症反应产生影响，增加基质的沉积，促进老年动物的上皮愈合。随着年龄的增长，更年期以后性激素水平发生改变，直接对内皮细胞和成纤维细胞表型造成影响，可通过调节它们的黏附和增殖行为促进创面修复。另外有研究发现，男性患者的炎症反应性改变明显有别于女性患者，可造成急性伤口延迟愈合。虽然还没有流行病学的调查资料，但有研究表明，雄性基因类型是老年患者创面难愈合的主要的危险因素。

性激素在机体的局部和体液免疫中均有重要作用，可能是其影响愈合的主要机制。

（4）生长因子：衰老主要表现为细胞整体功能的降低，这种相对作用受生长因子的调节。在局部和系统中应用转化生长因子β_1（transforming growth factor β_1，TGF-β_1）可促进创面的愈合，还能调节一些与修复相关细胞的功能，如基质的产生和血管的形成。愈合后期TGF-β_1起调节细胞分化、细胞外基质形成的作用。血管内皮生长因子（vascular endothelial growth factor，VEGF）是一种多肽，也是潜在的、特殊的丝裂原，对内皮细胞的增殖、迁移，内皮表面的退缩（允许血管穿透）及活体血管的生成起促进作用，从而影响伤口的愈合和组织再塑形。健康动物在创面愈合早期，成纤维细胞和淋巴细胞的VEGF强烈表达；伤后1周，其水平开始逐渐减少。老年动物生长因子的表达水平低于年轻动物是其伤口延迟愈合的原因之一。

（三）营养与代谢

众所周知，营养素对急慢性创伤的修复至关重要。机体受创后，全身组织处于分解状态，并可持续相当长的一段时间，容易造成机体蛋白质缺乏，而整个修复过程都需要有足够的热量、蛋白质、维生素以及矿物质，否则无法合成蛋白质、生成胶原纤维及肉芽组织。例如，严重的蛋白质缺乏可造成低蛋白血症，严重影响机体的正常代谢，导致伤口延迟愈合。若含硫氨基酸（如甲硫氨酸、胱氨酸）缺乏，可导致肉芽组织中黏多糖的硫化作用障碍，从而影响新生血管的形成及胶原纤维的排布。糖类是白细胞的能量来源，在伤口愈合期，白细胞的抗菌和吞噬活性是伤口纤维组织形成的前提条件，所以补充足够的碳水化合物对创伤愈合十分重要。脂肪是构成细胞膜的基本成分，严重创伤后细胞再生需要大量的脂肪供应。维生素C缺乏则影响体内羟化酶的作用，致使前胶原分子难以形成，从而影响胶原纤维的形成；维生素A能部分逆转长期类固醇治疗后伤口的不良反应；维生素B_6缺乏不利于胶原蛋白交联；维生素B_2和维生素B_1缺乏会导致与伤口愈合不良有关的综合征。在微量元素中，锌对创伤愈合有重要作用，手术后伤口愈合迟缓的患者，皮肤中的锌含量大多比愈合良好者低；手术刺激、外伤及烧伤患者尿中的锌排出量增加，补给锌能促进创伤愈合。此外，铜的缺乏也与伤口愈合不良有关。

营养不良还可导致机体基础代谢物合成不足，如患者存在贫血可导致血容量下降，组织发生低氧，动脉血氧分压下降进一步加重血管收缩反应，不利于组织修复和创伤愈合。严重的蛋白质缺乏，尤其是含硫氨基酸（如甲硫氨酸、胱氨酸）缺乏时，肉芽组织及胶原纤维形成不良，伤口愈合延缓。维生素中以维生素C对愈合最为重要，这是由于α多肽链中的两个主要氨基酸——脯氨酸及赖氨酸，必须经羟化酶羟化才能形成前胶原分子，而维生素C具有催化羟化酶的作用，因此维生素C缺乏时前胶原分子难以形成，从而影响了胶原纤维的形成。

严重创伤后低血容量休克或容量复苏不完全时，为保证心、脑等生命器官的功能，机体首先代偿性减少皮肤和软组织的血液供应；严重贫血的患者因氧供不能满足组织代谢的需要，都会影响创伤愈合。容量复苏充分与否可通过皮温、皮肤颜色、血压、脉率和尿量加以判定。贫血患者可以补充新鲜血液和吸氧。低血容量和贫血患者全身抵抗力较低，术后易于发生局部或全身感染，应予警惕。水、钠的补充要适量，过量则容易造成血液稀释，影响创伤愈合。

综上所述，营养素（蛋白质、脂肪和碳水化合物）和微量营养素（维生素、矿物质和微量元素）在急慢性创伤的修复过程中有极其重要的作用。

1. 碳水化合物　碳水化合物是创面愈合过程中的主要能量来源，在结构上表现为糖的单体或多体。当碳水化合物被人体摄入后，经消化酶的作用，多糖转化为单糖（主要是葡萄糖），经糖酵解和三羧酸路径，最终分解为CO_2和H_2O，并释放大量的ATP，以供给机体能量。富含碳水化合物的食物主要有米饭、面食、牛奶、冰激凌、甜品、水果、蔬菜等。在众多碳水化合物中，葡萄糖占据主要地位，是生产血管和新组织生成的ATP的主要能量来源。葡萄糖在伤口愈合过程中的作用主要表现在：①为参与伤口修复的各种细胞提供能量；②刺激成纤维细胞分泌；③刺激胶原的产生以形成新生组织；④产生ATP，以满足细胞参与伤口修复时加快代谢所需的能量。葡萄糖作为ATP合成的来源还可以避免氨基酸和蛋白质的消耗。碳水化合物摄入不足导致能量缺乏时机体的反应为死亡率升高，血清白蛋白含量降低，肌肉组织比例下降（因为肌肉分解以提供能量），创面难以愈合，过低的体重指数（body mass index，BMI）；过多的能量摄入则表现为肥胖及肥胖导致的供血不足引起的溃疡，增加感染机会，增加糖尿病的风险。

2. 蛋白质　异常蛋白质代谢和机体营养紊乱可能是妨碍创伤修复的重要方式，自发现蛋白质的检测技术及其代谢的测定方法以来，这一观点越来越受到肯定。低蛋白血症对创伤修复的影响不仅仅是直接由蛋白质缺乏引起的，而是和血浆胶体渗透压降低及伴随的组织水肿有关，这也是战创伤情况下修复延迟的主要原因。其他实验证实，慢性蛋白缺乏的动物，其血管生成、成纤维细胞增殖和胶原合成、沉积受到影响。但Delnany的研究表明，手术后3天，营养正常鼠的营养丧失，将出现负氮平衡，而在皮肤愈合过程中的羟脯氨酸含量无显著变化。在战创伤修复过程中，伤口部位的蛋白质合成一定会增加，某些氨基酸缺乏或者不平衡对蛋白质的合成与修复有影响。

有实验证实，机体缺乏精氨酸可导致胶原蛋白沉积减少，从而引起切口愈合不良。给患者每天补充17g精氨酸，不仅可增加羟脯氨酸的沉积，促进切口愈合，提高免疫功能，还可在应激状态下保留更多的蛋白，以供切口愈合；同时可促进氮贮备，减少蛋白质分解。一方面，补充精氨酸可直接加强胶原蛋白的生成，因精氨酸可转化成鸟氨酸，鸟氨酸是脯氨酸的前体，后者是形成胶原蛋白所必需的。另一方面，精氨酸还可通过体液调节机制促进切口愈合，促进胰岛素和生长激素分泌。切口愈合前3天，补充精氨酸最有效，这主要是由于此时炎症细胞和成纤维细胞处于已活化状态。因此，对于褥疮患者，尤其是伴有蛋白质、能量营养不良的患者，需立即采用足够能量和蛋白质进行营养干预，以满足其额外增加的营养需求。除此之外，还应补充精氨酸和微量营养素，以保持切口的最佳愈合效果。

其他实验研究发现，蛋氨酸的甲基可以合成胆碱以预防脂肪肝，且蛋氨酸本身还可以转变为半胱氨酸参与肝脏的解毒作用。赖氨酸与色氨酸的比例也很重要，通常认为赖氨酸与色氨酸之比以6∶1~7∶1为最好，可提高蛋白质的利用率。同时赖氨酸也是合成蛋白质时最重要的氨基酸。有人建议在补充氨基酸时，应考虑苏氨酸、丝氨酸、色氨酸、酪氨酸、组氨酸、谷氨酸、甘氨酸、丙氨酸、脯氨酸以及支链氨基酸。

谷氨酸是细胞质膜成分中最丰富的氨基酸之一，并且是快速增殖细胞如成纤维细胞、淋巴细胞、上皮细胞、巨噬细胞等代谢能量的主要来源。血清中谷氨酸的浓度在受到严重手术、创伤、脓毒症后显著降低，而补充谷氨酸则有利于维持NO平衡和减少免疫抑制。谷氨酸在创面愈合早期的炎症反应中发挥着关键作用，口服补充谷氨酸可以提高伤口的张力和成熟胶原水平。

3. 脂肪酸　对于手术或患有严重疾病的患者，脂肪酸被用于提供能量、促进伤口愈合和组织修复的重要营养支持。多不饱和脂肪酸不能在哺乳动物中合成，它包括ω-6（存在于大豆油中）和ω-3（存在于鱼油中）两大家族。鱼油的重要营养价值体现在ω-3脂肪酸上，包括二十碳五烯酸（eicosapentaenoic acid，EPA）和二十二碳六烯酸（docosahexaenoic acid，DHA），但ω-3脂肪酸对伤口愈合的作用还缺乏定论。有报道指出，ω-3脂肪酸影响伤口促炎细胞因子的生成、细胞代谢、基因表达和血管生成。

ω-3脂肪酸对人体的真正作用可能在于提高机体的免疫能力，降低感染的发生机会，从而提高患者的存活率。

4. 维生素

（1）维生素C：维生素C（Vit C）又称为抗坏血酸，是一种具有六个碳原子的酸性多羟基化合物，大量存在于各种新鲜蔬菜水果中。其分子中两位和三位碳原子的两个烯醇式羟基极易解离，释放出氢离子而被氧化成脱氢维生素C。维生素C和脱氢维生素C在人体内形成可逆的氧化还原系统，此系统在生物氧化还原作用及细胞呼吸中起重要作用。维生素C参与氨基酸代谢以及神经递质、胶原蛋白和组织细胞间质的合成，可降低毛细血管的通透性，加速血液凝固，刺激凝血功能；促进铁在肠内的吸收，促进血脂下降，促进伤口愈合；增加对感染的抵抗能力，增加解毒功能，并有抗组胺及阻止致癌物质生成的作用。早在16世纪，民间已用橘子、柠檬来治疗坏血病，后来人们从蔬菜和柠檬汁中分离出结晶的维生素C，并明确了它的化学结构。1993年，科学家成功地用人工合成了维生素C，由此开始维生素C治疗疾病的新里程。

早在1941年，国外的Cook就研究过维生素C对伤口愈合的影响，经过半个多世纪医师学者们的不懈努力，维生素C在伤口愈合中的作用得到了肯定。维生素C是自由基的清除剂，它还参与胶原蛋白的组织间质的合成，能改善毛细血管的通透性，故有促进新鲜组织生成、减少渗出的作用。维生素C虽有抗感染作用，但不是很强，因而不能作为感染高峰期的主药，尤其是在感染性溃疡的治疗中，必须配合应用抗生素。由于患者的各项身体机能都处于劣势，故需根据不同病情采取一定的营养支持，如进食高蛋白、高维生素、高热量、易消化食品，或遵医嘱输入白蛋白、脂肪乳、氨基酸等，以增强机体抵抗力和促进伤口愈合。

缺乏维生素C的患者，其伤口的愈合会在纤维增生期停止，伤口处的成纤维细胞数量正常，但不能产生足够的胶原蛋白。严重的坏血病患者，不但新伤口不能愈合，而且陈旧的愈合瘢痕也会裂开，因为不断进行的胶原蛋白的溶解远远超过了新胶原的合成。维生素C不仅可以促进伤口愈合，而且对骨折愈合也有促进作用。

（2）其他维生素

1）维生素A：维生素A的主要生理功能是构成视觉细胞的感光部分，促进生长发育，维持上皮结构的完整生长。1925年，Wolbach和Howe发现，维生素A在细胞分化过程中发挥作用，损伤后，维生素A的需要量增加。维生素A能部分逆转长期类固醇治疗后伤口难愈合的不良反应。如果维生素A缺乏，就会导致伤口愈合缓慢。

2）B族维生素：所有的B族维生素对切口愈合都很重要，它们是参与能量代谢的辅酶。维生素B_2缺乏，会使创伤修复过程中上皮形成延迟，总胶原蛋白含量下降，切口愈合速率降低。B族维生素缺乏时，分子内外交联、胶原蛋白成熟受损，切口的拉伸力下降。维生素B_6主要是参与氨基酸合成和分解的辅酶，缺乏时，对切口愈合的影响与维生素B_2缺乏类似。

3）维生素D：Matsumoto的研究显示，$1\alpha,25$-二羟基维生素D_3能诱导角质形成细胞的分化，并抑制该细胞的生长。Hosomi则发现，$1\alpha,25$-二羟基维生素D_3对角质形成细胞的分化是通过维生素D受体完成的，无论是离体还是在体都得到证实。血小板源性生长因子（PDGF）对创面愈合有十分重要的作用，它能够刺激成纤维细胞、肌成纤维细胞的增殖，促进胶原和细胞外基质的合成，且可以募集成纤维细胞、单核细胞和中性粒细胞。表皮的角质形成细胞并没有PDGF的受体，有研究表明，$1\alpha,25$-二羟基维生素D_3能上调PDGF，而且转化生长因子α（TGF-α）也会受到影响。

4）维生素E：维生素E可以促进毛细血管即微小血管的增生，改善周围循环，其抗氧化作用对机体代谢有影响，可促进肉芽组织和皮肤的生长。维生素E缺乏可造成人体免疫系统的改变，包括体液免疫和细胞免疫，进而对伤口的修复过程产生影响。

5）维生素K：维生素K有促凝血功能，其缺乏可导致过量出血，增加感染机会，最终影响伤口愈合。

（3）微量元素：微量元素的缺乏与伤口愈合不良有关，如锌缺乏可导致上皮化不良和慢性伤口不愈。它们参与细胞的增殖、生长、死亡全过程，或直接参与细胞组分的构成以及细胞外基质的代谢，或者参与细胞能量代谢，保持体内微量元素在一定范围对创面愈合十分重要。

1）锌：锌能参与胶原蛋白的合成，这是褥疮和切口愈合过程中非常重要的一步。边缘性锌缺乏被认为与切口愈合延迟有关，锌缺乏还可影响褥疮和其他慢性切口的愈合。血浆锌浓度低于$100\mu g/ml$时，会直接导致组织修复不全，可给这些患者补充锌。

2）铁：铁是胶原蛋白合成过程中脯氨酸和赖氨酸羟基化所必需的辅助因子。褥疮导致的慢性炎症和感染会加重贫血，可通过补充铁和输血进行治疗。发生褥疮后，机体对某些营养素，尤其是锌和铁的需要量增加。

3）铜：铜参与胶原蛋白的成熟，故对切口愈合有影响。一种含铜金属酶（赖氨酰氧化酶）可以催化胶原蛋白的赖氨酰残基氧化，以形成羟赖氨酰基团，这些基团通过细胞外胶原蛋白的交联作用增加瘢痕的强度。

4）锰：许多酶发挥正常功能都需要锰的参与，包括赖氨酰半乳糖转化酶，该酶参与原骨胶原纤维的糖基化过程。锰还影响透明质酸、软骨素硫酸盐、肝素和其他黏多糖的生成，这些都是切口愈合过程中重要的因子。

5）硒：硒是谷胱甘肽过氧化物酶的重要组成部分，该酶可通过促进过氧化氢还原保护细胞免受氧化损伤，当硒缺乏时，该酶活性降低。硒还可通过改变巨噬细胞和多核细胞的功能影响切口愈合。

（四）全身性疾病

1. 代谢性疾病　激素是内分泌细胞产生的一类化合物，调节着机体的正常活动。当丘脑、肾上腺等内分泌器官因疾病而受损，将导致各类激素（包括性激素和糖皮质激素）分泌异常，对组织修复产生影响。

糖尿病患者因糖代谢紊乱而出现高血糖，可抑制中性粒细胞的功能，使创面炎症反应减弱，将直接导致成纤维细胞和胶原生成减少，其创面皮肤真皮乳头层的透明质酸也较正常人减少，而胶原酶含量却显著增加，从而影响愈合组织张力强度和胶原聚集。此外，糖尿病患者因血管病变导致血流灌注量减少，组织缺氧；当血糖＞200mg/dl时，白细胞吞噬细菌的功能受到抑制，易发生创伤感染。因此，在创伤愈合过程中必须控制患者的血糖水平。尿毒症患者伤口不易愈合，其主要机制可能在于全身性营养不良、伤口低血容量和氧供量不足。

甲状腺功能减退也影响愈合过程，Alexander证实，甲状腺功能不足进行候补治疗，常常发生瘘管，甲状腺功能恢复才能让瘘管最终愈合。

另外，肥胖患者的脂肪组织血液供应相对较少，而且太多的脂肪组织会导致创面的张力增加（一期缝合创面），这样更加阻碍创面局部的血液循环。

2. 血液系统疾病　贫血和低蛋白血症患者因为血液的携氧能力下降，导致周围组织缺氧，或合成能力下降，从而影响创面的愈合。

3. 心血管疾病　动脉粥样硬化、心力衰竭患者因血管功能发生改变，导致创面供血不足，对局部感染的抵抗能力下降。另外，高血压、高血脂等因素均可使伤口中的成纤维细胞和胶原生成有所减少，从而影响创伤的愈合过程。

4. 神经损伤　例如麻风引起的溃疡不易愈合，是因为神经受累的缘故。自主神经损伤可使局部的血液供应发生变化，对再生的影响更为明显。近来甚至发现，自主神经在动员骨髓来源各种干细胞入血、参与损伤部位的修复方面具有特殊意义。

5. 恶性肿瘤　恶性肿瘤创面难以愈合的原因包括肿瘤组织快速生长与坏死、坏死组织易于感染、营养平衡破坏（负氮平衡）以及治疗时药物（化疗及放疗）的影响。

6. 其他　全身很多系统的疾病均可能影响创面愈合，如肝功能障碍等。

第四节 创伤修复的基础研究

创伤修复的基础研究主要围绕机体自身系统、细胞、分子、基因几个层面来进行。伴随现代生物医学模式的发展,生物-心理-社会医学模式更准确地解释了一些复杂的生理机制。

一 神经-免疫-内分泌系统对创面愈合的影响

神经内分泌反应是创伤后机体内最早发生的全身反应,主要表现为伤后即刻,体内下丘脑-垂体-肾上腺皮质轴(HPA)和交感肾上腺髓质轴兴奋,释放糖皮质激素和儿茶酚胺等激素,伤情愈重,神经内分泌反应愈强。神经内分泌反应又可对免疫系统产生影响,在创伤早期,适度的神经内分泌反应可增强机体的免疫功能,防止或减轻继发性的损害作用,从而共同构成神经-免疫-内分泌调控系统,对创面愈合发挥调节作用。

神经-免疫-内分泌调控系统的障碍可导致机体代谢紊乱,使整个修复过程进入病理性阶段,从而延长愈合时间。神经-内分泌以及激素变化对皮肤修复与再生的影响近年来已受到人们的高度重视。从解剖层面上看,随着近年来对皮下组织及皮肤附件,特别是脂肪细胞、间质细胞认识的深入,不仅将脂肪组织看成是能量的贮存器官,而且将其作为性激素的代谢器官以及内分泌器官。脂肪组织能够产生大量的生物活性肽,包括脂肪因子和瘦素等,在局部与脂肪细胞表面特异性受体结合,以自分泌和旁分泌的形式发挥作用。从功能上讲,不同种群的哺乳类动物其皮肤的功能或多或少有些不同,其中人类皮肤的功能主要有维持内环境的稳定,如调节体温和体液平衡;参与物质代谢,如合成维生素D;进行感觉传入;阻挡外来损伤,如感染、机械性损伤、紫外线照射;也是构成机体免疫系统最初始、最基础的部分。

(一)神经对创伤愈合的影响

1. 皮肤是神经依赖性器官　大量研究显示,皮肤作为人体最大的器官,是一个神经依赖性器官,来自背根神经节的感觉神经穿过真皮,在真皮、表皮交界处平行走行,穿透基膜,垂直到达表皮颗粒层,构成三维立体网络结构;皮肤中的细胞(角质形成细胞、微血管内皮细胞和成纤维细胞)可以表达多种类型的神经肽;皮肤的诸多生理功能(如代谢、免疫等)都与神经支配密不可分,如发汗、免疫反应、体温调节和DNA修复能力等。有学者对82例20～93岁人群的皮肤进行分析,结果表明,由于表皮神经的密度不同,不同部位的感觉阈有差异,随着年龄的增长,表皮的神经密度可发生改变。

皮肤细胞能行使类似神经细胞的性能,如表达神经递质及其受体。在无数的神经介质和神经激素中,目前证明皮肤中有20种以上,最多的是神经肽类(表22-1)。

表 22-1　皮肤内各种细胞所产生的神经递质及其受体

皮肤细胞	神经递质和神经类激素	神经类受体
角质形成细胞	NGF, SP, CGRP, VIP, NKA, ACh, DA, AR, NE, β-EP, CA, SOM	NGFR, VIPR, NPYR, 5-HTR, CGRPR, NK-1/2/3R, μ/ζ-opiete-R
Merkel 细胞	SP, CGRP, MEK, NGF, NKA, SOM, VIP, NPY	NGFR, NK-1R
朗格汉斯细胞	NGF, SP, CGRP, SOM, VIP, MEK, NKA	NK-1/2R, SOMR, NPYR
肥大细胞	NGF, CA, SP, CGRP, NKA, SOM	NK-1R
成纤维细胞	NGF, SP, β-EP	NGFR, NK-1R, SOMR, NPYR, 5-HTR
脂肪细胞		AR-β_1, AR-β_2, AR-β_3
微血管内皮细胞	ACE, NO, ET, β-EP	NGFR, NK-1/2/3R, NPYR
汗腺细胞		NK-1R, μ-opiete-R
皮脂腺细胞		NPYR, μ-opiete-R

注：神经递质和神经类激素包括神经生长因子（nerve growth factor，NGF）、P 物质（substance P, SP）、降钙素基因相关肽（calcitonin gene-related peptide, CGRP）、血管活性肠肽（vasoactive intestinal peptide, VIP）、神经激肽 A（neurokinin A, NKA）、乙酰胆碱（acetylcholine, ACh）、多巴胺（dopamine, DA）、去甲肾上腺素（noradrenaline, NE）、β-内啡肽（β-endorphin, β-EP）、神经肽 Y（neuropeptide Y, NPY）、生长抑素（somatostatin, SOM）、促黑激素（melanocyte-stimulating hormone, MSH）、促肾上腺皮质激素（adrenocorticotropic hormone, ACTH）、内皮素（endothelin, ET）、一氧化氮（nitric oxide, NO）、血管紧张素转换酶（angiotensin-converting enzyme, ACE）、甲硫氨酸脑啡肽（met-enkephalin, MEK）、5-羟色胺受体（5-hydroxytryptamine receptor, 5-HTR）等。

神经类受体包括神经生长因子受体（nerve growth factor receptor, NGFR）、神经激肽 1/2 受体（neurokinin-1/2 receptor, NK-1/2R）、神经肽 Y 受体（neuropeptide Y receptor, NPYR）、生长抑素受体（somatostatin receptor, SOMR）、μ 阿片受体（μ-opiete-R）等。

2. 神经对创面愈合的影响　创伤愈合过程中，伤口失神经支配后，伤区面积将进一步增加，挛缩受到限制，造成愈合障碍。截瘫患者和糖尿病患者由于伴有神经营养障碍，常常导致伤口愈合困难甚至迁延不愈。组织修复早期往往会出现暂时性的神经过度支配等现象。种种迹象表明，神经因素对创面愈合中的炎症、新血管形成、肉芽增生和愈合后塑性阶段有调控作用。神经营养因子和神经肽（如 SP、CGRP、VIP、SOM 和阿片肽）作为神经调节因子、神经介质、神经激素，可有效地调节皮肤细胞的功能（如募集炎症细胞和 T 细胞浸润、诱导巨噬细胞聚集、细胞增殖、细胞因子产生或抗原呈现），决定细胞最终的生物学反应，影响愈合的结局与再生能力。

NGF 可由皮肤伤区合成，检测创面的成纤维细胞 NGF 和 α 平滑肌肌动蛋白（α-smooth muscle actin, α-SMA）的表达情况可以发现，在血管、平滑肌、毛囊外鞘细胞、角质形成细胞和真皮的成纤维细胞均有表达，新生的脂肪细胞和施万细胞（Schwann cells）也表达 NGF。另外，巨噬细胞和肌成纤维细胞也表达 NGF，说明伤口中的 NGF 表达增加是很多类型细胞合成的结果，其高水平表达有助于创面愈合。

烧伤患者新生的肉芽组织中有大量不依赖于血管的神经纤维，这些神经被轴突施万细胞包绕，多数情况下表皮神经与基底细胞的细胞膜或基底角质形成细胞相连，但未发现与棘细胞层以外的角质形成细胞相连，说明表皮神经与创面愈合早期的调控密切相关。

神经系统在整个皮肤的信号网络中的调控作用十分重要，是皮肤遭受刺激时产生快速调节的生物学基础。同时，体液因素（包括生长因子、细胞因子、激素等）同样可以调节皮肤的诸多功能，它们属于慢速调节（协同或拮抗）。伤口内缺乏神经支配时将会减少炎症浸润，调节免疫系统，SP 和 CGRP 具有多种功能，其中炎症反应是创面愈合的重要途径之一。

炎症反应的过程包括血流增加、血浆外渗、粒细胞浸润、刺激血管内皮细胞黏附分子表达、刺激巨噬细胞的趋化作用等，神经系统在皮肤的炎症反应和免疫调节中具有重要作用，与上述生物学活动密切相关。

以神经生长因子为例，NGF 是炎症发生与维持的重要因素，它募集炎症细胞和 T 细胞浸润，淋巴细胞从血管内向外迁移是由淋巴细胞和血管内皮细胞表面黏附分子相互作用而产生的；NGF还能诱导巨噬细胞聚集，因此，NGF可能是炎症的重要介导子。应用6-羟多巴胺造成伤口化学性交感神经切断术，分别于伤后7、11和14天进行检测，发现创面愈合明显延迟。由于交感神经切断术后造成的神经源性炎症反应减弱是影响创面愈合的关键因素，所以炎症反应是创面愈合的重要步骤，而神经有重要的调控作用。

将6个胚胎早期的动物左后肢去神经，2周后做直径6mm的伤口，右后肢作为对照进行同样处理，5天后，这些缺损伤口产生修复变化：有神经支配的伤口挛缩，面积减少14%，而且完全不产生瘢痕；失神经支配的伤口挛缩失败，面积增加60%，有的伤口出现明显瘢痕，或愈合困难。电镜观察显示，伤口标本中有厚重、不规则的胶原沉积在细胞外基质中。因此，神经支配在哺乳类动物创面愈合初期具有重要意义。

SP能促进伤口肉芽组织中表皮生长因子（epidermal growth factor，EGF）或表皮生长因子受体（epidermal growth factor receptor，EGFR）的表达；碱性成纤维细胞生长因子（bFGF）可以刺激神经的再生；NGF也可以来源于成纤维细胞，能促进创面愈合。具体过程可能是损伤后神经释放SP刺激修复细胞的bFGF、EGF表达，它们在加速创面愈合的同时也加速了神经纤维的生长，神经纤维进一步释放神经肽，调控修复细胞内源性生长因子及受体的表达。

（二）内分泌对创伤愈合的影响

1. 皮肤是大型的内分泌器官　皮肤能产生许多重要的内分泌和外分泌物质（表22-2），特别是脂肪细胞，它能够分泌瘦素（leptin）、脂蛋白脂酶（lipoprotein lipase，LPL）、抵抗素（resistin）、血管紧张素原（angiotensinogen，AGT）、脂联素（adiponectin，又被称作GBP28，能增强胰岛素敏感性，终止炎症反应）。载脂蛋白E（apolipoprotein E，ApoE）是血浆中的主要载脂蛋白之一，具有多型性，主要由肝脏合成和代谢，在血浆脂蛋白代谢、组织修复、抑制血小板聚集、免疫调节和抑制细胞增殖等病理过程中均有重要作用。已经确定，瘦素参与内分泌功能、炎症反应、促血管和肉芽组织形成，并具有再上皮化的潜能，是创伤修复过程中的一个新的重要因子。脂肪细胞因子作为炎症因子也参与血管内皮功能的调节。

2. 内分泌对创面愈合的影响　皮肤的神经内分泌系统包括局部产生的神经-内分泌介导子，与相应的特异性受体通过旁分泌和自分泌产生作用。

肾素-血管紧张素系统（renin-angiotensin system，RAS）是调节机体功能的几个激素系统之一，与血管紧张素Ⅱ（angiotensinⅡ，ATⅡ）一起产生经典的内分泌作用。在皮肤中，局部或组织肾素-血管紧张素系统影响细胞的增殖与分化。另外，脂肪细胞还可分泌一些肽类和非肽类因子，在血管紧张素原-血管紧张素Ⅱ-前列环素（angiotensinogen-angiotensinⅡ-prostacyclin）轴中起作用，影响血管的舒缩和生长。因此，在创面愈合过程中，ATⅡ可促进毛囊根部的表皮干细胞、创面及创周的细胞增殖，细胞外基质的产生和新血管的形成，从而改变愈合进程。

激素水平对细胞组织的影响包括细胞因子信号通路的级联和交互，靶蛋白的正性、负性调节等方面。性激素维持器官发育、再生和组织代谢，包括影响正常皮肤的真皮和表皮厚度、有丝分裂能力、血管化水平、弹性蛋白的特征和胶原组织的含量，是创面愈合进程中的重要因素。目前认为，雌激素通过与其受体的结合，并通过活性蛋白1（activator protein 1，AP-1）的作用影响基因的表达，可下调肿瘤坏死因子α（tumor necrosis factor α，TNF-α）增加基质的沉积，刺激毛囊角质形成细胞增殖，并增强角质形成细胞生长因子（keratinocyte growth factor，KGF）的表达，对上皮再生产生影响。另外，雌激素通过对炎症反应、基质沉积、再上皮化和瘢痕成熟等环节影响皮肤的愈合与再生。研究显示，皮肤中的雄激素受体（androgen receptor，AR）同样通过参与炎症反应、细胞增殖和基质沉积影响创面愈合。总之，皮肤作为性激素作用的终末器官，当遭受损伤、进行修复和再生时必定受到它的影响。甲状腺激素也对创面愈合和再生有很大的影响。

表 22-2 皮肤内各种细胞所产生的激素及其受体

皮肤细胞	激素	激素类受体
角质形成细胞	PTHrP, CRH, ACTH, α-MSH, corticotropin, androgens, atRA, eicosanoid	TSHR, CRH-1R, MC-1R, M-1R, VPAC-2, IGF-1R, GHR, GR, AR, PR, THR, ER-β, RAR, RXR, VDR, PPAR-α/β/γ
Merkel 细胞	estrogens	ER
朗格汉斯细胞	GRP, PACAP, α-MSH, POMC	GRPR, PACAPR Ⅰ/Ⅱ/Ⅲ, MC-1R/5R
肥大细胞	POMC	MC-1R 仅 mRNA 水平,非蛋白水平
黑色素细胞	PTHrP, CRH, Ucn, ACTH, α-MSH, epinephrine, IGF-Ⅰ	TSHR, CRH-1R, MC-1R, 2R, MR, M-1R, 5-HTR, GHR, ER-β, RXR-α, VDR
成纤维细胞	ACTH, α-MSH, IGF-Ⅰ/Ⅱ, IGFBP-3, estrogens	PTHR, TSHR, CRH-1R, MC-1R, M-1R, GHR, AR, THR, ER-β/α, RXR-α
脂肪细胞	leptin, LPL, resistin, AGT, ApoE	GR, GHR, TSHR, gastrin/CCK-BR, GLP-1R, AngⅡ-R, VDR, THR, AR, ER, PR, LR, IL-6R, PPAR-γ
血管内皮细胞	CRH, Ucn, ACTH, α-MSH	MC-1R, VPAC-2, RAR-2, GHR, AR, ER-β, RAR, RXR, PPAR-γ
汗腺细胞	Ucn, androgens	MC-1R/5R, VPAC-2, GHR, AR, PPAR-γ
皮脂腺细胞	CRH, androgens, estrogens, atRA, calcitriol	CRH-1R/2R, MC-1R/5R, VPAC-2, GHR, AR, ER-β/α, RAR, RXR, PPAR-α/β/γ

注：激素包括甲状旁腺激素相关肽（parathyroid hormone related peptide, PTHrP）、促肾上腺皮质激素释放激素（corticotropin releasing hormone, CRH）、促肾上腺皮质激素（adrenocorticotropic hormone, ACTH）、α 黑色素细胞刺激素（α-melanophore stimulating hormone, α-MSH）、糖皮质激素（corticotropin）、全反式视黄酸（all-trans retinoic acid, atRA）、类花生酸（eicosanoid）、Urocortin（Ucn，是一种 CRH 相关肽）、载脂蛋白 E（apolipoprotein E, ApoE）、垂体腺苷酸环化酶激活多肽（pituitary adenylate cyclase activating polypeptide, PACAP）、胃泌素释放肽（gastrin releasing peptide, GRP）、促阿黑皮素原（proopiomelanocortin, POMC）、雄激素（androgens）、雌激素（estrogens）、肾上腺素（epinephrine）、胰岛素样生长因子Ⅰ（insulin-like growth factor Ⅰ, IGF-Ⅰ）、胰岛素样生长因子综合蛋白 3（insulin-like growth factor binding protein 3, IGFBP-3）、骨化三醇（calcitriol）、瘦素（leptin）、肠蛋白酶（lipoprotein lipase, LPL）、抵抗素（resistin）、血管紧张素原（angiotensinogen, AGT）。

激素类受体包括促甲状腺激素释放激素受体（thyroid-stimulating hormone receptor, TSHR）、促肾上腺皮质激素释放激素 1 受体（corticotropin releasing hormone 1 receptor, CRH-1R）、黑皮质素 1 受体（melanocortin 1 receptor, MC-1R）、褪黑激素 1 受体（melatonin 1 receptor, M-1R）、胰岛素样生长因子 1 受体（insulin-like growth factor 1 receptor, IGF-1R）、生长激素受体（growth hormone receptor, GHR）、糖皮质激素受体（glucocorticoid receptor, GR）、雄激素受体（androgen receptor, AR）、孕酮受体（progesterone receptor, PR）、甲状腺激素受体（thyroid hormone receptor, THR）、雌激素受体 β（estrogen receptor β, ER-β）、肾素血管紧张素受体（renin angiotensin receptor, RAR）、维 A 酸 X 受体（retinoid X receptor, RXR）、维生素 D 受体（vitamin D receptor, VDR）、过氧化物酶体增殖物激活受体 α/β/γ（peroxisome proliferator-activated receptor α/β/γ, PPAR-α/β/γ）、甲状旁腺激素受体（parathyroid hormone recetpor, PTHR）、胰高血糖素样肽 1 受体（glucagon like peptide 1 receptor, GLP-1R）、褪黑素受体（melatonin receptor, MR）、糖皮质激素受体（glucocorticoid receptor, GR）、瘦素受体（leptin receptor, LR）、白介素 6 受体（interleukin 6 receptor, IL-6R）、雌激素受体（estrogen receptor, ER）、胃激素释放肽受体（gastrin releasing peptide receptor, GRPR）。

雄激素、雌激素、皮质激素在创面愈合中的生理、病理信号途径十分重要，弄清彼此间的信号通路所级联的反应，特别是与免疫相结合，真正了解其在创伤愈合中所充当的角色，对创伤愈合机制的阐明有着极其重要的意义。

（三）免疫反应对创伤愈合的影响

1. 皮肤是免疫反应性器官　皮肤是人体最大的组织器官，由于其结构和功能的特殊性，形成机体与外界环境之间的天然屏障。皮肤常被看作是一个具有独特免疫功能并与全身免疫系统密切相关的组织器官，它不仅具有非特异性的免疫防御功能，而且参与机体特异性免疫的抗原识别、免疫细胞激活及皮肤免疫应答的全过程（表 22-3）。

表 22-3　皮肤内各种细胞及相关的免疫反应

皮肤细胞	免疫反应
角质形成细胞	角质形成细胞在皮肤免疫系统中有两大特性：表达组织相容性复合体MHC-Ⅱ类抗原，在T细胞介导的免疫反应中起辅助细胞效应；产生许多细胞因子（如IL-1、IL-2、IL-6、GM-CSF、TNF、IFN）。其作用是为抗原的摄取和识别创造独特的微环境
朗格汉斯细胞	来源于骨髓的树枝状细胞，分布在表皮基底层上方及附属器上皮，占表皮细胞总数的3%～8%，其化学性质及表面标志与巨噬细胞相似。一般认为，定居在表皮内的朗格汉斯细胞尚未成熟，只有进入真皮或引流淋巴结后才拥有它的全部功能。朗格汉斯细胞是皮肤的主要抗原提呈细胞，参与皮肤的免疫反应，能摄取、处理和提呈抗原，控制T细胞迁移。朗格汉斯细胞分泌T细胞所需的重要细胞因子，参与免疫调节、免疫监视、免疫耐受、皮肤移植物排斥反应等
肥大细胞	主要位于真皮乳头血管周围，真皮深部少见，表皮中几乎不存在，其表面有不同的膜受体（如IgE FcR，能与IgE结合）。肥大细胞活化后产生和释放多种生物活性介质，按功能分为血管活性物质、趋化因子、活性酶和结构糖蛋白，参与迟发型超敏反应
淋巴细胞及亚群	正常人皮肤中的大量T细胞（90%以上）主要分布在真皮乳头毛细血管周围。淋巴细胞中只有T细胞能再循环至皮肤器官
树枝状细胞	为人体广泛分布的抗原提呈细胞的特殊亚群。皮肤中的树枝状细胞除朗格汉斯细胞外，还有黑色素细胞、Merkel细胞、组织巨噬细胞、未定类细胞及真皮树枝状细胞
成纤维细胞	真皮成纤维细胞可合成各类T淋巴细胞亚群活化所需的蛋白，通过黏附分子CD44、LFA、CAM-1与T淋巴细胞结合。成纤维细胞产生的细胞因子有IL-1/6/8、IFN-β、单核细胞趋化/活化蛋白、B因子、C3、粒细胞-巨噬细胞集落刺激因子、TGF-α/β，可延长淋巴细胞的成活时间。其表达MHC-Ⅱ类抗原，在局部可作为抗原提呈细胞，可激活T淋巴细胞
脂肪细胞	合成并分泌补体D（Adipsin，这是第一个从脂肪细胞系提取的补体成分），分泌炎症细胞因子（如TNF-β、CRP及IL-6等）。其分泌的瘦素对单核细胞、巨噬细胞和自然杀伤细胞有免疫调节作用，并可活化T淋巴细胞，还影响免疫细胞产生细胞因子；脂联素可以减少脂多糖诱导的肿瘤坏死因子的表达，减弱成熟巨噬细胞的吞噬能力，并可抑制骨髓单核细胞的增殖和生长，是造血和免疫系统一种负调控因素，参与终止炎症反应
微血管内皮细胞	正常皮肤中，淋巴细胞聚集在毛细血管后静脉周围，微血管内皮细胞对促进循环淋巴细胞从血液进入皮肤起促进作用。另外，它们还积极参与血管内大分子和血细胞与血管外物质间的复杂反应，并参与免疫和炎症过程。细胞因子可触发内皮细胞活化，活化的内皮细胞黏附炎症细胞的能力增加，故内皮细胞活化在细胞免疫反应中有重要作用

20世纪70年代就已有人提出，皮肤是初级淋巴器官，与初级淋巴样组织的胸腺相似。80年代，根据表皮朗格汉斯细胞的提呈抗原作用、T细胞的亲表皮性和角质形成细胞产生表皮胸腺活化因子等特性，提出皮肤相关淋巴样组织（skin associated lymphoid tissue，SALT）的概念，认为SALT包括角质形成细胞、淋巴细胞、朗格汉斯细胞和内皮细胞四种功能不同的细胞。但是SALT概念将皮肤免疫主要局限于表皮，这是不完整的。参与皮肤免疫反应的细胞如T细胞、单核细胞等主要分布于真皮内。参与皮肤免疫反应的细胞还有除SALT以外的细胞，如肥大细胞、中性粒细胞、纤维细胞等，还有各种参与免疫反应的介质（如细胞因子、免疫球蛋白等）。因此，80年代中期，Bos提出皮肤免疫系统（skin immune system，SIS）的概念。SIS由细胞和体液两大部分组成，细胞成分有角质形成细胞、朗格汉斯细胞、组织细胞（树枝状细胞和巨噬细胞）、T细胞、粒细胞、肥大细胞、内皮细胞等，体液成分有抗微生物肽类、纤维蛋白溶酶、花生四烯酸、补体、分泌型免疫球蛋白IgA（SIgA）、细胞因子等。90年代中期，有学者提出真皮免疫系统（dermis immune system，DIS）的概念，对SIS进行了重要的补充和扩展。

2. 免疫反应对创面愈合的影响　对于外来性的损害，皮肤不仅有机械性的抵御功能，而且有免疫功能，能产生适当的免疫反应。在创面愈合的炎症期，淋巴细胞、巨噬细胞的浸润及促炎因子的来源均与应激有关。免疫抑制的程度与急性炎症反应成正比，表现为外周血淋巴细胞数量减少、活性下降，新生的淋巴细胞缺乏正常的免疫功能，$CD4^+$细胞减少，$CD8^+$不变或增多，T淋巴细胞有丝分裂反应性降低，自然杀伤细胞（NK）和淋巴因子激活杀伤细胞的活力下降等。迅速释放的糖皮质激素和儿茶酚胺进入血液后，糖皮质激素可使T细胞、单核巨噬细胞等活性下降，多种免疫抑制促进细胞因子合成减少，导致免疫反应的抗原表达不足等。儿茶酚胺能抑制T细胞的增殖、IL-2受体的表达和免疫球蛋白的形成。引起免疫抑制的因素还有前列腺素和炎症细胞产生的多种细胞因子。创面愈合免疫调控的研究已由细胞、亚细胞水平进展到分子水平，主动积极地调控免疫细胞功能有助于加速创面愈合，促进组织修复与再生。

二、组织修复过程中细胞水平的研究

机体是由多细胞组成的极其复杂的统一体，部分细胞、组织丧失引起细胞再生予以修复，修复完成后再生便停止，可见机体存在着刺激再生与抑制再生两种机制，两者处于动态平衡之中。刺激再生机制增强或抑制再生机制减弱则促进再生，反之则再生受到抑制。目前已知短距离调控细胞再生的重要因素包括以下三方面：①细胞与细胞之间的作用。细胞在生长过程中，如果细胞间相互接触，则生长停止，这种现象称为生长的接触抑制。细胞间的缝隙连接（可能还有桥粒）也许参与了接触抑制的调控。②细胞外基质（extracellular matrix，ECM）对细胞增殖的作用。ECM在所有组织中都占有一定的比例，其主要作用是把细胞连接在一起，支撑和维持组织的生理结构和功能。研究表明，尽管不稳定细胞和稳定细胞均具有完全再生的能力，但能否重新构建正常结构尚依赖ECM。因为ECM在调节细胞的生物学行为方面发挥了更为主动和复杂的作用，它可以影响细胞的形态、分化、迁移、增殖等生物学行为，由其提供的信息可以调控创伤的修复。在组织再生过程中，ECM经过代谢调整其成分也会有所改变，导致组织修复能力增强；相反，也可能是成纤维细胞的活性增强、转化增多，最终引起ECM的过度增多与沉积，组织器官发生过度修复，造成纤维化。实验证明，正常细胞只有黏着于适当的基质才能生长，脱离了基质则很快停止于G_1或G_0期。基质中的各种成分对不同细胞的增殖有不同的作用，如层粘连蛋白可促进上皮细胞增殖，抑制成纤维细胞增殖，纤维粘连蛋白的作用则正好相反。组织中层粘连蛋白与纤维粘连蛋白的相对比值可能对维持上皮细胞与间质细胞数量的平衡有一定的作用。③细胞/生长因子的作用。近年来分离出许多因子，它们是某些细胞分泌的多肽类物质，能特异性地与某些细胞膜上的受体结合，激活细胞内的某些酶，引起一系列连锁反应，从而调节细胞的生长和分化，这些影响细胞增殖、迁移和分化的多肽称为生长因子（growth factor，GF）。GF是一类对靶细胞增殖和分化有调节作用的肽类，作为体内重要的信号分子，在调节生长发育、组织修复、肿瘤发生等方面发挥重要作用。GF种类繁多，通常按照GF的受体（靶细胞）及特性将其分为表皮生长因子（epidermal growth factor，EGF）、成纤维细胞生长因子（fibroblast growth factor，FGF）、神经生长因子（nerve growth factor，NGF）、血小板源性生长因子（platelet-derived growth factor，PDGF）和转化生长因子β（transforming growth factor β，TGF-β）等。GF自20世纪80年代开始应用于临床，其对创伤修复的促进作用逐渐明确。

（一）炎症细胞

在损伤后的自我修复过程中，一定要经过局部组织的炎症反应。在炎症反应过程中，首先是中性粒细胞进入损伤区，其主要功能是分泌大量趋化因子，诱导血液中的单核细胞进入局部创伤组织成为巨噬细胞。除此之外，中性粒细胞还能分泌大量的酶类，在一定程度上起到杀伤某些微生物的作用。实施主要功能后，中性粒细胞将通过凋亡程序消失。巨噬细胞通过分泌包括各种趋化因子、生长因子在内的各类细胞因子，诱导各类修复细胞到达损伤部位，并通过自分泌、旁分泌、近分泌等途径导致这些细胞因子级联式的生物学效应，促进各类修复细胞的增殖迁移，行使其修复功能（图22-8）。适度的炎症反应有利于创面愈合。

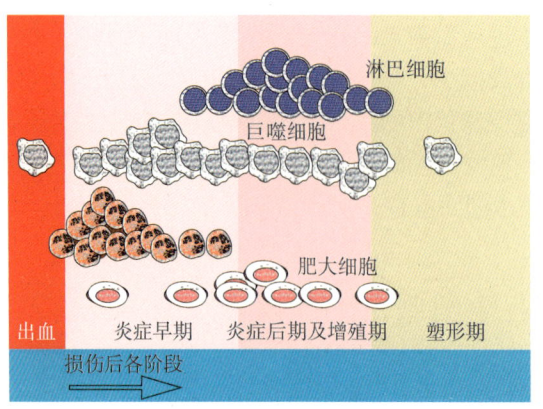

图22-8 炎症细胞与创面愈合：在创面愈合的每一个阶段，如出血、炎症（初期与后期）、肉芽形成与塑形期，都有炎症细胞的参与

1. 白细胞

（1）白细胞的分类及作用：白细胞（white blood cell）为无色有核的球状血细胞，较红细胞大，能做变形运动，具有防御和免疫功能。成人白细胞的正常值为 $(4\sim10)\times10^9/L$，根据白细胞胞质有无特殊颗粒，可将其分为有粒白细胞和无粒白细胞。有粒白细胞又根据颗粒的嗜色性分为中性粒细胞、嗜酸性粒细胞和嗜碱性粒细胞，无粒白细胞有单核细胞和淋巴细胞两种。

1）中性粒细胞（neutrophil）占白细胞总数的50%～70%，是白细胞中数量最多的一种。细胞呈球形，直径10～12μm。核染色质凝集成块状。细胞核的形态多样，有分叶核和杆状核，分叶核一般为2～5叶，正常人以2～3叶者居多，一般来说，核分叶越多，细胞越接近衰老；杆状核粒细胞则较幼稚。细胞质染成粉红色，其中含有许多小的淡紫色颗粒，分为嗜天青颗粒和特殊颗粒两种，嗜天青颗粒较少，约占颗粒总数的20%，光镜下着色略深，它是一种溶酶体，含有酸性磷酸酶、过氧化物酶等，能消化分解吞噬的异物；特殊颗粒数量多，约占颗粒总数的80%，颗粒较小，呈哑铃形或椭圆形，内含碱性磷酸酶、吞噬素、溶菌酶等。

中性粒细胞胞质内含有初级颗粒、次级颗粒、三级颗粒三种不同的颗粒成分，它们各具不同的酶谱及形态学、生物学特征。初级颗粒又称嗜苯胺蓝颗粒，含有能消化多种生物活性物质的酸性水解酶，包括弹性蛋白酶、组织蛋白酶G等，还含有能促进中性粒细胞与靶细胞黏附、启动对某些类型细胞杀伤的阳离子蛋白。其他具有杀菌活性的酶类包括溶菌酶和磷脂酶A2，分别降解细菌的细胞壁和细胞膜；髓过氧化物酶，在Cl、I等卤族元素存在下产生 H_2O_2，增加细胞毒作用。次级颗粒与初级颗粒的结构相似，也含有磷脂酶A2和溶菌酶，还有包括阳性蛋白、乳铁蛋白（一种维生素 B_{12} 结合蛋白）及抗IV型胶原的胶原酶。三级颗粒又称C颗粒，含有组织蛋白酶和明胶酶，后者可消化基底膜，使胶原变性。三级颗粒在中性粒细胞趋化物质的作用下释放，是驱动细胞穿越基底膜和组织，从而进行迁徙的酶的来源。单核细胞和巨噬细胞中含有相同的颗粒。中性粒细胞的这些颗粒成分是其通过吞噬作用、氧自由基杀菌效应等不同机制杀灭入侵的病原微生物，清除损伤、变性组织细胞的结构基础。

通过细胞膜表面的Fc受体（FcR）、补体受体（CR），中性粒细胞与经过补体、免疫球蛋白调理作用的细菌吸附、内吞，形成吞噬体，经细胞内G蛋白、蛋白激酶、Ca^{2+}流等信号传递，引起溶酶体、特殊颗粒、嗜苯胺蓝颗粒等多种颗粒成分释放，释出的多种酶类直接杀伤细胞。

除了吞噬杀菌作用外，中性粒细胞的氧杀菌机制在其消灭外来致病物、清除损伤变性组织和细胞中同样起着关键作用。活化的中性粒细胞氧耗量明显增加，称之为呼吸暴发，低氧可阻断该反应，导致抗菌效应的减弱，该反应的关键为还原型辅酶Ⅱ（NADPIH）氧化酶，是一组可将胞浆内因子传导给细胞膜催化转移电子形成活性氧的酶复合物。O_2、H_2O_2、$HOCl$、OH等氧代谢产物通过脂质过氧化作用破坏DNA结构、氧化蛋白质中的巯基基团、降解细胞外基质成分，破坏细菌的关键蛋白质、脂质、血红素及核酸等成分，最终导致细胞死亡。

2）嗜酸性粒细胞（eosinophil）占白细胞总数的0~1%。细胞呈圆球形，直径10~15μm；核常为2叶。胞质内充满粗大的嗜酸性颗粒，染红色，其中含有酸性磷酸酶、芳基硫酸酯酶、过氧化物酶和组胺酶等。嗜酸粒细胞具有趋化性，以变形运动穿过毛细血管，进入结缔组织，吞噬抗原抗体复合物，释放组胺酶灭活组胺，从而减弱过敏反应。

(2) 中性粒细胞在创伤愈合过程中的作用：创伤愈合的炎症早期以中性粒细胞向受伤部位的快速聚集为特征，但不论是创面清创还是肉芽组织的形成，均不依赖于中性粒细胞。中性粒细胞在创伤愈合过程中的主要作用为抗感染，它不直接参与纤维增生和伤口愈合，在创面愈合的早期阶段，仅作为最早进入创面的炎症细胞，吞噬、溶解细胞，清除坏死组织，为组织修复、创面愈合奠定基础，同时分泌多种炎症介质和酶类，参与其他炎症细胞的活动及炎症反应的调控过程。

1）中性粒细胞渗出并向组织损伤部位聚集：白细胞的渗出过程是极其复杂的，须经历附壁、黏着、游出和趋化作用等阶段才能到达创伤局部。中性粒细胞在IPS、IL-1、IL-8、TNF、PF4、血小板活化因子（PAF）、缺氧、LTB4、创面坏死组织、激肽、纤溶、凝血系统等多因素、多机制的作用下被激活，细胞膜表面黏附分子表达增加。参与炎症反应时，血小板聚集和炎症细胞在创面募集的黏附分子主要有以下几个家族：①选择素。主要表达于内皮细胞、白细胞和血小板表面，影响白细胞在炎症部位内皮细胞上的局限化。②整合素。构成黏附分子的另一大类，可调节细胞与基质、细胞与细胞间的黏附，在白细胞局限化、向炎症部位迁徙以及淋巴细胞的归巢中发挥重要作用。③细胞间黏附分子。ICAM-1是另一类使白细胞在损伤部位局限化的黏附分子，表达于经细胞因子刺激的内皮细胞和白细胞表面，可与表达于中性粒细胞和巨噬细胞表面的CD11a/CD18和CD11b/CD18结合；ICAM-2表达于内皮细胞表面，与CD11a/CD18结合，在中性粒细胞于损伤部位的最初局限化中发挥重要作用。

内皮细胞也可被激活参与中性粒细胞-内皮细胞的黏附作用，但其反应的时间较晚。白介素1（IL-1）、肿瘤坏死因子（TNF）以及细菌的脂多糖（lipopoly saccharide，LPS）可诱导培养人的内皮细胞，增强对中性粒细胞的黏附性，但这是一个可逆的时间依赖过程，需要4~6小时达到最大反应，且需要mRNA转录和蛋白质合成。

黏附于内皮细胞表面的白细胞沿其表面缓慢移动，遇到内皮细胞连接处伸出并插入巨大伪足，整个白细胞胞体逐渐从内皮细胞之间挤出，到达内皮细胞和基底膜之间，在此停留片刻后，穿过基底膜到达血管外。一个白细胞通常需2~12分钟才能完全通过血管壁。白细胞是以阿米巴样运动方式主动游出的，白细胞游出之后，血管内皮细胞的连接结构恢复正常。

中性粒细胞通过内皮细胞层后，必须穿过基底膜和间质结缔组织才能到达组织损伤部位，这个过程可分为三步：①中性粒细胞附着于基底膜，可能由特异的糖蛋白（如层粘连蛋白）通过其在中性粒细胞质膜上的受体介导；②中性粒细胞分泌水解酶，降解局部基底膜和细胞间基质成分；③中性粒细胞穿过细胞间基质向前移动。

2）中性粒细胞在组织损伤部位的吞噬和杀菌作用：中性粒细胞在IgG和C3b等活性物质的调节作用下伸出伪足，将细菌包围、吞入，形成吞噬体，进而与吞噬细胞胞质中的溶酶体结合，形成吞噬溶酶体，细菌在溶酶体内被杀伤、降解。

吞噬细胞摄入异物的过程需要消耗能量，故随形态变化引起氧耗量激增，分布于吞噬细胞膜外表面的还原型辅酶Ⅰ（NADH）氧化酶和还原型辅酶Ⅱ（NADPH）氧化酶在吞噬过程中被快速激活，使O_2还原为超氧阴离子；大多数超氧阴离子通过自发性歧化作用转变为H_2O_2，由此形成的

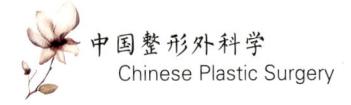

O^{2-}和H_2O_2就在吞噬溶酶体内有效地杀灭细菌。

吞噬细胞杀伤和降解被吞噬的细菌主要通过溶酶体酶及其代谢产物两条途径，溶酶体酶包括溶菌酶、富含精氨酸的阳离子蛋白质、乳铁蛋白、酸性水解酶和髓过氧化物酶；吞噬细胞的代谢产物主要包括氧代谢活性产物和酸性代谢产物，其中髓过氧化酶（myeloperoxidase，MPO）与过氧化氢和卤化物构成中性粒细胞中有效的杀菌系统。

3）中性粒细胞与组织损伤：中性粒细胞在激活后发挥杀菌作用的同时，也对周围组织造成损伤。虽然中性粒细胞在创伤修复过程中不起重要作用，但若伤口出现细菌感染，细菌中的某些成分（如革兰阴性菌的胞壁成分——脂多糖）可大大增强机体的防御反应，特别是增强中性粒细胞对其他炎症介质的反应，从而引起一系列病理变化。例如脂多糖增强中性粒细胞黏附于内皮细胞的作用，并诱导中性粒细胞对炎症介质的反应更加剧烈，引起更多的氧自由基、中性蛋白酶和脂类介质的释放，可大大加剧组织损伤。

中性粒细胞释放的氧自由基对内皮细胞、成纤维细胞和表皮细胞均有毒性，脂肪酸的氧化作用也可形成毒性代谢产物。氧自由基除直接损伤细胞外，还可灭活或氧化循环中的抗蛋白酶，使蛋白水解酶无限制地发挥作用；过氧化氢离子还可产生趋化因子，而过氧化氢可改变基底膜和结缔组织，使蛋白水解酶更易发挥降解作用。若伤口存在细菌，尤其是革兰阴性菌感染，将会大大增加这些毒性产物的释放。

中性粒细胞颗粒内的弹力蛋白酶是一个丝氨酸蛋白酶，分子量为35000，能降解大量的底物，包括弹力蛋白、Ⅳ型胶原、纤维连接蛋白、纤维蛋白原、蛋白多糖和免疫球蛋白，但它最主要的作用是降解补体C3和C5以产生活性片段。组织蛋白酶G（cathepsin G）的分子量为27000，等电点为pH11，能降解纤维蛋白酶原、蛋白多糖、血红蛋白、补体、免疫球蛋白和酪蛋白，还可发挥某些细胞内的功能，包括激活一些潜在的酶（如胶原酶和明胶酶）。弹力蛋白酶和组织蛋白酶的共同作用可更有效地降低基质。除此之外，中性粒细胞中还含有大量胶原酶和明胶酶，胶原酶可降解Ⅰ、Ⅱ、Ⅲ型胶原，而明胶酶只能降解Ⅳ型胶原和变性的胶原。胶原酶可能在中性粒细胞的迁移过程中发挥重要作用。体外实验还证明，中性粒细胞释放蛋白酶可直接损伤细胞。

中性粒细胞在由凝血和补体激活等过程中产生的多种介质的作用下经附壁、黏着、渗出血管后游向组织损伤区，血流动力学改变和创伤部位的急性炎症反应促进了这一过程。在伤口无明显感染的情况下，中性粒细胞对创伤修复过程无影响，它在创伤愈合过程中的作用还有待于深入研究。

2. 巨噬细胞

（1）巨噬细胞的产生、迁移、分化与成熟：巨噬细胞又称组织细胞，是由血液中的单核细胞穿出血管后分化而成的。单核细胞进入结缔组织后体积增大，内质网和线粒体增生，溶酶体增多，吞噬功能增强。巨噬细胞的寿命根据所在的组织器官而异，一般可成活数月或更长。

单核细胞向巨噬细胞分化的过程中还伴随某些表型的改变，包括：①细胞表面受体，如补体iC3b和转铁蛋白受体表达增加；②细胞内酶，如α-氨基己糖苷酶、肌酸激酶、组织谷氨酰胺转移酶和环磷酸腺苷依赖的蛋白激酶表达增强；③分泌过氧化氢和超氧离子的能力降低。此过程还明显受IFN-γ和激素的负调节。

（2）巨噬细胞的形态：巨噬细胞分布广泛，在疏松结缔组织内数量较多。巨噬细胞形态多样，并根据其功能状态而变化，一般为圆形或椭圆形，并有短小突起，功能活跃者常伸出较长伪足而呈不规则形。胞核较小，呈圆形或椭圆形，着色较深。扫描电镜下，细胞表面有许多微皱褶和突起，呈彩球状。透射电镜下，胞质内含有大量初级溶酶体、次级溶酶体、吞噬小泡和吞噬小体，还有较发达的高尔基复合体、少量的线粒体和粗面内质网等。巨噬细胞在体外培养时可附着在玻璃和塑料表面，其胞质非特异性脂酶阳性，常以此收集和鉴别巨噬细胞。

（3）巨噬细胞的活化：在正常组织中，巨噬细胞处于静息或未活化状态，但能对外界的免疫炎症刺激快速作出反应甚至活化。巨噬细胞活化是其发挥强大生理功能的状态，目前根据其活化状态，主要可分为M1型巨噬细胞（即经典活化的巨噬细胞）和M2型巨噬细胞（即替代性活化的巨噬细胞）两种。M1型巨噬细胞的主要特点是促进炎症。IFN-γ和TNF-α可诱导M1型巨噬细胞的活化，能触发呼吸暴发，释放活性氧（reactive oxygen species，ROS），分泌TNF-α和IL-12，诱导诱生型一氧化氮合成酶（inducible nitric oxide synthetase，iNOS），上调所有MHC Ⅱ 和程序性死亡配体1（programmed death ligand 1，PD-L1）分子表达。M1型巨噬细胞被认为在吞噬病原微生物和促发细胞性免疫反应中起关键作用。M2型巨噬细胞的活化模式与M1型巨噬细胞相对应，主要表现为抗炎症。M2型巨噬细胞的活化能被IL-4和IL-13诱导，上调限定的部分MHC Ⅱ 和PD-L2分子，分泌较少的IL-12和NO，吞噬病原微生物的能力减弱，在组织修复及针对寄生虫的体液细胞免疫过程中发挥作用。

（4）巨噬细胞在创伤愈合中的作用：巨噬细胞通过变形运动吞噬和清除异物及衰老伤亡的细胞；通过分泌多种生物活性物质刺激组织血管生成，调节结缔组织基质的合成与降解。此外，它还参与和调节免疫应答。因此，巨噬细胞在创伤愈合过程中具有重要作用，是创伤愈合的"指导者"和"管理者"。

1）巨噬细胞在炎症期清除坏死组织过程中的作用：在损伤修复开始之前，必须首先清除损伤部位的坏死组织、细胞碎片和细菌裂解物等，巨噬细胞在清除坏死组织过程中起着关键性作用，其降解结缔组织基质的过程分为细胞外降解和细胞内降解两种方式。

细胞外降解，指巨噬细胞分泌或诱导产生一些酶类物质并释放至胞外，参与结缔组织的降解过程，这些酶类物质包括弹性蛋白酶、胶原酶和纤溶酶原激活剂。弹性蛋白酶可降解基质内的弹性蛋白和糖蛋白组分；高度纯化的成纤维细胞胶原酶对基质内的胶原成分具有特异活性；纤溶酶原激活剂本身的蛋白水解活性很低，但在纤溶酶原存在时，会形成具有强大蛋白水解能力的纤维蛋白溶酶，能降解50%～70%的糖蛋白组分，但对胶原蛋白和弹性蛋白无作用。超微和生化观察发现，巨噬细胞降解结缔组织基质的作用发生于细胞最近处，有时可延伸至几毫米远。

细胞外降解之后进行细胞内降解过程，即巨噬细胞吞噬细胞外降解产生的小片段基质成分、细胞碎片和细菌裂解物等，然后被溶酶体降解。巨噬细胞有活跃的非特异性吞噬和免疫吞噬功能，这种功能是基于细胞具有趋化、移动、接触、包围、吞入及胞内消化等一系列能力。所谓"趋化性"，是指巨噬细胞受到某些化学物质（如细菌的产物、炎症组织的变性蛋白等总称趋化因子）的吸引而向该处定向运动。巨噬细胞的变形运动是借助于胞质的溶胶和凝胶状态的交替转变，以及微丝、微管的作用形成伪足来实现的。巨噬细胞接触到细菌、异物、衰老伤亡的细胞时，即伸出伪足，将其黏附和包围，进而吞入胞质，形成吞噬小体和吞饮泡。吞噬小体与初级溶酶体接触、融合，成为次级溶酶体，溶酶体酶消化分解异物，残留的异物则形成残余体。此外，巨噬细胞表面有多种受体（如抗体Fc段的受体、C3补体的受体等），当有抗体、补体和免疫反应存在时，吞噬细胞的吞噬作用显著增强，称为免疫吞噬功能。有多种溶酶体酶参与此过程，其中对组织蛋白酶B和组织蛋白酶N的研究较为清楚，两者均为硫依赖蛋白酶，最适pH为3.5，均在胶原无螺旋结构的N端肽区切割，随后被溶酶体的内肽或外肽酶所降解。巨噬细胞不表达髓过氧化物酶，但它通过产生NO继续杀灭创面细菌，激活巨噬细胞的一氧化氮合成酶（iNOS）产生NO，通过TNF-α、IL-1与过氧化物氧自由基相互作用，产生毒性更强的过氧化亚硝酸盐和羟基；激活的巨噬细胞合成和释放多种活性因子（如IL-1、淋巴细胞活化因子等），发挥其细胞毒性作用，杀伤靶细胞。

2）巨噬细胞在肉芽组织增生期中的作用：巨噬细胞与创伤愈合过程中肉芽组织增生期的细胞增殖有密切关系，其可产生作用于成纤维细胞和其他间质细胞的生长因子，也可产生与血管生成有关的因子，从而参与血管生成。

已有证据证明，巨噬细胞在成纤维细胞、平滑肌细胞、其他间质细胞和内皮细胞的增生过程中起一定作用。动物体内实验证明，应用氢化可的松和抗巨噬细胞血清处理以去除血循环中的单核细胞和组织内的巨噬细胞后，成纤维细胞增生和结缔组织生成均受到抑制，随后证实巨噬细胞可活跃分泌诱导静止期成纤维细胞增生的因子，这些因子统称为巨噬细胞源性生长因子（macrophage-derived growth factor，MDGF）。MDGF不留在细胞内，而是合成后直接分泌至细胞外。某些物质，如细菌内毒素ConA、纤维连接蛋白和磷酸二酯酶刺激巨噬细胞后，其分泌MDGF的水平可明显提高。MDGF的确切本质并不清楚，但它肯定代表多种生长因子，包括PDGF、白介素1和成纤维细胞生长因子（FGF）等，其活性主要由PDGF产生，某些活性源于FGF（主要为aFGF）。FGF除能趋化并刺激成纤维细胞等间质细胞增生外，还可趋化内皮细胞并刺激其增殖，所以它具有较强的促进血管生成作用。

巨噬细胞在创伤愈合中可产生多种血管生成因子（如FGF等），这些因子能促使新生毛细血管向创伤区域内无血管、由胶原和成纤维细胞构成的网中生长。新生毛细血管的生长是血管生成因子诱导内皮细胞直接迁移或者刺激与新生血管形成有关的内皮细胞、平滑肌细胞和其他间质细胞增生的结果。目前初步认为，巨噬细胞参与毛细血管形成与以下三种机制有关：①活化的巨噬细胞可直接分泌诱导新生血管生长的细胞因子。巨噬细胞可被低氧或高浓度乳酸激活，也可被内皮细胞产生的细胞因子激活。②巨噬细胞可产生能降解连接组织基质的因子，这对毛细血管内皮细胞有关键作用。巨噬细胞可产生金属蛋白酶（如胶原酶）和丝氨酸蛋白酶，如组织型和尿激酶型纤溶酶原激活物（t-PA、u-PA），这些酶可以降解细胞外基质（ECM），调整机械结构，并释放与ECM结合的生长因子。③巨噬细胞可分泌某些因子刺激其他细胞（如毛细血管内皮细胞、成纤维细胞和角质形成细胞）分泌高水平的促血管生成因子。

3）巨噬细胞在组织改建中的作用：伤口愈合通过再生上皮覆盖或瘢痕形成后组织修复并未完成，仍需进行局部组织的改构和重建，以期达到结构和功能尽可能地恢复，主要是肉芽组织向正常结缔组织的转变。在此过程中，巨噬细胞可通过调节结缔组织基质的合成与降解，使胶原反复溶解、沉积和更新，达到组织改建的目的。

4）巨噬细胞可调节结缔组织基质的合成：已有证据证明，巨噬细胞可通过控制其他细胞合成结缔组织基质蛋白而调节创伤愈合的组织重建期。Ross等曾观察到豚鼠经氢化可的松和抗巨噬细胞血清处理后，伤口纤维化明显延迟。Hunt等实验显示，在体内角膜测试实验中，伤口内巨噬细胞也分泌能提高胶原合成的因子，并且在这些细胞被注入鼠角膜前先与高浓度内毒素共孵30分钟，结果对胶原合成作用加倍。巨噬细胞可调节成纤维细胞分泌胶原酶。巨噬细胞通过分泌的生长因子PDGF、IGF-1、bFGF引起纤维增生；分泌合成酶类，如弹性蛋白酶、纤溶酶原激活剂和胶原酶等降解基质，调节基质形成。

5）巨噬细胞可参与和调节免疫应答。巨噬细胞主要从两方面参与免疫应答：一是捕捉、加工处理和传递抗原，进而触发机体的免疫应答，如果没有巨噬细胞加工和传递抗原，就很难发生免疫应答；二是巨噬细胞及其所合成和释放的多种活性因子（如白介素1、淋巴细胞活化因子等）能作用于免疫活性细胞，调节免疫应答，或共同杀伤靶细胞（如肿瘤细胞），淋巴细胞产生的巨噬细胞趋化因子还能增强巨噬细胞的功能。

3. 淋巴细胞 淋巴细胞亚群及其分泌的细胞因子在创伤愈合的各个阶段均起着不可忽视的作用，这不仅表现在淋巴细胞直接参与创伤后的免疫抑制，更重要的是其分泌的细胞因子在整个创伤愈合过程中起着举足轻重的作用。

（1）淋巴细胞及其亚群：严重创伤可引起机体的非特异性和特异性免疫功能障碍，在特异性免疫中又以细胞免疫功能受损最突出。淋巴细胞数量和功能的改变可导致巨噬细胞趋化性、吞噬功能、杀菌活性及廓清能力明显下降，成为创伤后发生感染的重要原因。目前已经证实，淋巴细胞参与创伤早期阶段的炎症反应。炎症是机体组织对有害刺激物所引起的损伤反应，在本质上属于防御性反应，如消灭入侵的有害微生物、中和毒素、清除被破坏的组织、促进组织修复和痊愈等，但也会带来不利影响。同时，创伤的致伤因素也是致炎因素，坏死组织本身也可引发炎症反应。炎症细胞一般以中性粒细胞为主，但在某些严重损伤、放射复合创伤以及脓肿等情况下，创面局部却极少有中性粒细胞，取而代之的是单核样细胞或淋巴细胞，有时甚至形成淋巴细胞隔离带，这可能是在中性粒细胞减少或功能降低情况下的一种代偿现象。

多数资料报道，T淋巴细胞在创伤愈合过程中具有重要的双重调节作用：早期能刺激巨噬细胞、内皮细胞和成纤维细胞增生，晚期的负调节作用可能对创伤修复的有序完成起着重要作用。在创伤早期，当巨噬细胞迁移到创伤部位以后，辅助性T细胞（T helper cell，Th）减少，抑制性T细胞（T suppressor cell，Ts）增加，因而与外周血和脾脏相比，创伤部位的Th/Ts比值明显降低。T淋巴细胞的下降能明显影响伤口的愈合程度和创伤部位胶原的合成，这种影响表现在创伤过程的所有阶段。Efron用抗T淋巴细胞抗体给Balb/c小鼠注射，观察T淋巴细胞对创伤愈合的影响，发现T细胞缺乏能明显延缓创伤愈合的过程。而Barbul则认为，T抑制细胞亚类对创伤愈合是一个负调节过程，即T抑制细胞增加对创伤愈合有抑制作用，包括抑制伤口愈合的程度和减少肉芽肿期羟脯氨酸的含量。研究证实，使用增强T淋巴细胞功能的药物（如生长激素、维生素A、精氨酸等）可使创面的抗张强度和胶原沉积增加，使用抑制淋巴细胞功能的药物（如类固醇、枸橼醛、环孢素A等）则可明显抑制创面愈合过程。通过胸腺切除术阻止Ts成熟可使创面愈合加快，胸腺切除鼠腹腔内移植同种胸腺则抑制此作用；应用纯化的胸腺激素血清胸腺因子、促胸腺生成素和胸腺素V则抑制创面愈合过程，使创面抗张强度减弱，胶原沉积减少。以上事实提示，胸腺可能通过增加TH的活性负性调控正常创面的愈合。

γδT细胞是Brenner等在1986年发现的一个重要T淋巴细胞亚型，主要分布于上皮组织（如皮肤、肠道、肺等）内的主要淋巴细胞，其主要作用是保持组织的完整性，防止病原侵入并调节炎症反应。皮肤中表达γδ受体的T细胞叫树突状表皮T细胞（dendritic epidermal T cells，DETCs），因其树突状结构能够同时与周围多个细胞发生紧密联系和相互作用，分泌的因子又可通过其受体维持角质形成细胞活性，并识别由损伤的角质形成细胞产生的配体。DETCs可产生趋化因子、细胞因子和生长因子，这些因子在通过自分泌和旁分泌作用导致损伤部位修复细胞迁移、增殖和分化，在创伤修复中发挥关键作用。

关于B淋巴细胞在创伤愈合过程中的报道较少，一些学者报道其总含量未见明显变化，另一些资料则表明B淋巴细胞数减少。有学者指出，在创伤感染发生初期，B淋巴细胞以及对特定微生物抗原发生反应的淋巴细胞起着重要作用，淋巴细胞亚类的变化规律及调控也为人们所关注。在人骶尾窦切除创面的愈合过程中，发现B淋巴细胞大量集中于创面边缘，占淋巴细胞总数的比例从伤后即刻的3.7%上升至伤后4天的27%，提示B淋巴细胞可能在创面愈合中发挥一定的作用，其作用机制尚未明确。

还有学者指出，创伤初期，活性淋巴细胞含量下降是预后不良的标志。创伤后淋巴细胞激活，即T辅助细胞增多和T抑制细胞减少，对创伤预后的判断具有特殊的参考价值。在治疗过程中，活性T细胞和B淋巴细胞以及有微生物抗原受体的淋巴细胞增多也具有重要意义，T抑制细胞增多则有不利的影响。此外，T抑制细胞过多能导致免疫缺陷。以上资料表明，研究T淋巴细胞和B淋巴细胞亚群在创伤过程中的改变对于创伤的诊断、预后和治疗均具有重要意义，当这些过程不足或者倒转时需要及时采取适当的措施予以纠正。

（2）淋巴细胞在创伤愈合中的作用：淋巴细胞除参与炎症过程的免疫反应外，还分泌多种体液和细胞介质，直接或间接、单独或协同作用于炎症细胞和修复细胞，如诱导炎症细胞浸润，促进修复细胞增殖分化，刺激肉芽组织增生，进而影响创伤愈合和组织重建。从产生的生物学效应来看，其作用可分为趋化作用、合成分泌作用和增殖分化作用三类。

1）淋巴细胞分泌的可溶性免疫介质对巨噬细胞的趋化作用：抗原进入组织时的免疫反应（如创伤感染时的免疫反应）是从白细胞向炎症病灶游走开始的，这一过程称为趋化性。淋巴细胞分泌的可溶性免疫介质对巨噬细胞显示出不同的作用，如巨噬细胞趋化因子（MCF）引导巨噬细胞移向炎症部位，巨噬细胞移动抑制因子（MIF）能使巨噬细胞固定在炎症病灶内，而巨噬细胞活化因子（MAF）能将固定在炎症病灶内的巨噬细胞激活并增强其吞噬作用。淋巴细胞分泌的一些其他因子也能加强多形核白细胞、单核细胞的吞噬活性，在有调理素和免疫球蛋白的条件下，这些因子对吞噬细胞的激活作用更为明显。在创伤早期，巨噬细胞吞噬清理坏死组织，为创伤修复的第二阶段做准备。

2）淋巴细胞分泌的细胞因子在创伤愈合中的调控作用：淋巴细胞分泌的细胞因子主要有白介素、粒/巨噬细胞集落刺激因子、转化生长因子β、肿瘤坏死因子α等。

A. 白介素（IL）：白介素是由T淋巴细胞、B淋巴细胞等免疫活性细胞分泌的具有多种生物学功能的免疫活性蛋白，在创伤反应的各个阶段都具有重要作用，其在创伤后的变化以及创伤后免疫抑制中的作用也受到关注。

IL-1主要由单核-巨噬细胞及T淋巴细胞、B淋巴细胞产生，也可由自然杀伤细胞、肥大细胞等产生。IL-1能调节多种免疫活性细胞，参与造血、神经内分泌及抗肿瘤等多种生理过程中，并与炎症和某些疾病的病理变化有关。IL-1可直接激活B细胞，并诱导其活化、生长、分化及合成免疫球蛋白。外来因子对IL-1产生的刺激作用能够通过IL-1的直接作用和细胞因子的级联激活作用而导致T细胞、B细胞及NK细胞的活化。IL-1单独或与其他细胞因子合用，可刺激成纤维细胞增殖和结缔组织生长，从而参与创伤愈合及纤维化过程，在创伤的肉芽组织生成和组织重建过程中发挥重要作用。研究表明，创伤后机体巨噬细胞、单核细胞或胸腺细胞在体外刺激产生的IL-1多以降低为主，而血清及其他体液中的IL-1含量通常会升高。进一步研究证实，创伤后体液中的IL-1可能以低免疫活性和无免疫活性的IL-1β为主，而此时免疫细胞受刺激后仅能产生低水平的IL-1α，严重创伤患者血清中的IL-1α几乎检测不出。已经知道，巨噬细胞抗原提呈及活化T细胞产生免疫应答主要是通过IL-1α介导的，因而IL-1α降低无疑是创伤后免疫抑制的重要原因之一。

IL-2是由T淋巴细胞分泌并在机体免疫应答中起关键作用的细胞因子，其主要功能是促进T淋巴细胞增殖。创伤后IL-2合成水平明显下降，使T淋巴细胞增殖受抑，从而导致机体免疫力下降，甚至诱发感染。有学者认为，导致T淋巴细胞分泌IL-2功能下降的原因并非细胞本身的分泌功能受损，而是第二信使传导受阻，因而淋巴细胞Ca^{2+}及蛋白激酶的改变可能是其分泌IL-2功能下降的原因。此外，创伤后淋巴细胞膜上表达的IL-2受体数量明显下降，已证实IL-2的产生及其与IL-2受体的结合是免疫反应中的关键步骤，因而淋巴细胞膜IL-2受体数量下降无疑会降低机体的免疫功能，从而影响创伤的愈合过程。

IL-3是由激活的T细胞释放的作用于早期造血阶段并具有广谱活性的多系造血细胞刺激因子，其作用包括：①促进骨髓多能干细胞和各系祖细胞的分化增殖；②刺激嗜碱性粒细胞释放组胺颗粒；③激活嗜酸性粒细胞的吞噬功能；④促进外周血的T细胞增殖；⑤刺激正常的B细胞，并促进由IL-2激活的B细胞分泌免疫球蛋白；⑥在转录水平上促进TNF基因的表达，使TNF合成增加；⑦促进肥大细胞的增殖分化，从而间接参与创伤愈合过程。

IL-4由激活的T细胞和肥大细胞产生，可作用于T淋巴细胞、B淋巴细胞、胸腺细胞、造血细胞和成纤维细胞等，是一种具有多种功能的细胞因子。鼠IL-4或IL-4和IL-3合用均可促进肥大细胞释放组胺。IL-4也具有激活巨噬细胞的能力，还可增强补体和IgG介导的小鼠腹腔巨噬细胞吞噬颗粒的能力。IL-4的另一作用是诱导细胞融合，进而形成多核细胞。这些结果提示，IL-4可能在肉芽肿的生成中起一定作用。此外，IL-4还可调节由其他细胞因子（如TNF-α、IL-1等）诱导的人成纤维细胞产生C3和B因子，增加内皮细胞对T细胞的吸附，并调节已被IL-1、TNF、IFN-γ激活的内皮细胞抗原的表达，在创伤愈合早期参与改变炎症反应的性质。

IL-6主要由T细胞、B细胞单核-巨噬细胞和成纤维细胞等产生，它的主要功能有：①诱导B淋巴细胞增殖分化，产生IgE；②诱导T细胞合成IL-2及表达IL-2受体；③刺激T细胞生长等。

创伤后无论在血中还是在创面局部均可见IL-6含量增多，并与患者的死亡率密切相关，因而动态观察创伤患者血清中IL-6的变化对预后判断具有重要意义。

IL-8是由激活的单核-巨噬细胞、成纤维细胞、淋巴细胞等产生，通过对中性粒细胞、T细胞等的趋化作用以及对中性粒细胞的活化作用而参与免疫调节和炎症过程，在几乎所有的以中性粒细胞浸润为特征的炎症性疾病中发挥作用。有资料表明，多发伤和创伤感染患者，其外周血中单核细胞体外产生IL-8的水平明显低于正常人，但在血浆中的IL-8水平显著升高，而且在病程后期往往发展成ARDS或是MOF。此外，在烧伤患者的血浆、肺和创面皮肤组织中均发现IL-8蛋白的表达升高，且往往伴有肺功能损害。

B. 粒/巨噬细胞集落刺激因子（GM-CSF）：白介素激活的T细胞、B细胞、巨噬细胞和肥大细胞均可产生GM-CSF。GM-CSF能增强中性粒细胞的脱颗粒、增强氧化代谢和吞噬杀伤等功能，并能促进嗜碱性粒细胞释放组胺和巨噬细胞表达细胞因子，从而间接参与创伤的愈合过程。

C. 转化生长因子β（TGF-β）：TGF-β由巨噬细胞、T细胞等产生，影响创伤愈合过程的所有阶段，包括炎症反应及基质的积聚。在成人创伤中，巨噬细胞是产生TGF-β的关键性炎症细胞。TGF-β能通过刺激成纤维细胞纤维化，如刺激由成纤维细胞产生的胶原及其他基质成分的沉积，抑制胶原酶，阻断血纤维蛋白溶酶原抑制物，促进血管生成和成纤维细胞、单核细胞、巨噬细胞的趋化。还发现在肝硬化、肺间质纤维化、肾小球肾炎及硬皮病患者中，TGF-β含量显著增加；在成人及胎儿创伤中，应用外源性TGF-β均能促使瘢痕组织形成。研究显示，局部应用TGF-β能增加创伤愈合和愈合伤口的张力。分子生物学研究也证实，当TGF-β存在时，其伤面区域Ⅰ型和Ⅲ型胶原的mRNA水平明显增加，显示TGF-β在创伤愈合过程中具有重要作用。

D. 肿瘤坏死因子α（TNF-α）：TNF-α是由巨噬细胞、淋巴细胞产生的具有多种生物学效应的细胞因子，在创伤并发感染或濒临死亡患者的血浆中其含量显著升高。由于TNF-α可刺激产生一系列具有免疫抑制活性的花生四烯酸类代谢物，而这种刺激作用在创伤时尤为明显，因而加重了已有的免疫抑制。当机体感染后，血液中的内毒素可促进TNF-α的合成与分泌，这可能是导致血浆TNF-α水平增高的原因。而抗内毒素单抗和抗TNF单抗的应用，能在很大程度上降低创伤患者的感染率。

（3）淋巴细胞与创伤后免疫抑制：在创伤治疗后期，因感染直接或间接导致死亡的患者占此期死亡率的70%～80%。人们在20世纪70年代就注意到，创伤后机体免疫反应的受抑现象包括白细胞的趋化能力减弱、吞噬杀菌能力降低、呼吸暴发功能下降、单核-巨噬细胞功能减退、B淋巴细胞合成抗体水平和T淋巴细胞刺激转化受抑等。20世纪80年代后人们认识到，创伤后免疫功能抑制是导致感染的主要原因。

已经证实，在正常情况下，细菌进入机体后，首先由中性粒细胞迅速进行趋化游走、吞噬细菌，产生大量超氧离子（呼吸暴发），同时细胞内酶活性增强，进而杀灭细菌。严重创伤后，粒细胞趋化、调理、吞噬及呼吸暴发功能受抑制。研究证明，外周血多形核白细胞的趋化、吞噬和呼吸暴发等作用是因免疫球蛋白IgA重链及补体因子与其表面受体的结合而得以调理增强的。重要的调理受体包括FCRⅠ、FCRⅡ和FCRⅢ。严重烧伤后，有58%的患者出现FCRⅢ表达受抑，因而IgA对白细胞的调理作用也明显受到影响；同时有30%的CR3表达也受抑，使补体C3b的调理作用也相应下降，从而使患者外周血白细胞的趋化性和杀菌能力显著降低，创伤后粒细胞参与黏附、趋化和杀菌作用的膜表面β-2整合素的表达也明显下降。此外，创伤后24小时内，C3、C4、C5和C1活化物的抑制因子，H因子和I因子均显著下降。如烧伤感染患者血清C3水平低下，巨噬细胞调理吞噬作用也随之降低。此外，烧伤后血清中C3含量下降，而C3a、C5a含量则明显增高，这可能是C3b在血清及肺灌洗液中含量大大增加引起的，这些患者后期往往会发展成急性呼吸窘迫综合征（ARDS）。

关于创伤后免疫抑制的机制还有待于深入研究。多数学者认为，创伤后机体处于应激状态，各种应激激素均可抑制免疫反应。已经证实,创伤后合成分泌增加的前列腺素E2(prostaglandin E2,PGE2)是一种作用较强的免疫抑制物。机体遭受严重创伤后,无论是在血液中还是在创面局部组织中,均可检测到高水平的PGE2。已经知道,淋巴细胞本身并不分泌PGE2,但其细胞膜上的PGE2受体能与PGE2结合,通过一系列信号传递途径抑制淋巴细胞的功能。有资料表明,PGE2在生理浓度下即可使B淋巴细胞产生抗体的水平下降,并能抑制T淋巴细胞的体外刺激转化及克隆增殖反应,还能抑制T细胞玫瑰花结的形成和多种淋巴因子的产生。另外,PGE2对杀伤细胞的活化也有抑制作用,还能刺激Ts细胞增殖,降低IL-2的合成。此外,一些研究者还发现,创伤后巨噬细胞亚群的比例改变、抑制性巨噬细胞数量与活性增加可能是导致PGE2水平增高的重要原因,他们认为,创伤后抑制性免疫细胞(如抑制性巨噬细胞和抑制性T淋巴细胞)数量及活性增加可能是创伤后机体免疫功能受抑的原因之一。

综上所述,淋巴细胞及其亚群以及它们所分泌的细胞因子不仅直接参与创伤后的免疫反应,而且在创伤愈合的各个阶段均起着不可忽视的作用,因而深入研究淋巴细胞及其亚群所分泌的多种细胞因子和创伤愈合的关系,不仅有助于阐明伤口愈合的复杂机制,而且可能为临床提供一些能促进损伤组织修复的新方法和药物。现有资料表明,在严重战创伤时合理使用(单独或联用)外源性生长因子确实能加速伤口愈合,达到组织结构和功能上的较快恢复。

4. 肥大细胞　肥大细胞(mast cell,MC)在种族遗传上是古老的细胞,广泛分布于哺乳动物的各个器官中,但主要分布于机体与环境的交界处。肥大细胞的总体积大约与脾脏的体积相当。MC起源于骨髓中的$CD34^+$干细胞,以单核细胞的前体细胞释放入血,只有当它们到达周围组织,特别是皮肤、胃肠道和呼吸道时,在微环境的影响下才能最终成熟,产生其特征性的胞浆颗粒。在体内,MC的生命期可长达数年,它们在组织中脱颗粒后仍能增殖,并能在适当的环境中再次形成颗粒,恢复其原有的形态,这被认为是MC不同于嗜碱性粒细胞和其他白细胞的一个分化特点。MC在Ⅰ型超敏宿主抗寄生虫、细菌甚至病毒中也起重要作用,MC通过释放各种前炎症和免疫调节分子,表达广谱的细胞因子和趋化因子的表面受体,在先天性或获得性免疫反应中起促进宿主防御功能的作用。越来越多的证据表明,MC也执行明显的非免疫学功能,在组织改建、内环境稳定、纤维化和血管生成过程中发挥作用,在机体创伤愈合过程中也有重要作用。

(1) MC与出血、凝血:创伤时凝血因子Ⅻ不仅启动凝血过程,也启动补体级联反应,产生过敏毒素C3a和C5a,后者刺激MC向伤口迁移,合成并分泌活性介质。也就是说,在凝血早期,MC的产物已经在受伤组织中发挥作用。MC通过以下两种方式影响纤维蛋白凝血块形成:①活化的MC脱颗粒,释放类胰蛋白酶(MCT)和肝素,抑制血栓素诱导的纤维蛋白原凝血活性。MCT能降解纤维蛋白原α和β链,从而抑制纤维蛋白原的凝血活性。②MC通过分泌TNF-α明显加强真皮的树突状细胞表达凝血因子Ⅷa。凝血因子Ⅷa也被称为纤维蛋白稳定因子或血浆谷氨酰胺转移酶,能稳定纤维蛋白原纤维间的共价键的结合,从而形成纤维蛋白凝块,有利于止血,同时纤维蛋白凝块为炎症细胞浸润到创伤组织提供了暂时性的基质。

(2) MC与炎症反应:MC在创伤愈合过程中经依赖IgE或不依赖IgE途径被激活后释放大量促炎因子、免疫调节因子和组织调节介质,并在损伤部位积聚,提示其在创伤愈合中具有重要作用。研究证实,MC具有吸引中性粒细胞到损伤部位的能力,但对巨噬细胞和T细胞的趋化无明显影响。MCT还具有增加血管通透性、诱导炎症细胞浸润功能,实验证明,在创伤愈合中仅需要短暂的MC激活。MC活化失控也能造成其他机体损伤,如烧伤可刺激MC脱颗粒并释放血管活性物质,参与出血性休克和烧伤后的炎症反应,导致多器官衰竭;组胺的分泌提高了黄嘌呤氧化酶的活性,并使反应氧(ROS)产生增加。炎症介质和信号分子(如ROS)可进一步活化MC,形成级联反应,不断扩大炎症反应,促进多器官衰竭。而注射超氧化物歧化酶(SOD)可明显减少MC脱颗粒,抑制活性组胺和MCT的释放,伤后3小时,SOD除掉ROS后,组胺和MCT也降至基线水平。

(3) MC与肉芽组织形成：从形态学上可以将创伤愈合的动态过程清楚地划分为三个主要阶段：①坏死组织溶解和经过炎症清除伤口的坏死物；②结缔组织增生，肉芽组织长满伤口；③肉芽组织纤维化，瘢痕形成及上皮形成。而肥大细胞在上述三个阶段，特别是在肉芽组织发生和成熟过程中起着重要作用。在创伤愈合过程中，创伤部位的肥大细胞含量发生变化，受伤后最初24小时，MC数量下降；受伤后3~5天，MC数量增多；受伤后8天，也就是肉芽组织生长期时，MC数量增至高峰。也有研究资料表明，在创伤后5~7天，MC数量最多。关于MC增多的意义，一般认为其胞浆内合成一系列生物活性物质，如肝素、5-羟色胺、组胺，这些生物活性物质积蓄在MC异染颗粒内，在MC脱颗粒时再分泌到周围环境内。很显然，MC具有局部分泌的功能，它们的分泌不导致细胞死亡，反而能刺激被破坏的细胞核和胞浆进行"改组"。伤后MC数量增加是由于MC及其前体募集增加和（或）成活增加所致，而不是由于局部MC增殖所致。MC的募集与单核细胞趋化蛋白1（MCP-1）的表达有关，但与其他趋化因子的表达无关。MC主要通过分泌MC源性前炎症介质和生长因子来影响创伤愈合过程，在皮肤伤口纤维化边缘，MC不仅数量显著增加，而且有60%~70%MC的IL-4呈强阳性表达，其他类型细胞多不表达IL-4，提示MC通过产生IL-4和刺激FB增殖来影响创伤愈合过程中细胞因子的网络而发挥其作用。Abe等的体外实验证实，MC的MCT可促进人真皮FB增生和Ⅰ型胶原合成，另外，MC自身在高浓度组胺刺激下也合成胶原，直接参与细胞外基质的形成。

(4) MC与血管形成：Walgenbach等用兔血管生成的特殊模型研究新血管生成，将血液循环良好的腹直肌转移到缺血肢体诱导新血管生成，证实MC的数量及其脱颗粒与邻近肌肉组织向创面液中释放bFGF和生长因子呈正相关。MC合成的MCT和胃促胰酶可降解细胞外基质和内皮细胞基底膜，也是新血管开始发芽的必备条件。在体外实验中，MC的MCT可诱导人真皮微血管内皮细胞的增生和管腔形成，因而被认为是一种血管生长因子。离体实验表明，MC分泌的肝素能特异性地刺激毛细血管的内皮细胞迁移，在血管生成过程中起重要作用；体内实验也证实，组胺能刺激血管内皮细胞增生。MC还产生其他丰富的血管生成因子，包括TNF-α、IL-8、bFGF和至少四种VEGF亚型（121、165、189、206），可使内皮细胞活化、增生并形成血管。总之，MC从多方面参与血管生成的调节过程。

(5) MC与纤维化、瘢痕改建和病理性瘢痕：MC调节创伤愈合过程的重要性已得到证实，其脱颗粒后生物学介质的过剩或不足可引起修复减弱，伴随大量的肉芽组织形成，如瘢痕疙瘩、增生性瘢痕、伤口闭合延迟和炎症阶段的慢性纤维化。MC与纤维化、瘢痕改建、细胞外基质的重建在各种炎症性疾患和正常生理过程中（如创伤愈合和血管生成）都是一个重要的方面，以前已经检出的各种金属蛋白酶（如明胶酶A和B）在上述情况下作为细胞外基质降解的关键因素。人MC的β-MCT是一种明胶酶，具有降解明胶的潜在特性，可降解基质。MCT部分降解变性Ⅰ型胶原，β-MCT紧密结合于明胶上，形成稳定的高分子复合物。MC在其分泌颗粒中储存预先形成的大量活性MCT，MCT能使细胞外基质的前胶原酶活化为胶原酶，裂解Ⅳ胶原、纤连素、弹性蛋白酶和蛋白多糖。体外实验表明，MCT是一种潜在的成纤维细胞有丝分裂原，可促进成纤维细胞合成和分泌胶原。MCT在创伤愈合瘢痕形成中的主要作用是促进合成和分泌胶原，降解基质。MC通过多种途径参与纤维化的病理过程，MC与FB的直接接触可以促进FB增殖，MC产生的活性介质也对纤维化起一定作用，如组胺、肝素、IL-1、IL-4和5-羟色胺均能不同程度地刺激成纤维细胞的生长、胶原的转录，使胶原合成增加，并能促进微血管内皮细胞分裂、迁移，导致微血管增生、胶原沉积，促进纤维化和瘢痕形成。

增生性瘢痕（hypertrophic scar，HS）在组织学上是以FB增多和胶原过量沉积为特征的病理性修复结局，其形成机制尚未阐明，有人认为与体质有关，也有人认为缺血、缺氧引起MC分泌生长因子，使肉芽组织增长过度是重要因素。有学者观察到MC的数量在HS中明显增加，认为MC在其中起一定作用。研究发现，HS增生期细胞外基质MCT表达量明显大于HS成熟期，表明

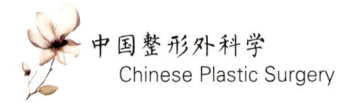

MC的MCT参与了HS的形成。当然，既有内因，也离不开外部因素，两者均密切相关。

（6）MC表达和合成的介质：一类是预先合成和储存的介质，包括IL-1β、IL-3、IL-4、IL-8、IL-10、TNF-α，SCF（干细胞因子受体的配体），嗜酸性粒细胞趋化因子，巨噬细胞集落刺激因子（M-CSF），GM-CSF，血管内皮生长因子（VEGF）121、165、189、206，MCT，胃促胰酶，组胺，肝素，氧化酶，羧肽酶，软骨素，趋化因子CC、CXC，芳基磺胺酶，葡萄糖醛酸酶等；另一类是受刺激后合成的介质，包括IL-6、IL-1、IL-13、TGF-β，白三烯（LT）B4、C4、E4，前列腺素（PG）D2、E2、F2，bFGF，PAF，PDGF，巨噬细胞炎症蛋白（MIP）1α、1β，单核细胞趋化蛋白1（MCP-1）。现仅就MC分泌的肝素、组胺、5-羟色胺、蛋白水解酶和氨基多糖等主要活性物质的功能叙述如下：

1）肝素：MC分泌的肝素是结缔组织的重要成分之一，对毛细血管内皮细胞行使化学动力学的作用。离体实验表明，它能特异性地刺激毛细血管内皮细胞的迁移，因而在血管生成过程中起着重要作用。肝素还能促进胶原纤维的成熟，当它与组胺共同作用时能促使瘢痕组织形成。另外，肝素还能直接刺激成纤维细胞生长增殖，且在一定范围内呈现出剂量效应关系。

2）组胺：组胺存在于所有动物组织内，MC是体内储存组胺的主要场所。在炎症和创伤过程中，组胺是初期病变的起始介质之一，在损伤时从组织的蛋白结合中被释放出来，特别是MC脱颗粒时被释放出来。组胺除了能增加中性粒细胞的游走和吞噬活性外，还能刺激成纤维细胞增殖和胶原合成。MC颗粒还能引起血管内皮细胞增生，并证实与刺激作用有关的可透析颗粒因子是组胺。

3）5-羟色胺：5-羟色胺广泛存在于哺乳动物组织内，特别是存在于小肠嗜铬细胞内。作为神经递质，5-羟色胺主要参与血压的调节、神经冲动的传递，还能刺激化学感受器，进而调节肠、支气管、子宫等的活动。近期研究发现，5-羟色胺对离体培养的成纤维细胞具有促增殖作用，这种作用有时甚至比组胺还强。

4）蛋白水解酶：MC分泌的蛋白酶也能激活胶原酶。研究表明，MC分泌的蛋白水解酶是参与纤维化的一个主要成分，并证实MC分泌的类胰蛋白酶是成纤维细胞的有丝分裂剂。

5）氨基多糖（蛋白多糖）：在创伤过程中，MC不仅限于刺激成纤维细胞生成胶原，它的另一作用是合成氨基多糖——结缔组织间质的重要成分。现已经证实，肉芽组织基质含有透明质酸、硫酸软骨素、氨基葡萄糖、氨基半乳糖等氨基多糖，这些氨基多糖是由成纤维细胞和肥大细胞合成并分泌的。在伤口愈合早期阶段，伤口内聚集有透明质酸型的硫酸化氨基多糖。研究证实，分布在细胞外间质胶原分子周围的氨基多糖能够调节纤维的形成，并限制胶原分子在细胞外间隙内迅速扩散，使它们在某些部位内保持高浓度，有助于胶原纤维的生长和形成。透明质酸和硫酸软骨素对创伤愈合具有重要意义，首先是合成透明质酸和软骨素，而后是硫酸化氨基多糖与胶原络合并参与胶原纤维形成，表明氨基多糖在修复过程中对纤维结构的形成是有一定意义的。在结缔组织内，除了氨基多糖的合成外，还常常发生氨基多糖的裂解，在创伤早期，氨基多糖发生强烈的解聚，导致细胞间质的通透性和亲水性增高。由此可见，氨基多糖在伤口愈合的所有阶段都产生着重大的代谢作用，研究氨基多糖的合成和分解的调节，对于控制炎症和再生过程均具有重大的实际意义。

（7）MC-5其他细胞间的协同作用

1）与成纤维细胞的相互作用：以往在MC生长调节的研究中发现，与成纤维细胞的直接接触是MC赖以增殖的重要条件。近年来的研究表明，MC对成纤维细胞的生长增殖也有重要影响。形态学的研究证实，MC与成纤维细胞之间存在着一种独特的细胞与细胞之间的接触结构，这种紧密连接对于两种细胞之间的物质传递无疑具有重要作用。故有学者提出，MC与成纤维细胞的紧密接触和MC颗粒活性介质是促进成纤维细胞增殖的两个重要因素。离体实验表明，在50% WEHI-3条件培养介质中，当小鼠骨髓MC与小鼠NIH/3T3成纤维细胞共同培养时，成纤维细胞的形态、生物合成和数量均出现改变，如细胞内液泡增多、细胞表面红细胞戊糖酰神经酰胺表达量增加、细胞贴壁能力下降等。Nayton等观察到上清液中丝氨酸蛋白酶含量增加，已知此酶能促使培养体系中的成纤维细胞从基质中分离，并能促进其增殖，因而他们认为，由于MC分泌的丝氨酸蛋白酶使共同培养体系中的成纤维细胞失去了接触抑制作用，导致其生长速度明显增快，从而造成其表型发生改变。还有人发现，MC与成纤维细胞之间存在颗粒传递，即成纤维细胞吞噬MC释放的颗粒后细胞代谢发生改变，表明MC与成纤维细胞之间存在着双向调节作用。

2）与巨噬细胞的相互作用：现已证实，巨噬细胞能促进MC的生长增殖，而且使其进入S期的比例增加，而MC分泌的某些细胞因子（如GM-CSF、白介素、TNF-α）也能促进巨噬细胞的生长、分化、增殖和成熟，两者均具有促进成纤维细胞生长和胶原合成的协同作用。

（二）其他修复细胞

1. 成纤维细胞（fibroblast，FB） FB起源于胚胎时期的中胚层间充质细胞，是固有结缔组织中数量最多的细胞，也是参与创伤修复的主要细胞。成纤维细胞的胞体较大，多呈扁平状或梭形；胞质弱嗜碱性；胞核较大，椭圆形，染色质疏松，着色浅，核仁明显。在电镜下，细胞质内有丰富的粗面内质网、游离核糖体和发达的高尔基复合体。成纤维细胞具有生成胶原纤维、弹性纤维、网状纤维及基质成分的功能。当成纤维细胞呈静止状态时，细胞体积变小，呈长梭形，核也变小，着色深，胞质内的粗面内质网和高尔基复合体不发达，此时可称为纤维细胞。在组织受损伤后的修复过程中，有的纤维细胞可转变为功能活跃的成纤维细胞。

（1）成纤维细胞在修复过程中的作用：各种创伤均会造成不同程度的细胞变性、坏死和组织缺损，必须通过细胞增殖分化和细胞间基质的形成来填补和修复组织缺损。在伤口愈合过程中，成纤维细胞主要来源于真皮乳头层的成纤维细胞和未分化的间充质细胞、血管周围的成纤维细胞和周细胞，而来自真皮深层的成纤维细胞较少。内脏损伤时，参与修复过程的成纤维细胞多来自间质和包膜，以及黏膜下或浆膜下层的结缔组织。创伤愈合中，伤处有大量的成纤维细胞，其中一部分由细胞分裂而来，但更多的是通过邻近细胞的演变或游走到达伤处。

在伤口愈合早期，成纤维细胞大量增殖，核分裂象多见，并从伤后5～6天起合成和分泌大量胶原纤维和基质成分，与新生毛细血管等共同形成肉芽组织，填补伤口的组织缺损，为表皮细胞的覆盖创造条件。成纤维细胞还可分泌胶原酶，参与创伤修复后的组织改建过程。在创伤修复晚期，成纤维细胞逐渐转变为纤维细胞。

创伤愈合过程中最重要的细胞活动之一就是增殖分化，成纤维细胞的增殖是通过细胞的有丝分裂实现的。每个细胞周期可分为分裂期（M期）和间期（包括G_1、S、G_2期），暂时不进行分裂增殖的细胞称为G_0期细胞。成纤维细胞的增殖受多种环境因素的影响，其中最重要的已知因素为生长因子。生长因子调控细胞的分裂增殖与G_0和G_1期有关，有实验提示，在G_1期中间存在一个细胞分裂的限制点，G_1期细胞停留在限制点内则处于休止状态，一旦越过限制点就进入增殖状态；许多生长因子包括PDGF、FGF、EGF、TGF-α及胰岛素样生长因子等都可促使G_0和G_1期细胞跨越限制点，开始分裂增殖。这种作用通常分为PDGF、FGF两类推动G_0和G_1期细胞进入分裂前的感受态，所以称为感受因子；EGF、TGF-α、IGF-1等促使感受态细胞进一步向S期过渡，所以称为增进因子。感受因子和增进因子共同作用的结果是推动细胞通过限制点进入S期，进而完成整个细胞周期增殖分化。

在组织修复过程中，成纤维细胞的增殖是受控的、有节制的过程，生长因子对细胞活动的调控也涉及抑制分裂和促进分化。这类作用可能通过两种方式实现：一是生长因子浓度下降，二是细胞受体水平下调。当培养液中的FGF浓度降低时，成纤维细胞的增殖可明显减慢，同时成纤维细胞的多种生长因子受体水平呈动态变化。

（2）成纤维细胞生成胶原纤维的过程：①细胞内合成前胶原蛋白分子。成纤维细胞摄取氨基酸，在核糖体上以mRNA为模板合成前多肽链，后者进入粗面内质网腔内，经羟基酶羟化，三条前α多肽链互相拧成前胶原蛋白分子，再转移至高尔基复合体中加上糖基，经胞吐方式分泌到细胞间质中。②原胶原蛋白分子在细胞外整合重排。前胶原蛋白分子受肽内切酶的作用，切除其分子两端末扭拧的多余部分，形成原胶原蛋白分子并平行排列聚合，每个分子相互错落1/4长度聚合成束，形成具有64 nm周期横纹的胶原原纤维。③多条胶原原纤维由糖蛋白彼此黏合，形成胶原纤维；若以特殊的氨基多糖黏合包被，则形成网状纤维。

2. 血管内皮细胞　早期认为，血管内皮仅仅是位于血管内层的一个简单被动的屏障层，随着研究的深入，逐渐认识到血管内皮不仅是血管的屏障，还可以通过产生和释放各种活性物质调节血管的功能，如调节血管张力和血流的收缩和舒张因子（如内皮素和一氧化氮）、调节血管生成的血小板源性生长因子β（PDGF-β）、控制白细胞黏附与移入内皮细胞表面的黏附分子等。1993年，Rubanyi认为血管内皮是一种兼有感觉与功能的器官，在感受血流压力变化、炎症反应、循环中的激素水平等信号的同时做出调节反应，从而维持正常的血管功能和血液供应状态。

血管内皮细胞绝大多数衬覆于血管内膜表面，极少部分存在于循环血液中，其总数约为1.2×10^{18}。电镜下观察，血管内皮细胞腔面有稀疏、大小不一的胞质突起，相邻细胞间紧密连接，核淡染，核仁大而明显，胞质内有发达的高尔基复合体、粗面和滑面内质网。成熟的血管内皮细胞都表达一些相同的表面标志，包括CD34、CD31、KDR和VE-钙黏着蛋白等。

（1）血管内皮细胞的主要生理功能

1）屏障功能：血管内皮是由不同类型的黏附结构或细胞-细胞连接形成的连续的细胞单层，可维持血管内膜的光滑，防止血小板、白细胞等的黏附，防止有害物质侵入血管壁，完整的血管内皮结构还有抗脂质沉积作用。血管内皮的内表面为血液和组织间的物质交换提供了很大的面积，黏附连接则参与循环细胞血管壁通透性的调节。血管内皮屏障功能减退或丧失，将导致细胞外水肿的发生。

2）调节血管张力：血管内皮细胞通过释放一氧化氮（NO）、前列腺素（PG）等舒血管物质以及血栓素A2、内皮素（ET）等缩血管物质来调节血管的舒张和收缩，其中，NO和ET为血管内皮细胞分泌的两种重要活性物质，在生理状态下保持着相对的动态平衡，一旦血管内皮细胞受到损伤或发生功能障碍使两者失衡，就会导致某些疾病的发生。

3）抗凝促纤溶作用：血管内皮细胞合成和释放的NO和PGI2具有舒血管、抑制血小板聚集的作用。此外，血管内皮细胞还可摄取与破坏促血小板聚集的活性物质，如5-羟色胺等，因而有较强的抗血栓作用。血管内皮细胞表面结合有大量的硫酸乙酰肝素，并分泌抗凝血酶Ⅲ（AT-Ⅲ），AT-Ⅲ可使Xa和凝血酶灭活，同时又是组织因子途径抑制物合成的主要场所，从而有凝血作用。血管内皮细胞也可通过释放促使纤溶酶原转变为纤溶酶的组织型纤溶酶原激活物和尿激酶参与纤溶。在应激尤其是受到炎症细胞和（或）炎症介质刺激时，血管内皮细胞可释放内皮素、血管性血友病因子等物质促血栓形成。

4）参与炎症反应：血管内皮细胞主导炎症细胞向组织损伤和感染部位聚集，并释放借以与白细胞交流信号的细胞因子和生长因子。在血管内皮细胞表达的多种黏附分子的介导下，白细胞从血管内迁移至炎症损伤部位，经过一系列胞浆蛋白酪氨酸磷酸化过程而导致活化，从而发挥致炎效应。

5）参与血管重构：血管内皮细胞损伤时，平滑肌会向内膜移动，使其直接受到血流的作用。血管平滑肌和血管内皮细胞上有大量的受体，可探测周围环境的变化，通过一定的信号传导机制将刺激信号传导到细胞内，从而改变细胞的表型。平滑肌通过自身的增殖（肥大）或分泌大量的细胞外基质，而血管内皮细胞则把探测到的信号通过平滑肌-内皮连接传递给平滑肌或者分泌生理因子，与平滑肌协同产生作用，进行血管的重建。研究表明，血液流动作用于血管内皮细胞表面的G蛋白，可引发细胞内的各种磷酸化过程，导致细胞沿血流方向发生重排，同时调控核因子κB介导的信号转导通路，进而调节血管内皮细胞多种基因的表达，导致血管结构和功能的改变。

（2）血管内皮细胞在组织修复中的角色：几乎机体所有部位的创伤都伴有不同程度的血管损伤和出血，也暴露了损伤血管的基底膜，使血小板被激活，后者再激活凝血因子使局部出血得以凝固。在此期间，聚集的血小板可释放多种生物活性物质，主要包括PDGF、TGF、IGF和血小板因子等，这些因子可趋化炎症细胞浸润和聚集，同时也能促进炎症灶内某些细胞的增生，对肉芽组织增生和瘢痕形成是必不可少的重要一环。

随着炎症的发展，在缓激肽和组胺作用下血管内皮细胞之间的间隙增宽，血管壁通透性增加，血浆成分渗出；同时在PDGF等生长因子的趋化下，血中的白细胞透过血管壁向炎症灶浸润，对创伤部位的坏死组织和异物进行吞噬清除；单核细胞在PDGF、TGF-β和其他化学趋化物的作用下向创伤部位浸润并转化成巨噬细胞。巨噬细胞是炎症阶段的重要吞噬细胞，它不但可清除损伤细胞、坏死组织和病原菌，而且是创伤修复中细胞增生分化和肉芽组织增生的主要促进因素，它能分泌TGF、TNF、干扰素、EGF、FGF、IL-1、IL-8、PDGF等多种活性多肽和细胞因子，还能分泌巨噬细胞源性生长因子（MDGF）和数种集落刺激因子（CSF），刺激炎症反应，促进组织修复，有益于创伤愈合。

各种创伤后都存在不同程度的组织缺损，其修复必须由细胞增生分化和细胞间质的形成来完成，其中肉芽组织的增生起着重要的作用。肉芽组织含有丰富的毛细血管，向修复中的组织提供氧和所需营养物质。在肉芽组织中，毛细血管内皮细胞受许多血管生成因子的影响而发生增殖、趋化，向修复区域延伸和迁移。血管内皮细胞本身产生的纤溶酶原激活物和胶原酶有助于其本身的迁移，逐渐形成芽状毛细血管。芽状的新生毛细血管逐渐延伸并融合成网状，血液随着管腔的开通流入毛细血管中。根据目前的研究结果，有两类作用不同的血管生成因子，一类包括FGF、TGF-α和血小板源性内皮细胞生长因子（PD-ECGF），可诱导内皮细胞趋化和刺激其分裂增生；另一类包括TGF-β、TNF-α和血管调理素等，可抑制血管下内皮细胞增殖，并促进其分化，彼此相连，形成开通的毛细血管。当肉芽组织生长并最后填满组织缺损时，创伤组织已基本恢复到正常的氧供给，随着胶原纤维交联增加，创面中丰富的毛细血管网逐渐消退。

3. 角质形成细胞（keratinocyte，KC） KC是组成角化复层鳞状上皮的主要成分，是由外胚层分化而来的，最终产生角质蛋白。在KC向角质细胞演变的过程中一般可以分为五层，由深层至表面分别为基底层、棘层、颗粒层、透明层和角质层，代表了表皮角质细胞分化和成熟的不同阶段。基底层和角质层是表皮的基本结构，基底层新生细胞不断分裂、增殖、迁移，角质层角化细胞不断脱落，两者的平衡维持表皮的一定厚度。

（1）角质形成细胞在组织修复中的角色

1）角质形成细胞的迁移：KC受损伤刺激后可被激活，伤后数小时内就可见到上皮细胞自创缘迁移到创面上。参与创伤修复的KC迁移前需要被基质活化，局部的纤维连接蛋白（fibronectin，FN）和肌腱蛋白C（tenascin C，TN-C）的表达明显增强，提示可能与表皮角质细胞迁移的启动信号相关。迁移的KC同静止时相比有显著的形态学改变，当上皮细胞离开基底膜迁移到皮肤创面时，KC变成扁平状，半桥粒结构从胞浆缩回，缝隙连接数目增加，肌动蛋白丝在细胞质中表达，膜质层突向迁移方向，细胞与基底膜失去连接。

2）角质形成细胞的增殖：角质形成细胞增殖是再上皮化的基础之一，它的增殖是通过有丝分裂的方式实现的。一般情况下，细胞无明显的增殖活动，大多数细胞处于G_0期；当机体受到创伤、低氧等刺激后，细胞的增殖活动明显加强。研究显示，浅Ⅱ度烫伤后48小时，创面的表皮细胞已完成DNA合成的准备；从伤后3天起，大量表皮细胞的DNA复制进入S期，在72小时前是细胞分裂的前奏；伤后5天，已完成DNA复制的表皮细胞开始进行分裂；伤后7天分裂达高峰，与组织学观察和大体观察结果相一致。烫伤愈合过程中，增生的角质细胞主要分布于紧邻迁移缘的基底层和基底上层细胞，这与过去认为的创伤细胞一般不增殖，而创缘外围的细胞增殖，以提供迁移缘迁移所需的细胞的观点一致。

3) 角质形成细胞的分化：增殖的KC必须在分化成熟后才能行使正常的生物学功能，其过程主要是通过角蛋白的合成完成的。角蛋白是表皮角质细胞分化的一种特征，已发现有30余种角蛋白基因和它们编码的蛋白质，根据其等电点不同可分为酸性（K9~K20）和碱性（K1~K8）两类，两者的分子量、生化特性及免疫特性均不同，分布也因细胞状态而异，其中K10常常分布于已分化的细胞，可作为细胞分化的检测指标。实验表明，正常时大鼠皮肤的K10主要分布于角质层，烫伤后除基底层以外的表皮层均有K10分布，但强度较正常时明显减弱，提示细胞在迁移时可以失去成熟标记而成为类基底细胞样细胞，表明烫伤可使创缘角质细胞偏离终末分化的进程，干扰了角质细胞的正常分化。

（2）角质形成细胞与伤口愈合：正常的表皮，KC在基底层缓慢增殖；当皮肤受到损伤时，KC被激活，转变为高度增殖的、迁移的细胞，它们产生特异的角蛋白使细胞骨架发生改变，同时产生并分泌多种细胞外基质成分和信号多肽，参与损伤的愈合过程。这些变化是KC和其他皮肤细胞产生的生长因子、趋化因子等细胞因子综合作用，改变了KC的基因表达的结果。

IL-1是皮肤中重要的前炎症介质，正常情况下以无活性的前体存在于KC的胞浆中；当皮肤受损时，IL-1被受损的KC修饰并释放。释放的IL-1经IL-1受体激活KC，诱导细胞产生GM-CSF、TNF-α、TGF-α、IL-6、双调蛋白（amphiregulin）、ICAM-1、整联蛋白和纤维连接蛋白，诱导细胞产生角蛋白K6和K16。K6的表达可被视为KC被激活的指标，缺乏K6的小鼠可发生皮肤伤口愈合迟缓或缺陷。释放的IL-1作为一种旁分泌信号，可激活真皮中的内皮细胞；作为淋巴细胞的一种化学引诱物，可使淋巴细胞溢出脉管游走至损伤处。FB与KC之间存在双向的旁分泌调节途径，IL-1可诱导共同培养的FB表达KGF，从而使KC增殖，但IL-1对FB的作用是促进还是抑制仍存在争议。在创面愈合后期上皮已覆盖整个创面时，KC通过分泌IL-1α抑制真皮FB表达结缔组织生长因子（CTGF），抑制FB由CTGF激发的TGF-β_1的表达。KC可抑制真皮FB的活性，KC来源的细胞因子减少可能会使FB持续产生细胞外基质，继而导致瘢痕过度增生和瘢痕疙瘩。

正常情况下，KC可产生IL-6，以调节和促进正常KC的生长。炎症相关细胞因子、细菌产物和病毒感染可调节IL-6基因的表达。近来的研究显示，在正常人表皮KC培养物中加入IL-6，可减少角蛋白K1和K10在KC的表达，KC来源的IL-1α通过转录因子NF-κB和C/EBPβ刺激受损的表皮产生IL-6。缺乏IL-6的转基因小鼠与野生型小鼠相比，其伤口愈合的特点为表皮细胞间桥形成极少、炎症减少、肉芽组织形成减少、伤口愈合的时间延长了3倍。

TGF-β_1可导致上皮细胞的移动和生长停滞，抑制KC增殖，诱导KC分泌细胞外基质，调节细胞表面受体的表达，诱导KC合成基底细胞特异的角蛋白K5和K14。KC也可通过旁分泌途径在蛋白水平和RNA水平抑制FB表达TGF-β_1。

KC主要产生MMP-1和MMP-9。MMPs可分为胶原酶、明胶酶、基质溶解素和膜型金属蛋白酶，能降解所有的细胞间质蛋白。在完整健康的皮肤中一般检测不到胶原酶，当基底膜破损后，KC与真皮Ⅰ型胶原的接触激发了MMP-1的表达与合成。MMP-1主要降解Ⅲ型胶原，KC利用MMP-1将胶原降解为明胶，使之更利于自身的迁移，因此，KC表达与合成MMP-1的能力与创面的再上皮化紧密相关。TGF-β_1和INF-γ可刺激KC产生MMP-1。MMP-9又被称为明胶酶-B或Ⅳ型胶原酶，主要降解Ⅳ型胶原以及被其他胶原酶降解过的产物，对胶原纤维的终末降解和组织重塑起重要的作用，TNF-α可通过激活MAKP通路在基因和蛋白水平上调MMP-9在KC的表达。

主要修复细胞的生物学活动见图22-9。

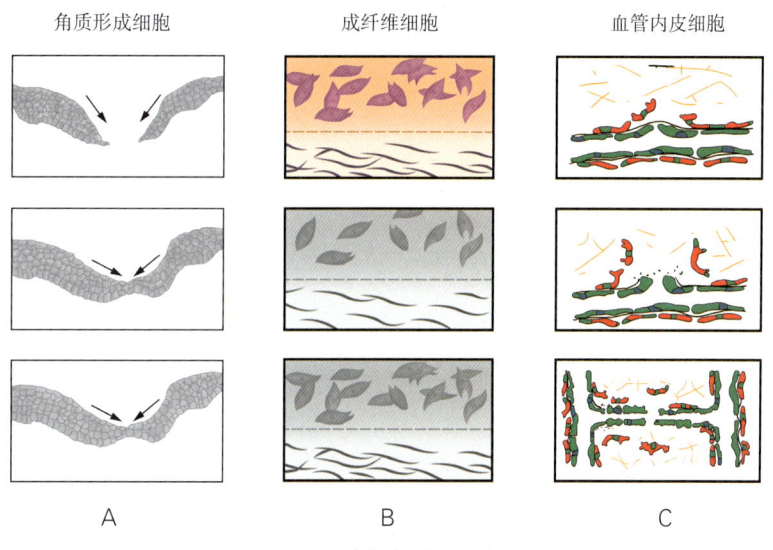

图 22-9　主要修复细胞的生物学活动

三　参与组织修复的活性因子

伤口愈合涉及多种生物学基本过程，包括细胞迁移、增生、分化、基质沉积和细胞凋亡，整个过程有条不紊，受控于伤口微环境中不同作用的生长因子的变化，如果干扰伤口内源性生长因子的平衡状态，将会导致伤口愈合受阻。生长因子是由活细胞合成的分泌性多肽类物质作为体内重要的信号分子，能与靶细胞膜上的特异性受体结合，激活细胞内的某些酶，引起一系列连锁反应，进而在细胞增殖和分化等多种生物学活动方面发挥作用，对生长发育、组织修复、肿瘤发生等具有重要的调节功能。最初，生长因子主要是根据其来源的组织或细胞、特殊的生物学特性或其主要作用的靶细胞而命名的，比如EGF、PDGF、TGF-β、TGF-α能使正常的成纤维细胞表型发生转化，FGF能促进成纤维细胞有丝分裂。每个生长因子均具有多种作用，即对不同的靶细胞可有不同的生物学作用，被称为生长因子对靶细胞的多功能效应。而同一种生长因子可由多种细胞合成，相同的靶细胞在不同生长因子的作用下可表现相同的生物学效应。

生长因子（GF）及其受体在这一复杂的信号转导通路网中发挥的功能尚不完全明确，需进一步研究解释其生物学特性及对细胞增殖、分化的调节机制。GF的作用具有一定的细胞特异性，其对于创面修复中各种细胞增殖及细胞外基质（ECM）合成的调节作用也有所差异。现已证实，EGF主要作用于上皮细胞，而FGF对肉芽组织生长的促进作用更强，PDGF则对间充质细胞增殖具有显著的调节作用。临床研究也显示，EGF对浅Ⅱ度烧伤创面、FGF对深Ⅱ度烧伤创面的修复有更好的促进作用（表22-4）。

表 22-4　生长因子或细胞因子在创面愈合中作用的靶细胞及其生物学作用

生长因子或细胞因子	细胞	急性创面	功能	慢性创面
EGF	血小板	+	再上皮化	−
	巨噬细胞			
	成纤维细胞			
FGF-2	角质形成细胞	+	肉芽组织形成，再上皮化，基质形成与塑形	−
	肥大细胞			
	成纤维细胞			
	平滑肌细胞			

续表

生长因子或细胞因子	细胞	急性创面	功能	慢性创面
TGF-β	血小板 角质形成细胞 巨噬细胞 淋巴细胞 成纤维细胞	+	炎症，肉芽组织形成，再上皮化，基质形成与塑形	−
PDGF	血小板 角质形成细胞 巨噬细胞 血管内皮细胞 成纤维细胞	+	炎症，肉芽组织形成，再上皮化，基质形成与塑形	−
VEGF	血小板 中性粒细胞 巨噬细胞 血管内皮细胞 平滑肌细胞 成纤维细胞	+	肉芽组织形成	−
IGF	成纤维细胞 平滑肌细胞 巨噬细胞	+	肉芽组织形成，再上皮化	−
HGF	血管内皮细胞 成纤维细胞 角质形成细胞	+	肉芽组织形成，再上皮化，基质形成与塑形	−
NGF	角质形成细胞 成纤维细胞 肥大细胞 血管内皮细胞	+	肉芽组织形成，再上皮化，基质形成与塑形	−
IL-1	中性粒细胞 单核细胞 巨噬细胞 角质形成细胞	+	炎症，再上皮化	+
IL-6	中性粒细胞 巨噬细胞	+	炎症，再上皮化	+
TNF-α	中性粒细胞 巨噬细胞	+	炎症，再上皮化	+

目前对于GF在不同类型的创面、创面愈合的不同阶段的作用特点尚无系统的研究，对于不同类型的GF在各类创面修复中的疗效也缺乏全面的比较，因此，应将各种GF交互作用的网络关系及时空效应作为下一阶段的重点研究方向，以指导临床合理选择使用GF产品。与GF功能相关的Ras-MAPK、P13K、Wnt等信号途径与肉芽组织过度增生密切相关。因此，GF产品对病理性瘢

痕和肿瘤的诱导作用仍是医学界应当关注的问题。

虽然目前的研究结果显示，GF在短期内安全性良好，与瘢痕过度增生也无确切关系，但最长为5年的追踪调查期限不足以否定其对于癌症发生率的影响。另外，作为基因工程药物，生长因子有许多药理和毒理问题尚未完全研究清楚，在临床应用中还有许多问题需要进一步解决，如：①进一步明确生长因子调控创面愈合的网络机制；②进一步关注局部创面应用生长因子可能带来的不良反应；③进一步关注局部应用生长因子的有效性与方式方法；④进一步关注不同创面应用生长因子的适应证及其种类的选择；⑤进一步明确生长因子只是促进创面愈合的方式之一，它并不能代替外科清创术、抗感染等创面处理的基本方法。因此，对于皮肤缺损创面的修复，应根据具体情况做具体分析，只有选择适当的治疗方法才能尽快修复。

四 参与组织修复的基因

就单个细胞而言，细胞增殖是受基因控制的，细胞周期出现的一系列变化是基因活化与表达的结果。

（一）创面愈合相关基因学研究概况

创伤愈合经历炎症反应、组织修复和再塑形三个主要阶段。一般来说，任何组织细胞的生长和发育均由其自身的遗传学特性所决定，但受系统（如年龄、种族等）和局部（如部位、污染情况等）因素的影响，细胞与细胞、细胞与基质间相互作用所形成的生物学动力可以使愈合的走向发生改变。分子生物学的研究表明，决定组织预后的分子基础是细胞的浸润、增殖、迁移、分化、凋亡以及细胞外基质成分的沉积与降解。因此，创伤愈合的分子生物学指标反映愈合的病理生物过程。

愈合的基因学研究不仅应包括损伤后的基因表达，还应涉及愈合过程及塑形阶段的基因表达。由于当前很多基因的功能尚无法完全确定，限制了对创面愈合过程中基因学变化的真正认识。受早期胚胎损伤的不可行性以及多种基因功能冗长、重叠造成单个基因功能不确定性的影响，创面愈合的基因研究一直受到限制，单一评价某一成分在创面愈合过程中的作用十分困难。基因敲除（knockout，KO）和转基因动物技术可消除某些限制，对于深入认识创伤愈合靶基因的作用具有积极的影响。

（二）在创伤修复中发挥重要作用的基因

1. 早期生长反应因子（early growth response factor 1，Egr-1） 创伤初期，重要的细胞转录因子Egr-1迅速表达。伤后几分钟，Egr-1主要在受伤区血管内膜的边缘表达，汇聚并与相关基因的启动子结合，调控这些基因的转录，促使细胞迁移和增生，加快血管新生内膜的形成；随后调节胶原的合成，加速伤口的闭合。伤后组织严重缺氧引起异源转录因子缺氧诱导因子1（HIF-1）持续表达，调节创面愈合。在缺氧条件下，α亚基特别稳定，持续调节和表达各种氧依赖型基因血管内皮生长因子（VEGF）和红细胞生成素。

2. 热休克蛋白（heat shock protein，HSP） 这是细胞受应激源刺激后诱导产生的一组应激蛋白，其中，HSP70是热休克蛋白家族中研究得最广泛也最深入的一个分子，它可以提高细胞的应激能力，抵御各种损害因素的影响，起到保护细胞的作用。HSP70的保护作用需通过分子伴侣作用来实现，它可使蛋白质正确折叠、组装及转位，从而维护细胞的功能并维持细胞成活。正常情况下，HSP70可以作为ATP依赖的分子伴侣协助新生多肽的折叠、多聚蛋白复合物的组装和蛋白的跨膜运输。在应激环境下，HSP70的诱导性表达增高，具有提高细胞应付非折叠或变性蛋白增高等多种功能。另外，HSP70可提高细胞对低浓度ATP的耐受性，帮助线粒体恢复正常。多项研究提示，HSP70参与创伤愈合修复时，除具有对细胞应激的保护作用外，还具有增加组织对损伤因素的耐受作用。同时，HSP70还具有抗凋亡作用，HSP70诱导的数量与抗凋亡保护作用的强弱呈正相关。有学者观察到，创伤早期，真皮多能干细胞HSP70的表达显著增加，这提示其参与创伤愈合的过程可能与真皮多能干细胞的某些作用密切相关。

3. 单核细胞化学诱导蛋白1（monocyte chemoattractant protein 1，MCP-1） 炎症反应阶段是创面修复的初始阶段，朗格汉斯细胞、巨噬细胞、角质形成细胞、成纤维细胞和血管内皮细胞通过主动和被动释放细胞介质启动创面愈合的信号通路，其中尤为重要的细胞介质就是MCP-1。上述各种细胞对创伤的反应是通过MCP-1的表达完成的，采用原位杂交方法测定创面MCP-1的mRNA水平来反映创面愈合能力是近年来的一种手段。

4. 血管生成素（angiopoietins） 血管生成素是调节血管发育生长因子家族成员之一。血管生成素1敲除鼠和血管生成素2转基因鼠常在胚胎发育中死亡，皮肤特异性血管生成素转基因鼠能够存活，发红的皮肤表型乃因表面血管增大所致。血管内皮细胞的来源反映创面愈合新生血管化的形成情况。血管生成素的受体是Tie-2，将骨髓移植到野生型鼠的伤口，利用血管内皮细胞生长因子受体2和Tie-2启动子引发LAC2的转基因表达，伤后4天和1周，转基因鼠的血管内皮前体细胞形成新生血管。这一结果说明，骨髓来源的血管内皮前体细胞进入伤区可促使新生血管的形成。

5. 一氧化氮合酶（nitric oxide synthase，NOS） NOS是伤口愈合过程中调节血管生成、角质形成细胞增殖、成纤维细胞合成胶原的重要因子。内皮一氧化氮合酶（eNOS）敲除鼠虽然有高血压，但不影响成活，敲除的伤口内存在eNOS，伤口张力可明显减弱，创面闭合时间延迟。最近的研究发现，NO可直接调节内皮细胞迁移，介导VEGF对内皮细胞的增殖作用。将生长因子注入eNOS敲除鼠与野生型对照组鼠的皮肤，研究在eNOS缺少情况下生长因子对血管形成的作用，结果发现，10天后血管内生长恢复。体外用大动脉片段培养量化分析血管内皮细胞的发芽情况，显示血管形成明显受损。假设诱导性NOS能合成NO，它既是细菌复制的主要抑制物，又是内毒素休克的主要介导物。eNOS敲除鼠的抗感染能力及防止内皮素引导的毒素休克作用受到损害，创面愈合的时间可明显延长。角蛋白也参与血管的形成，K10转基因鼠伤后血管发育障碍，K5转基因鼠的血管发育障碍出现得较早。

6. 骨架蛋白（cytoskeletal protein） 多种骨架蛋白在调整细胞迁移运动中具有重要作用。骨桥蛋白（osteopontin）是一个与整合素（integrin）结合的基质糖蛋白，伤后2小时至6天，组织中的骨桥蛋白含量持续上调。骨桥蛋白敲除鼠可以正常存活，且发育良好，但坏死组织清除、基质重组能力下降，胶原纤维的直径减少；巨噬细胞浸润正常，但活性（甘露糖受体的表达）下降。黏着斑蛋白（vinculin）是经特殊蛋白与整合素相连的细胞骨架肌动结合蛋白，黏着斑蛋白敲除鼠在胚胎早期发育过程中，由于严重的心肌畸形而死亡，导致伤口愈合的实验研究无法进行。在离体伤口愈合的动物模型中测试细胞游动和黏附能力时发现，KO鼠胚胎成纤维细胞连接减弱、迁移率增加，再次证明骨架蛋白在细胞迁移中的作用。角蛋白（keratin）是角质形成细胞的中间丝，肌动蛋白皱缩牵拉角质细胞的边缘，替代角质形成细胞的迁移，使表皮伤口被拖拉在一起并迅速上皮化，该过程需要K8的参与。凝溶胶蛋白（gelsolin）是一种肌动蛋白丝蛋白，可调整肌动蛋白丝的长度，在细胞运动中决定胞浆的黏滞性。凝溶胶蛋白基因敲除鼠成纤维细胞迁移能力下降、挛缩性增加，化学刺激导致炎症细胞迁移的炎症性反应减弱，说明凝溶胶蛋白基因敲除鼠上皮创面愈合时胶原沉积和炎症细胞聚集不协调。裸鼠的中桥粒黏着蛋白基因被破坏后，皮肤变薄，中性粒细胞募集能力下降，角质形成细胞分化不正常。大疱性类天疱疮抗原（bullous pemphigoid antigen）是半桥粒结构内部的重要成分，在健康皮肤组织中起连接角质形成细胞和基底膜的作用。敲除该基因的老鼠对机械性应激产生持续脱毛和水疱反应，伤后24小时，创面再上皮化严重受损，说明角质形成细胞需要半桥粒和细胞骨架的正确相连才能迁移。利用基底层上过量表达胶原酶的转基因鼠试验，其组织愈合能力明显延迟，再上皮化速度显著低于野生型对照组。转基因鼠伤口边缘和创基胶原酶的过量表达，导致角质细胞间的内部结构破坏，细胞内的连接丧失，这可能是角质形成细胞迁移能力下降的主要因素。

7. 癌基因（oncogene） 癌基因是正常基因组中的组成成分，通过编码生长因子、受体和细胞内的信息传递物质，调节细胞的生长与分化。癌基因参与创面愈合的主要有以下几方面：①某些癌基因产物与生长因子相似，如 sis 蛋白与 PDGF 同源、int 蛋白与 FGF 同源等；②某些产物与生长因子受体类似，如 erb、fms 蛋白与 EGFR 和 GM-CSF 同源；③癌基因可以具有酪氨酸激酶活性，如 src、ros 等；④癌基因的表达和激活受生长因子的诱导，如 c-myc、c-fos、c-jun 都是生长因子的靶蛋白；⑤癌基因产物与信号通路中的重要底物类似，如 ras、raf 等都可参与信号的传递；⑥癌基因参与上皮的闭合、胶原酶基因的调节以及修复细胞的增殖、分化甚至凋亡，无论是愈合时间还是愈合结局都受其影响。

（三）与创伤愈合相关的主要细胞凋亡基因

1. ced 3/ICE 家族基因 线虫 *C. elegans* 是一种透明的蠕虫，体细胞数为959个，在发育过程中有131个细胞发生凋亡，因此成为研究细胞凋亡的极好材料。目前发现线虫中有14个与细胞凋亡相关的基因，其中研究得比较深入的有 ced 3 和 ced 4。如果 ced 3 和 ced 4 基因发生变异，细胞不进入凋亡，并可以分化成活。研究表明，ced 3 的蛋白产物有530个氨基酸（包括约100个氨基酸长度的丝氨酸富含区），并编码与 Ca^{2+} 结合有关的蛋白，提示 Ca^{2+} 和蛋白磷酸化可能介导细胞凋亡过程。无独有偶，在哺乳动物中也克隆出了与 ced 3 同源的基因，即白细胞介素 1β 转化酶，由此构成 ced 3/ICE 家族。ICE 是一种特异性半胱氨酸蛋白酶，可裂解 33kD 的 IL-1β 前体为 17.5kD 的成熟形式 IL-1β。肌动蛋白是 ICE 的作用底物，而肌球蛋白可抑制细胞凋亡过程中与 DNA 核小体间断裂相关的 DNase Ⅰ 的活性。ICE 通过从2个位点切割肌球蛋白引起其聚合减少和提高 DNase Ⅰ 的活性而导致细胞凋亡，因此，它和 ced 3 一样属于促进细胞凋亡的基因。目前已发现至少7个 ced 3/ICE 家族中的亚家族，即 ICE、PrICE/Cpp32/Yama/appopain、ICErel-Ⅱ/TX/Ich-2、ICErel-Ⅲ、Ich-1/Nedd-2、Mch-3 和 Mch-2。

2. bcl-2 基因 该基因最初是从小鼠的 B 淋巴细胞淋巴瘤中分离得到的。人类的 bcl-2 基因定位于第18号染色体，在淋巴瘤中极易发生染色体易位（14：18），使 bcl-2 基因与第14号染色体上 IgH 基因并列而导致过度表达。它编码 26kD 的 Bcl-2β 蛋白，能在各种正常细胞的激活和发育过程中表达，而不在成熟的或走向凋亡的细胞中表达。该基因与 bcl-xl、bcl-xs、mcl-1、bax、bak、bad 和 bik-1 等共同构成 bcl-2 基因家族。另外，线虫的 ced 9 基因的功能与 bcl-2 基因相似，也可能属于该基因家族。bcl-2 在体内和保守的类似物 Bax 在蛋白水平上的同源性为 20.8%，它们可以各自形成同源二聚体，也可以相互之间共价结合形成异源二聚体，但这两种基因的作用是完全相反的。这种同源二聚体和异源二聚体的比例在调控细胞凋亡中的作用十分显著，当 Bax/Bax 二聚体在体内过量表达时，可促进细胞凋亡的发生；当 bcl-2 的表达量上升时，则可与 Bax 形成异源二聚体或与其本身形成同源二聚体，抑制细胞凋亡。反之，如果用点突变的方法使 bcl-2 的 145 位甘氨酸（glycine，Gly）和 188 位色氨酸（tryptophan，Trp）发生突变，则 bcl-2 丧失功能，且不能和 Bax 形成异源二聚体，但它本身仍可形成同源二聚体。因此，bcl-2 是通过与 Bax 形成异源二聚体而行使其功能的。bcl-2 基因属于抑制细胞凋亡的基因。

从增生性瘢痕患者和正常人外周血单核细胞表面凋亡调节蛋白的表达发现，增生性瘢痕组中 bcl-2 蛋白的含量较对照组明显升高，增生性瘢痕及其周围正常组织成纤维细胞体外培养后用免疫过氧化物酶法检测，未能检测出 bcl-2，这一现象提示，创伤异常愈合的根本原因可能与机体内环境异常有关。

3. c-myc 基因 该基因是一个多功能的癌基因，也是调控细胞周期和细胞凋亡的主要基因之一。c-myc 基因编码的蛋白是一种转录因子，其氨基端具有反式激活功能区，其羧基端具有基本的螺旋-环-螺旋结构域（helix-loop-helix，HLH）和亮氨酸拉链结构域，可介导聚合及与特异的DNA 顺序结合。利用 c-myc 基因反义寡核苷酸转染 T、B 淋巴细胞后可抑制这些细胞的凋亡，而在中国仓鼠细胞 CHO 中诱导 c-myc 基因的表达可引起细胞凋亡，提示该基因属于促进细胞凋亡的基因。研究发现，c-myc 基因可以与另外一种癌基因 Max 基因形成异源二聚体，并且可以和同样的 DNA 功能区（CACGTG）结合，该结构有利于推进细胞周期并激活诱导细胞凋亡。然而，c-myc 基因对细胞凋亡的诱导必须建立在同时缺乏相关生长因子的基础上，如果在环境中有足够的生长因子存在，即使 c-myc 基因表达，细胞也不一定走向凋亡；只有在生长因子缺乏的同时存在 c-myc 基因表达，才可能导致细胞凋亡。Berta 等发现表皮干细胞一旦出现不受控制的增殖和肿瘤化转变，将会高水平表达 c-myc，可作为一种安全警报的信号。

4. p53 基因 p53 基因是典型的抑癌基因。将野生型 p53 基因转入 p53 基因缺乏的细胞内，可以使细胞停滞在 G_1 期并发生凋亡，提示 p53 基因具有抑制生长因子的作用，可阻断细胞周期，因此属于促进细胞凋亡的基因。该基因往往是通过作用于 bcl-2 基因的表达来调控细胞凋亡的。通常野生型 p53 基因的蛋白产物结合于 bcl-2 基因的 5′端非翻译区，以阻止其翻译；突变型 p53 基因则可降低这种结合能力，使 bcl-2 基因得以表达，从而抑制细胞凋亡。虽然 p53 基因并非所有细胞凋亡机制中不可缺少的成分，但其在介导细胞对 DNA 损伤的应答，并将细胞周期阻断在 G_1 期的过程中起着很关键的作用。而目前其确切机制仍未明确。

5. fas 基因和 apo-1 基因 fas 基因和 apo-1 基因是分别从人 T 淋巴细胞瘤 KT3 细胞株和人 B 淋巴细胞瘤 SKW6.4 细胞株分离得到的两个 cDNA 克隆，序列分析结果表明，两者属于同一分子，并命名为 CD95。人 fas 基因位于第 19 号染色体长臂上，全长 2534 个核苷酸，开放阅读框长 1005bp，编码含 355 个氨基酸的肽链。该基因产物系 I 型跨膜蛋白，分子量为 45kD，属于肿瘤坏死因子受体（tumor necrosis factor receptor，TNFR）和神经生长因子受体（nerve growth factor receptor，NGFR）家族，其中胞浆区包括约 70 个氨基酸组成的保守序列，称死亡区（death domain），是凋亡信号传导所必需和有效的区域。fas 蛋白发挥作用离不开与 fas L（fas ligand）的结合，后者属于肿瘤坏死因子（TNF）家族的一个新成员，蛋白质分子量为 40kD，两者结合后可以诱导细胞凋亡。因此，fas 基因和 apo-1 基因属于促进细胞凋亡的基因，但其激活细胞凋亡的机制不详。

6. 富含半胱氨酸的血管生成因子 61（cysteinerich angiogenic factor 61） 属细胞外基质相关蛋白，除对细胞的增殖与迁移起作用外，还参与血管生成、炎症反应和细胞外基质的调节。氧调节蛋白 150（oxygen regulated protein 150，ORP150）是伴随 VEGF 在创面表达的另外一种血管生成素，用腺病毒将它转移至糖尿病鼠的创面后，可在创基产生有效的靶基因产物，加速血管的生成和修复活动。若抑制 ORP150 的表达，VEGF 的表达就会减弱或停止，反之则促进其分泌。结缔组织生长因子（connective tissue growth factor，CTGF）伴随整合素 α6β1 形成更广泛的伪足，并激活 Rac 基酶，通过 p42/p44 延长 MMP 的表达，在创面愈合的血管形成中调节细胞外基质。

7. 选择蛋白（selectin） 这是膜整合糖蛋白的一个家族，能够识别从另外一个细胞表面伸展出来的特异的糖基团，并与之特异性结合，因此它也是细胞表面受体。选择蛋白有一个小的细胞质结构域、一个单次跨膜的结构域和一个大的细胞外片段，在这个片段上可分为几个结构域，包括最外端的具有凝集素作用的结构域。已知有三种类型的选择蛋白：①E-选择蛋白，在血管内皮细胞表达；②P-选择蛋白，在血小板和血管内皮细胞表达；③L-选择蛋白，在各种类型的白细胞中表达。这些选择蛋白都是出现在某些糖蛋白或糖脂的四糖基团，它们同糖配体的结合是 Ca^{2+} 依赖性的。选择蛋白主要介导循环中的白细胞在有炎症和血块的血管壁部位暂时性相互作用。与选择蛋白起作用的靶细胞上的蛋白通常称为黏蛋白，其主要介导细胞与细胞间相互作用。在整合素克服淋巴细胞黏附之前，选择蛋白增加，多形核颗粒细胞进入伤区，内皮和血小板中 P-选择蛋白表达，内皮 E-选择蛋白延迟表达，使淋巴细胞游出血管壁。单一或联合敲除基因鼠的模型显示，选择蛋白对伤口淋巴细胞功能的调节具有互补性，某些情况下也可单独作用。P-选择蛋白敲除基因鼠的中性白细胞募集延迟，淋巴细胞游出能力下降，但没有感染发生。P-选择蛋白敲除基因鼠与野生型鼠的愈合能力无差别，甚至白细胞计数和巨噬细胞募集也不发生变化。作为颗粒细胞浸润的指标髓过氧化物酶活性表达增加。单纯E-选择蛋白敲除基因鼠存活良好，不发生淋巴细胞功能缺陷，伤口组织活检无改变；P-选择蛋白和E-选择蛋白双重敲除基因鼠则出现严重的溃疡感染表型，伴有白细胞增多、粒细胞形成和中性粒细胞募集降低，而且不发生淋巴细胞的游走、伤口闭合及再上皮化延迟。

8. 整合素（integrin） 整合素大多为亲异性细胞黏附分子，其作用依赖于Ca^{2+}，介导细胞与细胞间的相互作用及细胞与细胞外基质间的相互作用，几乎所有动植物的细胞均表达整合素。整合素是由α（120~185kD）和β（90~110kD）两个亚单位形成的异二聚体，迄今已发现16种α亚单位和9种β亚单位。α亚单位的N端有结合二价阳离子的结构域，胞质区近膜处都有一个非常保守的KXGFFKR序列，与整合素活性的调节有关，是由α和β亚基杂二聚化构成的粘连分子。目前已发现20余种整合素，主要在细胞-基质多样性的相互作用中发挥功效，包括血小板黏附、淋巴细胞募集、成纤维细胞内生、基质牵缩和角质细胞迁移等方面。利用基因敲除技术研究整合素的功能已取得巨大成功。皮肤中有很多整合素亚型。在活体创面愈合过程中，整合素αVβ5和αVβ6在伤口边缘迁移的角质形成细胞中高表达，介导玻连蛋白和细胞黏合素C结合。β5、β6及β5-β6双敲除基因鼠发育正常，与同窝野生型鼠的伤口愈合能力无显著差别。α6β4整合素与层粘连蛋白的结合相关，是皮肤角质形成细胞中的主要整合素。由于大量表皮松弛大疱的产生，α6敲除基因鼠新生即死亡；相反，α6A敲除基因鼠，特别是α6亚基的剪接变体显示正常的亚型。创面愈合过程中，再上皮化和伤口愈合速率不受影响，说明整合素剪接变体能相互替代，αVβ3缺失影响角质形成细胞和纤维蛋白原的作用。

9. 基质金属蛋白酶（MMP） MMPs是一个大家族，因其需要Ca^{2+}、Zn^{2+}等金属离子作为辅助因子而得名，其家族成员具有相似的结构。MMP一般由5个功能不同的结构域组成：①疏水信号肽序列；②前肽区，主要作用是保持酶原的稳定，当该区域被外源性酶切断后，MMPs酶原被激活；③催化活性区，有锌离子结合位点，对酶催化作用的发挥至关重要；④富含脯氨酸的铰链区；⑤羧基末端区，与酶底物的特异性有关。其中酶催化活性区和前肽区具有高度保守性MMPs，包括胶原酶（MMP-1、MMP-8）、明胶酶（MMP-2、MMP-9）和基质溶解素（MMP-3、MMP-10）等，是由MMP基因编码的一组金属依赖性蛋白酶家族白细胞蛋白酶抑制因子（SLPI），可以对抗各种丝氨酸蛋白酶的活性，SLPI还有抗炎、抗细菌、抗真菌、抗逆转录病毒等多方面的活性，可能还与细胞的生长增殖有关。MMPs能参与皮肤的许多病理生理学过程，如被覆上皮的修复、皮肤组织的老化、神经细胞和神经纤维的形成、枝芽状血管的新生等，对细胞的增殖和分化过程也有显著的调节作用。在创伤愈合早期，MMPs可以降解细胞外基质中的胶原肽段并产生趋化因子，促进炎症细胞的吞噬作用，对清除炎症反应有重要作用。在此过程中，炎症细胞的移动也要通过MMPs降解细胞外基质，引起营养成分的进入。加速愈合时，不仅炎症细胞需要MMPs的参与，与创伤愈合有关的其他细胞，如成纤维细胞、肌成纤维细胞、血管内皮细胞和基底细胞还需要MMPs的参与，此过程也与降解细胞外基质有关。MMPs还能通过受体激活血管内皮生长因子，加速血管的新生。MMPs在形成过程中其表达常失控，尤其是表达过多时将引起创伤愈合的障碍。相关研究发现，在细胞外基质的降解中，还有一类具有重要作用的物质——基质金属蛋白酶抑制剂（TIMP）家族。目前证实，TIMP家族有4个成员：TIMP-1、TIMP-2、TIMP-3、TIMP-4。相关研究认为，TIMP-1和TIMP-2对MMPs家族成员的活性均有抑制作用，故TIMP-1表达增加能起到保护Ⅳ型胶原和细胞外基质大分子的作用，同时可以有效减少胶原酶对其细胞外的降解作用。另外，TIMPs可以促进生长因子的表达，进而调控由MMPs引起的细胞增殖和细胞凋亡的作用。TIMP-1可以导致胶原水平降低。总之，MMPs和TIMP之间的平衡影响着组织修复的结果。

（1）MMP-1：在皮肤角质形成细胞发挥功能和创伤愈合的过程中，成纤维细胞、肌成纤维细胞、鳞状上皮细胞、基底细胞和血管内皮细胞等均可表达MMP-1蛋白。由于细胞外基质中的Ⅰ型胶原对诱导细胞表达MMP-1有重要作用，其可能作为重要的细胞外信号传导分子，因此MMP-1和胶原的形成有密切的相关性。MMP-1不仅可以有效地促进相关的细胞和蛋白迁移，还可以使创面Ⅲ型和Ⅳ型胶原比例增多，进而影响组织的重塑，对创面愈合有明显的促进作用。紫外线可导致MMP-1合成减少，这可能与射线对多种细胞包括成纤维细胞的损伤作用有关，也说明射线对成纤维细胞和未分化的间充质细胞的损伤是放射复合伤创面难愈的主要机制。

MMP-1在伤口愈合过程中的作用机制主要有：①新生表皮细胞中，MMP-1的表达可帮助清除损伤产生的坏死组织，促进细胞的定向迁移，对再上皮化进程有明显的促进作用；②在成纤维细胞中高表达MMP-1，细胞的迁移作用将增加，对基质的降解作用也增加，从而参与组织的改建；③毛细血管内皮细胞中的MMP-1高表达是枝芽状血管新生的重要促进因素，有利于填补组织缺损，加速创伤愈合；④巨噬细胞中的MMP-1高表达有助于清除坏死组织，增强炎症细胞的吞噬作用，提高炎症区的抗感染能力。

（2）MMP-2：不同愈合阶段，MMP-2在角质形成细胞中表达的分布特征存在差异，其在调节细胞外基质的降解、细胞移动方面的作用显著。有研究显示，MMP-2活化后能促进细胞的迁移，主要是促进血管内皮细胞、成纤维细胞和肌成纤维细胞的运动。血管内皮细胞在移动过程中，可以有效地促进血管内皮生长因子的表达，进而对血管芽的新生起重要作用。在血管内皮细胞增殖的高峰期，血管内皮细胞中MMP-2呈高表达。MMP-2能降解血管基底膜中的Ⅳ型胶原，使血管内皮细胞通过基底膜进入间质区。从生物学功能上讲，MMP-2虽然不像MMP-1那样能降解过量沉积的胶原，却能降解基底膜的主要构成胶原。MMP-2是最广谱的水解酶，其水解作用较MMPs家族的其他成员强。MMP-2还能激活特殊的潜在活性蛋白以及其他MMPs，如活化的MMP-2可激活MMP-3，间接降解细胞周围的ECM。MMP-2可以释放出ECM的Ⅳ型胶原，并刺激隐藏于其中的血管形成抗原表位，促进创伤愈合的新血管形成。

（3）MMP-3：MMP-3是基质溶解素，能降解明胶、Ⅲ型和Ⅴ型胶原、层粘连蛋白和纤维粘连蛋白等多种蛋白成分，与多种病理过程及肿瘤转移密切相关。MMP-3是锌离子依赖的内分泌蛋白酶，它主要是通过直接降解细胞外基质和基膜成分、调节细胞与基质的黏附、激活具有潜在活性的蛋白质等作用来促进细胞的迁移。ECM是储存多种生长因子和细胞活素类物质的容器，MMP-3可活化和动员ECM中的血管内皮生长因子、转化生长因子（TGF）等，以增加血管内皮细胞间的空隙，增加血管的通透性。MMP-3对炎症过程、再上皮化和修复后的改建有重要的调节功能。

10. Smad　Smad蛋白家族是TGF-β与其受体结合后产生的信号从细胞质传导到细胞核内的信号中介分子。在哺乳类动物中共发现8种不同的Smad蛋白，这些蛋白可分为途径限制型Smad（receptor-regulated Smad，R-Smad）、共同中介型Smad（common-partner Smad，C-Smad）和抑制型Smad（inhibitory Smad，I-Smad）三个亚族。R-Smad亚族可以进一步分为BMP-Smad和TGF-β/activin-Smad两组。Smad 1、Smad 5、Smad 8是由BMPⅠ型受体（ALK-2、ALK-3和ALK-6）和ALK-1磷酸化所形成，Smad 2和Smad 3是由TGF-β、activinⅠ型受体（ALK-5和ALK-4）和孤儿受体ALK-7活化所形成。途径限制型Smad（R-Smad）包括Smad 1、Smad 2、Smad 3、Smad 5和Smad 8。共同中介型Smad（C-Smad）中，蟾蜍C-Smad为Smad 4β，哺乳动物只有一种（即Smad 4）。抑制型Smad（I-Smad）包括Smad 6和Smad 7，它们通过与Ⅰ型受体竞争结合，对R-Smad的信号转导过程起抑制作用。

研究Smad 3完全敲除型、野生型、杂合型小鼠背上制作皮肤全层缺损伤口，结果发现Smad 3完全敲除型小鼠伤口的再上皮化加快，炎症反应降低，于伤后2天即完成再上皮化，创伤的愈合质量也明显优于另外两组，包括创伤部位的胶原沉积减少。用相同的方法制作辐射损伤后6周的创面模型，结果发现Smad 3敲除型小鼠皮肤的炎症反应和纤维化状况均较野生型小鼠明显减少，而同样作为R-Smad，在Smad 2杂合型小鼠模型上没有产生对创面愈合的影响，这或许与Smad 2和Smad 3在核内转录机制上存在差异有关。Smad 3可以促进细胞凋亡，在创伤愈合中起抑制作用，但其可以促进胶原分泌、炎症反应、细胞分化和迁移，表明其同样可以影响创伤愈合的进程。另一方面，伤口愈合情况显示，Smad 3敲除鼠的炎症反应降低，未见胶原合成不足及细胞迁移等问题，伤口愈合的速度是加快的，这或许与胶原分泌、细胞分化和迁移的调节存在其他信号通路有关，仅抑制Smad 3途径不影响胶原分泌、细胞分化和迁移。另外发现，外源性Smad 7的过度表达和成纤维细胞中Ⅰ、Ⅲ型胶原的表达抑制密切相关。

11. 生长因子（GF） 该部分内容书中多处涉及，请参见相关章节，这里不再赘述。

五 组织修复所涉及的相关信号

（一）PI3K信号通路

1. PI3K的结构特点及活化调节　PI3K是磷脂激酶家族中的一个重要成员，它是由一个催化亚单位（p10）和一个调节亚单位（p85）组成的异源二聚体，具有脂类激酶活性和蛋白激酶活性，其中p85调节亚单位是许多受体酪氨酸激酶的磷脂蛋白底物。根据PI3K的结构可将其分为三种类型：Ⅰ型，以PI、磷脂酰肌醇-4-磷酸（PIP）及磷脂酰肌醇-4,5-二磷酸（PIP2）为底物；Ⅱ型，以PI和PIP为底物，包括PIK3C-α、PIK3C-β和肝特异性表达的同型PIK3C-γ；Ⅲ型，由催化亚基Vps34和调节亚基p150构成，以PI为底物，主要参与细胞生长与成活的调控。目前研究最广泛的是能被细胞表面受体活化的Ⅰ型PI3K。Ⅰ型PI3K又分Ⅰ$_A$和Ⅰ$_B$两个亚型，分别从酪氨酸蛋白激酶偶联受体和G蛋白偶联受体传递信号。Ⅰ$_A$型PI3K具有磷脂酰肌醇激酶和丝氨酸-苏氨酸蛋白激酶的双重活性，是由催化亚基p110和调节亚基p85所组成的异源二聚体，催化亚基包括p110α、p110β和p110δ 3个同工型，分别有PIK3CA、PIK3CB和PIK3CD 3个基因编码；调节亚基包括PIK3R1、PIK3R2和PIK3R3 3个基因编码，但存在p85α、p85β、p55γ、p55α和p50α 5个同工型，其中p85调节亚基是许多受体酪氨酸激酶的磷脂蛋白底物。

2. PI3K/AKT与各种创伤愈合有关的生长因子的关系

（1）PI3K/AKT与PDGF：PDGF来源于血小板的α颗粒，能引起成纤维细胞、平滑肌细胞和单核细胞的增生和游走，并能促进胶质细胞增生，是一种重要的生长因子，在创伤愈合尤其是血管生成过程中起着重要作用。PDGF又是一种重要的促细胞分裂剂，当其与某些特异性受体结合后，通过介导细胞内一系列信号转导，激活多种丝氨酸-苏氨酸蛋白激酶（包括MAPK、AKT等），调节一系列与细胞增殖和抑制相关的基因，如c-mbc/c-myc mRNA的表达，可刺激多种细胞分裂和增殖，在血管重构中起重要作用。而PDGF与其受体PDGFR结合后通过酪氨酸激酶磷酸化激活的PI3K/AKT信号通路可启动下游一系列信号通路；AKT的磷酸化可进一步阻滞线粒体膜的弥散，减少细胞色素C从线粒体膜中释放，从而抑制天冬氨酸特异性半胱氨酸蛋白酶（caspase-3）的活化；caspase-3活化可降解一系列底物而导致细胞解体，从而减缓细胞凋亡。AKT的激活可磷酸化并调节参与细胞增殖和凋亡的蛋白，如促凋亡的蛋白Bad和叉头转录因子FoxO1/3a，调节平滑肌细胞的增殖及血管内膜新生。研究证实，PDGF通过激活AKT/FoxO1/3a信号途径促进血管平滑肌细胞的增殖。

（2）PI3K/AKT与EGF：EGF对上皮细胞、成纤维细胞、胶质细胞及平滑肌细胞都有促进增殖的作用。EGF诱导细胞表面受体EGFR的磷酸化，激活下游信号通道中与细胞增殖密切相关的三磷酸肌醇激酶PI3K/AKT途径的AKT发挥作用。基质金属蛋白酶（MMPs）是一组蛋白水解酶，对细胞移行和伤口愈合中细胞介导的收缩是必需的，有报道指出，可以通过抑制MMPs的活性来减少基质的收缩和细胞的移行。由结缔组织细胞分泌的明胶酶A（MMP-2）活化后能降解一种或多种胶原和蛋白质，具有降解变性胶原明胶的特性，对纤维结合素、弹性蛋白的降解也有一定作用。研究表明，EGF通过时间依赖的方式诱导培养的人晶状体上皮细胞（HLECs）中MMP-2的过表达而完成细胞的移行，这一作用可以被EGFR和AKT的抑制剂阻断，这些均表明PI3K/AKT通道是EGF刺激MMP-2表达的必要条件。

（3）PI3K/AKT与TGF-β：TGF分为TGF-α和TGF-β。前者的氨基酸序列有33%～44%与EGF同源，可与EGF受体结合，发挥相同或类似的作用；后者对成纤维细胞和平滑肌细胞的增生作用依其浓度而异，低浓度诱导PDGF合成、分泌，为间接分裂原，高浓度抑制PDGF受体表达，使其生长受到抑制。许多研究表明，TGF-β和PI3K/AKT信号通路在多水平、多环节相互作用，以实现特定环境下对细胞的精细调控，如PI3K/AKT途径参与TGF-$β_1$介导的肺上皮-间质细胞转分化过程，PI3K特异性抑制剂Ly294002可有效抑制TGF-$β_1$介导的肺上皮-间质细胞转分化过程。TGF对细胞增殖的影响是通过PI3K/AKT通路实现的。

（4）PI3K/AKT与VEGF：血管内皮生长因子（VEGF）最初在肿瘤细胞中分离提纯，可促进正常胚胎发育、创伤愈合及慢性炎症时的血管增生，还可明显增加血管通透性，进而促进血浆蛋白在细胞基质中的沉积，为成纤维细胞和血管内皮细胞长入提供临时基质。VEGF被认为是一种对内皮细胞有高度选择性且强有力的促细胞分裂素，以往的研究认为，它可特异性地作用于血管内皮细胞，同时可诱导基质金属蛋白酶和胶原酶的表达，促进细胞外基质的降解，从而诱导内皮细胞迁移，为新生血管的产生做准备。低氧诱导因子-1（HIF-1）在缺氧时充当转录激活的介质。生长因子、细胞因子等经过PI3K或MAPK的活化刺激HIF-1α的合成。HIF-1通过结合VEGF启动子缺氧效应元件HRE调节VEGF的表达及其受体的转录，促进肿瘤新生血管的形成。PI3K或AKT的过表达可使VEGF mRNA的表达水平增高，而LY294002可抑制VEGF mRNA的表达，但PI3K或AKT过表达可恢复抑制作用，表明PI3K可能是通过调控HIF-1或VEGF的表达来诱导血管生成的。

（5）PI3K/AKT与IGF-1：IGF-1是一种主要由肝细胞生成和分泌的单链多肽，能诱导碱性成纤维细胞生长因子等细胞因子的表达，促进纤维粘连蛋白、聚葡萄糖胺和胶原等胞外基质的合成和分泌，影响创面修复后组织的改建，它与特异性IGF-1受体结合后可刺激母细胞的有丝分裂。有研究提示，糖尿病患者的血浆IGF-1水平明显低于正常对照者，糖尿病足溃疡高风险者的血浆IGF-1水平低于无风险和低风险者，即随着糖尿病足溃疡风险的升高，血浆IGF-1水平逐渐下降，说明血浆IGF-1水平的变化与糖尿病足溃疡的发生发展密切相关。众所周知，糖尿病患者的溃疡愈合较正常人慢，说明IGF-1在溃疡愈合过程中也发挥了一定的作用。许多研究均证实，IGF-1介导的多种细胞功能是通过PI3K/AKT信号通路实现的。IGF-1与IGF-1受体结合后主要导致两条信号通路的活化，即丝裂原激活的蛋白激酶（MAPK）和磷脂酰肌醇-3-激酶/蛋白激酶B（PI3K/AKT）途径，而激活PI3K/AKT信号通路可以干扰细胞凋亡。PI3K/AKT信号通路干扰细胞凋亡的机制主要有以下几方面：①直接调节作用。活化的AKT可以使Bad的Ser136位点磷酸化，从而有效阻断Bad诱导的细胞凋亡；可以使caspase-9 Ser196位点磷酸化而失活，抑制其促凋亡作用。②通过直接或间接影响转录因子家族（forkhead、NF-κB、p53等）发挥细胞成活的调控作用。③通过调节细胞周期影响细胞增殖。④防止线粒体释放细胞凋亡因子。IGF-1对心肌细胞的保护作用多通过激活PI3K/AKT通路发挥作用。PI3K/AKT通路是介导细胞成活的一条经典通路。

（二）丝裂原活化蛋白激酶（mitogen-activated protein kinase，MAPK）

MAPK是广泛存在于动植物细胞内的一类丝氨酸/苏氨酸蛋白激酶，其主要作用是将细胞外的刺激信号转导至细胞及其核内，并引起细胞的生物学反应（增殖、分化、应激、凋亡等）。目前已发现存在着多条并行的MAPKs信号通路，不同的细胞外刺激可激活不同的MAPKs信号通路，介导不同的细胞生物学反应。在哺乳动物中已经发现的MAPKs通路，包括细胞外信号调控激酶（ERK）通路、JNK/SAPK通路、P38/MAPK通路、ERK5通路，这些通路由独立的（有时交互）的信号级联激活。

1. 细胞外信号调控激酶（extracellular signal regulated protein kinases，ERKs） ERKs是一类分布于细胞质内且具有丝氨酸和酪氨酸双重磷酸化能力的蛋白激酶，是MAPK家族的重要一员。ERKs包括5个家族，即ERK1、ERK2、ERK5、ERK3、ERK4，其中ERK1、ERK2是MAPK家族中第一个被克隆的成员，几乎所有哺乳类动物细胞中的丝裂原都可以激活ERK1与ERK2。ERK1和ERK2又称p44MAPK和p42MAPK，相对分子质量分别为4400和4200，是多种生长因子（EGF、BFGF、NGF、PDGF、IGF等）的下游信号蛋白，其基本的信号传递步骤遵循MAPKs的三级酶促级联反应，即上游激活蛋白→MAPK激酶的激酶（MAPKKK）→MAPK激酶（MAPKK）→MAPK，其所介导的信号传递途径涉及调节细胞生长、发育及分裂的信号网络的核心。ERK还可因离子射线和过氧化氢等激活而磷酸化（p-ERK）进入细胞核，作用于c-myc、AP-1、NF-κB等转录因子，促进某些基因的转录与表达，与细胞的死亡和转化等过程相关。

皮肤作为机体最大的器官，其表皮层结构和功能的维持主要依赖于表皮基底层细胞，这些细胞由表皮干细胞和短暂扩增细胞组成。表皮干细胞快速分裂增殖，形成短暂扩增细胞后进一步分化，产生大量具有结构和功能的细胞，这些细胞在向表皮层和真皮层迁移过程中，一方面补充已凋亡或坏死脱落的细胞，另一方面形成新的结构和组织，引起表皮和真皮增厚。表皮干细胞由增殖向分化的转变发生在细胞周期的G_1期，而细胞从静息期向G_1期的转化需ERK1/2信号传导途径的参与。对增生性瘢痕组织的观察显示，Ras和磷酸化ERK1/2的阳性细胞率较高，这可能与皮肤干细胞通过激活ERK1/2途径快速分裂增殖分化，形成具有特殊结构和功能的终末分化细胞，特别是成纤维细胞发生组织纤维化与该通道相关联，是增生性瘢痕形成、改建和成熟的机制之一。

2. c-Jun N-terminal kinase（JNK）信号通路 JNK蛋白激酶有3个基因编码，JNK1基因和JNK2基因在机体各种组织中广泛表达，而JNK3基因则为限制性表达（仅在脑、心脏等组织）。JNK基因通过选择性剪接而产生10种JNK形式，JNK基因编码的蛋白根据其有或无COOH-末端，结果产生46kD和54kD两种蛋白。它也是通过MAPKKK→MAPKK→MAPK激活的，当受TNF、IL-1和诸多环境因素刺激后，激活上游的MAPKKK类。JNK不但能使c-Jun磷酸化，还可以增加其转录活性，主要以c-Jun为底物并提高活化蛋白1（activator protein 1，AP-1）的转录活性。JNK是细胞内主要的信号转导分子，在损伤后的应激反应中即可诱导细胞凋亡，又与细胞增殖密切相关。有研究显示，在增生性瘢痕组织中，p-JNK存在于细胞基底层和部分成纤维细胞中，而在正常皮肤中则定位于表皮基底层。甚至有研究发现，在小鼠皮肤切割伤的愈合过程中，多核粒细胞、单核细胞和成纤维细胞表达p-JNK，对这类细胞的凋亡具有调节作用，进而影响创面的愈合。

3. p38丝裂原活化蛋白激酶 第一个发现的p38成员是p38α，它是一个分子量为35kD的蛋白质，在受到LPS刺激后，其酪氨酸位点被迅速磷酸化。该蛋白是吡啶咪唑类药物的作用靶点，在受到LPS刺激的单核细胞中，该类药物可以抑制白介素1（IL-1）和肿瘤坏死因子（TNF）等炎症因子的产生。该蛋白还能够在细胞受到热击、亚硝酸盐或IL-1作用时激活MAPK活化蛋白激酶2。另外三个p38α的同源物也陆续被发现，即p38β、p38γ（SAPK3、ERK6）和p38δ（SAPK4）。这些p38家族的成员有不同的基因编码，在不同的组织中有不同的表达，p38α和p38β几乎在所有的组织中表达，p38γ主要存在于肌肉组织，p38δ主要在睾丸、胰腺和小肠中表达。这些p38家族成员的作用底物有部分重叠，但也有各自的特异性底物。所有的p38家族成员都具有苏氨酸-甘氨酸-酪氨酸（Thr-Gly-Tyr）双位点磷酸化模块。序列比对说明，每个p38家族成员之间都有60%左右的相似性，而与其他MAPK家族成员的相似性仅为40%～45%。

p38丝裂原活化蛋白激酶的生物学作用包括细胞分化、迁移，细胞周期调控以及炎症反应。

实验结果显示，小鼠正常皮肤中的表皮层、肌皮层、毛囊、皮脂腺等均有p-p38MAPK的表达，这与p38MAPK的生理作用、分布、维持皮肤稳态有关。p38σ则能在角质形成细胞的分化过程中调节外皮蛋白的活性。有报道，正常状态下，酪氨酸323位点发生自我磷酸化，通过T淋巴细胞受体（T cell receptor，TCR）激活T淋巴细胞中p38MAPK的表达，而在B淋巴细胞中却不存在这种改变。皮肤损伤的修复过程主要分为炎症期、纤维增生期和组织重建期，这三个过程中主要是中性粒细胞、单核细胞和成纤维细胞起作用，该信号参与细胞的迁移、炎症反应以及细胞周期的调控。在皮肤损伤初期，中性粒细胞大量浸润损伤区域，中性粒细胞发生凋亡，通过巨噬细胞对其吞噬清除。有报道表明，中性粒细胞静息时就有凋亡发生，并且在其自发性凋亡发生的72小时，其凋亡率可达94.3%，可见中性粒细胞在接受刺激3天后基本上全部凋亡。在中性粒细胞中，p38MAPK可被LPS、TNF-α、GM-CSF、血小板激活因子或IL-8等物质刺激激活，过去认为中性粒细胞凋亡和Fas/FasL、ROS有关。另有研究表明，在中性粒细胞凋亡过程中一直有p-p38MAPK的表达，而没有ERK和JNK蛋白的激活。p38MAPK对中性粒细胞的凋亡作用不一定通过激活Fas/FasL、ROS完成，至少有两条通路介导中性粒细胞凋亡，一条是p38MAPK，另一条是Fas/FasL，并且最终可能通过caspase发生凋亡。研究显示，损伤后0～12小时内，浸润的中性粒细胞数量逐渐增多，细胞数和阳性细胞率均达到高峰，提示皮肤损伤后就启动了机体的防御系统，同时发生凋亡的中性粒细胞也逐渐增多；损伤后12小时，p38MAPK介导的中性粒细胞凋亡最多，这可能与炎症因子的刺激有关，导致中性粒细胞的快速凋亡；1～3天时，中性粒细胞数量明显减少，同时单核细胞数量逐渐增加，并可见大量成纤维细胞增生，这说明组织通过单核细胞、巨噬细胞的吞噬作用清除过多的中性粒细胞，以免造成组织的损伤。损伤后1～5天阳性细胞率相对较高，其中3天最高，说明此时可能是单核细胞凋亡的高峰。另有一项研究表明，caspase-3的表达高峰也在皮肤损伤后3天。其他研究证实，皮肤损伤愈合过程中单核巨噬细胞及成纤维细胞均表达Fas/FasL，部分共同表达Fas/FasL的细胞发生凋亡。在巨噬细胞的凋亡过程中发现有p-p38MAPK的表达，并且发现了TGF-β和iNOS通过不同途径可以激活p38MAPK，进而启动外源性细胞凋亡途径Fas/FasL和内源性细胞凋亡途径p53和Bax，并最终通过caspase-3使巨噬细胞发生凋亡。另外还有研究表明，在血清中单核细胞的分化和其趋化性也是由p38MAPK的激活来介导的，说明p38MAPK可以通过传递不同的信号对单核细胞的功能起到调节作用。一般情况下，伤后5天正处于单核细胞减少、成纤维细胞逐渐增多的阶段，此阶段细胞数较少，组织进入了重建阶段。伤后5～14天，成纤维细胞的表达先增多后逐渐减少，最后阳性细胞的表达及p38MAPK含量趋近于正常皮肤，此阶段ERK通路对加速伤口愈合起到了比较重要的作用，而p38MAPK可能是通过Fas/FasL来介导成纤维细胞凋亡的，并且可能是建立在对ERK通路去磷酸化基础上的。另外，在增生性瘢痕组织中，p38MAPK的表达高于正常皮肤，这可能是炎症因子刺激细胞后，通过p38MAPK上调c-Jun基因表达，诱导碱性成纤维细胞生长因子（bFGF）等的合成与分泌，促进肉芽组织过度增生和纤维化形成。

（三）Wnt信号通路与组织修复

1973年，Sharma等最早在果蝇胚胎发育的研究中发现了无翅基因。1982年，Nusser等对小鼠乳腺肿瘤研究时，发现一种可以在细胞间传递增殖分化信号的蛋白质，当时称其为Int1，后经研究发现，果蝇的无翅基因即为Int1样基因，故后来将其统一命名为Wnt1基因。迄今为止，在人和脊椎动物中共发现了19种Wnt基因，这些基因编码Wnt蛋白家族，是一组富含半胱氨酸的分泌性糖蛋白。Wnt蛋白在多种组织细胞中均有表达，并通过自分泌或旁分泌的方式激活膜受体而发挥作用。Wnt信号通路的多种分泌型Wnt蛋白已被证明存在于从线虫到人类的多种生物中。Wnt基因编码的Wnt蛋白及其受体、调节蛋白等共同组成复杂的信号通路，称为Wnt信号转导通路，它与胚胎正常发育、细胞增殖与分化、肿瘤形成密切相关。Wnt信号转导通路主要有三条途径：

①经典 Wnt/β-catenin-LEF/TCF 通路。这条通路激活后将募集细胞内的 β-catenin，将后者活化后转移至细胞核，与转录因子 LEF/TCF 等共同作用激活特异基因的转录。②细胞极性通路。主要调控细胞骨架的重排。③Wnt/Ca^{2+} 通路。通过钙依赖性激酶、钙调蛋白和转录因子 NF-AT 起作用。已有研究证实，Wnt/β-catenin 信号通路能促进创面愈合，Wnt 信号通路相关糖蛋白与创面愈合也有密切关系。

正常情况下，成年机体 Wnt 基因多处于相对静止状态。皮肤损伤后，TGF-β 提高创面中 β-catenin 表达，TGF-β 通过 Smad 3 和 p38 MAPK 通路激活 β-catenin 介导的上皮成纤维细胞转录，并且 TGF-β 在增生性瘢痕和瘢痕疙瘩中也诱导 Wnt/β-catenin 信号通路的上调。β-catenin 在真皮成纤维细胞核内持续增高，有利于成纤维细胞的增殖与迁移，同时又反馈激活 TGF-β 信号通路。增强的 Wnt/β-catenin 信号通路在 TGF-$β_1$ 诱导的正常皮肤从成纤维细胞到肌成纤维细胞的转化中发挥了负反馈作用，而这种转化是创面愈合的关键。

非经典 Wnt 信号通路即细胞极性通路和 Ca^{2+} 蛋白激酶 A 通路，该通路无须激活靶基因即可引起细胞效应，即直接作用于胞质效应蛋白。激活非经典 Wnt 信号通路的主要蛋白为 Wnt5a 与 Wnt11，Wnt5a 能够以不依赖 GSK-3β 的方式，通过 Siah2 和 APC 降解 β-catenin，从而和经典 Wnt/β-catenin 信号通路相互作用。内皮细胞之间的相互作用是影响创面血管增生与血管功能的重要因素。研究显示，VEGF 与胎盘生长因子通过受体 VEGFR-1 促进血管增生，且两者具有协同效应。应用 siRNA 或 Wnt5a 拮抗剂阻断 Wnt/Ca^{2+} 信号通路可抑制内皮细胞的增殖与迁移，而添加 VEGF 可逆转这一现象，表明 Wnt5a 介导的非经典 Wnt 通路（Wnt/Ca^{2+}）在内皮细胞的增殖与迁移中发挥正面作用。

Wnt 信号通路与创面修复关系密切，涉及成纤维细胞、角质形成细胞的增殖与迁移、细胞外基质及胶原收缩、血管新生等诸多方面。另外，Wnt 信号通路与 TGF-β 信号通路、整合素等存在着相互作用。

（四）Notch 信号通路

Notch 受体是一个相对分子量为 30000 的 I 型膜蛋白，大约由 2500 个氨基酸组成，氨基端在细胞外，羟基端在细胞质内。Notch 受体根据其与细胞膜的关系大体上由胞外区、跨膜区、胞内区（Notch intracellular domain，NICD）三部分组成，胞外区和 NICD 均高度保守。在哺乳动物细胞中已经发现 4 种受体，广泛分布于造血干细胞、胚胎干细胞、淋巴细胞、巨噬细胞、血管内皮细胞等多种细胞表面，其主要区别是 EGFR 重复序列。这些基因的表达涵盖了胚胎发育过程的各个组织，以及成熟组织中具有增殖能力的细胞层。Notch 受体胞外区是结合配体的区域，富含半胱氨酸，称为 EGF 样重复序列，如 Notch 1 胞外区含 36 个 EGF 样重复序列，每个 EGF 样重复序列约含 40 个氨基酸。Notch 胞外亚基包含 1 组串联排列的 EGFR 重复序列和 3 个家族特异性 LNR Lin/Notch 重复序列，其中 EGFR 在 Notch 受体与配体的结合中起关键作用。

Notch 信号转导通路由 Notch 受体、Notch 配体和 CSL-DNA 结合蛋白组成，大量实验发现，Notch 信号转导通路在广泛发育与细胞成熟的过程中调节细胞的增殖与分化，在胚胎发育、维持造血干细胞的自我更新、T 细胞形成以及血管生成中也起着重要作用。

对于角质形成细胞，Notch 信号通路的激活可以抑制其细胞周期进程并引起末端分化。在激发皮肤干细胞增殖和分化中，Notch 信号通路主要通过参与 Wnt/beta-catenin 信号通路下游路径发挥作用。

（五）TGF-β/Smads 信号转导通路

Smad 蛋白家族是把 TGF-β 与其受体结合后产生的信号从细胞质传导到细胞核内的信号中介分子。在哺乳类动物中共发现了八种不同的 Smad 蛋白，这些蛋白可分为途径限制型 Smad（R-

Smad）、共同中介型Smad（C-Smad）和抑制型Smad（I-Smad）三个亚族。所有的Smad蛋白均由三部分组成，氨基端和羧基端高度保守的MH1、MH2结构域以及其间富含脯氨酸的间隔区L（Linker），其中MH1区是高度保守的氨基末端。

胶原合成在伤口愈合中有重要作用。TGF-β可以促进细胞外基质（ECM）的合成，而ECM构成中主要含有Ⅰ～Ⅳ型胶原。在TGF-β促进ECM合成的过程中，Smad可以与COL的1A1、3A1、5A2、6A1、6A3和TIMP-1基因发生作用而调节这个过程。不过，实验也发现存在着非Smad依赖途径，如JNK途径等。实验还发现，在皮肤成纤维细胞中，Smad 3可以促进Ⅰ型胶原合成。但是Smad 3及其家族参与胶原合成在伤口愈合方面是否发挥作用尚有待进一步研究。

（六）Slit-Robo信号通路

Slit是1984年由Nusslein-Volhard等在果蝇体内发现的分泌型细胞外基质蛋白，有基因4p15.2编码，分子量约为200 kD。Robo蛋白家族是Slit受体家族，是一种单通道的跨膜受体。该家族在哺乳动物中有四个成员，即Robo1/Dutt1、Robo2、Robo3/Rig-1和Robo4/Magic Roundabout。Slit通过N端的D2区（第二亮氨酸重复区）与Robo的Ig1-2区结合，硫酸酰肝素糖蛋白（HSPG）是Slit和Robo的共同受体，能与Slit2 D2及Robo的Ig1结合，形成三元复合物，从而稳定Slit与Robo的结合。早期研究发现，Slit-Robo信号通路是神经轴突的导向因子、神经元迁移的排斥性因子和白细胞趋化的抑制因子。近年来发现，其在细胞迁移、细胞凋亡和血管生成中都有重要作用。

感染与损伤部位的中性粒细胞是炎症反应的重要组成部分，中性粒细胞趋化、游走和黏附是炎症反应的重要过程，而多种趋化因子和化学诱导物能对白细胞趋化进行调控，Robo1-Slit2被证明是白细胞趋化的内源性抑制因子，在炎症反应中能抑制中性粒细胞、淋巴细胞及巨噬细胞的迁移。通过实验发现，Slit2一方面能通过PI3K（Slit-Robo信号下游的效应器）促进嗜酸性粒细胞趋化因子介导的嗜酸性粒细胞趋化，另一方面又通过GPT酶激活蛋白1（Slit-Robo Rho GTPase activating protein 1，SRGAP-1）抑制基质细胞衍生因子1（stromal cell-derived factor 1，SDF-1）介导的中性粒细胞趋化。

Slit2可以抑制VEGF诱导的野生型血管内皮细胞迁移、管道形成和通透性增加，从而阻滞血管发生和血管渗漏。Slit-Robo信号通路控制着血管内皮细胞的完整性，Slit2很可能成为一个促进新生血管形成和治疗血管通透性增加的新的药物。Slit能介导Robo4活化，从而形成paxillin-GIT1复合体，这种复合体能使Arf6失活，最终增强血管的稳定性；Slit2还可通过表达雷帕霉素靶蛋白（mammalian target of rapamycin，mTORC2）依赖的AKT和Rac活化诱导血管形成。

第五节　创伤修复的临床应用

近年来，创伤修复已经有许多新进展，包括一些老技术的新应用，如封闭式负压吸引技术；还有一些新技术带来的变革，如组织工程产品的问世，使创面修复从基础研究向临床应用转化。我们可以将这些技术分成创基准备和创面覆盖两个部分。从治疗方式上讲，又分为非手术治疗和手术治疗两大类。

一、创基准备

坏死组织是创面感染的起源，可延长炎症反应的时间，阻碍伤口渗出和脓液排出，影响伤口挛缩和再上皮化，而适宜的清创有助于伤区坏死组织和细菌的去除。机体自身的清创能力是通过中性粒细胞分泌各种弹性蛋白酶、胶原酶、过氧化酶、酸性水解酶和溶酶体酶来完成的，除此以外，外部条件下的清创手段同样有助于促进创面愈合。目前的清创手段可分为物理清创、化学清创、生物清创等多种。

（一）物理清创

封闭式负压引流是目前最流行的物理性清创方式。负压创面治疗（negative pressure wound therapy，NPWT）包括负压封闭引流（vacuum sealing drainage，VSD）和负压辅助闭合（vacuum assisted closure，VAC）两项关键技术，并在临床各科得到了应用和发展。该技术利用负压原理密闭伤口，能加速伤口愈合，缩短住院时间，减轻医务人员的工作量。

早在20世纪70年代，苏联就有文献报道了应用负压治疗创面和伤口。1993年，Fleischmann等首次将负压应用于四肢软组织创面感染的治疗，并得到了肯定的效果，该方法很快被推荐到各种软组织缺损和感染的临床治疗中。后来，Morykwas等研究发展了负压创面治疗技术，他们使用动物模型比较了负压创面治疗技术与盐水纱布敷料治疗慢性创面的疗效，结果显示，NPWT在增加创面局部血流量、促进成纤维细胞生长及降低创面细菌数量等方面显著优于对照组。1994年，裘华德等引进德国NPWT应用于普通外科手术及感染创面的治疗。2000年，陈绍宗及其团队对NPWT的作用机制进行了血流动力学及分子生物学方面的研究，并自行研制了密闭性敷料用于慢性难治性伤口的治疗，疗效显著；2006年，他们又在研究中发现，NPWT可以提高慢性创面创周组织中PDGF及TGF-β的表达，从而促进创面愈合。2003年，VSD技术就已经被德国、奥地利等国纳入创口治疗的相关指南，在后续相应的修订后，其应用范围不断得到拓展。2017年，我国出台了《负压封闭引流技术在烧伤外科应用的全面专家共识》（2017版）。

1. NPWT的主要组成　带多空引流管的泡沫敷料（植入创面）、具有良好透气性的透明薄膜（封闭创面）和负压引流泵（制造负压）。

2. NPWT的作用机制　通常情况下，创面炎症介质反应可引起周围组织水肿及渗出增加，组织水肿使局部微循环的后负荷增加，而创面渗出液含有的多种酶类，如组织蛋白酶、基质金属蛋白酶等可抑制表皮细胞、成纤维细胞及内皮细胞的增生，从而阻碍创面的修复。NPWT是一种高效引流，体现在全方位、高负压下被引流区的零积聚，移除多余的创面渗液，减轻组织水肿，使局部毛细血管的后负荷减轻，从而增加局部的血流灌注。局部血流灌注增加，提升了组织内的氧张力，不但可直接抑制细菌的定植，而且还通过中性粒细胞的活化或氧化应激反应起到杀菌作用。同时，及时移除富含酶类的渗出液，可以促进各类修复细胞的增生，使细胞外基质的降解得到一定程度的抑制，促进肉芽组织形成及新生血管的长入。NPWT所产生的局部负压还可对伤口局部组织及NPWT的海绵结构产生向心性的牵拉、挤压作用，使创面面积收缩变小，并促使跨膜整合素蛋白与细胞外基质紧密结合，引起细胞骨架变形并释放钙离子、前列腺素、磷酸肌酸、磷酸激酶C等第二信使，对成纤维细胞、内皮细胞的增生产生正性调节作用。NPWT可减少B细胞κ轻肽基因增强子核因子的磷酸化，使核转录因子κB（NF-κB）的活化受到抑制，从而使在感染创面炎症反应中起关键作用的细胞间黏附分子1（ICAM-1）表达下降，创面炎症介质反应减轻。另外，NPWT可以制造出加快纤维蛋白溶解的环境进行自溶性清创，使清创效果得到巩固和加强，并加快上皮细胞的增生移行，这些都有助于创面愈合的加速。

免疫组化法研究证明，在慢性创面渗出液中胶原酶活性增高，NPWT的应用可以降低胶原酶的活性，阻止胶原蛋白大量降解，利于创面愈合。应用NPWT后创周组织血管数量增多，口径加大，创面血流量提高，从而改善了慢性创面的缺血、缺氧状态，使创面及创周组织老化减轻、功能改善，使各类生长因子表达增多。NPWT能提高慢性创面创缘组织中PDGF和TGF-β表达，促进创面愈合。NPWT还能够对大鼠创面愈合过程中的VEGF和BCL-2产生影响，在创面的血管生成过程中，VEGF的表达呈较高水平；在不含线粒体DNA或核的细胞中，BCL-2可以阻止出现细胞凋亡特有的形态学变化，促进细胞成活或增殖。伤口愈合时神经再生与组织愈合关系密切，皮肤损伤常可引起广泛分布于其周围的感觉神经结构破坏和功能受损，如失去神经支配，伤口愈合将明显延迟；损伤组织愈合和修复速度取决于炎症细胞、修复细胞以及微环境之间的相互作用，神经系统在这一过程中起着整合和指导的作用；在创伤愈合时，周围神经释放的神经肽不仅参与启动愈合早期的神经源性炎症反应，调控巨噬细胞、肥大细胞、T淋巴细胞以及中性粒细胞的功能，同时对修复细胞的增殖以及其他细胞因子的生物效应发挥调控作用（图22-10）。

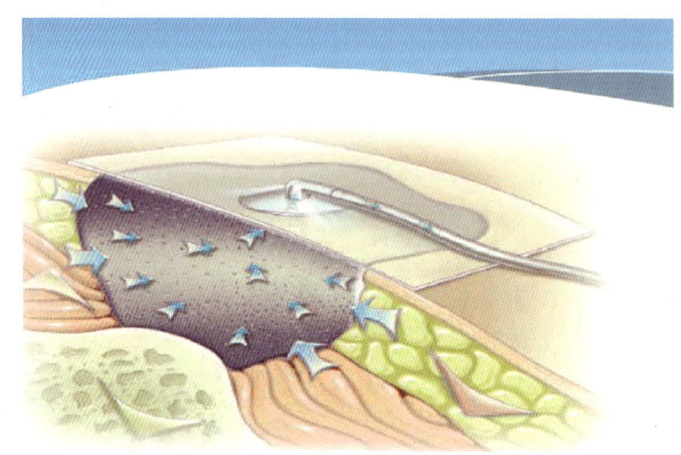

图22-10　负压封闭引流的结构和作用示意图

3. NPWT的临床应用　NPWT极为适合创面严重污染、伤后救治时间长的患者，它可使创面与周围环境相隔离，有效保持创面清洁并减少创面感染，同时可进行创面的冲洗治疗。对于爆炸导致的合并肌腱、骨质外露的巨大软组织缺损患者，Helgeson等联合应用NPWT和Integra人工皮进行创面准备，待创面情况改善后行皮片移植修复，术后效果良好，避免了操作复杂的皮瓣移植，减少了供区畸形、皮瓣坏死等风险。NPWT几乎在创面治疗的各个阶段均可使用，可以关闭多发的皮下窦道，使组织瓣与创面周边和基底更好地贴附，进行创面的准备或者覆盖皮片供区创面。国内韩军涛等应用持续负压灌洗引流治疗了10例糖尿病足合并足底脓肿的患者，具体做法是彻底清创后给予持续负压灌洗引流14天，停止灌洗后维持负压吸引3～5天，3周后拆线。结果表明，该方法可以减轻创面炎症，促进创面愈合及足部功能的恢复。曾丁等报道了NPWT治疗46例难愈性创面患者的经验，效果较为明显。

但NPWT尚有不少问题需要进一步研究解决，如NPWT最适负压值的设定，间歇性或持续性负压吸引的选择，负压泡沫敷料的更换时间，创周水疱、厌氧菌等的处理等，还有与一些其他促愈手段（生长因子、先进敷料等）的联合应用问题。

（二）化学清创

化学清创最多见的就是蛋白酶清创，即采用某些具有蛋白水解作用的外源性酶类，将坏死或失活的组织分解清除，同时又不损害邻近正常组织。蛋白酶清创具有高度选择性，包括各种外源性蛋白水解酶的清创。蛋白酶作用的高效性、专一性特点决定了其治疗疾病针对性强，作用靶点明确，疗效突出。1940年，Glasser首次报道了使用木瓜蛋白酶进行化学清创的方法。1969年，Garrett报道了使用枯草菌酶治疗皮肤烧伤的方法。随后，越来越多的学者开始将目光投向酶清创这一化学清创方法，并研究不同酶类的清创效果和安全性。目前常用的有胶原酶、木瓜酶、人纤维蛋白溶解酶（纤溶酶）、糜蛋白酶等，这些酶类外用于伤口，可发挥溶解坏死组织、抑菌、促进血管再生等作用。

1. 化学清创的作用机制　目前用于化学清创的蛋白酶种类较多，其来源包括细菌及动植物。枯草菌酶是一类从枯草杆菌滤液中得到的中性蛋白酶，在中性环境下具有最大的酶学活性，可水解包括失活胶原在内的多种蛋白。胶原酶（collagenase）主要从溶组织梭状芽孢杆菌中得到，也有报道来源于鲎，该酶对温度敏感，在pH 6～8的环境中具有良好的酶学活性，对胶原蛋白具有很强的水解作用，而对其他蛋白作用较小。菠萝蛋白酶（bromelain）提取于天然菠萝茎或未成熟果实，主要成分为一个大类巯基蛋白酶，与其他组分如磷酸酯酶、糖苷酶、过氧化酶等共同构成复杂混合物，具有分解蛋白的作用。木瓜蛋白酶（papain）取自番木瓜果实，最常见的形式是其与尿素的复合物，主要分解半胱氨酸残基，而尿素则被认为可以影响蛋白质的三维结构，从而增强木瓜蛋白酶的蛋白水解作用，研究证实两者的复合物较其单一形式具有更强的蛋白水解能力。另外，纤维蛋白溶酶、脱氧核糖核酸酶、胰蛋白酶、双链酶等也曾被用于化学清创。

2. 化学清创的临床应用　有人将62例联用枯草菌酶和磺胺嘧啶银治疗的烧伤患者与50例单用磺胺嘧啶银治疗的烧伤患者做比较，发现前者的植皮时间较后者平均提前5～6天，出院时间平均提前17天，但两组间脓毒血症的发生率未予比较。Dimick对463例烧伤患者联用枯草菌酶和磺胺嘧啶银治疗，并与传统治疗方法比较，结果显示，前者的植皮时间较后者早7天，住院时间少21天，两组间菌血症的发生率无明显差异。枯草菌酶的使用导致部分患者出现局部烧灼痛，偶可造成一定量的出血。Soroff等就胶原酶对烧伤创面的作用，将其与磺胺嘧啶银进行了比较，发现胶原酶治疗组的清创时间和愈合时间均明显早于磺胺嘧啶银治疗组，仅3例胶原酶治疗的患者出现局部烧灼痛。Rosenberg等使用菠萝蛋白酶（商品名Debridase）治疗130例深烧伤患者共332处创面，创面用湿敷料浸润2～24小时后即开始做酶清创治疗，每次治疗时间为4小时，其中241处创面（72.6%）1次应用即完成清创，2次应用者占20.18%，使用3次和4次者仅为3.61%和0.6%，显示菠萝蛋白酶可获得成功的清创。另外，还有使用磷虾酶、弧菌溶血素、木瓜蛋白酶的病例。

（三）生物清创

生物清创又称蛆虫治疗（larval therapy，LT），目前被认为对坏死组织清除效率仅次于手术清除，而且还有其他方法无可比拟的多种优点，因此目前在世界上LT的使用越来越广泛。

早在1829年，拿破仑的军医就发现，寄生了蛆虫的伤口不易被感染，且愈合加快。第一次世界大战期间，蛆虫成功用于治疗战争创伤。1931年，美国的Baer首次报道了用蛆虫疗法成功治疗89例顽固性骨髓炎患者的研究成果，随后，医疗界对蛆虫疗法的探究进入繁荣时期。然而到1950年，随着抗生素的问世，这种治疗方法几乎消失于人们的视野中。随着耐药菌株的出现及人们对有效的非手术清创手段的需要，20世纪末，LT重新兴起。1988年，LT作为对现代军事及生存医学有益的方法而写入美军军医手册。美国食品和药物管理局（FDA）于2004年批准市场化的医用蛆虫用于临床。国内也有用LT治疗难治性创面成功的报道。

1. LT的作用机制　LT主要有以下几方面的作用：

（1）清创作用：蛆虫对伤口的清创作用迅速而有效，且不损伤健康组织。由于蛆虫是畏光的，它会自然地进入外科手术难以达到的深部创面。国内王寿宇等报道了6例因糖尿病足部溃疡，经外敷抗生素头孢哌酮和常规清创换药治疗无效的金黄色葡萄球菌感染患者，应用蛆虫清创，平均治疗12天，溃疡创面坏死组织清除干净，有大量新鲜的肉芽组织生长，创面表面培养无细菌生长。蛆虫在进食时会分泌很多消化酶，其中包括羧肽酶A和B、亮氨酸氨基肽酶、胶原酶、丝氨酸蛋白酶等，这些酶有很强的降解作用，可以对创面腐败组织进行消化及有效的清除。蛆虫在充满坏死组织碎片的创面内蠕动也有助于对创面的清理。蛆虫拥有一副下颌，可刺入伤口组织，分解细胞膜，促进蛋白酶向内渗透，这些机制共同参与对创面的清理。

（2）抗感染作用：要使伤口愈合，首先要控制感染。大多数创面有多种细菌感染，包括需氧菌及厌氧菌，最常见的是金黄色葡萄球菌，这种细菌对多种抗生素耐药，因此受到广泛关注。将活蛆置于创面上，其蠕动时可不断刺激创面导致浆液性渗出，蛆虫消化坏死组织后的排泄物以及其自身的分泌物也增加了创面的渗出，而定植于创面的细菌被不断产生的渗出液冲洗，并由吸水性敷料吸附，随之被清除。另外，绿蝇幼虫的一种代谢产物氨可增加创面的pH，使其呈偏碱性，碱性环境不利于多种细菌繁殖；绿蝇幼虫的肠道内有一种共生菌——奇异变形杆菌，它们可产生一些物质如苯乙酸和苯乙醛，也具有抗菌活性，当细菌随坏死组织通过蛆虫消化道时被杀灭。

（3）促进溃疡愈合作用：经LT处理的创面可见新鲜肉芽组织生成及愈合加快。蛆虫除可分解、消化坏死组织，杀灭细菌外，还可通过在创面蠕动刺激正常组织修复。蛆虫分泌的尿囊素及碳酸铵可使创面的pH由酸性变为中性或弱碱性，从而促进肉芽组织生长。绿蝇的肠道分泌物、血及淋巴液均具有促进成纤维细胞增殖的作用，在有适当表皮生长因子存在的情况下，还可以使成纤维细胞生长。蛆虫的肠道分泌物可刺激成纤维细胞移动，诱导细胞变形，重塑细胞之间的基质。

（4）阻止并清除生物被膜：细菌生物被膜（bacterialbiofilm，BF）是细菌产生的多聚复合物基质将自身包绕，并黏附于无活性物体或活体表面，形成有一定结构的细菌群体。BF中的细菌能对抗生素产生高度耐药性并可逃避宿主的免疫作用，导致感染迁延不愈。蛆虫分泌物能降低各种细菌生物被膜的形成，其降低效率最大可达92%，这种作用是由多种不同的分子共同作用的结果，与蛆虫分泌物的抗菌作用无关，且对不同细菌的生物被膜的有效性不同。

2. LT的临床应用　蛆虫需要潮湿环境，对干燥的创面要用敷料覆盖数天。准备好后，先将水凝胶敷料剪开一窗口，用以保护健康皮肤，露出创面。然后将网眼纱布铺于无菌吸水敷料上，将蛆虫冲洗后置于网的中央，每平方厘米创面放置5~10条蛆虫，再将网翻转覆盖于创面，并用防水胶密封网的周缘。最后用有孔的吸水敷料覆盖，但必须有空气通入，否则蛆虫会因缺氧而死亡。每日检查伤口，按需要更换吸水敷料，3天后等蛆虫将腐烂组织吞食完毕再予以去除。如伤口仍然有坏死组织及感染的表现，可以再做一次蛆虫清创治疗。

LT可用于治疗各种常规治疗无效的慢性创面，如下肢溃疡、压力性溃疡（压疮）、糖尿病溃疡、合并感染的外科创伤、烧伤、肿瘤合并溃疡等。其优点是适用人群广泛，如门诊和住院患者、可行走的和卧床患者，包括合并症多，不能进行常规手术清创的患者。

（四）外科手术清创

请参看相关章节。

二　创面覆盖

（一）细胞治疗

细胞是生命的基础，细胞健康是人体健康的根本，世界卫生组织（WHO）对疾病康复也作了新的定义——"治愈疾病最根本的途径是修复细胞、改善细胞代谢、激活细胞功能"。由此可见，疾病康复的标准已经达到细胞康复的水平。因此，有科学家称："20世纪是药物治疗的年代，21世纪将是细胞治疗的年代。"细胞治疗又称活细胞治疗（live cell therapy），包括活细胞修复损伤组织细胞。

细胞治疗在创面愈合中的应用始于1975年，Green采用含培养的表皮细胞的复合表皮移植（composite epithelial autografts，CEA）治疗烧伤创面。此后，随着细胞生物学、组织工程学的发展，细胞治疗在创面特别是慢性创面修复中的应用日益受到人们的关注。目前临床上用于修复创面的细胞主要有角质形成细胞、成纤维细胞、胚胎干细胞、表皮干细胞、骨髓间充质干细胞、真皮多能干细胞、脂肪多能干细胞等。虽然细胞治疗备受人们关注，但到目前为止，细胞治疗促进慢性创面愈合的机制仍未完全明确。Hao等证实，通过创周皮下注射人血小板源性生长因子A和防御素2基因强化的骨髓间充质干细胞后，显著改善了创面肉芽组织的形成，加速了放射性创面的愈合。直到目前，世界各国的细胞治疗仍处于研究、实验和临床观察阶段。FDA已批准利用一种细胞治疗修复损伤的膝关节，其技术是取自体受累关节的正常软骨细胞，在实验室扩增培养3~4周，再注入损伤的膝关节。

目前临床应用较多的是血小板治疗，即富含血小板血浆（platelet-rich plasma，PRP）的开发与应用。虽然血小板没有细胞核，但随着人们认识的深入，已将其定义为分泌型细胞。

PRP技术是将自身静脉血经梯度密度离心后获得的血小板浓缩物，加入凝结剂（常用10%氯化钙溶液和凝血酶）后形成胶状物，单独或联合自体骨、同种异体骨、异体骨、干细胞及其他生物材料注入组织缺损处，以诱导组织再生。

1. PRP的制备过程　抽取全血，利用血液中各种成分的沉降系数不同，经梯度离心后将血液分为三层，底层为沉降系数最大的红细胞，最上层为上清液，即缺乏血小板的血浆（platelet-poor plasma，PPP）层，两者交界处的薄层为富含血小板的血浆层。然后提取上清液及交界处以下的一部分红细胞，改变离心力再次离心，即可得到含有高浓度血小板的PRP。也可将获得的PRP进一步浓缩，得到高浓缩的PRP，使血小板浓度进一步提高至全血的1~6倍。使用时，在PRP中加入起黏结作用的凝集剂，使其形成凝胶，同时可使生长因子限制在凝集块内不易流失，有利于其发挥作用，而且易成形。

2. PRP的作用机制　当PRP被凝血酶激活后，可释放出5~8种加速创伤愈合的蛋白生长因子，如转化生长因子β（TGF-β）、血小板源性生长因子（PDGF）、胰岛素样生长因子（IGF）、血管内皮细胞生长因子（VEGF）、表皮生长因子（EGF）等。其中TGF-β包括TGF-$β_1$和TGF-$β_2$，PDGF包括PDGF-AB、PDGF-AA和PDGF-BB。TGF-β能促进成纤维细胞、前成骨细胞和血管内皮细胞的有丝分裂，促进细胞外基质（ECM）如胶原蛋白、纤维粘连蛋白的表达和抑制ECM的降解，对细胞的形态发生、增殖和分化过程起着重要作用。PDGF是最早出现在创伤部位的生长因子之一，人体中的多种细胞如血管内皮细胞、成纤维细胞、巨噬细胞、骨髓基质干细胞等均存在PDGF受体，PDGF具有促进有丝分裂（使创伤局部各种参与修复的细胞成倍增殖）、促进血管生成、增加胶原蛋白合成、激活巨噬细胞和其他细胞因子的作用。巨噬细胞被激活后具有清除坏死组织和作为第二阶段各种细胞因子的释放体两大作用，对创伤中后期的持续修复至关重要。VEGF通过自分泌或旁分泌与血管内皮细胞表面受体结合，可促进血管内皮细胞增殖，诱导新生血管形成，为局部骨再生及代谢提供有利的微环境，并可加速慢性伤口的愈合。IGF能刺激细胞的有丝分裂，诱导细胞分化或促进分化功能的表达。实验证明，IGF与PDGF具有协同作用。EGF是一种强有力的细胞分裂促进因子，可刺激体内多种组织细胞的分裂和增殖，同时能促进ECM的合成、沉积及纤维组织的形成。PRP中含有高浓度的白细胞，白细胞既可以帮助机体清除局部病原体，增强局部的抗感染能力，又可以帮助机体清除局部的坏死组织，明显加快局部损伤组织的修复速度，从而有力地促进局部损伤组织的修复。纤维蛋白支架作用PRP中还含有纤维蛋白、纤维结合蛋白和玻连蛋白等，具有细胞黏附和骨引导功能。PRP凝固后形成的纤维蛋白支架对促进细胞黏附、防止细胞流失有一定的作用。可能还有一些未知成分参与组织的修复过程。

3. PRP的临床应用　在创面愈合方面，PRP可以加速表皮化生长，减轻创伤后局部肿胀和疼痛，减少术后伤口的渗出。PRP注射技术在美容外科促进局部软组织愈合、减少瘢痕形成及局部结构改建方面具有极佳的效果。有学者报道，在整形手术后，将PRP注入术区皮下组织，可促进局部凝血，降低局部皮肤和组织肿胀，缩短愈合时间；在某些病例中甚至具有增加皮肤光泽、恢复皮肤弹性及饱满度的效果。将PRP注入患者鼻唇沟的皮下组织内，术后2周可出现明显的美容效果，随访3个月，患者面部皮肤弹性及饱满度仍保持良好。

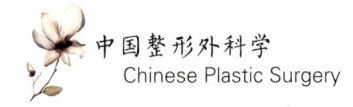

随着PRP在创伤愈合和组织再生过程中的分子和细胞作用机制的阐明，以及PRP分离仪器的研制，PRP迅速地被应用于美容外科、整形外科、颌面外科、烧伤外科以及矫形外科。

干细胞技术是生物技术领域最具有发展前景和后劲的前沿技术，由此人们可以用自身或他人的干细胞和干细胞衍生组织、器官替代病变或衰老的组织、器官，并可以广泛用于传统医学方法难以医治或治疗效果欠佳的多种疑难病例。有关成体干细胞临床治疗的试验研究近几年发展很快，已有不少临床应用的报道，从脐带血中分离造血干细胞治疗血液病已取得成功。理论上，干细胞可以修复身体任何部位的组织缺损，可以利用胚胎干细胞或成体干细胞作为遗传、恶性疾病和退变性疾病的细胞替代性治疗。在组织修复和再生中，干细胞生物学将发展到利用内源性干细胞蛋白质和小分子治疗的新境界，与之相关的干细胞技术称为再生医疗技术，就是对干细胞进行分离、体外培养、定向诱导甚至基因修饰等过程，在体外繁育出全新的、正常的，甚至更年轻的细胞、组织或器官，最终通过细胞、组织或器官的移植实现对临床疾病的治疗。

当前我国细胞治疗中常用的细胞类型是成体来源的干细胞，如免疫细胞、骨髓干细胞（含脐血和脐带来源的干细胞）等，其临床应用特点主要表现在采用个体化治疗。至今还没有国家药品监督管理局（National Medical Products Administration，NMPA）批准的批量生产的上市产品。另外可作为某些难治性疾病的一种治疗选择，有的甚至是最后的选择。

干细胞治疗可以按细胞治疗技术与细胞治疗药品分别进行管理，具体内容详见相关章节。

（二）组织工程

20世纪80年代，组织工程开始有了新进展，先是1987年美国科学基金会在华盛顿举办的生物工程小组会上提出"组织工程"（tissue engineering）一词，后来由基金会资助建立了一系列实验室。1988年将组织工程正式定义为：应用生命科学与工程学的原理与技术，在正确认识哺乳动物的正常及病理两种状态下的组织结构与功能关系的基础上，研究、开发用于修复、维护、促进人体各种组织或器官损伤后的功能和形态的生物替代物的一门新兴学科。

组织缺损或损伤的修复治疗一直是创伤医学研究的热点。创伤修复的基本原则与要求是：①以尽可能小的创伤修复尽可能大的缺损；②修复后的组织或器官能够维持正常的生理功能；③修复后的组织或器官具有接近正常的大体外观与组织学结构。组织工程在创伤修复研究工作中突显了极为重要的地位。

生物支架材料是组织工程研究中的关键因素，它不仅可以为特定的细胞提供结构支撑作用，而且可以作为模板，引导组织再生和控制组织结构。它能为构建组织细胞提供一个三维支架，有利于细胞的黏附、增殖和分化，为细胞生长提供合适的外环境。种子细胞是组织工程研究中的另一项要素，形成新生组织需要有一定数量且不会引起机体免疫排斥反应的种子细胞，因此，选择合适的种子细胞是组织工程研究从实验室向临床应用过渡的关键步骤（图22-11）。可用于组织工程的种子细胞来源较为广泛，各有其优缺点，依据种子细胞的来源可分为自体细胞、同种异体细胞和异种细胞，依据种子细胞的种类则可分为干细胞（包括成体干细胞和胚胎干细胞）和非干细胞。目前较为现实而可靠的种子细胞来源是从组织中分离出来的干细胞（前体细胞），这些干细胞在通往特定分化方向上已经迈出了几步，但因为它们还未完全分化为终末细胞，因而具有足够的灵活性，可以发育成几种不同的细胞类型。目前对种子细胞的研究认为，自体细胞移植的安全性得到承认，其中干细胞被认为是最有希望的种子细胞来源。干细胞移植的关键问题在于：①了解干细胞存在的部位；②干细胞分离和体外培养扩增的有效方法；③干细胞定向诱导分化的最佳条件。

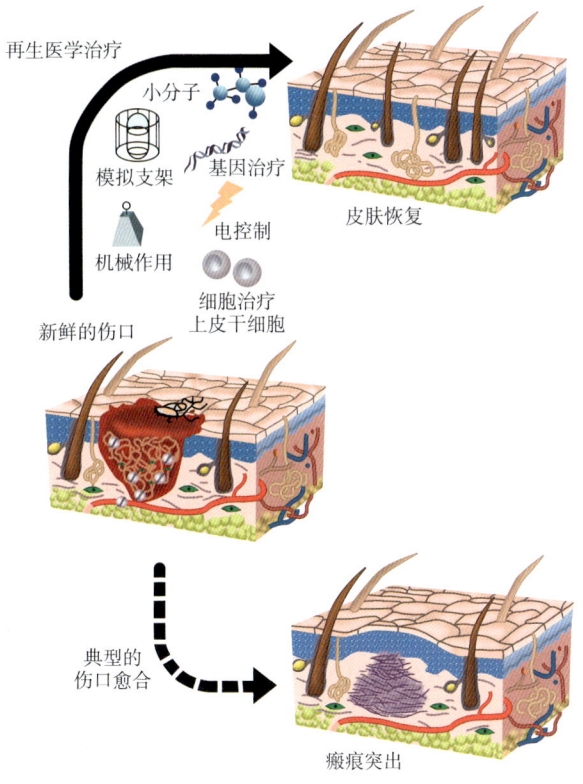

图 22-11 创面愈合的再生医学

目前，组织工程皮肤已有数种商品化的产品，如 AlloDerm、Apligraf 等，并在临床上较为广泛地应用。临床应用结果证实，同种异体细胞构建的组织工程皮肤比同种异体及异种皮免疫原性低，在受体内的存留时间也较长，可以很好地保护创面。自体细胞构建的组织工程皮肤在体内存留时间更长，甚至可以永久成活。近几年来，与皮肤相关的干细胞研究也取得了很大进展，在表皮、真皮及毛囊等部位均已成功地分离培养出增殖力旺盛的皮肤干细胞，且已初步用于皮肤组织的构建与缺损修复的相关研究。

目前最成功的组织工程产品是人工皮肤，已经商品化的主要有美国的 Integra、AlloDerm、Dermagraft、Apligraf 等。但现有的人工皮肤并不具备完整的皮肤结构和功能，不能达到人工重建皮肤的目的，因此，近些年国内外众多研究者都在为实现真正意义上的人工皮肤而努力。皮肤组织工程支架材料作为细胞外基质，为细胞提供了黏附、生长、迁移、增殖和分化的环境，在人工皮肤的构建中起着关键作用，是皮肤组织工程的重要研究内容。

（三）基因治疗

基因治疗是现代分子生物学技术发展的产物，从策略上考虑，基因治疗有以下两种方法：

1. **体内法** 即将载有目的基因的载体直接注入受损创面，从而将目的基因整合到基因组上，提高生长因子等促创面愈合因子的分泌。然而该方法具有一些明显的不足，首先是被转染的细胞特异性不高，一些非特异性细胞也将被整合到目的基因，导致生长因子表达紊乱，虽然可能促使伤口愈合，但同时也将影响组织的其他生理功能；其次是病毒转染，虽然目前尚没有因基因治疗诱发病毒感染导致癌变的报道，但也存在潜在的危险性。

2. **体外法** 可克服体内法的不足，将待转染的细胞从机体中分离出来在体外培养，扩大细胞数，然后再应用多种转基因方法将目的基因导入细胞，经筛选后将载有目的基因的细胞回输入机体，从而在机体中分泌该种生长因子，促进创面愈合。

这两种策略均离不开一些具体的基因转导技术，主要包括非病毒转导和病毒转染两大类。前者包括：①脂质体转导技术。脂质体包裹的DNA转导技术有赖于DNA、脂质体的离子特性以及细胞膜表面的负电荷，具体过程包括脂质经氯仿抽提、蒸干、重新溶于水，经超声处理等一系列过程。②基因枪技术。该技术的要点是将目的基因制成带电颗粒，在高压电泳的作用下直接穿透细胞膜进入细胞，通过细胞自身的生理机制整合到宿主染色体上，形成稳定的基因表达。有趣的是，该技术并非首先用于动物细胞的基因转导，而是用于植物优良品种的培育。近年来研究发现，该技术也可以应用于哺乳动物。后者则主要包括：①重组逆转录病毒。逆转录病毒是一个8kb单链RNA病毒，目前常用的是鼠逆转录病毒，包含3个重要的病毒基因，即编码逆转录酶系统的pol基因、编码外壳蛋白的env基因以及与病毒蛋白组装有关的gag基因。这3种基因均可以被目的基因所取代，形成重组逆转录病毒载体。然而由于该载体没能组成具有感染力的病毒，并不能就此感染靶细胞，需经包装细胞系提供组成病毒必需的蛋白质，组装成具有感染活性的载体病毒，才能用于基因转染。②重组腺病毒技术。腺病毒是一个35kb的双链DNA病毒，大多数重组腺病毒载体是腺病毒Ⅴ型及Ⅱ型突变体。该病毒的基因由几个早期基因（E1～E4）和晚期基因（L1～L5）转录区域组成，其转录区依赖复制前后的调控基因表达。

基因治疗在软组织修复中的应用主要体现在以下几方面：①促进细胞活性。组织损伤后，需要尽快填补缺损创面，促进细胞分裂增殖。近年来研究发现，一些生长因子如FGF、TGF等能促进细胞从细胞间期进入分裂期，因此其基因是基因治疗的首选对象。这些研究均表明，转染细胞因子后，创面细胞活性显著增高，分裂增生能力增强。但需要指出的是，这些生长因子的作用并不是单一的，在促进细胞活性增加的同时，一些细胞基质如胶原、纤维连接蛋白的分泌也增加，这些复合因素共同促进了创面的愈合。②促进胶原合成。Yamasak等发现，诱导型一氧化氮合成酶（iNOS）缺陷型小鼠损伤后，其修复较野生型小鼠延迟31%，用NO特异性合成抑制剂N6-乙基亚胺-L精氨酸能阻止野生型小鼠的创伤愈合，并且用iNOS基因治疗缺陷型小鼠后，其修复能力显著提高，这可能是通过NO发挥作用的。许多文献证实，NO能促进损伤组织中胶原的合成。Thornton等在背中线切割SD大鼠，将聚乙烯海绵置于皮下，上面滴加含有iNOS基因的哺乳动物表达质粒pM6，结果显示，iNOS基因转导组损伤部位胶原积聚较对照组明显增多。③促血管合成。血管通过血液运输提供组织修复所需的生长因子、激素、氧气等营养成分，损伤后营养障碍将导致溃疡等一系列病理变化，直接影响组织的修复。血管损伤的修复和三大分子调控系统的相互作用有关，它们分别是血管内皮生长因子系统、纤维蛋白溶血酶原系统及凝血系统（图22-12）。

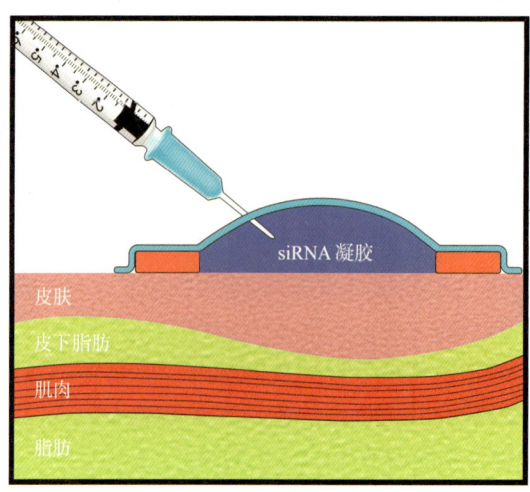

图22-12 创面愈合的基因治疗

除用于皮肤软组织损伤外，基因治疗也用于韧带、骨骼甚至神经组织损伤的修复，并在一些整形外科手术中得到了初步应用。

(四) 活性因子治疗

20世纪90年代以来，我国几家基因制药企业与创伤修复基础和临床的科研单位紧密结合，利用重组技术构建生产工程菌或细胞株，通过微生物培养或细胞培养生产细胞因子类药物，使得体内微量存在且无法取得、很难纯化的高分子物质有可能大量生产，生产出EGF、bFGF、aFGF及TGF等用于该领域的基因工程新药。这些药物有的已经通过国家食品药品监督管理局批准上市，应用于促进伤口愈合、器官再生及组织修复等治疗，有的正在进行临床前研究和临床研究。初步的统计结果表明，以EGF和bFGF为代表的基因工程药物不仅能显著加速浅Ⅱ度、深Ⅱ度烧伤供皮区等急性创面的愈合时间，还能提高其愈合质量，而且对过去采用常规方法难以愈合的放射性溃疡、糖尿病溃疡、下肢静脉曲张性溃疡、压疮等创面也有显著的促愈合作用。此外，生长因子对基因工程新药的开发、组织工程等领域的研究提供了条件。到目前为止，国内已有近10家基因工程药物公司在从事该领域药物的生产。使用重组人bFGF还可有效治疗因创伤导致的视网膜损害。此外，粒细胞集落刺激因子、粒/巨噬细胞集落刺激因子、白介素、EGF、PDGF、骨形态发生蛋白（bone morphogenetic protein，BMP）等重组细胞因子也有促进组织修复的作用。表皮生长因子可使伤口愈合时间缩短2天。治疗创伤的生物制品也受到各国军方的重视，并越来越多地应用在战伤救治上。

1. 各种生长因子产品的应用

(1) 表皮生长因子（EGF）：EGF是最早被发现的生长因子之一。基因工程表达的EGF已经在真核和原核系统中完成。重组EGF产品目前已广泛应用于各种急慢性皮肤溃疡、皮肤烧伤、创伤的治疗，可显著加快创面的愈合速度。

在我国，以中科院上海生化研究所李载平院士、甘人宝研究员为首的研究组承担了基因工程"重组人表皮生长因子"的研究，经过5年时间对2000多例烧伤、外伤、慢性溃疡等患者进行了临床试验，结果表明，重组人表皮生长因子外用药的疗效肯定，有效率达86%以上，至今未发现毒副反应。与此同时，中国医学科学院蔡良婉、黄秉仁教授领导的课题组经过近10年时间，开发研制了"重组人表皮生长因子滴眼液"用于因外伤、溃疡、炎症等造成的角膜损伤，以及角膜移植、翼状胬肉等手术后的治疗。自1996年以来，复旦大学附属眼耳鼻喉科医院等对数百名患者用重组人表皮生长因子滴眼液进行临床治疗，结果表明，该药能有效促进角膜上皮的再生，缩短受损角膜的愈合时间。在治疗糖尿病足皮肤溃疡的上市药品监察研究中观察到，135例使用EGF凝胶的患者，溃疡的平均愈合时间为4.8周，经10周的治疗，溃疡愈合率达92%。在Ⅱ度烧伤和刃厚皮供皮区创面治疗的临床试验中，使用重组EGF溶液湿敷治疗组的愈合时间分别为9.75±1.98天和10.48±1.38天，较重组bFGF（贝复济，珠海亿胜生物制药有限公司）湿敷组（12.40±2.25天和13.06±2.25天）和生理盐水对照组（12.80±2.15天和13.76±2.15天）均缩短约3天（$P<0.01$）。这些实验提示，内源性EGF在创伤愈合过程中起着非常重要的作用。目前的观察提示，EGF凝胶剂的安全性较好，未见明确不良反应的报道。有学者在清创缝合术后使用重组表皮生长因子，观察患者的伤口愈合时间和12个月后的瘢痕情况，结果显示，实验组伤口平均愈合时间为4.48±1.95天，明显短于对照组的7.65±1.96天，证明其能缩短恢复时间，减少伤口瘢痕增生的发生。既往的瘢痕磨削术后，皮肤愈合慢、易出现色素沉着及毛细血管扩张，使其应用范围受到了很大限制，而利用重组人表皮生长因子使这一问题得到了有效解决，为瘢痕磨削术提供了更广阔的治疗领域。在皮肤软组织扩张过程中，外用hEGF能促进皮肤扩张，降低皮瓣的回缩率，提高皮瓣质量，改善治疗效果。

重组人表皮生长因子还可以应用于激光、美容外科手术的术后恢复，将其添加在化妆品中能刺激表皮细胞生长，促进新陈代谢，具有修复、提高细胞活力和抗衰老等作用。

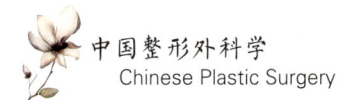

(2) 成纤维细胞生长因子（FGF）：FGF是一类具有广泛生物学活性的肽类物质，是多肽信号分子，具有参与细胞增殖、分化和游走等功能。FGF具有很强的促细胞生长作用和广泛的生物学作用，能影响多种细胞的生长、分化及功能。既往根据等电点不同，FGF分为酸性FGF（aFGF或FGF-1）和碱性FGF（bFGF或FGF-2）两类，实际上与创面愈合关系密切的有很多FGF的亚型。前者的N末端具有典型的信号序列分泌蛋白，后两者的前体都缺乏分泌生长因子所需的信号肽，其能出现在细胞外基质，机制尚不清楚，推测可能来自受伤的细胞。FGF调控着创面愈合的各个阶段，对慢性难愈性创面和大面积烧伤创面的治疗有着广阔的前景。通过局部应用基因重组碱性成纤维细胞生长因子（rhbFGF）能够治疗严重的皮肤溃疡。最新的证据显示，bFGF具有诱导成纤维细胞凋亡的作用，能加速创面愈合，且瘢痕较少。

FGF主要通过旁分泌或自分泌途径发挥作用。在组织修复过程中，成纤维细胞是形成胶原蛋白和肉芽组织基质的来源，而FGF是成纤维细胞的趋向剂和有力的生长刺激剂。在三维胶原蛋白凝胶中培养的内皮细胞和动脉平滑肌细胞中，aFGF和bFGF都能减少胶原蛋白的合成；在培养的猪成纤维细胞中，bFGF能拮抗TGF-β诱导的弹性蛋白和胶原蛋白Ⅰ的产生；在培养的成纤维细胞中，bFGF能刺激胶原蛋白酶的表达，因此，bFGF是胶原蛋白代谢的调节剂。神经组织也富含FGF，aFGF和bFGF广泛分布于整个中枢神经系统。

将重组bFGF喷涂剂用于Ⅱ度烧伤创面的治疗（剂量为$1\mu g/cm^2$），其愈合时间较对照组提前约3天（$P<0.01$），且bFGF治疗组创面增生性瘢痕的形成率为2.5%，而对照组为11.5%。在创面愈合后1年，bFGF治疗组创面瘢痕Vancouver评分，皮肤延展性、硬度、湿度和含水量等指标均显著优于对照组（$P<0.01$），表明局部应用bFGF在加快创面愈合的同时并不会增加增生性瘢痕的形成率。研究证实，外用bFGF促进创面愈合主要是通过提高再上皮化率、促进肉芽组织生长实现的，并且在创面愈合后期也刺激了MMPs的分泌，防止了胶原的过量产生，避免了增生性瘢痕的形成。另外，bFGF对骨髓间充质干细胞（BMSC）的增殖具有重要的促进作用。体外培养的人间质干细胞在bFGF或BMP-2单独作用或联用2天后，其细胞数与对照组相比显著增长（$P<0.01$），显示bFGF具有促间质干细胞增殖的作用。研究结果显示，不同浓度的bFGF对大鼠BMSC增殖具有不同的效果，加入不同浓度的bFGF后，前3天对BMSC增殖的影响不很明显，4天后BMSC增殖明显，6天达到高峰。bFGF不仅能够促进BMSC增殖，还与一些细胞的趋化性相关。通过改变细胞的趋化性，可诱导或抑制细胞特殊蛋白质的合成或分泌，从而调节内分泌或神经功能。目前认为bFGF促进BMSC向血管内皮样细胞分化可能与以下机制有关：①创造了有利于BMSC向血管内皮样细胞分化的微环境，对BMSC增殖可能有直接促进作用；②通过正反馈促进创缘细胞自分泌或旁分泌bFGF，从而创造了利于BMSC向血管内皮样细胞转化的微环境；③与VEGF和IGF协同参与诱导BMSC向血管内皮样细胞分化。但其具体机制仍有待于进一步深入分析。有人对160例不同原因造成的皮肤软组织挫裂伤患者行一期手术清创缝合后，根据创面情况和患者的身体条件灵活应用重组bFGF，患者耐受性好，换药时不疼痛或轻微疼痛，创面在7～15天全部愈合，且愈后无色素沉着及明显瘢痕增生。

当bFGF用于皮肤美容时，通过血管、神经和体液的变化，一方面可调节和平衡内分泌，激发成纤维细胞的增殖和分泌增多，并使各类相关物质如多种氨基酸、弹性蛋白、胶原等增多，维持皮肤的正常功能和活力，使皮肤细胞活跃，增殖能力加强，结缔组织增加。另一方面，bFGF进入细胞后能在基因水平调节细胞产生一系列物质，如超氧化物歧化酶（SOD）和金属硫蛋白，前者能清除超氧自由基，排解有害毒素；后者则能清除羟基自由基，保持细胞存活。

bFGF广泛的神经营养活性日益引起人们的重视，并已在神经损伤、神经退行性病变、缺血性中枢神经损伤等的治疗方面得到应用，与皮肤中的神经系统及其再生修复密切相关。

rhaFGF用于乳腺癌根治术后的皮瓣修复，能防止皮瓣坏死，显著减少术后并发症的发生率。将rhaFGF用于深Ⅱ度烧伤创面的治疗，与对照组相比，愈合时间显著缩短，愈合率显著增高。将

rhaFGF用于烧伤创面的局部喷涂（剂量为100u/cm²），在治疗12、15、21天时的创面愈合率均优于对照组（$P<0.001$），经过21天治疗，aFGF治疗组的创面愈合率为71.79%，高于对照组的53.85%。在供皮区创面也有类似的效果，aFGF治疗组的创面愈合率优于对照组（$P<0.001$），平均愈合时间也较对照组明显提前（$P<0.001$）。基因治疗的结果也显示，aFGF转移至伤口表达可以加速伤口愈合，增加伤口的张力，瘢痕形成较小，伤区细胞的密度高，真皮薄，毛囊器的密度增加。

总之，成纤维细胞生长因子的研究及应用主要集中于神经修复、五官科器官修复、骨修复、各种创面愈合及组织修复、脏器修复等，临床上尚未见不良反应，但仍然存在一些不足之处。药物的给药途径与剂型方面有待改进，药物的定位具有选择性的治疗作用，效应使受损部位能达到有效浓度，如眼科用药可以通过改变剂型改善眼部的生物利用度，采用局部定位给药或持续给药，如胶粒系统、微粒系统、凝胶系统、插入剂、植入剂、眼后段给药系统。此外，药物的效价受放置时间和温度的影响，给用药带来诸多不便，因此对于其稳定性的研究还需努力。对成纤维细胞生长因子相关药物的开发具有良好的前景。

（3）转化生长因子β（TGF-β）家族：TGF-β的生物学作用十分广泛，几乎所有细胞都表达该因子的受体。其主要作用是抑制细胞生长和活性（如角质形成细胞），但对某些细胞能够促进增殖和增强活性（如成纤维细胞）还有趋化作用，与创伤愈合关系最为密切的是对炎症细胞的趋化性和刺激合成细胞外基质。许多研究证实，创伤早期创面$TGF-β_1$和$TGF-β_2$表达水平迅速升高，血小板释放的$TGF-β_1$能够趋化中性粒细胞、巨噬细胞和成纤维细胞到创伤部位，而这些细胞又产生更多的活性的和非活性状态的TGF-β，参与创伤的修复；$TGF-β_3$主要表达于创伤愈合晚期，提示其与瘢痕形成和重塑有关。需要指出的是，尽管TGF-β对炎症细胞具有趋化作用，但是$TGF-β_1$基因敲除小鼠创面呈现出严重的炎症反应。

在TGF-β临床前研究取得令人鼓舞的疗效和安全性数据后，进行了广泛的一、二期临床试验，在3项一期或二期临床试验中，用重组TGF-β产品Avotermin治疗皮肤全厚线性切口，皮内注射Avotermin（剂量为0.25～500ng/100μl），进行视觉类比评分，并对瘢痕、色素沉着、宽度、高度、体积、表面积等指标进行比较，伤后6个月和12个月，瘢痕形成水平较对照组显著改善（$P=0.001$和$P=0.023$），且存在明显的剂量-效应关系；使用50ng/100μl TGF-β处理创面，伤后6个月创面组织学改变优于对照组，真皮内异常胶原纤维堆积率为40%，显著低于对照组的67%，除创面周围一过性红斑和水肿外，未见明显的不良反应。该研究结果展示了TGF-β抑制病理性瘢痕形成的作用，为治疗增生性瘢痕指出了新方向。TGF-β能够有效地提高Ⅰ、Ⅲ型胶原基因水平和蛋白表达能力，尤其是相对提高Ⅲ型胶原的表达，降低Ⅰ型胶原的表达及分泌，从而提高了创面的修复质量。临床实验研究发现，TGF-β以直接、分泌或旁分泌的方式作用于后期创面，封闭、抑制成纤维细胞向肌成纤维细胞分化及肉芽组织重塑过程，对于抑制后期增生性瘢痕的形成、提高创面的修复质量作用显著。

另有临床研究的受试者为双侧静脉曲张手术患者，皮内注射TGF-β，剂量为每厘米伤口边缘500ng/100μl。另一项研究是瘢痕切除手术患者，给药剂量为每厘米伤口200ng/100μl，2次给药。结果证实，用药组瘢痕组织表皮再构、乳头和网状真皮层细胞外基质架构等指标更接近正常皮肤，疗效显著。

（4）血小板源性生长因子（PDGF）：PDGF可在细胞增殖和组织修复中发挥重要作用。超过1000例的临床病例观察表明，重组PDGF凝胶在皮肤切口、糖尿病皮肤溃疡等急慢性创面的治疗中疗效确切。比较重组PDGF凝胶与传统创面治疗方法对糖尿病足皮肤溃疡的疗效差异，结果显示，PDGF治疗组的创面愈合时间为50±23天，而对照组为86±31天（$P=0.02$）；组间的溃疡愈合率在治疗30天（治疗组60.05%，对照组33.68%，$P=0.01$）与60天（治疗组83.15%，对照组52.20%，$P<0.05$）时比较，差异有统计学意义，证实PDGF对慢性创面的治疗效果优于传统

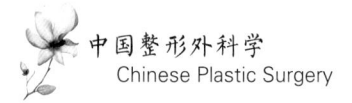

方法。

应用重组PDGF凝胶湿敷治疗手指指尖创面，取得较好的疗效，在创面愈合时间、握力、关节活动度、寒冷耐受能力等手指功能的评价上，差异均有统计学意义（$P<0.05$），表明PDGF对急性外科创面的治疗也有较好的疗效。多项临床试验表明，PDGF在短期内具有较好的安全性，但PDGF为癌基因sis产物，因此其与肿瘤发生的关系一直是医学界关注的问题。2008年FDA的一项回顾性研究指出，使用3管或以上的贝卡普勒明（becaplermin）的患者，虽然其癌症的发病率未增加，但癌症的病死率增加了5倍，FDA警告，恶性肿瘤患者不推荐使用该药物。

（5）粒细胞巨噬细胞集落刺激因子（granulocyte-macrophage colony-stimulating factor，GM-CSF）：重度烧伤患者因T细胞增殖及白介素2（IL-2）合成受损，导致感染率增加。将GM-CSF用于烧伤后脓毒血症的动物，可增强受损T细胞的功能，恢复其增殖及IL-2合成，这也部分解释了GM-CSF可明显降低动物死亡率的原因，提示GM-CSF对烧伤后脓毒血症致死具有潜在的预防价值。国外曾对烧伤患者给予系统性GM-CSF治疗，发现其白细胞总数增加，细胞的氧化能力可较快恢复正常。

2004—2006年，我国SFDA批准以烧伤药物临床试验机构——上海瑞金医院为牵头单位，在8家知名烧伤医院进行了严格的临床试验，采用多中心、随机、双盲、安慰剂平行对照研究方法，分别把rhGM-CSF凝胶（$n=201$）或空白基质（$n=103$）应用于基础资料可比的深Ⅱ度烧伤创面，结果显示，rhGM-CSF组的创面平均愈合时间为17天，而对照组为20天（$P=0.001$）；rhGM-CSF组各固定时相的创面愈合率、总有效率及总疗效都明显提高，并且应用安全，无明显不良反应。1994年，Da Costa等人报道，创周局部注射rhGM-CSF治疗3例下肢难愈性创面患者，证实rhGM-CSF有促进创面愈合的作用，而且除了出现局限性瘙痒症外，没有其他不良反应。随后又对25例下肢静脉曲张性慢性溃疡患者进行随机、双盲和安慰剂创周注射对照实验，结果表明，治疗组16例患者中有3例（19%）在1周之内痊愈，8例（50%）在约2个月时痊愈；安慰剂对照组9例患者中，除了1例于1周内痊愈外，8例迁延不愈，且整个rhGM-CSF治疗过程中无明显的不良反应出现。之后，Da Costa等又对rhGM-CSF的剂量范围进行了研究，提示创周注射400μg比注射200μg具有更加明显的促进创口愈合的作用。

另有一项以58例邻近或对称部位深Ⅱ度烧伤患者为研究对象的实验显示，外用rhGM-CSF凝胶对深Ⅱ度烧伤创面溶痂及促进创面愈合的有效性观察发现，试验组的创面完全溶痂时间较对照组明显缩短，从用药后2天开始创面溶痂率显著高于对照组，创面愈合时间显著缩短，表明局部使用rhGM-CSF凝胶具有促进深Ⅱ度烧伤创面溶痂和加速创面愈合的作用。

rhGM-CSF促进深Ⅱ度烧伤创面溶痂的可能机制包括：①rhGM-CSF趋化血液中的中性粒细胞、单核细胞至创面，并活化其功能，表现为增强中性粒细胞、巨噬细胞的氧化代谢，促进中性粒细胞脱颗粒，上调巨噬细胞的数量并增强其吞噬及分泌功能，提高两者的抗微生物活力、吞噬能力，利于清除创面的坏死组织、细胞碎片及病原体，使创面坏死组织脱落；②GM-CSF通过激活的炎症细胞释放各种蛋白酶，以促进烧伤创面坏死组织的分解和脱落。

虽然生长因子对皮肤缺损创面的修复具有明显的促进作用，但是生长因子毕竟属于基因工程制剂，许多药理和毒理问题尚未完全研究清楚，在临床应用上还有许多问题要进一步解决：①进一步明确生长因子调控急慢性创面愈合的网络机制；②进一步关注局部创面应用生长因子可能带来的系统不良反应；③进一步关注局部应用生长因子的有效性与方式方法；④进一步关注局部应用生长因子的适应证与不同创面对生长因子的选择。事实上，局部应用生长因子只是促进创面愈合的方式之一，生长因子并不能代替外科清创术、抗感染等创面处理的基本技术方法，因此，对一个皮肤缺损创面应具体情况具体分析，选择适当的治疗方法，以促进其尽快修复。

2. 目前国内创伤愈合领域常用的生长因子产品　成纤维细胞生长因子（GF）自20世纪80年代开始应用于临床，其对创伤修复的促进作用逐渐明确。近年来，随着基因工程技术的成熟，商品化的重组GF产品开始广泛应用于烧伤、创伤、慢性皮肤溃疡等的治疗，并取得了较好的疗效。

以"生长因子"或"growth factor"在NMPA药品数据库查询到生长因子产品的31条记录，涵盖神经生长因子、表皮生长因子和成纤维细胞生长因子。以烧烫伤创面、各种皮肤溃疡创面为主要适应证的生长因子外用制剂包括重组人表皮生长因子凝胶、外用重组人表皮生长因子衍生物、重组牛碱性成纤维细胞生长因子外用溶液、重组牛碱性成纤维细胞生长因子凝胶、外用重组人碱性成纤维细胞生长因子、外用重组牛碱性成纤维细胞生长因子、外用冻干重组人酸性成纤维细胞生长因子（表22-5）等。

表22-5 中国NMPA批准用于组织修复的外用生长因子产品

时间	产品名称	功效	批准情况
1998年	外用重组牛碱性成纤维细胞生长因子（贝复济）	促进烧烫伤、创伤、难愈性疮疡以及复发性口腔溃疡、慢性宫颈炎、整形美容手术后的创面愈合，减少瘢痕形成	国药准字S19980077
1999年	重组牛碱性成纤维细胞生长因子滴眼液（贝复舒滴眼液）	各种原因引起的角膜上皮缺损和点状角膜病变，轻中度干眼症，大泡性角膜炎，角膜擦伤、轻中度化学烧伤，角膜手术及术后愈合不良	国药准字S19991022
2002年	外用重组人碱性成纤维细胞生长因子（扶济复）	促进创面愈合，可用于慢性创面（包括慢性肉芽创面、溃疡和压疮等）和新鲜创面的修复	国药准字S20020025
2002年	重组人表皮生长因子凝胶（易孚）	皮肤烧烫伤（浅Ⅱ度～深Ⅱ度）创面、残余创面、供皮区创面及慢性溃疡创面的治疗	国药准字S20020111
2004年	外用重组人碱性成纤维细胞生长因子（盖扶）	促进烧烫伤、创伤、难愈性疮疡以及慢性宫颈炎、整形美容手术后的创面愈合，减少瘢痕形成	国药准字S20040052
2005年	重组牛碱性成纤维细胞生长因子眼用凝胶（贝复舒凝胶）	各种原因引起的角膜上皮缺损和点状角膜病变，角膜擦伤、轻中度烧伤，角膜手术及术后愈合不良	国药准字S20050100
2006年	外用冻干重组人酸性成纤维细胞生长因子（艾夫吉夫）	促进烧烫伤、创伤、难愈性疮疡以及慢性宫颈炎、整形美容手术后的创面愈合，减少瘢痕形成	国药准字S20060102
2006年	注射用鼠神经生长因子（金路捷）	周围神经疾病、创伤（周围神经损伤、颅脑外伤、脊髓损伤）、脑血管意外（脑出血、脑梗死）、神经退行性疾病的治疗	国药准字S20060051

3. 用于创伤修复和组织再生的基因工程药物的研发注意事项　①研究基因工程药物对创伤修复和组织再生的作用机制，特别是进一步查明其可能涉及的多基因机制和网络调控机制；②客观评价基因工程药物对创伤修复和组织再生的短期和长期疗效，有必要密切关注和监测其可能的不良反应；③合理开发和拓宽基因工程药物在创伤修复和组织再生领域的应用范围，包括体表创面的解剖修复到功能修复、严重内脏损伤的主动修复、中枢和外周神经损伤的主动修复、退行性病变受损组织的再生与修复等，特别要关注不同剂型、剂量以及应用方式对修复结局的影响，以最大限度地发挥这些药物对创伤的治疗作用；④要关注该领域的最新研究动态，特别是中国加入WTO后国际上同类基因工程药物研究对国内相关企业生产可能带来的影响，并采取相应的措施；⑤国内从事该领域研发的基因药业公司在研发和市场开发中要加强沟通，实现强强联合，参与国际竞争。

三 外科手术治疗

手术治疗是治疗创面最常用、最重要的方法,在整形外科临床中得到广泛的应用,具体而言包括直接缝合、皮肤牵引、自体移植、混合移植、微粒皮移植、皮瓣移植等。

(一)皮肤牵张器

自Barrers于1976年报道利用皮肤牵张器闭合伤口的方法以来,利用皮肤牵张器进行创面闭合的技术越来越多地获得整形外科、烧伤科及创面修复科医师的青睐。其利用皮肤的生物学及力学特性,通过牵张创面周围健康的全层皮肤,为创面提供功能正常的表皮、真皮及皮下组织,最终使创面闭合,取得了满意的临床效果。其操作简单,创面愈合时间短,减轻了反复换药等痛苦,是一种理想的治疗方法;主要利用皮肤应力弛张原理和机械蠕变原理来完成创面的闭合。常用皮肤牵张器类型有粘贴式非侵袭性皮肤牵张器和侵袭性皮肤牵张器。根据皮肤牵张器本身特点及创面局部的特点,分别采用预缝合法、负载循环法及缓慢牵伸法进行皮肤伸展以闭合创面。其可能出现的并发症有皮缘坏死、牵张闭合后皮肤伤口再裂开、伤口愈合后的瘢痕感觉过敏等。皮肤牵张术的相对禁忌证有软组织挫伤严重、局部血供差、局部明显的创周炎症、坏疽、肿胀明显、组织脆性大、血管闭塞性疾病等。在皮肤牵张器的治疗过程中应严密观察创面皮缘血供情况,防止出现皮缘苍白或青紫甚至皮肤坏死。

(二)自体皮肤移植

目前临床最常使用的仍为全层或断层皮片移植。前者主要缺点是供区不能自行愈合,使用受限;后者外观质量较差,供区亦可能有感染、瘢痕增生等问题。1964年,Tanner报道使用网状植皮法能解决较大面积的皮肤缺损。

(三)皮肤混合移植法

这是20世纪60年代出现的一种用于治疗大面积深度烧伤创面的修复手术治疗方法,即将自体皮和异体皮混合移植到烧伤创面。该修复方式能够解决自体皮源不够的问题,但对特大面积深度烧伤创面而言,长期的效果有待进一步证实。

(四)自体微粒皮移植

1985年张明良在Billingham动物实验的基础上经过大量的研究及改进,推出自体微粒皮移植技术,即将自体皮制成1mm²大小的微粒,以大张覆盖物为载体,移植至创面。微粒皮移植具有以下优点:扩展面积大,能最大限度地节省皮源,理论上可以移植扩大100倍,一次性覆盖创面,解决自体皮源不足的难题。但因在微粒的制备方法、微粒的方向性和均匀性以及覆盖物的选择问题上观点不一,导致微粒皮存活率不稳定,各家报道的存活率差异较大。如今人们正不遗余力地进行探索及改进。国外学者利用3M膜实现微粒均匀扩展,或将微粒整合成一种带微孔结构的三维纤维支架,均为今后微粒方向性与均匀性问题的研究提供了思路。

(五)MEEK皮肤移植技术

继网状植皮技术之后,本技术于1993年由荷兰Beverwijk红十字医院率先采用。与网状植皮修复创面相比,其治疗面积大、皮片展开率可靠,可利用小块零星皮片救治大范围皮肤缺损,成活率较好,上皮化较快,且整齐。

（六）保留变性真皮大张自体皮移植

这是为解决面、颈、手等功能区烧伤创面修复问题而设计的治疗方法，自1999年开始在国内投入使用。变性真皮是指出现组织细胞新陈代谢障碍、细胞功能降低但其功能可以得到改善的真皮。这部分真皮并没有真正坏死，如果保留下来并在表面覆盖自体皮，则其功能和外形均有可能恢复正常。有关变性真皮中修复细胞分子机制尚不明确。

（七）皮瓣移植术

本技术在20世纪80年代得到广泛应用，主要用于修复伴有深部损伤的组织，或肌腱、骨骼外露的部位，也包括一些器官的再造。通过皮瓣移植，患者可避免截肢，同时烧伤部位的功能也能够得到恢复。在处理受损组织时，应考虑预后深部组织的毁损程度、感染程度。对于供区的选择、选择皮瓣和设计手术时应遵循从近位到远位、从简单到复杂、从局部到游离和能用次要不用主要部位等基本原则，以保证手术安全、有效。有关适应证、方案设计等更详细的内容参考其他章节。

四 其他

（一）伤口敷料

在远古时期，人们曾用植物的叶子、动物皮，甚至沙土、雪等来覆盖人体创伤的表面，起到止血和保护受伤部位的作用，这是最早形式的敷料。早期战场上人们曾使用沸腾的油治疗伤口，后来由于战场上油品供应缺乏，被称为"现代外科学之父"的Ambroise Paré用松脂蛋黄和玫瑰油的混合物来外敷伤口。2000多年前，人们开始用传统的棉制敷料（如棉花、绷带、纱布等）覆盖和保护伤口，利用敷料的吸水性、保温性、耐热性保持创面干燥，提供有利于愈合的环境。人们一直认为，只有能很好地吸收创面渗液、保持创面干燥才是创面愈合的关键。直到20世纪，人们才开始注意到敷料对创面的影响，对创面环境的观念也发生了改变。1948年，伯明翰急救中心的布尔首次提出了保湿敷料。

20世纪50年代后，伤口湿润环境愈合理论逐步产生和完善，随之而来的是湿性敷料时代。1958年，Odland首先发现，水疱完整的伤口比水疱破裂的伤口愈合速度明显加快。1962年，动物学家George D. Winter在 Nature 杂志上发表了题为 Formation of the Scab and the Rate of Epithelization of Superficial Wounds in the Skin of the Young Domestic Pig 的文章，证实用聚乙烯膜覆盖实验猪伤口后，其上皮化率较暴露于空气中的伤口增加了1倍，这一实验奠定了采用湿性敷料促进伤口愈合的理论基础。1962年，伦敦大学的温特也证明使用保湿敷料的伤口比暴露于空气中近乎自然愈合的伤口愈合速度更快。于是，湿润环境促进创面愈合的概念得到广泛认可。现已证明，保湿敷料能提供一个有利于创面愈合的湿润条件，使伤口再上皮化能力显著提高，创面愈合速度更快。湿润环境有助于伤口愈合的主要机制是：①有利于细胞成活、生长。②促进多种生长因子释放，可以加快创面愈合。③调节氧张力与血管生成。保湿敷料能保持创面的低氧张力，而慢性缺氧是毛细血管增生的强刺激源，故低氧环境有利于创面愈合。④有利于坏死组织与纤维蛋白溶解。纤维蛋白溶解一方面能使伤口保持清洁和得到更好的灌注，另一方面其降解产物对肥大细胞和大量巨噬细胞源性生长因子的分泌可产生趋化作用，两者均有助于伤口愈合。⑤有助于巨噬细胞聚集，增强局部抗感染能力。⑥可使创面保持偏酸性环境，抑制致病菌入侵，降低感染率。⑦因保湿敷料不与创面粘连，更换敷料时可以减轻疼痛，避免二次损伤。⑧与传统干燥敷料相比，用保湿敷料覆盖的创面其愈合速度平均快3~4天。

创面保持一定的潮湿度，其愈合速度比干燥创面显著加快，这一发现改变了人们对创面愈合环境的基本认识。根据这一原理，人们从20世纪80年代开始生产以保湿敷料为代表的各种先进敷料（革命性敷料），这些敷料的显著特点是能够为创面提供一个相对保湿和微酸的愈合环境，这个环境有利于坏死组织的溶解和多种与创面愈合有关的生长因子的释放，同时又不会明显增加细菌的感染率。此外，由于采用半透膜的形式，既有利于创面与外部环境进行气体交换，又不影响患者的日常工作和劳动，甚至不影响洗澡，并可以达到每周更换一次敷料的目的，节约了大量的人力和财力。临床应用证明，这些敷料的应用显著减轻了患者的痛苦，而且从总体上也节约了医疗成本和劳动力的消耗。到目前为止，各种以保湿、抗菌、促进创面坏死组织溶解、促进损伤组织修复与再生的先进敷料已经普遍应用于各种急性和慢性创面的治疗。创面治疗的敷料从传统的单纯用纱布覆盖创面，以隔绝创面与外界的联系，避免创面再次受到污染，到以先进敷料覆盖创面，促进创面的主动修复和愈合，这完全得益于创面治疗理论的发展和传统观念的突破，是转化医学的成功范例。

按照敷料在创面的时间及其成活情况，可以将敷料分为临时性和永久性两类。

1. 临时性皮肤替代物　临时性皮肤代用品可以提供短时的生理性伤口闭合，从而有助于控制疼痛，吸收伤口渗出液，防止伤口干燥。它们在烧伤救治方面很有作用：①作为敷料控制供皮区疼痛，促进皮肤及其附属器进行再上皮化；②作为清洁伤口表面的敷料；③在深Ⅱ度和Ⅲ度烧伤创面切痂后等待自体移植或自体网状移植时，可提供暂时性创面覆盖。

（1）人同种异体皮肤：是来源于供者的断层皮片移植物，其在新鲜或冷藏保存的环境中有血管化作用，目前仍是短暂性伤口闭合的金标准。这种皮肤在冰箱中可以保存7天，而在冷冻环境中可以保存更长的时间。如果对该皮片进行冷冻或放在甘油中保存，在皮片失活状态下仍可使用，但是目前大部分资料都是描述其在有活力状态下的作用。在被宿主排斥之前的3~4周内，有活力的断层异体皮移植可作为耐用的生物覆盖物。如今，抗排斥药物已经作为经验用药来提高同种异体移植皮片的成活率。

（2）人羊膜：可用在许多清洁伤口，如Ⅱ度烧伤、供皮区以及等候性供皮区新鲜切痂创面作为暂时性敷料。羊膜一般在其新鲜制备和短暂冷藏后使用，附加银制剂来抑制细菌的产生。羊膜不会血管化，但可有效地暂时覆盖伤口。其最需要克服的问题是如何筛查可能会引起病毒性感染的物质，除非采取恰当的保存方法消除病毒污染的可能，否则用这种方法无法筛查出病毒，应综合评估供皮者的特点和疾病传播之间的关系。

（3）异种皮肤：尽管使用多种动物的皮肤作为暂时性伤口的覆盖物已有多年历史，但目前只有猪皮移植还在广泛应用。猪皮常被分为片状和网状猪真皮的组装产物。猪的断层皮片也经常在新鲜或短暂冷藏后以低温或甘油处理后使用，它可以作为浅Ⅱ度烧伤创面和供皮区的有效覆盖物，还可用于毒性表皮性坏死，同时可以与银制剂合用来减少伤口处的细菌生长。猪皮虽然不能发生血管化，但是可以黏附在清洁而表浅的伤口，在伤口愈合时减少疼痛。

（4）植物类敷料：是传统的棉制敷料，如棉花、绷带、纱布等，它们具有吸水性强、保温性好、耐热性及耐碱性等特点，至今仍在各种类型的创伤中应用。将海藻晒干，经处理制成海藻绷带，取材便利，成本低，其吸湿能力是单纯棉制绷带的4倍。其中的海藻产物海藻酸钙纤维在与创面渗出液接触时可通过离子交换，使不溶性的海藻酸钙转变为水溶性的海藻酸钠，在吸收大量液体后形成一种海藻酸钠水凝胶，为伤口的愈合提供一个湿润的环境，在人体内可以较快地被生物降解，用于治疗内脏外伤出血，有止血迅速、组织反应轻、操作简便等优点，可作为明胶海绵的理想替代物。

（5）合成敷料：又可以分成三种。①非生物合成敷料：常用聚乙烯醇、聚氨酯、丙烯酰胺和羟甲基纤维素等材料制成，可分为薄膜、泡沫、水凝胶敷料和水胶体敷料。创面在合成敷料的覆盖下可产生微湿、微酸和低氧的环境，加速创面坏死组织的自溶性清创，促进组织修复和再上皮化。②生物合成敷料：采用高分子材料与生物性材料，经高新技术方法加工制成，是目前创伤敷料开发研究的热点。人工纤维蛋白敷料是一种人工合成的纤维蛋白敷料，它是高度不溶的蛋白质多聚体，是像细针一样的晶状物。纤维蛋白原是发现最早的一种凝血因子，在肝脏中合成后进入血浆，以溶解的形式存在，每100ml人血浆中的含量约0.3g。纤维蛋白原转变为纤维蛋白是整个凝血过程最基本的变化，它经历了纤维蛋白原水解、纤维蛋白单体聚集、血凝块形成三个环节。用纤维蛋白敷料止血是比较简单实用的方法，人工纤维蛋白含有凝血因子，能够很好地起到止血作用，可以避免从人体血浆中提取纤维蛋白原。③复合型生物敷料：是用两种或多种生物材质制成的敷料，如将丝素与一些天然高分子材料（明胶、纤维素、壳聚糖等）混制成丝素共混膜，可改善其拉伸性能。用棉纤维和壳聚糖纤维生产的针织敷料既能充分发挥壳聚糖的抗菌性、生物相容性和促进伤口愈合等优势，又能满足敷料的物理机械性能。将胶原与壳聚糖、透明质酸等物质复合，可得到复合型胶原生物敷料。由于其胶原纤维结构得以改建，可在一定程度上改善其性能，促愈合效果更明显。现已开发的有胶原-透明质酸生物敷料、胶原-壳聚糖生物敷料等。在合成敷料中还可加入一些有利于创面愈合的物质，如药物、细胞因子、生长因子等，并采用能缓释细胞因子和生长因子的生物材料对其进行包埋，组合成细胞因子或生长因子（rhGCSF、rhGM-CSF、rhEGF、bFGF、VEGF、EGF）敷料覆盖创面，可增加皮肤与细胞因子或生长因子的接触面积和接触时间，收到了很好的加速创面愈合的效果。

2. 永久性皮肤替代物　永久性皮肤替代物的产生将对烧伤及其他难治性创面的治疗带来革命性的影响。完美的皮肤替代物的性质主要有避免水分流失、抗细菌屏障、便宜、保质期长、可在同手术中使用、不会增生、伸展性强、可敷贴不规则伤口表面、可以现场使用、不需要冷藏、不会传播病毒性疾病、不会引起炎症介质反应、耐用、安全等，但目前并没有一种材料能完全达到这些要求。目前已有多种部分皮肤替代物可应用于某些特定的临床治疗。

（1）表皮细胞：20年前已经具备从皮肤活检中取少量表皮细胞并进行大量扩增的技术，此项技术已普遍应用于培养表皮移植物对创面进行覆盖的临床治疗。以全厚皮方式活检取得少量表皮后，用胰酶进行消化，获得表皮细胞，将获得的表皮细胞用含有胎牛血清胰岛素转铁蛋白、氢化可的松、表皮生长因子、霍乱毒素的培养基进行培养，其培养载体为用非致死性剂量放射处理过的鼠成纤维细胞（防止其复制），表皮细胞克隆形成大片状的未分化表皮细胞，胰酶将这些细胞从培养皿中分离下来，传代后以同样的流程继续培养，直到获得融合成薄片状的未分化表皮细胞，最后获得的表皮细胞以中性蛋白酶将其从培养皿中分离（酶于消化表皮细胞与培养皿间的黏附）下来，用于移植。随着表皮细胞移植的更多应用，其缺点逐渐暴露，包括成活率低、后期耐磨性差等。但大面积烧伤患者可用供皮区极少时，表皮细胞培养移植技术可作为一种补充。目前已有商品化的表皮细胞移植物。

（2）真皮类似物：又分为两大类。①同种异体真皮：品牌称为AlloDerm，是来源于组织库且经过传染病排查的尸体皮片。这种材料最初是在伤口闭合中与薄层上皮自体移植物共同使用。使用高渗盐水去除异体皮的上皮部分，将剩余真皮用清洁剂处理以失活病毒，然后冷藏保存。可提供无抗原性的真皮支架，保留基底膜蛋白（特别是粘连蛋白和Ⅳ、Ⅶ胶原）的完整性。在覆盖超薄自体刃厚皮之前进行再水化。临床应用中显示此材料有一定前景。②异种皮：经脱细胞变性处理后抗原性降低，来源丰富，价格低廉，且保存了真皮组织中绝大部分的有效组织成分和框架结构，最大限度地模拟了人体皮肤的组织结构，可更好地诱导宿主细胞的生长和皮肤胶原的重建。国内由江苏启东医用材料研究所率先推出的异种（猪）脱细胞真皮基质应用于临床获得成功，基本无异于脱细胞异体真皮的移植效果，显示了广阔的应用前景。

（3）人工皮肤：可模仿人体皮肤的积层结构材料，能较好地适应复杂的生理要求。复合型人工皮肤的优点是便于调节、透水透气性强、易吸收，也便于引入生理活性材料或抗菌物质。人工皮肤模拟天然皮肤的结构，由两种以上材料复合而成，主要作为长期覆盖皮肤的代用品。中国晨光化工研究院及南京大学等研制的人工皮肤如聚氨酯泡沫为内层，与多孔聚四氟乙烯复合膜、硅橡胶-胶原-尼龙网膜、尼龙-涤纶-硅橡胶复合膜等复合而成；另一类较为理想的人工皮肤是合成材料与生理活性物质的复合物。

第一个临床表皮替代物称为人工皮肤（也称Intergra，美国Intergra生命科学公司生产），其对严重烧伤的临床应用已通过FDA认证。这种材料由麻省总医院和麻州技术研究所组成的一支生物材料研究队伍于1980年研制成功。我国自主研发的人工皮肤产品由陕西艾尔肤组织工程有限公司于2012年推出，把第四军医大学的科技成果推向了产业化。

（二）传统医学

中医药治疗皮肤创面的历史悠久，早在《山海经·中山经》中就有"食者不痛，可以为瘘"的记载，《周礼》中也有"溃疡"的记载。中医对创面治疗有"以活血化瘀药为主、补虚药为辅"的用药原则，通过统计得到使用频率最高的治伤药物和临床核心药物，总结组方规律为：活血化瘀药为主，配伍补益气血、滋养肝肾等补虚药，再结合症状，适当配伍解表、理气、祛风湿、清热、止血、止痛、温里等药物。

1. 中医药的作用机制　中药外用促进创面愈合疗效独特，以行气活血、推陈致新、燥湿收脓、脓去肌生、酸涩收口、生肌收口为治疗原则，同时提出"生肌分直接、间接两种""祛瘀生肌，而且生肌和消瘢都统一于祛瘀之中"等理论，目前主要集中在对煨脓长肉作用机制的研究上。其主要机制集中在以下方面：

（1）促进血液循环：外用中药能加速毛细血管再生，改善创面的血液循环。创面新生毛细血管数目增多，管腔扩大，血供旺盛，形成小动脉与小静脉，加速创面的新陈代谢，同时增强毛细血管的抵抗力，降低毛细血管的脆性。刘星等采用消炎解毒方煎汤烫洗疮面，获得了很好的疗效。研究发现，烫洗使创面周围肌肤升温，并推动血行，令药物直达病所，可清热解毒、利湿消肿，改善创面血液循环，从而加速新生肉芽生长，促进愈合。

（2）促进创面成纤维细胞增殖及Ⅰ、Ⅲ型胶原沉积：成纤维细胞是创面愈合过程中的主体细胞，其合成的胶原是细胞外基质的主要组分，其中Ⅰ、Ⅲ型胶原的含量比值可最终影响修复结果。因此，研究生肌中药对创面中成纤维细胞及Ⅰ、Ⅲ型胶原的影响作用是解释其作用机制的重要方法。实验证实，中药外用能使创面中成纤维细胞增多，可启动细胞增殖周期，加速有丝分裂，促进细胞增殖，增强细胞的活力。例如，丹参外用不仅可促进创面坏死组织清除，减少炎症、水肿，还可促进成纤维细胞和上皮细胞生长，加快创面愈合。

（3）激活、趋化巨噬细胞，调节创面免疫功能：创面愈合中发生应激反应，动员骨髓提前释放幼稚单核细胞、中性粒细胞和淋巴细胞等免疫活性细胞入血。李应全等应用生肌愈皮膏涂敷于豚鼠创面，发现中药可增加腹腔巨噬细胞的吞噬率和吞噬指数，并提高豚鼠淋巴细胞的转化率，从而增强创面的免疫功能。邱克等研究证实，黄芪注射液能明显激活创面巨噬细胞，黄芪多糖能通过调节巨噬细胞的功能使受抑制的趋化、吞噬、杀菌和抗原提呈功能适当激活，同时减少过多的细胞因子分泌，阻断创伤感染的病理过程，从而提高免疫力。

（4）提高创面纤维结合蛋白的含量：纤维结合蛋白（fibronectin，FN）是一种相对分子质量约为450kD的大分子糖蛋白，参与伤口愈合的所有阶段，具有提高细胞生长活性、促进基质形成、调动吞噬系统清除病菌与组织碎片、促进创面的上皮被覆等重要作用。研究表明，应用中药可提高创面的FN含量，从而增强局部的抗感染与修复能力，加速创面愈合。张士云等自制复黄生肌愈创油膏应用于大鼠背部开放性创面，结果显示，复黄生肌愈创油膏具有促进创面愈合、促进上皮化、减小瘢痕形成、改善微循环、抑菌、增加创面营养等作用，其机制在于可以明显促进成纤维细胞与毛细血管的合成与增殖、提高创面透明质酸的含量、增加FN含量等。

（5）影响创面中生长因子的作用：在创伤修复过程中，生长因子不仅有助于炎症细胞的趋化、成纤维细胞与血管内皮细胞的增殖、基质的形成，而且对后期的组织改建亦有重要影响。近年来的研究认为，创面愈合的核心是生长因子的调控。碱性成纤维细胞生长因子（bFGF）在创面愈合过程中可以显著增加肉芽组织中的毛细血管数量，加速再上皮化的表皮细胞增殖速度。中药生肌玉红膏在创面修复的炎症期和增殖期，可显著增加小鼠创面中bFGF水平，从而促进创面胶原的合成和上皮的生长；在创面修复的塑形期，又可降低bFGF水平，促进超常增生胶原的降解，使其排列有序，以减少瘢痕的形成。血管内皮细胞生长因子（VEGF）能特异性地作用于血管内皮细胞，诱导其增殖、迁徙及血管腔形成，促进新血管的生成，有助于创面愈合。董黎强等的研究表明，中药愈创膜及生肌愈皮膏在创面愈合早、中期能促进创面EGF增长，从而加快创面愈合。伍倩等自制伤疡愈软膏治疗烫伤，发现创面TGF-β mRNA的表达水平显著增加，且愈合时间明显缩短。

（6）影响细胞周期，调控凋亡发生，减轻纤维化：瘢痕是创伤的必然结果，研究发现，丹参能抑制成纤维细胞生长，使细胞形态发生明显改变，使细胞停滞在分裂周期的G_2～M期，并抑制DNA的合成，使其分泌的Ⅰ、Ⅲ型胶原含量明显减少。张玄等经过实验发现，外涂丹参药膏可使瘢痕组织胶原形成的必需氨基酸——羟脯氨酸含量明显下降，从而减轻瘢痕的纤维化，诱导瘢痕细胞凋亡，延长瘢痕细胞群体的倍增时间。细胞凋亡（apoptosis，APO）是机体为保持自身组织稳定，调控自身细胞的增殖与死亡之间的平衡，由基因控制的细胞主动性死亡过程。体外试验发现，黄芪在高浓度下可以诱导腹膜间皮细胞凋亡，但低浓度时这种作用不明显。粉防己碱在急性缺血性肾损伤过程中可通过降低肾小管上皮细胞凋亡起到减轻肾组织损伤、促进肾组织修复的作用。苦参碱能明显增加人增生性瘢痕成纤维细胞凋亡的数量，降低其增殖活性，促进增生性瘢痕细胞凋亡，使增生性瘢痕尽早趋于非增生状态。

此外，张凤春等认为，外用中药可促进肉芽组织中促创口收缩的重要物质——肌动蛋白分泌增多，有利于创面愈合。

2. 中医药的临床应用　中医学治疗各类创面主张整体辨证与局部辨证相结合，内治与外治相结合。内治可根据不同时期，采取养阴清热解毒、和营活血止痛，或凉血清热解毒、和营利湿消肿，或扶正活血、托毒生肌等方法。外治以局部辨证为主，根据创面腐肉组织的多少及脱落难易，脓液的形状、质地、色泽、气味以及量的多少，创周组织的红、肿、热、痛以及溃疡的色泽，创面肉芽生长及创周上皮爬行的情况等不同阶段的特点，动态应用祛腐、祛瘀、补虚、活血、生肌的序贯外治方案，并注重煨脓湿润法的适时应用，以保持疮面湿润，最终通过多个途径主动创造局部创面达到愈合的实际需求和良好的微环境，加速创面愈合。在局部采用的外用药多以膏剂、凝胶剂、油剂及散剂等剂型为主。

（三）其他药物

在组织损伤后所涉及的促进创伤修复的其他药物有氨基酸类、脑活素、地塞米松、黄芪多糖、磺胺嘧啶锌等，这些药物单用或联合应用，均对预防战创伤感染或促进伤口愈合有一定的作用。

第六节　创伤修复的发展方向

近20年来，随着科学技术的不断发展，对分子生物学、材料学、组织工程学等研究的深入，创伤愈合的整体水平得到了极大提高，创伤愈合（修复）的目标也由过去的追求愈合速度，逐渐转变为重视愈合质量，并更加关注心理康复、功能修复的问题。

一 创伤后组织修复研究中局部与整体的关系

人体是由多层次结构组成的统一整体，人体的生命运动是自然界的一种高级运动形式，机体内部以及机体与外界环境之间始终处于动态的矛盾运动的过程中，科学的人体观能指导人们更好地揭示人体生命活动的运动规律。人是自然界长期分化的产物，从微观到宏观，可以将人体依次归纳为量子→分子→亚细胞→细胞→组织→器官→系统→机体。高级层次是由低级层次组成的，但高级层次并不是低级层次的简单堆积，不同的层次有着各自不同的形态结构和功能活动，各个不同层次之间的有机联系形成了人体系统的整体，并与赖以存在的外界环境组成生态系统。因此，人体的整体统一性主要表现在形态结构与功能活动的统一、局部与整体的统一、机体与环境的统一等方面。

医学在现代科学技术的基础上正在向微观和宏观两个方向迅速发展，向微观的深入，既是向亚细胞、分子、量子层次的深入，也是向生命活动和疾病过程的内在机制深入；向宏观的扩展，既是向人体整体、人群、生态环境的扩展，又包括医学与社会学日益紧密的结合，医学的社会职能不断得到加强。现代医学向这两个方向的纵深发展，又相互结合、相互渗透、相互交叉，形成一种综合研究发展的趋势。向微观深入，是生命科学和医学科学自身发展的要求，也是医疗实践日益迫切提出的客观要求。随着分子生物学的发展和向医学的渗透，形成了分子生理学、分子病理学、分子药理学、分子遗传学、分子免疫学等，直接推动了医学研究从现象的描述进入对内在机制的分析。了解这种整体与局部的观念，将有助于战创伤与伤后组织修复学的研究。

神经、内分泌和激素变化对皮肤修复与再生的影响近年来已受到人们的高度重视。从解剖层面上看，随着近年来对皮下组织及皮肤附件，特别是脂肪细胞、间质细胞认识的深入，已不仅仅将脂肪组织看成是能量的贮存器官，而是将其作为性激素的代谢器官和内分泌器官。脂肪组织能够产生大量的生物活性肽，包括脂肪因子和瘦素等，在局部与脂肪细胞表面的特异性受体结合，以自分泌和旁分泌的形式发挥作用。从功能上讲，哺乳类动物种群间皮肤的功能或多或少有些不同。其中人类皮肤的功能主要是维持内环境的稳定，如调节体温和体液平衡；参与物质代谢，如合成维生素D；进行感觉传入；阻挡外来损伤，如感染、机械性损伤、紫外线照射等；同时又是构成机体免疫系统最初始、最基础的部分。除了最初发现的皮肤所具有的这些功能之外，越来越多的证据显示，皮肤是一个具有极大活性的"生物工厂"，能够合成或参与许多生物活性物质（如结构蛋白、糖蛋白、脂质和信号分子）的代谢。人们对皮肤功能的认识变得更加明确和完整，免疫-神经-内分泌系统的交互作用为皮肤组织修复与再生方面的研究开辟了诸多新领域，引发了许多新思路。

二 创伤后组织修复研究由被动修复转为主动修复

创伤、外科手术、器官移植以及其他一些严重疾病对脏器的损伤作用及其后果已愈来愈受到人们的重视，并竞相开展有关其发生机制与防治的研究。传统治疗方法主要以保为主，即通过受损脏器的自我修复，等待受损脏器自身的新陈代谢而产生自愈。这种被动的修复方式不仅延长了治疗时间，还可导致一系列不良并发症发生，同时也加重了患者的心理与经济负担，对治疗极其不利。20世纪80年代有关生长因子对创伤修复作用的研究，使人们对现代创伤修复概念的认识发生了根本性的变化，一是修复的内涵已从单纯的体表创面修复扩展到了内脏以至全身，二是通过人工干预使创面愈合的自然过程得到某种程度的促进或加速。在这一现代认识的指导下，有关生长因子对创伤修复作用的研究已成为近年来组织修复领域的研究热点。采用生长因子促进受损组织主动修复的理论基础来源于胚胎发生、组织生长等生物学过程中生长因子与系统器官的相互依存与相互作用。研究表明，在胚胎发育早期，其肝脏、胰腺、胃肠道等组织中就已有表皮生长因子（EGF）、胰岛素样生长因子（IGF）、肝细胞生长因子（HGF）、转化生长因子（TGF）等生长/细胞因子基因表达增加的现象，随着胚胎器官的发育，以上生长因子的mRNA水平增高。以上事实从一个方面说明，生长因子是这些器官的固有成分之一，它们不仅参与了脏器的胚胎发生等过程，而且对成熟脏器的生长维持与修复有重要作用。

三、创伤后组织修复研究由解剖性修复向功能性修复发展

理想的创面愈合与组织再生修复应当是使受创组织无论从解剖结构到生理功能均能达到完全彻底的修复，目前这一现象只能在胎儿皮肤上看到。在临床工作中，大量的组织修复结果是受创组织的解剖结构基本得以恢复，而其生理功能只能得到部分恢复，在受创部位还得留下部分瘢痕组织。除此之外，还有两种异常修复现象，我们称之为修复失控，是我们需要面对和解决的主要问题。一种是大面积全层皮肤烧伤后的瘢痕愈合，虽然患者保全了生命，但由于大面积的瘢痕中没有汗腺、皮脂腺、毛囊等皮肤附属器，使得这些患者不能排汗调节体温而存在严重的生理功能障碍，降低了生活质量；另外，由于出现了病理性瘢痕增生和（或）瘢痕疙瘩，严重影响了患者的身心健康，有的甚至不能融入社会生活，使生活质量明显下降。另一种是创伤愈合不足或愈合困难，导致慢性溃疡。难以愈合的慢性溃疡、瘢痕增生是修复失控的两种表现形式，尽管修复失控不像癌症那样可以迅速致人死亡，但由于它们发生在体表，病程长，治疗困难，治疗费用高，所以它们会给患者带来极大的痛苦，严重影响患者的生活质量。为了使修复失控得以解决，我们提倡大力开展组织修复由解剖修复到功能性修复的基础研究，一方面希望医学家重视在创伤早期的救治过程中考虑到患者后期的功能康复问题，尽量避免功能丧失；另一方面希望通过深入细致的基础研究得以突破，为临床治疗学带来一场革命。目前国内外对开展创伤组织的功能性修复的研究均给予了足够的重视，其研究的焦点主要集中在深入探索组织再生修复的发生机制以及如何将组织再生修复领域内的高新生物技术转化为临床治疗手段等方面。

四、创伤后组织修复研究的转化医学

"转化医学"一词于1993年首次见诸文献，也称为转化医学研究模式（clinical translational research，CTR）。2003年，美国国立卫生研究院（NIH）制定了发展生物医学的长期计划，2004年初步投入1.25亿美元，到2009年投入总额达到20亿美元，最重要的目标之一是培养拥有不同专业背景，在基础科研和临床工作间互相协作研究的新研究团队，并计划到2012年，全美将成立60个临床与转化科学中心（clinical and translational science centers，CTSCs）。

在创伤修复领域，传统上往往着重于对具体部位、具体机制的救治研究，而对涉及多个器官、多种机制、多个调控水平的多发伤的治疗、预后的研究及临床实践等都较为薄弱。转化医学对于创伤临床实践的重要推动作用将在以下方面体现出来：①建立更为敏感和高效的高危患者预警诊断技术，早期发现具有不良预后倾向的患者；②对现有的诊疗技术进行系统生物学导向的再评价，筛选更具针对性和特异性的诊疗或诊疗组合方案；③结合新材料及新技术，发展针对大面积组织缺损及复杂创面的修复技术，向完美修复发展。

我国的创面修复研究及实践必须积极主动地投身于这场由转化医学掀起的浪潮之中，唯有如此，才能在未来与国际同行的激烈竞争中获得一席之地。未来几十年，组织修复领域内必将出现进一步将医学实践与实验室紧密结合，以产出临床可用成果为导向的研究和研究机构，从而极大地提高创伤医疗的服务水平。作为世界上人口最多、创伤发生人数和危重创伤人数也居于前列的

国家,我们应把握趋势,创立一批具有国际先进水平的创伤转化医学研究机构,为人类健康作出更大的贡献。

(程飚 付小兵)

参考文献

[1] Akasaka Y, Ono I, Kamiya T, et al. The mechanisms underlying fibroblast apoptosis regulated by growth factors during wound healing[J]. J Pathol, 2010, 221(3): 285-299.

[2] Allison D D, Braun K R, Wight T N, et al. Differential effects of exogenous and endogenous hyaluronan on contraction and strength of collagen gels[J]. Acta Biomater, 2009, 5(4): 1019-1026.

[3] Behm B, Babilas P, Landthaler M, et al. Cytokines, chemokines and growth factors in wound healing[J]. J Eur Acad Dermatol Venereol, 2012, 26(7): 812-820.

[4] Benn S I, Whitsitt J S, Broadley K N, et al. Enhancement of wound healing in rat skin following particle bombardment with cDNAs encoding TGF-β1[J]. J Clin Invest, 1997, 12: 385-389.

[5] Broadbent E, Koschwanez H E. The psychology of wound healing[J]. Curr Opin Psychiatry, 2012, 25(2): 135-140.

[6] Burkiewicz C J, Guadagnin F A, Skare T L, et al. Vitamin D and skin repair: a prospective, double-blind and placebo controlled study in the healing of leg ulcers[J]. Rev Col Bras Cir, 2012, 39(5): 401-407.

[7] Gethin G. Understanding the inflammatory process in wound healing[J]. Br J Community Nurs, 2012, Suppl: S17-18, S20, S22.

[8] Gordon S, Taylor P R. Monocyte and macrophage heterogeneity[J]. Nat Rev Immunol, 2005, 5(12): 953-964.

[9] Günter C I, Machens H G. New strategies in clinical care of skin wound healing[J]. Eur Surg Res, 2012, 49(1): 16-23.

[10] Hamilton J A, Tak P P. The dynamics of macrophage lineage populations in inflammatory and autoimmune diseases[J]. Arthritis Rheum, 2009, 60(5): 1210-1221.

[11] Johnson P, Ruffell B. CD44 and its role in inflammation and inflammatory diseases[J]. Inflamm Allergy Drug Targets, 2009, 8(3): 208-220.

[12] Kajdaniuk D, Marek B, Borgiel-Marek H, et al. Vascular endothelial growth factor (VEGF)-part 1: in physiology and pathophysiology[J]. Endokrynol Pol, 2011, 62(5): 444-455.

[13] Klass B R, Grobbelaar A O, Rolfe K J. Transforming growth factor beta1 signalling, wound healing and repair: a multifunctional cytokine with clinical implications for wound repair, a delicate balance[J]. Postgrad Med J, 2009, 85(999): 9-14.

[14] Koria P. Delivery of growth factors for tissue regeneration and wound healing[J]. BioDrugs, 2012, 26(3): 163-175.

[15] Le M, Naridze R, Morrison J, et al. Transforming growth factor beta 3 is required for excisional wound repair in vivo[J]. PLoS One, 2012, 7(10): e48040.

[16] Li X J, Xiao T P, Ren G Y, et al. Hyaluronic acid content in fetal maxillofacial skin[J]. J Clin Rehabilitat Tiss Engineer Res, 2010, 14(15): 2847-2850.

[17] Man D, Plosker H, Winland-Brown J E. The use of autologous platelet-rich plasma (platelet gel) and autologous platelet-poor plasma (fibrin glue) in cosmetic surgery[J]. Plast Reconstr Surg, 2001, 107(1): 229-239.

[18] Mani R, Teot L, Shukla V. Wound healing and global action on poverty and development[J]. Int J Low Extrem Wounds, 2007, 6(4): 241-242.

[19] Medlin S. Nutrition for wound healing[J]. Br J Nurs,2012,21(12):S11-S12,S14-S15.
[20] Mosser D M,Edwards J P. Exploring the full spectrum of macrophage activation[J]. Nat Rev Immunol, 2008,8(12):958-969.
[21] Mulder G,Wallin K,Tenenhaus M. Regenerative materials that facilitate wound healing[J]. Clin Plast Surg, 2012,39(3):249-267.
[22] Penn J W,Grobbelaar A O,Rolfe K J. The role of the TGF-β family in wound healing, burns and scarring: a review[J]. Int J Burns Trauma,2012,2(1):18-28.
[23] Sclafani A P. Platelet rich fibrin matrix for improvement of deep nasolabial folds[J]. J Cosmet Dermatol, 2010,9(1):66-71.
[24] Sheridan R L,Tompkins R G. 伤口敷料的选择[J]. 李彦青,崔小雪,贾赤宇,译. 中华损伤与修复杂志(电子版),2013,8(4):78-80.
[25] Shieh S J,Vacanti J P. State-of-the-art tissue engineering: from tissue engineering to organ building[J]. Surgery,2005,137(1):1-7.
[26] Sun L,Xu L,Chang H,et al. Transfection with aFGF cDNA improves wound healing[J]. J Invest Dermatol, 1997,108(3):313-318.
[27] Vikatmaa P,Juutilainen V,Kuukasjärv P,et al. Negative pressure wound therapy: a systematic review of effectiveness and safety[J]. Eur J Vasc Endovasc Surg,2008,36(4):438-448.
[28] 付小兵,吴志谷. 现代创伤敷料理论与实践[M]. 北京:化学工业出版社,2007:2-98.
[29] 付小兵,王德文. 现代创伤修复学[M]. 北京:人民军医出版社,1999:6-16.
[30] 付小兵,程飚. 伤口愈合的新概念[J]. 中国实用外科杂志,2005,25(1):29-32.
[31] 付小兵,程飚. 创伤修复和组织再生几个重要领域研究的进展与展望[J]. 中华创伤杂志,2005,21(1):40-44.
[32] 付小兵. 中国的再生医学研究:需求与转化应用[J]. 解放军医学杂志,2012,37(3):169-171.
[33] 冯志凯,刘华. 伤口愈合机制的研究进展[J]. 中华外科杂志,2012,50(4):368-372.
[34] 周俊峰,罗高兴,吴军. 生长因子促进创面愈合研究进展[J]. 中华烧伤杂志,2010,26(2):164-166.
[35] 王正国. 创伤学基础与临床(上、下册)[M]. 武汉:湖北科学技术出版社,2006:3-9.
[36] 郭恩覃. 我国整形外科的历史和展望[J]. 第二军医大学学报,2005,26(1):2-3.
[37] 陈卫平. 中医外科手术学发展史浅探[J]. 辽宁中医药大学学报,2009,11(8):18-19.
[38] 马杰,郭明锋,蔡卫林. 负压治疗促进皮肤创面愈合的研究进展[J]. 中华损伤与修复杂志(电子版), 2013,8(2):71-74.
[39] 黎鳌. 现代创伤学[M]. 北京:人民卫生出版社,1996:4-11.

第二十三章
深度烧伤的早期修复

烧伤创面的处理贯穿于烧伤治疗的全过程，而烧伤创面的变化又往往是决定烧伤病情的重要因素，因此，正确处理创面是烧伤治疗成败的关键。

创面处理的目的主要是保护与清洁创面，减少感染，减轻损伤与疼痛，及早清除坏死组织，尽早封闭创面，最大限度地恢复功能与外形。

目前大面积烧伤的主要死亡原因仍是全身性感染，细菌的主要来源是创面，焦痂均为坏死组织，是细菌繁殖的良好场所，因而对伤员的威胁最大。烧伤6小时后，创面上即可有大量的细菌繁殖，并开始侵入皮下组织；伤后8小时，细菌已侵入淋巴系统；伤后5天内，每克烧伤组织的细菌数量可达$10^3 \sim 10^5$个；伤后1周，烧伤痂下每克组织的细菌数量大于10^6个，为检出标本的11%；伤后2周上升为55%，伤后3周升至75%。在深Ⅱ度烧伤中，由于残存附件中可能仍存有细菌，故创面感染有时较Ⅲ度烧伤出现更早、更迅速。当然，并不能单纯以细菌量来判断细菌是否入侵，但是如果将坏死组织及早去除，可以在一定程度上减少细菌大量繁殖的机会，消除感染的威胁。

烧伤焦痂是否可以产生毒素即烧伤毒素，目前尚有争议，而感染的焦痂则可能释放出对人体有毒害的物质，造成危害；将焦痂尽早去除，以减少毒素的吸收，也有利于全身抵抗力的扶持。

既往深度烧伤治愈后畸形发生率很高，约占深度烧伤的1/3，患者均遗留有不同程度的瘢痕，有的增生挛缩，导致功能障碍甚至毁容（图23-1，图23-2）。

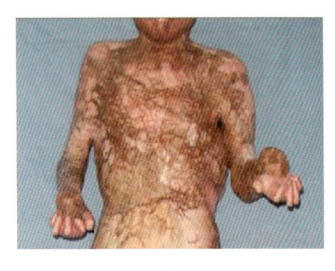
A

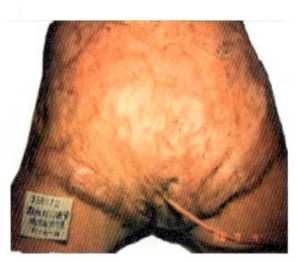
B

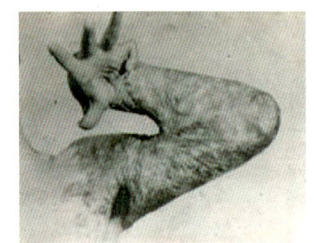
C

图 23-1　烧伤后瘢痕挛缩畸形
A. 胸、上臂粘连，双手严重畸形　B. 假性肛门　C. 左上肢深Ⅱ度烧伤后挛缩畸形

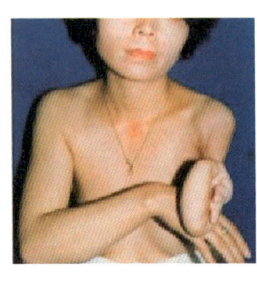
A

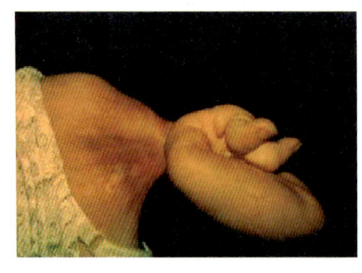
B

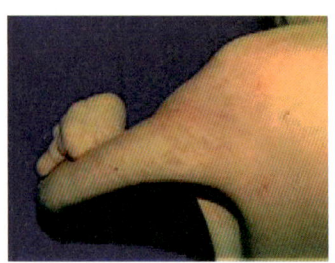
C

图 23-2　1岁时左上肢烧伤后发生瘢痕畸形
A. 左上肢瘢痕畸形　B. 正面观　C. 背面观

这一问题的解决，有待于深度烧伤后早期修复的改进。

自烧伤专科创建以来，救治水平不断提高。20世纪90年代，在提高生存质量的基础上，推动了难度较大的深度烧伤创面治疗的进展，在方法学上发生了较大变化，最主要的是将烧伤晚期的整形技术越来越多地用于烧伤创面的早期治疗，既缩短了疗程，又提高了效果，为严重烧伤后争取最大限度和满意的康复效果打下基础。

第一节　深度烧伤焦痂组织的清除方法

深度烧伤包括Ⅱ度烧伤、Ⅲ度烧伤，其烧伤区都有一层皮革样的凝固坏死物，这层坏死物称为焦痂。

长期以来，烧伤深度的诊断一直沿用三度四分法。由于烧伤时皮肤及深层组织的损害程度不同，很难体现烧伤的严重程度，并需要采用较新和难度较大的治疗手段修复。2001年在全国烧伤学术会议上提出，将三度四分法改为四度五分法，即在原有Ⅲ度烧伤的基础上派生出一个更为严重的新的档次——Ⅳ度烧伤。这适应了治疗发展的要求，其意义在于可提高治疗水平。Ⅳ度烧伤的提出推动和普及了早期皮瓣的手术治疗，旨在为患者及早接受更为复杂的手术治疗提出判断和决策依据，以谋求更好的治疗效果，得到更好的康复。

焦痂无弹性，覆盖在创面上，可限制局部水肿向外扩展。环状焦痂紧紧地环绕于患者的肢体与躯干上，加上痂下组织渐进性水肿，这两种力量像止血带一样持续而有力地压迫深部组织，引起压迫综合征。如在肢体，压迫深部的血管、神经、肌肉等组织，可造成血液循环障碍，引起筋膜综合征，表现为受压局部肌群缺血性坏死，甚至发生指（趾）端坏死，严重者可导致整个肢体坏死；如在颈、胸部，压迫气管或胸廓，可严重影响呼吸，导致呼吸困难，甚至发生呼吸衰竭。焦痂是一种凝固性坏死物，是细菌生长繁殖的一个极好环境；另外，焦痂到一定时间将自溶、分离，在此过程中可释放多种腐败产物，加上细菌作用引起感染，或毒素吸收后引起中毒，轻者出现一系列中毒症状，重者可导致死亡，故对焦痂一定要采取适当的治疗措施，防止上述并发症的发生。

一　焦痂切开减压术

焦痂切开减压术可减轻环状焦痂对肢体的损伤程度，改善颈部、胸部烧伤患者的呼吸状况，挽救患者的生命。

（一）手术指征

1. 动脉搏动消失，烧伤肢体出现环状焦痂。由于肢体水肿，动脉搏动突然消失，其远端供血困难，肢体发凉、发绀。

2. 知觉丧失。这一指征更为重要，因为周围神经的改变比动脉搏动更加敏感。

3. 焦痂内组织压力接近或超过动脉压。可用一个18号针头插入痂下，其上接玻璃测压管，使组织液进入测压管中，其水平面所示刻度即为焦痂内组织压。

4. 颈、胸部焦痂患者感到呼吸困难或呼吸深度减弱，或血气分析出现渐进性低氧和高碳酸血症者，是行躯干、颈、胸部焦痂切开术的临床指征。

（二）切口选择

焦痂切开减压无须麻醉，切口长度应延伸到焦痂两端的浅烧伤创面，甚至到达正常皮肤，切开平面应达深筋膜下。但电烧伤常伴有深部肌肉坏死，水肿多发生在深筋膜之下，必须同时做深筋膜或肌膜切开才能达到减压目的。具体部位的切口选择如下：

1. 颈部焦痂　作切开减压时，应沿胸锁乳突肌的走行切开（图23-3）。

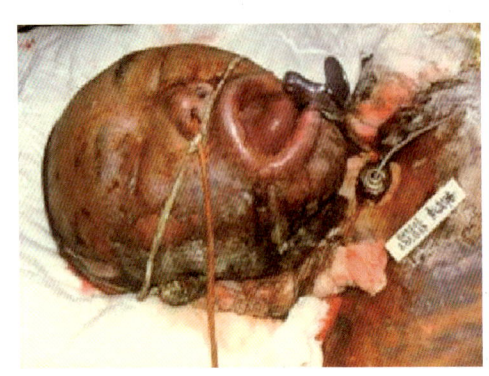

图23-3　颈部烧伤肿胀时，沿胸锁乳突肌减张切开

2. 胸部焦痂　可沿两侧腋前线切开；如为胸腹部焦痂，还需沿两侧肋缘各做一横切口，以使胸廓能充分扩张并保证良好的呼吸。

3. 下肢焦痂　应在肢体的外侧或内侧中线切开，避免损伤主要的皮神经，皮下静脉应尽量保留。小腿Ⅲ度烧伤未及时做焦痂切开减压者，易发生胫前肌群坏死及腓总神经瘫痪，因胫前间隙的两侧为胫腓骨，后侧为骨间筋膜，前侧为深筋膜，毫无伸展余地。两侧切口不能松解胫前间隙时，应同时做胫前筋膜的切开减压。

足部焦痂的切口应在足的两侧，并与踇趾、小趾外侧切口相连。在跖骨骨间肌的表面可做纵行切口，以松解足内肌受压。

4. 上肢焦痂　应在上肢内、外两侧正中线切开。前臂内侧切口应从内上髁前方直达尺骨茎突，切开时注意避免损伤肘部的尺神经和尺骨茎突近侧的感觉支；前臂外侧切口应从外上髁前方直达桡骨茎突，注意避免损伤桡神经，否则易发生痛性神经瘤。

手部焦痂切开减压术的目的是松解手内肌，需在腕部尺、桡两侧切开。如为电击伤引起手部严重肿胀者，应在手术室无菌条件下松解腕管，切断腕横韧带，以防正中神经受压。桡侧切口经腕直达拇指桡侧；在手的尺侧做尺侧切口，与前臂腕部尺侧切口相连；手指切口位于尺桡两侧直达指尖，以松解各指，改善血供，保留手指长度。

应将环状焦痂减张切开看成是抢救手术，决不能等待，如果等到知觉和脉搏消失，肢体就可能发生不可逆的损害；如果等到血气改变，患者很快就会发生呼吸衰竭。若为环状焦痂，则应尽早行焦痂切开减压术，切口部位如图23-4所示。

5. 焦痂切开后创面的处理　焦痂切开处的创面最好用生物敷料覆盖，如猪皮、异体皮或人工皮，其上覆盖消毒纱布，用4号线在两侧缘连续缝合固定。如无上述生物敷料，可用抗生素湿纱布填充，再用缝线固定，以防切口感染。

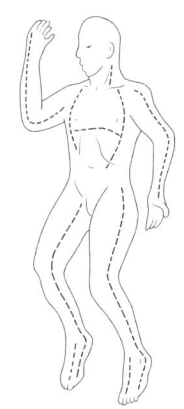

图 23-4　环状焦痂减张切口部位示意图

二 切痂术

切痂术是指用手术的方法，在烧伤早期将焦痂快速切除，以达到减轻中毒、控制感染、缩短疗程、恢复功能的目的。

切痂的深度选择主要取决于烧伤的深浅，临床上常可分为浅切痂和深切痂。浅切痂即切至浅筋膜层，可保留皮下大量的淋巴管和毛细血管网，植大片皮治愈后手不肿，其外形与功能近似正常，多用于手部的深Ⅱ度和混合性烧伤。此方法较削痂好，平面一致，不会因残留上皮组织而致植皮面出现高低不平的现象。深切痂的标准深度在深筋膜上，此平面界线清楚，局部血供良好，植皮容易成活；如果切痂深度在脂肪以上，由于脂肪血供差，一旦感染将导致脂肪液化，植皮极易失败。Ⅳ度烧伤，除皮肤、皮下脂肪全部烧伤外，深部肌肉组织一并烧毁，肌肉变性坏死，故应把坏死的肌肉一起切除干净。切痂时，对一些大的、完好的体表静脉应尽量保留，日后静脉回流好，肢体不肿。

对于感染创面，一般应先控制感染后再行手术，以免感染扩散；但当创面感染危及生命安全时，则必须切除感染灶，以减少坏死组织对生命的威胁，这也是保证治疗成功的重要条件和前提，这类切痂手术通常称为抢切。

（一）切痂原则与时机

1. 对于严重大面积深度烧伤，应以及时封闭创面和保全生命为主，多采用分次切除的方法。一次切痂可达50%TBSA左右，若条件不足，切痂面积可控制在20%TBSA的范围，以保安全。

2. 对于中、小面积的深度烧伤，条件允许时，可一次切除全部焦痂，手术一般在伤后3～5天或急诊时进行，原则上应彻底清除坏死组织。依据烧伤深度、部位和解剖特点不同，切痂平面可分为浅筋膜上、深筋膜上和断层脂肪面。深部烧伤时应行扩创术，以彻底清除坏死组织。

3. 化学毒性物质如有机磷、酚、铬、氢氟酸、碱等烧伤时，为减少毒性物质经创面吸收，防止吸收中毒或减轻中毒的严重程度，根据病情应尽早进行切痂手术，最好在入院时实行急诊手术。

4. 大面积深度烧伤切痂的适应证

（1）早期处理：早期尽可能采取暴露疗法；如需采用包扎，则时间不宜过长，一般为3～5天。在处理上应尽可能争取早期积极去痂（如削痂、切痂）加植皮，以缩短疗程，使功能恢复较好。

（2）年龄：一般2～55岁为切痂的适合年龄。2岁以内的婴儿，由于年龄过小，不能耐受较大出血的打击；55岁以上的老年人往往体弱多病，术后易发生并发症，均不宜行早期切痂，但也不是绝对禁忌，如果一般情况较好也可进行，曾有70～80岁的高龄病例经切痂治疗成功的报道。

（3）病情：病情较平稳，一般无合并症或并发症。如果患者正处在休克状态，心、肺功能受到严重障碍，呼吸道严重损伤，电解质紊乱或患有其他较重的内科疾病时，则应待病情稳定或好转后再行手术；但如果由于创面感染引起脓毒血症或全身中毒性休克时，即使病情垂危，也应冒风险进行紧急手术。曾有一例烧伤40%的患者，由于早期治疗不当，50余天后仍有30%的肉芽创面，且有严重感染，合并急性心肌梗死，病情十分垂危，转入笔者所在医院，经过反复分析研究，认为肉芽创面的存在是病情恶化的主要原因，但麻醉和手术有可能造成患者死亡。征得患者、家属和领导的同意后，在全麻下进行了手术。麻醉一开始，患者即发生室颤，除颤后好转，再继续麻醉，最后顺利完成了手术。术后所植皮片100%成活，患者全身情况好转，再配合内科治疗，急性心肌梗死也渐好转，最终痊愈出院。此患者如果不行手术，则病情继续恶化，后果将难以设想。

（4）烧伤部位：一般而言，四肢功能部位及躯干部位的Ⅲ度或Ⅳ度烧伤为焦痂切除的适应证；颜面、会阴部的Ⅲ度以上烧伤，由于不易掌握切痂深度，且出血多，故一般采用剥痂治疗，但也有行面、颈及会阴部切痂植皮手术效果满意者。

（5）医疗条件：焦痂切除是一项较大的手术，特别是大面积的焦痂切除，必须具备较好的医疗条件，包括人力、血源、异体皮的准备及其质量等，缺一不可；如条件不具备，为了防止意外，则不应进行焦痂切除手术。

以上因素虽是确保手术成功的重要因素，但遇有特殊情况时，可在准备充分的条件下克服不利因素，选择手术并取得成功。

（二）注意事项

1. 对女性乳房部的Ⅲ度烧伤，切痂时应慎重，要尽量保留乳腺。
2. 对跟腱部位的烧伤，切痂时要非常小心，应轻轻牵拉，将跟腱旁的脂肪保留，并尽量浅切，保留腱膜上的正常组织，以利于植皮成活；如用力过大，易将焦痂自跟腱上撕下，造成跟腱裸露，植皮不易成活。裸露跟腱易致坏死，应保持湿润或用生物敷料保护；或不切除跟腱上的焦痂，待肉芽长出后再行剥痂植皮，局部的深部烧伤可用皮瓣修复。尽量保留部分跟腱，以免日后造成足下垂畸形。
3. 手术前注意调整手术室的温度，避免手术时发生体温下降。术中常用大量液体冲洗，用前应适当加温，防止低体温。
4. 由于麻醉、失血及补液速度过慢等原因，可致有效循环血量绝对或相对不足，表现为心率快和尿少，甚至出现休克。术后应观察生命体征和尿量，若出现血容量不足，快速补液500ml会有所改善。
5. 对严重烧伤后手术范围大、持续时间长、全身和创面情况不佳者，围手术期应用敏感抗生素，术前、术中各用1次，术后再用2天；轻、中度烧伤，手术范围不大，全身或局部创面情况良好者可使用一般抗生素，一天2次，持续用2天。

三 削痂术

削痂术创用于20世纪60年代末，是浅切痂术的一种改良方法，被广泛应用于深Ⅱ度、浅Ⅲ度和混合性烧伤创面的手术，其优点是最大限度地保留了深Ⅱ度创面有活力的上皮组织，保留了浅Ⅲ度创面未被烧伤的脂肪组织，植皮成活后外形丰满，具有弹性佳、功能好的效果。

（一）削痂时机

与切痂术一样，伤后3~5天是削痂的最好时机。过早削痂，因分界线不清，常易发生削痂过浅；另一方面，早期削痂会引起严重渗出，加重休克。削痂过晚，因焦痂变硬而不易削除，易发生削痂过深的现象。对一些小面积的深度烧伤，应尽早削痂，创面用自体皮移植，以封闭创面，达到早期痊愈。

（二）削痂方法

一般用滚轴取皮刀、电动取皮刀或气动取皮刀削痂。也有采用其他物品进行磨痂得，如国外曾用钢刷子去除烧伤坏死组织，国内有使用钢丝球或医用擦皮美容机去除特殊部位的深Ⅱ度创面坏死组织。削痂后手术区创面平整，有张力，但应注意彻底止血。

（三）削痂深度

削痂深度一般通过肉眼观察判断，其方法有两种。一种是肢体在止血带控制下进行削痂的深度判断，如削痂创面呈瓷白色、有光泽、湿润，则为正常组织；如呈灰棕色、暗、无光泽、干燥，甚至可见栓塞的血管、淤斑等，则为坏死组织，应再削，削至正常为止。放止血带后，创面呈弥漫性出血，表示深度层次合适。另一种是不用止血带进行削痂，此时可根据创面的出血情况判断削痂深度，如创面有细小密集的点状出血点，说明已削到正常组织。以上削痂方法都需要有一定的实践经验，不易掌握。不少医院采用亚甲蓝或亚甲蓝磺胺嘧啶银合剂，在手术前24小时涂布于创面，使亚甲蓝进入焦痂及焦痂下的正常组织。因焦痂是无血供的坏死组织，故着色后不褪色；而焦痂下的正常组织由于血循环好，可将亚甲蓝吸收到体内分解，故不被染色。削痂时，可通过这种着色与不着色的界线来判断削痂深度，如削后的创面仍呈蓝绿色，则说明焦痂未削尽。

（四）注意事项

1. 削痂技术性强，需要一定的实践经验，应仔细地由浅入深地削，既要将坏死组织削净，又不宜过深，以免损伤正常组织。
2. 削痂后的创面应立即用生物敷料覆盖，以减少渗出。
3. 止血应彻底。

四 剥痂术

（一）剥痂时机

焦痂或痂皮开始自溶，初见分离时，在麻醉下用刀、剪将其清除，称为剥痂术，适用于：①失去切痂、削痂时机，焦痂或痂皮已开始自溶；②颜面部或会阴部Ⅲ度烧伤，因切痂手术出血多，且深度不易掌握，影响修复效果（如面部表情障碍），可在伤后7～10天进行剥痂手术，以加速坏死痂皮的分离；③其时机比切痂、削痂晚，但比蚕食脱痂早，一般在伤后2～3周才能脱净。

（二）剥痂方法

在全麻下，常规消毒铺巾。剥痂前，用1.5%过氧化氢溶液、1∶1000苯扎溴铵和生理盐水反复清洗3次，以减少创面细菌量。用刀、剪在已松动的焦痂或痂皮下面行锐性分离，剪断粘连的纤维组织，将创面修平。应尽量减少出血，避免损害正常组织。剥痂后创面再按上述方法进行冲洗，彻底止血，可立即或隔日行自体皮移植。

（三）注意事项

1. 剥痂手术前应选用有效抗生素，术前、术中各用1次；术后再用2天，一天2次。
2. 操作必须细致、轻柔，以减少出血和组织损伤，避免引起感染扩散。

3. 剥痂前、后，创面应用1.5%过氧化氢溶液、1∶1000苯扎溴铵和生理盐水反复清洗，再检测细菌量，此时创面组织细菌量可由原来的每克10^5个减至10^3个，利于植皮的成活。

4. 创面裸露的时间不宜过长，应立即或隔日行自体皮移植，以免创面感染或大量体液外渗，造成全身感染或手术植皮失败。

第二节 深度烧伤创面皮肤移植术

深度烧伤治愈后畸形的发生率很高，给患者的生活带来很大影响。

根据已故的黎鳌院士生前对13个烧伤专科、研究所及中心在两个时间段收治的烧伤病例统计，1958—1979年48978例，50%以下烧伤面积占93%；1980—1992年64320例，50%以下烧伤面积占93.1%。两组病例共113298例，50%以下烧伤面积各占93%和93.1%，其数字十分接近（93%），其中烧伤面积<30%的TBSA者占80%～85%。对于这类患者来说，救命不是主要矛盾，因为他们的治愈率可达99%或更高，而且有较充足的自体皮源，故降低烧伤畸形率有可能，关键是修复方法。

回顾我国大面积深度烧伤创面的处理历史，大体经历了由保守到积极、从单一方法到多样化的发展。1958年前救治大面积烧伤无经验可循，在未掌握大面积烧伤患者的全身反应及救治规律之前走过不少弯路，如早期过分清创给严重烧伤患者带来了第二次打击，不但全身性感染的发生率未减，而且来得更早、更猛；对烧伤创面的处理多采用保痂、等待自然溶痂的方法，或者靠换药，移植小皮片等，虽然医护人员有抢救愿望，但成功救治的患者只属个别。

创面修复是大面积深度烧伤救治成功的关键，而自体皮源少是创面修复的难点。近年来，我国烧伤医务工作者在创面愈合的临床实践和理论探索上做出了许多成绩，通过反复的医疗实践，越来越多的实例证实了单纯保痂易发生许多威胁生命的并发症，欲提高大面积深度烧伤患者的生存率，必须尽早清除坏死组织。

一 自体皮与异体（种）皮混合移植，提高大面积深度烧伤的治愈率

大面积深度烧伤患者自体皮源不足，萌发了部分创面采用异体皮覆盖或自体皮与异体皮混合移植的方法。1959年，瑞金医院对切痂创面采用大张异体皮开窗嵌植点状自体小片皮移植法（图23-5）、条状或点状自体皮与异体皮相间移植法（图23-6）。

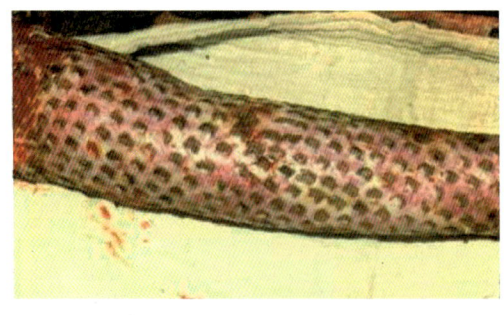

图23-5　对切痂创面行大张异体皮开窗嵌植点状自体小片皮移植法

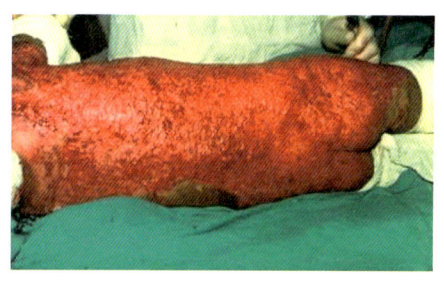
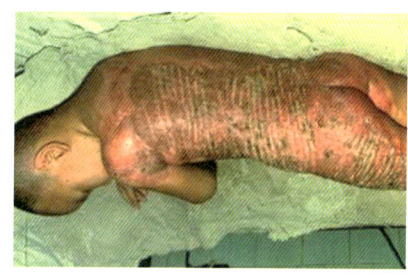

图 23-6　条状或点状自体皮与异体皮相间移植法
A. 烧伤后肉芽创面　B. 条状或点状自体皮与异体皮相间移植

1966年开创早期分批切痂、自体皮与异体（种）皮混合移植、大张异体皮开洞嵌植断层小片皮，最终以少量自体皮永久覆盖大于70%的Ⅲ度烧伤创面，治愈了烧伤98%TBSA、Ⅲ度90%TBSA以上的伤员，完成了以保痂为主向早期切痂为主的方针的转换。此法利用较少的自体皮满足了大面积切痂创面覆盖的需要，自体皮可扩展7～10倍，大大节约了自体皮源，被国际上誉为"中国法"。此法很快在国内推广，提高了大面积烧伤的治愈率，使我国的烧伤救治达到了国际领先水平。1986年北京积水潭医院创用了微粒皮移植的方法，成为我国成功治疗大面积深度烧伤的又一创新。其优点是：①一次手术即可完成创面覆盖；②节约自体皮，自体皮与受皮区面积之比为1∶10～1∶8，在自体皮奇缺时可达1∶20。20世纪80年代，北京积水潭医院和第三军医大学附属西南医院在自体微粒皮中加入1∶1的异体微粒皮，增加了微粒皮的数量，达到了创面早愈合且愈合质量好的效果。实验研究证明，术后6天，异体（种）皮下即有散在微粒上皮岛生长；术后12～16天，皮粒已相互衔接，形成薄层上皮；术后1个月左右，新生皮肤逐渐增厚，结构与正常皮肤相似，但缺乏附件。这一手术方法已被全国大多数地区普遍采用，使深度烧伤创面覆盖技术更趋完善。

二　突破传统治疗方法，提高深度烧伤的修复质量

（一）深Ⅱ度烧伤早期削痂和微粒皮移植

深Ⅱ度烧伤在24小时内削痂，可防止创面进一步损伤，烧伤后24～48小时内创面组织的淤滞带常出现渐进性加重或血供中断，使淤滞组织转化为凝固性坏死，导致创面加深（图23-7）。

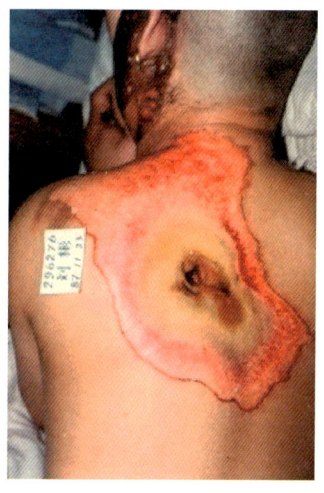

图 23-7　皮肤烧伤后出现3个同心圆带，
内为凝固带，中间为淤滞带，外为充血带

研究表明，深Ⅱ度烧伤后坏死组织的持续存在是导致创面严重的炎性反应和引起创面加深的重要原因。深Ⅱ度烧伤削痂后24小时，创面炎性反应明显减轻，IL-8水平下降，创面组织释放EGF、bFGF、血小板源性生长因子和血管内皮生长因子并使水平显著升高，促进了新鲜肉芽组织的形成，阻断了创面的进行性损害，促进了创面愈合。深Ⅱ度烧伤的创面修复，除残留的皮肤附件上皮细胞增殖、分化和迁移外，还有血管内皮细胞和成纤维细胞增殖、结缔组织形成以及伤口重新塑造。但严重的深Ⅱ度烧伤削痂后，自体上皮岛较少，可行微粒植皮，以增加一些自体上皮细胞，使创面愈合速度加快，皮片成活后，其外形和功能良好，提高了修复质量（图23-8，图23-9）。

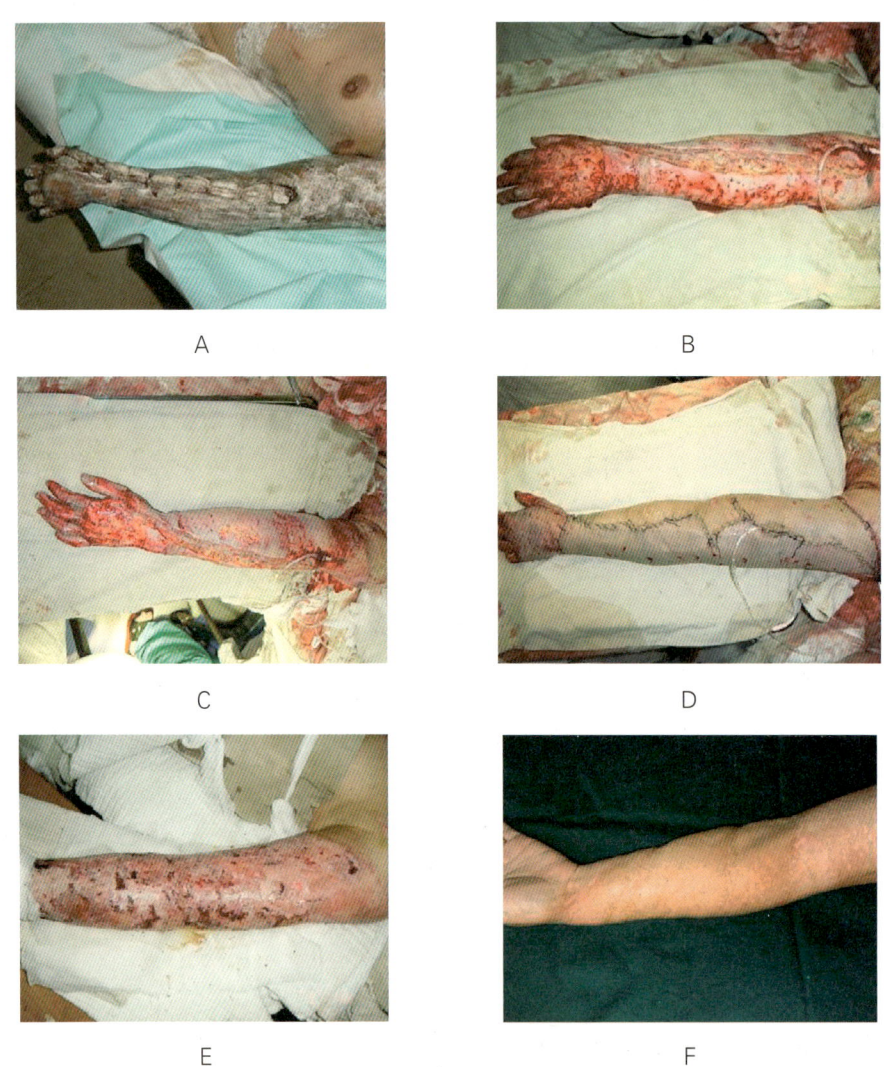

图23-8 混合性烧伤削痂后行微粒植皮
A. 左上肢混合性烧伤　B、C. 双上肢烧伤削痂后行微粒植皮　D. 微粒植皮　E. 术后2周，皮片成活良好　F. 术后1年半功能、外形良好

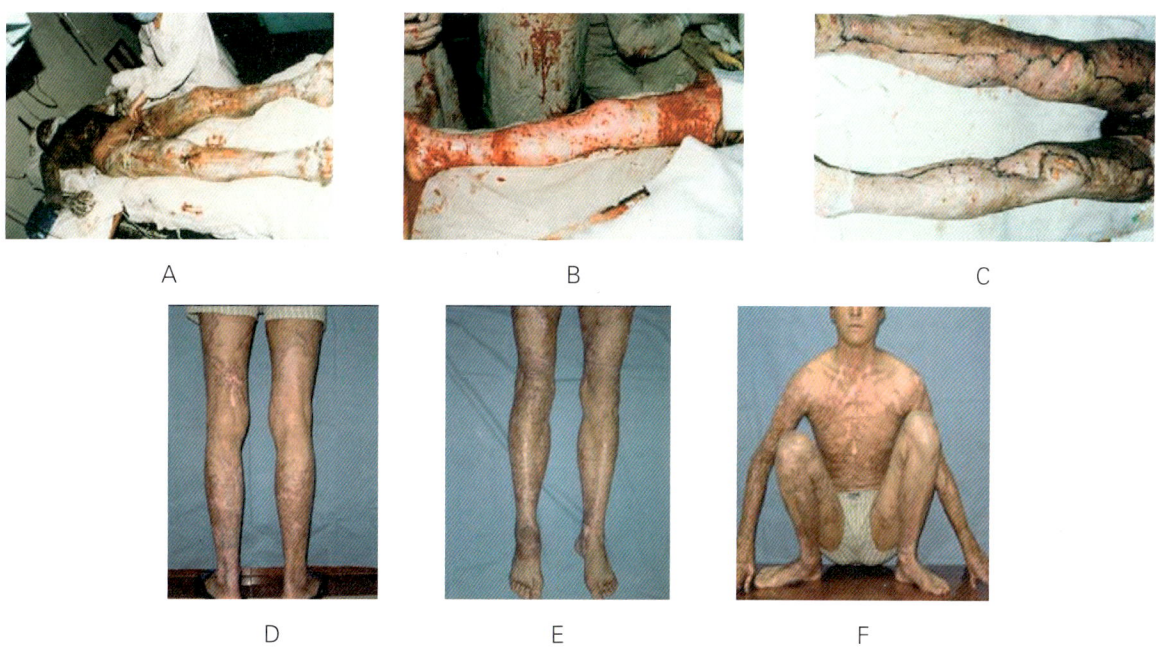

图 23-9 烧伤总面积 85%，其中深Ⅱ度烧伤面积 70%，双下肢削痂后行微粒植皮
A. 烧伤后外观　B、C. 双下肢削痂后行微粒植皮　D、E、F. 术后 1 年半功能外形良好

（二）保留变性真皮的整张自体皮移植

手部深Ⅱ度或混合性烧伤，如果治疗方法不当，易产生瘢痕挛缩畸形，关系到愈后的功能恢复与生活质量。变性真皮是指烧伤创面的真皮层虽然发生了组织细胞的新陈代谢障碍，细胞功能降低并有形态学改变，但在局部微环境改善后有可逆性，能恢复正常真皮形态和功能（图 23-10～图 23-12）。

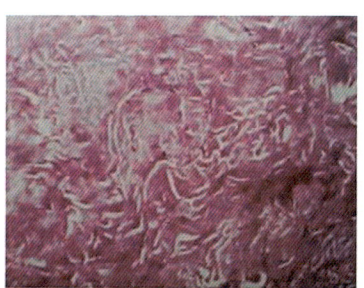

图 23-10　镜下可见变性真皮为玻璃样变性（HE 染色，×40）

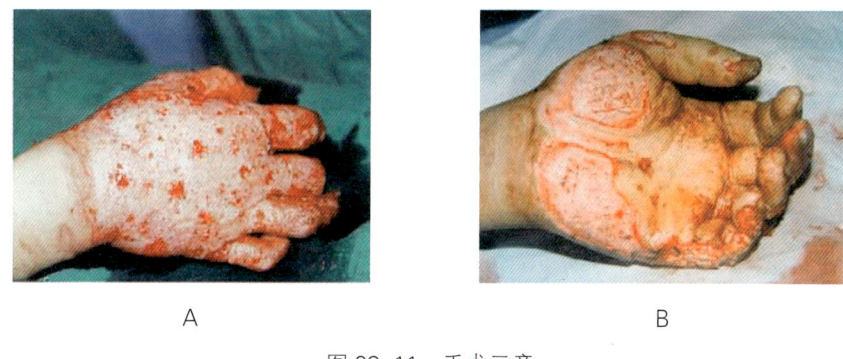

图 23-11　手术示意
A. 手背削痂后保留变性真皮　B. 真皮较厚处行井字形切开

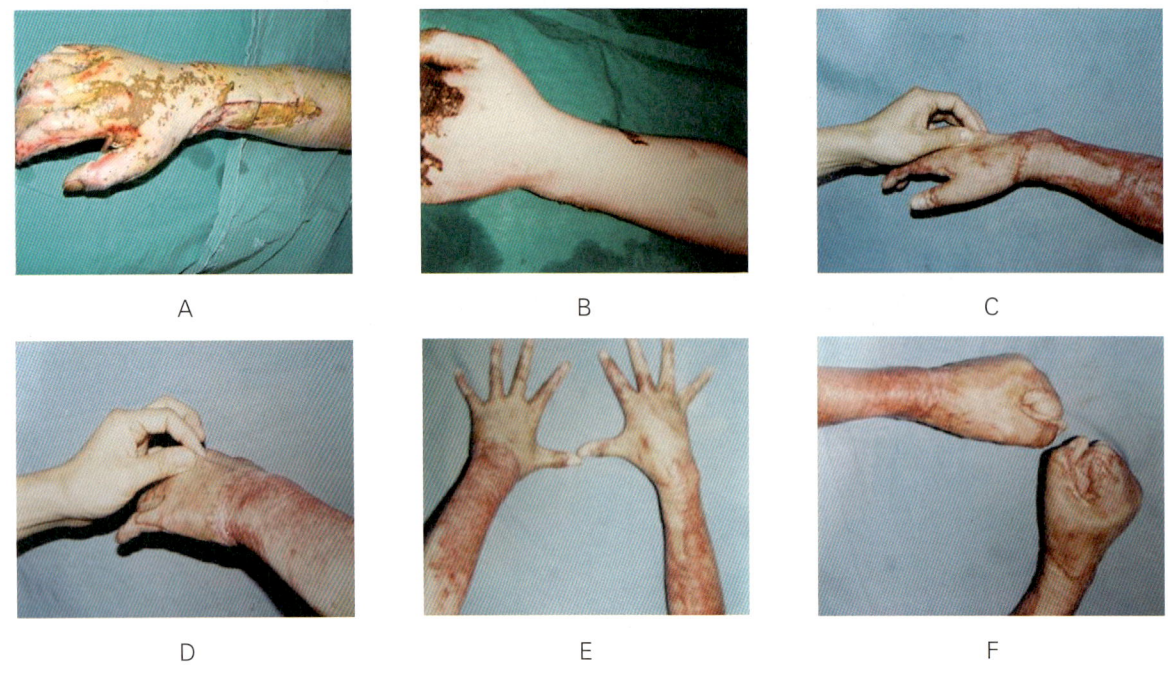

图 23-12 手部、前臂混合性烧伤（2%）
A、B. 术前外形　C~F. 术后 3 个月，功能、外形良好

中南大学湘雅医院采用削痂后保留变性真皮，在真皮上移植大张自体皮，对 86 例深Ⅱ度和混合性烧伤患者的 152 只手进行治疗，移植皮片成活良好，经过术后 3 个月至 3 年的观察、随访，外形优良率达 92.8%，功能恢复满意。

经初步实验证实变性真皮的成纤维细胞转归机制为：①变性的成纤维细胞能够恢复。②保留的变性真皮内肯定有皮肤附件结构。

自体皮移植术后 7 天，可见真皮乳头及网状层，还有柱状排列的生发层细胞，并有较多的毛囊、皮质腺。术后 9 天，表皮较前增厚，表皮层结构包括角质层、透明层、颗粒层、生发层；真皮较前增厚，可见乳头及网状层，毛囊、皮质腺较少。术后 21 天，表皮各层结构清晰可见，厚度、形态已近正常，有明显的角化带，真皮乳头及网状层较前增厚，毛囊、皮质腺萎缩增多（图 23-13）。

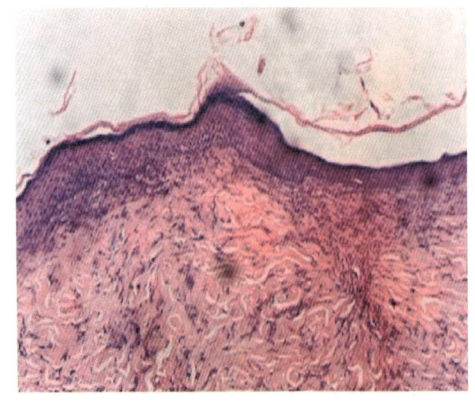

图 23-13　术后 21 天呈正常的鼠皮形态结构

（三）大面积深度烧伤创面的修复

大面积烧伤，特别是严重的特大面积深度烧伤时，其局部和全身问题很复杂，处理难度较

大。其相关和诱发的并发症繁多，临床表现错综复杂，不仅诊断困难，而且治疗矛盾十分尖锐，特别是损伤程度通常难以估计。烧伤早期，由于延迟复苏，除烧伤本身给患者带来的病理、生理变化外，还可能出现严重的并发症，如严重的全身性侵袭性感染、多脏器功能不全、严重的水和电解质平衡失调、免疫功能破坏等，故应及时进行正确的复苏补液和综合治疗，使之平稳度过休克期，同时积极防治感染。在治疗计划和策略上，应从宏观上全面考虑和安排治疗计划，还应提倡针对每个患者的病情进行分析研究，纵横联系，反复思考，预见发展前景和病情变化，做到有计划、有预案、有目的地进行治疗处置。在提高生存质量的基础上，要求进一步提高生活质量，使患者保持身心健康，成为一个能够幸福生活的家庭成员，还社会一个能自食其力和做出贡献的劳动者。为了确保更好地康复，在修复过程中应尽可能将晚期的康复治疗方案和手段尽早用于创面修复，以得到更好的修复效果。所采取的措施是：

1. 休克期切痂　烧伤坏死组织可以激活炎性细胞，释放氧自由基、溶酶体酶及多种炎性介质，大量的炎性介质可进一步激活局部炎性细胞产生过度炎性反应，引起炎性级联反应，导致多脏器功能损害；创面坏死组织的感染可引发很多并发症，威胁生命安全，故早期切除是理想的处理方法。对于在休克期内实施切痂手术，许多医师都心存疑虑，担心患者在烧伤后难以承受手术的打击，可能诱发或加重休克。中国人民解放军第三〇四医院围绕休克期切痂开展了一系列实验研究，通过Swan-Ganz导管血流动力学监测证实，只要经过良好的复苏，维持有效的血循环量，休克期切痂不仅是安全的，而且可明显改善血流动力学指标，减轻超高代谢、全身炎性反应综合征和严重感染等并发症，缩短了疗程，降低了医疗费。

但实施手术前必须保证患者有良好的复苏，还要完善各种检查，特别是心、肺、肝、肾功能的监测；详细进行术前讨论，对病情、手术、围手术期处理进行全面细致地分析、讨论，特别是对手术指征、时机、方案、意外、处置等，以及可能发生的术后并发症进行全面研究，明确方案，统一意见，部署措施，确保落实；向患者及家属说明手术的必要性，术中、术后可能出现的问题和预防措施，征求患者及家属的意见，签署《手术知情同意书》；术中维持有效的循环血量，术后仔细观察各项生命指征和病情变化。这样休克期切痂不仅安全，而且有一定的优越性。

2. 早期分期、分批切除焦痂和微粒皮移植　20世纪70年代中期，在切痂后的创面立即用整张打孔的异体（种）皮覆盖，于孔内嵌入小点状自体皮，达到了早期消灭创面、降低败血症发生率、提高治愈率的目的。此法治愈了总面积90%TBSA、Ⅲ度烧伤70%的患者，自体皮可以扩展7～10倍，大大节约了自体皮，被国际上誉为"中国法"。

（1）微粒皮移植：对于烧伤焦痂切除后创面，立即用自体微粒皮移植，手术可以一次完成，更节约自体皮。自体皮与受皮区面积之比为1:10～1:8，在自体皮奇缺时可达1:20。这种情况下由于自体皮微粒少，创面愈合时间长，有的会再次裸露创面，此时可在自体微粒皮中加入等量的异体微粒皮（即两者之比为1:1）。由于微粒多，创面愈合快，日后异体微粒皮渐被排斥，而自体微粒皮慢慢扩大，相互衔接，形成薄层上皮，1个月后皮片逐渐增厚，结构与正常皮肤近似，使大面积深度烧伤的创面覆盖得到较理想的解决。

（2）单纯用异体（种）皮覆盖：对于一些特重烧伤，如总面积在95%以上，Ⅲ度烧伤面积在70%以上，加之休克期度过不平稳，伴有多种并发症，病情垂危，不具备行微粒植皮的条件，又希望在很短时间内切除较大面积焦痂的患者，则可先采用单纯异体（种）皮覆盖，待病情改善、有些浅度烧伤愈合、有点自体皮源时，再行微粒植皮。对于危及生命的感染创面，无论是早期焦痂下严重感染还是晚期大面积肉芽创面引起脓毒血症的患者，切除感染创面势在必行，其创面可先用异体（种）皮覆盖。对于化学毒性物质造成的大面积烧伤，为了去除致伤原因，减少继续损伤，一般需在手术后10天左右去掉原来移植的异体（种）皮，清洗创面后再行微粒皮移植，可收到良好效果。

3. 功能部位换植自体皮或复合皮　特重大面积烧伤早期，为了救命，切痂后先采用微粒皮移植，但大关节周围的瘢痕挛缩在活动后易溃破，待Ⅱ度烧伤愈合后有一定的供皮区，则可切除关节周围挛缩的微粒皮，换植大片薄中厚的自体皮或复合皮，这种皮成活后局部外观和功能近似正常。

4. 复合皮移植复合皮　这是一种永久性覆盖创面的替代物，它是用异体（种）脱细胞真皮或人工合成真皮，在其上植自体刃厚皮或培养的细胞膜片，组合成接近皮肤结构的一种皮肤代用品，采用一步法和两步法移植。目前常用的真皮替代物，国外有Alloderm、Integra和Pelnac（皮耐克）等，移植时采用两步法，先移植人工合成真皮，2～3周后待血管芽长入，再揭去上面的硅膜，在其上移植薄的自体皮片，其成活率和术后效果有的也不错，因国内应用不多，报道甚少。国内用得最多的是异体（种）脱细胞真皮，如J-1型脱细胞异体真皮，应用于临床，显示了勃勃生机。由于脱细胞真皮抗原性很低，移植后不会被排斥，可永久地存在于宿主体内；有了真皮支架，不仅可以快速血管化，而且为上皮细胞的定植与上皮化提供了天然平台，有利于引导组织再生，神经生长和基底膜形成快，创面愈合后无论是外观、柔软度还是弹性，堪与自体皮移植相媲美。第四军医大学附属西京医院于1995年2月应用于临床，采用一步法移植，即将脱细胞真皮植于创面，在其上同时移植薄的自体刃厚皮，最大移植面积可达5600cm^2，全部成活率为94.4%。此法适用于自体皮源奇缺的功能部位深度烧伤的切痂创面和烧伤后的肉芽创面；瘢痕溃疡、瘢痕挛缩松解的创面；需要做瘢痕切除植皮，但又怕供皮区取皮后长瘢痕的患者。这种植皮术式在笔者所在医院做了100余例，都取得了良好效果，已成为一种常规术式，为皮源奇缺的患者提供了满意的组织工程学修复材料，其应用范围从烧伤早期创面扩大至晚期残余创面，继而又扩展至整形领域，是近年来创面修复具有代表性的重大进展之一。

5. 自体皮源不足的解决方法　自体皮源不足是治疗大面积深度烧伤的难题，1980年以来，西京医院对Ⅱ度烧伤初愈区及头皮区以外的健康皮肤采用多次取皮技术，突破了仅靠头皮反复供皮的方法，成倍地扩大了自体皮源。采用皮肤肿胀法实现这一目的，即在供皮区注射大量生理盐水或0.25%普鲁卡因，使之变得平坦，骨性标志消失，就能取下既大又薄的皮片（图23-14～图23-17）。

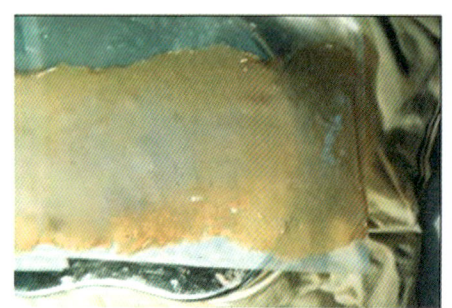

图23-14　背部用滚轴刀取皮，取下又大又薄的皮片

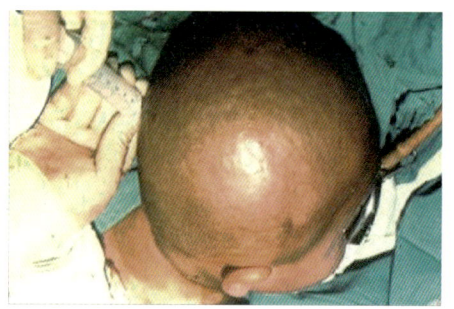

图23-15　头部可反复取皮15次而不留瘢痕，头发生长好

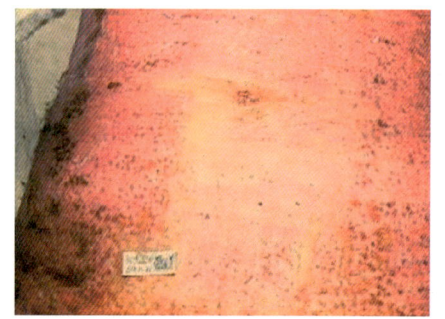

图23-16　腹部供皮6次，仅遗留点状瘢痕

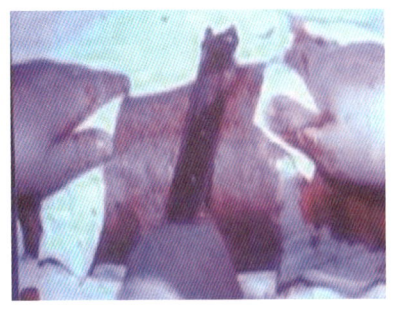
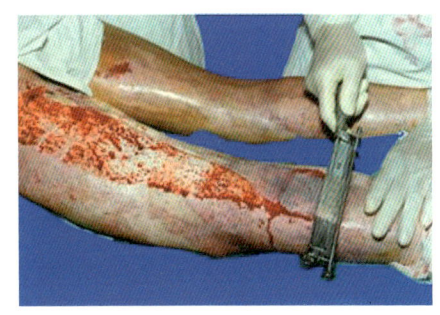

A　　　　　　　　　　　　　　　B

图 23-17　深Ⅱ度烧伤愈合后反复供皮 3 次

6. **典型病例**　患者男，烧伤面积 99.5%TBSA，Ⅲ度烧伤 80%，深Ⅱ度和混合性烧伤 14.5%，浅Ⅱ度烧伤 5%，伴中度吸入性损伤、多脏器功能损伤、高钠、高氯、高糖，休克期度过不平稳，生命垂危，于伤后 76 小时转入西京医院。入院后采取限制钠盐摄入、抗感染、营养支持等综合治疗。入院后 20 小时（伤后第 4 天）切除四肢焦痂，切痂面积 44.0%TBSA，用大张异体皮覆盖创面。术后 12 小时，血钠、血氯、血糖恢复正常；术后 5 天，血清肌酸激酶恢复正常，病情趋于稳定，脏器损害减轻，赢得了抢救时机。因自体皮源奇缺，分次移植自体微粒皮或用异体皮封闭裸露创面，治疗中曾多次出现险情，经及时处理，病情稳定，未发生明显并发症。手术 7 次，历时 106 天，创面完全愈合，但四肢常出现小创面，全身有 30 多处瘢痕挛缩畸形。晚期进行 15 次整形手术，采用瘢痕皮、瘢痕瓣及复合皮移植，各部位功能恢复良好，容貌改善。伤后 26 个月，患者完全康复，重返工作岗位（图 23-18～图 23-23）。

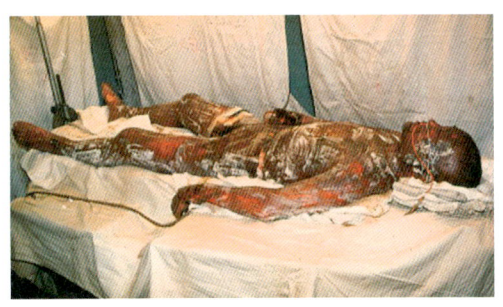

图 23-18　烧伤面积 99.5%，Ⅲ度烧伤 80%，深Ⅱ度和混合性烧伤 14.5%，浅Ⅱ度烧伤 5%

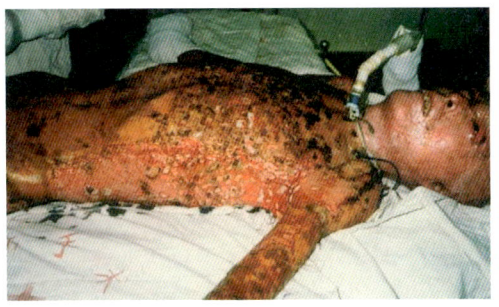

图 23-19　胸部混合性烧伤，坏死组织清除后用异体邮票状皮覆盖

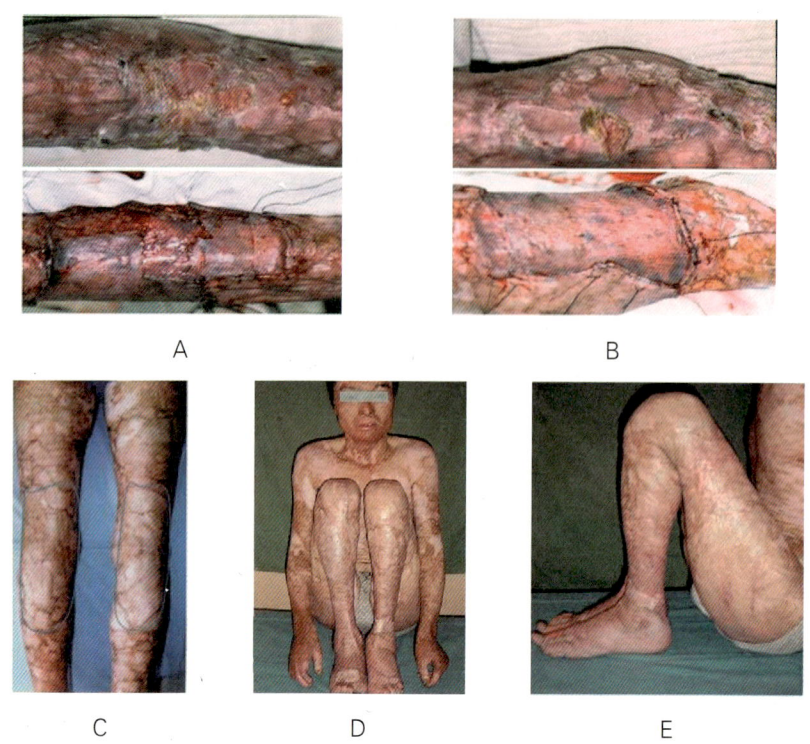

图 23-20 双下肢瘢痕溃疡行复合皮移植
A、B. 溃疡切除后行复合皮移植　C～E. 复合皮移植 1 年，功能、外形良好

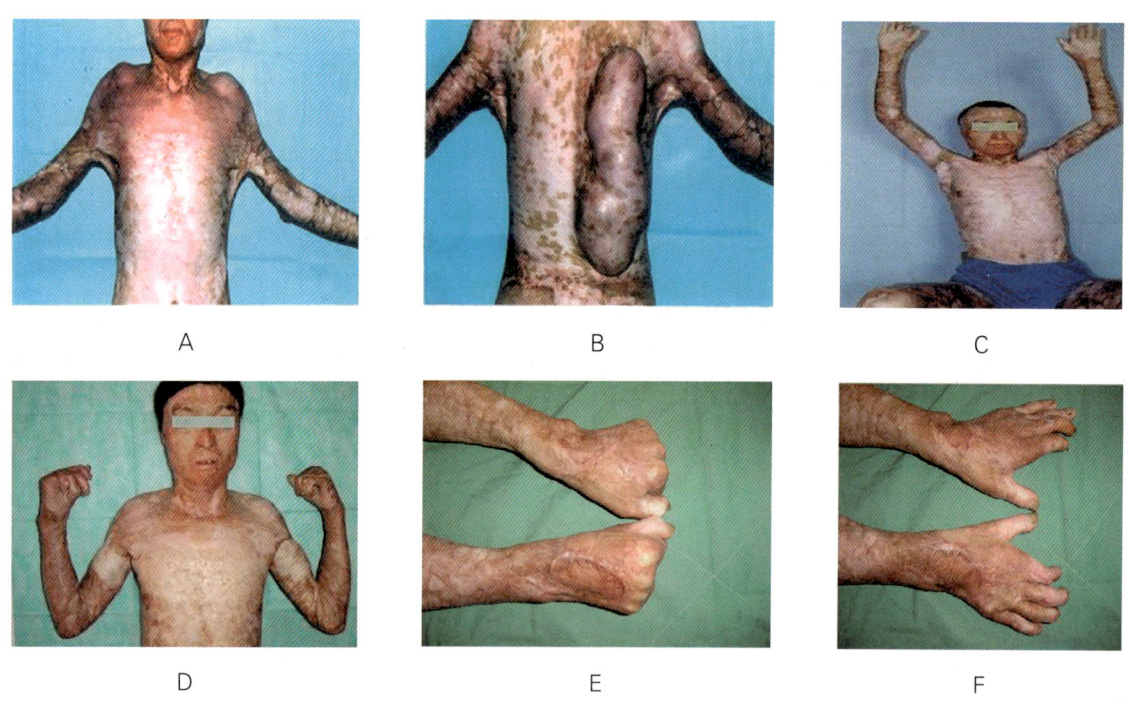

图 23-21 烧伤后上肢畸形，采用瘢痕瓣（皮）修复
A. 烧伤后双腋部与胸壁粘连畸形　B. 背部瘢痕下植入扩张器　C. 瘢痕瓣、瘢痕皮修复双腋后上肢能上举 170°
D～F. 双侧肘、腕、手采用瘢痕皮移植，功能和外形良好

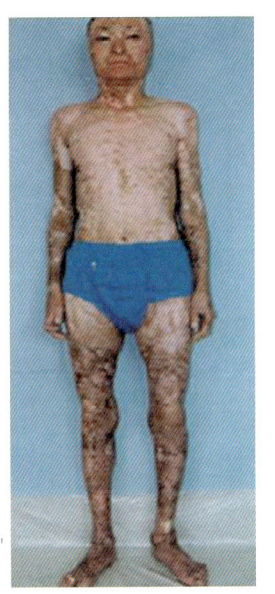
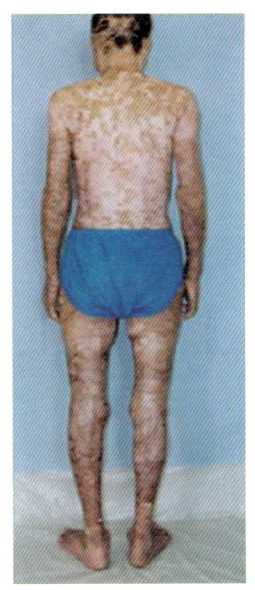

| A | B |

图 23-22 伤后 26 个月,外形和功能良好

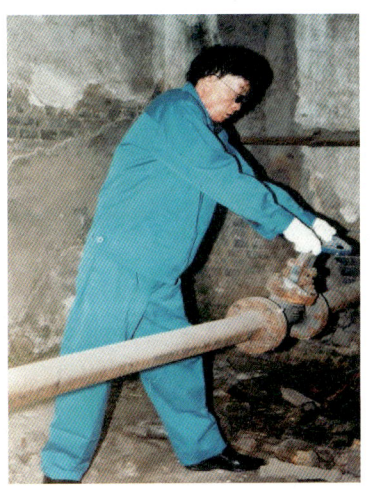

图 23-23 出院后即回单位参加工作

(四)中、小面积Ⅲ度烧伤创面的修复

中、小面积Ⅲ度烧伤创面的修复主要是完善创面处理技术,更新修复手段,采用整形技术,将创面修复、形态恢复与功能重建一次完成。因中、小面积Ⅲ度烧伤患者的创面修复并不存在皮源问题,因而加快创面的修复速度、提高创面的修复质量是治疗的关键问题。

1. 大片自体皮移植 自20世纪70年起,我们对功能部位采用大片自体皮游离移植,明显降低了烧伤畸形的发生率,由小皮片移植时的95.2%下降到21.9%,大大提高了患者的生活质量。如某女性患者,因洗澡时发生CO中毒,倒在浴室的火盆上,导致右侧面部、胸部、腋部和上臂部Ⅲ度烧伤,总面积6%。伤后3天,在全麻下切除全部Ⅲ度烧伤焦痂,行大张自体中厚皮移植,术后皮片100%成活,即行右上肢肢体牵引和功能锻炼,右上肢能上举170°~180°,面部外形良好,张口似常人,供皮区也未留下明显瘢痕(图23-24)。

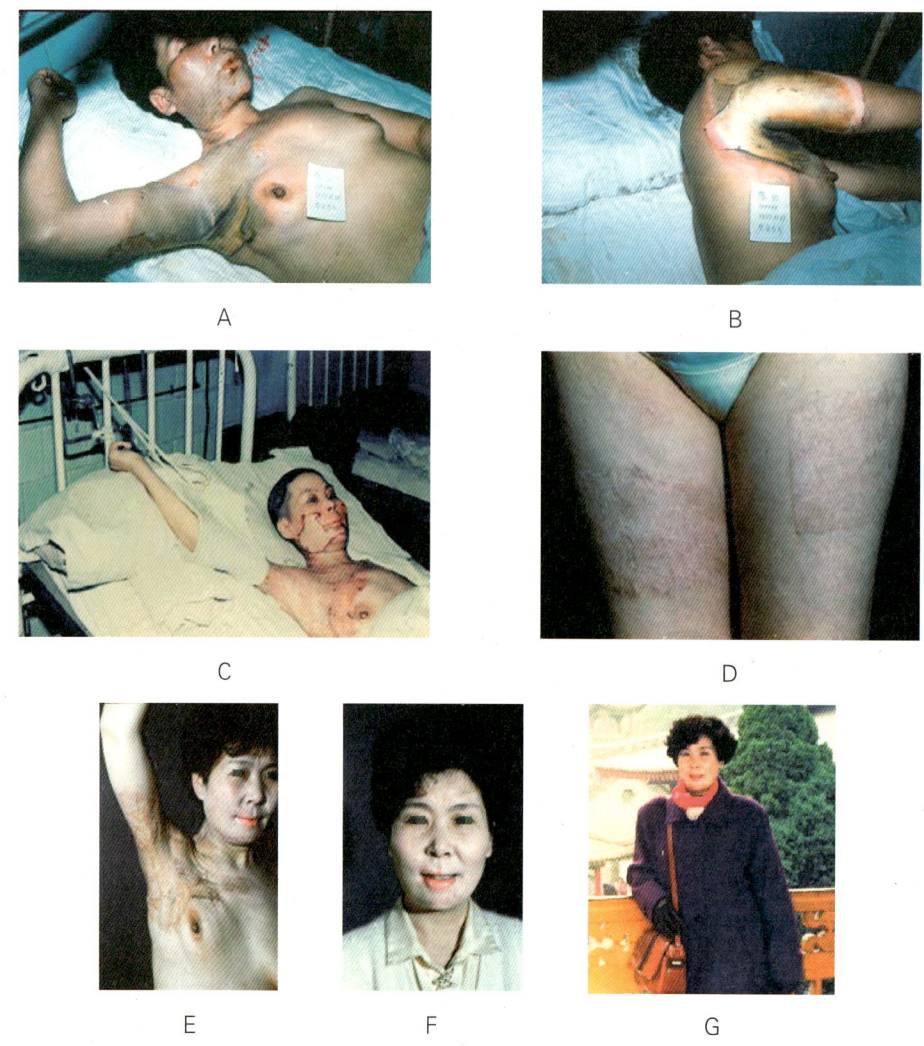

图 23-24 右侧面部、胸部、腋部和上臂部Ⅲ度烧伤面积 6%

A、B. 术前外观 C. 早期焦痂切除，大张自体皮移植，100%成活后行功能锻炼 D. 双大腿供皮区无明显瘢痕增生 E～G. 术后功能与外形良好，回单位参加工作

2. 进一步改进手术技巧　随着创面处理水平的提高及植皮技术的改进，在保证恢复功能的同时，最大限度地恢复受伤肢体的外形。其治疗方案为：

（1）创面处理：应彻底切除坏死组织、肉芽创面及其纤维板，对较深的深Ⅱ度创面也应切除，尽可能保留焦痂下脂肪组织，以维持肢体的丰满度。

（2）取皮：头皮和背部为主要供皮区，取皮前在皮下注射大量生理盐水，使供区平坦。用电动取皮机或徒手取皮刀取大张薄中厚皮片；上肢切痂则首选鼓式取皮机、电动取皮刀或气动取皮刀，取大张中厚皮片。这种方法所取的断层皮具有厚度均匀、边缘整齐、有一定的张力、易于缝合固定、便于手术操作、愈后挛缩轻等特点。

（3）植皮术式：上肢烧伤患者应采用大张完整皮不打洞移植，皮片以横向排列为宜，这样可有效防止因引流孔瘢痕形成而造成的外形方面的不足。下肢大面积烧伤患者，切（削）痂后可在膝关节及踝关节周围以大张中厚皮片横向包绕，大腿创面以躯体皮横向拼接，以后侧为重点；小腿创面以头皮为主，行纵向拼接，这样拼接对生理功能的恢复及外观均较理想。

（4）包扎与固定：上、下肢大面积烧伤切（削）痂创面植皮后，最里面覆盖一层凡士林油纱布，其上放置较多松散的湿纱布、干纱布，仔细填塞；外层为整块平整的干纱布，再用绷带行加压包扎，以石膏托固定。

（5）手术效果：这样的植皮术式，皮片成活率往往在95%以上。出院后给予压力衣治疗和功能康复训练，定期随访观察，经3个月至5年的随访，肢体功能和外形满意，供皮区也无明显瘢痕（图23-25～图23-27）。

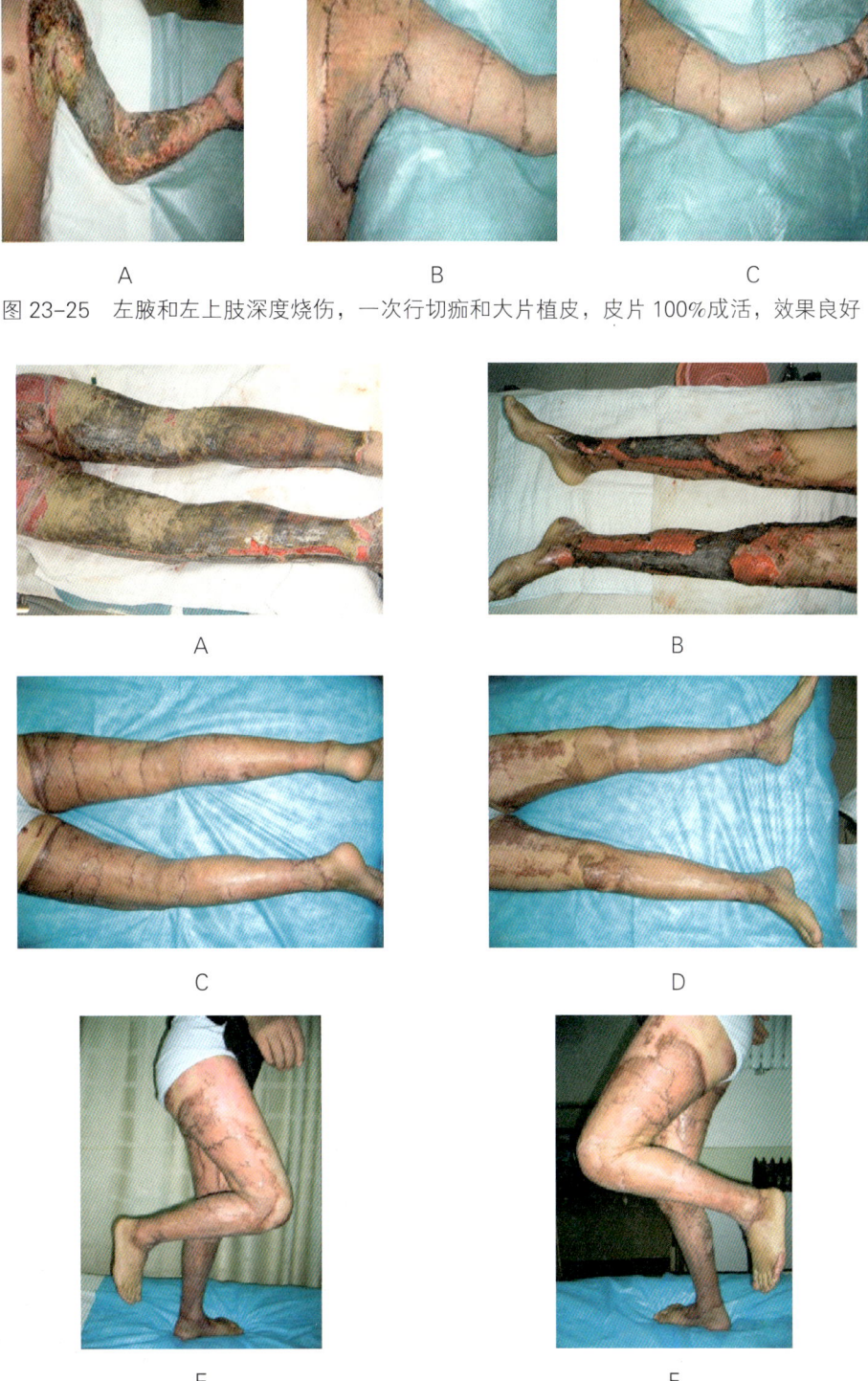

图23-25　左腋和左上肢深度烧伤，一次行切痂和大片植皮，皮片100%成活，效果良好

图23-26　双下肢深Ⅱ度、Ⅲ度烧伤，面积30%，行削痂、剥痂后用大张自体皮片移植，皮片98%成活

A、B. 双下肢深度烧伤后12天　C～F. 术后2年，外形和功能恢复良好

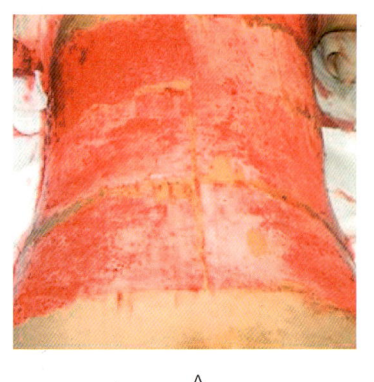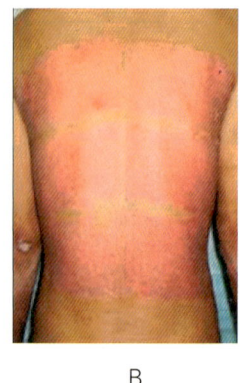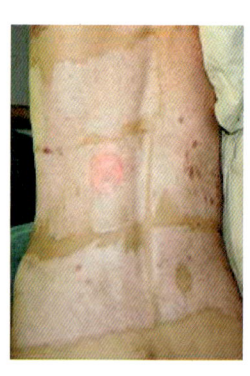

图 23-27 背部取皮
A. 背部用鼓式取皮机取皮　B、C. 取皮区未长瘢痕

对于烧伤，总面积为25%～45%，Ⅲ度烧伤面积为2%～25%，Ⅲ度烧伤面积较大的患者，手术可分2次进行。治愈后，3～6个月皮片逐渐柔软，皮片连接处有轻微的瘢痕，无明显增生性瘢痕及瘢痕挛缩畸形等。采用这种方法治疗的患者，无一例行再次手术治疗，达到了中、小面积深度烧伤时将早期创面修复与整形一次到位的效果，从而减少了畸形和残疾的发生率，同时可保持肢体的美观。

虽然这种植皮术式存在一定的风险，但其效果好，只要手术者具有熟练的植皮和取皮技能，是能取得成功的。

（五）Ⅳ度烧伤创面的修复

采用皮瓣修复Ⅳ度烧伤时，可能有肌腱、关节和骨质外露，甚至器官缺损。对这类患者的修复，在20世纪60年代以前主要采用任意皮瓣移植，不能达到理想的修复效果。20世纪70年代后，随着对皮肤血管解剖的深入研究，开发出全身各部位的轴型皮瓣70余种，加之显微外科技术的不断提高，吻合血管的游离皮瓣、肌皮瓣得到临床应用，深度烧伤创面的修复与重建技术发生了巨大变革，使过去无法修复的创面获得了满意的修复效果。现正向根据创面修复的需要，在皮瓣的选择上采用"缺什么补什么、缺多少补多少"的手术方式去实现更理想的修复效果。

1. 轴型皮瓣行器官再造　利用损伤区周围正常皮肤内的知名动、静脉设计皮瓣修复缺损或行器官再造。如1例电击伤患者，阴茎被击伤后缺如3年，影响其正常的排尿姿势，丧失了性功能和生殖功能，精神创伤大，采用腹壁下动、静脉设计轴型皮瓣，形似乒乓球拍，在皮瓣的外侧作一直行切口，深达皮肤全层，皮面朝内将皮瓣创缘缝合，形成小管作为尿道，再将内侧较大的皮瓣包绕尿道管缝合形成阴茎，然后分别与原阴茎残端及尿道吻合，再缝合阴茎皮下、皮肤，术后尿道排尿通畅，阴茎修复后获得理想的功能（图23-28），后结婚生子。

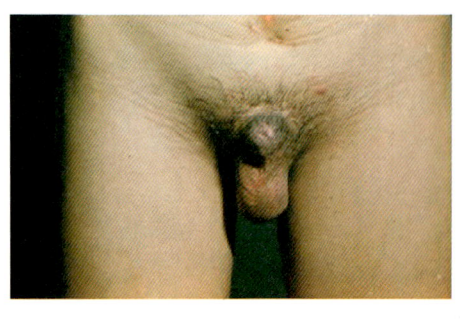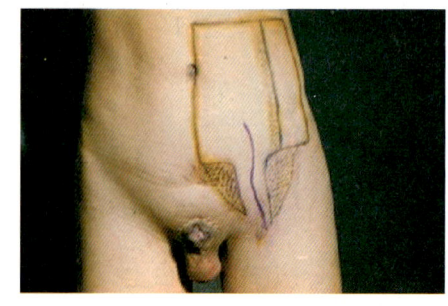

A　　　　　　　　　　　　　　B

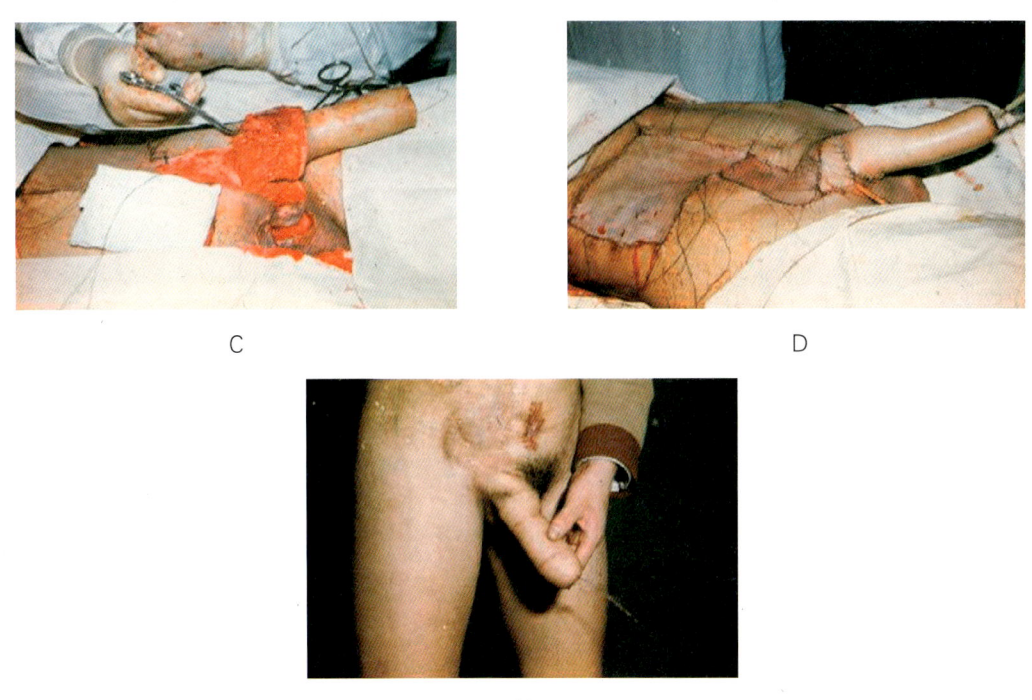

图 23-28 阴茎再造
A. 电击伤后阴茎缺损　B. 采用腹壁下动、静脉设计轴型皮瓣再造阴茎　C、D. 术中　E. 术后排尿

2. 游离皮瓣修复　适用于损伤部位面积大而深，其他方法无法修复者。采用游离皮瓣既能修复创面，又能重建功能，如果手术成功，疗程短，效果好。如1例头部烧伤患者，因局部出现全层颅骨烧伤伴感染，导致颅骨外露1年余，术中将坏死颅骨清除，其中一处硬脑膜已破，经反复清洗后行背阔肌游离皮瓣移植，术后皮瓣成活良好（图23-29）。又如1例左小腿踝部烧伤患者，仅剩跟腱部有一条正常组织，其余均为Ⅳ度烧伤，切痂后肌腱、骨骼、关节外露，即行背阔肌游离皮瓣修复，术后效果满意（图23-30）。

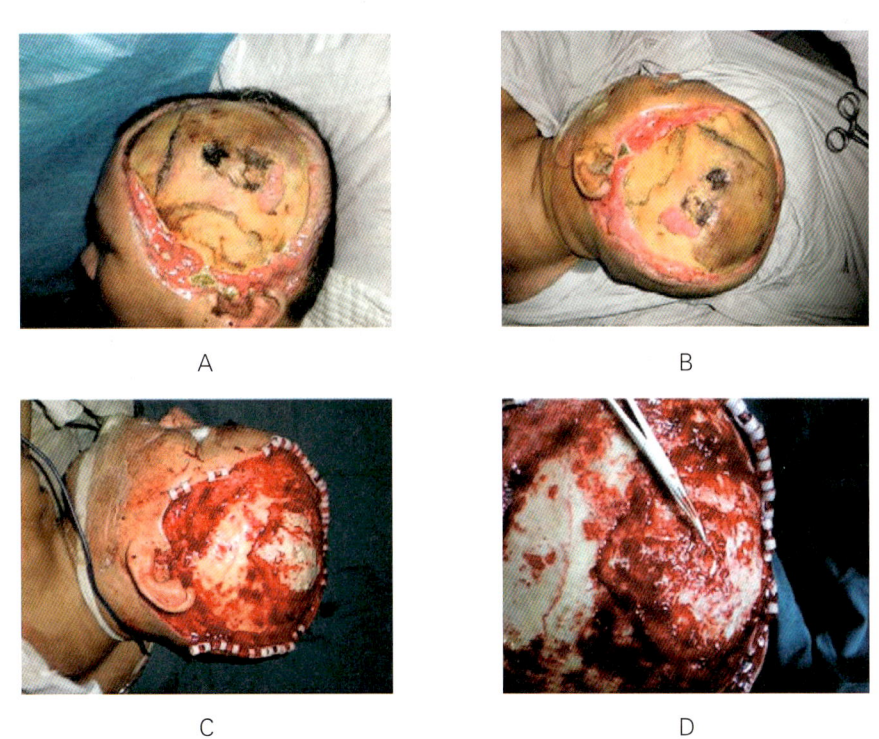

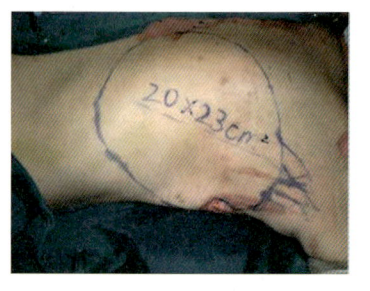
E

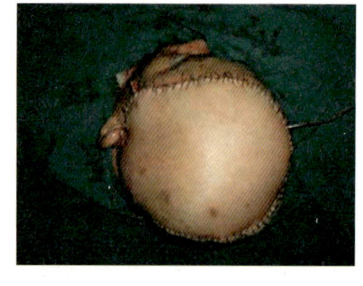
F

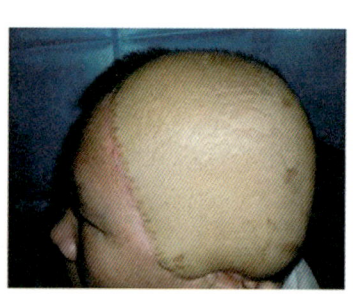
G

图 23-29 烧伤后颅骨外露修复
A、B. 术前　C、D. 清除坏死颅骨　E. 背阔肌皮瓣设计　F、G. 皮瓣游离移植术后效果良好

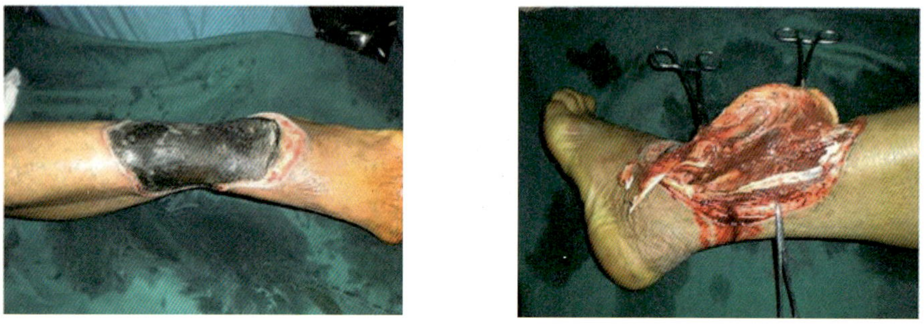

A

B

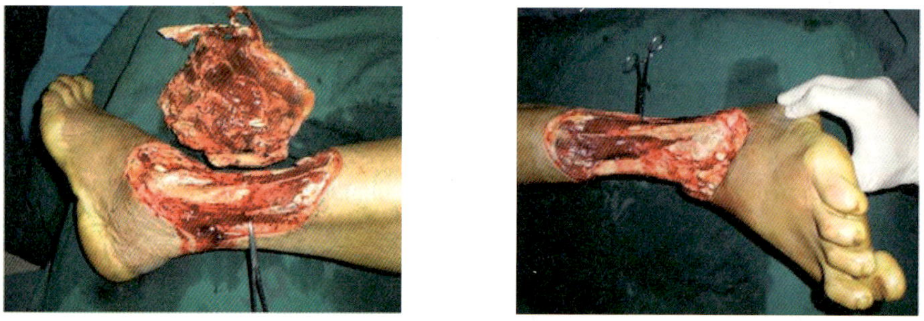

C

D

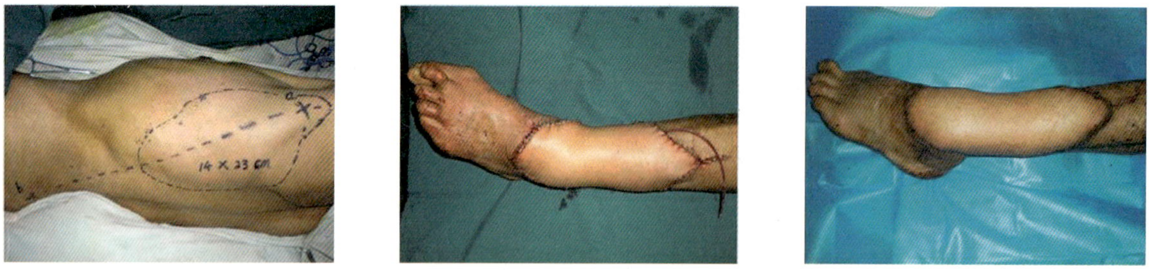

E

F

G

图 23-30 左踝部Ⅳ度烧伤，采用背阔肌游离皮瓣移植
A. 术前　B～D. 切除坏死的肌腱、骨骼和踝关节　E. 背阔肌皮瓣设计　F、G. 皮瓣游离移植术后

对于严重的毁损伤，软组织缺损严重且范围广泛，需选用肌皮瓣修复，尤其是大面积Ⅲ度烧伤，在关节和骨质处为Ⅳ度烧伤时，多采用游离肌皮瓣加自体刃厚皮移植，以修复暴露的关节和骨质，才能达到理想的效果。随着科学的发展、检测小血管技术的进步和外科医师手术技巧的不断提高，穿支皮瓣经历了20余年的发展，向细、向精、向美发展，临床应用日益广泛。穿支皮瓣的出现符合当代组织移植发展的需要，减少了供区损害。从理论上讲，穿支皮瓣是指细小的皮肤穿支血管（动脉和静脉）穿过深筋膜后其管径仍大于或等于0.5mm，可作为血供的皮瓣。仅以穿

支血管为蒂切取皮瓣，不论是单蒂、双蒂还是多蒂，均不涉及主要血管，这是穿支皮瓣的特征。

穿支皮瓣的移植方式主要分为带蒂转移和游离移植两种，临床医师可根据具体需要，在创面周围切取穿支皮瓣，采用旋转、推进、岛状转移的方式带蒂转移；或在身体任何具有穿支血管的部位直接切取穿支皮瓣，进行吻合血管的游离移植。

与传统皮瓣相比，穿支皮瓣的主要优点如下：①对供区的伤害大大减小。因穿支皮瓣仅切取供区源动脉的穿支及皮肤，保留了供区的肌肉，最重要的是不损伤主要血管。②在皮瓣设计时对组织量的需求具有随意性。③皮瓣薄，不会出现受区明显臃肿，避免二次手术修整，不但美观，而且有利于受区功能的恢复。

穿支皮瓣的不足之处主要有：①穿支血管变异较多，且出现的部位和管径不恒定；②对手术医师的技能要求高，需要掌握熟悉的解剖知识和熟练的显微外科技术；③手术更耗时费力，因细小血管更容易被牵拉和扭曲，易发生痉挛；④静脉回流障碍的发生率较其他皮瓣高。

第三节　特殊部位深度烧伤创面的修复

特殊部位烧伤与一般部位烧伤有所不同，特殊部位的重要性在于其具有特殊功能，如面部、手、足、外阴等部位的功能比躯体其他部位的功能重要。特殊部位深度烧伤后，不仅影响患者的生活，还会妨碍其学习、工作和社会活动。为了确保特殊部位烧伤后的治疗和康复效果，在安排治疗计划时必须周密、细致，在手术时机、术式、供皮来源、辅助治疗等方面都应逐一落实。这些部位的修复技巧需要融入整形外科、创伤外科、矫形外科、手外科等，学术观点分歧不足为奇，但对患者有益的工作都要积极去做，对患者不利的则要态度明确地坚决不做，最终达到相关专业之间的学术内容彼此渗透和包容。

特殊部位具有特殊的解剖和生理特点，烧伤后病情常较其他部位严重，如治疗方法不当，容易造成严重的毁容和功能障碍，甚至危及生命。本节重点讨论面部、手部、会阴部、足部深度烧伤的早期修复。

一　面部深度烧伤的修复

面部五官集中，显示外貌特征和形态，是重要的美容部位，又是暴露部位，易遭受烧伤，据统计发生率为52%左右。面部皮肤细嫩，组织疏松，移动性大，血液循环丰富，有丰富的汗腺和皮脂腺，在颊部形成颊脂体，皮下有大量的血管和表情肌；颜面部各器官之间都有一定的相互关系，但在功能、活动方式、部位与邻近关系等方面又有其独特性，这些组织结构与面部烧伤后的治疗选择密切相关，若处理不当，将造成严重畸形和毁容，还能增加晚期整形手术的困难，甚至造成终身痛苦。

面部烧伤后，由于组织疏松，血管、神经丰富，可出现严重的水肿，伤后48小时达最高峰，表现为面部变形，眼不能睁开，重者有眼睑外翻，口唇肿胀似鱼口状，张口困难；一般在48小时后开始回收，肿胀逐渐消退。深度烧伤时，由于焦痂硬，外观肿胀不明显，水肿向咽后壁扩展，有时可压迫上气道或阻塞咽喉部，引起上气道梗阻。在未行气管切开时，一般在伤后1周内避免翻身俯卧，以免造成气道梗阻而发生窒息。五官分泌物和进食易污染口周围及面部创面，故需及时清理。面部烧伤患者全身反应强烈，尤其是小儿，常易发生高热、惊厥、抽搐等症状。但面部烧伤后的愈合较身体其他部位烧伤快3~5天。

面部烧伤后渗液多，液体复苏量以面积计算，一般要比其他部位相同面积烧伤时多。如小儿头面部烧伤后第一个24小时，需补给的胶体和电解质溶液量应大于每1%烧伤面积2ml/kg。

（一）面部深Ⅱ度和Ⅲ度烧伤的修复

由于面部血液循环丰富，毛囊较多且深，如为深Ⅱ度烧伤，伤后3～5天可用医用擦皮美容机磨去烧伤的坏死组织，以减少感染，加快创面愈合，且愈后外形丰满、功能好。有时外观似乎为Ⅲ度烧伤，结果可自行愈合。面部Ⅲ度烧伤时，一般不采用早期切痂植皮，因早期深度不易判断，切痂平面不清，且出血多。伤后2～3周焦痂分离时，将坏死组织彻底清除，分区用大张皮片覆盖，能取得满意的效果（图23-31）。如已形成肉芽创面，术前应湿敷2～3天，术中刮除肉芽和坏死组织，并用1.5%过氧化氢溶液、1:1000苯扎溴铵和生理盐水反复冲洗，再行分区大片皮游离移植（图23-32）。以上两种方法植皮后，如果植皮全部成活，则效果一样。在植皮时应注意以下几点：①清除坏死组织应彻底，如有深Ⅱ度烧伤，应一并切除。②所植皮片应为0.3～0.4mm厚，不宜太薄，切忌打洞。③皮片排列应分区，并用小针细线仔细缝合，以减少瘢痕形成。④移植皮片的松紧度要适宜，不宜拉得过紧，以免愈合后移植皮片挛缩，导致面部绷得过紧，影响面部表情。若皮片挛缩导致口腔黏膜绷紧，吃饭时易被牙齿咬破，可用皮瓣修复，先将颊部游离植皮切除，再将胸肩峰皮瓣转移至面颊部，即可使口腔黏膜松弛，达到解剖复位。⑤植皮成活、伤口完全愈合后，即可进行面部皮肤护理，以减少皮片色素沉着及挛缩。

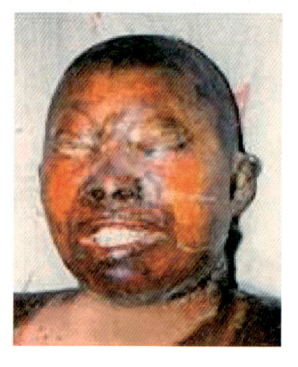
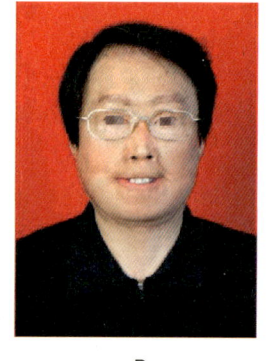

图23-31　面部Ⅲ度烧伤早期剥痂后行大片中厚皮移植，后期又行扩张后胸肩峰皮瓣转移
A. 术前　B. 术后达到解剖上的恢复与功能上的重建，取得最佳效果

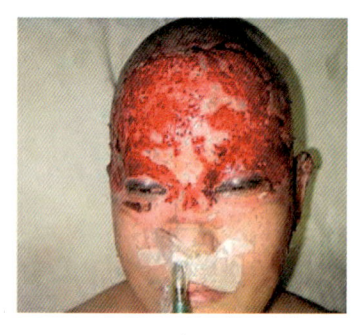
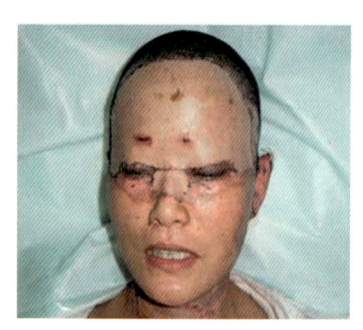
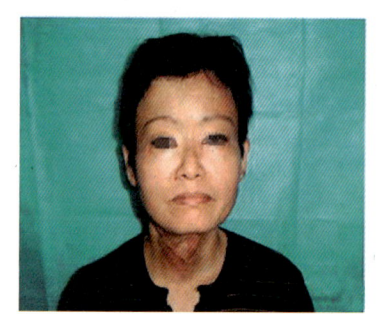

图23-32　面部烧伤后肉芽创面植皮
A. 术前　B. 大片自体皮移植术后　C. 术后9个月，面容恢复

（二）面部Ⅳ度烧伤创面的修复

面部Ⅳ度烧伤常造成眼和鼻部损伤、面颊部洞穿性缺损，既往常采用瓦合皮瓣修复，术后局部臃肿，效果不佳；或采用轴型皮瓣或游离皮瓣转移，在皮瓣内面同时行游离植皮作为口腔黏膜，但这种植皮不易成活，伤口难以愈合。西京医院烧伤科采用预制衬里的轴型皮瓣（如胸肩峰皮瓣、桡动脉岛状皮瓣）进行修复，即在皮瓣转移前，先将皮瓣掀起，在皮瓣内面植一块中厚自体皮，2周后皮片成活即行转移，已成活的皮片可作为面颊部洞穿性缺损的黏膜行缝合；如为器官再造，可作为再造器官的衬里，已行4例修复，手术一次成功（图23-33～图23-35），为颌面部战伤、烧伤患者提供了新的治疗方法。

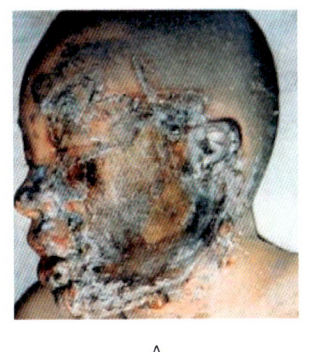 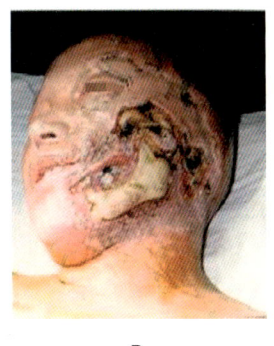 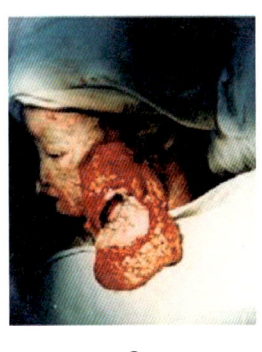 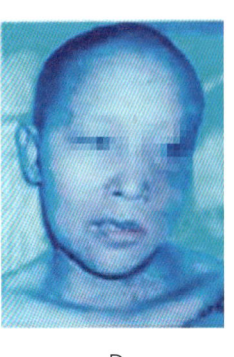

A　　　　　　　　　B　　　　　　　　　C　　　　　　　　　D

图 23-33　左面部Ⅳ度烧伤，采用预制衬里的胸肩峰皮瓣修复
A. 左面部Ⅳ度烧伤　B. 下颌骨、颧骨外露，伴颊部洞穿性缺损　C. 用预制衬里的胸肩峰皮瓣修复洞穿性缺损　D. 术后外形良好

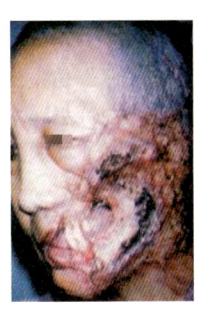 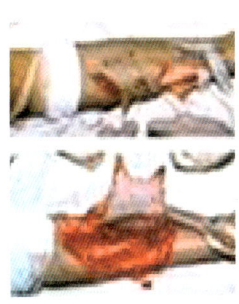 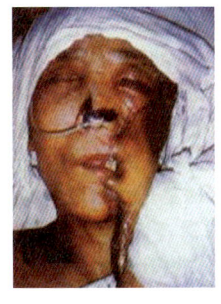 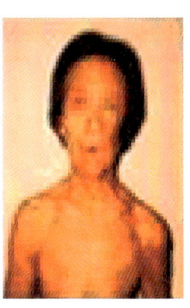

A　　　　　　　　　B　　　　　　　　　C　　　　　　　　　D

图 23-34　采用预制衬里的桡动脉岛状皮瓣修复面颊部洞穿性缺损
A. 术前　B. 掀起桡动脉岛状皮瓣并植皮　C. 皮瓣转移后　D. 术后1年

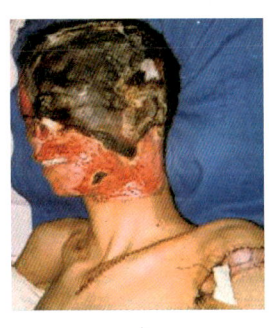 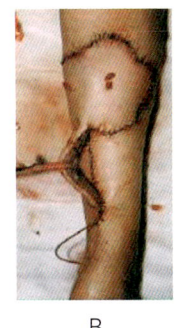 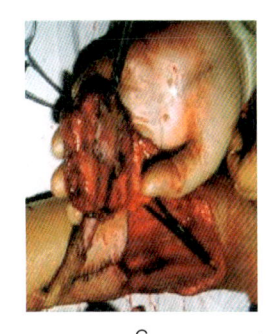

A　　　　　　　　　B　　　　　　　　　C

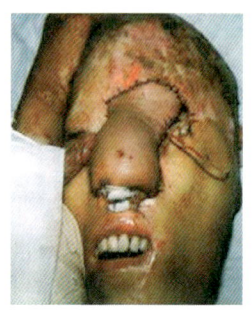 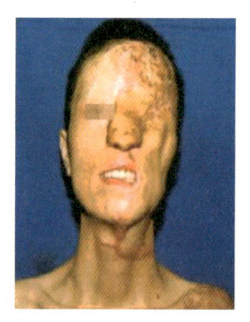

| D | E |

图 23-35 用预制衬里的轴型皮瓣行器官再造
A. 术前　B. 在桡动脉岛状皮瓣里面行植皮、埋肋软骨片，作为再造鼻的衬里及软骨　C、D. 术中　E. 术后鼻部通气良好

为了确保手术成功，要有足够的组织量进行皮瓣设计，并有成活的衬里；皮瓣设计与转移均在张口位进行；在张口位固定与包扎，便于口腔护理与防治颞颌关节僵直；术后取健侧卧位，防止唾液污染伤口。

（三）眼睑Ⅲ度烧伤创面的修复

眼睑Ⅲ度烧伤后应尽早清除坏死组织，行全厚或厚、中厚植皮。严重者，植皮前需在上、下睑缘作一小切口，让上、下皮条粘连，在其上行植皮，以防皮片挛缩，3个月后再将粘连处分开。如果早期未行植皮，创面愈合后将形成严重的睑外翻畸形。一旦出现睑外翻畸形，应尽早行外翻矫正植皮，防止因角膜长期外露而导致暴露性角膜炎，严重者形成角膜溃疡、感染和瘢痕愈合，影响视力，甚至导致失明。

眼睑全层烧伤后，应在面部植皮愈合后行眼睑再造。局部无条件设计皮瓣者，可用下述两种方法进行眼睑再造：①将眶隔脂肪和穹隆处的结合膜游离，向下牵拉至睑裂处，其上行游离植皮，植皮成活后效果好；②将穹隆部黏膜向下游离，行示指背皮瓣转移再造眼睑（图 23-36）。

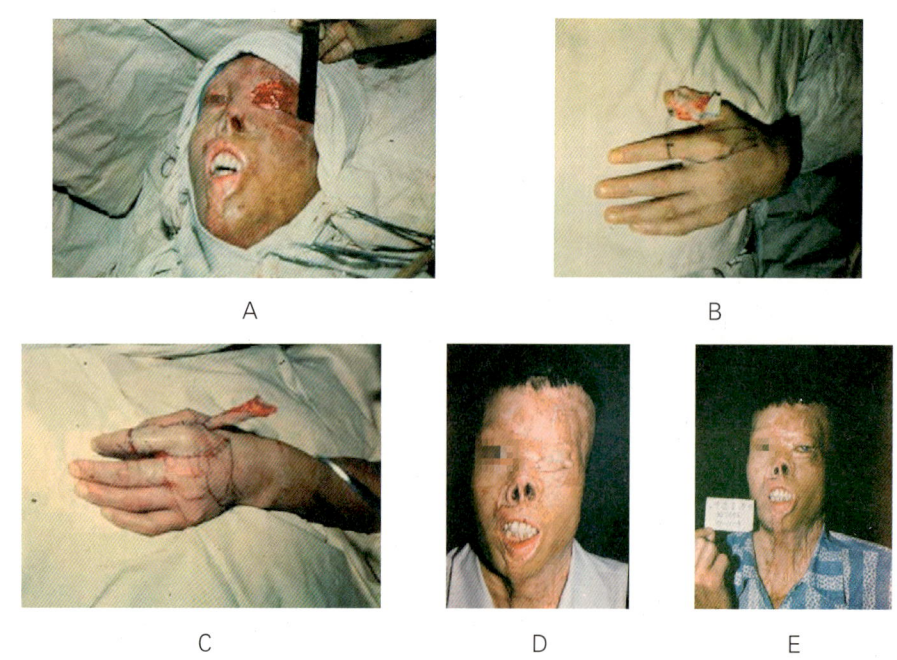

图 23-36 用示指背皮瓣行左侧上、下眼睑再造
A. 术前　B、C. 示指背皮瓣设计与形成　D. 皮瓣转移后　E. 上、下睑分开

(四)外耳部深度烧伤的修复

外耳由耳郭和外耳道组成,外耳暴露突出,且凹凸不平,皮肤薄,皮下组织少,耳郭前面皮肤与软骨膜紧贴,深度烧伤后,耳软骨易裸露,如不尽早进行手术植皮,容易导致软骨膜炎而经久不愈,炎症扩散后则耳软骨全部坏死,愈后形成菜花耳畸形(图23-37)。故耳部深度烧伤后,应及早清创,去除坏死组织,将裸露的软骨切除,伤口小则可行植皮。如为耳轮边缘烧伤,可切除坏死的皮肤及耳软骨,根据伤情,在耳后行局部皮瓣转移或直接缝合。如为外耳道深度烧伤,可在清除坏死组织后行包膜状植皮,待皮片成活后,根据外耳道腔隙大小,选用硅塑料管支撑外耳道,以防止皮片挛缩。如为耳郭部分或全部烧伤,根据伤情,行部分耳或全耳再造。

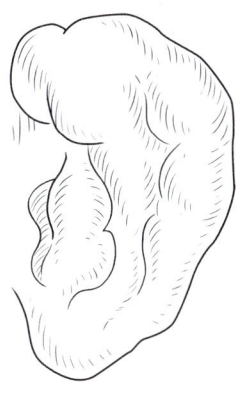

图 23-37　菜花耳畸形

(五)鼻部深度烧伤的修复

鼻背深度烧伤若仅为全层皮损伤,可清除坏死组织,植中厚自体皮。如为鼻前庭皮肤烧伤,待坏死组织脱落后,可用薄中厚皮片行包膜状植皮(图23-38),皮片成活后,应用橡皮管支撑鼻孔,以防皮片挛缩,影响鼻孔外形。如为全颜面部Ⅲ度烧伤,游离植皮愈合后鼻尖、鼻翼缺损,可采用额肌下扩张后游离植皮,行全鼻再造(图23-39)。

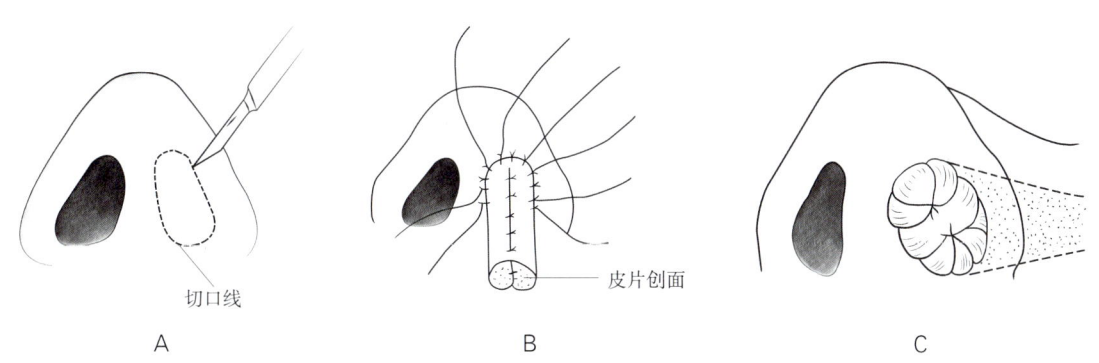

图 23-38　鼻前庭烧伤后瘢痕切除,行包膜状植皮
A. 切口线　B. 包膜状植皮　C. 包扎

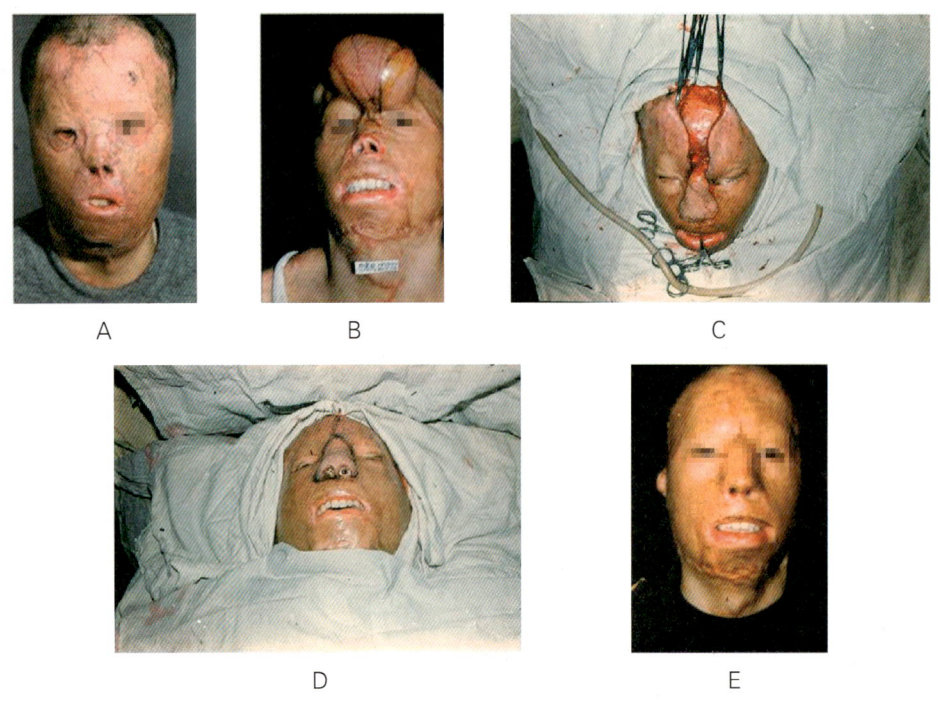

图 23-39　烧伤后鼻缺损的修复
A. 术前　B. 在额肌下植入扩张器　C、D. 术中　E. 全鼻再造后 8 个月，外形改善

二　手部深度烧伤的修复

手为人的劳动器官，且为暴露部位，占体表面积的 5%。由于经常暴露及劳动，手部的烧伤机会远高于其他部位，国内统计其发生率为 44%，有的医院报告高达 80%。手烧伤以手背烧伤最常见，其次是大小鱼际部位。儿童多因无知，用手抓热的物品而烧伤手掌。手的结构精细，深度烧伤后如果处理不当，常遗留畸形和功能障碍，严重者可失去工作和生活自理能力，故治疗手烧伤不能仅满足于创面愈合，而应尽可能保存更多的功能，恢复手的美观外形，以利于患者今后的工作和生活。

（一）手背烧伤的特点

手背的皮肤薄而柔软，皮下组织疏松，富有弹性而便于关节屈曲，握拳时的面积较伸直时增大 25%。因皮下组织少，只有一层薄的疏松结缔组织将皮肤和下面的伸肌腱、关节囊及关节韧带隔开，且静脉丰富，故手背烧伤的特点是肿胀明显，深度烧伤较多，波及肌腱、关节和骨骼。由于手指背侧在指间关节部位几乎无皮下组织，该处烧伤常累及肌腱和关节囊，故手指常呈干性坏死。手背深度烧伤愈合后常伴有挛缩畸形和功能障碍，典型表现为指间关节过度屈曲，掌指关节过度背伸，手掌向前突出，拇指内收，掌弓消失，称为爪形手畸形（图 23-40）。形成这种畸形的原因是第 2～5 指的指总伸肌腱与各指间关节囊融合在第 1 指间关节近侧分成 3 束，中央束止于第 2 指骨基底，双侧束与骨间肌腱、蚓状肌腱合并止于第 3 指骨基底，指间关节囊烧伤时，中央束往往被烧毁。

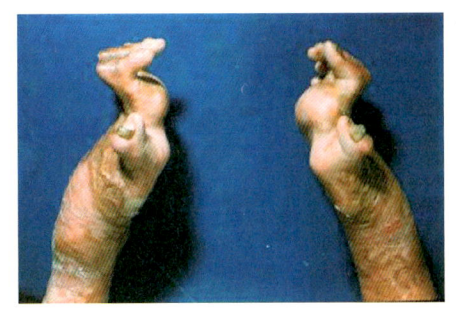
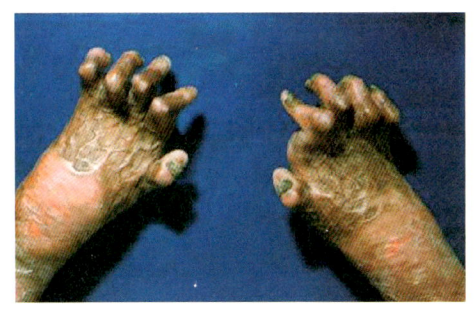

图 23-40　烧伤后爪形手畸形
A. 侧面观　B. 背面观

（二）手掌烧伤的特点

手掌皮肤有很厚的角质层，耐摩擦，无毛囊和皮脂腺，有丰富的汗腺，掌中央皮下组织有许多纤维隔将皮下脂肪分成小叶，脂肪小叶和结缔组织将掌腱膜和屈肌腱紧紧地连接在一起，使手掌在抓物时不易滑动。一般来说，除儿童外，手掌均不易被烧伤，但若直接接触热源、电源、化学药品等也可烧伤。烧伤程度一般不太深，如有时呈蜡白色似Ⅲ度烧伤，经换药也可自行愈合。若为深度烧伤合并感染时，手掌肿胀受到限制，表现为手背肿胀。手掌烧伤后的常见畸形为瘢痕挛缩畸形，多表现为手指屈曲不能伸直，或手指和手掌粘连，严重者呈拳状挛缩畸形（图23-41）。

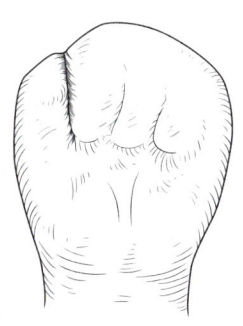

图 23-41　烧伤后手部拳状挛缩畸形

（三）手部深度烧伤的治疗

1. 改善局部循环　手部深度烧伤，尤其是环状烧伤后，焦痂束缚，组织水肿，易发生缺血性坏死。为防止血循环障碍进一步加重，减轻水肿程度，应尽早进行早期焦痂切开减压，抬高患肢，以改善手的血液循环。

2. 手背深度烧伤的治疗　手是最常见的烧伤部位，其中又以手背最为常见且伤情较重，这与其组织结构特点密切相关。手背烧伤后易波及深部肌腱、关节囊和骨骼等，且愈合后常伴有瘢痕挛缩畸形和功能障碍，不仅影响美观，而且严重影响患者的生活质量。故手部深度烧伤后正确的早期处理、积极的手术治疗及正确的手术方式才是最大限度地恢复手部功能、预防烧伤畸形的关键。

1984年，钟德才等将手分为手背区、指背区、鱼际腕区和掌指区四个功能区，提出手部深度烧伤应采用大张皮分区移植的方式，大大提高了患者手部功能的恢复情况，明显降低了手部烧伤畸形的发生率。笔者所在科室自20世纪80年代初开始推广应用以上治疗原则后，手部烧伤畸形的发生率已降到10%以下。

近年来对植皮方法又进行了不少改进，如移植整块中厚皮，改进指蹼区域的植皮方式，以期最大限度地重建指蹼外形，防止愈合后指蹼过浅，恢复手部深度烧伤愈合后的功能和整体美观。其具体治疗方案是：

（1）创面处理：尽快消灭创面是处理手部烧伤的基本原则，也是最大限度地保存手部功能的根本措施。深度烧伤后若坏死组织不清除，则易造成感染，故只要全身情况允许，宜尽早削除或切除手部坏死组织。一般以伤后2～5天为宜，此时休克期已过，创面又无明显感染，皮下水肿界限较清楚，出血少，切痂时可根据烧伤程度，决定用浅切痂还是深切痂。手部如有深Ⅱ度烧伤区应一并切除，以免日后瘢痕增生。不论是早期的深度烧伤创面还是晚期的肉芽创面，均应在止血带下切除坏死组织，彻底切除肉芽组织的纤维板，松止血带后彻底止血，并按前面介绍的方法冲洗，以减少创面的细菌量。

（2）分区植皮：用鼓式取皮机、电动取皮机或气动取皮机取整张大片中厚皮片，行分区植皮，但手背区与指背区的皮片连接点应前移至第1指节中段，指蹼区的皮片顺指蹼坡度呈自然弧形或三角形与蹼间残留的正常皮肤相接。

（3）包扎与固定：植皮后上盖一层凡士林纱布，再以松散的湿纱布和干纱布仔细填塞充实，使指蹼、虎口张开，包扎后呈半握拳位。术后8～10天更换敷料并予以拆线，双手可放入无菌温水中浸泡，活动手指，清洗血痂。

（4）功能锻炼：每日用盐水浸泡半小时，在水中活动手指，指蹼间填纱布或软的海绵垫使指蹼、虎口分开，再戴弹性手套压迫；还要常练手部各关节的伸屈功能，或适当进行家务劳动（如拖地等），这样手的功能恢复快。锻炼期间定期来门诊复查。

采用该法治疗40例48只手，植皮成活率为95%～100%。术后随访3个月至2年，手背及指蹼外形良好，移植皮片的质地、色泽、功能基本正常，无一例进行二次修整（图23-42）。

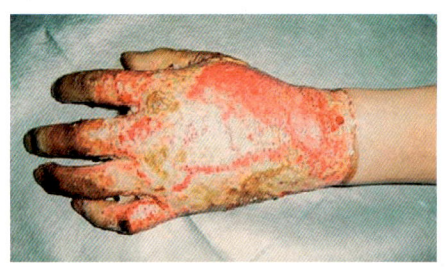

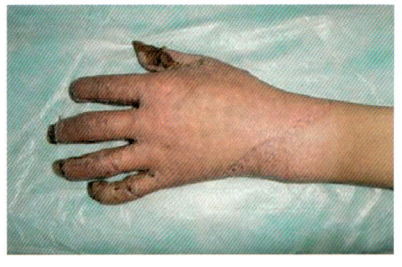

图23-42　左手Ⅲ度烧伤
A. 术前　B、C. 术后2周

3. 手掌深度烧伤的治疗　手掌烧伤一般多较局限，虽可治愈，但往往遗留严重的瘢痕挛缩畸形，影响手的功能，一般于早期切痂植皮。Ⅲ度烧伤浅者，焦痂切除后，应切断或切除掌腱膜纤维，然后进行游离植皮，以防术后挛缩；若烧伤深及掌腱膜下，切除坏死组织后已有肌腱、神经、血管裸露时，则需采用带蒂薄皮瓣移植，有条件时还可采用游离皮瓣移植，不但保证了成活,而且可以保护暴露的神经、血管和肌腱,减少了坏死机会,也为今后的神经、肌腱修复创造了条件。

4. 全手深度烧伤的治疗　全手深度烧伤一般较少见,其治疗原则是尽快消灭创面,最大限度地保存手部功能。只要全身情况允许,又有供皮区,应早期一次切除全手Ⅲ度烧伤焦痂,植大张中厚皮片。虎口处植皮时,皮片应做W形交叉缝合,各指蹼皮片做V形插入;手指环形植皮时,皮片交接处在手指侧面,做多Z形连接缝合;腕部环形植皮时,皮片也应做多Z形或锯齿形缝合。

术后3~5天揭开伤口,如有血肿或血浆肿,则行清理,血肿较大的创面则行补充植皮,3天后再换药。待皮片100%成活后即可将手浸泡于温水中,进行功能锻炼。

全手深度烧伤后多伴有多指背深度烧伤,常累及指背区的伸肌腱和指骨背侧的骨质,如果指掌侧组织较好,在早期切痂时,手指背痂不必切除,等伤后3周左右,手背、手掌植皮全部成活后再行骨髓创面植皮(图23-43)。其方法是先切除焦痂,咬除坏死指骨,此时可见骨髓腔已充满肉芽,指间关节可能外露,可用消毒铝片将指间关节固定于伸直位,使关节腔隙靠拢,再根据损伤情况将指尖呈圆形缝合,行薄皮片移植,直至皮片完全成活后才去掉固定铝片,逐渐调整指间,使手指固定于功能位,保留手指长度,术后功能好(图23-44)。如果手指的深度烧伤已干涸,则可在尽量保留长度的情况下行截指修整。

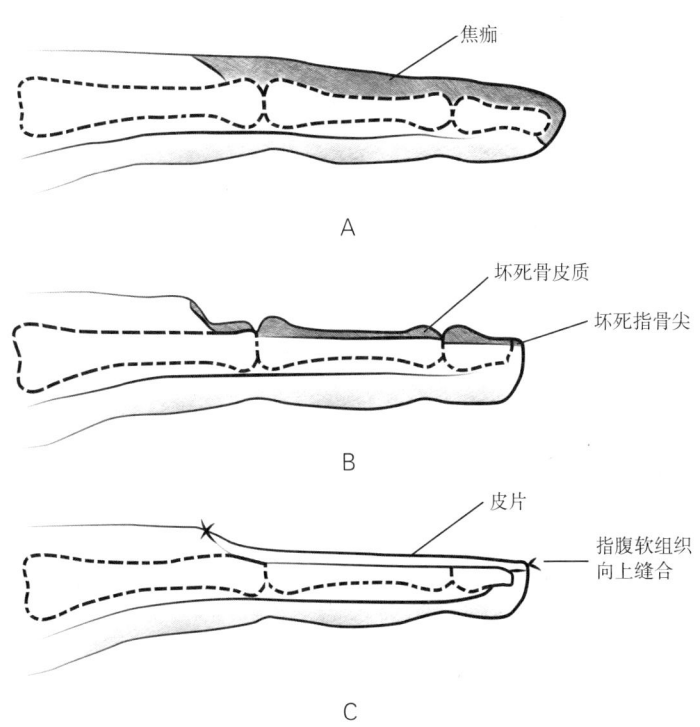

图 23-43　骨髓创面植皮模式图
A. 骨皮质烧损　B. 坏死骨皮质清除,指尖修整　C. 手指伸直,创面植刃厚皮

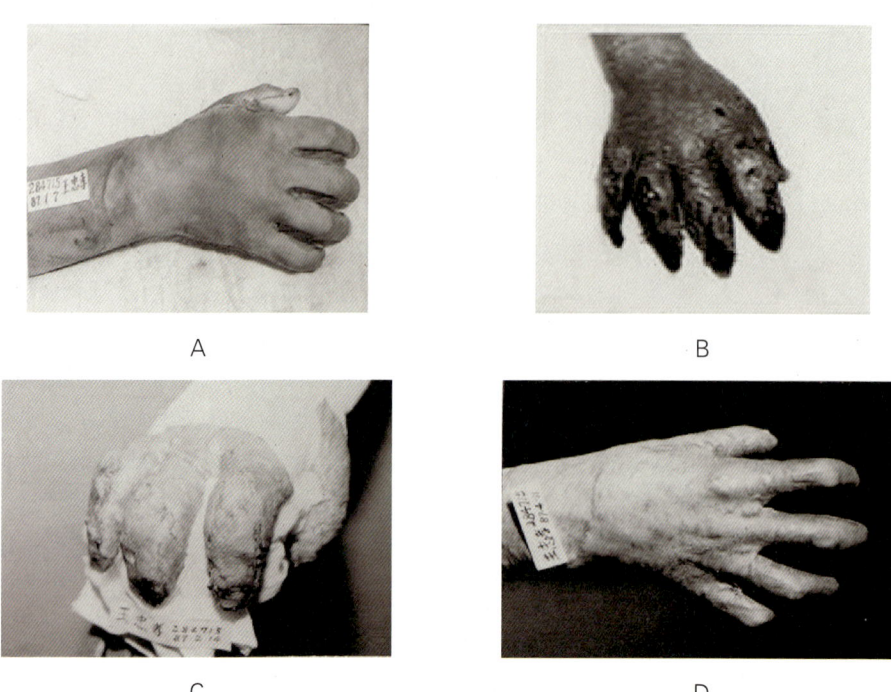

图 23-44　全手烧伤，指背骨质烧损，用骨髓创面植皮修复
A、B. 术前，第 2～5 指骨质烧损　C. 骨髓创面植皮　D. 术后

手部深度烧伤后，要恢复功能与外形，要求高，治疗难度大。上述处理原则适用于大多数手烧伤，尤其适合于中、小面积手烧伤患者，但遇到一些特殊情况，需要特殊对待。

严重大面积烧伤患者由于全身情况差，早期进行身体各部位切痂时，为了缩短手术时间，不可能同时进行手部切（削）痂，此时应注意以下几点：

（1）防止感染：感染后不仅使创面加深，严重者可损伤肌腱或并发化脓性关节炎等，使手部水肿加剧。这些渗出液常沉积于肌肉、关节囊和关节周围，继之发生纤维化，使手部特别是手指肿胀，关节强直，功能障碍，日后即便进行切（削）痂，也可使植皮的成活率降低，功能障碍加重。防止感染的主要措施是减轻局部水肿，保持局部干燥。同时应将手适当抬高，以利于局部静脉回流。采用暴露疗法使焦痂迅速干燥，暴露时将手指分开，并随时将分泌物用灭菌棉签吸尽。局部可用远红外线照射，促使焦痂干燥和炎症水肿吸收。如焦痂已开始分离，应及时将焦痂剪除引流，暴露出的肉芽组织可暂用异体皮覆盖，待整个手背脱痂后，及时清除坏死组织并及早进行大张自体皮全覆盖；如果自体皮源不够，可用条状或邮票状自体皮片、异体皮片相间植皮，但必须将创面全部覆盖。晚期入院，手部已有明显感染的患者，是处理较棘手的一类。当然，感染不甚严重，仍应在局部和全身准备后（抗生素的应用等）争取切痂，彻底清除坏死组织，并立即植皮。植皮时可根据自体皮源的多少选用不同术式，一般都可以成活，保存手的大部分功能。困难的是已有严重感染的情况，此时手背切痂植皮后往往成活率低，而且手指及手肿胀明显，创面分泌物多，虽然有部分移植的皮片成活，但向四周生长慢，创面经久不愈。对于此类感染较重的手烧伤，最好先进行局部感染的控制，包括抬高患肢、浸泡或负压治疗等，待感染控制后再进行切痂植皮，或待焦痂自然分离后，在肉芽上或将肉芽刮除后进行大张自体皮移植，清除组织前后用 1.5% 过氧化氢溶液、1:1000 苯扎溴铵、生理盐水反复清洗 3 次，可使创面组织的细菌量减少到每克 10^3 个以下，仍可植大片筛状自体皮，且能较好成活。

（2）保持手的功能位：手烧伤后的功能位与一般损伤不同，腕关节在手背烧伤时宜掌屈，手掌烧伤时宜背伸，全手烧伤时则保持于中间位。手背烧伤时，掌指关节屈曲 80°～90°，治疗时应将手包成半握拳位，使侧副韧带保持最长位置；指间关节伸直或屈曲 5°～10°，全手烧伤呈半握拳位；拇指宜保持外展对指位。手部烧伤愈合后应早期活动，每日将手浸泡于温水中并在水中活动，戴弹性手套或用牵引支架，同时鼓励患者自理生活，增强与伤残作斗争的信心和勇气，逐步做些家务劳动，使手有更多的锻炼机会。如能持之以恒地锻炼，将最大限度地恢复手的部分或全部功能，使后期整复手术获得满意效果。

三 手部热压伤的修复

（一）手部热压伤的致伤原因与损伤特点

热压伤（hot crush injury）是一种机械力与热力所致的复合伤，临床上并不少见，多发生于手背和指背。手部热压伤多为热滚筒、热压板致伤，常发生于造纸、炼胶、压胶、纺织、塑料等行业，其损伤程度取决于机械本身的温度、接触时间、接触面积和压力。因热压伤兼有挤压、撕脱和烧伤的特点，故伤情重而复杂，伤区软组织皮肤为Ⅲ度烧伤，深部血管、肌腱、神经均有挤压伤，严重挤压可导致掌骨和指骨骨折；其深部组织因受压力与热力双重损伤，组织反应重，肿胀、渗出多，常发生继发性血管栓塞、组织坏死及伤口感染，伤后截指及继发性坏死后截指率均较高。其损伤特点大致可分为三种类型：

1. 以撕脱伤为主　受伤时手与热源接触时间短暂，受压时因患者强力将手抽出，以致皮肤撕脱伤重，而热损伤轻。

2. 以热损伤为主　手被卷入后，由于热滚筒与压板之间距离较大，挤压伤不太重，但与热源接触时间长，局部热损伤很重。

3. 以挤压伤为主　由于机械压力大，手与热滚筒距离很近，故挤压伤严重，可致多处骨折或外伤性截指，手部组织大部分受损。

（二）手部热压伤的急诊处理

1. 清创　在麻醉下，及时进行正确的清创是决定治疗成败的关键，清创术在手术室内按无菌手术进行。清创的目的是清除创口内存在的异物和丧失活力的组织，尽量使污染的创面不致发生感染，以获得一期愈合。清创宜争取在伤后6～8小时内进行，如果污染不严重，凉爽的季节可延至12小时内进行。其方法和要求如下：

（1）清洗伤口周围：用无菌纱布覆盖伤口，先用汽油拭去油污，再用肥皂、1.5%过氧化氢溶液反复清洗创口周围的正常皮肤，然后用大量生理盐水冲洗，反复2～3次，最后用干纱布擦干。

（2）创口内冲洗：用生理盐水和甲硝唑冲洗创口内部，小心地清除异物、血凝块、没有与骨膜相连的游离小骨片，结扎止血，擦干，铺无菌单，再进行下一步处理。

2. 清除坏死组织　为了进一步了解伤情，明确损伤的情况与范围，包括皮肤缺损或撕脱，肌腱、神经、关节等的损伤情况，需要清除伤口内的坏死组织，操作时要轻柔，避免扩大损伤范围，但对失活的组织要彻底切除或剪除，创缘修整一般不宜超过0.1～0.2cm。

3. 各种组织修复的要求

（1）皮肤和皮下组织：首先对撕脱或撕裂的皮瓣要进行血供情况的判断，观察皮瓣的色泽有无苍白或青紫，远端创缘有无活跃的出血点，进行指压充血反应观察，被压处呈灰白或苍白色，去掉压力则很快恢复原色，表明血供良好，有成活的可能；还有皮瓣形状，皮瓣长与蒂部宽之比为1.5∶1，一般能成活；皮瓣蒂的位置是顺血供还是逆血供，若是后者易发生坏死，一般不宜保留；再观察皮瓣有无擦伤或挫伤，如挫伤较重，即使当时有血供，也常发生继发性血管栓塞，而后则可能发生坏死。

（2）肌腱：腱鞘和肌腱膜应尽量保留，以保护肌腱和维持肌腱的正常位置，若损伤也应清除。

(3) 神经：神经损伤时应保持其连贯性；如已断，则可在无张力的情况下直接缝合。

(4) 骨折：除正确的对线、对位外，还要作可靠的内固定，可用克氏针作内固定。

(5) 指尖：手部热压伤时一般指尖损伤重，易发生坏死，可根据损伤情况去除末节部分或全部指骨，将指腹皮瓣包绕在指骨残端，术后功能良好。

（三）手部热压伤的治疗

手部热压伤情况复杂，治疗上应区别对待。若烫伤轻，以撕脱伤为主，则按撕脱伤治疗。若烧伤为主且较深时，可以尽早减张切开，轻者可行切痂植皮术；重者伤及骨间肌、掌骨或指骨外露，可行皮瓣移植。严重的挤压伤多需皮瓣修复，包括轴型皮瓣或吻合血管的游离皮瓣，可以争取保留手的部分功能。这些都是目前较为常用的方法，但往往需要经历多次手术，治疗时间长，创伤和痛苦较大，而手外形和功能的恢复均不够理想。如何解决这些问题，以减少手术次数，提高修复效果，可做如下改进：

1. 同时设计两个随意皮瓣，也可设计一个随意皮瓣、一个轴型皮瓣，两个皮瓣各覆盖一指，两指间分开，在分开处的皮瓣内侧行薄自体皮移植。这种手术的优点是：

(1) 皮瓣的长宽比例可设计为 1.5∶1，血供好，可修成超薄皮瓣，修复后手指不臃肿。

(2) 减少了手术次数和瘢痕形成。

(3) 分指和重建指蹼时有足够的组织量来修复，不需植皮，手术简单，只需一次分指，修复后手指外形和功能良好。

(4) 不需人为先造成并指以保障皮瓣的转移与成活，避免多次分指、指蹼形成、后期修薄皮瓣等多次手术。

2. 采用吻合血管的脐旁皮瓣联合分叶带蒂皮瓣修复，达到一期分指和重建指蹼的效果，减少了手术次数和瘢痕形成，修复后手部持物功能及外形的恢复较为理想。杭州整形医院张兴群等创用该法治疗1例严重手热压伤患者，全手背、第2～5指指背及侧方Ⅲ度热压伤，伴有肌腱缺损、坏死，背侧部分骨和全部甲床坏死，掌面组织碎裂，屈肌腱鞘破裂，掌面撕裂，指间关节过伸僵硬，术后取得了良好效果。这种手术具有以下优点：

(1) 突破了修复手背热压伤一期并指、二期分指的传统观念。

(2) 在一期分指的同时，利用腹部多余的皮瓣重建指蹼，更新了修复观念。

(3) 由于吻合了血管，避免了因指背皮瓣长宽比例不当导致的皮瓣远端坏死，且可提前断蒂（一般为3周）。

(4) 减少了手术次数和瘢痕形成，有利于手功能及外形的恢复。

在操作时需注意以下几点：①要求精确设计，因为同时存在游离皮瓣及4个带蒂皮瓣，而且4个带蒂皮瓣需顺着第2～5指的自然方向设计；②做好指蹼处的三角形皮瓣设计；③先解剖腹壁下动脉，再向近侧解剖穿支皮瓣，避免损伤腹直肌；④必须切开腹直肌前鞘后向外侧掀起皮瓣，再完整修复腹直肌前鞘。

总之，手部热压伤情况复杂，修复难度大，要想最大限度地恢复手的功能与外形，需根据具体伤情精心设计，仔细手术，可以取得满意效果，减少或减轻伤残和截肢率。

四　会阴部深度烧伤的修复

会阴部较隐蔽，一般不易烧伤，如果致伤，则多由于站立时下肢被火焰烧伤或臀部坐在高温热源上，多见于小孩。会阴部一旦接触热源，则常为Ⅲ度烧伤，据统计约占20%。会阴部烧伤时包扎不便，且敷料易被大小便污染，容易感染，故一般采用暴露疗法，双下肢分开，使会阴部能充分暴露,保持干燥;每天用消毒液冲洗2～3次,便后及时清洗。会阴部高低不平,切痂平面不易掌握,且手术出血较多,皮片不易固定,成活率较低,故一般不采用早期切痂,多采用剥痂或脱痂后肉芽创面游离植皮。会阴部烧伤时如果早期处理不当易发生严重畸形,如臀沟两侧粘连愈合形成蹼状瘢痕,甚至造成假性肛门狭窄或阴道闭锁。故烧伤后应分开双下肢,清除坏死组织,并及早植皮,以减少愈合后的瘢痕,而后再根据各部位的伤情选择相应的手术方式。

(一)大片自体筛状皮移植

大片自体筛状皮移植适用于中小面积烧伤伴会阴部烧伤患者,一般在伤后7～10天焦痂溶解时,采用剥痂肉芽创面植皮。

1. 术前准备　一般情况好的患者,术前应做清洁灌肠和留置导尿,以减少术后对伤口的污染,减少感染。如果会阴部前后均有烧伤,需在翻身床上做手术。

2. 清除坏死组织后植皮　待焦痂自行分离后剥除肉芽,在清除坏死组织前后用1.5%过氧化氢溶液、1:1000苯扎溴铵、生理盐水反复清洗3次,再行大片自体筛状皮移植,其上覆盖网眼纱并用较多的干、湿纱布填塞,再行加压包扎,两腿分开放置;如仅为会阴部植皮,则可用髋人字石膏固定。术后给予鸦片酊口服,无渣全流质饮食,并给予抗感染药物和适当的静脉营养,以保证游离植皮成活。术后5～7天首次换药,皮片成活率可达95%以上,愈合后功能和外形良好(图23-45)。

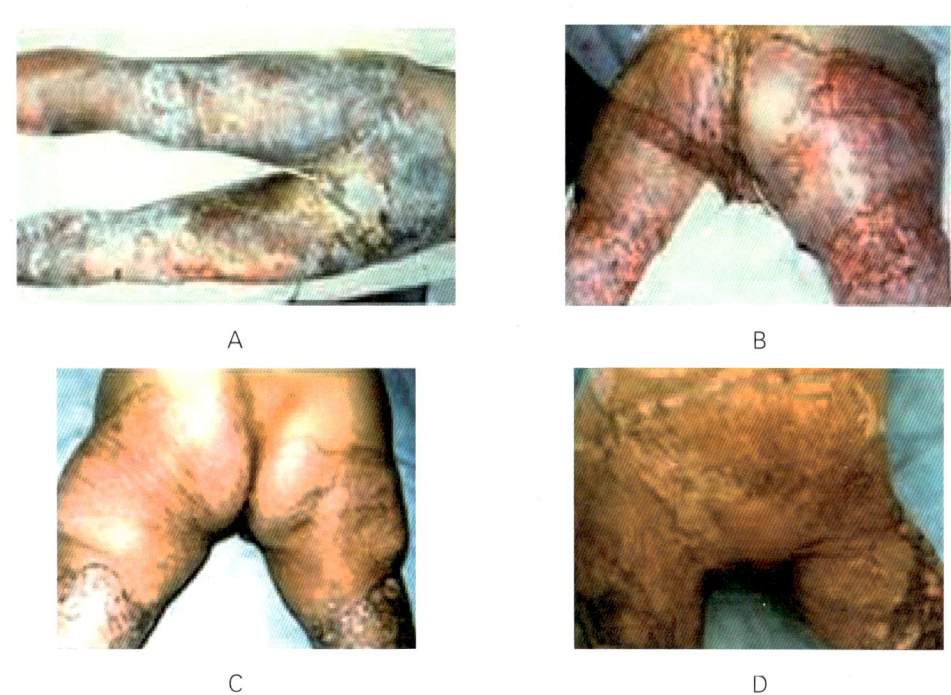

图 23-45　臀、会阴部深度烧伤,烧伤总面积 90%,Ⅲ度 70%
A. 术前　B. 剥痂后植大片自体皮　C、D. 术后 1 年,外形和功能良好

(二)阴囊烧伤的治疗

由于阴囊皮肤皱缩,有伸缩性,故烧伤后凭借上皮生长和瘢痕收缩多能自行愈合,一般不需切痂植皮;少数需要在脱痂后移植小片自体皮,或切除Ⅲ度烧伤直接缝合。如睾丸已被烧毁,则应一并切除。

(三) 阴茎深度烧伤的治疗

阴茎环形深度烧伤后可移植整张自体皮片，并予缝合固定。阴茎远侧1/2Ⅲ度烧伤时，若包皮较长，可利用未烧伤的包皮，在背侧切开，翻转后移植于创面，这样做手术效果好，皮肤的弹性、质地与正常包皮类似。如阴茎大部分或全部烧毁，则需行阴茎再造。阴茎部手术后应给予己烯雌酚口服，以防阴茎勃起，影响皮片成活或伤口愈合；还应注意制动，小儿可用人字形夹板固定。

(四) 女性会阴部烧伤的治疗

在剥痂植皮中，应尽量保留大阴唇的脂肪垫植皮。需分开两腿，用凡士林油纱布隔开大阴唇，防止互相粘连。对于耻骨上、两大腿内侧等处的Ⅲ度烧伤，应尽早行大片自体皮移植。

(五) 肛门区深度烧伤的治疗

将坏死组织彻底清除后，需行大片自体中厚植皮，肛门口皮肤移行区应做4个切口，形成4个瓣，即前、后正中区，左、右两侧各1个，与游离植皮呈锯齿状缝合，以防肛门环状挛缩（图23-46）。

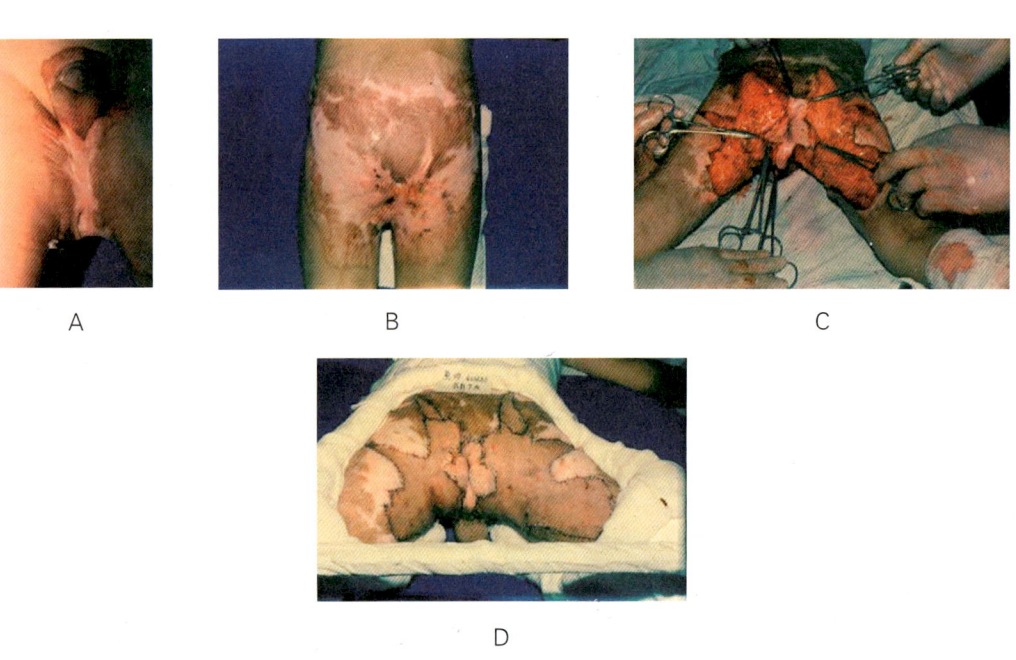

图23-46 会阴部烧伤后瘢痕粘连，造成假性肛门狭窄
A、B. 术前　C. 在肛门口设计4个瓣（术中）　D. 术后

五 足部深度烧伤的修复

足部烧伤类似手烧伤，以足背部多见，这与穿鞋有关。由于足底角质层厚，即便烧伤也较浅；当然，如果赤足踩在炽热的物体上，或足底系电损伤的出入口，也可能发生深度烧伤。

足部烧伤常波及踝部，故足部深度烧伤所致畸形主要有两类：一类是足背和踝部前侧深度烧伤愈合后瘢痕挛缩引起的背屈畸形，除踝部背屈外，严重者可出现足趾背屈，跖趾关节囊脱位，或伴有足内翻畸形；另一类是足跟腱部深度烧伤愈合后瘢痕挛缩所致的足下垂，严重者可有跟腱挛缩，如果同时伴有足背部深度烧伤，除足下垂外，还可出现足背瘢痕挛缩引起的足趾背屈甚至跖趾关节半脱位，形成典型的马蹄足。如患者龙某某，女，25岁，火焰烧伤总面积92%，Ⅲ度

74%,伴两下肢严重烧伤,治愈后出现双足严重下垂,卧床15个月,采用瘢痕跟腱瓣矫正足下垂,一次手术成功(图23-47)。

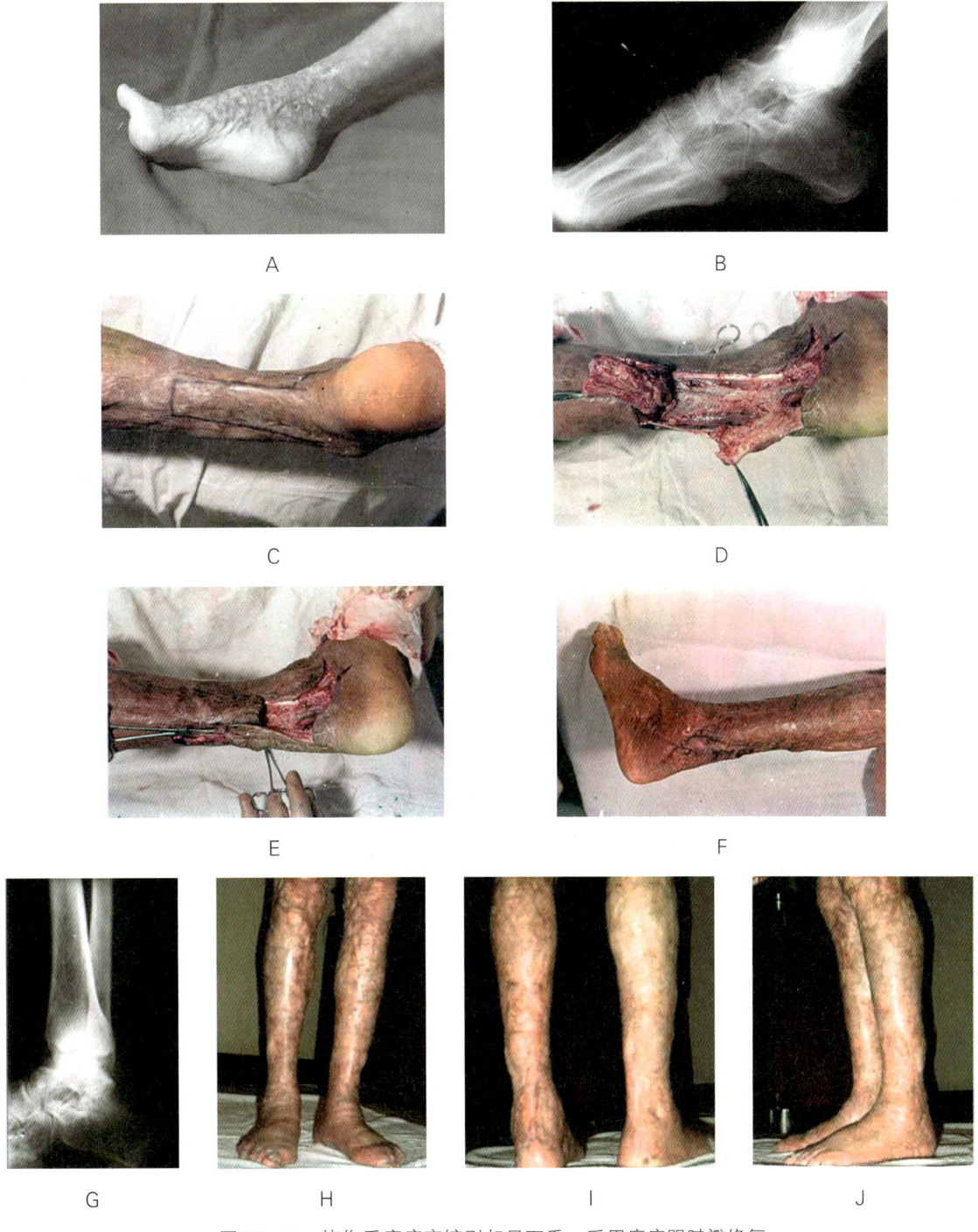

图23-47 烧伤后瘢痕挛缩引起足下垂,采用瘢痕跟腱瓣修复
A、B. 术前外形及X线片　C~E. 采用瘢痕跟腱瓣修复术　F、G. 术后外形及X线片,显示踝关节复位　H~J. 术后效果

以往的烧伤治疗中,对手的重要性强调较多,对足的功能则重视不够,以致发生上述畸形较多,患者行走十分不便,后期整形效果也不理想,特别是小儿。因此,足部深度烧伤的治疗应如同手烧伤一样予以重视,争取早期切(削)痂,尽可能用整张中厚自体皮移植,术后应根据需要将踝关节固定屈曲90°或跖屈5°~10°,以防止挛缩。

足底烧伤虽少见，但也时有发生。足底Ⅲ度烧伤未伤及足底纤维脂肪垫时，将坏死组织彻底清除后，即在纤维脂肪垫上植皮，术后效果好；若面积小，则用全厚植皮。植皮时将创缘角质层修去，保留深层皮肤上皮，使皮片与创缘对合良好，愈合后创缘不留瘢痕；也可利用周围的正常皮肤行局部皮瓣转移。

（陈璧）

第四节　电烧伤的治疗

随着电能在生产、生活上的应用日益广泛，电流损伤人体的事故也日渐增多。由于此类烧伤在致伤机制、病理生理、临床特征及治疗等方面与热力烧伤有着明显的不同，故称为特殊原因烧伤。

一、电烧伤的定义及分类

与电流有关的各种因素所致的损伤统称为电损伤。人体在触电时，由于电流对人体，特别是神经系统产生了一系列电生理效应及化学效应，从而引起一过性神志丧失、昏迷、晕厥、休克乃至呼吸、心搏骤停等临床症状，但没有体表组织的毁损。此类电损伤一般称为电击伤，其治疗属于急救范围，主要是针对呼吸、循环及神经系统进行相应的对症治疗。电烧伤通常包括电弧烧伤和电接触烧伤两类，前者是高压电弧的瞬时高温对人体的直接损伤或引燃衣服后对人体的烧伤，多以深度烧伤为主，其临床特征及病理、生理变化基本与热力烧伤相同，所以处理原则也与热力烧伤一致；后者是指人体与电流直接接触后，电流进入人体，造成人体大量深部组织，如肌肉、神经、血管、脏器甚至骨骼的损伤，其损伤程度与电流的种类、强度、电压、与人体的接触时间、通过人体的途径等多方面因素有关。临床上的电烧伤多指交流电对人体的损伤，其损伤作用有热效应、刺激效应和化学效应三个方面，目前对电流热效应损伤机制的研究较为清楚。

人体是电流的导体，但由于各组织的结构及其生化特点不同，决定了其导电性的差异。一般来讲，骨组织的电阻最大，其后由脂肪、肌腱、皮肤、肌肉、神经到血管依次递减。电流进入人体时首先通过皮肤，不同部位的皮肤，其电阻与角质层的厚度、触电时的干湿程度等直接相关。电流通过皮肤时，局部热量的产生与电流的强度、组织的电阻及接触时间成正比，皮肤组织因热力而凝固炭化后电阻减少，电流得以进入人体，从而造成深部组织器官的损伤。

就电流的热效应而言，组织的截面积越小，通过的电流密度越大，单位体积内产生的热效应就越多。因此，组织内的局部温度取决于该组织通过电流的密度，离接触点越远，电流的密度越小，损伤也就越轻。深部组织截面积较大，电流密度就相对小；而在出口处，由于截面积变小，电流密度骤然变大，所以出口处损伤往往较为严重。

通常将1000V以下的电压称为低电压，1000V以上的电压称为高电压。电流通过身体的途径不仅与各组织的电阻有关，而且与身体形成电路时的最高电位（入口）和最低电位（出口）之间的位置，以及身体是否接触其他低电位的导体有关，并非既往人们所认为的电流在体内是以直线最短距离或电阻最小途径通过（图23-48）。

第二十三章 | 深度烧伤的早期修复

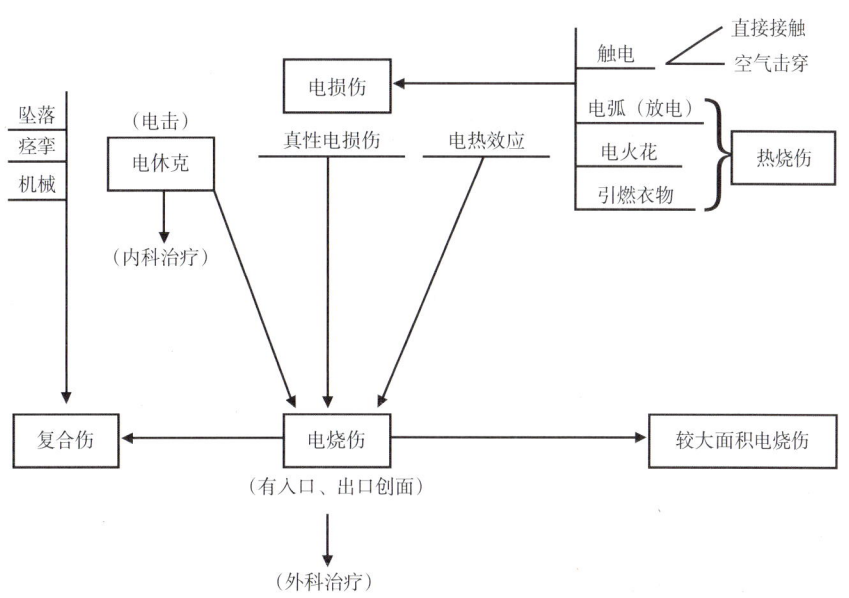

图 23-48　电烧伤的分类及致伤机制

二、电烧伤的诊断及临床特征

电烧伤的诊断首先要根据现病史和查体结果区分三种原因造成的烧伤，即是接触性电烧伤，还是电弧或电火花烧伤，或是触电后衣服或周围易燃物燃烧造成的烧伤。因后两者的临床表现与诊断均与热力烧伤相同，这里不再赘述，本文仅就接触性电烧伤的损伤特点及其临床治疗进行阐述。

接触性电烧伤引起的组织损伤又分两种情况，一是人体直接接触电源，电流通过组织产热而导致损伤；二是人体在接近高压电源时，由于高压电流强电场的感应作用，使人体与电流之间产生空气电离而放电，虽然人体未直接接触电源，但在放电的瞬间有电流通过人体。

电烧伤的局部损害以入口与出口处最为严重，电流入口处可见炭化中心，组织略凹陷，周围皮肤呈灰白色或焦黑色，质韧如皮革样，外层可见黑色或深红色环状损伤区；电流出口处多呈干燥的圆形创面，由内向外呈爆破状，当躯体与导体（如金属等）有接触时，创面往往较大。一般而言，低电压（如220V家用电）所致的电烧伤，其出口处创面虽然较深，但往往范围较小；而高压电所致的电烧伤，其入口及出口处均很严重（图23-49）。

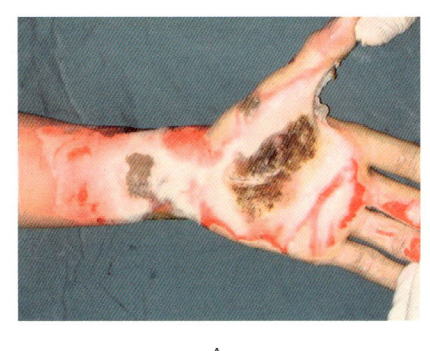
A

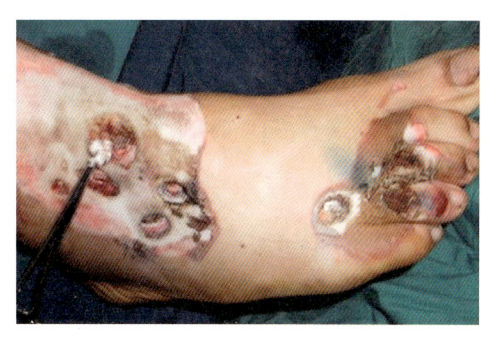
B

图 23-49　电烧伤局部创面

A. 电流入口处可见炭化中心，组织略凹陷，周围皮肤呈灰白色　B. 电流出口处呈干燥的圆形创面，由内向外呈爆破状

761

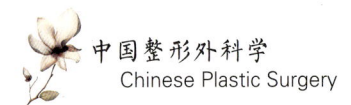

电烧伤的局部损害除了入口及出口处外，在电流经过区域可出现不同程度的损伤，如肢体的屈侧呈节段性、跳跃性、多发性损伤，以腕、肘、腋部最为常见。若接触点在左上肢，还应考虑心肌损伤；若在头部，则可合并颅脑神经损伤；若为眼部损伤，愈后可形成创伤性白内障；胸腹部的电烧伤甚至可引起脏器穿孔、破裂等。对于四肢的电烧伤，由于其截面积很小，因此损伤较重，加之损伤后局部肿胀、深筋膜限制等因素，易引起继发性肌肉坏死甚至筋膜间隙综合征。肌肉损伤后常呈夹心样坏死，骨骼周围的肌肉则呈套袖状坏死。此外，电流损伤血管后可造成血管壁损伤、血管内皮细胞受损、血栓形成等，也可引起肌肉的进行性坏死。作为人体组织中电阻最小的血管及神经组织，在电烧伤时受损伤也最重，血管内皮损伤后呈不规则狭窄，并有血栓形成，在影像学检查时可呈串珠样改变；而电流引起的神经元细胞及髓鞘细胞膜上的微孔损伤，可造成细胞破裂、溶解、坏死，从而引起神经的变性、坏死等病理性改变。

三、电烧伤后深部组织损伤情况的识别

（一）活组织染色法

在手术前48小时，经健康皮肤向焦痂下浸润注射亚甲蓝2～4ml（20～40mg，总剂量不超过1～2mg/kg），使组织着色。亚甲蓝在健康组织内通过血液循环可被吸收并从尿中排出，但在坏死组织中着色后不被吸收，故可作为辨认坏死组织的指示剂。此外，还可采用冰冻切片、动脉造影、同位素扫描等技术来鉴别健康组织与坏死组织，但对临床指导意义不大。

（二）临床识别

1. 肌肉组织烧伤后呈熟肉样，灰白色，松软易碎，电凝或电刀刺激时无反应，切割时不出血。

2. 肌腱和神经烧损后可失去原有光泽，在外观上有明显改变。坏死的肌腱呈灰白色，质地明显变硬；而神经损伤较重时可出现缺损、颜色发暗，在损伤区与正常区之间可有渐变色，但质地无明显变化。放松止血带后，在肌腱周围和神经被膜上可见伴随的微小血管，观察血液是否流通有助于判断。

3. 电烧伤后血管损伤的程度。可分为以下几种：①轻度损伤。仅部分内皮细胞损伤，可有下层水肿，血管颜色正常，搏动好。②中度损伤。血管内皮层有剥离，弹性纤维部分断裂，血管腔稍有扩张，粗细不匀，颜色略有改变，可见小出血点，动脉搏动弱。③重度损伤。血管内膜损伤，内皮细胞坏死，血管壁中层平滑肌变性，管径变粗，颜色灰暗，有血栓形成，动脉无搏动。④极重度损伤。动脉壁全层坏死，或变细，或变硬，如条索状，血供中断。根据沈祖尧的临床显微血管手术和实验电镜观察以及钟德才的临床观察，一致认为单纯血管内膜损伤远远超过肉眼观察到的血管壁损伤范围，血管内膜损伤处虽不致发生血管破裂大出血，但可发生血管栓塞。

（三）彩色多普勒超声检查在电烧伤后血管损伤程度判断中的作用

电烧伤后血管壁损伤、血液淤滞和血栓形成是导致肢体缺血、坏死范围扩大的重要原因，临床上应用彩色多普勒超声检查，不但能观察到电烧伤后血管走行的变异、管腔及管壁厚度的改变，还可以了解潜在的血流动力学改变、血栓形成、血管闭塞等一系列病变。

彩色多普勒超声检查结果表明，电烧伤时血管受损的范围明显大于其他组织，在距创缘8cm的近心端，动脉管壁厚度与正常对照组仍有差异；而在距创缘15cm处的近心端，动脉血流动力学改变也有统计学意义。B超显示，损伤部位血管内膜水肿，部分内膜回声缺失，动脉壁的坏死程度由内向外逐渐减轻，局部动脉痉挛时间可达2小时，可引起血管内皮完全性剥脱。在距创缘

8cm的近心端，动脉仍存在明显的内膜水肿，这在一定程度上可引起血管狭窄，同时损伤的血管内皮细胞释放大量的缩血管物质及周围组织水肿压迫也是引起血管狭窄的重要因素。

电烧伤可导致血管内皮细胞损伤、血管通透性增加、细胞内钙离子增加、花生四烯酸代谢产物增加等一系列反应，也是引起血管收缩、血小板聚集、血栓形成的重要因素，而由此带来的长时间的血管痉挛往往不易被解痉药物缓解。此外，电烧伤时肌肉的强直收缩、血钾的增高也会进一步加重血管损伤。

超声检查的优势在于能够显示血管的微细变化，如内膜的粗糙不平、水肿、脱落；还能较准确地测量管壁的厚度、管径的大小和血流量的变化，这都是其他检测方法所不具备的。根据24个腕部尺、桡动脉电烧伤的检测结果发现，血管损伤的主要病理变化和特点有：①上肢电烧伤后，不论电压高低，均出现尺、桡动脉损伤，只是损伤程度不同。内膜粗糙是最轻的病理表现，以380V电损伤常见，高电压（1～10kV）造成的血管受损比较严重。但目前尚不能得出血管损伤的程度与电压高低成正比的结论，因为与损伤程度相关的因素很多，诸如电流大小、接触时间长短等。②血管损伤由轻到重的病理变化有三种，最轻微的是单纯内膜粗糙，其次是内膜水肿或脱落、管壁增厚、管腔狭窄、血流量低，最严重的是管腔闭塞、血栓形成、管壁坏死、血流中断等。③内膜水肿和管壁增厚呈不均匀性，造成管腔狭窄或扩张，典型的呈串珠状。④病变以创面段和创缘上5cm最明显，创缘上10～15cm处接近正常，这将为血管吻合提供依据，提示电烧伤修复时的血管吻合距创面不应小于10cm。⑤尺动脉的病变重于桡动脉，其机制尚不清楚，是否与尺、桡动脉的管径和解剖位置有关，尚需进一步探讨。⑥超声检查结果对手术探查有指导意义。对超声提示血管损伤重的部位（如内膜脱落、血栓形成处）进行探查，肉眼可见血栓形成或管壁坏死，与病理组织学检查结果相同；对超声提示血管损伤轻的部位，术中无须探查。根据我们对3例患者的观察发现，内膜水肿12～18天消退，但仍有内膜粗糙、管腔狭窄等，提示损伤血管的恢复所需时间长，是否会出现永久性的血管狭窄，需要进一步观察和随访。

四 电烧伤的手术探查时机

近年来研究发现，电烧伤的手术探查时机与创面修复和后期的功能重建密切相关。朱志祥等通过动物实验发现，伤后24小时，电烧伤组织的坏死范围不断扩大，48小时后开始减慢，此过程可达数日之久。病情观察也证实，在电烧伤早期，正常组织、变性组织和坏死组织交织在一起，此后，随着时间的延长，开始出现正常组织向变性组织和坏死组织的转变，最终导致截肢。由此提出，伤后8小时是救治伤肢的最佳时间，即手术时间越早，修复效果越好。

在具体方法上，有人提出"保守清创，皮瓣覆盖加皮瓣下持续冲洗"的观点；有人则主张"彻底清创，之后选择皮瓣修复"。就皮瓣的选择而言，有人主张应遵循"由近及远、由简单到复杂"的原则；而我们则认为首选血供丰富的皮瓣进行修复，对腕部清创后存留较大无效腔的创面，应尽量选择肌皮瓣填充覆盖。

随着解剖学的发展，皮瓣供区几乎遍及全身各个部位，对于电烧伤创面的修复多建议用轴型皮瓣修复。有明确血管蒂的轴型皮瓣血供可靠，转位灵活，切取范围大，必要时可用游离皮瓣转移。此外，由于轴型皮瓣和肌皮瓣携带的组织量大，还能起到填塞清创后无效腔的作用，血供丰富的健康组织在完成封闭覆盖创面的同时，对一些间生态的骨、神经、肌腱能起到保护作用，同时也可促进其恢复。

五 电烧伤的治疗

(一) 电烧伤的治疗原则

电烧伤的治疗包括现场急救、液体复苏、心脑肾并发症的处理等全身治疗以及肢体筋膜切开减压、创面修复等局部治疗，本文着重介绍电烧伤创面的治疗。

电烧伤创面的处理原则首先是积极的手术清创。大量无活力的组织（主要是肌肉）在溶解、坏死过程中不仅有大量肌红蛋白释放入血，会引起肾功能的严重损害，而且是导致感染及创面脓毒症的主要根源。因此，肢体严重电烧伤后，在病情允许的条件下要及早进行手术探查，清除坏死的肌肉组织，尤其是骨骼周围的肌肉组织。早期在判断肌肉组织的活力方面往往较困难，除了色泽、弹性等基本外观外，切割后是否出血、电凝或机械刺激下是否收缩等特征往往是术中判断肌肉组织健康与否的主要标准。对于已坏死的神经、肌腱，要及早进行清除；而对变性的神经、肌腱，则应尽量予以保留，尤其是在神经连续性完好的情况下，更应保留已变性的组织。血管的探查是电烧伤手术探查中不可缺少的一环，有学者将电烧伤后血管的损伤分为A、B、C三个节段，A段为血管壁全层坏死，肉眼可见血管变性、血栓形成等；B段为血管壁部分坏死，表现为血管壁充血、水肿、外膜变性，剪断后出血不明显，管腔部分栓塞；C段为内膜损伤，肉眼观察基本正常，剪断后断端出血良好，但内皮细胞已有不同程度的损伤。因此，在清创时对重要血管的损伤要及时处理，甚至需要进行血管移植，以保全肢体。

电烧伤后应对创面进行早期清创，并在可能的条件下，尽早利用皮瓣、肌皮瓣等血供丰富的组织覆盖创面，在降低截肢率的同时，也可最大限度地恢复受伤肢体的功能。

在处理肢体以外部位的电烧伤创面时，应视具体伤情而定，不能因清创而导致患者生命体征不稳定，如胸壁创面清创时应避免损伤肋骨骨膜，避免引起开放性气胸；腹部创面清创时应避免腹部脏器外露，对有临床迹象显示可能存在腹腔脏器破裂或穿孔时，应及早进行手术探查。

(二) 颅骨电烧伤的早期修复

头部电烧伤多为高压电烧伤，人体在直立时，头部处于最高点，最先接触电源，因此头部多为电烧伤的入口，伤情轻者以头皮全层损伤为主；严重者可造成颅骨外板、板障甚至内板损伤（即颅骨全层坏死），可伴有颅内出血、脑实质损伤等，病情危重，治疗困难。

在处理头部电烧伤创面时，首先要判断颅骨损伤的程度，在烧焦的头皮脱落后，若骨面有光泽，呈淡黄色，则提示颅骨外板基本完好；若骨面呈瓷白色或灰色，则多提示颅骨外板已有坏死；若骨面呈焦黑色，则多提示颅骨全层坏死。

颅骨损伤后，若外板无明显损伤，则可采取局部皮瓣或植皮的方法进行修复；若颅骨暴露范围较大时，可采取如皮耐克等生物材料一期覆盖的方法，待其形成新的肉芽组织后进行二期植皮处理。对于外板有部分坏死的创面，传统的方法包括颅骨钻孔和自然分离脱落两种，在板障层形成肉芽组织后，坏死的外板得以分离、脱落，进而在肉芽创面上进行植皮。目前的观点认为，保留坏死的颅骨，通过局部皮瓣、游离皮瓣、游离大网膜移植等方法，在局部创面尚未感染之前进行一期覆盖修复，坏死的骨板在早期可成为新生骨板的支架，后期可逐渐吸收。该方法不仅大大缩短了颅骨电烧伤的治疗周期，而且并发症少，修复效果好。对于存在颅骨全层坏死的患者，可将颅骨外板予以适当凿除，之后选择皮瓣进行一期修复；而当颅骨全层坏死范围较大、死骨难以完全吸收时，常形成颅骨全层缺损区，可数年或更长时间无法愈合，此时则应采取人工硬脑膜联合钛网及皮瓣的综合治疗措施（图23-50）。

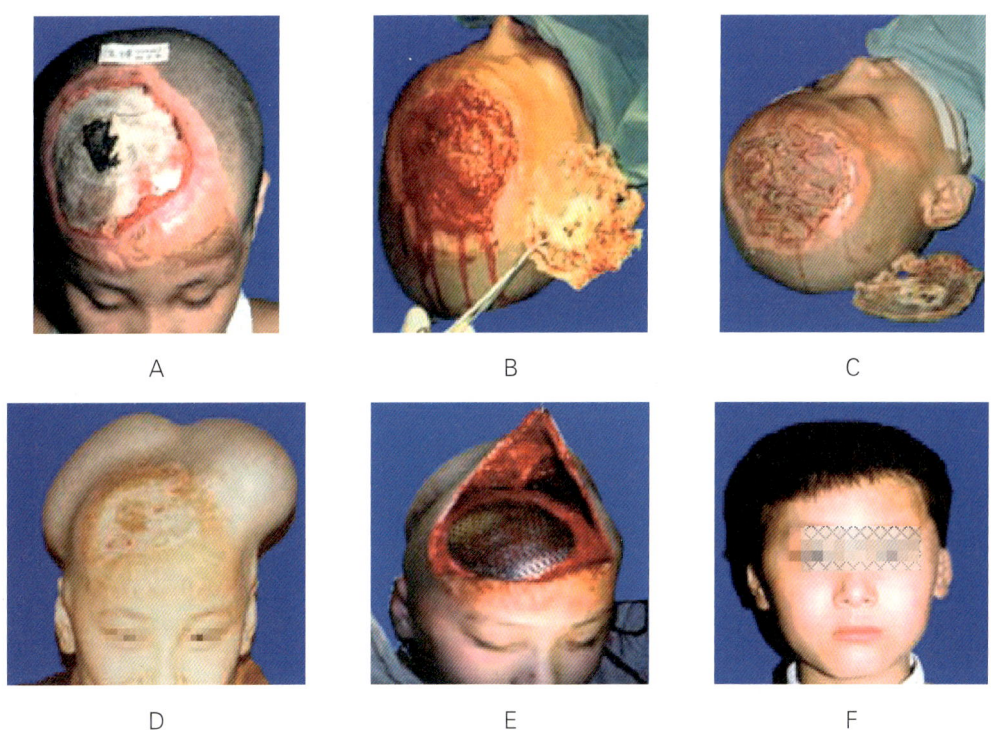

图 23-50 颅骨电烧伤的治疗
A. 坏死的颅骨外板　B. 将坏死的颅骨外板去除后创基肉芽组织形成　C. 自体皮移植后创面愈合　D. 植入皮肤软组织扩张器　E、F. 扩张器联合金属钛网修复颅骨缺损（二期手术）

（三）面颈部电烧伤的治疗

1.颜面部电烧伤　比较少见。对于眼眶周围、上颌窦、额窦的电烧伤，应及早清理坏死组织并引流，以防颅内感染的发生，创面的覆盖可待坏死组织脱落后延期植皮。对于面颊部的电烧伤，若未伤及全层，可待坏死组织脱落、肉芽组织形成后再植皮。面颊部的洞穿性缺损常伴有上、下颌骨外露，甚至颞颌关节外露，对于此类创面，治疗的目的是修复洞穿性缺损，修复口唇的连续性及闭合功能，保护颞颌关节，修复时可采用预制衬里的带蒂皮瓣（如胸肩峰皮瓣），也可采取游离皮瓣的方式。对于颊部黏膜缺损较小者，可在皮瓣衬里预先进行黏膜移植；对于缺损较大者，则行自体中厚皮移植，待皮片准备完毕后再进行洞穿性缺损的修补。在进行缝合时，应注意衬里皮肤与黏膜的分层缝合，以免因愈合不良形成难愈性窦道。术后的口腔护理也至关重要。此外，在修复术前及术后，颞颌关节的功能锻炼是防止颞颌关节僵直的重要措施。

2.颈部电烧伤　颈部是人体重要的神经、血管最集中、最表浅的部位，颈部严重电烧伤多为高压电烧伤，其组织损害程度深、范围广，往往波及颈部的大血管、神经以及口腔、气管、食管、甲状腺等邻近重要器官，易使颈部的血管、神经受损，甚至裸露。由于颈部的解剖结构复杂，烧伤后一旦处理不当或延误治疗，易导致邻近组织器官的严重并发症，甚至危及生命。

当颈部遭受高压电烧伤时，首先要明确颈部血管的损伤情况，在病情允许的情况下及早进行清创处理，并根据局部创面及周围条件采用皮瓣或肌皮瓣进行转移覆盖，常用的局部带蒂皮瓣有颈横皮瓣、胸肩峰皮瓣等，也可用背阔肌肌皮瓣、胸大肌肌皮瓣等；当周围条件不好时，可采用游离皮瓣。总之，对于已暴露的神经、血管，应尽量采用血供丰富的皮瓣或肌皮瓣进行覆盖。

在有条件的情况下，应尽早对颈部电烧伤创面实施清创处理，争取一期修复，对已坏死的皮肤、皮下组织，应彻底切除；对血管、神经及颈动脉鞘，应尽量予以保留，以免造成血管外露和破裂出血；对于合并食管、气管外露者，应予以留置胃管、气管切开、留置气管导管等处理；如发现气管食管瘘，应马上修补。

对于清创后的创面，应尽量采用血供良好的皮瓣或肌皮瓣进行转移覆盖。在进行游离皮瓣移植时，应首先对受区血管进行解剖，直至血管内膜完好处；尽量避免使用电烧伤创面内的血管，或尽量选择创周正常区域内的血管。

（四）胸部电烧伤的治疗

胸部电烧伤后，根据损伤深度的不同，其治疗方案也不同。

1. 单纯性胸壁全层损伤　可将坏死的全层皮肤、肌肉等切除，行自体皮移植即可。清创时应注意保护肋骨骨膜。对于波及肋骨的非穿透性胸壁损伤，可在病情稳定后将坏死的肋骨及胸壁予以切除，用皮瓣转移覆盖创面。

2. 穿透性胸壁损伤　此类电烧伤可合并气胸，甚至胸腔脏器的损伤，对于此类患者，应及时通过填塞、简单缝合等方式，将开放性创面转为闭合性创面，同时留置闭式引流，防止因反张呼吸、纵隔摆动等造成危及生命的严重后果。在病情稳定后及早进行手术清创，清除坏死组织，选择邻近的皮瓣或肌皮瓣进行转移覆盖，最常用的包括背阔肌肌皮瓣、腹部皮瓣等；若创面过大，可采用联合皮瓣、游离皮瓣等方式。胸壁的骨质重建可在创面封闭后3～6个月进行。

3. 高压电击伤合并胸壁巨大洞穿性缺损　高压电击伤合并胸壁巨大洞穿性缺损时，心包、肺、横膈、胸腔内侧壁严重烧伤，死亡率较高。早期表现为休克、开放性气胸、纵隔摆动、呼吸功能衰竭。当洞口直径超过声门内径时，如不及时处理，常在短时间内死亡。心、肺等重要脏器损伤后常导致功能紊乱。治疗时除常规补液、输血等有效的抗休克措施外，应加强心、肺、肝、肾等功能。补液量可略高于烧伤常规补液公式的计算量，并酌情输入碱性药物和利尿剂，以保证平稳度过休克期。注意防止各类并发症的发生，如有胸壁洞穿的情况，应立即采取有效的封堵措施，如采用凡士林、聚维酮碘等制成的厚敷料垫封堵洞口，严防开放性气胸的发生；如有发生，应立即施行胸腔闭式引流术，重建胸腔负压。

4. 进行有效的抗感染治疗　高压电击伤的创面较易诱发感染，尤其是合并胸壁巨大洞穿性缺损时，由于心包、肺、横膈、胸腔内侧壁大范围的严重烧伤，可使大量组织液渗出，容易导致感染，故应进行有效的抗感染治疗。抗生素应根据药敏试验选用。

5. 烧伤创面的处理　一般电击伤创面按常规方法处理。胸壁巨大洞穿性缺损合并心包、肺等主要器官烧伤创面的局部处理：①在有效封堵胸壁洞穿性缺损的基础上，尽量保持洞口周围创面的干燥，这样不仅可以减少感染，而且有利于胸腔内暴露器官的处理；②胸腔内有心包、肺、横膈、胸腔内侧壁的烧伤，创面渗出液出现时间早、量多、难以干燥、容易感染，其处理原则是在不影响心、肺正常功能的前提下，采用抗生素盐水纱布外敷烧伤创面，以利于渗出液引流，同时积极清除坏死组织，需要时用温盐水冲洗创面，尽早培育肉芽组织，为皮肤移植创造条件。

6. 营养支持疗法　营养支持在电烧伤的治疗中占有重要地位。患者烧伤后机体处在超高代谢状态，异化代谢加剧，创面炎症渗出丢失了大量营养物质，每1%烧伤创面日丢失蛋白量达1～2g，患者通常处在负氮平衡状态，因此，系统的营养支持疗法是治疗成功的基础。

（五）腹部电烧伤的治疗

腹部电烧伤多由腹壁直接接触高压电或金属导体等引起，且多为电烧伤的出口，其损伤不仅表现为腹部皮肤的坏死，而且往往累及皮下组织、肌肉，甚至腹腔脏器。

按伤情的严重程度，腹部电烧伤一般分为单纯的腹壁烧伤、全层腹壁或腹膜烧伤两种。前者的治疗相对简单，行坏死组织切除、自体皮移植即可达到封闭创面的目的。后者，可伴有腹腔脏器的破裂或穿孔，且损伤部位不一定与腹壁创面呈投影关系，这可能与受伤时的体位、胃肠道的蠕动及电流经过的途径等因素有关，其治疗也相对复杂。对此类患者，应在结合临床症状的基础上对腹腔脏器进行影像学检查，一旦提示有脏器穿孔或破裂等，应及时进行剖腹探查术；对于腹壁缺损，可利用阔筋膜、人工补片等进行修复，然后用局部皮瓣或游离皮瓣覆盖创面。

当伴有腹腔脏器穿孔、破裂、出血等情况时，往往会危及患者的生命，因此，结合临床查体及相关B超、腹部X线片等结果，对是否进行剖腹探查至关重要。

腹部电烧伤的剖腹探查指征包括：①腹部皮肤全层坏死，腹痛进行性加重；②腹部出现贯通伤，并由伤口可见腹腔内脏器坏死；③出现膈下游离气体；④B超提示腹腔脏器破裂或穿刺抽出不凝血；⑤出现不明原因的腹胀、肠鸣音消失、恶心呕吐、腹压增高，甚至感染、休克等表现时，应高度怀疑腹腔脏器损伤；⑥出现不明原因的血压下降、尿量减少等低血容量休克表现时，提示可能存在内脏出血。

腹部电烧伤时，一般应选择肌皮瓣或皮瓣进行修复，不仅可以覆盖裸露的脏器、加强腹壁，而且有利于保护间生态组织。选择皮瓣的原则是由近及远、宁简勿繁。对于存在腹部全层缺损的贯通伤创面，宜尽量选择肌皮瓣修复。此外，在选择游离皮瓣或肌皮瓣进行修复时，受区血管应尽量远离电烧伤创面。

（六）四肢电烧伤的治疗

四肢是最常见的电烧伤部位，其中上肢电烧伤的发生率高于下肢，常为电流的入口；下肢则多为电流的出口。肢体电烧伤时，由于截面积小、电流量大，因此损伤常较严重，创面常在肢体的屈侧，如腕关节、肘关节及腘窝等处，并呈跳跃式、节段式发展，这可能与电流经过肢体时肢体因肌肉痉挛而屈曲，在关节屈侧面形成短路有关，严重者可致关节外露、关节囊开放。

高压电造成的传导性电烧伤，在电流的入口处及出口处（多限于屈侧）皮肤被烧焦呈炭化状，并造成深部组织的热损伤，其伤口小，但深部组织烧损的范围大，烧损的深部组织与解剖层次并不相符，而是与电流的走行方向一致，并呈直线形，有时肌肉浅层坏死，深层正常；有时仅少数几个肌束部分坏死；有时大部分肌肉正常，而深部的组织、血管、神经、肌肉等的坏死范围参差不齐，极为复杂，这给清创带来了困难。

1. 四肢电烧伤创面的手术探查　目前国外对电烧伤创面的处理方法通常是早期行焦痂和筋膜切开减张术，减轻因肢体肿胀压迫引起的血循环障碍，减少组织和肢体坏死。有人认为电烧伤存在进行性、扩展性的肌肉坏死，肌肉在初期清创时显示出血，以后很快出现变性、坏死，故认为早期清创不可能把所有的坏死组织一次性彻底切除，主张先用异体皮、生物敷料暂时覆盖，以后每隔2天进行一次探查手术以清除坏死组织，直到切除所有无活力的组织，再采用自体皮移植或皮瓣修复，封闭创面。我国学者则主张手术清创愈早愈好，坏死组织清除越彻底越好。

（1）切除焦痂及其周围的深Ⅱ度烧伤皮肤，然后向上、下两端，尤其是向肿胀的近心端延长切口至正常皮肤，充分暴露烧损的深部组织。如腕部屈侧电烧伤时应打开腕管，逐层探查屈腕肌群、指深屈肌群、指浅屈肌群、拇长屈肌和旋前方肌；神经的探查以正中神经、尺神经为重点；血管的探查以桡动脉、尺动脉为主，同时对静脉的栓塞情况也进行探查。

（2）彻底切除失去活力和间生态的肌肉组织，防止进行性肌肉组织坏死所引起的继发性感染。尽可能保留一组屈肌群，最好保留指深屈肌腱和拇长屈肌腱，争取保存屈指功能。坏死的旋前方肌应切除，以避免或减轻后期瘢痕挛缩造成的前臂旋前畸形及旋后功能障碍。

（3）对于烧损的正中神经、尺神经、桡神经等，除明显液化、感染、坏死者需要切除外，对神经连续性存在的病例，应保持其完整，用血液循环丰富的组织覆盖，待创面愈合后经随访并进行电生理检查，无法恢复者晚期再进行修复。

（4）腕部以上尺动脉、桡动脉坏死栓塞时应予以切除，可采用大隐静脉移植，重建血循环通道，效果较好。

2. 上肢及手部电烧伤后的处理　上肢及手是人类工作、劳动、日常生活中活动最多，也最容易遭受电烧伤的部位，有资料表明，上肢电烧伤可占到电烧伤总数的94%以上。现将腕、掌、指、肘、腋等部位电烧伤后的处理分述如下。

上肢触电时多以手部为入口，前臂肌群及上臂肌群在电流刺激下产生持续性痉挛，呈现出握拳、屈肘及上臂内收的特殊姿势，与之相对应的是典型的腕、肘、腋部三节段损伤，其中手腕部组织损伤最重；而肘、腋部屈侧的损伤，有学者认为是继发电弧放电所致，损伤程度一般较轻。但上肢高压电烧伤往往较重，可以出现前臂、上臂甚至整个肢体的炭化坏死。

部分病例在三节段损伤时前臂、上臂尚有完好的皮肤存留，但皮肤之下的深部肌肉等组织损伤连成一体，肢体严重肿胀，切开减张时可见肌肉呈熟肉样表现。这种病例的处理十分棘手，修复困难，往往以截肢告终，即使勉强保留下来也只剩下毫无功能的一段残肢。

单纯上肢伸侧的电烧伤较少见，由于手背及前臂伸侧组织的结构较屈侧简单，肌腱滑动范围要求较小，主要神经、血管集中在屈侧，故修复较容易，功能恢复也较好。

（1）手腕部电烧伤的分型、早期处理及预后：临床上把前臂远端至腕横纹处的电烧伤称为手腕部电烧伤，简称腕部电烧伤。绝大多数病例的创面以腕屈侧为中心，且损伤最重，创面可偏向桡侧或尺侧，甚至累及腕背，形成环状。腕屈侧有桡动脉、尺动脉通过，供应手部的血循环；正中神经、尺神经在前臂远端及腕掌部的行走比较表浅，支配手内肌，主导手部的精细动作；行走于皮下的各种伸肌腱、屈肌腱的正常滑动是保证手的主要功能，如抓、捏、握、持等的必要条件。因此，腕部电烧伤后，轻则导致神经、肌腱损伤，手部功能障碍；重则造成桡动脉、尺动脉栓塞，影响手部血液供应，甚至引起手部血供中断导致手坏死。根据多年对临床不同程度腕部电烧伤病例的病程演变过程、手术所见、治疗难易及预后的观察，特别是对手部发生缺血、坏死可能性的大小，提出了可将腕部电烧伤分为Ⅰ、Ⅱ、Ⅲ、Ⅳ四型，简而言之，创面局限在腕掌侧的为Ⅰ型，整个屈侧烧伤并波及腕背的为Ⅱ型，腕部环状深度烧伤为Ⅲ型，手部中断血循环或存在大部分坏死则为Ⅳ型（图23-51）。腕部电烧伤的分型及其组织损伤程度见表23-1。

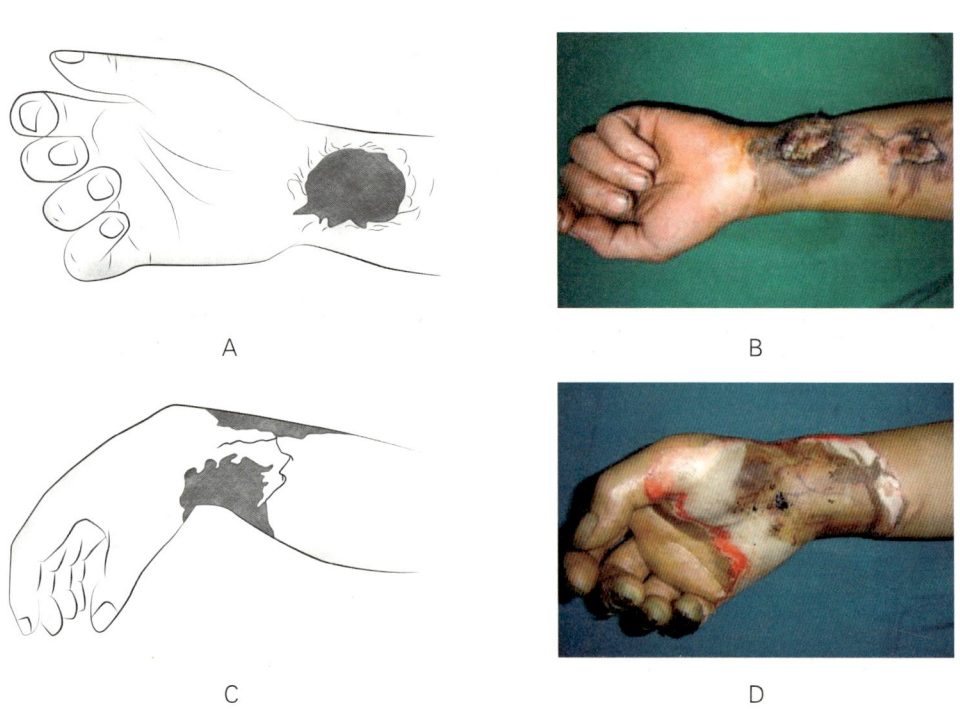

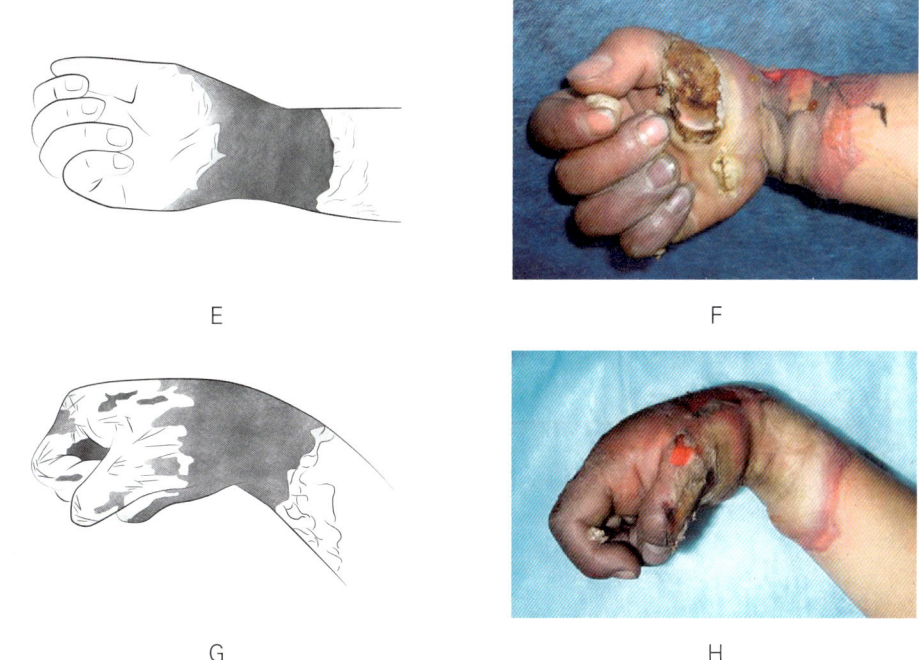

图 23-51 腕部电烧伤的分型

A、B. Ⅰ型：创面局限在腕掌侧　C、D. Ⅱ型：整个屈侧烧伤并波及腕背　E、F. Ⅲ型：腕部环状深度烧伤　G、H. Ⅳ型：手部中断血循环或存在大部分坏死

表 23-1　腕部电烧伤的分型及其组织损伤程度

分型	皮肤	屈肌腱	正中神经	尺神经	骨间组织	旋前方肌	桡动脉、尺动脉	骨间动脉	腕背动脉	手部血供障碍
Ⅰ型	限于掌侧	+	±或+	－或±	－	±	单根±或+	－	－	－
Ⅱ型	掌侧及部分背侧	++	++	++	±	+	单根或双根++	±	±	±（减张后多好转）
Ⅲ型	环状	++	++	++	+	++	双根++	+	+	+（多呈进行性加重）
Ⅳ型	手坏死或仅少量组织有血循环									

注：－为无损伤；±为轻度部分损伤；+为明显损伤；++为严重损伤。

腕部电烧伤动脉损伤的早期诊断依据为：①手部血循环障碍，如出现发紫、花斑、发凉，充血反应迟缓，症状进行性加重。②经腕部及前臂深筋膜切开减张后只有一过性好转，并再次出现血循环障碍者。③肉眼观察创面较深，创口内有断裂栓塞的血管。④触诊或多普勒超声仪探测到桡动脉、尺动脉通畅受阻。⑤用 Allen 氏血管通畅试验，轮流压迫及放松桡动脉、尺动脉或同时压迫桡动脉、尺动脉观察手部血循环，并用多普勒超声血流仪测听手部动脉血流声，可分别判断桡动脉、尺动脉及骨间动脉的损伤情况。⑥术中探查动脉有无损伤，如有栓塞、管壁坏死、失去光泽及弹性、血管搏动微弱、血流缓慢、刺激后不收缩等，均为严重损伤的表现，即使暂时通畅也极易栓塞。局部轻度损伤者，管壁有红染或变色，在有良好血循环组织的覆盖下可保持通畅并自行修复。⑦部分病例可做肱动脉造影术，显示前臂及手的动脉影像，如有节段性充盈缺损、血

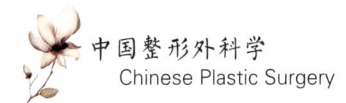

管腔扩张、腕管不光滑及粗细不均匀，甚至呈串珠样改变等，均为严重损伤表现。但动脉造影存在假阳性及假阴性，并有促进血管栓塞的危险，故只可在少数病例中选择性应用。如腕部电烧伤后不久即发凉、发绀、苍白，血循环逐渐中止，表明桡动脉、尺动脉有严重损伤，应立即作彻底清创，去除坏死组织。在截除栓塞的动脉段以后，可用自体血管移植重建桡动脉、尺动脉通道，通常要移植20cm左右甚至更长的自体大隐静脉连接前臂和手部动脉，以恢复手部的血供。血管移植的创面必须用有良好血循环的皮瓣组织覆盖，否则暴露的移植血管很快会发生栓塞。此外，还可以利用皮瓣内的动脉进行桥接，使损伤的血管恢复血流，此类皮瓣多见于股前外侧皮瓣、大网膜等游离皮瓣。

腕部电烧伤后应该在全身情况稳定的条件下尽早行手术去除坏死组织，立即用皮瓣等组织修复创面，以避免感染，保存重要的血管、肌腱、神经等组织，并为后期的功能重建创造好条件。如全身情况不允许较长时间的手术，则可作暂时性焦痂切开减张，在腕掌侧作纵行减张切口，切开坏死的皮肤焦痂、深筋膜、肌膜，并打开腕管，用无菌敷料或异体皮暂时覆盖，最长可等2～3天再做彻底的清创及修复手术。腕部电烧伤时，尺动脉、桡动脉的损伤一般较重，可直接引起血管栓塞，也可因局部组织水肿压迫及继发感染等造成动脉逐渐闭塞，手部血循环中止。

腕部电烧伤扩创时，如指浅屈肌腱已坏死，应予切除；指深屈肌腱及已有损伤的正中神经、尺神经应保留；旋前方肌多呈熟肉状，应予切除，以防止感染及后期瘢痕形成，造成前臂旋转功能障碍。

腕部电烧伤的修复可根据创面的大小，选用局部深筋膜皮瓣、尺动脉皮支岛状皮瓣、腹部带蒂及游离皮瓣、大网膜等移植。腕部电烧伤创面几乎都是Ⅲ度、Ⅳ度烧伤，缺乏经验时可能误认为只是浅度烧伤，切痂扩创后用游离皮片移植覆盖创面，结果往往是皮片坏死或部分成活，深部组织感染引起肌肉坏死，肌腱、神经断裂，甚至动脉栓塞，导致手缺血坏死。

腕部电烧伤的早期处理不仅要求及时修复创面，避免截肢，而且要求最大限度地保留手腕的深部组织，并为后期的功能重建准备比较好的条件，因此，避免感染、争取创面一期愈合应成为治疗的重要目标。沈祖尧比较了1987—1995年9年间的57例68个腕部电烧伤病例，其创面分别采用远位带蒂皮瓣和吻合血管的游离皮瓣移植修复，两组病例的伤情、入院情况等基本相同。结果显示，游离皮瓣移植组的愈合优良率占91%，而带蒂皮瓣移植组为56%；前者住院期间平均手术次数为1.5次，后者为4.1次；前者仅4例（占18%）发生皮瓣下慢性骨感染等较轻并发症，有31例占67.3%发生动脉破裂、手循环中断、皮瓣脱落等较严重并发症。分析两组治疗结果的差异，其主要原因是游离皮瓣移植组创面闭合较好，结合充分引流、使用有效抗生素等，创面一期愈合率明显高于带蒂皮瓣移植组。笔者所在单位2006—2012年的资料表明，腕部电烧伤早期行肌皮瓣（股前外侧肌皮瓣）游离移植，其修复效果在肌腱的保留及功能的恢复、神经的保留及感觉的恢复方面均明显优于单纯的游离皮瓣。因此，临床医师应努力掌握显微血管吻合的复合组织移植技术，采取有更好治疗效果的方案来早期修复腕部电烧伤创面。

(2) 手掌电烧伤的处理：握持金属等导电性能良好的物件时触及电源，或先有握持导线后有电流通过时，可在手掌部造成屈指肌腱、指总神经、掌骨的烧伤创面。由于手背尚有掌背动脉，即使掌弓动脉栓塞断裂，手部血循环也不致中断，但有时会造成整个手烧伤坏死呈焦炭状。此种情况常伴随腕部电烧伤发生，尤以高压触电致伤为多见。

手掌电烧伤也应采用早期手术，彻底扩创后用带蒂或游离皮瓣修复，常用旋髂浅动脉皮瓣或腹壁浅动脉皮瓣，远端覆盖手掌创面，近端蒂部可卷成管状；供区多可直接缝合，不需植皮。除足背皮瓣以外，多数游离皮瓣嫌肥厚，植于手掌后外形及功能均不理想，必要时可用游离筋膜瓣加植皮的方法修复。受区动脉吻合口宜选在远离创面处。如游离皮瓣血管蒂不够长，可用静脉移植进行血管拼接。

部分病例早期修复掌部创面有困难，或失去时间，可在肉芽生长后先用游离植皮消灭创面，后期再换皮瓣，以便修复深部的肌腱、神经等组织。

（3）手指电烧伤的处理：单纯手指电烧伤多为不慎触及家庭民用低压交流电源所致，也可发生在较轻的高压电烧伤中，某些病例的手指电烧伤可与上肢及身体其他部位严重电烧伤并存。文献报道，有作者治疗了56例单纯手指电烧伤患者，共78只手、125个手指，多指烧伤者多为二指烧伤，平均每例有2.3指，其中低压电烧伤占全部病例的3/4。患者左右手的受伤机会大致相同，以拇指、示指、中指三指掌桡侧居多，显然与这些部位接触电源的机会多有关。手指电烧伤创面多为皮肤全层坏死的Ⅲ度烧伤，并有屈肌腱、指神经、指动脉和手部骨关节的Ⅳ度烧伤，甚至部分或全手指坏死。单个或数个手指电烧伤处理不当，可造成全手功能障碍，故处理时应顾及全手功能的恢复。

手指深度烧伤应采用手术积极消灭创面，常用方法有扩创植皮，局部皮瓣、邻指皮瓣、手指岛状皮瓣以及远隔的交臂皮瓣、胸腹部带蒂皮瓣，甚至游离皮瓣移植。拇指坏死早期手术时可保留指掌骨支架，用吻合血管的游离𧿹甲瓣移植，以消灭创面及行拇指再造。

手指电烧伤虽然创面不大，但使用局部皮瓣转移常嫌组织量不够，即使创面勉强缝合，也会因张力较大而导致裂开，甚至引起皮瓣远端部分坏死，造成深部组织暴露、感染、坏死。因此，在使用局部组织瓣有疑虑时，宁可选择组织量比较丰裕的远位组织瓣转移。电烧伤创面只有在无张力的情况下才容易得到一期愈合。这个原则不仅适用于手指电烧伤，也适用于其他电烧伤创面的修复。

1）早期手术：越早越好，有条件者尽量在伤后8小时内进行手术治疗；若早期条件不允许，应尽量争取在1周内进行，可通过切痂、植皮、截指、皮瓣等修复方式进行。

2）延期手术：在伤后2周左右进行。主要与以下两种情况相关：①近环形或环形创面，手指远端血供欠佳。此类患者早期只适宜进行焦痂减张和单纯焦痂切除，不宜充分扩创，以免影响手指末端血供，待2周左右血供改善后再视情况给予手术。②截指术，建议在2~3周后进行，以明确坏死界限，做到彻底清创，有效保留残指的最大长度。

3）手术方式：根据创面情况，可选择植皮，邻位皮瓣、远位皮瓣、游离皮瓣移植等方式进行修复。对于存在肌腱或指骨外露的创面，最好行皮瓣转移，首选手部的邻位皮瓣，力求更接近修复区的组织结构及厚度；其次可选择远位带蒂皮瓣或游离皮瓣。

（4）肘部电烧伤的处理：上肢高压电烧伤创面在肘部屈侧时，因继发电弧可造成全层皮肤坏死及肱二头肌腱等烧伤，有时肘外后侧直接接触电源可造成肘关节开放，肘内后侧的血管、神经因位置较深常可幸免。肘前的小块创面有时干燥后可在痂下愈合；较大的创面，特别是肘关节前方有大量坏死组织时，应积极予以早期手术扩创，可用局部皮瓣、上臂外侧逆行岛状皮瓣、侧胸皮瓣或背阔肌岛状皮瓣移位至肘前封闭创面，争取一期愈合，保存烧伤的肱二头肌腱，否则因感染可致肱二头肌腱断裂、肘关节开放或肘关节屈侧大量瘢痕增生挛缩，造成严重的屈曲畸形及伸肘障碍，影响上肢及手部功能的发挥。

肘部伸侧电烧伤时，因皮下软组织薄，极易在早期发生肘关节开放，用局部皮瓣、侧胸皮瓣等常不易严密闭合创面，或勉强闭合后极易裂开，用岛状背阔肌肌皮瓣移位的方法简单可靠，肌皮瓣血循环丰富，抗感染、促愈合能力强，即使创面已经感染也常可一期愈合，而且利用背阔肌可以在肱二头肌及肱三头肌损伤时重建屈肘或伸肘功能。沈祖尧等对13例20个肘关节严重电烧伤伴感染，肱二头肌腱及肱三头肌腱断裂的病例应用岛状背阔肌肌皮瓣移位手术，创面全部一期愈合，并恢复了屈肘、伸肘功能。部分腕部电烧伤Ⅳ型病例手及前臂远端坏死，需行截肢术，但常因肘部有严重烧伤创面，不得不从上臂截肢。为了保存肘关节，以利安装功能较好的前臂假肢，可用岛状背阔肌肌皮瓣移位的方法，将皮瓣部分覆盖修复前臂及肘部创面，同时用移位的背阔肌重建屈肘或伸肘功能。

（5）腋部电烧伤的处理：上肢高压电烧伤腋部后可因继发电弧放电引起腋前、后缘皮肤烧伤，或在腋下侧胸壁皮肤上出现两排对称的圆弧形创面，这些创面多较浅且散在，可自愈。也可因上肢触及高压电源，造成腋部严重烧伤并累及血管、神经，此时可在扩创后用侧胸壁胸大肌、斜方肌或背阔肌等皮瓣移位修复创面。有肱骨头烧伤坏死外露者，可作肱骨头切除，使肩部形成假关节，以保留一定功能；尽量避免做肩关节离断。

（七）电烧伤截肢术

四肢电烧伤后，特别是高压电烧伤后，往往是面积大，深层组织损伤重，修复甚为困难，甚至引起肢体坏死，某些病例不得不进行截肢。国外资料表明，电烧伤的截肢率可达35%～45%，土耳其统计186例电烧伤患者，截肢率高达79%；国内84家医院统计，在9596例电烧伤患者中，总截肢率为27.32%。总体来看，肢体电烧伤后截肢率很高，因此截肢技术是电烧伤治疗的一个重要组成部分，对患肢功能的保留、假肢安装、生活质量的保障具有重要意义。

电烧伤后，通常是在肢体完全不能保留的情况下才采取截肢术，应慎重选择其适应证。尚有少数患者因存在严重合并症如急性肾衰竭、气性坏疽等威胁生命的情况，截除电烧伤的肢体可挽救生命。

电烧伤截肢常常不能采用标准的截肢方式，而需根据具体伤情选择相应的截肢方式。电烧伤截肢部位的选择应考虑到假肢的安装及使用。由于现代假肢技术的发展，残肢预留的长度已没有以往的限制，如前臂残肢的最佳长度为尺骨鹰嘴下18cm等。一般情况下，残肢愈长愈好，但更重要的是残肢能与假肢相配合，这就要求残端以肌肉及皮瓣覆盖，呈圆柱形，耐压耐磨，无畸形，能与现代假肢的全接触式接受腔相吻合，以保证安装假肢后患肢有良好的功能。因此，选择截肢部位的原则是以形成良好残端为首要条件综合考虑的，尽量保留肢体的长度。上肢在肩部做截肢时宜保留肱骨头，不宜做肩关节离断术。上臂、前臂残端应尽量留长，肘关节、腕关节离断是可取的。下肢在髋部做截肢时尽可能不做髋关节离断，以在股骨大粗隆部位以下截肢为佳，尽量保留大腿的长度。小腿残肢应保留适宜的长度，以胫骨平面下12～17cm较合适，宜根据患者的身高进行调整；残肢不宜过长，因小腿下端血供差，皮肤不易经受摩擦，安装假肢后容易破溃；小腿截肢时最短应保留受损伤的韧带及胫骨结节，否则可行膝关节离断术。踝部不宜做踝关节离断，可选择Syme截肢或Body截肢。

手及上肢电烧伤后即使损伤严重和修复困难，也不应轻率截肢。随着现代烧伤治疗及整形外科修复重建技术的发展，包括显微外科复合组织移植，如皮瓣、大网膜、神经、血管、肌腱、手指、足趾等的应用，常可使严重烧伤毁损的上肢及手保留下来，而且能恢复一定程度的功能；即使只能保存1～2个手指，也可给患者的日常生活和工作带来很多用途，比安装假肢有更多的优越性，尤其是儿童适应性很强，截肢就更要慎重。即使无法避免截肢，也应力争保留较长的肢体残端及腕、肘、肩等关节，不应以牺牲正常组织来追求直接缝合截肢伤口。利用前述多种皮瓣、肌皮瓣移植技术常可有效闭合截肢的残端伤口，保留关节及较长的截肢残端。

受热损伤的肌腱、神经、骨关节等组织，在有血供的软组织覆盖下，如能避免感染而一期愈合，根据损伤程度的轻重或为瘢痕组织替代，或有可能依靠周围组织的爬行替代过程而逐步恢复其原有的结构与功能。笔者对一组上肢电烧伤病例肌腱、神经功能恢复情况进行长期随访的观察结果表明，早期手术并在皮瓣等组织覆盖下一期愈合者，指屈肌腱功能恢复的优良率为85%，正中神经及尺神经功能有半数获得部分恢复，其中又有部分病例经过神经松解手术使功能进一步改善，未恢复者经过其他重建手术也都获得了较好功能。这种对电烧伤早期用皮瓣等修复创面保护深部组织的办法与后期再做二期肌腱、神经移植手术相比，不但功能恢复好，而且省时省力，减少了手术次数、住院时间及费用。

对于截肢残端的处理，在条件允许的情况下尽量采用闭合性截肢；肢体电烧伤伴有广泛的皮肤软组织烧伤时，患肢本身无足够的皮瓣包裹残端，可采用远位皮瓣，如腹部皮瓣、侧胸皮瓣、背阔肌肌皮瓣等覆盖，条件允许时甚至可用游离皮瓣覆盖。如上述两种方法均无条件采用，残端可用植皮方式覆盖；或先以肌肉覆盖，然后在肌肉上植皮。在自体皮源不足的情况下，甚至可采用网状植皮或微粒皮移植术，但这种方式植皮愈合后不耐摩擦，易破溃，安装假肢困难。在特殊情况（如气性坏疽）时可采用开放性截肢。

电烧伤截肢术系Ⅱ类或Ⅲ类手术，即污染、感染甚至是严重感染手术，本组病例大部分能达到一期愈合。笔者的体会是：正确选择截肢平面及截肢方式，以保证残端有完善的覆盖；充分切除坏死组织，使残端有良好的愈合环境；局部使用抗生素，通常用庆大霉素8万～16万u，在术后洒布于残端。由于局部抗生素浓度很高，可以充分而迅速地清除残端所遗留的细菌，有效地避免感染，从而达到一期愈合的目的，这是非常重要的一环。

六 手及上肢电烧伤后的整形及功能重建

（一）腕部电烧伤的功能重建

严重腕部电烧伤最常造成腕掌部、前臂屈肌腱长段缺损，后期必须通过肌腱移植的方法才能重建屈指功能，但大量的临床病例证明，即使进行肌腱移植，其功能的恢复还远未达到预期效果。术中探查发现，移植肌腱的粘连程度远较其他损伤后严重，由于缺乏良好的创基软组织及筋膜，大部分肌腱出现严重的变性和纤维化，即使早期创面或晚期修复时应用血供良好的皮瓣进行覆盖，所移植的肌腱仍存在广泛的瘢痕粘连，这可能是长段肌腱移植疗效不佳的主要原因。

此外，受伤后进行重要关节，如腕关节、掌指关节、指间关节的功能锻炼，是避免关节僵直、提高肌腱移植效果的有效手段。

神经移植的目的在于恢复手的感觉和营养及部分肌肉的运动功能，但对于缺损长度超过10cm者效果较差。

1. 腕部电烧伤后肌腱缺损的修复　腕部电烧伤后最常造成腕掌部、前臂远端屈肌腱（即屈肌腱Ⅲ、Ⅳ、Ⅴ区）缺损，必须用肌腱移植的方法修复才能重建屈指功能。肌腱移植手术应在创面愈合后至少3个月以上才能进行，以免残余感染复发造成手术失败。术前患肢应达到以下条件：手部关节柔软，被动活动范围达到或接近正常；腕部皮瓣软化，无水肿及炎症；前臂肌肉有一定的收缩力量和幅度。前臂肌肉的收缩力量及幅度决定肌腱滑动的范围，而电烧伤后前臂肌肉常有萎缩、粘连，收缩幅度下降，再加上移植肌腱常在腕部发生粘连，手指关节伤后可能失去一部分活动度，因此，电烧伤后肌腱修复比外伤后肌腱修复难度大，效果也往往不太理想。为了减少移植肌腱在腕部的粘连，早期创面修复时应选择皮下脂肪较厚的皮瓣，移植肌腱通过脂肪组织床，比直接和腕部的腕骨及骨间膜、旋前方肌残留瘢痕粘连时滑动幅度大。此外，目前的一些生物材料，如防肌腱粘连膜的应用，对肌腱功能的恢复起到了很好的作用。在选择前臂动力肌肉时，宜选用肌肉组织较完整，有腱性组织残留，被动牵拉时滑动幅度长、回缩弹性大的肌肉，如指深屈肌、指浅屈肌、拇长屈肌、腕屈肌等。腕部移植肌腱过密时常在腕管处互相粘连成团，因此不必每个手指都用单根肌腱修复，通常拇长屈肌做单纯修复，示指、中指、环指及小指用2～3根肌腱即可。

移植肌腱的来源可根据缺损肌腱的长度、根数以及患者的意愿选用自体掌长肌腱、跖肌腱、趾长伸肌腱，也可用经冷冻干燥或戊二醛处理过的异体肌腱，有时还可用自体阔筋膜折叠缝成条状。

移植肌腱和远端残留的指深屈肌腱吻合时应采用端端缝合法，如Kessler法或改良Kessler法；和近端动力肌肉缝合时应尽量与残留腱性组织编织。长段移植肌腱难免发生粘连，应尽量使其走行在脂肪组织中并互相分隔开。笔者曾采用将颗粒脂肪移植到肌腱周围的方法以减少粘连，取得了一定疗效。移植肌腱应保持一定的张力,手术结束时各手指的屈曲度数应比正常休息位略大。术后早期即可开始逐步进行主动及被动锻炼,同时以相应支具进行辅助锻炼,必要时于术后半年或1年再做肌腱松解手术。

腕背部伸肌腱缺损的修复原则及方法与上述大致相同。如前臂伸肌动力丧失,或腕背部皮肤条件差（有贴骨瘢痕等）,无法恢复伸肌腱的连续性时,可将指伸肌远端缝合固定在掌背或指背,也有一定的作用。腕部屈肌腱、伸肌腱均严重缺损而无法修复时,也可做腕关节融合手术,以增加手部稳定性及手指活动范围。

笔者随访腕部电烧伤肌腱修复病例,其疗效和原始损伤程度、是否早期手术、有无感染有直接关系,和手术后锻炼及康复治疗有密切关系;而与肌腱移植手术本身,如移植长度、缝合方式、肌腱种类等关系较小。多数病例需经过2~3年的锻炼方可恢复一定程度的握捏功能,伸肌腱移植的效果明显好于屈肌腱,拇指屈肌腱的移植效果又好于其他指。

2. 腕部电烧伤后神经损伤的治疗　腕部电烧伤后正中神经、尺神经损伤几乎难以幸免,损伤程度可分为不全损伤及完全损伤两种。不全损伤在伤后表现出完全麻痹,手术探查见神经连续性存在,仅在局部有烧伤,创面修复后手部感觉及小肌肉可有部分恢复,但常不完全,做神经松解术,有时可增加恢复程度,但常不能完全恢复。完全损伤可分为小段坏死瘢痕化和大段神经缺损两种情况,两者都应尽早做神经移植修复。腕部电烧伤的神经缺损长度从几厘米到十几厘米不等,缺损越长,修复效果越差。手部小肌肉的运动功能极少能恢复,主要是争取恢复一些保护性感觉及神经营养功能。移植神经多选用自体腓肠神经,有的病例正中神经、尺神经均有大段缺损,而尺神经远断端已无法寻找修复,可用带蒂移位法将尺神经近断端转移到正中神经缺损处,形成神经襻,借助尺神经远端来修复正中神经的缺损;也可直接截取一段尺神经近断端移植到正中神经缺损处,但应注意勿损伤尺神经近端的指深屈肌。腕部电烧伤后神经损伤的修复可和肌腱的修复同时进行,或待肌腱修复以后再进行。肌腱松解手术很容易损伤移植的正中神经,应密切注意。

正中神经及尺神经损伤后,手部内在肌完全瘫痪萎缩,形成猿手样畸形,失去手部精细动作的功能,但常因腕部肌腱缺损伴有手部肌腱功能障碍,从而掩盖了手部精细功能的缺失。因此,当手部肌腱修复完成后,应再进行肌腱移位及小肌肉功能重建手术,如拇外展功能重建、掌指关节掌板紧缩等。上肢电烧伤后桡神经损伤出现垂腕、垂指畸形的病例,通常可选用旋前圆肌腱-桡侧腕长伸肌腱、短伸肌腱,掌长肌腱-拇长伸肌腱,尺侧腕屈肌腱-指总伸肌腱等移位手术,常可取得较好效果。如上述动力肌腱缺损,可用肌腱移植增加长度。动力肌肉有缺损时,也可用上述肌肉的协同肌代替。

手部电烧伤的残缺分类见表23-2。

表23-2　手部电烧伤的残缺分类

程度	临床表现
轻度	皮肤瘢痕挛缩,指蹼粘连,手指或手掌活动轻度障碍,单个手指部分截指
中度	皮肤瘢痕挛缩,伴有指神经、屈指肌腱或伸肌腱损伤,槌状指或纽孔指畸形,手部小关节僵直或歪扭畸形,第2、3、4、5指缺失,或多个手指部分缺失,前臂旋转功能障碍
重度	手部完全性神经损伤,拇指缺损,多个手指小关节僵直或歪扭畸形,或多指经掌指关节截除,甚至部分掌骨缺损,前臂旋转功能丧失
特重度	手大部分缺损,只剩单个或2~3个功能基本丧失的手指,或只剩部分掌骨,感觉、运动功能丧失,血循环不足,或有桡尺骨远端骨-皮肤缺损、骨不连接等

(二)前臂旋转功能障碍的治疗

腕及前臂电烧伤早期即可因旋前方肌烧伤而造成旋前畸形；或旋前方肌虽处于中立位，但有明显的旋后活动受限。对这类病例可做尺骨远端切除术，辅以术前术后的功能锻炼，常可获得较好恢复。

(三)肘关节屈伸功能的重建

肘部电烧伤后常见两种功能障碍：一种是肘前皮肤及深部瘢痕导致的肘关节屈曲畸形、活动障碍，应该用侧胸皮瓣等修复肘前瘢痕，并作深部瘢痕切除，松解肘关节。如肱二头肌腱等有断裂、缺损而肌肉动力良好时，可作屈肘肌腱修复，或用背阔肌肌皮瓣移位同时修复肘前瘢痕及重建屈肘功能。另一种是肘关节处于僵直位，屈肘受限，如X线片表明肘部骨关节结构基本完好，可作肘后V-Y皮肤切口，延长肱三头肌腱并作肘关节松解，用手法活动肘关节使其屈曲在功能位，术后经过一段时间锻炼，可恢复较好功能。个别病例肘关节有异位骨化，常在肘前肱二头肌处、关节囊处或肱骨内、外髁处，骨块大的应予切除。如肘关节已有骨性强直，则可做肘关节成形术，切除强直的骨关节部位，形成假关节，恢复一定的活动度。肘后瘢痕伴伸肘肌肉动力丧失时，也可用背阔肌肌皮瓣移位重建伸肘功能。

七　大关节部位电烧伤创面的修复及功能重建

大关节指肩、肘、腕、膝、踝等处的关节，其附近皮肤及皮下组织较薄，电烧伤时往往造成软组织缺损、关节开放，关节囊、骨、肌腱、韧带和血管、神经等组织暴露、损伤甚至坏死，如不及时清创封闭创面，则引起关节腔感染，导致关节粘连、僵直、丧失功能，甚至截肢，若早期采用肌瓣或肌皮瓣修复，常可取得满意效果。

(一)手术时机

大关节部位电烧伤时常伴有其他部位的损伤或并发症，尤其是心、脑、肾。患者入院后，需进行全面检查，积极采取抗休克、治疗并保护重要脏器的措施，待病情平稳方可手术。一般手术时机以伤后3～10天为宜；如烧伤部位局限，患者一般情况好，也可在当日进行。电烧伤后由于深部组织损伤严重，加之血管栓塞，易发生继发性坏死，故在伤后10天以内手术为早期手术，10天以后为晚期感染手术。早期手术的伤口一期愈合率在96%以上，晚期感染手术的伤口一期愈合率仅为78%左右，由此看来，如患者情况允许，应尽早手术。

(二)大关节部位坏死组织的处理

大关节对人体具有十分重要的功能，其处理时宜采用较保守的慎重态度。大关节烧伤后应根据关节功能、烧损和感染的程度以及有无恢复的可能性来决定切除与保留，对烧损的皮肤，含深Ⅱ度烧伤、坏死的、变性的及间生态的肌肉组织，应彻底切除，以防肌肉发生进行性坏死而引起感染，并减少毒性物质的吸收。

重要肌腱和关节韧带组织对关节的活动及稳定性有重要作用，故清除时应注意，除将已感染、液化、坏死、断裂而没有可能恢复者切除外，对部分坏死的肌腱和韧带只作部分剔除，尽量保留其解剖的连续性。在大关节部位电烧伤的手术探查时，对于暴露的或烧损的大动脉和大静脉，如出现破裂、穿孔、管径膨出或变性者，应予切除；而对于仅有血管表层烧损者，可用血供丰富的肌瓣或肌皮瓣覆盖，仍可一期愈合。

对暴露或变性的神经组织应保存其解剖的连续性，以肌瓣和肌皮瓣覆盖，不少患者可完全恢复和部分恢复神经功能。对于烧损或坏死的骨组织，尤其是管状骨，则应尽量凿除其坏死部分，直至看到出血为止。儿童电烧伤时常发生骨骺的烧损变性，日后对该骨的生长会产生一定的影响。手术清创时，如发现关节囊暴露、开放或部分坏死，则应切除其坏死部分，如缺损小，应尽可能缝合；缺损大无法闭合时，则用肌瓣或肌皮瓣直接覆盖其缺损部分，肌肉深层的肌膜有助于闭合关节囊。

（三）清创后的创面覆盖与感染防治

1. 皮瓣的选择　随意皮瓣受长宽比例的限制，且血供和抗感染能力较差，难以完成较大面积深度烧伤创面的修复。大关节部位清创后多造成巨大的组织缺损，同时又有深部组织、肌腱、韧带、血管、神经、骨和关节囊的暴露及烧损，尤其是就诊较晚、深部组织已发生坏死和感染者，选用血供丰富的肌皮瓣修复不但抗感染能力强，而且可达到充填缺损、清除无效腔的目的。研究表明，皮下脂肪组织的血流量仅相当于皮肤的11.5%，而肌肉组织的血流量为皮肤的182.3%，是脂肪组织的16倍。将血供好的肌肉组织直接覆盖于间生态的肌腱、血管、神经、骨和关节囊等组织上，可以使血管重新长入这些组织而改善其血液供应，有利于烧损组织的自行修复与再生，并使其功能得以保存和恢复。

2. 皮瓣、肌皮瓣感染的防治　大关节部位电烧伤创面的修复能否成功，关键在于能否控制转移皮瓣下的感染。一旦发生皮瓣下感染，这些烧损后缺血及处于间生态的深部组织和关节也必将受到感染甚至坏死，造成手术失败，其结果难以设想。防止皮瓣下感染有以下措施：①电烧伤早期应采用暴露疗法，涂1%磺胺嘧啶银混悬液，保持干燥，防止感染和糜烂。②应在全身情况允许的条件下施行清创手术，越早越好，最好在伤后3～7天内进行。③术中仔细探查，彻底清除坏死组织，反复用1.5%过氧化氢溶液、1∶1000苯扎溴铵、生理盐水清洗创面，以减少细菌。④选用血供丰富的轴型动脉皮瓣、筋膜皮瓣，最好是肌皮瓣封闭创面，皮瓣下放置硅胶管，一端持续滴入灌注液，一端持续负压吸引。灌注液的配制以甲硝唑液为主，可适量加入庆大霉素，也可用术尔泰等新型抗菌制剂，以控制皮瓣下感染。引流量及引流液的浑浊程度决定灌洗引流管的保留时间。⑤术后关节要制动2～3周，至伤口完全愈合为止。如能做到上述几点，绝大部分伤口能一期愈合，免于截肢，并保存部分或全部的关节功能。

（韩军涛）

参考文献

[1] 王炜. 整形外科学[M]. 杭州：浙江科学技术出版社，1999：478-498.

[2] 陈璧. 深度烧伤创面早期处理及促进创面修复的进展[J]. 中华烧伤杂志，2001，17(1)：8-9.

[3] 李辛群，廖镇江，史济湘. 烧伤后皮肤混合移植中局部免疫抑制的研究[J]. 中华创伤杂志，1999，15(6)：444-447.

[4] 黄晓元. 更进一步提高深度烧伤创面修复质量[J]. 中华烧伤杂志，2009，25(1)：3-5.

[5] 高维谊，郭振荣，郝岱峰，等. 大面积烧伤休克期切痂对全身炎症反应综合征的防治[J]. 中华整形烧伤外科杂志，1998，14(5)：341-344.

[6] 杨兴华，黄晓元，雷少榕，等. 保留变性真皮并移植大张自体皮修复手部深度烧伤的远期疗效观察[J]. 中华烧伤杂志，2005，21(1)：27-29.

[7] 陈璧. 复合皮的基础研究与临床应用[J]. 人民军医，2001，44(1)：23-25.

[8] 陈璧，胡大海，贾赤宇，等. 一例大面积特重度烧伤的救治及后期畸形修复[J]. 中华烧伤杂志，2007，23

(2):112-116.

[9] 陈璧,贾赤宇,徐明达,等. 自体皮源奇缺条件下瘢痕挛缩畸形的晚期临床修复[J]. 中华烧伤杂志,2003,19(6):361-364.

[10] 韩军涛,陈璧,朱雄翔,等. 大张中厚皮完整移植治疗上肢深度烧伤10例[J]. 中华烧伤杂志,2005,21(4):298.

[11] 朱雄翔,胡大海,陈璧,等. 全颜面部深度烧伤的临床治疗[J]. 中华烧伤杂志,2006,22(1):19-22.

[12] Jia C Y, Chen B, Su Y J. Pre-fabricated lined axial flaps for reconstruction of extensive post-burn facial and forehead full-thickness composite defects[J]. Burns, 2002, 28(7): 688-690.

[13] 韩军涛,胡大海,朱雄翔,等. 手背深度烧伤创面分区植皮15例[J]. 中华烧伤杂志,2006,22(5):379.

[14] 张兴群,赵风景,张龙春,等. 吻合血管的脐旁皮瓣联合分叶带蒂皮瓣修复手部热压伤[J]. 中华移植杂志(电子版),2011,5(1):42-44.

[15] 沈祖尧,向东. 50年来我国电烧伤治疗研究与发展[J]. 中华烧伤杂志,2000,16(1):14-16.

[16] 钟敏华,赵崇华. 国内84家医院9695例电烧伤患者流行病学资料分析[J]. 中华整形烧伤外科杂志,1993,9(6):417-418.

[17] 林源,朱小平,李德绘,等. 331例电烧伤患者流行病学分析[J]. 中华烧伤杂志,2000,16(1):29.

[18] 丁宝财,熊灵,钟鸿烈,等. 364例雷、电烧伤患者并发症探讨研究[J]. 中华损伤与修复杂志(电子版),2010,5(6):41-42.

[19] 柴家科,李利根,陈越秀,等. 超声检测技术在判断腕部电烧伤血管损伤中的应用[J]. 中华外科杂志,2003,41(12):932-934.

[20] 黄晓元. 皮瓣移植修复严重深度烧伤[J]. 中华烧伤杂志,2002,18(6):327-329.

[21] 张普柱,张明良,王浩,等. 269个手指电烧伤修复[J]. 中华整形烧伤外科杂志,1999,15(1):70-72.

[22] 陈璧,钟德才,陆玲娜. 四肢严重电击伤截肢问题的探讨(附54例截肢病例报告)[J]. 中华整形烧伤外科杂志,1989,5(2):146-147.

[23] 叶祥柏,王锡华,石东文,等. 电烧伤致头皮巨大缺损合并颅骨外露的皮瓣修复[J]. 西北国防医学杂志,2009,30(3):180-183.

[24] 方林森,胡德林,余又新,等. 皮瓣及肌皮瓣在严重电烧伤创面早期修复中的应用[J]. 中华损伤与修复杂志(电子版),2010,5(4):467-471.

[25] 黄勇,祁少海,何国,等. 严重腹部电烧伤临床分析[J]. 中华损伤与修复杂志(电子版),2007,2(4):202-204.

[26] 徐靖宏,李青峰,陈守正,等. 严重腕部电烧伤晚期手功能重建远期疗效分析[J]. 中华烧伤杂志,2000,16(6):328-330.

[27] 李桦,陈浩杰,陈国华,等. 电烧伤后肘关节纤维性强直的解剖学基础与临床治疗[J]. 中华烧伤杂志,2005,21(3):207-209.

第二十四章 皮肤放射性烧伤

第一节 概述

皮肤受射线作用而发生的损伤统称为皮肤放射性烧伤。急性放射性烧伤的临床表现与普通烧伤相似，但又非火焰或者高温引起，因此又称为冷烧伤。

放射性烧伤与普通烧伤在临床表现、烧伤深度的划分依据及烧伤面积的计算有相似之处，但是与热力烧伤却存在许多不同。放射性烧伤与热力烧伤的区别是：①致伤原因不同。热力烧伤是由热力造成的，而放射性烧伤是由放射线造成的，具有放射生物学特征。②发病机制不同。热能导致组织迅速凝固坏死，而放射线则致组织渐进性坏死。③临床经历不同。放射性烧伤有明显的假愈期，然后才进入症状明显期；而热力烧伤的创面会立即表现出来。④癌变概率不同。热力烧伤后一般不发生癌变，而放射性烧伤尤其是X线烧伤后有一定的癌变概率，如皮肤放射性烧伤的癌变率为20%～30%。放射性烧伤的癌变与基因的变化尤其是皮肤癌基因、抑癌基因的变化有关。研究表明，人体放射性皮肤溃疡及大鼠放射性皮肤溃疡模型中存在原癌基因c-Fos、抑癌基因Rb的高表达。

放射性烧伤在战争与和平年代均可发生。在和平年代，放射性烧伤的病因主要有两类，一类是医源性的，多见于放射性治疗；另一类是核事故或核试验引起的。目前放射性治疗是恶性肿瘤的重要辅助疗法，但如果操作不当，会引起照射部位的皮肤损伤。有学者对70例放射性烧伤病例的病因进行分析，90%是因体内或体表恶性肿瘤（如乳腺癌、食管癌、肺癌、卵巢癌、子宫癌、皮肤癌等）接受放射性治疗，如应用深层X线、^{60}Co或加速器照射引起的；也有的是因神经性皮炎、体表血管瘤等良性病变行浅层X线照射或32P贴敷治疗引起的。另外，核事故或者核试验也可造成放射性烧伤，如1986年苏联切尔诺贝利核电站事故的重伤员中，48.7%伴有皮肤放射性烧伤（图24-1，图24-2）。

从1944—2010年，全世界共出现434起放射线事故，总引起128人死亡（表24-1）。

表24-1 1944—2010年全世界放射性事故统计

区域	事故数量	受伤人数	大剂量暴露人数	死亡人数
美国	250	1358	796	26
非美地区（括号内为苏联）	184(137)	132461(507)	2287(278)	102(35)
总计	434	133819	3083	128

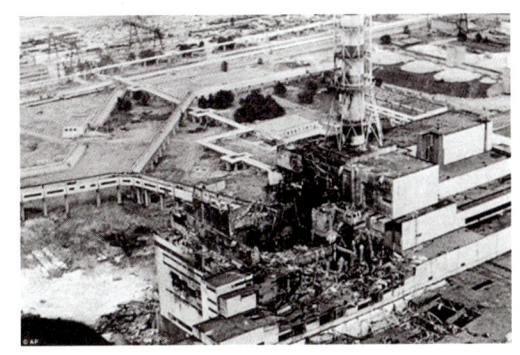

图 24-1　切尔诺贝利核电站事故现场

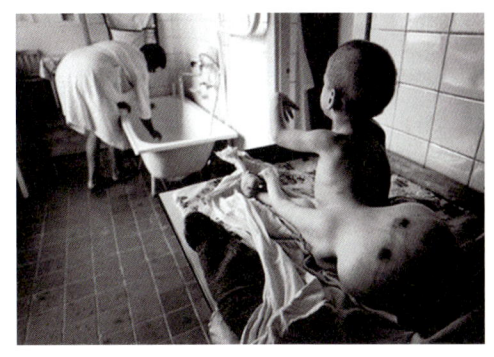

图 24-2　切尔诺贝利核电站事故后出生的畸形儿

战争时期的放射性烧伤多见于核武器爆炸及接触贫铀弹碎片。核武器爆炸早期，放射性沉降物（即放射性物质的落下灰）会在爆炸区周围造成放射性沾染。在海湾战争中接触贫铀弹和第二次世界大战（1945年）广岛及长崎核武器爆炸中，均引起大量人群的皮肤放射性烧伤。

第二节　病理生理

皮肤放射性烧伤的病理变化是一种潜在的和进行性的损伤过程，不论由何种原因引起，都是电离辐射的结果。电离辐射过程开始时为初始化的理化变化，按反应时间的先后包括物理、物理化学和化学三个阶段，在此过程中发生辐射能量的吸收和传递、分子的激发和电离、自由基的产生和化学键的断裂等。这些作用可引起生物大分子的损伤，使细胞、组织内的蛋白质、氨基酸、DNA及RNA的碱基破坏和脱落，单链或双链断裂，分子中及分子间发生交联，肽键或其骨架断裂，破坏了分子的内部结构和功能，如牛血清白蛋白经电离放射照射后，其沉降常数、黏度、析光指数和导电性能均发生了变化；很多酶经照射后会发生变性失活，如生物膜受照射后发生膜表面电荷变化和膜结构改变，严重影响了细胞的正常功能。

一　急性皮肤放射性烧伤的病理变化

皮肤受到放射性烧伤后几十分钟到数小时内，皮肤浅层的毛细血管首先出现反射性扩张，局部充血，经历数小时到1~2天后，充血反应消失，皮肤结构保持一段时间的正常状态，继而出现明显的病理变化，开始时出现神经末梢退变，随之皮肤浅层血管发生麻痹性扩张，发生淤血、血管通透性增大、血管内皮细胞肿胀、血管壁的弹性纤维和平滑肌退行性变、血管周围炎细胞浸润。随剂量的增大，血管病变进一步加重，表现为内膜增厚、外膜纤维增生、血管狭窄，最终导致血管闭塞或栓塞。

皮肤生发层中的基底细胞、毛囊、皮脂腺、汗腺等皮肤附件的上皮均具有增生和再生能力，属于对放射性中度敏感的组织。轻度放射性烧伤时皮肤表皮细胞发生明显改变，角质层脱落，伴有角质化不全；颗粒细胞层增厚，细胞变形，周界不清；棘状细胞层呈空泡状变性；基底细胞层肿胀，甚至发生坏死；表皮层变薄，细胞间隙增大，表皮内液体积聚，形成水疱。

在表皮出现改变的同时真皮层结构也发生变化，表现为浅层组织水肿，乳头层变平，胶原纤维肿胀，弹性纤维断裂，结缔组织稀疏、凌乱；毛囊上皮萎缩或崩解，毛囊乳头水肿，毛发脱落；汗腺和皮脂腺上皮变性，基膜发生透明变性。

严重放射性烧伤时，皮肤组织可发生坏死，表皮层有丝分裂减少或消失，细胞肿胀，胞质及细胞核空泡形成，以致发生表皮全层及部分乳头层凝固性坏死；坏死区周围的胶原纤维变性，神经纤维呈念珠状或烧瓶状改变，血管扩张，管壁发生透明性变；病变进一步发展，所有毛囊结构均坏死，甚至累及皮下组织、肌肉、深部淋巴管和血管，有时还可伤及骨骼，导致骨质疏松，引起病理性骨折。

二、慢性皮肤放射性烧伤的病理变化

慢性皮肤放射性烧伤可由急性损伤转变而来，表现为病变不规则，或为萎缩性病变，或为增生性病变。因此，可出现病变部位表皮萎缩变薄和表皮肥厚及角化过度并存；真皮胶原纤维和弹性纤维变性；毛囊、汗腺和皮脂腺均发生萎缩；浅层血管扩张，真皮小血管发生增生性动脉炎，并有血栓形成；有时候表皮下淋巴管呈不规则扩张，并形成淋巴水肿，造成硬结性水肿。慢性皮肤放射性烧伤往往出现溃疡，镜下示肉芽组织极少；成纤维细胞数量少，变性的粗面内质网较少，并出现扩张、破裂、脱颗粒；线粒体肿胀空化，微丝、微管稀少；毛细血管内皮细胞增生，管腔狭窄，浸润的浆细胞也变性。溃疡底部及周围为大量致密并发生玻璃样变性的胶原纤维，毛细血管极少，管腔几乎处于关闭状态，成纤维细胞肿胀、形状异常，核仁肿大、畸形，各种细胞器显著减少，尤其游离核糖体极少，有明显的脱颗粒，染色质稀少，核仁少见。

第三节 烧伤程度的影响因素

皮肤放射性烧伤的严重程度主要取决于以下因素。

一、放射线的种类

不同种类的放射线具有不同的能量。从穿透力讲，硬X、γ射线的波长较短，穿透能力较强，除皮肤外，皮下组织甚至骨骼也会受损；软X、β射线的波长较长，穿透能力较弱，损伤浅，治疗容易，只要处理得当，预后多数都很好；α射线的穿透力很弱，在空气中只能传播几厘米，在生物组织中仅能传播几微米，难以穿透皮肤角质层，因此，α射线极少引起皮肤放射性烧伤。从产生相同皮肤损伤所需的吸收剂量来讲，γ射线的吸收剂量较大，β射线则较小。因为γ射线的穿透能力强，电离密度较低，传给皮肤的能量也小，部分能量消耗在深层组织，因此对皮肤损伤的作用相对较小；而β射线的电离密度大，大部分能量被皮肤层吸收，容易造成皮肤损伤。

二、照射剂量和照射间隔时间

放射线能量的大小决定放射性烧伤的严重程度，照射剂量越大，间隔时间越短，所致的损伤就越重。

数百戈（Gy）的照射剂量可使细胞中的蛋白质凝固，细胞立即死亡；数十戈的照射剂量可使细胞代谢活动停止，细胞结构崩溃溶解而死亡；如剂量较小，仅几个戈或分次照射，虽然细胞的形态和某些功能与正常细胞相类似，但细胞继续分裂增生的功能减退或丧失。以β射线为例，照射剂量8～16Gy可造成红斑，16～25Gy可引起水疱，25Gy以上可导致溃疡。

三 机体和皮肤对放射线的敏感性

不同年龄患者的皮肤对放射线的敏感性也不同,儿童皮肤的敏感性比成年人要高,女性皮肤的敏感性一般比男性要高,在妊娠期、月经期对照射的反应也比平时更明显。另外,不同部位的皮肤对放射线的敏感性也存在差异,其由高到低的顺序依次为面部、颈前、腋窝、四肢屈侧、腹部。某些疾病可导致皮肤的敏感性增加,如肾炎、结核病、高血压、糖尿病、甲状腺功能亢进及多种皮炎等。

四 附加的物理、化学因素

紫外线、红外线照射可增加皮肤对放射线的反应性,一些化学物质如碘、硝酸银和氯化氨基汞等也有同样作用,因此,在接触放射性物质前如进行放射线治疗,应避免和上述物质接触。

另外,根据放射性物质落下灰的放射强度、理化性质、沾染强度和沾染时间,可决定皮肤放射性烧伤的严重程度。由于β射线穿透性较弱,如果洗消处理及时,不致引起严重后果。美国学者对马绍尔群岛受放射性物质落下灰沾染后皮肤损伤的110位居民、美军士兵和日本渔民进行了长达15年的随访观察,除少数人有色素斑和黑痣增多外,未发现有恶性癌变的病例。落下灰中的腐蚀成分可加重皮肤烧伤的程度,如美国在比基尼岛进行核试验的落下灰当中有大量含有氧化钙的珊瑚礁灰,可加重皮肤烧伤。落下灰中的可溶性成分易与皮肤接触,从而加重皮肤烧伤。

五 皮肤的防护措施

采取防护措施能明显降低放射性烧伤的严重程度。一般衣服能对落下灰引起的放射性烧伤起到保护作用,因为只有落下灰和皮肤直接接触才能引起明显的放射性烧伤。在进行X线或者^{60}Co照射治疗时,加用滤光板或者在皮肤周围进行有效保护,均可减少皮肤放射性烧伤的发生或者减轻烧伤程度。

第四节 临床表现

一 局部症状

(一)急性皮肤放射性烧伤

1. 症状分期　皮肤一次或者短时间内接受多次大剂量放射线照射引起的局部症状与普通烧伤相似,临床可分为四期:

(1)初期反应期:受损伤的局部当时无任何不适感,但1~2天内可发生暂时性红斑,严重者可发生急性放射病的全身性早期反应(如头痛、倦怠、恶心、呕吐等)。局部症状和全身反应持续数小时或数天后消退,进入假愈期。

(2)假愈期(又称潜伏期):全身反应消失,局部红斑消退,表面上看起来无其他病变,但照射部位仍有功能性障碍，如出现温度变化、汗腺分泌失调等。假愈期长短不一，和放射性烧伤的严重程度有关，局部和全身症状较轻者在2周左右，局部和全身症状较重者可短至3~5天。总之，局部和（或）全身损伤越重，假愈期越短。

（3）症状明显期：出现程度不一的特定症状，此期放射性烧伤的严重程度区别较明显。

（4）恢复期：此期Ⅰ~Ⅲ度放射性烧伤的创面多能自行愈合、恢复，但是，Ⅳ度放射性烧伤时，照射中心部位的溃疡面不可能自行愈合，而照射剂量较小的边缘部位仍有自行愈合的机会。皮肤放射性烧伤愈合后，除了有色素沉着，毛细血管扩张，表皮粗糙、干燥、无弹性和容易皲裂等外，其潜在性损伤是永久存在的，如遇到任何损伤，又可引起迁延不愈的溃疡。

以上是人为的分期，损伤程度轻时，症状的各个分期比较明显；如果损伤程度重，则症状分期不明显。

2. 烧伤程度分度　放射性烧伤的严重程度可以分为四度，其主要临床表现为：

（1）脱毛反应（Ⅰ度）：主要损伤皮肤的附属器官——毛囊及皮脂腺。放射性烧伤部位最初出现斑点状色素沉着，并有散在的粟粒状毛囊角化性丘疹，以毛囊为中心，高出皮肤表面，呈棕褐色，较坚实，有刺手感（图24-3）。毛发脱落一般从受照射后2周开始，至第3周末结束，而后毛发可以再生；若6个月内仍未长出，则多为永久性毛发脱落。

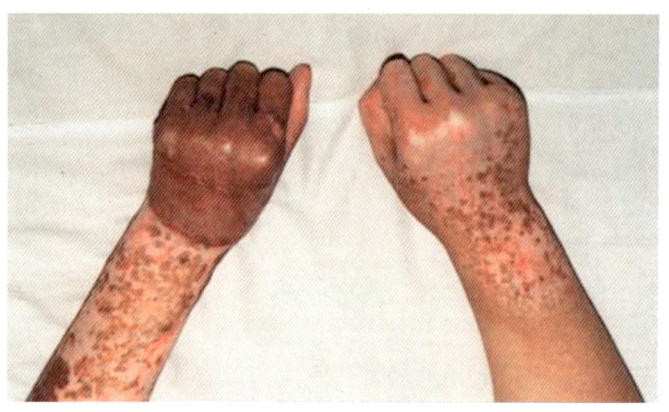

图24-3　脱毛反应

（2）红斑反应（Ⅱ度）：此度损伤有明显的临床分期。早期反应发生于照射后几小时，局部即有瘙痒、疼痛、烧灼感及轻微水肿，并出现界线清楚的充血性红斑（图24-4）；持续1~7天后红斑暂时消失，而后进入假愈期（潜伏期）。假愈期时临床症状消失，但局部皮肤有功能障碍，可持续3周左右。一般经历70天左右才进入痊愈期。

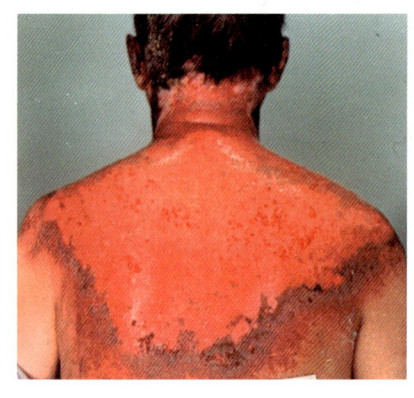

A

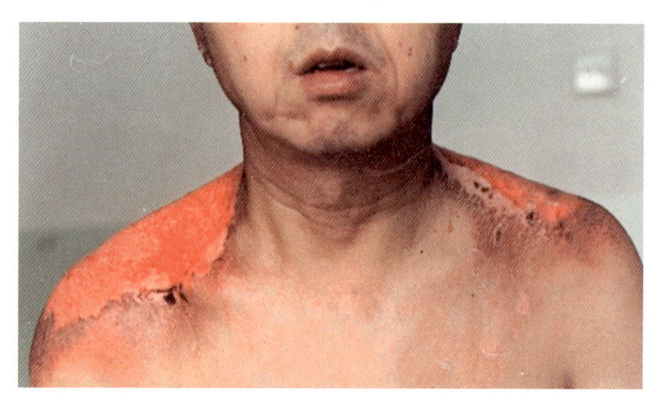

B

图24-4　红斑反应

(3) 水疱反应（Ⅲ度）：早期反应与Ⅱ度相似，但出现早、程度重，假愈期一般不超过2周。此后出现持续的红斑，局部明显肿胀，皮肤发红，逐渐变成紫红色，有瘙痒、剧痛，并有严重烧灼感，皮肤感受性降低。数日后红斑处出现水疱，开始为小水疱，而后融合成大水疱，其周围有色素沉着，水疱破溃后形成创面。经1～3个月或更长时间进入恢复期，皮肤创伤可进行痂下愈合，部分留有瘢痕。

(4) 溃疡反应（Ⅳ度）：创面的临床表现基本上与Ⅲ度相同，但水疱破溃后可出现溃疡面，呈红色、紫红色或白色，以后坏死组织逐步脱落，出现不健康的、水肿苍老的、无生机的、灰黄色的肉芽组织，创面分泌物不一定很多。假愈期一般不超过2～4天，严重时无假愈期。创面可以加深，甚至直达内脏组织。一旦溃疡形成，常经历数月至数年，长期不愈。

（二）慢性皮肤放射性烧伤

慢性皮肤放射性烧伤多数是由于小剂量放射线反复照射引起的，临床上主要表现为局部色素沉着或色素脱失，皮肤变薄，伴有毛细血管扩张，皮肤干燥，出现皲裂；严重者局部皮肤发硬，与基底粘连，出现局部溃疡，皮肤表皮细胞和毛囊上皮细胞破坏后缺乏再生能力，导致创面愈合延长，甚至经久不愈，加上小的动静脉血管完全或不完全栓塞，引起局部缺血、营养不良和抗感染力减低，一旦创面破溃，很难自行愈合（图24-5）。

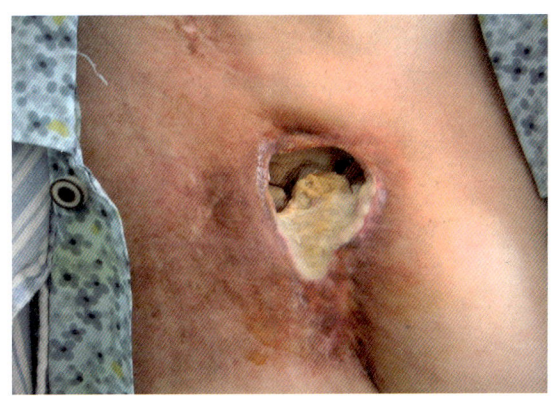

图 24-5　慢性放射性溃疡

二　全身症状

放射性烧伤程度轻时，可以出现低热、恶心、呕吐、食欲减退及全身乏力等症状；若放射线照射剂量在6Gy（600rad）以上，患者可出现严重的全身反应，甚至在没有出现症状前就已经死亡。慢性皮肤放射性烧伤患者往往不出现全身症状。

第五节　诊断与鉴别诊断

一　诊断

放射性烧伤的诊断主要依靠放射性物质接触史和临床表现，由于放射性烧伤早期无特异性表现，为了诊断和治疗的需要，应了解并估算受照射剂量。

（一）有确切的放射性物质接触史

有确切的放射性物质接触史是诊断皮肤放射性烧伤的可靠依据之一，包括患者的职业，接触放射线的种类、能量、时间、距离、频率及个人的防护情况等。因为放射性烧伤存在假愈期，往往要在接触放射线3周左右才会出现明显症状，所以在无明确烧伤病史的情况下出现烧伤的临床表现者，应考虑到皮肤放射性烧伤的可能，需仔细询问病史，及早发现可能的放射线接触史。

（二）照射剂量的判断

为了诊断和治疗的需要，多需要估计患者接受放射线的强度，以确定放射性烧伤的严重程度，并进行预后判断和针对性治疗。由于局部症状要经历一段时间才能表现出来，因此在事故条件下应根据放射源的强度、暴露时间和距放射源的距离来判断暴露强度。在临床上，血小板计数可以反映放射性物质的照射强度，并对放射性烧伤的预后具有指导意义（表24-2）。

表24-2 血小板计数与放射性物质的照射强度及预后的关系

放射性烧伤后48小时血小板计数	照射强度	预后
$(100\sim300)\times10^9/L$	$-0.5Gy$	无明显症状
$(100\sim150)\times10^9/L$	$1\sim2Gy$	有明显症状，预后良好
$(50\sim100)\times10^9/L$	$2\sim4Gy$	病情危重，可以生存
$(10\sim50)\times10^9/L$	$4\sim8Gy$	病情危重，可能死亡
$<50\times10^9/L$	$>8Gy$	大部分死亡

二、鉴别诊断

急性皮肤放射性烧伤早期，在未出现典型症状以前，部分患者的临床表现和日光性皮炎、药物性皮炎或者其他原因引起的烧烫伤相似，应进行鉴别，以免误诊。

慢性皮肤放射性烧伤除与其他原因引起的溃疡鉴别外，还应与神经性皮炎、慢性湿疹、皮疣鉴别。

第六节 治疗

一、治疗原则

1. 尽快脱离放射源，消除放射性物质沾染，减少放射性物质的接触时间，避免再次受到放射性损害，减轻放射性烧伤的程度。

2. 保护损伤部位，防止各种理化因素的刺激，及时给予必要的保护性包扎。

3. 消除炎症，防止继发感染，促进组织再生修复。

4. 对不同程度的放射性烧伤采取不同的治疗方法，较浅创面应以止痛、防止感染、促进创面愈合为治疗原则；对有深部组织损伤或者慢性溃疡者，应考虑手术治疗。

二、治疗方法

（一）非手术治疗

1. **急性放射性烧伤** 局部处理原则基本与普通烧伤相同。在水疱出现前，即处于初期反应期和假愈期阶段，应以保护创面、防止感染为主，凡是可应用于一般烧伤的无刺激性的外用药物均可使用，防止一切对局部的刺激，如衣服摩擦、肥皂洗涤和日光、紫外线照射等。创面以暴露疗法为首选，这样便于随时观察创面，局部可涂用75%乙醇或碘的络合物制剂，如0.1%碘伏或PVP碘等溶液，每天3~4次。如出现水疱，即已进入极期，小的水疱可不用处理，大的应引流以减轻压力，治疗中应特别注意无菌技术。如创面干燥，可继续采用暴露疗法；如创面分泌物较多，应该及时引流，清除分泌物，不使其在创面上堆积，因结痂易引起细菌繁殖，感染又可使创面加深，这类创面宜采用包扎疗法。创面的细菌一般为铜绿假单胞菌、大肠杆菌等耐药菌种，局部可选用对创面细菌敏感和刺激性不大的抗生素。至于促进创面愈合的药物如鱼肝油、叶绿素或各种生长因子（如EGF、bEGF、PDGF）等均可试用，但应用后效果都不明显。

总之，目前尚无能促进放射性烧伤溃疡创面愈合的特效药物，选用包括中草药在内的外用药时，要注意的是无局部刺激性和严格消毒，不要因应用未经消毒的外用药物而使创面加深。放射性烧伤创面出现溃疡时，由于溃疡面对痛觉特别敏感，患者常常因疼痛而拒绝彻底换药，坏死组织和脓痂很难清理干净，所以换药时应特别细心和耐心，才能保证治疗成功。

2. **慢性放射性烧伤** 经过小剂量放射线多次照射，或急性照射1~2个月后，如果总的照射剂量不大，皮肤创面已自行愈合，则应注意创面的保护。应经常清洁创面，然后涂用无刺激性的润肤膏，尤其在冬天，要防止皮肤皲裂；避免局部再遭受物理性或化学性刺激，如防止受热、受冻，防止局部磨破或抓破，局部避免使用有刺激性的化妆品或药物，不要进行红外线、紫外线、超短波或微波等物理治疗。如需要进行手术，切口应尽量避开创面，不要在已愈合的创面上作切口。如出现溃疡，其治疗原则与急性损伤的治疗原则相同。

（二）手术治疗

1. **急性局部放射性烧伤** 由事故引起的局部放射性烧伤，因为患者接受的照射剂量很难确定，所以早期仍以保守疗法为宜，但应密切观察病情的发展，然后决定是否进行手术治疗。一般来说，沾染到皮肤上的放射性物质产生的都是软射线，穿透力不强，但很难应用洗消方法清除干净。如果是局部沾染了放射性物质或放射性核素的液体、化学品或药物，为了避免放射性沾染物继续对皮肤造成损伤，并避免沾染物被吸收到体内引起全身照射反应，应该把受沾染的皮肤切除，缺损的创面行游离植皮术。

2. **慢性放射性烧伤** 慢性或急性放射性烧伤形成溃疡时，经过3~6个月的换药治疗尚未愈合，或愈合后又复破溃的，根据经验，应用各种促进生长或抗感染药物很难使创面愈合。尤其在关节活动、着力和易摩擦的部位，如手指、手背、足跟、足底等部位，有时即使浅的溃疡面暂时愈合，但又可因活动和摩擦再度形成溃疡。所以出现上述情况时用手术治疗是较为妥善的办法。

3. **手术方式** 放射性烧伤患者在全身情况允许、感染控制后应及早手术，手术方式主要有两种：

（1）溃疡刮除后游离植皮。此类手术适用于以下情况：①全身情况较差，不能耐受较大手术者；②烧伤未得到控制，继续在发展，不值得再做比较大的手术，但需要减轻痛苦、改善一般情况者；③局部创面较大，患者痛苦较大、消耗较多，急需暂时部分消灭创面，以减轻痛苦，并为彻底修复做准备者。刮除术只要把苍老的、不健康的肉芽组织和坏死组织刮除，直到出现略带出血的瘢痕组织即可，避免暴露出骨皮质或肌腱，然后用较薄的邮票状刃厚自体皮片覆盖。因为创面的条件不好，植皮的成活率不会太高，有时仅达30%～40%。移植皮片成活后其外观有时不发红，但表皮脱落后在基底上仍残留上皮细胞，可以向外扩展，所以应尽量让表皮自行脱落，不要误认为不发红的皮片是不活的而人为地揭去。成活的皮片向外扩展时，新生的表皮可能生长到肉芽组织下，当刮除皮肤边缘的肉芽组织时，可发现下面的植皮边缘部分创面已有上皮生长愈合。若一次植皮后未能消灭创面，可以反复多次植皮，有时需要5～6次手术才可完全消灭创面。皮片向外扩展的速度要比一般烧伤创面慢。当创面覆盖1/3～1/2时，患者的剧烈疼痛感就可以明显减轻。

（2）溃疡切除后用大张游离皮片，局部或远部的皮瓣、肌皮瓣、皮管或大网膜瓣修复。手术切除的范围应足够大，超出病变范围2～3cm。如受照射的范围不大，全身情况允许，应尽可能把所有受照射的部位，包括边缘色素沉着、表皮变薄的区域，连同中心的溃疡一并切除。因为在照射野内，皮肤所接受的放射性剂量基本上是一致的，虽然周围的皮肤暂时性愈合了，但以后受到损伤溃破的可能性很大，不如趁一次手术的机会予以全部解决，这样虽然手术范围要扩大一些，但对患者的负担增加不大。如果手术切除的范围不大，中心的溃疡部位经手术处理虽然可以完全愈合，但边缘部位因后期刺激、创伤等原因又可能再次出现溃疡，只得再次手术，这样不仅增加了手术次数，而且移植的皮片由两块以上拼凑而成，功能形态都不如一次手术效果好。

手术切除的深度在溃疡中心部位，尤其是接受深部放射治疗者，溃疡基底部均受放射性烧伤，增生的纤维瘢痕组织甚至带有大量坏死组织，切除时出血很少，这种病变可深达重要脏器，如果将这些组织暴露出来，就会带来严重后果，甚至有生命危险。所以在切除过程中，估计溃疡基底部有重要的神经干、大的动静脉、胸膜、心包或其他脏器有可能被裸露或损伤时，则应进行姑息性切除，不要求作彻底的清除，起到生物清除的作用即可。只要将坏死组织切除到略微有出血的瘢痕组织，甚至保留一些坏死组织也可，创面用带有血供的各类皮瓣或皮管来覆盖；或者应用负压封闭引流技术对创面床进行准备，待创面床适合手术后再进行手术以封闭创面。

4. 防止局部感染　由于慢性放射性溃疡的创面都有不同程度的感染，而且50%的创面都可检测到铜绿假单胞菌，所以预防手术后局部感染扩散是一个重要问题。除了围手术期选用对细菌敏感的抗生素外，局部处理也很重要。术前1～2天加强局部处理，选用新霉素、多黏菌素、碘伏等抗菌药物换药，增加每天的换药次数。手术时，在切除溃疡前先用2.5%碘伏纱布充填在溃疡及计划切除的创面内，并在其周围做缝合固定，然后将溃疡组织连同纱布一并切除。切除后更换器械和手套，手术野再次铺无菌单，将皮片或皮瓣缝合于创面，缝合以前用大量生理盐水和抗生素液冲洗创面。我们在近81例次手术中按照这种方法处理，，从未发生过因感染而导致植皮手术失败的情况。

5. 溃疡切除后的创面覆盖问题　术中切取稍薄的大张中厚皮片来覆盖创面，缝合后加压包扎。在19例大张游离植皮手术中，成活率均在95%以上。此方法适用于较浅的放射性溃疡，基底组织相对比较健康的创面，如果移植皮片成活良好，则可获得满意的形态和功能。在接受过放射性照射的基底上游离植皮后，经过长期随诊观察（最长观察时间达10年以上），很少出现瘢痕挛缩现象，这与普通烧伤有所不同。游离植皮手术比各类皮瓣修复术简单，患者痛苦也少，但术前一定要估计到溃疡切除后不能有肌腱、骨骼、血管、神经等的暴露，如果有这种可能，还是以皮瓣修复为佳，或是事先做好应用这两种覆盖方法的准备。

6. 各类皮瓣、皮管的修复　手术中当溃疡切除后，显露肌腱、骨骼、神经、大的动静脉或重要的脏器，或坏死组织切除不彻底，必须应用带有血供的各类皮瓣或皮管来覆盖，否则手术不会成功，反而会使溃疡加大加深。在设计皮瓣时要考虑到安全性，保证皮瓣远端有充分的血液供应，手术后不能因血供不佳而发生皮瓣坏死，如果没有把握，宁可预先做一次皮瓣延迟术。

第七节 展望

一方面，从医学科研与临床角度来讲，皮肤放射性烧伤的发病机制尚待进一步研究，其与射线导致的各种生物学效应密切相关，其中涉及受照射部位微循环的破坏、多种细胞因子表达的改变及细胞外基质代谢功能改变等。局部用药是皮肤放射性烧伤的主要治疗手段，但临床用药种类繁多、疗效不一、价格差异大，尚需筛选临床疗效明确又较易被患者接受的药物。皮肤放射性烧伤中晚期的放射纤维化及放射性溃疡的治疗一直是临床治疗的难题，严重影响着患者的生活质量。虽然放射性纤维化是个动态过程，并非不可逆，但如何逆转其过程尚需进一步研究。手术是治疗放射性溃疡的较好办法，但术后多种问题的解决仍需进一步研究，干细胞移植与基因工程的发展为我们提供了新的方法和思路。另一方面，从社会预防角度来说，放射源的严格管理和监控，医疗射线机器性能的提升和维护，医、技、护工作人员防护措施的完善，医疗射线检查和治疗的合理性和规范性等都是防患于未然的措施，需引起重视。

（邹晓防　贾赤宇）

参考文献

[1] 张云,杨志祥,朱茂祥. 放射性皮肤损伤的研究进展[J]. 军事医学科学院院刊,2005,29(2):188-190.

[2] 谷庆阳,高亚兵,王德文,等. 大鼠放射性皮肤溃疡组织中c-Fos、Rb蛋白表达研究[J]. 辐射研究与辐射工艺学报,2000,18(3):228-231.

[3] Jadhav S S, Meeks C J, Mordwinkin N M, et al. Effect of combined radiation injury on cell death and inflammation in skin[J]. Apoptosis,2015,20(7):892-906.

[4] Kim J H, Kolozsvary A J, Jenrow K A, et al. Mechanisms of radiation-induced skin injury and implications for future clinical trials[J]. Int J Radiat Biol,2013,89(5):311-318.

[5] Yarnold J, Brotons M C. Pathogenetic mechanisms in radiation fibrosis[J]. Radiother Oncol,2010,97(1):149-161.

[6] Bushmanov A Iu, Eremin I I, Moroz B B, et al. Experience of contemporary treatment of radiation burns in individuals subjected to ionizing radiation[J]. Med Tr Prom Ekol,2012,10:20-27.

[7] Gambhir S, Mangal M, Gupta A, et al. Accidental radiation exposure leading to non-healing ulcers[J]. J Wound Care,2012,21(10):502-504.

[8] 赵凤玲,许雪春,姜恩海,等. 河南"4.26"60Co源辐射事故急性放射性皮肤损伤的临床观察与处理[J]. 中华放射医学与防护杂志,2001,21(3):183-184.

[9] Horton J A, Chung E J, Hudak K E, et al. Inhibition of radiation-induced skin fibrosis with imatinib[J]. Int J Radiat Biol,2013,89(3):162-170.

[10] 沈国良,唐忠义,陆兴安,等. 游离皮瓣移植修复深度放射性溃疡[J]. 中华烧伤杂志,2001,17(1):62.

[11] 张恒术,沈为民,果磊,等. 乳癌术后胸壁放射性损伤的治疗[J]. 重庆医学,2004,33(7):1037-1038.

[12] Nishimoto S, Fukuda K, Kawai K, et al. Supplementation of bone marrow aspirate-derived platelet-rich plasma

for treating radiation-induced ulcer after cardiac fluoroscopic procedures: A preliminary report[J]. Indian J Plast Surg,2012,45(1):109-114.

[13] 葛绳德. 烧伤临床解析[M]. 天津:天津科技翻译出版公司,1997:152-156.

[14] Gusev I A,Guskova A K,Mettler Jr F A. Medical management of radiation accidents[M]. 2nd ed. Boca Raton:CRC Press Inc,2001.

[15] 沈余明,沈祖尧,王乃佐,等. 严重放射性溃疡的修复[J]. 中国修复重建外科杂志,2000,14(4):208-210.

[16] Achachi A,Vocanson M,Bastien P,et al. UV radiation induces the epidermal recruitment of dendritic cells that compensate for the depletion of langerhans cells in human skin[J]. J Invest Dermatol,2015,135(8):2058-2067.

[17] Zhang S M,Chen Y X,Sun J,et al. FTY720, a sphingosine-1-phosphate (S1P) receptor modulator, protects sinusoid endothelial cells from radiation injury in vitro[J]. Hepatol Int,2015,9(1):149-154.

第二十五章 冷伤

第一节 概述

冷伤是在寒冷、潮湿或有风地带工作或劳动时，由于低温（人体核心温度低于35℃）或机体长时间暴露在寒冷环境下，导致全身或局部温度下降而发生的损伤。

冷伤是寒冷地区冬季的多发病、常见病。资料显示，第二次世界大战期间冷伤的总人数在100万以上。

冷伤是预防医学研究的一项重要课题。冷伤会造成机体内环境的紊乱和多系统功能的改变，其治疗的疗程较长。冷伤严重时还可导致畸形、残废等永久性后遗症，甚至可危及生命，如能在发生早期进行恰当的处理，可明显改善冷伤的转归及预后。

第二节 致病因素

一 环境因素

（一）寒冷

寒冷是引起冷伤的主要原因。如果寒冷强度大，机体调节功能发生紊乱，热量散失增多，即可引起冷伤。

（二）风速

风会使冷伤作用明显加强，因为机体周围有一薄层温度稍高、隔热较好的空气，风速越大，该层空气交换越频，热量散失越多，越易发生冷伤。例如－3℃的气温加上75.3m/h的风速，就相当于－40℃的气温加上1.2m/h风速的冷冻作用。

（三）潮湿

水的导热性很强，潮湿的空气也能加速热传导。在相同的低温条件下，潮湿环境比干燥环境更易发生冷伤。潮湿是战壕足、浸足和冻疮等非冻结性冷伤的明显诱因。

（四）时间

低温损伤的程度与组织冻结的时间成正比，冰晶形成、细胞内脱水、血管收缩、炎症介质释放导致的细胞损伤呈时间依赖性。

（五）其他

吸烟、饮酒、机械性摩擦、血管性疾病、外周神经性病变和精神性疾病为重要的危险因素，大气湿度、水的酸碱度对冷伤的发生也有一定影响。

二 机体因素

（一）全身状况

机体抵抗力降低，如年龄过老或过小、患病、药物中毒、休克、饥饿、营养不良、睡眠不足、过度疲劳等，都可能削弱机体的耐寒能力，容易发生冷伤。

（二）局部因素

御寒衣服不良，组织受压致血流减少、循环障碍，肢体长时间不活动致血流淤滞，骨骼肌产热减少，末梢循环不良等，均易引发冷伤。

第三节　分类

依照寒冷程度差别所引起机体损伤机制的不同，可把冷伤分为非冻结性冷伤和冻结性冷伤两大类。

一 非冻结性冷伤

非冻结性冷伤系由10℃以下至冰点以上的低温加潮湿条件所造成，如冻疮、战壕足和浸泡足。

二 冻结性冷伤

冻结性冷伤也就是我们通常说的"冻伤"，即由于肢体短时间内暴露于0℃以下的低温中，引起局部组织冻结而造成的损伤。

局部损害称为冻伤，全身损害则称为冻僵、冻亡。

第四节 发生机制

冷伤引起组织坏死是一个极其复杂的病理变化过程,一方面是低温对组织细胞的直接损伤和细胞代谢的改变,另一方面是低温对血管损伤所引起的循环障碍,这两方面互为因果,相互影响,从而导致细胞死亡、组织坏死。关于冷伤的发生机制,目前主流的学说如下。

一、细胞损伤学说

低温可导致机体组织的温度不断下降,在降至$-5\sim-3℃$时,即可达到组织的冻结温度。快速冻结时,在细胞内外同时形成冰晶体微粒。而在缓慢形成的冻结过程中,有以下几种学说:①冰晶体机械损伤学说认为,细胞外冰晶体的形成和扩大造成细胞的机械性损伤,导致细胞间桥断裂,细胞膜破裂;②电解质浓度损伤学说认为,细胞外液的水分形成冰晶体,使细胞外液浓缩、电解质浓度升高、细胞脱水,引起细胞结构和功能的损伤;③最小细胞容积损伤学说认为,在冰晶形成过程中,细胞因脱水而皱缩,当缩至一定体积时产生一种抗皱缩力,在细胞膜内外形成一种渗透压梯度,当这种压力梯度超过最小细胞容积的抗皱缩力时,细胞的通透性突然改变,导致细胞膜破裂,细胞损伤。在慢速融化的过程中,细胞同样遭受一系列严重的破坏和损害:①冰晶重结晶损伤,即形成的冰晶体相互凝聚扩大,加重细胞损伤;②稀释效应损伤,即细胞冰晶体融化,水分重新分布,过量的水进入细胞内,导致细胞肿胀、破裂,加重细胞损伤。

二、血管损伤学说

血管损伤学说认为,冷伤的重要病变来源于急性和慢性血管变化。低温损伤血管壁,使其通透性增加,组织水肿,微循环淤滞;血管内皮细胞的脱落使血管壁变粗糙,血小板聚集,血栓形成,进而导致循环障碍,组织坏死。

三、炎性介质学说

炎性介质学说认为,冷伤时释放的前列腺素PGF、血栓烷A_2可以促进局部血管进一步收缩,血小板聚集,加重血管闭塞。

第五节　病理生理变化

一 病理改变

（一）光镜下的组织病理学变化

轻度（Ⅰ、Ⅱ度）冷伤时，表皮结构完整；真皮和肌肉有轻度水肿，有淋巴细胞和中性粒细胞浸润，偶有灶性出血。重度（Ⅲ、Ⅳ度）冷伤时，表皮和皮肤附件结构模糊，组织间有大量蛋白水肿液，细胞排列紊乱，小静脉和毛细血管高度扩张，血管腔呈淤泥状，有大量血栓形成；肌肉变性坏死，结构模糊。

（二）电镜下的组织病理学变化

轻度（Ⅰ、Ⅱ度）冷伤时，细胞结构稍有变化，表皮间质有水肿，细胞中线粒体个别区有空化；肌束轻度水肿，偶见肌丝灶状紊乱。重度（Ⅲ、Ⅳ度）冷伤时，上皮细胞排列紊乱，仅见细胞轮廓，细胞器极少，线粒体大片空化；肌纤维束排列紊乱、断裂，Z线、H带结构不清，线粒体钙沉着形成。

二 生理改变

（一）冻结前反应期

先是皮温迅速下降，并在一定范围内波动，然后再次下降，当皮温降至一定强度时，触觉和痛觉相继消失，此时由于局部的轴突反射使血管扩张，皮温回升；当皮温升至一定温度时，血管再度收缩，皮温再度下降，这种血管交替舒缩称为血管波动反应，其波动范围和持续时间取决于寒冷强度和个体反应性。随着血管壁损伤，造成通透性增加、血浆漏出、血液浓缩、血黏度增加、血栓形成等，使血流减慢直至停滞。

（二）冻结-融化期

冻结肢体的自然融化复温（慢速融化）大体可分为四个阶段：由冻结温度缓慢上升到0℃左右为第一阶段，此时血流不通，温度上升是由于外界环境温度的热交换；在0℃左右滞留为第二阶段，此时血流仍不通畅，外来的热量被冰水转化过程所吸收；当组织血流逐渐恢复，温度缓慢上升为第三阶段；当多数血管血流通畅时，组织温度迅速回升为第四阶段，主要表现为发红、灼热、肿胀。由于红、肿、热、痛的出现，说明冻伤复温后开始伴有炎症反应发生。

（三）炎症反应期

复温冻融后，冻区局部出现一个典型的炎症过程，伴有大小不等的水疱以及渗出与坏死。冻区细胞代谢紊乱，肌肉线粒体的完整性受到损伤，其氧化、磷酸化功能严重障碍，肌肉中ATP、ADP、AMP和CP（磷酸肌酸）四种高能磷酸化合物的含量均明显降低，组织静脉氧分压及氧含量明显升高，动-静脉氧含量差明显下降，肌肉组织内琥珀酸脱氢酶活性明显减弱。

（四）修复或坏死期

冻伤程度和复温方法不同，其转归也不同。不合理的复温可因细胞内冰晶凝集、胞外水分重新进入细胞内而造成进一步的损伤。实验证明，细胞在15℃左右成活时间最短，这是由于此时分解代谢大于合成代谢，故称之为危险温度。由于慢速融化复温时，组织在10～25℃范围内停留时间较长，从而加重损伤。较轻的冷伤组织随着血液循环障碍及代谢紊乱等的逐渐改善而得以修复，重度冷伤则将转入坏死形成期。

第六节　临床表现

一、局部冻结性冷伤（冻伤）

（一）临床表现

冻伤的症状比较一致，患者起初多感到冻伤部位麻木并有局部运动功能障碍，复温后患者多有持续数天或数周的剧痛，后来疼痛变成麻痛。其临床表现可分为反应前期和反应期。

1. 反应前期　患者自身感觉不明显，初期局部有寒冷感，继而有痒感、隐痛感或针刺样疼痛，皮肤呈粉红色，而后皮肤变为苍白色或蜡样白色，此时出现麻木感或感觉丧失，触之发凉，如继续暴寒，则可使受凉部位冻成僵硬，即冰冻状态，冻区完全失去知觉。

2. 反应期　当患者脱离冷环境后，由于复温使血管舒张，出现反应性充血，逐步出现典型的炎症反应。

（二）分度

根据受冻的程度、损伤的范围、反应的轻重、临床表现以及结局的不同，通常把冻伤由轻到重分为四度：

1. Ⅰ度冻伤（红斑性）　为皮肤浅层损伤，早期皮肤苍白，复温后局部充血和水肿，发红，压之变白，局部皮温增高，有针刺样疼痛、痒感、灼热感，不出现水疱。1周内自愈，愈后局部有表皮剥脱，有时在冻伤部位可遗留出汗过多或冷感等症状。

2. Ⅱ度冻伤（水疱性）　损伤达真皮层，皮肤呈红色或粉红色，压之变白，而后因血管迅速充血出现高度肿胀，有瘙痒、疼痛、过敏，深部感觉存在。12～24小时后出现浆液性水疱，疱液多为橙黄色，疱底呈鲜红色，少数呈血性水疱，水疱往往连成片；5～7天后水疱逐渐吸收，而后结痂、干燥、剥脱。2～4周内自愈。

3. Ⅲ度冻伤　损伤达皮肤全层，皮肤呈青紫色或紫红色，皮温下降，有明显的水肿和多个水疱，多为血性渗出液，基底灰白或污秽，疼痛明显，痂皮脱落后形成肉芽创面或溃疡。

4. Ⅳ度冻伤　受冻组织深达肌肉或骨骼，皮肤呈苍白色、青灰色、蓝紫色甚至紫黑色，肿胀不明显，触之冰冷，痛觉与触觉消失，复温后出现剧痛，而后感觉丧失。2～3周内组织发生干性坏疽，呈木乃伊化；如并发感染，则组织坏死，恶臭，即湿性坏疽。

（三）并发症

1. **严重感染** 主要包括破伤风、气性坏疽和恶性坏疽，病情严重且发展迅速，难以控制，有生命危险。
2. **筋膜间隔压迫综合征** 主要发生于Ⅲ～Ⅳ度冻伤和大面积坏疽患者，表现为肢体严重肿胀，尤其是胫前肌压痛明显，腓神经支配区感觉障碍，可发生足下垂，还会引发全身毒性反应、化脓性感染和急性肾衰竭。
3. **代谢性酸中毒** 可损害肾脏功能，甚至发生急性肾衰竭。

（四）后遗症

常见雷诺（Raynaud）综合征现象，如感觉过敏、多汗、关节僵硬、复发性水肿、皮肤及附件萎缩，可持续数月或数年。

二 潮湿性足冻伤

潮湿性足冻伤是足部长期在湿冷、无保暖措施的环境下（如湿雪、沼泽地、潮湿的坑道内）发生的，最初的反应是脚踝疼痛，感觉异常，脚掌皮肤苍白，呈蜡状，形成水疱后，疱内充满黄色或血红色液体，形成湿痂后，剥离时有化脓和中毒症状。

三 浸没性手、足冻伤

浸没性手、足冻伤常发生在寒冷时节舰船在海上倾覆时或飞行器遇险后人员落水时，当水温为1.9～8℃时，肢端在水中浸泡，会导致浸没性手、足冻伤，冻伤的程度取决于水的温度和浸泡的时间。主要表现为肢端有麻木感，手指反应迟钝或病态反应，肌肉颤抖，皮肤充血，小腿水肿，水疱，软组织敏感，肌肉力量降低。

四 接触性冷伤

接触性冷伤是由于身体裸露部分与温度为-40℃以下的金属直接接触所致。反应前期非常短暂，特点是身体组织的温度急剧下降，其冷伤程度取决于接触的时间和金属器物表面的温度。

五 冻疮

反复遭受Ⅰ～Ⅱ度冻伤会导致冻疮。冻疮往往发生在典型的局部位置（如手指、脸部、耳部），缺少肉眼可以判断的组织坏死和皮肤血管坏死，但容易复发。

六 全身性冷伤

（一）轻度全身性冷伤（乏力型）

体温为33～35℃，症状为乏力、头痛、头晕、行动抑制、颤抖，可发生欣快症；对自身状态和周围环境的评判力降低；言语声音低，语速慢，过分强调单词中的重音；对光线的瞳孔反应降低；肢端肌肉紧张；脉搏可降低至每分钟40～60次。

(二)中度全身性冷伤(迷睡型)

体温为29~32℃,症状为知觉抑制直至迷睡,全身行动不灵活;言语不清,声音嘶哑;面部表情贫乏、冷漠;瞳孔放大,并可能出现"搏动"(周期性放大和缩小);心动徐缓,低于每分钟40次,脉搏微弱,血压降低;呼吸频率为每分钟8~10次;可出现大小便失禁。

(三)重度全身性冷伤(痉挛型或昏迷型)

体温降至29℃以下,通常失去知觉,四肢蜷曲,牙关紧闭,头和手有可能做无意识动作;眼球凸出,角膜反射弱或无反射。如果体温降至20~24℃,伤员就会死亡。

第七节 诊断与鉴别诊断

一 诊断

根据病史和临床表现,冷伤的诊断比较容易。目前对冷伤程度和范围的判断和预测主要有如下方法。

(一)临床表现

深度按四度分法诊断,面积按烧伤九分法和手掌法计算,正确的冷伤诊断应包括冷伤面积加深度。

(二)肌电图

肌电图可判断出组织坏死的程度。

(三)红外温度记录技术

红外温度记录技术用于早期测定Ⅲ度冻伤,可预测坏死的分界线及红细胞的淤滞程度。

(四)肢体血管无创检测技术

如采用多普勒超声血管成像图、阻抗血流图和血流量测定、指趾光电容积示波图和经皮测氧分压、磁共振(MRI)或者磁共振动脉血管造影(MRA)等方法,可以直接看到闭塞的血管和周围组织,对肢体血液循环情况进行动态的和比较准确的判定。

(五)微波辐射测定法

微波辐射测定法也可用来评价冷伤的程度。

(六)核素技术

1. 将^{133}氙注射于正常组织和冷伤组织内,比较^{133}氙放射性消失的速率,能判断血流量的改变,对预测冷伤的程度有一定的作用,并可用于判断治疗效果。
2. 用^{131}碘标记人体血清蛋白,静脉注射,可预测冷伤部位的坏死程度。

3. 以 ^{99}锝（^{99}Tc）-焦磷酸亚锡扫描进行冷伤的早期诊断，在 2 天内即可鉴别出不能成活的组织。

（七）直肠温度

直肠温度对全身性冷伤是最为精确的判定依据。

二、鉴别诊断

（一）多形红斑

多形红斑好发于春、秋两季；寒冷型多形红斑也可发于寒冷季节，尤其是季节转换时。多形红斑的损害对称地分布于四肢远端，除手背外也可见于掌面，且皮疹为多形性，以水肿性丘疹为主，典型损害呈虹膜样红斑。起病较急，一般在 2～4 周内自愈，再发有间歇期，不会在整个冬季患病。

（二）烧伤

通过询问病史一般不难区别。

第八节　治疗和预防

一、急救

首先使伤员与冷伤环境脱离，脱去伤员潮湿的衣服和鞋，用一切手段（如包裹、热食物、温暖房间等）给伤员保暖。受伤部位应该尽快复温，复温时水的温度要求保持在 40～42℃，复温时间为 15～30 分钟，这样可以迅速阻止进一步的冰晶形成和血管收缩。如果温度超出上述范围，则会使组织损伤进一步加重；同时，禁止干热复温，因为干热会使组织不均匀受热，造成已经麻木的损伤组织烧伤。冷伤部位皮肤粉红和变软是血管收缩停止和停止复温的标志。复温过程中主动活动是有益的，但是禁止使用按摩。肢端复温之后，应该在创伤部位涂抹酒精或淡碘溶液，然后用棉纱布绷带包扎，开始静脉输注疗法。应采取这种急救疗法 5～10 小时，再采用下一步的治疗。

二、医疗救治

（一）轻度冷伤（Ⅰ～Ⅱ度）

用酒精或淡碘溶液涂抹创伤部位，进行消炎和消肿治疗。伤后 10～14 天就可完成上皮形成过程，但在此后相当长的时间内还可能保持指关节行动迟钝、创伤部位神经对刺激不敏感等症状。

（二）重度冷伤（Ⅲ～Ⅳ度）

使用促血管舒张和减活化制剂改善血液循环。创面一般需要皮肤移植、皮瓣转移进行覆盖。

严重者甚至需要进行截肢手术以保全性命。

(三) 冷伤后的辅助性治疗

虽然已经进行了很多试验，但目前对各种辅助治疗的疗效还没有肯定的评价，多数还停留在动物试验阶段，进一步的应用需要大规模的随机临床试验证实其疗效。

1. He-Ne 激光　能改善血管功能，加强受累部位的微循环，使组织内供氧增加，有利于机体新陈代谢的保持和恢复。

2. 红外线　使组织温度升高，毛细血管扩张，血流加快，组织细胞活力及再生能力提高；可降低神经系统的兴奋性，有镇痛作用；能消除肉芽水肿，促进肉芽生长，加快伤口愈合。

3. 中药　使用红花冷疮酊、甘草、赤芍等中药制剂，能轻度扩张血管，且有镇痛、镇静、抗惊厥、抗炎、抗溃疡、抗菌、解热等作用。

三　预防

1. 加强体育锻炼，增强体质和御寒能力。
2. 加强对冷环境的适应性锻炼，使手足对寒冷的适应能力逐渐增强。
3. 加强肢端和暴露部位的保暖，并注意保持干燥。
4. 对导致冷伤的行为有足够的认识，有很好的营养储备、正确的被服准备等。

第九节　展望

通过过去20年的医学研究，人们已经能够对冷伤进行正确分类、诊断、治疗和预防，尤其是通过对冷伤病理生理的研究，进一步认识了冷伤的损伤机制，对于冷伤的治疗起到了指导性作用，但是在早期判断组织坏死的界限、辅助治疗方法的研究等方面还有待深入。对冷伤后细胞各种信号通路的交汇和内源性保护机制的研究、冷伤时细胞膜蛋白的分子变化机制与调理的研究、线粒体损害在冷伤时细胞坏死和凋亡中的作用及其地位的研究等，将有助于进一步从细胞与分子水平阐明冷伤组织细胞损害的机制，为冷伤的治疗提供必要的理论支持。

（贾赤宇）

参考文献

[1] 薛宝升, 王杨, 孙海峰. 冻伤诊疗研究进展[J]. 创伤与急危重病医学, 2014, 2(2):65-68.

[2] Hutchison R L. Frostbite of the hand[J]. J Hand Surg Am, 2014, 39(9):1863-1868.

[3] Auerbach L J, DeClerk B K, Fathman C G, et al. Poly-L-arginine topical lotion tested in a mouse model for frostbite injury[J]. Wilderness Environ Med, 2014, 25(2):160-165.

[4] Rothenberger J, Held M, Jaminet P, et al. Assessment of microcirculatory changes of cold contact injuries in a swine model using laser Doppler flowmetry and tissue spectrophotometry[J]. Burns, 2014, 40(4):725-730.

[5] Held M, Rothenberger J, Schiefer J, et al. Alteration of biomechanical properties of skin in acute cold contact

injury[J]. Burns,2014,40(7):1384-1389.

[6] Rothenberger J,Held M,Jaminet P,et al. Development of an animal frostbite injury model using the Goettingen-Minipig[J]. Burns,2014,40(2):268-273.

[7] Kiss T L. Critical care for frostbite[J]. Crit Care Nurs Clin North Am,2012,24(4):581-591.

第二十六章 四肢武器伤

四肢武器伤（weapon injuries to extremities）是指战时轻武器（small arms）、爆炸性武器（explosive weapons）等作战武器对作战人员或平民的上肢和（或）下肢造成的伤害，在历次战争中其发生率均在50%以上。20世纪后期至21世纪初，打击精确化、杀伤效能高的作战武器已广泛应用于现代战争，四肢武器伤呈现骨骼肌肉损伤重、伤亡率高、截肢率高、组织修复难度大的特点。与此同时，随着科学技术的发展和救治理念的更新，四肢武器伤的救治也取得了长足的进步，损伤控制外科（damage control surgery）、负压引流包扎、低压复苏等新技术已在战伤急救中广泛应用，骨组织工程、干细胞修复等高新技术也已应用于骨骼、软组织的修复与重建，从而大幅度降低了四肢武器伤的致死率和致残率。

第一节　现代武器的特点及其致伤机制

一、现代武器的特点

（一）轻武器

轻武器，通常指手枪、步枪、机枪等单兵或班组使用的作战武器。手枪为近距离自卫武器，发射口径7～9mm的钝圆形弹，飞行阻力大，减速快，在50m内有较强的致伤能力。步枪、机枪采用尖形弹，有效射程在400m以内。目前世界各国军队的步枪、机枪多采用两种口径的尖形弹，一种为7.62mm，为美国M14型步枪，俄国AK-47步枪、机枪发射的枪弹；另一种为6mm以下的小口径枪弹，如美国、北大西洋公约组织（NATO）的5.56mm枪弹，俄国的5.45mm枪弹，中国的5.8mm枪弹。小口径枪弹质量轻，飞行速度高，弹道轨迹扁平，命中精度高，在400m内能有效杀伤有生目标。如美国M16型步枪发射的5.56mm枪弹，初速能达到980m/s，弹头质量为M14型步枪发射的7.62mm枪弹的37%（3.6g/9.7g），枪口动能仅为7.62mm枪弹的约1/2（1700J/3800J），但在400m处时，5.56mm枪弹的动能为440J，远高于枪弹停止效应阈值80J。当小口径枪弹射入密度较空气大800余倍的机体组织时，由于弹头速度高，弹头的长径比（弹头的长度与口径之比）、断面比能（弹头瞬时动能与其最大横截面积之比）大，更易迅速翻滚、破碎，造成组织严重缺损。目前高速小口径轻武器是美国、北大西洋公约组织、中国军队步兵的主要武器。打击远距离目标常采用的大口径枪械及弹药，如美军使用M24、M107狙击步枪，采用的分别是大口径的（7.62mm和12.7mm）枪弹，可有效毁伤1000～1500m射程内的有生目标和装备。

（二）爆炸性武器

以爆炸破片、冲击波以及热力等因素杀伤有生目标或摧毁工事、装置的武器统称为爆炸性武器，其弹药按毁伤效应可分为破片杀伤弹药、打击装置弹药、冲击波增强弹药、简易爆炸装置、爆炸燃烧武器等。

1. **破片杀伤弹药** 主要指用爆炸破片杀伤人员的弹药，如榴弹、炸弹、手榴弹、破片杀伤地雷。

在第一、二次世界大战中，弹体爆炸产生随机自然破片，其大小不一，形状各异，爆炸杀伤半径小。现代杀伤弹已普遍采用破片可控或预制技术，使爆炸破片质量保持在50～1000mg，形状多为球形、圆柱形、锯齿状，且破片数量大。如德国DM51型手榴弹嵌有50mg小钢珠4000颗。由于预制破片质量轻，因而飞行速度衰减快，击中人员的破片动能低，致死概率低于枪弹（表26-1），常造成击中人员多处盲管伤（非贯通伤）。

表 26-1　爆炸弹片的致死概率

类别	致死概率
随机弹片	25%（炮弹） 10%（手榴弹）
预制弹片	14%（炮弹） 5%（手榴弹）

2. **打击装置弹药** 包括穿甲弹、破甲弹、爆炸成型弹、钻地弹等，为摧毁装甲战斗车辆、舰船、防护工事和装备的爆炸性弹药。

（1）穿甲弹用其高动能侵彻装甲防护层。普通穿甲弹采用高强度合金钢作为弹体，弹体内装有炸药，当弹头撞击装甲时，弹体内部炸药爆炸，以提高弹头穿透装甲后的杀伤和燃烧效应。现代穿甲弹弹体内无炸药，主要依靠弹体内的长杆形弹芯高速撞击穿透装甲，密度大、高硬度的钨、贫铀（^{235}铀含量低于0.711%）合金常作为穿甲弹弹体或弹芯材料。贫铀合金穿甲弹弹体或弹芯在穿甲过程中破裂，其产生的破片可击中装甲内人员；穿甲产生900℃以上的高温，可引起贫铀合金燃烧而产生纵火效应、热力效应，引起烧伤；贫铀燃烧形成放射性铀气溶胶，可经呼吸道、消化道、皮肤黏膜和伤口等途径进入体内，造成内照射损伤和重金属中毒。

（2）破甲弹采用聚能装药技术，药柱表面加锥形金属药型罩，爆炸后锥形罩融化，形成速度为8000～10000m/s、温度为1000℃以上、压力为10^5MPa的金属射流，从而摧毁防护装甲。被金属射流直接击中的装甲内人员常呈喷灯样毁损性损伤，致伤组织大块缺损，烧伤程度严重；射流径路以外的人员伤亡主要由破裂的装甲碎片造成。在现代战争中应用最广泛的破甲弹为单兵火箭筒发射的火箭弹。

（3）爆炸成型弹是应用聚能装药技术的又一弹种，该弹采用与破甲弹不同的金属药型罩，利用爆炸产生速度高达1500m/s的侵彻体以击穿装甲。在伊拉克战争中，攻击装甲车辆的路边炸弹中有90%以上为简易爆炸成型弹。装甲内人员伤亡主要为弹体或装甲碎片侵彻所致，其肢体伤的发生率高达87%。

（4）钻地弹依靠弹体动能穿透工事、掩体防护层，达到预定深度时弹体内炸药发生爆炸，如美国GBU-28A/B钻地弹可穿透30m厚的泥土或6m厚的混凝土后爆炸。钻地弹在地下工事内爆炸时，爆炸冲击波、弹片、工事碎片、爆炸热力可对工事内人员造成致命伤害。海湾战争中，因美军钻地弹击穿伊拉克一处3m厚的混凝土防空掩体，造成了上千名平民死亡。

3. **冲击波增强弹药** 如燃料空气炸弹和温压弹，均为爆炸药剂和空气混合形成云爆区后引爆，冲击波超压持续时间长。

（1）燃料空气炸弹采用二次爆炸模式，首次爆炸时将弹体内的环氧乙烷、丙烷、丁烷等液态碳氢化合物抛入空中，形成气溶胶状云雾区；随后炸弹的延迟引信引爆，云雾区发生爆炸，产生强大、持续时间较长的冲击波和温度高达1200～1500℃的火球。由于燃料空气炸弹爆炸时几乎将云爆区附近的氧消耗殆尽，因此受伤人员除了冲击伤、烧伤外，也会因缺氧而发生窒息，在闭合环境内尤为明显。

（2）温压弹弹体内装有可燃金属铝、硼、硅、镁、钛粉末的钝感聚合黏结炸药，在向四周抛撒炸药的同时引爆，金属粉末燃烧并释放大量能量，其产生的冲击波和高温火球远大于燃料空气炸弹爆炸，有较大面积杀伤能力，如美国研制的BLU-118B温压弹杀伤面积达2km²。由于温压弹在闭合环境内爆炸，冲击波发生反射、叠加，其超压峰值较开阔地爆炸强2～9倍，正压持续时间延长，因此适合打击地下工事、掩体、坑道等。

4. 简易爆炸装置（improvised explosive devices，IED） 泛指利用军用弹药或民用爆炸物制作的定时或遥控起爆的爆炸装置，如自杀式人体炸弹、汽车炸弹、路边炸弹、邮件炸弹等，通常在距爆炸目标较近的地方引爆，常为恐怖袭击采用。为增强爆炸杀伤效果，简易爆炸装置中常添加尖锐的金属物体，如铁钉、螺帽、金属破片等；或将爆炸物与丙烷瓶、燃气罐、电池酸液罐组合，爆炸时可造成大范围的投射物伤、烧伤、冲击伤、毒性烟雾吸入伤、复合伤。采用爆炸成型弹原理制作的路边炸弹，爆炸后产生的高速侵彻体击中车辆时，车内人员损伤重，肢体损毁伤多见。在伊拉克战争中，简易爆炸物对美军及联军的杀伤逐年增加，由2006年的40%升至2009年的60%～75%。

5. 爆炸燃烧武器 包括爆炸抛撒燃烧剂和在爆炸时可引燃目标易燃物质的武器弹药，前者有油料燃烧武器、金属燃烧武器、铝热弹、混合性燃烧武器，后者有穿甲燃烧弹、爆破燃烧弹、杀伤爆破燃烧弹等多效应弹。

（1）油料燃烧武器包括各种凝固汽油或凝固煤油弹，其爆炸抛撒的胶状燃料可黏附在人体皮肤上燃烧，燃烧温度达1000℃左右，多造成重度烧伤。

（2）金属燃烧武器以镁弹为代表（镁粉燃点为632℃），镁弹爆炸时，弹体内装填的镁粉末向四周抛撒，着火燃烧后，可产生3000℃以上的高温。

（3）铝热弹为73%氧化铁（Fe_2O_3）和27%铝粉的混合剂，因其本身能产氧，故在没有空气的情况下也可燃烧，产生2200～3000℃高温，如主要用于打击车辆的美国AN-M14型TH3手榴弹。

（4）混合性燃烧武器是由凝固汽油弹、磷弹和铝热弹三种炸弹的成分混合配制而成的武器弹药。穿甲燃烧弹、爆破燃烧弹、杀伤爆破燃烧弹采用高爆速炸药和锆或稀土合金件组成，当炸药爆炸时，具有一定贯穿力的锆粒或稀土合金粒在侵彻过程中燃烧，可使易燃物质起火。

二 现代武器的致伤机制

常规武器（conventional weapons）的致伤元可分为投射物（轻武器枪弹、爆炸性武器弹片）、爆炸冲击波、热力等。常规武器致伤是其致伤元向致伤组织转移机械能、热能的过程。武器弹药的能量特征、在能量转移过程中与致伤组织的相互作用、致伤组织的解剖特征决定了组织损伤的程度和范围。

（一）投射物（弹头、弹片）

1. 能量特征 弹头、弹片是以火药燃烧或炸药爆炸为动力发射或抛掷的投射物，其致伤能力取决于投射物的动能以及侵彻机体组织过程中作用于投射物的减速阻力，后者决定了投射物向致伤组织转移的能量。

投射物的动能与其质量成正比，与速度成平方关系。依据动能公式 $KE=mv^2/2g$（式中 KE 为动能，m 为质量，v 为速度，g 为重力加速度）可知，当投射物速度增加1倍时，其动能就增加3倍。

作用于投射物上的减速阻力与投射物的飞行速度、结构与形状特征，致伤组织的结构特性有关。

当投射物的速度低于组织中声速（1450m/s），其在组织中的能量释放率为其速度的平方；当投射物的速度超过组织中声速时，其在组织中的能量释放率与其速度的立方成正比。

手枪弹头呈钝圆形，飞行阻力大，减速快；步枪弹头多为尖形，飞行阻力小，减速慢，穿入组织能力强。尖形步枪弹头长径比大，在阻力作用下容易翻转和失稳，从而增加阻力面积，消耗能量多，增大杀伤效果。弹头在侵彻过程中破碎时传递能量大。美国5.56mm枪弹M193式弹头为铜被甲、铅芯结构，射击平均厚度13cm的软组织，约有50%的弹头在组织内破碎，破碎弹头传递动能多，所造成的伤腔容积大，复杂伤道出现率达100%。

爆炸弹片多为球形、柱形，飞行阻力较弹头大，速度衰减快。如炮弹弹片初速可达1800m/s，但幸存伤员的弹片致伤速度多在600m/s以下。弹片击中人体的能量释放与弹片随机阻力面积可由 $S=\varphi k \cdot m^{2/3}$ [S 为弹片阻力面积（m²），φk 为弹片形状系数（m²/kg$^{2/3}$），m 为弹片质量（kg）] 表示。由该式可知，弹片阻力面积与形状系数成正比。球形、柱形弹片形状系数较小，多棱形弹片（如三角形、方形）形状系数较大。形状系数大的弹片在组织中速度衰减快，释放能量多。采用质量为0.44g的球形、三角形、柱形和方形四种形状弹片分别射击犬后肢肌肉组织（肌肉厚度13cm），射击速度为700～1500m/s时，形状系数大的三角形弹片能量传递率为99.5%，方形弹片为97%；形状系数较小的柱形弹片为95.2%，球形弹片为84.5%。由于三角形、方形弹片击中组织时其能量传递率较柱形、球形弹片大，所形成的伤腔容积大，伤道呈浅而宽的弹坑样。

击中组织的密度愈大，作用于投射物的减速阻力愈大，传递能量就愈多。如采用11.43mm弹头，以252m/s初速射击密度分别为1.09g/cm³和2g/cm³皮肤和骨骼，传递能量分别为10.89J和73.66J。肺组织密度为0.4g/cm³左右，含有大量气体，由于空气的可压缩性以及肺组织的弹性作用，被击中时弹头传递能量较少，损伤较局限；若直接击中肋骨，由于骨碎片的继发损伤作用，肺脏损伤常十分严重。

2. 致伤机制

（1）切割：投射物击中人体时，当作用于局部组织的应力超过组织破裂阈值时，被切割或挤压的组织发生破裂，形成原发伤道。投射物直接击中骨骼时，飞散的骨骼碎片可加重伤道周围软组织损伤。

（2）瞬时空腔：投射物侵彻路径的周围组织向外加速运动，形成了较原发伤道或投射物直径大数倍甚至20倍以上的空腔，随后迅速缩小，最终止于原发伤道。由于该空腔仅持续数百微秒，故称为瞬时空腔。枪弹传递组织83%的能量消耗在瞬时空腔形成，瞬时空腔膨胀、收缩产生的压力可造成伤道周围组织挫伤。脑实质、肝脏弹性差，瞬时空腔膨胀区域内的组织均有严重挫伤；肌肉组织弹性强，瞬时空腔内的肌肉组织挫伤多局限于距原发伤道0.5cm内。瞬时空腔可导致伤道较远的血管、神经发生牵拉损伤，伤及骨骼时可发生间接性骨折。瞬时空腔膨胀期间所形成的负压可将伤道周围皮肤上附着的细菌和附近的尘埃、衣服碎片等污物等吸入，从而加重伤道的污染和感染。

（3）弹道冲击波：投射物高速击中组织时会产生高频、低位移的应力波，其峰压值约为数十个大气压，作用时间为数微秒至数十微秒。弹道冲击波可能造成远离伤道的中枢和周围神经损伤，血管内皮细胞分泌功能紊乱，如血管活性物质内皮素（endothelin）的分泌及基因调控发生改变。原发伤道周围1/3的挫伤组织可能由冲击波造成。

（4）热效应：投射物在侵彻过程中与组织发生摩擦，0.5%的投射物动能转变为热能。5.56mm枪弹M193式弹头击中人体组织时，其传递的能量可使伤道失活组织的温度升高2℃。

（二）爆炸冲击波

1. 能量特征　黑索金、TNT、硝酸甘油、塑性炸药（C4、Semtex）等炸药爆炸时，爆速达到3000～8000m/s以上，瞬间产生大量高温、高压气体，强烈压缩炸点周围的空气介质，使其密度、压力和温度突然升高并高速传播，形成爆炸冲击波。军用爆炸性武器弹药采用高爆速炸药。黑火药、无烟火药、碳氢化合物、火箭推进剂等可在无外界供氧的条件下由激发能引发爆燃（爆速小于2000m/s），其产生的大量热和气体可在有限的空间内转变为冲击波。低爆速的火药主要用于发射弹头、炮弹、火箭、导弹；碳氢化合物除用于燃料空气武器外，恐怖袭击时也常用于制作车载炸弹。

爆炸冲击波波阵面（压缩区和未压缩区之间界面）压力超过环境大气压时称为超压；波阵面后空气介质高速移动产生的冲击力称为动压，也称爆风。爆炸冲击波的超压作用于人体时，通过剥脱效应、内爆效应等致伤机制造成肺脏、胃肠道等挫伤、出血；动压可造成人员位移和撞击，发生骨折、软组织挫伤。在冲击波超压、动压的作用下，爆炸性武器弹片向四周高速抛掷，其杀伤半径远大于冲击波超压。如美国155mm榴弹爆炸时，冲击波超压的致伤半径仅在距爆心15m的范围内，但爆炸弹片的致伤半径可达549m。

冲击波超压、动压的强度随距爆心距离的增加而急剧下降。超压在空气中衰减为距爆心距离立方的倒数，即距离增加2倍，冲击波超压值为爆心超压值的1/8。如1kg炸药爆炸时，爆心处的冲击波超压为500kPa，距爆心3m处即下降到18.51kPa。在装甲车辆、舰船、坑道工事等闭合环境爆炸时，由于爆炸冲击波反射、绕射形成复杂波，加之局部环境温度的升高，冲击波超压峰值增加，正压时间延长，造成人员损伤重。

2. 致伤机制

（1）超压损伤，为多种机制的复合作用：①压力差效应。在冲击波作用下，外耳道压力远高于鼓室压力，造成鼓膜破裂。在冲击波作用于机体后，肺内液体部分（毛细血管内血液）和气体部分（肺泡内气体）的压力均有所上升，但液体部分上升更多，两者之间形成很大的压力差，造成肺间隔微血管撕裂，引起肺出血。②内爆效应。耳鼓膜、肺脏、胃肠道等器官内的气体在冲击波超压作用下明显压缩，冲击波通过后，受压缩的气体极度膨胀，造成器官破裂或空气被压入毛细血管导致气体栓塞。③剥脱效应。冲击波在肺泡-空气界面引起反射和折射，在致密组织表面形成拉伸应力区，当局部应力达到组织临界断裂应力时，肺泡壁断裂，形成肺大泡。④惯性效应。胸腹腔内具有不同力学特性的组织器官在冲击波的作用下运动速度不一，从而产生剪切应力，造成分离性损伤。⑤血流动力学效应。在冲击波超压、负压交替作用下，胸腹腔发生急剧压缩和扩张，可造成心、肺、脑等器官血流量的急剧变化，从而引起血管破裂、出血。冲击波超压致伤值与无防护人员的损伤特点见表26-2。

表26-2　短时程（<30ms）冲击波超压致伤值

压力(psi/kPa)	损伤特点
2/14	听阈偏移
5/35	鼓膜破裂阈值
15/104	50%发生鼓膜破裂
30～40/209～279	肺损伤阈值
80/557	50%发生肺损伤
100～120/697～836	致死阈值
130～180/906～1254	50%致死
200～250/1393～1742	100%致死

（2）动压损伤：在动压的作用下，人体被抛掷、撞击，发生加速、减速运动导致的钝性撞击伤，严重者发生四肢、脊柱、颅骨的闭合性骨折，胸腹腔脏器破裂，脑挫伤；轻者出现关节脱位，韧带扭伤，肌肉拉伤。动压可吹起炸点附近的沙石、木质碎片、金属碎片，使其获得动能而成为继发投射物，击中人体而造成损伤。动压的作用方向性明显，人员如停留在障碍物后面或低于地面的位置，可减轻或避免动压的损伤作用。在爆炸伤的发生机制中，动压和超压的损伤作用往往是密不可分的，如爆炸伤造成的长骨骨干创伤性截肢可能是冲击波超压和动压协同作用的结果。有限元仿真分析显示，冲击波超压造成肢体长骨干局部应力集中，随之动压引起的肢体摔打造成了应力集中区骨折。

（三）热力

1. 能量特征　TNT等高爆速炸药爆炸时，1/3的化学能在爆炸瞬间转化为冲击波和高温（2500～5000℃）；2/3的化学能以燃烧的形式缓慢释放，燃烧形成的火球温度可高达2000～3000℃，持续时间为毫秒级。冲击波增强武器温压弹和燃料空气炸弹，通过抛撒和引爆含能多相混合物而发生爆燃，形成的火球直径和持续时间均较TNT等高爆速炸药增加数倍至数十倍。穿甲弹、钻地弹在侵彻防护目标时，强大的撞击力会使弹芯或弹体温度急剧升高。含贫铀、锆金属的穿甲弹在穿甲过程中，贫铀、锆微粒可发生自燃。破甲弹在爆炸瞬间会形成微小金属碎片组成的金属射流，其温度可达上千摄氏度。

燃烧剂着火后的温度取决于燃烧物的性质，油性燃烧性武器的燃烧温度达1000℃左右，多造成重度烧伤；镁、铝燃烧弹燃烧时可产生2000℃以上的高温。

2. 致伤机制

（1）火球效应：军用燃烧剂燃烧、爆炸形成的高温火球可造成人员的致命性烧伤，伤员除体表严重烧伤外，吸入高温烟雾后可发生严重的口、鼻和喉部烧伤，严重者可发生气管和各级支气管黏膜充血水肿和坏死脱落，导致气道阻塞，部分伤员可发生肺水肿，甚至因呼吸衰竭而死亡。由于火球区冲击波的超压值多在致死压力区间，火球区烧伤人员常有严重的冲击伤，大多数伤员随即死亡。

热辐射为火球向四周发射紫外线、可见光和红外线波段组成的电磁波辐射能流，可引起火球区内、外人员体表暴露的皮肤烧伤，其损伤程度取决于辐射剂量。通常采用热通量和剂量值（热通量对时间的积分）表示辐射剂量。由于炸药爆炸后火球持续时间短，常用热剂量表示热辐射损伤阈值。温压弹炸药的热辐射剂量可达TNT的3.6～4.8倍，具有明显的高温优势。

爆炸火球的强闪光可使眼底视网膜上的感光物质视紫质发生漂白分解，从而造成暂时性视力障碍，即闪光盲。伤员发生闪光盲后立即出现视力下降、眼发黑、金星飞舞、色觉异常，严重者出现头痛、恶心、呕吐等自主神经功能紊乱症状。但闪光盲症状的持续时间短，大多在爆后几秒到3～4小时即可自行恢复，不留后遗症。1987年，美国的Stark护卫舰被伊拉克战机发射的两枚飞鱼导弹击中，幸存的17名伤员中有3人发生闪光盲。

（2）纵火效应：爆炸高温产物可引燃周围环境的易燃物质，造成人员的继发性烧伤。爆炸性武器打击坑道工事、装甲车辆、舰船舱室时，纵火燃烧造成的继发性烧伤是主要的战伤类型。第二次世界大战期间，英军装甲部队烧伤人员中有66%为穿甲弹所致，25%为破甲弹所致。在1982年的马岛战争中，英军运兵船被航弹击中时，179名伤员中有83名烧伤，占伤员总数的46%。

纵火燃烧可产生大量高温有毒烟雾，人员吸入后除造成呼吸道烧伤水肿和肺水肿外，烟雾中含有的一氧化碳、一氧化氮、氰化物、氯化氢、甲醛等有毒物质可引起全身中毒症状，严重者发生死亡。如吸入一氧化氮浓度达到0.025%或吸入一氧化碳浓度达到1%时，2～3分钟内即发生死亡。

第二节 四肢武器伤的流行病学及损伤特点

一 四肢武器伤的流行病学特点

自第一次世界大战以来，在全球爆发的数次局部战争中，爆炸性武器较轻武器使用更广泛，爆炸伤的发生率明显高于枪弹伤，已成为现代战伤的主要伤类。在阿富汗战争和伊拉克战争中，美军爆炸伤的发生率为第一次世界大战的2倍以上，枪弹伤的发生率仅相当于第一次世界大战的1/3（表26-3）。

表26-3 美军在历次战争中枪弹伤和爆炸伤的发生率

战争	枪弹伤(%)	爆炸伤(%)
第一次世界大战	65	35
第二次世界大战	27	73
朝鲜战争	31	69
越南战争	35	65
伊拉克战争和阿富汗战争	19	81

四肢武器伤的致伤因素与上述战伤的总体致伤因素一致。对伊拉克战争和阿富汗战争中1281名伤员的3575个受伤肢体的致伤因素分析后发现，枪弹所致者占17%，爆炸性武器所致者占73%（其中，36%为IED，16%为手榴弹、火箭弹，19%为迫击炮弹、炮弹、炸弹，2%为地雷）。爆炸伤与枪弹伤的发生率与作战时采用的武器类型有关，伊拉克战争地面进攻阶段，美军的爆炸伤发生率为47.7%，枪弹伤为30.1%；美军占领伊拉克后，由于反美武装大量采用IED，美军爆炸伤的发生率大幅升高，2006年达到76%，枪弹伤为24%。肢体枪弹伤和爆炸伤伤情差异大，对医疗资源的需求也有所不同。对美军作战旅176名伤员的242处骨骼肌肉伤（如肢体、脊柱、骨盆伤）的统计表明，枪弹伤的开放性骨折发生率为45.8%，无一例截肢；爆炸伤的开放性骨折发生率为10.6%，肢体截肢率为7.7%。英军野战医院在2006年10个月内收治IED爆炸伤员中，86.7%为肢体伤，52%为肢体骨折，幸存伤员有7%截肢，阵亡或伤死人员中有50%截肢。肢体枪弹伤伤员住院时间达6个月以上者占58.3%，肢体爆炸伤伤员住院时间达6个月以上者占31.7%。

第二次世界大战后期，Palmer等人依据作战人员处于站、卧、蹲等不同姿态下四肢的暴露面积，预测地面作战中四肢武器伤的发生率为58%，其中下肢伤的发生率大于上肢伤。在以后的数次战争中，美军四肢武器伤的发生率与上述预测基本相符（表26-4）。在伊拉克战争和阿富汗战争中，美军四肢武器伤的发生率首次出现与以往不同的变化，上肢伤的发生率略高于下肢伤。据报告，IED爆炸造成的上肢伤大于下肢伤（分别为36.4%和26.9%，$P=0.03$）。伊拉克战争中，美军装甲舱室受IED攻击时，车内乘员上肢伤的发生率2倍于下肢伤。但装甲车辆触雷爆炸时，车内人员下肢伤的发生率可高达81%。下肢伤的损伤程度重，其手术率明显高于上肢伤（分别为39%和29.9%，$P=0.04$）。肢体武器伤开放性伤口多，据伊拉克战争、阿富汗战争中对665例肢体武器伤的统计结果表明，开放伤占50.8%，骨折占19.1%，挫伤占19.1%，烧伤占6.3%。

表 26-4 美军在历次战争中四肢武器伤的发生率

部位	第二次世界大战	朝鲜战争	越南战争	海湾战争	伊拉克战争和阿富汗战争
上肢	23%	29%	27%	23%	28%
下肢	35%	36%	34%	48%	26%

对阿富汗战争和伊拉克战争中美军1281名伤员的3575个受伤肢体的致伤因素分析显示，53%为枪弹（弹片）所致的软组织穿入伤，骨折发生率为26%，与越南战争（27%）、朝鲜战争（23%）相近；上肢骨折的发生率为43%，高发部位为手（19%）；下肢骨折的发生率为57%，多发生胫腓骨骨折（23%）；开放性骨折的发生率为82%，与1991年的海湾战争（83%）相近。历次战争中，美军伤员下肢开放性骨折的发生率均高于上肢（表26-5）；枪弹伤所致的开放性骨折发生率（45.8%）显著高于爆炸伤（10.6%），但截肢率低于爆炸伤（分别为0～2%和7.4%）。IED近距离引爆时，大部分爆炸能量直接作用于受伤人员，肢体骨折的发生率可达86.7%，7%的幸存伤员、50%的阵亡或伤死人员发生创伤性截肢。

表 26-5 美军在历次战争中四肢武器伤开放性骨折的发生率

部位	第二次世界大战	巴拿马战争	海湾战争	伊拉克战争和阿富汗战争
上肢	40%	43%	32%	43%
下肢	60%	57%	68%	57%

3%～4%的四肢武器伤伴有大血管伤，肢体大血管伤占血管战伤的80%。伊拉克战争和阿富汗战争中肢体血管战伤的发生率大幅度升高，为朝鲜战争、越南战争的5倍。对1570名血管战伤人员损伤部位的分析表明，上、下肢体远端（肘或膝以下）血管伤的发生率最高，分别为19%和21%；上、下肢体近端（大腿或臂）血管伤的发生率分别为17%和11%。血管伤中，上肢动脉伤的发生率为15%，静脉伤为5%，动、静脉合并伤为1.9%；下肢动脉伤的发生率为12%，静脉伤为4.2%，动、静脉合并伤4.4%。上肢血管伤中，发生率最高的是肱动脉（9.8%），最低的是肱静脉（0.19%）；下肢血管伤中发生率最高的是股动脉（7.1%），最低的是腘静脉（1.9%）。10%～70%的四肢动脉伤伴有骨骼创伤。越南战争中，美军这类复杂肢体伤的截肢率约为单一肢体动脉伤的10倍，损伤动脉修复的失败率约为单一动脉伤的7倍。

10%～16%的肢体武器伤伴有周围神经伤。对伊拉克战争和阿富汗战争中100名英军伤员的261处周围神经战伤的分析表明，63%是由爆炸性武器所致，最常见的类型为传导功能障碍（45%），其次为轴索断裂（35%）和神经断裂（20%）；82%的神经损伤存在开放性伤口；50%的伤员有严重的软组织缺损，70%的伤员在同一损伤处有两处或两处以上的主要神经损伤，69%的伤员存在血管损伤和骨折；尺神经损伤的部位主要在肘部，臀部和膝周组织伤易导致胫、腓神经损伤；Ramasamy等人报告，周围神经战伤最易受损的神经为胫神经（19%），其次为腓总神经（16%）、尺神经（16%）；48%的周围神经战伤合并骨折，35%合并血管伤。

二 四肢武器伤的损伤特点

（一）严重伤的发生率高，救治难度大

四肢严重伤为简明创伤评分（AIS）>2的肢体伤，如长骨开放性骨折、大血管伤、广泛软组织伤、创伤性截肢等。伊拉克战争和阿富汗战争中，反美武装大量使用IED、大口径狙击步枪攻

击美军，美军四肢严重伤的发生率逐年升高，2004年为27%，2005年升至35%，2006年已达44%；严重肢体伤中，下肢伤的发生率明显高于上肢（分别为13.1%和3.9%，$P<0.001$）；18%的截肢伤员为多肢体截肢，高于第一次世界大战至朝鲜战争时期（2%~8%），与越南战争时期（18%）相同。四肢严重伤如不及时救治，可由于大量出血迅速引起死亡；或引起严重的脏器并发症；或难以保留肢体，导致截肢率显著升高。据统计，9%的战伤阵亡人员是由于肢体伤大出血所致。股动脉破裂出血，伤员在3~5分钟内即因大量失血而死亡。四肢长骨骨折时失血量大，股骨骨折时失血量可达300~2000ml，肱骨骨折时失血量为100~800ml。不稳定的长骨骨折可加重休克程度，引起全身炎症反应；骨髓腔内的脂肪滴以及挫伤软组织内的破碎脂肪细胞可进入血循环，引起血液流变学改变，或发生脂肪栓塞综合征，引起肺、脑、肾等重要脏器栓塞，严重者发生死亡。骨折合并动脉伤，截肢率大大高于单纯长骨骨折。据美国退伍军人事务部统计，伊拉克战争中截肢伤员已占美军全部伤员的6%。

（二）伤口污染重，易发生多重感染

枪弹、弹片和爆炸冲击波可直接或经伤员衣服碎屑、沙石、泥土等污物，将体外致病菌带入伤道，污染细菌的数量与种类差异较大，主要取决于地理环境、季节、伤员着装等因素，通常为革兰阳性菌和低毒性的革兰阴性菌。由于战伤应激、失血造成机体内环境紊乱，严重抑制体液和细胞免疫功能，同时伤道内坏死组织以及血管破裂漏出的红细胞或为细菌增殖的最佳培养基，污染的细菌在伤道内定植并大量增殖，可引起局部和全身感染。据统计，伊拉克战争和阿富汗战争中，有1/3的战伤人员发生感染。肢体伤感染的发生率报告差异大，如有报告早期阿富汗战争中肢体伤感染率为3.8%，也有报告胫骨开放性骨折的感染率可达77%，80%的胫骨开放性骨折伤员因感染而截肢。美国Walter Reed陆军医学中心对2003—2006年收治的美军骨科伤员的统计结果表明，骨髓炎的发生率为13%，其中25%发展为慢性骨髓炎。英国对85例伊拉克战争和阿富汗战争中肢体毁损伤人员的感染率统计结果表明，深部伤口的感染率为24%，骨髓炎的发生率为6%；肢体开放性骨折的损伤程度（Gustilo分型）越重，感染率越高（表26-6）；低血容量以及实施筋膜切开术都会显著增加肢体伤的感染率，外固定、石膏固定、局部应用止血药物对肢体伤的感染率无明显影响。

表26-6　Gustilo分型与感染率的关系

Gustilo分型	伤口大小	污染程度	软组织损伤程度	感染率
Ⅰ型	<1cm	轻度	轻度	0~2%
Ⅱ型	1~10cm	中度	中度	2%~5%
ⅢA型	>10cm	重度	严重	5%~10%
ⅢB型	不限	重度	有广泛缺损	10%~50%
ⅢC型	不限	重度	严重，并发动脉伤	25%~50%

四肢战伤感染菌属改变与伤口处理、局部或全身抗生素的应用、伤员所处环境关系密切。通常早期创面感染菌为革兰阳性菌和阴性菌（包括厌氧菌）的混合菌群，伤后5天出现铜绿假单胞菌，再后为铜绿假单胞菌、肺炎克雷伯杆菌和变形杆菌。2003—2006年由伊拉克战场和阿富汗战场转运至美国Walter Reed陆军医学中心的2854例美军骨科伤员中，骨髓炎的发生率为13%，入院后25%的伤员转为慢性骨髓炎。细菌培养显示，骨髓炎早期感染菌为革兰阴性菌，当发展为慢性骨髓炎时转为革兰阴性菌和阳性菌的混合菌群，包括鲍曼不动杆菌、绿脓假单胞菌、产超广谱β-内酰胺酶的克雷伯杆菌、大肠杆菌、耐甲氧西林金黄色葡萄球菌等。院内交叉感染是造成上述感染菌属改变的主要原因。

(三）肢体筋膜间隙综合征发生率高，截肢率、死亡率高

在伊拉克战争和阿富汗战争中，美军肢体伤人员中筋膜间隙综合征的发生率为15%，致伤因素以爆炸伤为主（86%），其次为枪弹伤（13%）；最常见的部位为下肢（占53%～62%），其次是前臂（占24%～26%）、大腿（占4%～15%）、足（占4%～5%）和手。平时筋膜间隙综合征常见于肢体闭合性伤；而战时77%的筋膜间隙综合征为开放伤所致，其次为烧伤（26%）、钝性伤（14%）。肢体骨折和血管伤是引起筋膜间隙综合征的重要因素。德国兰兹图地区医疗中心对2005年1月—2006年8月收治的美军肢体筋膜间隙综合征伤员的统计结果表明，60%的伤员存在胫骨、腓骨和足踝部骨折；1/3的伤员肢体血管已结扎或修复，修复血管有股浅动脉、腘动脉、肱动脉；动、静脉合并伤时筋膜间隙综合征的发生率最高（38%），单一动脉伤时为13%，单一静脉伤时为3%。此外，肢体肌肉、血管挫伤可引起炎症因子释放，增加毛细血管通透性，加剧组织水肿，导致组织压力升高，从而引起迟发型筋膜间隙综合征。战伤后的肢体损伤程度与肢体筋膜间隙综合征发生密切相关。2006年，美军肢体伤中严重伤的发生率比2003年增加了1倍，筋膜切开率增加了30%（表26-7）。

表26-7 严重肢体伤的年发生率与筋膜切开率

项目	2003年	2004年	2005年	2006年
严重肢体伤的年发生率	21%	27%	35%	44%
严重肢体伤的筋膜切开率	53%	56%	63%	69%

值得注意的是，自美军在伊拉克战争和阿富汗战争中将止血带作为战场控制肢体伤大出血的首选措施以来，在提高战场肢体伤急救水平的同时，筋膜间隙综合征的发生率也有所增加。据统计，应用止血带前后，轻度肢体伤（AIS1～2）和严重肢体伤（AIS3～5）的筋膜切开率均增加了1倍左右（分别为6%和14%，22%和43%）。

当损伤肢体出现筋膜间隙综合征时，筋膜间隙内压力升高到一定程度（前臂为65mmHg，小腿为55mmHg），肌肉内的小动脉闭合，筋膜间隙的神经、肌肉组织缺血，毛细血管通透性增加，大量渗出液进入组织间隙，局部肿胀加剧，使筋膜间隙压力进一步升高，形成缺血—水肿—缺血的恶性循环，使骨骼肌发生缺血性坏死，严重者出现肌坏疽，坏死肌组织释放肌球蛋白、钾离子入血，可引起代谢性酸中毒、高血钾症、肾衰竭、心律失常、休克，甚至危及生命。一旦发生筋膜间隙综合征，如不及时切开筋膜间隙减压，将难以挽救肢体或生命。据统计，伊拉克战争和阿富汗战争中有336名筋膜间隙综合征伤员，其截肢率为16%，死亡率为8%。战场急救实施筋膜切开与历时6～11小时转运到德国兰兹图地区医疗中心后实施切开相比，后者的死亡率为前者的3倍左右（分别为20%和6%），后者的截肢率为前者的2倍左右（分别为31%和15%）。

（四）组织缺损大，愈合修复困难

高速枪弹、爆炸弹片击中四肢时，阻力骤然增大，在减速过程中迅速释放大量能量，造成肢体软组织与骨骼组织的广泛损伤，组织缺损明显，特别是出口处的组织缺损面积常数倍于入口处。枪弹、弹片致伤速度越高，动能越大，其所致的软组织伤道缺损就越大。直径5.56mm的钢球致伤肢体，当钢球速度为1151m/s和555m/s时，前者肌组织缺损的容积、出口与入口面积之比分别为后者的4倍（34.5cm³/8.4cm³）和3倍（6.43cm²/1.76cm²）。骨组织密度大、质地坚实、弹性小，当枪弹、弹片击中骨组织时可致粉碎性骨折，接受部分动能的骨碎片向四周高速飞散，进一步加重伤道周围的软组织损伤。肢体触雷或爆炸装置爆炸时，爆炸冲击波能量在肢体皮肤、肌

肉、骨骼等组织不同声阻抗界面大量释放，皮肤、脂肪组织可呈脱手套样撕脱，筋膜间隙分离，肌束的出血和坏死可遍及整段肢体；严重者近炸点肢体毁损截断，呈拖把状，断端之上的肌组织广泛挫伤和撕裂伤、缺血坏死，伤口严重污染，远端神经、血管挫伤明显。

由于肢体战伤后软、硬组织缺损大，伤口污染严重，损伤组织愈合修复困难，易发生骨不连接、骨髓炎或持续性肢体疼痛等并发症，晚期截肢率高。在伊拉克战争和阿富汗战争后送至美国本土的伤员，5%～15%在伤后3个月实施下肢截肢。

第三节　四肢武器伤的救治原则与措施

由于战时环境的特殊性、技术条件的限制和战伤病理变化的特点，大量四肢武器伤伤员常不可能就地进行完整的全过程治疗，只能由前方和后方配置的各级救治机构分工实施，围绕控制出血、控制感染和修复重建，在战场急救、首次外科救治（first surgical care）、确定性专科治疗（definitive specialist treatment）等不同层次上开展救治，最终达到完善治疗的目的。

在伊拉克战争和阿富汗战争期间，美军及联军在四肢武器伤救治方面采用了大量新技术，取得了满意的疗效，本节将按照战伤救治的不同层次对此进行介绍，有关武器伤的救治流程、方案可参见有关教科书或指南。

一　战场急救

战场急救是指在敌方火力威胁下，以及在战场相对安全的区域内，由作战人员、初级医务人员（卫生士官、营军医）完成的急救措施。

（一）止血带结扎，控制肢体出血

以往各国军队在战场急救时均将加压止血列为控制肢体出血的首选措施，规定止血带仅在肢体出血加压包扎无效时应用，但加压止血存在耗时长（3～5分钟）、止血效果不确切、搬运伤员过程中敷料易脱落等弊端。虽然应用止血带有操作时间短、止血效果可靠、便于搬运伤员等优点，但由于顾忌止血带可导致肢体神经、肌肉的不可逆伤害，增加截肢率，故各国军队均严格限制止血带的应用。近年来，美军通过对越南战争、阿富汗战争、伊拉克战争阵亡人员的死因分析发现，在可挽救生命的伤员中，有60%为肢体伤出血致死，如能及时扎止血带就有可能挽救生命。扎止血带操作便捷，耗时少，可在1分钟内有效控制肢体大出血，止血效果可靠，便于安全搬运伤员，可有效避免抢救人员和伤员因在火线滞留时间过长被敌方火力伤及。相比之下，加压止血包扎至少需压迫伤口3～5分钟，使抢救人员和伤员受伤的概率增加，且在搬运伤员时包扎敷料易脱落，有再次发生大出血的危险。扎止血带时间在2小时内不会造成神经肌肉的明显伤害。2006年，美军在巴格达战斗中支援医院收治的232名扎止血带的肢体伤伤员无一例由于扎止血带而截肢，一过性神经麻痹的发生率仅为1.7%。因此，战场急救时尽早使用止血带，可大幅度降低肢体伤出血导致的死亡。越南战争中美军尚未推广使用止血带，肢体伤出血导致的死亡率为9%。1993年，美军特种部队在索马里作战时已较为普遍地使用止血带，肢体伤出血导致的死亡率为7%；2006年后，在阿富汗战争和伊拉克战争中，美军已广泛使用止血带，肢体伤出血的死亡率降至2%。以色列军队倡导肢体伤救治使用止血带，战伤统计表明，以色列军队伤员无一例死于肢体伤出血。基于应用止血带对挽救伤员生命的巨大价值，自2006年以来，伊拉克战争和阿

富汗战争中美军已将应用止血带作为控制肢体严重出血的首选措施，要求参战军人均应掌握止血带的应用方法。

止血带应在伤员发生失血性休克前应用。据统计，肢体伤伤员在休克前扎止血带的生存率为90%，休克后扎止血带的生存率为10%。由于止血带的结扎时间超过2小时可造成神经、肌肉、血管、皮肤的不可逆损伤，超过6小时肌肉已接近完全坏死，因此应力争在2小时内将伤员送达就近的医疗机构；对已扎止血带6小时以上（含6小时）的伤员，应送至有截肢条件的医疗机构，以免延误处置。对于出血性休克伤员，松解止血带须待确认其容量复苏有效、生命体征稳定后进行。如后送时间预计超过2小时，需撤除止血带时，可采取加压填塞止血或应用止血剂（止血敷料）的方法。

待伤员脱离火线、转运至相对安全的区域（如伤员集结点，营、团救护所）时，应检查止血带的结扎是否适宜，对威胁生命的肢体出血应继续扎紧止血带，对非致命性的肢体出血可改为加压包扎。如已扎止血带的肢体远端仍可触及脉搏搏动，应当重扎或在止血带旁另加一根止血带，直至肢体远端脉搏消失。

（二）止血敷料（绷带）包扎，控制肢体出血

可用于战（创）伤的止血剂大致可分为胶原类、明胶类、纤维素类、白蛋白衍生物类、纤维蛋白类、多糖类、无机类。近年来纤维蛋白类、多糖类、无机类止血剂发展较快，并已应用于战伤救治。2002年，美国陆军和美国红十字会推出了纤维蛋白敷料，该敷料是由纤维蛋白原、凝血酶等多种血浆蛋白成分组成的一种纤维蛋白胶（fibrin sealant）复合制剂，其止血原理为纤维蛋白原在凝血酶的激活下形成有韧性的纤维蛋白凝块，该凝块黏合于伤口，起到促进凝血和促进伤口愈合的作用。在伊拉克战争初期，该敷料已应用于美军特种部队，据称可减少伤员50%～85%的失血量。但因其主要成分纤维蛋白原来源于动物，未获FDA的批准而停用，并被HemCon绷带取代。HemCon的主要成分为壳聚糖，可与组织黏附，并通过其正电荷特性与血细胞作用而止血。该产品已广泛应用于美国陆军和英军。与此同时，美国海军和海军陆战队研制了另一种被称为QuikClot的止血敷料，它是一种沸石颗粒，通过吸收水分、浓缩血液成分而止血，但对严重的动脉出血效果欠佳，还可产热而导致皮肤烧伤。该产品主要用于美国海军，英军也在使用。2007年，美国陆军外科研究所和海军医学研究中心对多种新型止血敷料进行了独立测试，根据安全性和有效性的实验结果，美军战术战伤救治委员会于2008年推荐使用Combat Guaze，它是一种充满高岭土纳米颗粒的绷带卷，通过激活内源性凝血通路而止血。该产品目前已广泛应用于美军，配发给每名参战士兵，并已基本取代以往的HemCon和QuikClot止血敷料。

（三）预防性抗生素的应用

一组伊拉克战争中预防性抗生素的应用效果研究表明，伤后立即应用抗生素，48小时内伤口感染率为7%，未应用者为40%。目前认为，伤后3小时内是预防用药的"黄金时间"，这一期间局部的充血反应有利于药物的弥散并发挥其抑菌或杀菌作用；3小时以后，伤口处渗出的纤维蛋白包绕入侵的细菌，阻碍抗生素发挥作用。2012年，美军国防部联合创伤系统（JTS）发布的《战伤感染预防指南》推荐，所有开放性战伤伤员均应在伤后3小时内尽早应用抗生素。如预计肢体开放伤伤员后送时间超过3小时，推荐口服单次剂量的莫西沙星、左氧氟沙星或静脉注射头孢替坦、厄他培南等。对于在1小时内送达能开展初步外科救治的医疗机构的肢体软组织伤、开放性骨折伤员，推荐静脉注射头孢唑啉或克林霉素，每8小时1次，持续72小时。如伤员接受治疗超过72小时或为反步兵地雷造成的下肢伤，应增加静脉输入甲硝唑，持续48小时后改为口服，直到伤口延迟愈合。如伤口发生感染，有条件时，应依据感染伤口的细菌培养和药敏试验选择抗生素。应当强调的是，抗生素的应用可诱导细菌产生耐药性，增加耐药微生物感染，因此，预防

性抗生素的应用仅作为伤口包扎、冲洗、清创等预防感染措施的补充。

(四) 容量复苏

战伤伤员阵亡原因中,10%为肢体伤大出血。开展肢体战伤急救,除尽快控制肢体出血外,对休克伤员及时开展容量复苏是提高生存率、延长转运时间、减少伤后并发症的关键措施。近10年来,美国军事医学研究人员借助于循证医学的研究方法,对战场急救的输液通道、复苏模式、输入液体类型、复苏终点进行了较系统的研究,形成了战场容量复苏标准,并在伊拉克战争和阿富汗战争中广泛应用,使肢体伤的救治成功率大幅度提升。

1. 骨内输液　对拟输液伤员可采取肢体静脉穿刺建立静脉输液通路,如肢体伤损重或静脉塌陷穿刺困难时,可选择骨内输液通路,即经骨髓腔输注液体和药物。

20世纪40年代就已证实,骨内输液和静脉输液具有相同的效果,骨髓内血循环经滋养孔动、静脉与体循环相通,输入液体、药物后可经骨髓内毛细血管网迅速进入血流。通常骨内输液的进针处选择胫骨近端(胫骨粗隆下方1~2cm)或远端(胫骨内踝近侧1cm)、肱骨头、胸骨、髂骨等部位。以往由于建立静脉输液通路的方法成熟、可靠,骨内输液通路除用于儿童外,在平时的创伤救治中少有人问津。2000年以来,战场容量复苏的需求促使人们重新审视骨内输液的优劣性。研究证实,与中央静脉置管相比,对成年人行骨穿刺建立输液通路费时少(分别为2.3±0.8分钟和9.9±3.7分钟),首次成功率高(分别为90%和60%)。另外,骨内输液的速度完全可满足急救的需要,不加压时经胫骨输液可达每分钟68ml,加压时可达每分钟204ml。目前,美国、北大西洋公约组织军队要求作战人员、战场抢救人员掌握骨内输液技术,战场急救装备中也配置了骨内输液装置。

2. 复苏模式及终点　当肢体伤伤员脱离敌方火力威胁进入安全区域时,抢救人员应当迅速检查伤员,判定是否需要进行容量复苏。如受战场环境的限制,无法获悉动脉血压的确切数值观察伤员的体征是判定休克程度的可靠依据,如皮肤湿冷,无创伤性脑损伤出现精神状态改变、桡动脉搏动减弱或缺失等症状时,应给予输液抗休克。在活动性出血控制前,推注胶体液或晶体液250ml,直至伤员意识改善(可唤醒、抬头)、动脉收缩压达到80~90mmHg或可触及桡动脉搏动,伴有创伤性脑损伤者应复苏至动脉收缩压达到90mmHg以上。

以往多主张对战伤伤员应早期快速输入2L晶体液以抗休克,但创伤救治的回顾性研究发现,在战伤伤员未控制出血前,输入大量晶体液不仅导致出血加剧或使已形成的血凝块脱落,还可引起凝血功能紊乱、代谢性酸中毒和低体温,从而发生肺水肿、脑水肿以及腹腔、肢体间隙综合征,死亡率大幅度增加;如战伤伤员出现凝血病,死亡率将增加3~6倍。相反,院前急救时采取限制性容量复苏(又称低压复苏或延迟复苏),使血压维持在80~90mmHg,而不是像以往那样积极输液将血压提升到100mmHg以上,可在一定程度上改善休克期组织器官的灌注和氧供,不至于过分扰乱机体的代偿机制和内环境,有助于提高伤员的生存率。对598例躯干穿入伤伤员进行了输入液体量与生存率关系的统计分析,结果显示,未完成确定性止血前平均输入2478ml乳酸钠林格液的伤员,其生存率为62%,平均输入乳酸钠林格液375ml的伤员,其生存率为70%,两者有显著的差异性($P<0.04$)。对35664名战伤伤员(ISS>16)的容量复苏效果进行了比较,结果显示,大容量组(院前输入≥2000ml晶体或胶体液后输入浓缩红细胞9.2u)的凝血病、脏器功能衰竭、脓毒症发生率均高于小容量组(院前输入<1500ml晶体或胶体液后输入浓缩红细胞6.9u),两者分别为72%和61.4%、18.6%和13.8%、39.2%和36%。限制性容量复苏时应将动脉收缩压维持在80~90mmHg,可避免血栓脱落导致的再次出血。动物实验证实,对主动脉破裂实验猪容量复苏至收缩压94±3mmHg时,已停止出血的破损主动脉会再次出血,导致死亡率增加;如容量复苏至收缩压80mmHg或65mmHg,实验猪伤后180分钟的生存率分别为100%和86%。

对107名创伤性脑损伤(Glasgow评分≤12)伤员低动脉血压与死亡率关系的研究表明,动脉血压＜90mmHg，65%的伤员在伤后24小时内死亡。对于肢体伤合并中度以上创伤性脑损伤的伤员，容量复苏时应将动脉血压维持在90mmHg以上。

3. 输入液体的类型　美军将羟乙基淀粉液列为战场急救的首选液体。羟乙基淀粉液为人工合成的胶体液，扩容能力强，肾脏清除慢，能较长时间维持血浆胶体渗透压。输注6%羟乙基淀粉液500ml，1小时内血容量可增加到800ml，至少持续8小时。相比之下，输注1000ml乳酸林格氏液，1小时内血容量仅增加250ml。自2010年以来，由于德国J. Boldt有关羟乙基淀粉疗效和安全性方面的90余篇论文涉嫌造假，羟乙基淀粉能否继续在失血性休克中应用已受到质疑，美军对此也进行了调查。2013年，美国国防部完成了阿富汗战场530例战伤伤员的容量复苏分析。统计分析显示，接受羟乙基淀粉Hextend输入的65例伤员（ISS为22.4）和接受其他液体输入的465例伤员（ISS为17.9），两者的死亡率分别为1.5%和4.9%，在脏器并发症、肾功能下降、凝血障碍、筋膜间隙综合征的发生率方面也无统计学差异。同年11月，美国食品和药物管理局（FDA）发表了羟乙基淀粉安全性通报，虽对严重疾病中应用中、高分子量的羟乙基淀粉Hespan（670/0.7生理盐水），万汶（130/0.4生理盐水），Hextend（670/0.75平衡液）出现的死亡率升高和肾衰竭风险提出了警告，但未提及对创伤伤员的影响。2014年，美国《战术战伤救治指南》仍将羟乙基淀粉液Hextend列为战场容量复苏的首选液体。

乳酸林格氏液（LR）电解质组成接近生理状态，输注后不会产生高氯性酸中毒。据报告，院前抗休克输注LR的伤员，其生存率与输注羟乙基淀粉Hextend、白蛋白等胶体液的伤员相比没有明显差异。由于羟乙基淀粉的价格远较LR贵，以色列国防军在综合分析复苏液体的效价比、后勤保障能力、后送伤员耗时等因素的基础上，选择LR作为战场复苏的首选液体。

生理盐水作为复苏液体有较多的弊端，大量输入可稀释凝血因子，引起高氯血症酸中毒，导致出血、ARDS、多器官衰竭，因此，美国、英国、以色列军队在失血性休克容量复苏液体的选择中均已放弃了生理盐水。

以往的研究发现，输注高渗盐水可增加输注量2倍以上的血容量，7.5%高渗盐水发挥生理作用的用量仅为乳酸林格液的1/8。由于输注7.5%高渗盐水造成的医源性高渗状态及高钠血症对机体的影响尚不明确，迄今FDA尚未批准7.5%高渗盐水用于临床，仅批准3%、5%高渗盐水进入临床，主要用于降低颅内压。2014年，美国《战术战伤救治指南》未将高渗盐水列为战场复苏液体。

（五）固定

固定损伤肢体可减轻疼痛，避免出血和继发损伤。超关节固定长骨骨折、大关节伤、肢体挤压伤和大面积软组织伤，固定前后需检查肢体循环和神经功能状况，固定的松紧度以能触及远端动脉搏动为限。

二　首次外科救治

首次外科救治是指师（旅）救护所、野战医疗队、野战医院等医疗机构为挽救生命和保全肢体所完成的清创、损伤控制等外科处置。

（一）伤口冲洗

战伤伤口污染重，冲洗可以有效去除伤口内的污染物、组织碎片、血凝块、细菌等，防止伤口感染，为损伤组织的修复创造条件。伤口冲洗可单独进行，也可在手术清创前后完成，冲洗的效果取决于冲洗时间、冲洗液体、冲洗方式。

一组战伤伤口感染发生率的统计表明，伤后早期冲洗伤口，伤后48小时感染发生率仅为未冲洗伤口的1/10左右。战伤伤口冲洗应在伤后6~8小时内尽早进行，伤后3小时冲洗，可减少伤口细菌数70%；伤后6小时冲洗，可减少伤口细菌数52%；延迟至伤后12小时冲洗，仅减少伤口细菌数37%。由于伤口冲洗后细菌数在48小时后可反弹升高，因此，伤后2天应再次冲洗。

冲洗液体可采用生理盐水，也可用无菌水或可饮用自来水代替。在冲洗液中添加肥皂、表面活性剂、抗生素等无助于提高冲洗效果，且部分添加物的细胞毒性作用可阻碍伤口愈合。如以1%碘伏液和生理盐水冲洗伤口，两者的伤口感染率无明显差异，但碘伏液可损伤正常细胞和肉芽组织，不利于组织修复。3%过氧化氢溶液为常用的伤口冲洗剂，但对其是否影响伤口愈合存有争议。美国医学会推荐过氧化氢作为化学清创剂使用，利用其发泡效应清除坏死组织、污染物，但应用后必须用生理盐水冲洗。

由于高爆武器致伤造成的组织损伤广泛，平时常用的高压脉冲冲洗机不适合此类伤口的冲洗，因为高压脉冲水流可能将伤口表面的细菌带入深层，引起感染。美国国防部联合创伤系统（JTS）发布的《伤口冲洗指南》推荐采取橡皮球冲洗或重力冲洗的低压冲洗模式，但此类冲洗模式液体消耗量大，开放性骨折Gustilo Ⅰ型（伤口长度小于1cm，骨折为横断或斜形，无粉碎，软组织损伤轻微）需要3L，Ⅱ型（伤口长度超过1cm，中度粉碎性骨折，中度污染）需要6L，Ⅲ型（软组织损伤广泛，严重污染）需要9L。中国人民解放军第三军医大学野战外科研究所发明的超声创伤冲洗机（国家发明专利ZL01108459.6）突破了以往的压力冲洗模式，实现了低频高能超声波加载冲洗射流的伤口冲洗新模式，利用超声波的声空化效应、机械效应去除和杀灭伤口（创面）的细菌，清除污染物和坏死组织，清创冲洗效果确切，去除的细菌数为低压冲洗模式的8~10倍，用水量仅为低压冲洗模式的1/30~1/10，冲洗伤口的愈合时间较未冲洗伤口缩短1/4~1/3。

（二）清创

所有四肢开放性损伤都应在伤后6~8小时内尽早实施外科清创，使污染伤口转变或接近于清洁伤口。清创时需扩大伤口，彻底切除失活组织，并充分切开深筋膜、肌膜。判定失活肌组织可依据4Cs法（颜色、致密度、收缩性、出血），即将色泽（colour）暗紫、软泥样致密度（consistency）、无毛细血管出血（capillary bleeding）、无收缩力（contractility）的组织视为失活组织，并予以切除。要尽量取出伤道内的泥沙、弹片、碎布等异物；对位置较深的金属异物，或摘取时可能损伤重要器官的异物，不可勉强取出。在血管、神经附近以及关节内发现的异物必须清除；关节面应尽量保持平整。与软组织仍有连接的碎骨片可放回原处，仅取出完全游离失活的小碎骨片；较大骨片虽已游离，但仍应保留，用碘伏或1:1000苯扎溴铵浸泡后复位。除头、面、手、外阴部外，清创后一般禁做初期缝合，使伤口敞开，以利充分引流。由于高能武器导致的肌组织损伤具有不均匀性、污染严重等特点，一次清创常难以彻底去除坏死组织，需间隔48小时后再次检查伤口，如坏死组织明显，应再次清创。

（三）外固定架固定术

采用外固定架固定四肢战伤骨折有如下优点：①可有效维持肢体长度，固定稳妥可靠，既可调整骨折对位，又可调节固定强度，实现了骨折早期的坚强固定与后期的弹性固定；②对骨缺损及粉碎性骨折，可有效维持肢体长度；③固定针远离骨折部位，伤口破坏和感染的风险小；④便于创面治疗，如清创、冲洗、软组织覆盖等。

应用外固定架时，应尽可能获得骨折的解剖复位，穿针时应避开神经血管、关节、开放伤口、骨折及骨折血肿。固定位于股中1/3段前内侧的股骨骨折时，固定针应避免损伤穿过收肌管的股动脉。单臂多功能外固定器操作简单，适合首次外科救治时固定战伤四肢骨折。

(四)暂时性血管转流术

对可修复的肢体大血管伤,如伤员一时难以后送至可进行确定性治疗的医疗机构,应在伤后1~3小时内行暂时性血管转流术(temporary intravascular shunts),伤后24小时内完成血管修复。实施暂时性血管转流术时需注意以下几点:①转流材料可选择专用的转流管,如紧急时无制式转流管,也可用无菌的硅胶管、输液管、引流管和鼻饲管等代替;②转流管的长度应适中,管径稍大,以免形成血栓;③置入转流管前应清除血管远、近断端内的血栓,动脉近心端需有活跃性喷血;④置入管腔内的转流管要结扎牢固,以免滑脱;⑤推荐预防性切开筋膜间隙减压。

暂时性血管转流术可以缩短血管伤肢体的缺血时间,延长血管修复的时间窗,是挽救肢体的关键措施。第二次世界大战中,美军采取结扎止血带控制肢体大血管伤,截肢率高达49%;朝鲜战争中,美军采取血管修复措施,截肢率下降到13%。伊拉克战争和阿富汗战争中,美军在首次外科救治阶段对肢体血管伤行血管转流术,暂时维持肢体血供,将伤员转运至有血管外科专科的战斗支援医院(CSH)再进行血管修复。暂时性血管转流术费时少,无须专门的血管外科医师也能开展。据报告,美军在首次外科救治阶段对57%的肢体血管伤实施转流术,转运至CSH的术后伤员有86%转流管通畅,其中92%~95%可实施血供重建。实施血管转流术的时限明显影响肢体活力,如缺血1小时内实施暂时性血管转流术,术后18小时内肢体缺血、再灌注损伤与未实施结扎和转流的对照侧肢体无差异;如在肢体缺血3~6小时后行血管转流术,肢体缺血和再灌注损伤明显。完成血管转流术的伤员应在术后24小时内完成血管的修复重建。据统计,在伊拉克战争和阿富汗战争中,美军伤员肢体血管转流术术后4~6小时内,血管通畅率达90%。也有报告在转流术后12~24小时内,不使用肝素的转流管也可保持通畅。

(五)截肢术

肢体战伤截肢可分为创伤性截肢、初期截肢和二期截肢。创伤性截肢是指战(创)伤因素直接作用造成的截肢,如地雷爆炸冲击波或炮弹爆炸抛撒的高能弹片击中肢体所导致的截肢。初期截肢是指救治人员在判定毁损肢体无法保全或危及生命时实施的截肢,可在首次外科救治阶梯实施。二期截肢是指受伤肢体虽经救治,但仍难以保全或已危及生命时实施的截肢,早二期截肢一般在救治后30天内进行,晚二期截肢通常在救治30天后进行。初期截肢通常发生在首次外科救治阶梯,二期截肢多在确定性专科救治阶梯进行。

在战时救治资源有限的条件下,快速、准确地判定是否对毁损肢体进行截肢或保肢,对合理安排救治资源、最大限度地减少伤残率具有重要意义。目前应用最广泛的预测截肢的量化评分系统是肢体毁损伤严重度评分法(MESS),该评分综合骨骼和软组织损伤、休克、局部缺血、年龄的计分,达到7~12分的肢体需要截肢,低于7分的肢体可以保全。Johansen对MESS评分进行了修改(表26-8),据称对预测战伤初期截肢准确、可靠,但近年来对此也有异议。一组对伊拉克战争和阿富汗战争中英军肢体毁损伤的救治回顾分析表明,MESS≥7分的肢体伤中只有64.3%的截肢率,MESS≤6分的肢体伤中有5%的肢体得以保全。造成MESS评分与实际救治偏离的原因可能有以下几种:①骨骼和软组织损伤评分着眼于交通事故高速撞击伤,未考虑爆炸伤的特点,评分偏高;②不同救治阶梯的干预措施(如损害控制复苏、暂时性血管转流、血管修复等)对休克和肢体缺血转归的影响大,但在评分中未纳入。因此,正确预测毁损伤肢体截肢与否,除参考MESS评分外,也应结合武器致伤因素与救治能力综合分析判定。

表 26-8 肢体毁损伤严重度评分法（MESS）

评分项目	损伤特点	分数
骨骼/肌肉损伤	低能量伤（刺伤、简单骨折、手枪弹伤）	1
	中等能量伤（开放性或多发性骨折、错位）	2
	高能量伤（高速车辆交通伤、步枪弹伤）	3
	非常高能量伤（高速车辆交通伤＋严重污染）	4
肢体缺血	脉搏减少/缺失，但灌注正常	1*
	无脉/感觉异常/毛细血管充盈时间减少	2*
	肢冷/麻痹/无感觉/麻木	3*
休克	收缩压＞90mmHg	0
	一过性低血压	1
	持续性低血压	2
年龄	＜30岁	0
	30～50岁	1
	＞50岁	2

注：*为缺血时间＞6小时，评分加倍。

（六）损伤控制复苏

2007年美军在总结伊拉克战争和阿富汗战争中对失血性休克救治的基础上，提出了纠正失血性休克的损伤控制复苏（damage control resuscitation）策略，包括以损伤控制外科技术控制出血；纠正骨折；在未控制出血前，容量复苏至收缩压90mmHg；输入全血或一定比例的血液成分制品，如1：1：1的压缩红细胞（PRBC）、新鲜冰冻血浆（FFP）、血小板和1：1的新鲜冰冻血浆、压缩红细胞，其中输入全血的复苏效果优于输入血液成分制品。对21745例创伤患者（ISS＞25）输血的回顾性研究表明，输入全血伤员的生存率是输入血液成分伤员的3.2倍。输入的血浆与红细胞的比例影响复苏效果，对246名接受大量输血（24小时内输入10u以上压缩红细胞液）伤员进行的死亡率与输血成分关系的回顾性研究显示，输入FFP：PRBC为1：8、1：2.5、1：1.4时，其出血死亡率分别为92.5%、78%、37%。

对肢体血管伤伤员采取损伤控制复苏，能有效阻止或（和）纠正致死三联症（低体温、酸中毒和凝血功能障碍），改善伤员的生理状况，提高伤员对血管修复手术的耐受能力，术后恢复好。肢体血管修复前采取损伤控制复苏（$n=16$，输入全血，输入血浆与红细胞的比值≤1：1.4，输入晶体液少）与常规复苏（$n=24$，不输全血，输入血浆与红细胞的比值＞1：1.4，输入晶体液多）相比，损伤控制复苏组伤员的术后心率、血压、碱剩余、国际标准化比值的恢复均好于常规复苏组，无一例发生皮瓣移植失败（常规复苏组伤员的皮瓣移植失败率为4.17%）。

（七）筋膜切开减压术

2012年美国国防部联合创伤系统（JTS）发布的《战伤救治临床指南（CPG）》中关于肢体战伤骨筋膜间隙综合征和筋膜切开术的规定，骨筋膜切开减压适用于以下情况：①肢体血管伤超过4～6小时；②伤肢动、静脉均损伤或结扎；③骨折或挤压伴有严重软组织损伤，肌肉水肿或局部坏死；④筋膜间隙压力升高（＞40mmHg）；⑤出现肢体无痛、苍白、感觉异常、无脉搏等症状，被动牵拉试验阳性。

肢体爆炸伤常伤及肢体的主要动、静脉，伤员休克发生率高，尤其是晶体液输入量大（>5L）时，易发生肢体筋膜间隙综合征。在2006年的伊拉克战争中，美军肢体严重伤的发生率较2003年增加了1倍，筋膜间隙综合征的发生率增加30%。值得注意的是，结扎止血带也是造成筋膜间隙综合征的原因之一。据统计，应用止血带前后，轻度肢体伤（AIS在1～2）和严重肢体伤（AIS在3～5）伤员的筋膜间隙综合征发生率分别增加了1倍左右（6%和14%，22%和43%）。及时实施筋膜间隙减压术可降低肢体战伤伤员85%的死亡率和50%的截肢率。

三 确定性专科治疗

确定性专科治疗是指野战医院、专科医院、综合性医院对损伤肢体的皮肤、肌肉软组织、骨骼、大血管、神经开展的修复与重建。

（一）真菌感染的防治

严重肢体伤可发生毛霉菌、土曲霉为主的真菌感染（fungal infection）。真菌感染的危险因素包括：①车外爆炸；②膝以上毁损性截肢或进行性近端截肢；③广泛的会阴、骨盆、泌尿生殖器官或直肠伤；④全血或浓缩红细胞的输入量>25u。据报告，在阿富汗战争中转运至德国基地医院的伤员中有1.5%检出真菌感染，检出的中位时间为伤后10天（6～14天），这些伤员大多有严重的肢体爆炸伤，其中78%的伤员行，创伤性截肢，68%的伤员有多处截肢，伤肢的平均清创次数达11次，伤后24小时内平均输入浓缩红细胞和血浆30u。感染真菌的伤员死亡率可达8%～39%。彻底清创、冲洗、去除伤口内坏死组织是预防真菌感染的关键措施。2012年美国国防部联合创伤系统（JTS）发布的《战伤救治临床指南（CPG）》《战伤伤口真菌感染防治》推荐在首次或第二次清创后以0.0025%次亚氯酸钠溶液冲洗伤口，再以生理盐水冲洗，最后用浸泡次亚氯酸钠的敷料包扎伤口；如采取负压封闭包扎，应每隔1～2小时往敷料内滴注50ml次亚酸钠溶液；如组织坏死进行性加重，应考虑全身应用抗真菌药物伏立康唑或两性霉素B；一旦培养证实为真菌感染，推荐伤口负压包扎，并应用含两性霉素B 500mg、伏立康唑200mg、万古霉素1g、妥布霉素1.2g的聚甲基丙烯酸盐（PMMA）骨水泥链球。

（二）负压伤口治疗技术

负压伤口治疗（negative-pressure wound therapy，NPWT）技术又称负压引流封闭技术，采取该技术可隔绝伤口与外界的接触，防止污染与感染；同时，持续负压吸引可及时清除伤口分泌物及其抑制细胞增生因子，减轻水肿，促进肉芽形成和血管再生，加快伤口愈合。软组织大块缺损时，采取深层负压引流可消除无效腔，促进肉芽组织填充深部缺损，以便对皮肤缺损采取分层皮肤移植或二期缝合。负压引流结合应用银离子敷料有较好的抗菌效果，实验研究证实，对肢体严重伤清创后采取负压封闭引流结合银离子敷料关闭伤口，伤口金黄色葡萄球菌、铜绿假单胞菌的数量分别为单纯负压封闭引流的1/4、1/2。严重肢体伤时，放置于伤口的聚甲基丙烯酸盐骨水泥链球可显著提高伤口的药物浓度，尤其在伤后24～48小时内更为明显，从而达到抑制厌氧菌增生、防止伤口感染的目的。据报告，在负压封闭引流的同时应用骨水泥链球，有可能减少其释放抗生素，其预防厌氧菌感染的作用不如单独应用骨水泥链球。不正确地使用负压伤口治疗技术可加重伤口感染，主要见于应用负压封闭前伤口清创不彻底，残留坏死组织过多；封闭半透膜漏气，或引流管阻塞；一次应用时间过长导致负压丧失等。为避免负压封闭后伤口出血，通常应在清创后48小时，确定伤口无出血时方可应用负压封闭技术。

（三）血管伤的修复

血管清创与血管修复的效果关系极大，对有外膜损伤、内膜分离的挫伤血管均应切除，如有条件，清创后应以手术显微镜或放大镜检查血管清创的质量。对肱动脉以上的血管损伤，或对股动脉、腘动脉等大血管的损伤应进行手术修复；对次要血管可以结扎，如胫前、胫后动脉之一，尺动脉、桡动脉之一，股深动脉、肱动脉等侧支动脉。

自体静脉移植是修复血管缺损的经典方法，常截取的静脉有大隐静脉、头静脉等。如伤员因双侧肢体伤无可用的移植静脉时，也可选择聚四氟乙烯人造血管进行短期修复，待有条件时再改为自体静脉移植。越南战争期间，美军采用特氟隆（teflon）、涤纶（dacron）人造血管修复动脉伤，远期效果差，吻合后4年内几乎100%失败，其原因包括并发感染（45%）、血栓形成（45%）、狭窄（5%）、假性动脉瘤（5%），截肢率为自体静脉移植的3倍左右（分别为50%和17%）。目前应用的聚四氟乙烯人造血管抗感染能力强于特氟隆、涤纶，近期通畅率高。实验研究证实，聚四氟乙烯人造血管的肠杆菌黏附数量仅为涤纶的1/100~1/10，即使植入部位发生葡萄球菌属感染，其吻合口破裂的发生率（28%）也仅为自体静脉移植（86%）的约1/3。伊拉克战争和阿富汗战争期间，转运回美国的14例聚四氟乙烯人造血管吻合肢体动脉伤伤员，伤后3~9天，79%的移植血管通畅，无一例脱落或因移植失败截肢，所有伤员均择期或急诊手术改为肢体静脉移植。移植血管时，应以未损伤的健康软组织覆盖吻合处，将移植血管与伤道隔开，充分引流。

（四）软组织缺损的覆盖

复杂开放性骨折合并大面积软组织缺损时截肢率高，是战伤骨科救治的难点与重点。早期清创，以软组织覆盖复杂开放性骨折，可以改善损伤局部的血液循环，减少或避免感染，保全肢体，为后续开展的骨骼、神经修复创造条件。

1. 皮瓣覆盖　对平时创伤造成的开放性骨折，皮瓣覆盖的最佳时间段为伤后7天内。Cierny等人报告，伤后7天内对开放性胫骨骨折行肌瓣转移，平均骨愈合时间为4个月，感染率为20.8%；7天后修复，平均骨愈合时间为6.4个月，感染率为83.3%。Godina研究证实，对复杂肢体伤在伤后72小时内实施肌瓣移植修复，移植失败率为0.75%，感染率为1.5%，骨愈合时间为6.8个月，均少于72小时后实施（分别为12%、17.5%、12.3个月）。

战时肢体伤多为爆炸伤、枪弹伤，且往往为多发伤、多部位伤，伤员全身状况差，伤口污染重，加之转运时间长。在伊拉克战争和阿富汗战争中，美军伤员多在伤后6天左右才能送到美国本土，常难以在伤后最佳时间段内完成复杂开放性骨折的软组织覆盖。为此，美国Walter Reed陆军医学中心、海军医学中心的骨科、整形外科医师密切协作，对伊拉克战争和阿富汗战争期间延迟至伤后7天至3个月行皮瓣覆盖的伤员的皮瓣类型、术前和术后处置进行了系统研究，取得了较好的疗效。如一组75例复杂开放性骨折伤员（70%为IED爆炸伤）皮瓣覆盖（34例肌膜皮瓣、34例肌皮瓣、7例筋膜皮瓣，皮瓣覆盖时间平均为伤后21天）的疗效统计显示，最终皮瓣部分脱落6例（8%），全部脱落2例（2.7%），97%的伤员皮瓣修复成功，93%的伤员肢体得以保全。虽然40%的伤员入院时肢体伤口细菌培养阳性（其中69%为不动杆菌属），但皮瓣转移后6周内感染率仅为13%。另据一组32例上肢战伤伤员复杂开放性骨折皮瓣修复的疗效统计显示，修复时间为伤后5天至3个月，平均31天；致伤原因61%为IED爆炸伤，15%为单兵火箭弹伤，8%为地雷伤，4%为枪弹伤；46%的伤员入院时细菌培养阳性（其中75%为不动杆菌）；皮瓣的类型为筋膜皮瓣（66%）、肌皮瓣（19%）、筋膜皮下组织（15%）；皮瓣修复成功率为96%，仅有1例皮瓣脱落，感染率为8%；所有上肢均保全，经康复治疗后恢复功能。开展延迟皮瓣修复应注意以下几方面：

（1）完善抗感染措施：皮瓣修复应在伤口清洁、无明显感染时实施。与平时创伤不同，战时爆炸伤、枪弹伤多为高能伤，投射物、冲击波造成的软组织挫伤广泛，污染重，细菌大量增殖，伤道组织呈渐进性坏死特征。因此，在皮瓣修复前应多次冲洗，清除伤道坏死组织，每次间隔48~72小时，直至伤道清洁、呈现有活力的组织。据统计，在美国Walter Reed陆军医学中心、海军医学中心接受软组织修复的伤员在修复前平均进行了5次冲洗和清创。此外，所有伤口的包扎均采取负压封闭引流，以避免伤口污染，及时清除伤口分泌物；培养并鉴定伤口细菌种类，基于致病菌对抗生素的敏感性选择全身应用抗生素，并在伤口局部放置聚甲基丙烯酸盐骨水泥链球。

（2）采用适宜的皮瓣修复策略：肢体不同部位损伤选择的皮瓣类型见表26-9。筋膜皮瓣较肌瓣更适合修复复杂软组织缺损，因其血供丰富，抗感染能力强，便于软组织覆盖后肌腱、骨骼、神经的修复；同时，切取筋膜皮瓣不会造成供瓣区肌组织缺损，利于伤员康复。一组359例肢体爆炸伤用肌瓣或筋膜皮瓣修复的疗效回顾分析显示，肌瓣修复组并发症的发生率为30%，和筋膜皮瓣修复组的26%相比无明显差异（$P=0.475$），但肌瓣修复组13%的修复失败率显著高于筋膜皮瓣修复组的6%（$P=0.03$）。采用微血管吻合的游离皮瓣具有大面积、远距离移植的优势，在平时创伤的修复中应用广泛，但在肢体爆炸伤的救治中，带蒂皮瓣修复的使用率远高于游离皮瓣。在美国Walter Reed陆军医学中心，采用带蒂皮瓣修复者是游离皮瓣修复的3.7倍。Burns等人对67例胫骨ⅢB开放性骨折（80%为爆炸伤）伤员采用游离皮瓣（$n=11$）或带蒂皮瓣修复（$n=56$），并比较了2年后的远期疗效，两组骨愈合时间、感染发生率无明显差异，但游离皮瓣组的移植成功率低于带蒂皮瓣组（分别为7%和27%），再手术率（64%）和截肢率（36%）都显著高于带蒂皮瓣修复组的30%和9%（$P=0.05$、$P=0.03$）。

（3）不宜过早进行骨折确定性治疗：皮瓣覆盖使开放性骨折成为闭合性骨折，改善了局部循环，但在伤口愈合前进行骨移植、截骨术、延长术等骨科确定性治疗有可能引起感染。应尽量避免采用髓内针、解剖钢板作内固定，外固定针应远离伤口。开展骨科确定性治疗至少应在皮瓣覆盖48~72小时后进行。

表26-9 肢体不同部位损伤选择的皮瓣类型

上肢			下肢		
近端	中段	远端	近端	中段	远端
背阔肌	前臂桡侧皮瓣、背阔肌皮瓣	逆转前臂桡侧带血管蒂筋膜/皮下组织皮瓣、游离皮瓣	扩张阔筋膜张肌皮瓣、股直肌/腹直肌皮瓣	腓肠肌/比目鱼肌游离皮瓣	腓肠动脉/足背动脉游离皮瓣

2. Integra™覆盖　以往的临床救治中已注意到，直接将自体皮片移植于肌组织或暴露的肌腱，移植皮片易感染、脱落，愈合后皮肤不抗压，不适合截肢伤员穿戴假肢。阿富汗战争和伊拉克战争以来，美国Walter Reed陆军医学中心、英国国防医学中心相继报告了在肢体爆炸伤创面先覆盖组织工程皮肤Integra™，后行皮片移植的修复新方法。

Integra™为美国Integra生命科学公司于1981年开发的组织工程真皮，由牛胶原与葡萄糖氨基聚糖类交联的胶原层、聚硅氧烷为材料的硅胶层组成。胶原层植入创面血管化后成为真皮支架，硅胶层起保湿和塑形作用。美国Walter Reed陆军医学中心报告在16处肢体爆炸伤创面成功应用Integra™。该组伤员75%（12/16）为IED致伤，19%（3/16）为手榴弹、单兵火箭弹致伤，软组织缺损面积为15~275cm²；11处伤口有肌腱暴露，缺乏腱旁组织；5处伤口有骨皮质暴露，无骨膜；2处伤口感染严重。植入前伤口平均冲洗、清创8.5次，确定无感染时植入Integra™，植入时间平均为伤后46天。植入后以负压封闭包扎，每3~4天更换一次，平均植入19天后行自体植皮。结果显示，伤口植入Integra™后，81%（13/16）获得成功，失败的2例为植入Integra™的骨上缺乏骨膜所致，其中2例经再次植入获得成功；94%（15/16）的伤员植入Integra™血管化后植皮成功。英国国防医学中心报告Integra™用于爆炸伤截肢残肢创面的修复。该组伤员植入的平均时间为伤后11.6天，植入前所有伤口平均冲洗、清创6.1次。为防止感染导致应用失败，使用前Integra™预先浸泡在1∶1的两性霉素、环丙沙星溶液中，植入后以负压封闭引流包扎。结果显示，73%（8/11）的伤口植入成功，2例由于感染部分失败，1例与肌腱黏附差而脱落；Integra™血管化后移植的自体皮片愈合好，无一例再次手术。上述研究表明，只要加强抗感染措施，Integra™在污染重，肌腱、骨骼裸露的爆炸伤软组织缺损的修复中有较好的疗效。

（五）骨缺损的修复

1. 骨移植（bone grafting）　包括自体骨移植、异体骨移植以及人工骨修复材料填补。自体骨可分为游离骨和带血管腓骨，植入后无免疫反应，能尽早填补骨缺损。由于游离骨多取自髂骨或胫骨近端的松质骨，取量有限，移植部位以爬行替代的方式缓慢愈合，因此不适合>5cm的长段骨缺损的修复。带血管腓骨植入受区后有90%的骨细胞成活，其愈合过程较游离骨移植大为加速，但肢体战伤中下肢伤的发生率高达40%，能提供带血管腓骨的来源有限。异体骨来源丰富，具有骨传导性和骨诱导能力，但有较强的免疫反应，需经降低抗原性处理，处理后其生物活性和力学特征可能发生改变。骨水泥、羟基磷灰石（HA）、β磷酸三钙（β-TCP）等人工骨材料制备容易，有较好的生物相容性，能为血管长入和新骨形成提供支架，可降解，但无骨诱导能力和成骨作用。

2. 骨搬移（bone transport）技术　通过牵拉成骨形成新的骨组织来填补骨缺损是爆炸伤骨缺损修复的常用技术，其优点在于便于控制感染，不需植骨，尤其适合大段骨缺损的修复。实施骨搬移技术时应彻底清创，冲洗创面，针对细菌类型进行敏感抗生素的足疗程治疗；严重感染或软组织损伤范围大，预计需要行皮瓣修复时，可延迟至感染控制或皮瓣覆盖后再进行Ⅰ期或Ⅱ期骨搬移术，软组织搬移结束断端会师时适当加压。采用计算机辅助的泰勒空间外固定架（Taylor spatial frame，TSF）牵拉成骨时，将畸形的成角数值、参照环的内径值、支撑杆的安装长度等参数输入计算机，会计算每天各支撑杆的调节刻度，实施缓慢的牵拉，完成六轴空间运动，实现精准的骨折修复。

3. 间充质干细胞移植　骨髓间充质干细胞（mesenchymal stem cells，MSCs）的增殖分化能力强，在体内外成骨环境下可分化为骨组织，被认为是骨组织工程的最佳种子细胞。应用MSCs作为骨组织工程种子细胞的研究很多，但以往多是自体来源的MSCs，无临床应用的报告。异体来源的MSCs（即异基因MSCs）与自体来源的相比，不受来源、数量的限制，更适合战伤的修复，但异基因MSCs的免疫原性可导致移植后的免疫排斥反应，阻碍其临床应用。近年来降低异基因MSCs的免疫排斥性已取得突破，已培养出表达免疫豁免标志物CD166和骨原细胞标志物骨钙素的异基因MSCs，并通过了临床免疫原性和组织相容性试验，2013年加拿大和美国食品和药物管理局（FDA）相继批准了异基因MSCs的临床应用。2014年，美国Walter Reed陆军医学中心报告，肢体爆炸伤后6周将负载异基因MSCs的异体脱钙骨基质移植于胫骨缺损处，伤后8个月X线检查可见大量新生骨形成，未见免疫排斥反应。临床成功应用异源性MSCs为爆炸伤骨缺损的组织工程化修复展示了诱人的前景。

4. 骨形态发生蛋白2的应用　骨形态发生蛋白（bone morphogenetic protein，BMP）属于转化生长因子β超家族，是目前唯一具有刺激诱导骨生成前体细胞向成骨细胞转化的蛋白质，其家族包括20余种蛋白，骨形态发生蛋白2（BMP-2）属于其中的一种。目前重组人BMP-2的安全性、有效性已得到了充分研究证实，2002年，FDA批准重组人BMP-2用于临床。美国49个医学中心已完成的重组人BMP-2在胫骨开放性骨折中应用的随机对照单盲试验中，421例胫骨开放性骨折伤员在不少于伤后14天内以髓内针固定骨折部位，经清创、冲洗、皮瓣转移、植皮等常规处理后关闭创面，将负载重组人BMP-2的可吸收胶原海绵置于骨折处，在12个月内随访骨折愈合效果，结果表明，放置1.5mg/ml重组人BMP-2组与未放置对照组相比，愈合失败率低（$P=0.0174$），感染少（$P=0.0219$），伤后6周愈合率为83%，高于对照组的65%（$P=0.0010$）。

（六）周围神经修复

1. 神经及导管移植　自体神经移植是周围神经缺损修复的金标准方法，目前神经吻合方法已由神经外膜端端吻合，发展到神经束的吻合及功能束匹配吻合。动物实验已证实，采用单束神经移植，移植物中再生的有髓神经纤维数、髓鞘厚度、轴突直径等均较常规方法显著升高；采用周围神经不等径小间隙套接吻合，能以细小的神经修复较粗大的神经，缓解神经供体的紧张趋势。自体神经的来源受限，尤其是肢体爆炸伤时，常用的供区部位，如腓肠神经、前臂外侧皮神经、桡神经和尺神经的皮肤感觉支都可能受损，可供移植的神经缺乏；此外，因供区神经损伤，细小的感觉神经与修复神经不匹配等也限制其使用。

异体神经、尸体神经来源广，移植后可发挥引导神经再生的功能，但面临的首要问题是术后的免疫排斥反应。化学去细胞技术能有效降低异种或者异体神经的免疫原性，保留较好的神经细胞。美国Walter Reed陆军医学中心将预先去免疫原性的异体神经移植于7cm长的爆炸伤尺神经缺损处，伤后18个月肌电图检查证实，伤肢的感觉已恢复到近端指间关节，运动功能恢复到尺侧腕屈肌和指深屈肌。

神经导管移植可为神经的再生修复提供良好的仿生性三维空间，促进神经趋化再生。常用的为静脉导管，但限于神经缺损长度≤3cm时应用，修复过长的神经缺损时，静脉管壁易塌陷。目前FDA已批准了三种人工神经导管，对神经的修复作用参照自体静脉导管，依次为羟基乙酸内酯导管、胶原导管和聚乙醇胺导管。

2. 神经营养因子（NTFs）的应用　NTFs是神经元靶器官分泌的一种蛋白质或多肽分子，有促进神经生长的功能，是神经修复与再生的重要环节。目前的研究主要集中于神经生长因子（NGF）、重组人睫状神经营养因子（CNTF）、胶质性神经营养因子（GDNF）等。实验研究证实，NTFs用于修复神经缺损时，与神经支架复合、局部注射都有促进神经膜细胞、轴突再生及功能恢复的作用。

3. 神经组织工程学　应用细胞生物学、生物材料学及工程学的原理，构建组织工程神经，目前有多种干细胞（如骨髓间充质干细胞、神经膜细胞、神经干细胞等）已经被尝试用于组织工程。实验研究已证实，组织工程神经可促进神经的再生及功能恢复，但目前距离临床应用尚有一段时间。

（赖西南）

参考文献

[1] 刘荫秋,王正国,马玉媛. 创伤弹道学[M]. 北京:人民军医出版社,1991:98-102.

[2] 王正国. 野战外科学[M]. 北京:人民卫生出版社,2010:779-832.

[3] 杨志焕,蒋耀光. 实用战伤救治[M]. 北京:人民军医出版社,2008:6-9.

[4] 皮洛果夫 N.A. 叶菲缅科. 野战外科学[M]. 涂通今,主译. 北京:人民军医出版社,2005:245-276.

[5] Greaves I. Battlefield advanced trauma life support（BATLS）manual[J]. J R Army Med Corps,2006,152(2):11.

[6] Belmont P J,Schoenfeld A J,Goodman G. Epidemiology of combat wounds in Operation Iraqi Freedom and Operation Enduring Freedom: orthopaedic burden of disease[J]. J Surg Orthop Adv,2010,19(1):2-7.

[7] Owens B D, Kragh J F Jr, Macaitis J, et al. Characterization of extremity wounds in Operation Iraqi Freedom and Operation Enduring Freedom[J]. J Orthop Trauma, 2007, 21(4): 254-257.

[8] Champion H R, Holcomb J B, Young L A. Injuries from explosions: physics, biophysics, pathology, and required research focus[J]. J Trauma, 2009, 66(5): 1468-1477.

[9] Gustilo R B, Anderson J T. Prevention of infection in treatment of one thousand and twenty-five open fractures of long bones: retrospective and prospective analyses[J]. J Bone Joint Surg Am, 1976, 58(4): 453-458.

[10] Brown K V, Murray C K, Clasper J C. Infectious complications of combat-related mangled extremity injuries in the British military[J]. J Trauma, 2010, 69(Suppl 1): S109-S115.

[11] Ritenour A E, Dorlac W C, Fang R, et al. Complications after fasciotomy revision and delayed compartment release in combat patients[J]. J Trauma, 2008, 64(2 Suppl): S153-S162; discussion S161-S162.

[12] Manley G, Knudson M M, Morabito D, et al. Hypotension, hypoxia, and head injury: frequency, duration, and consequences[J]. Arch Surg, 2001, 136(10): 1118-1123.

[13] Brown K V, Ramasamy A, McLeod J, et al. Predicting the need for early amputation in ballistic mangled extremity injuries[J]. J Trauma, 2009, 66(4 Suppl): S93-S97; discussion S97-S98.

[14] Fox C J, Gillespie D L, Cox E D, et al. The effectiveness of a damage control resuscitation strategy for vascular injury in a combat support hospital: results of a case control study[J]. J Trauma, 2008, 64(2 Suppl): S99-S106; discussion S106-S107.

[15] Cierny G 3rd, Byrd H S, Jones R E. Primary versus delayed soft tissue coverage for severe open tibial fracture. A comparison of results[J]. Clin Orthop Relat Res, 1983, 178: 54-63.

[16] Rispoli D M, Horne B R, Kryzak T J, et al. Description of a technique for vacuum-assisted deep drains in the management of cavitary defects and deep infections in devastating military and civilian trauma[J]. J Trauma, 2010, 68(5): 1247-1252.

[17] Vertrees A, Fox C J, Quan R W, et al. The use of prosthetic grafts in complex military vascular trauma: a limb salvage strategy for patients with severely limited autologous conduit[J]. J Trauma, 2009, 66(4): 980-983.

[18] Sheean A J, Tintle S M, Rhee P C. Soft tissue and wound management of blast injuries[J]. Curr Rev Musculoskelet Med, 2015, 8(3): 265-271.

[19] Sabino J, Polfer E, Tintle S, et al. A decade of conflict: flap coverage options and outcomes in traumatic war-related extremity reconstruction[J]. Plast Reconstr Surg, 2015, 135(3): 895-902.

[20] Helgeson M D, Potter B K, Evans K N, et al. Bioartificial dermal substitute: a preliminary report on its use for the management of complex combat-related soft tissue wounds[J]. J Orthop Trauma, 2007, 21(6): 394-399.

[21] Pollak A N, Ficke J R, Extremity War Injuries III Session Moderators. Extremity war injuries: challenges in definitive reconstruction[J]. J Am Acad Orthop Surg, 2008, 16(11): 628-634.

[22] Fleming M E, Bharmal H, Valerio I. Regenerative medicine applications in combat casualty care[J]. Regen Med, 2014, 9(2): 179-190.

[23] Deal D N, Griffin J W, Hogan M V. Nerve conduits for nerve repair or reconstruction[J]. J Am Acad Orthop Surg, 2012, 20(2): 63-68.

[24] Fox L C, Kreishman M P. High-energy trauma and damage control in the lower limb[J]. Semin Plast Surg, 2010, 24(1): 5-10.

[25] Foong D P, Evriviades D, Jeffery S L. Integra™ permits early durable coverage of improvised explosive device (IED) amputation stumps[J]. J Plast Reconstr Aesthet Surg, 2013, 66(12): 1717-1724.

第二十七章 难愈性创面

第一节 慢性溃疡概述

一 引言

慢性溃疡是指与创伤部位或宿主有关的创面在期望时间内不能正常愈合，或是长期不愈合伤口的统称。其定义目前尚未得到统一的界定，临床多习惯将经1个月正规治疗未能愈合，也无明显愈合倾向的创面称为慢性溃疡。体表慢性溃疡是外科临床常遇到的一种疑难疾患。由于其形成的原因、迁延的时间、存在的形态、溃疡的程度及发生的部位不同，处理方法与预后也不尽相同。

二 溃疡的分类

1. 对溃疡目前尚无统一的分类标准。
2. 借鉴传统伤口的分类概念，可分为手术、烧伤、日常损伤、褥疮、感染性等溃疡。
3. 根据溃疡迁延的时间与污染程度，可分为清洁、污染、感染和溃疡创面。
4. 把皮肤连续性作为衡量标准，依解剖深度可分为浅层、半层、全层及皮肤以下深层组织溃疡。
5. 欧洲RYB分类法，即将二期或延期愈合的开放创面，按组织形态分为红色、黄色、黑色和混合型创面，不仅形象，还反映了创面组织成分的现有状态。如红色创面代表溃疡面内有炎症，处于增殖期或成熟期；黄色创面代表感染创面或含有纤维蛋白腐痂，预示该创面无愈合准备；黑色创面代表创面内含有坏死组织，没有愈合准备；混合型创面则是以上两种或多种的组合。临床上这种分类有利于对慢性溃疡的基本评价，便于有针对性地处理创面，有助于个体化治疗。
6. 系统性伤区评分法，即将创面肉芽、纤维粘连组织和焦痂变化、伤口渗出液等指标进行具体量化分类。该法比较细致但烦琐，缺乏可操作性。
7. 根据溃疡形成的原因分类

（1）创伤性溃疡：有明确的外伤史，如车祸、枪伤、挤压或热力所致的烧（烫）伤；晚期可形成残余溃疡创面，深及皮肤层或达深层的肌肉、肌腱、关节与骨组织；烧伤后形成的广泛性不稳定性瘢痕，可因局部张力或感染导致创面时愈时破，反复不愈，若病程过久还可引发癌变，形成马氏溃疡（Marjolin's ulcer，图27-1）。

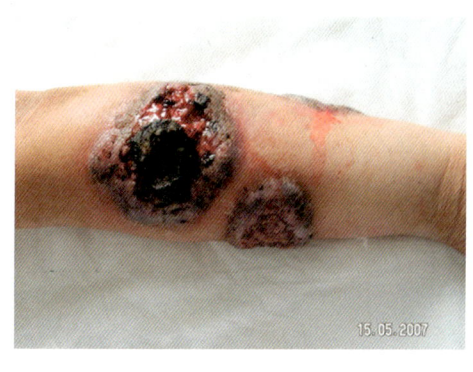 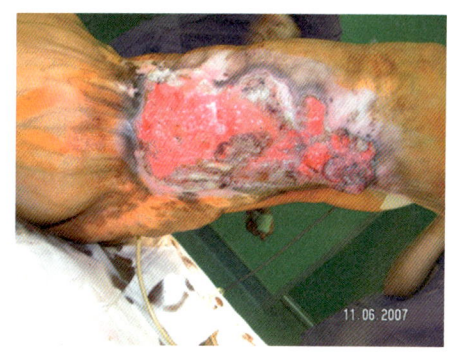

图27-1 马氏溃疡

（2）自身免疫性溃疡：因患者自身处于高免疫状态，对自身正常组织或伤口分泌物过敏，产生细胞或体液免疫，溃疡逐渐扩大、加深，迁延数年乃至数十年。

（3）结核性溃疡：属特殊性感染，好发于淋巴组织聚集丰富的部位，如颈部、腹股沟及骨关节处。其特点是增殖与坏死同时存在，迁延数年，常合并窦道。

（4）压迫性溃疡：是指因局部受压，造成皮肤或皮下组织缺血坏死而形成的溃疡。褥疮是其中之一，临床较为常见。好发于卧床老年患者的骨性突出部位，如骶尾部、枕部、跟部等。这些地方软组织少，耐压能力弱，固定体位、较长时间压迫就可产生溃疡（图27-2）。机体某一部位因长期过度压迫，由压力、剪切力或摩擦力引起的皮肤和深部组织溃疡，也称褥疮。褥疮不仅给患者带来肉体上的痛苦，同时也给社会和家庭带来巨大的经济负担。在美国，褥疮的发生率虽然仅为住院患者的4.3%，但每年的医疗费用高达10亿美元。在英国，每年花费近2亿英镑用于褥疮患者。我国虽然还缺乏具体的统计数字，但医疗费用也不会很少。褥疮的临床表现一般分为三期：第一期为红斑期；第二期为水疱期；第三期为溃疡期。褥疮的预防一般有以下几方面：①避免局部长时间受压；②做好皮肤护理，如保持皮肤清洁和干燥；③加强功能锻炼，不停地缓解局部组织的压力；④配备预防性坐垫和装置；⑤进行行为、心理教育。

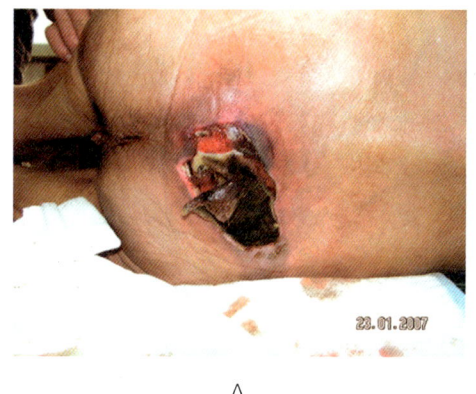 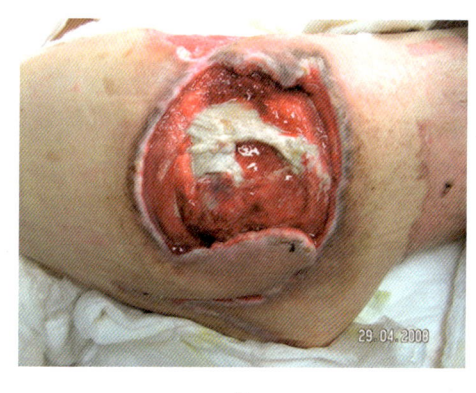

图27-2 压迫性溃疡
A. 骶尾部　B. 臀部

（5）癌性溃疡（恶性溃疡）：是指原发或继发的体表癌性溃疡，久治不愈，创面组织细胞处于无序和不可控制的增殖与分化过程（图27-3）。

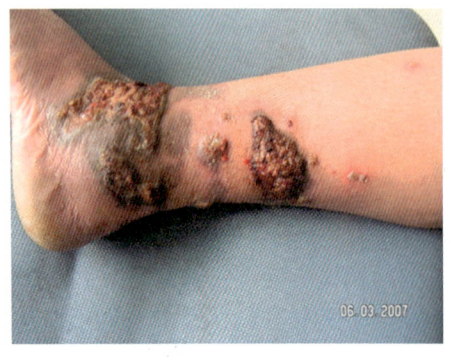 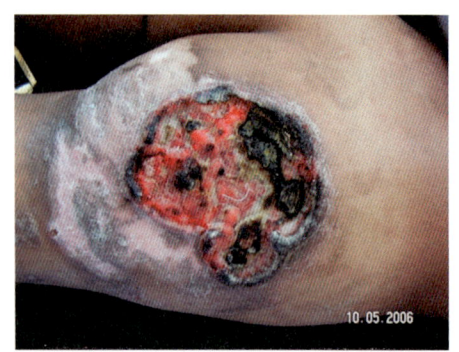

图 27-3　癌性溃疡
A. 腿踝部　B. 臀部

（6）放射性溃疡：多在乳腺癌、鼻咽癌和口腔癌放射线治疗过程中并发，在头、颈及躯干部位多发。放射性溃疡是溃疡的一种严重类型，是辐射引起的皮肤损伤，并伴有溃疡深层和周围组织的慢性炎症及纤维性病变，还常伴随着顽固性疼痛及其他后遗性病变。随着放疗治疗的普及，慢性放射性溃疡的发生率亦随之增加。Masters 和 Robinson 曾统计 169 例放射损伤，总并发症为39%，其中非溃疡性占 19%、溃疡性占 54%（有 3%～5% 的癌变率）。因此，放射性溃疡的预防和修复是一个重要课题。

放射性溃疡皮肤病理改变具有潜在性、迁延性及渐进性特点。临床表现为：溃疡大小不定、深浅不一；局部受损组织细胞生理功能障碍，血管变性，血供不良；溃疡周围广泛纤维增生变性；溃疡常伴有严重感染，且多为绿脓杆菌、大肠杆菌、金黄色葡萄球菌以及变形杆菌等特殊细菌感染，难以自愈。

（7）血管性溃疡：是指由下肢静脉曲张、脉管炎引起的下肢溃疡，以小腿远端及踝部多见（图 27-4），是下肢慢性功能不全的晚期并发症。发病机制是静脉回流严重受阻，局部静脉压增高，水肿，导致氧弥散障碍、皮肤营养缺乏。有长期的静脉原发病史，创面一般为单个，较为表浅，创基晦暗，创周皮肤粗糙且有明显的色素沉着，局部皮肤温度很低。常规创面换药疗效很差，即使行断层皮片移植，疗效也极不可靠。

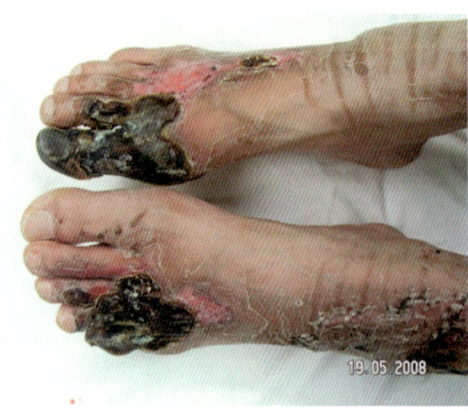 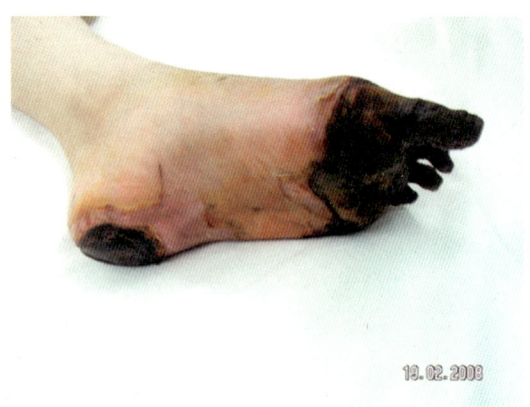

图 27-4　血管性溃疡（足趾干性坏死）

（8）糖尿病性溃疡：是糖尿病患者的严重并发症之一（图 27-5）。发病机制为中小血管功能及结构改变。神经组织变性，引起组织神经营养性不良，导致皮肤感觉迟钝，容易受伤。白细胞防卫功能减弱，组织抗感染能力下降，轻微损伤即易导致组织坏死。由于足部末梢血管更易受累产生溃疡，因此发生率更高，称之为糖尿病足，表现为间歇性跛行、疼痛、足趾坏死。糖尿病足不仅发生率高，治疗费用还相当昂贵。英国每年糖尿病足的医院床位使用达到125万张，治疗费超过32500万英镑。美国的糖尿病性足部溃疡患者占全部住院糖尿病患者的20%，占全部非创伤截肢患者的50%。大多数有足部溃疡的糖尿病患者都伴有神经系统疾病，既有神经性疾病又有血管性疾病的占到15%~20%。

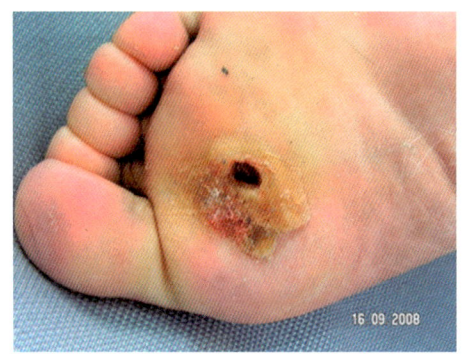

图27-5 糖尿病性溃疡

（9）神经营养不良性溃疡：因感觉神经缺失，不能正常释放感觉神经肽P物质。而P物质与成纤维细胞表达的表皮生长因子、碱性成纤维细胞生长因子的含量有密切关系。缺乏P物质，新生组织就会脂质化，直接影响创面内肉芽组织的形成和愈合（图27-6）。

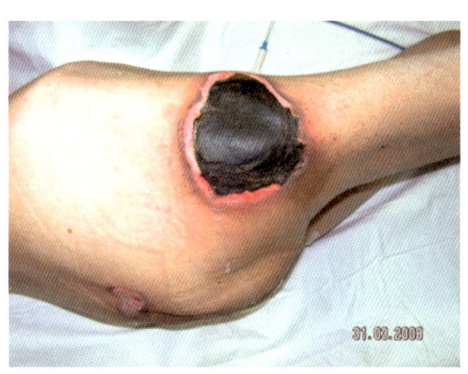

图27-6 神经营养不良性溃疡（截瘫）

（10）感染性溃疡：因创面反复感染导致无法愈合，一般为细菌感染，尤以金黄色葡萄球菌感染常见（图27-7）。

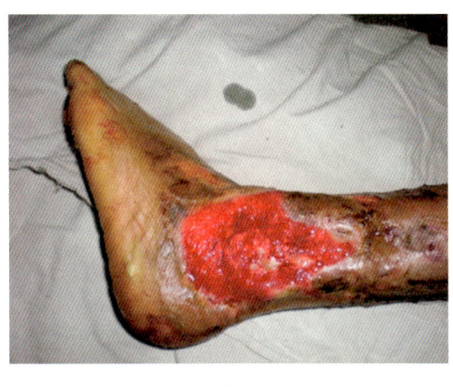

A　　　　　　　　　　B

图27-7 感染性溃疡

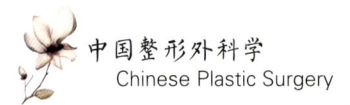

病因分类可指导从病因入手而治本，突出不同溃疡的个性特征。但综观各类溃疡，原因虽不同，一旦形成溃疡，其局部病理生理及愈合机制则大致相同。

三 慢性溃疡的愈合

慢性溃疡愈合的实质是机体对损伤刺激动态的交互反应，是组织细胞有序且可控地增殖与分化的结果。慢性溃疡所处于的病理生理状态，决定其微观上必定涉及多种细胞、细胞外基质、可溶性介质、细胞因子间复杂的相互作用和应答，宏观上经历了三个不同却又相互重叠的阶段：①炎症阶段；②增殖阶段；③成熟和重建阶段。

（一）炎症阶段

炎症阶段包括了血管通透性的增加、细胞（如多形核白细胞）从血循环中向伤处的趋化、细胞因子和生长因子在局部的释出以及迁移细胞的激活。伤处局部形成的纤维蛋白凝块，为诸如中性粒细胞、单核细胞、成纤维细胞以及内皮细胞等的长入起到了支架作用。中性粒细胞大约于受伤24小时后出现，成为第一个进入伤处的免疫细胞。中性粒细胞的迁移是血管通透性增加和趋化物质的浓度梯度共同作用的结果。中性粒细胞在创伤处的主要作用是吞噬和清理创面。同时，中性粒细胞也是促炎因子的来源，而促炎因子很可能是激活成纤维细胞和角质形成细胞的早期信号。虽然中性粒细胞减少了创面感染的可能性，但并不是必需的，因为它在吞噬以及抗感染方面的作用可以被巨噬细胞所替代。

血循环中的单核细胞受到趋化因子的影响在伤处聚集，并分化为巨噬细胞。巨噬细胞在创伤后48~96小时迁入伤处，先于成纤维细胞的迁移和复制，成为伤处的主要细胞群落。巨噬细胞参与并最终终止了炎症过程。巨噬细胞的抗感染作用包括了吞噬和产生活性自由基，如氧化亚氮、氧以及超氧化物等。细胞受到趋化作用的影响迁入创面后随即发生了功能的激活，也就是说，细胞因局部介质的作用在生化及功能特性方面发生了转化。巨噬细胞在初始受到血小板短暂释放的生长因子而活化。巨噬细胞活化后所具有的补体受体的功能，使它发挥了类似中性粒细胞的作用。然而，与干扰素及随后的细菌或病毒产物的相互作用引发了巨噬细胞进一步的分化，从而完全被活化。干扰素增强了巨噬细胞的胞吞作用，调整了新迁入创面的巨噬细胞表面受体的功能。一旦巨噬细胞的浸润被阻断，创伤愈合过程将会严重受损。

（二）增殖阶段

在愈合早期，创面并没有血管长入。在原有血管基础上，新生血管的发生是和创面愈合的增殖阶段同时进行的。新生的组织基质是新生血管从创周未受损的真皮血管长入和分支所必需的物理支撑，而血管发生提供了胶原及其他连接组织合成所必需的氧和营养物质，所以，胶原合成和毛细血管的新生是相互依赖的。

成纤维细胞和内皮细胞是这一阶段在数量上增长的主要细胞。成纤维细胞产生的富含胶原的新的基质替代了原来的纤维蛋白凝块，对肉芽组织的形成有重要作用。此外，成纤维细胞产生并释放黏蛋白和黏多糖，黏多糖和黏蛋白同样是肉芽组织细胞外基质的重要组成成分。一旦有足够的胶原在创面沉积，成纤维细胞将不再产生胶原。

愈合与修复过程中所激活的血管发生是一个基本的生物学机制。这一过程以内皮细胞的侵入、迁移和增殖为特点。在血管发生刺激因素的作用下，最接近创面一侧的血管内皮细胞开始迁入创面。内皮细胞的胞质首先向创面方向产生伪突，然后整个细胞迁入血管周围间隙。最终，这些末梢相连形成了肉芽组织中新的毛细血管丛。留在原先血管中的内皮细胞也有增殖，以补充迁移细胞的数量。生长中的内皮细胞能产生一种降解酶——纤溶酶原活化因子，并由此为它们穿过基质开辟了一条道路。

迄今已发现多种血管发生的刺激因素。血小板、巨噬细胞、淋巴细胞以及角质形成细胞产生的成纤维细胞生长因子a和b、转化生长因子α和β、表皮生长因子、肝细胞生长因子和白介素1等已显示出对新生血管的形成有着潜在的刺激作用。

创面的缺氧使得在创面周边的血管化区域和创面中央之间形成了氧的梯度，促进了增殖，同时刺激巨噬细胞释放血管生成因子。乳酸和细胞外基质蛋白如层粘连蛋白和纤维蛋白原也介入了内皮细胞的生长和趋化。

在创面愈合的迁移过程中，血管基底膜区表达数种黏性蛋白，如von Willebrand因子、纤维连接蛋白和纤维蛋白等。内皮细胞上调了$α_v β_3$整联蛋白黏附受体的表达，这一受体接受von Willebrand因子、纤维连接蛋白和人纤维蛋白原等的调控，从而引发钙依赖的信号转导途径，导致内皮细胞的迁移。

T淋巴细胞于增殖期（在伤后5天）随炎性细胞和巨噬细胞之后迁入创面，于第7天达到高峰。T淋巴细胞在迁入后的功能还不十分清楚，有研究认为，T淋巴细胞可能与创面愈合增殖期的控制有关。一旦创面充满了肉芽组织，血管的新生就停止了，许多血管开始蜕变，最终凋亡。

（三）成熟和重建阶段

成熟阶段的主要特点就是胶原蛋白在创面的沉积，基质沉积的速率、质量以及总量决定了瘢痕的强度。在创伤愈合过程中，创面基质的成分是变化的。起初，主要由来源于凝血过程及巨噬细胞产生的纤维蛋白和纤维连接蛋白组成；接着，氨基葡聚糖和蛋白聚糖合成，为基质沉淀与改建作基础；随后，胶原蛋白成为构成瘢痕的主要蛋白质。基质金属蛋白酶和组织中的金属蛋白酶抑制因子控制着基质成分的变化。

健康的皮肤主要由Ⅰ型胶原组成，而Ⅲ型胶原更多见于肉芽组织，并随着伤口的愈合含量逐渐减少。正常的真皮中，胶原蛋白呈现网状的波浪形排列，而在瘢痕组织中，原本与皮肤平行排列的较薄的胶原纤维逐渐变厚，而且按照伤口的应力方向重排，这一变化的发生伴随着瘢痕张力的增强，提示胶原纤维的厚度及排列方向与伤口的张力强度及方向成正相关。尽管这种重排与改建过程持续超过1年，瘢痕组织中的胶原纤维改建仍难以达到与正常真皮相同的程度。在愈合过程中，胶原的分解在早期就已出现，而且在炎症过程中非常活跃，这一阶段的胶原酶来自炎性细胞、内皮细胞、成纤维细胞和角质形成细胞。

胶原纤维在细胞外几乎只被特定的胶原酶分解。这些酶能在特异位点分解原本十分稳定的三重螺旋结构，使分解后的分子更易被其他蛋白酶分解。而胶原酶的激活与细胞因子紧密相关。

四 慢性溃疡的治疗

针对慢性溃疡，准确的病因性诊断很关键。即使诊断明确，由于潜在的病理生理及复杂的合并症特点，临床疗效的好坏仍受制于多种因素，这一情况使得在临床中各种治疗手段并存。除病因治疗外，新型敷料、创面用药、湿润疗法、清创技术改进等代表着当前基础外科理论和技术水平，也决定着溃疡创面最终的预后。由于慢性溃疡本身及其背景情况的复杂性，在治疗中，往往需要整形外科学、营养学、传染病学、护理学、物理疗法、介入放射学、麻醉学、药理学、手足外科学、血管外科学和普通外科学的共同参与。在实施治疗过程中，把各种诊断综合起来，同时考虑患者的个体需求，从众多可接受的治疗方案中制订出治疗计划，使每项治疗计划都是在对患者是否有利或有害以及治疗成本方面反复权衡后产生。

(一) 病因治疗

糖尿病引起的首先要控制好血糖水平。一般要求空腹血糖稳定在10mmol/L以下。由血管因素造成的应改善局部血循环和氧供应，包括卧床休息、抬高患肢及使用改善微循环药物。压力性溃疡要缓解局部压力，注意变化体位。放射性溃疡应停止局部射线照射等。

(二) 保守疗法

保守疗法是手术治疗的基础和前提。重点是采取理疗如超短波、红外线照射等以改善局部血液循环。清洁伤口局部换药，及时清除坏死组织和分泌物，做分泌物细菌培养和药物敏感试验。

(三) 清创

清创是用外科手段干预溃疡创面，实现由污染（黄色、黑色或二者混合型）创面向相对清洁（红色）创面、由无准备愈合向愈合准备创面转化。慢性溃疡创面不同于其他创面，同一创面内并存不同形态的组织，局部血运差，肉芽老化，感染菌种繁杂。这就决定清创要分步、多次实施：遵循"先易后难、先边缘后中心、先血运好的部位后差的部位"；清除坏死组织应先深层（骨、肌肉肌腱），后浅层（脂肪、皮下组织）；坚持"清除坏死组织"与"保护肉芽（皮岛）"同步；判定失活组织应坚持新的3C标准，即"切之不出血、触之软如泥、夹之不收缩"。除外科清创外，生物清创疗法也被推崇。利用蛆清创（蛆能分泌蛋白水解酶，使坏死组织崩解、溶化并吞噬，而不破坏正常组织，还可促进结缔组织生成，加快溃疡创面的愈合）。

1962年Winter首先提出"伤口湿性学说"，直到20世纪80年代诞生第一代保湿敷料才逐渐应用并被公认。它顺应人体生命规律，减少治疗中的继发损伤，调动人体再生本能，创造适宜组织细胞再生的生理性湿性环境，达到原位再生干细胞复制组织，生理性修复溃疡的目的。保湿疗法强调：不再刺激或损伤创面，不使创面疼痛，保持创面不出血、干燥、湿润但不浸渍。从临床观察来看，相对传统纱布、棉垫包扎疗法，经保湿疗法的创面愈合快、疼痛轻、瘢痕少，可明显提高患者的满意度并降低费用。创面保湿可采用保湿敷料、鸡蛋内膜、封闭式持续灌洗、恒定负压吸引装置等。

(四) 各种皮瓣、肌皮瓣手术的应用

原则为彻底切除坏死组织，连同四周及基底的瘢痕组织，伤及骨质时应将坏死骨组织一并去除。遗留的空腔最好选用邻近的皮瓣或肌皮瓣覆盖。皮片移植后因皮片抗摩擦力弱，极易复发，故用于修复褥疮一般不作为首选，除非病情严重，为防止蛋白质大量丧失，在转移皮瓣之前用于暂时性封闭创面。但是癌性溃疡，一般先采取简单的皮片移植覆盖创面（图27-8），待观察3~6个月确定局部组织无复发后，视情况再考虑是否需要皮瓣覆盖。

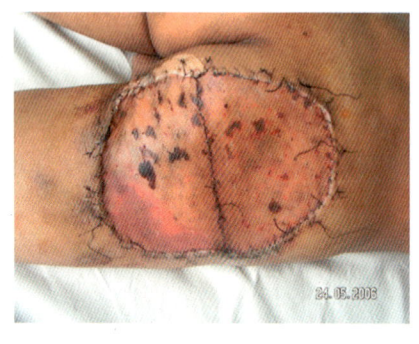
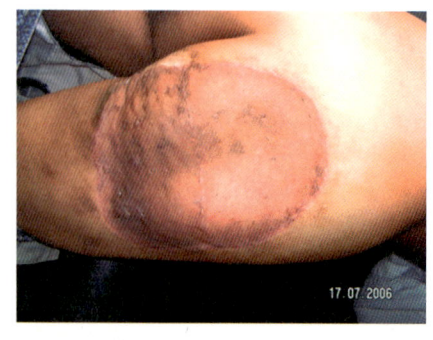

A   B

图27-8 皮片移植覆盖创面
A. 术后2周　B. 术后1年

利用各种皮瓣、肌皮瓣修复创面目前仍然是一种十分有效的手段。皮瓣、肌皮瓣丰富的血运和良好的抗感染能力以及在耐压、耐摩擦方面的优势得以发挥。创面的修复一般选用血运丰富、组织量丰厚的岛状肌皮瓣、轴型皮瓣、任意型皮瓣或其他组织瓣。这些组织瓣血供丰富、抗感染力强，且可改善局部血运，提高生长因子的生物效应，有利于清除残余坏死组织，促进创面愈合（图27-9）。

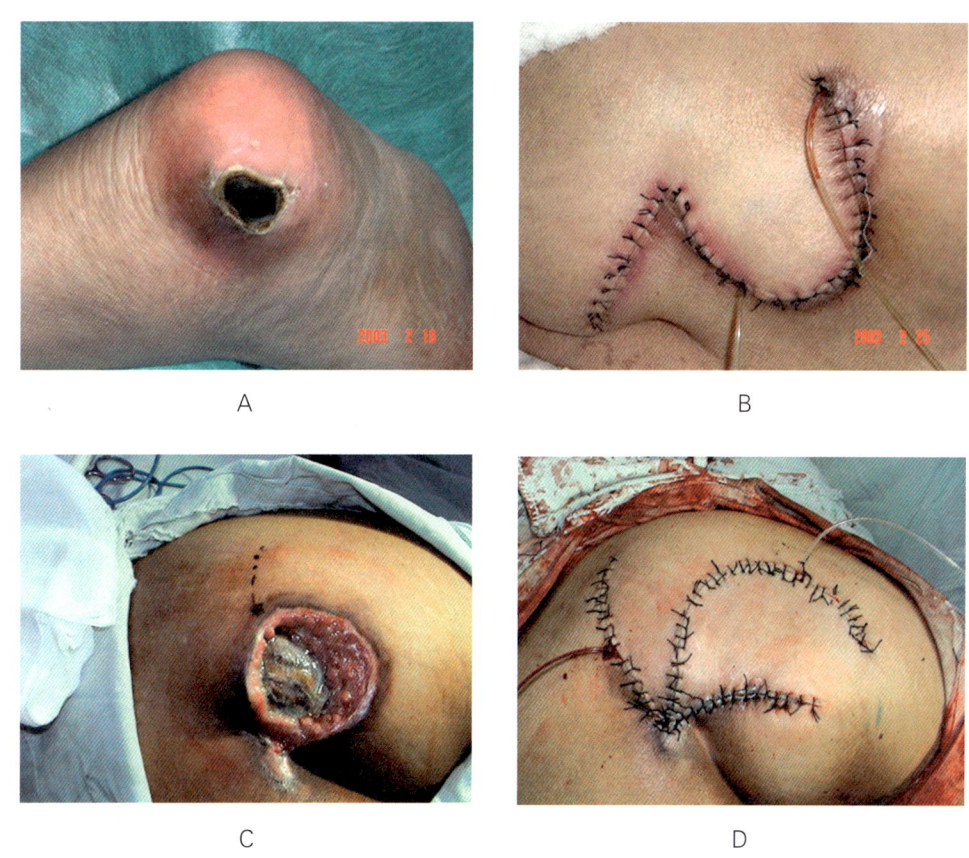

图 27-9　局部皮瓣修复创面
A. 足部溃疡术前　B. 局部皮瓣修复创面　C. 臀部溃疡术前　D. 局部皮瓣修复创面

具体要根据创面的部位而选择：①对于头部创面，由于头皮较厚，血供丰富，在无骨外露的情况下，只要能够保留颅骨骨膜以上组织即可行全厚皮片治疗；若颅骨外露，则应用局部皮瓣或斜方肌肌皮瓣等修复创面。②对于面颈部创面，可选择的皮瓣有局部皮瓣、胸三角皮瓣、斜方肌皮瓣、胸大肌肌皮瓣、胸锁乳突肌肌皮瓣等。③对于前胸部创面，可选择的皮瓣有同侧背阔肌肌皮瓣、对侧胸大肌肌皮瓣、腹直肌肌皮瓣等。④对于腹部、胸背部创面，一般选用局部皮瓣修复；若缺损较大，可选择两个皮瓣并联一起进行修复。⑤对于四肢创面，可选用局部旋转皮瓣或皮管等。

（五）创面用药

科学、恰当的创面用药可大大加速溃疡的愈合。细胞老化、组织缺血和细菌定植是溃疡形成、迁延不愈的主要因素。局部用药的配伍选择应围绕控制感染、促进组织再生和改善局部缺血的类型，并要遵循溃疡修复的阶段规律，做到全身与创面、有效性与不良反应、配伍与剂型等诸多因素的统筹兼顾。创面愈合过程的每一阶段应配制个性化的创面用药。炎症期为防止霉菌、厌氧菌、结核杆菌、绿脓杆菌感染，局部选用两性霉素、利福平、磺胺嘧啶银及药敏抗生素，不仅可改善创面局部炎症，还可减少因全身用药对重要脏器的毒性反应。增殖期可用各种细胞、神经生长因子（如金因肽），血管活性药物（如胰岛素、山莨菪碱、前列腺素 E1）等，促进细胞增殖和分化，改善局部缺血状态，提高溃疡组织内的氧分压，加速愈合过程。此外，锌元素补充、脂肪移植、明胶微粒、巨噬细胞悬浊液、胶原基质等对创面愈合都有不同程度的促进作用。

（六）创面负压封闭技术

通过使用聚乙烯醇-明胶海绵组成的医用高分子复合材料，作为修复和覆盖软组织创面的一种新治疗技术，其原理是以此材料作为引流管与引流面的中介，使引流由点到面，变开放创面为相对闭合创面，防止污染和继发感染；在负压作用下，创面血流量增加，刺激肉芽组织生长，同时有压迫止血作用。已有临床证明，负压封闭（vacuum sealing，VS）技术有较明显的优点：①持续高负压吸引彻底清除创面及腔隙内的渗液，保证了创面洁净；彻底引流，避免局部渗液积聚，加速组织消肿，改善局部循环，刺激肉芽组织健康、快速生长，促进罹患组织的修复，有利于感染创面早期修复。②与早期采用常规换药和引流治疗的同类患者相比，需要二期处理的时间、总住院时间明显缩短，换药次数及材料消耗大为降低，患者住院的总费用降低，效率/费用比高。③在引出渗液的同时使引流腔壁内陷，材料逐渐退出后，腔壁紧密闭合，防止了残余脓肿及无效腔的形成。④生物透性薄膜具有良好的透氧透湿性，防水隔菌，能有效地避免交叉感染。⑤负压封闭引流可保持 5～10 天，不需要更换敷料，减轻了频繁换药给患者带来的痛苦及医护人员的工作量。⑥接受 VS 治疗的患者中，无全身和局部的毒副作用，无创面的继续出血，其使用的安全性是肯定的。⑦在局部创面或创腔冲洗和清创后使用 VS 治疗，能缩小缺损面积，缩短修复时间，消除已有的感染，为皮瓣转移、植皮等后期处理创造了条件。

（七）高压氧治疗

高压氧对抗生素有协同和增效作用，通过增加氧弥散，使创面血氧含量增加、氧分压提高，纠正病灶组织的氧供，增强白细胞杀菌能力；能降低全血黏度、血浆黏度和血小板聚集率，可增加红细胞变形能力，改善微循环；还能促进侧支循环的建立，改善毛细血管通透性，有效阻止血浆水分的外渗，减轻创面水肿。

（八）生物工程皮等产品

有许多生物工程皮或皮肤替代物已用来治疗包括烧伤的急、慢性创伤。

从角质形成细胞皮片创用以来，许多构造更加复杂的产品在人的创面中开始试用。皮肤替代物可以包括活细胞，像成纤维细胞或角质形成细胞或二者兼有；也可以是无细胞或含有活细胞提取物的。生物工程皮可能是通过传递了适合环境的活细胞来发挥作用。已有证据证实一些有活力的"皮肤"能释放出生长因子和细胞因子，但未能完全解释它们发挥作用的机制。这些同种异体皮肤的活力成分在慢性创面上往往活不过几周。这类同种异体皮肤上的活细胞得自新生儿的包皮，在随机对照试验中已表明它们能加快神经病变型糖尿病足溃疡的愈合并已可以在临床上使用。这类同种异体皮肤的使用，较常规治疗方法缩短了 15%～20% 的愈合时间。

（九）基因治疗

目前已经可以利用各种物理或生物媒介（包括病毒）等方法将特定基因导入创面。细胞在重新导入创面前先经过体外处理。这一方法通过简单的注射或者基因枪即可实现，更加方便、快捷。在对系统性疾病进行治疗时，基因产物的不稳定性和不能持续表达这一缺点对难愈性创面来说实际上是个优点。因为在慢性溃疡的愈合过程中，仅仅需要短暂的基因产物表达。迄今，大部分创面愈合基因治疗的研究工作还仅限于实验室和动物模型，但发现某种促进人类创面愈合的基因疗法仍然让我们充满期待。据报道，编码血管内皮生长因子基因的未修饰的质粒 DNA 的引入，促进了患者的伤口愈合和血管发生，这些患者患有动脉供血不足性溃疡。

（十）干细胞疗法

据推测，多能造血干细胞较特定基因的引入会更为有效，因为它能分化成各种细胞表型，包括成纤维细胞、内皮细胞、角质形成细胞等，而这些细胞是愈合过程中的关键细胞。然而，干细胞研究本身仍充满争议。

（十一）抗氧化治疗

一种旨在纠正糖尿病患者创面愈合中异常情况的方法是减少自由基产物的量。雷索司特（Raxofelast，抗变态反应药）是一种保护性的抗氧化剂，通过刺激血管发生，改善了糖尿病鼠的伤口愈合。在影响糖尿病患者伤口愈合方面，抗氧化剂大有潜力。

因此，治疗的原则是手术切除全部受放射线损害的组织，用带血运的皮肤组织进行修复。但临床上很难彻底切除全部受损组织，只能应对受照射的病变范围尽可能扩大切除，即切除溃疡病灶及周围受累而形成的瘢痕组织，以免术后病损皮肤再次溃破；而在深度方面以不暴露主要大血管、不损伤重要组织或脏器为前提，可遗留少许瘢痕组织于血管周围，以防止遭受放射线损伤的血管在术后发生破裂出血，导致严重后果。必要时采取姑息性清创，切除到基底露出正常质地或有血液供应的组织为止。

五 结束语

慢性溃疡是一类高患病率、高治疗成本、临床情况多变、预后不良的疾病，而且往往由互不相干的治疗体系实施治疗。因此，不考虑患者的治疗结果而单纯去评价伤口治疗质量的好坏是不可取的，同样，评价临床医师的治疗质量也是极端困难的。

因此，在制订治疗策略时，应遵循这样一种思考模式：①诊断及风险评估；②积极治疗，包括使溃疡稳定、早期促进愈合以及治疗已知能增加慢性溃疡风险的合并症；③在溃疡已无条件愈合时改善生活质量，减少痛苦；④制订长期的针对性的治疗护理计划，减缓溃疡发展速度，防止复发及再发。

总之，在慢性溃疡的治疗决策中，要考虑的不仅仅是创面本身，更需要全面、系统地分析患者的合并症和潜在的病理生理情况。尽管慢性难愈性溃疡的治疗还处在探索阶段，但相信随着基础研究、临床研究和生物工程技术的进一步开展，将会有更多更好的方法提供给临床医师，也使患者早日摆脱病痛，恢复正常生活。

当然我国在慢性溃疡领域，无论从研究的整体规模上、研究的深度和广度上，还是投入的精力和财力上，与国外相比，均有较大差距，主要表现在以下几个方面：

1. 观念上的落后　认为慢性溃疡一来不涉及生命危险，二来属于自然生理过程。认识上的不足必然影响研究热情和工作热情，尤为严重的是持这一观念的还不乏其人。

2. 资金投入不足　科研经费短缺，必然导致人力上的不足和课题难以形成规模，不大可能在某一点上有所突破。

3. 资金利用不良　由于没有一个整体规划，有限的资金又很分散，结果造成低水平上的重复。

4. 学术机构不健全　虽然经过一些人的努力，目前我国有一些相关学术团体在慢性溃疡方面的论文有明显增多趋势，但整体机构尚不健全，组织分工也不明确，全国处于自由发挥、自发组合的无序状态。因此，应努力做好以下几项工作：

（1）开展创面愈合方面的普及教育工作，使其重要性被大多数人认识，这是其他各项工作的基础。

（2）健全组织机构，理顺关系。一个强有力的组织机构是学科发展的核心，它能把握该学科的发展方向及总体规划，实现全国"一盘棋"。

（3）打破传统观念，走"医商联合，共同发展"的新路子。在目前我国经济还不发达、科技经费不充足的情况下，单纯依靠国家的各种科研基金远远不够，我们必须自己想办法，"医商联合，共同发展"就是一条切实可行的路子，这在国外已实行多年，实践证明对双方均有利。

（4）加强学术交流，定期召开创面愈合方面的学术会议，互通有无、相互学习，同时还应选派拔尖人才参加相应的国际会议，及时了解国际方面的基础研究动态和临床治疗水平，追踪国际先进水平。

（5）要把握好基础研究和临床科研的关系。基础研究在很大程度上反映了一个国家的科技水平，一旦落后，很难在短时期内赶上。我们一定要重视基础研究工作，但仅仅有基础研究是不够的，因为我们的最终目的还是要解决临床实际问题，因此正确把握两者的关系至关重要。基础和临床严重脱节，许多科研成果束之高阁，不能转化为临床服务，是我国现阶段的通病，只有把两者紧密结合，加速新产品的开发和应用，创面愈合研究才能真正走上健康发展的轨道。

第二节　结核性创面

一　概述

结核病（tuberculosis，TB）由结核分枝杆菌（mycobacterium tuberculosis，MTB）复合群感染，是目前主要的慢性感染性疾病。2013年，世界卫生组织报告2012年全球共计约860万人罹患结核病。在我国，结核病疫情同样严重，全国第五次结核病流行病学抽样调查报告显示，我国结核病年发病患者约为130万人，占全球发病的14.3%，位居全球第二位。

肺外结核（extra-pulmonary tuberculosis，EPTB）是指发生在肺部以外的全身其他脏器的结核病，约占全部结核病的20%。而在肺外结核中，周围淋巴结结核，骨、关节结核，皮肤结核等可因结核分枝杆菌感染，引起皮肤、皮下及软组织损害，最终导致伤口及创面形成结核性创面。

最新报道，我国糖尿病患者合并TB的发病率居世界首位。可以预见，结核性创面的发病率将进一步增加。目前，学术界对结核性创面的关注度一直较低，针对结核性创面的研究如流行病学资料、诊断标准、术前创面的评估、形成的规律、特点、趋势、规范化的治疗方案（如术前全身准备、抗结核药物应用、伤口床准备、手术适应证、手术时机、手术方法和术后处理等）和流程以及如何减少复发等问题鲜有报道。

二　流行病学特点

迄今为止，我国结核性创面流行病学资料未见报道。而流行病学资料对政府制定防控方针和提高临床结核性创面诊治水平具有积极意义。近期我们收集了2010年1月至2012年12月笔者所在医院肺外结核性创面住院患者的临床资料，系统性分析其临床流行病学特点和规律，发现在5863例肺外结核患者中，235例为结核性创面，发生率为4.01%。患者年龄分布1～87岁（中位数35岁），平均年龄36.9±17.9岁（图27-10）。农村患者163例（69.4%），城市患者72例

(30.6%)。在原因构成中，以周围淋巴结结核占首位（112例，47.7%），其次为骨、关节结核（95例，40.4%）。发病部位以颈部为主，99例（42.1%）。无全身症状者为173例（73.6%）。血沉大于20mm/h的患者占76.1%，结核杆菌培养阳性率为43.8%。病理检查中，提示结核病129例（74.6%），而阴性标本为44例（25.4%）。采用换药治疗为54.9%，但治愈率仅4.7%；手术治疗治愈率为89.8%。这在一定程度上反映了我国局部地区在特定期间的流行病学数据和流行现状。

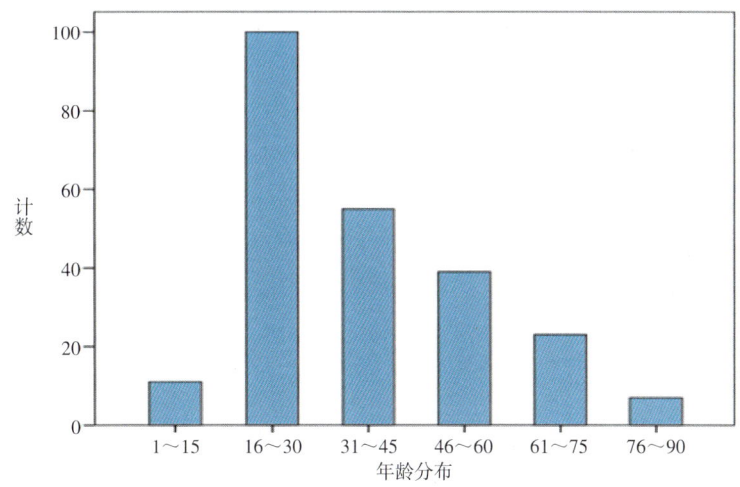

图 27-10　结核性创面患者的年龄分布

患者出现临床症状至确诊结核的平均时间为4.4个月，（中位数3个月），远高于肺结核患者9～54天的文献报道。其中，确诊时间在前3个月内的患者占多数；确诊时间在6个月以上的患者中，农村居民占85.4%（图27-11）。

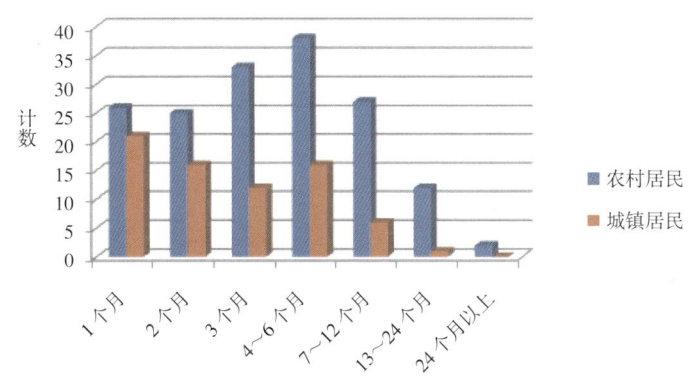

图 27-11　结核性创面确诊时间分布

三　概念

目前，针对由结核分枝杆菌引发的创面在国际和国内医学界尚无标准性概念。我们根据创面形成的最初原因，结合最终的临床特点，提出结核性创面的概念，即由结核分枝杆菌侵犯机体局部组织，导致受侵部位或邻近的皮肤及皮下软组织坏死，最终引起皮肤破溃形成的创面。临床最常见的是淋巴结结核、骨结核因病灶菌扩散至周围组织及皮肤导致。皮肤结核是结核分枝杆菌侵犯皮肤所致，一旦形成创面，也归属结核性创面范畴。

四 临床表现

因为结核性创面是由于结核分枝杆菌感染所致，故创面有其独特的临床表现：①口小底大，皮肤破溃口一般很小，但皮下组织侵犯范围较大，累及的层次也较深（图27-12A、B）；②易侵犯骨质，骨质呈虫噬状，如胸壁结核性创面常伴有胸骨的累及，关节附近的创面常伴有骨、关节结核；③受累组织水肿、易碎，呈豆腐渣状，刺激不收缩，典型时呈干奶酪样组织坏死，可伴有淡黄绿色脓性分泌物，无明显恶臭气味（图27-12C）；④常为多条窦道形成，轨迹曲折交错成鼠洞样（图27-12D、E），可深达肌肉甚至骨面（图27-12F）；⑤绝大多数是深部有明确的原发病灶，由于体位因素，创面部位常较原发病灶位置低；⑥创面采用常规皮片移植成功率很低，一般需要皮瓣或肌皮瓣转移覆盖才可成功；⑦创面复发率较高。

患者通常多无全身症状，且临床症状表现不一，极易与感染性创面、糖尿病创面和普通慢性溃疡相混淆，容易造成误诊、漏诊。多为单发创面，多发创面相对较少，部分伤口周围皮肤红肿、有压痛。

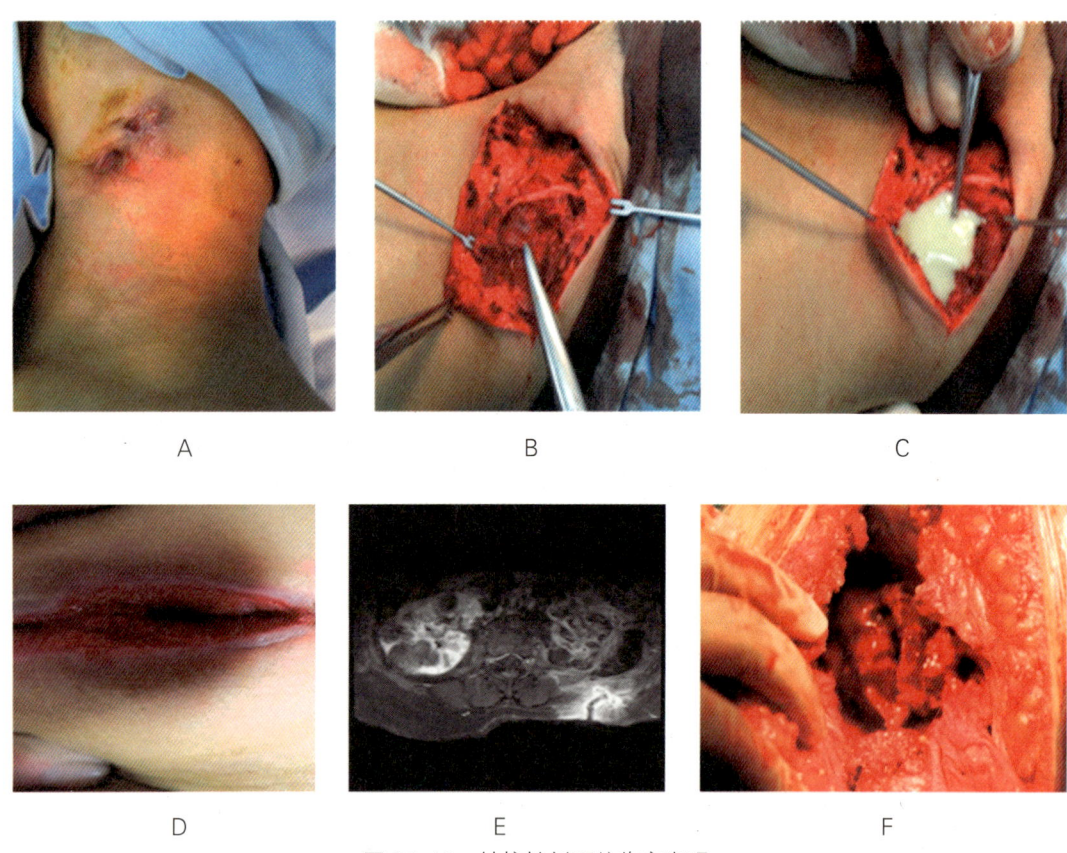

图 27-12 结核性创面的临床表现
A. 颈部结核性创面　B. 术中所见　C. 黄绿色坏死脓液　D. 腰部创面　E. MRI 表现（轴位 T2W）　F. 病变累及深达肾脏

五 诊断

结核性创面的诊断需要结合创面临床特点（干奶酪样组织坏死、淡黄绿色脓性分泌物和鼠洞样窦道）、影像特点、超声及实验室检查等资料综合判断。但由于结核性创面初期的临床症状不典型，容易同炎性肉芽肿、肿瘤、慢性炎症等疾病混淆，且影像学亦难特异性排除其他疾病，这给结核性创面的诊断带来一定的困难,因此早期误诊率极高。

结核性创面是由于结核分枝杆菌感染所致,因其具有独特的菌种及免疫应答反应,故实验室检查有较高的诊断价值。我们进行的小范围流行病学调查发现,在实验室检查中,结核菌素(PPD)试验阳性率最高,对于判断结核分枝杆菌感染具有重大参考意义,但既往感染结核分枝杆菌或卡介苗接种后,PPD试验亦可呈阳性反应,目前尚无可靠标准区别出自然结核菌感染与卡介苗接种后的阳性反应,故不能作为确诊标准。确诊结核性创面需在创面分泌物中找到结核分枝杆菌,但存在培养时间长、价格昂贵、对检验室及检验人员要求高和阳性率较低的缺陷。活体组织病理检查的阳性率虽然高于结核菌培养,可作为结核性创面确诊的"金标准",但仍有不少患者表现为阴性,因此即使病理检查为阴性,也不能排除结核的可能。

六 治疗

(一)术前评估

只有对创面情况进行客观准确的评估,才能了解疾病的严重程度及制订合适的治疗方案。理想的术前分析评价创面情况的指标应该包括精确的定位、创面面积的评估、深度、皮下窦道的存在和走行、创面内容物的性质、创面组织所累积的解剖层次、与比邻骨骼和软组织的解剖关系等。结核性创面形成窦道后,由于具有口小底大和鼠洞样窦道的显著特点,外观和深部实际情况相差甚远,有较大的欺骗性。患者大多认为是表浅的小伤口,手术应该很简单。经验不足的医师也往往认为病灶不大而忽视术前的评估,从而导致手术失败。常规方法容易受到创缘不平整、患者体位、创面部位及组织肿胀情况等影响,对于有囊腔分割、肌肉骨骼受累的深部创面无法准确评估。从CT、MRI影像中,可以通过二维图像重建获得三维立体的影像(图27-13),将影像与病理结合,以获得更多的病变性质方面的诊断信息。在术前获得详细直观的参考以制订最佳的手术方案,减少周围正常组织的损伤,降低手术风险,通过更直观的图像加强医患沟通,有效避免医疗纠纷。

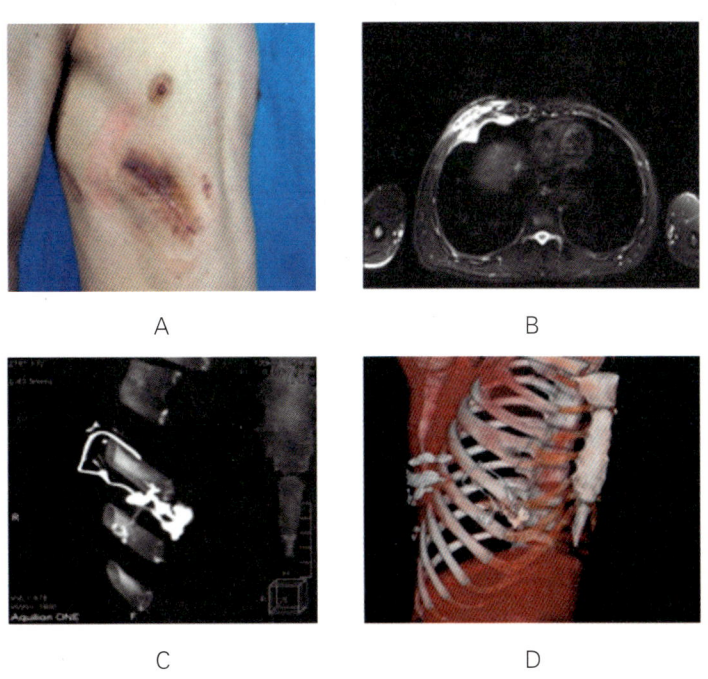

图 27-13 通过 MRI 二维图像重建获得三维立体影像

（二）治疗方案及疗效

由于传统上结核的诊治属于内科体系，因此患者即使出现了创面也习惯性求救于结核科医师。结核性创面的传统治疗模式是在抗结核化疗的基础上加上内科局部换药处理。这在疾病早期，局部组织坏死范围较小时，经过较长时间的处置有一定的疗效。但若病史较长、原发病灶较大、局部坏死组织范围较广、累积层次较深时，单纯依靠传统的治疗手段很难奏效，不仅病程迁延，而且病情往往会逐渐加重。因此，外科干预（病灶清除＋创面覆盖）就显得必不可少（图27-14，图27-15）。手术是治疗结核性创面的重要手段。在外科清创时，只有彻底清除坏死组织，创面才有可能愈合，否则遗留的病灶会成为反复发作的诱因。值得注意的是，病灶彻底清除后，局部缺陷较大、较深，加之局部血运很差，创面覆盖一般需要肌瓣、肌皮瓣或者游离皮瓣才能取得成功。当然要想取得创面的彻底治愈，术前和术后的规范性抗结核化疗也是必需的。只有这样，才能使结核性创面的诊疗更加科学化、有效化。近年来，我们采用"病灶清除＋负压持续引流＋皮瓣转移"的新治疗策略，取得了较好的临床疗效。

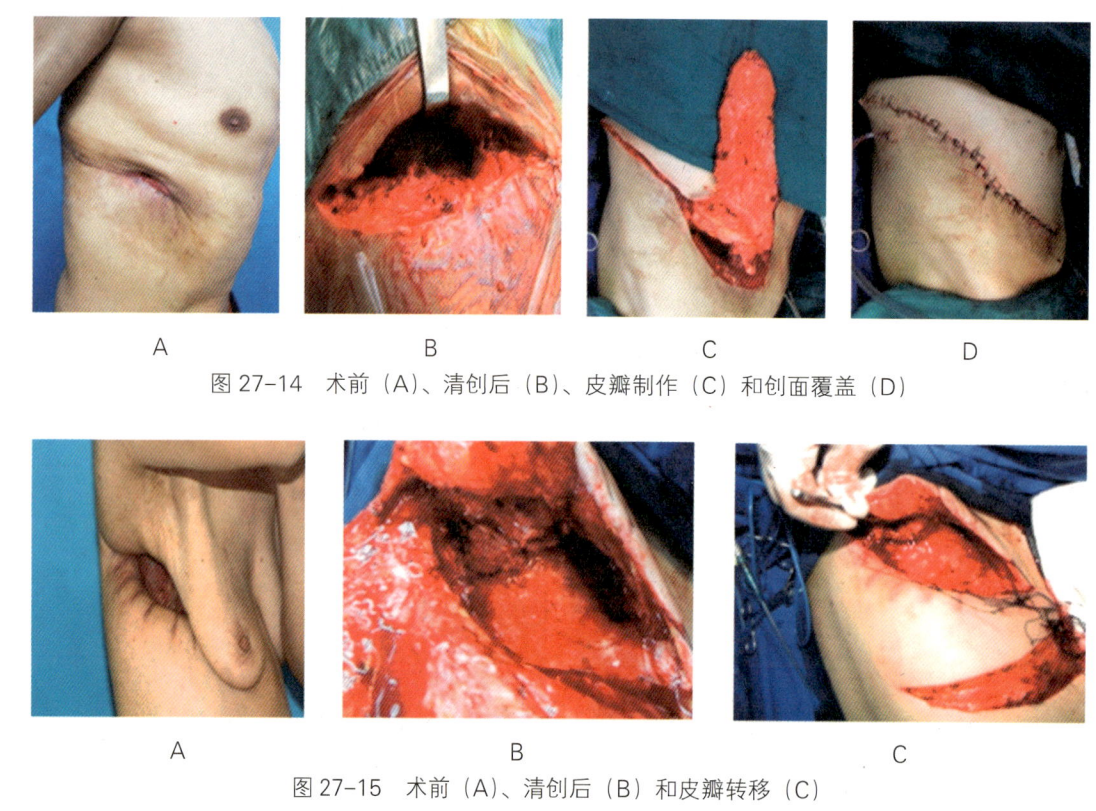

图 27-14　术前（A）、清创后（B）、皮瓣制作（C）和创面覆盖（D）

图 27-15　术前（A）、清创后（B）和皮瓣转移（C）

七　研究动态和展望

结核性创面大多属于散发，加上误诊、漏诊以及就诊科室分散和不确定等因素，导致学术界对结核性创面的关注度一直较低，针对结核性创面的研究如流行病学资料、诊断标准、换药流程和方法以及外科干预性研究（如手术适应证、手术时机、手术方法）等，国内外均鲜见报道。国内对于此类疾病多以内科诊治为主，尚未见到有关结核性创面的系统性研究报道，仅有零散性经验总结，而且关注的重点是肺外结核的诊治而非创面的处理。针对此类创面形成的规律、特点、趋势、规范化的诊断和治疗，至今仍是空白。分析其缘由，一是相比其他常见的创面类型，结核性创面发病率较低，人们对其重视程度偏低；二是对人类造成的危害较轻，发展也较为缓慢，且很多情况下不能及时确诊，往往被误认为是普通性质的创面；三是动物模型的复制非常困难，相应的基础研究不易进行；四是结核分枝杆菌具有一定的传染性，人们对其有一定的畏惧心理，研究环境的防护条件要求很高。因此多年来，结核性创面的研究几乎是空白。但相关学科的研究者也逐渐意识到，针对病变脏器进行外科手术干预是必要的。

目前对结核性创面的研究较少、进展不多。结核性创面的斑马鱼动物模型正在探索研究中，估计近期在其发病机制、病理变化规律方面会有新发现。在创面评估方面，高频超声、CT扫描及MRI成像无损伤的实时成像（三维重建精确显示创面的位置、大小、形态、内部结构以及与周围结构的关系）也会有突破性进展。

第三节　残余创面

一　定义

烧伤、创伤的后续治疗中，经常会遇到一些残留的小创面，临床上习惯用"残余创面"这一术语表述。然而，这一术语至今没有明确的定义。一般认为，所谓的"残余创面"是指通过初步治疗后存留的散在分布、直径不超过5cm、总面积小于5%～10%、烧伤后21天仍未愈合的创面（亦有学者认为30天）；或者创面愈合后因功能锻炼和活动不当、瘢痕皮肤破溃、微生物感染等因素而重新开放的创面。笔者认为，该概念区别于大面积深Ⅱ度和Ⅲ度烧伤后结痂以及之后溶痂成片的剩余创面。因为残余创面多数是在经过积极去除诱因的情况下，保守治疗后能封闭的创面，而大面积深Ⅱ度和Ⅲ度烧伤从治疗原则来说本来就是有手术适应证的创面。

值得注意的是，临床上经常有残余创面、溃疡及难愈性创面的表述，它们之间既有联系又有区别。残余创面实际上就是溃疡的一种形式，是个动态的概念，应该是一期没能修复完仍需处理的创面，强调已经过初步处理；一般发生在创伤、电击伤、放射性溃疡、肿瘤切除术后等经过初步治疗后，创面愈合不良、遗留大小不等的创面。溃疡为继发损害，为黏膜或真皮甚至皮肤深层组织因破坏所致的缺损、溃烂，缺乏愈合倾向的创面。其表面常覆盖有脓液、坏死组织或痂皮，愈后遗有瘢痕，其大小、形态、深浅、发展过程等也不一致，常合并慢性感染，可能经久不愈。皮肤溃疡一般是由外伤、微生物感染、肿瘤、循环障碍和神经功能障碍、免疫功能异常或先天皮肤缺损等引起的局限性皮肤组织缺损。外伤性溃疡往往是由物理和化学因素直接作用于组织而引起。微生物感染性疾病多由细菌、真菌、螺旋体、病毒等导致组织破坏。结节或肿瘤破溃、免疫异常引起的血管炎性溃疡系因动脉或小动脉炎使组织发生坏死而形成。循环或神经功能障碍属于营养障碍引起组织坏死，如静脉曲张、麻风溃疡等。残余创面和溃疡之所以让我们感觉到有所不同，可能更多地体现在发病原因上，残余创面一般多指烧创伤后，而我们一般指的溃疡其原因就比较复杂。在治疗上对创面的处理应该没有大的区别，都需要换药，控制感染，通畅引流，以皮片移植或皮瓣转移消灭创面。其区别可能更多的是在对病因的处理，对于溃疡性疾病可能在处理创面的同时要针对病因进行处理，比如压迫性溃疡需要解除长期压迫、糖尿病患者要控制血糖等等。而难愈性创面是对创面的性质而言，残余创面得不到及时治疗，久治不愈，超过6～7周仍未封闭，进而可形成复杂性难治性创面。

二 形成原因

烧创伤后残余创面的形成原因复杂,各种致伤因素交织在一起,增加了救治的难度,具体分析主要是:①大面积深度烧伤,由于自体皮源有限,所植皮片较薄、间距较大,或部分移植皮片未能成活。②勉强自愈的深Ⅱ度、Ⅲ度创面和取皮较深的供皮区,创面愈合后的表皮层较薄,且弹性差、不耐磨,负重部位易出现水疱并破溃。③植皮后皮脂腺、汗腺的分泌受阻,易形成潴留小囊疱并发生感染,造成恶性循环。④创面经过多次换药及高档抗生素的使用,使后期创面感染的多为耐药细菌。细菌及其各种代谢产物阻碍了上皮生长,对新生上皮有破坏作用,而且细菌繁殖产生氨,创面呈碱性而不利于上皮生长。⑤经过烧伤、多次手术、麻醉的打击后机体抗感染能力下降,营养差。⑥后期创面出现反复不愈、肉芽水肿老化。已愈合的创面较薄、抗感染能力较弱和耐磨程度较差,加上不适当的、过早的活动,容易损伤再形成创面,因此功能活动时应有弹力套加压保护,减少水疱的发生。⑦心理压力及情绪变化因素,导致局部疼痛和瘙痒,患者反复抓挠。⑧瘢痕部位局部循环差,难于愈合。⑨合并其他疾病,如糖尿病、肢体血管病变等。⑩与年龄及全身营养状况有关,年龄大及全身营养状况差的患者,残余创面也不易愈合。

三 临床特征

残余创面反复破溃、感染,经久不愈,治疗较为困难。其创面特点:有不同程度的感染,可见斑点或斑片状小创面,有时在肉芽面上出现斑点状虫蚀样小溃疡;创缘上皮生长停滞,出现过度角化上皮痂,其下潜藏小脓点而形成虫蚀样或斑片状小溃疡,并逐步扩大,创面此起彼伏;有的则在新生表皮上先形成小水疱,破溃后形成糜烂面,继而成为溃疡;创面肉芽水肿老化,严重时溃疡、糜烂面可融合成片状,并继续向周围侵蚀。患者往往有较长时间的病史,通常有明显营养不良、贫血、低蛋白血症、电解质紊乱等表现。有的患者思想观念落后,自行涂抹药剂等可使创面进一步加深。

四 治疗原则和措施

(一) 原则

早期预防,正确处理,控制感染,提高机体免疫力,去除病理性组织,建立新鲜创面,促进细胞再生修复。

(二) 措施

残余创面的治疗是烧伤、创伤后延续治疗的一个难题,烧伤后难愈性残余创面的处理更是治疗大面积烧伤患者过程中的一个难题,它直接影响患者的病程和预后。治疗残余创面尚无理想方法,关键在于预防。

1. 早期积极正确地处理创面 这是预防残余创面的关键。由于经济原因及观念意识陈旧,多数烧伤患者早期得不到正规治疗,导致休克期度过不平稳。对烧伤营养不够重视、创面处理不正确或不及时,将导致创面加深。故早期加强对创面的正确处理,可预防烧伤后期残余创面的形成。充分的术前准备是残余创面手术植皮成功的关键,术前浸浴水疗可以较彻底地去除坏死组织和分泌物,明显减少创面细菌量。机体应维持在血红蛋白120g/L、总蛋白60g/L、白蛋白32g/L以上。

2. 浸浴疗法　目前普遍认为局部和全身浸浴是主要治疗措施之一，浸浴疗法是综合处理残余创面的首选方法。烧伤创面愈合的基础是炎性细胞、成纤维细胞、内皮细胞等组织修复细胞的一系列活动，这些活动受全身和局部因素影响，局部因素更为重要，通过浸浴可有效清洁皮肤、改善局部血液循环、有效控制感染、减少抗生素的应用、降低细菌耐药性、促进创面愈合。浸浴前向患者说明浸浴的必要性以求配合，进食少量高热量流质食物。浸浴液选择20000倍稀释的苯扎溴铵溶液，水温以38～42℃为宜。笔者体会，在浸浴液中加入食用盐使之达到或高于体液渗透压的水平，可减少创面对毒素的吸收，如在2L水中加入2kg食用盐可减少发热反应。患者浸泡3～5分钟后，医护人员戴无菌橡胶手套，小心清洗患者创面，彻底洗去脓液、痂皮、坏死组织、污染异物及残留的敷料等。尽量在浸浴中活动患者的部分肢体，并密切观察其反应及生命体征，如出现头晕、心慌、胸闷、恶心等症状应暂停浸浴。浸浴后用苯扎溴铵局部消毒创面，等渗盐水清洗后将rb-FGF2均匀喷洒在创面上。修剪生物敷料，大小以超过创面边缘0.5cm左右为宜，用其覆盖创面后行半暴露疗法。rb-FGF2喷洒生物敷料以敷料湿透为准，一天2次，每2～3天浸浴1次并更换敷料。

3. 勤换药　勤换药是治疗残余创面的主要手段，残余创面近5%时，肉芽水肿，创面分泌物多，出现反复溃疡，必须每4小时换药1次，每天至少浸浴1次。临床观察表明，当感染的创面有耐药菌感染时，上述操作是非常有必要的，若不能保证勤换药，创面宜半暴露治疗，否则创面将进一步增加。创面干洁、分泌物少时可每天换1次药。及时保持创面干洁和肉芽组织健康是创面愈合的重要前提。肉芽水肿者用3%高渗盐水湿敷，内层用大网眼凡士林油纱覆盖，保护新生上皮。绿脓杆菌感染创面，可用磺胺嘧啶银膏外涂，行暴露疗法加上红外线照射创面。创面呈点状或斑状分布，用呋喃西林液加液体石蜡，即可防止纱布与创面粘连，保护已愈合创面，避免过于干燥。瘢痕创面过度角质化，既损伤愈合创面，又不利于下次换药处理。用其他含氧液冲洗，清洁创面的同时可提高局部组织含氧量，诱导血管内皮生长因子表达，促进胶原合成，生成活性氧产物，有利于血管再生；负压引流可有效清除创面分泌物和坏死组织，减轻组织水肿，改善局部血液循环；当然，新型活性保湿抗菌敷料的应用也能取得较好的疗效。近年来，封闭式持续负压系统在慢性难愈性创面上取得了显著疗效，获得医师、护士以及患者的一致好评。

4. 细胞生长因子的应用　创面之所以经久不愈，其主要原因在于：一方面这些创面缺乏炎症反应，缺乏内源性生长因子的释放与生长刺激作用，另一方面其组织修复细胞（上皮细胞、成纤维细胞等）又处于一种"休眠"状态，其细胞膜上相应的生长因子受体处于"下调"状态。所以外源性应用生长因子，创面中"失活"的巨噬细胞得到激活并释放TGF、TNF以及FGF等生长因子，这样外源性应用的生长因子加上内源性释放的生长因子相互促进，直接作用于组织修复细胞，从而启动修复过程。虽然细胞生长因子类外用药物已经正式上市，但是在临床上的疗效远不及动物实验的结果。确切的机制尚不清楚，可能与人类创面的复杂性和多样性有很大关系。

5. 支持疗法　患者经过烧伤、多次手术、麻醉的打击，渗出近血浆样物质；每次手术后大量渗液，导致全血白蛋白的消耗；能量补给的不足，细菌感染、中毒对骨髓等各个器官造血功能的抑制，机体抵抗能力的下降，需要积极加强患者的肠内、肠外营养支持，保持合理的能量摄入比例，维持正氮平衡。

6. 真皮基质的应用　残留创面有小片骨及肌腱外露，直径大于3cm，用脱细胞猪真皮基质覆盖包扎疗法，可以诱导肉芽在骨面及肌腱上生长，促进上皮匍行生长，有效消灭创面，降低手术次数和致残率。组织工程全层皮肤作为缺损皮肤替代物，由表皮层和真皮层组成，并含有可促进皮肤表皮细胞增殖的细胞因子，能有效促进创面愈合。

7. 手术治疗后植皮创面必须尽早打开　最早可以3天。过迟打开，残留在创面的细菌繁殖很快，由细菌产生的外毒素、内毒素和蛋白水解酶的综合作用，抑制创面愈合，使创面扩大，造成移植皮片溶解、脱落。临床实践证明，对深Ⅱ度及Ⅲ度创面应强调早期的给予切削痂植皮，可提高植皮成活率,避免后期残余创面的形成及瘢痕的增生,提高治疗质量,减少畸形的发生,缩短病程。特别是大面积烧伤患者,应尽快合理地安排植皮手术,尽可能逐个肢体消灭创面,实行逐个肢体完整植皮,其他创面可用异体皮及其他敷料覆盖包扎,以免在皮源过少的情况下,过稀植皮造成植皮间隙过大,植皮间隙的肉芽水肿、老化,表皮匍行困难。逐个肢体完整植皮,可以提高植皮的成活率,减少补皮次数及残余创面的形成。

8. 改善生活环境 减少病房的细菌种株及细菌浓度;调节患者悲观的情绪,使其积极主动地配合治疗;尽早进行功能康复锻炼,提高生活质量。

(贾赤宇)

参考文献

[1] Churchyard G J, Fielding K L, Lewis J J, et al. A trial of mass isoniazid preventive therapy for tuberculosis control [J]. N Engl J Med, 2014, 370(4):301-310.

[2] Glaziou P, Falzon D, Floyd K, et al. Global epidemiology of tuberculosis[J]. Semin Respir Crit Care Med, 2013, 34(1):3-16.

[3] 全国结核病流行病学抽样调查技术指导组. 第四次全国结核病流行病学抽样调查报告[J]. 中华结核和呼吸杂志, 2002, 25(1):3-7.

[4] 王龙成, 魏建华, 宋广荣, 等. 三种检测方法在肺外结核病诊断中价值的探讨[J]. 临床和实验医学杂志, 2012, 11(11):881-882.

[5] Wang H T, Zhang J, Ji L C, et al. Frequency of tuberculosis among diabetic patients in the People's Republic of China[J]. Ther Clin Risk Manag, 2014, 10:45-49.

[6] 龚惠明, 朱玉春, 吴志娟, 等. 肺外结核的影像学表现[J]. 现代中西医结合杂志, 2011, 20(19):2424-2425.

[7] 李鹏程, 郑梦利, 邱亚斌, 等. 皮瓣联合真皮瓣填充修复胸壁结核性溃疡创面八例[J]. 中华烧伤杂志, 2012, 28(1):55-56.

[8] 吕晓武, 贾赤宇, 冯胜娟, 等. 胸壁结核性创面外科治疗进展[J]. 感染、炎症、修复, 2014, 15(2):122-124.

[9] Schleenvoigt B T, Keller P M, Lehmann M, et al. Cutaneous manifestation of tuberculosis causing impaired healing after minor injury[J]. Dtsch Med Wochenschr, 2013, 138(45):2297-2302.

[10] 冯秀岭, 赵瑞银, 杜兵强, 等. 艾滋病合并结核病外科手术治疗并文献复习[J]. 临床医学, 2012, 32(5):67-69.

[11] 贾赤宇. 结核性创面——一个被忽视且值得重视的临床问题[J]. 中华损伤与修复杂志(电子版), 2014, 9(4):9-11.

[12] 孙华昌, 李江, 范晓婷, 等. 大块整张定形全厚皮延期移植修复难愈性创面的研究[J]. 中国美容医学, 2014, 23(9):693-696.

[13] Upton D, Andrews A. The impact of stress at dressing change in patients with burns: a review of the literature on pain and itching[J]. Wounds, 2014, 26(3):77-82.

[14] Otvos L Jr, Ostorhazi E. Therapeutic utility of antibacterial peptides in wound healing[J]. Expert Rev Anti Infect Ther, 2015, 13(7):871-881.

[15] 杨华莲, 刘攀, 丁华荣, 等. 人工真皮联合自体薄层皮片移植修复难愈性创面的疗效观察[J]. 中国临床新医学, 2014, 7(5):424-428.

[16] Uccioli L, Izzo V, Meloni M, et al. Non-healing foot ulcers in diabetic patients: general and local interfering conditions and management options with advanced wound dressings[J]. J Wound Care, 2015, 24(4 Suppl):35-42.

[17] Horch R E. Incisional negative pressure wound therapy for high-risk wounds[J]. J Wound Care, 2015, 24

(4 Suppl):21-28.

[18] Zhou Z Y, Liu Y K, Chen H L, et al. Wound management with vacuum assisted closure in surgical site infection after ankle surgery[J]. Int J Surg, 2015, 17:15-18.

[19] Klaassen I, van Geest R J, Kuiper E J, et al. The role of CTGF in diabetic retinopathy[J]. Exp Eye Res, 2015, 133:37-48.

[20] Logan G. Clinical judgment and decision making in wound assessment and management: is experience enough?[J]. Br J Community Nurs, 2015, Suppl Wound Care:S21-S22, S24-S28.

[21] Serena T E. Use of epidermal grafts in wounds: a review of an automated epidermal harvesting system[J]. J Wound Care, 2015, 24(4 Suppl):30-34.

第二十八章 褥疮

褥疮（bedsore）是指局部组织持续受压，血液循环障碍，产生缺血、缺氧、营养不良，造成组织坏死而形成的溃疡。通常发生在有骨突起的部位。病变可从表浅的皮肤溃破到皮下脂肪、筋膜、肌肉以及骨关节等深部组织的广泛破坏。如任其发展，常因继发感染、败血症等导致患者全身衰竭而死亡。

一 病因

局部组织受压是褥疮发生的主要原因，这一点已被广泛公认。常见于截瘫和长期卧床患者，缺乏自我翻身能力，使身体某些部位长期受压而导致受压组织血液循环中断，造成组织坏死。压力造成的组织破坏与压力的强度及持续时间的长短有关。当压力的强度达到毛细血管动脉端压力的2倍，即70mmHg时，持续2小时即可产生不可逆转的组织损伤和缺血坏死。如作用时间短暂，即使压力达到240mmHg也仅引起轻微的组织改变。褥疮发生的部位与多种因素（包括患者的卧床姿势、肌肉的瘫痪状态等）有关。长期卧床的患者通常取仰卧位，骶尾部与肩部受压最明显，为褥疮易发部位。患者取侧卧位时，股骨粗隆、膝关节内外侧等部位，俯卧位时的髂前上棘、髌骨、胫前、足背等部位易患褥疮。常坐轮椅的患者，坐骨结节部的皮肤软组织极易破溃形成褥疮。

机体的全身营养状况差，如老年体弱患者，由于营养不良，局部组织的抗张能力降低，可促进褥疮的发生、发展。

伴有神经系统病变如瘫痪的患者，由于皮肤感觉的减退或丧失、肌张力的改变以及组织的神经营养性变化等，亦可促进褥疮的发生、发展。

二 病理及临床表现

褥疮初起时，受压区皮肤呈现潮红，逐渐肿胀，出现水疱、淤紫，继而溃烂。此时若能消除压迫，适当医治，病变可逆转并康复。如处理不当，任其继续发展，病变向深部进展，各层组织包括皮肤、皮下组织、筋膜、肌肉和骨关节均可累及。典型的褥疮经反复破坏和愈合，溃疡边缘瘢痕坚韧，上皮菲薄，基底为致密的瘢痕组织，肉芽苍白、污秽，伴有脓性分泌物积滞，病变周围的皮下或筋膜下层可形成潜在的脓性腔隙和窦道。创面培养常显示有多种病菌生长。褥疮根据其溃烂的深浅程度可分为四度：Ⅰ度，溃疡深达真皮层；Ⅱ度，深达皮下脂肪层；Ⅲ度，涉及肌肉层；Ⅳ度，累及骨或关节。经久不愈的褥疮，由于发生反复的组织破坏，边缘上皮的增生角化明显，可发生恶性病变。对病程超过10~15年或外观呈菜花状的褥疮，应高度警惕溃疡恶变的可能。

显微镜下检查结果无明显特异性改变。在病变早期阶段，血管舒张，间质水肿。继而出现上皮细胞分离，毛细血管出血、凝固，肌纤维呈蜡样退行性变，空泡形成和组织细胞坏死。病变中有白细胞和淋巴细胞浸润，巨噬细胞增加，坏死区周围有间质增殖形成的周界。溃疡边缘与基底有大量胶原纤维沉积，血管栓塞，组织坏死，肌纤维中可见钙质沉淀。

三 治疗

褥疮大多发生在长期卧床的老年患者或截瘫患者，全身营养及局部软组织条件差，创面愈合能力低，治疗困难。巨大褥疮尤其是多发性褥疮，常伴有贫血和低蛋白血症，术前应加强营养，必要时输少量新鲜血或人血清蛋白。小而浅的褥疮通常可用非手术方法治愈，但疗程长，且褥疮创面是以瘢痕组织形式愈合，不耐磨，易复发；大而深的褥疮，由于褥疮创面及四周皮下组织内形成感染的滑液囊，潜在无效腔大，褥疮周围血运差的瘢痕组织，甚至继发深层的骨感染，使治疗非常困难。显微外科的发展，带血管蒂皮瓣、肌皮瓣的临床应用为巨大褥疮的治疗提供了新的技术，使一期修复褥疮成为可能，明显缩短了疗程，提高了治愈率，使褥疮治疗达到了新的水平。

（一）全身治疗

巨大褥疮尤其是多发性褥疮，由于蛋白摄入不足和丢失过多，可呈负氮平衡，将影响创面愈合和组织修复。全身治疗的目的为改善机体的一般状况，增强身体抵抗力和组织的修复能力。措施有下列方面：

1. 增加营养，采用高蛋白、高热量、高维生素膳食，提高总蛋白水平，纠正低蛋白血症。对进食困难的患者采用胃管鼻饲或高营养素静脉滴注。必要时可定期输血，纠正贫血。

2. 减轻和避免组织受压是预防和治疗褥疮最重要的手段之一，做到定期翻身或变换体位。床垫要柔软、干净、平整。采用羊皮垫、水波床、气垫床或电动转身床等，使支持体重的面积大而均匀，以减少骨隆突部位皮肤上所受到的压力。

3. 加强大小便管理，保持会阴部清洁和干燥。

4. 对有肢体痉挛者，可用夹板制动，减少因肢体间的摩擦而造成的组织损伤。

5. 有急性炎症者，可根据创面培养及药敏试验的结果，选用有效抗生素以控制褥疮和身体其他部位的感染。

（二）局部治疗

局部治疗的目的是变污秽伤口为清洁伤口，促进溃疡愈合或为手术切除做术前准备。局部治疗分保守治疗和手术治疗两个方面。

1. 保守治疗　主要措施是加强伤口的敷料交换，清除伤口内的坏死组织。溃疡面大、污染较重的伤口，在全身情况允许的前提下进行手术清创，去除失活的组织和死骨，创面用生理盐水或抗生素溶液湿敷，保持引流通畅。持续的负压引流技术的应用，有利于创面清洁和肉芽生长，褥疮创面经积极的处理后，基底的肉芽组织转为鲜红，边缘上皮开始生长。小的溃疡常可自行愈合。面积较大的溃疡可用中厚皮片移植，暂时消灭创面或等待手术切除、修复。

2. 手术治疗　浅在的或面积较小的褥疮经保守治疗后能自行愈合。但大多数褥疮需采用手术方法彻底切除并以正常的血运良好的组织修复缺损，以获得持久的愈合。手术要求切除全部溃疡及其周围的瘢痕组织；切除病骨，修整骨突起，降低骨隆突部位皮肤上承受的压力；妥善止血；消灭无效腔和创面，应用皮瓣、筋膜皮瓣或肌皮瓣修复。

（1）骶部褥疮：骶尾部是褥疮的好发部位。第二军医大学附属长征医院10年收治156例巨大褥疮，骶部褥疮42例，占27%。由于骶骨后面仅有皮肤覆盖、缺乏肌肉组织，一旦发生褥疮，常深达骶骨，造成骶骨外露。骶部褥疮邻近肛门，创面污染严重，较小范围褥疮可切除后直接缝合或用邻近随意皮瓣修复；而巨大骶部褥疮则治疗困难，需用筋膜瓣、轴型皮瓣或肌皮瓣移位进行治疗。其中最常用的是臀大肌肌皮瓣，其次为腰臀皮瓣、股后筋膜皮瓣、腰背皮瓣、逆行背阔肌肌皮瓣、肋间血管神经蒂岛状皮瓣等。

1) 典型病例1：男，35岁。因多处骨折并发骶部褥疮入院。入院后查骶部褥疮面积9cm×10cm，深达骶骨。术中彻底切除褥疮部坏死组织，切取10cm×17cm臀大肌上部肌皮瓣局部转移，一期修复创面，供区创面用中厚皮片覆盖。术后转移皮瓣全部成活，创面一期愈合，感觉部分存在。3年后复查，皮瓣生长良好，质地柔软，未再磨破。供区臀大肌下半部仍保留良好的伸髋功能，步态正常（图28-1）。

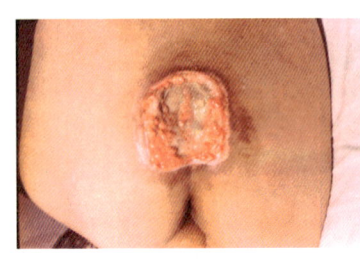 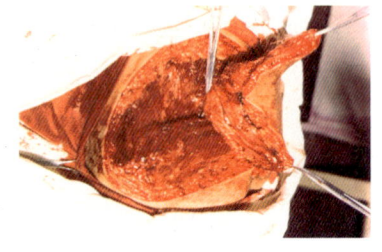 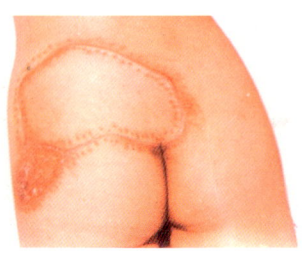

A　　　　　　　　　　　　B　　　　　　　　　　　　C

图 28-1　臀大肌上部肌皮瓣修复骶部褥疮
A. 术前骶部褥疮　B. 切取臀大肌上部肌皮瓣　C. 术后褥疮愈合

2) 典型病例2：男，51岁。因外伤截瘫致骶部及大转子部褥疮入院，术中彻底切除褥疮创面，创面分别为7cm×8cm和4cm×5cm，切取20cm×25cm全臀股部旋转肌皮瓣，局部旋转修复骶部及大转子部褥疮，术后创面一期愈合。半年后复查，皮瓣成活良好，褥疮未再发（图28-2）。

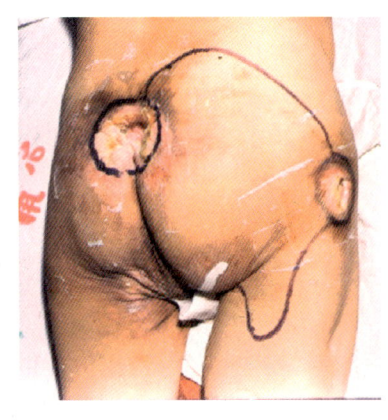 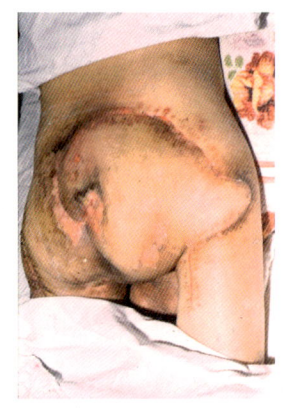

A　　　　　　　　　　　　B

图 28-2　全臀股部肌皮瓣修复骶部及大转子部褥疮
A. 术前骶部及大转子部褥疮　B. 术后褥疮治愈

3) 典型病例3：男，42岁。1990年2月因外伤致第12胸椎骨折并发截瘫，1年后并发骶部压迫性褥疮，久治不愈，褥疮创面9cm×10cm，术中切取24cm×12cm臀股部肌皮瓣，局部转移修复骶部褥疮，全部创面一期闭合，皮瓣下置负压引流，术后切口一期愈合。半年后复查，褥疮未再发（图28-3）。

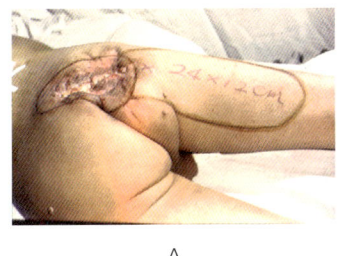 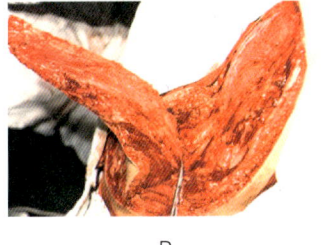 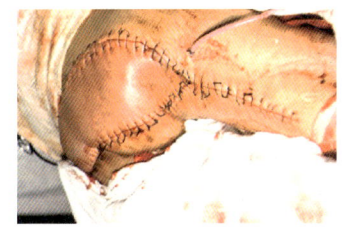

A B C

图28-3 臀股部肌皮瓣修复骶部褥疮
A. 术前骶部褥疮 B. 切取臀股部肌皮瓣 C. 术后褥疮治愈

(2) 坐骨结节褥疮：人在坐位时的负重功能主要由坐骨结节承担，该处皮肤厚，皮下组织致密、耐磨，坐骨结节滑液囊有减少组织摩擦的功能，有利于臀大肌在坐骨结节上滑动。当患者长期取坐位，尤其是低位截瘫患者长时间坐轮椅时，易并发坐骨结节褥疮，在第二军医大学附属长征医院收治的156例褥疮患者中，坐骨结节褥疮46例，占29%。坐骨结节褥疮一旦发生，常波及坐骨结节滑液囊，引起滑液囊感染，由于口小底大，引流不畅，使感染反复发作，形成管壁很厚的瘘管，使褥疮经久不愈，严重者可波及坐骨结节，导致坐骨结节骨髓炎，一般治疗很难奏效。治疗坐骨结节褥疮应在彻底切除褥疮创面的基础上，包括周围的瘢痕组织、窦道，反复感染增厚的滑液囊壁及病骨，然后采用邻近健康组织瓣填塞无效腔，闭合创面。常用的肌皮瓣有臀大肌下部肌皮瓣、股薄肌肌皮瓣、股二头肌长头肌皮瓣、半腱肌半膜肌肌皮瓣、阔筋膜张肌肌皮瓣及股后筋膜皮瓣。近期采用翻转皮下组织瓣，可有效消灭无效腔，闭合创面，手术简单，创伤小。

1) 典型病例1：男，27岁。2年前因下胸椎骨折截瘫而并发右侧坐骨结节褥疮，褥疮范围7cm×8cm，深达坐骨结节。术中彻底切除褥疮创面，切取8cm×15cm股二头肌长头肌皮瓣，向近侧呈V-Y推进，创面一期闭合，术后皮瓣成活，伤口一期愈合。1年半后复查，褥疮未再发（图28-4）。

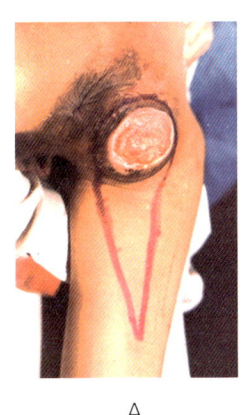 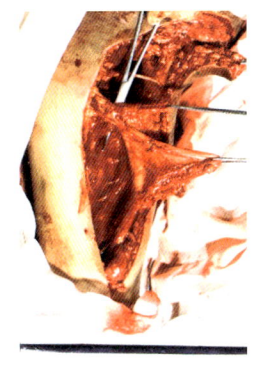 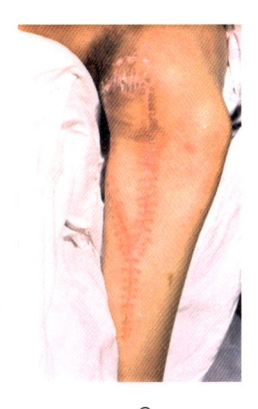

A B C

图28-4 股二头肌长头肌皮瓣修复坐骨结节褥疮
A. 术前坐骨结节褥疮和皮瓣设计 B. 术中切取皮瓣 C. 皮瓣推进，修复创面

2) 典型病例2：男，32岁。1974年因外伤致腰3椎体骨折合并截瘫，3年后并发右坐骨结节褥疮，反复感染，先后两次手术均未治愈，1985年5月入院时已并发坐骨骨髓炎。术中彻底切除褥疮，清除病骨，创面6cm×7cm，切取7cm×25cm股薄肌肌皮瓣局部转移修复创面，术后创面一期愈合。2年半后复查，褥疮未复发（图28-5）。

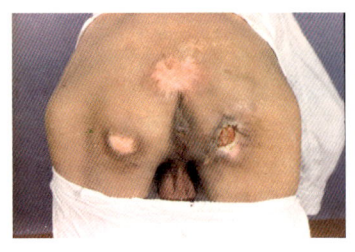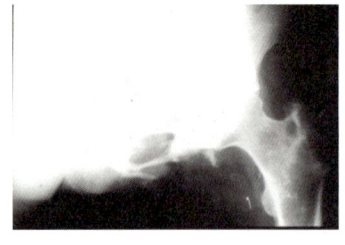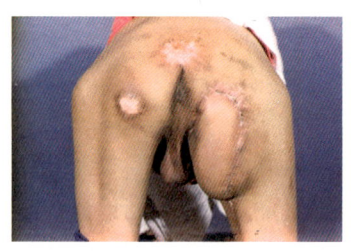

图 28-5　股薄肌肌皮瓣修复坐骨结节褥疮

A. 术前右坐骨结节褥疮　B. 术前 X 片示右坐骨结节骨髓炎　C. 术后褥疮治愈

3）典型病例3：男，胸12椎体骨折截瘫后2年。患者长期坐轮椅致使右坐骨结节褥疮，褥疮创面外口小，但腔大且深达坐骨结节，切除褥疮创面及窦道壁后，在创面远近侧切取皮下组织瓣，翻转缝合一期消灭无效腔（图28-6），术后半个月创面一期愈合。

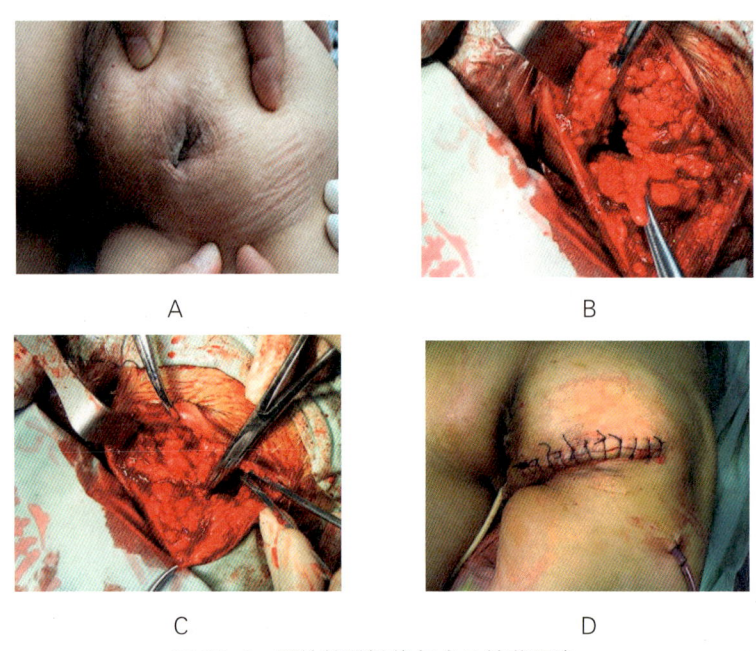

图 28-6　翻转筋膜瓣修复坐骨结节褥疮

A. 术前右坐骨结节褥疮　B. 褥疮切除后无效腔　C. 翻转筋膜瓣消灭无效腔　D. 切口缝合

（3）股骨大粗隆褥疮：股骨大粗隆部是褥疮的另一好发部位，在长征医院10年收治的156例巨大褥疮中，大粗隆褥疮36例，占23%。当患者在侧卧时，由于大粗隆受的压力最大，使该处容易发生褥疮。正常情况下，大粗隆处有一滑液囊，使髋关节活动时，避免大粗隆与周围组织产生摩擦。一旦大粗隆发生褥疮，很容易侵犯整个滑液囊，其潜在褥疮创面远大于皮肤创面。因此，在治疗大粗隆褥疮时，除切除皮肤表面创面外，还需切除已受累感染的滑液囊组织，然后采用直接缝合或邻近转移皮瓣或肌皮瓣来修复。由于术后患者需定期翻身，而翻身时下肢的转动使大粗隆与转移皮瓣间形成剪切力，皮瓣在大粗隆上可来回移动，不利于组织愈合。因此在术后给患者翻身时，应保持下肢与躯干一致，避免旋转下肢。目前临床上治疗大粗隆褥疮常用的皮瓣、肌皮瓣有：阔筋膜张肌肌皮瓣、股后筋膜皮瓣、股直肌肌皮瓣、股外侧肌肌皮瓣、缝匠肌肌皮瓣、下腹部皮瓣、腹直肌肌皮瓣、腹内斜肌肌皮瓣、腹股沟皮瓣等。如大粗隆褥疮已侵犯髋关节，用单一皮瓣修复有困难时，可用两块以上皮瓣联合修复，如用股外侧肌肌瓣填塞无效腔，阔筋膜张肌肌皮瓣修复创面。

典型病例：男，43岁。因外伤致胸9椎体骨折伴截瘫。1年半前并发左侧大粗隆部褥疮，褥疮创面7cm×13cm。入院后在彻底切除褥疮创面的基础上，切取阔筋膜张肌肌皮瓣局部转移覆盖创面，皮瓣面积为8cm×28cm，全部创面均一期缝合。术后皮瓣全部成活，伤口一期愈合（图28-7）。1年半后复查，转移的皮瓣质地柔软，褥疮未再复发。

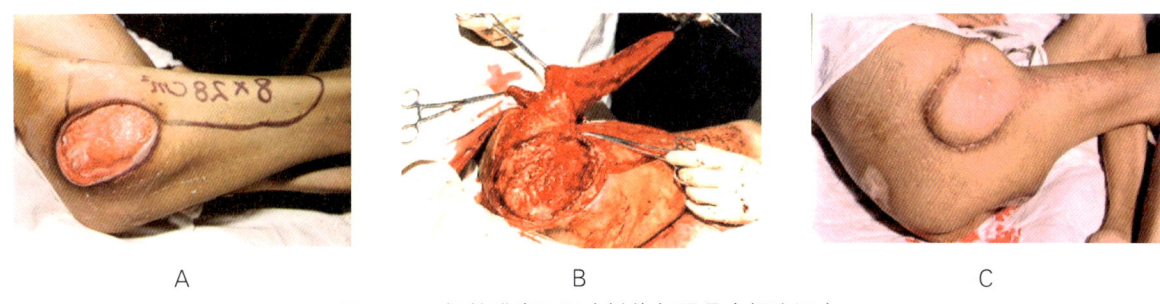

图28-7　阔筋膜张肌肌皮瓣修复股骨大粗隆褥疮
A. 术前大粗隆褥疮和皮瓣设计　B. 肌皮瓣切取　C. 术后褥疮一期愈合

（4）足跟部褥疮：足底是人体最大的负重部位，容易发生褥疮，足跟及前足负重区褥疮多见于可以行走的不完全截瘫患者，由于患者足底丧失保护性感觉而导致褥疮。跟后褥疮多见于全瘫患者，因患者长期卧床时跟后受压所致，由于足跟部皮肤和足跟垫在解剖上具有特殊结构，缺损后需用类似组织修复，才能保持良好的功能。常用的皮瓣有足外侧皮瓣、足底内侧皮瓣、足底外侧皮瓣、踇展肌皮瓣、趾短屈肌肌皮瓣、小腿内侧皮瓣、小腿外侧皮瓣等。

1）典型病例1：男，46岁。1975年10月因外伤致胸12椎体骨折脱位合并完全性截瘫，8年前两足跟并发褥疮，反复溃烂，久治不愈。创面范围分别为2.5cm×2.5cm、3.5cm×3.5cm。入院后彻底切除坏死创面，分别切取3cm×7cm、3.5cm×8cm两侧足外侧皮瓣，一期覆盖创面，供区用全厚皮片修复，术后创面一期愈合。1年后复查，皮瓣成活良好，溃疡未复发（图28-8）。

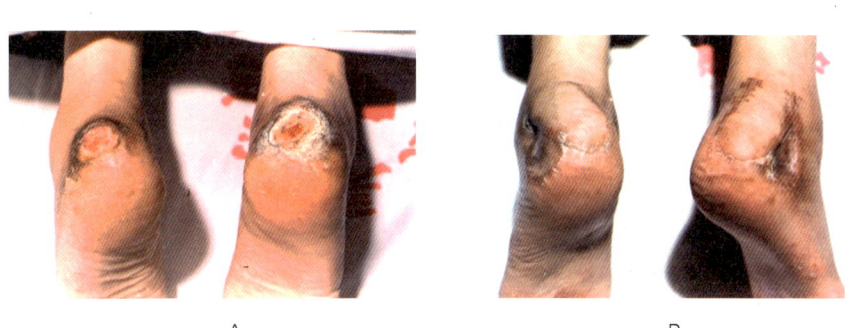

图28-8　足外侧皮瓣修复跟后补过褥疮
A. 术前跟后褥疮　B. 术后褥疮治愈

2）典型病例2：男，52岁。曾因足跟溃疡于1990年5月行足底内侧皮瓣转移修复，术后创面愈合良好。1年后因负重在原皮瓣外侧又形成新的褥疮，于1991年5月再次入院。彻底切除坏死组织，创面2cm×4cm，切取2.5cm×5cm的足底外侧皮瓣向后移位修复创面，供区创面一期缝合，术后转移皮瓣成活，创面愈合良好（图28-9）。1年后复查，皮瓣感觉功能良好，恢复负重功能。

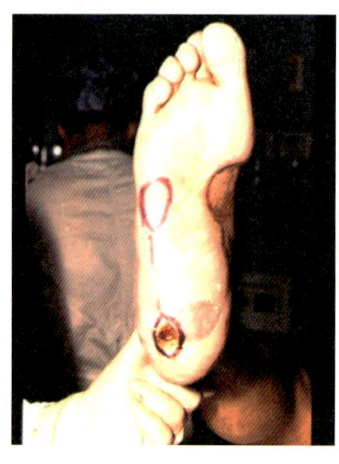
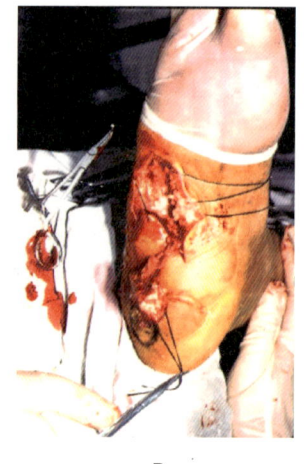
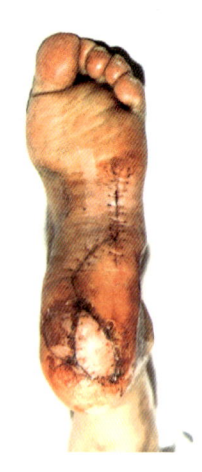

图 28-9　足底外侧皮瓣修复足跟褥疮
A. 足跟褥疮　B. 皮瓣切取　C. 术后褥疮一期愈合

3）典型病例3：男，60岁。脊髓脊膜膨出至双下肢不完全截瘫，因足跟部感觉功能丧失而发生足跟部褥疮6年入院。入院后足跟部彻底清创，切取趾短屈肌皮瓣一期修复足部创面。术后皮瓣成活良好，行走功能改善（图28-10）。

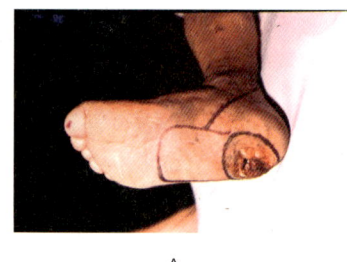
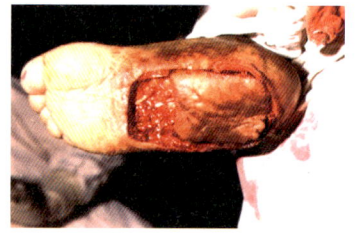
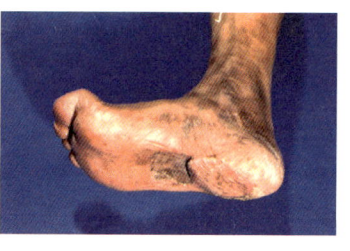

图 28-10　趾短屈肌皮瓣修复足跟褥疮
A. 术前足跟部褥疮和皮瓣设计　B. 皮瓣切取、转移　C. 术后创面愈合

（侯春林　宋达疆）

参考文献

[1] 侯春林. 褥疮治疗和预防[M]. 上海：上海科学技术出版社，1995.

[2] 侯春林，顾玉东. 皮瓣外科学[M]. 第2版. 上海：上海科学技术出版社，2013.

[3] 侯春林，包聚良，张文明. 臀大肌上部肌皮瓣转移修复骶部褥疮[J]. 临床应用解剖学杂志，1985，3(2)：84-85.

[4] 侯春林，包聚良，藏鸿声，等. 腓肠肌肌皮瓣转移术（附22例报告）[J]. 第二军医大学学报，1986，7(2)：142-144.

[5] 侯春林. 股二头肌长头肌皮瓣V-Y推进治疗坐骨结节褥疮[J]. 修复重建外科杂志，1987，1(1)：35-50.

[6] 侯春林，周呈文，高志伟，等. 肌皮瓣治疗褥疮（附30例报告）[J]. 中华整形烧伤外科杂志，1989，5(1)：30-32.

[7] 侯春林，周呈文，张文明. 臀大肌肌皮瓣移位治疗臀骶部褥疮[J]. 修复重建外科杂志，1989，3(1)：22-24.

[8] 侯春林，朱海波，张文明. 股薄肌肌皮瓣转移治疗坐骨结节部褥疮[J]. 中华骨科杂志，1990，10(3)：233-234.

[9] 侯春林,李晓华,刘岩,等. 以臀下动脉股后皮支为蒂的股后筋膜皮瓣治疗臀骶部褥疮[J]. 中华显微外科杂志,1995,18(2):114-115.

[10] 侯春林,刘岩,陈爱民,等. 筋膜皮瓣治疗褥疮[J]. 第二军医大学学报,1996,17(1):61-64.

[11] 侯春林,朱海波,靳安民,等. 足弓部岛状皮瓣、肌皮瓣移转修复足跟缺损[J]. 中华整形烧伤外科杂志,1988,4(2):146-147.

[12] Haodong L,Chunlin H,Zhen X. Treatment of ischial pressure sores with double adipofascial turnover flaps[J]. Ann Plast Surg,2010,64:59-61.

第二十九章
再生医学和组织工程

第一节 概述

组织器官缺损或功能丧失的修复一直是整形外科临床治疗的难点，目前应用于修复重建的方法有自体组织移植、同种异体或异种组织移植和人工合成代用品等。自体移植来源有限且可造成供区缺损，所取组织可能因为血供较差而影响其成活或难于塑形；同种异体或异种移植因供体的匹配、受体的同化、组织保存及传染疾病等问题限制了其应用；人工合成代用品存在易感染和因异物反应而被排出体外的风险。人们一直在寻找修复或替代组织器官缺损的理想方法。

人类很早就知道人体的细胞、组织和器官具有天然的再生能力。在古希腊神话中，普罗米修斯因盗取天火给人类而触怒了主神宙斯，被锁在高加索山上每日遭受神鹰折磨。尽管神鹰每天啄食他的肝脏，但第二天新的肝脏又会长出。古希腊人很早就认识到了肝脏的再生能力。亚里士多德在其著作中就曾谈到，动物在其早期发育阶段有更强的再生能力，生物学类型起源于未分化物质。因此，人类在古希腊时期就已对再生有了认识。

18世纪，动物再生现象引起了研究者们的关注，对再生现象的研究激励了再生研究从描述自然历史到现代实验动物学的转换。19世纪，人们提出了细胞理论；到20世纪50年代，人们已经可以应用营养液和酶将组织离解为有功能的细胞成分，从而开始了体外细胞培养的研究；进入20世纪80年代后，随着组织分型培养技术的普及，在体外对细胞间的相互作用进行了研究，使重建有功能组织的技术成为可能。

在新技术涌现的时代，再生医学由原先指体内组织再生的理论、技术和外科操作，内容不断延伸，到现代已经涵盖了干细胞技术、基因工程和组织工程等多项生物工程技术，包含了所有能引导组织再生的方法和技术，力图从各个层面寻求组织及器官再生修复和功能重建的可能性。人类干细胞技术的发展将细胞治疗推到前沿；基因技术已经能够克隆完整的哺乳动物或进行基因调控；在组织工程中，生物材料整合了药物递送系统和纳米技术，使再生医学面临了重大机遇与挑战。

从外科学的发展历程来看，在经历了三个"R"阶段［即切除（resection）、修复（repair）和替代（replacement）］之后，再生医学的出现，意味着外科学已经进入"再生医学"的新阶段，即第四个"R"（regeneration）。借助于现代科学技术的发展，使受损的组织器官获得完全再生，或在体外复制出所需要的组织或器官进行替代性治疗，已经成为生物学、基础医学和临床医学关注的焦点。

整形外科现在所应用的方法大多"拆东墙补西墙"，距离理想修复还有差距。再生医学与组织工程新技术有望革新重建和美容外科的各个方面。在过去的40年中，整形外科医师应用解剖学、生理学及细胞生物学的基本概念发展大量的创造性实验模型及创新技术，成为再生医学和组织工程领域的先行者之一。例如，美国食品和药物管理局（FDA）已于2011年正式批准Fibrocell Science公司的laViv自体成纤维细胞疗法用于除皱美容。现在干细胞的研究热点之一脂肪来源干细胞（adipose derived stem cells，ADSCs），最早也是整形外科医师从抽吸的脂肪组织中提取出来的。ADSCs的发现不但扩大了人们对干细胞来源的认识，促进了再生医学的发展，而且将脂肪干细胞应用于整形外科相关治疗，也会促进整形外科的发展。例如应用脂肪移植隆胸，不但避免了传统乳房假体植入物引起的包囊挛缩、破裂和硅胶渗漏等问题，而且具有更自然的外观、手感和长期疗效。

组织工程与再生医学有望将外科从不完美的治疗方法中解放出来。随着一些基础问题（如细胞来源、细胞保存、细胞老化及基因治疗等）的解决，以及材料学所涉及的细胞载体的发展，组织工程与再生医学技术将由实验室向临床应用转化。这将使人工制造生物组织和器官成为可能，从而实现完美的修复。

第二节 组织工程

一 组织工程的概念和研究方法

"组织工程"这一术语由美国加利福尼亚大学圣地亚哥分校Y. C. Fung（冯元桢）教授提出。1987年美国国家科学基金会正式采用"组织工程"一词并确立了这门学科，定义为：应用生命科学和工程学的原理与技术，在正确认识哺乳动物正常及病理两种状态下的组织结构与功能关系的基础上，研究、开发用于修复、维护和促进人体各种组织或器官损伤后功能和形态的生物替代物的学科。它是涉及生命科学、材料学和工程学等多个领域的一门交叉学科。

组织工程的发展提供了一种组织再生的技术手段，与传统的外科手术方法相比，其具有以下优点：①以少量组织或器官获取大量细胞，形成大块的组织和器官，达到真正意义上的无创伤修复。分离的细胞可在体外进行培养、扩增，使细胞数量大大增加，从而形成较所取组织和器官大得多的新组织和器官。②可按损伤组织或器官的形态，在体外预制各种精确形态，使组织缺损的完美形态修复成为可能。③所构建组织具备正常的生物学功能，达到真正意义上的功能重建。

实施组织工程的主要过程包括：①通过组织活检获得种子细胞，并采用体外分离、培养、纯化和扩增，得到足够数量的细胞；②将种子细胞接种到一种生物相容性良好的支架上，形成细胞支架复合物；③将复合物植入体内，支架材料逐渐被降解吸收，而种子细胞增殖分化取代原有的组织器官。由此可见，足量种子细胞的获取、支架材料的选择及引导和协调组织形成的构建方法的应用，是组织工程的三大要素。

组织工程所需的理想种子细胞能够通过分泌特定细胞外基质完成组织结构的再生，在新形成组织中行使其相应的生物学功能。在传统组织工程中，常应用自体细胞作为种子细胞。1991年，Vacanti从小牛肩胛关节软骨中分离出软骨细胞，与可降解材料复合形成的软骨组织，就是一个典型的例子。其优点在于构建的组织在形态、结构和功能上与正常组织较接近，然而大多数组织细胞存在来源有限、体外扩增后易老化等问题。但在皮肤组织中，上皮细胞和真皮成纤维细胞易于在体外大规模扩增且不易老化，仍是皮肤组织及相似表型组织（如肌腱等）构建的良好种子细胞来源。随着对干细胞在维持组织正常功能和结构及组织修复和再生过程中作用的深入了解，采用干细胞作为种子细胞构建组织的研究越来越多。干细胞在组织工程中的应用扩大了组织工程的内涵,且发展迅速。现在应用最多的有骨髓间充质干细胞(bone mesenchymal stem cells,BMSCs)、ADSCs,以及其他组织来源的多能成体干细胞及组织特异性干细胞、祖细胞等。

组织工程用的生物材料是指用于供细胞黏附生长并形成组织的三维支架、可在机体内降解的生物材料。理想的生物材料应具备以下优点:良好的生物相容性、生物降解性、一定的机械强度、三维多孔立体结构及可加工性等。目前按其来源可分为人工合成的可降解高分子材料及天然生物可降解材料两大类。前者代表物质有聚羟基乙酸(polyglycolic acid,PGA)、聚乳酸(polylactic acid,PLA)及聚乳酸和聚羟基乙酸的双聚合物(PLGA)等。天然材料是从人或动物的组织中提取的,代表物质如胶原蛋白、透明质酸等。随着支架制备技术、材料的表面修饰技术、三维打印技术等各种现代技术的应用,支架材料不仅为细胞提供结构支撑,而且能起到引导组织再生和控制组织结构的作用。

协调组织形成的构建方法是组织工程的第三个要素。掌握组织、器官形成的过程和规律及调控这一过程的方法和技术,对工程化组织构建特别重要,如利用促进细胞增殖和分化的细胞因子及生长因子,以及力学刺激、物理化学刺激等因素促进组织形成等。目前,对调控细胞增殖分化的许多生长因子和合成小分子的研究有了很大进展,纳米技术和控释微球技术的出现,使组织形成环境的精确调控成为可能,大大促进了组织工程的发展。

二 特定组织的组织工程

目前,国际上把组织工程产品大致分为四类:细胞类(如干细胞、治疗性克隆、微囊化细胞治疗)、代谢类(如生物人工肝、生物人工肾、生物人工胰腺)、结构类(如皮肤、心血管、骨骼肌)和其他类。在整形外科领域比较成熟的组织工程化组织有皮肤、软骨和骨等。

(一)皮肤组织工程

创伤后皮肤缺损是整形外科一个亟待解决的问题。皮肤是人体与外界环境接触的屏障,起着保护机体内环境并维持其稳定的作用。正常皮肤由表皮和真皮组成,借皮下组织与深部组织相连,含有毛发、皮脂腺、汗腺等附属器。组织工程皮肤从结构上主要分为三类:表皮替代物、真皮替代物及复合皮替代物。

1975年,Rheinwald和Green建立了表皮角质形成细胞培养技术,随后提出将表皮细胞融合成片后可用于修复自体皮肤缺损。1981年,O'Connor等应用这一方法培养出人自体表皮细胞膜片(cultured epithelial autograft,CEA),并首次应用于临床;1986年,我国也开始临床使用。人工表皮膜片移植后,可在自体或异体创面存活一段时间,起到缩短创面愈合时间、限制体液丢失、防止细菌感染的作用。但是由于缺乏真皮组织,人工表皮的柔韧性、弹性和机械强度都较差,容易发生破溃和感染;移植几个月后,创面瘢痕较多,挛缩明显,其外观和功能均不如自体皮肤移植。这就需要在人工表皮下建立真皮结构,为表皮提供机械支持和营养。

Dermagraft®人工真皮是利用组织工程技术形成的商品化的用于临床的真皮替代物,可诱导正常的皮肤愈合过程。人工真皮的基础是人二倍体成纤维细胞培养。细胞来源于新生儿包皮环切术后按标准方法培养的成纤维细胞株。母血样常规检测传染性疾病,包括艾滋病病毒(HIV)、人T细胞白血病病毒(HTLV)、单纯疱疹病毒(HSV)、巨细胞病毒(CMV)、肝炎病毒。培养细胞的初次筛选包括细菌、支原体及八种病毒:腺病毒、HSV1、HSV2、CMV、HIV1、HIV2、HTLVⅠ和HTLVⅡ。以第三代细胞建立主细胞库,第五代细胞建立操作者工作细胞库。细胞库符合美国FDA及欧洲专利药品委员会(CPMP)的检测标准。将第八代细胞接种到聚合物支架上,此时细胞总数已扩增30倍。接种的细胞初浓度为每平方厘米$(1\sim3)\times10^5$个;4~7天后,细胞以几何倍数增殖到每平方厘米（0.8~1.5）×10^6个。第一周几乎无胶原生成，而7天后至收获细胞的16~25天基质产生旺盛，一般在胶原沉积速率较高时收获人工真皮。一份包皮可制得23222m^2的人工真皮，优于尸体皮移植，且安全。

Dermagraft®主要用于烧伤创面及慢性溃疡创面的修复。Dermagraft®-TC是将人成纤维细胞接种到一层尼龙网上，并粘贴一层薄的硅胶膜，可阻止液体丢失，主要用于治疗严重烧伤患者，密封储存于-70℃冰箱内供临床医师使用。临床对10例烧伤患者采用Dermagraft®-TC和尸体皮同时治疗，结果前者可覆盖创面达6周以上，后者仅可覆盖创面2~4周，这显示了人工真皮对创面覆盖的良好效果。Dermagraft®-Ulcer与Dermagraft®-TC相似，能模拟新生真皮的生长环境，刺激正常真皮生长并可避免真皮损伤产生瘢痕，常用于治疗皮肤慢性溃疡。在一组50例患者的临床前期试验中，8例使用Dermagraft®-Ulcer治疗，结果50%的创面愈合，而接受常规治疗的对照组仅8%的创面愈合。治疗组的创面随访4个月至1年，均未复发。Dermagraft®-Ulcer对静脉性溃疡、压迫性溃疡和糖尿病性溃疡的治疗也显示了很好的临床效果。

金岩团队（2007）研发的组织工程皮肤产品"安体肤"，属于组织工程脱细胞真皮，能够应用于人体皮肤烧伤、皮肤溃疡、皮肤创伤及其他多种原因造成的皮肤缺损修复，是我国具有完全自主知识产权的首个组织工程产品。我国成为继美国之后世界上第二个开发出组织工程皮肤产品的国家。

理想的组织工程皮肤应包含表皮与真皮两层。Apligraf®是第一个商品化的既含表皮又含真皮的复合组织工程皮肤，已获准用于临床治疗静脉性及糖尿病性溃疡。其在外形、生物学性能及代谢行为方面都接近人体正常皮肤，且免疫原性弱，移植后受体接受率达100%，但由于缺乏自我更新的前体细胞而限制了其临床长期疗效。

尽管目前已有许多组织工程皮肤产品问世，并初步应用于临床，取得了一定疗效，但多数只是暂时的皮肤组织替代物。由于缺乏毛囊、血管、汗腺，以及黑色素细胞、朗格汉斯细胞等成分，不但外形、力学强度等明显次于天然皮肤，而且在功能上与正常皮肤有较大差距。近年来，研究者们逐渐注意到皮肤附属结构及皮下脂肪组织对皮肤构建的重要性。在毛囊、滤泡间区及皮脂腺中发现了大量皮肤干细胞群，这对皮肤组织的自我更新和创伤修复都有重要作用。皮下脂肪组织对皮肤的发育及毛囊形成都具有重要的生理作用。因此，构建带有附属器的全层组织工程皮肤成为目前关注的重点。例如，毛囊真皮细胞对诱导表皮生长和维系真皮结构有着重要作用，并能提高伤口愈合质量。毛囊干细胞（hair follicle stem cells，HFSCs）具有双向分化潜能，在出生后一方面维持毛发的周期性生长，另一方面形成表皮基底层的短暂扩增细胞，维持表皮自我更新。在特定条件下，HFSCs起到了修复表皮，减少皮肤瘢痕形成的作用。目前，将毛乳头细胞和角质形成细胞一起接种于皮肤替代物的真皮层，能够形成毛囊样结构，并促进创面的修复。

虽然对表皮细胞与成纤维细胞间的复杂旁分泌作用，以及一些皮肤重要功能（如机械感受、体温调节及色素产生等）对其稳态维持的影响，人们都才刚刚开始了解，但随着相关学科的发展和技术进步，构建含正常血管、神经、毛发等附属结构，并带有脂肪等周围组织的多功能组织工程全层复合皮肤仍是我们的最终目标。

（二）软骨组织工程

在整形外科领域，软骨组织缺损的常见疾病包括先天性畸形造成的组织缺损，如先天性小耳畸形、先天性鞍鼻、半侧颜面短小畸形（hemifacial microsomia）及下颌颜面发育不全综合征（又称Treacher Collins综合征）等；各种原因造成的获得性组织缺损，如创伤、烧伤、炎症，以及肿瘤导致的耳、鼻软骨缺损和颞颌关节疾病等。组织工程的出现为软骨缺损的修复提供了新的治疗策略。

软骨组织工程是组织工程领域开展最早、发展最快的研究内容之一。在软骨组织构建中，软骨细胞是最主要的种子细胞来源。1994年，Vacanti等构建了气管软骨环与柱状纤毛上皮的复合组织并在裸大鼠体内修复气管缺损；1997年，曹谊林等在裸小鼠体内形成了具有皮肤覆盖、表面结构复杂的人耳郭形态软骨，充分证实了软骨细胞作为软骨组织工程种子细胞的可行性。2004年，Yanaga团队开始尝试应用自体耳软骨细胞凝胶混悬液注射填充颅颌面鼻部、下颌、颏部等缺损，获得满意疗效。2014年，Martin团队在Lancet杂志发表了其应用体外培养的组织工程软骨修复鼻翼缺损的临床试验。他们从5名鼻部皮肤癌患者的鼻中隔软骨提取软骨细胞，加入生长因子扩增培养2周后，接种于胶原膜支架，再培养2周后，根据缺损大小对移植物进行修整，重建鼻翼。术后随访1年，5名受术者均对鼻道通气、鼻部外形感觉满意，且未出现局部及全身不良反应。其临床效果与鼻翼修复金标准的自体软骨移植术相近，这为组织工程软骨应用于面部重建外科开拓了道路。

BMSCs是软骨组织工程种子细胞的另一个研究热点。目前，对BMSCs常用的诱导方法主要有三种：添加外源性细胞因子、促软骨分化基因转染及与软骨细胞的共培养。外源性细胞因子和基因转染不但存在病原体污染或致瘤性等问题，而且人工诱导方案耗费较大，不能保证稳定的诱导效率，生物力学强度不均一，更重要的是不能使BMSCs的成软骨诱导过程遵循自然生理状态下的软骨发育过程。例如BMSCs经转化生长因子β（transforming growth factor β，TGF-β）诱导后，早期即可检测到软骨肥大相关基因的表达，体内移植后发生明显的血管化和骨化。

近年来兴起的细胞共培养技术来源于对组织微环境的深入认识。研究发现，将未经诱导的BMSCs植入关节软骨与骨复合缺损内，BMSCs可自发向成软骨和成骨方向分化，并分别修复了软骨和骨的复合缺损。这些研究结果提示组织微环境对干细胞的定向分化具有重要作用。软骨细胞是软骨组织中的唯一细胞类型，被大量的细胞外基质包裹，氧气、营养成分及一些有益的代谢信号都通过远距离扩散的方式作用于软骨细胞；同时，软骨细胞能够分泌多种生长因子，如TGF-β、胰岛素样生长因子（insulin-like growth factor，IGF）、碱性成纤维细胞生长因子（basic fibroblast growth factor，bFGF）、骨形态发生蛋白（bone morphogenetic protein，BMP）等，通过自分泌或旁分泌的方式调节自身的增殖与分化。因此，软骨细胞作为软骨组织微环境中最主要的成分，势必要发挥重要的诱导作用。已有大量文献证实软骨细胞或软骨前体细胞与干细胞混合共培养能够诱导干细胞向软骨分化。目前已对BMSCs与耳郭软骨细胞共培养构建弹性组织工程软骨进行了较为系统的研究，不但证实了耳郭软骨细胞能诱导BMSCs成软骨分化，形成软骨组织，而且其能够抑制BMSCs的肥大成骨现象，相较单纯耳郭软骨细胞构建的弹性软骨具备更密集而均质的弹性纤维、更高的弹性模量及更强的增殖和成软骨分化能力，是构建弹性软骨良好的种子细胞应用策略。

先天性小耳畸形是整形外科领域涉及软骨组织缺损的常见疾病。该畸形的临床表现主要为外耳形态的改变，外耳的基本结构消失或部分消失，仅留有部分残余耳软骨及耳垂。应用组织工程技术重建人耳郭软骨组织是软骨组织工程在整形外科的重要应用方向之一。曹谊林教授（1997）在世界上第一次在裸鼠体内形成了具有精细三维结构和皮肤覆盖的人形耳郭软骨，此项成果在1998年获得全美整形外科协会颁发的最高荣誉奖——James Barrett Brown奖。随后，应用共培养方式尝试构建耳郭形态软骨，也获得了良好的效果。但是对于小耳症患者，残耳组织来源细胞无疑是一种重要的种子细胞来源，具有取材方便、对供体无损伤的突出优点。Syed H. Kami等研究表明利用残耳软骨细胞构建的组织工程软骨，其组织学与正常耳郭组织相比未发现明显差异，为采用先天性小耳畸形患者的残耳细胞作为构建耳郭软骨的种子细胞提供了有力证据。Yanaga团队应用二步植入法成功应用残耳软骨细胞构建组织工程软骨修复了4例临床小耳症畸形。他们从残耳软骨获得软骨细胞，在含bFGF的培养液中体外培养4周后，细胞去分化并大量扩增，最终获得的细胞量达到$(0.5 \sim 5) \times 10^8$。细胞经相关病原菌检测后，与软骨样基质凝胶混合注射入下腹部皮下。6个月后取出，雕刻成外耳形状，再植入修复部位皮下。结果表明培养的软骨细胞仍维持弹性软骨表型。术后2～5年，耳郭形态保持较好，没有吸收。这一方法减少了外科损伤、供区畸形及免疫排斥反应，但其推广应用还有待更多的大样本病例资料的随访和报道加以验证。

计算机辅助设计成型技术（CAD、CAM）的发展，使耳郭支架材料的塑形更为精确，可达到97%的相似度。图29-1显示了耳郭形态软骨的构建过程。依据患者正常侧耳郭的CT扫描数据，应用3D打印快速成型技术制作树脂材料的外耳郭阳模，用硅胶进行倒模，制作外耳郭阴模。将PGA材料均匀嵌入预制的阴模内，以阳模覆盖压制，待形态基本固定后滴加PLA二氯甲烷溶液，待自然干燥后，放在75%乙醇中浸泡2小时，用磷酸盐缓冲液（PBS）洗涤3次，以含10%胎牛血清（FBS）的DMEM预培养过夜，备用。收集残耳来源的软骨细胞，以6.0×10^7/ml的细胞浓度，接种于备用的PGA-PLA支架材料，置于含10%FBS的DMEM中培养，体外培养8周后形态维持良好。但是，目前构建的软骨组织生物力学性能不高，往往在进行体内移植或长期留观体内的过程中发生形变。为提高构建物的力学性能，研究者做出了大胆的尝试，例如在支架中增加内支撑如Medpor、钛丝等，以提高组织工程软骨的综合力学强度，维持耳郭形态。

目前，曹谊林团队对组织工程耳郭软骨构建进行了改进，应用PGA材料包裹聚己内酯（PCL）为支架材料，残耳软骨细胞为种子细胞，体外培养后植入患者体内，已完成5例耳郭软骨组织工程的临床试验研究，两年半的随访研究证实其在体内形成成熟的软骨组织，而且形态维持良好。

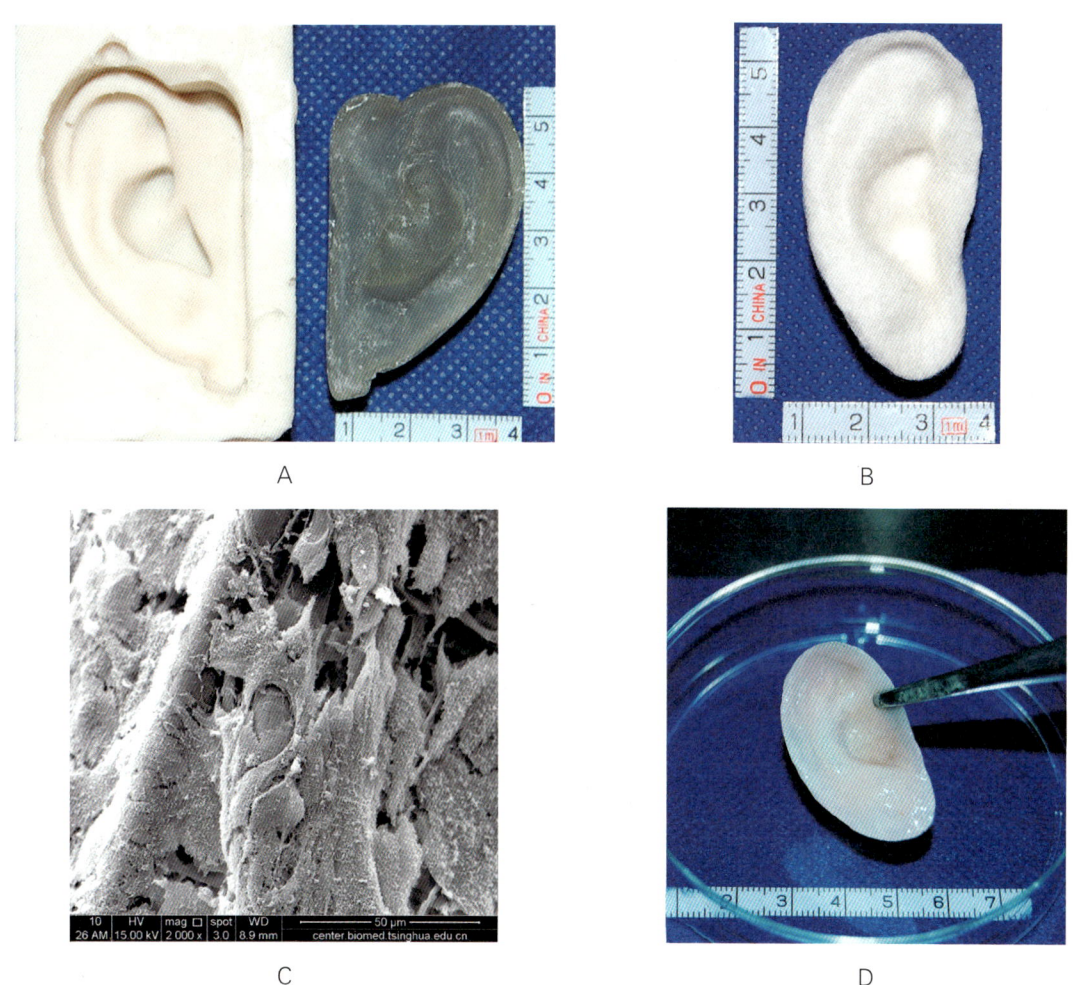

图29-1 耳郭形态组织工程软骨的制备
A. 3D打印快速成型技术制作的耳郭形态阴模、阳模　B. PGA-PLA耳郭形态支架材料　C. 细胞与材料复合1周后的电镜检测结果　D. 体外培养8周后耳郭软骨正面观

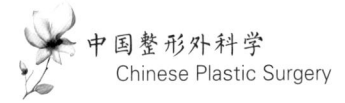

(三)骨组织工程

因创伤、癌症、先天性畸形及渐进变形性骨炎等引起的四肢、颅颌面骨功能和形态的破坏是整形外科的常见问题。关于骨缺损的治疗,目前主要有两类方法:一是使用有机或无机骨永久性替代骨组织,如通过注射方式用骨水泥对不规则的骨缺损进行充填,采用金属材料制作的股骨头替换坏死的股骨头。这两种材料可获得高强度的机械力学支持。当一种十分强硬的物质替代骨组织时,它会吸收骨组织原来所承担的应力,形成应力遮挡,使骨组织失去对骨缺损的再生反应,所以上述替代物邻近区域仍处于骨缺损状态。二是用骨组织重建骨缺损,包括自体和异体骨移植。自体骨移植有骨传导和骨诱导功能,有成骨细胞存在,且无传播疾病的风险,但受来源及产生新创伤的限制。异体骨移植存在一定的危险性:未加工的异体骨可携带病毒,如肝炎病毒、HIV病毒,或可能遭受免疫排斥反应;加工后的骨组织虽排除了这些风险,但失去了正常的骨诱导能力。

骨组织工程作为组织工程研究领域中最为活跃的一部分,骨缺损修复的研究已经逐步从基础研究向临床过渡。Bruder等(1998)第一次证明了BMSCs应用于大型动物长骨节段性缺损重建的可能性。2001年,《新英格兰医学杂志》上第一次报道,应用自体的BMSCs和羟基磷灰石支架对3名节段性骨缺损的患者进行治疗,13个月后3名患者的植入体都显示了很好的骨结合能力,有足量的骨痂形成。骨组织工程的研究已经处于组织构建与缺损修复的前沿,是可能率先进入大规模临床应用的组织工程研究之一,具有广阔的发展前景和临床应用价值。

骨组织工程常用的种子细胞有成骨细胞和间充质干细胞。成骨细胞虽成骨能力强,但取材时需经过较大手术,造成新的创伤,且成骨细胞获取数量有限,体外培养易丧失表型,因此临床应用前景不大。间充质干细胞中BMSCs,因取材创伤小、来源充足、体外增殖能力强、成骨分化潜能大等优点,是研究最多、临床应用前景最好的种子细胞。ADSCs也具有成骨分化能力,复合材料后能形成组织工程化骨组织。尽管对于其成骨活性仍需深入研究,但其易大量获取的优点使其有望成为骨组织工程种子细胞新的可靠来源。ADSCs已经被用来与磨碎的自体松质骨及纤维蛋白胶合,一起修复大型颅骨缺损,结果表明3个月后新骨形成,骨缺损几乎完全骨化。最近的研究中,Thesleff等将ADSCs接种到β磷酸三钙(β-TCP)颗粒上,成功修复4例患者颅骨临界骨缺损[(65~90)mm×(37~75)mm],CT检测显示ADSCs治疗的颅骨手术部位的CT值接近周围正常颅骨,这表明在没有外源性生长因子诱导的情况下单独应用ADSCs仍可以修复骨缺损,为自体骨重建提供了一个供区损伤小、操作相对简单的治疗方法。

应用ADSCs或BMSCs修复上颌骨和下颌骨缺损的研究也取得了一定进展。将获得的干细胞和生长因子(BMP-2或BMP-7)混合后接种支架,再植入患者的肌肉组织中进行异位成骨,7~9个月后,将异位形成的骨和周围的肌肉、血管蒂作为复合微血管瓣填充骨缺损,可以获得良好的美容性修复效果。Sandor等则提出了一步修复法,将获取的ADSCs接种β-TCP支架,与BMP-2一起放置在钛网固定的模具内修复下颌骨缺损,这种原位骨形成避免了异位骨形成的两次手术过程,组织学检测显示有新骨形成,10个月后骨重塑,取得了良好的临床试验结果。

骨组织工程的支架材料应在新生骨组织完全形成之前提供足够的空间和机械强度,使种子细胞能在生物支架所形成的三维空间中摄取营养、交换气体、排泄废物。现常用的支架材料主要有以下几种:①脱钙骨基质(demineralized bone matrix,DBM)是骨组织经酸处理去除大部分的矿化成分,但保留了生长因子等蛋白质的生物材料,来源充足,且具有良好的组织相容性、骨传导和骨诱导特性。柴岗等应用自体BMSCs复合部分脱钙骨支架材料在人体内形成较稳定的工程化骨组织,并修复了颅面部骨缺损,证实了此种组织工程骨临床应用的可行性。但是DBM在制作工艺上差异较大,若完全脱钙会使强度变小、降解加快,丧失有助于成骨的钙环境;但若脱钙量不够,则会延长降解时间而影响成骨。而且,由于骨组织来源不同,较难获得统一标准的产品。②生物陶瓷，包括珊瑚、羟基磷灰石（hydroxyapatite，HA）、β-TCP以及它们的复合材料（如HA/β-TCP、珊瑚-羟基磷灰石）等。珊瑚作为骨替代材料的优点在于有良好的生物相容性和骨传导作用，且具有生物降解特性，但降解速度过快。羟基磷灰石有良好的生物相容性，具有与正常骨组织相似的多孔结构，其诱导成骨能力已被证实，但因其塑形困难、脆性大、降解较慢，限制了其应用范围。β-TCP具有良好的生物相容性，发挥骨传导作用，还具有一定的骨诱导性。

曹谊林团队通过比较商品化的不同支架材料，应用不同数量的BMSCs构建组织工程骨，系统研究BMSCs数量与组织工程骨体内成骨骨量之间的量效关系，明确成骨骨量随细胞接种数量增加而增加，达到饱和接种量时，组织工程骨能够在体内稳定高效成骨；超过饱和接种量时，成骨骨量无明显增加。而且，BMSCs饱和接种量因支架材料的不同而不同，与支架本身的特性有关，这些结果为组织工程骨的临床应用提供了技术参数。并且对BMSCs、成骨环境、血管化等因素在组织工程骨形成中的影响进行了系统研究，证实BMSCs在组织工程骨形成中起着决定性作用；血管化和成骨环境能够促进组织工程骨形成及支架的降解，明确了构建大体积组织工程骨中各因素的重要性。

骨组织工程在临床应用的一个巨大挑战就是大块组织工程骨的血管化。厚度大于5～8mm的三维构建物，必须在内部建立血管以促进植入的干细胞及再生组织的成活。因此如何建立有效的血液供应、促进组织工程骨形成、缩短骨愈合时间，既是目前骨组织工程中的研究重点和难点，也是制约组织工程骨大规模临床应用的关键。组织工程骨血管化策略主要包括以下四种：支架设计开发、体外预血管化、应用细胞因子及体内预血管化，每种方法各有优缺点。

在对血管化组织工程骨的系统研究中发现，带血管蒂的细胞支架复合物在体内4周后可以形成含动静脉的脉管网络系统，3个月后支架表面可见少量组织工程骨形成，9个月后可见含哈弗氏系统样的组织工程骨，带血管蒂组织工程骨的形成进程明显快于无血管蒂组。采用动静脉结扎（VB）及动静脉环路（AV loop）体内血管化均能提高组织工程骨的血管化和成骨效果（图29-2），而VB组具有手术操作简单和成功率高的优势。

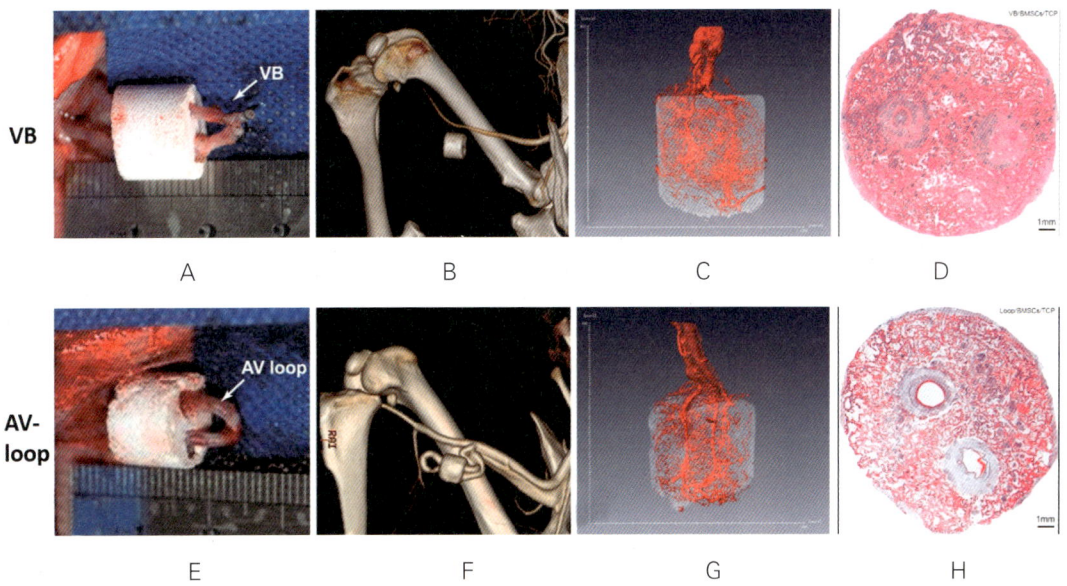

图29-2 两种血管化方案[动静脉结扎(VB)与动静脉环路（AV loop）]在组织工程骨成骨及血管化程度的比较
A、E. VB组与AV loop组血管化方法大体观　B、F. CT检测结果　C、G. micro CT检测成血管情况　D、H. HE检测成骨情况

虽然人们在标准化细胞培养技术及优化生物材料方面取得了巨大进展，实验室结果向临床转

化的过程却并不顺利。组织器官在体内成活的关键是血管网提供充足的血流和氧气。因此，构建带血管网的组织工程化组织或器官，是组织工程化骨及其他器官临床应用的突破所在。

（四）其他组织和器官的组织工程

1. 肌腱组织工程　肌腱主要由平行致密胶原纤维束构成。传导拉伸载荷的能力来自Ⅰ型胶原蛋白，其通过分子间交联自组装成胶原原纤维，这些结构单元由腱内膜包裹集合成束，然后由腱鞘约束在一起，形成肌腱。梭形肌腱细胞散在胶原纤维中，对胞外基质的合成和转换起重要作用。

临床上常用的治疗肌腱损伤或缺失的方法是肌腱移植。但自体肌腱来源有限，不但易引起供区损伤，而且通过爬行置换的过程形成，已非原来的肌腱；异体肌腱存在排异和感染的可能；胶原性肌腱代用品易被受体成纤维细胞侵入而导致吸收。

应用组织工程再生肌腱为自体肌腱来源提供了新途径。曹谊林等（1994）首次报道了以肌腱细胞与PGA复合培养，成功形成与自身肌腱相似的组织工程化肌腱组织。设计合适的三维支架是肌腱组织工程的挑战之一。生物材料，如胶原、多聚糖、猪小肠黏膜、人脐静脉等都曾用于肌腱构建，但存在传播疾病的风险。脱细胞支架不但降低了免疫原性，而且仍保留紧密的基质成分，提高了其机械强度。但适合临床应用的理想材料还需进一步研究。有研究证实，在材料上接种细胞，可以增强构建物的机械强度。在肌腱构建中，肌腱细胞、成纤维细胞、骨骼肌来源的细胞、BMSCs及ADSCs都有应用。但是细胞在材料的黏附、渗透、增殖仍需提高。

组织工程肌腱表面的润滑对体内植入后的再生，以及与周围组织的整合非常重要。添加各种生长因子是促进工程化肌腱生长的有效方法，常用的因子有bFGF、IGF-1、血小板衍生生长因子BB（platelet derived growth factor BB，PDGF-BB）等。这些因子的联合应用可促进细胞的增殖和肌腱的愈合。另外，研究者们也尝试通过构建滑液鞘增加组织工程肌腱的平滑性。曹谊林团队将腱鞘细胞接种于PGA支架，修复动物体内腱鞘缺损获得成功。

组织工程肌腱的力学强度及与体内骨组织的良好连接是其最终发挥功能的保障。通过生物反应器动态施加循环轴向应力，可以增加所构建肌腱的力学强度和弹性模量。在重建强健的肌腱-骨连接方面，Bronstein等应用脱细胞的肌腱-骨交界移植物可以使骨-骨、肌腱-肌腱愈合得更快、更牢固，而且在生物力学上更稳定。总之，通过优化材料、细胞及肌腱组织特异性的构建方案，有望构建出理想的组织工程肌腱。

2. 周围神经组织工程　周围神经损伤的治疗是外科最有挑战性的课题之一。虽然随着显微外科技术的发展，已完成横断神经的端端缝合，大大提高了神经修复效果，但功能的恢复效果仍无法令人满意。

神经导管的应用可以有效解决神经直接缝合和神经移植的难题，导管可以为残端提供营养，防止周围组织的侵入，现在已逐渐应用于临床。Weber等在美国五个医疗中心对136例周围神经损伤患者进行了随机对照研究，发现PGA支架导管组中91%的患者获得满意的治疗，而直接缝合组只有49%的满意率。理想的神经导管支架材料应具备以下特点：①良好的通透性，以保证营养和氧气的通透及细胞的接种；②柔韧性，以避免对周围组织的损伤；③低膨胀性；④合适的降解速率，降解太快容易引起肿胀和局部炎症，太慢会压迫神经和引起慢性免疫排斥。

在导管上接种细胞，可提高神经桥接的有效性。细胞可以分泌神经生长因子和胞外基质。Gulati等比较脱细胞移植物是否接种施万细胞的修复效果差别，发现接种细胞后，神经再生更早、效果更好。Varejao等将骨骼肌细胞接种于可降解的神经导管材料来修复大鼠坐骨神经10mm损伤，发现较未接种细胞组神经功能恢复有明显差异。目前，生物可降解纳米材料作为新型神经导管，具有更合适的材料密度及3D结构，接种细胞后有望促进周围神经损伤的再生与修复。

第三节 干细胞

干细胞（stem cells）是一类具有自我更新和分化潜能的细胞，是生命体的胚胎发育、组织更新和修复的基础，干细胞技术因而成为再生医学的基础。1968年，美国明尼苏达大学医学中心首次采用骨髓造血干细胞移植，成功治疗1例先天性联合免疫缺陷病。20世纪80年代起，造血干细胞移植已成为癌症、造血系统疾病、自身免疫系统疾病等的重要治疗手段。干细胞移植技术现已用于多种疾病的临床治疗和相关基础研究，几乎涉及人体所有的组织和器官。同时，干细胞的研究也使组织工程的内涵得到延伸，推动着组织工程的发展。

一 干细胞定义及分类

干细胞是具有自我更新和向各种类型细胞分化能力的一类独特细胞。现发现在生命的各阶段和几乎所有成体组织中都有干细胞。所有干细胞都应具有以下特性：①经历自我更新的细胞分裂，即至少产生一个和亲代细胞完全相同的子代细胞；②可以进行定向分化，产生更多分化的祖细胞、前体细胞或终末分化细胞。

根据细胞分化潜能，干细胞可分为：①全能干细胞（totipotent stem cell），受精卵就是这种干细胞，可以发育为一个完整的个体。②亚全能干细胞，即失去了发育为完整个体的能力，但能够向三个胚层的200多种细胞中的任何一种细胞（包括生殖细胞）分化。胚胎干细胞即属于这一类干细胞。③多能干细胞（pluripotent stem cell），是只具有向同一胚层细胞类型分化的干细胞，如造血干细胞只能向造血系的细胞分化，就属于多能干细胞。④单能干细胞（unipotent stem cell），也称专能干细胞或祖细胞，只能向一种类型或密切相关的两种类型的细胞分化，如肌肉中的肌卫星细胞。不同的干细胞在基因表达调控、表观遗传状态、体外增殖和分化潜能等方面存在差异，在再生医学和组织工程中具有不同的应用潜能。

根据机体发育阶段，干细胞可分为胚胎干细胞（embryonic stem cell，即ES细胞）和成体干细胞（adult stem cell）。

ES细胞来源于囊泡内细胞团，可以实现长期传代扩增并保持未分化状态；能够分化成三个胚层的构成个体所有组织、器官的各种类型细胞。ES细胞系的建立，推动了人类发育机制的研究以及药物筛选和毒理检测方面的研究。其最大的应用前景在于为细胞治疗和器官再生、移植提供无免疫原性的细胞来源。但是，ES细胞的临床应用仍然受到细胞来源、分离、细胞安全性、免疫相容性及伦理学等问题的限制。

成体干细胞是存在于胎儿、儿童或成人的组织器官中的未分化细胞，这类细胞能够自我更新并且分化形成特定类型组织的细胞。它因为能够从成体组织中提取，所以避开了许多ES细胞所面临的伦理学和技术上的问题。现在发现，各成体组织中几乎都有干细胞，包括血液、骨髓、脂肪、角膜、骨骼肌、心肌、肝脏、胰腺、皮肤等。研究和应用较多的包括造血干细胞、间充质干细胞、神经干细胞和表皮干细胞。然而，这些细胞仅具有多向分化能力，所以其分化方向常被限制在它们所在的胚系中。尽管如此，成体干细胞由于容易分离，具备多向分化和自体细胞移植的潜力，成为临床转化中优先考虑的细胞来源，是再生医学和组织工程中应用潜力最大的一类细胞。

诱导多能干细胞（induced pluripotent stem cell，即iPS细胞）是指通过重编程的方法将已经分

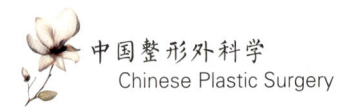

化完全的体细胞转化成为具有胚胎干细胞特性的多能干细胞，使研究者能够利用其分化能力而避开有关ES细胞的伦理问题。现在，iPS细胞已经能够从成纤维细胞、表皮角质形成细胞、造血前体细胞及神经干细胞等细胞中制备。疾病特异性iPS细胞的制备适用于疾病发生机制的研究和新药开发。Hanna等用镰刀型细胞贫血症小鼠的皮肤成纤维细胞建立iPS细胞，通过对iPS细胞的改造和分化得到具有正常功能的造血前体细胞，治疗镰刀型细胞贫血症的小鼠。利用iPS细胞的多向分化能力，有望实现个性化的组织器官移植和治疗。然而，iPS细胞的临床转化仍然面临明显的挑战，如iPS细胞的重编程效率较低，其制备过程可能引起细胞稳定性的改变及染色体的畸变，这些都影响了在人体内的安全应用。

二 干细胞与整形外科

成体干细胞的再生潜能已受到广泛认可。在整形外科领域研究最多、临床应用潜能最大的是脂肪来源干细胞。2001年，整形外科医师Zuk在脂肪组织中第一次发现了多潜能间充质干细胞的存在。自发现以来，人们对这类细胞有了不同的命名，如脂肪来源的干细胞、脂肪来源的间充质细胞及脂肪干细胞等。2004年在美国匹兹堡举行的第二届国际脂肪应用技术学会上，将其统称为脂肪来源干细胞（ADSCs）。ADSCs不但具有其他成体干细胞的特点，而且与BMSCs相比有其特有的优势：①取材简单方便。吸脂术是整形外科成熟的常规手术，脂肪作为常规"废弃的副产品"获取容易，不会留下明显的瘢痕，且可反复取材。②可以获得大量细胞。干细胞数量不足是限制干细胞临床应用的原因之一，原代ADSCs从脂肪组织中获取方便，且有较高的获取效率。脂肪组织经胶原酶消化后，所获得的细胞克隆形成率是BMSCs的100～500倍。同时，吸脂量可根据需要增加，不需要经过细胞培养即可达到治疗量所需的细胞数。从临床应用角度，在短时间内获得大量干细胞，对临床疾病的快速治疗具有重要意义，且减少了传代变异及污染的风险。

ADSCs在整形外科的临床应用潜能主要包括：软组织充填、创伤愈合及改善皮肤老化等。

（一）脂肪来源干细胞与软组织充填及再生

软组织的填充和再生不但要求局部形状上的恢复和加强，而且要求美容效果能长期保持。目前的治疗手段包括生物材料、复合组织瓣、自体脂肪组织移植填充或脂肪颗粒移植术。其中，脂肪颗粒移植术是在软组织填充中最常用的手段，可用于面部脂肪性萎缩、下肢萎缩、隆胸及乳房再造术等。尽管脂肪颗粒注射已被整形外科医师广泛使用，但目前仍然缺乏脂肪组织获取、处理和注射的标准操作规程，亟须制定一个成功的脂肪颗粒注射的通用原则。

脂肪颗粒移植后吸收率高，易发生部分坏死现象。体内研究表明移植物中的大部分脂肪细胞在移植1天后即开始死亡，只有组织边缘300μm内区域的脂肪细胞可以成活，其中小部分再生区内只有ADSCs成活，而所有脂肪细胞都会死亡，这说明在移植物中ADSCs对脂肪组织成活的重要性。而且研究表明，ADSCs也可以促进脂肪移植急性期新生血管的形成和缺血24小时内微血管的形成。

细胞辅助脂肪移植（cell-assisted lipotransfer，CAL）技术在一定程度上提高了移植脂肪组织的成活率。CAL是一种将抽取得到的脂肪和脂肪抽取物血管基质组分（stromal vascular fraction，SVF）混合构建富含ADSCs的脂肪移植物。Yoshimura等采用CAL技术为40例患者施行美容性隆乳术，结果表明乳房周径增加同时没有并发症出现。其他采用CAL技术进行美容性隆乳术的报道也发现该技术能够增大乳房体积，扩大乳房外形，并发症很少。CAL技术也在面部脂肪萎缩及面部提升和面部成形外科治疗中得到应用。在10例半侧颜面萎缩症患者中通过计算机图像扫描技术对脂肪体积的变化进行量化，发现应用富集ADSCs的脂肪颗粒比单独脂肪颗粒具有更低的脂肪吸收率。但是，由于缺乏深入的机制探讨，CAL技术目前还未得到广大整形外科医师的普遍认可。

另外值得注意的是，国际上，有关使用ADSCs临床治疗的管理规定与药物临床使用相关管理规定基本一致。在实际应用中，任何希望使用SVF的医师必须递交新药调查表并经伦理审查委员会批准。在这些规章制度约束的情况下，进一步开发其他物理性分离方法来分离细胞和基质可能更安全、适用。

（二）脂肪来源干细胞与伤口愈合和再生

伤口愈合是一个包括细胞、生长因子和细胞外基质（extracellular matrix，ECM）在内的分子间相互作用、高度协调的复杂过程，以最终达到止血、细胞增殖、血管发生、再上皮化和组织重塑为目的。ADSCs可以分泌多种创面愈合相关的关键生长因子和细胞因子，具有提高巨噬细胞募集、加强肉芽组织形成及促进血管化的作用，因此可作为促进伤口愈合的优选细胞。向放射损伤区域重复移植纯化的自体脂肪颗粒可改善局部组织微结构，表现为新生血管形成和显著的临床症状改善，机制研究表明ADSCs可能通过释放角质细胞生长因子（keratinocyte growth factor，KGF）及促进ADSCs向内皮细胞和上皮细胞分化，从而促进创伤修复。

与手术治疗相比，应用ADSCs治疗慢性不愈性皮肤损伤对机体的创伤更小，而且联合细胞支架应用于皮肤创面，可增强局部再生能力。治疗效果取决于创面的大小、深度和类型。对于创面小而深的缺损，可在腔内填入ADSCs浸润的真皮片，然后在表面覆盖人工皮片，直径小于10mm的缺损通常可在3周内完成上皮化。缺损过大或过深时，需要重复几次，或尝试应用细胞与支架材料构建的组织工程皮肤。

ADSCs的血管生成能力有益于缺血创面的愈合。Lee等采用肌内注射ADSCs治疗闭塞性血栓性脉管炎及糖尿病足创面，大部分患者疼痛评分明显改善，步行距离显著增加。向缺血肢体移植ADSCs可以增加局部血流量，表现为植入后6个月数字减影成像检测到新的侧支血管形成。尽管Lee等报告细胞移植后未见并发症，但作为一项新技术，其效果还未得到完全证实，应用时需更谨慎。

ADSCs也可用于病理性创面愈合（即异常瘢痕形成）的治疗。瘢痕形成的程度和伤口愈合过程中的炎症过程紧密相关，ADSCs具有抗炎症和免疫抑制作用，因此可被用来治疗过度的瘢痕形成。Yun等在猪背部全层皮肤缺损造成的瘢痕皮下注射ADSCs，结果显示瘢痕面积明显变小，瘢痕颜色及柔软度明显改善。由于瘢痕形成是正常伤口愈合的必要过程，因此未来的治疗应着力于通过调节炎症过程避免过度瘢痕的形成。

（三）脂肪来源干细胞与皮肤年轻化

随着年龄的增长，人体皮肤也随之发生老化等相关改变，特别是慢性紫外线辐射损伤人体皮肤，导致光老化，表现为不规则色素沉着、皮肤粗糙、皱纹、松弛和下垂。近年来，研究发现ADSCs及其分泌因子具有抗氧化应激、抗皱纹和美白皮肤的效果，有望在皮肤年轻化治疗中得到应用。

在ADSCs的条件培养液（ADSC-CM）中可以检测到不同的抗氧化蛋白，如IGF结合蛋白、IL-6、色素上皮衍生因子（pigment epithelium derived factor，PEDF）、超氧化物歧化酶（SOD）和肝细胞生长因子（hepatocyte growth factor，HGF）等。ADSC-CM处理过的真皮成纤维细胞的SOD和谷胱甘肽过氧化物酶（GSH-Px）的活性均增高，能够减少活性氧（ROS）诱导的细胞凋亡。因此，ADSCs对于皮肤的氧化应激损伤具有保护性作用。

ADSCs能够改善中波紫外线（UVB）诱导的皱纹形成。无毛鼠经8周UVB辐射诱导皮肤皱纹形成后，皮下注射ADSCs，结果表明皱纹明显减轻，HE染色和马松三色法染色显示真皮厚度和胶原含量相应增加。ADSC-CM预处理的真皮成纤维细胞能够发挥对抗UVB辐射、抑制真皮成纤维细胞增殖的作用，增加成纤维细胞I型胶原蛋白表达，减少基质金属蛋白酶（matrix metalloproteinase，

MMP）的蛋白水平。在临床预试验中，在老龄患者的光老化皮肤皮内注射含有20%～30%的ADSCs的自体脂肪抽吸物，2个月后皮肤质地和皱纹情况全面改善，超声检测真皮厚度明显增加。

ADSC-CM的美白作用也得到了验证。ADSC-CM能够呈剂量依赖性地抑制黑色素的合成及酪氨酸酶的活性。TGF-β_1是黑色素生成的强力抑制因子，ADSC-CM中高表达TGF-β_1，在ADSC-CM中加入TGF-β_1中和抗体，其对酪氨酸酶的下调作用也被拮抗，说明ADSCs的美白作用在一定程度上是通过分泌TGF-β_1实现的。

ADSCs及其分泌因子具有抗皱纹、抗氧化和皮肤美白作用，有望作为皮肤抗老化药物进行开发。但目前对其的研究主要还处在体外和动物实验阶段，尚需临床试验验证。

第四节 基因治疗

现代分子生物学的发展使我们能够从分子水平阐明许多遗传性疾病和获得性疾病的发病机制，也使我们更加有希望从基因水平治疗疾病。基因治疗（gene therapy）是指以改变人的遗传物质为基础的生物医学治疗，即通过一定的方式将正常或野生型基因或有治疗作用的DNA片段导入人体靶细胞以矫正或置换致病基因的治疗方法。在广义上，它是指把某些遗传物质转移到患者体内，使其在体内表达，最终达到治疗某种疾病目的的方法。

基因治疗是再生医学中必不可少的手段。对干细胞甚至已经分化的体细胞进行基因重新编程，可以用于治疗各种基因缺陷所造成的遗传性疾病或恶性肿瘤。另外，通过基因表达的调控可以调节细胞功能和干细胞在体内的转归及分化，影响局部生长因子水平，控制生物材料的体内活性和生物学效应，如降解、整合、免疫原性等。现在常用的基因治疗策略有基因矫正或置换、基因增补、基因干预及自杀基因治疗恶性肿瘤等。随着基因治疗的发展，其有望逐步被应用于整形外科领域。

一 基因治疗的手段和方法

基因治疗的方法可以分为经体外疗法和直接体内疗法两种。经体外基因治疗（ex vivo gene therapy）是从患者身上获取组织，分离和培养目的细胞后，将治疗基因导入培养的细胞内，最后将获得基因的细胞移植入患者体内。其过程虽然繁复，但优点在于：可以选择最有效的转基因手段，并能对转基因后的细胞进行筛选，从而确保回输的细胞都能表达被导入的基因，因此有较高的疗效。直接体内基因治疗（in vivo gene therapy）是将基因在体内直接作用于目的细胞，其过程简便且成本低，但基因导入的特异性及有效性较差。两种疗法都可以采用病毒或非病毒的基因递送方法来完成。

（一）重组病毒载体引导的基因导入

逆转录病毒、慢病毒、腺病毒、腺相关病毒及单纯疱疹病毒是基因治疗最常用的病毒载体。可根据病毒载体的不同性质进行选择（表29-1），包括可插入片段的大小、作用细胞的特点（分裂或不分裂细胞）、是否需要长期表达、免疫原性和染色体基因组整合能力等。由于转染效率高且能维持长期表达，尽管还有缺陷，病毒载体仍然是目前体外基因导入的最佳方式。

表 29-1　各种病毒载体优缺点的比较

病毒载体	优点	缺点
逆转录病毒（retrovirus）	体外转基因效率高，能将携带的基因稳定地嵌入细胞的染色体内长期表达，能用于多种细胞的基因转入，低免疫原性，无预存免疫，临床应用较为安全	仅适用于高度分裂细胞的基因转入，体内转基因效率低，能诱发宿主细胞的基因突变，转入的基因不得大于8kb，载体病毒有可能恢复致病能力
慢病毒（lentivirus）	逆转录病毒中较特殊的一种，转基因效率高，能将携带的基因稳定地嵌入细胞的染色体内，长时间稳定表达外源基因，基因转入不依赖细胞分裂，能用于RNA干扰	载体病毒有可能恢复致病能力，可能存在致瘤性，转入的基因不得大于8kb，包装系统中可能需要比逆转录病毒更多的调节基因质粒
腺病毒（adenovirus）	基因转入不依赖细胞分裂，体内外转基因效率均高，能用于多种细胞的基因转入，不会导致宿主细胞基因突变	病毒颗粒容易获得，高免疫原性，高预存免疫（55%）存在，基因不能嵌入细胞的染色体内，基因表达期短暂，转入的基因不得大于8kb，载体病毒有可能恢复致病能力
腺相关病毒（adeno-associated virus，AAV）	基因转入不依赖细胞分裂，基因特异位点插入（19号染色体）、长期稳定表达	克隆率低，难以获得高滴度病毒，转基因效率低，较高预存免疫（32%），病毒有可能恢复致病能力，适合于小片段DNA（4.7kb）
单纯疱疹病毒（herpes simplex virus，HSV）1型	基因转入不依赖细胞分裂，亲和神经细胞或B淋巴细胞能够插入大片段DNA（30kb），易获得高滴度病毒颗粒，诱导长期稳定基因表达	基因不能嵌入细胞的染色体内，基因表达期短暂，可能残留细胞毒性，具有潜在的致病突变可能，存在很高的预存免疫（90%），不易操作

（二）非病毒载体引导的基因导入

非病毒导入不会引起体内炎症且操作简便，但其特异性不高且诱导基因表达的水平不稳定。直接注射裸DNA质粒，基因导入率较低，因此有必要开发新的导入技术，包括颗粒、微注射、超声、电穿孔及脂质体辅助基因导入等。颗粒辅助基因导入采用基因枪技术，能够同时导入多个基因，但其导入效率不高且有引起局部炎症的可能。通过微注射技术，质粒DNA通过多个局部注射点导入体内，能够加强局部基因的表达，但是基因导入仅能到达浅表组织。中等强度超声波能够加强裸DNA质粒的导入，与微泡技术（microbubble，MB）协同辅助基因导入，能够明显增强体内外基因导入效率。采用电穿孔技术也可以辅助基因导入，而将电穿孔和超声微泡技术合并应用，则能明显提高基因导入效率。脂质体技术通过将质粒与阳离子微脂质体混合后形成复合体并被细胞吞噬，从而达到转基因的目的。虽然目前非病毒基因导入技术已经取得一定的临床前期研究结果，但其转染效率仍无法与病毒转染相比。

将基因导入技术与生物工程化产品（如支架、干细胞或者细胞支架复合物）结合起来应用，会大大提高基因导入效果并克服相应的缺陷。利用生物材料支架的基因导入包括多聚体缓释和基质介导的导入。前者的方法是将病毒载体包含在多聚物支架中，通过多聚物的降解来控制病毒载体的缓释。其中天然多聚体支架包括胶原、纤维蛋白、壳聚糖和糖胺多糖等，合成多聚体支架包括PLA、PLGA和PCL等。基质介导的基因导入是将病毒载体锚定在生物材料表面，治疗因子的表达限制在材料表面局部组织内。调节病毒载体和基质材料间的结合强度可以达到导入效率最高而细胞毒性最低的目的，如将腺病毒冻干在支架表面后再植入体内发挥其辅助基因导入作用。将病毒载体转染干细胞后，再将细胞接种到生物活性支架上，能够最大限度地避免病毒载体的感染风险及细胞毒性,并且在植入体内后维持长期稳定的基因表达,可能是目前基因导入最有效的方法。此外,近年来出现的小干扰RNA(siRNA)技术和MSCs的结合在基因治疗领域有很好的应用前景,通过多聚体支架介导siRNA导入,诱导特异性基因沉默,从而调控目的基因的表达和干细胞的功能,同时不会影响MSCs的成活和分化能力。目前,siRNA技术已在肿瘤的基因治疗中得到应用,其在组织工程中的应用有待进一步开展。

二、基因治疗与整形外科

整形外科领域的研究重点包括创伤愈合,骨、软骨、肌腱、外周神经等的修复和再生,以及促进皮瓣血循环的建立等。基因治疗作为一种有效的措施,有望在上述领域里发挥重要作用。

(一) 基因治疗与创伤愈合

创伤愈合是组织对创伤的反应和修复过程。在这一过程中,生长因子起着重要作用,包括:①引导嗜中性粒细胞和巨噬细胞进入受创区域以清除坏死细胞和病菌;②促进成纤维细胞和表皮细胞的增殖;③促进其他生长因子的合成和分泌;④促进肉芽形成;⑤促进细胞外基质的合成和堆积;⑥瘢痕形成。

参与创伤愈合的主要生长因子包括PDGF-BB、TGF-β、表皮生长因子(epidermal growth factor, EGF)、KGF、IGF-1和bFGF等。生长因子的作用复杂,既可以促进伤口愈合,也可导致不良的愈合结果(如瘢痕增生)。比如联合使用PDGF-BB、TGF-$β_1$和EGF能促进伤口的胶原沉积及愈合,而创面局部TGF-$β_1$的过量和持续存在会导致瘢痕的形成与收缩。正确应用基因治疗手段既可促进伤口的愈合,也能同时防止不良的伤口愈合。Andree等将带有EGF基因的质粒DNA-金颗粒用基因枪直接注射入猪的断层皮肤供区创面,创面的愈合速度明显加快。研究发现多种基因进行协同转染能够产生更好的促进创面愈合的作用,如PDGF-BB和IGF-1、PDGF-BB和bFGF等协同应用方案。基因治疗在创面愈合过程中的可控性也非常重要,目前已有采用化学性药物如四环素诱导系统和抑制系统作为基因表达开关控制基因治疗过程的报道。最近,PDGF-BB基因腺病毒和Ⅰ型胶原复合的组织工程产品GAM501在糖尿病性皮肤溃疡的临床治疗试验中取得了很好的治疗效果。

如何防治伤口的病理愈合如瘢痕增生是创伤愈合研究的另一个重要领域。胎儿伤口无瘢痕愈合的研究表明,TGF-$β_1$是导致成人伤口瘢痕形成的一个重要因素。基因治疗手段可通过在伤口局部抑制TGF-$β_1$的产生或阻断TGF-$β_1$的作用,以达到减缓瘢痕增生的目的。将携带竞争突变型TGF-$β_1$Ⅱ类受体基因的逆转录病毒反复注射入兔耳瘢痕真皮下,可以减轻瘢痕增生;应用重组人TGF-$β_3$[阿伏特明(avotermin)]治疗增生性瘢痕也获得了良好的临床瘢痕治疗效果。此外还有采用胶原-壳聚糖/硅胶膜双层真皮替代物(BDE)与三甲基壳聚糖/siRNA复合,抑制TGF-$β_1$功能从而降低胶原蛋白含量及肌成纤维细胞数量,抑制瘢痕形成的报道。

(二) 基因治疗与骨再生

在裸鼠体内导入BMP-2、TGF-$β_1$和IGF-1基因能够提高成骨效果,但是在有免疫力动物体内应用腺病毒载体会明显受到免疫反应的影响,有研究报道可以改用副腺病毒载体来降低免疫原性。体外分别应用含有人BMP-2和BMP-9基因的腺病毒及sonic hedgehog基因(Shh)的逆转录病毒载体转染人间充质干细胞,能够促进BMSCs和ADSCs的成骨。基因治疗也可以结合脱钙骨基质、胶原基质、羟基磷灰石支架形成复合体进行应用。BMP-2基因腺病毒转染ADSCs,并接种在胶原海绵上,能够在裸鼠体内促进成骨分化;同样转染的BMSCs接种在胶原支架上,可以成功修复大鼠体内8mm股骨缺损。以病毒作为载体的基因导入治疗步骤复杂、费用昂贵,相比之下,非病毒载体介导的基因治疗则安全快捷，如Khaled等将含BMP-2基因的腺病毒冻干在明胶海绵支架上，能够明显提高体内成骨。包被含有BMP-2基因腺相关病毒的PCL支架也能够明显促进骨生成。Ito等采用同种异体骨结合携带BMP-2基因病毒载体，能够获得较自体骨更好的成骨结果。

（三）基因治疗与软骨再生

软骨缺损的基因治疗包括采用生长因子TGF-β、IGF-1、bFGF、EGF、BMP和转录因子Sox-9及信号转导分子SMADs等促进软骨再生；用基因转染抑制炎症因子IL-1、TNF-α及凋亡因子等防止软骨降解。Te Boekhorst等应用PLGA纳米颗粒包被TNF-α特异性siRNA，在小鼠体内明显改善骨关节炎。将含有IL-1受体拮抗基因的腺病毒载体注射入马关节腔内，能显著减少骨关节炎疼痛和关节积液。采用重组IL-1受体拮抗剂治疗风湿性关节炎的临床试验也获得了良好的治疗效果。应用逆转录病毒介导IGF-1基因和IL-1受体拮抗基因共转染软骨细胞，可促进软骨细胞功能，并初步应用于软骨缺损的临床修复试验。软骨细胞由于临床上不易获取及在培养扩增中容易丧失软骨细胞表型等缺点，使得MSCs成为更有前景的替代方案。应用生长因子TGF-$β_1$、BMP、IGF-1或者转录因子Sox-5、Sox-6、Sox-9基因转染ADSCs，可以促进其向软骨细胞分化。在应用含TGF-$β_2$基因腺病毒转染的ADSCs接种到PLGA支架修复兔股关节软骨损伤的治疗中，可见透明软骨形成并表达Ⅱ型胶原。但长期来看，目前通过基因调控获得的工程化软骨较天然软骨还有较大差距。

（四）基因治疗与肌腱再生

各种重组细胞因子及生长因子，如BMP-12、BMP-13、BMP-14、PDGF-BB、bFGF、IGF-1和血管内皮生长因子（vascular endothelial growth factor, VEGF），均具有潜在的治疗作用。前述的各种基因治疗载体方法都已被先后应用于肌腱再生。应用bFGF或PDGF-BB可以提高大鼠肌腱Ⅰ型胶原含量。直接注射重组IGF-1能够在不同动物模型中促进肌腱愈合。此外联合转染PDGF-BB和IGF-1到成纤维细胞并接种支架后植入体内，能够成功修复动物肩袖损伤模型。过表达BMP-12或BMP-14的间充质干细胞可以增加大鼠受伤跟腱的肌腱强度。应用基因转染后表达生长因子或者其他促合成代谢基因的干细胞可能是改善肌腱愈合的合适方案，但目前尚无临床试验结果的报告。

（五）基因治疗与神经和肌肉再生

神经生长因子在神经的修复过程中起着重要的作用。神经受损之后，施万细胞、脊髓内及脊髓背根神经节（dorsal root ganglion, DRG）的神经元细胞均能增加神经生长因子及其受体的合成和分泌。研究发现，神经损伤局部释放的神经因子能逆行到DRG的神经元，以促进神经的再生和修复。基于这一现象，运用基因治疗手段在神经损伤部位合成并持续释放大量的神经生长因子，有望有效地促进神经的再生和肌肉功能的恢复。参与神经再生和功能调节的生长因子包括神经营养因子家族和睫状神经生长因子（ciliary neurotrophic factor, CNTF）等。神经营养因子家族包括神经生长因子（nerve growth factor, NGF）、脑源性神经营养因子（brain-derived neurotrophic factor, BDNF），以及神经营养因子NT-3、NT-4、NT-5、NT-6和最新发现的成员NT-7。这些因子的氨基酸顺序具有一定的相似性，但它们又有各自的独特功能。

神经再生的基因治疗尚处于实验研究阶段。其基本原则是增加神经损伤局部的神经生长因子的含量，以加快神经的再生和修复。Blesch等将鼠的脊髓做双侧的半横切术，1～3个月后，他们在脊髓的一侧放置已转入NGF基因的成纤维细胞，另一侧放置未转基因的成纤维细胞。3～5个月后，放置转基因细胞一侧脊髓的轴索生长状况明显优于另一侧，说明基因治疗在神经再生和修复领域具有潜在应用价值。Tuszynski等则将带有NGF基因的施万细胞植入鼠的损伤脊髓，发现其能

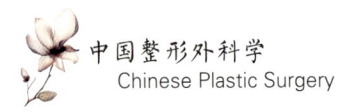

促进轴索生长和髓鞘的形成。除NGF外，其他因子如BDNF和CNTF等也能有效地促进神经的再生。基因治疗过程中，联合使用不同的生长因子会取得更好的疗效。

如何防治失神经支配后的肌肉萎缩是神经修复的另一个重要研究课题。由于骨骼肌在失去神经支配后能大量表达CNTF受体，且实验发现CNTF能减缓肌肉萎缩的过程，因此CNTF将成为良好的候选治疗基因。在基因治疗的各种靶器官中，肌肉组织具有其特殊的优越性。DNA注入肌肉组织后能维持基因表达的时间长达19个月；重组病毒载体如腺病毒载体，在肌肉组织中也具有良好的转基因效果。把带有CNTF基因的载体直接注入失神经支配的骨骼肌内，将有可能延缓肌肉的退行性变。把转基因后的BMSCs或成纤维细胞注入肌肉组织并诱导其分化为肌细胞，也可以促进肌肉再生。

（六）基因治疗与皮瓣

皮瓣是整形外科中最常用到的组织移植技术。脂质体助染剂Lipofectin与人VEGF质粒复合后注入大鼠皮瓣真皮层，可以增加皮瓣血管密度并提高皮瓣成活率。Taub等发现动脉内灌注脂质体介导VEGF质粒转染，能够明显提高此动脉支配的缺血皮瓣的成活率。其他研究也提示VEGF和PDGF-AA能够保护肌肉瓣，提高肌肉瓣血管化程度。此外，基因修饰的游离皮瓣技术也为肿瘤切除后微小残留病灶的去除提供了方法。病毒介导的酶解前体药疗法（virus-directed enzyme prodrug therapy，VDEPT）将重组酶的编码基因载体通过游离皮瓣选择性地导入处于分裂期的肿瘤细胞。成功转染的肿瘤细胞所表达的活性酶能够将无毒性的前体药物转变成细胞毒性药物，从而在最小化正常组织及全身毒性的前提下杀死局部肿瘤细胞，同时由于"旁观者效应"，转染细胞的活性酶还可以杀死相邻的肿瘤细胞，因而取得很好的治疗效果。目前已有两种VDEPT治疗系统应用于临床试验中：单纯疱疹病毒-胸苷激酶-更昔洛韦系统和大肠杆菌胞嘧啶脱氨酶-氟胞嘧啶系统。基因治疗除了可以对肿瘤部位组织进行辅助治疗，还可以靶向作用于皮瓣组织，以防止出现辅助放射治疗的副作用。通过脂质体介导将SOD2导入肿瘤放疗部位附近的正常组织，以防止正常组织受放疗影响，这种靶向作用不会影响对肿瘤部位的放疗作用，在美国已经进入二期临床试验。该技术对于乳房切除即刻再造术后保护游离皮瓣的同时进行有效的放射治疗具有重大的意义。

目前，科学家在基因治疗基础研究方面已经取得了长足的进步，特别是新的基因载体、新的基因编辑技术以及细胞生物学和免疫学领域取得的进展，为基因治疗的安全性和有效性提供了理论和工具支持。但是，载体的遗传毒性、基因编辑脱靶等问题仍会影响其临床应用的安全性。此外，相对于其他治疗方式，基因治疗还涉及伦理问题，这些都需要进一步的研究及相关政策的跟进。

（刘霞　王黔　肖苒　曹谊林）

参考文献

[1] 付小兵,王正国,吴祖泽. 再生医学基础与临床[M]. 北京:人民卫生出版社,2013:5.

[2] Zuk P A, Zhu M, Ashjian P, et al. Human adipose tissue is a source of multipotent stem cells[J]. Mol Biol Cell,2002,13(12):4279-4295.

[3] Langer R, Vacanti J P. Tissue engineering[J]. Science,1993,260(5110):920-926.

[4] Vacanti C A, Langer R, Schloo B, et al. Synthetic polymers seeded with chondrocytes provide a template for new cartilage formation[J]. Plast Reconstr Surg,1991,88(5):753-759.

[5] Gibran N S, Boyce S, Greenhalgh D G. Cutaneous wound healing[J]. J Burn Care Res,2007,28(4):577-

579.

[6] Han Y F, Tao R, Sun T J, et al. Advances and opportunities for stem cell research in skin tissue engineering[J]. Eur Rev Med Pharmacol Sci, 2012, 16(13): 1873-1877.

[7] Cao Y, Vacanti J P, Paige K T, et al. Transplantation of chondrocytes utilizing a polymer-cell construct to produce tissue-engineered cartilage in the shape of a human ear[J]. Plast Reconstr Surg, 1997, 100(2): 297-304.

[8] Fulco I, Miot S, Haug M D, et al. Engineered autologous cartilage tissue for nasal reconstruction after tumour resection: an observational first-in-human trial[J]. Lancet, 2014, 384(9940): 337-346.

[9] Yanaga H, Imai K, Fujimoto T, et al. Generating ears from cultured autologous auricular chondrocytes by using two-stage implantation in treatment of microtia[J]. Plast Reconstr Surg, 2009, 124(3): 817-825.

[10] Kang N, Liu X, Yan L, et al. Different ratios of bone marrow mesenchymal stem cells and chondrocytes used in tissue-engineered cartilage and its application for human ear-shaped substitutes in vitro[J]. Cells Tissues Organs, 2013, 198(5): 357-366.

[11] Quarto R, Mastrogiacomo M, Cancedda R, et al. Repair of large bone defects with the use of autologous bone marrow stromal cells[J]. N Engl J Med, 2001, 344(5): 385-386.

[12] Levi B, Longaker M T. Concise review: adipose-derived stromal cells for skeletal regenerative medicine[J]. Stem Cells, 2011, 29(4): 576-582.

[13] Szpalski C, Barbaro M, Sagebin F, et al. Bone tissue engineering: current strategies and techniques—part II: Cell types[J]. Tissue Eng Part B Rev, 2012, 18(4): 258-269.

[14] Szpalski C, Wetterau M, Barr J, et al. Bone tissue engineering: current strategies and techniques—part I: Scaffolds[J]. Tissue Eng Part B Rev, 2012, 18(4): 246-257.

[15] Wu X, Wang Q, Kang N, et al. The effects of different vascular carrier patterns on the angiogenesis and osteogenesis of BMSC-TCP-based tissue-engineered bone in beagle dogs[J]. J Tissue Eng Regen Med, 2017, 11(2): 542-552.

[16] Wong V W, Rustad K C, Longaker M T, et al. Tissue engineering in plastic surgery: a review[J]. Plast Reconstr Surg, 2010, 126(3): 858-868.

[17] Sun H, Liu W, Zhou G, et al. Tissue engineering of cartilage, tendon and bone[J]. Front Med, 2011, 5(1): 61-69.

[18] Muheremu A, Ao Q. Past, present, and future of nerve conduits in the treatment of peripheral nerve injury[J]. Biomed Res Int, 2015, 2015: 237507.

[19] Takahashi K, Tanabe K, Ohnuki M, et al. Induction of pluripotent stem cells from adult human fibroblasts by defined factors[J]. Cell, 2007, 131(5): 861-872.

[20] Jeong J H. Adipose stem cells and skin repair[J]. Curr Stem Cell Res Ther, 2010, 5(2): 137-140.

[21] Tremolada C, Palmieri G, Ricordi C. Adipocyte transplantation and stem cells: plastic surgery meets regenerative medicine[J]. Cell Transplant, 2010, 19(10): 1217-1223.

[22] Yoshimura K, Sato K, Aoi N, et al. Cell-assisted lipotransfer for cosmetic breast augmentation: supportive use of adipose-derived stem/stromal cells[J]. Aesthetic Plast Surg, 2008, 32(1): 48-57.

[23] Giatsidis G, Dalla Venezia E, Bassetto F. The role of gene therapy in regenerative surgery: updated insights[J]. Plast Reconstr Surg, 2013, 131(6): 1425-1435.

[24] Zhou G, Jiang H, Yin Z, et al. In vitvo regeneration of patient-specific ear-shapeed Cartilage and its first clinical application for auricular reconstruction[J]. EBiomedicine, 2018, 28: 287-302.

第三十章 生物材料在整形外科的应用

第一节 整形外科常用生物材料概况

整形外科医师常需要考虑用来整复畸形或缺损的组织的来源问题，自体组织移植虽然是整形外科手术中最常用的治疗手段，但是自体组织取材有限，对于缺乏组织供区，无法提供修复所需的组织量或不愿意接受供区损伤、瘢痕及对长期移植的组织减量或变形有顾虑的患者，便需要用异体、异种组织或组织代用品来修复。异体、异种组织往往存在免疫排斥、吸收、变形或生物力学性能不够理想等问题。为此，按不同需要制作的生物材料作为各类组织的代用品，在临床应用中一直发挥着重要作用。

生物医学材料简称为生物材料（biomaterial），是应用于人体体内，也包括间接与人体接触的材料，所以它是体内植入材料、医疗用材料和假肢用材料的总称，在临床医学上是非药物性的。国际标准化组织（ISO）在1987年将生物材料定义为：以医疗为目的，用于和活组织接触以重建功能的无生命材料，包括那些具有生物相容性（biocompatibility）的或生物降解性（biodegradability）的材料。生物医学材料可以是天然材料或人工材料，可单独或与药物一起制成部件、器件而用于组织和器官的治疗、增强或替代，其在有效使用期内不会对宿主造成急性或慢性危害。

整形外科生物材料的应用包括体表修复材料（如人工皮肤、修复体材料）和体内植入材料。其中以体内植入材料临床应用较多。体内植入材料主要应用于如下几个方面。

1. 充填材料分为软组织充填材料和骨充填材料。软组织充填材料，用于因先天（如发育不良）或后天（如肿瘤术后、外伤疾病等）因素造成的软组织发育不良缺损和凹陷畸形。临床上常见的女性乳房发育不良及半侧颜面萎缩症的材料充填治疗均属于这一类。骨充填材料，用于四肢长骨、颅骨或颌骨等先天性发育畸形、后天性疾病、外伤或肿块切除后的骨缺损、窝洞充填等。

2. 人工骨、人工软骨，如人工颅骨、人工颌骨、人工肋骨、人工椎体、人工骨盆、人工鼻翼软骨、人工耳软骨等。

3. 人造关节，如人造髋、膝、肘、指（趾）、掌指、颞下颌关节等。

4. 人造韧带、人造肌腱，如人造交叉韧带、人造跟腱等。

5. 人造血管。

6. 携带赝复体的种植体及修复固定用材料（各种夹板、螺钉等）。

科学技术的不断进步，带动了对生物材料研究、开发与应用的迅速发展，有一些生物材料已更新换代，并不断有生物学性能更加完善、更适合人体需要的新型材料问世。尤其自组织工程学研究问世以来，随着组织工程技术的不断提高，必将为整形外科的修复材料带来一次飞跃。这些生物材料在整形外科领域的应用越来越广泛，发挥着越来越重要的作用。

第二节　整形外科常用生物材料的种类与特点

生物材料包括天然材料和人工合成材料。无论哪一种，作为生物材料均要求有良好的生物相容性，即要求机体对所接触的材料有合乎理想的反应，任何超出限度的不良反应，轻则导致治疗失败，重则对机体造成更大的损害。

一、生物材料应具备的条件

（一）生物学方面

生物学方面要求具备优异的人体相容性，不引起毒性反应、炎症反应、异物反应、变态反应，无抗原性、无致癌性；还要求具备人体组织的生物亲和性、抗血栓性等人体安全性。

（二）生物力学方面

生物力学方面主要包括生理环境下的硬度、断裂强度、屈服强度、弹性模量、挠曲强度、剪切强度、抗冲击强度和耐磨损度等。要求材料有一定的强度，能耐受一定的拉力和压力，能承受一定的负荷，模量要接近于骨，具有高度的耐磨损度并耐老化等。用于机体不同部位的材料，其生物力学性能要求是不同的。良好的生物力学条件可以促进材料与人体组织界面的牢固结合。

（三）化学方面

化学方面要求具有稳定的化学性能，长期植入而不发生构造改变；还要具有良好的耐蚀性，能耐腐蚀疲劳、耐磨耗腐蚀疲劳，不产生有毒的溶出物。

（四）物理性能

物理性能要求非磁性，便于加工、塑形，易于消毒、灭菌等。

上述条件是从临床医学和生物学角度对生物材料的一些基本要求。不同的材料因材料特性不同，机体相应的反应也不同。即使是同一种材料，用同一种方法，因个体差异，机体对材料的反应也不同。机体对材料的反应，与生物材料的种类、特性、表面结构、形态、植入方法、植入部位和功能状态等密切相关。

二、常用生物材料的种类与特点

整形外科常用的生物材料大致可分为三大类，即高分子类生物材料、无机非金属类生物材料和金属类生物材料。

（一）高分子类生物材料

1. **种类**　以硅橡胶、聚甲基丙烯酸甲酯、聚四氟乙烯、高密度聚乙烯、聚酯（涤纶）和聚酰胺（尼龙）、聚氯乙烯、聚丙烯腈等为我们临床所熟知。
2. **特点**　这类材料具有各种有利于人体应用的性能，诸如在水溶液中的稳定性、耐化学腐蚀性、易于加工成形、基本无毒等，特别是可以根据需要在一定条件下改善性能。缺点是生物相容性和物理性能（在作为人工骨材料时）普遍不够理想，在生理环境中都有不同程度的降解作用。长期植入材料在体内的稳定性和组织毒性反应及致癌性等问题，迄今尚有争议。

（二）无机非金属类生物材料

1. 种类　包括人工合成的陶瓷类材料和天然形成的珊瑚、蚕丝等材料。在这类材料中，以生物活性或表面活性陶瓷和玻璃备受欢迎和瞩目。陶瓷自1963年开发应用至今，作为人体植入材料者缩减到三大类：①生物活性或表面活性陶瓷（羟基磷灰石及某些含磷、钙和钠的硅基玻璃）；②可吸收陶瓷（如磷酸三钙）；③非反应或接近惰性陶瓷（致密氧化铝、微晶玻璃陶瓷和碳）。

2. 特点　这类材料，尤其是其中的生物活性材料的生物相容性很好，但普遍的共性是存在挠曲强度小、抗张强度低、缺乏机械强度、在受到一定压力作用时易发生折断等缺点，因此对骨窝洞类缺损的充填性治疗较为理想。为了弥补上述不足，将生物活性材料喷涂在金属或其他硬质材料表面，形成兼有两者特性的骨生物材料，是许多学者热衷研究的课题。目前已有这类材料用于临床，但尚有涂层材料与金属等底核易剥离、涂层厚度难以掌握、涂层材料易吸收、涂层材料易晶格变化等问题，有待进一步研究解决。

（三）金属类生物材料

1. 种类　包括金、银、铂、铜、铅、镁、铁（含不锈钢）、钽、锆、钛［含纯钛、钛合金如镍钛形状记忆合金）］、钴铬合金等。

2. 特点　这类材料具有高强度、高硬度以及较好的韧性和抗冲击性，在承载部位的应用尤为重要。近年来钛、钛合金、不锈钢316L、Ti-6Al-4V合金和金属种植体涂层等材料，由于具有质量轻、弹性模量与骨相近、组织相容性良好、机械强度大、化学性能稳定、无毒、无致敏反应、长期存留体内不发生腐蚀等优点，已被广泛应用于整形外科和四肢修复中。镍钛形状记忆合金具有热形状记忆、超弹性、高回复率、多孔隙率、良好的耐磨性和耐腐蚀性等生物相容性。它的形状记忆温度为36±2℃，符合人体温度。Simske S. J.等对长入其多孔结构内的新骨的显微硬度和组织学参数进行测定，证明同周围的颅骨具有相似的性质，因而此种材料也比较适合作为颅骨、颌骨的替代材料。虽然医用金属具有一定的生物相容性，但因其本身缺乏生物活性，难以与骨组织键合，其应用具有一定的局限性，同时骨的刚性（$E=1\sim30$GPa）和金属的刚性（$E=100\sim200$GPa）之间不匹配。这种不匹配可以产生应力遮挡，降低新骨形成所需的负载，导致骨皮质吸收弱化，易造成骨应力吸收，并且应力差异造成相对移位，增大了界面松动的倾向，可引起植入体松动；同时易产生电解腐蚀而释放出金属离子，金属离子引发局部组织的炎症反应，炎症反应一旦发生就需重新进行手术。除此以外，金属材料仍存在一些问题：①热和电的良好导体，部分患者术后遇冷热反应敏感；②部分患者术后局部呈慢性疼痛；③影响CT及MRI检查；④在颅骨修复中部分患者术后有慢性切割性溃疡。当术中需要扩大切除时经常造成固定不牢、塑形不良或金属线结埋藏不好等。采用计算机辅助设计与制造技术（CAD/CAM）、计算机辅助数值模拟技术（CAE）制造钛金属板或者钛网等颅颌面骨修复体，可以保证最终修复体与颅颌面骨高精度贴合，但花费时间较长，成本较高。

第三节　高分子生物材料在整形外科的应用

一　硅橡胶

（一）一般理化性能及应用现状

硅橡胶（silicone rubber）是硅、氧及有机根组成的单体经聚合而成的一族有机聚硅氧烷，亦为聚硅酮（silicone）的一种。多数医用硅橡胶为聚二甲基硅氧烷，其物理性状由聚合物内的单体数目决定。单体数越多，聚合物黏度越高，硬度越大。因此，硅橡胶可制成液态油状、乳状、胶冻状、网状、膜状、海绵或泡沫状及弹性固体块状等形态。硅橡胶具有良好的理化稳定性和生理惰性，体内长期埋植，能耐组织液腐蚀，不被机体代谢、吸收和降解。它还具有疏水性、透气性、耐热性、较好的血液和组织相容性及良好的工艺性能。从20世纪40年代中期开始，它迅速在医学领域获得了广泛的应用。

液体硅橡胶注射，曾被用来隆鼻、隆胸或用于半侧颜面萎缩症及其他凹陷畸形的充填整形。20世纪50—60年代在国外曾盛行一时，我国在80年代初应用较多。由于固化不全，硅橡胶可向四周组织渗透扩散，引起不同程度的炎症反应、肉芽肿，甚至组织坏死等，并发症发生率高，后果严重，现已摒弃。膜状、海绵状，尤其是块状弹性固体硅橡胶，作为隆鼻、隆颏、隆额成形术和软、硬组织凹陷畸形等的充填假体，乳房假体的硅橡胶囊，以及人工腱鞘、神经吻合口的外膜、关节头的包膜等，在整形外科领域内广泛使用。目前，如何减轻材料周围纤维包膜形成的厚度、避免后期包膜的挛缩和内部材料成分的渗漏以及预防可能导致的自体免疫性疾病等，仍是有待解决或有争议的热点。

（二）生物学性能及病理组织学表现

固体硅橡胶具有良好的组织相容性。硅橡胶假体植入组织后，组织不能长入材料内，在其周围形成纤维包膜（以下简称包膜）。包膜的厚度与硅橡胶假体的形态、表面粗糙度、植入部位、与周围组织的相对活动度、手术及愈合过程（损伤大小、污染、血肿、感染等）、受术者的体质等有关。包膜的组织成分也因形成的时间而有所不同。肉眼下，包膜与假体有腔隙，包膜外层是与周围组织色泽相近的疏松结缔组织，易与包膜内层分离。包膜内层组织致密，不易钝性分开。

光镜下，植入后3周，包膜的内表面由薄层纤维组织构成内膜，其内主要为增生活跃的成纤维细胞，胶原纤维排列紊乱，处在不成熟合成阶段。内膜下有较多的炎性细胞浸润，主要为单核巨噬细胞和淋巴细胞，少见血管结构。此与创伤修复早期有丰富的毛细血管网不同。植入40天时，包膜的内层表面纤维组织较前增厚，开始呈层状排列，成纤维细胞增生更加明显，有部分近假体的成纤维细胞变为成熟的梭形纤维细胞；有的区域可见到胶原纤维玻璃样变。植入6个月后，包膜的形态结构表现较稳定，即内层表面大部分成纤维细胞转变为较厚的、呈层状排列的成熟纤维细胞，仍有部分呈玻璃样变，整个包膜内层类似正常人的致密结缔组织，但纤维结构略松散，裂隙较多；炎性细胞浸润比早期明显减少，毛细血管网消失；但在内层与外层交界处，可见毛细血管网。包膜的外层为疏松结缔组织，其内的纤维束与内层纤维束延续，纤维束间有基质、散在的纤维细胞和血管网。

电镜下，植入3周和40天时，包膜富含成纤维细胞，其粗面内质网发达，有一些成纤维细胞正在释放胶原纤维，说明此时胶原合成旺盛；还观察到有较多的核大、异染色质呈块状位于核膜周围、胞质溶酶体丰富的异物巨细胞。在光镜下呈层状排列的包膜内层纤维组织，在电镜下便是呈束状、近似于平行排列的胶原原纤维。胶原原纤维有周期性明暗带，束间呈平行和交织排列，束状排列的胶原原纤维形成胶原纤维。包埋胶原纤维的基质均匀透明。在有硅橡胶颗粒渗出的假体包膜内，可见到大小不等、呈空泡状的硅橡胶圆形异物，其周围有炎性细胞浸润。电镜下有异物巨细胞包围并吞噬异物。

挛缩包膜的病理表现：正常情况下，硅橡胶周围的纤维包膜将材料包绕，具有限制假体移动程度、减轻外力对假体的损害、防御一定的感染等能力。在一定的条件和某些诱导因素的作用下，这种纤维包膜可发生挛缩。挛缩包膜可使假体变硬、变形，是硅橡胶临床应用的主要并发症之一。

肉眼下，挛缩硬化的包膜紧包假体，与假体无腔隙。与未挛缩包膜相比，挛缩包膜的外层无明显区别，但内层稍厚、很致密，分离时可见呈银白色的交织状纤维，包膜离体后有轻度弹性收缩。

挛缩包膜的内层由致密、平行排列，具有很强张力的胶原纤维束构成，外层由直径很小的网状纤维构成。挛缩包膜与同时间未挛缩的包膜相比，包膜内层的胶原纤维较厚。电镜观察发现，挛缩包膜中存在着具有平滑肌收缩性质的肌成纤维细胞。Baker、刘立刚等的研究认为，挛缩包膜与未挛缩包膜的肌成纤维细胞存在量的差别，挛缩包膜中的肌成纤维细胞含量大。胶原纤维本身不含有收缩蛋白，无收缩功能，致使包膜收缩的是肌成纤维细胞。与此相反，Ginsbach的研究认为，挛缩包膜内虽然发现肌成纤维细胞，但含量很少，与包膜挛缩没有关系。有关纤维包膜挛缩的成因及预防，是至今尚未解决的难题。

（三）临床应用

固体硅橡胶具有术中可雕刻塑形、颜色可调配、有弹性、易清洗、可反复灭菌而不发生理化性能改变、可代替软硬两种组织等优点，在整形外科的应用范围很广。有一些应用（如人造关节），因疗效欠佳，在临床实践中逐渐被淘汰。目前，硅橡胶主要用于如下几个方面。

1. 作为以增加组织量为目的的充填假体　例如隆鼻、隆颏、隆胸，以及扩大额骨、颧骨、颅骨等的充填假体。这类应用以要求美容者较多，也是整形外科领域硅橡胶应用占主要比例的部分。

2. 作为修复软硬组织缺损或凹陷畸形或面容轮廓美化的充填性材料　例如颅骨、下颌骨、颧骨、腕骨等骨缺损的修复，用于半侧颜面萎缩症、上下颌骨发育不良、颧弓塌陷、上睑凹陷及眼球向上颌窦下陷或萎缩凹陷眼球的充填物等。对骨缺损或凹陷的修复，已被生物相容性更佳、更具骨特性的其他生物材料替代。

3. 作为肌腱、腱鞘、外膜或包膜等间隔性材料应用　作为人造肌腱或为防止术后粘连，硅橡胶膜可做手部屈指肌腱吻合或移植处的腱鞘、神经吻合口或移植处的外膜、掌指关节头或颞下颌关节头的包膜等。

4. 作为软骨支架应用　例如耳郭软骨支架，鼻翼、鼻尖、鼻小柱等软骨支架。由于软骨组织工程的迅速发展，硅橡胶作为软骨支架的应用，将被人工培植的自体软骨组织的应用所取代。

5. 其他　作为暂时性人工表皮、短期创面敷料及治疗或预防增生性瘢痕而应用。

（四）使用硅橡胶应注意的问题

因其他章节对上述有关疾病的术式已有详尽介绍，下面仅就常见病症在使用硅橡胶过程中的有关问题进行探讨。

1. 隆鼻 用固体硅橡胶假体隆鼻是目前隆鼻术中应用最多、效果较佳的一种方法。硅橡胶假体可采用市售已预制成带鼻尖、鼻翼、鼻小柱等各种形状或型号的假体。目前常用的有两种：一种是柳叶形，另一种是L形。每一形又有大、中、小，以及男用、女用之分。一般男用假体比女用假体稍硬、稍大，术后鼻梁更加挺拔。假体的选择需根据鼻背、鼻尖塌陷的程度，鼻长，鼻背的宽度，脸型，种族特点，以及受术者本人的愿望、要求等条件综合考虑决定。一般来说，仅鼻背塌陷者用柳叶形，伴有鼻尖塌陷者则须用L形。视受术者的具体情况在术中往往需要对假体进行适当的修整。

隆鼻虽然是简单的手术，但如处理不当，就会增加假体术后移动、歪斜、感染、排异的机会，甚至引起皮肤破溃、坏死、糜烂等并发症的发生。采用硅橡胶假体隆鼻，除应当严格遵循整形美容手术无菌等一般手术原则外，还应特别注意以下几点。

（1）硅橡胶假体基底与植床要尽量贴合：这样可以增加假体与植床及周围组织间的相对稳定性，减小活动度，促进愈合，防止形成过厚的纤维包膜。

（2）硅橡胶假体的形状、大小选择和修整要适当：假体过大勉强插入，使鼻背或鼻尖有过大张力，加上术后肿胀、血运不佳，可致皮肤坏死或假体从鼻尖、切口等处穿出。对于L形假体，须注意鼻小柱设计不要太长。柳叶形假体的鼻尖端雕刻不要太硬太尖，否则长期刺激可使鼻尖皮肤破溃，假体被"挤出"，称为隆鼻假体挤出综合征。

（3）骨膜下隧道要大小适当、左右对称：隧道过大则无固定作用，假体易发生移位；过小，假体容易穿出或致皮肤坏死；左右不对称，则是造成假体歪斜的直接原因。除要求剥离的隧道必须在骨膜下外，须注意鼻前端的皮下隧道不要剥离过浅，否则长期摩擦或触动刺激，也可使鼻尖皮肤破溃，假体穿出。

（4）要防止硅橡胶假体的污染：硅橡胶表面带有静电，容易吸附尘屑、纤毛而难于清除，任何污染物均将增加机体对假体的异物反应，所以术中要尽量以器械持取假体，少用手接触，注意清洗，以防滑石粉或布纤毛、线头、修整掉的碎屑、组织残渣等异物带入。

（5）要为硅橡胶假体提供一个良好的与机体愈合的环境：不良的愈合环境，可使假体周围的纤维包膜形成加厚。过厚的包膜挛缩，可使内植假体被动变形，影响美观。因此，在硅橡胶假体周围的纤维包膜稳定前（2~6个月），要尽量减少或避免触动、撞击等不良刺激，以保证包膜纤维的正常转化。

2. 隆颏 侧面观颏部后退，以及拒绝正畸和正颌治疗的上颌前突病例，根据患者的愿望，均可采用硅橡胶颏假体隆颏。隆颏手术损伤小，操作也较容易，术后效果显著。需注意的是：假体同样要与植床尽量贴合，假体大小的选择要适当，与两侧下颌体的过渡要自然。硅橡胶颏假体隆颏需严格把握适应证：对于重度的小颏畸形，或伴有牙颌面畸形和颏肌功能亢进的小颏或者小下颌患者，假体局部受压过大，可能造成接触部分的骨吸收。唐晓军等人观察12例假体隆颏术后因骨吸收进一步治疗的患者，其中轻度或无骨吸收者7例（骨吸收≤2mm，硅橡胶假体5例，膨体聚四氟乙烯假体2例），中度骨吸收者3例（骨吸收>2mm，而≤4mm，均为硅橡胶假体），重度骨吸收者2例（骨吸收>4mm，硅橡胶假体1例，膨体聚四氟乙烯假体1例）。其认为颏肌-假体-骨之间的平衡失调是引起骨吸收的主要原因，故而建议仅对轻度和中度小颏畸形选用合适的假体进行隆颏术，并需长期随访观察。

3. 额骨、颧骨、颅骨等的扩大或修复手术 因先天发育不良或后天（肿瘤术后、外伤等）因素造成的额部扁平、颧弓塌陷、颅骨内陷或不对称等病症，均可采用硅橡胶假体充填扩大，使畸形得到部分或完全矫正。对额部扁平病例，需注意假体充填后，当有纤维包膜收缩时，可使假体边缘弯曲变厚，边缘出现台阶。在颧、颞部植入假体时，注意植入的层次不要太浅，与额部植入时一样，纤维包膜收缩，也会使假体边缘变得明显，从而影响美观。

4. 半侧颜面萎缩症或上、下颌骨凹陷畸形 对半侧颜面萎缩症的治疗，目前尚无十分有效的方法，临床上常考虑用柔软、弹性良好的海绵状硅橡胶充填。海绵状硅橡胶呈多孔海绵状，这种结构易吸附水中杂质，长久不能清除，所以对这种假体应避免用煮沸和化学方法灭菌；否则，假体将引起严重的组织反应。无论上颌骨、下颌骨凹陷畸形还是半侧颜面萎缩症，在假体植入时均应注意以下几点：①假体尽量植于较深的良好的受植床上；②植床适当宽松，避免过小；③假体雕削时避免形成过尖的棱角；④假体固定良好，避免移动。

5. 上睑凹陷 外伤或重睑术后形成的上睑皮肤与眶隔组织粘连导致的上睑凹陷，虽然有额肌、眼轮匝肌、筋膜、真皮、脂肪、胶原注射等方法应用，但复发率较高，难以取得良好的结果。用硅橡胶作为间隔物进行充填，既可解决粘连问题，又能使凹陷得到改善，在一些病例的应用中已取得了良好的效果。但也有因硅橡胶周围纤维包膜挛缩，使充填的硅橡胶轮廓分明，需重新手术的病例。

6. 漏斗胸 对不愿接受创伤较大、较复杂的漏斗胸矫正手术的患者，可通过胸部插入硅橡胶假体的简单方法，矫正一定程度的漏斗胸。轻度漏斗胸在女性病例，通过隆乳手术便能得到矫正。

7. 隆乳（隆胸） 隆乳材料经过凡士林（1899）、石蜡（1900）、液体硅橡胶（1919）注射的阶段，直到1963年Cronin和Gerow发明了硅凝胶乳房假体，用这种囊性硅橡胶假体植入法隆乳，才以其造型优美、手感逼真、副作用小，很快被普及推广。

在相当长一段时期内，人们认为这是一种比较理想的乳房整形内植材料，但随着临床应用的增多和观察时间的延长，渐渐发现通过硅橡胶膜渗漏的液体硅凝胶会对组织造成伤害，可能引起各种自体免疫性疾病，如硬皮病、类风湿关节炎、红斑狼疮，以及血管炎、淋巴结病、肝肉芽肿、甲状腺炎、肺炎等，甚至有的报道认为硅凝胶乳房假体可导致乳腺癌发生。1992年4月，美国FDA正式提出硅凝胶假体对人体有害，全国暂停生产和使用该假体隆乳。相继，日本、法国、澳大利亚等许多国家也发表了类似的限制。但近年来，美国整形外科医师又发表了多篇论文，认为上述疾病与硅凝胶假体的应用无直接关系。

1979年，Radovan首先报道用硅橡胶囊组织扩张器再造乳房，将乳房切除后组织量不足的胸部组织充分扩张后，再更换硅凝胶假体或直接在扩张用硅橡胶囊内注射盐水，以代替硅凝胶假体隆胸，同样取得了良好的效果，这为日后的盐水充注式乳房假体开辟了新的渠道。继囊内注入盐水以后，人们又尝试在囊内注入右旋糖酐、聚乙烯吡咯烷酮（PVP）代血浆、植物油及制成双层乳房假体等方法。

盐水充注式乳房假体结构是一个由硅橡胶制作的空囊，底盘装有自封闭式注射阀，配有注射导管。目前进口和国产制品在使用时，只需将注射导管针插入假体空囊底盘的阀门内，再将空囊底盘朝下，置入分离好的胸大肌后间隙内，经导管注入适量生理盐水后拔除注射导管即可。其他操作和注意事项与放置硅凝胶假体基本相同。充注式乳房假体植入后的手感没有硅凝胶假体好，比硅凝胶假体稍硬，但由于其囊内注入物为生理盐水，即使发生渗漏或破溃，均不致对机体造成伤害，是目前国内外较普遍应用、安全性较高的乳房假体。

双层（凝胶＋盐水）乳房假体，综合了硅凝胶手感好和生理盐水安全性高的优点，将假体制成双腔。内腔充填硅凝胶，外腔充注生理盐水，后者可在使用时根据需要调节大小。使用时也是在阀门内插入导管，吸尽空气，置入假体后注入适量生理盐水，外形满意后停止注水并拔除注射导管，阀门会自动关闭。

PVP水凝胶乳房假体为一种化学性能稳定、不被人体组织分解变性、无毒性的高分子聚合物。过去曾作为代血浆，至今仍用于药物制剂及食品、饮料、化妆品等方面。目前有将PVP与水混合成的PVP水凝胶作为充填剂的乳房假体，已在一些国家和地区使用。几年来应用反应良好，由于时间尚短，还未见远期随访报道。

对乳房假体的改革，不仅限于对硅橡胶囊的注入成分的改变，还针对渗漏、包膜挛缩、材料老化等问题，或对硅橡胶囊膜进行加固处理，或设计成粗糙、晶格表面而使假体周围的胶原纤维呈不同方向生长，以防止挛缩发生等，但这些努力仍不能完全避免包膜挛缩或渗漏等的发生，对某些新型乳房假体尚缺乏长期观察结果。

8. 应用硅橡胶体内植入的常见并发症及其处理　由应用硅橡胶导致的常见并发症，有感染、血肿、假体外露、纤维包膜挛缩、假体破裂、组织钙化、假体成分渗漏等，在此仅就液体硅橡胶导致的并发症及其处理进行介绍。

液体注射硅橡胶目前已停止使用，但早年注射遗留下来的后遗症至今仍存在。硅橡胶注射后常引起局部组织红肿等较明显的炎症反应。硅橡胶在凝固之前或聚合不全的硅橡胶单体，可直接向四周组织渗透、扩散，形成与周围组织融合的疏散体，也可沿着淋巴、血管、网状内皮系统游走到淋巴结、肝、脾，甚至是骨髓。由于这种游走的硅橡胶与组织间没有包膜，扩散境界又不清，一旦发生，完全清除极其困难，从而给受术者身心带来严重的影响。

由注射硅橡胶造成的后遗症，常见的有鼻梁臃肿、偏斜，鼻背凹凸不平、肤色改变，局部不适，皮肤橡皮样改变，皮肤坏死糜烂，淋巴结、肝、脾等组织炎性肉芽肿等。国外报道还有各种自体免疫性疾病，如硬皮病、类风湿关节炎、红斑狼疮，甚至有导致乳腺癌和死亡的报道。

对弥散在身体各处以硅橡胶异物为中心的组织肉芽肿或钙化小结，尚无法清除。对严重影响面部美观的异物肉芽肿，可采用较隐蔽的小切口，在保留鼻背部皮肤完好的情况下，尽量将异物刮除。为矫正刮除后的凹陷畸形和避免皮肤与深部组织的粘连，可同期植入自体组织或固体硅橡胶鼻假体再次隆鼻。有皮肤破溃、糜烂的患者，应在病灶清除、创口愈合半年以后再行第二次隆鼻。对乳房内注射硅橡胶引起的并发症的处理，是一项很复杂的过程，轻者可进行异物刮除，但很难清除干净，严重者需进行乳房切除。

（五）硅橡胶应用的研究进展

硅橡胶应用的研究进展，不只限于近年来人们对其利与弊的进一步认识，还在于开发了更加完善、更加适合人体需要的各类硅橡胶假体和其他用途的硅橡胶医用产品。硅橡胶的应用不限于整形美容外科，在心脏外科（如人工瓣膜）、神经外科（如神经包膜）、泌尿外科（如导尿管）、眼科（如隐形眼镜、视网膜脱落植入体）、骨科、烧伤科、皮肤科等均有应用。其在生物材料发展日新月异的今天，仍占有着不可缺少的重要地位。

1. 硅橡胶在创面愈合中的应用　利用硅橡胶膜具有良好的伸展性、水和气体通透性、细菌屏障作用以及无毒、无刺激、无抗原性等特性，近年来硅橡胶在创面愈合中的应用越来越受到重视。

（1）作为制约性或活性敷料应用：目前可将敷料分为三种。①惰性敷料，是指单纯保护创面，但对创面愈合无积极作用的敷料，如棉花、纱布。②制约性敷料，是指能为促进创口生长提供微环境的敷料。③活性敷料，是指在保护创面、促进愈合的同时，可按需要进行止血或释放抗生素、酶等活性药物的材料。其中，活性敷料是最有发展前途的一种敷料。

利用硅橡胶具有良好的水和气体通透性的特性，作为药物的载体植入体内或覆盖创面，可使药物持续释放。Quinn等报告，硅橡胶膜的伸展性接近于正常皮肤的40%，水蒸发转移率约为正常皮肤的一半，所以硅橡胶膜除具有药物载体释放活性药物的功能以外，还具有屏障作用，能防止各种细菌侵入创面，防止创面水分丢失，保持创面湿润，有利于上皮细胞的再生，可用于关节部位创面而不影响关节活动，可抑制瘢痕增生，通过半透明的硅橡胶膜还便于观察创面愈合情况。国外早在20世纪60年代初，就对液体硅橡胶浸泡创面可预防感染、促进烧伤创面焦痂分离和创面新生肉芽组织形成有了认识。将硅橡胶膜用于创面的治疗也早有报道，但作为一种活性敷料来重视、发展，不过是近几年的事，在我国还处于起步阶段。国内医院目前应用的敷料还多以惰性敷料和制约性敷料为主，为此重新认识硅橡胶的这一功用，有针对性地开发能促进组织再生，有抗炎、止血甚至抗癌等作用，并使创面尽快愈合的活性敷料，对以修复残缺创面、恢复外形、重建功能为目的的整形外科，有着特殊的实际意义。

（2）作为暂时性人工表皮应用：组织工程学的迅速发展，使人工培养的各种组织、细胞的应用成为可能。在缺乏组织供区，有待人工培养的表皮细胞移植的大面积表浅创面上，或在用来修复深部创面的人工真皮上，均可采用极薄（60～100μm）、柔软、具有通透性和有抗感染等作用的硅橡胶膜作为暂时性人工表皮应用。这种人工表皮在抗感染且不影响创面氧交换的同时，可防止因创面组织液丢失造成的干燥，从而能为进一步的自体或异体表皮细胞移植提供一个良好的基床。

2. 硅橡胶在瘢痕治疗中的应用　瘢痕常导致外形与功能改变，瘢痕的治疗也是整形外科领域尚未完全解决的难题之一。

Rerkins等于1983年首先报道硅橡胶膜对治疗增生性瘢痕有效。它可使增生性瘢痕成熟软化，瘢痕的质地、颜色、高度、挛缩度和伸展性均有明显的好转。近年来，这种治疗方式不断有临床应用报道，也都获得了良好的治疗成绩。

硅橡胶膜抑制瘢痕增生的机制尚不十分明确，综其报道，可能与硅橡胶膜使瘢痕皮肤（角质层）的水分蒸发减少，以及由于硅橡胶膜缓慢释放的硅酮油使瘢痕组织软化等有关，有待对其作用机制做进一步研究。

3. 硅橡胶对机体免疫系统的影响　硅橡胶的临床应用已有70余年历史，人类有幸对应用了如此之长的生物材料进行充分的全面观察、分析与研究。这其间，最令世人震动的莫过于1992年美国正式宣布硅橡胶乳房假体对人体有害而暂停使用的报道，这种"有害"，就是指硅橡胶对于人体自身免疫系统的影响。

许多研究证明，液态油状硅橡胶可以引起免疫反应，由硅油引起的免疫反应可能是迟发性免疫反应。由于这种硅橡胶呈非分解性油状，当渗入组织后，可引起局部组织炎症反应，刺激吞噬细胞浸润、成纤维细胞增生，使硅橡胶异物被包绕固定；随着炎症减轻，吞噬细胞随之消退，致使被纤维包绕的硅油又从包膜内渗出、移动，造成另一处组织的炎症反应，如此循环往复，产生了硅橡胶的移动扩散，从而形成迁延性局部炎症反应。硅橡胶的移动主要沿着网状内皮系统扩散，硅橡胶对嗜中、单核、红细胞，以及淋巴结、肺、肝、脾等均可产生影响。Sanger等报告了硅橡胶异物反应，提出纤维化还可以导致该处神经的收缩性损害。此外，Goldblum等认为硅橡胶能使血中的IgG抗体水平升高。Press等报告使用硅橡胶假体隆乳者的抗核抗体值增高，刘立刚、宋业光报告硅橡胶假体的包膜中存在大量活性高的单核巨噬细胞，为此认为包膜中的免疫反应为细胞免疫，没有体液免疫的参与。

我们对硅橡胶引起免疫反应的过程尚处于推测之中，还有必要从免疫、病因、病理、临床、治疗等多方面、多角度，对于硅橡胶导致免疫性疾病的发病率、网状内皮系统的损害程度，以及液态油状硅橡胶后遗症的治疗等做进一步的深入研究。

二 聚四氟乙烯

（一）命名及结构

聚四氟乙烯（polytetrafluoroethylene，PTFE）是一种有机氟化物四氟乙烯的多聚体。商品名有Teflon、Gore-Tex和Proplast。聚四氟乙烯的理化性能稳定、无毒、耐高低温（温度范围为－200～250℃）、耐化学腐蚀，有海绵状、膜状、片状、块状和圆筒管状等不同形态。材料特点是光滑不黏、摩擦系数极小、摩擦特征与冰相似、易塑形、有低弹性和一定的柔韧性、不易撕折，适合软组织或有一定柔韧要求的血管、韧带等缺损的修复。

Gore-Tex 是一种极其稳定的四氟乙烯多聚体，其膨体状态——膨体聚四氟乙烯（expanded polytetrafluoroethylene，ePTFE）是由长度为 10~30μm 的聚四氟乙烯纤维相连而成。1996 年笔者在国内将 ePTFE 用于脑膜修补和隆鼻等，ePTFE 物质特性在软骨和筋膜之间，可以考虑用于组织充填（如隆鼻）、软组织缺损及筋膜缺损的修复（如硬脑膜修补、疝修补、人造肌腱）等，是一种优质的组织相容性较好的生物材料。PTFE 的化学结构式和电子显微镜下的结构见图 30-1、图 30-2。

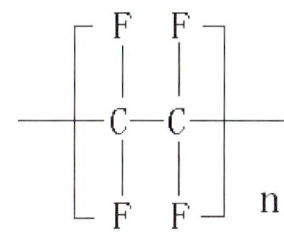

图 30-1　PTFE 的化学结构式

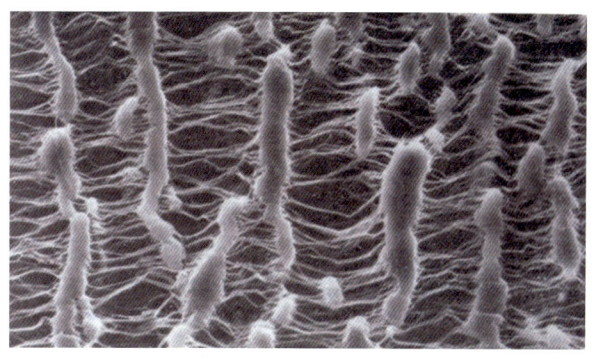

图 30-2　电子显微镜下 PTFE 的结构

Proplast 是由碳素纤维加强的聚四氟乙烯聚合体的衍生物，也称四氟乙烯均聚体，强度和韧性均大大增加，也可以代替骨组织应用。Proplast 呈微孔状，孔径为 80~500μm，组织可长入孔内将材料固定。聚四氟乙烯的缺点是机械性能不够好，不适合提供结构的支撑作用，不能用于承受较大切应力的部位。它在切应力的作用下可形成颗粒，从而导致慢性炎症反应，引起感染、骨吸收和慢性疼痛。

PTFE 从 20 世纪 60 年代开始应用于临床，至今在血管外科领域已有逾 100 万例血管或心脏瓣膜修补应用而没有排斥的报告，取得了良好的疗效。在整形外科、神经外科、颌面外科等领域，也采用海绵状、片状或块状 PTFE 充填骨组织缺损或面部软组织凹陷，近年来还广泛用于腹壁疝、胸壁缺损的修补。在整形美容外科领域，由于其良好的生物相容性、柔韧性及易雕刻塑形等优点而受到青睐，不断有用于颅颌面部凹陷畸形的充填、陈旧性面瘫的悬吊、面部松弛提紧的报道出现，也广泛地用于隆鼻、隆颏及牙槽充填等。中国学者 1996 年将 ePTFE 用于整形外科临床，目前已积累了几万例的临床实践经验。

（二）聚四氟乙烯的生物相容性

病理组织学表现聚四氟乙烯具有良好的生物相容性，尚未见致癌报道。聚四氟乙烯植入组织后，与固体硅橡胶周围的组织反应类似，但异物及炎症反应均比硅橡胶明显，最终组织也在其周围形成纤维包膜将其包围。但 ePTFE 及呈微孔状的 Proplast，由于组织可长入微孔内，并无纤维包膜形成。

ePTFE 在中国已经广泛地用于整形外科临床的组织缺损充填、外形再造、筋膜缺损修补、人造血管移植、隆鼻整形等。在硅橡胶假体和 ePTFE 假体隆鼻的长期观察中，多作者进行了效果的比较研究，其结果可供参考。Yap E. C. 对 1054 例受术者用膨体进行隆鼻：97.72% 达到了预期的效果；2.28% 出现了非预期的结果；1.04% 移位；0.47% 外露；感染 0.37%；受术者满意度 99.62%（表 30-1）。

表 30-1　硅橡胶和 ePTFE 假体隆鼻充填长期随访比较

材料及作者 转归	硅橡胶 Tham C. (2005)	ePTFE	
		L. D. (2010)	Yap E. C. (2011)
病例数	355	1700	1054
外露	2.8%	3%	0.47%
感染	5.4%	1%	0.37%
移位	5.1%	3%	1.04%
畸形	2.8%		
无并发症	83.9%		97.72%
受术者满意度		93%	99.62%

在 ePTFE 隆鼻技术中，王炜提出了五个要点，笔者认为是减少并发症的有效措施：①假体制作无张力种植，鼻尖尤为重要；②准确定位种植；③超净化手术室环境；④严格局部消毒措施；⑤不接触（假体）技术（"none touch" technique）。

遇有挤出综合征较轻的案例进行再次隆鼻修复时，可考虑用 "Alloderm"，包裹在移植假体的鼻尖部，减少鼻尖种植假体的张力。

（三）临床应用及有关注意问题

由于聚四氟乙烯的材料特点，用其制造的人工血管或心脏瓣膜，因材料光滑、摩擦系数极小、柔韧而不变形，在作为人工血管等时，取得了较高的成功率。在整形外科领域，仍以 PTFE 作为充填或悬吊材料者为多。ePTFE 作为隆鼻等用途的充填材料有如下特点：①可按需要术中塑形；②较硅橡胶软，因此术后可能更趋自然；③无硅橡胶那种透光感；④部分组织可能长入材料内，假体远期固定较好；⑤因硬度欠佳，用于支撑鼻小柱，鼻尖显不足；⑥术后需外固定巩固塑形，以防止愈合前的外形改变；⑦与硅橡胶隆鼻相比，ePTFE 相对质地较软，因此造成类似硅橡胶隆鼻术后的挤出综合征较少，即因假体张力过大造成鼻尖的穿出率相对较低。Owsley 等报告了用 PTFE 隆鼻 106 例的经验，采用与硅橡胶隆鼻一样的切口，分离骨膜下隧道，材料经塑形后用线牵引到鼻根部，外固定 1 周，结果没有 1 例发生感染、异物反应、移动等并发症。近年来，笔者所在科室采用 PTFE 做了大量隆鼻及颅颌面部组织缺损充填手术，同样取得良好效果。由于 PTFE 具有人体筋膜的特点，用 PTFE 行上睑下垂、陈旧性面瘫的悬吊，以及用其充填鼻唇沟、唇周、额部、眶颧部等，可以修复凹陷、缺损或减少皱纹，起到除皱的效果。需注意用 PTFE 作人工韧带时，因耐磨损性差，磨损颗粒在组织中有明显的异物反应，可引起关节或其他周围组织的慢性炎症。PTFE 除最常应用的血管、心脏瓣膜修补外，也可作为防止神经、肌腱、关节、皮肤、黏膜等粘连的间隔物。俞长泰报道，用 PTFE 膜保护创面，可引导 1.5cm×2.0cm 范围内的眼结膜自身修复，为代替黏膜移植修复结膜缺损寻求了一条新路。

三　高密度聚乙烯

（一）概况

高密度聚乙烯（high density polyethylene，HDPE），商品名为 "Medpor"，1976 年开始出现临

床报告。由于很多医师对曾经广泛应用，1939年就已商品化的低密度聚乙烯的硬度、毒性、致癌性等安全问题持有疑虑，因此在相当长一段时期，HDPE的应用只限于头颈部范围。近年来，在整形美容外科领域频频见到这种材料的应用报告，对其生物相容性及临床应用的可行性有了进一步的认识和评价。

HDPE的成分与聚乙烯相似，但物理特性不同。市售成品HDPE呈白色，表面粗涩、多孔，孔的大小为40～200μm，孔与孔之间相互通连。HDPE有一定的柔韧性和相对不可压缩性，只要用（专用）刀便可雕刻成形。成品HDPE有1.0～1.5mm厚度不同的板块状，也有按颌骨、颧骨等不同需要制成的几种假体。HDPE可用高压蒸气消毒，但如超过110℃可能引起变形，因此通常用环氧乙烷气体消毒。由于材料多孔，易匿藏细菌，灭菌消毒要格外严格，往往需要进行二次消毒，才能放心使用。HDPE的机械性能欠佳，不适合用于负重部位。

（二）生物相容性及病理组织学表现

从动物实验到临床应用，一些学者对HDPE进行了短则1个月、长则2年时间不等的光镜及电镜观察，结果认为HDPE具有良好的生物相容性，植入后，纤维或骨组织可长入小孔内，同时有血管长入，血运良好，异物反应极轻。HDPE由于与长入小孔的组织密切接触，而使其呈安定状态，不会发生与硅橡胶类似的在纤维包膜内的活动，或由包膜挛缩导致的变形。骨内植入HDPE具有一定的骨传导性。

（三）临床应用及注意问题

HDPE目前在临床上广泛应用于上下颌骨、眶底、鼻基底、颧骨、颊部、眶弓、颏部、耳部等头及颜面部的修复。其具有以下优点：①优良的组织相容性，无排异反应；②无毒性，不变质，不会被吸收；③足够的张力及韧性，于非负重部位应用，不发生变形；④内部相通的微孔结构，植入组织后很快被体液贯通，继而组织化、血管化，保证了其较强的抗感染能力，且使其被固定于植入区，不会发生相对滑动；⑤周围不形成包膜，无挛缩致变形现象发生；⑥胶原等沉积于其表面和内部，使其对周围组织有良好的顺应性，从而减少对周围软组织的损伤，减少发生外露的可能性；⑦理化性质稳定，可经环氧乙烷灭菌；⑧80～100℃下易塑形，易于修剪。

下面对HDPE的主要应用及其使用过程中的有关注意事项进行探讨。

1. 隆颏　对于颏部后缩畸形，通常可行颏部水平截骨迁移或假体隆颏术。颏部水平截骨成形术一般用于严重的发育性或复杂的颏后缩及颏部偏斜的患者。颏部水平截骨迁移或假体隆颏术均可用于轻度到中度颏部后缩的患者。HDPE特别适合那些颏部形态需要微细改变的患者。HDPE隆颏不适合重度颏部后缩的患者。

HDPE假体（图30-3）隆颏时要遵循"宁小勿大，过犹不及"的原则，因假体过大而使颏部长度和突度改变剧烈，就会显得男性化，而且容易在假体两侧及下缘触及明显的台阶，因而有再次取出假体修整的可能性。其他的术中、术后并发症还包括颏神经损伤、下唇麻木、口唇外形改变、闭口困难、感染、骨吸收、排异等。

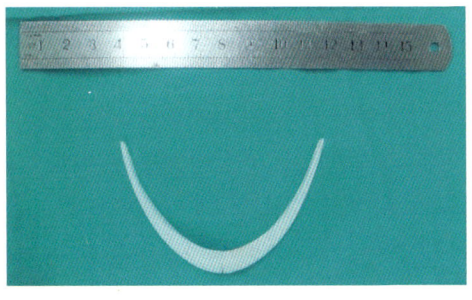

图30-3　颏部HDPE假体

2. 矫正眼球内陷　早期眼球内陷矫正主要采用自体颅骨外板等自体骨或软骨植入修复的方法，也可采用Medpor（美国Porex Surgical公司产品）薄片，后者易于裁剪塑形，可多片重叠植入，无须特殊内固定，应用更为方便（图30-4）。

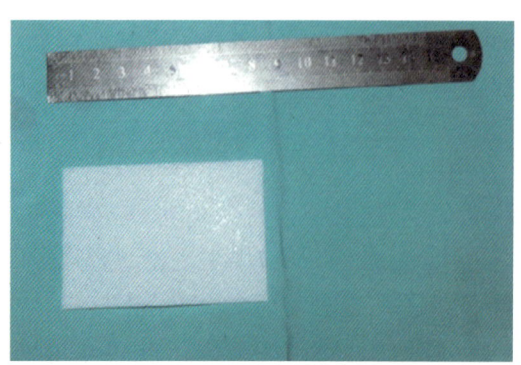

图30-4　应用于眼球内陷矫正的片状Medpor

手术在眼眶骨膜下进行，不会损伤眼球及眼部肌肉和血管神经组织。植入体应安放于眼眶正下方或内外侧下方骨膜下，深度达眼球后壁。不宜植入过深，否则可能压迫眶尖部组织，不仅影响眼球活动，还可能影响视力；也不宜植入过浅，否则骨膜隆起部分可能会将眼球推向对侧，出现眼球向对侧移位的现象。对于眼球明显内陷的患者，适当加大植入体的宽度与深度，可同时改善眼球的内陷程度。如眶下壁有骨质缺损，植入Medpor面积应大于缺损范围，植入厚度一般为2块或2块以上重叠，根据眶骨的弧度及解剖形态，做相应的塑形修整，一般眼球正下方放置一层覆盖骨缺损区，内外侧可适当增加植入厚度，如此才能将已充分游离松解的内陷眼球向前托出。植入时应随时注意眼位的调整，包括眼球的上下、左右及前后位置。为防止术后因消肿等因素造成的眼球内陷畸形矫正不足，术中一般需矫正超过对侧1.0～2.0mm；严重的眼球内陷，术中应过矫正2.0～3.0mm。尽量采用全身麻醉，避免因注入多量局部麻醉药，而影响估计植入Medpor的厚度。植入时还需注意眶内压不可过高，有时眼球因术中探查扰动，会出现暂时性患侧瞳孔扩大，多于术后自行恢复，不会影响视力。术后以20％甘露醇250ml、地塞米松10mg静脉滴注，一天1次，共3天，以减轻眶内容物水肿，降低眶内压。

3. 矫正颧骨颧弓低平　在颧骨颧弓表面贴附HDPE移植，不仅能增加颧骨体的突度，还能适度增加颧弓的宽度。

Yaremchuk（2003）对面部移植的370块Medpor进行了长达11年的观察，未见假体外露和移位，无明显外纤维包囊形成，亦没有任何生物相容性方面的问题出现。仅有3％因感染而取出假体，8％因外形不满意而取出假体或再次修整。尹琳等人观察49例先天性或外伤所致的颧骨颧弓低平畸形，以Medpor作为移植材料，在颧骨颧弓表面贴附充填，随访6个月至7年，49例颧骨颧弓低平畸形均获得矫正，外形效果满意，无感染、假体外露等并发症。

术中雕刻假体时要注意两个问题：首先，要使假体弧度和下方骨面的弧度一致，紧贴骨面，防止假体边缘上翘；其次，假体边缘要修薄，使其和骨接触面过渡平滑。要避免出现术后在面部扪及假体的边缘或触及台阶感。手术中将Medpor置于骨膜下方，并用钛钉固定，能有效地降低假体外露、移位、感染等并发症的发生。由于Medpor为多孔结构的生物人工材料，孔隙容易贮藏异物，口内入路的手术中应严格遵守无菌操作原则，术后常规预防性使用抗生素5天。

4. 耳郭再造　对于耳郭再造，如无禁忌，自体肋软骨已被证明是最佳的再造耳支架材料，如移植成活，软骨支架不会被吸收、很少变形且不发生外露。而Medpor作为耳支架行耳郭再造术，手术简便，效果较好，发生外露后较容易补救。应用时最主要的是明确其适应证：①烧伤后耳缺损患者。深及真皮的烧伤性瘢痕内常有无效腔残留，内有岛状上皮或皮肤的附属器，容易引发感染，一旦发生，软骨绝大多数不能成活，终会被吸收或排出。因此，对于烧伤后瘢痕性耳缺损患者，宜选用Medpor再造耳支架。②年龄超过35岁的患者。一般来说，年龄超过35岁，患者的第6肋以下，大部分已发生钙化。③有其他较严重的疾病，不宜采取肋软骨的患者。胸廓严重畸形，如先天性或因背部烧伤性瘢痕挛缩引起的较严重的脊柱侧弯、漏斗胸、慢性脓胸术后或先天性心脏病开胸术后肋软骨已失去完整性的患者；较严重的呼吸系统疾病，如一侧的肺不张等；胸壁疾病，如较严重的肋软骨炎、胸壁肿瘤，包括胸壁软组织肿瘤及软骨的良、恶性肿瘤等。④自体肋软骨移植耳郭再造术失败者。应用自体肋软骨作为支架行耳郭再造术患者，术后再造耳外包囊皮瓣破溃，支架外露且有明显分泌物，经处理无好转，部分支架已被排出或吸收。征得患者或家属同意后，宜选择恰当时机，采用Medpor支架置换。

5. 矫正面部不对称畸形　目前HDPE广泛应用于矫正半侧颜面短小畸形、进行性半侧颜面萎缩症患者患侧下颌骨畸形、颏部偏斜畸形、上颌骨畸形等。采用HDPE在患侧进行贴附移植，可重建患者面部的轮廓，使双侧基本一致。在充填HDPE假体时，应根据患者受区部位大小及弧度形态用手术刀修整、塑形，使HDPE假体的边缘与颅面骨面基本平整，并尽量贴附。同时，植入时应注意植入骨膜深层，尽量保持骨膜完整，这样可以最大限度地减小假体外露的可能。

6. 其他　可用于修复小面积的颅骨缺损、矫正局部凹陷、充填鼻基底等（图30-5，图30-6）。

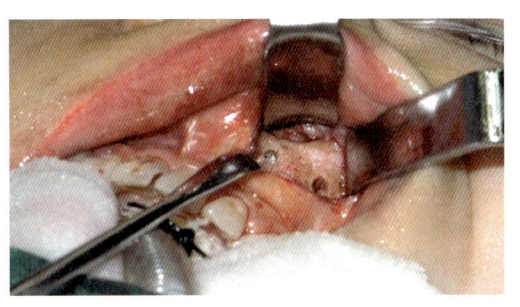

图30-5　鼻基底梨状孔周围Medpor充填

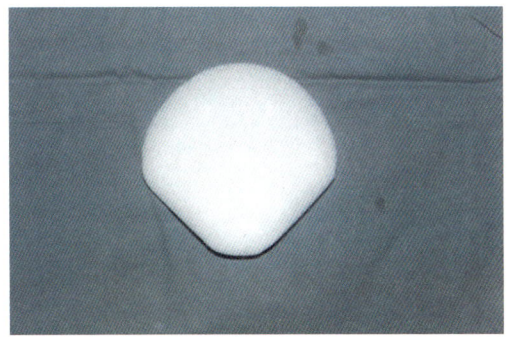

图30-6　用于颞骨等部位小面积颅骨缺损或者局部凹陷矫正的Medpor假体

HDPE应用病例报告较多的是，Berghaus等1985年在头颈重建的手术中使用了HDPE，结果全部获得良好的效果。Bikhazi等1990年报道了临床应用HDPE 30例的经验，同样获得较佳疗效。特别在隆颏的治疗中，HDPE与周围组织能获得完全的固定，几乎不引起骨吸收，经病理组织学检查证实了其良好的生物相容性。保阪善昭等1995年总结了临床应用8年共26例的经验，认为HDPE特别适合下颌骨、颧骨、眶底等处的骨组织重建或美容外科手术，但也有人报道HDPE用于隆鼻有外露的危险，尤其是采用L形假体时。Wellisz 1993年报道了用HDPE做耳再造的经验,认为HDPE作为自体软骨移植耳再造的辅助材料是安全的,但如果全部采用HDPE行耳再造,必须要有血运良好的颞肌筋膜覆盖。

HDPE临床应用中的最大问题是感染,故要求术前材料的灭菌要严格,使用前还要放在有抗生素的盐水中,以便使溶在小孔中的抗生素术后徐徐扩散,减少感染发生的机会。要充分注意无菌原则,尤其在采用口腔内切口时,因材料易被细菌污染,患者须在术前全身应用抗生素,可能的话尽量避免口腔切口。另外,因机械强度不够,HDPE不能用于应力集中的部位,否则会因磨耗产生颗粒物,引起组织慢性炎症。

四 聚甲基丙烯酸甲酯

聚甲基丙烯酸甲酯(polymethylmethacrylate,PMMA)俗称有机玻璃,为一种热塑性丙烯酸树脂。PMMA的理化特点是质硬而轻、透明、耐光、不导电、不导热、X线能穿透、机械性能较佳、火烤下易塑形。

PMMA植入组织后,组织不能长入材料内,只在其周围形成纤维包膜。与硅橡胶相比,PMMA对组织的刺激性较大,故其周围组织的炎症反应较明显。尽管如此,由于其具有良好的机械强度,20世纪50年代起已开始用于颅骨、下颌骨等骨缺损的修复,一度成为临床上需要满足一定机械强度或负重部位骨缺损修复的首选材料,也用于隆鼻、固定人工关节或作为防止关节粘连的间隔物等应用。

成品PMMA为板材,厚度不等,为便于与周围组织牢固贴合,并排除积液,术前在其上钻孔,钻成筛状,用酒精浸泡(2小时)或煮沸(30分钟)灭菌,术中以酒精灯烘烤塑形。但因PMMA生物相容性差,不能与骨组织牢固结合,易造成人工关节等植入体的后期松动。PMMA在体液中会逐渐释放出有毒单体。采用PMMA行颅骨成形术,术后易发生头皮下积液,远期因老化脆裂可发生变形。近年来,由于其他生物相容性及理化性能更好的生物材料不断涌现,以及实验发现PMMA释放的小量单体和添加剂可能与癌形成有关等,PMMA已较少被使用。

五 生物可降解材料

生物可降解材料(biodegradable materials)有壳聚糖(chitosan)、聚乳酸(PLA)和聚羟基乙酸(PGA)等。生物可降解材料包括可降解生物材料和人工合成生物可降解性聚合物。

(一)天然可降解生物材料——甲壳素和壳聚糖

1. 甲壳素和壳聚糖是什么 甲壳素[(1,4)-2-乙酰氨基-2-脱氧-β-D-葡萄糖]是一种天然生物高分子聚合物,广泛存在于蟹、虾和昆虫的外壳,以及藻类、菌类的细胞壁之中,最早由法国科学家H. Braconnot于1811年从蘑菇中分离得到。其年生物合成量估计可达百亿吨之多($10 \times 10^9 \sim 100 \times 10^9 t$),是仅次于纤维素的第二大天然资源。蟹、虾壳中含有甲壳素(约20%)、碳酸盐和磷酸盐(约45%)、粗蛋白和脂肪(约27%)等成分。蟹、虾壳经稀盐酸多次浸泡使碳酸钙分解溶解,用氢氧化钠溶液脱蛋白质和脂肪,再经脱色处理,即可制得白色片状或粉末状的甲壳素。用一定浓度的氢氧化钠溶液处理甲壳素,经脱乙酰化反应,在不同的反应条件和处理方法下,可制得不同脱乙酰度和分子量的壳聚糖。

壳聚糖[(1,4)-2-氨基-脱氧-β-D-葡萄糖]是甲壳素脱乙酰的产物,也是迄今所发现的唯一天然带正电荷的碱性多糖。壳聚糖及其衍生物易溶于稀酸。由于甲壳素、壳聚糖具有独特优异的物理和化学性质、生物相容性、生理活性,以及良好的生物可降解性、可利用的活性基团和与葡糖胺聚糖相似的结构,可应用于工业、农业、食品、化妆品、污水处理、贵金属回收、医学、药学、纤维、功能膜材料等领域，特别是在医药领域更有其广阔的应用前景。近年来，国内外学者以化学降解、物理降解和生物降解等方法对大分子壳聚糖进行降解反应，获得了分子量低于1万的水溶性低聚壳聚糖（或称寡糖）。作为一种天然多糖，其来源方便，易提取，安全无毒性，无刺激性，不与体液发生反应并可被机体的溶解酶生物降解。壳聚糖的体内代谢首先是在溶菌酶的作用下分解成低聚物，然后经过一系列化学反应，一部分以CO_2的形式由呼吸道排出体外，另一部分则以糖蛋白的形式被人体吸收利用；对组织不引起异物反应，无过敏性，具有抗血栓、止酸、耐高温、消炎、消毒等良好的生物相容性和独特的生物学活性。这些发现使壳聚糖的应用范围大大扩展，为其在医学、药学领域拓展出广泛而独特的应用价值。

2. 甲壳素、壳聚糖在硬组织修复方面的应用　作为硬组织修复材料，除了生物相容性外，更要求有高强度以满足长期使用的特点。生物可降解聚合物由于可防止体内永久性异物存在及具有相应的高强度等特点，相对其他材料而言更受欢迎。从材料角度看，可降解聚合物组织相容性好，手术方便，骨整合性好。近年来，以可降解聚合物作为基体形成的羟基磷灰石复合材料已成为合成骨材料研究的热点之一。同时由于单纯的壳聚糖亲水性较差、降解速率慢等原因，已很难满足组织工程的需要。壳聚糖具有较多的侧基官能团，可在伯胺基、伯羟基及仲羟基上进行各种化学反应，如酯化、醚化、氧化、磺化及接枝共聚等，从而进行改性和复合，其产物有壳聚糖-羟基磷灰石复合材料、壳聚糖-聚乙二醇复合材料、壳聚糖-聚吡咯杂化材料、壳聚糖-聚乙烯基吡咯烷酮、壳聚糖-聚乳酸、壳聚糖-聚甲基丙烯酸羟乙酯复合材料等。

Yoon等制备了加入血小板生长因子的壳聚糖-磷酸钙海绵，体外骨髓成纤维细胞培养试验结果示细胞在海绵体基质中贴附、分化及生长状况良好，具备诱导新骨生成的作用。固态羟基磷灰石可降解高聚物材料可作为承力环境中的骨替代材料来使用。壳聚糖与羟基磷灰石有很强的交互作用，壳聚糖对磷酸八钙（认为是骨质生长的初始生成物）的结晶增长有显著的影响。尹玉姬等人用溶胶-凝胶法制备羟基磷灰石-壳聚糖-明胶网络复合材料，结果表明该材料可以作为成骨细胞的良好支架材料，并且其弯曲强度达到了密质骨弯曲强度的下限，断裂强度接近人体密质骨，有望成为治疗长骨缺损的承力替代物。多孔性的壳聚糖-羟基磷灰石复合材料负载抗生素并控制药物缓慢释放能防止骨髓炎的发生。倪斌、侯春林等采用由蚕蛹甲壳素膜管复合BMP修复兔桡骨骨折，术后2周，植入侧出现纤维结缔组织和新生血管，新骨中可见成骨细胞、骨细胞、前软骨细胞和软骨细胞，成骨方式为膜内成骨和软骨内成骨并存。术后4~6周，可见交织骨和板层骨形成，同时膜管部分降解，表面出现新骨。术后8周，出现大量成熟的板层骨，骨小梁粗大并分布均匀，骨髓组织产生。而单纯使用BMP的对照组在新骨生成速度和生成量上均不理想，表明甲壳素和BMP材料能诱导和增加植骨区新骨的形成，促进骨缺损修复。Zhao等通过相分离技术制得羟基磷灰石-壳聚糖-凝胶复合支架，并移植鼠颅骨成骨细胞，发现成骨细胞易于吸附并矿化钙盐沉积，在3周时有骨样组织形成。这提示该材料可用作组织工程支架。壳聚糖类材料作为组织工程支架植入缺损部位，一般只会导致很小的排异反应。在植入早期（<7天），移植物周围有较多中性粒细胞聚集，但会很快消散，不引起慢性炎症，没有大量纤维组织增生，同时在修复过程中壳聚糖等可以加快伤口愈合，可能是因为其刺激免疫细胞分泌生长因子，细胞因子使缺损周围的细胞增殖加快，从而加速植入支架与正常组织融合的过程。尽管有许多效应机制尚未完全阐明，但可以肯定的是壳聚糖载体一方面作为支架供细胞生长，另一方面还通过多种途径刺激细胞增殖，维持功能表达，促进组织构建。另外，壳聚糖本身还具有杀菌、消炎、防粘连、维持体内平衡等许多功效，协同组织的修复。

3. 甲壳素、壳聚糖在其他医药领域的应用　甲壳素、壳聚糖因其优异的生物相容性，既是优良的材料，又是优异的配体，以此为原料，可制成不同临床用途的医用敷料。研究表明，应用壳聚糖制备伤口覆盖膜，含水量76%，张力强度6.5MPa，延伸度210%，撕裂强度5.3kN/m，具有很好的生物相容性和抗病毒性，并能促进创面的愈合。由于甲壳素是天然生物高分子材料，用甲壳

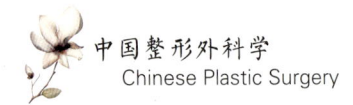

素制成的医用缝合线，能加速伤口愈合，并且可降解，实现人体的自我吸收，使受术者免除了拆线的痛苦和烦恼，且具有消炎、抗病毒等功效。

据Balassa报道，甲壳素类医用接合材料可使伤口愈合速度提高75%。Hirano的研究表明，在非均相条件下以H_2SO_4、SO_3-SO_2等为试剂进行甲壳素、壳聚糖的硫酸酯化，其多种酯化产物都显示出良好的抗凝血性能和良好的血液相容性。壳聚糖及衍生物在人体内可生物降解，并具有良好的生物相容性，是理想的控释载体材料。壳聚糖与聚乙烯-醋酸乙烯共聚物（EVA）、壳聚糖与聚氧化乙烯（PEO）、壳聚糖与PEO-PPO-PEO嵌段共聚物的复合物均具有药物缓释性能。Lee用壳聚糖及衍生物与藻蛋白酸钠复合制备聚电解质用于缓释药物的微胶囊化，将生物大分子（如白蛋白、胰岛素等）微胶囊化用于口服，可在胃肠中缓慢释放；将人工细胞微胶囊化用于治疗急性重型肝炎。低分子量的壳聚糖可通过活化免疫系统显示其抗癌活性，有直接抑制癌细胞的作用。Liu等用海藻酸钠和壳聚糖的混合溶液凝胶化后再冷冻干燥的方法制备了多孔材料，后用于吸附抗肿瘤蛋白药物，发现支架材料没有改变药物的活性，而且比单独使用药物疗效更好。壳聚糖可预防和治疗微生物感染的疾病，其良好的抗菌性能可应用于医疗卫生材料，如卫生绷带、抗菌纱布、抗菌棉球等，由于其低刺激性、高保湿性、柔软、抑制杂菌增殖、可生物降解等特点，可安全地替代现有纤维制品。具一定分子量的低聚壳聚糖，因具有一些独特的物理和化学性质及生理活性，所制成的壳聚糖生物保健品具有多种对人体有益的功效。

（二）人工合成生物可降解性聚合物

人工合成生物可降解性聚合物（synthetic biodegradable polymer）亦称生物可吸收性人工聚合物，是一类以材料在机体内能发生大分子裂解，逐步分解为小分子，降解产物被机体重吸收，并代谢排出体外为特征的高分子生物材料。这类材料的医学应用包括：①组织工程中的支架材料；②骨固定材料；③外科缝线；④软组织植入；⑤缓释药物控制释放系统。

1. PLA和PGA的一般物理和化学性质及应用现状　PLA和PGA均属于脂肪族聚酯生物降解材料，PGA又叫聚脂肪酸或聚乙二醇酸。PLA和PGA在体内均能逐步分解成小分子并通过体内代谢排出。PLA有三种异构体，分别是L型聚乳酸（PLLA）、D型聚乳酸（PDLA）和DL型聚乳酸（PDLLA）。有研究表明其降解产物与人体代谢的中间产物结构类似，可以被转化成丙酮酸，进入三羧酸循环，最终以CO_2的形式排出体外。因为三羧酸循环发生在线粒体内，所以这种方式只能通过细胞内消化进行，即被吞噬的PLA颗粒可能以这种方式排出体外。而细胞外消化的PLA颗粒将随尿液排出体外或转化为糖原。还有的研究表明在材料的中心可能发生自我催化降解，最后导致植入材料在体内的崩解。

合成的PLA和PGA经拉丝编织，或经一定的温度、压力，通过模具及其他处理方法，可制成外科可吸收缝线、骨固定板、螺钉、供功能性活细胞附着和代谢的基质、缓释药物的载体等。

可降解性聚合物有很多，PLA和PGA是较受瞩目的两种。它们还可与其他聚合体再聚合而形成另外性质不同的共聚物，如PLA和羟基乙酸的共聚物（商品名"Vicryl"，一种缝合线）、PLA和PGA的共聚物、PLA和聚氧化乙烯的共聚物（骨固定材料）等。根据共聚物分子量大小、分子量分布、分子结构、结晶度、加工工艺、表面化学和表面结构、残余单体等低分子化合物含量，以及材料的宏观形状、大小、承受负荷等条件的不同，PLA、PGA或其他共聚物的机械性能、降解速度和生物相容性等会有很大的差别。

PLA最早由Kulkarni等于1966年报告。PGA则由Herrman于1970年开始开发应用。之后，人们对其作为外科缝线、骨固定材料的机械性能、组织反应、分解、吸收、排泄等进行了多方面的研究。目前，包括PLA、PGA在内的各种可吸收缝线，可降解骨吸收板、钉已广泛应用于临床，并取得了良好的效果。随着组织工程的发展，PLA、PGA等生物可降解材料因能为各类功能活细胞生长、代谢、移植提供可控制的环境而成为组织工程进一步发展的关键，越来越受到关注。

2. 生物相容性、病理组织学表现及临床应用　Kulkarni将PLA植入豚鼠体内，结果未引起周围组织炎症反应，并逐渐被组织吸收。Cutright和Hunsuck用PLA缝线修复猴下颌骨骨折，12周后缝线完全吸收，局部可见内皮细胞和巨细胞。Getter等于1972年用PLA平板和螺钉成功地修复了狗下颌骨的实验性骨折。郑谦等将PDLLA夹板用于狗下颌骨骨折，观察到PDLLA植入后早期有异物反应，表现为材料周围组织充血水肿、淋巴细胞和巨噬细胞浸润、中性粒细胞很少，材料很快被纤维包绕，2个月后，这种异物反应消失。20世纪80年代中期开始，PLA制作的板、钉进入临床应用，在一些上下颌骨、颧骨、踝关节的骨折治疗中，取得了良好的效果。实验证明PLA可以加速颌骨早愈，但PLA的强度很小，只适合用于不负重部位，与同类金属夹板、螺钉相比，PLA尺寸较大，分解需要一定的时间。Bos等认为PLA完全降解、吸收大概需3年时间。PGA比PLA降解速度快，经纤维加强的PGA能用于海绵骨较多的部位的骨折修复。Bostman对数百例PGA应用患者与金属材料做了比较，结果表明再手术率和感染率无显著性差异，但应用PGA的患者，约有8%发生迟发性无菌性术区肿胀，由此推测，这可能是由于PGA分解过快，组织细胞来不及处理分解产物，过多的降解物引起组织反应所致。病理组织观察也证实，在分解的PGA颗粒周围，有很多吞噬细胞和多核巨细胞浸润。

用生物可降解材料做骨内固定板、钉，与金属板、钉相比，其主要有以下优点：①植入后不再需要手术取出；②不会像金属板、钉那样因阻断作用而造成局部骨质疏松，引起自发性骨折或延迟性骨愈合，甚至不愈合。但作为骨内固定材料，重要的是还必须具有足够的机械强度，以保证骨折断端在愈合过程中的相对稳定性。PLA、PGA虽然在一些不负重的骨折固定治疗中取得某些成绩，但还不适合用于负重部位。为了适合临床需要，一些经强化的PLA或PGA材料涌现。1995年，松末吉隆报道了应用高强度PLLA治疗海绵骨（关节内及关节周围骨）骨折、移植骨的固定和截骨术时的骨片固定，共200例的经验，有96%的病例骨折断端形成骨性结合，取得了良好的效果。这种高强度PLLA与未加强的PLA、PGA相比，并发症较少，但材料完全降解吸收需要5年。材料降解得过快、过慢均会对骨愈合带来不利影响。为此，仍有待进一步改善PLA、PGA的性能，开发更加理想的具有良好生物相容性、机械强度及适当降解速度等的新型生物可降解性骨内固定材料。

3. PLA、PGA在组织工程学中的应用　组织工程（tissue engineering）的目的，简单地说，就是人工复制和还原组织器官，是应用生物学和工程学原理，开发能够修复、维持或改善组织功能的生物代用品（biological substitute）的一门科学。方法是将体外分离培养的活细胞种植于天然或人工合成的基质上，应用某些刺激组织生长的因子，使细胞增殖，形成功能结构，再将这种有生机的预制组织、器官植入体内，达到修复病损、重建功能的目的。目前对组织工程的研究有三大焦点：

（1）分离培养的种子细胞能否适应载体（基质），从而成功构筑组织器官的问题。

（2）开发能为种子细胞生长、代谢、发挥正常功能提供理想载体（基质）的问题。

（3）复合组织的工程化和已工程化的组织器官植入后，能否实现替代原病损组织器官，发挥正常功能作用的问题。

其中，可以说第二个问题是组织工程进一步发展的关键。PLA、PGA因能为细胞生长、代谢提供良好的环境和框架，并能逐步降解、排出，作为这种理想载体的常用材料，而备受瞩目。可以作为基质的材料还有羟基磷灰石、聚酐、聚乙磷酸二酯，以及天然提纯的黏多糖、胶原等。

用PLA、PGA做基质，已能成功地为软骨、骨、皮肤、血管、肌肉、肝、胰、神经等几乎各类细胞的生长提供载体、框架，但只有工程化的软骨组织可能最先推向临床应用。软骨由单一的软骨细胞构成，易分离、培养和成活。1992年，Vacanti用软骨组织工程化技术预制的人耳软骨获得成功，软骨细胞组织工程及其他细胞组织工程的发展将给医学各个领域，特别是以修复形态、重建功能为目的的整形外科，带来一场巨大的革命。

六　聚酯和聚酰胺

聚酯（polyester）俗称涤纶，聚酰胺（polyamide）俗称尼龙，两种材料的成分有别，但用途基本相同，在整形外科领域主要用于替代人工颌骨、肌腱、筋膜或血管等。

聚酯和聚酰胺的商品名为"Supramid"，具有良好的抗血栓性、优异的物理机械性能和组织相容性。其成品质地柔软、有韧性，可制成片材、网片或网管状、泡沫状、膜状等。涤纶和尼龙植入组织后，材料周围的组织炎性反应很轻，组织可长入网眼内，从而使材料固定。

涤纶或尼龙比较有前途的应用是作为血管移植材料。1978年，Herrin首创将自体静脉内皮细胞种植在涤纶人工血管内膜，再造人工血管的技术。1979年，Granam又将体外培养的内皮细胞种植在涤纶管内再造血管，取得了一定的疗效。在尚未能达到应用可吸收降解材料等组织工程技术成功制造人工血管的今天，聚酯或聚酰胺作为复合人工血管的夹层材料，动物实验和临床观察均取得了良好的效果，故仍不失为一种极具开发潜力和应用前景的血管移植材料。聚酯和聚酰胺目前仅偶尔用于面部（如鼻背）增高手术，在作为充填材料时，要将网片材料卷成所需的大小和形状，组织通过长入网内来固定材料。聚酰胺可作为乳房假体植入，而涤纶网条可用于上睑下垂或晚期面瘫的悬吊修复。须注意，受面部表情肌频繁活动的长期刺激，材料偶可造成面部溃疡。另外，材料要严格灭菌，否则网片（管）材料内匿藏的细菌可引起组织慢性炎症感染，而且组织长入材料中，去除也较困难，这些在面部整复手术应用中均应引起注意。

以上仅就整形外科较常用的高分子生物材料进行了介绍。医用高分子生物材料种类繁多，其他还有：聚丙烯腈（创伤或灼伤创面覆盖材料）、聚氯乙烯（塑料，可用于各种体内、外导管等）、氰基丙烯酸酯（组织黏合剂）、聚乙烯醇（止血纤维、可吸收缝线）等，不胜枚举，在当前整形外科生物材料的应用中显示了极为旺盛的生命力。

七　医用高分子生物材料的致癌、致突变性

医用高分子材料可由不同类型的化学物质聚合而成，绝大多数医用高分子材料化学性能稳定，但由于含有各种添加剂和未聚合的单体，与组织长期接触可能会引起各种反应，造成组织炎症、坏死。若材料加工处理不当，或材料老化，其各种有害成分析出，就可能致癌、致突变。

关于致癌与致突变之间的关系大致有两种说法：一种观点认为致癌物可引起致突变作用，而致突变物不一定能致癌；另一种观点则认为致癌是在致突变的基础上产生的。无论致癌、致突变的关系如何，化学物质能致癌、致突变早已定论。而高分子材料的致癌性、致突变性正有待于进一步研究。下面就近年来有些高分子材料可能致癌、致突变的临床报道及相关研究进展做些介绍。

由于硅橡胶在人体应用、观察和研究的时间最长，有关高分子材料致癌的报道仍以硅橡胶最多。事实上，硅橡胶是否真的会致癌，目前尚未明确，但从一些临床应用硅凝胶隆乳的病例同时发生了乳腺癌来看，至少应当考虑到致癌的可能性与硅橡胶植入有关。Synderman等（1960）在2516例隆乳组织切片中，发现有7例乳腺癌（0.3%）。Harris（1970）报道在16660例隆乳患者中，有2例发生乳腺癌。de Cholnolky（1970）报道在10941例中有7例发生乳腺癌；Ortiz-Monasterio等（1972）报道181例中有1例发生乳腺癌；Deapen等（1987）报道在3111例中有9例发生乳腺癌；Pitanguy等（1992）报道181例中有3例发生乳腺癌。大久保正智（1995）在145例隆乳患者中发现有3例乳腺癌，1例癌前病变。那么硅橡胶是否能致癌呢？有相当一部分学者对此持肯定态度，他们在硅橡胶乳房假体，尤其是使用液态硅凝胶隆乳的注入部位，发现组织内的硅凝胶颗粒与癌细胞相混合，还发现在有硅凝胶颗粒侵入的腋窝淋巴结，同时也有癌细胞的转移。而另

外也有学者认为，硅凝胶与癌同时存在完全可能是一种巧合。Brody等强调，这种在安放硅凝胶假体后的乳腺癌发生率并不高于通常女性人群的发生率。

随着科学的进步与发展，对高分子材料是否致癌的实验方法与评价手段也越来越完善，尽管有些材料尚无临床致癌的确凿证据，但通过动物实验，也明确证实了某些高分子材料具有致癌或致突变作用，或者与癌的形成可能有关。不同的高分子材料，用于动物体内时所产生的肿瘤亦不同。Hueper等（1964）将完全硬化和不完全硬化的硅橡胶植入35只和30只大鼠背部皮下，结果发现，不完全硬化组材料周围形成了10个肉瘤；同时又将不同类型的聚氨酯泡沫及片材给大鼠植入或口服，发现不同形状及不同品系动物肿瘤的形成亦有差异，经腹腔及皮下植入，可产生肠黏膜、肝脏及腹膜癌，而皮下结缔组织、结肠壁、胃壁则产生肉瘤。国内朱明华等（1995—1996）也有类似报道，小鼠体内植入硅橡胶可产生浆细胞瘤，聚氯乙烯在促癌剂的作用下产生小鼠肺癌，而长期植入未见肿瘤形成。Weiss（1991）对聚氨酯乳房假体做了详细的临床观察，发现材料的降解释放增加了乳腺癌的危险性。总结病例可以发现由植入物引起的癌变绝大多数具有较长的潜伏期，所以肿瘤的发生也较晚，70%以上在植入15年以后发生。

目前，通过动物实验证实的化学性致癌物质至少有2000种，而确认对人有致癌作用的仅有30多种，同样，高分子材料的动物致癌结果与实际临床上的癌症发生并不一致。无疑，动物的致癌实验，尤其是动物长期致癌的实验结果，对提示材料对人体有潜在的致癌危险性有着重要的参考价值。但动物的致癌性并不能与人的致癌性相等同，对人的致癌作用必须经过多次反复的组织学及流行病学调查后才能定论。

致癌的因素是多方面的，有化学、物理、生物、遗传等。高分子材料的致癌原因，除非常态时某些聚合物中的单体渗出，或在材料加工过程中产生了有毒物质，以及某些直接致毒原料、添加剂等的化学作用外，材料的外形、材料周围纤维膜的厚度及成熟度等物理因素，与致癌率也有直接关系。不使用固化不全或液态的硅橡胶，以避免硅凝胶颗粒及其他高分子材料内的有毒物质渗出；不采用连续相隔的片状材料来埋植，以减少材料与组织间的相对运动，减轻材料周围包膜的厚度，尽量不破坏周围组织的生态环境等，这些对预防肿瘤的发生都将会有积极作用。在我国，临床应用高分子材料的时间还不算很长，尚缺乏有关这方面研究较系统、完整的流行病学报告。虽然国外报道某些高分子材料致癌、致突变性的概率很小，但对整形外科领域庞大的材料应用群体而言，哪怕是很小的概率，因危及生命，也应引起足够重视。今后有必要对"材料与免疫""材料与癌"等有关医用材料的安全性问题，做进一步研究，防患于未然。

第四节　同种异体脱细胞真皮

一　理化性能及应用现状

20世纪90年代初，美国LifeCell公司研发出一种被称为再生性组织基质（regenerative tissue matrix）的产品AlloDerm®，并得到了FDA认证。实际上AlloDerm®是一种同种异体来源的脱细胞真皮，它去除了皮肤中具有免疫原性的所有细胞成分（如表皮细胞、成纤维细胞、血管内皮细胞等）及其碎片，保留了仍具皮肤天然结构的细胞外基质，因此，这类产品常被称为脱细胞真皮基质（acellular dermal matrix，ADM）。根据制备材料的来源不同，ADM分为脱细胞异体真皮基质（如AlloDerm®）和脱细胞异种真皮基质（如Strattice®）两种。后者主要来源于猪皮。这两种ADM

的结构大致相同，生物学作用相似。由于伦理问题和材料来源限制，脱细胞异体真皮基质逐渐减少。

作为真皮替代物的ADM呈现三个特点：低抗原性、快速血管化和稳定的生物支架作用，其中最重要的是低抗原性。ADM中的抗原成分已被彻底清除，仅保留了无明显免疫原性的细胞外基质和胶原，免疫活性很低，移植后不会诱发特异性细胞免疫反应（即排异反应），亦不会诱发非特异性异物反应；ADM保留了基底膜复合体（basement membrane complex），形成基底膜面与真皮面两个面。完整的真皮面有利于宿主体内的成纤维细胞及内皮细胞等的长入，实现快速血管化；基底膜面为上皮细胞的定植和移行提供了一个天然平面，有助于ADM的上皮化。ADM的网状三维立体结构不仅有助于受区细胞的长入，作为组织修复的模板，还可以抑制创面收缩。

最初这类产品主要用于烧伤创面和供皮区创面的覆盖，现已广泛应用于烧伤整形科、普外科、耳鼻喉科、神经外科、口腔科等领域。国内也有企业生产此类产品。产品有片状和网状两种。

二、生物相容性及病理组织学表现

ADM移植后抗原性低、组织相容性好，引发的免疫反应与炎性反应轻微。资料显示，ADM异体移植1~2周后宿主成纤维细胞和血管内皮细胞侵入ADM，并很快完成血管化过程。成纤维细胞密度与胶原排列方式似正常皮肤。成纤维细胞在ADM支架上不断增殖，产生新胶原，同时，ADM中的异体胶原被逐渐降解、替代。最终通过血管化和细胞增殖的作用，ADM中的原基质被宿主形成的新组织所置换，完成自然修复，成为机体的一部分。这一过程时间长短不一。

三、临床应用及注意问题

目前，ADM作为皮肤替代物和软组织充填材料已得到广泛的应用。

（一）烧伤治疗

临床上常将ADM与自体刃厚皮片组合成复合皮片，通过同期或二期（术后7~14天）移植自体皮片的方式覆盖烧伤创面，或修复瘢痕切除、松解后遗留的创面。术后效果与自体中厚皮片移植效果相似，后期挛缩轻、弹性好。这种复合皮片主要用于深度烧伤创面及其后期瘢痕的治疗，特别是大面积重度烧伤后期关节部位的修复。网状ADM结合超薄自体皮片（0.102~0.203mm）可显著提高移植的成活率。

（二）隆乳及乳房重建

隆乳术中应用ADM来延长、加宽乳房外下方的胸大肌，以增厚隆乳假体表面的覆盖组织。在假体植入式乳房再造术和扩张器法乳房再造术中，应用ADM可有效减少包膜挛缩的程度。ADM也可作为再造乳头的支撑物。

（三）面部整形

ADM常被用作软组织充填物，用于隆鼻、填充鼻唇沟凹陷、矫正凹陷瘢痕及唇裂术后继发畸形等。

（四）ADM作为补片修补软组织缺损与畸形

如疝修补、尿道重建、阴茎增粗、修复鼻中隔穿孔等。

（五）在口腔科的应用

ADM被用于治疗牙龈退缩、覆盖牙根、修复口腔黏膜创面等。

以 AlloDerm® 为代表的脱细胞真皮基质，为特殊冻干处理后的商品，使用时应注意以下问题：应用前需用无菌生理盐水充分浸泡2~3次，然后挤出气泡，恢复其柔顺性。要分清ADM的两面，如难以确定时，可在两面分别滴一滴血液，然后用盐水冲洗，真皮面呈血色，基底膜面呈粉色。受植区严密止血后，将真皮面平置于血运丰富的基底膜面上，边缘以缝线固定或创基上喷洒纤维蛋白胶后贴附。包扎时内层覆凡士林抗菌网眼纱布，中、外层分别用湿盐水纱布和多层干纱布包裹，适当加压包扎并给予必要的外固定，也可使用VSD负压封闭引流装置。术后7天内，不宜更换内层敷料，以确保ADM血管化及其与表面自体移植物的良好贴附。在移植物完全血管化和上皮化之前，内层仍需用抗生素网眼纱布或其他不黏的纱布，外覆干纱布；进行软组织充填时，可将其卷曲或折叠，以增加厚度及塑形；ADM用于软组织补片应用时，建议在其下方放置引流管。污染区或感染区使用ADM时宜慎重，必要时可全身应用抗生素；对于全身情况不好或局部血供不佳者，应慎用。

（白宏亮　邹丽剑　薛淼　高景恒）

第五节　无机非金属生物材料及其应用

无机非金属生物材料包括人工合成的陶瓷类材料和天然形成的珊瑚、蚕丝等材料。在这类材料中，以生物活性或表面活性陶瓷和玻璃备受欢迎和瞩目。陶瓷是金属与氧或其他阴离子的稳定化合物，自1963年开发应用至今，作为人体材料的陶瓷可归纳为三大类：①生物活性或表面活性陶瓷（如羟基磷灰石和某些含磷、钙、钠的硅基玻璃）；②可吸收陶瓷（如磷酸三钙）；③非反应或接近惰性陶瓷（如致密氧化铝、微晶玻璃陶瓷和碳）。这里选择其中主要的几种材料，介绍其特性和应用。

一　羟基磷灰石

（一）一般理化特性与应用现状

六方磷灰石结构材料有很多种，如羟基磷灰石（hydroxyapatite，HA）、磷酸盐磷灰石、氟磷灰石、氯磷灰石等，HA是这一系列中的重要材料。由于HA $[Ca_{10}(PO_4)_6(OH)_2]$ 与人体骨与牙釉质内天然的HA的组成成分和晶体微观结构类似，从而使其具有极好的生物相容性。人工合成的HA与人体骨骼内天然的HA的显微结构有两个主要差别：①晶粒均为六方晶体，但天然HA晶粒尺寸较小，人工合成的HA通常较大，形状也较多样；②人工合成的HA晶粒取向较混乱，而天然HA的晶粒取向是择优的。

目前HA系列按加工和来源不同，可分为两大类：①由化学原料合成的HA（如致密型HA、多孔型HA、颗粒状HA）；②由天然材料加工而来的HA（如珊瑚型多孔HA和脱蛋白骨）。HA的加工、制造条件（如烧结温度、物相组成等）不同，理化及生物学特性也有所不同。根据其理化特性可以区别各类HA，但临床上常以物理特性进行分类，如按形状分成块状、颗粒状；按孔隙结构分成致密、大孔、微孔；按是否结晶分成结晶型和非结晶型等。致密型HA无孔，有块状和颗粒状两类：块状的很硬，难以雕刻成形，且无纤维、骨组织长入；颗粒状的在被纤维、骨组织包绕之前，因缺乏结构的完整性和力学稳定性，材料难以保持在所需要的部位，在几周或数月内有移位的可能。多孔型HA呈块状，内部有规格不等的小孔通连，骨组织可长入材料内，可与HA形成骨性结构，从而使其具有骨传导性。多孔型HA脆性较大，也难以雕刻塑形。临床上以多孔型HA和颗粒状HA应用较多。实验证明，HA具有优良的生物相容性，无毒，无刺激性，无排异反应，不老化，不致敏，不致癌。

1976年，日本的青木和美国的Jarcho分别人工合成了羟基磷灰石（HA），开辟了HA生物医学材料研究和应用的新天地。近年来，HA因其组成成分、结构性质与人骨组织中的无机质一致，以及良好的生物学特性（生物相容性、骨引导作用、可与自然骨键合）而成为极为热门的研究领域。它既可以应用于手、足等关节和种植牙根的替换，也可用作骨骼手术后缺损的充填材料。S. Chang利用RNA、DNA片段在体外合成具有生物活性的可合成HA的细胞，可以进一步形成骨组织，该细胞有望用于修复和再生牙组织。

单纯HA仍存在一些不足，例如不具有骨诱导活性、脆性大、成形不理想、强度低、聚形和韧性差、有脱粒现象等缺点。它不能承重，只能作为充填材料。多孔型HA不仅具有生物活性，还具有骨引导作用，为新骨的形成提供支架，在其与骨组织的界面处及材料的内外表面都有新的骨组织生成。多孔型HA的缺点是脆弱，缺乏足够的强度和坚韧耐磨性，用于应力集中的部位时易发生破折，为了完善HA的理化及生物学性能，近年来，HA与骨形成蛋白、胶原、高分子材料、金属、骨水泥、碳纤维等材料复合的应用大量涌现。

（二）生物学性能及病理组织学表现

任何材料，只要将其植在与骨或骨膜接触且有成骨细胞存在的部位，能引导新骨再生，就具有骨传导性（osteo-conduction）；若在没有成骨细胞存在的软组织内也能引导新骨再生，就具有骨诱导性（osteo-induction）。HA具有良好的骨传导性，但不具有骨诱导性。HA植入骨组织后，周围新骨细胞再生活跃，再生的骨细胞可以来自周围的骨床，也可以通过材料表面钙、磷等离子溶解，使材料周围骨组织Ca^{2+}、PO_4^{3-}浓度增加，溶解于钙池，再重新沉积在HA表面。形成界面层的骨性结合HA与骨组织间无界面反应层，材料表面极微弱的Ca^{2+}、PO_4^{3-}溶解，然后再沉积，使界面处Ca^{2+}、PO_4^{3-}无明显改变，材料表面也无明显的降解、吸收迹象。无论光镜或电镜观察，均证明HA与骨之间没有纤维长入，结合牢固，与骨组织能达到较理想的生物结合。HA植入软组织，在HA周围会形成很薄的纤维包膜，基本没有炎性细胞浸润。

（三）临床应用及注意问题

1. 用于充填骨窝洞类缺损　可以用颗粒状HA，也可以用多孔型HA。颗粒状HA应在术中用盐水或树脂等液体调和后进行充填。须注意在HA凝固前或HA未与组织结合前，HA颗粒有移动或游走的可能。用树脂调和的HA，树脂内的单体渗出会影响HA的组织相容性，在临床应用中可造成HA材料排异外露。以多孔型HA做充填治疗，术中需按缺损大小对材料进行修整，要使材料尽量与骨组织密合，并避免过尖的棱角，以免影响美观或受机械刺激，导致其从皮肤穿出。在这类应用中，材料是靠窝洞本身的形状和周围组织拉拢缝合做早期固定的，无须附加固定措施，必要时可对窝洞的形状略加修整，或做成软组织隧道，使HA固位良好。20世纪80年代，用颗粒状HA充填小的骨缺损、增高牙槽嵴、充填颌骨、隆鼻等盛行一时，因存在材料易移动、凝固时间长，塑形后的近期形状不稳定或易发生变形而影响疗效等缺点，目前已较少应用。

2. 作为人工骨应用　因为生物相容性极好，块状HA目前仍是不负重部位骨缺损的常用材料，临床多用于上下颌骨、颧骨、眶弓、眶底的修复，也可用于隆颏、隆颅或隆鼻等。

多孔块状HA需预制成所需颌骨或其他缺损骨的形状，术中再略加修整。孔的大小会直接影响材料的硬度：孔越大，材料越脆；孔越小，材料越硬。因材料质硬、较脆、缺乏韧性，术中雕刻和固定均较困难，材料需与周围骨组织有较好的嵌合，或通过周围软组织固位。用于隆鼻时，因表面粗糙、脆性大、易折断，给置入操作带来一定的困难，须注意其不宜用于鼻尖及鼻小柱的整复。多孔型HA不能用于应力集中的部位。致密型HA因组织不能长入，质硬且脆，塑形及固定均很困难，临床已较少应用。

3. 作为复合材料应用　HA与不同的材料复合，在保持其优点的同时，会同时兼备一种或两种以上其他材料的特性，使其能适应临床的不同需要，发挥更多的实际应用价值。HA复合材料大致有以下几种：①HA与天然生物材料的复合。天然生物材料主要是指一些从动物结缔组织（如骨、肌腱）或皮肤中提取，经特殊化学处理，具有某些活性或特殊性能的蛋白质物质，如骨形成蛋白（BMP）、胶原、纤维蛋白黏合剂等。②HA与有机生物材料的复合。有机生物材料是具有一定生物相容性的合成高聚物材料，如涤纶等。③HA与无机生物材料的复合。如与金属材料的复合等。④HA与生物自身材料的复合。如与自体红骨髓或脱钙骨基质的复合。⑤HA与多种材料的复合。如HA与骨形成蛋白及明胶蛋白的复合、HA与磷酸三钙及胶原的复合、HA与胶原及自体骨的复合等。下面就复合材料的应用列举一二。

（1）HA与BMP、脱钙骨基质等骨诱导剂复合应用：如前所述，HA具有骨传导性，但不具有骨诱导性。BMP是目前骨诱导剂中效果最好的一种。HA与BMP复合后可以弥补HA无诱导性的不足，大大促进了HA与骨、软组织的愈合速率，据邹敬才等报道，愈合时间大致可提前2个月。目前，HA与BMP复合或同时再复合胶原等已广泛用于各类骨缺损的修复，尤其是在颌面部不负重部位的骨修复与充填方面，取得了良好效果。根据同样的原理，BMP与其他不具有诱导能力的材料，如纯钛、磷酸三钙、玻璃陶瓷及某些高分子材料复合应用，也取得了同样的促进愈合的效果。

（2）HA与具有黏附力的蛋白质或化学物质复合应用：颗粒状HA固位塑形性较差，需要借助一些具有固位塑形作用的溶剂或黏合剂配合使用。具有黏附力的蛋白质或化学物质主要有胶原蛋白、纤维蛋白、硫酸钙及一些树脂等高分子材料。黏合剂首先要满足的条件是同样具有良好的生物相容性，否则将对HA的生物性能产生不良影响。经黏合剂调和后，HA多呈糊状，术中充填后，再辅以轻轻按压来塑形，大大减少或避免了HA颗粒的移位、游走。这种复合材料也可术前预制成形，经冻干或干燥处理变成固体后应用。复合材料根据复合的材料不同，往往兼具韧性、强度等方面的改变。这类材料被较多地应用于眶内骨充填。

（3）HA与金属材料复合应用：金属与HA相比，具有足够的机械强度，是负重部位骨、关节缺损常用的材料。但其生物活性不够活跃，相对而言是惰性材料。HA能微弱促进骨生成和生物相容性，HA或其他生物活性材料［如磷酸三钙（TCP）］可弥补金属材料的不足，作为涂层材料与金属复合应用。经HA或TCP等其他生物活性材料喷涂的金属底核复合材料，可作为身体负重部位骨缺损、固定用螺钉或种植体材料，在临床应用中深受欢迎。目前这类材料尚有喷涂厚度难以掌握、喷涂层与底核易剥离、喷涂过程中材料易发生晶格变化等技术问题，这些均有待于进一步解决。

（4）HA与TCP复合应用：HA与TCP均是生物相容性很好的陶瓷类材料，HA-TCP复合材料有如下特点：①由HA和TCP两种与骨内无机成分基本相同的材料组成，复合材料同样具有优异的骨亲和性、骨传导性。②HA有脆弱易断、强度不足的缺点，与TCP混合烧成后，HA强度可增加4倍以上。③术中可进行一定加工，制成所需要的形状。④除用于一般不负重部位骨缺损的修复外，还可用于能承受一定负荷的骨缺损部位；用于颅骨大面积缺损、髂骨缺损的修复；用于上、下颌骨发育不足的修复；用于眶骨畸形的修复充填、斜头畸形的矫正、鞍鼻的矫正、肋骨或胫骨缺损的修复等。

（5）HA 与其他材料复合应用：HA 除与 BMP、胶原及其他黏合剂、固形剂复合应用外，还可与具有成骨活性的骨髓、某些蛋白质等复合应用。为弥补 HA 较脆弱、不耐磨等机械性能缺陷，近年来用碳素纤维加强的 HA、涤纶布包裹的 HA，以及将 HA 与黏结剂（如丙烯树脂）、骨诱导剂（BMP 等）、磷酸钙、涤纶网或其他骨吸收材料同时复合的多种成分复合材料也开始用于临床。这类多成分的复合材料，往往兼备各种特性，适合关节、人工胸骨、肋骨或其他负重部位骨缺损的修复，临床上已取得了一定的成效。多种材料的复合应用能弥补不同材料的不足，极具开发和应用前景。

二　钙磷陶瓷（磷酸钙陶瓷）

（一）一般理化特性与应用现状

钙磷陶瓷，由于其组成、结构与机体硬组织（骨、牙等）的无机成分相接近，植入体内后对组织细胞无不良刺激，无抗原性，不引起过敏反应，不影响正常骨的自然矿化过程，能促进组织修复，具有良好的组织相容性及骨引导作用，是目前比较理想的用于骨组织修复的复合涂层材料。

钙与磷酸根离了形成的化合物有很多种，每一种化合物均有各自的晶体结构和各自的钙磷组成比，其中以磷酸三钙（TCP）较引人瞩目。

TCP 的强度比 HA 高，与骨组织的亲和性比 HA 更好。成品的 TCP 目前有三种应用类型：①用于充填各种骨缺损的颗粒状 TCP；②多孔型 TCP；③致密型 TCP。多孔型和致密型 TCP 有各种尺寸，可预制成所需的形状，用于颅骨、眶底、颌骨等的修复。

（二）生物学性能及病理组织学表现

TCP 具有很好的生物相容性，其光镜和电镜下组织学表现基本同 HA，所不同的是 TCP 促进骨生成作用明显，在体内可降解吸收，通过降解吸收，刺激和促进周围新骨生长。在 TCP 材料表面可以看到明显的不规则吸收，吸收区有新生骨组织长入。在材料与骨结合界面，发现有 Ca、P 等元素的急剧改变，TCP 与骨组织直接连接，无软组织间隔，材料晶体与骨的晶体无连续性，骨胶原直接长入材料中。TCP 在骨修复过程中起到了引导新骨再生和作为合适的生理支架的作用。

（三）临床应用及注意问题

TCP 的临床应用方法及适应证与 HA 基本相同。与 HA 比较，TCP 更可早期促进新骨组织的长入与固定，为早期骨生长提供支架。具体应用方法不再赘述。

三　氧化铝

实验室与生理学检测均证实氧化铝在活体中不会释放出铝离子，植入以后很快被机体组织包裹，无明显生化效应。其组织相容性不如 HA，与不锈钢无显著差异。自 1972 年 Boutin 首先报道应用氧化铝复合物进行全髋关节置换以后，陆续出现了作为人工骨充填材料、种植体材料等的报道。其最大缺陷是脆性大、易在负荷时折断，在临床上已较少使用。

四 碳

缓慢加热聚合纤维、人造丝、聚合丙烯腈或煤焦油等,驱除其挥发性成分,可得纯碳。碳纤维具有很好的强度与可加工性。碳纤维可用于人工肌腱和韧带的置换,但因纤维间相互摩擦导致断裂,只取得了有限的成功。碳纤维最新和最有前途的应用是作为复合材料植入物的主要承重成分,目前已用于临床。

五 硅酸盐

常用的硅酸盐类材料有:

1. 生物玻璃(bioglass) 这是一种硅酸盐类骨替代物,出现于20世纪70年代末。该材料植入并与骨直接接触时,材料表面可形成磷酸钙碱性层,从而使骨与其产生骨结合。生物玻璃不能被骨组织替代,它是一种很好的骨替代物。

2. 离聚物(ionomer) 这是一种多孔性硅酸盐类材料,可作为骨缺损的充填材料,呈颗粒状,植入后不吸收,在纤维骨组织包围前有变形和移位的可能。

3. 离子化骨水泥(lonomeric cement) 由硅酸铝钙玻璃粉末和聚羟酸反应形成。材料经调和后呈糊状,10分钟后固化,固化前可塑形。该材料与骨能结合,但骨组织不能替代和长入材料内。目前离子化骨水泥还存在松弛和单体毒性等问题,有待解决。

生物活性材料因具有极佳的生物活性而被许多人看好,但这类材料的共性是存在曲强度小、抗张强度低、在受到一定应力作用时易发生折断等缺点。因此在骨窝洞类缺损的充填性治疗上较为理想。近年来已有一些弥补材料缺陷的复合材料被陆续开发和应用,这将使生物材料的生物性能越来越完善,越来越适合人体的需要。

第六节 金属类生物材料及其应用

金属类材料在诸多生物材料中,由于具有较高的机械强度,可作为承受应力部位(骨、关节等)的替代材料(如人工骨、人工关节等)。实践证明,在所有金属类材料中,以钛及其合金的生物相容性最好,除此之外,整形外科也常用不锈钢、金、钴铬合金等。

一 纯钛及钛合金

(一)一般理化特性与应用现状

金属钛(Ti)元素被发现于1790年,但在20世纪40年代末才建立钛的生产工业。钛的性质是比重小,强度大,耐高、低温,具有极好的耐腐蚀性、生物相容性,以及良好的理化、力学和综合工艺性能。

纯钛的外表与钢相似,不会生锈,呈银灰色,其粉末为深灰色。钛的比重小,只比铁的一半稍多,能满足医学上"轻量化"的要求。钛的导热性差(比钴铬合金、镍铬合金和金合金差),可以避免钛植入人体后组织的冷热刺激。钛的磁化率低,与磁性金属配合使用时不会被磁化,不形成磁场,对周围组织无不良影响。钛能耐高、低温,高压消毒后不影响钛的机械性能。钛植入人体后，在高温环境下患者无不适及烧灼感，在所有金属材料中，钛的弹性模量最接近人体的骨组织和牙釉质，这样可以避免因弹性模量相差悬殊、界面产生应力集中而导致的骨细胞坏死。在化学性能方面，钛元素活泼，几乎能与所有的元素作用。由于钛与氧有极强的亲和性，故在含氧环境其表面极易形成一层薄而坚固的氧化物薄膜。这种薄膜厚50~100Å，稳定而致密，表层为TiO_2，下面依次为Ti_2O_3和TiO。氧化层几乎不被组织吸收，损伤后会很快自行修复。实际上与人体组织、体液、唾液等直接接触的就是这层氧化膜，该膜能耐氯化物溶液及其他多种化学介质的侵蚀，从而使钛在工业腐蚀性气体或大气、海水中，在许多酸和盐类溶液中或人体组织液、唾液中，氧化性和中性介质中，均具有优良的耐腐蚀性能。

钛比铝略重，但强度比铝大3倍。钛比铁强韧很多，但低于钴铬合金、镍铬合金和316L不锈钢。对于承受一般负荷的颅骨、颌骨、肋骨等，以其作为种植体和固定螺钉的材料，纯钛的强度已足以建立起稳定的骨支架。但对于制作既要负重，又要耐磨的人工关节时，其强度和硬度有些不足。纯钛的力学性能受杂质元素含量的影响，一般在一定限度内，杂质元素含量越高，纯钛的强度就越高，塑性相应下降。因此，应当根据不同的需要选择合适型号的纯钛。利用这一特性，可用合金化来提高钛的强度，改善纯钛的耐磨性。钛合金的比强度（即强度与密度之比）是不锈钢的3.5倍，是目前所有工业金属材料中最高的，因此钛合金是负重部位（如关节）骨缺损修补的常用材料。钛具有优良的加工性能，可以进行切削、铣、磨、铸造、焊接、烤瓷等。因钛的化学性质非常活泼，高温下易与氧、氢、氮等元素发生剧烈反应而使材料脆化，损害钛的性能，所以在钛的加工制作中要注意到这一点。

钛于20世纪40年代初被引入医学领域。1950年，英国人首先报道使用钛制作人工股骨头。Brånemark（1965）率先将钛制人工牙根用于无牙颌病例。用纯钛制作的Brånemark种植体，在无牙颌的治疗中取得了令人瞩目的成果。1957年，美国的Levental开发了钛制人工骨、关节。1961年，Simpson首先报告应用钛板做颅骨成形术。此后，美国、日本等许多国家均有用微细小孔的钛网，来修补颅骨和硬脑膜缺损的报道。结果表明，钛网与硬脑膜结合性良好，能给软脑膜和脑足够的支持，并能有效地保护脑脊液系统。实践证明，过去用不锈钢和钴铬合金制成的各类外科植入体，均可用钛来制作，并证明纯钛与人体有着良好的生物相容性。60年代末，美国研制成功钛制主动脉瓣并用于临床。我国从1972年开始开展钛及钛合金人工骨与关节的临床应用与研究，取得了较满意的效果。70年代以后，钛在医学领域的应用已比较普遍，不断有各类钛制人工关节、种植体，以及钛制人工椎体、人工喉、人工额骨、人工心脏瓣膜、心脏起搏器等的开发和应用出现。随着钛在临床实践中所取得成绩的不断提高，随着钛作为医用生物材料研究的不断深入，钛以其渐为人知的极佳的生物相容性，在人体植入用生物材料中，作为金属类生物材料的代表，在医学领域的应用越来越广泛，涉及骨科、整形外科、口腔科、耳鼻喉科、手术医疗器械及制药行业等多个领域（图30-7）。

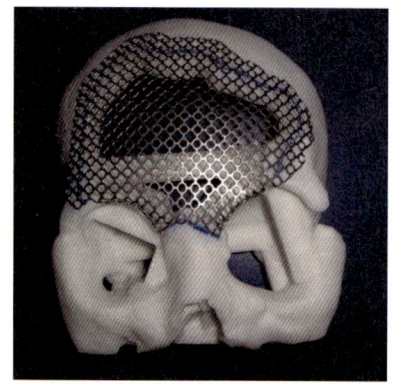
A

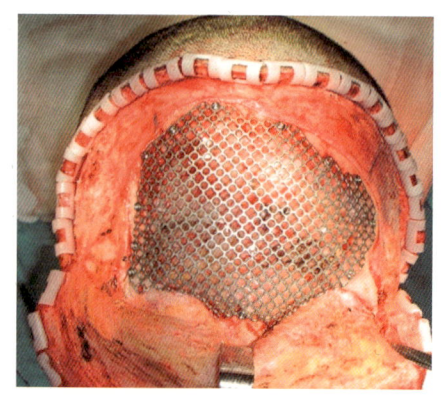
B

图30-7　个性化钛网额骨缺损修补

（二）生物学性能及病理组织学表现

钛作为人体植入生物材料已有几十年历史，对于钛作为骨代用品的应用，就像硅橡胶作为软组织充填材料的应用一样广泛。因此，对钛的生物学性能的研究也较深入。实验证明纯钛的生物相容性极佳，而钛合金的生物相容性不如纯钛。钛植入人体后不会引起炎症、过敏性和变态反应，无致癌性，无抗原性，无毒，还具有抗血栓性，与人体骨组织可产生骨性结合（骨整合）。所谓骨整合，就是指活骨与种植体表面形成形态和功能上的直接接触，两者间无光镜下可见的软组织长入，能使种植体的负荷持续传导，分散在骨组织中。最初获得骨整合实验的是 Brånemark 将钛制种植体植入狗下颌骨的实验，以后 Albrektsson、Young 等许多学者分别在狗、兔、羊、猴等不同动物的颌骨、胫骨、股骨等上实验，尽管采用的种植体类型（螺丝、多孔等）和术式不同，但均证明了纯钛制种植体或其他材料制种植体的钛部分，与骨组织产生了直接结合，界面未发现任何纤维组织。以后，Brånemark、Ledermann、Grundschober、Kisch 进一步在纯钛种植体的临床应用中支持了"钛能与骨形成紧密、牢固直接结合"的论点。

20世纪80年代开始，对钛-骨界面的超微结构研究增多。Albrektsson 等的扫描电镜、速射电镜研究证实在钛-骨界面未发现纤维组织，钛-骨界面结合紧密。Brånemark 等电镜观察到骨组织长入金属表面 $100\sim200$Å，形成了有钛氧层和葡聚糖蛋白的界面，骨组织有极为纤细的骨嵴长入金属表面。甚至有人发现，种植体-骨界面有骨逐渐均匀移行为金属的形态改变。Serre、Trisi 等对人体内植入 $7\sim20$ 年的钛-骨结合标本做了电镜等系列观察，结果也证实了钛与骨之间为紧密的骨性接触。国内邹丽剑等（1996）对钛周围的组织反应及钛-骨结合的机制也有较系统的研究和报告，结果认为钛周围的骨组织呈双向性生长：一种情况是钛能引导远离材料的皮质骨或松质骨内的成骨细胞再生，使新生组织向材料生长；另一种情况是钛在富含成骨（或软骨）细胞的骨髓内，能够作为骨生成的支架，直接引导新骨组织的沉积。采用普通光镜、偏光和荧光显微镜观察到，钛植入骨内30天时，材料周围的新骨组织再生活跃，来自骨床和直接沉积于骨髓内的骨组织在材料表面共同形成一薄骨壳，骨壳内骨细胞排列不规则，而位于皮质骨内的材料，30天时已基本形成了骨整合；90天后，骨髓内材料表面的骨壳加厚，与材料结合的新骨组织均趋向于形成成熟板层骨；180天后，材料与骨组织形成了牢固的骨整合。实验还证明，胎儿脱钙骨基质、骨形成蛋白等骨诱导剂，同样能促进钛-骨的骨整合过程。扫描电镜和透射电镜观察到，钛-骨结合紧密，钛-骨界面上存在大小不一的高电子密度的钙球，有的钙球相互融合，形成更大的钙球或是一片钙化骨组织，而直接附着在钛的表面，与钛融合为一体。用X射线能谱分析及飞行时间二次离子质谱分析发现，钛虽然是无生命的金属材料，但植入人体后，材料表面与骨组织间存在诸多离子的相互渗透与交换，这表明钛与骨之间既存在物理性结合，也存在化学性结合。

相反，也有一些研究认为钛与骨之间并不能形成骨整合。早在20世纪70年代初，Manderson Babbush 及 Doms 将钛及钛-6铝-4钒制种植体植入大鼠及狗的长骨1年，发现骨与材料界面存在软组织层。Kohler 等报告在钛制种植体周围发现 $50\sim250$Å 的软组织层。Cook、Johnson 等通过与 HA 涂层种植体的对比研究，均报告钛制种植体只在极有限的界面或仅在50%的界面与骨组织直接接触或毗邻，其余部分界面均仅见一薄层纤维组织。针对这类报告，主张用钛制种植体材料的学者们解释为，钛与骨之间形成软组织界面并不稀奇，关键要清楚是采用了哪种种植方法，是采用了什么样的钛制种植体而引起的。对 Brånemark 种植体系统，经过30多年的基础与临床应用研究证实，钛制种植体要获得完全性骨整合，比其他种植体更强调最低限度侵袭（主要是温度和机械性损伤）的外科术式，种植体不能过早负荷（$3\sim6$ 个月以后），以及防止脂类、异体蛋白，甚至是异种金属对种植体污染的技术操作等，否则将不可避免地形成种植体的另外一种界面——纤维组织结合。这种纤维组织结合可分为高分化纤维组织结合和低分化纤维组织结合，低分化纤维组织结合常形成各种厚度的非黏着性的纤维包膜来包绕植入体，或因急、慢性炎症反应而将植入体排出。对高分化纤维组织结合，目前被认为是属于正常种植体结合的另外一种形式。1990年，美国种植牙科学会将其解释为：种植体和骨界面有健康、致密的胶原韧带组织，它可以将种植体的负荷传导至骨。事实上，由于骨整合受种植体材料本身性能、外形设计、表面结构及其处理、手术方式、种植部位（骨床条件）、位置关系、固位稳定性、功能状态、术后长期护理情况等诸多因素的影响，目前临床应用的负重种植体多呈骨性与纤维性结合的混合性界面表现。一般认为纯钛种植体用光学显微镜观察时，骨内段表面分别有95%和50%与骨组织直接接触，就已经达到了骨整合。

事实上，钛与骨组织的结合并不是一成不变的，骨整合与纤维性结合在一定条件下可以相互转变，这一转变的机制、过程是复杂的，但已肯定其与适当、合理的生物力刺激有关。决定钛-骨组织界面结合情况的因素有许多，人们一直在探索这些不同因素对钛植入机体后生物学性能的影响，以便使钛及按照一定需要制成的钛合金，钛类陶瓷等生物材料能够成为更为理想的骨代用品。目前，在这方面尚有许多问题不甚清楚，有待继续研究。

（三）临床应用及注意问题

整形外科领域纯钛及钛合金的应用主要集中在如下三个方面：①人工骨，尤其是负重部位的骨缺损的修复；②人工关节，钛合金是人工关节的常用材料；③种植体和骨固定用的夹板、螺钉等。

由于钛及钛合金具有充足的机械强度，在作为人工骨应用时，加工困难是它的不足，临床应用中往往需要根据缺损的大小进行预制成形，术中再略加修整。钛在作为种植体、固定用夹板、螺钉及人工关节应用时，由于其极佳的生物相容性及机械强度，临床上取得了很高的成功率。

钛在临床应用中，除一般外科手术应考虑到的全身、局部状况，无菌、无创操作原则等对愈合的影响外，还应特别注意以下几个方面。

1. 植入时材料与骨组织要尽量密合，以材料与组织间正好契合或在1mm以内的缝隙较佳；如果大于3mm，钛与骨间形成骨整合的概率将降低，这会影响远期治疗效果。

2. 与其他材料相比，更强调手术的精细及无创操作。因钛的生物活性较弱，术中要尽量减少对周围组织的损伤，尤其要注意机械与温度的损伤。据Brånemark、Albrektsson等报告，引起骨损伤的临界温度是43℃，如超过47℃将造成骨坏死，所以要求用骨钻钻孔的速度要低于1500rpm，同时用冷却的生理盐水降温，以尽量减少温度对骨组织的损伤。

3. 最好能保持材料与骨组织在不负重状态下愈合（3～6个月）。如果配合应用BMP、骨基质等骨诱导剂，或其他促进骨愈合的措施，如微电流刺激、生长因子、高压氧等，可以缩短钛与骨达到骨整合的时间。

4. 材料表面或其与组织接触的边缘应避免过锐，以防止因经常性摩擦造成头皮破溃、材料外露。钛材料外露是钛板颅骨成形术后较多见的并发症，原因除材料边缘过锐，直接摩擦而穿破头皮外，还有术中损伤较大、间隙太宽，使材料与骨组织界面未形成骨整合。材料与骨组织间的相对不稳定性，可导致材料外露。

5. 要求植床条件良好、无感染、无囊肿或肿瘤等。实践证明，在骨密度高、血运佳的部位植入，更易获得骨整合。

6. 除防止一般布纤毛、线头等的表面污染外，还要防止脂类、异物蛋白，甚至是异种金属对种植体的污染。

7. 临床应用证明，纯钛是穿经黏膜、皮肤而种植于骨内，长期与外界相通，能与软、硬组织保持良好结合，不引起逆行感染的最佳材料。在作为人工牙或其他穿经黏膜、皮肤骨内固定用螺钉、种植体材料时，要特别注意种植体颈部（穿经皮肤、黏膜处）的清洁卫生，这是保持种植体持久应用的必要条件之一。

8. 在钛-骨之间达到骨整合前，应避免过早或过重负荷。

9. 在作为义眼、义耳、上颌骨等赝复体，及骨内固定用种植体或种植牙应用时，要注意所承受的上部赝复体构成或咬合力的合理性。每个种植体的负荷分配要均匀，适当的生物力刺激会促进骨整合形成及纤维性结合向骨整合的转化。相反，负荷过重和不适当的生物力刺激，将导致种植失败。

10. 在材料植入骨内后的3个月内避免X线照射。实验证明，过早的X线照射，对钛-骨整合有影响。

此外，钛植入人体的宏观形态设计、材料表面处理与粗糙度等也与骨整合有关。目前，世界上正在使用钛制种植体或钛制人工关节、人工骨的患者已超过百万。作为人体常用的生物材料，我们有必要进一步了解钛-骨结合的机制及影响或促进钛-骨结合的因素，以便使其发挥更大的作用。

二、不锈钢

不锈钢（如铬镍不锈钢316L、不锈钢）是一种不生锈的金属，比重较大，约为人体骨比重的2倍，一直作为手术器具材料广泛使用。作为人工骨材料，不锈钢价廉且较易加工，但耐人体组织液腐蚀性能差，长期植入后会出现腐蚀和断裂，这成为妨碍其与骨组织结合的原因。

三、钴铬合金

钴铬合金在耐蚀性、耐疲劳性及耐磨耗性等方面优于不锈钢，但价格较高，加工比不锈钢难。目前对膝、股等大的人工关节多使用钛合金，而易产生摩擦的部位仍需使用钴铬合金。

四、黄金

黄金作为人工骨的材料，自古就有，因其机械性能及生物相容性不够理想，且价格昂贵，故逐渐被其他较好的人工骨材料替代。但在整形外科领域，仍有用金丝作为缝合线治疗睑外翻或下垂的报道。在陈旧性面瘫上睑不能闭合病例的治疗中，金作为上睑负重内置体仍较常用，并取得了较好的治疗效果。

上述体内应用的金属类材料普遍的缺点是：加工塑形较困难，实际应用中往往需要产品预制成形，或术中需要特殊的工具加工。另外，金属类材料生物活性较弱，无诱导骨再生能力，对手术的技术要求也较严格。

寻找机械性能与骨质相似、有高度生物相容性的理想的骨代用品，使人不必采用自体骨就可以达到修复骨缺损或畸形的目的，是目前医学界一直在探索的一个重要课题。但迄今为止，无论哪一种骨生物材料，或多或少均难以从机体亲和性、强度、耐磨耗性、耐腐蚀性、无毒性等各方面完全满足人体的要求。

第七节　整形外科生物材料应用展望

整形外科未来的生物材料将向复合材料方向发展。例如金属、高分子类生物材料对机体无害，但对组织没有积极的亲和性，而羟基磷灰石等活性陶瓷材料的强度欠佳。为此，将金属的强度和陶瓷优异的机体亲和性相结合的活性陶瓷涂层复合材料，正是人们热衷研究和应用的。此外，杂化材料（hybrid material）、智能材料（intelligent material）和梯度功能材料（functionally gradient material，FGM）将是人们努力探索的新方向。杂化材料是指将生物材料与活细胞混合的材料，这种材料因有与人体组织相通的部分而容易成为机体的一部分，期待着将来有这种材料的人工关节出现。智能材料是指可模拟人类智能的生物材料，这种材料可以最先诊断自己的异常并立即自行调节、自我修复，例如在幼儿期植入的人工骨或关节可以随年龄而增长。梯度功能材料是指材料在保持其本来性状的同时，在某种条件下又能出现另一种材料的性状，例如：让陶瓷与金属间或塑料与金属间的界面逐渐变化，使其具有与原来材料不同的复杂的梯度功能，从而使材料的物性互补，使之同时具备优异的组织亲和性、强度、耐磨耗性等。唐晓军和储成林等对纯钛和羟基磷灰石梯度功能材料进行了生物机械学和组织学研究，证明了其既具有良好的物理机械学特点，又有良好的骨结合特性。

无论多么好的材料，如果在制造时存在结构、设计欠缺，或在植入时医师操作不当，都将导致临床上的失败。另外，为了及时发现和解决问题，生物材料应用后的追踪观察亦十分重要。

人体是以生物大分子为基础的各个层次上的严密组织，由先天或后天因素造成的任何一种明显的结构与功能缺陷、病损或老化，都将对人体产生很大的影响。作为替代人体组织的生物材料，在以恢复外形、美观与功能为目的的整形外科领域里，将发挥越来越重要的作用。

第八节　体表人工修复体

体表人工修复体（以下略为体表修复体）也称赝复体，是指对体表或其附近的缺损、畸形，通过装载用生物材料制作的假体来覆盖缺陷、恢复外观，同时也改善一定的功能，使患者重返社会的一种治疗手段。

一　适应证

1. 缺损范围较大且复杂，用整形手术方法难以修复者。
2. 年龄较大或体弱多病，不能耐受手术而进行缺损修复者。
3. 已采用手术修复，但治疗失败，或预见用手术修复不易获得理想效果者。
4. 恶性肿瘤根治术后，有再发可能，需要便于观察的缺损区。
5. 肿瘤术后，缺损区又经放疗，组织纤维瘢痕化，血运欠佳，无条件手术重建者。
6. 对手术恐惧或拒绝提供自体（异体）组织修复者。
7. 经济困难，不能承担复杂的整复手术费用者。

二　种类

整形外科常用的体表修复体，按照部位可分为：
1. 头颅部修复体　如颅骨修复体。
2. 颌面部修复体　是最常见的一种，种类也较多，包括颜面部所有的软、硬组织修复假体。如义眼及眶部修复体、义耳及鼻修复体、上下颌骨修复体、较大范围的面中部修复体、颊部修复体等。

3. 胸部修复体　如乳房切除后的乳房修复体。
4. 手修复体（手赝复体）　即假手和工具手。

三　优点与缺点

一般体表小的缺损、畸形，或能够用整形手术修复的大缺损，患者多喜欢用自体或异体、异种组织修复。采用体表修复体治疗的患者，多由于目前的修复整形手术尚难达到良好的治疗效果，或患者的自身条件无力承受较大的手术治疗，故而体表修复体的优缺点，也是显而易见的。

（一）优点

1. 不采用自体组织修复，对人体无损伤。
2. 治疗时间短，痛苦少，费用小。
3. 体表修复体可自由摘下、戴上，颜色可自由调配，美观自然。
4. 对肿瘤术后的缺损区，容易检查肿瘤是否复发。
5. 体表修复体在面中部大部分缺损或上颌骨缺损恢复咀嚼功能方面，是以往任何手术修复方法都无法比拟的。尤其是在骨结合种植体作为体表修复体修复的骨内固定源以后，体表修复体修复这一优越性更加突出。
6. 外形逼真，能相当程度地满足患者的美观要求。

（二）缺点

1. 固定问题，尽管目前有些体表修复体可将穿皮肤、黏膜而与骨结合的种植体作为固定源，但相当一部分体表修复体仍需靠缺损区倒凹、眼镜类装饰物、黏结剂或固定用胸罩、胶带等来固定。修复体常固定不稳，患者不能参加较剧烈的活动，甚至由于长期使用黏结剂而患皮炎。采用种植体作为固定源者，则需经常持久地保持种植体颈部及体表修复体的清洁卫生。
2. 患者很难将其视为自己身体的一部分，使用上较麻烦，一些年龄小的孩子常宁愿丢弃体表修复体而用布遮挡。

四　一般制作程序

在我国，颜面部体表修复体绝大多数由口腔修复科负责制作，还有少部分如义眼、乳房的体表修复体或假手等，则由眼科、整形外科、手外科或假肢厂等来承担。不同部位的体表修复体，其具体制作方法会有较大的差别，但从制作程序上来讲，一般均按照以下制作过程进行：

1. 缺损区印模。
2. 制作缺损区石膏阳模。
3. 在阳模上制作蜡，恢复缺损原型。
4. 包埋蜡缺损原型。
5. 制作缺损区阴模及固定装置。
6. 调和硅橡胶树脂。
7. 上着色剂。
8. 压入阴模。
9. 加热。
10. 取模，磨光，完成制作。

五 临床应用中的有关问题

（一）体表修复体的修复原则

1. 早期修复　早期修复可以及时恢复缺损外形，改善部分丧失的功能，消除患者的恐惧和悲观情绪。一般永久性修复在创口愈合后2～3个月进行，如果是将种植体作为骨内固定源者，要在3～6个月进行，在这之前可以采用临时性体表修复体。对伴有涉及口腔的颌骨缺损病例，临时性体表修复体可以保护创面、防止感染、预防或减轻面颊部软组织萎缩和瘢痕形成、改善饮食、增加抵抗力，并能防止发音改变。上颌骨的缺损对发音功能影响较大，缺损时间愈长，恢复也愈困难。因此，早期修复无论从恢复外形、功能，还是恢复心理健康等方面来说，都是十分重要的。

2. 尽可能恢复正常外形　体表修复体以能逼真再现用手术方法难以达到的解剖外形为特点，故其制作应特别注重恢复外形。但对丧失咀嚼、语言、吞咽、吸吮及呼吸等生理功能的患者来说，仍以尽量恢复生理功能为主，同时应尽可能恢复面部外形。

3. 固位牢靠　修复体的牢靠固定，是其发挥功能作用，避免活动时脱落、丢失的保障。体表修复体的固位是其成功应用的关键性问题，尤其对缺损组织多、范围广、支持组织少的情况。目前种植体作为体表修复体的永久性骨内固定源虽然可以解决这一难题，但在这一方法尚未普及的今天，卡环、基托、胶带、饰物、黏结剂等传统固定方法仍时常被采用。因此，为防止体表修复体的翘动或摆动，要尽量保留可利用的残余组织，以获得固位和支持，科学的设计与制作是体表修复体获得稳定固位的关键。

4. 简单轻巧、方便舒适、易清洁　体表修复体的制作不要过重和过于复杂，否则会对周围组织产生压力，增加固定的难度，也会使患者摘戴不便或难以清洁。

（二）体表修复体的材料要求

1. 审美性　成功的面部体表修复体，要求外观自然、不显眼、质地柔软、不能发光发亮。性状、颜色、表面沟纹及透明感应与邻近及对侧组织一致。体表修复体的边缘止于面部自然凹沟内或止于正常解剖外形边界处，以尽可能隐蔽连接线。为了掩饰体表修复体的边缘，修复体上应可以使用化妆品，以获得更好的美观效果。

2. 制作　体表修复体的制作使用普通修复器械即可，材料最好能满足可调和性、再利用性及时间作业性要求。材料的内部及表面色彩要尽可能相同。

3. 物理特性　体表修复体往往戴在可动性软组织上，要求必须具有适当的柔软度，所以一般都用软性材料（最常用的是硅橡胶）制作。理想的柔软度，应能保持体表修复体外形的稳定，边缘薄而不卷曲，具有足够的边缘强度。体表修复体材料要求不受温度变化的影响，不会因寒冷和阳光直晒而变形或褪色，还要求热传导性较低。

4. 生物学及化学特性　要求材料具有机体适应性，无毒，不致敏，不致癌。对于紫外线、氧、唾液、皮肤及鼻分泌物、黏结剂及化妆品等的影响，均能保持稳定状态。此外，材料还应具备不易被污染的特性。一个成功的体表修复体，至少应能使用半年。

（三）有关各种体表修复体的详细分类及制作过程

请参阅相关书籍，在此不另作介绍。

（曹谊林　唐晓军　邹丽剑　薛淼　高景恒）

参考文献

[1] 薛淼,吴曙春. 生物医学材料[J]. 化学通报,1989,4:1-4.

[2] 汪良能,高学书. 整形外科学[M]. 北京:人民卫生出版社,1989:1049-1059.

[3] 刘立刚,宋业光. 硅凝胶乳房假体置入后纤维包膜的研究[J]. 中华整形烧伤外科杂志,1992,8(3):174-176.

[4] 福田修,大浦武彦,見島忠雄,等. 体内埋入物の問題点とその展望[J]. 形成外科,1995,38(4):341-419.

[5] Ginsbach G, Busch L C, Kühnel W. The nature of the collagenous capsules around breast implants; light and electron microscopic investigations[J]. Plast Reconstr Surg,1979,64(4):456-464.

[6] Owsley J Q Jr, Rex P A. Symposium on aesthetic surgery of the breast[M]. St Louise:CV Mosby Co,1978:256.

[7] Perkins K, Davey R B, Wallis A. Silicone gel: a new treatment for burn scars and constractures[J]. Burns Incl Therm Inj,1983,9(3):201-204.

[8] 栗原邦弘,后藤昌子,浪川浩明,等. 人工真皮.真皮欠損用ゲラフトの治疗经验[J]. 形成外科,1995,38(6):567-573.

[9] Owsley T G, Taylor C O. The use of Gore-Tex for nasal augmentation: a retrospective analysis of 106 patients[J]. Plast Reconstr Surg,1994,94(2):241-250.

[10] Cutright D E, Hunsuck E E, Beasley J D. Fracture reduction using a biodegradable material, polylactic acid[J]. J Oral Surg,1971,29(6):393-397.

[11] Kulkarni R K, Moore E G, Hegyeli A F, et al. Biodegradable poly(lactic acid) polymers[J]. J Biomed Mater Res,1971,5(3):169-181.

[12] Getter L, Cutright D E, Bhaskar S N, et al. A biodegradable intraosseous appliance in the treatment of mandibular fractures[J]. J Oral Surg,1972,30(5):344-348.

[13] Bos R R, Rozema F R, Boering G, et al. Bio-absorbable plates and screws for internal fixation of mandibular fractures. A study in six dogs[J]. Int J Oral Maxillofac Surg,1989,18(6):365-369.

[14] 张晨,高景恒. 组织工程的提出及其研究现状[J]. 实用美容整形外科杂志,1996,7(1):46-49.

[15] 松末吉隆. 生物体内吸收性骨接合材-高強度ポリ-L-乳酸制骨接合材を中心に[J]. 整形外科,1995,46(3):269-276.

[16] 朱明华,黄聘和,曾怡,等. 高分子材料生物应用与致突致癌效应[J]. 北京生物医学工程,1996,15(2):116-120.

[17] Takami Y, Matsuda T, Yoshitake M, et al. Dispase/detergent treated dermal matrix as a dermal substitute[J]. Burns,1996,22(3):182-190.

[18] Brusselaers N, Pirayesh A, Hoeksema H, et al. Skin replacement in burn wounds[J]. J Trauma,2010,68(2):490-501.

[19] Wainwright D J. Use of an acellular allograft dermal matrix (AlloDerm) in the management of full-thickness burns[J]. Burns,1995,21(4):243-248.

[20] Sheridan R L, Morgan J R, Cusick J L, et al. Initial experience with a composite autologous skin substitute[J]. Burns,2001,27(5):421-424.

[21] 向军,胡庆沈,青春,等. 真皮"生物模板"与自体薄皮复合移植组织学观察[J]. 上海第二医科大学学报,2003,23(6):492-494,507.

[22] Campbell K T, Burns N K, Ensor J, et al. Metrics of cellular and vascular infiltration of human acellular dermal matrix in ventral hernia repairs[J]. Plast Reconstr Surg,2012,129(4):888-896.

[23] 霍孟华,戚可名,黄金井,等. 脱细胞异体真皮基质皮下移植后胶原的动态变化[J]. 中华整形外科杂志,2004,20(1):51-52.

[24] Oh S J, Kim Y. Combined AlloDerm® and thin skin grafting for the treatment of postburn dyspigmented

scar contracture of the upper extremity[J]. J Plast Reconstr Aesthet Surg,2011,64(2):229-233.

[25] Wainwright D J,Bury S B. Acellular dermal matrix in the management of the burn patient[J]. Aesthet Surg J,2011,31(7 Suppl):13S-23S.

[26] Yim H,Cho Y S,Seo C H,et al. The use of AlloDerm on major burn patients: AlloDerm prevents post-burn joint contracture[J]. Burns,2010,36(3):322-328.

[27] Cheng A,Lakhiani C,Saint-Cyr M. Treatment of capsular contracture using complete implant coverage by acellular dermal matrix: a novel technique[J]. Plast Reconstr Surg,2013,132(3):519-529.

[28] 候文明,司徒朴,王韦. 羟基磷灰石复合材料的复合作用的研究[J]. 生物医学工程学杂志,1995,12(2):182-185.

[29] Branemark P I,Zarb G A,Albrektsson T. Tissue-intergrated prostheses[M]. Chicago:Quintessence Publ Co,1985.

[30] Albrektsson T. Direct bone anchorage of dental implants[J]. J Prosthet Dent,1983,50(2):255-261.

[31] Albrektsson T,Sennerby L. State of the art in oral implants[J]. J Clin Periodontol,1991,18(6):474-481.

[32] Cook S D,Baffes G C,Palafox A J,et al. Torsional stability of HA-coated and grit-blasted titanium dental implants[J]. J Oral Implantol,1992,18(4):354-365.

[33] 邹丽剑,张涤生,王炜,等. 不同纯度纯钛的生物学性能研究[J]. 中华整形烧伤外科杂志,1997,13(6):410-414.

[34] 邹丽剑,张涤生,王炜,等. 胎儿骨基质对纯钛种植体—骨结合的作用研究[J]. 中国修复重建外科杂志,1998,12(3):184-188.

[35] 徐君伍. 口腔修复学[M]. 第3版. 北京:人民卫生出版社,1996:368-378.

[36] Beumer Ⅲ J,Curtis T A,Firtell D N. Maxillofacial rehabilitation: prosthodontic and surgical considerations[M]. St. Louis:The C. V. Mosby Company,1979.

[37] Yap E C,Abubakar S S,Olveda M B. Expanded polytetrafuoroethylene as dorsal augmentation material in rhinoplasty on southeast Asian noses: three-year experience[J]. Arch Facial Plast Surg,2011,13(4):234-238.

[38] Dong L,Hongyu X,Gao Z. Augmentation rhinoplasty with expanded polytetrafluoroethylene and prevention of complications[J]. Arch Facial Plast Surg,2010,12(4):246-251.

第三十一章
骨内种植体在整形外科的应用

第一节　概述

一、历史

早在19世纪，人们已开始尝试将骨内种植技术用来替代功能丧失的天然牙齿，但是真正意义上应用骨内种植体（endosseous implant）固位修复技术进行颅颌面缺损、畸形修复与重建的历史并非久远。现代颅颌面种植修复学，是指在牙种植技术基础之上扩展应用于颅颌面缺损修复的一门新兴医学工程学。长期以来，诸如颌骨、眼、耳、鼻、眶等的颅颌面缺损、缺失的修复与再造，一般是通过组织瓣、骨、软骨的移植，或应用赝复体通过黏膜皮肤负压吸合、胶黏剂黏合、软硬组织倒凹等方法进行塑形固位来完成的。不少患者因缺乏上述固位条件，而成为临床上的困难病例。尽管有从力学及解剖因素方面考虑的眼睛式、眼镜框架式固位体或应用各种黏合剂等（图31-1）补救方法，但其功能、外形及固位效果均不甚理想。近20年来，随着新型材料、生物力学、生物技术、细胞、分子水平的基础与临床研究及现代数字化技术的推动，骨内种植体及其相应种植体系统的研制开发和种植义齿的临床研究，特别是自引进牙种植体作为颜面赝复体的固位装置之后，颅颌面重建的概念发生了巨大变化，以恢复功能与形态为目的的颅颌面整形重建外科领域在其基础与临床方面获得了长足的进步与发展。

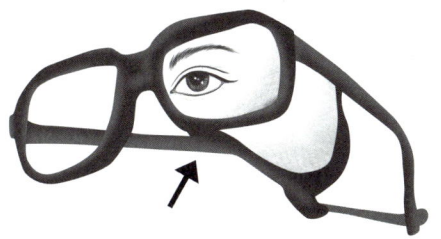

图31-1　传统眼镜框架式固位赝复体

颅颌面种植修复技术的生物学基础是骨内种植。骨内种植开始于19世纪。这个时期，种植治疗已屡有报告，种植材料与种类大大增加，如金、银、瓷、象牙、贝壳等。据报告，种植成功时间有长达8年之久。由于生物材料学的进展，特别是Venable等人发明的Vitallium（Co-Cr-Cu合金的商品名），使得以骨内种植为基础的口腔种植义齿有了较良好的物质保障。

现代骨内种植的理论基础与50余年前瑞典Brånemark和Albrektsson所领导的哥德堡（Goteborg）小组的研究工作是分不开的。Brånemark是位解剖学家，在研究骨髓腔内微循环的动物实验中，意外地发现了金属钛制成的套筒与兔子胫骨结合异常牢固的现象。从这个发现入手，自1952年开始，他潜心研究了10余年，首次证实了：①金属钛具有良好的生物相容性；②金属钛能与骨组织形成紧密、牢固的结合；③骨坏死的临界温度是47℃；④种植体植入骨内后，需要3～6个月的愈合期；⑤修复后的护理直接影响种植治疗的成败。

多年来，受到口腔种植义齿成功的鼓舞和启发，人们延伸向颅颌面赝复体修复，如义颌、义耳、义眼、义鼻的支持固位及助听器一类微型医疗装置的固位等方面的试用与尝试。以骨内种植体为固位基础的颅颌面缺损修复方法与技术越来越受到颅颌面整形重建外科医师的重视。

1977年，Brånemark与其同事最早开始口外穿皮式种植体的临床研究，设计了一种结构特殊的凸缘种植体作为口内钛制种植体的改进型，然后将这种特殊设计的骨结合式种植体植入颅面骨内作为义耳或助听器的固位器。自此开创了骨内种植体的另一全新的应用领域，即利用骨内种植体为各类赝复体、助听器等提供一种具有足够强度和长期稳定性的固位装置。30多年来，相继有不少学者应用Brånemark种植体系统提供的骨内固定式助听器（bone anchored hearing aid, BAHA）种植体与技术进行助听器及其颜面赝复体的基础和临床研究，其长期稳定的良好结果令人鼓舞。

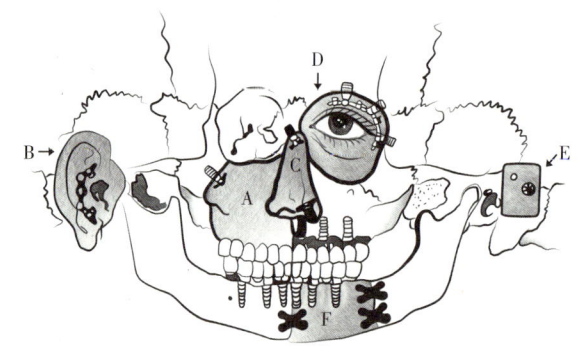

图31-2　种植支持固位赝复体在颅颌面的应用
A. 义颌　B. 义耳　C. 义鼻　D. 义眼　E. 助听器　F. 移植骨种植义齿

二　适应证

符合解剖学原则及力学原理的修复假体（指赝复体）依靠其骨内种植体的良好固位，或结合磁性固位体等方法的种植修复重建技术适用于各类缺损畸形的形态与功能恢复，临床上包括先天性因素，以及发育性、手术性、外伤性或感染性等后天性因素所致的外耳、鼻、颌骨和眼眶缺损、缺失畸形者。

目前，尽管许多颅颌面缺损畸形可以单独应用基于显微外科和微创外科技术的整形外科、口腔颌面外科、眼科、耳鼻咽喉科等的技术方法进行修复重建，例如游离或吻合血管植骨、皮瓣移植、植皮或皮管转移等，但在某些情况下，如缺损范围较大而复杂，单独应用上述方法难以达到良好的修复效果，患者因体弱不能承受较大或多次手术者，缺损区放射治疗后、既往生物组织修复重建失败者或对手术有恐惧心理的患者均可采用种植体支持的赝复体重建修复技术（表31-1）。骨内种植体也可应用于关节假体的固位，尤其是指、膝关节，以及四肢截断修复体的固位（图31-3）。

表 31-1　颅颌面缺损畸形种植修复适应证

缺损、畸形原因、重建部位、目的	固位器类别
先天性或发育性耳功能恢复	骨导助听器的固位器
肿瘤切除后外耳缺损、缺失形态恢复	义耳支持固位器
外伤后颌骨缺损形态及功能恢复	种植义齿支持、承载固位器
感染后鼻缺损形态恢复	义鼻支持固位器
眼球和(或)眼眶缺损形态恢复	义眼、义眶支持固位器
颅颌面复杂缺损、畸形功能及形态恢复	复合或组合式颅颌面赝复体支持固位器

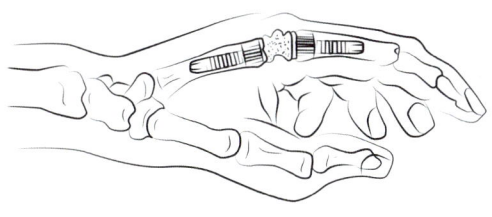

图 31-3　示指关节假体的种植固位

三　多学科参与

颅颌面缺损畸形的种植重建修复技术是一项设计严谨、高科技、高要求及团队组织协调严格的系统工程。无疑，它的长期成功率主要取决于专业协作组工作（team work）服务的质量，也取决于涉足这一领域有关学科中各专家学者的密切配合，同时也依赖于临床操作者对各项原则的深刻领会和严格而娴熟的执行。

颅颌面种植重建修复工程的成功完成许多情况下涉及整形外科、口腔颌面外科、修复科、牙周科、耳鼻咽喉科、眼科、放射科及心理卫生等诸多学科的积极参与和共同努力，更离不开现代数字化技术的支撑（图31-4），可以说是多学科智慧投入、密切协作的结晶。只有这样，才能使适应证的选择、治疗计划的确定、术前设计、模拟和预测、手术操作、赝复体修复及工艺、定期随访等各方面更具有科学性、可预见性和完整性。

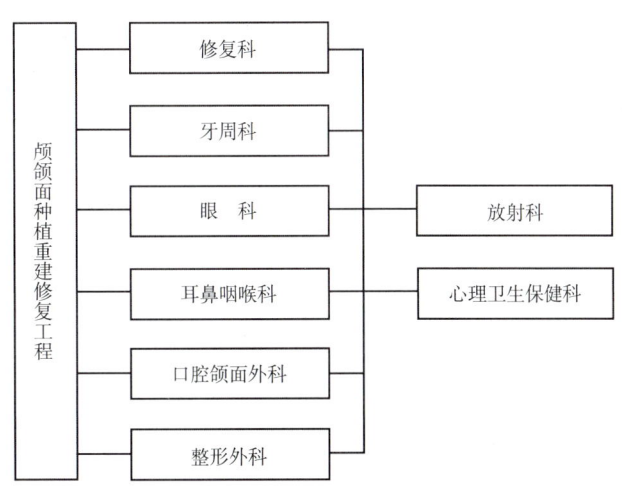

图 31-4　种植修复中的多学科参与和协作

此外，科学协调各学科的参与、协作、服务到位、新知识与技术的定期交流与观念更新对于高质量地完成这一系统工程均具有十分重要的意义。

第二节　骨内种植体的形态结构和种类

长期的临床应用结果证实，骨内种植体较以往的黏膜内、骨膜下种植体都好，是目前临床应用最广、数量最大的一类种植体。骨内种植体是种植修复体的基础部件，作为牙种植体是义齿的支持和承载装置，赝复种植体则是颅颌面赝复体的固位与支持装置。骨内种植体可从多方面特征进行分类。如根据所用材料可分为金属类种植体、陶瓷类种植体、碳素类种植体、高分子聚合物种植体和复合材料种植体等。根据作用和目的可分为牙种植体、赝复体固位支持种植体、耳助听器固位种植体等。按其所需种植手术次数分为一期完成式种植体（single stage implant）和二期完成式种植体（two stage implant）。根据种植体的形态结构又可分为根状种植体、叶状种植体和支架式种植体等。不同部位、不同外形的种植体需采用不同的手术器具和植入术式，这些均可从相应的种植系统获得配置与方法指导，但目前临床已废弃了既往的叶状和支架式种植体。现从种植体的形态结构分类方面入手，介绍如下：

一　根状种植体

根状种植体（root form implant），顾名思义，其埋入骨内植入体的形状像牙根。依据根形表面及轴芯的处理工艺和方法不同，又将其分为螺旋形、圆柱形及两者的复合形种植体（图31-5）。

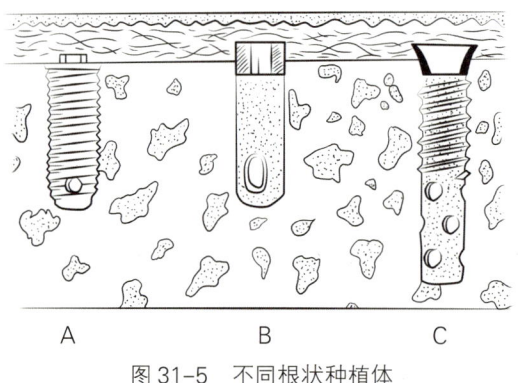

图31-5　不同根状种植体
A. 钛制螺旋形种植体　B. 钛等离子体喷涂圆柱形种植体　C. 钛等离子体喷涂柱-螺中空复合形种植体

（一）螺旋形种植体

螺旋形种植体（screw root form implant）是目前临床上最常用的一种种植体，其形状酷似螺丝钉（见图31-5）。利用螺旋原理，可在术中方便地借助扭力手钻将其旋入就位。相应的种植窝骨壁上也预先用攻丝钻制备好适应的内螺纹，也可自攻就位。

研究者认为，螺旋就位的操作方法简单，利于早已熟悉这一传统机械原理的医师方便掌握。循其纹道旋入，对骨组织的机械损伤小，且就位后种植体与骨的接触面积大，固位稳固。螺旋形种植体在口内外应用的另一便利条件是：万一发生感染等某些并发症而需将种植体取出时，则可很容易地利用反向旋转方式来旋出，且对周围骨组织破坏较少。目前许多种植体系统如Brånemark、NobelSpeedy Replace、NobelActive、Stramman、OsseoSpeed等全部采用的是螺旋形种植体，只是在种植体的一段式或二段式设计方面有所侧重和区别。

此外，部分用于口腔以外颅颌面骨内种植的植入体形态与口腔内的植入体有所不同。虽然都是螺旋形，但该种植体有两个特点：一是较短，仅为3mm或4mm长；二是在其冠部有一宽大多孔的帽檐样扩展区。这一独特设计的目的是防止种植体意外遭受外力作用而嵌入骨内或颅内，帽檐上的多孔区有利于骨的内生长，借此增加种植体的固位稳定性，这类种植体主要用于义耳的种植支持。图31-6为Brånemark种植系统应用于颅颌面区域的BAHA种植体及专用器械。

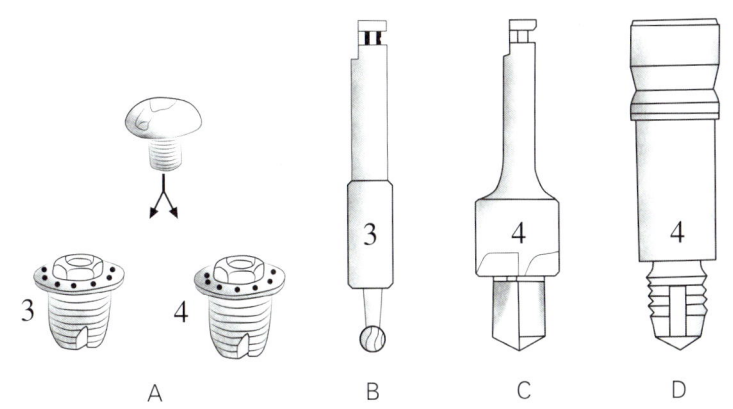

图 31-6　BAHA 颅颌面骨内种植体及专用器械
A. 种植体及覆盖螺帽　B. 恒定深度球形导钻　C. 冠部成形钻　D. 内螺纹攻丝钻

（二）圆柱形种植体

圆柱形种植体（cylinder-shaped implant）属根状种植体，其与螺旋形种植体的不同之处是表面没有螺纹，根端部圆钝或并有椭圆形横贯孔。这一设计的优点是呈球面的根端可防止应力过于集中，横贯孔提供骨的内向生长条件，能增加种植体的固位稳定性。曾拥有这一结构种植体的系统有IMZ、Steri-Oss、Integral、Camlog等。圆柱形种植体表面积不如螺旋形种植体大，为此，许多生产厂家采用表面涂层工艺处理，如有的应用钛等离子体喷涂（titanium plasma spray，TPS）技术或采用烧结工艺在金属钛芯的表面形成氧化钛或HA涂层，以改善组织相容性，扩大表面接触面积，最终增强骨结合强度（见图31-5）。

（三）柱-螺中空复合形种植体

柱-螺中空复合形种植体（combination of cylinder-screw hollow-shaped implant）除兼有圆柱形及螺旋形种植体的特点之外，其种植体轴芯中空形成管形筛状结构。有的是柱形中空式、有的是螺旋中空式、也有将三种特点结合为一体的种植体即上段为螺旋形，下段为圆柱形，其内为中空（见图31-5）。

采用这种结构的典型代表曾是Stramman系统。该类种植体表面均采用TPS涂层技术，植入时需用配套的专用金属杆敲击来就位。

二　叶状种植体

叶状种植体（plate form implant）为一薄片形种植体，因状如树叶而得名，主要用于口腔内种植（图31-7），多采用Ti合金或Co-Cr合金制作。其优点是，与骨组织接触面积大，能抗较大的垂直和侧向咬合力。由于埋入骨内种植支架呈薄片船形，较易避让下颌神经管及上颌窦，主要适用于磨牙区种植，特别适合牙槽骨颊舌方向明显吸收者。其缺点是制备受植骨床时较复杂，去骨量及创伤也较大，现已弃用。

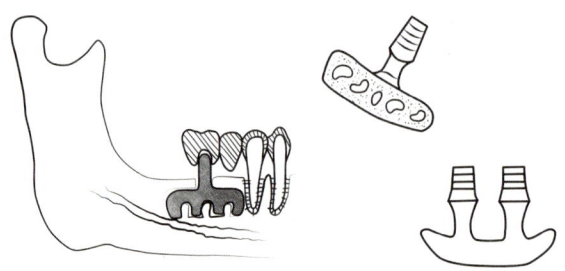

图 31-7　叶状种植体及下颌骨内种植

三、支架式种植体

支架式种植体（frame-type implant）又可分为穿骨种植体及下颌支支架种植体。

（一）穿下颌骨种植体

美国学者 Small（1980）报道的下颌 U 型骨种植体（mandibular staple bone implant）实际上是最早应用于口腔内的穿下颌骨种植体（transmandibular implant，TMI）。因该种植体是以连体固定方式植入下颌骨的，故又称为固定式下颌骨种植体（fixed mandibular implant，FMI）。其后，知名度较高的博斯克穿下颌骨重建系统（the Bosker TMI reconstruction system）是由 Bosker 于 20 世纪 70 年代中期在荷兰为矫治无牙下颌骨重度吸收萎缩患者而设计的一种支架式种植体修复系统。这是继瑞典学者 Brånemark 之后开发的又一类口腔内应用的新型功能性种植体。这一支架式的穿下颌骨种植体在植入前无须依照常规先进行下颌牙槽骨增高术。它不但能够恢复咀嚼功能，改善患者面容，而且能够在植入后阻止牙槽骨的渐进吸收，诱导骨的生长，进而增加牙槽骨的体积与高度。由于这一种植系统的原理和种植修复过程较为复杂与精细，必须经过良好培训之后方能正式在临床开展这项工作，以确保该系统临床应用的成功。

TMI 种植体应用的主要适应证包括：严重的下颌骨萎缩；下颌骨骨质属第Ⅳ型者；骨质疏松症；放疗之后的下颌骨；因肿瘤、感染等原因下颌骨部分切除与植骨重建者；萎缩型下颌骨骨折；骨内、骨膜下种植体失败取出后；夜磨牙症患者。

整个博斯克穿下颌骨种植体为一种刚性框架式结构。它们分别由基板（base plate）、基桩（post）、骨皮质螺钉（cortical screw）、防松螺钉（lock screw）、锁扣螺母（fastener nut）、套筒（sleeve）、防松螺帽（lock nut）、连接杠（dolder bar）等 27 个部件组成（图 31-8）。

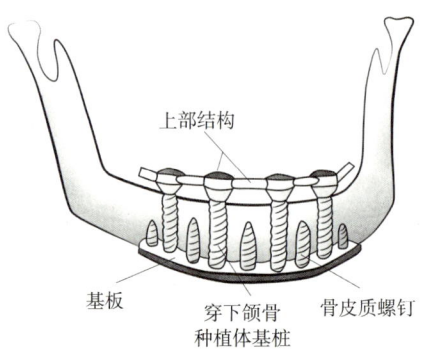

图 31-8　Bosker 穿下颌骨种植体

Small设计的U型TMI种植体材料为Ti合金，而Bosker TMI种植体、支架及上部结构则均采用implator合金（一种Au-Pt-Ag-Cu合金），据称这一同质合金材料的优点是无电流腐蚀问题，抗张强度与屈服强度高，弹性模量较钛和羟基磷灰石（HA）更接近皮骨质。

TMI种植体植入的特点：一是为一期完成，二是必须在全麻下施术，三是须从口外颏下作切口。手术器具配套并可按照生产厂家给定的操作程序按步骤完成。手术结束时，由合作的修复科医师及时取印模，并在复制的石膏模型上准确完成套筒，连接杠的焊接，术后第二天将其焊接好的套筒、连接杠复合体放置于锁扣螺母的表面，其上用防松螺帽固定，然后依次重新取模，最后完成义齿的制作与安装。

该种植体的不足是，一旦失败，卸下种植体及固定支架较为复杂和困难，而且可导致骨的大量丧失。此外不便的是，同一患者的上颌需种植时还必须更换另一种种植体系统。

尽管如此，TMI种植体种植的临床成功率还是很高的。Small报告的成功率5年为94%，10年为90%；Bosker 1～13年的随访结果更佳，临床成功率为96%。

（二）下颌支支架种植体

下颌支支架种植体（mandibular ramus frame implant）由Horold Roberts于1970年设计并报道。这是一种经双侧下颌升支前下份和下颌正中联合牙槽嵴植入的支架式种植体。在临床上主要应用于下颌牙槽骨重度吸收萎缩，特别是下颌神经管已经丧失的患者，或对全口义齿的固位稳定性有特殊要求的患者。

该种植体由不锈钢制成，为一刚性整体（图31-9）。早期设计的这种支架式种植体因长期承受咀嚼负荷而使种植体下沉，失败率较高。改良后的支架种植体因在其前后足的颊侧增设了抗沉翼片，长期的稳定性明显提高。据Georges Collings报告，植入改良式下颌支支架种植体165例患者中，经4年随访评估，仅有1例归于失败。

鉴于上述支架式种植体设计的科学性、实用性及临床较高的失败率，目前这类系统几乎已被淘汰，取而代之，主要用于无牙颌种植重建修复的技术包括All-on-four技术、一段式或分段式固定种植修复技术、颧种植体种植重建修复技术、牵引成骨种植修复技术等。

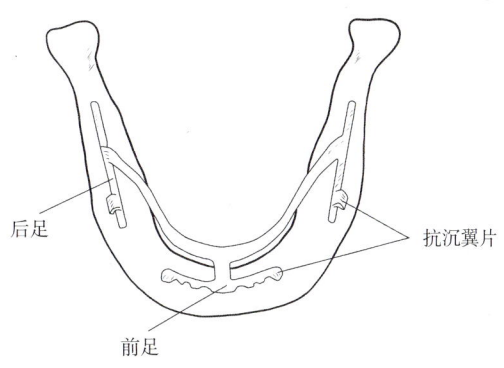

图31-9　下颌支支架种植体

第三节　种植体系统

随着Brånemark骨结合（osseointegration）理论的提出，特别是这一骨性结合界面的观点在1982年加拿大多伦多会议上被大多数学者接受之后，许多经济发达国家瞄准了种植领域的广阔市场，相继组建了以各领域专家协同合作作为基础的研发小组，致力于开发、研制各具特色的种植体系统。

值得一提的是在Nobelpharma公司支持与资助下，经过10年艰辛的基础研究之后，Brånemark（1965）首先将其设计定型的螺旋形种植体应用于临床，并由此开始了长期的病例积累和疗效观察。1972年，他们首先报道了10年种植效果的观察分析；1981年，又累积了15年间2768个病例的随访研究；1990年，Brånemark研究组发表的新近研究报告总结了24年间对4636个骨内种植体效果的观察分析。这项研究病例数量如此之多，观察时间如此之长，以及研究工作组织之严密，在当时世界上堪称首屈一指。相应形成的Brånemark种植系统也因其出色的记录而荣获信誉，成为美国牙医协会认可的第一个牙种植体系统，并迅速传播到全世界数十个国家和地区。据哥德堡大学1988年统计的数字，当时已有700多个单位和种植小组在使用Brånemark种植体系统。20世纪90年代之后，该系统在全世界的普及率更高。

然而，尽管Brånemark种植体系统在其基础与临床研究领域的深度和广度方面无人能望其项背，但它作为一种早期商品仍未能在国际市场上占据垄断地位。由于Brånemark种植体系外连接系统设计，因此NobelBiocare公司收纳Steri-Oss种植体系统后，一改既往的外连接体系，先后推出了ReplaceSelect、ReplaceGroovey等。20余年来，国际上新生的各类商品化主流种植体系统多达200多种，其中不同尺寸及形态的种植体已近400种。目前在市场上较为活跃并各具特色的商品化口腔种植体系统主要有：NobelBiocare旗下的NobelReplace、NobelActive种植体系统，瑞士Stramman牙种植体系统，Densply旗下的AstraTech、Ankylos、Xive牙种植体系统等。

一 Brånemark种植体系统

以瑞典学家Per-Ingvar Brånemark名字命名的Brånemark种植体系统（Brånemark implant system）曾是全世界应用最为广泛的牙种植体系统。因美国的Nobelpharma公司为该系统的生产厂家，故曾经又称之为Nobelpharma种植体系统。

1952年，瑞典隆德大学（Lund University）解剖学家Per-Ingvar Brånemark最先通过基础实验建立了这一种植系统。1960年后，他在瑞典哥德堡大学（University of Gothenburg）继续从事这项系统的研究。有趣的是，最初的研究目的并不是发展某一种植体系统，而是在做一项纯基础方面的研究，即对机械、热、化学或放射引起的病变进行研究，从而解决和回答高分化组织的愈合问题。首先通过动物实验和实验室研究来确定骨再生修复骨缺损愈合的先决条件，从而防止低分化组织如瘢痕等组织的长入。研究中用金属钽或钛制成的柱体植入动物的骨缺损区并启用了活体显微镜（vital microscopy）。在实验结束时，Brånemark惊异地发现，用钽制成的柱体很容易自骨内取出，而用钛制成的柱体很难取出，除非破坏和去除与金属钛紧密结合的骨。Brånemark把这种现象称为"骨整合"（osteointegration）。根据他的实验研究，Brånemark赋予骨整合的定义是：光镜下有机活性骨与无生命的异质材料之间进行直接功能与结构上的结合（图31-10）。基于钛与骨之

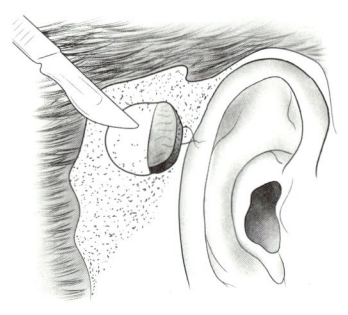
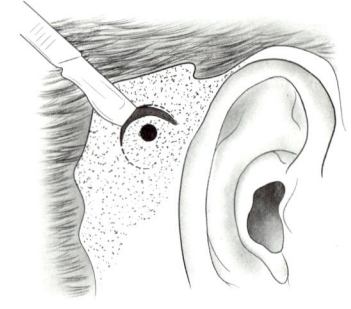

A   B

图31-10 种植体与骨的结合形式

A. 纤维骨性结合   B. 骨整合（骨性结合）

间存在良好相容性骨整合界面的观察，实验研究这才开始朝向骨内种植体方向发展，希望能在萎缩、无牙颌的下颌骨上植入牢固的锚基来支持固定桥，恢复患者的咀嚼功能。1965年，Brånemark种植体首次植入患者的颌骨内获得成功，由此开创了以骨内种植为基础修复牙例缺失为目标的新时代。

为适应口腔外部位的固位修复，尤其是颅颌面大型缺损的修复，Brånemark教授在牙种植术的基础上又成功地发展起BAHA种植体系，这种在口腔以外区域进行的种植技术不仅适合助听器的固位，同样还适用于颅颌面赝复体的支持与固位。

二 NobelReplace®种植体系统

1985年，Replace®种植体系统的前身Steri-Oss已一改外六角连接的传统方式，以内连接系统的优势显示了其操作的简单性和可靠性。Replace种植体系统依植入体外形分锥形和柱形两种。临床上常用的锥形设计使其成为天然牙的理想替代品，当口腔临床受植颌骨解剖条件不佳，如颊侧凹陷、舌侧倒凹、邻牙牙根变异等导致传统种植体的使用变得困难或不能使用时，Replace锥形种植体是一种安全有效的选择。而且，因为Replace锥形种植体的形状是仿制天然牙根形态，所以在拔牙后可立即植入，这不仅可以减少手术次数，还可以缩短治疗时间。

Replace系统的所有种植体的侧面挤压骨的螺纹线是非切割、逐渐减少的。这一独特的设计对骨组织有保护和加固的作用，可明显提高种植体的初始稳固性。

用Replace牙种植体系统实行一次性手术可以省去暴露种植体的二次手术过程，这不仅能提高患者的满意度，还能提高患者对口腔种植治疗的可接受性。Replace系统同样适用于传统的二期治疗方案。特别是对诸如下颌前区等部位有美观要求者非常有益，由于这些部位的软硬组织菲薄，最终修复的边缘应尽可能接近种植体顶部，以增加美观性。

Replace系统的垂直植入段由一个2mm长的由机器加工而成的钛制颈和一个0.5mm长的机器加工的钛段组成，种植体平台至第一螺纹的高度为2.5mm。如果种植体植入于牙槽嵴上方的位置，就有利于长期的卫生维护。

Replace系统的另一个设计特点是"三通道"内部连接。这三个辐射状的凸齿和长长的啮合段提供了一种安全稳固的连接。基台的插入方便到位，仅凭触觉就可以确定连接是否精确。用触觉来判断连接是否准确，便于颌后区修复体的安装，特别是在视野和操作常常受到限制时。

Replace系统的所有种植体其不同直径是根据颜色来标记的，相应的覆盖螺丝、愈合基台和修复件以及手术器械都被标记上颜色，这可以方便识别和简化治疗过程。

该种植体红色代表直径为3.5mm，以"Np"表示；黄色直径为4.3mm，以"Rp"表示；蓝色直径为5.0mm，以"Wp"表示；绿色直径为6.0mm，仅以数字6.0表示。新型Replace植入体长度有8mm、10mm、13mm和16mm可供选择。

Replace精选锥形种植体外科植入术：

1. 外科器械盒的标识与使用　种植体系统的手术器械与Brånemark种植系统不同的是盘内专用器械可用于一段式或二段式种植手术。

新型的器械盒设计小巧并以NobelBiocare公司的主色调红色勾边成形。为适应口腔种植手术的方便、快捷和可操作性特点，器械盘以横竖方正将所用器械排列并以红、黄、蓝、绿条色标明取用不同直径和深度专用扩孔钻的路径，此法避免了可能的误操作所引起的并发症。

此专用器械盘内每一器械均用文字说明，不同直径的锥形种植体专用骨钻分别以Np、Rp、Wp及6.0标识并横向排列；不同深度的锥形种植体专用骨钻又分别在不同直径标识下以8mm、10mm、11.5mm、13mm和16mm作竖向排列。在不同直径专用骨钻的排序下方均提供了攻丝钻、13mm和16mm的密质骨钻及植入体植入用的连接器。此外器械盒内还提供了通用的2mm麻花钻、锥形钻延长器、螺丝刀、不同直径方向指示杆和手用可控扭力扳手等。

种植手术时，可依据术前设计方案（即植入的种植体数量、不同直径和深度等），按操作步骤①、②、③、④、⑤依次，并沿色标"路径"选择相应的锥形种植体专用骨钻及其他器械工具等，详见具体种植手术流程。

2. Replace锥形种植体外科植入要点　除常规口腔种植手术的要求外，应用Replace锥形种植体进行单牙缺失或多牙缺失的种植手术时还应注意如下要点：

（1）可增配一精准钻（precision drill）或球形钻作为种植体植入时的定位钻，以策安全。

（2）应用2mm麻花钻时，转速控制在每分钟1500～2000转的速度下进行。

（3）选用锥形专用骨钻时，其速度调节至每分钟800转。

（4）在植入Replace锥形种植体的过程中，需要采用冷却盐水的步骤包括在应用高速球钻、麻花钻、锥形钻和攻丝钻阶段，而植入种植体时整个过程无须采取冷却措施。

（5）植入直径3.5mm种植体时，使用的扭矩应适度控制，绝不能超过45N·m。

（6）植入直径4.3mm种植体以上时，大多数情况下须预先采用攻丝步骤，以防在植入种植体最终位置时扭力过大，甚至造成种植体肩台变形或破裂。

（7）鉴于上部角度基台的设计与临床修复，要求植入体肩台的"三通道"内部连接的尖端朝向颊侧或唇侧，如采用个性化基台修复，则可随意。

（8）采取一段式种植体植入术时，其愈合基台的选择须根据种植区覆盖黏膜的厚度决定，原则是选用的愈合基台应以高于黏膜上0.5～1mm为佳。

三　Straumann种植体系统

1980年正式命名建立的ITI（international team for implantology）种植体系统最早是由瑞士Schoroeder与Straumann私立研究所于20世纪70年代初期合作开发研制的产品。据称该系统是以瑞士精密钟表工艺、发达的冶金术为后盾，在建立骨科固定矫治器的基础之上发展起来的牙种植系统。

同其他种植系统比，Straumann种植体最大的特点是采用一期完成式的操作体系，也即种植体在手术植入时直接穿龈，无须完全封闭在龈黏膜下。但要求植入后维持其上无负载3～4个月的愈合期后再行上部结构的重建。

Straumann种植体的结构特点是植入体与基台连为一体，临床应用曾有三种基本类型，即中空柱形（hollow cylinder-type）、中空螺旋形（hollow screw-type）和实芯螺旋形（solid screw-type）。此外，还有冠部呈15°角的中空柱形种植体。

目前中空设计已淘汰，种植体以纯钛制作，表面曾作钛等离子体喷涂（titanium plasma-sprayed，TPS），颗粒状粗糙面易与骨形成良好的骨整合，故又有人称之为骨适应性种植体（bone-fit implant）。随着种植体表面改性技术的发展，Straumann种植体经历了亲水性的改性，极大提高了种植体的骨整合能力。一段式种植体的冠方有一3mm高的十分光洁的颈部，其锥度呈45°，直径达5mm。这一特殊设计特别有利于龈组织的健康附着及上部结构的修复。种植体有8mm、10mm及12mm三种长度，直径有3.2mm、4.1mm、5.0mm。上部修复体有三种基本类型，即直接黏合固位修复体、螺丝固位修复体及球槽固位修复体。

为了确保ITI种植体的良好骨整合，临床应用须注意如下几个要点：①种植体受植骨窝的制备过程中尽量减少骨创伤；②精确制备合适大小的植入体窝，以便使种植体获得可靠的稳定性；③愈合期间，积极控制菌斑，防止感染。

20世纪90年代以来，先后由来自伯尔尼大学的Buster等人的研究报告证实，ITI种植体3年的成功率为96.2%；而5年成功率则达到了95.8%。由于深受这一临床应用成果的鼓舞，多年来欧美及韩国、日本等国家与地区也开始普遍应用这一独特的一期完成式牙种植体系统。

第四节 骨内种植体植入术

骨内种植体植入术可以从以下三个方面特征入手进行分类：一是根据不同种植手术时相分为即刻种植、半即刻种植和延期种植；二是按种植使命分为一期完成植入术（即植入体与基台一体植入并同时完成穿龈或穿皮过程）和二期完成植入术（即植入体和基台分两次植入）；三是依据口腔内、外解剖区域及修复目的分为口腔内牙种植术和口腔外颌面赝复体种植术。尽管临床上众多的商品化种植体系统及相应的不同种类的骨内种植体都有其特定的外科种植要求与操作要领，但其基本步骤与方法大致相同。

现主要以常用的牙种植体系统为例，依次介绍相关器械设备及最常用的螺旋形种植体植入术。

一 种植外科的器械与设备

种植手术是整个种植修复工程的基础，而优良的设备、器械和精细规范的操作技术是确保外科种植成功的主要因素。任何种植系统在提供种植体的同时都配有专用动力钻孔设备与操作器械。牙种植系统的专用手术设备和器械主要由种植机和"种植窝洞制备、植入及连接器械"两部分组成。此外，还包括种植手术常用的辅助外科器械及专用（如专用于上颌窦提升等）辅助器械。

（一）种植机

种植机为种植手术的主要设备，分主机和"手机"两部分。在临床中常用的种植机有体积大小之分，也有附加功能有无之分。

主机提供可控的动力，通过液晶内图标或面版图标控制按钮可进行从高速钻削到低速运转的切换，可进行扭力大小的调节及正、反转的功能切换。

既往种植机的"手机"分高速与低速两种，操作时分别使用；目前设计的种植机仅提供一种两用速度"手机"，可直接通过主机上的按钮进行速度切换，使用更加方便。

"手机"处于高速状态时，可通过手控或脚控按钮切换到相应的速度标志，规定速度为每分钟1800~2000转；"手机"处于低速状态时，可通过手控或脚控按钮切换到相应的速度标志，此时速度为每分钟15~20转，反转速度也为每分钟15~20转。根据种类不同，种植机的扭力可为10N、20N、25N、30N、35N、40N、45N、50N、60N、70N。

（二）种植窝制备、植入及连接器械

种植体系统的手术器械分别配置于一期和二期专用器械盘内。

第一期种植手术时，合理化设计的专用器械盘内主要器具按种植手术过程中的先后使用次序依次为：①球形导钻；②一级麻花钻（直径2mm）；③定向扩大裂钻；④二级麻花钻（直径3mm）；⑤肩台磨钻；⑥攻丝钻。

此外，在种植手术中需要应用的辅助工具还有：①定向杆；②骨窝深度测量尺；③种植体固定装置连接器；④柱状手动扳手；⑤开口扳手；⑥框器；⑦长柄螺丝刀；⑧覆盖螺帽机动旋置器。

第二期种植手术的专用器械盘内主要包括：①覆盖螺帽机动旋切刀（或覆盖螺帽手动旋切刀）；②龈厚测量尺；③基台钳；④用于覆盖螺帽的机动六角形螺栓刀（或手动六角形螺栓刀）。

（三）种植手术常用辅助外科器械

用于第一、二期种植手术的常用辅助外科器械包括口镜、口腔镊、口颊拉钩、压舌板、开口器、蚊式血管钳、骨膜剥离器、组织剪、刮治器、持针器、线剪等。

二 螺旋形种植体植入术

牙种植手术有标准的二（阶）段式种植手术和一（阶）段式种植手术之分，而临床最传统采用的是二期完成式［即二（阶）段式种植手术］。螺旋形种植体应用范围广泛，它不仅适用于上颌或下颌单个、部分或全口义齿的种植修复，还适合颌骨缺损移植骨内的种植重建修复。下面以螺旋形种植体分期植入术为例加以介绍。

（一）第一期手术

其手术方法与步骤介绍如下：

1. 术前麻醉　局麻方法基本同口腔牙槽部手术，除可应用阻滞麻醉法外，种植区黏骨膜宜加浸润麻醉，麻药可选用1%～2%利多卡因肾上腺素5～10ml或阿替卡因（必兰麻）1.7～3.4ml。颧种植体植入手术或颌骨缺损同期骨移植患者则可选用经鼻腔插管全麻法。

2. 切口设计与翻瓣　切口类型需根据部位、是否全口无牙颌及牙种植体的数目而定。与牙槽嵴弧度一致的切口可设在牙槽嵴顶、唇颊侧或舌腭侧（距牙槽嵴顶5～10mm），并作相应的垂直或斜形辅助切口。切开黏骨膜，并用骨膜剥离器紧贴骨面分离，形成完整无损的黏骨膜瓣，充分显露受植的牙槽骨床。

3. 牙槽骨面预备　黏骨膜瓣翻开后即可观察到缺失牙区受植骨的表面情况和邻牙牙周状况，可根据骨面结构和黏骨膜性状进行相应的处理：如牙槽骨面锐利，可用磨头进行修整打磨；黏膜下有炎性组织，可在种植前或种植后应用手术刀片或组织剪进行切除和修整。

4. 种植窝洞制备

（1）高速逐级钻孔持续冷却的操作：根据预先在模型上制作完成的外科模板或基于CT制作的CAD/CAM外科模板所设计好的种植位置，在牙槽骨上先用球形导钻预钻一个直径2mm、深度恰抵松质骨的圆孔，接着用直径2mm、标有深度记号线的麻花钻钻孔，达到预定深度后退出，将2mm端方向指示标杆插入孔内，借以观察2mm直径种植窝外延伸展的方向与对合牙的咬合关系。然后用先行定向扩大钻将距骨外缘1/3部分扩大，随即用3mm直径麻花钻全程扩大，形成上、下等粗的骨孔，继用植入体冠部（肩台）成形钻将种植窝上口扩大。以上操作都应将"手机"调节在每分钟1500～2000转的速度下进行，钻削过程始终维持以等渗生理盐水局部冲洗降温。有些种植系统强调在使用特定骨钻时，将速度控制在每分钟800转下进行，避免过度骨创伤。

（2）低速递增扭力持续冷却的操作：制备骨孔内螺纹时须将手机调节到每分钟15～20转的低速。根据植入体的深度，选用相应长度的攻丝钻攻入骨孔内。途中若停止，说明扭力不够，此时可加大扭力继续攻丝，直至底部后，反转退出。这一过程仍需持续水冷却。操作时最初放置攻丝钻的方向要与种植窝轴心一致，不能偏斜，开始加少许压力，之后顺其自然旋入，加压力量切勿过大而致内螺纹破坏。

5. 植入种植体　将预选长度与直径的植入体通过连接器装入"手机"并调到低速档（每分钟15～20转）。操作技法基本同攻丝过程，不同之处在于"手机"以最大扭力旋入，中止后卸下"手机"，根据植入体就位要求，采用手动扭力扳手进一步旋入到位。全过程可不予生理盐水冷却。需要注意的是：植入体顺其就位攻丝进入，随即旋入覆盖螺帽，在黏骨膜瓣复位后缝合手术创口。目前大多数做法是将种植体直接穿龈后旋入愈合基台，只有在种植体初期稳定性不足或某些骨量不足而采用骨增量手术时或扭矩小于20N·m时方做埋置处理。

（二）第二期手术

上、下颌骨第一期手术后3个月左右即可接受第二期穿龈基台连接术。其手术方法与步骤介绍如下：

1. 术前准备与麻醉　首先根据第一期手术记录、术前根尖片和全景片观察及临床检查结果，初步判定种植体位置。由于第二期手术仅涉及种植体冠部及周围少许骨和软组织区域，多选用阿替卡因肾上腺素作局部黏膜下浸润麻醉。

2. 切口设计与翻瓣　用触诊法感受种植体的位置后，在其覆盖螺帽上方作与牙槽嵴一致的弧形切口，一次切透黏骨膜，若有多枚相距较近的种植体时，可采用单一连续切口，用骨膜剥离器贴骨面剥离，翻开黏骨膜瓣，相邻牙龈缘亦应作锐性分离，充分显露覆盖螺帽及外延2mm的周缘区。

3. 基台连接　先用一专用环形骨刀在覆盖螺帽上方中点作垂直定位并多次旋转，环形切除其上及周围的软硬组织，卸下覆盖螺帽，继而用专用刮刀仔细清除植入体冠部肩台表面的薄层纤维组织或可能的骨组织，冲洗后根据局部黏骨膜的厚度选择适宜长度的愈合基台，旋入就位。

4. 伤口缝合　用生理盐水冲洗术区，复位黏骨膜瓣，与基台接触的黏骨膜瓣区各作一半月形切口以适应基台周缘龈袖口的形成，最后作褥式加间断缝合，其上可垫以纱布，轻轻加压30分钟即可。

5. 术后注意事项

（1）术毕即刻在术区给予冰袋安抚冷却。

（2）术后3天内应用口服广谱抗生素、消炎消肿药物及含漱口腔消毒含漱液。

（3）术后7～10天拆线。

（4）术后2～3周更换永久基台即可进行上部结构的制作，包括安置取模柱、取制印模及模型、制备金属基冠或桥架、试戴及完成种植义齿等。

三　术前检查与治疗设计

术前检查有两层意义：一是首先通过病史的详细询问、局部及全身系统周密的检查、结合影像学观察，确认患者是否属于骨内种植修复的适应证；二是在适应证确认之后，须对受植部位进一步详细检查，尤其是通过复制的模型分析，以及牙根尖片、曲面体层片、头颅正侧位定位片、数字化CT影像等三维影像学细微观察，为治疗方案的确立提供有价值的信息。

种植组医师在治疗计划制订前后与患者的交谈与沟通十分重要。交谈内容除介绍种植赝复体、种植义齿的重建修复特点、效果及手术修复全过程与周期之外，还须告知和说明可能出现的问题及注意事项，目的在于实施种植修复的过程中取得患者的充分理解和积极配合。

治疗方案与手术设计的正确与合理性是种植修复体在其功能与形态方面成功的首要条件，在制订手术计划时应从如下几个方面入手加以考虑：

（一）患者颅颌面骨的质与量

通过缺损区边缘残留骨嵴的临床检查，结合影像学分析，了解受植区及相邻部位的解剖结构，如上颌窦、额窦、下颌管、鼻泪管、鼻腔、眶底、颏孔、乳突、外耳道等情况。目前常规采用三维CT成像及相关的第三方软件诸如SIM/plant、NobelClinician、Invovo5等颌骨及颅面种植手术计算机辅助分析设计系统进行分析和模拟手术较佳。其目的在于了解受植区骨的结构、密度及厚度，正确选择相应的种植体类型及大小尺寸。

（二）受植部位的选择

缺损畸形周边骨的结构与质量因患者不同、部位不同、缺损大小及是否接受放射治疗而存在差异。结合研究模型及CT影像检查，选择骨量及质量比较好且能避开鼻旁窦腔、下颌神经管等薄弱的解剖部位。颧骨、剩余上颌骨及额骨的不规则性，以及颞骨的菲薄性均需通过现代三维CT影像及数字化模拟与分析，最好术前能在研究模型上制作外科手术导板并在其上事先作出定位标志，以便手术时能按预定设计的部位进行精准植入。

（三）种植体数量的确定

从理论上来说，种植体数量越多，越能提供稳定的支持，而且由于应力分散，减少了单个种植体所承受的负荷，可望获得长期稳定的骨整合。然而临床实际应用时则受如下几个因素制约。一是根据支持牙修复体、颅面赝复体及助听器的需要而定。例如通常助听器的固位仅需要一枚种植体支持即可，而眼眶部赝复体至少需要三枚种植体，下颌支架式固定总义齿则需4~6个种植体；二是根据局部解剖条件而定，缺损区周缘骨嵴厚实，面积大，骨质好者可多植入几枚种植体；三是根据种植体植入术的操作原则而定。骨内种植体之间必须保持3~5mm间隔（约一个植入体的直径），过密一是手术操作不便，二是种植体周围血供不足影响骨整合。

（四）种植体上部结构的设计

种植手术的目的在于上部结构形态和功能的最终重建。因此，上部结构的优化设计显得尤为重要。但在制订治疗计划时还要根据缺损畸形的具体情况、患者的要求、所在单位修复条件及医师掌握的技术水平而定，例如个体化磁性固位附着体及球-槽（凹）尼龙固位附着体主要适合眼窝已封闭的浅在缺损；弹性夹-连体杆固位附着体则适合眶部缺损范围大、位置深在者。

（五）种植体系统及种植体的选择

临床上要根据缺损畸形的部位、修复要求来决定应用哪一种适宜的种植体系统。通常每一商品化种植系统都有其自身的种植应用适应范围和具体要求。但目前能同时兼有应用口腔内、外种植手术的系统唯有Brånemark种植体系统。此外，专用于口腔外颅面种植术的还有BUD种植体系统（BUD Implant System）。

（六）种植术式与种植时相的确定

根据患者的要求、受植条件来确定是采用一期完成种植术还是二期完成种植手术，是同期植骨即刻种植还是植骨后延期种植，是即刻负重还是延期负重等。

（七）患者的经济支付能力

制订治疗计划时价格问题不容忽视，务必向患者交待清楚。不同种植体系统价格不同，而且完成种植重建手术与赝复体修复的整个过程费用也因每一个个体的缺损条件而不同。临床应用时应根据患者的具体要求和支付能力进行选择。

四 颅面骨内种植体植入术

该手术常规也分两期进行，现以Brånemark种植系统的BAHA外耳区种植术为例介绍如下：

（一）第1期手术

第1期手术，即植入体植入术（fixture placement）。其手术步骤与方法如下。

1. 术前用药与麻醉　成人可静脉给予10～20mg安定，一般选用局部浸润麻醉法；儿童则可给予0.3～0.5mg/kg安定，宜在全麻下施术。通常采用1%利多卡因肾上腺素10～20ml或阿替卡因肾上腺素1.7～3.4ml局麻药液作受植部位骨膜上、下浸润即可，种植部位多者，药液量相应增加，应由麻醉医师全程监护。

2. 切口设计与翻瓣　用标记笔借助BAHA定位器标记出所需种植的部位，植入位点须与外耳道相距50～55mm，围绕种植位点做一半径10～15mm的半圆形切口，锐性分离，经皮下及肌层后，深抵骨膜，翻瓣后在骨膜上做同样的切口，并将骨膜瓣翻起，显露骨面（图31-11）。

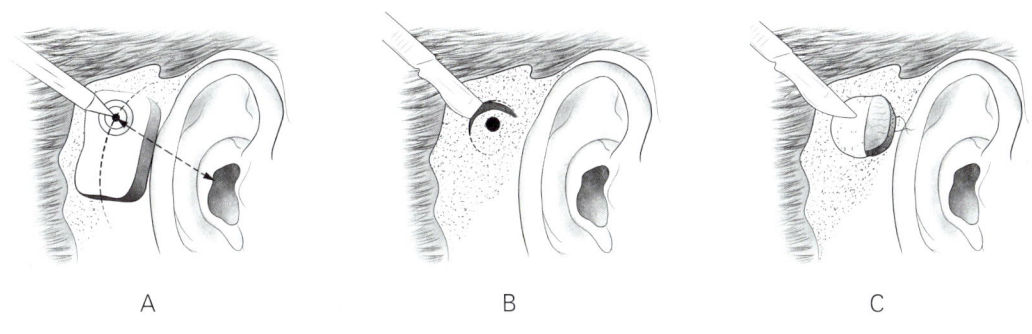

图31-11　外耳区第1期种植术切口设计与翻瓣
A. 定位器标记　B. 切开　C. 翻瓣

3. 种植窝制备　根据骨的解剖，先用直径3mm恒定深度球形导钻在确切受植部位的骨面上轻触做一标记，然后以每分钟1500～2000转的速度钻孔，同样需进行上、下提拉动作，便于将切削下的骨屑排出孔外。钻孔必须始终维持适量的水来冷却。若骨质较厚，3mm深度达到后，更换长度4mm球形导钻后以同法继续钻孔。完成4mm深度后，接着用4mm长度的植入体冠部成形钻，制备植入体冠部的骨边缘外形，以适应植入体冠部的帽檐形状。同时扩大下部种植窝，以适应种植体的植入（图31-12）。

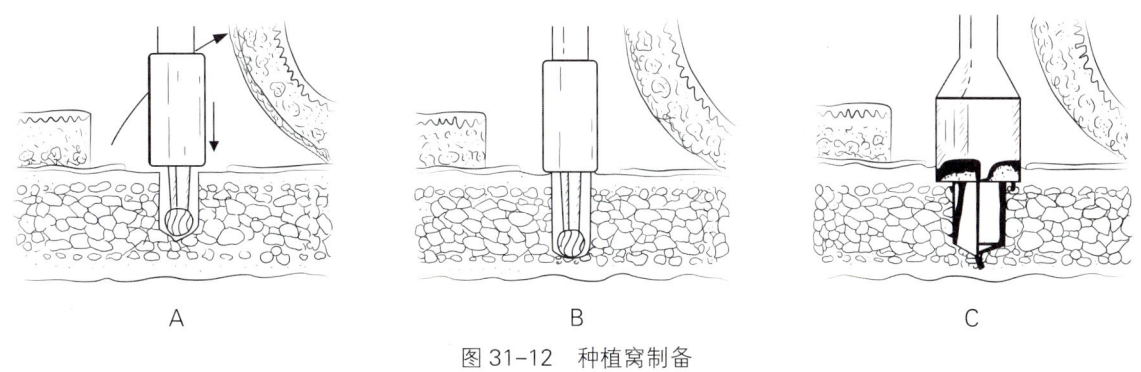

图31-12　种植窝制备
A. 3mm恒定深度球钻钻孔　B. 4mm恒定深度球钻钻孔　C. 4mm深度冠部成形钻扩孔成形

4. 骨孔内螺纹制备　根据植入体的深度选用3mm或4mm长度的内螺纹攻丝钻，通过联结器安装在慢速电动"手机"上，以每分钟15～20转的慢速度缓缓向管形骨孔内攻入，直至"手机"底部自动停止，然后反钻退出（图31-13）。若有多个种植骨孔需攻丝时，每攻入一个种植窝之前须先以专用钛针清理攻丝纹内的骨屑。攻丝的全过程需保持适量的生理盐水来冷却。

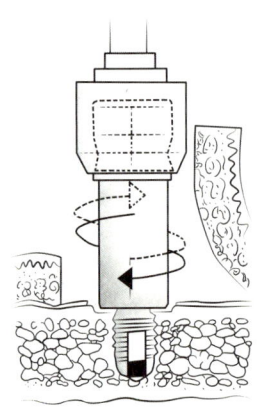

图 31-13　内螺纹攻丝钻旋入攻丝及反钻退出

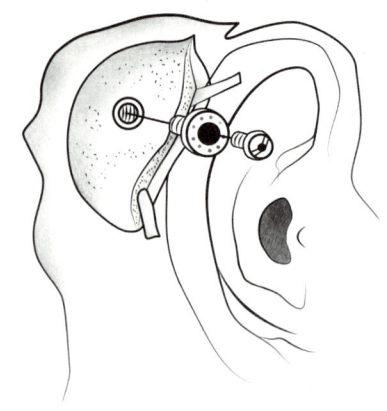

图 31-14　植入种植体及旋入覆盖螺帽

5. 植入种植体骨　孔内螺纹形成后，依据深度选用直径3.75mm或4mm、长度3mm或4mm、冠部有凸缘的植入体。同法通过联结器安装在慢速扭力"手机"上，以每分钟15～20转的慢速旋入骨孔内，"手机"自动停止后，卸下联结器。若植入体尚未到位，继而用手动扳手夹持后旋紧，整个过程仍需生理盐水冷却，然后将覆盖螺帽旋入植入体的内螺孔内。最后依次间断缝合骨膜及皮肤，创面常规放置无菌纱布（图31-14）。

6. 术后注意事项　术后可常规给予广谱抗生素口服以预防感染。1周内注意保持伤口的清洁，勿接触水，术后第7天拆线。

（二）第2期手术

第2期手术，即基台连接术（abutment operation）。术后3～4个月即可进行2期穿皮基台连接术。其手术步骤与方法如下。

1. 前准备与麻醉　基本同第1期手术。术前根据第1期手术记录及局部检查结果，确定前次植入的种植体的位置。术区常规消毒铺巾后，局部皮下及骨膜上浸润1%利多卡因肾上腺素5～10ml或阿替卡因肾上腺素1.7ml。

2. 切口设计与组织切除　穿皮种植体所在部位不同，其手术切口设计也有所不同。首先用亚甲蓝或外科手术用画线记号笔标记好发际线，若单一种植体位于发际内，以种植体为中心，10mm长度为半径做一圆形切口；若2个以上种植体，则相距种植体做一椭圆形切口。切除种植体周围切口线内皮肤及皮下组织，仅保留骨膜，同时也将周边皮缘下方皮下组织做楔形切除，使其周边皮肤变薄，以便能与骨膜接触（图31-15）。

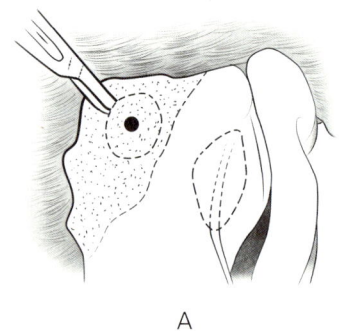　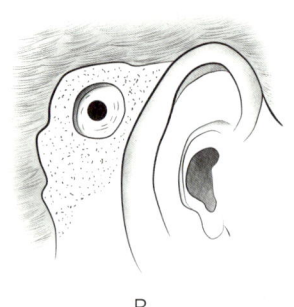　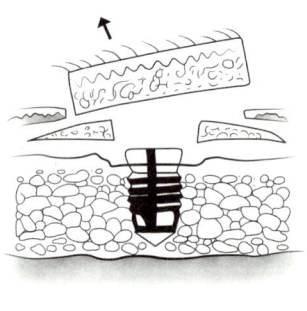

A　　　　　　　　　　B　　　　　　　　　　C

图 31-15　外耳区第二期种植术

A. 种植体周围皮肤、皮下组织及耳后拟切取皮片切口线　B. 切除皮肤及皮下组织后仅保留骨膜　C. 横断面示种植体顶部及周边皮下楔形切除

3. 皮肤移植　除位于发际外的少数种植体无须切除其上的皮肤及皮下组织外，多数患者需做小块皮肤游离移植。皮片大多取自耳后，也可取自上臂内侧区，移植于种植体上方皮肤缺损区后，用4-0～6-0非吸收单丝线缝合固定（图31-16A）。

4. 穿皮环切与基台连接　在移植固定后的皮片上方触摸到种植体后，用一直径4mm的专用皮肤环形切取器在其上方中点垂直定位，围绕种植体环切皮肤及骨膜，使下方种植体冠部外露。卸下覆盖螺帽，去除种植体帽檐上方过多的骨质，应用十字螺丝刀和专用开口扳手将基台连接到植入体上。随后旋入直径10～20mm的愈合帽，在愈合帽与种植体周围植皮区之间环绕置入含有抗生素的油纱布，其上覆盖无菌纱布保护（图13-16B、C）。

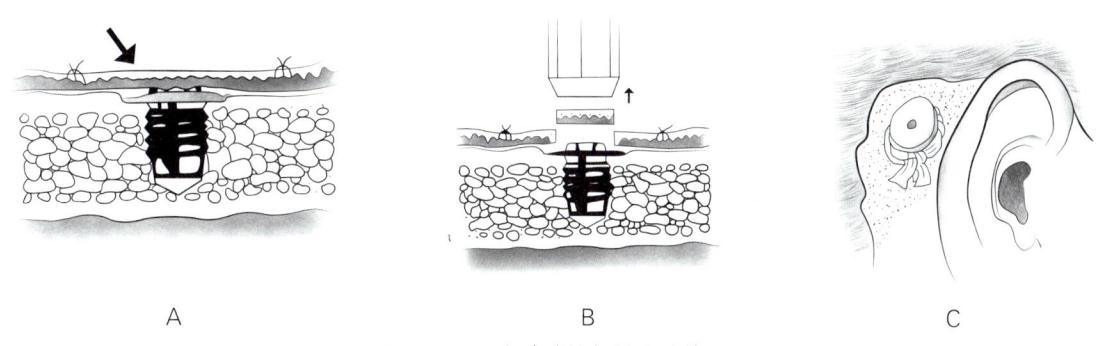

图31-16　皮肤移植与基台连接

A.耳后皮片移植于植入体上方　B.皮肤环形切取器切取植入体上方皮肤及骨膜，卸下覆盖螺帽　C.旋入覆盖愈合帽，其间缠绕含抗生素油纱布

5. 术后注意事项

（1）术后第1天去除覆盖的无菌纱布。

（2）术后第3天卸下愈合帽及其间缠绕的抗生素的油纱布，仔细清洗基台及周围皮肤，并用气枪吹干1小时后将清洗消毒后的愈合帽再次旋上，更换新的抗生素油纱布重新缠绕。

（3）术后第10天去除环绕着的油纱布，让其开放。

（4）术后3～5周可进行义耳修复或戴助听器。

（5）随后的4～6周，患者须用含抗生素油膏每天局部涂抹1次。之后方可用肥皂及水清洗。

（6）种植体周围组织的卫生保健十分重要。一段时间后，围绕种植体周围堆积的上皮碎屑一般可由患者自己清洁或在复诊时由专科医师清除。

6. 修复体或助听器的连接　基台连接术后3～5周，在种植体穿皮周缘伤口愈合良好的条件下，可考虑进行上部赝复体的制作与连接。

种植体的上部结构应根据每一部位修复体的功能和形态的具体需求而精心设计与制作。首先取制印模及复制硬性石膏工作模，然后根据种植体的数量在工作模上设计基台金属连杆，精确置位。根据复制下来的对侧健耳形态进行外耳蜡形雕刻，最终形成配有弹性金属或尼龙固位卡的与患者耳区种植体基台及末端连杆相嵌稳定的结构。

第五节　颅颌面重建与种植修复

一　耳缺失种植赝复体修复术

传统的耳廓复体（义耳）固位方法是利用外耳道将义耳插入，采用黏合剂、残留组织倒凹或借用眼镜框架连体固位义耳。其缺点是患者使用十分不便，且固位不可靠，易脱落，易损坏。骨内种植体支持的耳廓复体为全义耳的固位建立了牢固的基础，克服了传统义耳固位不方便不稳定的缺陷。

（一）适应证

1. 先天性、后天发育性，以及外伤、感染和肿瘤等因素所致全外耳缺失者。
2. 部分耳缺损或全耳缺失经外科整复手术效果不佳或失败者。

（二）手术步骤与方法

1. 第1期手术，即种植体植入术，手术过程如下。

（1）术前用药与麻醉：同前面介绍的颅面骨内种植体植入术。

（2）切口设计与翻瓣：依据术前CT影像分析，通常在距耳缺失区外耳道后方3cm处的乳突上方做一弧形切口，切开皮肤、皮下及骨膜，应用骨膜剥离器紧贴骨面翻瓣后显露骨面（图31-17）。

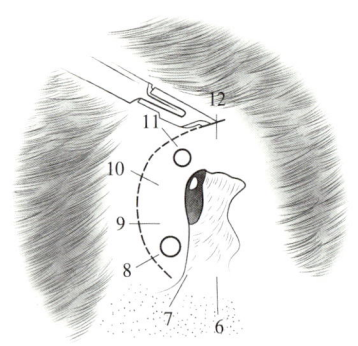

图 31-17　切口设计

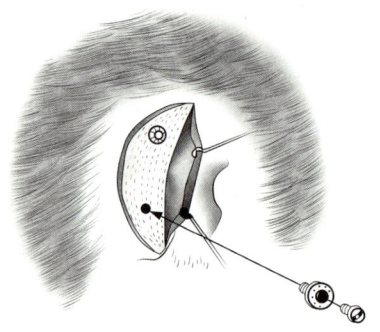

图 31-18　翻起黏骨膜瓣，在右耳8点和11点处分别植入2枚种植体

（3）种植窝制备及植入种植体：基本操作要点参见颅面骨内种植体植入术。耳廓复体的支持固位需用2~4个种植体。在右耳区植入2枚种植体时，理想的种植部位应在8点和11点；在左耳区植入时应在1点和4点。种植体间距最小不能小于1cm，通常以大于2cm为宜（图31-18）。

2. 第2期手术，即基台连接术，可在第1期术后3~4个月进行。

（1）术前准备与麻醉：参见本章第四节中的"颅面骨内种植体植入术"。

（2）切口设计与组织切除：在原切口处重新弧形切开（图31-19）。十分需要注意的是，此时要切除种植体周围切口内皮肤下组织，使其向种植体处逐渐变薄，周边皮缘下方皮下组织也做楔形切除，然后将薄层皮肤复位缝合。使种植体周围区皮肤变薄的目的在于，这样做后皮肤可以直接附着于骨膜上而活动受限，这样十分有利于种植体周围附着的软组织界面的愈合和功能维持（图31-19，图31-20）。在种植区皮肤有毛囊存在时，则需做前述的皮肤移植术。

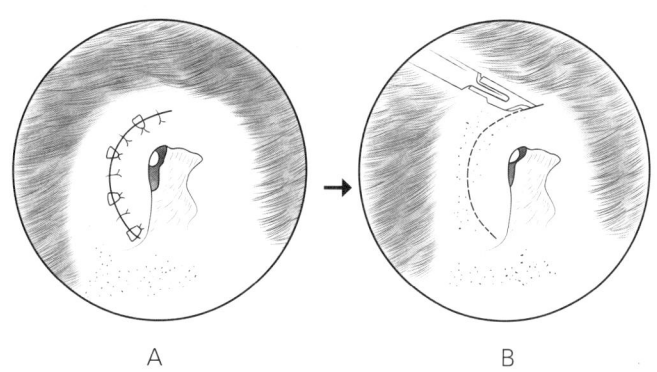

图 31-19　1 期术后进行 2 期基台连接术
A. 1 期术后伤口愈合 3~4 个月　B. 2 期手术在原切口上重新切开、翻瓣

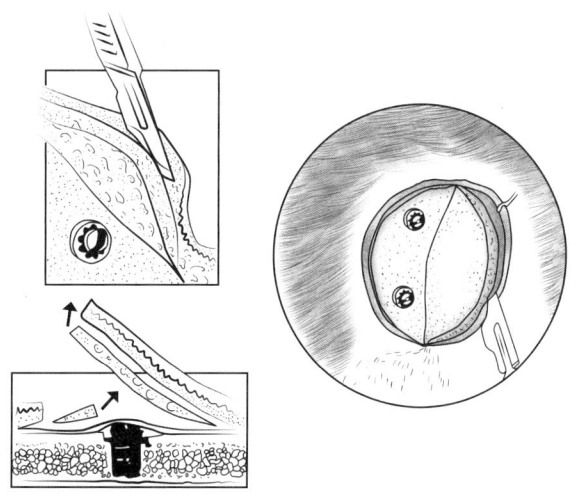

图 31-20　切除种植体周围皮下组织，使皮肤变薄后复位缝合

（3）穿皮环切与基台连接：在薄层皮片上触及种植体冠部后，先后用 4mm 直径专用皮肤环形切取器做种植体上方皮肤及骨膜的环切，随即卸下覆盖螺钉，去净种植体冠部帽檐上方多余的骨质，旋入 4mm 标准长度基台（偶可用到 3mm 长度），其后将直径 10~20mm 塑料愈合帽旋入基台内螺纹内。为使种植体周围皮肤与其下骨面接触及防止血肿，需在愈合帽下方缠绕抗生素油纱布（图 31-21）。

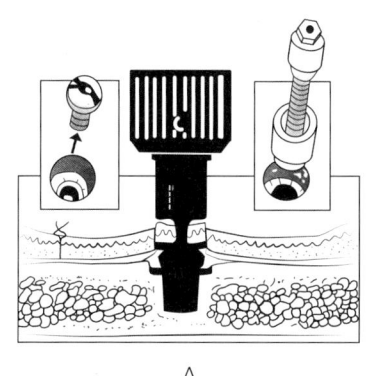
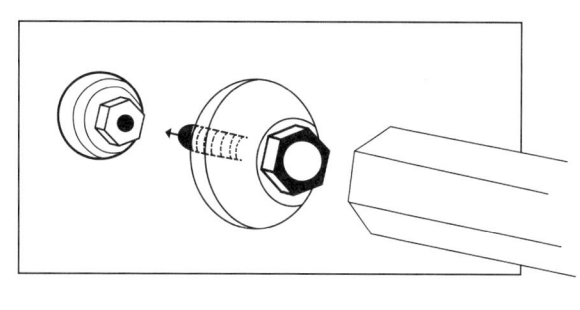

A　　　　　　　　　　　　　　　　B

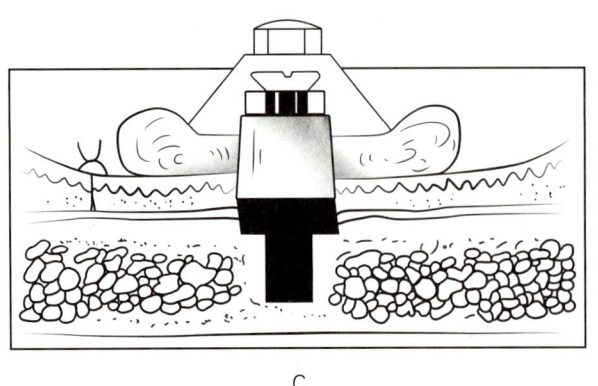
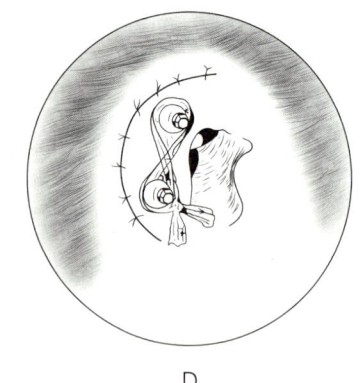

图31-21 穿皮环切与基台连接
A.环切皮肤及骨膜，旋出覆盖螺钉，连接标准基台 B.旋入直径10～20mm的塑料愈合帽 C.剖面示愈合帽与皮肤间垫入含抗生素的油纱布 D.2枚种植体间"8"字形缠绕抗生素油纱布

（4）术后注意事项：除每周更换愈合帽下方纱布2次，连续操作2周后让其开放之外，其余术后护理同本章第四节中的"颅面骨内种植体植入术"。

（5）耳赝复体的连接：在第二期种植术后3～5周即可考虑受植区的取模及上部义耳的制作与连接工作。其方法参见本章第四节中的"颅面骨内种植体植入术"。有2枚种植体支持固位的义耳（图31-22）及4枚种植体支持固位的义耳（图31-23）。

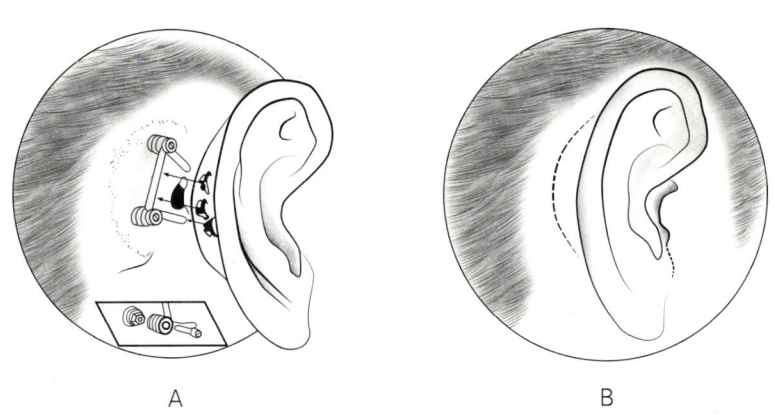

图31-22 义耳的上部结构
A.耳赝复体与2枚种植体的连接 B.固位后的义耳形态

（三）并发症及处理

1. 穿皮基台周围组织感染 感染通常可因种植体周围皮肤频繁移动而引起，皮肤移动的原因是皮下组织层去除不够多。此外，基台松动或植入体未发生骨结合均可导致感染。

2. 种植体周围附着皮肤缘炎症 炎症主要是种植体周围附着的皮肤不稳定、易移动所致。两个种植体位置过近（<1cm）也是刺激因素。此外，皮肤疾病如脂溢性皮炎，以及局部卫生不良、过多的清洁刺激均会导致种植体周围炎。

对于松脱的基台在找出松脱的原因后须再度拧紧，种植体若松动应立即取出。经仔细搔刮而充满凝血块后的骨窝可望在6～12个月内长入新骨而重新受植。如果种植体周围皮肤易移动，应再度切除皮下组织，术后用纱布加压2～3周并加强术后随访。另外，创缘勿用酒精或洗必泰制剂，必要时根据培养结果选用抗生素。

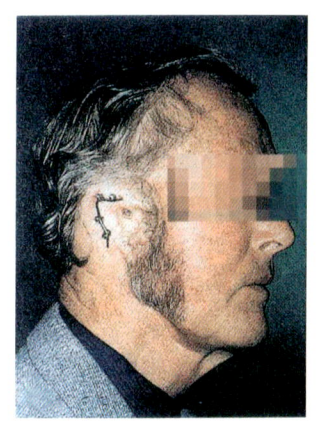 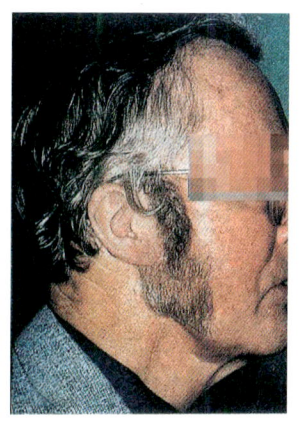

A　　　　　　　　　　　B

图 31-23　一个临床病例的耳缺失义耳种植修复结果
A. 4 枚种植体及连杆支持固位　B. 义耳固位后效果

二　眼眶缺损种植赝复体重建修复术

（一）适应证

1. 眼球及周围软组织因肿瘤、外伤等原因接受眼内容物摘除术后遗留眶内凹陷畸形者。
2. 肿瘤手术眼内容物摘除及部分眶骨切除后遗留眶部缺损凹陷畸形者。
3. 先天性无眼畸形患者。

（二）术前注意事项

对于眼球和眶部肿瘤患者，术前的治疗设计若考虑术后将应用种植赝复体修复，须注意如下问题：

1. 术前应与患者谈话和讨论，告知有关治疗计划，尤其是种植修复的目的和结果。这对手术之前增强患者信心，以求得术中及术后的积极配合十分重要。
2. 种植外科医师与种植修复科医师之间的密切交流和讨论对于制订合理可行的治疗计划和个体化重建修复方案均非常必要。
3. 如因结膜缺损、瘢痕等因素导致上、下睑穹隆消失，眼窝缩小及眼睑凹陷者，种植前应行眼窝眼睑成形术。

（三）术中注意事项

1. 在手术切除眶部肿瘤的同时，如有可能，尽量保留眉毛，这一解剖结构的保存特别有助于整个眼眶赝复体的真实和美观效果。
2. 眼窝创面的覆盖所选用的皮片不宜厚实，因为眼窝过浅不利于在缺损边缘眶骨上植入种植体及连接其上部支架，也不利于赝复体设计及就位后的稳定性，常选的供区为耳后皮肤。
3. 通常选择在眼眶上部的外侧缘及外下缘种植三枚种植体，具体种植部位要根据术前眼眶 CT 影像的三维分析来确定。

（四）眼眶种植赝复体附着固位方式的选择

赝复体固位方式的选择主要根据缺损的大小、种植体的位置、方向及种植体的数目而定。眶部种植赝复体固位连接方式主要有以下三种：

1. 弹性夹-连体杆附着固位法（bar and clips） 这一附着方式的固位能力强，适合眶部缺损范围大、位置深且在眶上缘植入种植体者。但制作工艺精度要求高，而且连体杆伸臂不宜过长。

2. 个体化磁性体附着固位法（individual magnets） 该固位法主要适用于眼窝已封闭的浅缺损。眶的上、下骨缘可植入种植体者。其优点是：①基台周围易清洁；②赝复体上、下装戴容易；③制作工艺简单。

3. 球-槽附着固位法（ball attachments） 此法更适合眼窝已封闭的浅缺损，其优点是赝复体组织面的附着固位装置占据空间小，缺点是患者有时会因难以发现球-槽相应位置而穿戴费时。

（五）眼眶种植赝复体（义眼、义眶）的制作

这一过程主要由修复科医师协助完成，其系列工作包括：①取模；②制作连体杆；③连接丙烯酸基板；④义眼位置确立；⑤蜡形雕塑；⑥铸模；⑦硅胶美观处理。

（六）临床应用评价

据报道，应用Brånemark种植体系统支持固位的眼眶种植赝复体的成功率在92%～96%之间，而那些放疗之后在眶骨上植入的种植赝复体，虽经高压氧（HBO）治疗，其成功率仍然较低，仅在45%～57%之间。

与口内种植情况不同的是，眶区种植赝复体大多数在晚期出现失败。其原因是多方面的，主要应归因于种植体骨界面骨的代谢及改建适应能力差、感染、过负载或这几种因素的复合作用。为确保眶部种植赝复体的长期稳定性，根据生物力学分析与研究，无论采用连杆整体支持法还是个别独立支持法，至少应植入三个支持固位种植体。关于种植体植入的基本过程详见"颅面骨内种植体植入术"。

三 下颌骨缺损重建种植义齿修复术

下颌骨可因肿瘤、外伤、放射性骨坏死、化脓性骨炎或先天性畸形等而致部分或大部缺损畸形，继而造成下颌骨连续性的丧失，不但影响患者的语言、吞咽等功能和引起面部的不对称畸形，而且使得患者的咀嚼功能大大丧失。以往虽采用游离骨血管化移植骨或采用骨代用品植入来恢复下颌骨的连续性，但往往忽略或轻视咀嚼器官功能的有效重建和恢复。即使考虑应用部分义齿修复，也终因牙槽骨低平、单端缺失等不良修复条件而导致修复义齿固位不稳定而无法行使正常咀嚼功能。骨内种植体在无牙骨床上的应用成功为下颌骨缺损骨移植修复后合重建提供了可靠的途径，现将这一技术方法介绍如下：

（一）适应证

1. 下颌骨因良、恶性肿瘤手术切除后缺损者。
2. 下颌骨因外伤缺损者。
3. 下颌骨炎症、感染而缺损者。
4. 下颌骨发育不良畸形者。

以上经自体骨移植成功后均可适用于种植义齿修复。

（二）种植修复方案的选择

自体移植骨分游离移植骨和血管化移植骨两种，因此在移植骨内进行种植时临床上应注意如下事项：

1. 鉴于游离移植骨的愈合方式为"替代爬行"，也即在移植骨块逐步吸收的同时通过周围受

植骨再生修复完成。因此，选用游离骨时，通常在植骨后10~12个月才开始依次分期进行种植体植入，以及种植体植入6个月后行基台连接及完成上部种植义齿修复。

2. 若采用血管化移植骨修复，由于骨愈合呈骨折愈合方式，可在骨移植后的同期或延期（移植后的6个月）先后进行种植体植入、基台连接及上部结构修复术。骨移植的同期植入种植体的最大优点是治疗周期大大缩短了。

（三）移植骨源的选择

临床最常采用的供区为髂骨，其次是腓骨、肩胛骨、桡骨、跖骨等。髂骨可提供宽厚的骨块，且易于塑形，最适合下颌骨缺损，尤其是牙槽骨形态的恢复，唯一的不足是松质骨相对较多。腓骨的优点在于密质骨较多，但骨的高度不足，牙槽骨形态不易恢复且塑形较有难度，通常采用折叠方式重建颌骨缺损的高度。

（四）术前准备

手术前除常规心电图、X线胸片、血尿常规、出凝血时间及肝肾功能检查外，还须做如下特殊准备。

1. 通过临床检查（包括X线牙片，X线下颌骨曲面体层片，X线头颅正、侧位定位片及CT或CBCT断层等影像学检查，模型研究等），了解下颌骨肿瘤的部位、大小和波及范围，从而确立拟截骨部位和范围，同时记录𬌗关系和髁状突升支的位置。

2. 采用超声多普勒对受区及供区动脉进行探测，了解其行径和强弱。

3. 准备好术中截骨工具、移植骨固定装置，包括小型或微型钛板、螺钉，以及用作颌间固定的上、下带钩牙弓夹板。

4. 备好一套显微外科器械。

5. 根据拟植骨长度、宽度及缺失牙齿的数量，筛选好种植体系统及骨内种植体的类型、直径、长度及数目。这一设计方案的可行性可预先在石膏模型及X线片上模拟分析。

（五）麻醉与体位

通常采用经鼻插管全麻方法，需留置导尿。患者取平卧头偏健侧位，髂骨供区臀部垫高。

（六）手术步骤和方法

现以一侧下颌骨体部肿瘤切除、植骨、种植为例，手术分受区和供区两组同期进行。

1. 切口设计与翻瓣　从下唇颏部正中向下经颏下、颌下及颌后做一弧形切口，切开皮肤、皮下及颈阔肌，在咀嚼肌前缘分离出颌外动脉及面前静脉后，偏远心端结扎、切断备用。同时结扎、切断，分离出的颈外静脉备用。在保护好面神经下颌缘支的前提下切开骨膜，沿骨面翻起软组织，显露下颌骨体部骨面及肿瘤。

2. 一并截除肿瘤及下颌骨　常规应用钢丝线锯在其肿瘤边界外的安全缘截骨，随后切断周围附着的下颌舌骨肌、翼内肌后，一并截除下颌骨及肿瘤。

3. 供区髂骨肌瓣制备　根据缺损下颌骨长度及高度，切取与其大小相一致的略呈弧形带旋髂深动、静脉血管的髂骨肌瓣。

4. 植骨与固定　将髂骨肌瓣移植于下颌骨缺损区后，首先行供、受区血管吻合，即旋髂深静脉与颈外静脉、旋髂深动脉与颌外动脉端吻合，修整移植骨及受植骨床的断面使其相适应。要求移植骨置入缺损区后尽量恢复到理想的功能位置，即与上颌弓保持良好的颌间关系，不偏颊舌侧，𬌗间距离适当，髁突及升支位置正确。在此基础上以小型钛制夹板固定，要求位置偏下颌下缘区，以不影响植入种植体为度。

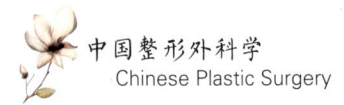

5. 植入种植体　根据缺失牙量、颌间关系及对𬌗牙位，确定好种植体数目和植入部位。一般可植入3～4枚，其种植步骤与方法参见第四节"骨内种植体植入术"。

6. 关闭伤口　常规冲洗手术创面后，依次分层严密缝合黏膜、骨膜、皮下及皮肤，创口内置一条负压引流管。

7. 术后处理

（1）术后常规给予抗生素预防感染，给予激素消炎、消肿，给予低分子右旋糖酐降低血液的黏滞度等，作为吻合血管、骨及肌移植物手术的术后用药。

（2）置胃管，鼻饲流质3～5天。

（3）48小时后，视负压引流量，酌情拔除引流管。

（4）术后7～10天拆除缝线。

（5）术后2周可佩戴临时义齿，但其基托组织面应做缓冲。

（6）术后6～8个月应行骨内种植体2期基台连接术及随后2～4周的上部结构修复术。

第六节　颅颌面种植修复的前景与展望

随着材料科学的发展，以干细胞研究为主线的现代组织工程学（tissue engineering）在理论、体外体内实验及临床试验等领域取得了长足的进步。然而在组织工程学尚未成功应用于临床颅颌面器官缺损再造修复的今天，将骨结合式种植体作为修复与重建颜面各类器官缺损的赝复体及牙的支持固位体有着良好的应用前景。支持、固位的可靠性与稳定性是目前颜面赝复体临床效果长期成功的关键所在。实践证明：以钛合金螺旋形种植体为代表，骨内种植体因与人体骨有着良好的生物相容性，经过合理的力学设计，用其支持功能性赝复体，无疑能起长期稳定的固位作用。这一技术的应用能够提高颅颌面缺损畸形患者的生活质量，尤其是在功能、美学及心理方面为人们带来了希望。

在口腔内种植成功基础之上发展起来的口腔外颅颌面种植学是一门年轻的种植学分支学科，具有潜在的应用市场。基础和临床医学多学科积极参与是这一学科进一步发展的重要基础和动力来源。尽管近年来颅颌面缺损赝复种植重建领域取得了一些可喜的成绩，但仍有不少问题尚待研究和解决，诸如：穿皮种植体的肩台设计及与周围软硬组织的相互作用；赝复种植体的表面改性，结构设计以及直径、长度与骨界面的应力分布及应力作用所引起的组织效应；颅面骨内种植体材料的进一步筛选；精准放射治疗后对颅面骨内种植体的影响及种植后穿皮种植体附着皮缘的保健等都是值得深入研究的课题。

我国颅颌面种植修复学虽然起步较晚，但在1994年成立的以薛森教授为组长的中国颅颌面种植学组及其制订的科学决策为开创这一研究领域打下了良好的基础。近年来，先后成立的中国整形美容协会颅颌面外科分会等组织借助分支学组的研究和关注的领域在国内逐步推广他们在口腔颅颌面领域的种植基础与临床研究。尽管已在义耳、义眼（眶）及下颌骨缺损种植义齿修复方面进行了部分病例的尝试并取得了一些经验和进展，但与国际先进技术水平仍有一定的差距，需要我国涉足这一领域的多学科同仁与学者在吸取国外经验教训的同时，结合我国临床实际，建立、发展和完善中国的颅颌面种植事业，为颅颌面缺损畸形患者提供更为科学、先进和优良的服务。

（黄远亮　吴伟恂）

参考文献

[1] Mckinstry R E. Fundamentals of facial prosthetics[M]. Arlington:ABI Professional Publications,1995.

[2] Block M S,Kent J N. Endosseous implants for maxillofacial reconstruction[M]. Philadelphia:W. B. Saunders,1995.

[3] Naert I,van Steenberghe D,Worthington P. Osseointegration in oral rehabilitation[M]. London:Quintessence Publishing Co. Ltd.,1993.

[4] Spiekermann H,Donath K,Hassell T,et al. Implantology[M]. Stuttgart:Georg Thieme Verlag,1995.

[5] Fonseca R D,Davis W H. Reconstructive preprosthetic oral and maxillofacial surgery[M]. 2nd ed. Philadephia:W. B. Saunders,1995.

[6] Misch C E. Comtemporary implant dentistry[M]. St. Louis:CV Mosby,1993.

[7] Bosniak S. Principles and practice of ophthalmic plastic and reconstructive surgery[M]. Philadelphia:W. B. Saunders,1996.

[8] 陈安玉. 口腔种植学[M]. 成都:四川科学技术出版社,1991.

[9] 赵士杰,韩科. 临床口腔种植学[M]. 北京:中国标准出版社,1994.

[10] 黄洪章. 义齿修复前外科学[M]. 武汉:湖北科学技术出版社,1996.

[11] 汪良能,高学书. 整形外科学[M]. 北京:人民卫生出版社,1989.

[12] Albrektsson T,Brånemark P I,Jacobsson M,et al. Present clinical applications of osseointegrated percutaneous implants[J]. Plast Reconstr Surg,1987,79(5):721-731.

[13] Tolman D E,Desjardins R P,Jackson I T,et al. Complex craniofacial reconstruction using an implant-supported prosthesis: case report with long-term follow-up[J]. Int J Oral Maxillofac Implants,1997,12(2):243-251.

[14] Taylor T D. Clinical maxillofacial prosthetics[M]. Carol Stream:Quintessence Publishing Co. Inc.,2000.

[15] 王炜. 整形外科学[M]. 杭州:浙江科学技术出版社,1999.

第三十二章 瘢痕和瘢痕疙瘩

瘢痕是组织损伤愈合的产物，较重的组织损伤创面愈合后遗留瘢痕是难免的。瘢痕是临床上的常见病和多发病，由于其发生机制的复杂性，至今尚无特效的治疗方法，尚难达到十分理想的治疗效果，是医学研究的重要课题之一，也是国际医学界共同面对的难题之一。瘢痕是目前整形外科、烧伤外科的日常工作对象，尤其是整形外科医师在其日常工作中既要治疗瘢痕，改善外观，恢复功能，又要尽量避免因治疗而产生新的瘢痕，难度很大。本章在参阅国内外文献的基础上，结合笔者的研究，重点就瘢痕的概况、形成、分类、诊断、预防和治疗进行论述，以期使广大同行对瘢痕有个比较全面和规范的认识。

第一节 概述

一、瘢痕

瘢痕（scar；cicatrix；cicatrices）是创面愈合的产物和象征，各种组织受到较为严重的损伤均可能形成瘢痕，也就是说瘢痕是机体较重的组织损伤修复的必然结果。

瘢痕是机体组织遭受损伤后不能完全达到组织学再生，而以结缔组织替代进行修复，并能引起外观形态和功能改变的病理性组织，是组织损伤补偿性修复的不完全性组织再生的产物。

从组织学方面来讲，瘢痕组织（scar tissue）是指肉芽组织经改建成熟形成的老化的纤维结缔组织，其形成过程是肉芽组织逐渐纤维化的过程。此时，网状纤维及胶原纤维越来越多，网状纤维胶原化，胶原纤维变粗大；成纤维细胞数量越来越少，剩下者转变为纤维细胞；细胞间质中液体逐渐被吸收，中性粒细胞、巨噬细胞、淋巴细胞和浆细胞先后消失；毛细血管闭合、退化、消失，留下很少的小动脉及小静脉。这样，肉芽组织就转变成主要由胶原纤维组成的血管稀少的瘢痕组织，肉眼呈白色，质地坚韧。

在创面愈合过程中，适度的瘢痕形成，是机体修复创面的正常表现，有积极的作用，是人们所期待的，这类瘢痕被称为生理性瘢痕或正常瘢痕（normal scar）。其特点是快速成熟，没有收缩，没有宽度增加或形成多于维持强度所必需的胶原，不高出组织表面，色泽正常或接近正常。如脐就是一种正常的瘢痕，如果它缺失或者不正常，会引起患者明显的痛苦。

但是，瘢痕的形成受机体内在因素和外在因素的影响，常导致异常状况，如病变高出皮面、发红，并出现各种症状，甚至造成外形与功能的障碍，给患者带来一定的生理和心理负担，影响患者就业和婚姻等。这些异常而有危害性的瘢痕，统称为病理性瘢痕。

病理性瘢痕（pathologic scar）是人体组织对损伤产生的非再生愈合和过度修复的结果，是组织损伤修复的一种重要的并发症，是各种原因引起的组织损伤愈合后的病理性变化。其仅见于人类，被认为是人类特有的一种组织修复形式。

组织学上，病理性瘢痕是一种血液循环不良、结构异常、神经分布错乱的纤维化组织，其基质为结缔组织，主要成分是胶原纤维，表层为菲薄的上皮结构，仅由几层上皮细胞组成，称为瘢痕上皮。包括皮肤中形成的增生性瘢痕和瘢痕疙瘩在内，病理性瘢痕影响着整形外科，甚至是外科的每一个方面。例如，关节囊处纤维化导致挛缩可影响关节功能，游离的空肠瓣移植到食管和咽的吻合处发生的纤维化可导致管腔狭窄，乳房假体植入的囊性纤维化一旦反应过度就可导致纤维囊性挛缩，神经损伤修复伴过度纤维化可导致神经瘤的形成而使神经的功能无法恢复，肌腱修复处的瘢痕形成可限制肢体的活动等。虽然随着现代生物科学技术的发展，目前对瘢痕的研究愈来愈深入，也取得了较大进展。然而，目前有关其发病机制尚未完全阐明，对病理性瘢痕的治疗尚无特效的方法。因此，有关病理性瘢痕的研究仍是目前国际医学研究的重大难题和热点问题。

二、皮肤瘢痕

皮肤瘢痕（cicatrix of skin；scar of skin）是皮肤组织受到损伤愈合后形成的痕迹。研究表明，人出生后当皮肤受到深及真皮网状层的损伤时，任何部位的创面愈合都会伴有不同程度的瘢痕形成。从这个角度讲，每个人都具有"瘢痕体质"，具有发生瘢痕的可能性。

从病理学方面来讲，皮肤瘢痕只分为正常瘢痕（生理性瘢痕）和病理性瘢痕两大类，后者主要包括增生性瘢痕（hypertrophic scar，HS）和瘢痕疙瘩（keloid，K）两类。如果愈合伤口一开始就不高出皮面，无明显凹陷，外观过一段时间后恢复正常，那么它应该是正常瘢痕。如果瘢痕原先为高出皮面的病变，但不超过组织损伤的范围，经过一段时间后逐渐平息，变得扁平，症状消退，则是增生性瘢痕。前一阶段所有新生的增生性瘢痕都凸起、红、痒，为增生性瘢痕增生期，多为伤口愈合后3～6个月；中间瘢痕稳定和减轻的过程是增生性瘢痕减退期，但很难确定这一阶段瘢痕到成熟所需的时间；后一阶段为增生性瘢痕成熟期，或称为成熟瘢痕（mature scar）。如果愈合后的伤口瘢痕为高出皮面的病变，且超过了组织损伤的范围，呈持续生长，不能自行消退变平，尤其是单纯手术后又复发，范围比原病变更大，可在真皮和邻近皮下组织扩展，则是瘢痕疙瘩，其行为更像是真皮结缔组织的良性增生性肿瘤。

创伤、烧伤、手术、感染、注射、剥脱性激光等均可以引起皮肤病理性瘢痕的发生。因此，皮肤瘢痕是临床上的常见病和多发病。据统计，皮肤瘢痕是整形外科最常见的疾病，约占整形外科患者1/3以上。随着人们物质和文化生活水平的提高，对美的追求标准越来越高，对于一些微小的瘢痕也希望得到良好的修复，对瘢痕的防治工作就变得更为重要。本章针对皮肤瘢痕的研究状况加以阐述。

三、历史和现状

国内外学者对瘢痕的防治及其发生机制均进行了长期研究，由于瘢痕发生机制的复杂性，人类尚不能很好地控制创面愈合的结果，尚不能消除不理想瘢痕的发生。

（一）国外研究

早在公元前1700年Smith时代的文献中就有关于瘢痕增生（excessive scar）的记载。1806年Alibert首次对瘢痕作出了"癌样肿块（cancroid）"的描述，后来改称为"瘢痕疙瘩（cheloid）"，有蟹足肿（crab claw）之意。Mancini（1962）和Peacock（1970）则把增生病变局限于皮损区域内者称为增生性瘢痕，而把病损超出原损伤范围者称为瘢痕疙瘩。1963年John Ransom Lewis Jr.通过

McGraw-Hill 图书公司出版了《瘢痕外科学》(The Surgery of Scars),可能是国际上最早的瘢痕学方面的专著。该书将整形外科的很多基本原理应用于瘢痕外科,介绍了瘢痕组织的形成机制、瘢痕组织过度生长导致的问题及并发症,讨论了通过切口选择和技术修复是否能减少瘢痕的形成,提供了躯体不同部位的瘢痕的治疗方法,至今仍有重要参考价值。

2002年,美国 Michael H. G. 等专家组成的国际瘢痕管理顾问小组首次发表了《国际临床瘢痕管理推荐意见》。2006年由 Saunders Elsevier 出版,Stephen J. Mathes 主编的 *Plastic Surgery*(第2版)第十一章"创伤愈合:生物学修复和创伤及瘢痕的治疗"和第十二章"瘢痕修整",介绍了国际上对组织损伤、瘢痕形成、瘢痕概念、评估、修整准备和修整方法等方面的认识。

2014年,美国 Michael H. G. 及 Brian B.,意大利 Matteo T. C. 和德国 Gerd G. G. 等专家组成的国际瘢痕管理顾问小组继2002年首次发表了《国际临床瘢痕管理推荐意见》之后,在 *Dermatologic Surgery* 上发表了《国际临床瘢痕管理推荐意见更新版》(*Updated International Clinical Recommendations on Scar Management*),较上一版有了很大改进,但总体而言,瘢痕治疗仍存在相当的难度,尚无革命性的治疗方法,对多种治疗方法的尝试是必要的。

(二)国内研究

我国古代在瘢痕的治疗上,主要是中药各种方剂的应用,并没有或少有手术等其他治疗方法。中医对本病病名的命名多根据局部形态特征,如明代《证治准绳·疡医》称之为"黄瓜痈",清代《医宗金鉴·外科心法要诀》称之为"肉龟",近代名医赵炳南根据本病与刀伤关系密切,将其命名为"锯痕症"。

我国现代对瘢痕的防治主要始于两次世界大战后,烧伤创伤整形在中国迅速发展。1953年朱洪荫编著了《修复外科学》,1959年编著了《成形外科学概要》。其后,宋儒耀、张涤生、汪良能、高学书等编著了多种相关瘢痕防治研究的书籍,使瘢痕研究得到了较快的发展。

1. 1983年王大玫主编了《成形外科学讲座(头颈部)》,1980年杨之骏主编的《烧伤治疗》出版,倪葆春将其翻译成英文,1985年杨之骏、许伟石、史济湘主编了《烧伤治疗(第2版)》,1988年宋儒耀主编了《手部外伤的整形外科治疗》,史济湘主编了《烧伤医学在中国》,方之扬等主编了《烧伤理论与实践》,1991年艾玉峰、鲁开化主编了《皮肤软组织扩张术》,1992年高学书主编了《烧伤整形再造外科学》,1993年常致德、张明良、孙永华等主编了《烧伤创面修复与全身治疗》,1996年黎鳌等主编了《手术学全集:整形与烧伤外科卷》,1997年付小兵、王德文主编了《创伤修复基础》,1998年王正国主编了《创伤愈合与组织修复》等,这些资料均较详细介绍了有关创面愈合与瘢痕形成的机制和防治问题,成为瘢痕防治的重要参考资料。1998年,蔡景龙、张宗学主编的《现代瘢痕治疗学》,为国内第一部瘢痕学专著。

这一时期,瘢痕研究的重要进展是:①皮片移植术和皮瓣移植术有较大的发展,出现了瘢痕表皮回植治疗皮肤烧伤后瘢痕增生、微粒皮移植、自体上皮异体真皮混合皮浆移植、异体真皮耕耘播种自体皮肤细胞、脱细胞异体真皮与自体薄皮片移植,对较为局限的早期严重烧伤开展了早期切痂大张自体皮片移植,特别是早期切痂一期皮瓣、轴型皮瓣、肌皮瓣修复等整形外科技术;皮瓣的发展更加丰富多彩,首先由轴型皮瓣与显微外科技术相结合派生出游离皮瓣,除游离皮瓣外,肌皮瓣、筋膜皮瓣、真皮下血管网薄皮瓣技术的相继引进,复合皮瓣、组合皮瓣、预构皮瓣、皮神经营养血管皮瓣及逆行皮瓣等的设计与实践,非生理性皮瓣的静脉皮瓣、静脉动脉化皮瓣等得到研究,使临床治疗手段大为丰富,为瘢痕治疗增添了重要的方法。②皮肤软组织扩张术应用和普及。③瘢痕疙瘩的研究多方面发展,出现了应用多种药物联合注射、手术与注射药物联合治疗、手术切除后放射治疗等多种综合治疗方法。④有关瘢痕癌的研究报道较多。⑤各部位的瘢痕各有其自身的特点,这一时期外科学的专家们比较注重各部位瘢痕的特点认识和治疗方法总结,除对皮肤瘢痕研究外,有关专业的学者对脊柱瘢痕、食管瘢痕、子宫瘢痕等也进行了较多研究。⑥瘢痕的非手术治疗，如冷冻、放射、加压、激光及物理康复等方法得到更加深入细致的研究。⑦瘢痕的基础研究取得较大进展，如烧伤后皮肤瘢痕增生与挛缩的组织学及生化基础研究，人体瘢痕组织中的自由基检测，瘢痕成纤维细胞的培养和生长动力学研究，创伤愈合与有关细胞生长因子、肿瘤抑制基因rb和p53在瘢痕瘤发生中的作用、胚胎无瘢痕修复机制的研究及增生性瘢痕动物实验模型的建立等。

2. 1998年至今参与瘢痕基础与临床研究的专业队伍更加壮大，出版了多部瘢痕研究的专著和大量的研究文献，瘢痕的基础与临床研究均获得了较大进展。如王炜主编的《整形外科学》系统论述了创伤、瘢痕及其后遗整形的过程；2000年鲍卫汉主编的《实用瘢痕学》，同年刘文阁、李素娟主编的《瘢痕预防治疗学》是直接阐明瘢痕治疗的专著；2003年李荟元、鲁开化、郭树忠主编的《新编瘢痕学》在第四军医大学出版社出版；2008年蔡景龙主编《现代瘢痕学》（第2版）；2015年蔡景龙主编的《瘢痕整形美容外科学》是王炜等总主编的整形外科巨著《整形美容外科学全书》中的一个分册，全面地反映了瘢痕研究相关基础知识的当时最新理论和发展动向、成熟的和当时最新的诊断手段和治疗措施，实现了瘢痕治疗经典方法与先进经验的完美结合，均有利于我国及国际上瘢痕整形美容水平的提高。

这一时期，瘢痕研究的突出特点是：①瘢痕的防治研究与损伤修复密切结合，涌现了一批热衷于损伤修复与瘢痕防治研究的中青年学者。②广泛开展了病理性瘢痕发生机制的探讨，从细胞学水平深入分子生物学水平和遗传机制的探讨，如2007年陆树良等提出了瘢痕形成机制的真皮"模板缺损"学说，2009年蔡景龙提出了瘢痕疙瘩发生的肿瘤源性学说。③对瘢痕的临床治疗注重综合方法和动态疗法。

目前，国内外广大医师，尤其是整形外科和烧伤外科医师对皮肤瘢痕进行了比较深入的研究，并取得了较大进展。如已知病理性瘢痕的发生与成纤维细胞、免疫细胞、角质形成细胞等细胞功能异常，透明质酸、胶原蛋白等细胞外基质异常，转化生长因子-β（TGF-β）、碱性成纤维细胞生长因子（bFGF）等生长因子表达异常，细胞凋亡异常，免疫学异常，性激素等内分泌异常，遗传，力学因素和治疗因素等有密切联系；手术治疗、加压治疗、药物治疗、放射治疗、医用硅凝胶应用、激光治疗、冷冻治疗、物理康复治疗及中医药治疗等对治疗瘢痕有效。但总体来说，有关皮肤病理性瘢痕的发病机制尚未完全阐明，在治疗上难以取得突破性进展。可喜的是近几年来，参与瘢痕研究的学者越来越多，国家的支持力度越来越大，获得的成果越来越多，相信在不久的将来，经过广大瘢痕研究者的共同努力，有关瘢痕防治的研究将会有更大的进展！

四 发病特点

（一）瘢痕发生与致伤因素的关系

当皮肤受到深及网状层的任何致伤因素损伤时，都可能造成瘢痕形成。各种创伤、烧伤、手术、感染、注射、剥脱性激光等，均可以引起皮肤病理性瘢痕的发生。

（二）瘢痕的发生与性别、年龄的关系

瘢痕在不同的性别和年龄群体中发生情况有所不同。男性与女性均可发病，通常女性多于男性，女性与男性患者就诊比例约是3:2。这与女性患者爱美欲望较强，希望完美的形象有关。

人出生后到死亡的任何时间内，均有可能发生瘢痕，但青少年阶段更易于发生，这一阶段为瘢痕易发年龄段，这一年龄段的患者对于手术治疗应持谨慎态度。

瘢痕疙瘩的特点是具有强大的生命力，一般较少自行消退，多数是伴随着患者一生，会造成患者终生的痛苦。

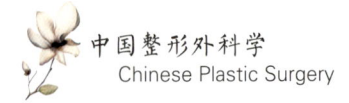

（三）瘢痕的发生与受伤部位的关系

人体不同部位受到损伤，发生瘢痕的情况有较大差别。①胸骨前、前胸部，瘢痕疙瘩易发，增生性瘢痕3～5年内不见消退，并痒痛不止，一个轻微的创伤也可产生严重的瘢痕；②上臂三角肌部、肩部、上背部，常因预防接种、痤疮等原因形成瘢痕；③耳垂及耳郭部位，穿耳孔后可见增生性瘢痕或瘢痕疙瘩；④双下颌部，可因痤疮或外伤而引起明显聚合成大块的增生性瘢痕或瘢痕疙瘩；⑤腹部，各类手术切口也常出现增生性瘢痕，有的转为瘢痕疙瘩；⑥毛发部，如下颌胡须部和耻骨阴毛部有些人可见顽固性增生的瘢痕和瘢痕疙瘩；⑦关节部位，易形成挛缩性瘢痕，膝腘部和足部因伸屈摩擦和受压，瘢痕易出现溃疡。这些部位受伤后易于发生瘢痕，尤其是瘢痕疙瘩，被称为瘢痕易发部位，这些部位的手术或外伤应当引起高度重视，预防瘢痕的发生。头部、眼睑部、结膜、唇红、乳头、生殖器、掌跖部则不容易形成瘢痕。

五 病变特点

瘢痕病变临床表现多样，病变特点是：①形态多样，如凹陷、凸起、线状、碟状、蹼状、桥状、圆形、椭圆形或不规则片状等；②大小不一，有时甚至同时累及身体多个部位；③厚薄不均，自很薄到数厘米厚不等；④色泽不定，有色素脱失、色素沉着、血管充血等改变；⑤质地和柔韧性不相同，如早期较硬、后期较软、中间过渡阶段较韧等。这与受伤原因、程度、部位、患者体质和治疗方法等因素密切相关。为便于描述和治疗方法的选择，瘢痕可以记述为扁平、线状、蹼状、桥状、增生性、萎缩性、凹陷性、挛缩性瘢痕，瘢痕疙瘩和瘢痕癌等，这对治疗方法选择具有较大影响。

六 临床危害

综合来讲，瘢痕对人体具有以下几个方面的临床危害：①影响外观，表现为瘢痕局部组织增厚或凹陷，表面不平滑，有色素沉着和色素脱失等变化；②感觉异常，表现为瘢痕局部常有痒、痛不适等自觉症状，有时可达到难以忍受的程度；③发生挛缩，造成畸形，影响功能；④发生溃疡，继发癌变，重者需要截肢，并有生命危险；⑤给患者造成较重的心理负担，导致心理障碍，影响患者心身健康。

七 转归

虽然机体创面修复的过程是复杂的，目前人们尚不能在理想程度上控制瘢痕增生，但多数瘢痕形成后，除了瘢痕疙瘩持续性增长扩展外，随着时间的推移瘢痕可向三个方面转归：

（一）软化

多数瘢痕到后期阶段，瘢痕组织成熟，成纤维细胞、毛细血管的成分逐渐减少，胶原纤维呈互相平行而较有规律的束状排列，硫酸软骨素A含量也显著减少。此时临床所见瘢痕组织充血消退，色泽变淡或呈淡褐色，外形也渐趋平整，质地变软，基底日渐松动，痒痛感觉也随之减轻或消失。这种退行性变化，由于个体的差别，时间的长短不一，从几个月到数年不等，但总趋势是变稳定、变薄和软化。

(二)挛缩

挛缩主要见于Ⅲ度烧伤、毒蛇咬伤、严重创伤所致的瘢痕,以及发生在关节部位的瘢痕。这类瘢痕收缩性大,使正常组织变形,临近组织受牵拉可造成功能障碍,也可影响到肌肉、血管、神经等组织的发育。临床上常见的因瘢痕挛缩而引起的畸形有睑外翻、唇外翻、颏胸粘连、爪形手、足部瘢痕挛缩畸形等,宜行手术矫治。

(三)恶变

瘢痕恶变多发生于不稳定性瘢痕,尤其是当瘢痕因摩擦、牵拉等原因发生破溃后,产生历久不愈的溃疡时。目前主张对日久不愈的瘢痕溃疡,时愈时溃的不稳定性瘢痕,莫等闲视之,而应及时切除,妥善修复创面,以预防瘢痕癌变的发生。

第二节 病因与病理

一 病因

当皮肤受到深及网状层的任何致伤因素损伤时,都有可能造成瘢痕形成。有研究表明:①外伤(车祸、摔碰、切割、刺砸、抓咬)为第一位致伤原因,其中以车祸伤最为常见,因此,应加强交通事故的防范;②手术是第二位致伤原因,因此,不仅要求整形外科医师,而且要求所有各位外科医师均应注重手术后瘢痕的防治,如严格选择适应证,选择较好的手术方法和手术后配合恰当的措施,以提高瘢痕的手术效果和患者的满意率;③烧伤是第三位致伤原因,烧伤引起的瘢痕的防治一直受到临床烧伤学家们的重视,形成了用整形方法治疗烧伤、既抢救生命又维护功能和美观的共识;④感染,尤其是痤疮引起的下颌、胸部、肩部及背部的瘢痕疙瘩,多为弥散多发结节,治疗十分困难,应加强青春期痤疮的预防和治疗;⑤其他,还有美容性操作、预防接种和原因不明者,需强调的是穿耳孔、重睑、隆胸、缩乳、腋臭去除、文刺、激光和冷冻治疗等美容性操作引起的瘢痕,会造成少数受术者美容不成反而毁容的结果,易引起医疗纠纷,应引起术者重视,认真掌握病情,严格把握适应证,细致地进行术前交流,妥善进行术后处理,避免不良情况的发生。

二 皮肤创面愈合与瘢痕形成过程

瘢痕的形成与组织损伤的修复密不可分,也就是说组织损伤的修复过程就是瘢痕的形成过程。因此,研究瘢痕离不开对创面愈合过程的了解。下面以皮肤创伤伤口愈合过程为例进行介绍。

(一)直接闭合性创口

这类创口的特点是一般无皮肤软组织缺损或缺损不多,经剥离松动创缘后能直接缝合,其愈合历经三个阶段:

1. 止血和炎症阶段 4~5天,主要为急性炎症的表现。创口部有血浆、淋巴液、白细胞、吞噬细胞等渗出。通过吞噬、移除、吸收等作用及受损细胞释放的酶所引起的自溶过程，清除坏死组织和沾染的细菌、异物等，并由纤维素形成的网状结构将创口的表层和深层初步黏合在一起。临床表现为轻度红肿。

2. 增生阶段　随炎性渗出之后，逐渐出现成纤维细胞和毛细血管内皮细胞的增殖。成纤维细胞按一定模板产生以甘氨酸、羟脯氨酸、羟赖氨酸为基本成分的，以三条肽链互成螺旋状盘绕逐级聚合而形成的胶原纤维。胶原纤维有高度的韧性，使创口的抗张强度增加。胶原纤维的形成在14~21天达到高峰。临床表现为瘢痕色淡红，稍隆起，常有痒痛，触之质硬韧。这一阶段受伤情、治疗情况等的影响，持续的时间长短不一。

3. 塑形阶段　胶原纤维不断合成的同时，由于创口组织内所含胶原酶的作用，胶原纤维也在不停地进行分解，但早期合成大于分解。21~28天以后，合成代谢与分解代谢渐趋平衡，成纤维细胞转变为纤维细胞，胶原纤维逐渐成为排列整齐有序的束状，毛细血管闭塞，数量减少，瘢痕渐渐退化。临床表现为瘢痕呈淡褐色或淡白色，较平坦，痒痛症状缓解，触之质柔韧。

（二）皮肤缺损性创口

这类创口的特点是皮肤软组织缺失，创缘互相远离，不能直接对合，其瘢痕愈合过程比较复杂，病理组织变化过程除与闭合性创口基本相同外，还包括以下三个步骤：

1. 肉芽组织的形成　创伤部位由于成纤维细胞和毛细血管芽的增殖，会形成大量肉芽组织，将创腔逐渐填满，将创面铺垫平整，为从四周皮肤表皮新生的上皮向创面中心生长提供良好的血管床。

2. 创缘的向心性聚缩　皮肤具有弹性，破损后创缘退缩，呈现较实际皮肤缺损为大的创面，其后经渗出阶段，由于纤维的作用使创缘与创面基底组织黏合固定，创缘的向心性聚缩随即进行。这是完成皮肤缺损修复过程中极为重要的步骤，但也会因此导致皮肤的过度紧缩，引起瘢痕挛缩畸形。

3. 上皮再生　随着肉芽的形成，创缘的向心性聚缩，源于创缘皮肤表皮的新生上皮向创面中心推进，逐渐覆盖肉芽组织，形成皮肤瘢痕，创面最终愈合。

皮肤损伤的创面修复过程包括止血及炎症阶段、增生阶段和重塑阶段，这三个阶段彼此重叠，体现了皮肤损伤修复中高度的协调关系。在止血及炎症阶段，生理性止血后发生急性的炎症浸润。增生阶段以纤维组织形成、肉芽组织形成、创面收缩和再上皮化为特征。最后的阶段是重塑阶段，也称瘢痕成熟期。这三个阶段每个阶段治疗的重点有所差别。如在止血及炎症阶段，着重处理创面，避免严重感染的发生；在肉芽组织形成的增生阶段，应采取创面外用表皮细胞生长因子和成纤维细胞生长因子等措施来促进创面愈合；在重塑阶段，应使用各种物理疗法（如加压疗法）、药物［如复方肝素钠尿囊素凝胶（康瑞保）］或（和）其他产品（如瘢痕贴）等，以减轻不适感，并尽量减少瘢痕的增生。

三　皮肤创面愈合与瘢痕形成机制

瘢痕研究的主要内容之一是探讨瘢痕的形成机制，为瘢痕防治提供理论依据和可行方法。有关此方面的研究最为火热，目前已从组织学、细胞学水平深入分子生物学水平，并已取得较大进展，如已知成纤维细胞、肌成纤维细胞等细胞成分，胶原等基质成分的代谢与排列失常；生长因子、基因表达、细胞凋亡、免疫、微循环等因素均参与了创面愈合与瘢痕的形成和转归过程。以上诸多因素又因个体差异，其表达有所不同。当人体皮肤遭受外伤或其他原因破坏时，伤口修复过程同时开始，最终形成皮肤瘢痕。伤口修复过程中任何阶段的异常均可能导致病理性瘢痕的产生。但遗憾的是，到目前为止，瘢痕形成的确切机制尚未完全阐明，创面愈合后是否形成瘢痕更多地取决于机体的自我修复状况，任何治疗都是对机体自我修复状况的调节，是否形成瘢痕或瘢痕疙瘩带有很大的不确定性，这体现了瘢痕防治的困难性，也是瘢痕防治难以取得突破性进展的"瓶颈"。

研究表明：创面愈合与瘢痕形成是一个复杂而有序的生物学过程，主要包括止血阶段、炎症反应阶段、细胞增殖与结缔组织形成阶段、创面收缩和组织重塑等几个阶段。创面愈合过程的各个阶段间不是独立的，而是相互交叉、相互重叠的，并有多种炎症细胞、修复细胞、炎性介质、生长因子和细胞外基质等成分共同参与，在机体的调控下呈现高度的有序性、完整性和网络性。下面重点以皮肤创伤创面愈合和瘢痕形成为例阐述其形成机制。

（一）止血阶段

血小板发挥了关键的作用。血小板聚集后脱颗粒，释放和激活一系列有利的生长因子，包括 EGF、IGF-Ⅰ、PDGF 和 TGF-β 等。趋化炎症细胞如嗜中性粒细胞、巨噬细胞、肥大细胞，以及上皮细胞、血管内皮细胞、成纤维细胞等向伤口处聚集。血小板也同时产生纤维粘连蛋白，后者作为替代性伤口基质，可引导炎症细胞的游走。炎症细胞随后激活肉芽组织的形成。研究表明，血小板功能的紊乱可以增加纤维粘连蛋白和肉芽组织的量，引起创口组织的过度增生，导致伤口的过度愈合。

成纤维细胞表现高度纤溶酶原激活物活性和低度纤溶酶原激活物抑制物-1活性，可协同作用于纤溶酶的产生，决定了纤维蛋白的降解。研究表明与正常成纤维细胞相比，瘢痕疙瘩成纤维细胞表现为低水平纤溶酶原激活物和高水平纤溶酶原激活物抑制物-1活性，导致血浆中纤溶酶浓度较低，从而不能有效地溶解纤维蛋白。

TGF-β 也可抑制纤维蛋白的溶解，在正常成纤维细胞中可下调纤溶酶原激活物和上调纤溶酶原激活物抑制物-1的活性。

（二）炎症反应阶段

创面局部在受到损伤打击后即可引起炎症反应，炎症反应是创面愈合过程的启动阶段，为创面愈合所必需。

损伤激活凝血系统、激肽系统和补体系统，进而导致大量血管活性介质和趋化因子的释放，同时刺激炎症细胞的游走。嗜中性粒细胞和巨噬细胞会对伤口进行清理，并释放一些生长因子，伤口局部炎症反应增强，局部的促纤维化细胞因子，如 PDGF、TGF-β 和 IGF-Ⅰ 的浓度增加，可导致增生性瘢痕和瘢痕疙瘩的形成。

如血管内皮细胞损伤后，暴露的基底膜胶原纤维成分会激活凝血因子Ⅻ，继而启动内源性凝血途径；损伤组织可直接释放大量的凝血激活酶（凝血因子Ⅲ、组织因子），启动外源性凝血途径，继而激活血液的纤溶、激肽系统。创面的变性蛋白可直接激活血液的补体系统。这四大系统的部分活化产物均为炎性介质。损伤组织的细胞还可生成或释放血管活性肽、脂质炎性介质和趋化性细胞因子等物质，在这些介质作用下，伤后很快就出现毛细血管痉挛收缩，继而毛细血管又会出现扩张，通透性增加，体液和细胞渗出。受伤部位的血小板被内皮下的胶原所激活，立即发生凝集，也释放大量的炎性介质，趋化炎症细胞进入受伤部位。

中性粒细胞为首批进入受伤部位的炎症细胞，活化补体片段（如 C3a、C5a）可吸引白细胞，清除细胞碎片、细菌；稍后单核细胞浸润至受伤部位，并分化为巨噬细胞，大部分巨噬细胞由血液循环的单核细胞转化而来，有些是在局部增殖的组织巨噬细胞，巨噬细胞清除细胞碎片和细菌，分泌大量生长因子，吸引和活化局部内皮细胞、成纤维细胞、上皮细胞，启动创面修复，在创面由炎症反应向组织增生转换的过程中起关键作用。

淋巴细胞进入创面较晚，其在创面修复中的作用主要是通过其释放的淋巴因子而发生的，许多淋巴因子在体外具有调节成纤维细胞迁移、增殖和合成胶原的作用，因而，淋巴细胞可能也参与了创面胶原的重塑过程。经低剂量的 ^{60}Co 照射造成免疫抑制的动物模型，在烫伤后创面愈合延迟，胶原产生减少，说明淋巴细胞可通过产生对成纤维细胞活性有促进或抑制作用的细胞因子而影响创面愈合。

最近有研究表明：炎症反应期的本质与核心是生长因子调控的结果，组织受伤后出血与凝血等过程可释放出包括 TGF-β、PDGF、FGF 等在内的多种生长因子，生长因子使中性粒细胞、巨噬细胞和成纤维细胞进入创口，向创面集聚，趋化、刺激成纤维细胞、血管内皮细胞，使之分裂、增殖，为后期的修复打下基础。

应当注意，炎症反应虽然是创面愈合过程的启动阶段，为创面愈合所必需，但过度的炎症反应也可引起局部损伤，导致创面进行性损害的发生；炎症反应的不足，同样会导致创面愈合"失控"，出现创面愈合延迟等不良转归，因此，应当讲，适度的炎症反应为创面愈合所必需。如何界定"适度炎症反应"，如何量化"炎症反应不足或过强"，是一个有助于我们调控炎症反应、把握创面愈合转归的关键问题。就目前人们对炎症反应的机制及其对愈合进程调控规律的认识而言，还远不足以圆满地回答这一问题，值得进一步深入研究。

（三）细胞增殖与结缔组织形成阶段

表皮细胞、成纤维细胞和血管内皮细胞等修复细胞的增殖是创面愈合的重要环节，该增殖阶段的特点是通过一系列修复细胞的生物学行为的表达，促进新生血管形成、产生细胞外基质、引起创口边缘收缩、造成表皮细胞迁移覆盖创面。

伤后数分钟内，创缘角质形成细胞的形态即可发生变化，创缘表皮增厚，基底细胞增大，可与真皮脱离并移行至创面缺损处，创面周围附件上皮细胞也可脱离基底向创面迁移。细胞外基质黏附糖蛋白如纤维粘连蛋白、玻连蛋白等提供上皮移行轨道。上皮细胞移行到坏死组织下方，就使坏死组织与正常组织逐渐分离。一旦缺损创面被上皮细胞覆盖，上皮细胞即停止迁移，上皮细胞分泌形成基底膜、半桥粒，将表皮角质形成细胞固定在新的基底膜上，连接于真皮层，并继续增殖形成复层。

伤后成纤维细胞被活化、增殖，改变其分化表型，以新沉淀基质的纤维蛋白和纤维粘连蛋白为支架移行至创面，分泌胶原、纤维粘连蛋白及 TGF-β 等。巨噬细胞的产物可刺激创面周围的成纤维细胞分化，TGF-β、PDGF、FGF、TNF、IL-1 等可刺激成纤维细胞增殖，C5a、胶原肽、纤维粘连蛋白肽、EGF、FGF、PDGF、TGF-β 可促进成纤维细胞迁移等。

伤后第3天，随着炎症反应的消退和组织修复细胞的逐渐增生，创面出现以肉芽组织增生和表皮细胞增生移行为主的病理生理过程。此时组织形态学的特征为毛细血管胚芽形成和成纤维细胞增生，并产生大量的细胞外基质。

增生的成纤维细胞可以来自受创部位，也可以通过炎症反应的趋化，来自创面邻近组织。

毛细血管是肉芽组织的重要组成成分，毛细血管形成的时间、多寡及质量直接影响创伤愈合的程度。目前认为毛细血管来源有两种可能：一是结缔组织中小血管和毛细血管以发芽方式向外生长而来，首先，多种生长因子作用于创面底部或邻近处于"休眠"状态的血管内皮细胞（特别是静脉的血管内皮细胞），使其"活化"并生成毛细血管胚芽，在形成毛细血管胚芽后呈襻状长入创区，最后相互连接形成毛细血管网；二是血管周细胞增生，演变为内皮细胞或由静止成纤维细胞演变为内皮细胞而使毛细血管再生。

血管内皮细胞增生始见于伤后24小时，最开始呈团状、条索状，逐渐变成由单层内皮细胞组成的毛细血管，新生毛细血管相互平行并与表面垂直着生长，这种生长方式可以对结缔组织和表皮细胞提供充分的血供。

随着肉芽组织的增多，基质成分沉积，毛细血管逐渐减少至消失。细胞外基质主要由透明质酸、硫酸软骨素、胶原及酸性黏多糖等组成，其主要成分来自成纤维细胞。

肉芽组织形成的意义在于填充创面缺损，保护创面，防止细菌感染，减少出血，机化血块、坏死组织和其他异物，为新生上皮提供养料，为再上皮化创造条件。在止血和炎症阶段后，成纤维细胞和内皮细胞移行到伤口区域，产生血管丰富的结缔组织，新鲜组织呈现肉芽外观。与此同时，角质形成细胞由伤口边缘向中心生长，以新的表皮层覆盖伤口。

1. 新血管形成　血管化过程包括血管内皮细胞增生和迁移，血管内皮细胞在胶原酶和其他酶的作用下，从未受损的血管部位分离后，向损伤部位迁移并增生，逐渐形成管状结构和毛细血管芽，并相互连接形成血管网，细胞外基质成分沉积至网状结构中，形成新的血管基底膜。研究表明，炎性细胞分泌的具有趋化作用的生长因子和具有降解作用的胶原酶与内皮细胞迁移的启动有关，尤其是aFGF、bFGF、TGF-β和EGF等生长因子在调节血管形成的全过程中起着非常重要的作用。

在增生性瘢痕和瘢痕疙瘩中，新生的微血管较正常瘢痕者过度增生。由于内皮细胞过度增生，微血管向创口裸露的表面生长，并且使管腔闭塞。胶原沉积从创口底部开始，并且在新生微血管的侧支之间聚集。在过度增生的瘢痕组织中，可形成不同形态和大小的胶原结节。在肉芽形成阶段的晚期，微血管闭塞，过度增生瘢痕中的氧浓度降低，后者亦有可能是由于组织新陈代谢率过高或创口区域的氧弥散度下降所致。结果，缺氧刺激血管生成，激活巨噬细胞释放因子，促进成纤维细胞增生并产生胶原。在瘢痕成熟的过程中，微血管逐渐降解、吸收，与胶原结节的形成和增大密切相关。

2. 细胞外基质产生　细胞外基质的形成始于细胞增生阶段，从巨噬细胞向受伤部位趋化性迁移时就开始了，因此其和炎症阶段是部分重叠的，在炎症阶段向增生阶段转变过程中，创伤部位中的炎症细胞数量逐渐减少，而成纤维细胞数量则逐渐增加。此阶段中，成纤维细胞不断地刺激PDGF、TGF-β及其他生长因子的表达，从而调节细胞外基质成分的合成和沉积，包括纤维粘连蛋白、层粘连蛋白、糖胺多糖和胶原基质的形成，不仅是单纯组织结构的填充，更具有调控修复细胞生物学活性的作用。

创口由血凝块转变为肉芽组织的过程中，只有基质降解和合成之间达到精细平衡，才能完成最理想的创口愈合。成纤维细胞合成的胶原、纤维粘连蛋白和蛋白聚糖组成了细胞外基质。细胞外基质的降解是由巨噬细胞、肥大细胞、内皮细胞和成纤维细胞释放的胶原酶和其他蛋白水解酶完成的。基质降解不充分或合成过度或两者同时存在，均可引起增生性瘢痕和瘢痕疙瘩的产生。

3. 再上皮化　上皮化对于创面覆盖及愈合十分重要，上皮化过程涉及角质形成细胞的迁移、增生和分化，从创缘或创面残存的毛囊及汗腺来源的角质形成细胞，在受到损伤刺激后的数小时内即开始迁移，迁移的角化细胞经增生并覆盖创面，并最终与基底膜相连接。上皮和基底膜支持结构的重新建立，对于创伤愈合过程中非渗透性屏障的形成是必需的。

表皮细胞的迁移有两种方式：以完整的多细胞层一起迁移，或以一种复杂的"蛙跳"方式迁移（或称为外包方式），这两种方式都保护了表皮细胞特有的细胞间紧密连接结构，多细胞层的迁移将持续到创面被完全覆盖区域的基底膜结构产生后。胶原、层粘连蛋白影响表皮细胞的迁移，生长因子也能够影响上皮化过程，提高上皮化率。由巨噬细胞分泌的角质细胞生长因子（KGF，也称为FGF-7）能够促进新生结缔组织的形成，并直接促进上皮化过程。

如果创面完成再上皮化的时间超过3周，瘢痕增生极可能发生。与正常皮肤相比，除真皮厚度增加外，增生性瘢痕和瘢痕疙瘩的表皮厚度也增加，由于缺乏表皮突，两者的角质形成细胞均有HLA-2和细胞间黏附分子-1（ICAM-1）的表达，而正常瘢痕角质形成细胞未见表达，这也是免疫因素参与形成病理性瘢痕的依据。这种表达与真皮单核细胞浸润的密度密切相关，同时增加角质形成细胞向T-淋巴细胞的抗原呈递活性。角质形成细胞是生长因子的重要来源，后者大部分参与创口区的免疫过程，部分在肉芽组织形成和瘢痕重塑过程中发挥重要作用，但是确切作用机制还不是很清楚。

（四）创面收缩和组织重塑阶段

1. 创面收缩　创面收缩表现为皮肤损伤后数日，创口边缘的整层皮肤向中心移动，创面逐渐减小。肉芽组织产生的收缩力来自含有收缩蛋白的肌成纤维细胞（myofibroblast），而与胶原形成无关。在肉芽组织形成过程中，成纤维细胞经历了一系列表型变化，肌成纤维细胞的出现便是其表型变化之一。创面中富含沿收缩方向排列的肌成纤维细胞，其胞质内成束的α-平滑肌肌动蛋白（α-SMA）微丝沿细胞膜内面排列。通过细胞外基质的整合素受体，肌成纤维细胞可与胶原及纤维粘连蛋白等基质成分结合。创面中细胞之间、基质之间、细胞与基质之间的连接提供了广泛的网络，使得肌成纤维细胞在基质上的牵引力得以在创面传递，从而引起创面收缩。

肌成纤维细胞的特点是含有大量的α-平滑肌肌动蛋白微丝束，存在于血管周围、真皮深层、肉芽组织及早期的增生性瘢痕。当创面收缩停止并完全上皮化后，肌成纤维细胞表型将会消失。然而，在增生性瘢痕中，它们持续存在于胶原结节中，是瘢痕收缩最重要的因素。创面的局部因子影响了它们的表达，其中最重要的TGF-β_1，其可诱导α-平滑肌肌动蛋白的表达，并且引起纤维基质凝胶的收缩。此外，其还刺激血小板衍生因子自分泌，参与成纤维细胞活化和创面收缩。

创面收缩的程度随组织缺损的深度而变化。例如，在全层皮肤损伤时，如组织缺损深于皮肤附件，创面收缩则是愈合过程的重要组成部分之一，可使创面缩小达40%。抑制胶原形成对创面收缩无影响。包扎创面及某些药物（如可的松类药物）可抑制创面收缩，植皮可使创面收缩停止。

2. 组织重塑　覆盖了再上皮化之表皮的肉芽组织并不意味着创伤愈合过程的完结，它还将经历组织重塑（又称组织改构）阶段，主要表现为肉芽组织逐渐成熟，即肉芽组织向瘢痕组织转化。在此阶段，角质形成细胞、成纤维细胞和巨噬细胞等细胞可分泌多种基质降解酶，分解多余的ECM成分。如间质胶原酶或基质金属蛋白酶-1（metalloproteinases-1，MMP-1）可降解Ⅰ、Ⅱ、Ⅲ、Ⅹ、ⅩⅢ型胶原；明胶酶（MMP-2）能降解Ⅴ、Ⅺ型胶原和所有类型的变性胶原；基质溶解素（stromelysin，又名MMP-3）能降解蛋白聚糖、黏附性糖蛋白，以及Ⅲ、Ⅳ、Ⅴ、Ⅶ、Ⅸ型胶原。因此，胶原不断更新，组织中Ⅰ型胶原含量显著增加，胶原纤维交联增加，而透明质酸和水分减少，蛋白聚糖分布渐趋合理。由于凋亡增加，肉芽组织中细胞数目逐渐减少，丰富的毛细血管网也逐渐消退，胶原排列由紊乱转向有序。

组织重塑可延续至伤后数周甚至2年。机体通过组织重塑可改善组织的结构和强度，以达到尽可能恢复组织原有结构和功能的目的，最终常形成一个被重塑的愈合组织。

可见，创面愈合和瘢痕形成机制是一个相当复杂的生物学过程：炎性介质、细胞外基质和生长因子等调控中性粒细胞、单核巨噬细胞、淋巴细胞、表皮细胞、成纤维细胞、血管内皮细胞的趋化、活化、增殖和分化，特点是在损伤即刻即发生一系列复杂的生物学级联事件，最初产生的因子或介质将启动下一步骤的发生和（或）调节与其同时发生的事件；创面愈合的各个阶段都受参与组织修复过程的各种细胞所产生和分泌的生长因子的调节，一种细胞可产生多种生长因子，一种因子可作用于一种或多种细胞，而产生不同的细胞效应，创面愈合往往是多种因子或介质综合作用的结果；由此，这些因子或基质与炎症细胞和修复细胞一起构成了创面愈合过程的网络性、细胞增殖与抑制或基质合成与降解的统一性，并形成介质、基质、因子和细胞间的多相作用形式，如特异性趋化物质，尤其是生长因子TGF-β和PDGF，能够刺激巨噬细胞的浸润；巨噬细胞是多种生长因子（能启动或介导炎症反应）的主要来源；血小板来源的生长因子和由单核细胞产生的其他趋化物质能够刺激邻近损伤部位的成纤维细胞向损伤部位迁移并增生，这个过程是由多种具有促进或抑制作用的生长因子相互协调来完成的；迁移和增生的成纤维细胞，可以传导从炎症阶段向增生阶段转化的信号；成纤维细胞还不断产生重建阶段必需的生长因子，这些生长因子不仅促进胶原合成，还促进胶原酶活性，控制着胶原重建阶段复杂的合成和降解过程。

四 微观调控因素

创面愈合与瘢痕形成演变过程受许多因素的影响，虽然确切的原因目前尚不清楚，但从细胞生物学和分子生物学微观的角度认识，已知以下因素与这种改变密切相关：

（一）细胞成分

当皮肤受到深及真皮网状层的损伤时，局部炎症反应会使创面出现白细胞、巨噬细胞、肥大细胞、成纤维细胞和肌成纤维细胞浸润。

1. 成纤维细胞　是创面愈合的主要修复细胞，它在创面修复过程中活化、增殖、合成胶原。其功能异常可直接导致增生性瘢痕和瘢痕疙瘩的形成。研究表明，增生性瘢痕组织中成纤维细胞、肌成纤维细胞数量较正常皮肤和供皮区愈合形成的正常瘢痕明显增多，随着瘢痕的成熟和改建，因凋亡增加而使细胞数量随之减少。多种生长因子通过自分泌或旁分泌机制影响创面成纤维细胞生物学特性的改变。如创伤局部巨噬细胞和血小板来源的$TGF-\beta_1$、PDGF等促进了成纤维细胞的增殖。$TGF-\beta_1$还可促进成纤维细胞向肌成纤维细胞转化。

成纤维细胞在线粒体的粗面内质网将氨基酸装配成胶原蛋白的前体多肽链，进入内质网腔内结合成三股螺旋的前胶原蛋白分子，由高尔基体运出细胞外，转变为原胶原，在按一定极性排列聚合成胶原原纤维，再进一步聚合成胶原纤维。创伤区的成纤维细胞还可迅速合成大量的纤维粘连蛋白（fibronectin，Fn），其是细胞外基质的主要成分。成纤维细胞增生，其粗面内质网大量增多，并扩张成囊，胞质内微丝、微管增多，表明其合成蛋白及胶原纤维的功能活跃。研究证实，在增生性瘢痕和瘢痕疙瘩组织中，增殖细胞核抗原、蛋白酪氨酸激酶较正常皮肤组织的表达量显著增多，p53、Bcl-2、Bax、Fas、c-myc等与凋亡相关的基因表达均有明显改变，表明成纤维细胞的过度增殖及凋亡受阻促进了瘢痕疙瘩和增生性瘢痕的形成和发展。

2. 肌成纤维细胞（mFB）　也称成肌纤维细胞或肌成纤维细胞，其具有成纤维细胞和平滑肌细胞的特征和功能，在创伤愈合和瘢痕形成中具有重要作用。这是近代对瘢痕形成机制研究中取得的重要成果之一。

在创伤愈合过程中及瘢痕组织增生时，肌成纤维细胞大量增生，并可与成纤维细胞之间相互转化，功能上相互协调。肌成纤维细除保持成纤维细胞合成胶原蛋白、基质的功能外，尚具有收缩功能。在肉芽组织和早、中期的增生性瘢痕中肌成纤维细胞的含量增多，其有沿收缩方向平行排列的具有收缩功能的肌动蛋白微丝，紧贴着胶原纤维，当大量的肌成纤维细胞收缩时，即引起整个肉芽组织收缩，此时紧贴在肌成纤维细胞表面的胶原纤维变弯曲或螺旋化，成纤维细胞及肌成纤维细胞继续合成胶原和基质，在收缩状态的肌成纤维细胞周围形成僵硬的结构，使瘢痕组织挛缩变硬，导致局部畸形和功能障碍。

肌成纤维细胞的超微结构与成纤维细胞和平滑肌细胞相类似，具有这两种细胞的特征，细胞呈梭形、核呈椭圆形或梭形，核膜凹凸不平，胞质内粗面内质网丰富，有大量的微丝、微管，排列成束，其走行与细胞长轴一致，是造成瘢痕挛缩的主要细胞。

据报道，创伤形成的开放性创面中，肌成纤维细胞数量逐日上升，成纤维细胞比例下降；烧伤后6天的肉芽组织中，成纤维细胞占56%，肌成纤维细胞占44%；伤后24天的肉芽组织中，两种细胞的比例倒置；烧伤后1年内增生的瘢痕组织中，成纤维细胞仅占4%，肌成纤维细胞高达96%；随着瘢痕的成熟，肌成纤维细胞的含量明显减少。在成熟瘢痕组织中，成纤维细胞和肌成纤维细胞的数量均大大减少。

3. 肥大细胞　瘢痕组织中肥大细胞密度增大，幼稚型多于成熟型。从肥大细胞脱出的颗粒散在胶原基质中,这些颗粒中含有多种活性物质,如5-羟色胺、肝素和组胺,肝素为硫酸黏多糖与碱性蛋白的复合物,是构成结缔组织基质的物质,5-羟色胺、组胺为血管活性物质,可导致血供障碍、炎症细胞浸润及促进瘢痕增生。

4. 其他细胞　在创伤愈合中,中性粒细胞吞噬病原微生物,分解坏死的组织,分泌炎性介质;巨噬细胞在创面早期愈合中起重要作用,当它被葡聚糖激活后,细胞内溶酶体会增加,充分发挥清创作用,尤其是在局部氧张力下降、白细胞积聚、乳酸增多的情况下可产生一系列的物质,如肿瘤坏死因子、血管内皮生长因子和白细胞介素-1等,这些物质可促进成纤维细胞分裂增生、胶原合成增加、表皮及血管内皮增生,从而加速创面愈合,同时它可分解胶原,平衡胶原代谢。血小板有凝血作用,其释放的血小板生长因子有很强的促进成纤维细胞分裂的作用。

(二) 胶原代谢与排列失常

胶原纤维构成真皮结构骨架,给皮肤和瘢痕组织提供张力。创面早期的张力来源于纤维蛋白、纤维粘连蛋白、胶原、糖胺聚糖及成纤维细胞之间的相互作用。后期的张力则由新的胶原不断沉积、重塑,以及通过改变分子间交联方式来形成更大的胶原束而逐渐获得。

在创面修复的第2~3天,Ⅲ型胶原首先进入伤口;随后的第6~7天,Ⅰ型胶原进入;而Ⅴ型胶原的增加与组织血管生成并行。Ⅰ型和Ⅲ型胶原总量均增加,而Ⅲ型胶原的比例从损伤后1周的60%下降至成熟瘢痕的28%。在增生性瘢痕和瘢痕疙瘩中,Ⅲ型胶原的相对数量,或Ⅲ型与Ⅰ型胶原比例仍高于正常瘢痕和正常皮肤。

胶原纤维由许多胶原微纤维组成,正常皮肤中胶原微纤维的直径约60nm,而增生性瘢痕中胶原微纤维直径达80nm,而且形状不规则。胶原纤维束间炎症细胞如巨噬细胞、淋巴细胞数量明显增多,还可出现微血管增生、内皮细胞肥厚、广泛的微血管阻塞和畸形血管等情况。

增生性瘢痕中合成的胶原原纤维较瘢痕疙瘩者更纤细,更规则,原纤维间距离也更宽。与增生性瘢痕不同,瘢痕疙瘩中胶原纤维方向不一致,这可能与瘢痕疙瘩不能引起瘢痕挛缩有关。与正常瘢痕相比,过度增生的瘢痕中的胶原纤维更易被酸溶解,依赖赖氨酰氧化酶交连的复合体数量减少。

创伤局部成纤维细胞、巨噬细胞、内皮细胞等通过它们的相互作用及其分泌的细胞因子在多个环节上调节胶原的合成与分解,从而参与瘢痕形成的过程。透明质酸、整合素黏附分子、金属蛋白酶抑制剂等在瘢痕疙瘩和增生性瘢痕组织中含量的变化,也与瘢痕形成密切相关。

胶原纤维的形成和降解也受蛋白聚糖浓度的影响。透明质酸和其他蛋白聚糖如核心蛋白聚糖、双糖链蛋白聚糖能够结合胶原纤维,并影响其三维分布。核心蛋白聚糖和双糖链蛋白聚糖能够和Ⅰ型胶原纤维互相作用,影响它们的原纤维形成。它们还可以抑制成纤维细胞黏附基质,并可与TGF-β结合。

胶原的合成与降解是一个复杂的动态过程,包括蛋白质的翻译、翻译后的修饰,以及许多氧化酶、蛋白酶、胶原酶和金属蛋白酶抑制剂的参与。胶原的合成与分解动态平衡的紊乱,合成代谢超过了分解,导致了瘢痕胶原纤维的堆积和排列异常,是引起瘢痕增生临床表现的基础。

瘢痕疙瘩和增生性瘢痕均以胶原蛋白的合成显著增加和排列紊乱为病理特征,但两者胶原代谢与排列失常具有不同的分子生物学机制。如研究表明,在胶原蛋白生物合成途径中的关键酶脯氨酸4-羟化酶的活性均明显增强,但在增生性瘢痕组织中Ⅰ、Ⅲ型胶原蛋白mRNA的稳态水平均升高,而瘢痕疙瘩仅显示Ⅰ型胶原mRNA稳态水平的增高,导致组织中Ⅰ/Ⅲ型胶原比例的改变。Santucci等研究发现,病程在1年内的增生性瘢痕组织中有大量散在分布的α-平滑肌肌动蛋白(α-smooth muscle actin,α-SMA)和Fn染色阳性的细胞;病程在1~3年的增生性瘢痕组织中可见许多胶原小结节;病程在3年以上的增生性瘢痕组织显示广泛纤维化现象;而瘢痕疙瘩组织学特征与病损年限无关,表现为持续存在、异常增厚的胶原纤维结节,其α-SMA和Fn表达较增生性瘢痕为低，但变化较大。瘢痕疙瘩中，胶原酶抑制物如α_2-巨球蛋白和α_1-抗胰蛋白酶积聚。

（三）细胞外基质成分改变

细胞外基质是围绕着细胞，由蛋白、多糖交联形成的复杂结构，主要成分有胶原蛋白、蛋白聚糖及粘连糖蛋白。

1. 胶原蛋白　胶原是主要的细胞外基质，约占机体蛋白质总量的25%，系3条α（或β、γ）肽链拧成三股螺旋结构的基质蛋白。组成胶原蛋白的氨基酸中，甘氨酸约占1/3，脯氨酸约占1/4，尚有胶原特有的羟脯氨酸和羟赖氨酸，这与胶原分子交联有关。目前已发现胶原至少有15型，主要胶原蛋白有六（Ⅰ～Ⅵ）型，与皮肤损伤修复有关的主要为Ⅰ型、Ⅲ型胶原，正常皮肤约80%为Ⅰ型，20%为Ⅲ型，创伤修复过程Ⅲ型胶原比例升高。

测定羟脯氨酸量及Ⅰ型和Ⅲ型胶原的比值可以了解创面愈合的情况。浅度（浅Ⅱ度）创面羟脯氨酸量伤后不久即增加，伤后2周羟脯氨酸量趋于正常，而Ⅲ型胶原量降低。深度（深Ⅱ度、Ⅲ度去痂植皮）创面，伤后羟脯氨酸及Ⅲ型胶原量升高，创面覆盖后相当长一段时间内其含量仍高。胶原蛋白在创面积聚，取决于创面局部酶所致的胶原合成和降解比率，创伤后早期胶原蛋白降解少，创面覆盖趋于成熟后其降解量增加。

2. 蛋白聚糖　蛋白聚糖及糖蛋白均由蛋白质及糖组成，但两者的比例、结构、代谢、功能有很大差别。糖蛋白是在多肽链上连接了一些寡糖，蛋白质较多，糖占的比重变化大，更多表现为蛋白质性质。蛋白聚糖中含1条或数条多糖链，多糖链与多肽链以共价键相连接，多糖所占重量达50%～95%，因而具有多糖性质。因此，蛋白聚糖是由一种或多种糖胺聚糖，共价连接于核心蛋白构成的。重要的糖胺聚糖有6种，即透明质酸、硫酸软骨素、硫酸皮肤素、硫酸乙酰肝素、肝素、硫酸角质素。

蛋白聚糖中糖胺聚糖是多阴离子化合物，可结合阳离子Na^+、K^+等，吸收水分子，蛋白聚糖可吸引保留水而形成凝胶、容许小分子化合物扩散而阻止细菌通过。透明质酸可与细胞表面的透明质酸受体结合，影响细胞黏附、迁移、增殖和分化。蛋白聚糖可影响创面胶原纤维形成和排列，调控胶原蛋白降解速度。

透明质酸是细胞外填充物的一部分，也是早期肉芽组织的主要组成部分。它促进细胞在细胞外基质中活动和分裂。创伤早期透明质酸聚集增加，5～10天后下降，以后残留物相对稳定，同时硫酸糖胺聚糖，包括硫酸-4-软骨素和硫酸皮肤素增加。在过度增生的纤维化组织中，透明质酸和蛋白聚糖持续处于超正常水平状态。在增生性瘢痕中透明质酸主要存在于真皮乳头的狭长带中，而在瘢痕疙瘩中透明质酸主要存在于增厚的表皮颗粒层和棘层中，说明两者生物学特性有所不同。

在重塑过程中，透明质酸被硫酸蛋白聚糖替代，它们均含有硫酸皮肤素和硫酸软骨素侧链。这些硫酸蛋白聚糖由成熟的瘢痕成纤维细胞产生，决定组织的弹性。蛋白聚糖的分布和它们所在的创面环境对修复过程是非常重要的。例如，核心蛋白聚糖在含玻连蛋白基质中时可诱导金属蛋白酶的表达，可通过附着于Ⅰ型胶原纤维表面，可影响原纤维的形成，而且其分布与TGF-β一致。在增生性瘢痕中硫酸软骨素水平较高，其主要分布于活跃的增生结节内，并与胶原增生有关。此外它还与血管周围的T-淋巴细胞浸润有关。在正常瘢痕中，核心蛋白聚糖在整个真皮中强烈表达，而在过度增生的瘢痕中，缺乏核心蛋白聚糖，而双糖链蛋白聚糖的表达显著上调，尤其是在结节区域。

在增生性瘢痕中黏多糖的增多主要是硫酸软骨素A和4-硫酸软骨素大量增多，其过多的沉积可能是增生性瘢痕质地坚硬的原因。

3. 粘连糖蛋白　细胞外基质中粘连糖蛋白包含纤维粘连蛋白、生腱蛋白（tenascin）、层粘连蛋白（laminin）、纤维蛋白原、血小板应答蛋白（thrombospondin）、玻连蛋白等。这些粘连糖蛋白是通过细胞膜表面受体—整合素（integrin）来发挥作用的。

整合素为膜糖蛋白家族,由α和β两个亚单位组成,它联结细胞间骨架、细胞周围基质及邻近细胞。各种特定细胞对粘连糖蛋白的亲和力,即整合素与其配体的亲和力,决定细胞移动方向。

纤维粘连蛋白广泛存在于细胞外基质、基底膜及各种体液中,成纤维细胞、上皮细胞、巨噬细胞等均可合成分泌,尤以成纤维细胞分泌量多,血浆纤维粘连蛋白主要来自肝细胞。纤维粘连蛋白与许多涉及创面愈合的分子如胶原、肌动蛋白、纤维蛋白、透明质酸、肝素、纤维粘连蛋白自身及成纤维细胞表面受体等均有结合作用,对细胞移行、胶原沉积、再上皮化及创面收缩均有影响。如肉芽组织成纤维细胞及肌成纤维细胞表面均有一层纤维粘连蛋白基质,这可造成创面收缩。纤维粘连蛋白对胶原蛋白具有特别的亲和力,与瘢痕增生密切相关,在增生性瘢痕中含量更高。

生腱蛋白抑制纤维蛋白的细胞黏附作用,使细胞离开基质而移行。生腱蛋白的出现常伴随上皮细胞、间质细胞移行的开始。

层粘连蛋白是基底膜的主要成分,由上皮角质形成细胞分泌,促进上皮细胞间黏附,抑制上皮细胞的移行,增强上皮细胞与基底膜结合的稳定性,使上皮化过程终止,上皮细胞恢复功能。

在早期细胞外创面基质沉积后,通过细胞凋亡和成熟过程,基质中的胶原骨架和蛋白聚糖填充物开始重塑,以获得瘢痕张力。

(四)微循环因素

微循环因素与病理性瘢痕的发生和发展有密切关系。研究证实增生性瘢痕在增生活跃期,毛细血管增生,组织为高度充血状态,可见较多的大而弯曲、缺乏交通支的微血管,这些血管大部分处于闭合或部分闭合状态;又可因其内皮细胞增生突入管腔而造成堵塞,加上肌成纤维细胞的收缩,更增加了微循环的阻塞,继而引起缺氧,与瘢痕增生关系密切。如无创性经皮氧分压测定表明增生性瘢痕的组织氧分压比周围正常组织明显下降。经过一段时间后,随着血管发育完善,血供改善,瘢痕逐步转向成熟。

(五)免疫因素

瘢痕过度增殖与免疫有密切关系。在瘢痕疙瘩和增生性瘢痕组织中存在着大量免疫球蛋白,如IgG、IgA、IgM、IgE和C4。Santucci等对白种人不同病程的增生性瘢痕和瘢痕疙瘩组织免疫表型进行对比分析,发现瘢痕疙瘩、增生性瘢痕组织中均渗有CD3、CD45RO、CD4、HLA-DR、LFA-1阳性的T淋巴细胞和CD1a/CD36、HLA-DR、ICAM-1阳性的树突状细胞。

并且,免疫细胞的数量与瘢痕类型有关。研究表明,细胞介导的MHC-Ⅱ类免疫应答在瘢痕疙瘩和增生性瘢痕的发生和发展中起了重要作用。瘢痕疙瘩具有持续增殖、浸润扩大的特征,但当将其切下并移植于无胸腺小鼠后,则可见病灶逐渐缩小,说明瘢痕过度加速生长需要不断给予免疫刺激。增生性瘢痕组织中朗格汉斯细胞数量明显增多,密度加大,增生活跃,这提示机体局部组织的免疫反应性明显增强。同时,增生性瘢痕组织中肥大细胞数量也显著增多,肥大细胞以脱颗粒方式分泌组胺等生物活性物质,在其颗粒中还含有TGF-β、TNF-α、bFGF、IL-1、IL-4等细胞因子,均可刺激成纤维细胞增殖和胶原合成。肥大细胞中的丝氨酸蛋白酶可使成纤维细胞失去接触性抑制作用,与成纤维细胞分泌的生长因子相互作用,在瘢痕过度增殖过程中也发挥着重要作用。

(六)细胞因子调节机制紊乱

在创面修复过程中,细胞因子是细胞与细胞外基质间重要的信号传导物质,细胞因子含量及功能的紊乱,是病理性瘢痕发病的重要机制,是目前研究的热点。它们多具有细胞生长调节功能，又被称为生长因子。众多研究表明，TGF-β、PDGF、IGF-1、IL-1、TNF-α、bFGF等的异常表达，均可导致皮肤创面正常愈合过程的紊乱和病理性瘢痕的发生。

细胞因子是创伤修复过程中的主要调控因子，它们以自分泌或旁分泌的方式通过作用于靶细胞来刺激或抑制创伤处基因的表达，刺激细胞的增生和趋化新的细胞至损伤处。无数细胞因子聚集在损伤部位，其中许多种细胞因子的生物学功能互相重叠。细胞因子的功能调节相当复杂，因其和多种受体结合诱导细胞信号传导。如果细胞表面没有功能性信号受体，细胞因子是不能对靶细胞起任何作用的。大多数细胞因子都有各自的不同亚型，不同的受体类型，如此增加了其功能的复杂性（表32-1）。在正常的无创伤情况下，细胞外基质是未活化状态的细胞因子的储存库，当创伤破坏了基质结构，细胞因子被激活并从细胞外基质中释放出来，从而参与修复过程的启动和调节。

表32-1 创伤部位出现的部分细胞因子列表

细胞因子	细胞来源	靶细胞	生物学活性
TGF-β_1和TGF-β_2	巨噬细胞、血小板、成纤维细胞、角质形成细胞	炎性细胞、角质形成细胞和成纤维细胞	趋化作用、促进增生和基质合成（纤维化）
TGF-β_3	巨噬细胞	成纤维细胞	抗瘢痕形成
TGF-α	巨噬细胞、血小板、角质形成细胞	角质形成细胞、成纤维细胞、内皮细胞	促进增生
TNF-α	中性粒细胞	巨噬细胞、角质形成细胞、成纤维细胞	激活生长因子的表达
PDGF	巨噬细胞、血小板、成纤维细胞、内皮细胞、血管平滑肌细胞	中性粒细胞、巨噬细胞、成纤维细胞、内皮细胞、血管平滑肌细胞	趋化作用、促进增生和基质的合成
FGF-1/FGF-2 FGF-4	巨噬细胞、成纤维细胞、内皮细胞	角质形成细胞、成纤维细胞、内皮细胞、软骨细胞	促血管生成、增生和趋化作用
FGF-7/KGF-1 FGF-10/KGF-2	成纤维细胞	角质形成细胞	增生、趋化作用
EGF	血小板、巨噬细胞、角质形成细胞	角质形成细胞、成纤维细胞、内皮细胞	增生、趋化作用
IGF-1/Sm-C	成纤维细胞、巨噬细胞、血清	成纤维细胞、内皮细胞	增生、胶原合成
IL-1α和IL-1β	巨噬细胞、中性粒细胞	巨噬细胞、成纤维细胞、角质形成细胞	增生、胶原酶合成、趋化作用
CTGF	成纤维细胞、内皮细胞	成纤维细胞	TGF-β_1下游区
VEGF	巨噬细胞、角质形成细胞、成纤维细胞	内皮细胞	新生血管形成

注：TGF-β为转化生长因子-β；TGF-α为转化生长因子-α；TNF-α为肿瘤坏死因子-α；PDGF为血小板源性生长因子；FGF为成纤维细胞生长因子；EGF为表皮细胞生长因子；KGF为角质形成细胞生长因子；IGF-1为胰岛素样生长因子-1；Sm-C为生长抑制素C；IL-1为白介素-1；CTGF为结缔组织生长因子；VEGF为血管内皮细胞生长因子。

（七）基因表达因素

基因表达是调控生命活动的基础。瘢痕疙瘩与增生性瘢痕基因表达不同。如通过原位杂交技术研究发现，增生性瘢痕中主要是Ⅰ与Ⅲ型胶原基因呈上行调节作用，且这种基因的活性表达主要位于皮肤真皮乳头等部位，而瘢痕疙瘩中主要表达Ⅰ与Ⅵ型胶原基因，活性区域主要在皮下、成纤维细胞聚集处及瘢痕疙瘩扩张的边缘。此外，瘢痕疙瘩中的微血管内皮细胞表达Ⅰ型胶原基因，同时在活性的基因表达区域内可检测出较高水平的TGF-β和其mRNA。该结果将有助于解释何以瘢痕疙瘩的生长会超出最初的损伤范围,而增生性瘢痕尽管过度生长,但都局限于最初的损伤范围。我们在最近研究中发现瘢痕疙瘩成纤维细胞发生polyA位点、CA重复序列、rb基因的突变,瘢痕疙瘩成纤维细胞中c-fos基因、Bcl-2基因表达明显增强,而促凋亡基因Bax表达减弱等,都可能与瘢痕疙瘩的持续性生长相关。

(八)表皮角质细胞的分化与增殖异常

有人研究发现,增生性瘢痕的表皮和真皮中,IL-1α等角质细胞来源的生长因子(keratinocyte derived growth factor,KDGF)含量的减少可能导致真皮基质降解的降低,同时表皮高水平的PDGF也有助于增生性瘢痕真皮基质的沉积。这一结果说明表皮角质细胞分化与增殖的异常参与了创面过度修复中增生性瘢痕的形成。作为上皮细胞分裂与分化的标志性角蛋白K5和K14在瘢痕疙瘩中翻译和转录水平上的表达均较正常皮肤及增生性瘢痕明显增强,也表明表皮角质细胞的分化与增殖异常在瘢痕疙瘩发生的分子机制具有重要作用。

(九)自由基因素

有人研究表明,增生性瘢痕内氧自由基含量增加极其明显,提示氧自由基可能是增生性瘢痕胶原合成异常增加的原因之一。

可见,皮肤创面愈合与瘢痕形成机制微观调控相当复杂,在这一过程中,成纤维细胞是创面愈合的主要修复细胞,它在创面修复过程中活化、增殖、合成胶原,其功能异常直接导致增生性瘢痕和瘢痕疙瘩的形成。肌成纤维细胞具有成纤维细胞和平滑肌细胞的特征和功能,在创伤愈合和瘢痕形成中起重要作用。中性粒细胞、巨噬细胞、肥大细胞及血小板等的功能状态,胶原、透明质酸、蛋白聚糖等细胞外基质的改变,也调节和影响着创面愈合与瘢痕的形成和消退。如胶原的合成与分解动态平衡的紊乱,合成代谢超过了分解,导致了瘢痕胶原纤维的堆积和排列异常,是引起瘢痕增生临床表现的基础。细胞因子因素、基因表达因素、微循环因素、免疫因素等都影响着创面愈合和瘢痕的形成。而细胞之间、细胞与细胞外基质之间,细胞、细胞外基质与细胞因子之间相互影响,构成了十分复杂的调节网络,受着机体受伤时的内环境影响,致使人们目前尚未找到其关键之处,而难以将创面愈合和瘢痕形成调控到适当的程度,值得进一步深入研究。

五 宏观调控因素

从宏观的角度认识创面愈合和瘢痕形成因素的影响,包括机体内在的原因和外在的原因两个方面。外科医师应当熟知这些影响因素,在工作中注意克服引起瘢痕增生的不利因素,提高治疗效果。

(一)内在因素

1. 全身因素

(1)种族:瘢痕和瘢痕疙瘩在各种人种都会发生,但有色人种发生率高,其中黑人最高,黄种人次之,白人相对较轻,如黑人瘢痕疙瘩的发生率为白人的6~18倍,这说明瘢痕的发生与种族有关。

(2)年龄:胎儿创伤愈合后一般无病理性瘢痕发生。年轻人创伤愈合后病理性瘢痕发生率较老年人高,且同一部位年轻人病理性瘢痕增生的厚度较老年人厚。如国外Ketch统计200例瘢痕患者,增生性瘢痕在10~20岁发生率最高,占64.4%,20~30岁次之,占14.2%。这可能与胎儿组织损伤修复过程中急性炎症阶段不明显、成纤维细胞较少、胶原沉积不多、年轻人组织生长旺盛、受伤后反应较强烈同时年轻人皮肤张力较老年人大等因素有关。

（3）体质：个体间对创伤反应存在差异，创伤后瘢痕形成有较大差别。对多数人来说，创伤后1年左右，瘢痕经活跃增生、稳定、减退而变平变软，红色消退，痛痒消失而逐渐成熟、老化；少数人需经过2～3年；更甚者需经过4～5年。

瘢痕疙瘩常呈家族性多发倾向，同一个人在不同部位、不同时期发生的瘢痕均是瘢痕疙瘩，这说明瘢痕疙瘩的发生可能与个体体质有关。通常认为瘢痕体质具有以下特点：①家族中有多个患者，具有遗传倾向；②每个患者身体的不同部位、不同时期受到不同原因的损伤均可出现瘢痕瘤样增生，哪怕是不经意的轻微损伤。

从笔者20余年的临床经验来看，如果按照这两个条件来判断患者是否为瘢痕体质的话，到目前为止，在笔者的实践中几乎没有见到瘢痕体质的患者，说明真正的瘢痕体质的患者是非常罕见的，我们不能泛用"瘢痕体质"的概念，让患者终身背上"瘢痕体质"的帽子而影响患者的正常生活。如同一个患者同一个部位或不同部位伤后，有的部位会长出瘢痕疙瘩来，有的部位瘢痕不明显（图32-1）；同一部位的切口，切口不同部分术后发生瘢痕的情况明显不同（图32-2）；同一个部位的瘢痕疙瘩用同一方法治疗的反应也不相同，有的好转消退，有的却继续长大（图32-3）；同一部位受到损伤后，不同时期发生瘢痕的情况不同（图32-4）；同样方法、同时扎耳孔，一侧长瘢痕疙瘩，而另外一侧没有长瘢痕疙瘩等，笔者认为这不是瘢痕体质的问题，而是与受伤或治疗时机体的全身和局部内环境情况密切相关，不能用"瘢痕体质"来解释。

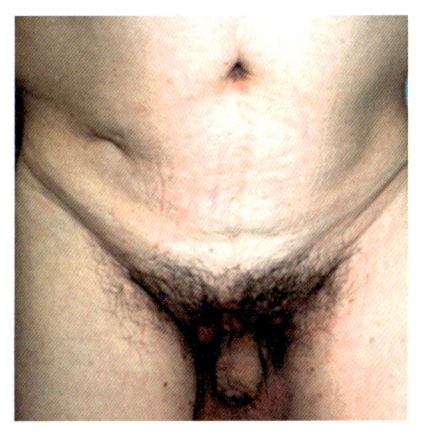 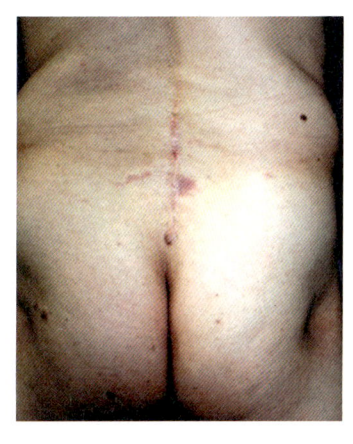

A　　　　　　　　　　　　　　B

图32-1　男，70岁，耻骨区手术治疗后瘢痕疙瘩复发，而右下腹和后背切口无瘢痕疙瘩

A. 正面观　B. 背面观

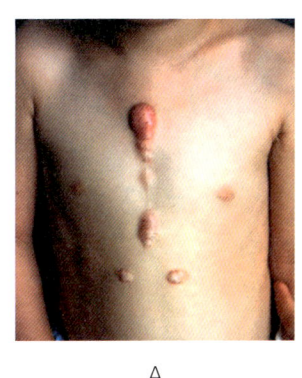 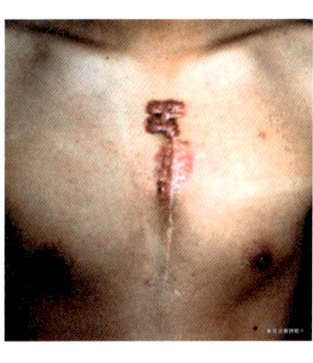 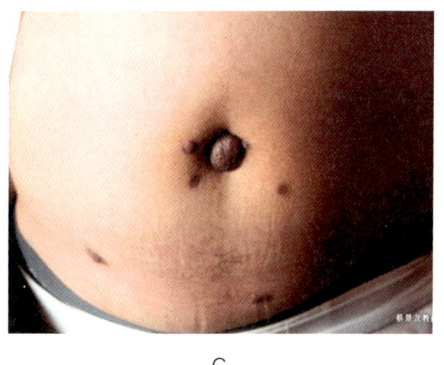

A　　　　　　　　　　　B　　　　　　　　　　　C

图32-2　同一部位的切口，切口不同部分术后发生瘢痕的情况明显不同

A. 儿童胸腹部切口　B. 成人胸部切口　C. 成人腹部切口

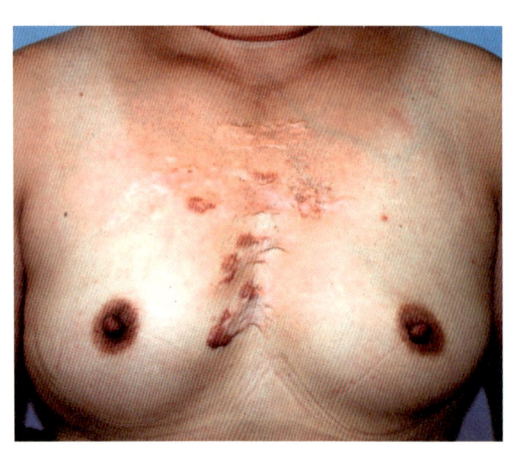
图 32-3　女，35 岁，胸部瘢痕疙瘩瘢痕内药物注射治疗 10 年后，对治疗的反应不相同

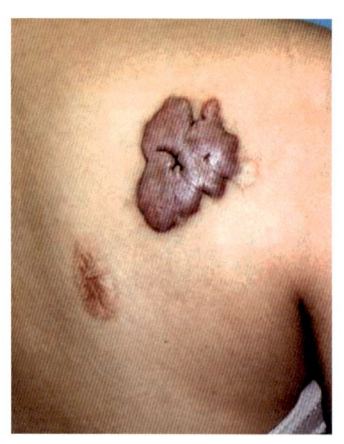
图 32-4　同一部位受到损伤后，不同时期发生瘢痕的情况不同

（4）皮肤色素：皮肤色素与瘢痕的发生有较密切的关系。如人体的瘢痕疙瘩常发生在色素较集中的部位，而很少发生于含色素较少的手掌或足底；去炎舒松是促色素细胞激素的阻滞剂，可使色素减少、胶原降解，使瘢痕与瘢痕疙瘩萎缩；皮肤色素脱失部位不易形成瘢痕。

（5）家族：公认瘢痕疙瘩的发生与家族有关，常可见到一个家族的直系或旁系中三代、二代或同代的兄弟姐妹内同时患有瘢痕疙瘩。据报道，瘢痕疙瘩患者有家族遗传倾向的约占25%，黑人家族遗传因素更为明显，白人有家族史者较少，只占5%～10%；非瘢痕疙瘩的瘢痕患者尚未确认其有明显的家族遗传倾向。

（6）代谢状态：瘢痕和瘢痕疙瘩多发生于青少年和怀孕的妇女，这可能与其代谢旺盛，垂体功能状态好，雌激素、促黑素、甲状腺素等激素分泌旺盛有关。

（7）心理因素：如患者对创伤认识不足或心理不健康，特别是自主神经功能紊乱的患者，总是感觉到受伤后的不适，有虫、蚁爬行感觉等，而不自主地摩擦、搔抓，会使皮肤受到损害，可使瘢痕增生加重，甚至造成恶性循环。

（8）一般状况：如营养不良、贫血、维生素缺乏、微量元素平衡失调、糖尿病等全身因素，都不利于创面愈合，使创面愈合的时间延长而利于瘢痕发生。

2. 局部因素

（1）部位：人体所处的解剖位置不同，不同部位的皮肤皮脂腺、毛发、色素含量不同，组织结构与厚薄不同，皮肤张力、活动度和受压情况不同，血液循环不同，均与瘢痕发生有一定的关系。同一个体在不同部位，瘢痕与瘢痕疙瘩的发生情况不同，这可能与身体不同部位的皮肤张力不同、软组织多少及血流丰富情况、活动量多少不同有关。皮肤张力大、活动多的部位，如关节等，发生瘢痕疙瘩的可能性就大，发生挛缩畸形的机会较多。创伤如发生在容易感染的部位或汗腺及其他皮脂腺分泌旺盛的部位，形成瘢痕的概率也大。同样的损伤强度作用于真皮厚度不同的部位，瘢痕发生的情况也会不一样，如在容易受压的背部，受伤后愈合的瘢痕就较轻。

（2）张力：瘢痕易发生于张力较高的部位。当瘢痕的方向与皮肤张力不一致时，常增加瘢痕牵扯的力量，慢性的局部牵拉张力刺激，也是瘢痕增生的因素。在关节部位，已经愈合的上皮，经常受到运动的张力影响，局部的纤维组织反复受到损伤而破溃，新的纤维组织又不断增加，这些部位的瘢痕往往有增生的倾向。

1973年Borges根据既往资料及实践观察，详细地绘制出皮纹线与张力松弛线，被称为郎格氏线（图32-5）。该线与皮肤瘢痕形成关系密切，临床实践证实：切口或创口与该线平行，创缘所受张力小，创面愈合后瘢痕较小，反之瘢痕则较大。临床上可根据此线方向做Z成形术，改变瘢痕的张力，减少瘢痕的复发。

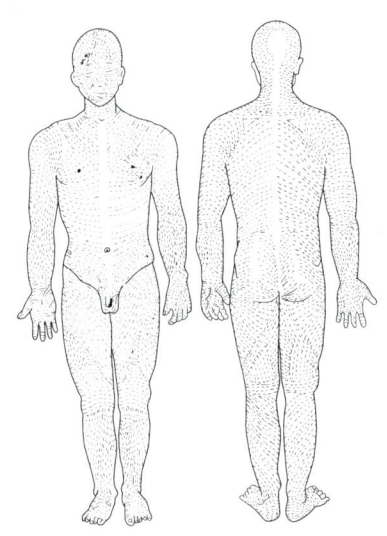

图 32-5 体表郎格氏线

（3）皮脂腺及其分泌物：有人研究表明病理性瘢痕边缘可发现数排新鲜的粟粒状皮脂腺，大量皮脂腺管呈现扩张改变，管腔内积聚大量分泌物，而正常瘢痕基底及其边缘很少发现皮脂腺及其分泌物，故而认为皮脂腺及其分泌物是刺激病理性瘢痕形成的重要原因，控制皮脂腺的活动、促进其分泌物的排除可能是预防瘢痕生长的重要手段。

（二）外在因素

影响瘢痕形成的外在因素较多，总的来讲包括伤情和治疗因素两部分。

1. 创口与手术切口

（1）创口与手术切口方向：研究表明皮肤有张力松弛线（郎格氏线）。凡创口与手术切口平行于该线者，所受的张力就小，瘢痕的发生率就低；凡切口垂直于该线者，所受的张力就大，瘢痕的发生率就高。故手术操作时，应使切口和皮肤纹理或郎格氏线平行，或和面部自然皱褶如额纹、鼻唇沟、鱼尾纹重叠，或沿面部器官如发际、睑缘、鼻翼、唇缘、耳郭、下颌缘、乳晕、乳房下等轮廓线走行。老年人因皮肤松弛下垂，皱纹明显，可按皱纹方向切开。

（2）创口与手术切口形状：创口与手术切口直线形者易出现瘢痕挛缩，尤其是髋关节的直线创伤或切口，更易挛缩，以至影响关节的功能。因此，避免直线切口而采用改形等曲线切口是整形外科的一项手术原则。

（3）创口与手术切口角度：呈90°角垂直于皮肤平面切开或裂开，利于创口的整齐对合，愈合后瘢痕小而轻。相反，斜形切口则导致切口两侧皮肤不易精确对合，愈合后形成的瘢痕较为明显。切开时刀片在皮肤表面的倾斜度越大，真皮的瘢痕就越宽，愈合后瘢痕就越粗大明显。但毛发内切开应沿毛发走向和角度斜形切开，以保护毛根，减少毛发的破坏脱落。

2. 组织损伤程度

（1）组织损伤深度和面积：包括植皮手术取皮时的深度，若损伤平面仅伤及真皮浅层，愈合后创面呈淡红色，约3个月自行消退，可不留瘢痕；若损伤平面达真皮网状层，创面局部反应较大，创面愈合后可产生瘢痕。有学者研究证实，瘢痕发生的概率和程度与组织损伤的深度成正比。修复创面的上皮从损伤基底长出，瘢痕相对较轻，而靠周围创缘向创面中心长入，创面愈合的时间长，瘢痕较重，说明受伤时皮肤缺损的面积与瘢痕形成也有密切关系。

（2）创面失活组织：创伤和手术不可避免地致使局部组织失活，感染又可加重组织失活的程度，失活组织必须通过组织细胞的吸收而清除、肉芽组织形成填充修复，最后形成的瘢痕与失活组织的程度和量密切相关。创伤处理中应将失活组织和不整齐的创缘去除，以减少瘢痕增生。

3. 创面异物　若创面有灰尘、滑石粉、棉花纤维、线结、含渣外用药物等异物，易于引起炎症、诱发感染，如不排除，将被纤维组织包裹，最后形成的瘢痕亦将明显。创伤处理时应清除各种异物，彻底清创，尽量避免异物留存于创面处。

4. 创面血肿　创伤或手术出血未被彻底制止、清除或未被引流而留滞、聚集在组织内而成为血肿，需要经过自身的清除、吸收、包裹、机化而清除，同时也为感染创造了条件，对创面愈合产生不良影响，增加瘢痕与瘢痕疙瘩的增生程度。

5. 创面感染　创面的感染可来自：①伤者自身皮肤或创面残留的毛囊汗腺中存留的病菌；②伤员的口、呼吸道、肠道的病菌；③周围环境的污染，包括接触污染、空气污染等。创面感染后，可加重组织损伤的程度，如浅度烧伤创面感染可破坏残留的上皮组织，使其转变为肉芽组织，深度创面感染，上皮生长遭到阻碍或破坏，肉芽组织增生严重，瘢痕增生明显，挛缩严重。创伤和手术感染加剧了创口局部炎症反应、组织坏死、创伤扩大、愈合延迟、瘢痕增生明显，面积扩大。故需做好术前的全身和局部条件的准备和计划，术区严密消毒，术中严格操作，术后给予必要的全身支持和药物预防，避免感染的发生和加重。

6. 创面愈合时间　创面愈合时间越早，瘢痕的发生率越低，否则瘢痕的发生率就升高。如Deitch临床观察发现创面在伤后10天愈合就可能出现瘢痕，其发生率为0～6%；若创面在伤后10～14天愈合，瘢痕的发生率为4%～19%；若创面在伤后14～21天愈合，瘢痕的发生率为30%～35%，且多是增生性瘢痕；若创面愈合超过21天，瘢痕的发生率可高达50%～83%。如创面暴露2～4周，肌成纤维细胞占成纤维细胞的40%～50%，瘢痕形成明显。创面愈合得越好，瘢痕增生的机会就越少，这在现在已成为共识，把促进创面愈合、保证创面愈合良好提升到预防瘢痕增生的首要步骤，道理就在此处。

7. 创面修复方法

（1）创面修复方式：创面较小以直接缝合对齐创缘为好。创面较大、较深时采用皮瓣修复较皮片移植效果好，若让其自行愈合，瘢痕增生必定严重。用自体或异体培养的表皮细胞移植于Ⅲ度烧伤创面，因缺乏真皮层，创面易走向瘢痕化；若给予断层皮片移植，创面收缩减轻，肌成纤维细胞减少，瘢痕增生减少；若给予全厚皮移植，创面收缩最小，肌成纤维细胞消退最迅速，瘢痕增生最不明显。目前，真皮缝合后，仍要全层缝合皮肤，并且缝合线要用6-0至8-0的单丝尼龙线，目的就是准确对合创缘，减少损伤，促进创面良好修复。

（2）创面闭合方法：与缝合方式、缝合材料和缝合松紧度等有关。整形外科缝合方法和效果与外科普通缝合有较大差别（图32-6）。

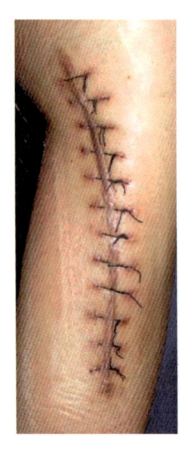
A

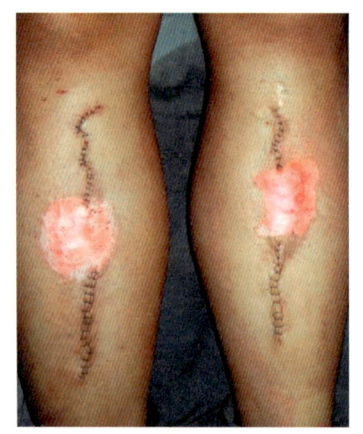
B

图 32-6　整形外科缝合方法与外科普通缝合差别
A. 外科普通缝合　B. 整形外科缝合方法

1）缝合方式：不同情况下，应采用不同的闭合创口缝合方法，如间断缝合、褥式缝合、皮内间断缝合、减张缝合等，以期获得最佳的愈合和最小的瘢痕。其中，间断缝合是整形外科最基本和常用的闭合创口的缝合方法，它可以使皮肤创缘对合整齐，创缘两侧组织高低、厚薄经调整后趋于一致，这有利于分次拆线；连续缝合也是一种常用的缝合方法，优点是节省时间，缺点是必须集中拆线；褥式缝合有增加创缘对合接触的组织量的作用及一定的减张作用，故有利于创面的愈合，但应注意不要缝合过宽、结扎过紧。为了避免皮肤表面出现针孔痕迹，可行创缘真皮内缝合，表皮也可因此自行对合，这种方法称为皮内缝合。

2）缝合材料：分吸收和不吸收两种缝合材料。可吸收缝线目前多为肠线、铬肠线和合成材料，优点是深部缝合后不必拆线可自行吸收，其中以合成纤维制成的缝线可操作性能好、强度佳，组织反应轻。不吸收缝线，常用的有丝线、人工合成高分子类尼龙线、涤纶线等，以后两种缝线较佳，它们虽不吸收但引起的组织反应很轻微，目前普遍使用。应以创口张力大小和部位不同而选用缝线粗细，通常小针细线引起的缝合创伤小，瘢痕反应当然也小。目前有学者使用生物的和合成的黏合材料，以图替代缝合线，对预防瘢痕增生有一定的作用。

3）缝合松紧度：皮肤缝合要求松紧适度，达到创缘完全接触、整齐对合为宜。偏紧，有碍创缘血供，不利于愈合，增强瘢痕增生。力量不够，或线结松动而使创缘不能完全接触和整齐对合，也影响愈合和增剧瘢痕增生。

（3）拆线时间：当创口经缝合后已初步愈合，创口相合的力量超过创口两侧的张力，在没有缝线的协助下，创口也不会裂开时，即可拆除缝线。因全身状态和局部条件的不同，拆线的日期也不同。拆线早，可减轻缝线反应，减少瘢痕形成；而过早，仅依靠细胞间的结合、蛋白间黏合和纤维素间的聚合，创口闭合的强度尚不足，有创口裂开之虞；拆线晚，可避免伤口裂开，但缝线反应强，增加了瘢痕增生，在创口缘两侧留下明显的缝线及针孔痕迹。

正常情况下头面颈部创口缝线宜在术后5~7天拆除，躯干、四肢部位7~10天拆线，张力较大部位如关节部、低垂的足部10天以后拆线。皮片移植的缝合线约于术后10天拆除；全层皮肤游离移植拆线可延至术后14天。皮瓣移植10天左右拆线。为减轻缝线反应，减少瘢痕形成又无裂开之虞，可采用分期间断拆线。非正常情况下，如全身性营养不良和糖尿病等全身性严重疾患及大量应用糖皮质激素类药物、抗肿瘤药物、免疫抑制剂等，以及术区存在瘢痕、术前曾施放疗、静脉曲张等，拆线时间应后延。

8. 其他治疗方法　瘢痕的形成过程，也是创面的愈合过程，为避免和减少瘢痕的形成，必须把促进创面愈合放在首要的位置，如应用各种促进创面愈合的方法，促进创面愈合。为预防瘢痕疙瘩切除术后复发和尚处于活跃增生期的增生性瘢痕术后复发，常于创口缝合前在创缘内注入一定量的去炎舒松或于术后当天或近日未拆线前行放射线照射（X线或β线）。如治疗不当可引起或加重瘢痕增生及瘢痕疙瘩形成，例如包扎固定不妥，植皮时机延误，创面愈合后未进行有效防治和适当的功能锻炼及康复治疗等，这些因素应在工作中加以避免。

9. 慢性刺激　烧伤后瘢痕形成过程中，局部神经肽P物质释放量增加，导致疼痛、瘙痒等症状，患者，特别是儿童烧伤患者，可不自觉地搔抓，或者由于日光照射，瘢痕中残存的毛发等刺激，可导致瘢痕增生，加重病变程度，严重者可导致瘢痕挛缩畸形。瘢痕瘙痒时搔抓可使表皮破溃，诱使瘢痕增生，而增生的瘢痕又有瘙痒，从而形成恶性循环而致瘢痕加重。新愈合的创面长期光照后可致色素沉着，这可使瘢痕增加。因此应避免对创口造成慢性刺激。

六　瘢痕形成机制的真皮"模板缺损"学说

研究认为，创面愈合过程由细胞、细胞因子、细胞外基质等共同参与完成，以往瘢痕形成机制的研究主要着眼于这些环节。随着研究的深入和范围的拓展，人们逐渐意识到：在创面愈合过程中，细胞、细胞因子、细胞外基质等扮演着"参与者"和"执行者"的角色，对瘢痕形成而言，其变化及相互调控等诸多环节可能属于后续的"连锁"或"瀑布"效应，是一种修复的"中间过程"，而非导致瘢痕超常增生的始动因素和根本原因。

一些临床观察及实验现象启示：①浅度烧伤创面愈合后不遗留或仅遗留轻微的瘢痕，而深度烧伤创面愈合后存在明显的瘢痕增生；②通常，植皮术后瘢痕形成的程度与植皮的厚度成反比；③冻伤创面如保留除血管、细胞以外的真皮组织，则愈合后几乎不形成增生性瘢痕。这些现象提示瘢痕的超常增生可能与真皮组织的缺失程度有关。而皮肤替代物可支持受区成纤维细胞的浸润、新生血管形成和上皮化，能在一定程度上减轻瘢痕的形成。

鉴于此认识，2007年陆树良等提出了瘢痕形成机制的真皮"模板缺损"学说：重建损伤部位皮肤的结构和功能，必须有真皮组织中某些层次和（或）某些成分的参与才能顺利完成，真皮组织的某些内在特性对创面愈合过程中细胞功能的转归可能是必需的，是引导细胞功能趋向的"模板"，真皮组织缺损将导致此模板缺失，从而引起瘢痕的过度形成。

七　瘢痕疙瘩发生的肿瘤源性学说

瘢痕疙瘩和增生性瘢痕均以胶原蛋白的合成显著增加和排列紊乱为病理特征，但两者的胶原代谢与排列失常具有不同的分子生物学机制。瘢痕疙瘩在临床表现上与肿瘤有很多相似之处，如以突出皮肤表面的增生性病变为特征，可进行性地侵袭未受损伤的真皮，与正常皮肤无明确的分界线，呈浸润性生长，可持续相当长的时间，并不随时间而自发地消减，并在手术后保持相当高的复发率。

肿瘤具有一定的遗传性，许多常见肿瘤具有家族史，主要表现为常染色体显性遗传和隐性遗传。瘢痕疙瘩也具有一定的遗传倾向，瘢痕体质者具有一定的家族遗传倾向及聚集性，符合常染色体显性遗传性疾病的特点。

肿瘤和病理性瘢痕都是以细胞增生为主的疾病，可能都是癌基因和抑癌基因异常表达的结果。如研究表明肿瘤相关基因主要从两方面调控瘢痕疙瘩的发生发展：一方面抑癌基因突变，失去对成纤维细胞增殖的抑制作用，包括p53、Fas、P27、Rb exon27、p16等基因；另一方面基因过表达，促进了成纤维细胞的增殖，产生凋亡抗性，包括c-myc、c-fos、Bcl-2、Tenascin-C基因。这两种调控使成纤维细胞增殖加快，凋亡减少，进而形成瘢痕疙瘩。

细胞因子在肿瘤形成与发展过程中起重要作用，而在创伤修复与瘢痕形成过程中，也有多种细胞因子参与并影响其进程。如瘢痕疙瘩成纤维细胞过表达VEGF及其受体、FGF及其受体、PDGF及其受体、TGF及其受体、IGF及其受体等。此外，TNF-α、PCNA、EGF等在瘢痕疙瘩的形成与发展中也发挥了重要作用。

端粒酶是与肿瘤密切相关的酶，如恶性黑色素细胞肿瘤的端粒酶活性表达明显高于良性黑色素细胞肿瘤及正常皮肤，且表达强度与肿瘤的恶性程度呈正相关。而瘢痕疙瘩中端粒酶的平均阳性表达率也明显高于正常人。

在瘢痕疙瘩的治疗中，药物治疗、放射治疗、手术治疗、综合治疗、基因和细胞因子治疗等，与肿瘤的治疗方法均相似，并取得一定的疗效。

鉴于瘢痕疙瘩在临床表现、遗传性、基因调控、细胞因子及端粒酶等方面均与肿瘤具有类似之处。一些治疗肿瘤的药物及方法已应用于治疗瘢痕疙瘩并取得显著疗效，2008年蔡景龙等首先提出了瘢痕疙瘩发生的肿瘤源性学说，即瘢痕疙瘩与肿瘤具有相似的临床表现、发病机制和诊治方法，较好地概述瘢痕疙瘩的发生机制和生物学特点。

该学说一方面强调瘢痕疙瘩的研究具有很大的复杂性和艰巨性，必须有恒心和决心。另一方面应当很好地借鉴肿瘤学的研究思路和成果，进一步探讨瘢痕疙瘩的发病机制及治疗方法。同时应认识到瘢痕疙瘩不具备肿瘤的转移特性，在病理学方面不具备肿瘤细胞的异型性等，瘢痕疙瘩在一些方面异于肿瘤，我们应当积极探讨其差别，以加深对它的认识。

八　烧伤深度与创面瘢痕的形成

按照2004年全国烧伤会议修订标准，烧伤深度与创面愈合瘢痕形成的关系如下：

（一）Ⅰ度烧伤（红斑性）

伤及角质层、透明层、颗粒层、棘状层，生发层未受损；临床表现为创面局部轻度红、肿、热、痛，无水疱，干燥，无感染，常为烧灼感痛，2~3天内症状消退，3~5天脱屑痊愈，无瘢痕形成。

（二）浅Ⅱ度烧伤（水疱性）

可伤及生发层，甚至真皮乳头层；临床表现为水疱较大，去表皮层后创面湿润，创底鲜红、水肿，并有红色颗粒或脉络状血管网，有剧痛、感觉过敏；上皮的再生有赖于残存的生发层及皮肤的附件，如无感染，1~2周痊愈，不留明显的瘢痕，但有皮肤变粗糙和色素性改变，以色素沉着多见。

（三）深Ⅱ度烧伤

伤及真皮深层（乳头层以下）；临床表现为表皮下积液，或水疱较小，去表皮后创面微湿或红白相间，有时可见许多红色小点或细小血管，水肿明显，感觉迟钝，局部温度略低；创面愈合依靠残存的毛囊、汗腺或皮脂腺的上皮岛向周围生长，一般3~4周痊愈，在未被增殖的上皮小岛覆盖前，已有一定量的肉芽组织形成，真皮中的弹力纤维遭到破坏，代之以胶原纤维，愈合后的上皮也很脆弱，缺乏韧性和弹性，摩擦后易出现水疱而破损，在慢性刺激、感染、内分泌等因素的影响下，常发生瘢痕增生，并形成继发性的挛缩性瘢痕，是目前预防瘢痕增生的重点对象。

（四）Ⅲ度烧伤

伤及全皮层、皮下脂肪；临床表现为创面苍白，痛觉消失、感觉迟钝，拔毛实验不痛且易拔除，局部发凉；由于皮肤及其附件全部被毁，创面已无上皮再生的来源，一般3~4周后焦痂脱落，创面形成肉芽组织，创面的修复必须依赖于植皮或从周围健康皮肤长入上皮，愈合后多形成明显的瘢痕。在创面愈合过程中，由于纤维组织的挛缩，周围的软组织受到牵扯而变形，常造成组织移位和器官畸形，尤其是在较广泛的Ⅲ度烧伤，若未能早期及时植皮，可造成严重的瘢痕畸形，由于瘢痕组织过多，创面较大，上皮生长覆盖受到限制而形成慢性溃疡，难以愈合。

（五）Ⅳ度烧伤

伤及肌肉、骨骼、脏器；临床表现为创面焦黄炭化、干燥、皮革样，多数部位可见粗大栓塞的静脉，疼痛消失、感觉迟钝，拔毛实验不痛且易拔除，局部发凉，3~4周时表现为黑色、干瘪坏死，须截肢（指）或以皮瓣修复，并遗留瘢痕和明显的组织缺损畸形。

九　研究方向

目前，对创面愈合与瘢痕形成机制的研究十分火热，已经取得了一些进展，但鉴于创面愈合与瘢痕形成机制的复杂性，目前尚难以取得突破性进展。笔者对下一步创面愈合与瘢痕形成机制研究的方向，建议如下。

（一）寻找病理性瘢痕的相关调控基因

基因表达是调控生命活动的基础。近年的研究已确定了与某些疾病密切相关的基因，有关病理性瘢痕相关的基因研究报告也层出不穷，对了解瘢痕的形成机制具有重要作用，主要包括比较病理性瘢痕与正常皮肤基因表达的差异，从细胞增殖、凋亡调控机制进行基因研究，采用脂质体或重组腺病毒介导将目的基因或者其反义寡核苷酸转染细胞，研究转染细胞的增殖、细胞凋亡、DNA合成代谢、胶原蛋白合成等功能状态的变化，探讨基因的功能，目的是从基因水平阐明创面愈合与病理性瘢痕的发病机制，为最终揭开病理性瘢痕增生的奥秘、寻求最有效的防治方法打下坚实的基础。目前，这方面涉及的主要基因有：①原癌基因和抑癌基因；②凋亡相关基因；③生长因子基因；④信号系统相关成分基因；⑤细胞外基质成分基因等。

（二）加强影响瘢痕形成诸多因素之间相互关系的研究

瘢痕的形成机制目前尚未完全清楚，已知成纤维细胞、肌成纤维细胞、肥大细胞、中性粒细胞、巨噬细胞、血小板等细胞成分；胶原的代谢与排列失常、纤维粘连蛋白的改变、黏多糖的改变等基质成分的改变；微循环因素、免疫因素、生长因子因素、基因表达因素、自由基因素等均参与了瘢痕的形成和转归过程。如何调节瘢痕形成有关因素之间的适度作用，使瘢痕增生被控制于理想的程度，是目前瘢痕研究的重点和难点。从现有的有关瘢痕形成机制的研究情况来看，许多研究尚局限于比较单一的因素，尚处于起步阶段，多缺乏这些复杂因素之间相互作用、相互影响的综合性研究，应在以后的瘢痕研究中加强。

（三）加强对瘢痕疙瘩的研究

瘢痕疙瘩具有长时间不能自行消退的生物学特性，为瘢痕形成机制的研究提供了便利条件，是研究瘢痕形成机制的代表性病变。瘢痕疙瘩具有超过最初损伤界限向周围生长、长时间不能自行消退、单纯手术切除术后易复发的特点，被认为是发生于皮肤真皮的"肿瘤"，有类似于肿瘤的生物学特征，可以借鉴肿瘤学研究成果进行研究。瘢痕疙瘩与增生性瘢痕既有区别，又有联系，探讨其发生机制的差异是瘢痕研究的一个重要方面。

（四）瘢痕研究要与创伤修复紧密结合

瘢痕是组织损伤修复的正常过程，是创面愈合的重要产物，没有瘢痕即没有创面愈合。组织损伤修复是一个复杂的生物学过程，与瘢痕的形成与转归有着密不可分的联系，因此瘢痕研究必须和组织损伤修复紧密联系在一起，应当从组织损伤修复的开始阶段研究瘢痕的形成，不可脱离创伤修复而孤立地看待瘢痕。瘢痕研究应密切结合并借鉴组织损伤修复和生物医学发展中的新技术和新方法，开拓思路。

第三节　分类与临床表现

瘢痕类型的精确分类和描述对抗瘢痕治疗方法的建立意义重大，并有利于文献记载，有助于后期随访效果的评估。

一 国际分类

2002年,由整形外科、烧伤科及皮肤病科医师组成的瘢痕治疗的国际咨询组织制定的瘢痕临床基本分类,见表32-2,现在仍然继续使用。

表 32-2 瘢痕的分类

类型	临床表现或分类标准
成熟的瘢痕	颜色浅,扁平
未成熟的瘢痕	色红,有时痒或疼痛,轻微隆起,正处在重塑期,其中许多将随着时间不断成熟,开始变得扁平,着色接近周围皮肤,或浅或深
线形肥厚性(如手术或创伤后)瘢痕	色红,隆起,有时痒,瘢痕受限于最初手术切口边缘,通常在术后数周内形成,在其后的3~6个月瘢痕迅速增长扩大,一段平台期后,开始退化,瘢痕成熟后由于不同程度的增宽,使外观凸起且呈"粗线样",整个成熟过程直到2年时间才完成
广泛肥厚性(如烧伤性)瘢痕	皮肤广泛性发红,隆起,有时痒,瘢痕局限在烧伤创面的边界内
小型瘢痕疙瘩	局灶性凸起,痒,瘢痕超出最初伤口边缘,术后1年内持续生长且不能自行退化,简单的外科切除术后一般会复发,可能基因异常表达参与了瘢痕疙瘩形成,典型好发部位包括耳垂
大型瘢痕疙瘩	瘢痕面积较大,凸起(>0.5cm),可能有疼痛和瘙痒,延伸至正常组织,常因很小的创伤导致,且可数年持续扩展

二 国内分类

国内关于瘢痕分类,目前尚无统一的方法,比较有价值的方法有以下几种:

(一)生理性瘢痕和病理性瘢痕

生理性瘢痕和病理性瘢痕,前者指无不适、不影响美观、无功能障碍、不需治疗的瘢痕;后者主要是增生性瘢痕和瘢痕疙瘩,情况恰好相反。对两者病理性质的确定对于治疗方法的选择是很重要的。

(二)成熟瘢痕与未成熟瘢痕

除瘢痕疙瘩外,瘢痕经一段时间后颜色与周围皮肤颜色近似,表面不见扩张的毛细血管,厚度变薄,与邻近皮肤在一个平面,质地变软,不适症状消失,达到了成熟状态,被称为成熟瘢痕或瘢痕的成熟期。

未成熟瘢痕多在伤口愈合后的早期,颜色红,表面可见扩张的毛细血管;厚度可达数毫米到数厘米,表面粗糙;质地较硬,无弹性;有明显不适和出现畸形。

(三)按表面形态不同分类

按表面形态不同分为凹陷性瘢痕、扁平瘢痕、增生性(肥厚性、增殖性或隆起性)瘢痕和瘢痕疙瘩;碟状、线状、蹼状、桥状、赘状、圆形、椭圆形、不规则形瘢痕等。

(四)按对机体功能状态影响分类

按对机体功能状态影响分为挛缩性和非挛缩性瘢痕。前者瘢痕发生挛缩,可造成关节部位的功能障碍,腔道部位的变形,外观和功能受到影响;后者虽然也有瘢痕组织的收缩,但没有造成机体的功能障碍。

（五）按组织学及临床特点不同分类

按组织学及临床特点不同可分为扁平（表浅性）瘢痕、增生性瘢痕、萎缩性瘢痕、瘢痕疙瘩和瘢痕癌。

（六）按瘢痕组织是否牢固分类

按瘢痕组织是否牢固可分为稳定性瘢痕与不稳定性瘢痕。前者瘢痕组织较牢固，不易发生破损，多见于瘢痕时间较长者；后者瘢痕组织脆弱，容易破损，多见于新鲜瘢痕，容易形成慢性溃疡，少部分可发生恶变，形成瘢痕癌。

（七）按瘢痕有无疼痛症状分类

按瘢痕有无疼痛症状可分为疼痛性瘢痕和非疼痛性瘢痕。前者无痛，后者有疼痛症状。

（八）按瘢痕面积大小不同分类

按瘢痕面积大小不同可分为小面积瘢痕与大面积瘢痕：能直接切除并缝合者称小面积瘢痕，否则可称大面积瘢痕。

（九）按病因不同分类

如外伤后瘢痕、烧伤后瘢痕、感染性瘢痕、手术后瘢痕等，根据病因分类命名。

（十）按部位不同分类

如头皮瘢痕、颈部瘢痕、腹部瘢痕、大腿瘢痕、鼻翼瘢痕、眼睑瘢痕等，按瘢痕所在的解剖部位分类命名。

三、瘢痕疙瘩临床分类

2007年蔡景龙根据对瘢痕疙瘩的研究，提出了瘢痕疙瘩的临床分类方法，以指导瘢痕疙瘩的治疗方法的选择。要点如下：

1. 根据瘢痕疙瘩发生的部位、数量　将瘢痕疙瘩患者分为单部位单发（一个部位发生一处瘢痕疙瘩病变）、多部位单发（两个或两个以上部位发生一处瘢痕疙瘩病变）、单部位多发（一个部位发生两处或两处以上瘢痕疙瘩病变）及多部位多发（两个或两个以上部位发生两处或两处以上瘢痕疙瘩病变）四大类（图32-7～图32-10）。

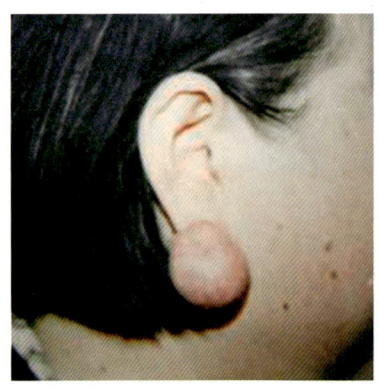

图32-7　单部位单发瘢痕疙瘩

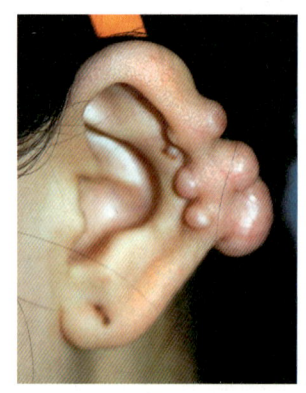

图32-8　单部位多发瘢痕疙瘩

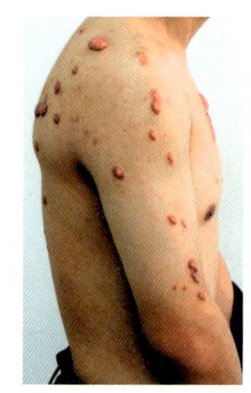

图32-9　多部位单发瘢痕疙瘩

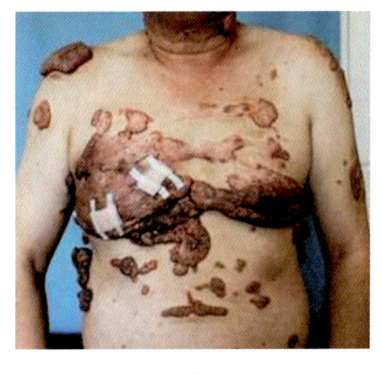 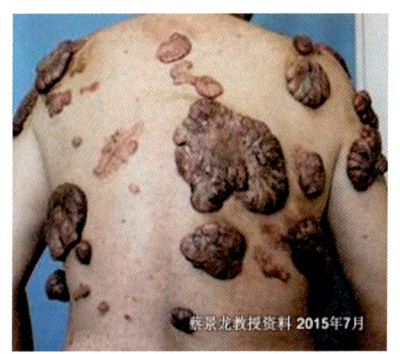

图 32-10　多部位多发瘢痕疙瘩

2. 根据面积和厚度　将瘢痕疙瘩单发病变分为四个亚类：①小面积薄型，指厚度＜5mm、可以直接切除缝合或适合冷冻、激光、放射及瘢痕内药物注射治疗；②小面积厚型，指厚度＞5mm、主要适合手术＋放射或瘢痕内药物注射为主的综合治疗；③大面积薄型，指厚度＜5mm，不能直接切除缝合，需要分次切除病变或病变切除后采用皮瓣、皮肤软组织扩张术或植皮术修复或适合激光、放射及瘢痕内药物注射治疗；④大面积厚型，指厚度＞5mm，需要分次切除病变或在病变切除后采用皮瓣转移、皮肤软组织扩张术或植皮术修复＋放射或瘢痕内药物注射为主的综合治疗，不适合冷冻、激光或放射治疗。

3. 根据病变数量　将瘢痕疙瘩多发病变分为两个亚类：①孤立多发，包括多部位单发、单部位多发及多部位多发的孤立性病变，适合参照单发病变分次治疗，逐步消除病变；②弥散多发，包括单部位多发及多部位多发大小不等或融合成片的弥散性病变，适合采用全身治疗方法或参照单发病变分次治疗，逐步消除病变。

瘢痕疙瘩这一临床分类方法，对于瘢痕疙瘩的治疗方法选择具有较好的指导意义。

四　临床表现

（一）主观感受

1. 瘙痒烧伤后病理性瘢痕　不但严重影响美观和功能，而且瘙痒疼痛难忍。"痒"是一种不舒服的感觉，让人有一种搔抓的渴望。痒是最低强度的致痛刺激所引起的一种持续性的综合感觉，是一种轻微的痛。烧伤后增生性瘢痕和瘢痕疙瘩的患者，或多或少存在瘙痒症状，并且瘙痒症状愈重，瘢痕增生愈快，提示瘢痕增生和瘙痒有一定关系。瘙痒，往往和疼痛一起发生，程度明显者，会影响患者休息，彻夜难眠。

2. 疼痛瘢痕　在增生过程中会有疼痛，但成熟后大多数瘢痕没有疼痛，只有少数瘢痕有疼痛，如深的凹陷性瘢痕累及神经干可产生放射性疼痛。

（二）外在表现

1. 数量、大小不一　瘢痕的形成主要受致伤因素的影响，因受伤情况不一样，可出现单个或多个等数量不等，斑点状、小片状或大片状等大小不一的瘢痕。

2. 形态多样　瘢痕的形态有碟状、结节状、线状、蹼状、桥状、赘状、圆形、椭圆形、不规则形等多样的表现。

3. 质地不均　瘢痕质地不均，可分为很软、软、稍硬、硬、坚硬或起水泡等类型，这与瘢痕的类型和形成后的时间长短有关。成熟瘢痕质地可柔软，但弹性仍较正常皮肤差；增生期瘢痕、挛缩性瘢痕与瘢痕疙瘩等质地较硬，且几无弹性。

4. **厚度不同**　不同患者，其瘢痕厚度差距较大；同一患者，不同部位的瘢痕，即使是同一致伤原因，其厚度差别也会很大。瘢痕厚度可分为很薄、薄、稍厚、厚、明显增厚等类型。

5. **色泽异常**　瘢痕色泽改变包括色素脱失、色素沉着及色素脱失和沉着混杂存在。瘢痕色素脱失也称脱色素性瘢痕，表现为瘢痕局部血管少，颜色呈白色，表皮薄，不易耐受摩擦和负重，在关节或张力较大的部位易引起破溃，破溃后常形成经久不愈的慢性溃疡，发生于面颈部及四肢者影响尤为明显。色素沉着表现为瘢痕色泽较深，较正常皮肤黑暗。

6. **鳞屑、皲裂和溃疡**　鳞屑为瘢痕表面即将脱落或积累增厚的表皮角质层细胞，其大小、厚薄及形态不一。皲裂是皮肤的线条状裂口，深度可达真皮，并伴有疼痛或出血。多发生于掌跖、指（趾）关节部位，以及口角、肛周等处。常由于局部皮肤干燥或慢性炎症等引起皮肤弹性减弱或消失，再加外力牵拉而成。溃疡为皮肤或黏膜深层真皮或皮下组织的局限性缺损，其形态、大小及深浅，可因病因和病情轻重而异。部分瘢痕组织可出现皲裂和溃疡。

7. **苔藓样变或皮革样变**　苔藓样变亦称苔藓化，表现为皮肤局限性浸润肥厚，皮沟加深，皮嵴突起，呈多个多角形的丘疹，群集或融合成片，表面粗糙，似皮革样，边缘清楚。常为经常搔抓或摩擦使表皮角质层及棘细胞层增厚，真皮产生慢性炎症等所致。部分瘢痕组织可出现苔藓样变或皮革样变。

8. **萎缩**　萎缩是皮肤组织的一种退行性变所引起的皮肤变薄，可发生于表皮、真皮或皮下组织。表皮萎缩为局部表皮萎缩，呈半透明羊皮纸样，表面可有细皱纹，正常皮纹多消失；真皮萎缩为真皮结缔组织减少所致，常伴有皮肤附属器的萎缩，表现为局部皮肤凹陷、变薄，但皮纹正常；皮下组织萎缩主要由皮下脂肪组织减少所致，表现为局部皮纹正常，但凹陷明显。

9. **影响美观**　瘢痕一旦形成，不论大小，不论是否影响功能，其色泽、质地等外观均与正常皮肤有所不同，如发生在暴露部位，均影响患者的外观，使患者难以接受，容易出现心理障碍。随着人们生活质量的提高，目前因瘢痕影响美观求治者越来越多。

10. **影响功能**　瘢痕不但外观异常，而且由于具有收缩特性，可以发生挛缩，牵拉周围组织器官移位变形，并影响功能，部分严重的损伤，尚可造成器官残缺不全。挛缩性瘢痕可造成关节部位的功能障碍，腔道部位的变形，开口呈环状出现。常见的畸形有睑外翻、唇外翻、小口畸形、颏胸粘连、手部瘢痕挛缩畸形及各关节的屈侧或伸侧挛缩畸形等，它们均在一定程度上影响患者的功能状态。

五　表浅性瘢痕临床表现

表浅性瘢痕，又名扁平瘢痕，顾名思义是皮肤表面比较扁平的瘢痕，主要临床表现如下：

（一）病史特点

多因皮肤轻度擦伤、浅Ⅱ度烧伤、伤口缝合或皮肤表浅感染后形成，包括烧伤、烫伤、外伤、手术和感染引起的皮肤创面愈合后形成的痕迹，也包括部分增生性瘢痕成熟以后退变的成熟瘢痕、血管瘤等病变冷冻或放射治疗后的萎缩性瘢痕等。

（二）临床特征

表浅，质地柔软，表面粗糙，色泽异常，影响美观，可以分为扁平瘢痕、表浅凹陷瘢痕和表浅隆起瘢痕等几种类型，但多无功能障碍（图32-11）。

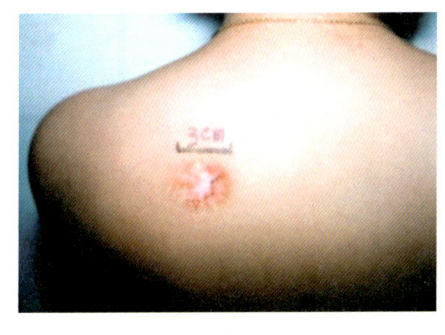
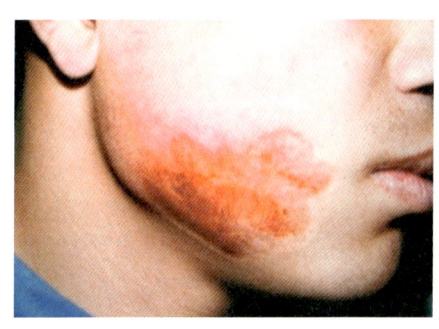

图 32-11 扁平瘢痕
A. 背部 B. 面部

（三）病理改变

表层为菲薄的上皮结构，仅由几层上皮细胞组成；深层早期为增厚的结缔组织，主要为排列紊乱的胶原纤维，后期胶原纤维呈平行的有规律的束状排列。

六 增生性瘢痕临床表现

皮肤损伤愈合后，瘢痕仍继续增殖，即可逐渐发展成增生性瘢痕。增生性瘢痕，也称增殖性瘢痕、肥厚性瘢痕、肥大性瘢痕或隆起性瘢痕，其中，瘢痕两端以蒂与四周皮肤相连，下有通道与基底分离，其状似桥，故称为桥状瘢痕。

（一）病史特点

由深Ⅱ度以上的烧伤、切割伤、感染等累及真皮网状层的损伤导致。

（二）临床特征

增生的瘢痕组织明显高于皮肤表面，局部增厚变硬，形状不规则，高低不平，早期（增生期）潮红充血，质地硬，伴有痒、痛不适，病变只发生在原来的损伤区域，不向周围扩张，常呈过度角化、溃疡和挛缩，但与基底组织不粘连，可以推动。在数月或数年后瘢痕逐渐发生退行性改变（减退期），瘢痕充血减轻，表面颜色变淡，质地逐渐变软，厚度变薄，痒痛感觉减轻以至消失，部分增生性瘢痕最终可转化为表浅性瘢痕（成熟期）。持续加压数月治疗效果好，手术切除治疗后不复发或复发程度明显减轻（图32-12）。

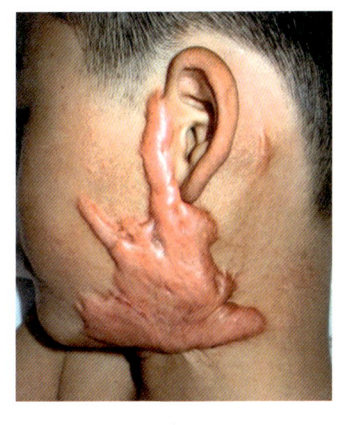

图 32-12 增生性瘢痕
A. 颌面部 B. 背部

(三) 病理改变

瘢痕表层，由数层上皮细胞形成很薄且光滑的覆盖层，表皮萎缩变薄，有时可出现角化或细胞增生，无皮钉，但可有棘皮样改变，向下伸展，其下真皮层为胶原纤维所替代，真皮乳头消失。

在光学显微镜下可见其内部含有大量的玻璃样变性的胶原纤维，周围有数个成纤维细胞围绕，形成胶原纤维团，胶原纤维较厚，排列紊乱，成纤维细胞异常增殖，极性消失，有明显的交叉重叠现象，有的区域呈向心性或旋涡状结构，但有与其长轴平行的倾向，纤维团内血管少，纤维间充溢着黏液性基质。这些弧形、长索状胶原形成旋涡状的组织学支架，其中有大量成纤维细胞增生、浸润。成纤维细胞数量多，体积大，核大呈梭形，核仁清晰，胞质有长的突起，成纤维细胞有助于大量不规则的组织基质形成，如细胞外基质中胶原、蛋白多糖、糖蛋白等的过度沉积。

在电子显微镜下可见成纤维细胞胞质内充满大量扩张成囊泡状的粗面内质网、胞质外围区可见数量不等的微丝、质膜外有胶原纤维附着；胶原纤维粗大，数量多，成束状紧密排列，其走行呈平行状或纵横交错状，周期性横纹粗大而清晰，在纤维与细胞间可见无定形的基质物质。

七 瘢痕疙瘩临床表现

瘢痕疙瘩（keloid，K）是继发于皮肤损伤后，以胶原过度沉积、超出最初损伤边缘而呈浸润性生长、具有持续性强大增生能力为特点的真皮纤维化疾病。

(一) 病史特点

大部分发生在皮肤局部损伤1年内，包括外科手术、撕裂伤、文身、灼伤、注射、动物咬伤、接种、粉刺及异物反应等，许多患者的原发病史可能被忘记，被称为原发性、真性或特发性瘢痕疙瘩。部分患者有一定的家族多发倾向，瘢痕疙瘩一旦形成，呈持续性生长，并向周围正常组织浸润；病程较长，多年不变，无自愈倾向，不能自行消退；且临近的小病变可以融合在一起，形成较大病变，单纯手术切除后极易复发，停止瘢痕内药物注射治疗后又继续长大。

(二) 临床特征

常见于30岁以下的青少年，有特定部位多发倾向，且可以在身体的不同部位同时出现，好发于颌颈部、耳垂、肩部、胸部及上臂等处；色红，坚硬，弹性差，突出皮肤表面，超过受损伤的原有病变范围而向四周正常皮肤扩张，又被称为"蟹足肿"或"瘢痕瘤"；自觉症状多为瘙痒或疼痛灼热感，疼痛敏感，部分患者明显；全身多个部位可以同时发生，数目可以是单个或多个，形状可以是条形、圆形、卵圆形、三角形或不规则形，面积大小不一，厚度高低不等，有一定的移动度，与基底组织不粘连，较少造成周围器官的继发畸形，多无明显的功能障碍，部分可以出现表面破溃，并发反复发作的皮肤溃疡和感染（图32-13）。

第三十二章 | 瘢痕和瘢痕疙瘩

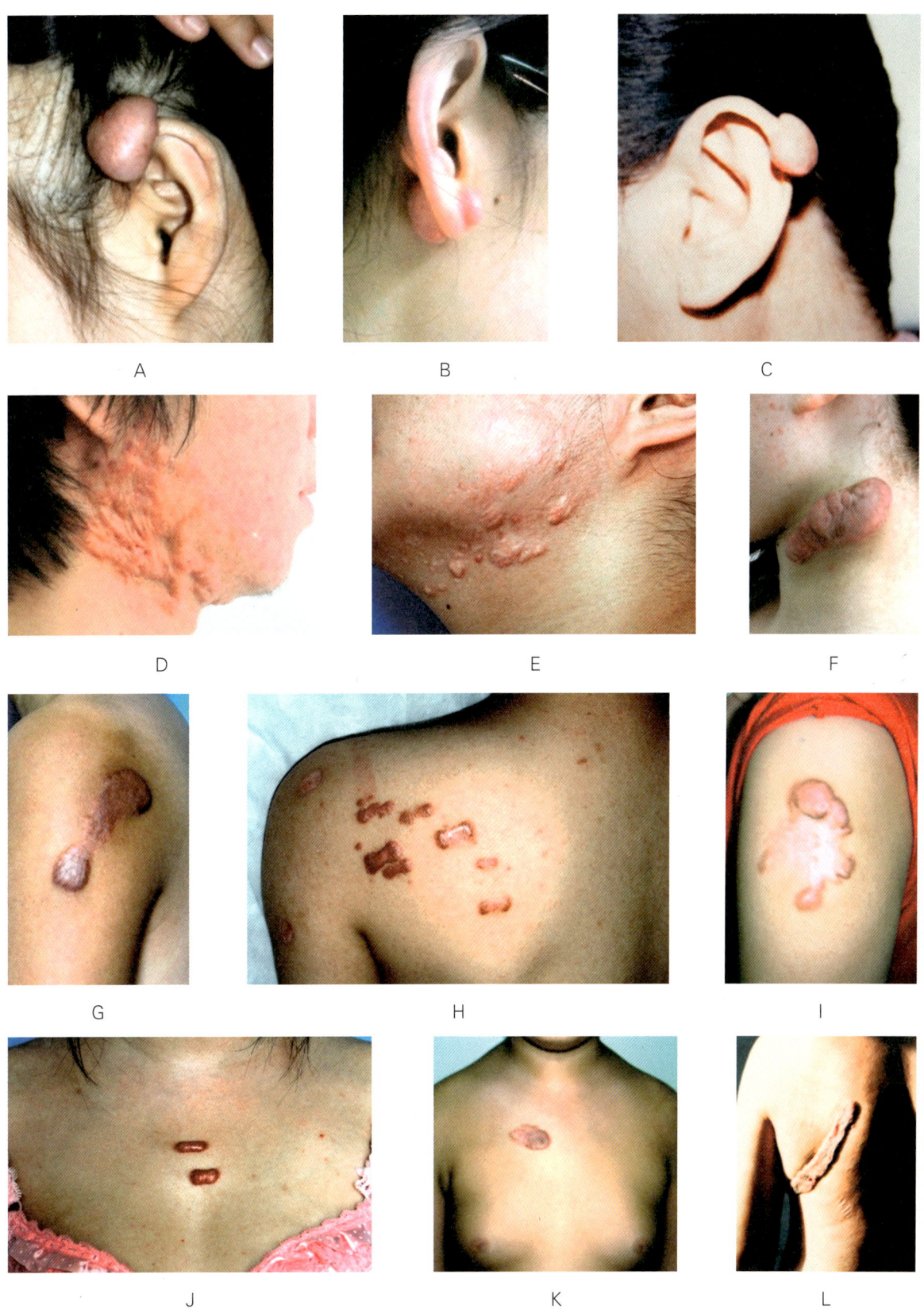

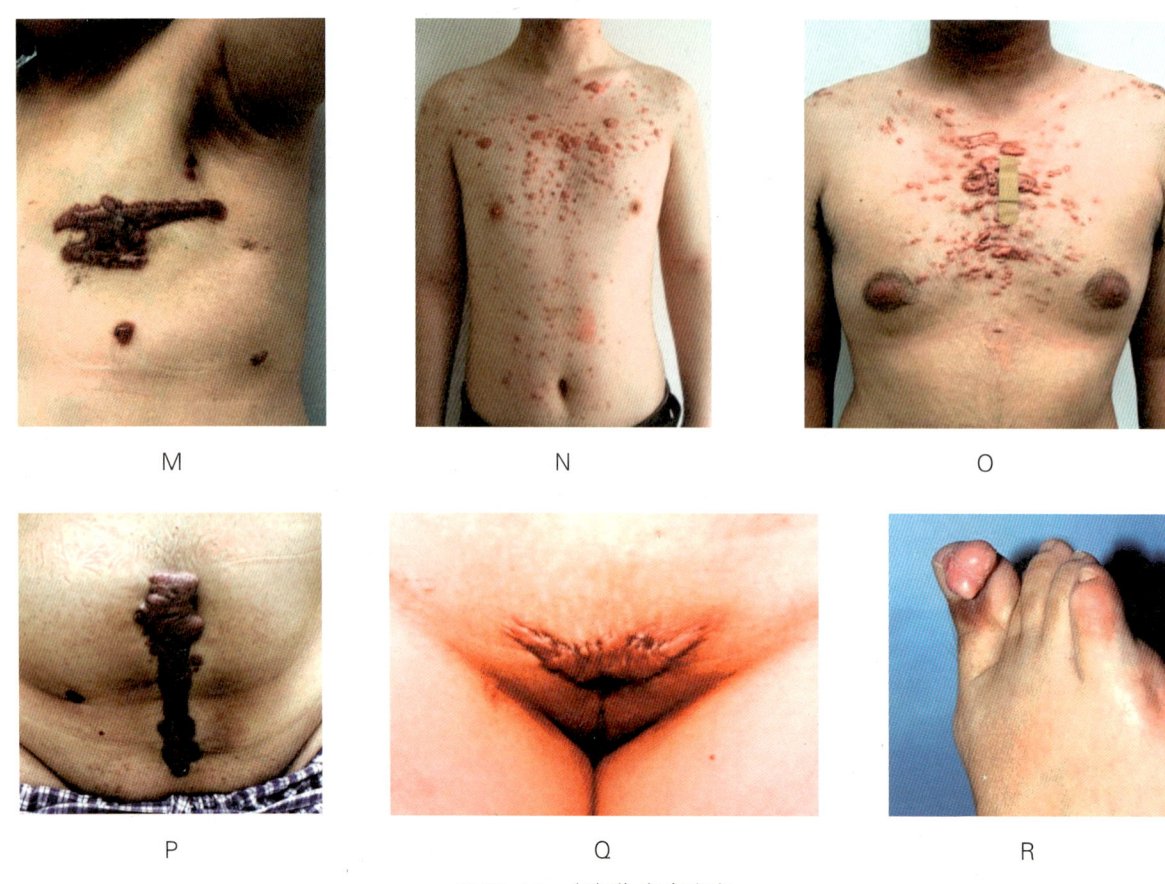

图 32-13 各部位瘢痕疙瘩
A、B、C. 耳部　D、E、F. 颌颈部　G、H、I. 肩臂部　J、K、L、M、N、O. 胸部　P. 腹部　Q. 耻骨部　R. 足趾部

（三）病理改变

瘢痕疙瘩以成纤维细胞过度增生和过剩的细胞外基质（尤其是胶原）沉积为特征，主要由大量致密的、较粗的、呈旋涡状不规则排列的胶原纤维构成。胶原纤维束嗜酸性，着色淡，呈透明状；成纤维细胞很多，均呈扁平长梭形，并有分裂相；表皮角质形成细胞明显增生，细胞层次明显增加，中央部及边缘部细胞均排列紊乱，极性消失，普遍存在细胞交错重叠现象；瘢痕中黏液样间质较多，新生血管形成较多，无弹性纤维。

研究表明，正常成年人皮肤组织中Ⅰ、Ⅲ型胶原之比是4∶1～7∶1，但在瘢痕组织中Ⅰ、Ⅲ型胶原之比为12∶1，而在瘢痕疙瘩中这个比例更是高达19∶1。瘢痕中血管密度增加、广泛的微血管阻塞和畸形血管、胶原沉积增多，并且在新生血管的侧支富集，形成不同形状、大小的胶原结节。

八　萎缩性瘢痕临床表现

萎缩性瘢痕是一种最不稳定的瘢痕组织，也称不稳定性瘢痕。

（一）病史特点

常发生于较大面积的Ⅲ度烧伤，特别是深达脂肪层的创面，没有经过植皮治疗，仅依靠边缘上皮生长而使创面愈合者，以及小腿、足底等处的慢性溃疡愈合后遗留的瘢痕、血管瘤等病变。另外，冷冻或放射治疗后的瘢痕也是萎缩性瘢痕。

（二）临床特征

萎缩性瘢痕组织很薄，表面平坦，色素减退，质地坚硬，局部血液循环较差，易受外力作用而破裂，出现溃疡，经久不愈，反复破溃，晚期有发生恶变的可能（图32-14）。

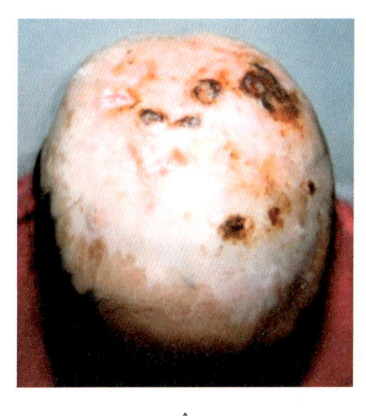
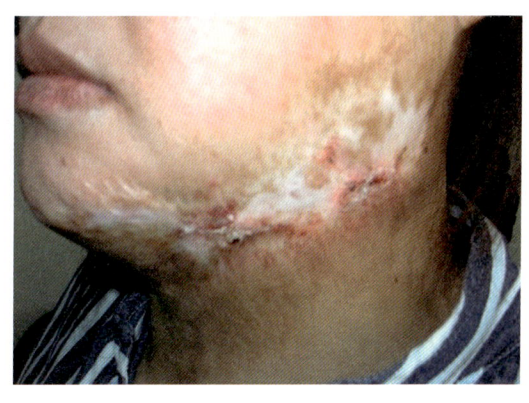

图 32-14　萎缩性瘢痕
A. 头皮　B. 颌颈部

（三）病理改变

1. 光镜下表现　表皮极薄，浅表仅覆盖一层萎缩的上皮细胞，但角化层较厚，过度角化，复层扁平上皮结构明显改变：棘细胞层萎缩，真皮乳头消失，毛囊及腺体等皮肤附件结构消失，真皮下结缔组织增生，结缔组织中以胶原纤维为主，也有黏多糖蛋白的沉积。

2. 透射电镜下表现　①成纤维细胞数量较多，外形多呈梭形或不规则形，胞质或多或少突起；②多数胞浆内可见到大量扩张的粗面内质网及较多的高尔基；③核为卵圆形，有切迹，核内染色质分布均匀，在核膜下较密集，可见核仁；④胶原原纤维较粗大、致密，排列不规则；⑤微血管多呈闭塞状态。

3. 扫描电镜下表现　①表面结构。有较多角化层脱屑，呈现散在的鳞片状；在无角化脱屑覆盖之处，表面尚光滑，有微嵴，无皮纹，细胞分界不清，排列不规则；高倍镜下见皱襞较粗大，网眼不明显。②切面结构。表皮层萎缩明显，真皮乳头层变薄，真皮乳头层与网状层分界不清，皮肤附件消失，胶原纤维成团块状或旋涡状；高倍镜下见胶原纤维呈高度融合，萎缩性瘢痕下的非正常形态的胶原纤维把皮下组织与瘢痕分隔开，弹性纤维基本消失。

九　凹陷性瘢痕临床表现

当瘢痕组织在体表造成凹陷畸形时，瘢痕就称为凹陷性瘢痕。

（一）病史特点

多由皮肤、皮下组织或深部组织创伤愈合形成，也可因皮肤软组织较深的化脓性感染导致。

（二）临床特征

临床表现为瘢痕表面明显低于四周正常皮肤，呈凹陷畸形（图32-15）。较浅的凹陷畸形只影响外观，没有功能障碍；严重的凹陷性瘢痕常有深部肌肉甚至骨骼的缺损，往往伴有功能障碍，

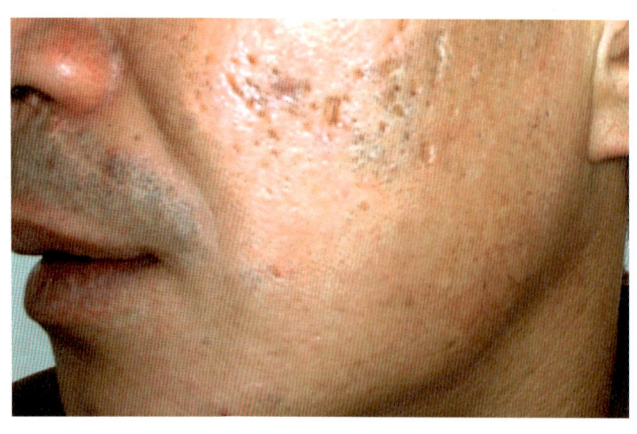 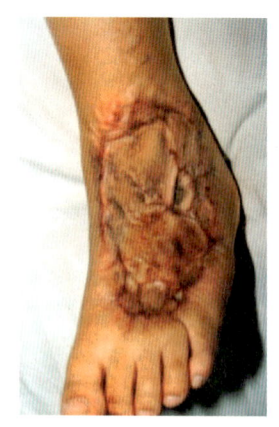

图 32-15 凹陷性瘢痕
A. 面部　B. 足背

要纠正这种畸形不但要处理皮肤上的瘢痕，而且要按照凹陷程度的轻重采用不同的方法来修复缺损，以恢复正常外形。

十　线状、桥状及赘状瘢痕临床表现

均以瘢痕形状命名：①线状瘢痕。常出现于创伤或外科手术切口，部分有蜈蚣样外观，被称为蜈蚣样瘢痕，多数比较表浅，一般不造成功能障碍。②桥状、赘状瘢痕。局限性瘢痕者表现简单，大面积瘢痕者表现复杂，影响外观和功能。

十一　挛缩性瘢痕临床表现

挛缩性瘢痕是以瘢痕所引起的功能障碍特征命名的，由挛缩性瘢痕引起的功能障碍和形态改变，称为瘢痕挛缩畸形（scar contracture deformity）。其中在关节屈面的条索状瘢痕挛缩，如经较长时间，挛缩性瘢痕两侧的皮肤及皮下组织可以逐渐伸长，成为蹼状的瘢痕挛缩，称为蹼状瘢痕挛缩畸形。

（一）病史特点

多见于深度烧伤愈合后。

（二）临床特征

常发生在髋关节的部位和开口器官的周围，引起器官移位变形，功能受限，危害较大。不同部位的挛缩性瘢痕所引起的功能障碍和形态改变的程度是不同的，如在皮面宽阔的躯干部位程度较轻，在四肢屈侧和器官聚集的面部程度较重，部分在体表孔道的开口处呈环状出现，造成其口径狭窄，影响正常功能。长期的瘢痕挛缩畸形可影响骨骼、肌肉、血管、神经等组织的发育，应及早处理。临床上常见的由瘢痕挛缩造成的畸形有睑外翻、唇外翻、颏胸粘连、手部瘢痕挛缩畸形及各关节的屈侧或伸侧挛缩畸形等（图32-16）。

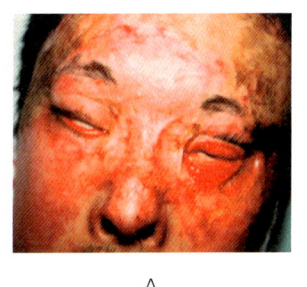 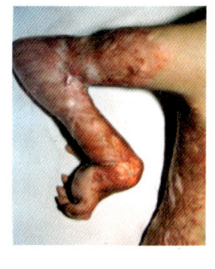 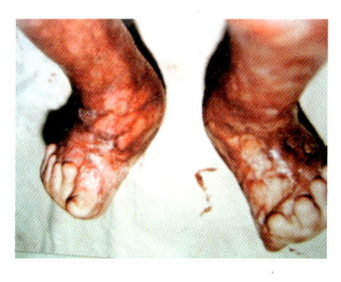 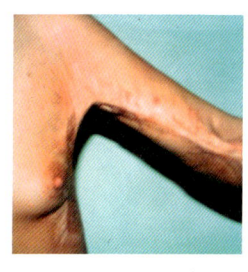

图 32-16　挛缩性瘢痕
A. 双下睑　B. 右肘、腕及指间关节　C. 双足部　D. 左腋窝

十二　瘢痕癌临床表现

瘢痕组织可发生恶性变，成为瘢痕癌。瘢痕癌多发生于不稳定性瘢痕，尤其是当瘢痕破溃后产生经久不愈的溃疡时。早在1828年，Marjolin就第一个描述了这种溃疡恶性变的特点和过程，故这种恶性溃疡也被称为Marjolin溃疡。谢尔凡等综述国外资料报告，瘢痕癌的发病率最高达25%，其中6.8%的鳞状细胞癌发生于烧伤瘢痕；国内报告烧伤瘢痕癌占同期皮肤癌患者的9.6%～17%，占同期瘢痕畸形患者的0.32%～1.79%。一般把烧伤1年内发生的烧伤瘢痕癌，称为急性瘢痕癌；而把烧伤后1年以上发生的烧伤瘢痕癌，称为慢性瘢痕癌。

（一）病史特点

瘢痕癌，不仅可发生于烧伤瘢痕，还可发生于外伤、医源性损伤、放射性损伤及感染因素造成的瘢痕，其中以烧伤后瘢痕癌最为常见；瘢痕发生恶变的时间长短不一，短者3个月，长者可达60年，瘢痕形成时患者年龄越大，其到癌变的时间就越短，患者受伤时的年龄与癌变间隔期呈负相关；瘢痕癌一般发生于中老年人，多见于男性，一般年龄在50岁以上；瘢痕癌多发生在小腿、足部、四肢等常暴露、活动度大、易磨损的部位，但躯干和头部瘢痕也可发生癌变。

（二）症状

瘢痕癌潜伏期较长，早期症状多是瘙痒，反复搔抓，抓破后形成溃疡。溃疡分泌物多而有恶臭、溃疡触之易出血是瘢痕癌的重要临床表现。瘢痕区域感觉过敏和奇痒可能是慢性隐伏癌的一种表现形式，而反复搔抓、摩擦形成溃疡和溃疡久不愈合对瘢痕癌的发生、发展有一定的促进作用。

（三）查体

从瘢痕形成到癌变经过了创面溃破、经久不愈或反复发作的慢性溃疡阶段。瘢痕癌的溃疡大体形态有两种类型：一种为浸润型溃疡（图32-17A），表现为溃疡较表浅，底部不平，边缘呈火山口状，质坚硬；另一种为外生菜花型溃疡（图32-17B），溃疡深浅不一，边缘隆起外翻，癌组织呈乳头状增生，表面高低不平，呈菜花状，深度浸润性生长。溃疡表面一般有脓苔覆盖，触之易出血，恶臭。浸润型溃疡多于外生菜花型，它可侵及皮下脂肪、筋膜、肌肉，甚至侵犯骨组织，且易发生转移。

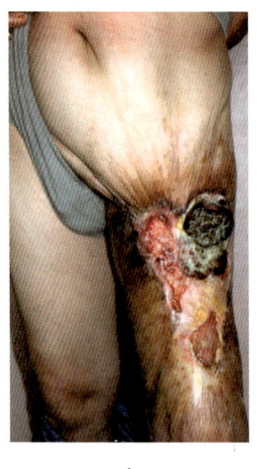 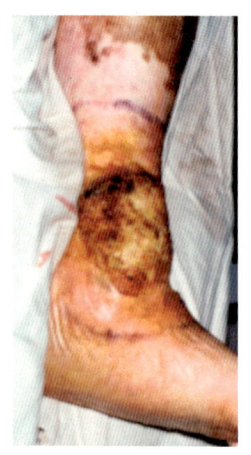

A　　　　　　　　　B

图 32-17　瘢痕癌
A. 股部　B. 小腿

（四）病理改变

瘢痕癌绝大多数是鳞癌（squamous cell carcinoma，SCC），而且一般为分化良好的癌变，多发生于热烧伤瘢痕者；少数为基底细胞癌（basal cell carcinima，BCC），多发生于放射性烧伤后瘢痕者；还有个别发生恶性黑色素瘤（malignant melanoma，MM）、成骨肉瘤、脂肪肉瘤、平滑肌肉瘤、恶性神经鞘膜瘤及间质恶性肿瘤等。

瘢痕癌的转移途径主要有三条：①局部浸润。由于瘢痕癌处在瘢痕组织中，且因瘢痕组织纤维成分较多，而血管、淋巴管较少或栓塞、牵拉、受压等，使肿瘤组织发展受到一定程度的限制，癌细胞一般不易经血液循环及淋巴道转移，且转移和扩散较晚。所以瘢痕癌的转移方式主要为局部浸润，并具有转移慢、恶性度低等特点。②淋巴转移。占第二位，下肢病变淋巴转移率最高，主要为局部和区域淋巴结的转移。③血液转移。多见于癌变晚期或累及深层组织的鳞状细胞癌、各种类型的肉瘤及恶性黑色素瘤，癌细胞可通过血液循环转移到肺、脑、肝、肾、骨或其他部位的皮肤。

第四节　诊断与鉴别诊断

瘢痕的诊断，目前尚缺乏统一要求和标准。临床上经常见到一些瘢痕诊断，如"面部瘢痕"，"手部瘢痕"等过于笼统、简单，不标明瘢痕的类型、大小、发生时间及其对机体功能的影响等，尤其是将增生性瘢痕与瘢痕疙瘩混在一起，不能对瘢痕防治的对错做出正确的分析判断，均不利于瘢痕的研究和临床治疗。

一　诊断要求

总体来讲，瘢痕诊断应该达到完整准确、主次分明、一目了然、便于应用。完整的瘢痕诊断应包括：部位、病因、形状、大小、数量、类型、分期、分度、对机体功能的影响和继发畸形等多方面内容，如手背、烧伤后、大面积、不规则、增生性、挛缩瘢痕畸形（成熟期），同时不要忽略多个瘢痕和其他部位瘢痕的诊断，以免漏诊。应尽量避免笼统、含糊的诊断，如"面部瘢痕""手部瘢痕"等，其不能够反映出瘢痕的病损、畸形、性质、程度等重要内容。

二 诊断内容

瘢痕的诊断应包括以下内容。

（一）明确部位

不同部位的瘢痕在治疗方法选择上有一定的差别。

（二）明确病因

应注明外伤、烧伤、手术、感染等原因，不同原因导致的瘢痕特点有所不同。

（三）明确大小和数量

瘢痕大小与治疗方法的选择有直接关系，如能直接切除缝合者称小面积瘢痕，否则可称大面积瘢痕。数量可用单发、多发（2个或2个以上）来描述。

（四）明确形状

如注明线状、碟状、蹼状、桥状、圆形、椭圆形或不规则等瘢痕形状。

（五）明确类型

临床上常见的瘢痕类型有扁平瘢痕、凹陷性瘢痕、萎缩性瘢痕、增生性瘢痕、挛缩性瘢痕、瘢痕疙瘩、瘢痕癌，诊断时应当详细注明。

（六）明确分期

增生性瘢痕应注明是处于增生期、减退期，还是处于成熟期，各期特点和治疗方法不同。

（七）明确分度

增生性瘢痕增生程度按照临床表现可分为轻、中、重三度。

（八）明确瘢痕对机体功能的影响

明确瘢痕对机体功能的影响：是否造成机体功能障碍和继发畸形。

三 诊断模式

瘢痕可以发生在身体的各个部位、各个器官，类型多，诊断涉及内容也较多。因此，应该有一个诊断模式作为参考依据。张宗学等提出了瘢痕的诊断模式如下：

解剖大部位＋病因＋瘢痕分类±方位

1. 次解剖部位＋瘢痕分类±分度分期±继（并）发畸形。
2. 次次部位＋瘢痕分类±分度分期±继（并）发畸形。
3. 伴发畸形。

"＋"为加号，表示一项加另一项；"±"为加号或减号，表示可以加上也可以删去。

例如某个瘢痕患者的诊断为面部烧伤后瘢痕：

1. 左上睑挛缩性瘢痕（轻度、成熟期），上睑外翻，睑缘缺损（外1/3）。
2. 唇部挛缩性瘢痕（轻度、成熟期），上唇增生性瘢痕（中1/3），上唇瘢痕部分秃须（中1/2），下唇挛缩性瘢痕（左2/3），下唇外翻。
3. 鼻翼缺损（左）。

（1）部位：瘢痕所在的解剖部位，按局部解剖精细划分。
（2）病因：是指瘢痕形成的病因（包括烧伤、各种外伤、感染以及外科手术等）。
（3）分类：根据瘢痕的病理学特点划分为扁平瘢痕、增生性瘢痕、萎缩性瘢痕、瘢痕疙瘩和瘢痕癌等。
（4）分度：主要用于描述增生性瘢痕和挛缩性瘢痕的程度。
（5）分期：根据增生性瘢痕和挛缩性瘢痕发生发展状况划分为增生期、减退期、成熟期。
（6）继发畸形：由于瘢痕的增生或挛缩而引起的功能障碍，如睑外翻、唇外翻、爪形手、肛门狭窄等。
（7）伴发畸形：瘢痕的伴发畸形可表现为烧伤后或其他外伤后的肢体缺损、耳缺损、鼻缺损、乳头乳晕缺损等。
（8）方位：根据瘢痕发生在肢体的方位有上、下、左、右和前、后、内、外之分，一般可以在句首加上方位说明或是置于后面的括号里。

注意模式中列出的几项内容，并非所有的瘢痕都具备，不具备者可以不列出该项，同时有未列出的内容如有出现也可在相应的位置加以补充。模式的主要线索是：部位＋相应有特征的分类。

四 诊断方法

瘢痕的诊断方法，主要包括询问病史和体格检查。有条件的医院应开展必要的实验室检查。

（一）询问病史

仔细询问病史，对确认瘢痕的类型、分期和选择治疗方法等均为重要，应注意以下几个方面：

1. 起因　瘢痕疙瘩除继发于外伤、手术外，尚多见于预防接种、虫咬、痤疮及不明原因所致的皮肤损伤，询问病史时要注意。
2. 自觉症状　瘢痕在增生活跃期多表现为瘙痒和疼痛症状，部分患者在阴雨天自觉症状加重，部分患者在进食辛辣等刺激性食物后加剧，而在成熟期无自觉症状。根据症状可以判断瘢痕的成熟程度。
3. 病程与转归　问清楚瘢痕发生的时间，瘢痕发生后的改变，瘢痕发生后1～2年内有无自发萎缩消退现象，既往做过何种治疗，效果如何等，有助于确定瘢痕的种类。
4. 对机体功能的影响　了解瘢痕对机体功能的影响，有助于确定瘢痕的类型。
5. 心理状态　瘢痕有不适症状，在暴露部位影响美观，引起患者机体功能障碍，发生破溃和癌变等均会给患者造成严重的心理负担。另外，患者的心理状态和治疗需求直接影响到治疗满意程度，因此应注意了解患者心理状态。

（二）体格检查

除细致的全身检查外，对瘢痕局部的检查应注意以下几个方面，并做好记录：①瘢痕形态。如条状、圆形、卵圆形或不规则形等。②瘢痕数目。1个或多个。③瘢痕颜色。如稍红、粉红、红、紫红等。④瘢痕质地。如很软、软、稍硬、硬、坚硬或起水泡等。⑤瘢痕厚度。如很薄、薄、稍厚、厚、明显增厚等。⑥发生部位。注意1个或多个部位可同时发生。⑦病损范围。注意观察瘢痕是否超过原损伤范围。⑧体温改变。大面积增生性瘢痕可降低皮肤的散热效应，影响体温调节功能，出现体温升高。⑨畸形状态。详细检查并记录瘢痕给机体造成的畸形状态及其造成的机体功能丧失情况。⑩并发症情况。如有无感染、溃疡、窦道及隐窝等。为了使瘢痕在治疗前后有比较客观的比较，可采用照相技术，在同一姿势、同一距离、同样的光线下留下治疗前后的照片。

（三）实验室检查

1. 羟脯氨酸测定。羟脯氨酸为胶原蛋白的特征性氨基酸，羟脯氨酸在血浆中以游离、肽结合及蛋白结合3种形式存在，游离和结合的羟脯氨酸是胶原的代谢产物，经尿排出的羟脯氨酸5%是以游离形式存在的，血清和尿中羟脯氨酸含量与瘢痕面积有关，因此血清和尿中羟脯氨酸测定可作为评价瘢痕治疗效果的客观指标之一。
2. 采用硬度计，行瘢痕硬度测定。
3. 采用超声，行瘢痕形态、位置、厚度及部分功能测定。
4. 采用半导体温度仪或红外线温度扫描仪，行瘢痕表面温度测定。
5. 用光电检测技术测量瘢痕的色度变化。
6. 行经皮氧分压、血管热刺激舒张指数测定等。

五 瘢痕评估

瘢痕是患者判断手术成功与否的标志，甚至会对患者的生活质量产生直接影响。有效的瘢痕评估不但能指导临床治疗，还会预测瘢痕的发展趋势，在瘢痕诊治过程中具有重要作用。

目前，瘢痕评估主要是借助量表，对瘢痕的颜色、质地、厚度、轮廓、韧性等指标进行检测，既有客观评估工具和方法，也有主观评估方法，并主张将医师的评估和患者的评估密切结合。

瘢痕的客观评估工具一次往往只能测瘢痕的一个参数，而主观评估工具一般能同时测量多个不同的参数，而且没有创伤、应用简单，尤其是患者的参与，使评估结果更真实可靠，在临床上应用前景很广。

（一）常用指标

1. 颜色　瘢痕颜色可以通过Sullivan等提出的温哥华瘢痕量表（Vancouver scar scale，VSS）进行主观评估，该测量表通过评估色素、血管化程度或应用Beausang的方法进行瘢痕颜色分析。Beausang的方法不是将颜色拆分为色素与血管两部分，而是采取一种综合的评估方法以鉴别颜色的异常，用一个参数描述颜色，将量化标准定为无色、轻度、明显、非常明显。研究发现，此方法与摄影图像分析和组织分析两种评估方法有很好的相关性。

目前，虽然人类可以分辨成千上万种颜色，但却不能准确、可靠地对各种色彩进行定量分析。所以许多公司开发研制出各种不同的色彩分析仪，用以定量分析皮肤的颜色，如依次出现了如下仪器：①美能达比色计CR-200与CR-300。在人眼感知颜色的基础上，创建集成的颜色模型来测量颜色。②皮肤光谱仪。手持式仪器，通过红色和黑色素指数测量颜色。③激光多普勒流量计。通过测量血流评估颜色。这些研究是在病理条件下进行的，研究对象是皮肤而非瘢痕，因此，上述仪器在测量瘢痕时是否有同样的精准度尚需进一步研究。

目前，最常用的颜色测量是基于颜色的反射光谱，可细分为三色反射比色法和窄带分光光度法：①三色反射比色法。该仪器通过眼的感知进行客观评估颜色，借助波长滤波器，确定光反射的程度，随后将颜色描述为：L*为亮度；a*为绿色或红色；b*为黄色或蓝色。美能达比色计CR-300、CR-200（日本大阪）属于该类仪器，能与计算机相连，所以便于临床应用，在正常皮肤与瘢痕颜色评估方面均较可靠。②窄带分光光度法。可检测血管和色素沉着情况，血管和色素沉着分别用"红色"与"黑色素"表示。这种方法是基于血红蛋白和黑色素对红光与绿光吸收的差异。血液显示红色是因为血红蛋白反射红光（吸收绿色光）；黑色素显示为棕色，是因为其能吸收所有波长的光。皮肤光谱仪（丹麦）属于该类仪器。

三色反射色度计和窄带分光光度计测量红色和色素沉着很可靠，对红色的测量可信度从中度可靠到很可靠，对色素沉着的测量可信度可靠程度从弱到中等，从临床的角度来看，二者是测量瘢痕红色和色素沉着的较佳设备。

2. 厚度（高度） 临床上，瘢痕的厚度通过与正常皮肤的对比进行测量，组织学检测可测量全部的真皮厚度。这是目前标准的瘢痕厚度测量方法，但是在临床上应用不多，而且取材时易受瘢痕变形的影响。

1979年，Alex等首次用超声波测定皮肤厚度，结果准确，重复性好，是迄今为止应用较广的一种方法。组织超声测试系统（生物医学超声，中国香港）和皮肤扫描技术（Dermascan C）是无创的、基于超声的组织厚度测量仪器。

另外，测量瘢痕总容积的仪器已投放市场。但是，直到现在，其测量结果的有效性尚未得以评估。磁共振图像分析法对正常皮肤厚度的测定比较准确可靠，但尚未应用到瘢痕厚度的研究中。用主观方法亦可评估该指标，评估时采用的分级数量具有重要作用。

3. 轮廓 最客观的瘢痕轮廓评估是通过两步法测量皮肤轮廓。首先用硅聚合物拷贝皮肤外形，然后借助软件分析（Flexico公司，英国）。该方法应用最广泛，而且效果可靠。拷贝硬化皮肤外形需要1分钟到24小时，之后的进一步分析可以应用机械、光学、激光、透明、干涉条纹轮廓投影等方法。该法尚未进行临床可靠性的评估，也没有文献详细记载这些间接的测量技术。

除了间接的轮廓测定法，可以应用PRIMOS（Phaseshift Rapid In vivo Measurement Of the Skin）直接测量皮肤的轮廓。患者-观察者瘢痕评估量表显示，PRIMOS与轮廓得分显示出较高的相关性。虽然该仪器体积大而且较贵，但是与轮廓测定法相比，更容易产生图像，而且数据处理简单，是目前测量轮廓的最佳选择。

4. 表面状况 对瘢痕表面的测量很重要，因为随着时间的延长，瘢痕会高出皮面或表面不规则。对于该指标的研究从简单的醋酸透明测量技术已发展到现在复杂的摄影技术。

最初，Hamilton量表及Smith量表可以主观评估瘢痕表面情况，但是不可靠。客观的评估工具例如光学和（或）力学面形测量仪借助软件可重建皮肤的轮廓，再采用相关软件对所测的样本质地进行评估，但这种仪器目前仅用于美容行业的化妆品工业中，还未应用到瘢痕研究中。

示踪法是简单、常用、有效的创面及瘢痕表面测量法：先描创缘，再通过计数计算出面积。计算机辅助的测面法也可通过示踪技术来实现。复杂的表面可通过示踪法结合扫描、数字分析软件实现。示踪技术可以测量瘢痕的边缘以评估挛缩程度，但是该方法仅适用于瘢痕形成后期。

计算机辅助测面法是一种可行的技术。PRIMOS是通过投影、三维软件技术测量该指标。除了在较弯曲的身体表面，测面法借助Polaroid相机，使测量效果更加完美。由于三位维图像很难转变为二维图像，因此产生了立体摄影测量。该方法比照相测量法与示踪法更精确、更可靠。但是因为仪器贵，而且费时，并需要很复杂的技术，在临床应用中受到限制。

由于明显的测量偏差常起因于人工示踪技术，所以照相测量法是目前标准的测量方法，而且数字化技术好于人工示踪。但是，对于面积大的、弯曲的、难测的部位，首选人工示踪技术。

5. 韧性 该特性与弹性、张力、硬度等因素密切相关，对该特性的检测主要是通过相关指标进行间接检测。例如可通过测量瘢痕的可折叠性来体现韧性，将测量结果分为6级：正常、柔软、可弯曲、坚硬、不能弯曲、挛缩。由于皮肤的变形能反应皮肤的弹性、硬度、柔韧性等特点，所以瘢痕的功能型移位也可对该特性进行评估。如果瘢痕位于关节部位，可影响关节功能，通过对运动的测量，即可对该指标进行定量评估。

目前临床上使用的测量瘢痕组织韧性的仪器是Cutometer SEM 474和575，其原理是利用虹吸原理，将探头放在所测的组织上，然后打开负压系统，所测的组织弹性数据即可传送到与之相连的计算机上进行数据分析。测量时应避免局部组织湿度和温度的干扰。该仪器目前已应用到烧伤瘢痕的研究中。该仪器具有较高的灵活性、可靠性，是最佳的弹性测量仪器。

韧性与延展性有关，皮肤弹性仪测量正常皮肤及瘢痕的延展性，效果可靠。患者-观察者瘢痕评估量表显示，该仪器的测量结果与韧性得分呈弱、中度相关。DermaLab（Cortex技术）与韧性得分呈中度相关。

1985年，Katz等首次将压力测量法应用到瘢痕评估中，但其可靠性和重复性较差。张力测量法是通过在皮肤上加压来测量正常皮肤和瘢痕的硬度及可变性。该类仪器有两种类型：一种是利用气压，即让气体进入该系统，在一定压力时将封闭气体产生的气压对瘢痕施加负荷；另一种是在垂直方向加负荷。VSS量表显示该压力计的测量结果与韧性中度相关。

硬度计可用于测量皮肤的硬度，Spann等研制出了各式不同瘢痕硬度计，并将其应用到临床。此类硬度计测定结果比较可靠，灵敏度高，适合测量各类瘢痕的硬度测定。但是，该测量法的结果受所测量部位表面硬度的影响，因此在测量较硬部位时（如手指、面部、关节），结果不太准确。

通过施加在皮肤的扭转力亦可测量韧性，但其有效性尚未进行临床评估。

（二）瘢痕评估研究史

瘢痕的量化评估，虽然评估工具有很多，但是目前公认的、能在临床广泛应用的测量方法却很少。温哥华瘢痕评估量表是第一个常用的量表，用于烧伤瘢痕的评估，其他量表主要用于创面修复的评估。量表的评估主要由专业人员执行，近期才出现患者主观参与完成的评估量表。

1988年，有研究者借助彩色照片评估瘢痕，并认为其至少分为3级，获得的数据才可靠，其包括5项参数：不规则度、厚度、高度、部分毁容、全部毁容。它首次表明瘢痕的测量可为瘢痕治疗提供依据。

1990年，Sullivan等人设计了温哥华烧伤瘢痕评估量表，是第一个常用的量表，可以客观测量烧伤瘢痕，并认为客观、应用范围广、可靠的烧伤瘢痕评估方法对于判断治疗是否有效很有必要。该量表涉及以下4个参数：色素、血管化、瘢痕高度、柔韧性。色素按照评分分为3级：正常、色素脱失、色素沉着。血管化程度按照评分分为正常、粉红、红、紫。但是，该量表仅从色素与血管化两方面评估颜色，不能特异性区分瘢痕挛缩与柔韧性。

1997年，Yeong等人设计了比以前量表更有效的瘢痕分级量表。该量表可评估瘢痕的表面、厚度、边缘高度及颜色。同年，Crowe等人设计了Hamilton量表，其应用简单，即使初次应用者也不必经过培训，可以分析增生性瘢痕的照片及其弹性。

2000年时，Nedelec等人改进了温哥华量表（VSS），认为应通过培训加强应用该表的意义，增加量表的分级，增加额外相关信息的记录，进而增加该表的可信度及有效性。

2003年，一个新的瘢痕评估工具的可靠性得以检测，该研究者想提高量表不同分级之间的一致性，并想通过加强培训改变临床医师的思维方式。于是，设计了数字化量表，包括以下参数：表面情况、颜色、边缘高度、厚度、粗糙程度，并应用适合肉眼区分的相关照片。因此有标准的记录方法、精选的相关照片、定位特殊瘢痕的新方法等内容加入，被命名为瘢痕与照片的匹配评估法（MAPS）。

2004年，出现了主观瘢痕评估工具，即患者-观察者瘢痕评估量表（The Patient and Observer Scar Assessment Scale，POSAS）。这是一种主观测量不同类型瘢痕的评估工具，是目前应用较多的主观瘢痕评估量表。该量表结合众多量表及临床经验设计，分为两部分：研究者部分及患者部分。研究者部分的测量指标如下：血管化程度、色素、厚度、弹性、韧性、表面区域大小；患者部分的测量指标如下：色素、厚度、弹性、韧性、痒、痛，所有指标均分10个等级进行评分。在该部分，患者还会被问及相关症状分级及其他观察者评估的相关指标（颜色、厚度、弹性、韧性）情况，具体问题涉及瘢痕的痛、痒、颜色、硬度、厚度、不规则程度，尤其是因为患者对痒的感觉比较明显时，对患者的评估使该量表比单纯的观察者瘢痕评估量表更完善。患者评估部分可以让患者在家中完成再返回到医院，这一点对于不能到医院就诊的患者尤其重要。研究者认为同时期内没有与该工具同样可靠、可行性能好的量表。与VSS相比，该表在评估瘢痕时，数据更接近于瘢痕的真实情况。

在最近的几十年中，可靠、有效、可行的瘢痕评估已越来越普遍的用于临床中，但客观测量瘢痕的方法尚有待发展，因为目前的评估工具尚不能为治疗与预防瘢痕提供有效的指导，应用范围局限，而且最佳的测量装置尚有待研究。

研究表明，理想的瘢痕评估应具备如下特点：①医师与患者都会用该量表评估；②方便临床应用；③易为患者理解；④数据可靠；⑤能用于不同类型的瘢痕。由于临床应用的需要，主观评估方法应用方便，同时能提供瘢痕对患者的主观影响信息，前景看好。相信随着计算机及相关软件的发展，会出现更有效的瘢痕评估方法，作为治疗与预防瘢痕的重要评价手段。

六 增生性瘢痕发展分期

增生性瘢痕的发展可分为3个时期：增生期（proliferative stage）、消退期（letdown stage）和成熟期（mature stage），各期临床与病理特征见表32-3，对于此分期大家认识比较一致。

表32-3 增生性瘢痕的临床分期

分期	时间	临床特征	痒痛	病理特征
增生期	1～3个月或1～6个月或1～12个月	增生↑↑,厚↑,硬↑,表面充血、毛细血管扩张、颜色鲜红或紫红	中度	毛细血管↑↑ 成纤维细胞↑↑ 胶原含量↑↑ 胶原漩涡状排列
减退期	3～12个月或6～12个月或12～24个月	增生↓,厚↓,硬↓,颜色紫褐	轻度	毛细血管开始退化,成纤维细胞↓,胶原↓
成熟期	12个月开始或24个月开始	增生停止,厚↓↓,硬↓↓,颜色暗褐或近于正常肤色	无	毛细血管稀少,胶原↓↓,排列规则,细小弹性纤维↑

注：↑轻度上升或增加，↑↑明显上升或增加；↓轻度下降或减少，↓↓明显下降或减少。

（一）增生期

增生期指瘢痕形成的早期，1～3个月开始，持续3～6个月，少数迁延到1～2年，极个别患者可持续数年。临床特征：瘢痕增生活跃，不断增高，突出皮肤表面；表面充血明显，可见毛细血管扩张，颜色鲜红或紫红；表面变粗糙，继而出现硬结、瘙痒、刺痛，并逐渐加重，下肢站立时有针刺感、蚁走感；一般在伤后6个月时达到高峰，瘢痕表皮菲薄干燥，易破裂，质地坚硬，无弹性，厚度不一致，高低不平，触痛加剧，伴有灼热、紧缩感，关节活动受限，部分患者发生瘢痕挛缩致关节脱位和畸形。因而可将这一时期的瘢痕特点概括为"3R"：Red（红），Raised（凸），Rigid（硬）。病理表现为毛细血管增生，成纤维细胞增殖，大量胶原纤维形成，可呈漩涡状排列。此期，瘢痕剥离易出血，故不宜手术治疗，以预防和非手术治疗为主。

(二)消退期

瘢痕形成以后3个月至1年，增生期迁延者可自1年或2年后开始，此期约需6个月至1年。依烧伤程度有所差别，有的需要3~4年瘢痕才能完全成熟。临床特征：瘢痕由活跃增生转为减退，高度或厚度逐渐减低，硬度也开始逐渐变软，颜色由红色向紫色、紫褐色转变，瘢痕表面毛细血管扩张减退或消失、痒痛症状减轻。病理表现为毛细血管开始闭合退化、消失，成纤维细胞向纤维细胞转化，胶原纤维仍较多。此期仍以非手术治疗为主，虽然此期并非最佳手术时期，但可以手术治疗。

(三)成熟期

经过消退期后，瘢痕进入成熟期，表现为颜色由深红色或紫红色逐渐转为紫色或褐色，表面毛细血管消失。此期，亦称静止期，约在瘢痕形成1年后开始，少部分患者自2年或3年后开始，可持续数年或数十年。临床特点：此期瘢痕已经成熟，不再增生，无明显变化，维持减退后的厚度、硬度。此期的瘢痕一般仍高于皮肤，质地稍硬于周围皮肤，可恢复一定程度的皮肤弹性；瘢痕颜色暗或暗褐色或接近于周围皮肤，痒痛症状消失；瘢痕与基底和周边皮肤分界清楚，易推动。病理特征为瘢痕内血管稀少，大部分毛细血管已闭合、退化、消失，胶原纤维由增生漩涡状排列变成结节状排列，并重新出现细小的弹性纤维，在瘢痕组织下面形成一层正常形态的胶原纤维束。成熟期瘢痕的特点，可概括为"3P"：Pale（苍白）、Planar（平坦）、Pliable（柔软）。此期为手术治疗的最佳时期。

七 增生性瘢痕增生程度分度

增生性瘢痕增生程度评价目前有数种方法，比较常用的是香港理工大学提供的温哥华瘢痕量表（VSS）和Sawada临床分级评分标准。

(一)温哥华瘢痕量表

温哥华瘢痕量表（VSS）是目前国际上较为通用的瘢痕增生程度评定方法。VSS中文版由香港理工大学提供。此量表采用色泽（melanin, M）、厚度（height, H）、血管分布（vascularity, V）和柔软度（pliability, P）四个指标对瘢痕进行描述性评估，量表总分15分，评分越高表示瘢痕增生越严重。

具体评分标准如下：

1. 色泽（M） 0分，瘢痕颜色与身体正常部位皮肤颜色近似；1分，色泽较浅；2分，混合色泽；3分，色泽较深。

2. 厚度（H） 0分，正常；1分，<1mm；2分，1~2mm；3分，2~4mm；4分，>4mm。

3. 血管分布（V） 0分，瘢痕肤色与身体正常部位近似；1分，肤色偏粉红；2分，肤色偏红；3分，肤色呈紫色。

4. 柔软度（P） 0分，正常；1分，柔软的（在最少阻力下皮肤能变形的）；2分，柔顺的（在压力下能变形的）；3分，硬的（不能变形的，移动呈块状，对压力有阻力）；4分，弯曲（组织如绳状，瘢痕伸展时会退缩）；5分，挛缩（瘢痕永久性短缩导致残废与扭曲）。

5. 评价 VSS不需要借助特殊的设备，仅依靠测试者的肉眼观察和徒手触诊对增生性瘢痕从瘢痕色泽、厚度、血管分布和柔软度四个方面进行评定，具有操作简单，内容较全面的特点，虽然具有较大的主观性，但在国外及中国香港地区广泛应用于烧伤后增生性瘢痕的评定，获得了较好效果，可以在国内推广使用。

(二) Sawada 临床分级评分标准

此方法由 Sawada 于 1990 年提出，既适合于增生性瘢痕，也适合于瘢痕疙瘩。其按照瘢痕的临床症状和体征不同，采用积分的方式，分为轻、中、重三度：积分为 11～15 分，为重度；6～10 分，为中度；1～5 分，为轻度。

积分评定标准如下：①根据瘢痕颜色深浅评分。赤红或鲜红伴毛细血管扩张者计 3 分；淡红，按压后可消失计 2 分；不红，甚至有些灰暗计 1 分；显示为正常皮肤颜色计 0 分。②根据瘢痕疙瘩高度评分。高度在 8mm 以上计 3 分，4～8 mm 计 2 分，1～4 mm 计 1 分，平坦或略有凹陷计 0 分。③根据瘢痕硬度评分。坚硬如软骨计 3 分，硬度似橡皮计 2 分，稍软计 1 分，柔软如正常皮肤计 0 分。④根据瘙痒程度评分。剧烈或持续性瘙痒伴搔抓痕计 3 分；时常有，但不太剧烈，可以忍受计 2 分；偶尔出现计 1 分；无瘙痒症状计 0 分。⑤根据触疼感觉评分。有很强烈的痛觉过敏，轻触时拒按计 3 分；中等强度的过敏性疼痛，按压时有疼痛感，但可以忍受计 2 分；有时有疼痛感，按压时疼痛不明显计 1 分；感觉如正常皮肤，没有异常疼痛感计 0 分。

(三) 国内增生性瘢痕增生程度分度

张宗学等提出增生性瘢痕增生程度按照临床表现可分为轻、中、重三度（表 32-4）。

表 32-4 增生性瘢痕增生程度分度

分度	形态	厚度	面积	挛缩	痒痛症状	功能障碍
轻度	圆钉状或岛状分布	<0.5cm	小	无	轻	无
中度	片状或不规则状	0.5～1.0cm	较大	有	明显	有或无
重度	瘤样	>1.0cm	较大	有	较重	有或无

八 增生性瘢痕挛缩程度分度

增生性瘢痕挛缩的程度也可分为轻、中、重三度（表 32-5）。

表 32-5 瘢痕挛缩程度分度

分度	好发部位	涉及器官和部位	挛缩	蹼	病损深度	继发畸形	功能障碍
轻度	手背	单个	+	±	限于皮肤层	±	+
中度	颈部、腋窝、会阴	多为 2 个	++	+	涉及皮下	+	++
重度	颈部、腋窝、会阴	多个	+++	++ 广泛且硬	涉及肌肉、骨骼，器官损伤	++	+++

注："+"越多，程度越严重。

九 瘢痕疙瘩诊断、病情及疗效判断

(一) 瘢痕疙瘩的诊断标准

目前主要是临床标准，一般应当符合以下条件：①肿块隆起于皮肤表面，坚硬，表面光滑发亮，界限欠规则；②病变可以超过原始损伤边缘，向周围正常组织侵袭，呈蟹足状生长；③具有持续性生长、发红、疼痛、瘙痒等临床症状，无自愈倾向，不能自行消退；④单纯手术切除后极易复发，且复发范围可超过原瘢痕范围；⑤病理学检查证实瘢痕疙瘩组织内有胶原及基质成分的大量沉积，成纤维细胞很多，并有分裂相。

(二) 瘢痕疙瘩病情严重程度判断

通常采用Sawada临床分级评分标准。

(三) 瘢痕疙瘩疗效判断标准

采用优良、显效和无效三级判断：①优良，指疼痛、瘙痒等症状消失，瘢痕疙瘩完全软化变平，触之柔软无硬结，治疗完成后12个月无复发；②显效，指疼痛、瘙痒等症状消失或明显减轻，瘢痕疙瘩中有60%~70%软化变平，或按照瘢痕疙瘩积分标准判定的严重程度由重度转化为中度或轻度，或是由中度转化为轻度，治疗完成后12个月无复发；③无效，指疼痛、瘙痒等症状稍有减轻或根本没有变化，质地、大小仅有轻微变化或没有变化，或者经过治疗曾经达到优良、显效的标准，但治疗完成后12个月内又复发者。

十 瘢痕疙瘩分部

鲍卫汉提出临床上常见的呈蝴蝶样生长的瘢痕疙瘩可分为3部分：①浸润部。瘢痕与皮肤交界处，其表现为鲜红或暗红，有的呈蟹足样向周围正常皮肤作蚕食样浸润，局部痒痛明显。②增生部。为瘢痕疙瘩中瘢痕组织最突出部分，组织学表现为成纤维细胞核大而圆，功能活跃，瘢痕表现为暗红，表面光滑或凹凸不平，有触痛。③老化部。蝴蝶样瘢痕疙瘩的中央部位，组织学为玻璃样变，瘢痕表现为瘢痕组织凹陷变平，表面颜色变浅或接近正常肤色，犹如扁平瘢痕，感觉减退。并认为耳垂部瘢痕疙瘩虽然近似球形，但组织学检查可见其中心部位与蝴蝶样瘢痕疙瘩的老化部类似，深层的近心部和浅层的远心部与蝴蝶形瘢痕疙瘩的增生部和浸润部类似，向外增生扩大。

十一 鉴别诊断

瘢痕的临床诊断比较明确，一般无须进行鉴别诊断。但应注意有关瘢痕的医学术语使用，如瘢痕萎缩与萎缩性瘢痕是不同的概念，挛缩性瘢痕与萎缩性瘢痕也是不同的，不要混用。临床工作中，主要有以下情况常需进行鉴别诊断。

(一) 增生性瘢痕与瘢痕疙瘩

许多外科医师都不能准确地应用增生性瘢痕和瘢痕疙瘩这两个概念，这二者有实质的不同，其鉴别要点见表32-6。需强调的是：这两种病变的区别主要是依靠临床表现，早期的瘢痕疙瘩与增生性瘢痕在临床特征上难以区别，应引起注意。可通过详细询问病史，包括致病原因、演变过

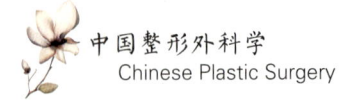

程、局部刺激因素、对各种治疗的反应，做出排除或肯定瘢痕疙瘩的诊断。

表 32-6 增生性瘢痕与瘢痕疙瘩鉴别要点

鉴别要点	增生性瘢痕	瘢痕疙瘩
发病年龄	任何年龄	多见于3岁以上青少年
发病原因	有明显损伤、烧伤史	有轻微或明显损伤，或无可察觉的损伤
好发部位	可发于皮肤损害的任何部位	以前胸、肩、上臂、颌、耳等部位好发
形态质地	瘢痕充血水肿，色泽鲜红或暗红，稍高出皮面，边界不超越损伤范围	暗紫色质硬肿块，高出皮面，超出损伤范围，呈蟹足状生长，边缘向正常皮肤侵袭
生长趋势	早期呈增生状态，6～12个月后有自然衰退趋势	持续生长，并向正常组织侵犯，一般无自然消退趋势，但部分病变损伤中心可变平退化
症状	早期痒痛难忍，常有抓痕，表皮易发生水泡破溃	发红、痒痛持久，患者心理负担重
家族性	无	1/4左右阳性
病理检查	成纤维细胞较多，胶原纤维排列呈结节状或旋涡状，到周围正常皮肤逐渐消失，少有较厚的胶原纤维，黏液间质少	成纤维细胞很多，并有分裂相，胶原纤维致密、较厚，排列不规则，与周围正常皮肤分界清楚，黏液样间质较多
加压治疗	持续加压数月，效果好	多无效
手术切除	很少复发，能被切除治愈	易于复发，范围较原病变范围更大

（二）瘢痕溃疡与瘢痕癌变

萎缩性瘢痕受到外力作用易于发生破溃，增生性瘢痕早期易于发生水泡，水泡感染等均可形成瘢痕溃疡。瘢痕癌变发病率虽然较低，但多经过反复破溃、经久不愈的慢性溃疡阶段，部分患者溃疡早期也可发生恶变，成为瘢痕癌，这与瘢痕溃疡容易混淆，需要进行鉴别诊断。病理活检是二者的根本鉴别手段，对于怀疑恶变的溃疡应采取局麻下多部位、多次切取大块组织的方法进行病理检查，排除瘢痕癌变的发生。

（三）隆凸性皮肤纤维肉瘤与瘢痕疙瘩

隆凸性皮肤纤维肉瘤最初表现为紫色到粉红色的质硬、相互分离的肿块，尤其是发生在瘢痕疙瘩易发部位，易于与瘢痕疙瘩混淆，二者的治疗方法不同，应予以鉴别。隆凸性皮肤纤维肉瘤常发生在躯干部，近有20%的患者有创伤史，通常没有症状，与瘢痕疙瘩（有易发部位，多有外伤、烧伤或感染病史，多伴有痒痛不适症状）不同。组织病理学检查是鉴别这两种疾病的最好办法，隆凸性皮肤纤维肉瘤为分化良好的纤维肉瘤，而瘢痕疙瘩是由增厚的螺旋形、杂乱无章排列的胶原纤维组成。

（四）其他

诊断瘢痕疙瘩时，需要鉴别的其他诊断还包括皮肤纤维瘤、硬纤维瘤、肉瘤样瘢痕及异物肉芽肿性病变。如皮肤肉芽肿炎性病变表现为隆起于皮肤表面的不规则肿物，表面红肿充血，质硬，与瘢痕增生早期相混淆；发生于下颌等瘢痕疙瘩好发部位者，易于与瘢痕疙瘩相混淆。两者鉴别方法是皮肤肉芽肿炎性病变往往有急性炎症病史，刮取表面组织或切取病变组织细菌培养阳性，抗菌治疗有效，通过病理活检可进一步明确诊断。

十二 常见瘢痕的诊断要点

目前，瘢痕的诊断，主要是依靠临床表现。根据瘢痕的临床分类，常见的瘢痕类型有扁平瘢痕，增生性瘢痕，瘢痕疙瘩，萎缩性瘢痕，凹陷性瘢痕，线状、桥状及赘状瘢痕，挛缩性瘢痕及瘢痕癌，其具体诊断标准参见本章第三节"分类与临床表现"。

第五节 预防

目前，瘢痕的治疗尚无特效办法，所以在一定程度上来说，瘢痕预防具有比瘢痕治疗更重要的意义。研究表明：对瘢痕的预防主要包括瘢痕形成前的预防和瘢痕形成期的预防。其主要目的是尽量去除各种造成瘢痕增生的因素，减少瘢痕的生长，预防瘢痕对机体造成的各种危害。

一 瘢痕形成前的预防

瘢痕形成前的预防包括治疗因素性瘢痕的预防和非治疗因素性瘢痕的预防。

（一）治疗因素性瘢痕的预防

这类瘢痕形成的主要原因是手术，也称医源性因素，该类原因造成的瘢痕在相当大的程度上是可以避免的，预防的具体措施是"五无两适当"，即：无菌原则、无创技术、无张力、无异物、无无效腔、手术方法得当与手术时机合适。

1. "五无原则" 进行手术时，应严格执行无菌操作原则；切开皮肤时使用刀刃垂直切开皮肤，且具有连贯性；手术过程中注意彻底止血；关闭手术切口时注意避免无效腔形成；缝合切口时尽量选用无损伤缝线，皮下减张，做到切口无张力缝合，创缘对合准确。皮下减张时尽量避免使用横褥式缝合方法，避免造成皮缘组织缺血坏死。

2. 手术方法选择得当 如磨削比较适合于治疗面部痤疮扁平瘢痕；深度烧伤宜早期手术大张植皮修复；设计切口时，在满足手术需要的前提下尽量遵循切口隐蔽、不影响美观的原则，如毛发区、耳后区、顺皮纹和面部轮廓边缘，若切口必须横过轮廓线、皮纹及关节时，应设计"Z"改形切口；设计皮瓣修复创面时，皮瓣设计要合理，不随意增加辅助切口。

3. 手术时机合适 一般瘢痕应待瘢痕成熟后手术，挛缩性瘢痕造成组织器官畸形，影响机体功能和发育者，手术时机应适当提前等。

此外，术后早期促进创面愈合的措施、创口换药观察和护理等也是非常重要的一环，能早期发现切口缺血、出血及血肿等情况，及时处理；能清除创口的渗出及坏死组织，避免坏死组织引起的局部炎症反应造成坏死范围的进一步扩大；局部可以使用成纤维细胞生长因子和表皮细胞生长因子，促进创面愈合等，均有助于减轻瘢痕形成。

目前，导致瘢痕增生的医源性因素，已经不仅仅是手术了，泛指各种有损伤的治疗手段，因为只要能造成皮肤真皮网状层以下深度的损伤，均有导致创面瘢痕增生的可能。如Plasma离子束治疗、剥脱性二氧化碳激光治疗等，为避免瘢痕增生应注意无菌操作、熟悉仪器性能、治疗参数和次数正确、治疗后应用抗感染和促进愈合的措施。

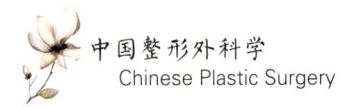

治疗因素性瘢痕的预防，体现出医师的业务水平，为此广大医师应努力学习专业知识，掌握新技术、新设备和新理论，认真负责地为广大患者服务。

（二）非治疗因素性瘢痕的预防

非治疗因素性瘢痕主要是指外伤、烧伤引起的瘢痕，这类损伤是非医源性因素，往往较重，且伴有不同程度的感染。对这类损伤瘢痕预防的重点是预防和控制感染，用适当的治疗方法（如抗菌、抗渗出）促进创面早日愈合。如对一般性外力所造成的损伤应彻底清创缝合，然后用适当方法修复损伤，争取创面一期愈合；对于深Ⅱ度及Ⅲ度创面均应尽早行削痂或切痂植皮覆盖创面，尽早封闭创面等。

二 瘢痕形成期的预防

瘢痕形成期的预防主要是针对创面愈合以后、瘢痕成熟之前的瘢痕增生过程采取有效措施，减慢瘢痕的增生并渡过增生期而进入消退成熟期，转变成成熟瘢痕。主要方法有：加压疗法、硅胶疗法、药物疗法、放射疗法、功能康复综合疗法等。

目前预防瘢痕增生的方法较多，但各有自己的适用证、使用方法、并发症和作用，一般多选用副作用较小、方便易用的2~3种方法综合使用，进行综合防治，其效果优于单一方法。

（一）加压疗法

以弹性织物对伤口愈合部位持续压迫以达到预防和治疗瘢痕增生的方法，称加压疗法。自20世纪70年代，很多医疗中心一直把该法作为烧伤后预防瘢痕增生的首选治疗方法。目前，该法作为一种预防瘢痕增生的常规方法，已被广泛接受。

1. 适应证和禁忌证

（1）适应证：主要适用于易于加压包扎部位的各种原因造成的增生性瘢痕，特别是全身大面积的增生性瘢痕，也可作为瘢痕疙瘩手术或放疗后的辅助治疗措施。

（2）禁忌证：①治疗部位有感染的创面；②脉管炎急性发作期；③下肢深静脉血栓患者。

2. 使用原则"一早、二紧、三持久" 一早：即尽早开始压迫治疗，在创面愈合后即开始。二紧：就是在不影响肢体远端血运及患者耐受的情况下，越紧越好，压力一般在1.33~3.33kPa（24~30mmHg）为宜。低于此压力效果不明显，高于3.33kPa则有可能造成静脉回流受阻，肢体水肿，甚至发生缺血性肌肉、神经损伤。三持久：就是持续性、长期压迫治疗，主张一天24小时连续加压，更换衬垫物及清洗皮肤等一次时间不得超过30分钟，压迫治疗时间不得少于3个月，一般应达半年以上。

3. 常用方法

（1）海绵加压固定法：将聚丁二烯盐海绵剪成与所压迫的瘢痕一样大小，用黏胶将海绵固定于瘢痕表面，再用弹力绷带或者弹力套压迫，4~7天更换一次，压迫至瘢痕充血消退，由硬变软，由高变平后再巩固性治疗1~2个月。

（2）热塑料夹板法：热塑料夹板（thermoplast）为1,4-异戊二烯塑料制品，具有可塑性，在72~77℃热水中可软化，在软化时极易被塑型，可塑成所需要的形态，冷却10分钟即可变硬、定型。根据这些特性，临床上将裁剪好的热塑料夹板，放入72℃水中软化后置于患处塑型，用于防止瘢痕挛缩造成的有关畸形，效果较好。因其塑型后变硬、无弹性，故应内衬海绵和纱布，防止其直接接触皮肤，压迫皮肤坏死。热塑料夹板的透气性差，阻碍皮肤或创面水分蒸发，为弥补此不足，可将热塑料夹板软化后快速打孔，并经常地更换衬垫及敷料，注意保持敷料干燥。

（3）弹性绷带压迫法：弹性绷带是一种纤维织物或外包纤维织物的弹力橡皮筋，每层可产生

1.33～2.13kPa的压力，包扎2～3层可获2.67～5.34kPa的压力，未愈合的创面或使用夹板时，均可应用弹性绷带包扎。该法简单方便，四肢应从肢体远端的正常皮肤开始（仅露出指、趾末端），作螺旋状成人字形包扎，圈间相互重叠1/2～2/3。四肢需缠弹力绷带2～3层，躯干则需缠3～4层。腋部瘢痕挛缩可用半圆形海绵置于腋下，上臂外展90°及前屈10°体位（以避免肩关节向前脱位），以弹性绷带作8字形包扎。弹性绷带宜每天更换洗涤。下肢深度烧伤愈合后，开始下床活动时，虽然此时无明显瘢痕挛缩，但亦应包扎弹力绷带，以防因肢体静脉回流障碍，使已愈合的创面起水泡、溃破而形成新的创面。

（4）弹力衣（套）压迫法：弹力衣（套）的原材料为对苯二甲酸、乙二酯纤维及含88%以上聚氨基甲酸乙酯的长链聚合体纤维组成，称作珠罗纱立体织物。可根据患者瘢痕部位制成面罩、背心、手套、裤子、袜子等，对预防面部、四肢、指（趾）的瘢痕效果明显。

4. 效果　一般情况下，加压治疗2周可见效，表现为瘢痕痒痛症状减轻，1个月瘢痕变扁平，1年可软化，只要坚持治疗，疗效是确切的。

5. 注意事项　①一旦深度烧伤创面愈合后即可采用加压疗法，但初愈的创面皮肤较嫩，易起水泡，内层应敷二层纱布再戴弹力套，平铺后尼龙搭扣黏合加压；②原则上实行24小时连续加压，睡觉时切勿解开；③治疗过程中应维持有足够的压力，当弹性变小感到松弛时应及时更换新的弹力套，否则疗效将明显受到影响；④对于凹陷部位需填加毡垫或纱布块作为衬垫，使凹陷部位受力均匀方可压出实效；⑤注意瘢痕固定体位，颈前瘢痕固定颈部于头后仰位，颈侧瘢痕固定颈部向健侧过屈位，腕、肘、膝部瘢痕可固定关节于伸直位，踝关节处瘢痕固定关节于中立位，手背部瘢痕应将掌指关节固定于屈曲90°、拇指固定于对掌位、手指固定于伸直位。

（二）硅胶疗法

硅胶光滑柔软、无刺激性，在早期被用作压力治疗的衬垫。1983年，Terkin等首先报道应用硅胶膜贴敷治疗瘢痕，之后经过大量临床实践证明硅胶膜贴敷治疗增生性瘢痕有一定的疗效，可减轻瘢痕局部的瘙痒与疼痛，促使瘢痕软化，甚至缩小瘢痕。其作用机制仍不清楚，可能与其压力作用、水化作用及硅胶生物学活性相关。目前可供使用的有硅凝胶贴膜、喷雾制剂和软膏等，多用于瘢痕的预防和其术后的辅助治疗。

1. 适应证　①任何年龄及各个时期瘢痕增生的预防；②瘢痕疙瘩的治疗及术后复发的预防；③皮片移植后皮片挛缩的防治；④关节部位瘢痕挛缩及组织缺损后软组织挛缩的防治。

2. 使用方法　①硅凝胶贴剂：常用方法，宜早期使用，通常选择在创面愈合后3～4周，采用循序渐进的方法，即开始使用时每天贴敷4～8小时，并根据皮肤的敏感程度及患者的主观感受调整硅凝胶膜贴敷的时间长短和使用间隔，然后逐日增加硅凝胶膜的使用时间，直至24小时持续使用，需持续使用（每天23小时），疗程大于3个月，直到瘢痕消退为止。注意事项：每天揭开数次，分别清洗硅胶和皮肤以防热疹形成，并在硅胶上开孔以便透气，硅凝胶膜晾干后可反复使用。②硅凝胶涂剂：目前已上市的产品有瘢痕霜、芭克、舒痕、施可复等，外涂于瘢痕表面，通常与瘢痕手法按摩治疗相结合使用，一方面可使制剂充分与瘢痕表面结合，另一方面手法按压本身就具有一定的减轻瘢痕和软化瘢痕的作用。③硅凝胶喷雾剂：目前已上市的产品有抑疤灵等，通常用于大面积瘢痕的防治，使用方便，且有一定的止疼、止痒的作用。

3. 注意事项　①应用硅凝胶膜较常见的并发症，如皮肤丘疹及瘢痕表面汗渍、瘙痒，经清洁处理、暂停使用后均可缓解，并不影响继续治疗；②创面尚未愈合，不宜使用。

（三）药物疗法

药物疗法分为全身用药、瘢痕表面外用药物和瘢痕内注射药物3类。目前口服的全身用药较少，主要是积雪苷片、曲尼司特片（曲可伸）和维生素类药物，主张伤后和手术后早期应用口服的抗瘢痕药物作为预防瘢痕增生的一线药物，一般连续应用半年左右。

目前，注射的全身用药主要是干扰素类药物。比较常用的外用药物有复方肝素钠尿囊素凝胶（康瑞宝）、积雪苷霜软膏、多磺酸黏多糖乳膏（喜辽妥）及瘢痕止痒软膏等，适用于各种瘢痕，对儿童及不能耐受其他治疗之痛的患者特别适宜。比较常用的瘢痕内注射药物是曲安奈德或以其为主的多种药物，详见本章第七节中的"药物治疗"。

（四）放射疗法

详见本章第七节中的"放射疗法"。

（五）功能康复综合疗法

详见本章第七节中的"物理康复治疗"。

第六节　手术治疗

瘢痕已经成熟，则属于治疗的范围。瘢痕的治疗方法包括手术、非手术和将二者结合的综合疗法三种，同时应重视心理治疗和防治动态综合疗法。

手术治疗是治疗成熟瘢痕或瘢痕疙瘩的主要手段，也是最重要的方法。手术对瘢痕的治疗效果是肯定的，优于药物注射治疗（图32-18）。

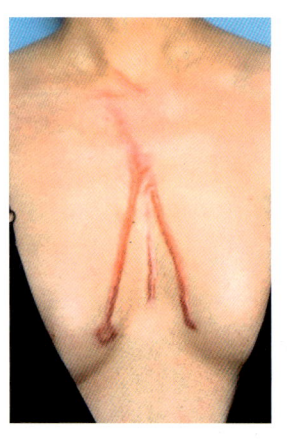
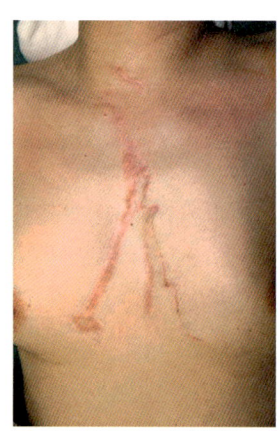

A　　　　　　　　　　B

图32-18　女，35岁，硫酸烧伤胸部后1年瘢痕增生，右侧行瘢痕内曲安奈德注射治疗，左侧行手术切除改形治疗，手术的效果显著好于瘢痕内药物注射

A. 治疗前　B. 治疗后1年

需强调的是，任何手术方式均不可能把瘢痕完全去除，只是最大限度地改善或矫正瘢痕造成的危害；而且手术刀口愈合后又面临着新的瘢痕发生，其治疗效果的评价需要观察一年以上的时间。

一　适应证

适应证主要是：①影响外观；②感觉异常，有痒、痛不适等自觉症状；③发生溃疡、继发癌变；④发生挛缩，造成畸形，影响功能；⑤出现心理障碍，影响身心健康。

二　禁忌证

（一）绝对禁忌证

1. 患有严重的心、肝、肺、肾等内脏器官疾患和营养不良者。
2. 患有血友病或出凝血检查异常，有出血倾向者。
3. 患有全身性感染或手术部位有急性感染性病灶者。
4. 术区患有放射性皮炎或半年内曾接受放射治疗者。
5. 有精神病症状、情绪不稳定或要求过高而不能合作者。

（二）相对禁忌证

1. 化验示 HBsAg（＋）、抗 HCV（＋）及抗 HIV（＋）者，需按照传染病手术处理。
2. 有瘢痕体质者或瘢痕疙瘩患者，忌行单纯手术切除，需要配合放射治疗或（和）药物治疗等综合方法处理。

三　手术时机

增生性瘢痕，在伤后12个月至2年进入成熟期，此时瘢痕充血消退，外观接近正常皮肤颜色，质地变软，厚度变薄，自觉症状消失，是手术的时机。

发生在机体重要部位的一些挛缩性瘢痕，不但影响功能，而且还会造成组织器官变形，严重者影响患儿身体发育或暴露性角膜炎等严重并发症，应尽早手术，不得因等待瘢痕的成熟软化而拖延。如严重的颏颈部瘢痕所致的下唇-颏-颈-胸粘连，瘢痕挛缩后可使颈部极度屈曲，影响饮食，有时引起呼吸困难；正在发育期的儿童，烧伤后瘢痕引起的功能部位挛缩畸形等。

四　手术方案制订原则

1. 为获得较好的功能恢复与满意的外观效果，首先应根据患者全身和局部情况做详尽而细致的治疗计划与方案，这不但可使整形外科医师本人能有条不紊地进行工作，同时也是患者获得满意疗效的保证。整形外科医师应全面考虑治疗计划，分清主次缓急，早期解决主要矛盾，以解除严重影响患者生存、生活的畸形。

2. 各种整形外科手术治疗方案的选择，当以缩短患者住院时间、减少痛苦、恢复功能与改善外形的统一，并能在功能上获得最大的恢复为原则。原则上手术应尽可能全部切除瘢痕，瘢痕切除后能通过Z改形或其他成形术直接缝合最好，不能直接缝合修复创面者，采用皮瓣的办法优于植皮，全厚植皮的办法优于刃厚皮片植皮。但鉴于瘢痕疙瘩手术后复发率极高，一般不主张行单一手术治疗，而主张在有放疗或（和）药物注射治疗预防瘢痕疙瘩复发的情况下才进行手术治疗。

3. 治疗中最简便而又能满足要求的方法，往往是最好的方法。在整形外科领域中，每一畸形与缺损的修复，往往可有一种以上的方法，应依据患者具体情况与医院所具备的条件，确定一种简单、实用、可行的方法，不一定追求高精尖的技术，以提高治疗效果和减少并发症为目的来选择治疗方法。

4. 注重患者心理需求、治疗愿望、精神恢复和心理满足，尤其是头面部的瘢痕和畸形，常严重影响美观和患者社会活动，往往造成患者严重的心理创伤。对于全身性广泛瘢痕，医师除根据情况给患者提供治疗建议外，还应充分重视患者的治疗意见。

5. 对手术后瘢痕再次形成的程度有足够的预见。从理论上讲，手术治疗可用于任何类型的瘢痕，但必须牢记，手术本身也是一种创伤，它还会导致新的瘢痕形成。因此，选择手术治疗时必须对手术后再次瘢痕形成的程度有足够的预见，同时，还必须对原有瘢痕之所以异常增生的诱发因素进行认真分析，以便采取措施，尽可能避免这些因素的发生而干扰伤口的愈合、造成瘢痕的再一次过度增生。

6. 根据瘢痕的具体情况选择治疗方式

（1）瘢痕的类型：扁平瘢痕大多无须手术治疗，而采用非手术治疗，但如发生在面部有碍容貌时，可慎重考虑手术切除。增生性瘢痕与挛缩性瘢痕，对外貌与功能有不良影响，均可部分或全部切除，充分松解挛缩，矫正畸形并采用不同方法修复继发创面。对复发性瘢痕，选用手术疗法应慎重，此时需考虑患者是否是瘢痕体质，原来的病变是否是瘢痕疙瘩，综合考虑是否再次采用手术治疗及术后预防瘢痕增生的措施。

（2）瘢痕的面积：面积较小的瘢痕可以完全切除，以达最佳外貌及功能效果；而对于面积大、分布广的瘢痕，因受皮源的限制等原因，则可只切开或部分切除瘢痕，达到松解挛缩、最大限度地矫正畸形与改善功能的目的为宜。

（3）瘢痕的部位：发生在颜面、颈、手等暴露部位的瘢痕，除产生畸形及功能障碍外，还影响美观，可导致患者精神上和心理上的沉重负担；关节及其附近的瘢痕易产生挛缩与粘连，影响关节活动，通常这些部位的瘢痕只有手术疗法才能有效。瘢痕疙瘩易发部位的病变选择手术治疗，术后应重视瘢痕复发的预防。

7. 手术后还应进行必要的、持之以恒的加压疗法、硅胶疗法、药物疗法、放射疗法及功能康复综合疗法等预防措施，定期随访，以增强和保持手术效果。

8. 强调瘢痕病情复杂，应根据具体情况采用个性化的多种治疗手段联合应用，需要医师灵活全面地应用整形技术。

五　术前准备

（一）仪器、敷料及药品准备

按手术要求准备相应的仪器、敷料及药品。

（二）患者准备

1. 采集病史，仔细查体，完成病历书写。
2. 完成术前实验室化验（血常规、血凝四项、肝肾功能及传染病免疫学检查）和需要的其他检查（老年人或高血压患者的心电图检查、胸片检查等）。
3. 与患者沟通，向患者及其家属交代手术切除术治疗的必要性、可能达到的效果及出现的并发症风险，进行心理疏导，消除患者紧张及恐惧心理，完成手术同意书签字。
4. 术前照相。
5. 清洗，剃毛或洗澡，清洁术区，进行皮肤准备。

6. 小范围、局麻下操作，不需要禁饮食，大范围、全身麻醉手术当日晨禁食禁水。
7. 若患者紧张、焦虑，影响睡眠，术前一晚可口服地西泮（安定）等镇静催眠药。
8. 根据手术位置与术后要求，选购弹力适中、能够长期穿戴的弹力服。
9. 女性患者避开月经期及妊娠期。
10. 皮肤游离移植术要根据受区情况，选择好植皮方法和供皮区。
11. 如做轴型皮瓣，应使用多普勒超声探测血管的走向和位置。

六 术后处理

（一）全身情况观察

全麻患者术后要注意全身情况的观察和维护，如定时测定血压、脉搏、输液等；如患者感到切口疼痛，可以应用止痛药对症处理。

（二）创面局部情况观察与处理

1. 保持创面清洁、干燥，适当的压力固定包扎，注意肢体末端血液循环情况，经常检查敷料是否有包扎过紧的情况。
2. 询问创面有无疼痛不适，如有异常疼痛，应及时换药查看创面，以早期发现创面有无出血或血肿；如创面有出血征象，表现为皮肤张力较大、皮肤表面瘀血斑，可给予调整引流、局部和全身加强止血药物应用、密切观察病情变化，必要时进行手术清除血肿和止血治疗。
3. 观察创面有无潮湿、有无分泌物流出，如有应及时换药查看创面，以早期发现创面有无感染；如创面有感染征象，应给予创面消毒换药、外用抗菌软膏、全身应用抗生素、理疗等措施，控制感染，促进创面愈合。
4. 如防治引流，注意保持引流通畅，观察引流物的质和量，如无异常，术后2~3天引流管中的引流液变为淡黄色，且每日引流量<20ml即可拔除。
5. 瘢痕切除改形缝合术，如无异常，一般于术后2~3天打开外敷料观察换药，2~3天换药1次，直到拆线，面颈部拆线时间为5~7天，躯干部为7~10天，四肢为12~14天。
6. 皮肤游离移植术，皮片愈厚，所需固定时间愈长，在无菌创面上植皮时，刃厚皮片需固定4~5天，中厚皮片固定6~8天，全厚皮片固定8~10天，方可初次更换敷料，观察皮片生长的情况。如皮色红润，皮片与创面基底粘连甚紧，表示皮片已成活；如皮片呈暗紫色，局部有波动感，则是皮片下有血肿形成的征象，可用空针吸出积血或将其切开，清除血凝块后再予以适当加压包扎，皮片仍有成活可能，以后隔日或每日更换敷料；如皮片上有水泡，多在皮肤表皮下，可将其抽去或切开后继续加压包扎换药至表皮脱落；如皮片呈干性坏死，应将坏死部分及时剪去，给予隔日或每日换药，面积较大时可以给予补充植皮。下肢植皮，必须在包扎妥当后方可逐步下床活动，一般需包扎3周以上。如无异常，植皮区一般于术后10~14天拆线，拆线后，创面宜继续包扎固定2~3周，同时进行物理康复治疗和瘢痕增生的预防。

全厚皮片供皮区如为直接缝合者，需视缝合张力的大小决定拆线的时间。刃厚或中厚皮片供皮区，在2周内（除非确认发生化脓感染）不宜轻易更换敷料，尤其是严禁不必要的揭除内层油制纱布检视创面。即使发生局部感染，也只应局部引流，否则将导致出血和损伤脆弱的新生上皮，易于形成持久不愈的溃疡和愈合后的瘢痕增生。

7. 所有创面愈合后，均应加强瘢痕增生的预防，如佩戴弹性织物持续压迫、应用抑制瘢痕增生的制剂、物理康复治疗，为期至少半年，以保持皮片平整，减轻后期皱缩，防止创缘处发生瘢痕增生。

(三)抗生素应用

瘢痕手术属于可污染手术,是预防应用抗生素的指征。如患者一般情况好,小面积瘢痕切除直接缝合术,可以不用抗生素;瘢痕分期切除缝合术或瘢痕内切除术,应预防性应用抗生素1~2天,肉芽创面植皮可适当延长应用时间。

(四)止血药应用

较大的手术术后,常规应用止血药3天。

(五)体位

应卧床休息,抬高患处,局部制动。

(六)饮食

局麻患者,饮食不受影响;全麻患者应按照全麻后要求执行,平卧和禁食禁饮6个小时,术后应加强患者营养补给,避免出现营养不良的情况。

七 常用手术方法

各种皮片、皮瓣移植,皮肤软组织扩张术,其他组织移植和组织代用品的应用等为瘢痕的手术修复提供了多种选择。

(一)瘢痕切除改形缝合术

1. 概述　瘢痕直接切除改形缝合术是瘢痕治疗中常用的一种手术方法,面积较小的瘢痕都可采用此法治疗。根据瘢痕的性质、大小、与周围组织器官的关系、基底状态等因素不同,切除改形缝合术又可分为3种方式:直接切除改形缝合术、分期切除改形缝合术、瘢痕内切除缝合术。

2. 适应证　直接切除改形缝合术:宽度一般在2cm内的线状、条状或近似圆形的小面积、局限性瘢痕。分期切除改形缝合术:面积较宽、不能一次将瘢痕全部切除,或勉强切除,切口缝合有明显张力的瘢痕。瘢痕内切除缝合术:常用于较大面积的瘢痕疙瘩或严重的增生性瘢痕。

3. 手术要点　直接切除改形缝合术是按照整形外科原则,一次全部切除瘢痕,边缘游离后直接拉拢缝合。分期切除改形缝合术是在瘢痕面积较宽、不能一次将瘢痕全部切除,或勉强切除,切口缝合有明显张力的情况下采用的分两次或数次将瘢痕全部切除的手术方法。瘢痕内切除缝合术是指切除瘢痕时不将瘢痕全部切除,切口限于瘢痕内,不外延到正常皮肤,留下瘢痕边缘的部分组织进行缝合的手术方法。

4. 主要步骤　①根据瘢痕的形状、皮纹走向设计切口,为避免术后直线切口瘢痕,一般情况下均需要增加辅助切口行Z字改形术;②切至皮下组织深层,沿皮下组织深层充分游离减张;③彻底止血;④分层缝合,不留无效腔;⑤适当加压包扎。

5. 评价　瘢痕直接切除改形缝合术是瘢痕最理想的手术方式(图32-19)。瘢痕分期切除改形缝合术,是瘢痕范围较大患者的首选手术方法,与植皮术相比,美观效果好;与皮肤扩张术相比,效果可以相当,且并发症发生率明显降低,患者痛苦小,影响正常生活程度差。

(1)优点:操作简单、并发症少、修复效果好,且不需要牺牲其他部位作为供区。

(2)缺点:仅适用于面积较小的瘢痕;缝合后的切口长度较原瘢痕长度常明显增加,且切口愈合后仍会有新的瘢痕痕迹;瘢痕分期切除改形缝合术需2~3次手术才能完成,两次手术之间需间隔6个月左右,耗时较长。

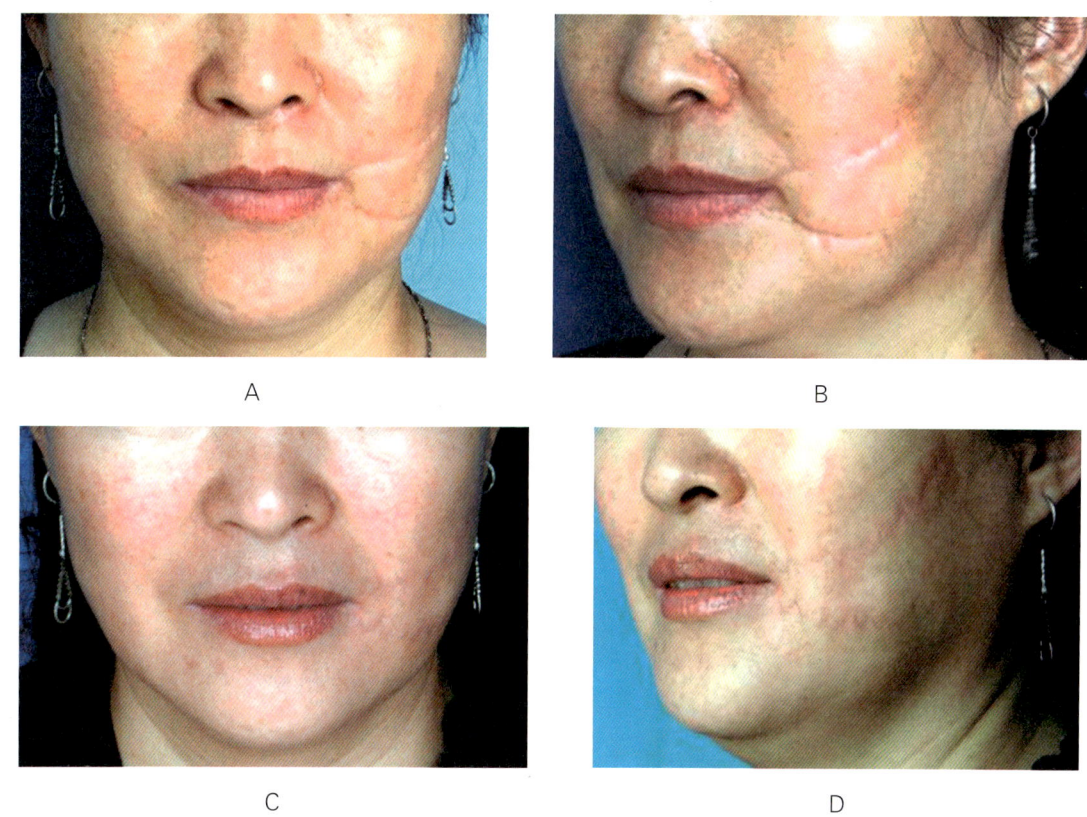

图 32-19　面部外伤后线状凹陷性瘢痕直接切除改形缝合术治疗
A、B. 治疗前　C、D. 治疗后 3 个月

6. 注意事项　瘢痕组织在皮肤深层或皮下时，其范围常较表面所显示的大，故切除时应先用 1%亚甲蓝在瘢痕组织外数毫米处画出切口线，以便能将瘢痕组织一次完全切除。由于皮肤缺损愈合时往往发生不同程度的收缩，所以瘢痕切除后所造成的皮肤缺损创面，往往比瘢痕的实际面积增大 30%；有时由于一部分正常皮肤必须随瘢痕组织切去，所形成的皮肤缺损创面可能比原瘢痕的面积增加 50%～100%，特别是严重的挛缩畸形，仅仅切开瘢痕组织，即可形成很大的创面。因此在瘢痕切除之前，手术者应有思想准备，即在缝合时可能比预计的更为困难，缝合前必须将皮下脂肪层从深筋膜上做广泛的潜行分离，以减少缝合后的张力。缝合时应分层进行，先予缝合深筋膜减张，再缝合真皮与皮下脂肪交界处，注意线头埋入组织深部而不向外凸出，最后缝合皮肤，使皮肤各层组织能严密平整对合而无无效腔。

瘢痕分期切除改形缝合术，即使分次切除，瘢痕四周也必须有足够的松弛组织，否则，在瘢痕切除后进行拉拢缝合时，可能使邻近组织、器官移位，造成畸形。前几次手术切口应设计在瘢痕范围内，以免在正常皮肤上形成新的瘢痕。由于瘢痕内切口愈合较差，一般将周围皮下组织充分潜行游离，然后再分层次对位缝合，在缝合前应充分减张，拆线时间应适当延长。一般两次手术之间间隔为 6 个月左右，在原手术切口愈合良好而瘢痕周围组织较为松弛的情况下再次进行手术。

（二）瘢痕切除皮肤游离移植术

1. 概述　整形外科以各种组织移植为治疗手段，其中皮片移植术为常用的治疗措施之一。将一块不包括皮下脂肪组织的皮肤，用于自体或同种、异种不同个体间的移植，称为皮片移植，简称植皮，提供皮片的部位称为供皮区，接受皮片的部位称为受皮区。

皮片移植术的分类方法和名称很多，根据切取皮片的厚度、形状、供体与受体的遗传学关系、移植的方法、移植的位置、移植体的活力、移植体的组织学和解剖学及其他情况可做出各种不同的分类。具体内容详见本书相关内容。

2. 适应证　对于一般瘢痕畸形，在瘢痕切除、周围组织复位、畸形纠正后，所遗留的皮肤缺损均可用游离植皮的方法修复，游离植皮常用于较大面积的瘢痕、瘢痕疙瘩、增生性瘢痕、萎缩性瘢痕等不能直接或分期切除缝合的患者。

3. 手术要点　①根据不同情况选择相应的供区及相应厚度的皮片；②切除瘢痕，彻底止血；③妥善固定，适当加压包扎。

4. 主要步骤　①按照常规，选择麻醉和体位，分别在植皮区和供皮区进行消毒铺巾。②受皮区创面准备：设计并标记瘢痕切除的范围和切口，注意瘢痕切除的切口方向受瘢痕自身的形状、位置及张力等因素制约，避免髋关节及功能部位的直线切口；沿标记线垂直切开，达深筋膜浅层，沿深筋膜浅层彻底切除瘢痕组织；电凝或缝扎出血点，直至创面没有明显的出血；冲洗清洁创面及其周围，用生理盐水或含有庆大霉素的生理盐水纱布湿敷创面备用。③供皮区取皮：根据需要取的皮量大小和受皮区对皮片的要求，选择适当的取皮方法。点状皮片一般用手工切取，刃厚皮片及中厚皮片小的可用手工切取，较大的需要借助取皮器械切取，全厚皮片的切取多用手工方法。④受皮区皮片植入：受皮区再次止血和清洁创面，将取下的皮片真皮面接触创面，表皮面向外，贴在或缝合在创面上，以一定的张力将皮片缝合固定在创面上；皮片缝合前，可在拟移植的皮片上切许多小口，或用制网机打孔，做成网状皮片植入，以增加皮片的面积，同时也便于渗出液引流；缝合完毕，再次用生理盐水冲洗皮片下面，先用一层凡士林纱布或含有抗生素的生理盐水纱布覆盖于创面上，后用8～10层纱布置于创面上，再加上适当厚度的棉垫，最后用绷带加压包扎或打包包扎，使皮片与创面密切接触；包扎后，关节部位可加用石膏托或可塑性夹板固定。

5. 评价　此种手术操作较简便，一次手术即可满足要求，需时较短，为较大面积瘢痕切除、瘢痕挛缩畸形等修复时最常采用的方法。优点：可一次性修复大面积瘢痕，治疗时间短，并发症发生率低。缺点：移植皮片的色泽、质地与周围皮肤差别明显，美观效果较差，远期可出现挛缩，供皮区常遗留明显瘢痕。

6. 注意事项　注意应根据手术部位、皮源情况选用刃厚、中厚、全厚皮片，采用大张、点状、邮票状、网状等植皮方法。瘢痕的全部切除、挛缩的彻底松解、创面的平整和彻底止血、术后的确切固定是手术成功的关键。实践证明，大部分烧伤瘢痕与正常组织间以存在皮下脂肪作为界限，可以通过仔细的手术操作显露，避免切除过深，且在此层上植皮成活率高，质量好。

（三）瘢痕切除皮瓣移植术

1. 概述　皮瓣是包括皮肤、皮下组织等，具有自身血液供应的复合组织块。在皮瓣形成与转移过程中，必须有一部分与本体（供皮瓣区）相连，此相连的部分称为蒂部。皮瓣的血液供应和营养依赖于皮瓣蒂部供应，待皮瓣与缺损部位建立新的血液供应后，可将蒂部切断，才完成皮瓣转移的全过程，故又名带蒂皮瓣。局部皮瓣或岛状皮瓣转移后则不需要断蒂。皮瓣可以从身体的一处向另一处转移，在转移过程中需有一个或两个蒂部相连接，也可暂不连接，移植后再进行血管吻合，后者称游离皮瓣。

皮瓣的分类方法和名称很多，如按形状分为扁平皮瓣和管状皮瓣。20世纪70年代后期提出了按皮瓣血液供应类型的分类方法，将皮瓣分为任意型（或称随意型）皮瓣与轴型皮瓣两大类。任意型皮瓣包括局部皮瓣、邻位皮瓣、原位皮瓣、管型皮瓣、筋膜皮瓣和真皮下血管网皮瓣等；轴型皮瓣包括岛状皮瓣、肌皮瓣和游离皮瓣等。有关内容详见本书相关部分。

2. 适应证　①瘢痕组织累及深部组织，在切除瘢痕后造成深部组织如肌肉、肌腱、骨、关节、神经、血管等外露；②在面部瘢痕、手部瘢痕等处，为了获得皮肤色泽、质地优良的外形和满意的功能效果时；③贴近骨面的不稳定瘢痕组织，可利用皮瓣移植以补充含有较丰富血供的软组织来达到增强血供、改善局部组织营养；④在进行含有头发的组织移植时；⑤一些深部组织的损伤，需要局部有了血供丰富的软组织覆盖后，再进行深部组织的修复时，如肌腱移植、粘连分离或器官再造等。

3. 常用皮瓣

（1）Z成形术：又称对偶三角形皮瓣成形术或对偶三角形皮瓣易位术，是典型的易位皮瓣，由一个称为干的中轴线和由其两端以相反方向所伸出的臂组成，利用中轴线两侧皮肤组织的弹性和松动性，重新配置，改变组织的牵引方向，以增加组织长度，解除挛缩或恢复移位，从而恢复组织器官的正常位置与功能。

适应证：常用于松解索条状的直线瘢痕挛缩，矫正蹼状挛缩或环状狭窄，使错位的组织复位。

灵活应用：Z成形术，是一种经典、应用最广泛、具有很强实用性的手术方法，除对等的两个三角皮瓣互换位置外，还有多种灵活应用的方法，如不等角三角皮瓣、臂不等长三角皮瓣、连续Z成形术、五瓣成形术等（图32-20）。

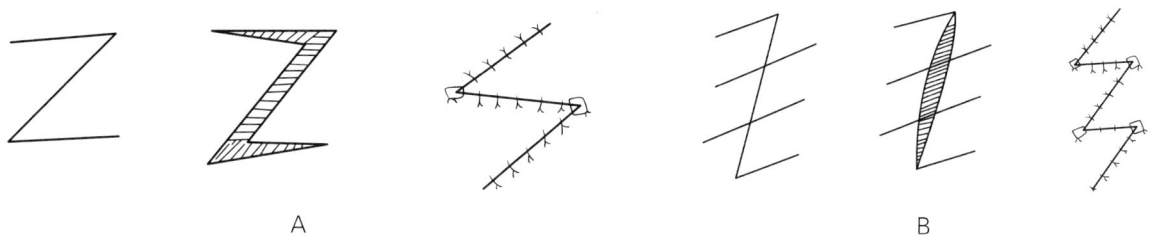

图32-20 Z成形术示意图
A. 单Z成形术 B. 多Z成形术

注意事项：①Z的中轴应设计在挛缩张力线或需延长的轴线上，且长度要与两端的辅助性切口相近或相等；②Z中轴两端的两个辅助性切口线即臂，在缝合后要尽量与皮肤的自然纹路平行，这样既可延长纵轴长度，又可减少瘢痕的形成；③Z的臂与中轴的角度在30°~60°之间为宜，最为常用，在这范围内，皮瓣易于交换位置，且交换后血液供应也较好，张力适宜，很少出现缝合后皮肤局部凸起即所谓的"猫耳朵"；④Z成形术后所获得的理论延长长度可由经中轴中点的垂线与两臂交点间的长度减去中轴的长度而得，在中轴长度一定的情况下，延长的长度与夹角大小成正比；同样角度相同时，纵轴越长，所获得的理论延长长度也越大，具体运用时要根据实际设计合适的长度及角度，以获得满意的延长长度。

（2）W成形术：实际上是由Z成形术演化而来的，可视为多个Z成形术的连续操作。其基本原理为：将长而直的瘢痕分解为小而曲折的瘢痕，使得与皮纹交叉的大瘢痕转变为部分顺皮纹方向的小瘢痕，利用光线反差的错觉使瘢痕变得不明显，常用于体表狭长、局限的、凹陷性或条索性、有针眼线痕的瘢痕（蜈蚣样瘢痕），可避免因单纯切除缝合后形成较为明显的直线瘢痕。

注意事项：①设计的W形切口线，要求切口缘必须在正常的皮肤上；②设计切口时，应充分考虑皮肤的纹路问题，使尽可能多的斜行切口线与皮纹走向一致；③三角形皮瓣的长臂一般为5~8mm，皮瓣夹角以60°~90°为佳，两侧皮瓣的形状要相互对应；④皮瓣在形成时须充分松解，使之在无张力的情况下对合；⑤应将针眼线痕一并切除，否则缝合后仍有针眼线痕存在。

（3）局部旋转皮瓣：是指在皮肤缺损的邻近部位设计皮瓣，沿一定轴线旋转而覆盖创面。供皮区遗留的创面，可游离附近皮下组织或作辅助切口后缝合，尽量使缝合线与皮纹平行。设计皮瓣时，应根据创面不同而灵活设计（图32-21）。

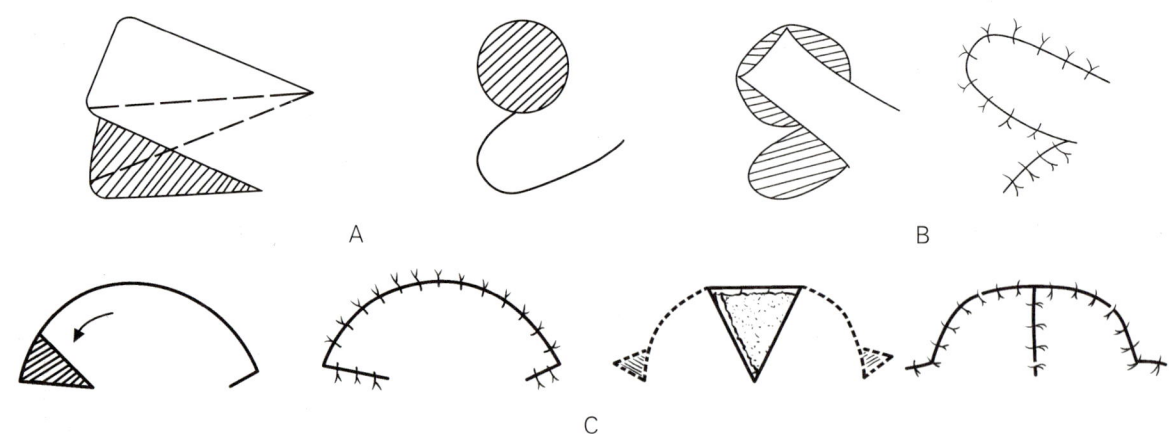

图 32-21 局部旋转皮瓣设计示意图
A. 皮瓣设计轴心线　B. 圆形缺损修复旋转皮瓣设计　C. 三角形缺损修复旋转皮瓣设计

（4）局部推进皮瓣：又称滑行皮瓣，在缺损区一侧或两侧作辅助切口，将皮瓣与皮下组织分离，利用皮肤的松动性，使一侧或两侧的皮肤向缺损区推进以覆盖创面。皮瓣推进后在皮瓣蒂部的两侧各出现一小的皮肤皱襞，可将蒂部的两侧各切除一块三角形皮肤组织，以使皮瓣缝合后平坦整齐，减少张力。临床上常用的推进皮瓣有多种形式：①V-Y 成形术；②Y-V 成形术；③矩形推进皮瓣。

4. **手术要点**　①周密、合理的术前设计；②皮瓣长宽比适当，尖端不宜过尖，以免造成血供障碍；③充分游离，彻底止血；④分层缝合，不留无效腔；⑤适当加压包扎。

5. **评价**　皮瓣移植应用较为广泛，修复效果较好，但也存在一些不足，故在应用皮瓣移植以前，应根据患者的年龄、性别、职业、全身情况、局部缺损组织情况和患者的主观愿望等具体情况，严格掌握手术的适应证。

（1）优点：皮瓣移植后，因带有全层皮肤和皮下丰富的脂肪组织，故其收缩性远较游离皮片为小，能耐受外力摩擦及负重、抵抗感染的能力亦较强，皮肤色泽变化亦较少，且一次手术完成治疗，并发症相对较低，修复效果好。

（2）缺点：修复面积有限，常遗留一定程度的附加切口瘢痕；在治疗过程中有的需要多次手术，整个治疗时期长，且在技术操作上较为复杂，有时还需做强制性的体位固定，有时移植的皮下脂肪组织往往过于臃肿而有碍于局部的外观和功能恢复，还需要反复多次进行手术修正等。

（四）皮肤软组织扩张术

1. **概述**　皮肤软组织扩张术是利用组织扩张器的扩张作用获得额外皮肤软组织进行皮肤缺损修复和器官再造的一种外科方法。

2. **适应证**　凡体表各部位皮肤缺损需要修复或再造而局部皮瓣供区不足、周围有可供扩张的正常皮肤时，均可考虑应用。

3. **禁忌证**　禁用于拟扩张区近期有放射治疗史、有出血倾向、严重营养不良者、有全身性感染或手术部位有急性感染性病灶者及有精神障碍而不能合作者。

4. **治疗步骤**　包括三个阶段，第一阶段是根据瘢痕及其周围皮肤的情况，选择皮肤扩张区和扩张器，将选用的扩张器埋置于要扩张的皮肤深面；第二阶段是定期向埋植的扩张器内注水，使扩张器扩张，扩张器表面的皮肤软组织增长扩大，向扩张器内注水扩张通常需要2~6个月，一般是每周注水1~2次，每次注水量至患者感到胀痛为止，皮肤扩张达到一定程度，预测能够满足治疗需要时进行第三阶段治疗；第三阶段是瘢痕等病变切除制备皮瓣受区，扩张后的皮瓣转移修复皮肤缺损区。

5. **评价**　这是30多年来整形外科领域的一项革命性成果，目前已经成为瘢痕的常规治疗手段，不仅提高了整形外科的治疗质量，而且减轻了手术损伤，解决了临床上许多疑难问题，取代了一些皮片移植术。对修复功能的同时又想修复美观效果的瘢痕患者来说，皮肤软组织扩张术是良好的治疗选择（图32-22）。

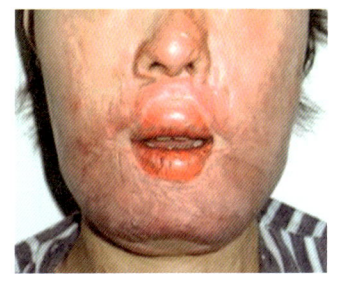 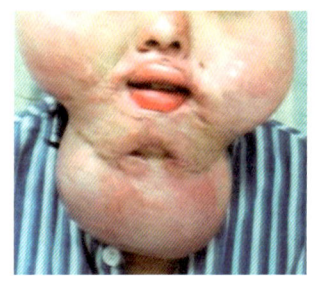 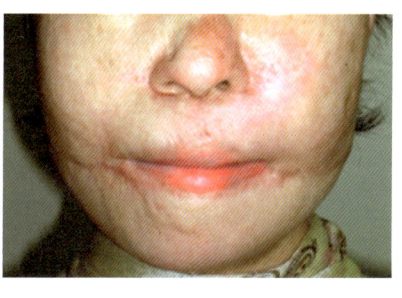

A　　　　　　　　　　　　　　B　　　　　　　　　　　　　　C

图32-22　颌面部烧伤后增生性瘢痕并小口畸形皮肤软组织扩张治疗
A. 术前　B. 皮肤扩张中　C. 术后6个月

（1）优点：皮肤软组织扩张术可以诱导组织生长，增加皮肤面积，为皮肤缺损的修复提供良好的皮源，修复效果好，色泽、质地与周围组织无明显差异，能提供与受区完全匹配的皮肤软组织，扩张皮瓣转移后供区无后遗畸形和严重瘢痕。

（2）缺点：需要多次手术，治疗周期较长，并发症发生率较高，常需做附加切口，术后遗留切口瘢痕。

（五）瘢痕皮肤回植术

瘢痕皮肤回植术是将过度增殖的瘢痕组织大部分切除，保留带薄层纤维组织的瘢痕表皮并移植于瘢痕切除后创面上的一种方法。这种方法较适合于大面积扁平的陈旧性瘢痕、皮源困难、不愿增加新的供皮区的患者。

实践表明，这种瘢痕皮肤可以像正常中厚皮片一样成活，但所需时间稍长，色素沉着明显，有较长的淤血期，初时常易被误认为是死皮，但在表层脱落后，可发现其下的上皮已覆盖创面，皮片已成活。术后偶有水泡形成，亦有复发的可能，但只要注意加压包扎，预防感染，一般不影响瘢痕皮片成活，且瘢痕皮肤成活后，过度增生现象不明显。

（六）皮肤磨削术

皮肤磨削术是一种治疗浅表凹陷性瘢痕的有效方法，其原理是采用砂轮或钢制磨头，对瘢痕进行机械磨削，磨去病变处的表皮，必要时可达真皮的乳头层，靠毛囊、皮脂腺和汗腺等皮肤附件的新生上皮修复创面。

该法多用于治疗由天花、水痘、痤疮等皮肤疾病遗留下的小的凹陷性瘢痕，去掉扁平瘢痕的色素沉着，磨平已达稳定状态的表浅性瘢痕等。

如适应证选择适当，操作细致，该方法一般能获满意效果，不会形成新的瘢痕。但磨削过深，会加重瘢痕形成。常见的并发症为皮肤色素沉着、粟丘疹、创面感染或（和）瘢痕增生。

目前，随着点阵CO_2激光临床应用的广泛，点阵二氧化碳激光治疗表浅性瘢痕已有代替皮肤磨削术之趋势。

（七）复合皮和组织工程皮肤应用

复合皮（composite skin，CS）主要由真皮替代物（DS）和培养的或薄断层的自体（或与异体混合）表皮成分两部分组成，是指（培养或非培养的）自体表皮与DS（自体真皮、脱细胞异体/异种真皮基质或人工真皮等）联合在体或离体构建的一种人工皮肤或皮肤等效物，是迄今为止最接近正常皮肤结构和功能的人工皮肤。

组织工程化皮肤就是利用组织工程原理构建的一种人工皮肤或皮肤等效物，表皮细胞和真皮成纤维细胞都是皮肤组织工程化研究的种子细胞，DS是皮肤组织工程化研究的支架材料。在修复全层皮肤缺损创面时，移植由表皮细胞和真皮成纤维细胞构建的"复合培养皮肤（cultured composite skin，CCS）"研究推动了皮肤组织工程技术的进步。

在CCS研究的基础上，通过组织工程方法合成含表皮黑色素细胞、朗格汉斯细胞和皮肤附件（汗腺、毛囊、皮脂腺等）的功能性皮肤，无疑是最理想的结果。随着皮肤附件启动基因和干细胞分化调控机制的阐明，构建一种理想的、功能与外形近乎正常的人工皮肤替代物将成为现实，为大面积瘢痕切除后的创面修复带来了新的期望，使皮肤缺损的修复将从原先以消灭创面为目的的简单治疗模式向着更加理想的创面修复速度和质量这一整体治疗方向发展。

基于对皮肤真皮在创面修复中的作用认识，目前临床上大多采用天然的（异体/异种）无细胞真皮基质（ADM）、人工真皮、活性真皮和变性的自体真皮等真皮替代物与自体超薄皮片复合移植，可在减轻供皮区损伤的同时，显著提高自体皮肤移植成活质量。

八 各种类型瘢痕的手术治疗

手术治疗瘢痕的关键是切除瘢痕，松解挛缩，恢复形态和功能，同时预防切口产生新的瘢痕。这就需要依照不同类型瘢痕的特点而采用相应的手术治疗原则和方法。

（一）表浅性瘢痕

1. 治疗原则　不影响美观者，一般不给予手术治疗，但可以采用CO_2激光、Plasma离子束等非手术治疗；发生在颜面部或暴露部位有碍美观造成心理负担时，可以选择手术治疗，但应慎重对待，因手术后会发生新的瘢痕，患者不一定满意。如做手术，术后配合CO_2激光、Plasma离子束等非手术治疗会提高疗效。

2. 手术方法　①瘢痕宽度<2cm时，一次性手术切除直接缝合，适当采用Z成形术，改变切口方向尽可能与皮纹一致；②瘢痕宽度在2~5cm，可以分2~3次切除缝合，前几次手术应尽量在瘢痕内切口，最后一次手术应注意改变切口方向尽可能与皮纹一致；③如瘢痕宽度>5cm，最好采用皮肤软组织扩张术治疗，会获得较好的修复；④扁平瘢痕由痤疮引起者，面积较广时最好采用皮肤磨削术或CO_2激光、Plasma离子束等非手术治疗，散在少量凹陷瘢痕，可用超脉冲CO_2激光去除"坑"边缘高起皮肤加以改善；⑤在肩部、前臂平坦部位者，采用滚轴式取皮刀削除术比切除缝合术效果要好（图32-23）；⑥一般不选择瘢痕切除游离植皮的方法。

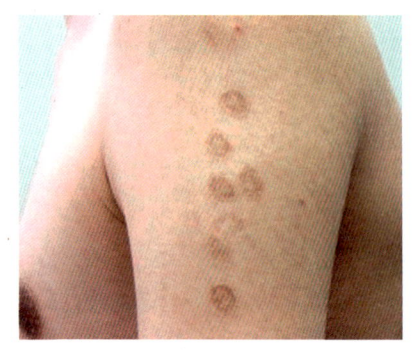
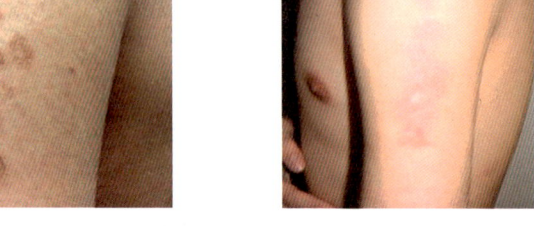

图32-23　肩部表浅性瘢痕滚轴式取皮刀削除术
A. 术前　B. 术后6个月

(二)凹陷性瘢痕

凹陷性瘢痕分为表浅凹陷瘢痕与深部凹陷瘢痕。

1. 治疗原则　表浅凹陷瘢痕治疗同表浅性瘢痕,深部凹陷瘢痕除了切除瘢痕、松解组织粘连外,还要按照凹陷程度而采用不同的方法来充填缺损。

2. 手术方法　前者可采用磨削、切除缝合、超脉冲 CO_2 激光、胶原蛋白注射或脂肪颗粒注射等方法。简单的线状凹陷性瘢痕,可将其表层的上皮组织切除,保留深部瘢痕组织,拉拢两侧缘于保留的瘢痕上逐层缝合。后者视情况彻底切除瘢痕,松解组织粘连,在凹陷处移植自体组织如游离真皮脂肪瓣、带蒂真皮脂肪瓣、脂肪颗粒注射、骨或软骨,或填入适当的组织代用品如硅橡胶、人造骨、有机玻璃、膨体聚四氟乙烯等,常采用局部皮瓣转移方式覆盖创面。

(三)线状、桥状及赘状瘢痕

1. 治疗原则　①线状瘢痕:切除瘢痕,必要时改变切口方向和张力。②桥状、赘状瘢痕:综合考虑,切除瘢痕,修复外观。

2. 手术方法　①线状瘢痕:直接切除缝合,或采用W成形或Z成形术,手术操作应注意皮下游离减张和防止皮瓣角度过小所致的皮瓣尖端血运障碍。②桥状、赘状瘢痕:少数的简单皮桥、皮赘可以直接切除缝合;对较大的复杂皮桥、皮赘,应将卷拢的皮肤切开展平,形成双蒂或单蒂皮瓣,用以修复瘢痕切除后的创面。

(四)萎缩性瘢痕

1. 治疗原则　据瘢痕面积大小决定是直接切除缝合,还是采用植皮或皮瓣移植修复。

2. 手术方法　根据瘢痕部位和面积大小适当选用直接切除缝合、瘢痕切除皮肤游离移植术、瘢痕切除皮瓣移植术及皮肤软组织扩张术等方法(图32-24)。

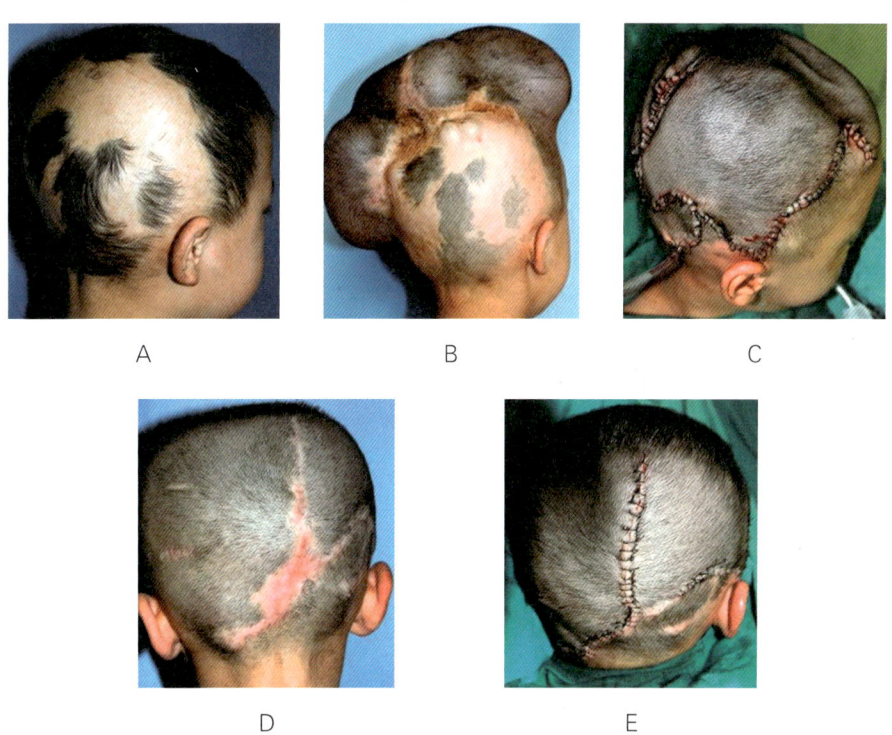

图32-24　男,4岁,头皮萎缩性瘢痕性秃发皮肤软组织扩张术治疗,半年后再次切除残留瘢痕

A. 一期术前　B. 二期术前　C. 二期术中　D. 二期术后半年　E. 再次切疤缝合

(五)增生性瘢痕

1. 治疗原则　若无特殊原因,早期(增生期)应先行非手术疗法,抑制瘢痕增生,如出现下睑外翻、小口畸形、关节严重挛缩畸形等特殊情况可给予手术。多数情况下应待瘢痕成熟、软化后,再行手术治疗,原则为切除瘢痕,充分松解挛缩,矫正畸形,以皮片或皮瓣移植方法修复创面。

2. 手术方法　根据瘢痕部位、面积大小而选用直接切除改形缝合、瘢痕切除植皮或皮瓣转移、皮肤软组织扩张术、瘢痕皮回植等适当的方法。如对于瘢痕面积广、皮源缺乏的患者,可只切开或部分切除瘢痕,只求挛缩松解,并用皮片移植修复创面。对于面颈部、关节等特殊部位的增生性瘢痕,单纯切除植皮效果往往不理想,采用皮瓣转移修复效果更好。

(六)挛缩性瘢痕

1. 治疗原则　切开或切除瘢痕,彻底松解挛缩,改变张力线的方向与位置,皮片或皮瓣移植修复创面,恢复功能与外形。一般挛缩较轻、瘢痕不深、非关节部位者,以中厚皮片移植较为合适。深部瘢痕挛缩,因瘢痕的位置、范围及深部粘连情况在术前往往难以确定,应在术前做好充分研究,仔细设计手术方案,选择手术进路,在术中探查清楚,再决定治疗方案。

2. 手术方法　范围较小者,可采用Z成形、多Z成形、五瓣成形术、W成形、V-Y或Y-V等皮瓣修复。对于挛缩严重、范围较大者,皮瓣移位后不能覆盖全部创面,可采用皮肤软组织扩张术、游离皮片或游离皮瓣移植修复。

彻底解除挛缩是手术治疗的关键步骤。一般从与挛缩纵轴相垂直处做切口松解,沿瘢痕与深部正常组织的分界进行剥离,直至挛缩完全解除。有时还需行肌腱延长、关节囊切开、关节韧带切除、脐移位(图32-25)等辅助手术,才能达到充分松解。松解中可以施加适当外力,但切忌用暴力牵拉强求关节复位,以免发生神经、血管等组织的撕裂伤或骨折。暂时无法复位者,可根据情况进行术后牵引、关节成形术或融合术。对于面积较大、畸形复杂的患者往往需要多次手术才能达到满意的结果。

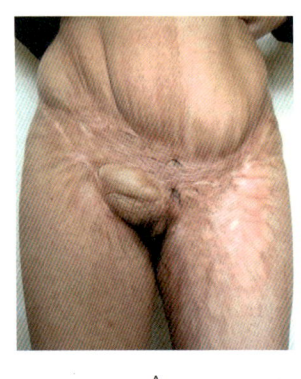
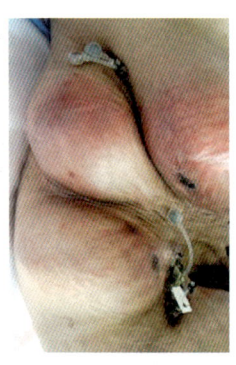
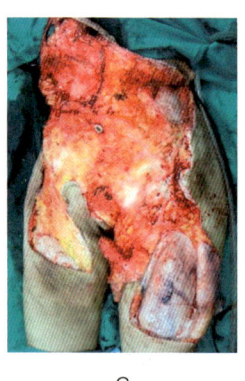
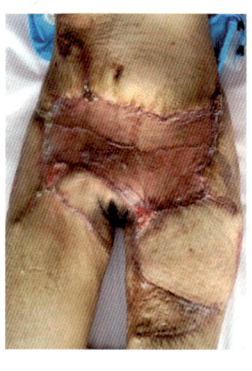

A　　　　　B　　　　　C　　　　　D

图32-25　腹部严重瘢痕挛缩畸形,皮肤软组织扩张术加植皮、脐移位整形治疗
A. 治疗前　B. 皮肤软组织扩张术　C. 挛缩松解,脐复位　D. 脐移位扩张皮瓣转移及植皮治疗

(七)瘢痕疙瘩

1. 治疗原则

(1)传统观念认为,瘢痕疙瘩术后复发率高,不宜手术,这个观念需要改变。因为瘢痕疙瘩具有不能自行消退且日益长大、越大治疗越困难、其他方法难以缩小瘢痕面积的特点,目前主张早期

行手术切除＋放射治疗为主的方法综合治疗，能使大部分瘢痕疙瘩患者得到较好的治疗效果。

（2）瘢痕疙瘩单纯手术术后复发率极高，应为禁用，但瘢痕疙瘩可以在有预防复发措施的情况下采用手术治疗，如与放射疗法或药物注射疗法结合应用。

2. 治疗方法　采用术前放射治疗＋手术切除，手术切除＋术后放疗（图32-26），手术切除＋术后药物注射治疗（图32-27）等。应注意手术切除缝合时尽量减少皮缘的张力，必要时采用皮肤软组织扩张术（图32-28）、皮片或皮瓣移植的手术方法。

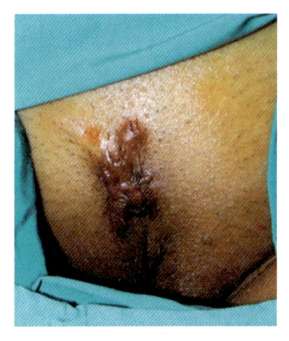 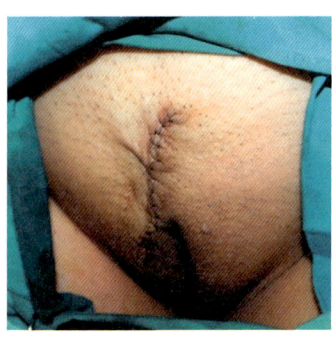 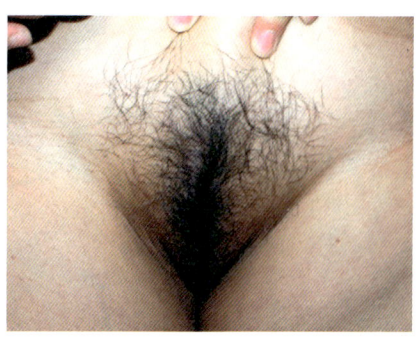

A　　　　　　　　　　　B　　　　　　　　　　　C

图 32-26　女，59岁，耻骨区瘢痕疙瘩手术切除＋放疗为主的综合治疗
A. 术前　B. 术毕　C. 术后半年

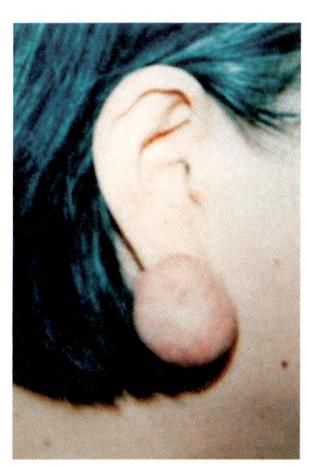 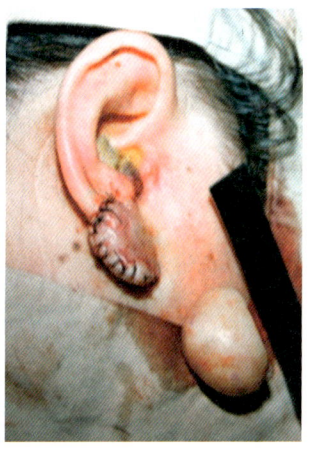 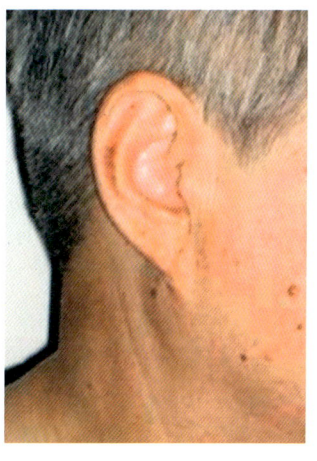

A　　　　　　　　　　　B　　　　　　　　　　　C

图 32-27　耳垂瘢痕疙瘩部分切除＋康宁克通-A注射治疗
A. 治疗前　B. 手术部分切除耳垂成形　C. 治疗后10年

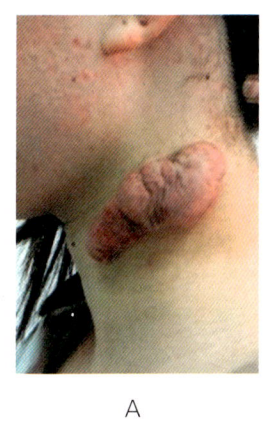 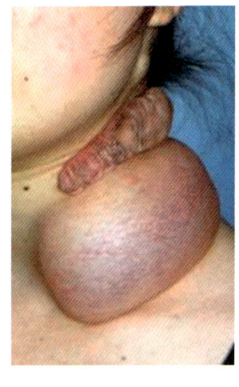 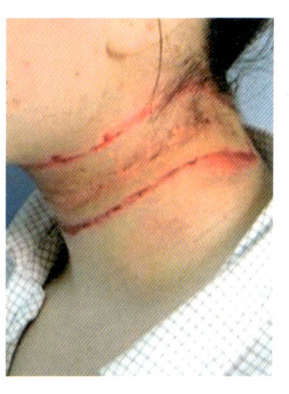 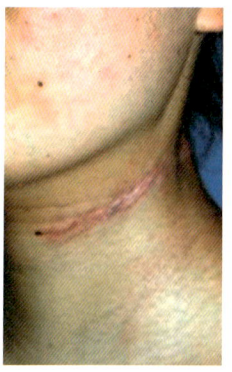

A　　　　　　B　　　　　　C　　　　　　D

图 32-28　颈部瘢痕疙瘩行皮肤软组织扩张术及术后电子线放射治疗
A. 术前　B. 皮肤软组织扩张术　C. 预防性放射治疗　D. 治疗后半年

(八) 瘢痕癌

1. 治疗原则　目前主张，对慢性不愈合的溃疡应多次多部位反复切取深部组织进行病理检查以尽早确诊其是否癌变；一旦确诊瘢痕癌变，应及早手术切除病变，必要时配合放疗或化疗。

2. 治疗方法　手术是治疗瘢痕癌唯一较理想和较彻底的方法，关键是手术要彻底，既要注意切除的广度，又要注意切除的深度。其手术方式可分为以下几种：

（1）局部广泛切除术：一般可选择保留筋膜层的局部广泛切除术，要求切缘距溃疡边缘2cm，深达筋膜层；当癌肿侵及筋膜层或筋膜下组织，或恶性黑色素瘤及各种类型的肉瘤，可采取切除筋膜及筋膜下组织的局部广泛切除术；对于切除的肿瘤边缘要进行常规病理检查，以确定切线有无残留癌。切除后的创面修复应根据创面所暴露的组织而定，对于浅而无肌腱、神经、血管暴露的创面可采用全厚皮片或中厚皮片移植修复；而对于较深且有肌腱、神经、血管暴露的创面需要采用局部带蒂皮瓣（图32-29）、管形皮瓣、轴型皮瓣、肌皮瓣加植皮等方法修复。

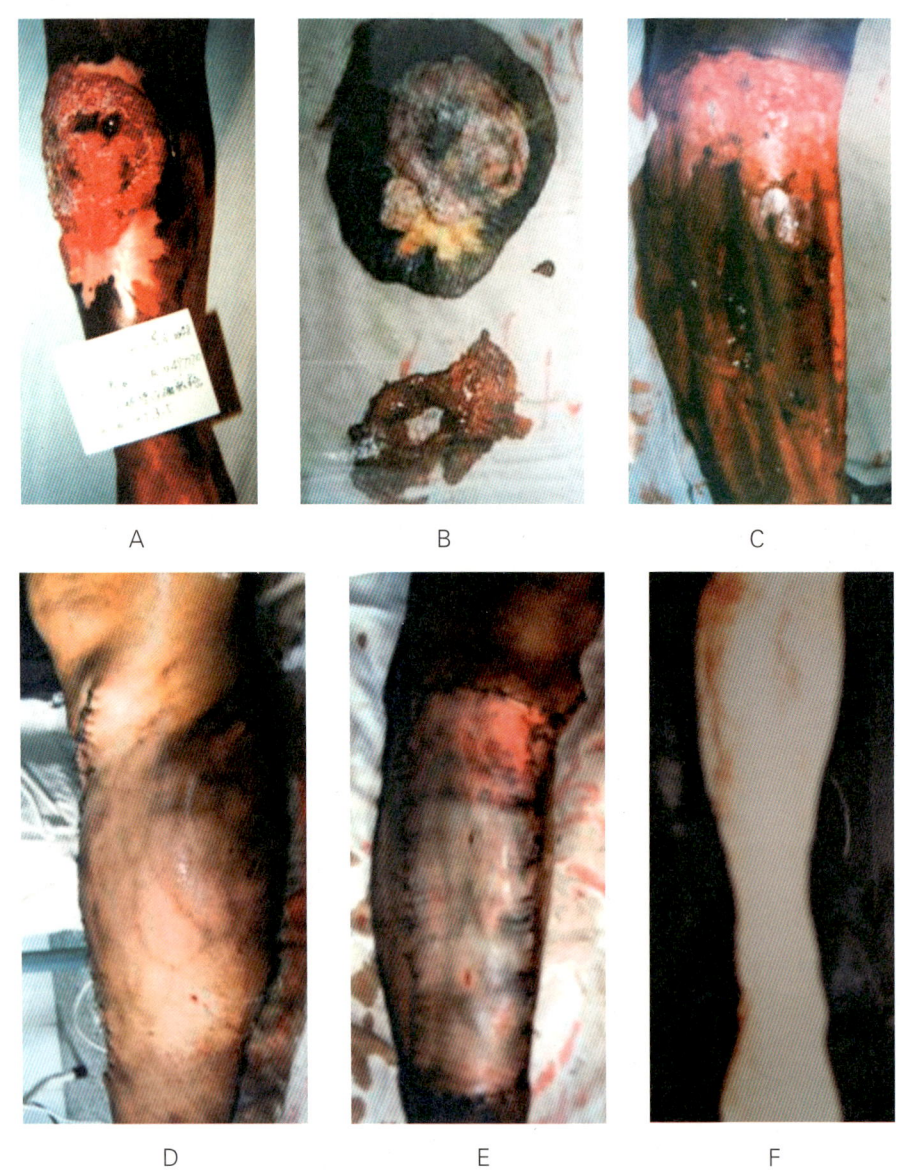

图32-29　右下肢烧伤后瘢痕癌，腹股沟淋巴结显著增大，采用先清扫腹股沟淋巴结快速病理检查，报告为反应性增生，再切除病变证实胫骨无受累，双蒂皮瓣修复外露胫骨，大张植皮修复创面治疗

A. 手术前　B. 术中切除的病变及腹股沟淋巴结　C. 病变切除后　D. 双蒂皮瓣覆盖外露的胫骨　E. 大张植皮修复创面　F. 术后3年

（2）截肢术：需要持慎重态度，因为瘢痕癌恶性程度较低，即使淋巴结有肿大，也不一定是癌转移造成，仍有保存肢体的可能。有以下指征可供参考：①当癌肿较大、病史较长、已侵及较深层组织（如筋膜下、肌层及骨质）或关节腔的深部癌肿，估计部分切除不能达到根治的目的或手术后肢体功能严重受损或广泛切除后创面无法覆盖者；②癌肿位于足（跟、趾）中部或手（指）部等，容易侵及深部组织或骨、关节、关节腔或伴有慢性骨髓炎的病例；③深部肿瘤或复发性肿瘤以及有淋巴结转移者等。

（3）局部及区域淋巴结清扫问题：一般认为，有局部淋巴结肿大者应先切除送病理检查，证实无癌细胞转移者，无需行预防性清扫；证实淋巴结有癌细胞转移者，术中应行局部淋巴结清扫。

第七节　非手术治疗

瘢痕常用的非手术治疗方法主要有药物治疗、激光疗法、放射疗法、Plasma离子束治疗、冷冻疗法、物理康复治疗及中医药治疗等，其各有自己的适应证、禁忌证、操作方法、疗效和并发症，现介绍如下。

一　药物治疗

药物治疗主要包括瘢痕内药物注射、药物口服及药物外用3种方式。药物口服及药物外用详见瘢痕的预防部分，本节重点介绍瘢痕内药物注射治疗。

（一）适应证与禁忌证

1. 适应证　增生性瘢痕和瘢痕疙瘩。
2. 禁忌证　①肝肾功能不全；②糖尿病；③结核病；④恶性肿瘤；⑤有感染倾向者；，⑥孕产妇。

（二）常用药物

目前可用于瘢痕内注射的药物较多，一般可根据病情及注射面积选择2~5种药物联合应用。

1. 糖皮质激素类药物　糖皮质激素是目前国内外广泛应用的治疗增生性瘢痕和瘢痕疙瘩的药物，作用机制是抑制胶原α-肽链和脯氨酰羟化酶的合成，使胶原合成减少，同时能诱导成纤维细胞产生胶原酶，使胶原降解增加。

常用药物：①曲安奈德（triamcinolone acetonide），别名为曲安缩松、去炎舒松、去炎松-A、确炎舒松-A，是一种强有力的糖皮质激素；②康宁克通-A，是丙酮缩去炎舒松无菌混合液，是一种消炎作用极强的合成皮质类固醇；③复方倍他米松注射液（得宝松）。

使用方法：曲安奈德与康宁克通-A，每次用量为80~120mg，每1~4周一次，6~8次为一个疗程。注射前可加入2%的利多卡因，以缓解注射时的疼痛。药物若有疗效，注射后1~2周可见局部变软、变薄，症状明显减轻，颜色与周围皮肤接近。复方倍他米松注射液，每次用量为7~14mg或1.4mg/cm^2，每1~4周一次，6~8次为一个疗程。

注意事项：①类固醇皮质激素类药物局部注射治疗有局部萎缩、凹陷、色素缺失、月经紊乱等副作用，应注意把药物注射到瘢痕内，并掌握适当的剂量。治疗过程中应注意询问病情，如出现副作用应停药观察。②曲安奈德与复方倍他米松注射液、5-氟尿嘧啶，脉冲染料激光、冷冻疗法等联合应用，效果会更好。③停药后，瘢痕可能复发，可再次局部注射治疗。

2. 生物制品类药物　目前用于治疗瘢痕的生长因子大多数还处在实验阶段，只有干扰素、透明质酸酶等少数生物制品类药物可以临床使用。

（1）干扰素：有学者将干扰素用于瘢痕的治疗，取得了一定的效果。临床上可根据病变范围及程度采用重组人干扰素α1b瘢痕内局部注射或全身应用的方法治疗瘢痕。全身应用适合于全身大面积泛发性瘢痕疙瘩和增生性瘢痕，每次用量在100万～300万单位（10～30μg）之间，每周2次皮下注射或肌注，10～15次为一个疗程。

患者应用后，瘢痕痛痒感觉明显减轻，体积变小，硬度变软，色素沉着变淡。但部分患者会出现发热、疲劳、肌痛及痒痛等不适症状，应注意观察，必要时应减少剂量或停药，并给予对症治疗。该药也适合于瘢痕内局部注射，一般7～10天注射一次，4～6次为一疗程。

该疗法禁用于对干扰素制品过敏者，有心绞痛、心肌梗死病史以及其他严重心血管病史者，有其他严重疾病不能耐受本品的副作用者，癫痫和其他中枢神经系统功能紊乱者。

（2）透明质酸酶：也称玻璃酸酶，为蛋白分解酶，能分解组织基质中的透明质酸黏多糖，使氨基葡萄糖的C1和葡萄糖醛酸的C4间的氨基己糖键断裂，组织中的黏多糖降解，含量降低，局部组织变平、变软，使注入的药液及病变局部的渗出液易于扩散和吸收。

临床上通常采用本品1500单位（1支），与其他药物联合局部注射到瘢痕组织内。注意该药不能静脉注射，现配现用，禁用于感染部位，以防引起扩散。

3. 抗肿瘤类药物　5-氟尿嘧啶（5-FU）、丝裂霉素C和塞替哌，均是抗肿瘤类药物，它们能抑制细胞分裂，阻止细胞生长，抑制胶原前体的分泌和胶原的交联，而被不少学者用于瘢痕的治疗。临床上多是采用小剂量的这些药物和其他药物（多是激素类药物）联合，瘢痕内局部注射。5-FU使用浓度为50mg/ml，频率为一周1～3次，注射5～10次会达到比较满意的效果。

平阳霉素是一种传统的抗肿瘤药物，具有细胞毒性，用于治疗难治性足底疣已有多年经验，现在被部分学者用于较大瘢痕疙瘩或增生性瘢痕的注射治疗，取得了一定效果。

4. 其他药物　如维拉帕米，可阻断钙离子通道，调节细胞内钙离子浓度，影响细胞周期中mRNA合成，使皮肤成纤维细胞被阻滞于G_1期，抑制成纤维细胞生长及TGF-β、Ⅰ型及Ⅲ型前胶原基因的表达，被一些学者用作局部注射治疗增生性瘢痕和瘢痕疙瘩。应用时一次最大剂量2ml（2.5mg/ml），可使瘢痕局部药物浓度高达100～500mmol/L，每3周一次，共3次，效果较好。曲尼司特和苯海拉明，是抗过敏药，可抑制肥大细胞释放组胺和前列腺素，瘢痕局部瘙痒和疼痛症状明显的患者可以选用。

（三）治疗前准备

1. 仪器、敷料及药品准备

（1）仪器准备：根据条件可以准备1ml及5ml普通注射器，5ml螺旋型注射器，无针头低压注射器及助推器适量。

因瘢痕较硬，徒手注射较为费力和困难，尤其是使用非螺旋形注射器，易于造成针头和针管脱离，导致药液丢失，无针头低压注射器及助推器的应用，有助于减少瘢痕注射时的难度，尤其是无针头低压注射器注射，注射的药物较为均匀，注射的瘢痕面积较大，可以节约药液，临床效果更好。

（2）药品准备：一般可根据病情及注射面积选择2～4种药物。

（3）敷料准备：消毒纱布、棉垫及绷带、胶布。

2. 患者准备

（1）采集病史，仔细查体，完成病历书写。

（2）如患者无特殊病史，一般情况好，治疗前一般无需特殊检查，否则应进行必要的检查（如老年人或高血压患者的心电图检查等）。

（3）与患者沟通，向患者及其家属交代瘢痕内药物注射治疗的必要性、可能达到的效果及出现的并发症风险，消除患者紧张及恐惧心理，完成手术同意书签字。

（4）术前照相。

（5）小范围注射，无需麻醉，不需要禁饮食，如需要麻醉则按照麻醉要求准备。

（6）若患者紧张、焦虑影响睡眠，术前一晚可口服地西泮（安定）等镇静催眠药。

（四）操作方法

1. 药物配制　无菌操作下，将选用的药物打开，抽吸到一个针管或小瓶中，根据注射面积大小，加入适量的2%的利多卡因，配置成所需量的液体。

一般情况下，首次注射多用曲安奈德5ml（50mg）或复方倍他米松注射液1ml（1支）单一药物，注射面积小可以直接用药物原液，注射面积大可加用等量的2%利多卡因；如效果不好或是复发患者，多选用曲安奈德5ml（50mg）或（和）复方倍他米松注射液1ml（1支）＋5-FU 0.5～2ml（50mg/ml）或（和）苯海拉明0.5～1ml（10～20mg）或（和）透明质酸酶0.5～1支（1500单位/支）的联合用药方案，2～4周一次，4～6次为一个疗程，瘢痕平复后进入维持治疗期。

2. 根据病变部位，选择适当的体位。

3. 常规消毒，可以不铺巾单。

4. 注射方法　药物配制好，混匀后，根据瘢痕面积大小和医院的条件来选择采用1ml注射器或5ml螺旋形针头注射器或5ml螺旋形针头注射器＋助推器或无针头低压注射器，将药物分点、均匀注射到瘢痕实质内，以使瘢痕组织发白为宜。注射量：约0.2ml/cm^2。如针眼有出血，应边注射边用无菌纱布擦拭，以保持清洁，注射完毕用无菌纱布包扎。

5. 注意事项　①缓慢注射，避免药物渗入正常皮肤后造成周围组织萎缩；②药物注射范围应严格控制在瘢痕内，注射部位不宜过浅，以免引起表皮坏死，不宜过深，以免引起皮下组织萎缩；③对于面积较大的瘢痕，以分次注射为宜，每次注射应控制药物用量，一次用量曲安奈德不超过80mg、复方倍他米松注射液不超过14mg（2支）、5-FU不超过100mg、苯海拉明不超过20mg、透明质酸酶不超过1500单位、利多卡因不超过7mg/kg体重为宜；④仅用于注射于隆起的瘢痕；⑤应避免对感染部位的瘢痕注射；⑥在注射过程中需经常摇动注射器以防药液沉淀；⑦注射后应嘱咐患者充分压迫止血；⑧经数次治疗后瘢痕逐渐软化萎缩，此时可逐渐降低5-FU及类固醇药物的浓度，并逐渐延长药物注射间隔期，如根据患者的具体情况采用不同的稀释倍数进行治疗，从2～4周一次，逐步过渡到每6周、每2个月、每4个月和每6个月注射一次。

（五）治疗后处理

1. 全身情况观察　患者多无明显的全身反应。

2. 创面局部情况观察与处理　①注射后1天内瘢痕处避免沾水，保持创面清洁、干燥，适当的压力固定包扎，以防感染；②部分患者有疼痛不适，可对症处理，如服用止痛药；③部分患者创面有水泡和分泌物流出，应及时换药，外用抗生素软膏，预防感染，促进愈合；④如无异常，一般于治疗后2天去除敷料，继续外用治疗瘢痕的药物或制剂。

3. 不需要应用抗生素。

4. 饮食和活动不受影响。

（六）疗效评价

这是除手术以外瘢痕预防和治疗的有明显疗效的方法，可使瘢痕变平、变软，明显减轻症状

(图32-30)。因其临床应用广泛而疗效确切，部分学者视其为治疗瘢痕疙瘩和增生性瘢痕的一线方法。优点：疗效肯定，应用方便。缺点：注射时有明显的疼痛，不能缩小瘢痕面积（图32-31）；影响机体状况明显，并发症较多，如月经紊乱、多毛、造成皮下组织萎缩变薄；抗肿瘤药物易于出现皮肤坏死溃疡；停药后复发率较高。

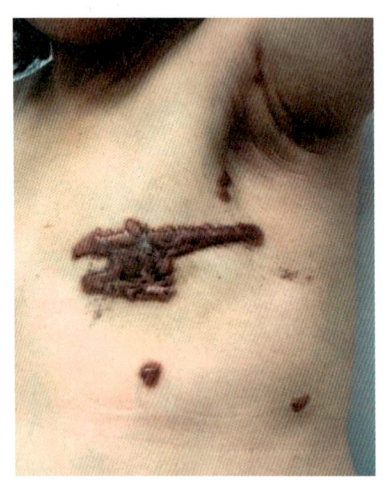
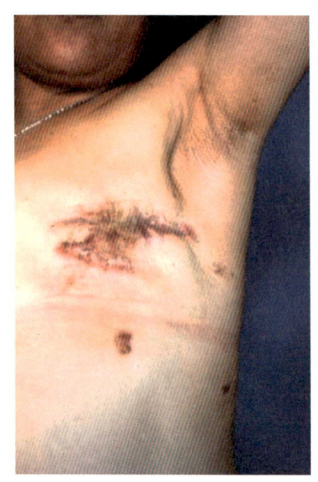

图32-30 乳癌术后瘢痕疙瘩给予曲安奈德、透明质酸酶及苯海拉明三联用药注射治疗，严重痛痒症状消失，瘢痕变薄，随访6年，效果稳定
A. 治疗前 B. 治疗后半年

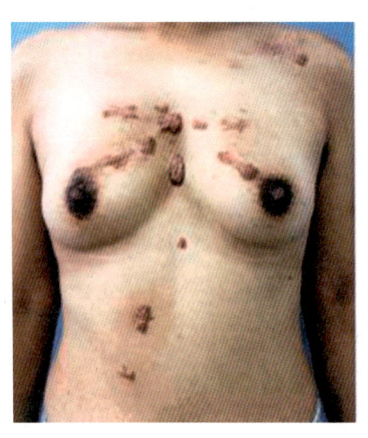
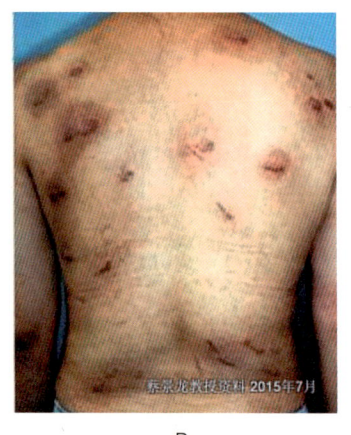

图32-31 女，35岁，胸部痤疮感染后瘢痕疙瘩，单纯采用瘢痕内药物注射治疗，不能缩小瘢痕面积，仍有新长的病变，10年随访，效果仍不够理想
A. 正面观 B. 背面观

二 激光疗法

（一）历史

CO_2激光是最早用于治疗瘢痕的激光，主要是通过激光对瘢痕的烧灼、汽化或碳化作用，去除瘢痕，但疗效较差，复发率高。随后氩激光和Nd:YAG激光投入应用，取得一定效果，但复发率仍较高。从1978年Ginsbach首次应用氩离子激光治疗增生性瘢痕取得满意效果以后，激光开始应用于美容外科瘢痕领域。自2004年，新型的点阵激光技术理论应用于临床后，激光治疗瘢痕获

得了极大的推崇，呈现出较好的应用前景。

（二）种类

目前临床上用于治疗瘢痕的激光有很多种，根据治疗时期的不同可以将其分成增生期（以抑制瘢痕血管为主）、消退期（以抑制纤维组织增生、促进细胞凋亡为主）及成熟期（以去除凸起瘢痕组织、促进胶原再生与重建为主）瘢痕治疗方法。

增生期主要选择500～600nm作用于瘢痕内血管的激光，代表性的有脉冲染料激光（PDL）585nm、V-beam 595nm、Versa Pulse可调脉宽倍频Nd:YAG 532nm、IPL等。瘢痕形成半年后，进入消退期，使用的代表性激光有：Nd:YAG 1064nm激光、He-Ne激光等。成熟期瘢痕，如扁平瘢痕、萎缩性瘢痕、痤疮或浅表感染所导致的瘢痕，应用的代表性激光有Er:YAG激光、超脉冲CO_2激光。

新型的点阵激光/像素（束）激光应用于临床后，激光治疗瘢痕获得了极大的推崇。目前点阵激光治疗瘢痕分为两类，一类为非剥脱性点阵激光（NAFL），如Nd:YAG点阵激光（1320nm，1440nm）、Er:Glass点阵激光（1540nm，1550nm）等；另一类为剥脱性点阵激光（AFL），如Er点阵激光（2940nm）、超脉冲CO_2点阵激光（10600nm）等。点阵激光引入了"微剥脱"及"桥状愈合"等概念，并且由于其峰值能量大，热致副损伤带小，因此汽化组织精确，对周围组织损伤轻，3～5天激光创面即可愈合，同时造成色素沉着或色素减退等并发症的可能性小，呈现出较好的应用前景。

（三）适应证与禁忌证

1. 适应证　PDL适合于有血管增生的愈合后创面、增生性瘢痕和瘢痕疙瘩；NAFL和AFL适合于浅表性瘢痕、凹陷性瘢痕、增生性瘢痕、挛缩性瘢痕（轻度）、萎缩性瘢痕。

2. 绝对禁忌证　①对治疗的激光过敏者；②有严重高血压、心脏病、糖尿病及肝肾功能不全的患者；③有精神疾患、心理不正常或对治疗有过高期望值者；④不愿意或不能配合术后进行防晒及接受激光治疗风险的患者。

3. 相对禁忌证　①服用光敏药物者；②有皮肤癌家族史者；③治疗区域有活动性感染或病毒感染史者；④有瘢痕体质者；⑤妊娠与哺乳期者；⑥1周以内服用抗凝血药物或抗血小板药物的患者。

（四）作用机制

激光治疗瘢痕的作用机制目前还不十分清楚，根据目前研究的进展，主要有如下几个方面：①损伤与抑制瘢痕组织内血管；②去除瘢痕组织；③抑制纤维组织生成和过度增生（高能量的激光，如Nd:YAG激光、PDL、He-Ne激光、高能量的CO_2激光）；④促进瘢痕内成纤维细胞增生、胶原再生与重建（多种类型低能量激光和强光）；⑤诱导细胞凋亡（多种类型高能量激光）。

点阵激光的作用原理是点阵式光热作用理论，即矩阵样排列的微小光束，刺激皮肤产生热效应，启动损伤修复机制，促进真皮合成胶原纤维及弹力纤维，再生重塑，从而达到紧肤、嫩肤、去皱、去疤的目的。

PDL的主要吸收基团是黑色素和血红蛋白，可选择性地损伤瘢痕中血管，抑制瘢痕的血管增生，促进血管内皮细胞热凝坏死，加重组织缺氧，导致胶原酶释放、胶原降解，进而抑制瘢痕的生长并且促进其萎缩。

（五）治疗前准备

1. 仪器、敷料及药品准备　按需要准备相应的激光治疗仪器和用品，如脉冲染料激光仪器、

CO_2点阵激光仪器、2%利多卡因凝胶、75%乙醇、抗生素软膏、表皮生长因子制剂、抗瘢痕药物等。

2. 患者准备　①采集病史，仔细查体，完成病历书写；②如患者无特殊病史，一般情况好，治疗前一般无需特殊检查，否则应根据患者情况，治疗前完成必要的检查；③与患者沟通，对瘢痕情况做系统评定，向患者及其家属交代激光治疗的必要性、治疗时间、治疗疗程、可能达到的效果及出现的并发症风险，进行心理疏导，消除患者紧张及恐惧心理，完成激光治疗知情同意书签字；④术前照相；⑤清洁术区，进行皮肤准备；⑥大面积的损害可敷2%利多卡因凝胶表面麻醉，保鲜膜封包0.5～1小时，小的病变可不外涂麻醉药物。

（六）治疗后处理

1. 全身情况观察　治疗后要注意患者的应激反应，舒缓患者的紧张情绪。

2. 治疗区域局部情况观察与处理　①保持创面清洁、干燥和防晒。②询问创面有无疼痛不适，如有异常疼痛，应及时查看创面有无异常。③观察创面有无水泡形成和液体流出，如有应及时地给予治疗。④如创面有感染征象，应给予创面消毒换药、外用抗菌软膏、理疗等措施，控制感染，促进愈合。⑤根据治疗的激光类型进行相应的处理，PDL治疗可以暴露创面观察；NAFL治疗后，根据治疗部位的反应情况可采取适当的冷敷，做好补水和营养护理，应用柔和型的洗面奶和护肤品，暂停使用刺激性化妆品和美容院护理疗程中的去角质和按摩，3天内不能用热水洗脸，禁止蒸面；AFL治疗后，创面外涂抗生素软膏及表皮生长因子制剂，适度包扎，保持清洁，第2天去除包扎敷料，暴露治疗，72小时以后可以洗脸，创面的痂脱落前只做清洗，不涂护肤品，继续外涂抗生素软膏及表皮生长因子制剂直到创面愈合，创面愈合后改用抗瘢痕药物。

3. 不需要应用抗生素。

4. 饮食　3个月内禁食辛辣、刺激的食物。

5. 活动　一般活动不受影响，但应注意脱痂后的防晒护理，无论四季阴晴、室内室外，每天涂抹不少于2次的高指数（SPF>30）的防晒霜，才能达到真正的防晒效果。

6. 注意事项　1～2月复查1次，评定疗效，适当调整治疗参数，继续治疗，NAFL多间隔1个月，AFL多间隔2个月以上时间，多数患者经过3～5次治疗会获得较明显的效果。

（七）疗效评价

传统的剥脱性激光可在最少治疗次数下提供最明显的临床效果，但是由于治疗中要汽化全部的表皮和部分真皮，愈合时间较长，并常导致炎症后色素沉着、色素减退及瘢痕形成等并发症。

传统的非剥脱性激光通过采用表皮冷却措施，可在不损伤表皮的情况下加热真皮组织，将并发症的发生率减到最低，但由于缺乏真正的创面愈合反应，使效果受到明显限制，多次治疗仅能达到轻至中度的改善。

点阵激光技术，具备上述两类激光的优点，以最安全的方式、最少的并发症来达到最佳的治疗效果。CO_2点阵激光对瘢痕的疗效是肯定的（图32-32），具有精确度高、损伤小、操作方便、效果明显等优点，但应注意：①其疗效与各治疗时期激光种类的选择有关；②对于同种激光设备来说，不同的参数，甚至在相同的参数设置下，不同的操作手法也可能对疗效造成影响，操作者应正确认识其治疗机制及掌握操作要点；③激光治疗也有一定的并发症，如治疗后红斑、感染、色素沉着、色素减退、局部皮肤瘙痒等，治疗前应充分交待，并加强治疗后护理和医疗；④CO_2点阵激光治疗瘢痕应在伤后早期使用（图32-33），需要根据瘢痕情况配合其他治疗方法一起应用（图32-34，图32-35），可作为手术后提高创面愈合质量的辅助方法（图32-36）。

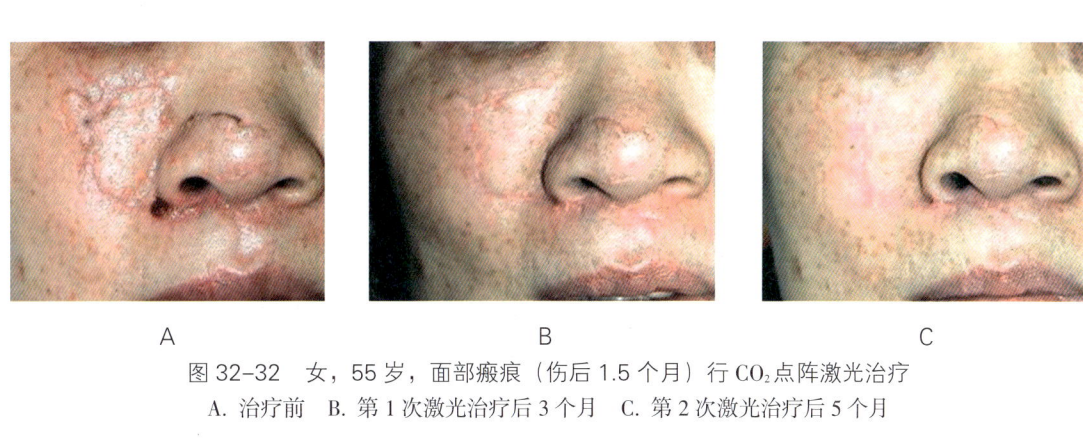

图32-32　女,55岁,面部瘢痕(伤后1.5个月)行CO_2点阵激光治疗
A. 治疗前　B. 第1次激光治疗后3个月　C. 第2次激光治疗后5个月

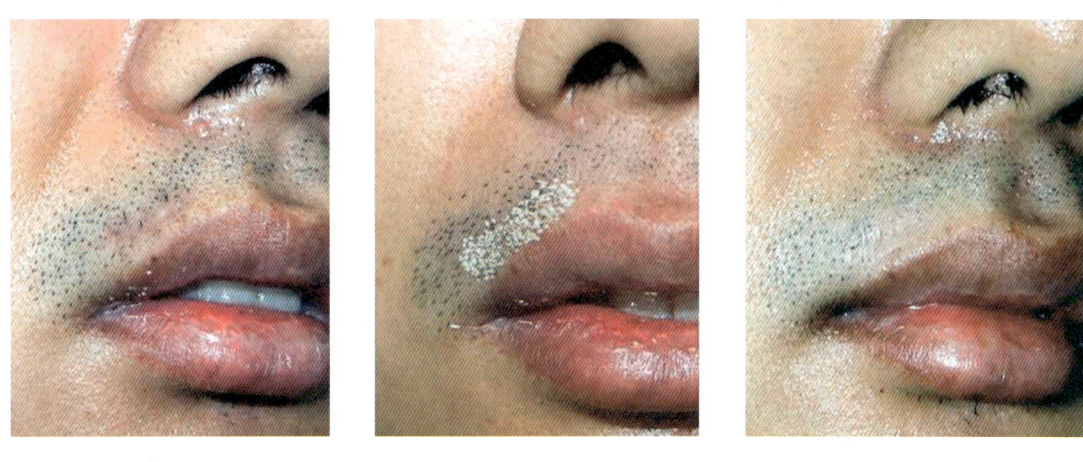

图32-33　男,32岁,上唇外伤1个月创面行CO_2点阵激光治疗,效果好
A. 治疗前　B. 治疗中　C. 1次激光治疗后3个月

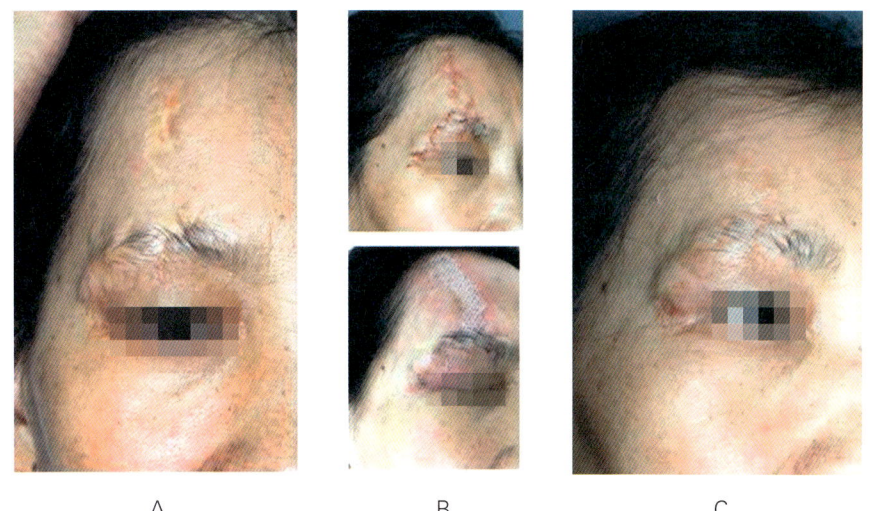

图32-34　女,50岁,面部瘢痕10年,行切除改形＋促愈防疤＋CO_2点阵激光治疗
A. 治疗前　B. 先行手术切除,缩小瘢痕面积,术后1个月行点阵激光治疗　C. 手术＋1次激光治疗后4个月

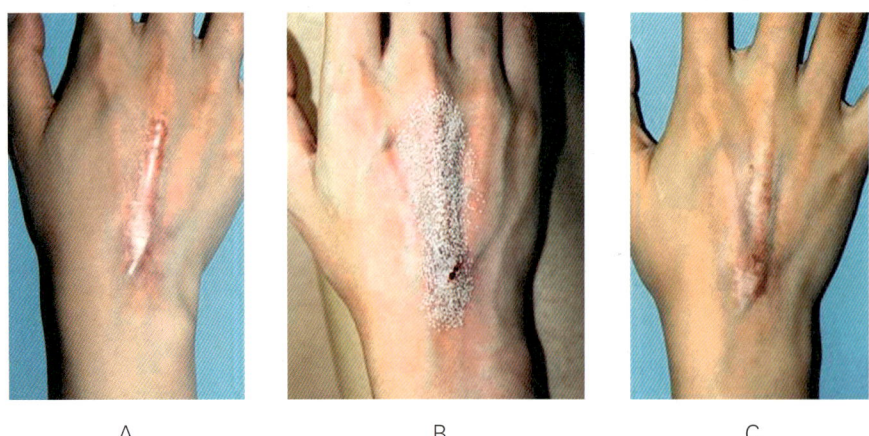

图 32-35　女，26 岁，右手背增生性瘢痕行瘢痕内曲安奈德注射＋CO_2 点阵激光治疗
A. 治疗前　B. 瘢痕内药物注射＋激光治疗　C. 1 次治疗后 3 个月

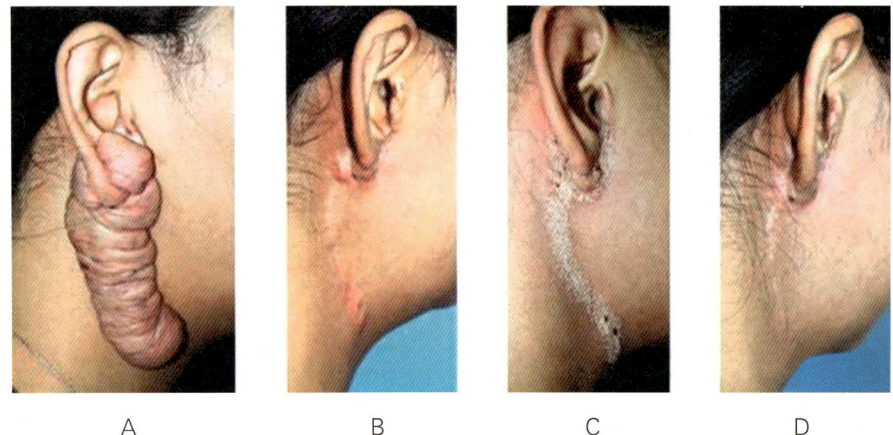

图 32-36　CO_2 点阵激光用于瘢痕疙瘩手术切除＋放射治疗后切口，提高伤口愈合质量
A. 治疗前　B. 术后 10 个月　C. 点阵激光治疗　D. 点阵激光治疗 2 次后 3 个月

三　放射疗法

（一）概述

自 1906 年 De Beurman 首次采用 X 线治疗瘢痕以来，瘢痕的放射治疗至今已有一百余年的历史。放射疗法既可作为瘢痕的单一治疗手段，也可以作为瘢痕疙瘩术后复发的预防和瘢痕疙瘩高发部位创面愈合后瘢痕增生的预防。

瘢痕的放射治疗目前有 ^{90}Sr、^{32}P 等同位素敷贴、软 X 线和直线加速器电子线照射等方法，其中以电子线和软 X 线照射剂量稳定、可控、安全。

^{90}Sr、^{32}P 等同位素敷贴治疗瘢痕疙瘩，早期应用较多，现在根据临床观察，其虽然能够控制瘢痕疙瘩生长，但需要较长的时间，且后期多会留下色素脱失性瘢痕及（或）放射性皮炎，难以达到美观要求（图 32-37），目前应用有减少趋势。

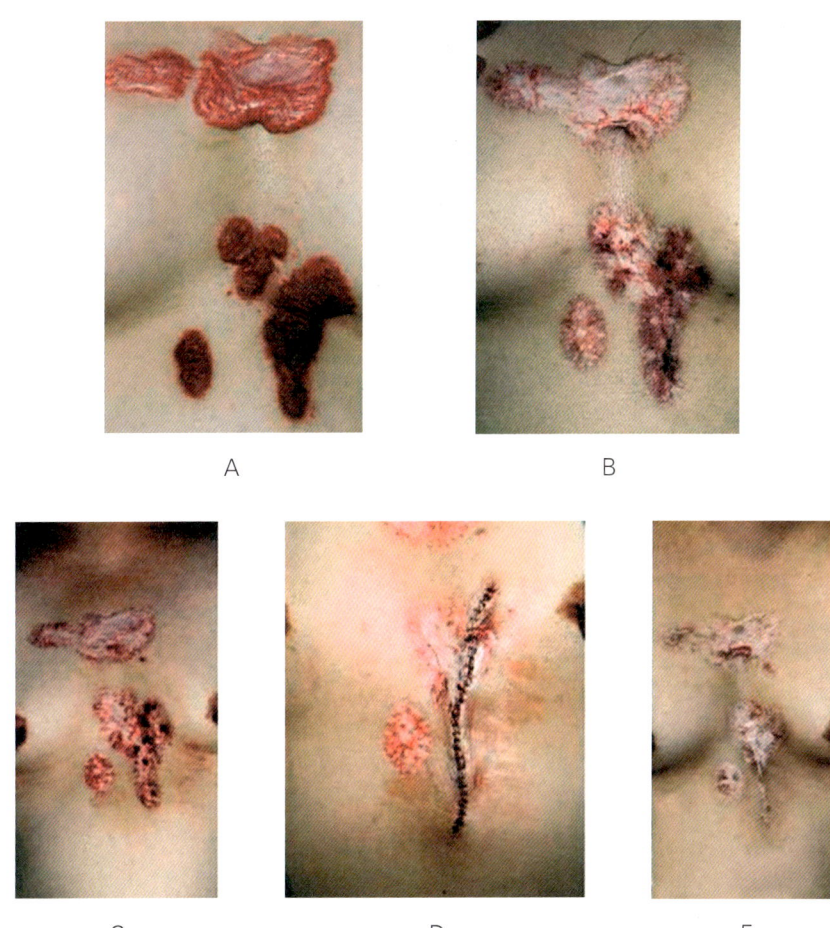

图32-37 女，42岁，胸部瘢痕疙瘩20年，5年内采用 ^{32}P、^{90}Sr 同位素敷贴13次，效果不佳，最终仍采用了部分手术切除+放射治疗的方法
A. 治疗前 B. ^{32}P、^{90}Sr 敷贴13次，治疗5年 C. 术前 D. 术中 E. 部分手术切除+放射治疗术后2年

直线加速器电子线照射，效果较好，但由于该机器价格较贵、使用条件较高，难以普及，临床上应用不够方便。目前小型X线照射治疗设备（SRT100）的出现，为放射治疗瘢痕疙瘩和创面愈合后预防瘢痕增生提供了方便（图32-38）。

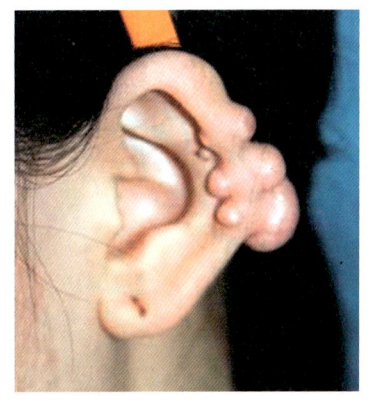
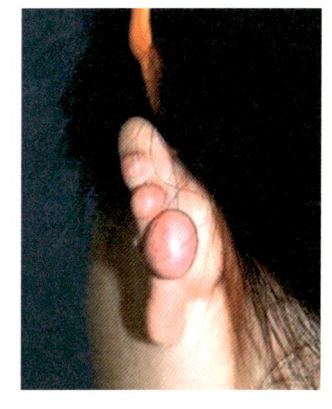

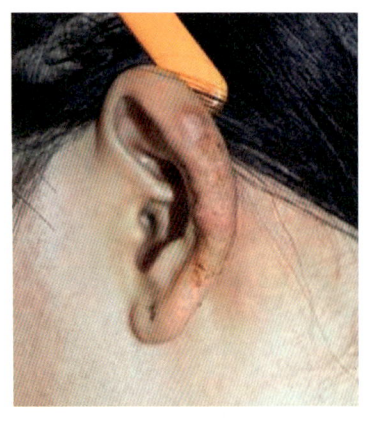
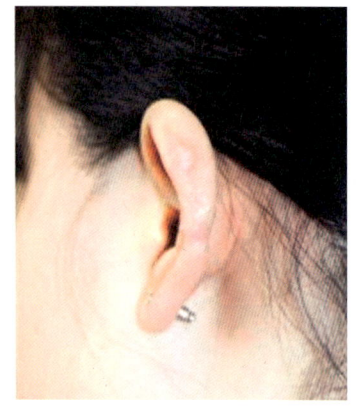

| C | D |

图32-38 女，18岁，左耳轮扎耳孔后瘢痕疙瘩，行手术切除耳郭成形+SRT放射治疗为主的综合治疗

A、B. 治疗前　C. 治疗后1个月　D. 治疗后1年

（二）适应证与禁忌证

1. 适应证　可单独用于小面积、较薄的瘢痕疙瘩或处于增生期的增生性瘢痕，但多用于瘢痕易发部位的瘢痕手术或激光烧灼治疗后瘢痕增生的预防，一般不用于成熟瘢痕。

2. 禁忌证　①妊娠期或哺乳期者；②精神病患者、对治疗有过高期望值或不愿意接受X线放射治疗者；③有严重高血压、心脏病、糖尿病及肝肾功能不全的患者；④末梢血液白细胞计数低于$4×10^9/L$者；⑤首次放射治疗后，间隔时间在半年以内者；⑥局部出现放射性皮炎者；⑦合并有日光性皮炎、泛发性神经皮炎等疾病；⑧需照射瘢痕或切口表面皮肤溃破；⑨胸腺、睾丸及卵巢等区域应避免照射。

（三）作用机制

研究表明，在手术前及术后早期用一定强度的射线照射增生性瘢痕后，均可大幅度地减少成纤维细胞的数量，使成纤维细胞功能受到损害，从而减少胶原纤维的合成，并能促进胶原纤维的成熟，并加快其分解，引起血管内膜炎、血管内膜增生，逐渐导致瘢痕内扩张和增生的毛细血管闭塞，使瘢痕得以变平、变软。

（四）应用方法

用放射线治疗瘢痕时，所使用的剂量及疗程应因个体差异、部位不同、病程长短不同而有差异，没有一个绝对公式适用于所有患者。目前多数学者共同认为放射治疗时达到"红斑剂量"效果最佳。但红斑剂量往往与出现皮损（水疱，溃疡）的剂量间差别甚小，准确控制较难。

应用原则是术后早期（24小时之内）、小剂量（每次3～5Gy）、长疗程和总量控制（一般在2周内给予15～20Gy）应用。放疗开始的时机可选择在术后即刻（<4小时）、术后24～48小时和术后7～10天。目前主张术后24小时内进行首次放疗，每天照射一次，每次3～5Gy，在2周内给予15～20Gy。

（五）治疗前准备

1. 仪器准备。
2. 患者准备　①采集病史，仔细查体，完成病历书写；②明确诊断，了解病情及既往治疗史，然后根据皮损范围的大小、深度、发病的部位确定分次剂量、总量、照射野的大小、皮肤的焦距及照射方法等；③如患者无特殊病史，一般情况好，治疗前一般无需特殊检查，否则应根据患者情况，治疗前完成必要的检查；④与患者沟通，对瘢痕情况做系统评定，向患者及其家属交代放射治疗的必要性、治疗时间、治疗疗程、可能达到的效果及出现的并发症风险，进行心理疏导，消除患者紧张及恐惧心理，完成放射治疗知情同意书的签字；⑤术前照相。

（六）治疗后处理

1. 全身情况观察。治疗后要注意患者的应激反应，舒缓患者的紧张情绪。
2. 局部情况观察。观察照射部位皮肤和病变的变化，如发现创面红肿发炎、切口裂开等情况，应暂停放射治疗，并给予换药、外用抗生素药膏和促进创面愈合的药物。
3. 在放射治疗期间及照射后的3个月内，应避免各种物理因子（如日晒、热水烫洗）和化学因子（如药物中的煤焦油、水杨酸、碘酊等）对创面的刺激。
4. 按照疗程完成后续治疗，并加强随访观察，注意和治疗前比较，评定治疗效果。
5. 注意和抗瘢痕药物或制剂、硅胶瘢痕贴、加压疗法、冷冻疗法、手术切除、激光治疗等其他治疗瘢痕的方法联合使用，以提高治疗效果。
6. 不需要应用抗生素。
7. 饮食和活动不受影响。

（七）注意事项

放射治疗的不良反应主要有色素沉着、局部瘙痒、感觉障碍或疼痛感。为减少放疗副作用，应注意：①尽量避免深部组织及非病变部位的照射；②严格掌握剂量，特别是单次剂量，尽可能采用小剂量、长疗程的方案；③头面部、躯干和近脊柱等部位选用穿透力弱的β射线；④眼睑和眼周放疗时，应特别注意对眼的保护；⑤肛门、会阴、阴囊、阴茎等部位放疗时，特别是对儿童及生殖年龄的男性，应特别注意保护睾丸；⑥在儿童时期，胸腺、乳腺及甲状腺部位应避免应用穿透性强的X线进行治疗；⑦对范围大或不在一个平面上的皮损进行分野照射时，应使照射野内的X线量分布均匀，并注意避免重叠照射；⑧在放射治疗期间及照射后的3个月内，应避免各种物理因子（如日晒、热水烫洗）和化学因子（如药物中的煤焦油、水杨酸、碘酊等）的刺激。

（八）疗效评价

放射疗法治疗瘢痕疙瘩、预防手术切除瘢痕疙瘩后复发及减轻患者的疼痛、瘙痒，疗效肯定，但因患者或其家长担心该方法影响生长发育及具有潜在的致癌性而临床应用困难，事实上这是受肿瘤放射治疗副作用的影响而产生的误解，因为瘢痕疙瘩放射治疗从射线种类、照射剂量和照射深度方面与肿瘤的放射治疗有很大的差别，一般均比较安全，疗效远远高于风险。优点：无痛苦、安全。缺点：剂量较大，易于造成放射性皮炎，出现皮肤发红、脱皮、毛细血管扩张和永久性的色素减退或脱失，影响美观，有一定复发率。

四 plasma 离子束治疗

（一）概述

瘢痕的等离子体（plasma）离子束治疗，又称瘢痕的离子束治疗，是近几年来临床上使用的新方法。

(二)适应证与禁忌证

1. 适应证　浅表性瘢痕、轻度凹陷性瘢痕、轻度增生性瘢痕、萎缩性瘢痕。
2. 绝对禁忌证　①有严重高血压、心脏病、糖尿病及肝肾功能不全的患者;②有精神疾患、心理不正常或对治疗有过高期望值者;③不愿意或不能配合术后进行防晒及接受plasma离子束治疗风险的患者。
3. 相对禁忌证　①使用维A酸药物者;②有皮肤癌家族史者;③治疗区域有活动性感染或病毒感染史者;④有瘢痕体质者;⑤妊娠与哺乳期者;⑥有活动期白癜风、银屑病和系统性红斑狼疮者;⑦1周以内服用抗凝血药物或抗血小板药物的患者;⑧注射肉毒毒素、玻尿酸或胶原蛋白2周内的患者;⑨治疗区域有金属植入者。

(三)作用机制

作用机制主要包括针对瘢痕表皮、成纤维细胞、胶原纤维的不同作用而修复瘢痕。

目前应用瘢痕治疗的常用的离子束是闪耀离子束(micro-plasma),其原理是由一个超高频的射频生成器构成,它激活调谐共振器把能量传递给惰性气体(空气中的)氮气,这种激活的电离气体被称为等离子,减少了不可预知的热损伤、炭化和瘢痕形成的风险;离子束会在瘢痕皮肤上产生非气化性的微剥脱,同步单级RF射频深部对胶原组织加热,建立微通道,微通道内气体离子浓度很高,炽热的气体离子在表皮上产生直径70~120μm的微小热损伤点,受损脱水的皮肤组织作为生物敷料保留,其深度为150μm或更深(随功率加大而加深),微通道末端的热效应可以达到皮下500~1000μm深,有效加热真皮层,通过表皮的离子化形成生物膜,刺激机体启动再生修复程序,通过皮损周围正常表皮(角质形成)细胞的增殖、迁移及分化修复受损表皮,从而使瘢痕外观接近正常皮肤,促进深部胶原层的增生和重新排列,达到填充缺损的组织空隙、组织重塑的目的。

(四)治疗前准备

1. 仪器、敷料及药品准备　准备plasma闪耀离子束瘢痕治疗仪、2%利多卡因凝胶、75%乙醇、抗生素软膏、表皮细胞生长因子制剂、抗瘢痕药物、冰袋、无菌巾单、消毒纱布。
2. 患者准备　①采集病史,仔细查体,完成病历书写;②如患者无特殊病史,一般情况好,治疗前一般无需特殊检查,否则应根据患者情况,治疗前完成必要的检查;③与患者沟通,对瘢痕情况做系统评定,向患者及其家属交代等离子体治疗的必要性、治疗时间、治疗疗程、可能达到的效果及出现的并发症风险,进行心理疏导,消除患者紧张及恐惧心理,完成等离子体治疗知情同意书签字;④术前照相,必须在涂抹麻醉药膏或局部麻醉之前在相同位置拍照;⑤清洁术区,进行皮肤准备;⑥局部常规消毒,小面积的损害可敷2%利多卡因凝胶表面麻醉,厚度以见不到肤色为准,保鲜膜封包0.5~1小时,大范围治疗需要行静脉复合麻醉。

(五)操作方法

1. 根据病变部位,选择适当的体位。
2. 用无菌巾单或消毒纱布擦去2%利多卡因凝胶,清洁治疗区,用75%乙醇消毒,擦干,并用亚甲蓝标注出将要治疗的区域。
3. 根据瘢痕的类型、颜色的深浅、损害的厚薄,选择不同的能量和不同的治疗头,并设定好仪器治疗参数,如点状病损,选择定点治疗头,功率为60~90W,时间为0.1~0.3秒;如较大面积病损,选择滚轮治疗头,功率为50~90W,时间为15~30秒。根据皮损选择治疗时滚动或定点的次数,一般为4~6次。

4. 根据皮损反应，调整治疗参数，完成治疗计划。
5. 清洁创面，涂少量抗生素软膏，包扎。

（六）治疗后处理

1. 全身情况观察　治疗后要注意患者的应激反应，舒缓患者的紧张情绪。
2. PLASMA术后，创面红斑及灼伤感觉大约会持续1～2天，1～2天后开始结痂，7～10天结痂自然脱落，这段时间治疗区域不要沾水，保持创面清洁干燥，使用抗生素软膏（红霉素、金霉素或百多邦牌软膏）和促进创面愈合的生长因子软膏等药物，直到创面愈合，创面愈合后改用抗瘢痕药物，请不要人为搔抓结痂，以免加重创面损伤。
3. 治疗后创面1个月内，需要加强保湿、防晒等基础护理，可应用医学修复产品，如胶原修复面膜、高保湿修复液、修复霜。防晒多选择SPF25～30、PA＋＋＋的防晒护肤品，避免日光暴晒、紫外线照射过久。如果必须外出，建议每隔2～3小时补充涂擦一次防晒用品，并且配合遮阳等措施。
4. 创面愈合后，建议使用医用化妆品，以防过敏等情况的发生；不要使用含果酸、维A酸、水杨酸、酒精等刺激成分的保养品及磨砂膏治疗，以避免皮肤过干、刺激、发红及色素沉淀等现象。
5. 注意观察创面治疗后的变化，如有异常疼痛和液体流出，应及时查看创面，早期发现创面异常，及时地给予治疗。治疗结束后，如果出现皮肤色泽不一致的状况，一般经半年到一年左右就会自行修复，也可配合修复治疗，促进创面恢复。
6. 不需要应用抗生素。
7. 3个月内禁食辛辣、刺激的食物。
8. 一般活动不受影响。
9. 1～2个月复查1次，评定疗效，适当调整治疗参数，继续治疗，治疗间隔一般4～12周不等，请遵照医嘱如期治疗，疗程一般是4～6次。

（七）评价

该法临床应用取得了较好的疗效（图32-39），为瘢痕的治疗，尤其是表浅瘢痕的治疗开辟新的途径。

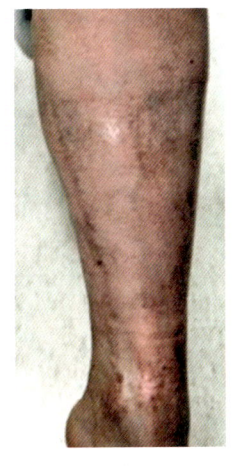 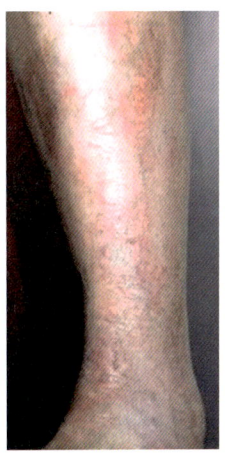

A　　　　　　　　B

图32-39　女，25岁，左下肢表浅瘢痕行微等离子体plasma治疗
A. 治疗前　B. 治疗后3个月

五 冷冻疗法

（一）概述

冷冻疗法是指利用0℃以下的低温，冷冻机体某部位，并破坏该部位组织，以达到治疗疾病为目的的一种方法。

（二）适应证与禁忌证

1. 适应证　小面积的瘢痕疙瘩与增生性瘢痕。
2. 禁忌证　雷诺病，严重的寒冷性荨麻疹，冷球蛋白血症，冷纤维蛋白血症，严重冻疮。

（三）治疗机制

用冷冻剂来破坏瘢痕组织细胞和血液微循环，使其坏死脱落，同时可以导致瘢痕组织水肿和细胞间隙增大，瘢痕密度减小，使皮质激素等药物瘢痕内注射更为容易和有效。

（四）治疗方法

多应用冷冻剂，应用方法：①喷射法。直接将冷冻剂经喷管呈雾状喷射到病变局部，喷射范围根据治疗部位而定，特别适用于高低不平和范围较大的病变部位。多采用间歇喷射，如一次喷射3~5秒后停止30秒，反复进行多次。治疗时要注意观察皮肤反应，以不引起皮肤凝冻为宜。②刺入法。将冷冻探针刺入病变组织内冷冻。③倾注法。将冷冻剂直接倾注在病变部位。④浸入法。将病变部位直接浸入冷冻剂中。⑤棉拭子或棉球浸蘸法。可选用相应大小的消毒棉签，浸足液氮，立即接触病灶进行治疗。

（五）注意事项

1. 常用的冷冻源为液氮。
2. 在治疗过程中应根据瘢痕的大小、深浅及部位不同选择不同的冷冻时间和冷冻源，过大的瘢痕可以分次治疗。
3. 冷冻不能太深，一次冷冻面积不能太大，否则有重新形成瘢痕的可能。
4. 创面局部出现水泡和血肿时，应嘱患者不要搔抓、碰破以防感染；小水泡大多数可自行吸收，较大的水泡可用注射器将渗液吸出后稍加压包扎；若水泡已破，可外用碘伏等外涂，使其局部自然干燥结痂脱落。
5. 创面可出现不同程度的色素沉着，通常3个月到1年可以自行消退，治疗前应向患者讲明色素变化的自然过程，手术后应告知患者避免阳光暴晒，并口服维生素C，以减轻色素沉着的发生。
6. 冷冻后局部血管收缩，血供暂时障碍可引起疼痛，疼痛程度与冷冻范围和深度呈正相关，一般1~2天后逐渐减弱。
7. 极少数人对冷冻刺激敏感，表现为面部潮红，严重时还可能出现头晕、寒战、血压下降等副交感神经反应，治疗前应对高血压病及自主神经功能紊乱的患者适当应用镇静剂，如治疗时出现上述症状时，应嘱患者平卧，密切观察，一般无需处理，可自行缓解。

六 物理康复治疗

(一) 概述

所谓物理治疗，是指利用自然的和人工的各种物理因子作用于机体以达到预防和治疗疾病的方法，简称理疗。研究表明：在创伤修复的早期，适时有效地应用各种物理因子处理创面，可以有效地预防或减轻瘢痕的增生；在瘢痕增生后，应用物理因子治疗也有较好的效果。

研究表明：瘢痕患者的康复工作主要包括康复预防、康复评定和康复治疗三部分，必须贯彻三项基本原则：一是强调自身功能训练；二是注重整体，即整个人的康复；三是目的，在于回归社会，参加社会劳动。

1. 康复预防　瘢痕增生是造成身体畸形过度和功能障碍的主要原因，因此康复治疗的重要内容之一就是防止瘢痕过度增生。这些预防性治疗措施包括：及早封闭创面，防止创面感染；对烧伤的Ⅲ度创面、功能部位的深Ⅱ度创面应及早手术；对创面要控制感染，防止创面加深；应用整形外科治疗原则与基本操作技术修复组织缺损等。另外，治疗过程中应注意保持肢体于功能位，功能位的保持可借助可塑性夹板、支具或石膏托等，并注意动静结合，及早进行功能锻炼。

2. 康复评定　患者烧伤后，因年龄大小、个体差异、烧伤面积大小及创面深浅不同，在创面愈合后会有不同程度的色素沉着、瘢痕增生，此时需要系统的康复评定和康复治疗。烧伤后系统的康复评定不仅可以为烧伤后功能障碍制订康复治疗计划和其疗效提供依据，并为帮助患者完成从医院康复到家庭康复具有指导作用，为以后的系统康复治疗打下基础。

瘢痕康复评定按照时间周期分为：初期评定（入院当天）、中期评定（入院后每两周进行）和后期评定（出院前）。可借助的设备有各种关节功能评定的仪器、心理测试软件、瘢痕测量工具、调查问卷等；主要内容包括运动功能评定（关节活动度、肌力）、瘢痕评定（颜色、厚度、柔韧性、疼痛度等）、医学心理学测定（创伤后精神障碍等）、语言及言语交流能力测定、日常生活能力和功能独立性评定、生活质量及就业能力检查和鉴定。主要内容：

（1）瘢痕大体观察：颜色分为稍红、粉红、红、紫红、深紫红；弹性分为很软、软、稍硬、硬、坚硬；厚度分为很薄、薄、稍厚、厚、很厚；面积用烧伤面积估计的方法进行计算。

（2）仪器评定：包括超声波测定瘢痕厚度、经皮氧分压测定瘢痕代谢、弹力计测定瘢痕的弹性等。

（3）瘢痕疼痛、瘙痒程度评定：①视觉模拟量表法（VAS）。在纸上画一条10cm长的直线，等分出1~10的刻度，1标示无痛，10标示最痛，让患者根据自身感受，在线上标记自己疼痛和瘙痒的程度。此法简单易用，评价迅速，重复性好，但要求患者有一定的知识水平，年龄不小于8岁。②面部表情分级评分（FRS）。使用从快乐到悲伤及哭泣的6种不同表情的面容，要患者选择一张最能表达自身疼痛、瘙痒体验的脸谱。此法简单易懂，适用面相对广，特别适用于急性疼痛者、老年人、儿童、文化程度较低者、表达能力丧失者及认知功能障碍者。

（4）关节活动度评定：关节活动度，又称关节活动范围（ROM），是指关节运动时所通过的运动弧，常用量角器测量，以度数来表示。包括：①主动关节活动范围（AROM），是指作用于关节的肌肉随意收缩使关节运动时所通过的运动弧度；②被动关节活动范围（PROM），是指在外力作用下，使关节运动时所通过的运动弧度。

（5）日常生活活动（ADL）能力评定：包括两个方面，其一是指人维持基本生存、生活所必需的每日反复进行的自理活动（进食、梳妆、穿衣、洗漱、洗澡、如厕等）和功能性移动（翻身、坐起、站立、行走、驱动轮椅、上下楼梯等），称为基础性日常生活活动（BADL）；其二是指人在社区中独立生活所必需的关键性的较高级的活动，这些活动常需使用一些工具，如打电

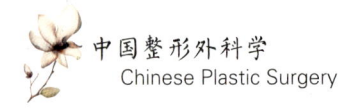

话、购物、做家务、骑车、驾车、理财、处理突发事件和休闲活动等，称工具性日常生活活动（IADL）。全身大面积瘢痕可导致BADL受限，手的瘢痕还可导致IADL受限。对瘢痕患者进行ADL评定的目的是：通过评定明确患者日常生活活动独立的程度，确定哪些活动需要帮助、需要何种帮助以及需要帮助的量，为制订环境改造方案提供依据和观察疗效。

目前，常用的功能独立性评定（FIM）内容一共有18项，其中躯体功能13项（1～13），言语功能2项（14、15），社会功能1项（16），认知功能2项（17、18）。FIM最少为18分，最高为126分。根据评分情况，可作下面的功能独立分级：126分，完全独立；108～125分，基本上独立；90～107分，极轻度依赖或有条件的独立；72～89分，轻度依赖；54～71分，中度依赖；36～53分，重度依赖；19～35分，极重度依赖；18分，完全依赖。前2级可列为独立，最后3级可列为完全依赖，中间3级可列为有条件的依赖。

（6）情绪情感障碍评定：临床上常见的情绪情感障碍是抑郁与焦虑，常用抑郁自评量表和焦虑自评量表评估。

3. 康复治疗　不仅仅是在医院中的功能康复、心理康复治疗，还应包括家庭康复治疗、职业治疗和社会康复治疗。家庭康复治疗是瘢痕康复的重要环节，患者的瘢痕治疗具有时间上的持久性，同时大面积的瘢痕往往需要家人的辅助治疗，好的家庭康复治疗可有效预防瘢痕和减少其畸形的发生。患者出院后的康复治疗中必然会涉及后期的工作、学习、生活、交往等多方面的问题，因此后期的治疗过程中应根据患者的差异，制订个性化的职业康复训练方法，使之能够尽早融入社会非常重要，这一过程需要家庭、学校、单位、政府等社会各方面的参与，以帮助患者真正实现社会功能的全面康复。

瘢痕的康复包括上述三个方面，尤其强调的是功能康复综合治疗，即瘢痕的康复治疗需要多学科的综合治疗，包括药物治疗、手术治疗、物理治疗、工程技术手段、传统医学治疗和心理治疗等。

虽然多种物理治疗方法对瘢痕的预防和治疗均有较好的效果，但要注意适时和适量的运用，若运用不当有适得其反的作用。同时还应认识到：康复治疗的确是一个见效慢、时间长、需耐心的专业，目前由于一些医师对现代康复治疗的认识不足，加上患者及其家属对相关康复护理的知识缺乏，往往会导致许多患者在治疗中失去信心和耐心而放弃治疗。因此，作为烧伤、整形外科医师应掌握物理康复治疗的基本技术和理念，并将其应用于早期预防和治疗瘢痕。

（二）物理康复方法

瘢痕的物理康复疗法包括的内容很多，如激光疗法、等离子体治疗、放射治疗、加压疗法、硅凝胶疗法、超声疗法、石蜡疗法、冷冻疗法、直流电疗法、光化学疗法、运动疗法、功能康复综合治疗等，其中激光疗法、等离子体治疗、放射治疗、加压疗法及冷冻治疗已有专题介绍，请参见相关内容。

1. 直流电疗法　是使用低电压的平稳直流电通过人体一定部位以治疗疾病的方法，主要方法有：

（1）单纯直流电疗法：直流电能促进小血管扩张，改善局部营养和代谢，促进上皮再生，加速移植皮片存活，减轻瘢痕形成，是最早应用的电疗之一。主要适应证：皮肤感觉迟钝或敏感（奇痒刺痛）、术后瘢痕增生和粘连、瘢痕疙瘩等。

（2）直流电离子导入疗法：是根据电学上的同性相斥、异性相吸的原理，利用直流电将药物离子或带电胶体微粒经皮肤或黏膜导入机体以治疗疾病的方法，有较好的软化瘢痕和松解粘连的作用，用于增生期瘢痕。方法是将5%的碘化钾溶液，均匀地撒在面积与衬垫大小相等的滤纸或纱布上，再将滤纸或纱布放于直流电的负电极衬垫上，置于治疗部位；阳极衬垫不放任何药物，按对置或并置法，置于阴极治疗部位的对侧或远离部位，分别用沙袋或固定带固定好后，即可进行治疗。治疗时电流密度一般为0.05~0.1mA/cm^2，每次20分钟，每天1次，10~15次为一疗程。此外还可导入丹参、透明质酸酶和胰蛋白酶来治疗瘢痕。近年来已有导入胶原酶来治疗瘢痕，取得较好效果的报道。

（3）等幅中频正弦电流疗法：是应用频率在1000~5000Hz范围内的正弦电流进行治疗的方法，国内常用频率为2000Hz，又称为"音频电疗法"，对瘢痕有明显的镇痛、止痒和消炎消肿作用，可较好地软化瘢痕和松解粘连，常用于增生期瘢痕的预防。一般用条状电极，两电极分别置于瘢痕的两侧，电流强度以患者能耐受为度，每次20分钟，每天1~2次，20~30次为一个疗程。

（4）电水浴疗法：是将直流电与水浴联合应用的一种治疗方法，利用水作为介质，使电流经水浴进入机体，在水浴的同时可开展药物导入治疗，特别适用于四肢远端部位烧伤后瘢痕增生的防治。

2. 超声波疗法　是利用超声的机械作用、化学作用、温热作用治疗疾病，已经广泛应用于医疗、美容领域，如瘢痕治疗中药物的超声离子导入方法，在消除、软化瘢痕，改善皮肤外观，以及溶脂、塑形等方面越来越显示出其优越性。

主要适应证：各类瘢痕增生、瘢痕疙瘩。

超声波治疗的临床慎用范围：①心、脑、眼、生殖器官对超声波敏感，要注意剂量，禁用大剂量，以免组织损伤；②血栓性静脉炎，要注意剂量，以免血栓脱落造成心、脑、肺等重要器官的栓塞；③心脏病患者，尤其心功能不全者，剂量要少；④糖尿病患者，因可使其血糖下降，故应低强度、短时间应用，并嘱治疗后多休息，不在餐前治疗；⑤皮肤感觉迟钝区、对热过敏区。

治疗方法：分为接触移动法、水下辐射法和超声药物透入疗法。①接触移动法：用于体表较平坦部位，超声探头与治疗部位的皮肤垂直接触，加耦合剂后，缓慢往返运动或作圆圈式均匀移动，连续输出功率为0.75~1.5W/cm^2，时间5~15分钟，视瘢痕面积大小而定，每天2次。②水下辐射法：在煮沸后的温水中进行治疗，适用于肢体远端如手、腕、足、踝，瘢痕小并有骨骼突出的部位，剂量1.0~1.5W/cm^2，时间8分钟，每天1次。③超声药物透入疗法：利用超声波将药物，如激素、丹参、胶原酶等，经皮肤导入体内进行治疗，如用0.1%醋酸氢化可的松乳剂1ml，加凡士林1~2g，涂于瘢痕区，导入激素、丹参等，以0.5W/cm^{2}的剂量，移动法治疗，每次7~10分钟，每天1次。

注意事项：①治疗时间，最长不超过15分钟；②治疗强度，每平方厘米不超过3瓦；③超声波频率，组织深度达到5cm深的选用1MHz，1~2cm厚度的较表浅的组织选用3MHz；④总效率周期，治疗目标为增加组织的温度，选用连续波式的输出，希望超声波产生非热效应且组织的温度不要升高，选用脉冲式输出。

3. 光疗　是利用光线的生物学效能来治疗疾病的一种方法，主要方法有：

（1）光化学疗法：是利用光敏剂增加某些特殊波段光的治疗作用达到治疗某些疾病的方法。目前所知的光敏剂有补骨脂素、竹红菌素和血卟啉衍生物等，有研究指出局部应用竹红菌素联合长波紫外线照射可明显抑制病理性瘢痕增生，是目前在瘢痕治疗学中非手术治疗病理性瘢痕的有效方法之一。

利用光化学反应进行疾病诊断和治疗的一种新技术，被称为光动力疗法（PDT）。基本过程为：生物组织中的内源性或外源性光敏性物质受到相应波长光（可见光、近红外光或紫外光）照射时，吸收光子能量，由基态变成激发态，其物理退激过程可以产生荧光，通过分析荧光光谱能进行疾病的诊断；其化学退激过程可以产生大量活性氧，其中最主要的是单线态氧，活性氧能与多种生物大分子相互作用，产生细胞毒性作用，进而导致细胞受损乃至死亡，因而产生治疗作用。

竹红菌素联合长波紫外线照射治疗病理性瘢痕是将竹红菌素软膏外涂于增生性瘢痕或者瘢痕疙瘩表面，治疗初始建议采用阈红斑量的长波紫外线局部照射，其光源距离可根据照射引起皮肤的最小光毒量（MPD）来确定，照射频率一般为每天1次，每次照射时间为10～15分钟，每次光照剂量比前一次增加25%，6次为1疗程。

（2）紫外线疗法：利用紫外线治疗疾病，称紫外线疗法。紫外线（ultraviolet，UV），系不可见光线，波长在180～400nm之间，根据其生物学特点分为三个波段：长波紫外线（UVA，400～320nm）、中波紫外线（UVB，320～280nm）、短波紫外线（UVC，280～180nm），目前国内生产的用于治疗的紫外线灯有两种，一是全波段，二是短波段，适用于增生活跃期瘢痕，大剂量照射抑制瘢痕增生，弱红斑量照射减轻症状。

（3）红外线疗法：是应用波长在760μm以上的辐射线进行治疗，主要生物学作用为温热效应，可引起组织血管扩张、血流量增加、微循环改善、代谢活跃等。

小面积烧伤，应用红外线照射可以促进渗出吸收，减轻水肿和感染，使创面干燥，缩短创面愈合时间，从而减轻瘢痕形成；大面积烧伤可持续全身照射，以减少渗出和水肿，促进创面干燥，有利于创面愈合。每次照射时间30～60分钟，每天1～2次。

远红外光的治疗通常与其他物理治疗方法结合使用，如外用防治瘢痕的药物涂膜时结合远红外治疗可增加药物的吸收，改善组织的水肿程度，减轻手术治疗后的疼痛、肿胀等。治疗过程中应注意局部温度的掌控，避免长时间照射后二次损伤的发生。

4. 蜡疗　蜡疗是物理治疗中一种应用广泛的热疗方法，利用石蜡具有熔点低、热容量大、导热系数小、可塑性好的特点，对软组织损伤、瘢痕、炎症等病症进行治疗，均有较好的疗效。

蜡疗通过温热作用，可达到促进血液循环、消炎、镇痛的效果；通过机械压迫作用，可加速水肿吸收，有助于热向深层组织传递，增加胶原纤维组织的可延伸性，软化瘢痕和粘连的结缔组织，增加关节活动范围，防止皮肤松弛和形成皱纹；可同时导入一些中西药物，对病变发挥治疗作用（图32-40）。相似的温热治疗方法还有水疗、泥疗和红外线疗法。

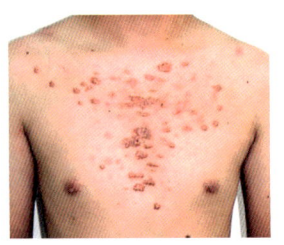 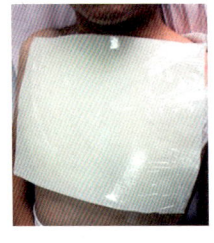 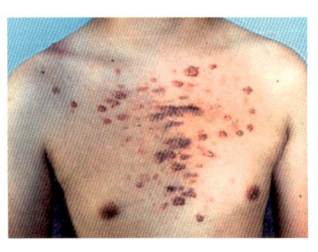 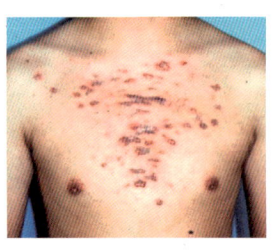

A　　　　　　　　B　　　　　　　　C　　　　　　　　D

图32-40　男，22岁，痤疮引起胸部多发瘢痕疙瘩，曲安奈德、苯海拉明及透明质酸酶无针头注射后蜡疗治疗
A. 治疗前　B. 蜡疗　C. 1次注射治疗后1个月　D. 4次注射治疗后3个月

禁忌证：①活动性结核；②出血倾向，伤口正处在流血阶段；③感染性皮肤病，急性发炎期；④恶性肿瘤。

治疗方法：①蜡饼法。将熔化的石蜡倒入搪瓷盘，蜡液厚度为2cm左右，待其自然冷却至表面温度为45～50℃，外层凝固，内部仍呈半液态时，用小薄铁铲沿边缘将石蜡与瓷盘壁分离开，然后将盘底翻过来扣在较大的塑料布上，轻扣盘底蜡饼即可脱出，用塑料布包裹，敷于暴露的患部，用大毛巾或毛毯等物品包裹保温。开始治疗时不要用手挤压蜡饼，以免内部蜡液溢出发生烫伤。治疗时间30～40分钟。②刷蜡法。用排笔样毛刷醮少量55～60℃的蜡液，迅速刷于患部，待蜡冷却成薄膜后再继续刷蜡，直到蜡膜厚度达0.5cm。固定与保温方法与蜡饼法相同，治疗时间30～60分钟。此方法适用于腰、背、腿部，能让患部同时受到温热和机械压迫作用。③浸蜡法。又称蜡浴疗法，适用于手、足部位。待蜡液温度降至55℃左右，将手或足浸入蜡液，再迅速提起，待蜡膜形成后反复浸入，注意后期浸蜡高度都应低于首次水平，以防烫伤无保护层的皮肤。待蜡液完全冷凝后，取出手足。此种方法保温时间较长，注意手部治疗时应将手指分开。

注意事项：①选择适当的蜡疗设备；②选择40℃～60℃之间的合适温度；③一般每天进行1～2次蜡疗，每次时间30～60分钟；④选择适当的蜡质，一般躯干部位的大面积瘢痕治疗可选择医用白蜡，其熔点高，成本相对较低，面部、手部可选择熔点相对低的美容蜡、药物复合蜡等；⑤蜡疗时需要相对安静、舒适的环境。

5. 运动疗法　运动疗法，又称医疗体育，是医学和运动学的结合，其应用各种形式的主动运动和被动运动进行操练，以使患者早日康复。包括：主动运动，指运动时既不需要助力，亦不用克服外来阻力，整个运动通过患者主动收缩肌肉来完成；被动运动，指靠外力来完成的运动或动作，外力可以是人力或机械力，通常由医务人员施行，亦可由患者健肢和亲属来完成。

运动疗法是维护和促进功能恢复的积极措施，对于大面积烧伤患者尤其重要，应尽早进行，对预防瘢痕挛缩能取得显著的疗效。具体内容包括关节活动度训练（包括关节松动和关节活动）、肌力训练（包括肌肉力量和肌肉耐力）、步行和步态训练、平衡训练、辅助训练、抗阻训练、减重训练等。

被动运动的重要组成部分是按摩，按摩是促进功能康复的重点疗法，主要方法：①按法。用手掌或手指紧贴治疗部位，用一定力垂直于病变皮肤向下按压，力量由轻到重，待患者有一定压迫感后，稍停片刻，再慢慢松开，然后再按压再松开。②摩法。以手掌或手指着力于治疗部位，上臂持力，腕关节自然放松，手掌或手指作轻而快的环形运动，用力要柔而浅。③揉法。以手掌或手指着力于治疗部位，揉动时皮下组织可随手的转动而移动，用力大小可根据病情而定，轻柔力达皮下，重柔力可达软组织或肌肉。④滚法。用手背在治疗部位有节律地滚动，手呈半握拳状，以小鱼际肌及其背侧面连续来回滚动，前臂用力。⑤提法。用拇指与其余四指或拇指与示指、中指对合，挤压病变部位皮肤、肌肉或肌腱，同时对其提拉，稍停片刻后放开。注意事项：初愈创面的上皮薄而嫩，易起水泡，按摩的手法以按、摩、揉为主，老化的瘢痕加重按摩力，增加推、搬、提、捏等手法，按摩前涂少许石蜡油或滑石粉，以免引起水泡和损伤新生的皮肤组织。

主动运动常用方法：卧床期间可行深呼吸运动，有利于改善肺功能；练习闭眼，张口，双臂上举、外展、屈伸肘、腕、握拳、伸指，双下肢练习肌肉收缩，直腿抬高，屈伸髋、膝、踝，尤其注意练习足背屈，既可增加肌力，促进血液循环，又可防止关节粘连和异位钙化。各个部位循序活动，每天2次，每次15～30分钟。注意结合手指功能训练器、不同重量哑铃进行肌力训练，对于儿童患者可结合积木、手部弹奏为主的乐器等进行以游戏治疗为主的训练。

针对各部位病情，各部位运动疗法实施要点不同。如手部常见畸形有手指掌面桥状瘢痕、手指屈曲挛缩、手蹼挛缩手指外展困难、虎口狭窄拇指外展困难、掌指关节过伸等，运动治疗包括：①活动范围。掌指关节屈曲80°～90°，过伸20°～30°；近端指间关节屈曲100°～120°，伸展0°；远端指间关节屈曲60°～80°，伸展0°；拇指掌指关节屈曲60°～70°，伸展10°；指间关节屈曲80°～90°，伸展10°。②主动运动。包括握拳，把手指尽力分开，手掌摊平，指与指间相互分开、并拢，用拇指尖去触其余四指的每个指尖，拇指向掌弯曲，握弹力圈或握力器等活动。③被动运动。包括被动屈曲各掌指关节和指间关节，关节屈曲挛缩时，手掌放于桌面上，或放在分指板上，用沙袋压迫，也可进行关节分离牵引，每天2～3次。

注意事项：①注意保持患者的功能体位。②坚持动静结合，鼓励患者及早进行功能康复训练。③创面愈合早期以主动训练为辅，被动训练为主；创面愈合后期逐渐转化为主动训练为主，被动训练为辅，同时进行各关节的全方位运动和肌力的逐渐恢复治疗。④主动活动要从小范围开始，循序渐进，逐渐增加运动量及运动幅度，并鼓励患者战胜疼痛，要特别注意眼、口、颈、肩、肘、手、髋、膝、足等部位的功能活动，如闭眼、张口、颈后伸、上肢外展、肘腕关节屈伸、前臂旋前旋后、握拳伸指及下肢各关节的屈伸活动。⑤对于长期卧床，活动不便的患者，要鼓励他们做静力性肌收缩，其作用是保持肌肉张力，防止肌萎缩，改善患肢的血液循环，减轻水肿，加强营养，以利于创面的愈合，为以后主动活动做准备。⑥主动活动可借助各种器械增加活动难度，被动活动可借助各种弹力性支具，如小口开大器、手指支具等帮助其活动。⑦被动锻炼可以由医务人员或伤员的健肢带动患肢的被动活动，可通过按摩、推拿、牵拉等方法，动作须平稳、轻缓，用力大小以患者能耐受为度，切忌用暴力，以免造成新的创伤。⑧运动疗法与热水浴理疗、夹板制动相结合，最好在睡眠和休息时使用矫形器防止瘢痕挛缩，可以巩固和维护治疗效果。

6. 功能康复综合疗法　创（烧）伤后瘢痕患者康复治疗是对急性创伤治疗的发展和延续，是创面愈合的后续治疗措施，具体包括外表康复、精神康复和功能康复三方面内容，统称为功能康复综合治疗，主要方法如下：

（1）早期创面治疗：瘢痕的康复治疗应早期开始，在创面愈合以前，以预防和控制感染、促进肉芽和上皮生长、加速创面愈合、奠定功能训练的基础为目的，此期可以选用水疗、红外线光疗、紫外线光疗、短波及超短波等物理治疗方法。

（2）抗挛缩体位固定：使用毛巾垫、枕头、吊带牵引、矫形器等进行固定，维持身体受累部分于适当的伸展位置，达到促进消肿、维持功能活动范围和有利于创面护理的目的，以可塑性夹板的制作为例，水温70℃左右，将裁剪好的可塑性夹板或原材浸泡入水中约5分钟后取出，稍冷却后按照放置部位形态进行剪裁塑形，塑形完成后根据佩戴部位进行衬里的固定，最后辅助固定带的安装及调试。

（3）日常生活活动训练及作业疗法（OT）：如患者练习自己翻身，早期离床活动，主动的日常活动锻炼，应用弹力绷带包扎或穿压力袜套，适合儿童的游戏活动等。OT是指日常生活如衣、食、住、行训练，职业性劳动训练，工艺劳动如编织、泥塑等训练，使患者适应个人生活、家庭生活及社会生活，如有针对性地进行电脑打字、开关灯、拨电话、拧螺丝、使用洗衣机等日常生活训练，每次时间20～30分钟。

（4）物理疗法：方法较多，应根据病情选择应用,如使用动力性、静力性、系列夹板和系列石膏固定等矫形器，应用加压疗法、运动疗法、蜡疗、超声波治疗、音频电疗等物理治疗方法等。

（5）水疗：是利用不同温度、压力和溶质含量的水，以不同方式作用于人体达到防病治病的方法，对人体的作用主要有温度刺激、机械刺激和化学刺激，可以清除创面分泌物、敷料和坏死组织，减轻感染，有利于创面愈合，清创后可借助水的浮力，在水中做肢体的被动和主动运动，防止肌肉萎缩和关节活动功能障碍。

水疗，按其使用方法可分浸浴、淋浴、喷射浴、漩水浴、气泡浴等；按其温度可分高温水浴、温水浴、平温水浴和冷水浴；按其所含药物可分碳酸浴、松脂浴、盐水浴和淀粉浴等。

水疗可以单独应用，也可以用于综合治疗。水疗简便易行，水疗时应按病情需要决定所浴的温度、方法及药物。①芳香SPA，也称芳香水疗，是利用天然的水资源结合沐浴、按摩和香熏来促进机体新陈代谢，能够满足身体听觉、嗅觉、视觉、味觉、触觉和冥想等愉悦感觉的基本要求。②药浴疗法，也可以称之为浸浴疗法，采用中草药、西药消毒药物等为主要成分，通过浸浴促进机体皮肤直接吸收药物的有效成分入血液发挥治疗作用，该法不经过胃肠，对人体副作用小，其中的中药药浴，属于传统中医疗法中的外治法之一，它是将水和外用药物盛于器械内，浸泡身体某个部位或全身浸浴，温度通常设定在28℃～42℃之间，以患者感觉舒适，瘢痕充血不明显为宜，浸浴时间通常在15～30分钟之间，浸浴的同时可结合运动疗法或手法按压等治疗，促进瘢痕的软化及增加关节的活动度。

（6）超短波疗法：具有改善血液循环、促进炎症消退、提高机体免疫力、加速组织生长修复的作用，主要用于小面积烧伤的治疗。治疗时用微热量，每天1～2次。

（7）高压氧疗法：氧对于创面修复细胞合成胶原及上皮生长是必需的，因此高压氧治疗有利于创面愈合，提高植皮的存活率，减少瘢痕的形成。治疗时，每天1次，每次60分钟，12～15次为一个疗程。

（8）心理康复治疗：包括心理诊断和心理治疗，心理治疗是针对残疾者及慢性病患者，观察患者各阶段的心理反应，进行心理学检查，提供心理咨询，采取必要对策进行心理干预，适应于各种损伤造成的创面及创面愈合后形成的瘢痕。如音乐疗法，是心理治疗的重要手段之一；游戏治疗，是烧伤儿童康复治疗中不可或缺的治疗手段；通过宣教解释、讨论交流、集体治疗、经常的鼓励等方法，给予心理支持，使患者建立康复信心，提高功能锻炼的积极性，克服悲观、抑郁、消极情绪及各种思想负担，必要时使用行为疗法及抗抑郁、抗焦虑的药物治疗。

（9）游戏治疗：儿童具有好奇心强、主动参与性强、注意力容易转移等特点，在临床工作中常采用带有游戏性质的音乐治疗。如击鼓治疗是调动患儿主动参与意识的良好手段，在击鼓过程中患儿很容易与康复师建立良好的信任关系，在此基础上康复师可以进行后续的康复治疗，如手法按压、被动训练等。同时在击鼓的过程中，通过不断变换的姿势、乐器种类等，患儿可以在手指精细运动、大关节运动等方面得到主动的康复锻炼，同时在击鼓过程中的团结协作及游戏气氛，能很好缓解儿童对疼痛的恐惧感，注意力转移，提高其对康复治疗的依从性。治疗师需要有极大的耐心与高度的爱心，注意儿童的思想变化，重视儿童的想法与意见，制订个性化的治疗方案。

应当强调，此时期患者多在家自己治疗，因此这一措施时常被忽略。医师应给患者或其家属认真介绍这些措施对预防瘢痕增生的重要性，督促和落实这些措施的有效实施。

七 中医药治疗

中医药对瘢痕治疗研究历史悠久，并积累了一定的经验。目前中医认为，瘢痕多因先天因素或金刀所伤、水火烫伤、余毒未净、受外邪侵入肌肤引起，在治疗上应重视局部与整体密切联系的整体观点。治疗方法有3种：①内治法，如采用复元活血汤加减、生脉散加味、消积排通汤和通脉灵片剂口服等；②外治法，这是治疗瘢痕的主要方法，如采用黑布药膏贴法、鸦胆子软膏、瘢痕止痒软化膏外用等；③内外治结合法，如内服消积排通汤，外用甘芫粉等。

现代科学技术研究表明，中药对瘢痕成纤维细胞、胶原代谢、促进肉芽组织上皮化、瘢痕组织内血液和营养供应等方面均有影响，对瘢痕防治具有一定的作用。近年来国内开发出积雪苷霜软膏、丹芎瘢痕涂膜及瘢痕止痒软膏等中药制剂用于临床。

八 分子治疗

利用生物分子治疗瘢痕目前尚处于实验阶段，比较有希望的方法是基因疗法和抗转化生长因子β治疗。基因疗法是在基因水平，通过基因转移方法达到基因替代、基因修正或基因增强的目的。也就是将正常基因通过一定的载体——病毒载体或非病毒载体引入靶细胞的技术。根据HSV-TK/GCV肿瘤基因治疗的模式，在成纤维细胞培养中，有逆转录病毒携带"自杀基因"，插入HSV-TK/GCV，可从基因水平抑制成纤维细胞，从而控制瘢痕的产生。研究表明瘢痕疙瘩中成纤维细胞对TGF-β的灵敏度比肥厚性瘢痕和正常组织中的要高，另还发现增加$TGF-\beta_3$和降低$TGF-\beta_1$和$TGF-\beta_2$的浓度可以减少瘢痕的形成，有关伤口愈合后注射$TGF-\beta_3$预防瘢痕增生的研究正在临床研究中。

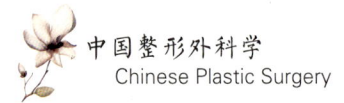

第八节 瘢痕的诊疗思路与瘢痕防治动态综合治疗

一 诊疗思路

1. 详细询问病史，细致体格检查，结合相关的辅助检查，明确诊断。瘢痕的诊断多为临床诊断，详细询问病史，细致体格检查十分必要。瘢痕种类繁多，不同类型的瘢痕及同一瘢痕的不同时期其治疗方法不同，准确的诊断对指导治疗方法的选择十分重要。

2. 根据瘢痕的类型和患者个人要求，制订个性化的防治方案。瘢痕的预防和治疗方法多样，各有其适应证、应用技巧、优点和不足，应根据瘢痕的诊断制订个性化的防治方案。

3. 定期随访，收集治疗前后完善的病例资料（文字、图像或视频），评价疗效。

4. 对于治疗效果欠佳的病例，分析可能原因，制订进一步的治疗方案，并与患者做好细致的沟通，让患者认识到瘢痕治疗可能达到的效果，并积极配合治疗。

5. 鉴于瘢痕是创面修复的结果，创面愈合和瘢痕形成的机制是一个相当复杂的生物学过程，人们目前尚难以调控创面愈合和瘢痕形成于适当的程度，因此各种防治方法虽然有一定的疗效，但难以达到完全消除的效果，应给患者讲清楚瘢痕治疗可能达到的效果，降低患者的期望值，避免医疗纠纷的发生。

二 瘢痕防治动态综合治疗

瘢痕的治疗包括手术、非手术和将二者结合的综合疗法3种，同时应重视心理治疗和瘢痕防治动态综合疗法。

手术治疗是治疗成熟瘢痕或瘢痕疙瘩的主要手段，也是最重要的方法。常用的手术方式有瘢痕切除缝合、皮片移植、皮瓣移植、皮肤磨削术、皮肤软组织扩张术、显微外科手术等。以瘢痕切除缝合、皮片移植和皮瓣移植术最为常用。原则上应尽可能全部切除瘢痕，瘢痕切除后能通过Z改形或其他成形术直接缝合最好，不能直接缝合修复创面者，采用皮瓣移植术的办法优于游离植皮术，全厚皮片游离植皮术的办法优于刃厚皮片游离植皮术。但鉴于瘢痕疙瘩手术后复发率极高，一般不主张单纯行手术治疗，而主张手术与放疗、药物注射治疗等方法联合应用。该法优点是能够去除或缩小瘢痕，治疗效果肯定，可以最大限度地满足患者需求；缺点是不能把瘢痕完全去除，手术后又面临新的瘢痕发生的风险，只是最大限度地改善或矫正瘢痕造成的危害。

瘢痕常用的非手术治疗方法主要有激光疗法、放射疗法、瘢痕内药物注射疗法、药物口服、药物及硅凝胶制剂外用、冷冻疗法、物理康复治疗及中医药治疗等，每种方法均有自己的适应证、应用方法和优缺点。

瘢痕的综合治疗，是将其手术治疗与非手术疗法等多种治疗方法结合在一起应用，是瘢痕治疗的常用方法和总的指导思想，对各种瘢痕的治疗都十分重要。一般来讲，手术疗法是各种成熟期瘢痕的主要治疗方法，而加压治疗、放射治疗和药物注射治疗等对成熟期瘢痕效果较差，多作为手术治疗的辅助措施。瘢痕疙瘩应采用手术和药物注射疗法或手术和放射疗法等方法综合应用，也可单纯选用药物注射疗法或放射疗法，但不宜单纯采用手术治疗。

鉴于目前对瘢痕的基础研究尚无突破性的进展，临床防治尚无理想的方案，根据目前对瘢痕形成机制和发展过程的认识，蔡景龙于2002年提出了瘢痕防治动态综合疗法（dynamic comprehensive therapy for scars prevention and treatment）这一新概念，旨在为临床上防治瘢痕提供新的策略，以达到瘢痕较好的治疗效果。

瘢痕动态综合疗法的指导思想是防治结合，把预防措施寓于治疗之中。主要要点是：

1. 减少治疗性因素引起瘢痕增生的风险，控制创面感染，促进创面的早期愈合，做好预防瘢痕发生的第一步。

2. 创面愈合后、瘢痕成熟前，积极采取加压疗法、硅胶疗法、药物疗法、放射疗法、物理疗法及功能康复综合疗法等预防措施，是抑制瘢痕发生的第二步。

3. 瘢痕成熟后可根据不同的情况采用激光疗法、冷冻疗法、放射疗法及瘢痕内药物注射疗法等非手术治疗方法和瘢痕切除缝合、皮片移植、皮瓣移植、磨削术、皮肤软组织扩张术、显微外科手术等手术方法进行治疗，这是防治瘢痕的第三步。

4. 各种有创面的治疗方法，对机体来说都是一次新的损伤（创伤），应按此思路，进行动态治疗，循环往复，争取每一循环均可使疗效有较大的提高，直到获得满意效果（图32-41，图32-42）。

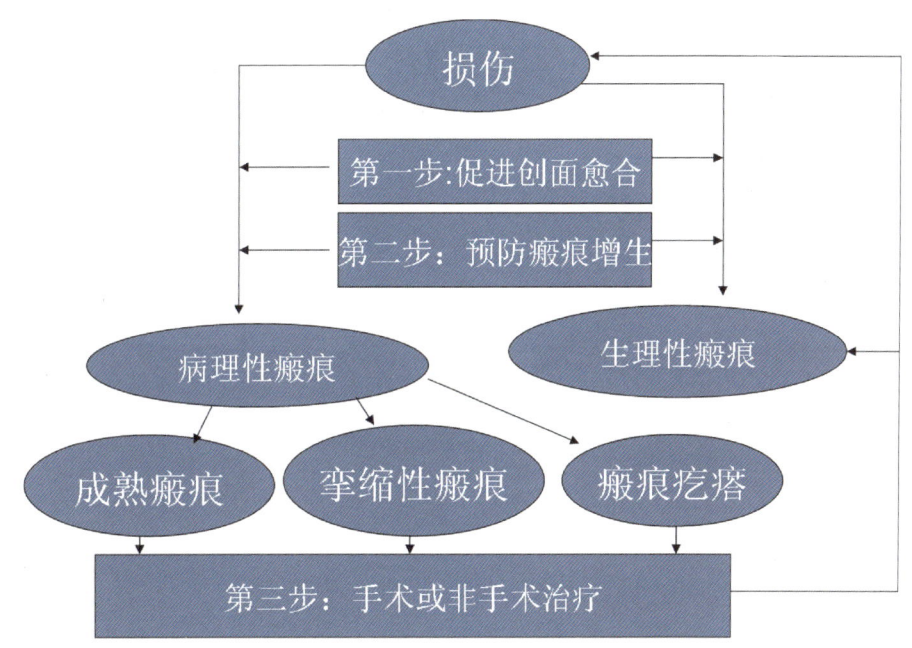

图32-41 瘢痕防治动态综合疗法示意图

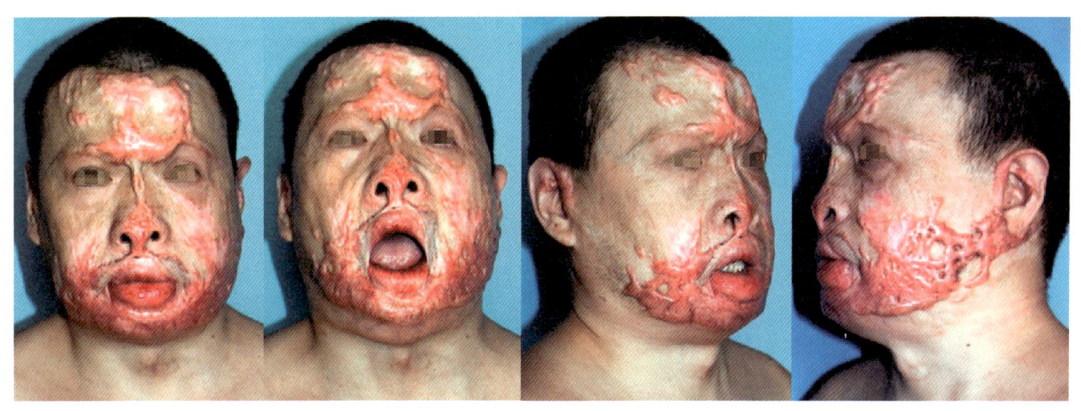

A

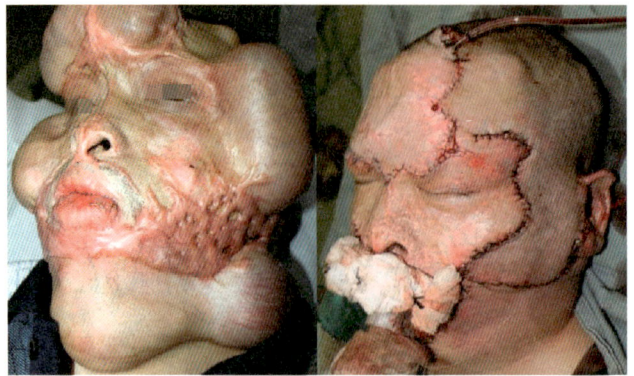

B

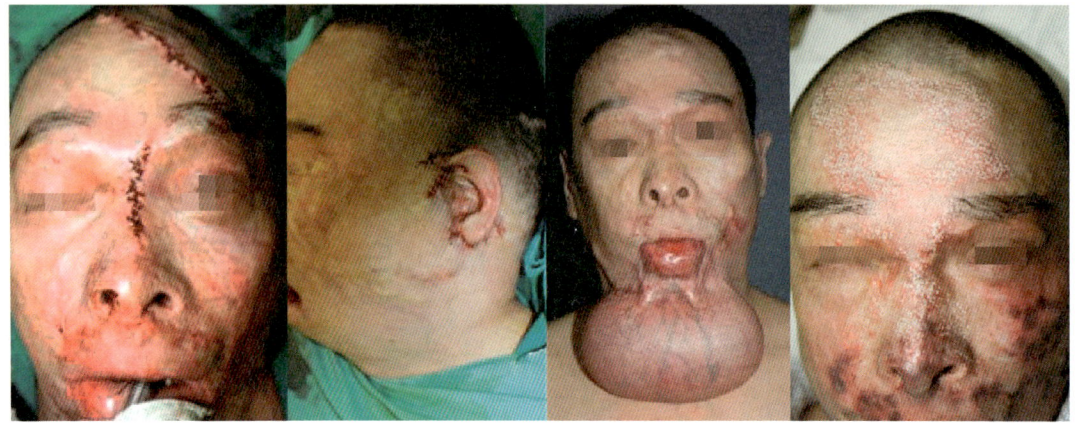

C

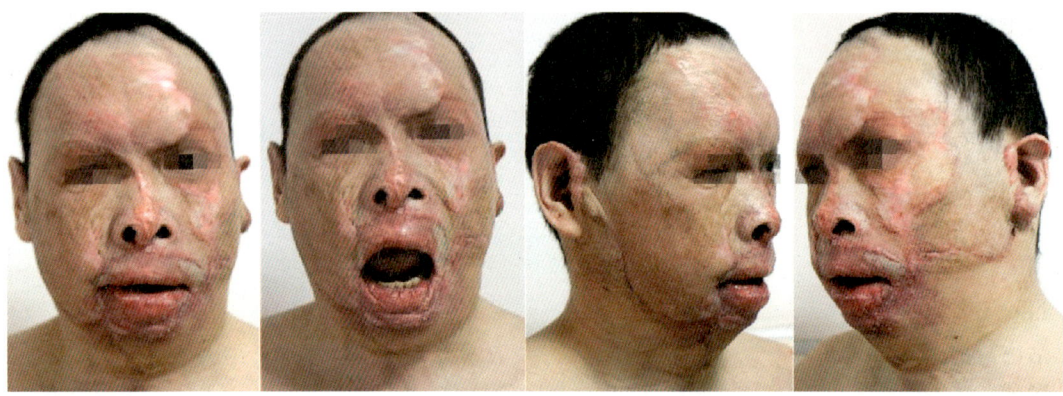

D

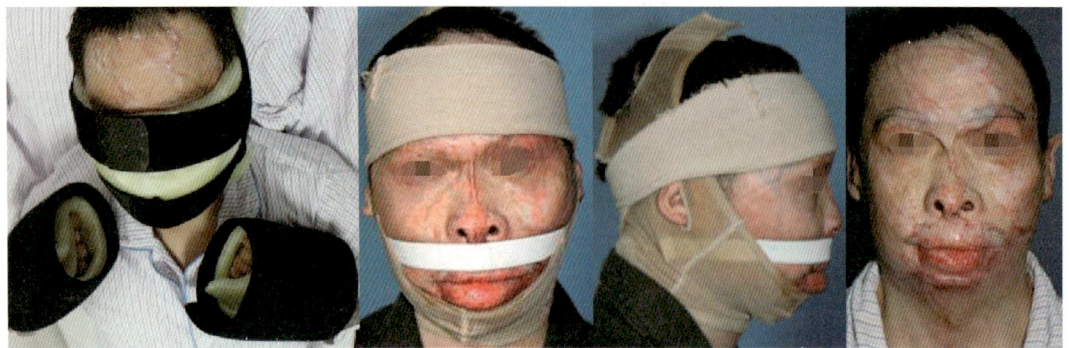

E

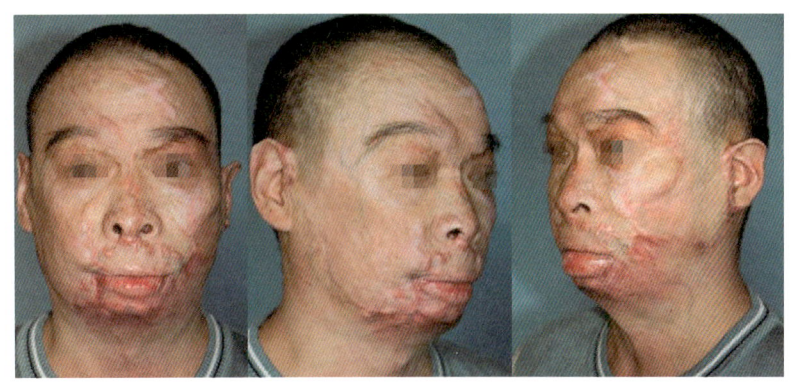

F

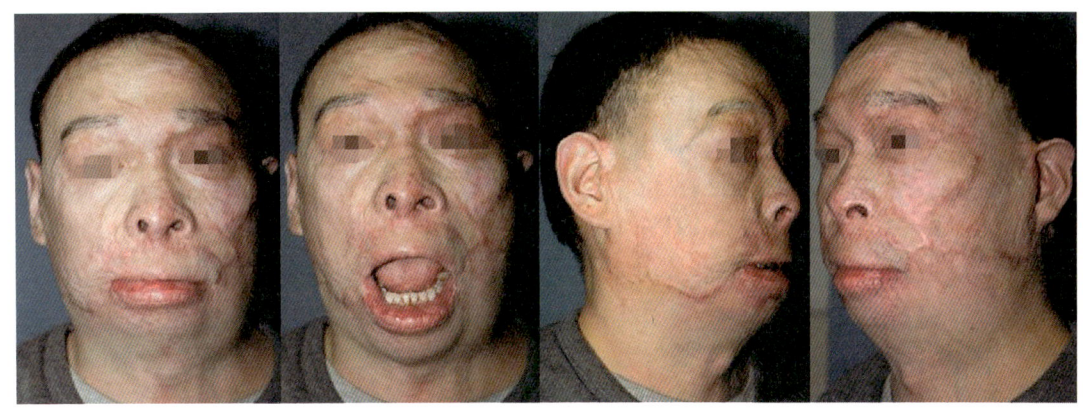

G

图32-42 面部瘢痕畸形防治动态综合疗法

A. 治疗前　B. 皮肤软组织扩张术及上唇瘢痕切除植皮治疗　C. 皮肤软组织扩张术治疗后1个月　D. 术后配合蜡疗导入药物、弹力加压及药物外用治疗，3个月后行眉部单株毛发移植　E. 第一次术后8个月　F. 择期采用局部瘢痕切除改形、颈部皮肤重复扩张、点阵激光治疗　G. 动态综合治疗后2年

三　瘢痕综合治疗与瘢痕防治动态综合疗法比较

　　瘢痕防治动态综合疗法与综合治疗方法之间既有相同之处，又有明显不同。瘢痕防治动态综合疗法的基础是瘢痕的综合治疗，因此二者的主要治疗措施是一样的。但二者从理念上有很大区别，瘢痕防治动态综合疗法是对瘢痕形成与治疗总体认识的基础上提出的一种新的治疗策略，不但包括治疗，更强调预防，尤其是从创伤早期和手术之初即开始注重预防瘢痕的发生；不但适合于已形成的瘢痕防治，而且适合于各种手术和创伤处理；不但强调瘢痕需要采用综合方法治疗，而且强调在有创的治疗后又会有发生新的瘢痕风险，需要动态治疗，突出了瘢痕防治的复杂性。而瘢痕的综合治疗主要是强调瘢痕治疗没有特效方法，需要采用综合方法。

　　可见，瘢痕防治动态疗法在内容上的确与瘢痕综合治疗基本相同，在临床上早已被应用，但从认识上比瘢痕综合治疗有了明显的提升，时刻体现出瘢痕的防治结合。该法不但适合于瘢痕和瘢痕疙瘩的防治，也适合于烧伤、创伤、体表病变手术等瘢痕的防治，并且能将传统的瘢痕防治时间提前，将治疗本身的损伤最小化，使治疗效益最大化，从而确保治疗获得较好效果。这是对目前瘢痕防治的全面概括和总的治疗策略。

　　目前，瘢痕的防治是一个非常艰巨的工程，作为一名外科医师尤其是整形外科医师，应时刻牢记瘢痕的防治观念，不断总结、积累临床经验，深入研究瘢痕的防治规律，争取早日实现瘢痕治疗的良好目标。

（蔡景龙　吕金陵）

参考文献

[1] 蔡景龙. 现代瘢痕学[M]. 第2版. 北京:人民卫生出版社,2008.
[2] 蔡景龙,张宗学. 现代瘢痕治疗学[M]. 北京:人民卫生出版社,1998.
[3] 付小兵,王正国,李建贤. 中华创伤医学[M]. 北京:人民卫生出版社,2013.
[4] 李世荣. 现代美容整形外科学[M]. 北京:人民军医出版社,2006.
[5] 李世荣. 整形外科学[M]. 北京:人民卫生出版社,2009.
[6] 王志军,刘林嶓. 美容外科学[M]. 北京:人民卫生出版社,2012.
[7] 鲍卫汉. 实用瘢痕学[M]. 北京:北京医科大学出版社,2000.
[8] 李荟元,鲁开化,郭树忠. 新编瘢痕学[M]. 西安:第四军医大学出版社,2003.
[9] 张涤生. 张涤生整复外科学[M]. 上海:上海科学技术出版社,2002.
[10] 王正国. 王正国创伤外科学[M]. 上海:上海科学技术出版社,2002.
[11] 宋儒耀,方彰林. 美容整形外科学[M]. 第3版. 北京:北京出版社,2002.
[12] 王炜. 整形外科学[M]. 杭州:浙江科学技术出版社,1999.
[13] 黄跃生. 烧伤外科学[M]. 北京:科学技术文献出版社,2010.
[14] 杨宗城. 中华烧伤医学[M]. 北京:人民卫生出版社,2008.
[15] 刘林嶓. 美容外科学[M]. 第2版. 北京:人民卫生出版社,2011.
[16] 黎鳌. 黎鳌烧伤学[M]. 上海:上海科学技术出版社,2001.
[17] Lewis J R Jr. The surgery of scars[M]. New York:McGraw-Hill Book Company,1963.
[18] Stephen J M. Plastic surgery(Volume 1)[M]. 2nd ed. Philadelphia:W. B. Saunders Elsevier,2006.
[19] 蔡景龙. 激光治疗瘢痕的新变化[J]. 中国美容整形外科杂志,2013,24(11):645-647.
[20] 蔡景龙. 瘢痕研究的几个重要问题[J]. 中国美容整形外科杂志,2006,17(5):321-323.
[21] 王炜. 中国整形美容外科的历史和发展[J]. 中华医学美学美容杂志,2007,13(1):50-52.
[22] 孔繁祜. 我国整形外科溯源及其早年发展概况[J]. 中华医史杂志,2000,30(3):138-141.
[23] 陆树良,青春,刘英开,等. 瘢痕形成机制的研究:真皮"模板缺损"学说[J]. 中华烧伤杂志,2007,23(1):6-12.
[24] 蔡景龙,杨东运. 瘢痕防治应密切结合损伤修复研究[J]. 中华医学杂志,2011,91(37):2594-2596.
[25] 蔡景龙. 瘢痕疙瘩发生的肿瘤源性学说[J]. 中华医学杂志,2009,89(16):1084-1087.
[26] 蔡景龙. 不同类型瘢痕的临床特点与手术方法选择[J]. 组织工程与重建外科,2007,3(3):126-128.
[27] 蔡景龙,冯帆,李东,等. 小腿皮肤巨大瘢痕癌的诊治体会[J]. 中华整形外科杂志,2002,18(5):318.
[28] 蔡景龙. 瘢痕的诊断内容及防治的动态疗法[J]. 疑难病杂志,2002,1(4):256.
[29] Gold M H, Berman B, Clementoni M T, et al. Updated international clinical recommendations on scar management: part 1—evaluating the evidence[J]. Dermatol Surg,2014,40(8):817-824.
[30] Xu B,Liu Z Z,Zhu G Y,et al. Efficacy of recombinant adenovirus-mediated double suicide gene therapy in human keloid fibroblasts[J]. Clin Exp Dermatol,2008,33(3):322-328.
[31] Fan S Q, Qin L Y, Cai J L, et al. Effect of heparin on production of basic fibroblast growth factor and transforming growth factor-beta1 by human normal skin and hyperplastic scar fibroblasts[J]. J Burn Care Res, 2007,28(5):734-741.
[32] Tyack Z, Simons M, Spinks A, et al. A systematic review of the quality of burn scar rating scales for clinical and research use[J]. Burns,2012,38(1):6-18.